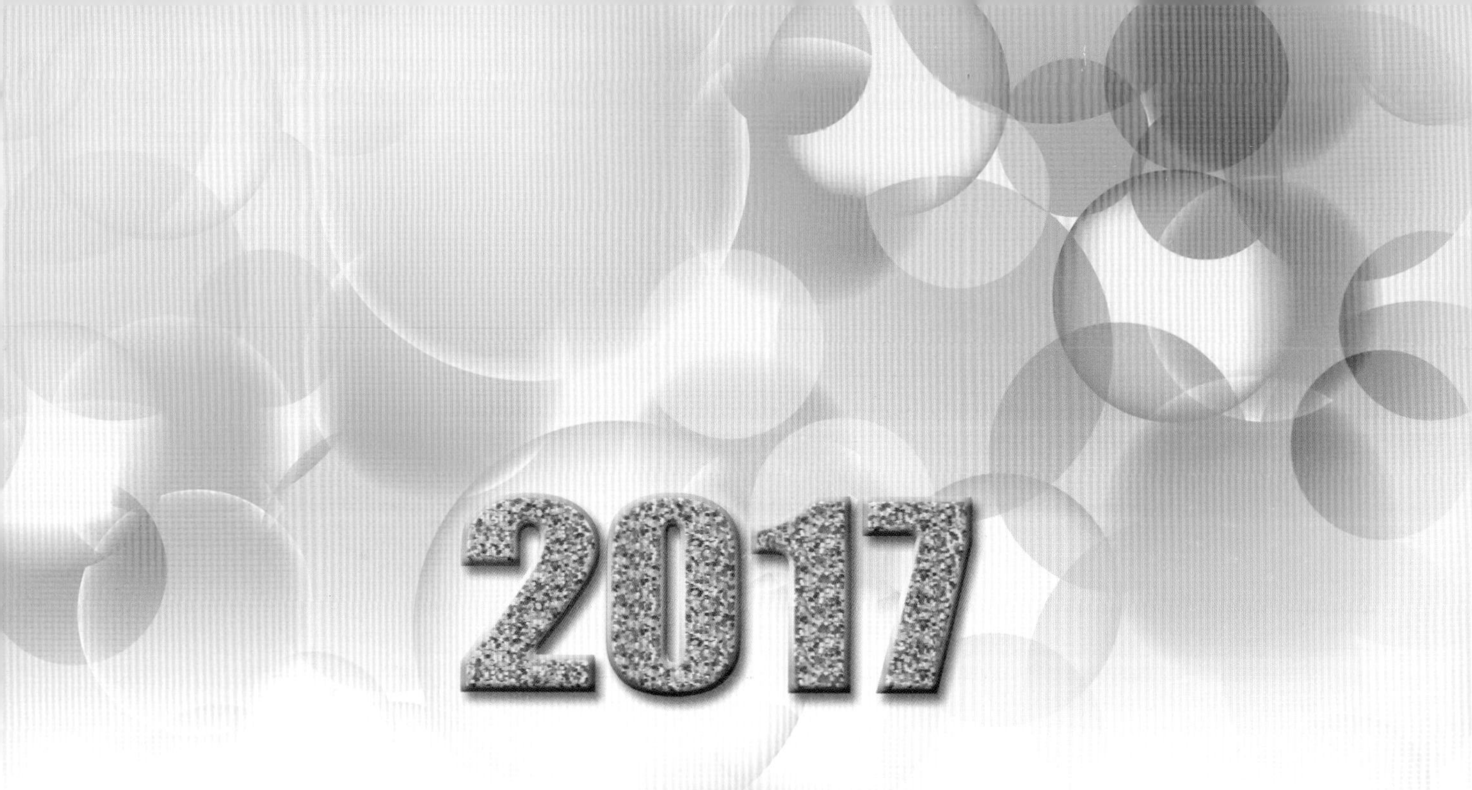

POPULAR 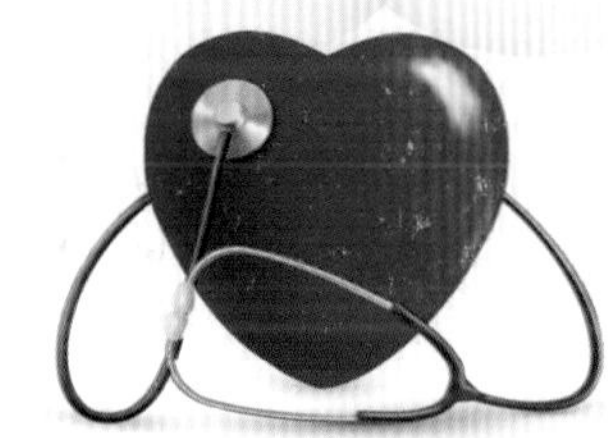 MEDICINE

大众医学

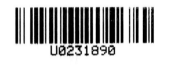

合订本

上海科学技术出版社

图书在版编目(CIP)数据

2017年《大众医学》合订本 /《大众医学》编辑部编 .
—上海：上海科学技术出版社，2018.1
ISBN 978-7-5478-3798-6
Ⅰ. ① 2… Ⅱ. ① 大… Ⅲ. ① 医学-基本知识 Ⅳ. ① R

中国版本图书馆CIP数据核字（2017）第275164号

《大众医学》2017年合订本

上海世纪出版(集团)有限公司
上 海 科 学 技 术 出 版 社 **出版、发行**
（上海钦州南路71号 邮政编码200235 www. sstp. cn）
开本889×1194 1/16 印张60 插页1
字数 1440 千
2018年1月第1版
2018年1月第1次印刷
ISBN 978-7-5478-3798-6/R.1505
定价：70.00元

《大众医学》是一块干净的科普宝地

|作|者|简|介|

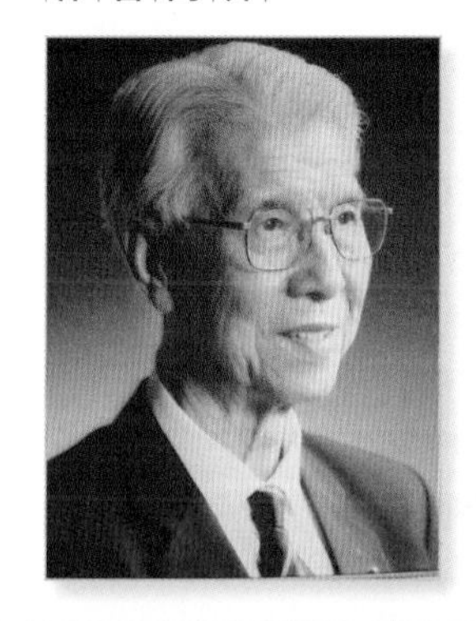

张金哲，中国小儿外科主要创始人之一，首都医科大学附属北京儿童医院教授，中国工程院院士。张金哲院士医术精湛，医德高尚，为我国的小儿外科事业倾注了毕生心血，被誉为“中国小儿外科之父”。

张金哲

1952年，我加入了医学科普作家协会。那时重点宣传的是战伤自救知识，我也常在报刊上写一些短文，很受群众欢迎。同时，我还有一个重要任务是创办我国的小儿外科专业。新专业要获得群众的认可，非常需要科普宣传。于是，我写了些介绍小儿外科的短文，遍寻报刊发表。《大众医学》的出现，引起我很大兴趣，她的办刊方向与内容正好符合我的需要。

此外，客观上也有个偶然的机缘促进了我们的长期合作。二十世纪七八十年代，我担任中华医学会科普委员会副主任委员（主任委员傅连暲先生已故），听学会的其他同志谈起科普工作，都说《大众医学》办得好，水平高，应该支持其发展。受中华医学会的委托，通过《大众医学》创刊人裘法祖教授的介绍，我走访了上海科学技术出版社，并转达了中华医学会对《大众医学》的关怀。此后，编辑部有个负责同志一直与我保持联系。

后来，我就任中华医学会小儿外科分会主任委员。为了宣传新兴的“小儿外科”工作，我成了《大众医学》的写稿人。我的稿件送去必登，有时杂志也反映一些群众的问题，要我写点东西，我也是“有招必应”。

60年来，小儿外科从一个鲜为人知的新兴学科迅速发展壮大，目前已是家喻户晓。2000年，我获得了国际小儿外科最高奖项“丹尼斯·布朗”金奖，该奖为国际小儿外科界最高成就奖。正如周恩来总理所说的那样，把知识交给群众，才是力量。我想，《大众医学》在这里肯定起了具有一定影响力的宣传作用。

现代科学的传播，必须依靠“知识群体”。《大众医学》的读者正是广大知识群体，宣传的内容以先进的科学理论与科学技术为主。知识群体的带动与再传播，才使全民思想科学化、现代化。我曾见到有的患儿家长拿着《大众医学》对我说：“我已经照杂志上说的做了，效果很好！”也有医生同事向我反映：“我们没有时间向家长详细讲解，我介绍他们看《大众医学》上你的文章。”这就是《大众医学》在群众中反馈的具体实例。同时，这也从另一个角度反映部分群众需要的知识与技术，医生本人没有机会亲身体验，专业书及课堂上也不曾涉及（例如小儿怎样使用开塞露等）。《大众医学》的内容与深度，正好满足这些需求。

健康与医疗是每个人都关心的问题。由于医学是从经验医学与神秘医学（巫医）开始的，人类至今仍对一些疾病不了解、治不好，医学的神秘性仍未完全摆脱。不少患者病急乱投医，各种偏方、秘方、神方，五花八门，令不少老百姓受骗、受害。

净化医学科普阵地，是我们临床医生分内的事。我现在虽然仍看门诊，但毕竟年龄大了。后起之秀们医疗任务太重，看一个患儿只有几分钟，没有时间和病家细谈，科普工作更是排不上日程。其实，在一线工作的医务工作者，针对每天遇到的实际问题，每年写两三篇短文，负担也不算重。群众需要医学科普，你不肯写，有些“伪医”就会乘虚而入，误导群众，损害医学科普宣传的声誉。如果医生拱手让出科普阵地，将会是什么后果？《大众医学》是一块干净的医学科普宝地，需要我们更多的同道努力保卫她的辉煌与声望，充分利用这块阵地，使她不断发扬光大，永远为人民健康保驾护航。PM

中国邮政发行畅销报刊

Contents 目录 2017年1月

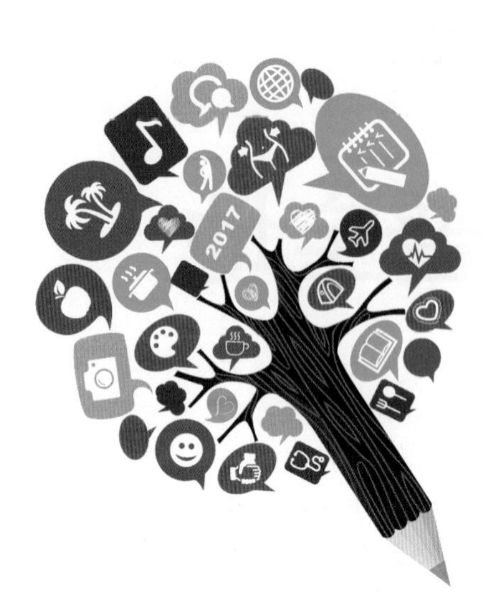

特关别注

晒心愿，享妙计，健康新一年

他们是医学专家，是大众的医学顾问，也是芸芸众生一份子。

他们中有忙人、闲人，有懒人、胖人，也有“三高人”。

他们和普通人一样渴望母慈子孝、家庭幸福、事业有成，只是比普通人更深知这一切的基础，是“健康”二字。

忠于医职、热爱生活、热心科普的他们怎样规划新年健康？怎样关照自己和家人？

让我们分享真实心路，畅想美好明天，一起走进更健康的2017年！

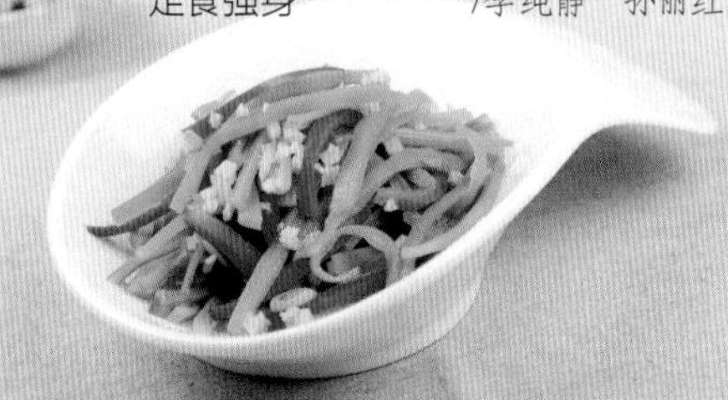

扫描二维码
关注大众医学

大众医学
微信二维码

本期部分图片由东方IC和达志图片提供 本期封面图片由东方IC提供

大众医学®（月刊）
2017年第1期 da zhong yi xue

主　管 上海世纪出版股份有限公司
主　办 上海世纪出版股份有限公司 科学技术出版社

编辑、出版 《大众医学》编辑部
编 辑 部 (021) 64845061
传　真 (021) 64845062
网　址 www.popumed.com
电子信箱 popularmedicine@sstp.cn
邮 购 部 (021) 64845191 (021) 64089888转81826

广告总代理
上海科学技术出版社广告部
上海高精广告有限公司
电话： 021-64848170
传真： 021-64848152
广告/整合营销总监 王 萱
副总监/新媒体营销 夏叶玲
业务经理 杨整毅 丁 炜 张 磊 林素萍

发行总经销
上海科学技术出版社发行部
电话： 021-64848257 021-64848259
传真： 021-64848256
发行总监 章志刚
发行副总监 潘 峥
业务经理 张志坚 仝 翀 马 骏

编辑部、邮购部、广告部、发行部地址
上海市徐汇区钦州南路71号（邮政编码200235）

发行范围 公开发行
国内发行 上海市报刊发行局、陕西省邮政报刊发行局、重庆市报刊发行局、深圳市报刊发行局
国内邮发代号 4-11
国内统一连续出版物号 CN31-1369/R
国际标准连续出版物号 ISSN 1000-8470
国内订购 全国各地邮局
国外发行 中国国际图书贸易总公司（北京邮政399信箱）
国外发行代号 M158
印　刷 上海当纳利印刷有限公司
出版日期 1月1日
定　价 8.00元
广告经营许可证号 3100320080002
80页(附赠32开小册子16页)

杂志如有印订质量问题，请寄给编辑部调换

人人享有健康，一切为了健康

“人人享有健康，一切为了健康”，这是最近在上海举办的“第九届全球健康促进大会”的主题。国家卫生计生委主任李斌在大会上指出，目前中国居民人均预期寿命已超过76.3岁，到2030年，人均预期寿命要力争达到79岁。要实现这一目标，就必须做到以下几点，且每个人都有必要为此付出努力：①坚持预防为主，设法把损害健康的危险因素降到最低。比如保护环境，防治大气、水、土壤污染等。②提高健康素养，并真正做到世界卫生组织提出的“健康四大基石”——合理膳食、适量运动、戒烟限酒、心理平衡。③充分利用身边的医疗服务，及时诊治各种疾病。另外，医疗养老、医疗旅游、智慧医疗、健身休闲、健康食品等服务，也要学会为己所用。

采取“5125”生活方式，身心更健康

中国健康教育中心等近日倡导人们采取“5125”的健康生活方式。专家指出，近年来，人们生活和工作压力普遍较大，运动不足，很多人处于亚健康的状态，“5125”的生活方式就是据此提出的。“5125”的谐音是“我要爱我”，非常易记，也很容易掌握。①“5”：每天给自己留5分钟发呆时间，以达到沉思、内省、减压的作用。②“1”：每天运动1小时，掌握1项运动技巧，做1项集体运动，有效解决缺乏锻炼的问题。③“12”和“25”：每天摄入12种以上食物，每周摄入25种以上食物，目的是做到膳食多样化。专家表示，“5125”提倡的是好的情绪和健康的生活方式，可帮助个人实现身心健康，最终形成快乐、健康、积极向上的生活方式。

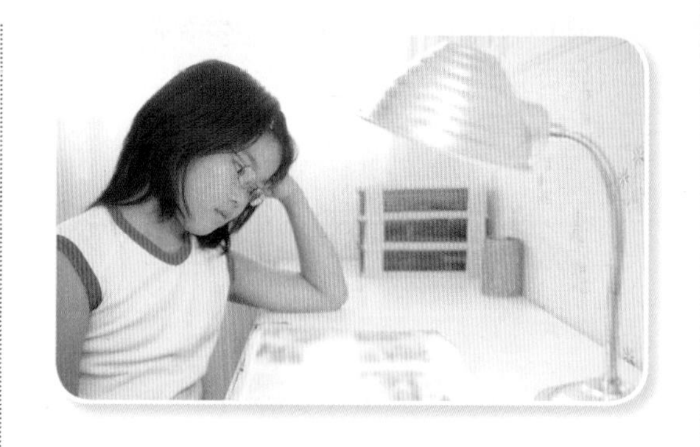

防近视：从小就抓不懈怠

近年来，我国儿童青少年近视发生率呈上升趋势，且随年龄增长有明显增加。调查数据让人“吃惊”：2010年调查显示，我国小学生近视患病率为31.67%，初中生为58.07%，高中生为76.02%；而2014年的调研结果显示，小学生视力不良检出率为45.71%，初中生为74.36%，高中生为83.28%。由于近视问题很普遍、很严重，国家卫生计生委近日特别呼吁，要加强青少年近视的防控，家长一定要负起责任，高度重视对孩子视力的保护。家长要鼓励和倡导孩子经常参加户外活动；积极参加体育锻炼，特别是乒乓球、羽毛球等有益于眼肌锻炼的体育活动；教会孩子保持正确的读写姿势，减少长时间近距离用眼，减少使用电子视频产品；还要设法保证孩子有充足的睡眠和均衡的营养。此外，托幼机构、中小学校要做好定期的视力筛查工作。

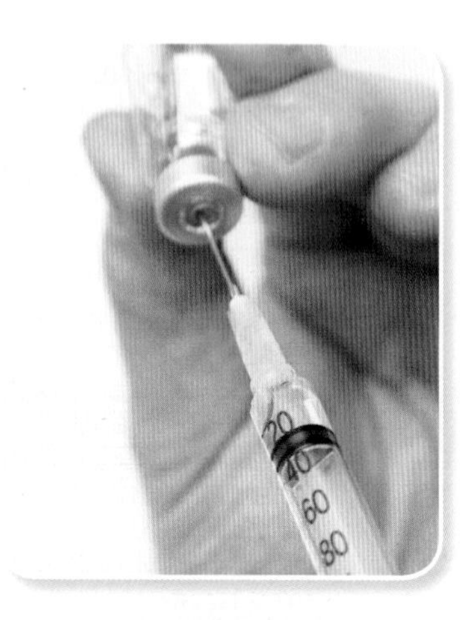

药物过敏：关注中药注射液、青霉素和阿司匹林

北京协和医院专家对住院的过敏性休克患者调查后发现：37%的药物性过敏性休克是由中药注射液引起，清开灵注射液、双黄连注射液、鱼腥草注射液等最为常见。此外，24%的药物过敏性休克由抗生素引起（青霉素最为常见），16%则由解热镇痛类药物（阿司匹林）引起。专家指出，药物诱发过敏性休克虽较少，但随着国人高血压患病率的逐年提高，以及阿司匹林在预防中风等方面作用的不断证实，预计将有更多人预防性服用。专家提醒，阿司匹林与运动一样，是过敏性休克的加重因素。明确诊断为食物过敏者（尤其是对小麦过敏），要慎用阿司匹林及解热镇痛类药物；如因病情需要必须服用阿司匹林或解热镇痛药物，则小麦类食物为绝对禁忌。PM

近日，《大众医学》杂志在杭州成功举办了“冬令进补”健康讲座。上海中医药大学孙丽红副教授为杭州读者详细讲解冬天里的健康养生理念，受到读者们的热烈欢迎。

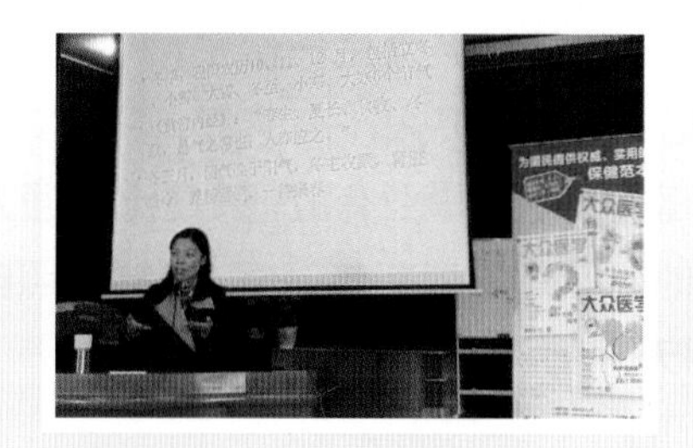

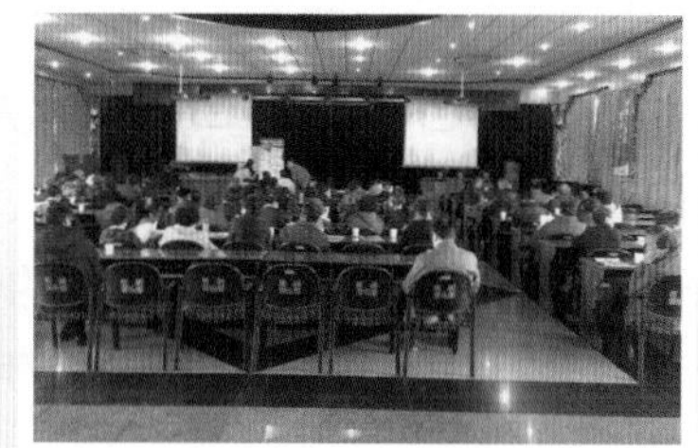

冬季养生正当时：《大众医学》举办“冬令进补”讲座

冬季，谁最需要养生

阳虚体质者

平素畏冷，手足不温，喜热饮食，精神不振，舌淡胖嫩，脉沉迟，常见于女性、久病体虚者、脾肾阳虚易于腹泻者。

推荐食谱：当归生姜羊肉汤

当归 20 克，生姜 30 克，羊肉 500 克，黄酒、食盐各适量熬汤，可温中补血、祛寒止痛。

气血不足者

气短乏力，心悸汗出，对寒冷气候适应能力较差，冬季容易反复感冒，尤其是肺气虚者。

推荐食谱：黄芪蒸鸡

嫩母鸡 1 只，切块；黄芪 30 克，用纱布袋包好。鸡块加盐、生姜、料酒，与黄芪包一起放入锅里蒸。黄芪蒸鸡具有益气升阳、养血补虚的作用。

瘀血质者

肤色晦暗、舌暗脉涩者。

推荐食谱：山楂红糖汤

山楂 10 枚，红糖适量，煮汤，可活血散瘀。

冬季保健，“始于足下”

● **泡脚** 每天坚持用温热水洗脚，按摩和刺激双脚穴位，搓揉脚心。可用夏枯草、肉桂、吴茱萸各15克，三七5克，做成小药包，放入足浴盆内，每晚睡前泡脚30分钟。

● **步行** 每日坚持步行半小时以上。

● **按压涌泉穴** 涌泉穴位于足底部，蜷足时足前部凹陷处，主治头痛、眩晕、失眠、便秘、小便不利、咽喉肿痛、足心热，常按有开窍醒神、交通心肾的作用。

涌泉穴

冬季饮食：养肾为先

中医认为，冬主收藏，应养精蓄锐，以待来春。根据“五脏应四时”之说，“肾”与冬季相应，所以冬季也以养肾为先。

● **保津养阴** 针对冬季干燥气候，宜多收敛精气、保津养阴，可多食梨、香蕉、橄榄、百合、银耳、豆浆、乳制品等。

● **养肾为先** 适当食用羊肉、大豆、核桃、栗子、芝麻、红薯、萝卜等食物。

● **晨起食粥** 古人云：盖晨起食粥，推陈致新，利膈养胃，生津液，令人一日清爽，所补不小。冬季的早晨可以适当喝粥，如陈皮粥、羊肉粥、黄精粥、核桃粥等，以温养脾胃、补充营养。

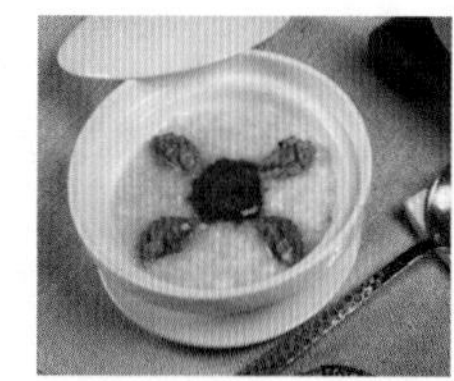

● **适当忌口** ①忌生冷和燥热食品。②忌苦寒过咸之品。因苦味食物大多是泻火之品，易伤阳气，有损脾胃。③忌饮烈酒。④忌盲目乱补。PM

他们是医学专家，是大众的医学顾问，也是芸芸众生一份子。

他们中有忙人、闲人，有懒人、胖人，也有“三高人”。

他们和普通人一样渴望母慈子孝、家庭幸福、事业有成，只是比普通人更深知这一切的基础，是“健康”二字。

忠于医职、热爱生活、热心科普的他们怎样规划新年健康，怎样关照自己和家人？

让我们分享真实心路，畅想美好明天，一起走进更健康的2017年！

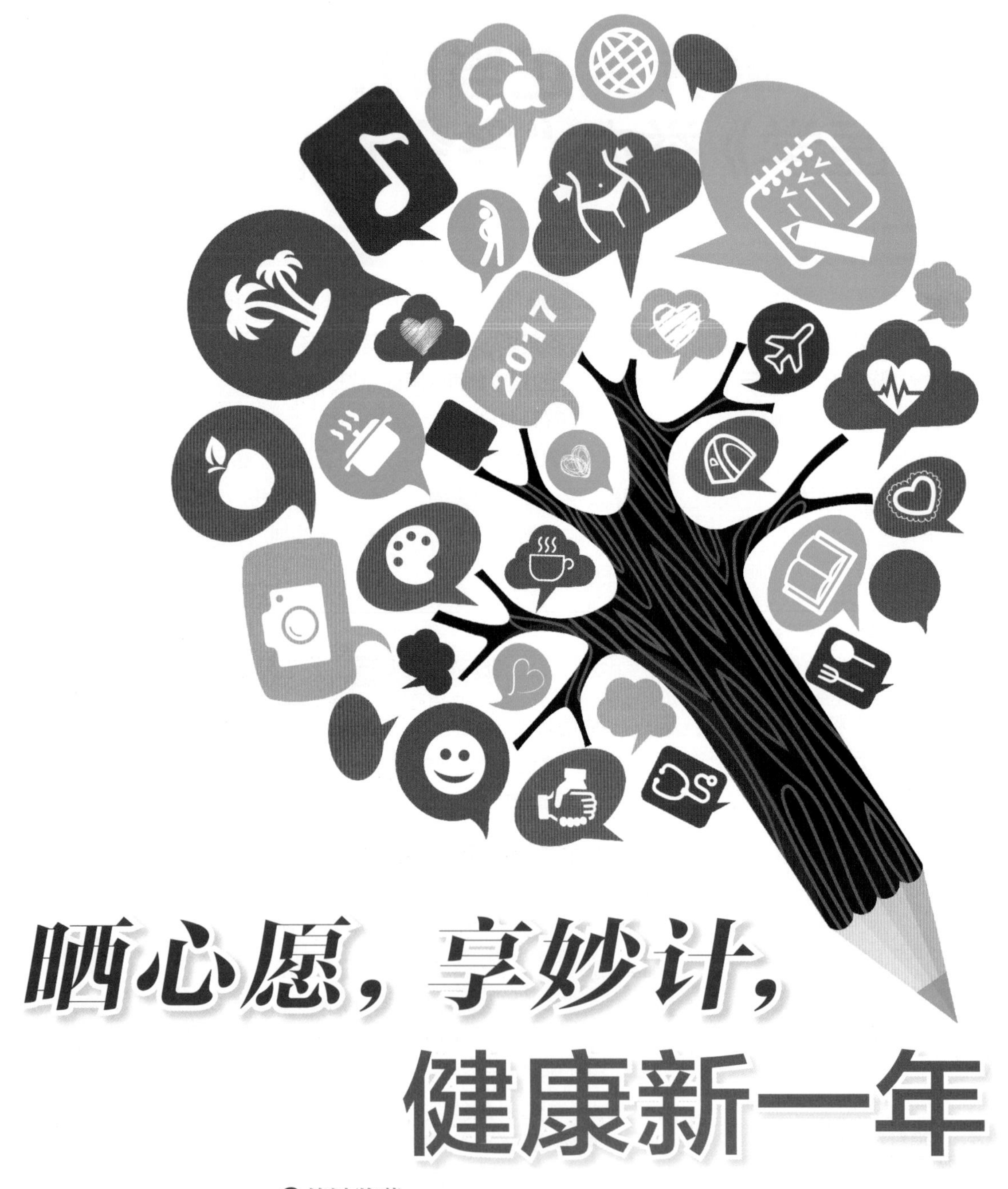

晒心愿，享妙计，健康新一年

策划/许蕾

支持专家/许樟荣　张晓东　马冠生　高芹　闫杰

陆颖理　石洪成　陈四清　冯明

2016 年，我一生中第一次不为医务工作而出国旅行。2017 年，我要畅游英伦三岛……

写给“有闲人”：夕阳无限好，热情前行正当时

许樟荣

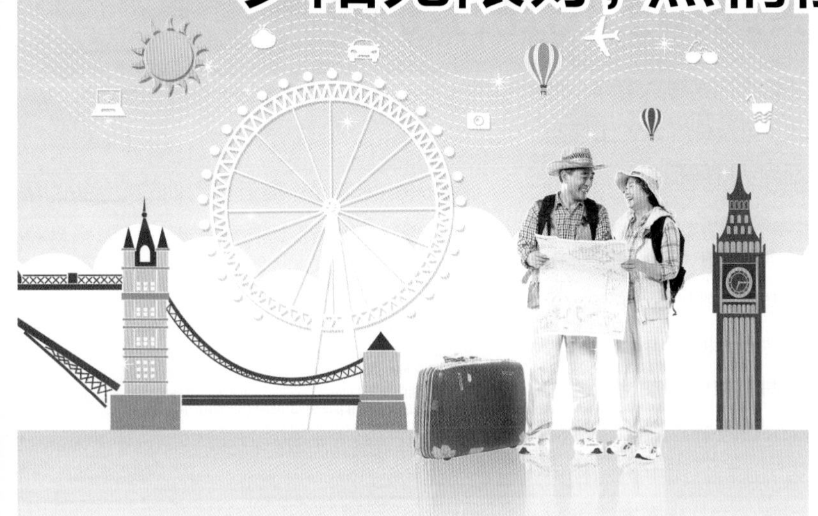

从 3 年前退休之日起，我常常会想：党和人民让我退休，我该好好享受生活了。我重新设计了自己的生活，将自己的日程重新排序。排在第一位的就是健康，因为有了健康才可能享受生活，才可能做自己想做的事情，才可能不给他人添麻烦。从家庭角度讲，老人的健康就是对孩子最大的支持、最大的关爱。

健康的第一条就是要控制体重。肥胖是“万恶之源”，人若严重肥胖则百病缠身。高血压、高血糖、血脂异常、心脑血管病变、关节病变、睡眠呼吸暂停综合征等都与肥胖有关。我前几年体质指数（BMI）高达 28.7【体质指数 = 体重（千克）/ 身高（米）的平方】，当时血糖、血脂、血压都高，超声检查发现中度脂肪肝，入睡后鼾声如雷，清晨起床口干得要命、嗓子痛，需要大量喝水。

我制定了减肥计划，一是节制饮食。为了更好地节食，我选用了每晚注射利拉鲁肽，连续 12 周。二是加强运动，每天至少中速步行 1 万步。三是监测体重，床边放个秤，清早起来就称重。四是制定目标：BMI 降至 25 左右。结果很有效，12 周后，体重减轻了 8 千克，腰围减少 10 厘米，睡觉基本不打鼾，清晨嗓子不痛了，超声检查脂肪肝也没有了。曾经有过的走路时足跟和膝关节疼痛也消失了，自觉很轻松。减重不容易，所以，我的新年健康第一条就是继续控制体重。

首先，控制体重的关键是监测体重和及时调整饮食摄入量。由于我大多数周末都在各地讲课或开会，我到哪里都尽最大可能不参加当地的聚餐，一个人简单吃一点。肥胖就是吃出来的，至少我本人如此。只要周末出差一放松，吃得多一点，回来必增重 1 ~ 2 千克。

其次，保持日行至少万步。我出家门，步行 1500 步就进入北京奥林匹克森林公园。公园里走走，赏心悦目。无论到哪里出差，我都会带上一双运动鞋，坚持步行，即使刮风下雨也会坚持。有时觉得，撑伞在雨中走步还挺有诗意。对我而言，步行就是最合适的运动。我 2016 年的日均步行量是 1.3 万步左右。

再次，坚持服药。10 年前，我被发现血压高、血脂高，坚持每天各 1 片降压药和调脂药。现在，血脂和血压完全正常，且已保持多年。糖尿病患者要有信心，只要从患病之日起就良好地控制血糖、血压、血脂及体重，糖尿病并发症是可以避免或者缓慢发生发展的，不影响生活质量。

保持健康要关注的除了身体，很重要的一部分还有心理。有人退休后，精神进入了一种郁闷状态。不久前，我接诊了一位与我同龄的糖尿病患者，

专家简介

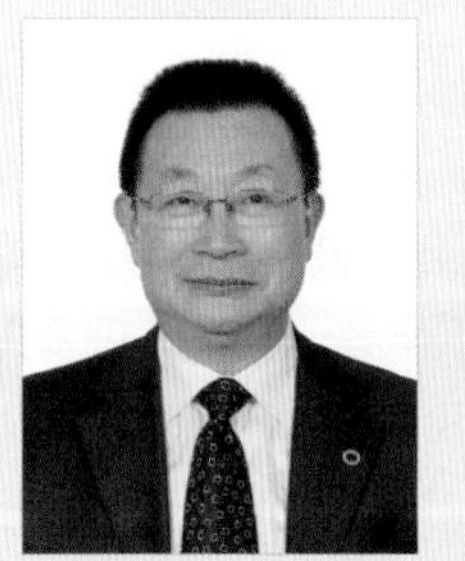

许樟荣　解放军 306 医院内分泌科主任医师、教授，全军糖尿病中心主任，博士生导师，中华医学会糖尿病学分会第 2 届足病学组组长，中国人民解放军内分泌学会副主任委员、北京内分泌学会副主任委员，北京糖尿病防治协会副理事长。

“岁月在我们面前打开了另一扇门，夕阳如此美好，让我们热情前行！”

眼见母亲一天天老去，我也想多陪陪她，但身不由己。感谢新媒体给我们带来新生活……

写给“孝子女”：带领爸妈，紧跟时代最抗衰

张晓东

我身边有很多老人，我的母亲、同学的父母、公婆都已经进入老年，他们渴望与子女交流、关心子女每天在做什么、想什么。可是现在谁的工作不繁忙？眼见母亲一天天老去，我也想多陪陪她，何况为了排解孤独，老人们还时不时地被骗子吸引过去。

新媒体时代改变了我们的生活，微博、微信已经将手机的电话功能排挤到旮旯里。同时，也让我突发奇想，为什么不教会我老妈用微博、微信呢？那样不是更方便老妈与我们联系和互相关注吗？说干就干，那年春节表妹为老妈买了手机，儿子教姥姥应用，我把我和家人的微博、微信都加上，还给她链接了新闻头条等网页。

于是乎就一发不可收拾，老妈热情高涨，还学会了建群。用手机照相传给我们看，在微信和微博里关注我，比我还活跃。新媒体为八十多岁的老妈带来了新的世界，她不再感到孤单，每天都与我们交流，看到新鲜事还时不时地转发给我们看，生活丰富多彩。

我同学的老妈是大学教授，72 岁退休后开始学画，因乳腺癌在我们医院做的手术。术后为我画了一幅牡丹，那时画得还不是很好，但我和同学都“夸张”地惊呼“太棒了”！之后，为我画牡丹就成了老人最高兴的事。现在阿姨已经成山水画“画神”了，还加了我的微信，时不时为我点个赞。生活有乐趣，当然年轻了，不像八十多岁重病后的人，可硬朗了！

再给大家介绍一位九十多岁的老人，我中学同学的父亲，是个老华侨学者。他从 80 岁开始不停地写作，在 90 岁生日时已出版了 7 本书，所有文稿全部自己打字完成，令我敬佩不已。现在，老人还开了微博，把自己的生活、感悟写给网友看，最近看到他的《老头的精神》《老头的心态》很有感触，外表格外精神的九十高龄伯伯，内心比我们还年轻。

新媒体给这些老人带来了新的生活，他们得以了解社会、与子女生活同步，时时互相关注，他们的心态也越来越年轻。作为子女，我们更加欣慰。

专家简介

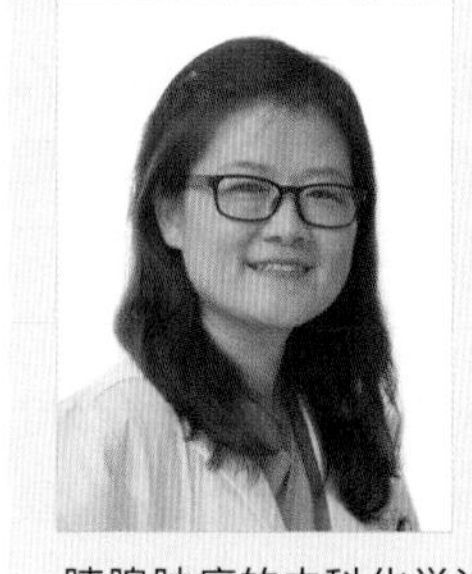

张晓东 北京大学肿瘤医院消化肿瘤内科主任医师，副教授，硕士生导师。擅长消化道肿瘤化学治疗，主要包括胃、肠、食管、肝、胆、胰腺肿瘤的内科化学治疗，癌前疾病、癌前病变的胃镜下诊断和治疗，消化道肿瘤光动力治疗。

最好的防衰老，就是跟上时代的步伐！新的一年里，祝老人们健康长寿！

他刚退休不久，血糖飙升。他说，退休了没事干，又不愿意出去活动，过去管理一群人，现在没有人可管了，十分不适应，心情特别郁闷，原来正常的生活现在都乱了。我笑着与他沟通：我俩同龄，都是退休之人，我觉得有干不完的事情；要不请您到我诊室、我们科室来做志愿者，为糖尿病患者服务？欧美国家，还有我国台湾地区，大医院里都有许多志愿者（所谓义工），他们在付出自己辛勤劳动的同时，享受着生命的价值和生活的乐趣。

一个人无论在位还是不在位，只要愿意工作，只要对生活还充满热情，就完全可以找到自己愿意干的事情，也完全可以找到兴趣爱好，享受生活和工作的乐趣。

2016 年，我们当年的大学同学，都是曾经的知青和医务工作者，一起去俄罗斯旅游了 12 天。这是我一生中第一次专门为旅游出国，从贝加尔湖到莫斯科，再到圣彼得堡，一路上欢声笑语，似乎回到了青春岁月。2017 年，我们将再组团去英伦三岛畅游。

运动的好处多多，不运动的借口也多多。新的一年里，动起来吧！有各种借口的读者，且看我……

写给“不动人”：行走生活，健康随时随地

马冠生

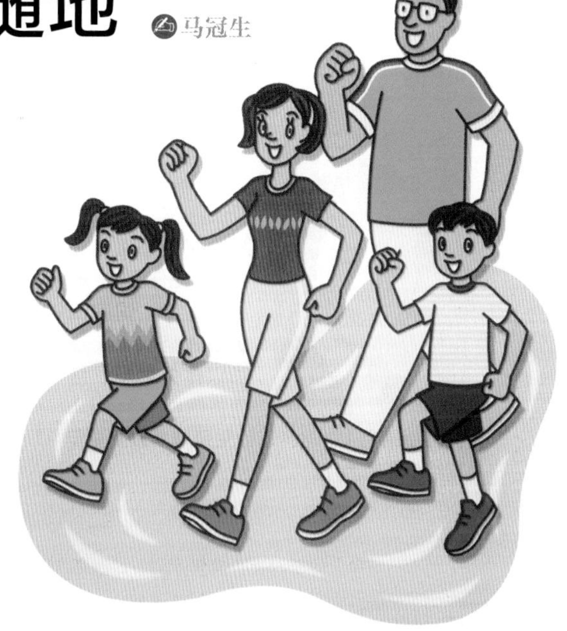

我们常说：生命在于运动。西方人说：运动是良医。研究证据表明，运动确实能促进健康、预防疾病：经常运动可以降低糖尿病、高血压及癌症的风险，还可以有效消除疲劳感，提高警觉性，提高注意力，提高认知功能，稳定情绪，降低紧张感，改善睡眠，提高自信心。

通过运动促进健康、预防疾病，不是一朝一夕、三天打鱼两天晒网就能实现的。从战略上需要打“持久战”，持之以恒；从战术上，可以用“游击战”等灵活打法。最好能天天运动，如果不能天天运动，每周至少也要进行5次、每次半小时以上的活动。如果没有时间一次进行半小时的运动，那能动多长时间就动多长时间。一天进行几次10分钟的运动，对健康的益处有累加作用。

人们不运动的理由，通常是没有时间。其实没有大段时间，完全可以利用碎片时间。上下班、休息时间、午餐时间，都可以到户外活动活动，既享受了阳光，又增加了运动时间。没有整块时间运动，可以化零为整，利用一切时间运动，不以动少而不为，动则有益！没有整块的时间运动，可以采取游击战，有时间就走几步，在家时抢着做家务，走着看电视，原地跳跳绳，做做俯卧撑。动比不动好！

我喜欢走路健身，因为方便易行，随时随地都可以开展。通常情况，我每天早上会快走20～30分钟，达到2 000步左右；晚饭半小时后，快走半个小时，可以达到3 000步左右。这样，基本可以达到《中国居民膳食指南(2016)》中提出的每天6 000步的基本要求。再稍加努力，实现每天一万步的目标不是难事。

不少人不运动，还有另一个冠冕堂皇的借口：我工作忙、经常出差，没有时间。其实，出差更是走路的好时机：乘公共交通去机场、高铁站，可以增加走路的机会；机场的候机楼、高铁站的候车室都宽大明亮、温度适宜，可以充分用来进行运动。动起来比坐在那里玩手机、发微信更有益健康。

到了出差地，我一般进行早锻炼，通常是围着住的宾馆附近走一圈。既了解了当地的风土人情，又促进了健康。如果附近有公园或名胜古迹，那更是锦上添花啦。在天津市云南路附近的小公园，我溜达着就加入了早锻炼的队伍；冒着蒙蒙细雨，我曾走在上海的安顺路上，60分钟完成了锻炼任务；我还在出差苏州的早上走路健身，不知不觉走进了著名的盘门风景区。

看电视会增加超重肥胖的危险，因为看电视时能量的消耗非常少，再加上边看电视边吃点零食，那体重就悄悄地增上去了。其实，看电视时是为了获得资讯、娱乐等，不需要正襟危坐，可以走着看、原地跳着看、做着瑜伽的动作看，既增长了见识，又锻炼了身体，真是一举两得。

专家简介

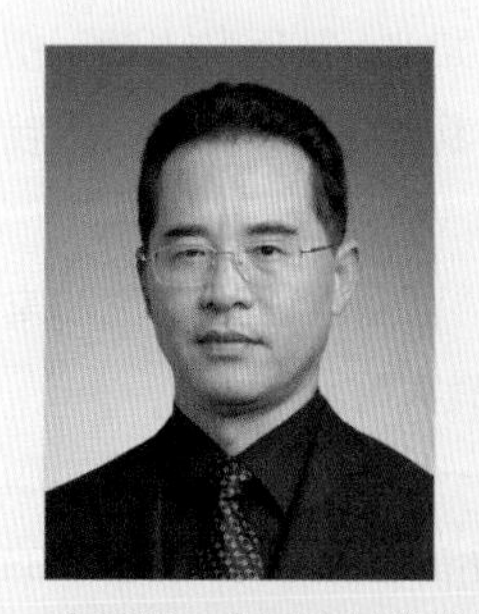

马冠生 北京大学公共卫生学院营养与食品卫生系主任、教授、博士生导师，中国营养学会副理事长，国家食物与营养咨询委员会委员，全国农村义务教育学生营养改善计划专家委员会委员，贫困地区儿童营养改善试点项目专家组组长，中国科协首席科学传播专家。

其实，运动的动力也就一个，那就是健康！为了健康，动起来吧！

我的孩子说，老妈选择的是一个“有青春时没钱，有钱时没青春”的工作。这样的我还能荣获“萌姥姥”的雅号，是不是该自我表扬一下……

写给“爱玩人”：萌玩新生活，萌生新机遇

文 高芹

专家简介

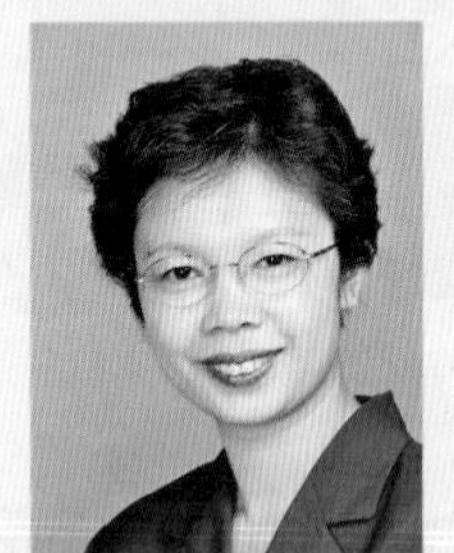

高芹　山东大学附属生殖医院生殖中心主任医师，硕士生导师，国家二级心理咨询师。擅长以体外助孕－胚胎移植（试管婴儿），人工授精为主的各种辅助生殖技术以及更年期综合征的治疗。

岁月如梭，生活在不停地翻篇，真不知怎样才能拽住时光的尾巴，让它放慢脚步。推开新一年的大门，扑面而来的依然是生活的继续。

人在江湖，除了有赖以生存的工作、为之奋斗的理想，还有油盐酱醋的生活。选择医生作为职业，与我从小生活行走在医院、医学院这个环境中有关。用孩子的话说，老妈选择了一个“有青春时没钱，有钱时没有青春”的工作。尽管如此，从医数十载，初心不改。工作之余还蒙我院同事抬爱，授我“萌姥姥”的雅号。

“萌”的新意是“可爱得让人感觉非常好”。“盛名”之下，其实可副？

其实，医生是一个极其单调辛苦的职业。医护工作的性质注定了他们“圈子”的局限性，若再加上个人性格因素，更是如此。其生活、工作，远不及理科男、文科女来得丰富。我周围的许多老前辈，退休多年，无业余生活可谈，仍然按部就班出门诊的比比皆是。一辈子救死扶伤，就像一节绿皮列车，跑在一条没有道岔的轨道上，依惯性日复一日走下去。

人生的美丽，来源于生活的丰富与充实。除了工作，还有更多的东西等着我们去发现，去体验。对新的事物保持一份热情与探索，可能就是同事说我“萌”的起因。我玩淘宝，开微店的初衷也是如此。我的淘宝店龄大约有10年了，当时只要在淘宝上发布10件商品，就可开店。至今谈不上温火，只是偶尔开张，开张一次，也可使我高兴半天。近两年，工作中的小同事给我引进了微店的概念。一次在家休息玩手机，戳来戳去，一不小心戳出来个微店。现在我不仅有淘宝店，还有微店，用句时髦的话来说——真够任性的。无论大浪如何淘沙，风水如何轮转，没了这店还有那店，东边不亮西边亮——总有我玩的。

店里的主打商品是我的手工皂。我深入“皂坑”也有六七年了。从初识到喜欢，一路走来，获得了太多的乐趣，做皂的水平也在逐渐提高。每年冬季，是我做皂的最佳时间，纯橄榄皂、马赛皂、紫草皂、阳光皂、药皂、竹炭皂都在我手下一一呈现。每批皂脱模后，切皂、盖皂章是我最激动的时刻，尤其是做晕染皂的时候，每切一刀，都有新的发现、新的惊喜。做皂、用皂、送皂，手工皂给我的生活添加了浓浓的色彩。现在，家中已经没有了超市皂的位置。家人出行，“给我带上两块皂送人”已成为常规。送朋友手工皂，解决他们皮肤干燥、皮炎、发枯等问题，得到一声“好”，是我最有成就感的时候。还可以选择不同的油品、香型及各种添加成分，自由组合，量身定制专用“手工皂”，自产自销，自娱自乐。

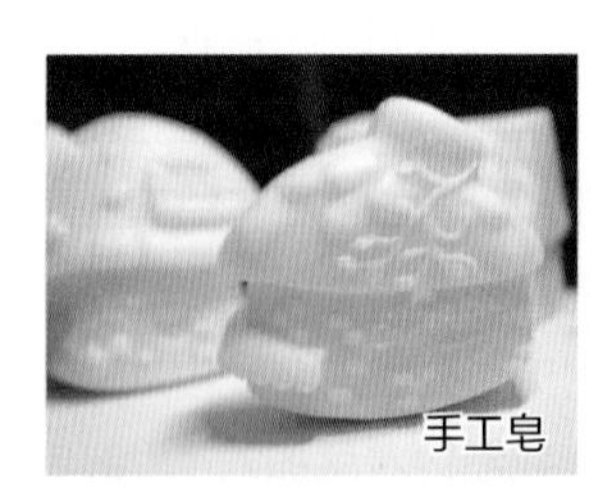

手工皂

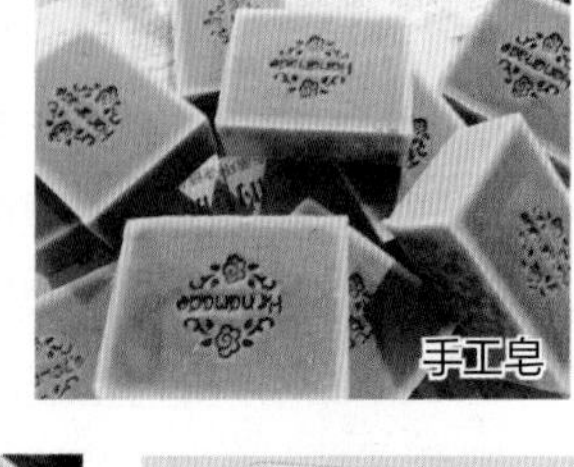

手工皂

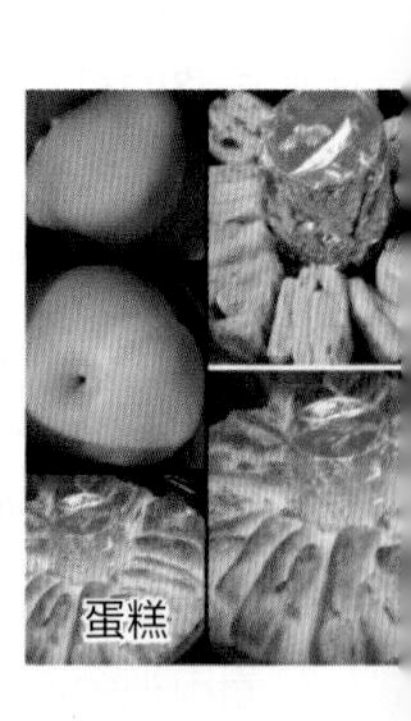

蛋糕

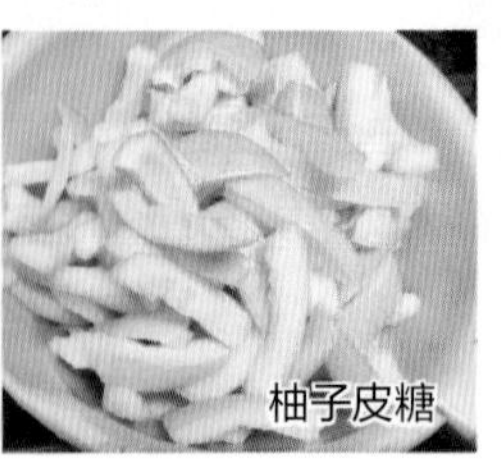

柚子皮糖

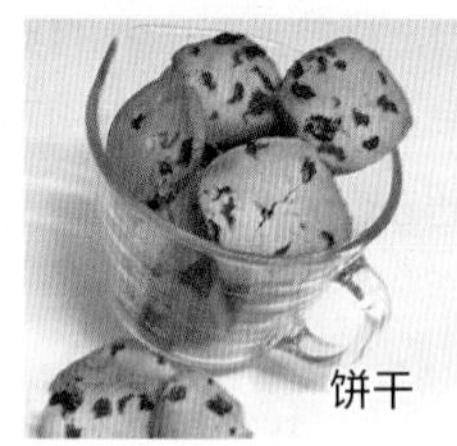

饼干

“萌姥姥”的手工作品

作为经常讲脂肪肝防治的健康科普“达人”，自己居然成了个“胖子”。在此发下宏愿：2017 年，我要秀出“人鱼线”！

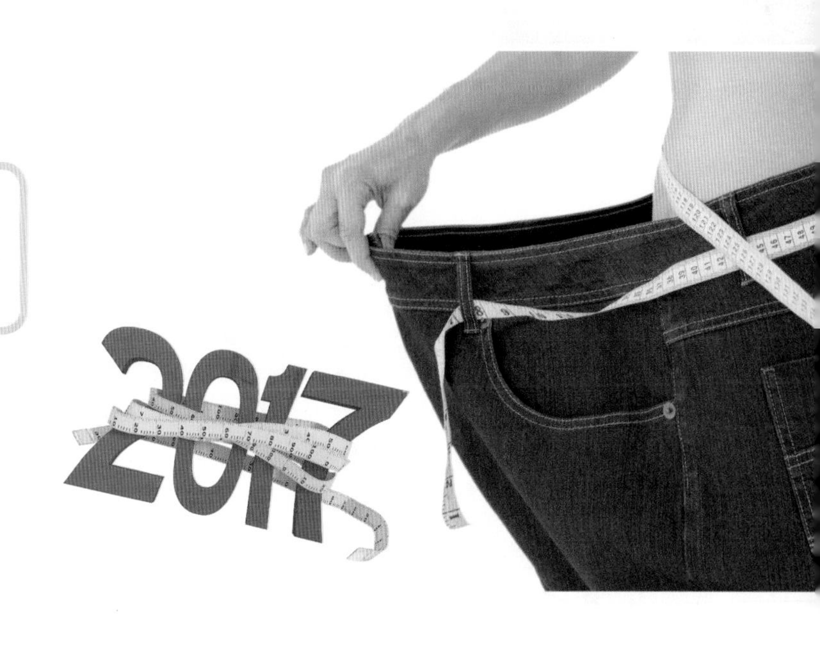

写给“懒胖人”：知易行难，监督践行减肥计

闫 杰

天天在诊室、病房、微博里跟脂肪肝病人唠叨减肥的重要性，不想 2016 年我自己的体重居然也超标了！更让我尴尬是，发福之态明显外露——长脸变圆、双下巴、衬衣领号变大、腰围变粗……不论是同事、朋友还是经常随诊的老病人见面就要感慨一句：“闫医生又胖了啊！”

作为经常讲脂肪肝防治的健康科普“达人”，自己居然成了个“小胖子”，以后怎么再现身说法去敦促别人减肥呢？因此，减肥就成了我 2017 年最实在的新年心愿。

以前，我控制体重的“绝招儿”是节食，即所谓“管住嘴”。以少吃主食、控制热量摄入为主；但疏于运动，说得直白点儿，其实就是懒得运动。慢慢就变成了四肢越来越瘦弱、肚子越来越肥大的“蜘蛛人”。

所以，克服懒惰思想、积极增加运动量，将是我新一年“减肥大业”的关键举措。为了能真正做到有效运动，我在家门口的健身房办了年卡，而且把这一消息以最快速度传递给亲朋好友、同学同事，让大家一起来监督我。

现在，我又把这一“壮举”分享给《大众医学》的读者。感谢《大众医学》给我这个平台，也期盼明年这时候，我能够拿出胸大肌和人鱼线的“片片”，来这儿“秀一秀”！

专家简介

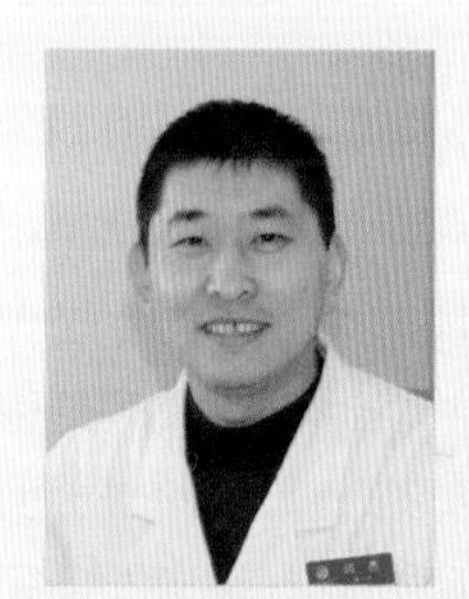

闫杰 首都医科大学附属北京地坛医院肝病中心主任医师、北京大学副教授、硕士生导师，北京肝病学会青年委员会副主任委员。擅长肝炎、肝硬化、肝癌及其并发症治疗，尤对慢性乙型肝炎、慢性丙型肝炎的抗病毒治疗经验丰富。

工作之余，“皂坑”之外，我的另一“爱好”是“划拉字”，随性而写。从生活中的点点滴滴，到与专业有关的科普文章；从自写自看，到在好大夫、新浪、搜狐、今日头条等网站上发表；从写博客，到玩微博，时不时地还在网络课堂中帮助患者。记得那次搜狐健康的编辑邀我入驻自媒体，在上班的路上接到她的电话，茫然无知，累她给我恶补了一通相关知识。2016 年初的“好大夫‘风云汇’”大会上，我的一篇科普文章由于对患者有帮助，被评为“2015 年度好文”。台上领奖，小小地出了一把风头，更主要的是，作为一名普通医生，“划拉字”的新方法和成绩，让我汲取到自己需要的养分，看到了医患沟通、就医问医的诸多新模式，看到了科普创作成就人才的机遇，也看到了如何做好医生的各种诠释。

有人说，平凡即是美丽，此话不假。耀眼的东西，看不出美丽。人生不可设计。

入夜，手边放一杯滚烫的自制柚子茶，吃一口刚出炉的俄罗斯大列巴，在新的一年里仍然不敢忘怀我奉为经典的 8 个字：顺其自然，为所当为。

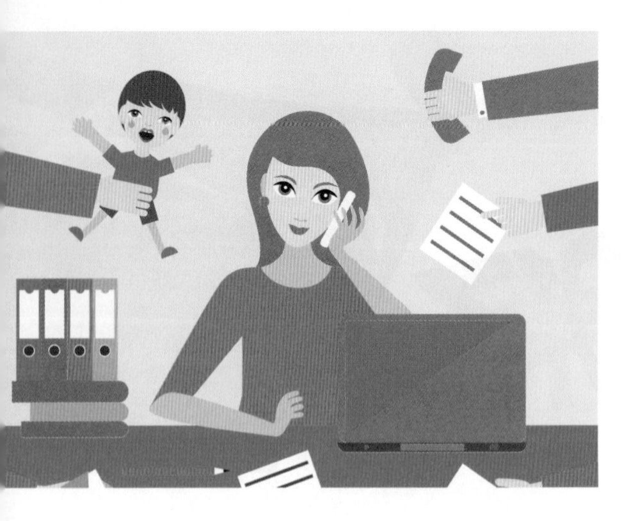

对女性来说，工作是美丽的，优雅是美丽的，健康是美丽的。新的一年开启新希望，但如何能做得更好呢……

写给“大美女”：美丽地做更好的自己

陆颖理

冰心曾经说过：世界上少了女性，就少了百分之五十的真、百分之六十的善和百分之七十的美。其实女性本身就是个美丽的词语，但怎样才能使美丽永不褪色呢？每个人心中都有一把衡量美的标尺。我认为，工作中的女性是最美的。这种美不仅表现于外在，更重要的是出自内在的气质、修养，这是一个女人美丽、优雅的本色所在。

作为一名献身于医学事业的医务工作者，无私地履行救死扶伤的职责是我的工作本质。同时，在工作中对自身未来的规划也非常重要。通过终身学习投入足够多的时间、精力和财富，去提升自我价值，才能不断完善自我。我经常对年轻医生说：“工作时间不要太计较，趁着现在年轻、精力旺盛时多做一些事，多从实践中学一些经验。”正是这种对医学事业的尊重，让我们凸显出了别样的风采。

记得一个周末的晚上，有一位外地来沪的糖尿病重度酮症酸中毒患者，在当地未能得到有效治疗，连夜送到我院，到院时已是深夜，患者处于昏迷状态。我得知后立即从家赶至医院，马上组织成立救治小组，并积极参与了紧张有序的抢救工作，通过及时扩容、控制血糖等对症治疗，患者逐渐脱离了危险，我们也得到了家属的肯定与感激。虽彼时已是凌晨，但疲惫的倦容并没有减退彼此的美丽。这种坚韧不拔的毅力，这种自我价值的体现与认同，是其他任何东西都无法代替的，并将使我们的美丽历久弥新。

我认为，优雅的女性是美丽的。在工作中，时刻注重自己形象，讲究礼仪规范，微笑适时地挂在脸上，有条不紊地在病房中忙碌，用最好的医术为病人诊治，这就是优雅。这是一种由内而外的魅力，淡淡地自然绽放；这是一种亲和力，让周围人感受到与你在一起工作的快乐。这无异于从更深层次给自己化了一次妆，这种妆看不出来，却能让别人感觉得到、体会得到，因为它是女性内心世界的一种体现，是内在的美丽。然而，工作毕竟只是生活的一部分，并不代表全部。工作以外，那些自然、纯真的爱好不应被摒弃，舞蹈、书法、摄影，要有足够的耐心和坚持去体会生活中的美，同时生活也因我们的装点而绚丽多姿。

我认为，健康的女性是美丽的。职业女性往往会因为工作压力大、睡眠不足、饮食不规律等长期处于亚健康状态。当我们奉献于事业时，也要关注自身健康，这样才能享受美好的人生。首先，每天要保证充足的睡眠，睡眠不足，不但使人疲倦，而且易使人消极地看待人生。其次，要注重饮食的合理性、规律性。多吃新鲜蔬菜水果，控制肉类和动物脂肪的摄入，建议食物清淡一些。甜食、零食虽然是女性偏爱的，但也要适度。此外，运动健身的好处不言而喻，可以强身健体、保持身材。然而，因为工作、家庭、天性等原因，对运动，女性更容易半途而废。这时，坚持就显得格外重要。同时，要选择适合的、喜爱的运动项目。要牢记：有健康才有美丽！

专家简介

陆颖理　上海交通大学医学院附属第九人民医院临床医学院副院长，教授、主任医师、博士生导师，大内科教研室主任，内分泌代谢科主任。上海市医学会内科学专科分会副主任委员、内分泌专科分会副主任委员。

一元复始，万象更新。2017年，女性朋友可能有太多的憧憬和愿望，希望每人都有完美的新年计划，美丽地做更好的自己。

每天临床、科研、教学，还要讲学、写作、出书，忙得晕头转向。不过静下心来想想，过去的一年除了“忙”，难道没有第二字吗？于是想到了：美。

写给“大忙人”：静心去看，尽享内在之美

石洪成

2016年，凝聚团队八年心血的新著《SPET/诊断CT操作规范与临床应用》带着浓浓墨香来到我面前，多年梦想终成现实。与此同时，月隐花好、硕果佳境、姹紫嫣红、薄雾朦胧，这些美景也是2016年的真实记录，实实在在地藏在我手机里，沉淀在心灵深处。

美使人心情愉悦、使人情绪饱满、使人心灵得到升华。美，有益身心健康……美，有言之不尽的好处！有些美是显而易见的，有些内在的美沉淀于深处，需要挖掘和探寻方能体会其中的大美！寻求并发现更多内在之美，会使生活更加绚丽多彩，人生更充满乐趣、积极向上！

自然之美无处不在，用心观察就会发现更多的美，可从中享受到更多的乐趣。一次，我去草原观光，到了草原深处也没有见到想象中的“风吹草低见牛羊”壮观景色。正在遗憾之时，慢下脚步的我忽有所见，俯身细看，发现并不高大的一花一草，也凝聚着草原的特质。于是，我用手机记录下“伟岸”蒲公英的“高大”形象，从中体验到了草原之美。瞬间，不悦之感消弭于无形，顿觉不虚此行，乐在其中！

美是一种感官的体验，更是一种心灵的感受，同样的世界，变换一下视角去看，就会有不一样的收获。又一次，我远足来到一知名度很高的大山，准备登高一览众山小，远眺大好风光。谁知历经旅途劳顿，好不容易登上了山顶，淅淅沥沥的雨却下个不停，远处的景色被浓浓的雨雾所遮掩，能见度不足几米！等了几个小时，雨依然没有停息的迹象，懊恼之感油然而生。

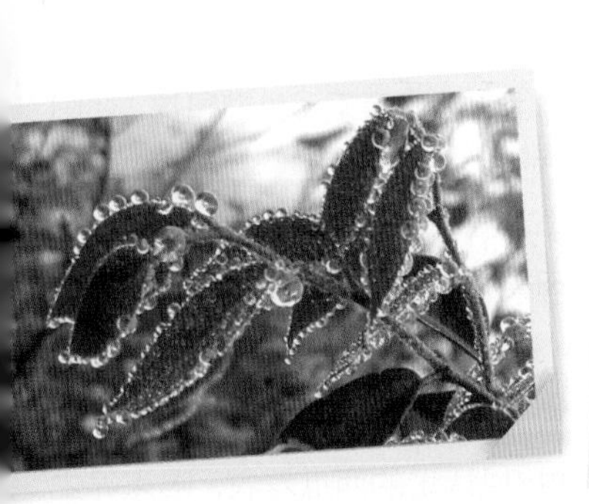

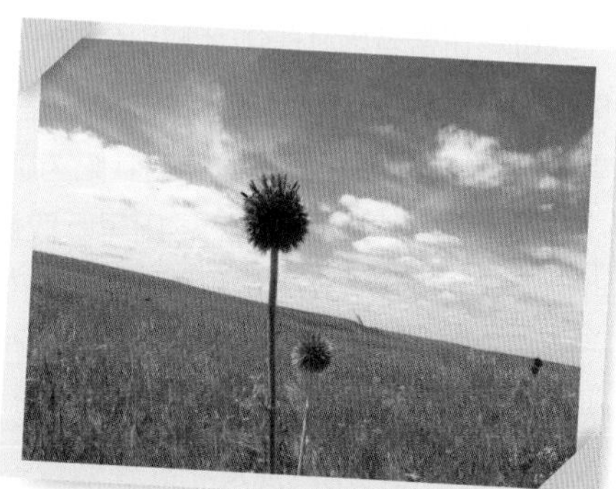

专家简介

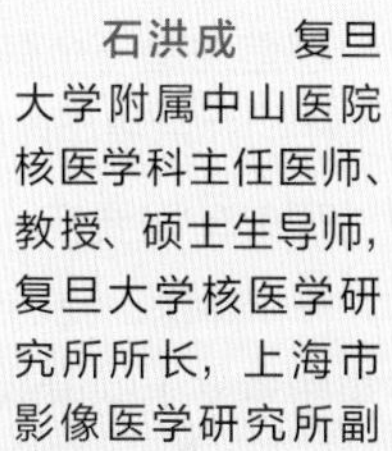

石洪成 复旦大学附属中山医院核医学科主任医师、教授、硕士生导师，复旦大学核医学研究所所长，上海市影像医学研究所副所长。擅长PET/CT、SPECT/CT及核医学显像与CT、MRI等影像的对比分析，甲亢、甲状腺癌及肿瘤骨转移等疾病的放射性核素治疗。

无奈中，我不得不收回远眺的目光，静下心来欣赏近处的景色。于是，一幕意想不到的美景跃入眼帘：落在树叶之上的雨珠玲珑剔透，排列有序，与紫色的树叶对比鲜明，美不胜收！

这就是换位思考——若天气晴好，我就能欣赏到远处风光，但近处的雨中景色就无从谈起。所以面对现实，鱼与熊掌得一足矣！

从有形的自然之美，可以推到更为难得的无形的内在之美、人生之美。在人与人交往和相处的过程中，若也能以这种包容的心态身处其中，以欣赏的角度去面对周围的一切，就会从中体会到更多美好的人和事，发现世界具有别样的美！在生活和工作中，若也能这样换位思考，把病累时期当成难得的休假，把事业低谷当成休整充电时间，也许世界就会是另一番美景。

“静下心来，用心体会内在之美，不仅会远离身心疲惫，而且还会使健康得到升华！衷心祝愿：2017年大家都在美轮美奂的世界中开心度过！”

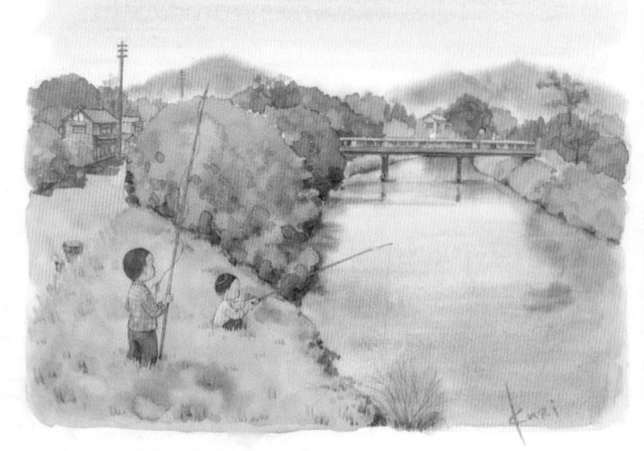

日有所思，夜有所梦，我构思了多少年的养生山谷，最近经常出现在梦里。我知道这是快要实现的节奏了，来吧，请大家跟我去梦游一下！

写给“追梦人”：养生山谷，明天不再是梦境

文 陈四清

那首先是一个有山有水有土的地方，离我工作的江苏省中医院不能太远，交通要方便，开车车程要在1小时之内。这是因为，作为一个中医，我们会活到老干到老，不存在实质意义上的退休，用老百姓的话说“越老越值钱”。我的老师周仲瑛和张继泽都九十岁上下的人了，仍然精神矍铄地在望闻问切，我要向他们学习。

在那江南的小山村里，大门一关，就远离了都市的喧嚣，抬头看远方重峦迭嶂，仙气弥漫，就是一幅流动的中国山水画。低头看脚下，黄土地、野生的板栗树、长着芦苇的野生河塘和漫山遍野的野菊花……

我梦中的“小桥流水人家”，除了适宜居住，还会有“专业特长”——养生：

一是出产天然中草药。有人说现在中医疗效下降的原因是中药材质量下降了，甚至有人还抛出“中医将亡于中药”的言论，个人认为还真不是危言耸听。因此，“养生谷”里会因地制宜地种一些中药，尤其是我经常向大家推广的新鲜护肝草药“垂盆草”，来“养生谷”做客的朋友、病人都可以免费品尝。病人来诊，可吃新鲜草药；客人来访，可饮新鲜草汁，那什么加了防腐剂、变色剂的药材及饮料，都一边儿去。

二是种植自然蔬菜。“养生谷”种菜不用化肥，也不会滥施农药，用的是家畜的有机肥，用的是杂草堆积发酵的有机肥。也不会用大棚，我们要吃在大自然状态下生长的应季蔬菜。因为，只有享受过阳光雨露、应对四季更替的蔬菜，才是真正对健康有益的东西。

三是散养家畜。有山有水的好地方，雨水充沛，野草丛生，野树林立，散养着成百的鸡和山羊，它们是健康的大自然的一部分。最好再养几只黑猪，甚至水牛。我想，养生谷不仅能提供野味，光是午后在山坡上散步、嬉戏、晒太阳、追鸡撵羊，就能让大小朋友们乐不思蜀。

四是体验传统中医。“养生谷”里还会有一个原汁原味的中医传统小诊所，“谷主”我天明上山采药去，归来迎迓远道而来的病友。我们在茶香药香中叙叙家常、谈谈人生，解解病苦、聊聊梦想……

春天到了，万物发陈，小草从地里悄悄地钻了出来，竹笋却大大方方、旁若无人地向上蹿着生长。山上各种无名野花争奇斗艳，地里的麦苗如一层绿毯随风浮沉，老牛爬上山头哞哞地叫着，洁白的小羊在绿草中快活地奔跑，一只母鸡正带着她几天前才孵出的后代悠闲地散步觅食。刚刚从河里网上来的小河虾和从地里现割上来的韭菜，是我们中国人的最爱，关键是这“还阳草”（韭菜）配上虾子是最佳的壮阳药膳呀！

夏天到了，天地蕃秀。稻田里听取蛙声一片，树枝上知了不辞辛苦地告诉你天气的炎热，晚上萤火虫义务地为你照亮山谷，远看如同天上的星星般一闪一闪的。清澈见底的河塘，你和小鱼儿擦肩而过。摘一个已经为你长大快要撑破肚子的西瓜，用冰凉的井水泡一下，再热的暑气也会让你来个“透心凉”。中午，再用西瓜皮和红辣椒炒一道可以清暑的西瓜翠衣，喝点养生药酒，一定会让你感到“爽歪歪”的。

秋天到了，收获季节享受着收获的喜悦，那挂满枝头的梨子、苹果、橘

专家简介

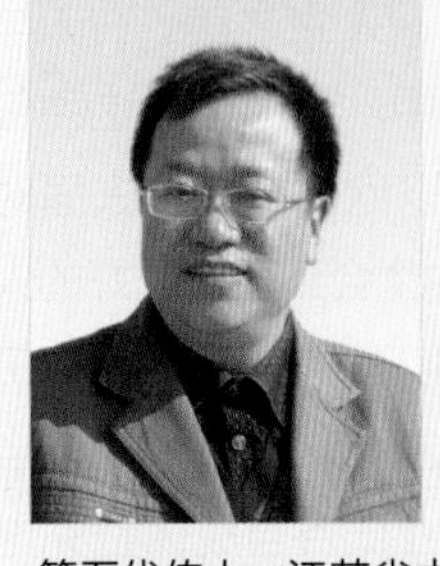

陈四清　江苏省中医院感染科主任中医师，南京中医药大学副教授、硕士生导师，全国名老中医张继泽工作室主任，孟河医派（马家）第五代传人。江苏省中医药学会科普专业委员会副主任委员、肝病专业委员会常务委员、南京科普作家协会副理事长。

这是我的梦，是否也是你的梦？亲爱的读者，祝福我也祝福你，愿美梦早日成真！

新年的钟声响起，这里有一份特殊的礼物要送给你——

写给“恋家人”：四味“和合汤”，家和万事兴

冯 明

常言道，家和万事兴，这“万事兴”里面也应该包括身心健康。家庭不和诸如夫妻反目、婆媳不和、兄弟阋墙、父子成仇、妯娌纷争等，直接引起的健康问题屡见不鲜。轻者抑郁焦虑，重者或致肿瘤、中风、心梗，甚至自杀、他杀……

怎么办？这里有一副“和合汤”，共四味良药，请照方施用。

首先，第一味是“爱”，或者叫“亲”。家庭成员之间应该是人生路上难得的朋友。常言道：“百年修得同船渡，千年修得共枕眠”，既然缘分匪浅，血浓于水，大家就应该互敬互爱，相互关心，相互帮助，相互理解，相互尊重。

注意，爱是相互的！尊老和爱幼是相互的，相濡以沫也是相互的。那首歌唱得好：爱是人间的春风，爱是生命的源泉；在没有心的沙漠，在没有爱的荒原，死神也望而却步。“只要人人都献出一点爱，世界将变成美好的人间”。何况是家庭呢？爱是家庭的“人参”，大补！

第二味叫“诚”。家庭成员之间要讲诚信，斤斤计较是家庭和谐的毒药，要杜绝。但一些承诺、经济问题，要“好兄弟，勤算账”。对一些问题，尽管清官难断家务事，但只要我们态度诚恳，感情真挚，即使在一段时间内可能被误解，最终还是能获得理解的。有道是“精诚所至，金石为开”，诸如后妈、后爸的问题，往往是这样解决的。

第三味叫“惠“。这里当然包括为人妻、为人母必备的贤惠，但也要适当地讲究点实惠，比如节日互赠礼物、互通有无、互利互惠。有时候精神的爱也要靠物质来体现，家里有事，有钱出钱，有力出力，也是惠。家庭矛盾中利益纠纷占很大的比例，而自私自利是家庭和睦的泻药，无论是夫妻、父母、子女，还是兄弟、姐妹、妯娌，均切忌！

第四味叫“忍”，或者叫“容”，就是互谅互让。尤其在琐碎具体的家庭日常生活上，锅碗瓢盆难免磕磕碰碰，彼此要包容，互谅互让很重要。现在离婚率较高，与缺这味药有关。我国唐代山东曾经有一个叫张公艺的人，历北齐、北周、隋、唐四代，寿九十九岁。张氏家训《百忍歌》流传甚广，摘几句共勉：

忍是大人之气量，忍是君子之根本；
能忍夏不热，能忍冬不冷；
能忍贫亦乐，能忍寿亦永；
贵不忍则倾，富不忍则损；
不忍小事变大事，不忍善事终成恨；
父子不忍失慈孝，兄弟不忍失爱敬；
朋友不忍失义气，夫妇不忍多争竞。

专家简介

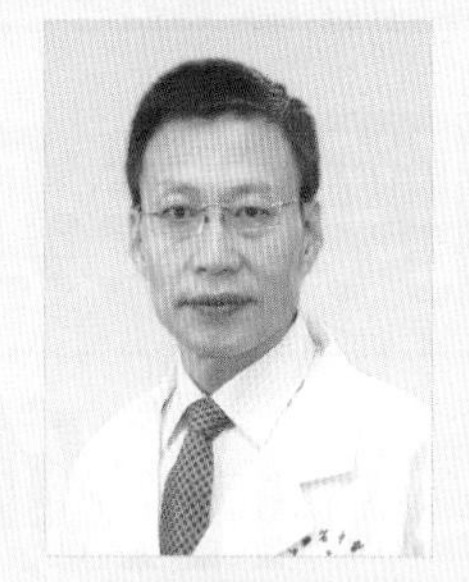

冯明 山西省中医院副院长，主任医师、教授，山西省医师协会中医分会副会长，中国气功学会常务理事，中华中医药学会亚健康专业委员会常委，山西省卫生厅中医药文化建设与科学普及专家，山西药膳养生学会专业委员会副主任。

家庭和谐是身心健康的保障，请一定在给亲朋的新年礼物里加上这味和合汤，祝福家和万事兴！

子、石榴，无一不勾起你儿时的梦想，顺手摘一个下来，都等不及清洗就直接啃了起来，那甘甜、那脆香是“千金难买”的新鲜呀。攀附在路边树枝上的扁豆，红的、绿的、紫的，摘一筐下来，用土灶煮一下，即使不放一片肉，那鲜美的味道和健脾利湿的作用，就能让你知道什么叫“农村人的幸福”。

冬天到了，这江南的小山村虽不及北方冷，但每年一场雪还是等得到的。漫天大雪后便是一派“北国风光”了，大地变得洁白无瑕，远处人家的炊烟袅袅婷婷。厨房里，大厨早已将御寒的药膳为大家准备好了，当归生姜羊肉汤、附子生姜煲猪肉，乘热喝上一碗，瞬间你的手脚就会温暖起来，头上还会冒出点热气来。这时候，你就不能不信服咱老祖宗的养生智慧了。PM

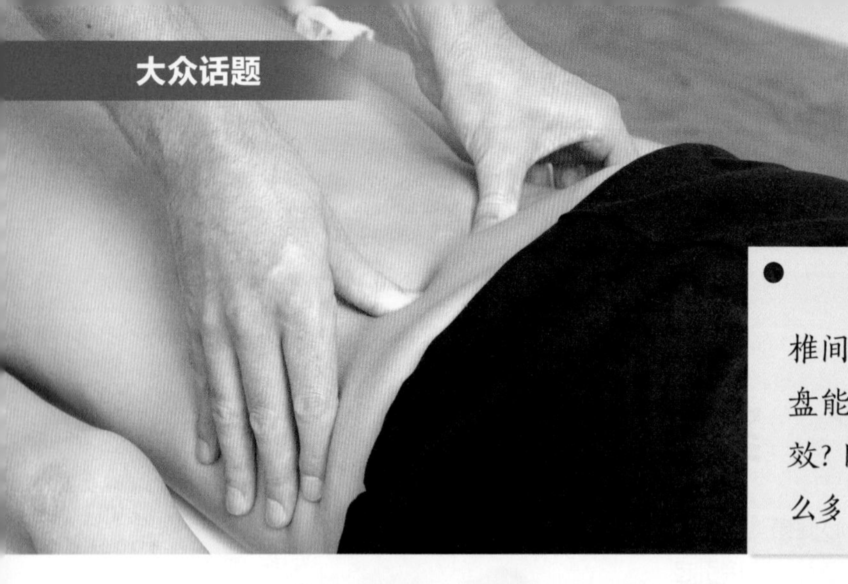

腰突症患者越来越多。“专家”说，突出的椎间盘能“推”回去？病友说，有些突出的椎间盘能“自溶”？报上说，正骨疗法治腰突症有特效？网上说，“葛优躺”会加重腰突症？与其这么多“听说”，不如来看权威的说法吧！

“腰突症”的正确“打开”方式

上海中医药大学附属岳阳中西医结合医院
推拿科主任医师　房　敏

大众医学：很多患者认为，突出的椎间盘能被“推回去”，您怎样看待这个问题？

房　敏：大多数腰椎间盘突出症患者可以采用推拿治疗，然而绝大部分突出的椎间盘是无法被推回去的。

椎间盘组织如同我们常见的“三明治”，它是由上下软骨板、髓核、纤维环三部分组成的。纤维环附着在终板上包绕髓核，正常人的纤维环坚固有力，限制髓核在纤维环的范围内活动。椎间盘突出，就是指纤维环逐渐变得薄弱或者断裂，髓核向后突出或者脱出，压迫腰部的脊神经根或脊髓。推拿治疗无法将突出的椎间盘“推回去”，很难再让它回到原来的位置。

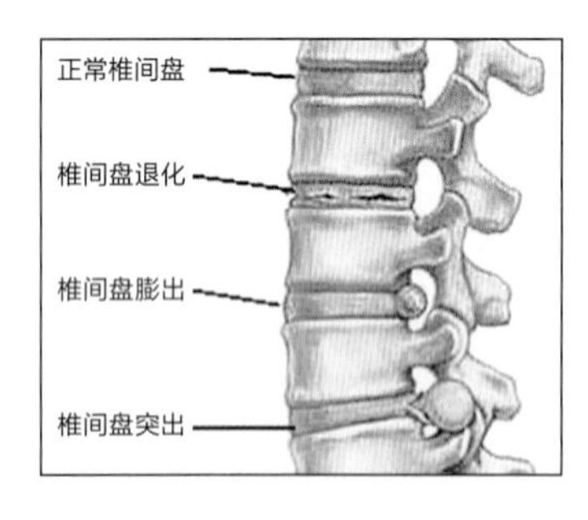

但也有临床病例报道，极少数腰椎间盘突出症患者经过保守治疗若干年后，出现椎间盘“自溶”现象，脱出的髓核组织会自行消失。总之，得了腰椎间盘突出症还是应该尽早到正规医院进行诊疗，千万不要相信腰椎间盘突出可以被“推回去”。

大众医学：正骨手法治疗、坐姿旋转复位手法治疗等，和推拿是一回事吗？

房　敏：推拿是中医学的一门外治法，主要包括手法治疗和功法训练。手法治疗，是指医生用手或肢体的其他部分，或借助一定的器具，在患者体表的特定部位做规范性操作，用以防病治病。功法训练，则是由医生选择针对性的功法，指导和帮助患者进行运动训练，不仅可以巩固和延伸手法的治疗效果，还能直接产生防治疾病的作用。

专家简介

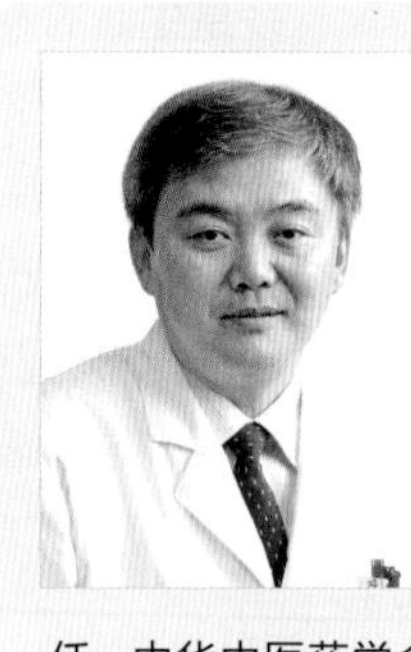

房敏　上海中医药大学附属岳阳中西医结合医院院长、推拿科主任医师、教授，上海市针灸经络研究所所长，推拿研究所生物力学实验室主任，中华中医药学会推拿分会、上海市中医药学会副会长，上海市中西医结合学会脊柱医学专业委员会副主任委员，上海市中医药学会推拿分会常务副主任委员。

正骨手法、坐姿旋转复位手法等皆属于推拿手法中的运动关节类手法，在医生进行整复手法操作时，患者常会听到“喀”的一声，但这并不是椎间盘被推回去发出的声响。

正如上文所提到的，绝大部分的椎间盘突出是无法被“推回去”的。那么，这“喀”的一声又是从何而来呢？原来，正常情况下关节腔内保持负压，丰富的滑膜皱襞会在局部形成小的空腔，当关节活动时，关节囊伸缩，某些负压空腔会消失，从而发出“喀”的弹响声。推拿手法治疗腰椎间盘突出症的机制主要是通过改变腰椎间盘突出物与相邻神经根的相对位置关系，从而使神经根受刺激产生的症状减轻或消失。

大众医学：既然椎间盘“推”不回去，那么推拿是怎么治疗腰突症的？

房 敏：推拿治疗腰椎间盘突出症主要是改善局部血液循环并促进损伤组织修复，促使神经根及周围软组织水肿的吸收，消除无菌性炎症，缓解肌肉紧张，调整腰椎小关节紊乱，改变突出物与神经根的位置，减轻其对神经根的刺激或压迫，进而缓解腰椎间盘突出症患者的疼痛等症状，提高生活质量。

中医学“筋骨失衡”理论认为，筋与骨是一对矛盾的统一体，脊柱退化性疾病的发生是“筋出槽”和“骨错缝”共同作用的结果。我院提出“筋骨失衡，以筋为先”学术思想，着眼于通过推拿手法重建脊柱动静力平衡系统，恢复脊柱的生物力学平衡。以筋为先，也就是以肌腱、筋膜等部分的治疗为主，通过推拿手法恢复一部分力学结构，重建力学平衡。

推拿治疗脊柱病的手法主要分为理筋手法和调整手法两种，不仅重视患者“骨”的治疗，也强调“筋”的治疗，遵循“筋骨整体观”的治疗原则，针对腰椎间盘突出症的治疗，基本操作由腰部松解手法、腰椎整复手法和腰部理筋手法三部分组成。

大众医学：腰突症患者如果考虑接受推拿治疗，需要注意什么？

房 敏：腰椎间盘突出症患者在接受推拿治疗时，一般多采用俯卧位，首先应将身体调整至舒适的体位，使身体特别是腰部及下肢尽量放松，配合医生治疗，呼吸要自然，不要屏气。在医生进行各种推拿调整类手法时，尽量放松腰部肌肉，不要与之对抗。在推拿治疗过程中，可能会出现症情的反复，若腰部或下肢有不适症状要及时向医生反映。同时，还应注意对比腰部疼痛或者下肢麻木等症状治疗前后的差异，向医生反馈，以利于治疗。

大多数腰椎间盘突出症患者可以采用推拿治疗，可一旦出现以下情况，须接受手术治疗：①剧烈疼痛，严重影响正常生活，保守治疗3月无效；②腰椎间盘突出巨大，占椎管面积1/2以上，兼有明显椎管狭窄；③出现马尾神经综合征，即臀部后方皮肤麻木、感觉减退、肌力减弱、大小便功能障碍（便秘或失禁）。

大众医学：患者平时要注意什么，才能保持最佳疗效？

房 敏：推拿治疗结束后，患者宜卧硬板床休息，睡床要软硬适中，不宜过硬或过软，避免搬重物、坐小板凳、坐软沙发等；坐姿要端正，避免跷二郎腿、“葛优躺”等。久坐久站之后，注意适当的活动和休息，由于工作需要必须长时间久坐，可以在后背垫一个腰枕，减轻腰部疲劳。

同时，在症状缓解期，加强腰椎稳定性的锻炼也尤为重要。游泳运动属于全身性有氧运动，对全身肌肉有锻炼作用，可以提高整个脊柱的稳定性。1次运动控制在1小时内，不少于30分钟，运动强度应该以浑身发热、出汗但不大汗淋漓为宜。运动后脉搏应控制在（220-实际年龄）×（65%～85%）以内，这样才能保证安全、有效。此外，也可进行三点支撑、五点支撑、小燕飞式等锻炼。

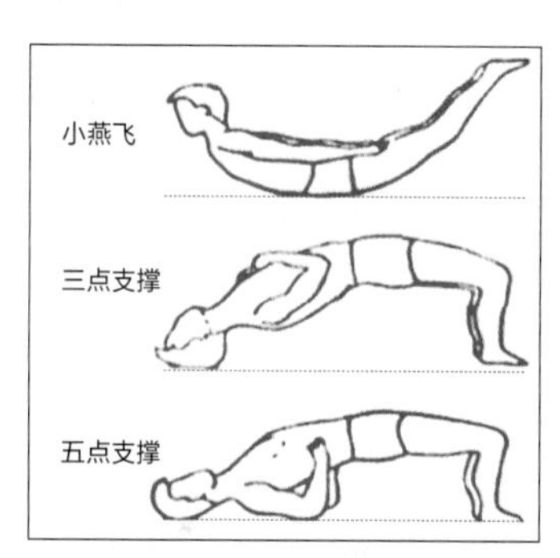

大众医学：除推拿外，还有其他辅助疗法吗？

房 敏：除单纯推拿手法治疗腰椎间盘突出症外，常采用以推拿手法治疗为主、其他治疗方法为辅的综合治疗方案：①推拿手法配合腰椎机械牵引是常用方法之一，可解除腰肌痉挛，有利于改变突出椎间盘与神经根的位置关系，缓解神经根所受到的刺激和压迫。②通过硬膜外或骶管，将消炎镇痛类药液注入硬膜外腔，可消除神经水肿、组织无菌炎症、解除疼痛，同时产生类似“液体刀”的分离效应，达到分离突出物与神经根粘连，解除间盘组织压迫硬膜囊、神经根，使推拿手法治疗时的机体局部内环境大大改善。③辅以中药内服或外敷。腰椎间盘突出症在中医中属腰痛病范畴，临床辨证包括气滞血瘀型、肝肾亏虚型、寒湿犯腰或湿热犯腰型。在手法治疗的同时，针对患者的不同证型，配以中药内服，辨证施治，可提高疗效，缩短疗程。中药外敷可起到舒筋通络、活血化瘀、祛风湿、强筋骨的作用，达到消除局部炎症、水肿的目的。

不过，在综合治疗方案中，同样存在一法多名、同名多样、组合繁杂等不规范情况，患者应前往正规医院，请专业医生治疗。PM

2016年10月，由国家心血管病中心、国家心血管病专家委员会、中华医学会心血管病学分会、中华医学会内分泌学分会、中华医学会检验医学分会共同修订的《中国成人血脂异常防治指南（2016修订版）》正式发布。与2007年版《中国成人血脂异常防治指南》相比，新版指南有哪些亮点和要点？近10年来，我国成人血脂异常的患病率和患病趋势有哪些变化？血脂异常的正确防治策略有哪些？带着这些问题，本刊记者专访了指南修订工作组的主要执笔人、上海交通大学医学院附属瑞金医院北院心内科陆国平教授。

《中国成人血脂异常防治指南（2016修订版）》解读：值得关注的6大创新、10大要点

本刊记者/黄 薏
专家支持/陆国平

创新1：“防控目标”更明确

新版指南明确提出：提高血脂异常的知晓率、治疗率和控制率，对防控动脉粥样硬化性心血管病具有重要意义。以低密度脂蛋白胆固醇（LDL-C）或总胆固醇升高为特点的血脂异常是动脉粥样硬化性心血管疾病（ASCVD）的重要危险因素；降低LDL-C水平，可显著减少ASCVD的发病及死亡危险。同时，新版指南对于“极高危”“高危”人群的认定更加宽泛：凡是诊断为动脉粥样硬化性心血管疾病的患者，包括急性冠脉综合征、冠心病、缺血性卒中、外周动脉硬化性疾病等，均属于极高危人群；LDL-C高于4.9毫摩/升或总胆固醇高于7.2毫摩/升，以及40岁以上糖尿病患者，均属于高危人群。

创新2：诊治策略的制定更“本土化”

新版指南对我国人群血脂成分的合适范围、异常切点和危险分层的建议，均基于多项“本土化”的长期观察性研究结果，更符合中国人的特点；同时，新版指南也参考了国际上多部血脂相关指南对血脂成分合适水平的建议及其依据，与国际接轨，对于指导血脂异常的临床防治工作具有重要参考价值。

创新3：在“总体心血管危险评估”基础上增加“余生危险评估”

新版指南在2007年指南推荐的“10年总体危险评估方案”基础上，提出了“余生危险评估”方案。对10年动脉粥样硬化性心血管疾病（ASCVD）发病危险为中危且年龄 <55岁的人群，新版指南增加了对其进行“ASCVD余生危险评估”的建议，以便早期识别ASCVD余生危险为高危的个体，并进行积极干预。

创新4：基于“获益最大化”原则，设定调脂目标值

近年来，部分国外新发表的血脂异常诊疗指南不推荐设定调脂目标值，但我国指南修订工作组认为，设定调脂目标值不仅有利于医生更加准确地评价调脂治疗的有效性，还能提高患者服用调脂药的依从性。从我国实际情况出发，新版指南在充分评估“危险-获益程度”的基础上，确定了适合中国人群的调脂目标值。

专家简介

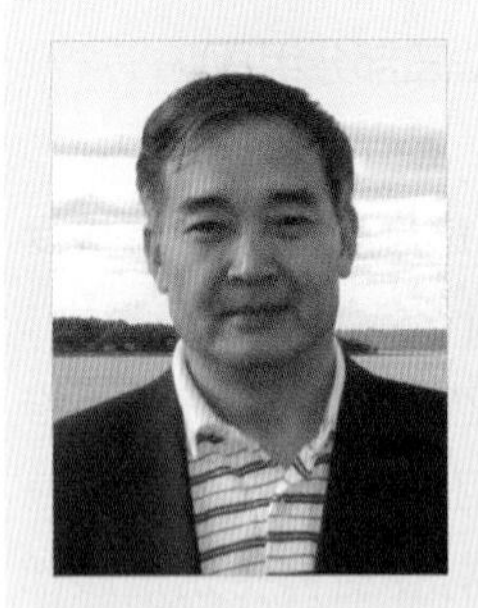

陆国平 上海交通大学医学院附属瑞金医院北院心内科主任、教授、主任医师、博士生导师，中华医学会心血管病学分会动脉硬化冠心病学组委员，中华中医药学会络病学会常委，卫生部心血管病防治中心专家委员，上海市医学会心血管病专业委员会副主任委员、血脂和动脉粥样硬化学组组长。

创新5：在循证医学基础上提出“中等强度他汀疗法”的观点

近20年来，多项大规模临床试验结果均显示，他汀类药物在动脉粥样硬化性心血管病的一级和二级预防中均能显著降低心血管事件（包括心肌梗死、冠心病和缺血性卒中等）危险。

与此同时，越来越多的研究表明，高强度他汀治疗往往伴随着更高的肌病和肝功能损害风险，且更容易发生在中国人群中。所有强化他汀治疗的临床研究结果也显示，数倍增量他汀虽然可使ASCVD事件发生危险有所降低，但获益的绝对值小，且全因死亡并未下降。因此，新版指南推荐将“中等强度他汀疗法”作为血脂异常人群的起始治疗药物。

创新6：更精简、更务实

与2007版血脂异常防治指南相比，新版指南的篇幅明显缩短，表述力求简明、扼要、务实，为临床医生的日常诊疗工作提供参考和便利。

要点1：中国人群血脂异常患病率大幅上升

近30年来，中国人群的血脂水平逐步升高，血脂异常患病率明显增加。目前，中国成人血脂异常总体患病率高达40.40%，较2002年大幅度上升。而人群血清胆固醇水平的升高将导致2010～2030年期间我国心血管事件增加约920万例。我国儿童青少年高胆固醇血症患病率也有明显升高，预示未来中国成人血脂异常患病率及相关疾病负担将继续面临严峻挑战。

要点2：血脂合适水平和异常分层标准

新版指南针对动脉粥样硬化性心血管疾病一级预防的目标人群制定了血脂合适水平和异常切点（表1）。

表1 血脂合适水平和异常分层标准【毫摩/升（毫克/分升）】

分层	TC	LDL-C	HDL-C	非HDL-C	TG
理想水平		<2.6 (100)		<3.4 (130)	
合适水平	<5.2 (200)	<3.4 (130)		<4.1 (160)	<1.7 (150)
边缘升高	≥5.2 (200) 且<6.2 (240)	≥ 3.4 (130) 且<4.1 (160)		≥ 4.1 (160) 且<4.9 (190)	≥ 1.7 (150) 且<2.3 (200)
升高	≥ 6.2 (240)	≥ 4.1 (160)		≥ 4.9 (190)	≥ 2.3 (200)
降低			< 1.0 (40)		

注： ASCVD：动脉粥样硬化性心血管疾病；TC：总胆固醇；LDL-C：低密度脂蛋白胆固醇；HDL-C：高密度脂蛋白胆固醇；非-HDL-C：非高密度脂蛋白胆固醇；TG：甘油三酯

要点3：血脂异常的筛查

为及时发现血脂异常，20～40岁成年人至少每5年测量1次血脂（包括TC、LDL-C、HDL-C、TG）；40岁以上男性和绝经后女性每年检测一次血脂；ASCVD患者及高危人群，应每3～6个月测定1次血脂。

要点4：总体心血管危险评估，高血压是重要参数

全面评价动脉粥样硬化性心血管疾病总体危险是血脂异常防治的基础。

❶ 已诊断动脉粥样硬化性心血管疾病（ASCVD）者，直接被列为极高危人群；

❷ 符合以下条件之一者，直接被列为高危人群：LDL-C ≥ 4.9毫摩/升（190毫克/分升）；1.8毫摩/升（70毫克/分升）≤ LDL-C<4.9毫摩/升（190毫克/分升）且年龄在40岁及以上的糖尿病患者。

❸ 不具有以上3种情况者，在考虑是否需要进行调脂治疗时，应进行未来10年间ASCVD总体发病危险的评估（表2）。

表2 10年ASCVD发病危险评估

危险因素个数		血清胆固醇水平分层（毫摩/升）		
		3.1≤TC<4.1（或） 1.8≤LDL-C<2.6	4.1≤TC<5.2（或） 2.6≤LDL-C<3.4	5.2≤TC<7.2（或） 3.4≤LDL-C<4.9
无高血压	0-1个	低危（<5%）	低危（<5%）	低危（<5%）
	2个	低危（<5%）	低危（<5%）	中危（5%~9%）
	3个	低危（<5%）	中危（5%~9%）	中危（5%~9%）
有高血压	0个	低危（<5%）	低危（<5%）	低危（<5%）
	1个	低危（<5%）	中危（5%~9%）	中危（5%~9%）
	2个	中危（5%~9%）	高危（≥10%）	高危（≥10%）
	3个	高危（≥10%）	高危（≥10%）	高危（≥10%）

注： 危险因素包括吸烟、低HDL-C、男性≥45岁、女性≥55岁

值得关注的是，高血压是危险分层的重要参数。以TC<4.1毫摩/升（或）LDL-C<2.6毫摩/升为例：没有高血压者，即便有3个危险因素，其10年心血管病发病危险仍为“低危”；高血压患者，如果有3个危险因素，其10年

心血管病发病危险即为“高危”。

要点5：年龄小于55岁“中危”人群应评估“心血管病余生危险”

ASCVD 10年发病危险为中危的人群，如果具有以下任意2项及以上危险因素，其ASCVD余生危险为高危：收缩压≥160毫米汞柱或舒张压≥100毫米汞柱；非-HDL-C ≥5.2毫摩/升（200毫克/分升）；HDL-C < 1.0毫摩/升（40毫克/分升）；体质指数（BMI）≥28千克/平方米；吸烟。

要点6：低密度脂蛋白胆固醇（LDL-C）为首要“干预靶点”

血脂异常治疗的宗旨是防控动脉粥样硬化性心血管疾病，降低心肌梗死、缺血性卒中等心脑血管事件的发生风险。大量临床研究证实，无论采取何种药物或措施，只要能使血清LDL-C水平下降，就可稳定、延缓，甚至消退动脉粥样硬化病变，并能显著减少动脉粥样硬化性心血管病的发生率、致残率和死亡率。鉴于LDL-C在动脉粥样硬化性心血管病发病中起着核心作用，故提倡以降低血清LDL-C水平为首要干预靶点。

要点7：按照危险等级，确定调脂治疗“目标值”

凡临床上诊断为动脉粥样硬化性心血管病者，包括急性冠状动脉综合征（ACS）、稳定型冠心病、血运重建术后、缺血性心肌病、缺血性卒中、短暂性脑缺血发作、外周动脉粥样硬化等，均属于极高危人群。非动脉粥样硬化性心血管病人群，则根据其心血管病发病危险程度决定调脂治疗的目标值。不同人群的调脂治疗目标有很大不同（表3）。

表3 不同人群调脂治疗达标值

危险等级	低密度脂蛋白胆固醇	非高密度脂蛋白胆固醇
低危、中危	<3.4毫摩/升(130毫克/分升)	<4.1毫摩/升(160毫克/分升)
高危	<2.6毫摩/升(100毫克/分升)	<3.4毫摩/升(130毫克/分升)
极高危	<1.8毫摩/升(70毫克/分升)	<2.6毫摩/升(100毫克/分升)

值得注意的是，新指南还提出：低密度脂蛋白胆固醇较高、不能达目标值者，应将其至少降低50%；极高危患者低密度脂蛋白胆固醇即便在目标值以内，也应将其再降低30%左右。

要点8：生活方式干预是治疗血脂异常的基石

饮食治疗和生活方式改善是治疗血脂异常的基础措施。无论是否进行药物治疗，患者都必须坚持控制饮食和改善生活方式。良好的生活方式包括坚持健康饮食、规律运动、戒烟和保持理想体重。

通常，低密度脂蛋白胆固醇和总胆固醇水平高于目标值10%以内者，可以先通过减少膳食胆固醇摄入、加强运动、减轻体重、戒烟等非药物手段进行治疗。3～6个月后复查血水平。若血脂控制满意，可继续进行非药物治疗。若血脂水平无明显改善，则应接受药物治疗。

要点9：调脂治疗首选“中等强度他汀”疗法

临床上常用的调脂药物大致可分为两大类：一是主要降低胆固醇的药物，二是主要降低甘油三酯的药物。部分调脂药物既能降低胆固醇，又能降低甘油三酯。

为了调脂达标，临床治疗首选他汀类调脂药物，起始剂量为中等强度。他汀类药物适用于高胆固醇血症、混合性高脂血症和动脉粥样硬化性心血管病患者。他汀类药物可在任何时间段服用，但在晚上服用时，LDL-C降低幅度可稍有增加。绝大多数人对他汀类药物的耐受性良好，其不良反应多见于接受大剂量他汀类药物治疗者。

首次服用调脂药者，应在用药6周内复查血脂、转氨酶和肌酸激酶。若血脂能达到目标值，且无药物不良反应，可逐步改为每6～12个月复查1次；若血脂未达标且无药物不良反应者，每3个月监测1次。若治疗3～6个月后，血脂未达到目标值，需调整调脂药剂量或种类，或联合应用不同作用机制的调脂药。每次调整调脂药种类或剂量后，都应在治疗6周内复查。

特别提醒：治疗性生活方式改变和调脂药物治疗必须长期坚持，才能获得良好的临床益处。

要点10：特殊人群血脂异常的管理

高血压、糖尿病等人群的血脂管理，同

样遵循在 ASCVD 发病危险评估基础上，结合伴随疾病特点，开展血脂个性化管理。

糖尿病合并血脂异常者，主要表现为总胆固醇升高，高密度脂蛋白胆固醇（HDL-C）降低，低密度脂蛋白胆固醇（LDL-C）升高或正常。调脂治疗可以显著降低糖尿病患者发生心血管事件的危险。40 岁以上糖尿病患者应将血清 LDL-C 水平控制在 2.6 毫摩 / 升（100 毫克 / 分升）以下、HDL-C 目标值应在 1.0 毫摩 / 升（40 毫克 / 分升）以上，首选他汀类药物治疗。

高血压合并血脂异常者，调脂治疗应根据不同危险程度确定调脂目标值。中等危险的高血压患者应启动他汀治疗。

代谢综合征是一组以肥胖、高血糖（糖调节受损或糖尿病）、高血压、血脂异常为表现的临床症候群。这些代谢性因素直接促进动脉粥样硬化性心血管病的发生，也增加 2 型糖尿病的发病危险。代谢综合征的主要防治目标是预防动脉粥样硬化性心血管病和 2 型糖尿病，心血管病患者要预防心血管事件再发。原则上应先启动生活方式治疗，如果不能达到目标，则应采取相应药物治疗。

慢性肾脏疾病（CKD）患者常伴随血脂代谢异常并促进 ASCVD 的发生。尚无临床研究对 CKD 患者 LDL-C 治疗目标进行探索。在可耐受的前提下，推荐慢性肾脏疾病患者接受调脂治疗。轻、中度慢性肾脏疾病患者应将 LDL-C 控制在 2.6 毫摩 / 升以下；重度慢性肾脏病患者或合并高血压及糖尿病者，应将 LDL-C 控制在 1.8 毫摩 / 升以下。

家族性高胆固醇血症（FH）突出的临床特征是血清 LDL-C 水平明显升高和早发冠心病（心肌梗死或心绞痛）。所有 FH 患者均须采取全面的治疗性生活方式改变，并长期坚持他汀治疗，调脂治疗的目标水平与心血管疾病高危者相同。PM

延伸阅读

1 血脂与脂蛋白

血脂是血清中的胆固醇、甘油三酯和类脂（如磷脂）等的总称。与临床密切相关的血脂成分主要包括：胆固醇和甘油三酯。

血脂不溶于水，必须与特殊的蛋白质即载脂蛋白（Apo）结合形成脂蛋白，才能溶于血液，被运输至组织进行代谢。脂蛋白包括：乳糜微粒（CM）、极低密度脂蛋白（VLDL）、中间密度脂蛋白（IDL）、低密度脂蛋白（LDL）、高密度脂蛋白（HDL）和脂蛋白（a）[Lp（a）]。

2 血脂检测项目

血脂检测的基本项目为 TC、TG、LDL-C 和 HDL-C。其他血脂项目，如 Apo A_1、ApoB、Lp（a）的临床应用价值也日益受到关注。

总胆固醇（TC）指血液中各种脂蛋白所含胆固醇的总和。

甘油三酯（TG）水平受遗传和环境因素的双重影响，与种族、年龄、性别、生活习惯（如饮食、运动等）有关。调查资料表明，血清 TG 水平轻至中度升高者患冠心病危险性增加。当 TG 重度升高时，常可伴发急性胰腺炎。

低密度脂蛋白胆固醇（LDL-C）增高是动脉粥样硬化发生、发展的主要危险因素。

高密度脂蛋白胆固醇（HDL-C）能将外周组织（如血管壁内）胆固醇转运至肝脏进行分解代谢，即胆固醇逆转运，可减少胆固醇在血管壁的沉积，起到抗动脉粥样硬化作用。大量流行病学资料表明，血清 HDL-C 水平与 ASCVD 发病危险呈负相关。

载脂蛋白 A_1 可以与 HDL-C 水平呈明显正相关，临床意义也大体相似。

载脂蛋白 B（Apo B）主要反映 LDL 水平，与血清 LDL-C 水平呈明显正相关，两者的临床意义相似。

脂蛋白（a）[Lp（a）] 浓度主要与遗传有关，可能具有致动脉粥样硬化作用，但尚缺乏临床研究证据。

3 血脂异常的分类

血脂异常通常指血清中胆固醇和（或）甘油三酯（TG）水平升高，俗称高脂血症。血脂异常分类比较复杂，最简单的有病因分类（原发性和继发性）和临床分类两种，最实用的是临床分类。

血脂异常的临床分类

	TG	TG	HDL-C
高胆固醇血症	增高		
高甘油三酯血症		增高	
混合型高脂血症	增高	增高	
低HDL-C血症			降低

注：TC：总胆固醇；TG：甘油三酯；HDL-C：高密度脂蛋白胆固醇

“黄疸”，是指血清胆红素升高引起的人体皮肤和眼珠发黄。胆红素是人体的一种代谢废物，来源于衰老死亡的红细胞所释放的血红蛋白，肝脏是处理这些代谢废物的重要场所。肝炎是引起黄疸的重要因素，但胆红素的代谢有很多复杂环节，如肝细胞的酶系统是否完整、胆道系统是否通畅等，所以“黄疸”不一定都因肝炎而致。

有些黄疸未必来自肝炎

山东大学附属济南传染病医院主任医师　汪明明

案例1

张大爷患有慢性乙肝，长期服用抗乙肝病毒药物，病情一直比较稳定，但最近食欲下降，有时感觉右上腹不适，更重要的是巩膜和皮肤明显发黄。女儿根据以往的经验，认为他乙肝复发了，所以给父亲加上了利胆药。但一周过去了，张大爷症状并未好转，眼珠和皮肤反而越来越黄，大便颜色发白，无奈之下女儿带他去了医院。经检查，被诊断为胰头癌，接受手术治疗后康复出院。

专家点评： 胰头癌可阻塞胆总管在十二指肠的开口，导致胆汁排泄不畅，出现黄疸。病人早期不会有明显不适，但大便会逐渐发白，如陶土色。血清总胆红素升高，以直接胆红素为主，并有碱性磷酸酶和转肽酶升高。胰头癌好发于40岁以上的中老年人，这一人群发生“无痛性黄疸”要高度警惕胰头癌的可能。阻塞性黄疸禁用利胆药，病人或家属不要凭经验用药。

小孔最近一直很苦恼，因为他找工作查体时被发现血清胆红素升高，有时眼珠会轻度发黄。到医院就诊，却没有发现病毒性肝炎、酒精性肝炎、脂肪肝等常见肝病。专家会诊后，认为他患有“先天性非溶血性黄疸”。

专家点评： 先天性非溶血性黄疸是肝细胞中一种代谢胆红素的酶缺乏所致，表现为总胆红素轻度升高，其中以间接胆红素升高为主，转氨酶不高，病人无自觉症状，查体有时发现巩膜轻度发黄，不影响肝脏功能，更不影响寿命。遇到这种情况，病人一定不要自寻烦恼，可多咨询医生，学习或工作受影响时可由医生出面帮助解释。

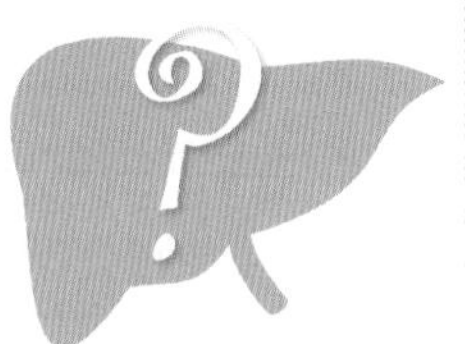

小田是位登山爱好者，但最近每次登山回来，夜间的尿液就发黑如酱油色，休息几天会好转。这几天，小田逐渐出现巩膜和皮肤发黄，并有乏力、头晕和腰痛等症状，检查发现转氨酶略升高，胆红素比正常值高了3倍多，还有中度贫血。社区医生以“急性肝炎”将小田转诊到上级医院，最终小田被诊断为“阵发性睡眠性血红蛋白尿”。

专家点评： 阵发性睡眠性血红蛋白尿可能与病毒、化学毒物等因素导致血细胞分化缺陷有关，感冒、劳累可诱发。“黄疸”是因反复溶血所致，红细胞溶解后释放出的血红蛋白远远超出了肝脏的代谢能力，总胆红素升高，以间接胆红素为主，碱性磷酸酶和γ-谷氨酰转肽酶不会升高，转氨酶正常或略有升高，病人多同时伴有贫血。随着时间的推移，本病会自然缓解，避免诱因可减少复发。

国庆节假期，小红跟妈妈去了乡下姥姥家。回城后3天，小红出现皮肤发黄现象，特别是手掌、脚掌比较明显。“这不是黄疸吗？”妈妈一着急，带小红到医院检查，发现总胆红素轻度升高，但转氨酶正常。医生追问病史，得知小红在姥姥家吃了大量柑橘（姥姥家种柑橘），于是进行了进一步检查，发现血清胡萝卜素含量显著增高，诊断为“高胡萝卜素血症”。

专家点评： 高胡萝卜素血症又称“假黄疸”，是由于大量食用胡萝卜素含量高的食物所致，如胡萝卜、南瓜、柑橘和芒果等。体内胡萝卜素过剩，黄色素沉积，就会导致皮肤黄染。血清胆红素检查一般采用的是比色法，血液中的大量胡萝卜素会干扰胆红素的检测结果。高胡萝卜素血症无须治疗，停止食用相关食物后会自然缓解。准备检查肝功能者，一周内最好不要食用含胡萝卜素高的食物，以免影响检查结果。PM

扫描二维码
关注“爱肝联盟”微信号

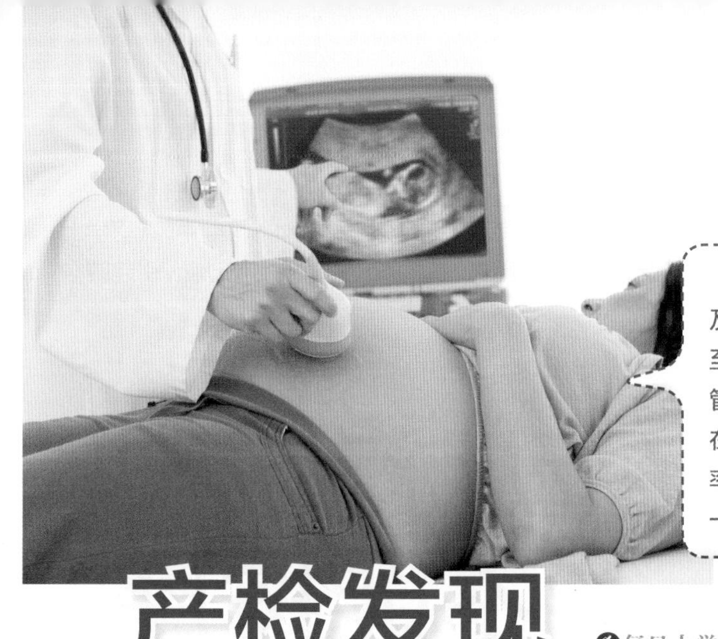

肾脏是人类的泌尿器官，虽然胎儿肾脏的集合系统及皮质厚度要到孕34周后才趋于稳定，但早在胎儿发育至18周时，肾脏就已经开始产生尿液，并经肾盂、输尿管、膀胱和尿道排出体外。当这条通道不畅时，尿液就会在肾盂堆积，导致肾积水。据报道，胎儿肾积水的发生率为1%～5%，是孕妇在产前检查中发现最多的问题之一。约60%的肾积水胎儿直至出生后仍存在肾积水。

产检发现 胎儿肾积水怎么办

复旦大学附属儿科医院小儿外科　孙瑜博（儿外科基地）　汤梁峰

胎儿肾积水分两类

胎儿肾积水有生理、病理之分。生理性肾积水约占全部胎儿肾积水的53%～74%，产生原因包括：胎儿体位、胎儿输尿管蠕动功能、胎儿输尿管顺应性、胎儿尿液浓缩能力等。此类胎儿一般为轻、中度肾积水，羊水量正常。经观察随访，多数有缓解趋势，仅需定期复查，无须特殊治疗。

病理性肾积水主要是因为存在泌尿系统的先天发育畸形，如肾盂输尿管连接处梗阻（发病率为24%～44%，最常见）、膀胱输尿管反流（发病率为13%～24%）、输尿管膀胱连接处梗阻、输尿管囊肿、巨输尿管、肾发育不良、后尿道瓣膜、尿道闭锁等。此类胎儿一般为中重度肾积水，部分有羊水量减少、肾皮质厚度逐渐变薄，经随访观察，肾积水多不缓解。少部分重度肾积水胎儿，特别是双侧肾积水伴输尿管扩张、膀胱体积很大、羊水过少的胎儿，可能存在尿道梗阻，还可能存在肺发育不良，预后较差，孕妇务必立即去医院进行产前咨询，请经验丰富的产科和小儿外科医生根据情况给出合理的治疗建议。

定期随访很重要

产检发现胎儿肾积水以后，需要由产科、泌尿外科、肾内科、影像科等多科室医生相互协作，共同对肾积水进行评估和处理。超声检查无创、简单、易行，是监测胎儿肾积水的第一选择。因羊水过少、孕妇腹壁肥厚、胎儿体位遮挡等因素导致超声检查显像不清时，应进行B超复查和磁共振检查。

定期随访十分重要，随访要求必须严格遵循医生的建议，根据病情的加重或改善，相应增加或减少随访频率。临床上，因孕妇不遵循随访建议而导致胎儿病情加重，甚至肾功能衰竭的案例，并不少见。

治疗“因人而异”

目前国内外均有大量对胎儿肾积水长期随访的研究报道。尽管各医疗机构采用的治疗策略不尽相同，但治疗原则已基本达成共识，即密切观察，尽可能保护宝宝的肾功能。

通常，有无症状和肾功能情况是小儿肾积水是否需要干预的重要指标。如果宝宝出生后，肾积水进行性加重或同位素检查分肾功能<40%时，需及早进行手术干预，保护肾功能；若肾积水较轻微，在随访过程中无加重迹象，则不必急于手术干预，可继续观察，多数肾积水能稳定、减轻，甚至消失。

需要提醒的是，肾积水宝宝出生后若出现发热，家长一定要带孩子去医院查一次尿常规，如果确诊为尿路感染，应及时治疗。年龄大一点的孩子若出现明显的腹痛或腰痛，应及时去医院进行B超检查，若腹痛时肾积水明显变大，考虑有梗阻存在，需要进一步处理。PM

“医生会根据每位患儿的具体情况制定个体化的随访和治疗方案。即便需要手术，专业的小儿泌尿外科医生也会根据孩子的具体情况，选择合适的微创手术方法，用最小的代价，恢复宝宝的健康。”

日前有报道，一位女士因颈部按摩导致颈动脉斑块脱落，引发中风，幸好治疗及时，才基本恢复。中风（医学上称卒中）与颈动脉斑块关系密切，颈动脉斑块的主要危险就是斑块脱落，随血液循环至脑部，堵塞脑动脉，引起脑卒中。那么，有颈动脉斑块者究竟能否做按摩？

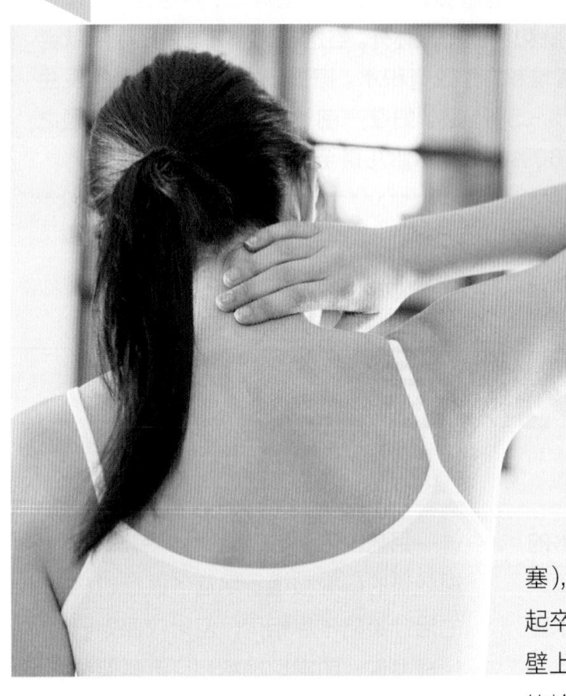

颈动脉有斑块能不能按摩

上海交通大学医学院附属仁济医院血管外科
副主任医师　薛冠华

认识颈动脉斑块

颈动脉斑块是多重危险因素导致颈动脉血管壁损伤后，血液中的有形成分聚集形成的团块状结构，是颈动脉粥样硬化的表现。斑块的形成与多种因素有关，高血压、糖尿病、高脂血症、肥胖、长期吸烟、酗酒等，都是颈动脉斑块形成的危险因素。

根据是否出现相应的脑缺血症状，颈动脉斑块可分为有症状性和无症状性两类。有症状性颈动脉斑块可分为短暂性脑缺血发作（TIA）和缺血性脑卒中两种情况：前者表现为一过性单侧肢体感觉、运动障碍、单眼失明或失语等，一般仅持续数分钟，发病后24小时内可恢复，影像学检查无局灶性病变；后者表现为一侧肢体感觉和（或）运动障碍、失语，严重者可出现昏迷，查体可有相应神经系统定位体征，影像学检查可见局灶性病变。大多数无症状性颈动脉斑块患者无任何神经系统症状，或仅有一些非特异性表现，如头晕、头痛、晕厥等。

有颈动脉斑块者不宜做按摩

颈动脉斑块类似厨房下水道中积存的油污（时间久了会导致下水道堵塞），但其危险性不仅在于斑块变大后堵塞局部血管，更主要是斑块脱落引起卒中。颈动脉斑块分为稳定斑块和不稳定斑块两种，不稳定斑块是在血管壁上附着不牢固、容易脱落的斑块。斑块整体或部分脱落后，就成了血流中的栓子，随血流到达脑部，可堵塞远端脑动脉，导致栓塞事件。

通过彩色多普勒超声检测颈动脉内膜中层厚度（IMT），可确定是否有动脉粥样硬化斑块，并大致区分斑块性质。正常IMT应小于1.0毫米，IMT在1.0～1.2毫米为内膜增厚，大于1.2毫米为斑块形成。根据超声形态和回声特点，斑块可分为低回声脂质性软斑、中等回声纤维性扁平斑块、强回声伴声影的钙化性硬斑块、回声强弱不等的溃疡性混合型斑块。其中，软斑、扁平斑和混合斑属于不稳定斑块，是导致缺血性脑卒中的重要危险因素。但是，不管斑块是什么性质，有颈动脉斑块者最好不要做按摩。

颈动脉斑块治疗有“三计”

❶ 改善生活方式

戒烟、加强锻炼、控制体重、低盐低脂饮食等。

❷ 药物治疗

①控制血压、血糖、血脂；②抗血小板治疗，预防性应用抗血小板药物，可显著降低缺血性脑血管病发生率；③调脂治疗，多项临床研究证实，他汀类药物可稳定斑块，降低心脑血管事件的发生率和病死率，但在服用过程中需定期监测肝功能和肌酶的变化。

❸ 手术治疗

医生会根据颈动脉狭窄的程度、斑块的稳定性，结合患者的症状、基本情况决定是否手术及采取何种手术方式。手术方式包括颈动脉内膜剥脱术（CEA）和颈动脉支架植入术（CAS）。PM

糖尿病会“传染”吗

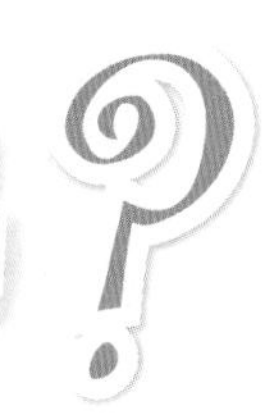

上海交通大学医学院附属瑞金医院
内分泌代谢病科教授　王卫庆

2016年8月，由上海交通大学医学院附属瑞金医院宁光院士、王卫庆教授团队开展的糖尿病相关研究成果在《美国流行病学杂志》上发表。研究证明，配偶之间一些相同的生活方式会影响糖尿病、肥胖、代谢综合征和心血管疾病的患病风险。糖尿病是怎么“传染”的呢？本文特邀王卫庆教授进行详细解读。

2型糖尿病两大病因：遗传与环境

2型糖尿病是一种由遗传与环境因素共同决定的复杂疾病。

遗传因素决定了个体的糖尿病易感性，如果父母有一方患糖尿病，后代糖尿病患病风险增加1倍；如果父母双方都患糖尿病，后代糖尿病患病风险增加更为明显；如果兄弟姐妹中有人患糖尿病，糖尿病患病风险增加约2倍。因此，遗传因素在糖尿病家族聚集倾向中起关键作用。

与遗传因素相比，环境因素，如肥胖、体力活动、饮食习惯、性格特征等，在2型糖尿病发生发展中可能起到更为重要的作用。过去三十年间，中国社会经济结构和人民生活水平发生了巨大变化，居民生活水平提高、营养过剩、体力劳动减少、工作和生活压力增加、环境污染加重等，一系列糖尿病相关危险因素和有害生活方式的聚集导致中国2型糖尿病的大流行。配偶之间的遗传背景往往不相关，但他们通常具有相同或相似的环境暴露，如共同的社会经济地位、教育水平、饮食习惯和体力活动水平等。

配偶患糖尿病，另一半患病概率高

我们的研究团队在2011~2012年选取全国25个社区中34 805对年龄在40岁或以上的夫妻开展调查，旨在探讨糖尿病患者的配偶是否具有更高的糖尿病和其他心血管代谢病患病风险。所有调查对象提供详细的人口学资料、生活方式及临床信息，并采集隔夜空腹血样进行空腹血糖测定。不具有糖尿病病史的调查对象接受标准的口服75克无水葡萄糖耐量试验，并采集糖负荷后2小时血样进行血糖测定。研究结果显示，与配偶为非糖尿病患者的调查对象相比，配偶罹患糖尿病的调查对象具有更高的概率罹患糖尿病、肥胖、代谢综合征和心血管疾病，且这种关联独立于年龄、教育水平、糖尿病家族史、吸烟和饮酒状态、体力活动和饮食习惯等。

那么，40岁以下的年轻夫妻是否也可能存在这种“传染”现象呢？实际上，高脂肪低纤维素饮食、长期静坐生活方式、社会心理压力、不规律生活作息、吸烟酗酒及环境内分泌干扰物等心血管代谢病危险因素在年轻夫妻中的流行趋势更为严峻，糖尿病等代谢性疾病的“传染”现象可能同样存在，因此更加需要引起警惕。

两大原因，致糖尿病具“传染性”

夫妻之间糖尿病的“传染性”，可能的原因至少有两种。一种为“门当户对”，即在选择配偶时，人们倾向于选择与自身家庭背景、教育水平、经济地位、生活习惯等比较接近的另一半。另一种为“夫唱妇随”，即夫妻双方在长期共同生活之后形成了共同的生活行为和习惯。

无论是“门当户对”还是“夫唱妇随”，都体现了配偶之间具有相同或相似的环境暴露因素，可在一定程度上解释夫妻罹患代谢病风险高度相关的现象。其实，这种影响不仅表现在夫妻身上，对共同居住者（通常为家人）也同样适用。PM

“当一个人的配偶或家人被诊断为糖尿病后，他/她更应该关注自身的血糖状态，积极参加常规体检，以便早期发现自身可能已经存在的血糖异常。改变不良生活方式、合理饮食、积极运动，是预防和治疗糖尿病最有效的方法。”

专家简介

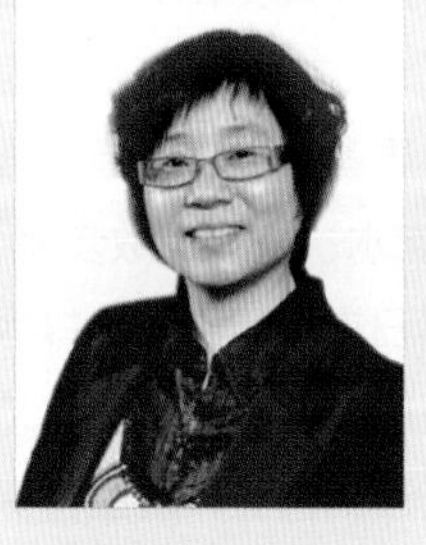

王卫庆　上海交通大学医学院附属瑞金医院内分泌科主任、主任医师、博士生导师，中华医学会内分泌学分会副主任委员，上海市医学会内分泌专科分会主任委员。擅长内分泌代谢病及疑难杂症的诊断和治疗。

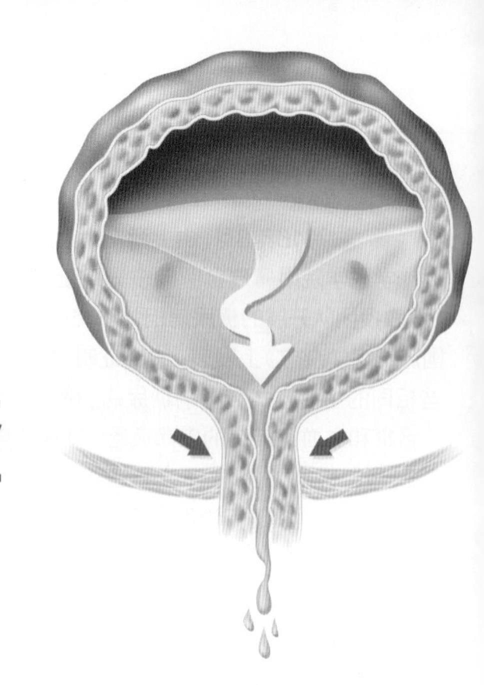

尿失禁：用动态尿动力检查找病因

郑州大学第一附属医院尿动力中心和泌尿外科　文建国（教授）朱文　贾亮花

做动态尿动力检查，诊断更准确

女性压力性尿失禁，是指打喷嚏、咳嗽或运动时，由于腹压增高，出现尿液不自主地自尿道外口漏出。这是一种常见病，但用常规的检查手段，往往不能做出最准确的诊断。以下是两个压力性尿失禁的真实故事。

患者李女士44岁，来医院就诊时她告诉医生：她在快走、干家务活时会出现尿频、尿急、不自主漏尿等症状。这种现象已经持续有18年了，最近4个月，情况更加严重。她在别的医院做过常规尿动力检查，未发现明显的异常。我们建议她做动态尿动力学检查。检查中发现多个逼尿肌无抑制性收缩波，而这是膀胱过度活动症的表现。在明确诊断后，给患者开了琥珀酸索利那新片服用，一个月后病情就好转。

患者王女士42岁，她说自己咳嗽时会“漏尿”，这种情况持续2年余。常规尿动力学检查腹压漏尿点压（ALPP）为117厘米水柱，由于患者咳嗽时漏尿症状较重，我们复查了动态尿动力学检查，结果显示ALPP为80厘米水柱。腹压漏尿点压反映了患者腹压增高发生漏尿时的膀胱内压，数值越低，发生压力性尿失禁的风险越高。根据王女士的情况，医生建议她做尿道中段悬吊术（TVT吊带术）。术后，患者咳嗽时未见明显漏尿。

以上的两个例子说明，在压力性尿失禁问题一直得不到解决时，可尝试动态尿动力检查，从而对病情做出更准确的诊断，并采取更有针对性的治疗措施。

尿动力学检查：“动态”优于“常规”

尿动力学检查在20世纪60年代开始应用于临床，用于客观评估各种排尿异常。就如心电图检查了解心脏功能和脑电图检查了解大脑功能一样，尿动力学检查主要用于了解膀胱和尿道功能。

常规（传统）尿动力学检查已经普遍应用于成人、儿童甚至新生儿的膀胱功能评估。然而，在临床实践中发现，常规尿动力学检查有许多不足之处，例如该检查是由导尿管将生理盐水通过人工灌注膀胱的方法充盈膀胱，再现膀胱的功能，而不是通过膀胱自然充盈检查膀胱功能。人工灌注膀胱的速度明显大于人体自然充盈膀胱的速度，这样可能会造成膀胱舒缩功能异常的假象，使其诊断精确性受到很大影响。在常规尿动力学检查中，医护人员需要一直在场观察患者排尿，这会对患者的心理造成影响，有些患者甚至由于紧张而无法排尿，导致检查结果不准确。

为了解决这些问题，医学家发明了动态尿动力检查。即在患者保持正常日常生活的状况下，在膀胱有尿液自然充盈状态下，长时间检测下尿路尿动力学参数及其变化。这项检查通过一个便携式记录设备来记录膀胱功能的变化，而膀胱充盈的方式也变成了自然尿液充盈。患者可以在检查过程中离开检查室自由活动，和平常一样饮水、吃饭、散步等，而便携式记录设备则长时间记录了患者日常生活中多个排尿周期的膀胱压力变化，从而了解日常生理性的膀胱功能。待检查结束时，患者只需要将记录设备交还给医生，医生将保存在记录仪器中的数据上传至电脑，即可对患者膀胱功能进行评估。

注意3点：保质保量完成检查

❶ 测压管一定要固定好

尿动力检查中，首先需要注意的问题即膀胱和直肠测压管的固定问题。常规尿动力学检查时间短，且患者在检查室，通过简单胶带固定即可。而动态尿动力学检查由于时间较长，且检查过程中要求患者带管进行跳跃、快走、慢跑、上下楼梯等动作再现排尿异常的生活场景，测压导管的移位、脱出的发生率极高，而导管的脱出不仅使检查结果不准确，还延长了检查时间，加重了患者尿路刺激症状及尿路感染、出血的机会，增加了患者的痛苦。因此，导管的妥善固定及管理至关重要。

患者接受检查时，需要按照医生的指示协助固定导管，并穿弹力内裤和易穿脱的裙装，冬季穿着衣裤尽量柔软。更换护垫、穿脱衣裤时动作应轻柔缓慢，避免卫生护垫、衣物、导管及连接线之间的相互摩擦和牵扯。

Tips:

存在泌尿系感染的患者，检查前可通过导管向膀胱内注射抗生素控制感染。在检查前，医生会嘱患者排净大便，若开塞露灌肠效果不佳，可以用手法将直肠段大便抠出，因检查时要留置直肠测压管，排空大便可减小直肠测压管误差。但应避免使用泻药，以免放置直肠测压管时引起便意，从而导致直肠测压管脱出。

❷ 用便携式记录仪记下“排尿事件”

动态尿动力学检查需要患者或家属使用便携式记录仪器记录排尿相关事件，便携式记录仪器共有5个按键（见图），从左到右、从上到下分别为如厕、饮水、尿急、走动或静止、漏尿。当患者需要上厕所排尿时，按下如厕键开始记录，结束上厕所时，再次按下如厕键结束。患者饮水时按下饮水键，此时记录了患者饮水发生的时间。当患者有尿意时，按下尿急键，此时记录下患者尿急发生的时间。当患者需要走路或者剧烈运动（例如跑步、跳跃）时，按下走动键；当患者停止活动时，再次按下此键，这样就记录了患者活动的起止时间。当患者自感漏尿时，按下漏尿的键，此时记录下患者漏尿发生的时间。当这些排尿事件均被记录下之后，医生即可根据患者记录的排尿事件发生的时间，以及该时间的膀胱尿道压力曲线，分析患者膀胱尿道功能异常的变化情况。

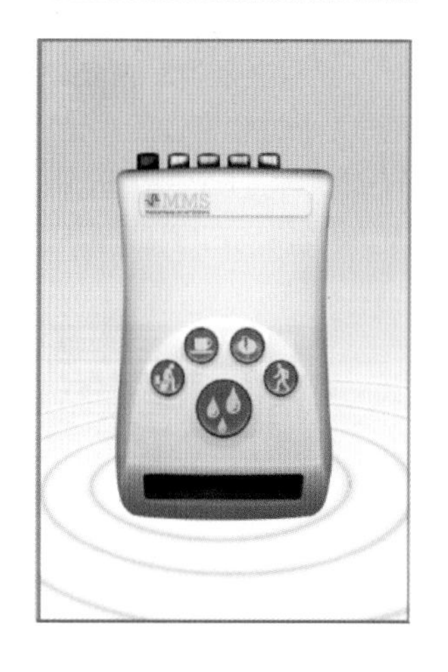

❸ 写一本排尿日记

患者及家属除了要使用便携式仪器记录外，还需要记排尿日记，主要内容包括：饮水时间、饮水量、急迫尿意发生时间及次数、有无漏尿、漏尿发生时正在从事的运动方式、是否伴随尿急感、正常尿意时间、排尿时间等。其主要作用是：结果分析时，通过排尿日记，结合便携式记录仪上的事件记录以及尿动力曲线，即可在结果中的相应时间点准确判断漏尿是否发生、漏尿产生的原因、漏尿的伴随症状。尤其是漏尿时各压力曲线变化，有助于进一步正确判断尿失禁的类型、严重程度，显著提高动态尿动力学检查的精确性。PM

专家简介

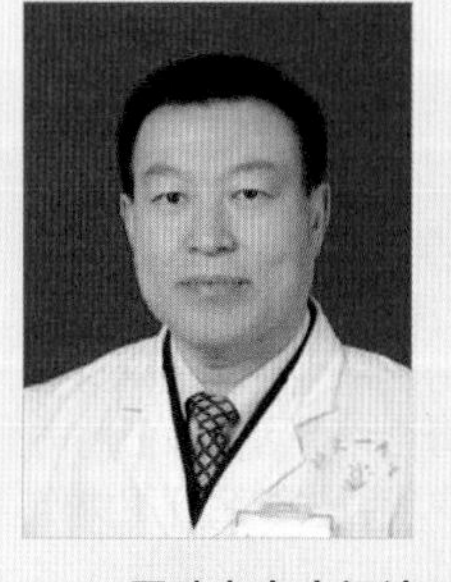

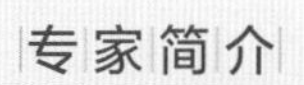

文建国 郑州大学第一附属医院副院长、教授、主任医师、博士研究生导师，国际尿控协会尿动力委员会委员，中华医学会小儿外科学分会小儿泌尿外科专业学组副组长，河南省医学会外科学分会主任委员，河南省高等学校临床医学重点实验室主任。

尿动力专家门诊：周三全天

延伸阅读

动态尿动力检查，适合哪些排尿异常情况

当患者具有尿频、尿急、尿失禁、排尿困难、夜尿增多等症状时，都可以通过常规尿动力学检查了解膀胱和尿道的功能。当常规尿动力学检查未能发现异常，而患者仍具有排尿异常的症状时，可以选择动态尿动力学检查进一步查明排尿异常的原因。研究表明，动态尿动力学检查可以比较准确地检查膀胱过度活动症、尿失禁和神经源性膀胱，对膀胱出口梗阻的评价也更为确切。

胆囊是人体参与消化、储存胆汁的重要器官，类似“油瓶”，接收并储存由肝细胞合成的胆汁，并在人进食后收缩，将储存的胆汁排入胆总管，最终进入十二指肠参与食物消化。

胆囊炎是胆囊的常见疾病，由细菌或化学刺激（胆汁成分改变）引起，按发病急缓和病程经过可分为急性和慢性胆囊炎。胆囊炎的常见病因有细菌感染、饮食不规律、经常进食高脂肪和高胆固醇食物、肠道寄生虫病、胆囊结石、情绪失调造成胆汁排泄功能紊乱等。临床表现主要为右上腹疼痛，疼痛常向右肩和背部放射，其他表现有发热、纳差、乏力、黄疸、恶心、呕吐、厌食等。

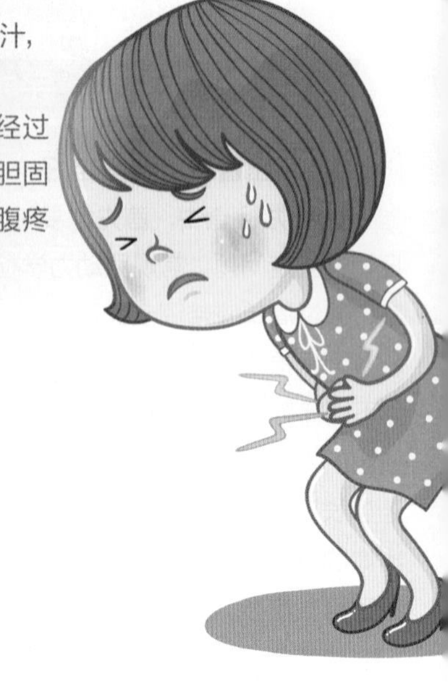

胆囊炎为何“青睐”中年肥胖女性

上海交通大学附属第一人民医院消化科　马振增　陆伦根(主任医师)

胆囊炎“青睐”中年肥胖女性

中年肥胖女性易患胆囊炎主要与下列因素有关：①生活方式改变。现代社会生活节奏日益加快，中年人群承受的压力越来越大，生活不规律，运动减少，并伴有不同程度的神经调节和代谢障碍，会影响胆囊的正常收缩和舒张，使胆汁排泄发生紊乱。②生理功能改变。步入中年尤其是更年期的女性，内分泌会发生改变，常会影响胆囊的收缩及胆汁的排泄。③腹型肥胖。有研究表明，腰臀比高的人群比腰臀比低的人群易患胆囊炎。④高脂饮食。生活水平的提高使现代人的饮食结构改变，部分人群喜欢进食高脂饮食，这种饮食结构易造成胆汁成分及胆囊收缩功能的改变，使人易患胆囊结石及胆囊炎。

“7大招”预防胆囊炎

中年肥胖女性预防胆囊炎，应做到：①饮食规律，忌暴饮暴食。一日三餐按时吃，尤其要养成吃早餐的习惯。少吃多餐可刺激胆汁分泌，减少胆囊中胆汁的淤滞浓缩。②减少高胆固醇食物的摄入。少吃肥肉、五花肉、动物脑和内脏、鱼卵、蛋黄等食物。③已患胆囊炎者，蛋白质摄入要适量。一方面，蛋白质摄入过多会增加胆汁酸排泄，不利于胆囊炎症的修复，且增加胆囊疼痛的发生风险。另一方面，蛋白质是组织修复的必需物质，蛋白质摄入不足，不利于已损伤的胆囊壁的修复。④少吃高糖及酸性食物。过量摄入高糖饮食易发胖，引起血糖及血脂代谢紊乱。酸性食物可刺激十二指肠分泌胆囊收缩素，引起胆囊收缩甚至胆绞痛发作。⑤多饮水。每天保证饮水量达1500～2500毫升，稀释胆汁。⑥多摄取高纤维素食物。蔬菜、水果、粗杂粮等可刺激肠蠕动，保持大便通畅，增加胆盐排泄，抑制胆固醇吸收，降低血中胆固醇。⑦调节情志。中年女性要学会调节工作及生活压力，放松身心，减轻压力应激导致的神经内分泌紊乱，从而降低胆囊炎的发生风险。

“个体化”治疗胆囊炎

急性胆囊炎患者，经医师初步评估后，症状轻、腹部无明显阳性体征、血液及生化检查无明显异常者，可暂时进行内科保守治疗，如卧床休息、禁食及其他针对性治疗，以减少胆汁分泌及排泄，让胆囊充分休息。细菌感染引起的急性胆囊炎，需要抗生素治疗。急性胆囊炎病情较重、预期内科保守治疗效果较差或出现严重并发症的患者，必须及时进行外科手术。

慢性胆囊炎患者，应针对不同的临床表现进行治疗，同时改变生活方式、调整饮食结构。反复发作、疼痛加重、发作持续时间延长的慢性胆囊炎患者，应及时就医。PM

专家简介

陆伦根　上海交通大学附属第一人民医院消化科主任、主任医师、教授、博士生导师，第六届中华医学会肝脏病学分会副主任委员，第七届中华医学会肝脏病学分会常务委员，上海市肝病学会副主任委员，中华消化学会肝胆协作组委员，上海市消化医师协会委员。擅长诊治各类肝胆疾病、食管和胃肠疾病。

胃轻瘫：难诊断的胃疾病

华中科技大学同济医学院附属协和医院
消化内科　任宏宇（教授）

生活实例

一位19岁英国少女，因患胃轻瘫，持续5年无法进食，只能依靠胃管摄取营养。起初，该少女表现为腹痛、恶心、呕吐，以为感染了痢疾，但病情却持续恶化，进展为进食困难，患病后体重下降了5千克。医生怀疑她患了阑尾炎，并为其动了手术，却发现她的阑尾并无问题。后来的进一步检查也排除了妇科炎症。最终经过多次检查，才确诊她患的是“胃轻瘫”，一种少见的疾病。自确诊后，她接受了各种治疗，包括插入导管调整胃搏动节律，但作用都不大。

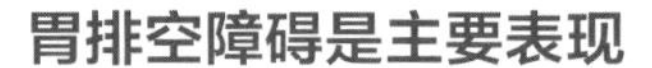

胃排空障碍是主要表现

胃轻瘫是一种临床较少见的消化系统疾病，主要表现为胃排空功能的失调或受损。大部分胃轻瘫为有明确病因的继发性胃轻瘫，小部分（约1/3）为病因未明的原发性胃轻瘫，又称特发性胃轻瘫。国外有研究估计胃轻瘫总体发病率为1.8%，且随年龄增长而增高，女性多于男性。25%～55%糖尿病患者有胃轻瘫，1型糖尿病患者的患病率更高。

胃轻瘫的临床表现多为非特异性消化道症状，与其他疾病（尤其是功能性消化不良）的症状重叠，易被误诊。常见症状包括恶心、呕吐、胀气、早饱、餐后胀满、消瘦、腹痛等，轻重程度因人而异。其中，恶心、呕吐是胃轻瘫最突出的症状。病情严重者可出现蛋白质营养不良和/或矿物质、维生素缺乏，轻症患者常无明显阳性体征。继发性胃轻瘫患者常有其他疾病的临床表现，如腹部手术瘢痕、甲状腺功能减退、帕金森病、风湿性疾病等，比较容易鉴别。

诊断难度大

胃轻瘫的诊断难度较大，需要完成一系列检查，排除其他疾病后，方能确诊，且诊断需要遵循一定的流程。首先，患者需要接受初步检查，包括病史、体格检查和血液检查，如有急性或严重呕吐、腹痛，应排除肠梗阻。其次，须排除器质性疾病，通过上消化道内镜检查或钡餐造影，评估机械性梗阻或黏膜损害，腹痛明显者需行胆道超声检查。第三，进行胃排空延迟的评估，筛查胃轻瘫的原发病因。最后，可采用促动力药和/或止吐药行治疗试验。若药物处理无效，则考虑进一步行胃电图、胃窦－十二指肠腔内测压、肠造影术、抗神经元抗体检测、组织转谷氨酰胺酶抗体检测等检查。

对症治疗为主

胃轻瘫的治疗目的主要是控制症状和改善营养状况，促进胃排空功能恢复正常。

● **膳食管理**　轻度胃轻瘫患者一般以食谱调节辅以药物控制症状，病情较严重的患者需住院治疗。胃轻瘫患者摄食减少，可导致消瘦、脱水以及矿物质和维生素缺乏，合理的膳食管理对胃轻瘫的治疗至关重要。胃轻瘫膳食管理的原则在于恢复并维持营养状况。在膳食管理中，主要调整患者进食的量和频率：宜少食多餐，摄入低纤维、低脂饮食，增加液态营养物的摄入，减少使胃排空更差的脂肪和难消化纤维的摄入，禁烟、酒和碳酸饮料。当膳食管理措施和药物治疗不能改善症状以及维持营养状况时，需要人工营养支持，包括鼻－胃喂养法和鼻－空肠喂养法等。

● **药物治疗**　治疗胃轻瘫的药物以促动力药（如胃复安、吗丁啉、伊托必利等）和止吐药（如异丙嗪、奋乃静、昂丹司琼、米氮平等）为主。

● **胃电刺激治疗**　动物实验已证实，电刺激可增强胃蠕动压力波，可能对部分胃轻瘫患者有效。

● **胃电起搏器植入**　包括经口或经皮植入临时性胃电起搏器，对难治性胃轻瘫患者有效，可改善症状、改善营养状况、提高生活质量。

● **手术治疗**　综合治疗无效的严重胃轻瘫患者，应考虑内镜治疗和手术治疗，如放置空肠造口管。PM

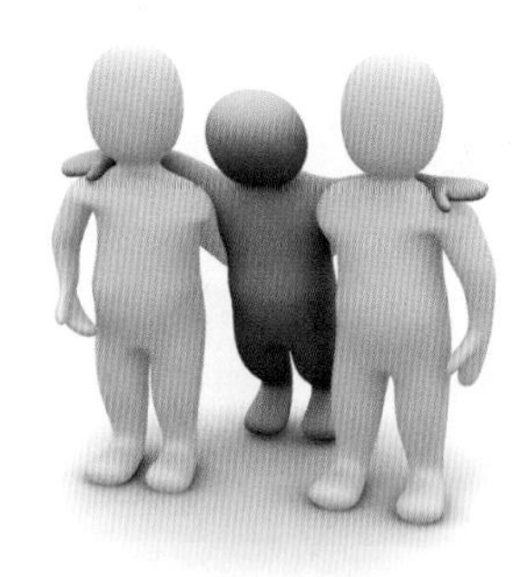

生活实例

某个节假日的晚上9～10点钟，几个家属送一名醉醺醺的患者来到急诊，患者脸色苍白、全身大汗、昏昏沉沉，衣服上还有呕吐留下的污渍。询问病史得知，他晚上和朋友聚会，喝了很多酒，刚开始还好好的，回到家就觉得心慌、恶心，后来开始出汗、呕吐、手抖，很快即不省人事，家人匆匆忙忙送他来医院。经验丰富的急诊科医师立即测了个指尖血糖：2.5毫摩/升。低血糖了！经静脉补充葡萄糖后，患者逐渐清醒过来。喝酒为什么会导致低血糖呢？

健康过节，提防酒后低血糖

复旦大学附属中山医院急诊科主任医师　童朝阳

中国的酒文化源远流长，自古以来，酒一直都是饭桌上必不可少的。在以往的概念里，“饮酒伤身”指的是酒精对肝脏、胃肠道的损伤。但你可知道饮酒也会导致低血糖，甚至昏迷吗？

糖原：人体主要的能量“仓库”

糖在人体中有着极为重要的生理功能，它是机体主要的能量来源。正常情况下，血糖保持在一定的生理范围内（3.89～6.11毫摩/升）。低血糖症是指空腹时血糖水平低于2.8毫摩/升。人体摄入食物后，多余的能量会转变成肝糖原和肌糖原储存起来，当人体饥饿或者能量不足时，体内储存的肝糖原和肌糖原分解为葡萄糖，或通过脂肪分解的脂肪酸合成葡萄糖，释放入血液，保持血糖水平的稳定，这就是肝糖原异生与糖原分解反应。通俗地讲，糖原就是人体能量的“仓库”，多余的时候储存起来，需要的时候“即取即用”。

专家简介

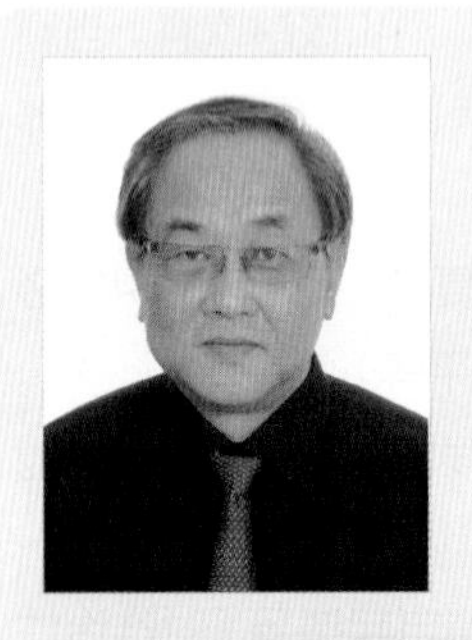

童朝阳　复旦大学附属中山医院急诊科主任、主任医师、博士生导师，上海医师协会急诊医学分会副会长，中国医师协会急诊医学分会委员，中华医学会急诊医学分会全国委员，世界中医药学会联合会急症专业委员会常务理事。长期从事急危重病人的抢救与治疗，擅长严重感染、多脏器功能衰竭及疑难复杂重症病人的综合治疗。

酒精：抑制糖原反应致低血糖

酒精进入人体后又会发生什么情况呢？它恰恰抑制了体内这个非常重要的化学反应——糖原异生与糖原分解反应。故酒精进入血液后，有可能导致低血糖的发生。葡萄糖是脑组织的主要能量来源，但脑细胞储糖量有限，仅能维持脑细胞活动数分钟，因此一旦发生低血糖，患者即可能出现脑功能障碍，甚至昏迷。空腹饮酒会加快酒精的吸收，更容易发生低血糖。使用胰岛素或促进胰岛素分泌药物的糖尿病患者也是酒后低血糖的高发人群。

低血糖反应：来得快，症状多

低血糖反应的症状一般出现得非常快，患者可能只会出现下列症状的一或两个，即空腹状态下，突然感到头晕、心慌、手抖、过度饥饿感、出汗、面色苍白、打冷战、行为改变或异常（如烦躁、哭喊、易怒、富有攻击性）、口唇麻木、针刺感、全身乏力、视物模糊。严重者甚至可能出现神志不清、全身抽搐、昏睡，甚至昏迷，危及生命。糖尿病患者因基础血糖偏高，当血糖快速下降时，即便不到2.8毫摩/升，也可出现低血糖反应。

低血糖了：立即补糖，及时就医

当家人或者朋友饮酒后仅出现出汗、手抖、心慌、乏力，而没有意识模糊、昏睡等症状时，只要及时补充葡萄糖就可缓解。最理想的是服用葡萄糖片，或者含糖的果汁、牛奶、点心等。没有糖尿病的人，酒后喝杯牛奶或者蜂蜜水，既可以保护胃肠道又能预防低血糖。但是如果饮酒者已经出现神志不清、烦躁、昏迷等症状，应立即送往医院救治，有条件者可先测血糖。

逢年过节，难免觥筹交错，喝酒前应先进食一些碳水化合物，如饼干、面包等小点心，尽量不要空腹喝酒。糖尿病患者，尤其是使用皮下胰岛素注射者，更不能空腹饮酒。饮酒后应及时补充糖分，果汁、蜂蜜、牛奶等都是不错的选择。PM

各级医院的门诊病历卡信息栏中都有“药物过敏史”一栏，有些患者就诊前会仔细填上，但也有很多患者将此忽略，由此导致治疗过程中药物性皮炎的发生。甚至还有些患者，发现自己服用某些药物后出现了明显反应却还坚持服用，直到出现非常严重的皮疹或并发症才再到医院就诊，被询问病史时才报出大堆药物过敏史，令医师无所适从。

不容小觑的药物过敏

复旦大学附属华山医院皮肤科主任医师　骆肖群

认识药物性皮炎

药物性皮炎也称药疹，是药物通过各种途径（如吸入、口服、静脉或皮下注射、肛栓、透皮吸收等）进入人体引起的最常见的一种不良反应。药疹在人群中的发生率不低，我院过去十年的住院患者中，药疹患者占 9% ~ 10%，其中重症药疹的人数比例高达 16% ~ 34%。

根据皮疹的不同表现和累及内脏的程度，可将药疹分为普通型药疹和重症药疹。普通型药疹包括固定性红斑型、荨麻疹型（如图 1）和发疹型（如图 2）。重症药疹除了肉眼明显可见的皮肤、黏膜累及外，一般都伴有肝、肾、心脏及造血系统的损害，死亡率较高。

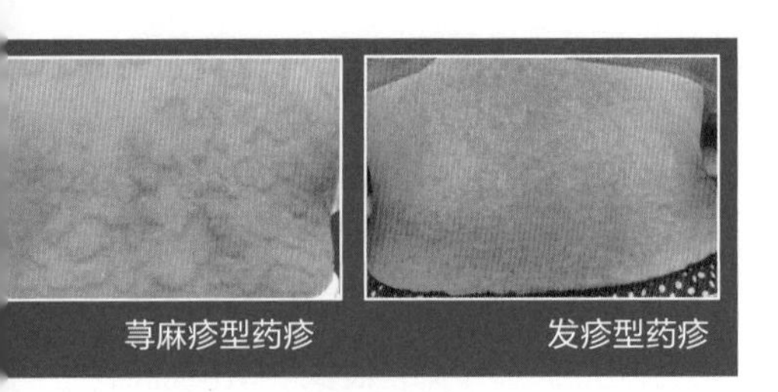

荨麻疹型药疹　　发疹型药疹

多药物可致药疹，中成药占相当比例

我科过去十年住院治疗药疹患者资料的回顾性分析显示，引起药疹的常见药物包括：中药及中成药、头孢和青霉素类抗生素、破伤风抗毒素、解热镇痛药、别嘌醇、抗癫痫药（如卡马西平）、醋甲唑胺（常用于治疗青光眼）、柳氮磺胺吡啶等。

值得关注的是，中成药诱发了相当比例药疹的发生，而既往的观念常认为中药比西药安全。中老年人往往因多器官的疾病而需服用多种药物，此类患者出现皮疹时，应将服用的药物根据服用时间的长短进行罗列，以便于判断和停用导致过敏的最可疑药物。还有极少部分患者，在使用既往不过敏药物时，由于药物赋形剂的不同，出现了过敏现象。

药物过敏有潜伏期，发生药疹即停药

药物过敏通常有一定的潜伏期，尤其是第一次使用某种药物时，过敏反应一般在 7 ~ 12 天出现，再次服用时，潜伏期会相对缩短。抗生素发生药疹的潜伏期通常短于其他药物（可短至 1 ~ 2 天），抗痛风药别嘌醇的潜伏期可长达 1 ~ 2 个月。目前，预测药物过敏的手段尚欠缺，可疑药物再次使用后重复发生药疹是临床诊断的金标准，但因风险大不宜采用。近年来，对中国汉族人群药疹患者常见致敏药物的易感基因研究取得了可喜成果：应用别嘌醇、卡马西平、醋甲唑胺、柳氮磺胺吡啶、甲硝唑、克拉霉素、破伤风抗毒素等药物发生药疹的患者，有相应易感基因表达的升高。

发生药物性皮炎后，最重要处理的是立即停用可疑药物，大量饮水加速药物排泄，服用抗过敏药物，同时注意破损黏膜和皮肤的护理。过敏较严重的患者应及时就医，必要时需使用激素类药物，或静脉注射丙种球蛋白，加强支持疗法，维持体温，预防感染和镇痛，最大程度减轻内脏损伤。PM

“在日常生活中，患者应该谨慎用药，仔细记录药物开始使用的时间，就诊时明确告诉医师既往的药物过敏史。发生药物性皮炎时，应立即停药并就医。”

专家简介

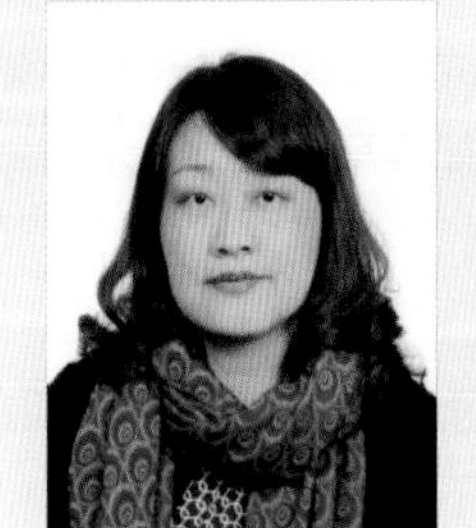

骆肖群　复旦大学附属华山医院皮肤科主任医师、教授、博士生导师，上海市医学会变态反应学会副主任委员，中华医学会皮肤病学分会全国青年委员，中国医师协会皮肤科医师分会过敏与临床免疫亚专业委员，上海市医学会皮肤病分会免疫学组副组长。擅长诊治痤疮、湿疹、荨麻疹、药疹、斑秃、白癜风等常见皮肤病及红斑狼疮、天疱疮、类天疱疮、血管炎和硬皮病等自身免疫性皮肤病。

专家门诊：周一下午，周二、周四、周五上午

间质性肺病：“中西医结合”疗效好

上海中医药大学附属曙光医院
熊旭东（教授） 杨丽梦

近年来，间质性肺病（肺纤维化）的患病率呈持续上升趋势，其危害也越来越受到医学界的重视。以特发性肺纤维化为例，其发病率目前约为1.63%，起病后3年内急性恶化发生率为20.7%，预后差，生存期中位数为2.9年，5年生存率低于50%，几乎与恶性肿瘤无异。当然，这也并非表示一旦被确诊为间质性肺病，就等于被判了死刑。只要能够早期发现、早期治疗，间质性肺病还是能够被有效控制的；部分早期病变，甚至可以被逆转。

间质性肺病分两类

间质性肺病可分为有明确原因及原因未明两大类。有明确原因的间质性肺病包括：与职业相关的尘肺、矽肺、石棉肺等，与药物相关的肺炎，与毒物相关的百草枯肺，以及与结缔组织疾病相关的间质性肺病等。而原因未明的，就是我们常说的特发性肺纤维化。

特别提醒：有明确病因的间质性肺病，应以解决病因为主要治疗目标。部分找不到原因的间质性肺病患者，不要看到“纤维化”三个字就惊慌失措，因为原因未明的特发性肺纤维化是有病程分期的。

CT是发现间质性肺病的主要手段

无明确原因的特发性肺纤维化，往往起病隐匿，大部分患者是在体检中，或在有咳嗽等症状做肺部CT时被偶然发现。那么，被CT诊断为肺纤维化，就一定是病入膏肓了吗？回答是否定的。

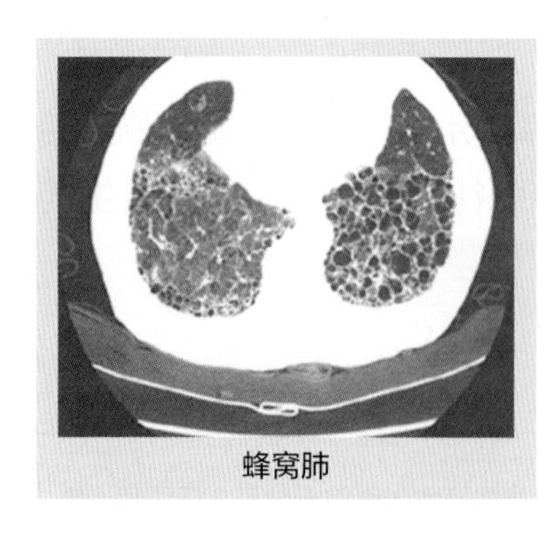

蜂窝肺

根据此病的诊疗指南，其主要确诊方法是肺部高分辨率CT（HRCT）。HRCT显示中下肺斑片状毛玻璃阴影，为早期可逆性病变；若病情进一步发展，HRCT显示肺部网状阴影，则称为肺纤维化；到了晚期，HRCT显示肺部广泛蜂窝状阴影。“蜂窝肺”常累及中下肺野，形成直径约1厘米的肺囊泡，逐个排列，如蜂窝或蜂巢样外观。

分期治疗，中西医结合

笔者通过对疾病病程的变化及临床观察，将该病分为轻、中、重三期。三期患者的症状及生活方式有着明显差异，轻症患者不影响日常生活，而中、重度患者由于肺功能减退，需静养休息，减少活动，甚至需要长期氧疗。中医认为，肺间质纤维化病位在肺，并与脾肾相关。

在轻症阶段，常见的临床表现为咳嗽，以干咳为主，可见少量黏痰、偶有痰中带血等。肺部HRCT检查常表现为轻度肺间质改变。此期病情尚可逆，可采用清肺养阴类中药，如桑叶、川贝母、天竺子、炙百部等。

在中期阶段，常见的临床表现为气促、咳嗽、痰多质黏。此期有肺泡结构变形和破坏，应采用中西医综合治疗，通过小剂量糖皮质激素结合中医泻肺化痰通络法以改善症状，减轻激素的副作用。

在重症阶段，患者的肺部高分辨CT往往表现为“蜂窝肺”，常见临床表现为胸闷、气短，动则气喘明显，呼多吸少，甚至出现唇甲发绀、咳嗽、咯黄色痰，可伴有发热。治疗上以西医治疗为主，首选糖皮质激素，必要时应住院治疗。因其“蜂窝肺”可导致肺功能严重下降，很多患者出现低氧血症、呼吸急促，病情危重者必须应用无创或有创呼吸机辅助通气，纠正低氧血症。

目前研究表明，依维莫司、伊马替尼、干扰素等药物在间质性肺病治疗中属于无益药物，不宜应用。在尚无更好的治疗药物的情况下，应尽可能选择安全性良好、费用较低的药物，如乙酰半胱氨酸、吡非尼酮等药物。合并肺动脉高压的患者，可以选用西地那非、波生坦等药物。同时，应加强非药物治疗，如氧疗、康复治疗等，改善症状，提高患者的生活质量。PM

腰腿痛：莫忽视“椎管狭窄”

上海交通大学附属第六人民医院
脊柱外科主任医师　徐建广

走路“腰痛”、骑车“腰不痛”是怎么回事

腰腿痛是常见病与多发病，占日常骨科门诊量的 1/3 以上。据统计，一半以上的成年人现在或曾经被此病困扰过。

生活中，有这样一类腰腿痛患者：他们一般是 40 岁以上的中老年人，常先有慢性腰痛史，有的病史可达十余年，继而出现一侧或双下肢的酸胀、麻痛及无力。他们症状的轻重常与体位有关：直立、伸腰时加重，弯腰、下蹲时减轻。患者常常行走数十米或数百米后出现下肢酸胀、麻木及无力加重，需蹲坐休息，待上述症状缓解后，方可继续行走。但行走不远，又出现类似腰腿痛症状，病情持续加重，终致步态不稳，无法行走。严重患者还伴有小便困难，大便秘结。另外一个现象是，骑自行车时，这类患者的腰腿痛会“感觉好很多”。部分患者能骑车几千米而没一点症状，所以他们常借助手推车、自行车或电瓶车来代替步行。

这些患者往往以为自己是一般的腰腿痛或腰椎间盘突出症，或认为是人体自然衰老的结果，没有及早去医院诊治。随着症状加重，他们不得不去骨科检查。结果被发现这并非普通的腰腿痛或腰椎间盘突出症，而是腰椎管狭窄症。

腰椎管狭窄症：如年久失修的水管变窄

腰椎管狭窄症是引起慢性腰腿痛的最常见原因之一，40 岁以上中老年人群的发病率高。但它并没有像椎间盘突出症那样被人们所认识与重视，且此病的治疗方法与腰椎间盘突出症有较大区别，导致许多患者得不到正确治疗而长期被此病困扰。

腰椎由前方的椎体和后方的椎弓两部分构成。椎体后缘与椎弓围成的椎管容纳硬膜囊、马尾及神经根。在正常情况下，腰椎管的容积明显比硬膜囊及神经根的体积大，有足够的缓冲余地，使脊髓神经在人体休息及活动时不受任何压迫，保证了中枢神经系统的安全。

随着年龄的增长，人体椎间盘首先发生退变，椎间隙高度下降，异常活动增加，继发椎体后缘骨赘增生。后方的关节突关节因承受过多负荷出现退变增生、黄韧带退化肥厚，部分患者还可出现椎板肥厚。组成椎管的四壁异常增厚，椎管容积急剧减少，最终导致其中的马尾及神经根受到卡压，出现神经压迫症状。其发病机制如同年久失修的自来水管管腔因积垢而变窄。

腰椎管狭窄症患者为什么骑车时腰痛会减轻呢？因为骑车时患者的腰部自然保持弯曲位，腰椎管略有扩大，马尾及神经根受到的卡压减轻，所以腰痛也减轻了。“骑车能行十里，走路寸步难移”是此病的一个显著特点。同理，体位变化（如弯腰等）也可减轻神经压迫，使疼痛暂时缓解。另外，如果患者腰椎管狭窄最严重的部位位于侧方，主要卡压的是神经根，则表现为与腰椎间盘突出症类似的坐骨神经痛症状，但其

专家简介

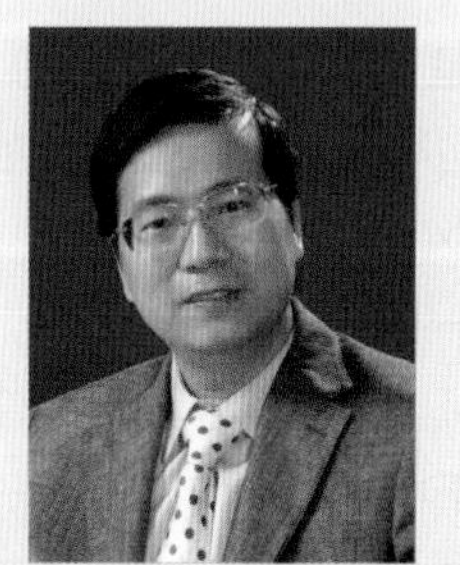

徐建广　上海交通大学附属第六人民医院脊柱外科行政主任、主任医师、医学博士、博士研究生导师，上海市康复医学会脊柱脊髓专业委员会候任主任委员，上海市医学会骨科专科分会脊柱学组副组长，上海市医师协会骨科医师分会脊柱工作委员会副主任委员。

专家门诊：周一下午、周五上午

特需门诊：周三上午

疼痛程度往往比单纯的椎间盘突出症更严重、更顽固，也更难治疗。

病因未明，忌腰部“推拿”

腰椎管狭窄症常与腰椎间盘突出症合并发生，腰痛患者往往认为自己是椎间盘突出症而忽视了椎管狭窄症的存在。腰椎间盘突出症由突出的椎间盘髓核组织压迫或刺激神经根引起，卧床休息及牵引等非手术方法，尤其是椎管内注射激素等，可以使神经根的充血、炎症迅速消退，常能取得满意疗效。而腰椎管狭窄症是椎管的骨纤维性狭窄，任何非手术方法都无法使已经狭窄的椎管扩大，因此保守治疗常难以奏效。如果误以为是“腰突症”，长期依赖于吃药、推拿针灸、椎管封闭等保守治疗，不但没有效果，有时反而适得其反。尤其需要提醒的是，此病患者的椎管本已狭窄，脊髓神经被卡压在骨纤维性椎管内，不宜腰部推拿，尤其不可做重力推拿，以免引起下肢瘫痪、大小便失禁。

病情严重，手术是唯一有效方法

已有腰椎马尾及神经根持续压迫且病情严重的患者，手术治疗是唯一行之有效的方法。手术的目的是解除压迫马尾及神经根的一切因素，包括摘除突出的椎间盘髓核组织，切除肥厚的黄韧带及增生的关节突关节，扩大椎管腔，重新恢复椎管的通畅，使马尾及神经根得到彻底减压。

目前，医学科学技术发展很快，脊柱手术器械不断更新。国内的许多医院已分出脊柱外科专业，构建了专职的脊柱外科医师队伍，学科的专业化程度明显提高。这种更细的分工，使医生对脊柱、脊髓的解剖和手术操作技术都非常熟练，手术的安全程度及疗效较以前已大为提高。只要全身情况允许，绝大多数中老年患者手术后的恢复都相当满意。PM

特别提醒

中老年人出现行走无力等症状时，常自认为是年老体弱而发生的自然现象，任其长期发展而不治疗。实际上，长期的脊髓神经压迫，可导致行动不便、心肺功能减退、骨质疏松等。更为严重的是，可能导致马尾及神经根的不可逆性改变，使下肢肌肉萎缩、行走困难、大小便失禁而难以恢复。因此，出现腰腿痛，绝不能大意，患者应及早去医院诊治。

乳腺增生是临床上最常见的乳腺疾病。通常所说的“小叶增生”“乳腺病”“囊性增生”等属于广义的乳腺增生。乳腺增生病因尚未完全明了，可能与女性体内雌激素、孕激素比例失调，乳腺组织对性激素的敏感性增高相关。乳腺增生主要发生在绝经前女性，平均发病年龄在35岁左右，但也可发生在绝经后妇女。

检查“可疑者”，需做活检

乳腺增生的主要临床表现为乳房疼痛、乳腺腺体增厚或局限性肿块形成。超过 90% 的患者表现为与月经周期相关的乳房疼痛，即在月经前 2 ~ 3 天出现乳房疼痛或胀痛，或可以在乳房内触及小结节，月经后消失。少数患者的乳房疼痛与月经周期没有明显关系，表现为乳房烧灼感、下坠感或刺痛。局限性肿块和局限性增厚多出现在单侧乳房的外上象限，亦可双侧乳腺受累。肿块与周围组织分界较清楚，可伴或不伴有疼痛。部分患者会出现弥漫性的腺体增厚，整个乳房质韧，呈结节状。少数患者可有乳头溢液表现，多为浆液性或水样溢液。

乳腺增生患者应及时去医院就诊，做超声、乳腺钼靶等影像学检查，排除乳腺病变可能。若临床及影像学检查提示病变性质可疑，则需要做活检，避免误诊、漏诊乳腺癌。

“非典型增生”，癌变风险增加

在病理学上，乳腺增生性病变统称为导管增生性病变，是一组细胞形态和组织结构各不相同的增生性病变，主要局限于乳腺小叶系统。这些病变大致可以分为三类：

❶ **增生性病变** 乳腺囊肿、导管扩张、大汗腺化生或组织型增生。一般地说，乳腺增生性病变患者发生乳腺癌的风险与同年龄未进行手术活检的女性相比，并没有明显增加。

❷ **普通型导管上皮增生** 这是一种增生细胞如流水线般排列的良性增生性病变。普通型导管上皮增生患者癌变风险增加 1.2 ~ 2.0 倍，属于轻度风险增加。

❸ **非典型导管上皮增生** 是一种肿瘤性导管内病变，以单细胞增生、细胞均匀分布为特征。非典型导管上皮增生患者癌变风险增加 4 ~ 5 倍，属于中度风险增加，是一种癌前病变。根据显微镜下的形态特征，非典型增生又可

有一种乳腺增生需警惕癌变

复旦大学附属肿瘤医院乳腺中心
黄乃思　吴 炅（教授）

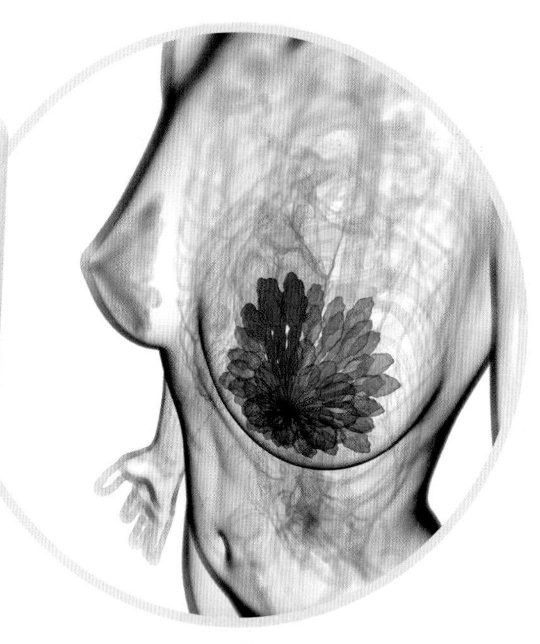

以进一步分为轻度、中度和重度非典型增生。

虽然乳腺增生既不是肿瘤，也不是炎症，但也需要引起足够的重视。临床证实，少数经活检诊断的重度非典型增生病例可进展为浸润性乳腺癌，平均时间为 8.3 年。遗憾的是，目前尚未找到明确的癌变指标，可以辨别哪些非典型增生患者最终会发展为乳腺癌。

部分乳腺增生发展到乳腺癌的演变过程

大多数学者认为，乳腺增生发展到乳腺癌是一个多阶段、渐进性的演变过程，大致为：正常乳腺组织——普通型导管上皮增生——非典型导管上皮增生（轻、中、重度）——导管原位癌——浸润性乳腺癌。

普通乳腺增生不需要治疗

普通的乳腺增生本身并不需要治疗，只有非典型增生的病变需要进行手术切除。如果术前通过空心针穿刺、微创手术或切除活检发现存在非典型增生，尤其是中－重度非典型增生，则需要完整切除可疑病灶，以利于获得充足的标本供病理诊断。术后患者应该密切随访。有乳腺癌或其他恶性肿瘤家族史的高危女性应咨询专科医师，看是否需要服用内分泌药物进行治疗，必要时做基因检测（如 BRCA1/2），以利进一步确定乳腺癌预防策略。

除了非典型增生外，其他乳腺增生患者以观察随访为主。因乳房疼痛引起失眠、影响日常生活或工作者，可考虑心理治疗，超过 80% 的患者通过心理治疗可治愈乳房疼痛。若仍无缓解，也可在医生指导下短期接受他莫昔芬等药物治疗。在日常生活中，乳腺增生患者应注意均衡饮食，控制总热量摄入，采用低脂饮食。有报道称，减少咖啡因、可乐、巧克力的摄入，可能起到缓解乳房疼痛的作用。PM

乳腺增生患者生活中的注意事项

乳腺增生与过多摄入脂肪有关。研究证实，体内脂肪堆积可刺激内分泌紊乱，强化雌激素对乳腺上皮细胞的刺激，使乳房腺体上皮细胞过度增生。低脂饮食可缓解乳腺增生引起的症状。故女性应少吃油炸食品，防止肥胖。此外，少喝酒，酒是诱发乳腺疾病的原因之一。也不要滥用含雌激素类的保健品，如保健品花粉、蜂胶口服液等，以及含雌激素的美容化妆品、健美隆乳的丰乳霜等。

专家简介

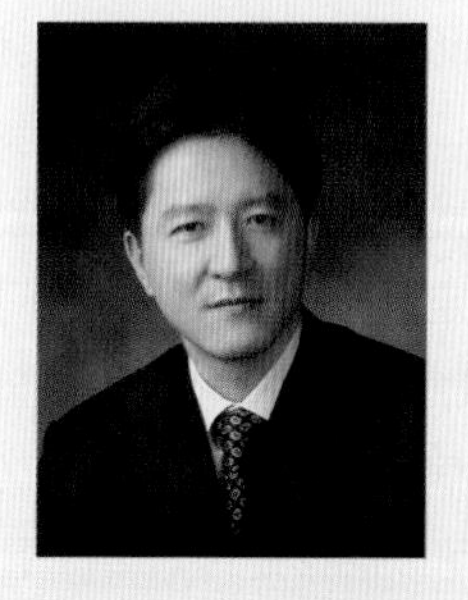

吴 炅　复旦大学附属肿瘤医院乳腺外科主任医师，博士生导师，复旦大学附属肿瘤医院副院长、药物临床试验机构主任，中国抗癌协会乳腺癌专业委员会副主任委员，中国抗癌协会软组织肿瘤专业委员会委员，上海市抗癌协会乳腺癌分会主任委员，上海市医学会肿瘤靶分子专科分会副主任委员。

专家门诊：周一上午　特需门诊：周四上午

“乳腺增生患者不必为乳腺增生焦虑不安，但应提高对乳腺疾病的认识和防癌意识，坚持每年一次乳腺专科检查，包括临床医生对乳腺的触诊，乳腺超声、乳腺钼靶等检查，以筛查乳腺癌。非典型增生患者应在医生指导下，制定个体化乳腺癌筛查方案。”

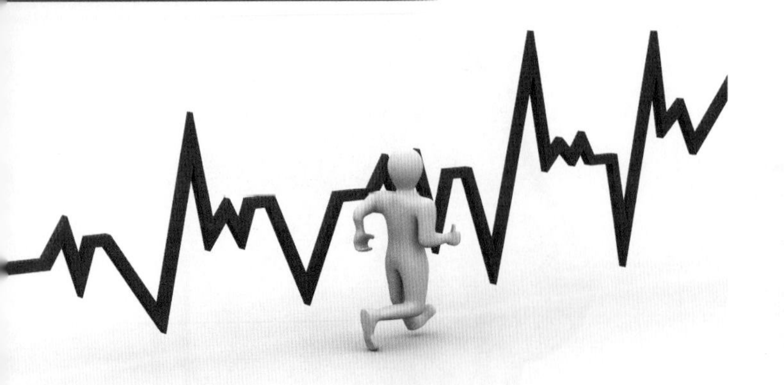

为规范急救医疗服务，维护急救医疗秩序，完善急救医疗服务体系，实现救死扶伤的宗旨，《上海市急救医疗服务条例》自2016年11月1日起正式施行。条例明确规定，院内急救机构应当依据急诊分级救治标准，按照患者疾病严重程度进行分级，并决定救治的优先次序。也就是说，今后去医院看急诊，医院将按照病情严重程度来决定救治的次序。

非急症 请勿看急诊

上海交通大学附属第六人民医院急诊科 王韬 秦海军

一声叹息，急诊不急

医院急诊科主要救治急危重症病人。遗憾的是，目前约有30%"挂急诊"的病人是非急症病人。上海新华医院、中山医院等6家医院曾联合做过一次调查，询问病人为什么"选择急诊而非门诊"。结果显示，52.6%的病人确是因为突发急症而看急诊，而其余47.4%的病人则是因为"急诊检查速度快、等候时间短、白天没有时间看病"而选择看急诊。

"分级诊疗"，看急诊有学问

按照国家卫生计生委出台的《急诊分级标准诊疗规范》，急诊病人共分为四级：1级为濒危病人，2级为危重病人，3级为急症病人，4级为非急症病人。

濒危病人，包括无呼吸、无脉搏、急性意识障碍，以及其他需要及时采取挽救生命的干预措施（如气管插管）者，应被立即送入急诊抢救室进行抢救。危重病人病情严重，尽管呼吸、循环状况尚稳定，但症状的严重性需要密切关注，避免病情发展为1级。危重病人主要包括：急性意识障碍、定向力障碍、复合伤、心绞痛等。急诊科需要立即给这类病人提供平车和必要的监护设备，尽快安排医生接诊，并给予相应治疗。急症病人为短时间内没有危及生命或严重致残征象的急性疾病病人。非急症病人，指的是目前没有急性发病症状的病人，按照规定，这类病人应该看门诊，而非急诊。

简单地说，起病急、病情重、较危险的病人适合看急诊。通常，需要看急诊的疾病如下：①急性发热性疾病，体温一般在38℃（腋下）以上者；体温不到38℃但全身症状明显者，也可以急诊处理。②严重喘息、呼吸困难。③各种急性出血。④各种急性炎症。⑤昏迷。⑥严重高血压或血压剧烈波动、高血压脑病、脑血管意外。⑦急性泌尿道疾患、尿闭、血尿、急性肾功能衰竭。⑧急腹症。⑨休克。⑩癫痫发作。⑪急性外伤、烧伤。⑫急性中毒、意外事故（电击、溺水、自缢等）。

门诊、急诊，区别大了

门诊通常接诊病情较轻的病人。如果门诊医生对病人的病情有疑问或认为病人的病情较严重，会将病人收入住院病房，以便进一步检查或治疗。急诊，顾名思义，就是紧急救治和抢救，是紧急情况下的治疗。急诊科的存在保证了病人在突发疾病或意外伤害时，能在最短时间内得到专业、科学的救治。急诊科工作人员和硬件设施均有限，非急症病人看急诊，等于占用了急危重症病人的医疗资源，剥夺了急危重症病人的权益，甚至是生命。

门、急诊的检查项目和药物配备大不相同。急诊科的检查项目要求快速出结果，以便医生尽快得到检查数据，从而更有依据地诊治病人。因此在急诊科，很多检查不能开展，有些检查项目的价格因为需要用"特殊"的检查方法而比门诊贵几倍。同样，急诊用药要求见效快，多以起效快、药效强的静脉用药为主。此外，由于门、急诊诊治的疾病不同，医生的临床思维和诊治方式也大不相同，急诊医生首先要保住病人的性命，然后再进行各种检查，弄清到底是哪种疾病，或治疗、检查同时进行；而门诊医生要求先检查，先弄清楚是什么疾病，再选择合适的药物治疗。PM

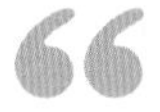
为了保持您和他人的急救通道畅通，非急症情况下，请勿看急诊！

风情小食，吃出老故事与细心思（四）

蜂蜜柚子茶

天津中医药大学第一附属医院营养科　佟 霞　李艳玲（主任医师）

老故事

柚子在《本草纲目》中有记载：饮食，去肠胃中恶气，解酒毒，治饮酒人口气，不思食口淡，化痰止咳。而以柚子制成茶剂，在我国古代就已有，其他国家，如日本、韩国等也有此习惯。在现代人的观念中，柚子茶还具备美容功效。在韩国，把柚子放在蜂蜜中做成的“柚子茶”早已上市，冬天用热水冲服，夏天加冰水饮用。蜂蜜柚子茶正以其养颜瘦身功效、酸甜爽口味道，受到越来越多人的青睐。

细心思

柚子营养丰富，钙和维生素含量都远超其他水果，维生素C的含量是柠檬和橙子的3倍，钙含量比苹果、梨、香蕉等水果多10倍。柚子还含有丰富的天然枸橼酸和各种矿物质，不仅有助机体代谢，且具清热去火、止咳化痰功效。

蜂蜜味甘，入脾胃二经，可补中益气、润肠通便。除葡萄糖、果糖外，蜂蜜还含有各种维生素、矿物质和氨基酸，有帮助消化、改善睡眠、缓解便秘等功效。

蜂蜜柚子茶虽好，却非所有人都适合。柚子味酸性寒，脾虚泄泻者食用后易腹泻。此外，柚子茶不能与洛伐他汀、特非那定、环孢素、钙离子拮抗剂、西沙必利等药物一起服用。

自己做

● 原料

柚子750克（约半个），蜂蜜250克，冰糖50克，盐适量。

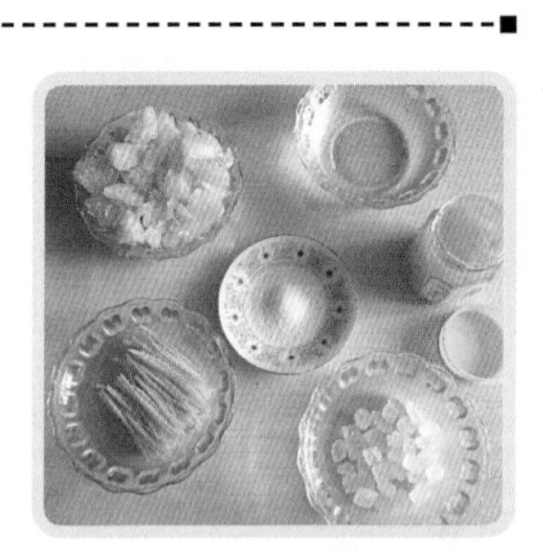

● 制法

① 在柚子皮外涂抹一层盐，刷洗干净。

② 削下柚子皮，白瓤越少越好（因白瓤越多越苦）。柚子肉去籽、撕成小块。

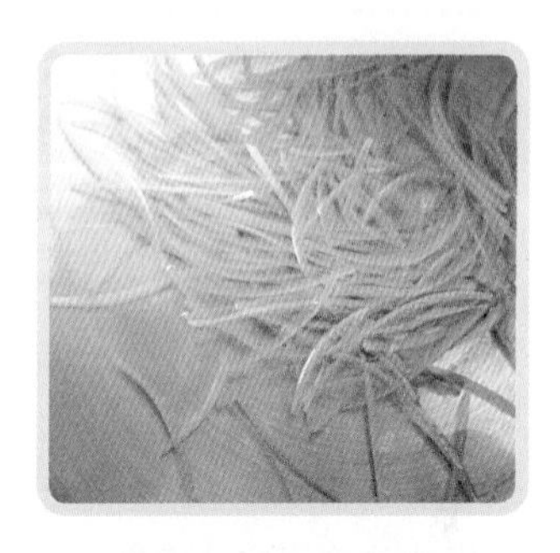

③ 柚子皮切丝，越细越好，放入加盐清水中浸泡5分钟。

④ 把浸泡好的柚子皮放入清水中，用中火煮10分钟，使其变软、脱苦。

⑤ 将处理好的柚子皮和果肉放入干净无油的锅中，加一小碗清水和冰糖，用中小火熬1小时至黏稠，柚子皮金黄透亮。熬制时要经常搅拌，以免粘锅。

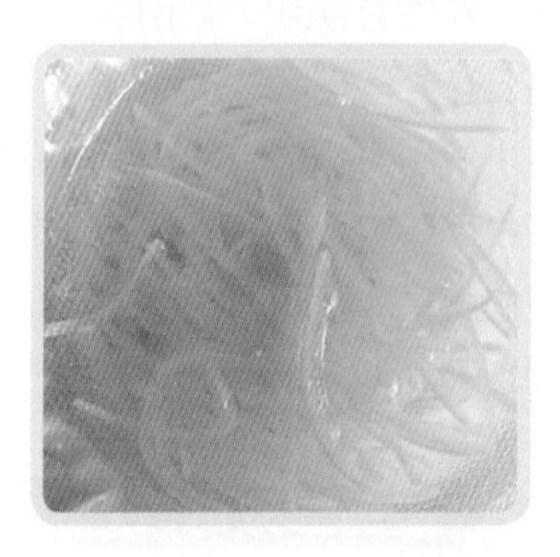

⑥ 待凉后，倒入蜂蜜搅拌均匀，放入冰箱冷藏3日。每次用干燥勺子取一勺，冲水饮用。

● 营养

一人份蜂蜜柚子茶（约10克）可提供能量81.2千焦（19.4千卡），其中蛋白质含量为0.25克，脂肪含量为0.31克，碳水化合物含量为11.99克。PM

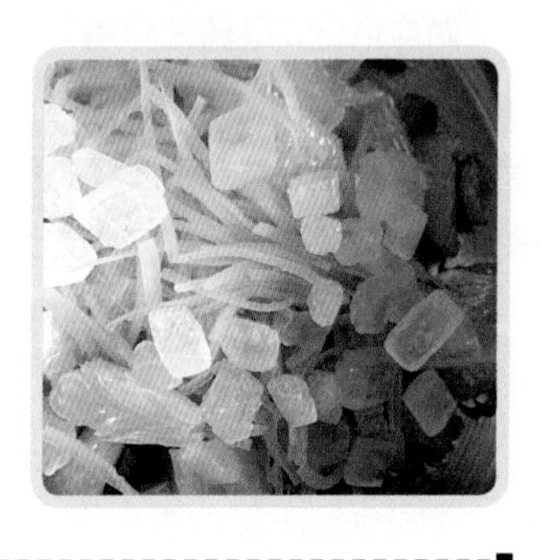

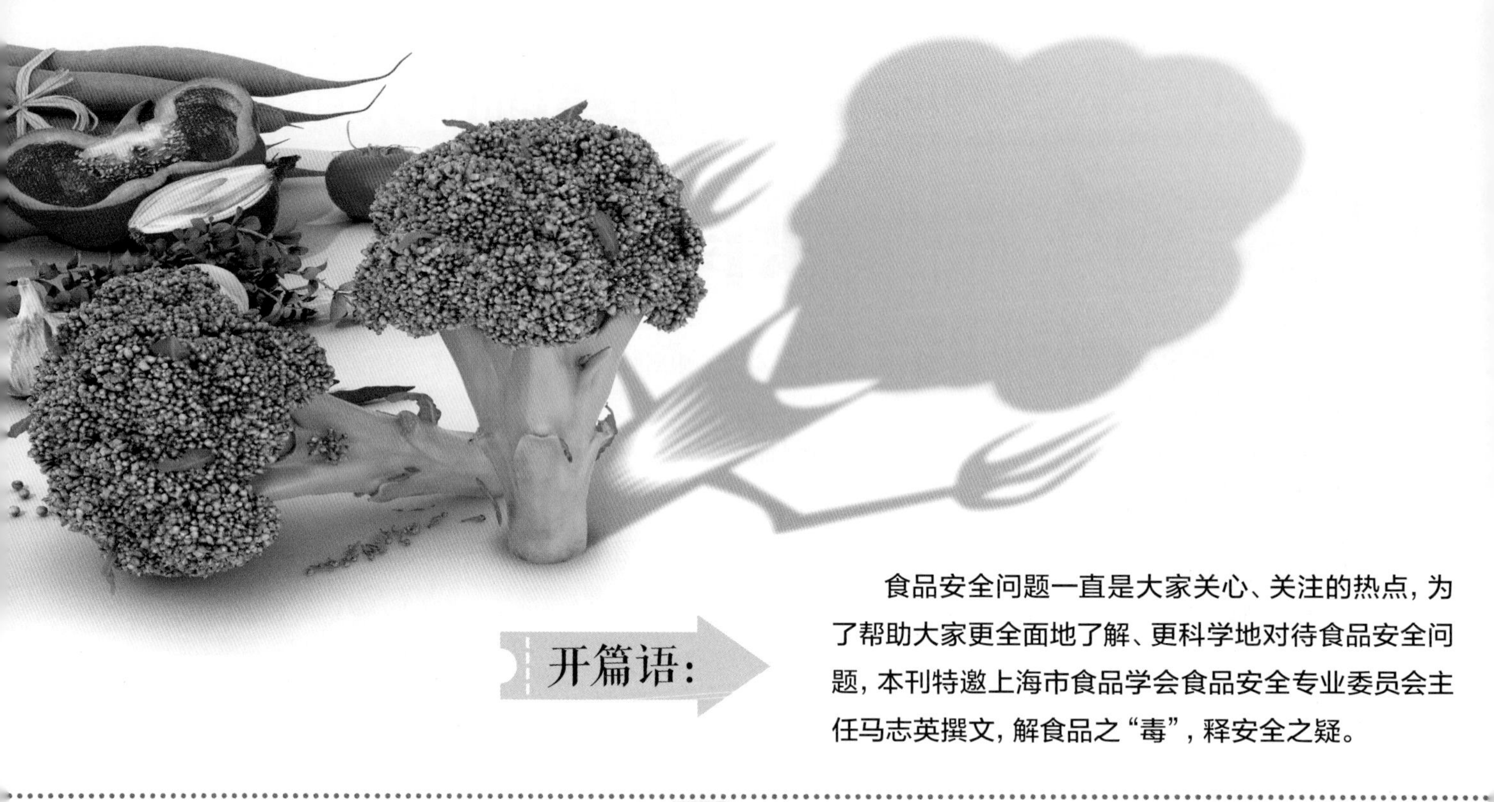

开篇语： 食品安全问题一直是大家关心、关注的热点，为了帮助大家更全面地了解、更科学地对待食品安全问题，本刊特邀上海市食品学会食品安全专业委员会主任马志英撰文，解食品之“毒”，释安全之疑。

万物皆有“毒” 关键在剂量

马志英

当今的食品安全问题无疑是公众极其关注的热点话题。不断发生的食品安全事件，使人们疑虑：“今天我们吃的食品还安全吗？”

说到“解毒”，其实是“借词”，实义为解释食品安全领域中存在的一些问题，“毒”指的是“危害”。实际上，食品中的危害风险是无法完全消除的，我们日常生活中没有绝对安全的食品。

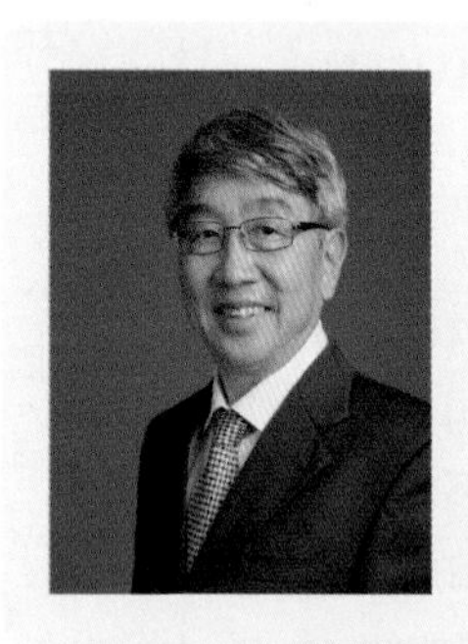

专家简介

马志英 上海市食品研究所技术总监，教授级高级工程师，上海市食品学会食品安全专业委员会主任，上海市食品协会专家委员会主任。长期从事食品生化、食品工艺和食品安全领域的科研工作，主持完成十多项国家和省部级重大科研项目。

是药三分毒，饮食一分害

对应俗话“是药三分毒”，可谓“饮食一分害”。这里所谓的“害”是广义的“危害”，有食物中天然存在的危害，如“蕈毒素”“河豚毒素”“青皮红肉鱼组胺”等各种生物毒素和过敏原；有在食品生产加工中人为带来的危害，尤其是为牟利而有意加入的危害物；也有人为控制不严而无意带来的危害，尤其是微生物危害。

至于是一分害，还是几分害，要看实际情况和客观数据：我国食品质量抽查合格率2005年仅为80.1%，2015年提高到96.8%。过去十年的平均不合格率在10%左右。当然，不合格不等于有害，抽查合格率也不代表实际合格率，因为抽查只是实际数量的“冰山一角”。但这些数据说明一个问题：大部分食品还是安全的，不要怕得什么都不敢吃；确实也有一些危害存在，要小心防范。

每年每6人中，就有1人患食源性疾病

最直接反映危害的数据是食源性疾病的发生率。所谓

食源性疾病，就是通过摄食而进入人体的有毒有害物质（包括生物性病原体）等致病因子所造成的疾病。据美国疾病预防控制中心估计，平均每年每6个美国人中就会有1个患食源性疾病，每年有约3000人死于食源性疾病。近年我国有关部门抽样调查表明：食源性疾病发病次数为每人每年0.157次，即约每13人中有2人在过去一年中曾发生食源性疾病，估计我国每年有2亿多人患食源性疾病。从这点来看，“饮食一分害”并不过分。

食源性疾病，细菌危害影响最大

谈起“毒”，当前微信朋友圈、微博等新媒体中，各种“有毒”“致癌”食品谣言层出不穷，如“央视曝光剧毒食品名单”“最常吃的水果竟然比砒霜还要毒！”“你还敢吃这种致癌食品！”等。而科学分析“毒”（也就是食品危害的来源），无非有生物危害、化学危害和物理危害三种，其中化学危害最为大家所关注，而实际上生物危害，尤其是细菌造成的危害影响最大。

剂量决定毒性，即使无毒过量也有害

万物皆有“毒”，关键在剂量。即使食物里真的被检出致癌物或毒物，也并不意味着吃该食物就一定会致癌或中毒，不能断然宣称其为致癌食物或有毒食物。众多谣言的共同要害是脱离“量”的概念讲毒性。实际上，即使是无毒食品，过量食用也有害。

农产品中农药残留的毒性要看量。国家在制定农药残留最大限量标准时会考虑三大因素：该农药对高等动物的毒性、该农药在农产品中的残留量、消费者对农产品的膳食摄入量。制定标准时，会将农药毒性的动物实验危害风险结果至少放大100倍。因此，限量值是最保守的数值，如果检测发现有农药残留，但没有超过标准，可被认为是基本安全的；如果超过标准，也要具体分析超过的剂量，再判断其毒性。

即使是一类致癌物黄曲霉毒素（一种毒性极强的剧毒物质，在天然污染的食品中以黄曲霉毒素 B_1 最为多见，其毒性和致癌性也最强），也有“量”的概念。我国制定的“食品中黄曲霉毒素 B_1 允许量标准”规定：玉米、花生仁、花生油中不得超过20微克/千克，而大米、其他食用油中不得超过10微克/千克，就是考虑到了品种的差异和摄入量的高低。

同一种化学物质，由于使用剂量、对象和方法不同，毒性也不同。有些毒物在一定剂量内成为治病的良药，如：亚硝酸盐对正常人来说是毒性物质，但对氰化物中毒者则是有效的解毒剂；一般人对硒的每日安全摄入量为50~200微克，若低于50微克则会导致心肌炎、克山病等疾病，若摄入量超过200微克可能会导致中毒，每日摄入量超过1毫克会导致死亡。

一种物质无论毒性大小，都对人体有一定的“剂量－效应”关系，这也是食品添加剂之所以要规定最大使用量和使用范围的原因。凡作为食品添加剂的物质，都要经过安全性风险评估，包括动物毒理学研究，进行一系列安全性试验，如急慢性毒性、致突变、致畸、致癌和遗传毒性、生殖和发育毒性试验等，用毒理学试验获得的数据再来计算安全水平或者每日允许摄入量。这种计算的理论依据是人体与试验动物存在着合理可比的阈剂量值。

风险评估，判断安全与否

以食品风险评估为基础，就是既要检测人们从食品中摄入的有害物质数量，又要检测人体内含有的这种有害物质数量，再检测人体内这种有害物质对人体生理功能所造成的损伤。如果有害物质摄入量不超过国际上和我国权威机构提出的安全摄入水平，人体内含有的有害物质数量不超过正常值，人体生理功能又没有出现显著变化，那么就可以认为这样的饮食是基本安全的。反之，则是不安全的、有风险的，需要采取防范和控制措施。只有通过积极努力加以控制，才能把风险降低到可以接受的程度。风险应该降低到什么程度，应在进行风险评估后确定。PM

专家感言：

从本文视角对大众关注的食品安全问题加以解说，将食品安全风险透明化，有理有据地告诉人们有什么“毒”、有多少“毒”、怎么防范“毒”，这才是“解毒”的宗旨。

食品安全涉及面广，个人的专业有局限，须有各方面专家的支持和团队合作。食品安全领域不断有新问题出现，也有新的科学技术产生，希望得到更多专业人士的支持和读者的批评指正。

榴梿、纳豆、臭奶酪、臭豆腐等食物臭味独特，也因此获得两面评价。同样的臭味，有人觉得芳香无比，闻之垂涎欲滴；有人却嗤之以鼻，直呼臭气熏天。臭味食物的臭味从何而来，与营养价值是否相关？

“臭”美食的“不凡”征程

扬州大学食品科学与工程学院教授 钱建亚

“臭食”（臭味食物）可以分为两类，一类天然，一类人工。天然“臭食”如榴梿、白果，其臭味与生俱来；人工“臭食”如臭豆腐、臭鳜鱼，最初无意为之，后来人们发现其臭味独特，便人为做臭，并扩大臭味产品范围。

用臭味“先声夺人”

食品有很多化学成分，包括蛋白质、脂肪、碳水化合物、维生素、矿物质等，这些也是食物的营养成分。而食品的风味主要由蛋白质、脂肪和碳水化合物的代谢产生。空气中的微生物和氧气，以及太阳的光和温度使大分子的蛋白质、脂肪和碳水化合物分裂降解成基本的组成单元物质，并进一步转化为各种小分子的挥发性风味物质，如氨、胺、醛、吲哚、硫化氢、苯酚、醇、有机酸、酮等。因为不同的食物“吸引”的微生物类别不同，产生的风味物质就有所差异，所以蛋白质类食品发臭，淀粉质类食品发酸。蛋白质丰富的食物被微生物分解之后，会产生有臭味和腥味的小分子，如氨气（皮蛋的刺激气味含有氨气）和硫化氢（臭鸡蛋的主要臭味来源是硫化氢）。

用营养“更进一步”

从表面上来看，臭味食物的营养更好，因为其蛋白质含量丰富。微生物利用食物作为其生长所需养分，除将大分子转化为小分子外，还会产生许多新的代谢产物，从而提高食物的消化吸收率和营养价值，如鲜牛奶做成酸牛奶后，乳糖被转化，患有乳糖不耐症的人就能食用。通过利用并控制微生物来生产人们所需的食品被称为发酵食品工艺学。人工“臭食”也是利用微生物发酵产生的臭味食品，例如中外著名的两大发酵“臭食”代表——臭豆腐和蓝纹奶酪的气味就极其独特。

安全性不必多虑

人的嗅觉灵敏，哪怕只是极少量的风味物质分子，也能闻到，而用舌头尝出味道则需要较多的风味物质分子量。虽然异香、异臭都应引起重视，但是“香”和“臭”不是判断食品质量和安全的唯一标准。只要不是腐败变质的食物，在能够接受的范围内，产生刺激性气味或臭味对人体的健康是无害的。

“臭食”代表登场

● 榴梿

榴梿是生来就“臭”的典型例子，仅闻就令许多人望而却步。但在泰国，榴梿常被用来当作患者和产后妇女补养身体的食品。

榴梿果富含蛋白质和脂肪，矿物质含量丰富，其中钾和钙的含量特别高，谷氨酸和天门冬氨酸的含量也高，还含有丰富的维生素。榴梿性热，可活血散寒、缓解痛经，适合受痛经困扰的女性食用。它还可以改善腹部寒凉症状，促进体温上升，是寒性体质者的理想补品。用榴梿炖鸡，补而不燥。用榴梿的果壳和猪骨头一起煮汤，也是民间传统的食疗秘方。

不过，吃太多榴梿会令燥火上升，出现湿毒症状。热性及阴虚体质、咳嗽、感冒、气管敏感者不适宜吃榴梿。肥胖者和肾病、心脏病患者也不宜食用。

● 纳豆

纳豆起源于中国秦汉时期，由黄豆通过纳豆菌（枯草杆菌）发酵制成，以提高蛋白质的消化吸收率。纳豆具有黏性，气味较臭，味道微甜。研究发现，纳豆在发酵过程中产生了多种生理活性物质，富含异黄酮、不饱和脂肪酸、卵磷脂、叶酸、维生素 K_2、膳食纤维及多种氨基酸、矿物质等，具有溶解体内纤维蛋白，预防便秘、腹泻等肠道疾病，预防骨质疏松，调节血压、血脂，消除疲劳等功效。但是，纳豆不是药，这些功能不具治疗作用，而且纳豆含有较多氨基酸和嘌呤，会刺激胃液和胰液分泌以及抗血凝等，所以不适合患有严重胃病、肾脏疾病、急性胰腺炎、痛风及手术后、伤口未愈合的人食用。

以上两例中的食物都有特定功能，臭豆腐以及与之类似的产品，如徽州臭鳜鱼、宁波臭冬瓜等都在后来被做“臭”，则多因风味特色而流行了。PM

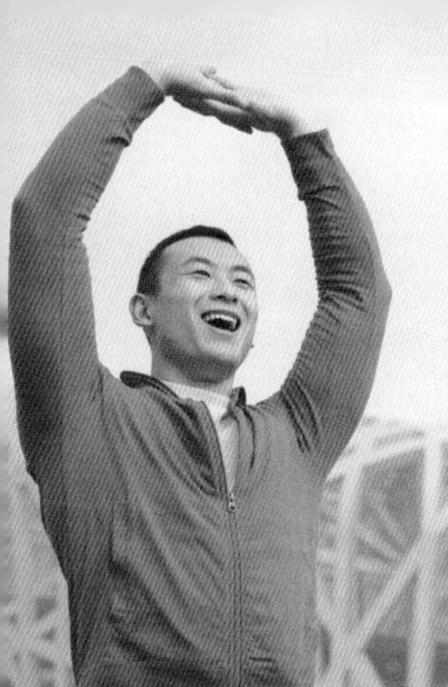

调查显示，目前全国 40 岁以上的骨质疏松症患者已超过 1 亿[1]。

冬季强筋健骨 预防骨质疏松症

孙姗一

骨质疏松症是一种以低骨量和骨组织微细结构破坏为特征，使骨脆性增加的全身性代谢性疾病，易导致骨折，大大降低患者生活质量[2]。患骨质疏松症的人很多，不少人对骨质疏松症的认知依然停留于坊间口口相传的“伪科学”上。那么，骨质疏松症的真相究竟是什么呢？

伪科学之一：骨质疏松症是老年病，患病后可以靠补钙来“亡羊补牢”？

不少人认为，骨质疏松症是“老年病”，多吃些钙片就可以预防。

真相：对付骨质疏松症，预防重于治疗，且预防应从年轻时开始

骨质疏松不是老年人的“专利”。在国际骨质疏松基金会列出的骨质疏松症危险因素中，年龄只是其中之一[3]。这些危险因素包括：❶ **年龄。**骨量随着年龄的增长而逐渐减少。❷ **性别。**女性卵巢功能衰退后，雌激素水平下降，30 岁开始便可发生轻微的骨质丢失。❸ **钙和维生素 D 摄取不足。**钙和维生素 D 的缺乏直接导致骨质疏松症发生。❹ **不良生活习惯。**如偏食、吸烟、酗酒等，可致成骨细胞破坏。❺ **家庭遗传因素。**家庭内部成员之间的骨密度具有显著相关性。

所以，千万不能因为觉得自己还年轻就不注意骨骼健康。中年以后，钙质流失不可避免。青少年时期是预防骨质疏松症的黄金时间，坚持补钙将有助于提升人体“钙储备总量”。

伪科学之二：可乐型汽水是骨质疏松症的“罪魁祸首”？

可乐型汽水是许多人钟爱的饮品。但坊间传言可乐型汽水中的磷含量高，会阻碍人体的钙吸收，甚至导致骨质疏松症。那么，可乐中究竟含有多少磷？喝可乐真的这么伤骨吗？

真相：骨质疏松症与饮用可乐型汽水不存在必然联系

磷是生活中常见的元素之一，广泛存在于各种食物中。它使心脏有规律地跳动，也是维持骨骼健康的必要物质。中国疾病预防控制中心营养与食品安全所编著的《中国食物成分表（第二版）》显示：每 100 毫升百令可乐的磷含量约为 4 毫克。而根据中国营养学会提供的数据，成年人每天磷元素的建议摄入量是 700 毫克，约合 53 罐 330 毫升可乐中的磷总量。所以在钙摄入充分的前提下，健康的成年人适量饮用可乐并不会直接导致骨质疏松症。

伪科学之三：冬季室外寒冷，隔着玻璃窗晒太阳可补钙？

晒太阳是促进钙吸收的重要途径之一，因为太阳光中的紫外线可使身体产生维生素D_3，再经肝和肾中羟化酶的作用生成活性维生素D，可促进肠道对钙的吸收[4]。进入冬季，人们很少出门，于是有人便想出了在室内晒太阳补钙的“好方法”。

真相：此“晒太阳”非彼“晒太阳”，隔着玻璃窗的太阳光几乎没有促进钙吸收的作用

很多人喜欢在冬天靠着玻璃晒太阳。虽然这样也能感受到阳光照射的温暖，但玻璃的阻隔使得日光中的紫外线难以进入室内。没有紫外线，维生素 D 的合成会受到很大影响。因此，大家还是应该多去户外，让阳光直接照射到皮肤上。

除了晒太阳“自产”维生素 D，大家也可以增加饮食中钙及维生素 D 的摄入量。此外，规避不健康的生活方式，坚持每日适度运动等也能帮助预防骨质疏松。PM

参考资料：

[1] 李旭云 . 近十年我国各地区骨质疏松症流行病学状况 [C]. 第十二届国际骨矿研究学术会议暨第十四届国际骨质疏松研讨会，2014 年 .

[2] 马玲 . 原发性骨质疏松症的发生与危险因素的分析 [C]. 中华医学会第三次全国骨质疏松和骨矿盐疾病学术会议暨骨质疏松诊断技术继续教育学习班论文汇编，2004 年 .

[3] Karen Sorensen. Bone Health[J]. Journal of Consumer Health on the Internet, 2011, 15(2):217-229.

[4] 张胜舟，张瑞柏 . 浅谈维生素 D 与钙磷代谢的关系 [J]. 生物学通报，1998(9):14-15.

我的食疗经：从“博亲一乐”到“食养全家”

陕西中医药大学第二附属医院副教授 辛 宝

忙里偷闲当“煮夫”

因从事食疗研究工作，我经常被朋友问及自己的食疗经，可甚是惭愧，或许他人可以谈经验，而我只有经历，不断摸索的经历。

我认为的食疗包含两部分：一是日常膳食的健康管理，二是中医的调理治疗膳食。对于第一部分，起初我并未充分重视。我一直都很喜欢做饭，刚参加工作时，我经常为家人烹饪美食，每当看到他们品尝美味时露出的幸福表情，纵然辛苦，但我感到由衷的满足。

那时候的我做饭，不太注重营养，用油、调料也不太讲究，首要目的是好吃。后来，随着对食疗专业的深入研究，我渐渐开始关注膳食营养，也因中医食疗的教学应用需要，我开始进行一些传统食疗剂型的试制，一来二去，便积累一些经历，也渐渐开始在微信“朋友圈”晒食疗方，与友同乐。

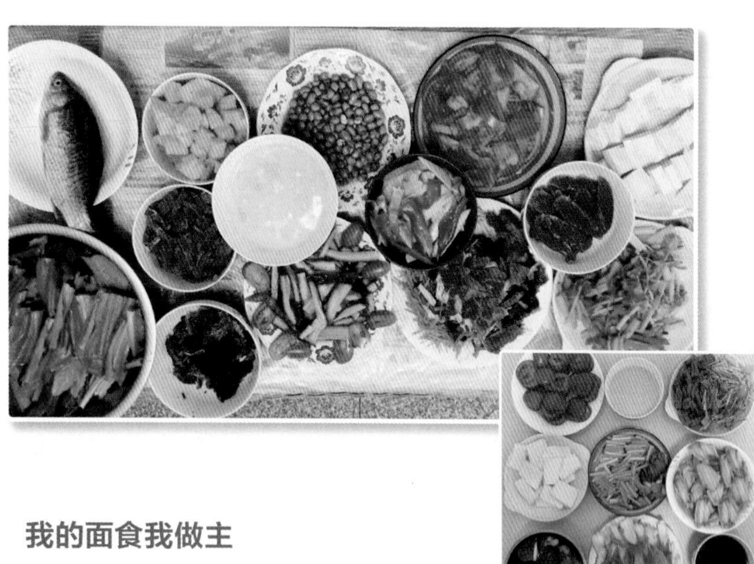

我的面食我做主

我居住在陕西，陕西的面食种类很多，当地人的日常饮食以面食为主。我一般在家里做一些有配料的汤面，如臊子面、酸汤面、旗花面，较少选择配料较简单的油泼面。一则因为汤面会搭配肉类、蔬菜、鸡蛋做臊子(面酱)。以前的臊子，大多是用肉末炒制出来的，比较油腻。我喜欢荤素搭配、素食为主，所以经常会添加木耳、胡萝卜、番茄、豆腐、土豆、青菜、鸡蛋等。二则是从颜色上而言，搭配各种配料的汤面黑、白、黄、绿、红都有，不仅能增加食欲，营养也很丰富。汤清面白蛋花香的面，加上陕西风味的酸醋，口感佳，诱食欲，健康清爽又无油腻负担，是全家人的最爱。

各地的饮食习惯和特色面食不同，我在家制作面食时，力求配菜多样、搭配均衡，最好有汤水，一是有助于消化，二是饮汤有饱腹感，有助于控制食量。面中的调料不要太多，盐和各种辛辣刺激的调料少放点，这样符合健康饮食的要求。

精致的菜肴是一道悦人风景

近年来，我做的炒菜较少，因为炒菜不仅准备起来较麻烦，煎炒烹炸时还会损失较多食物中的营养素，特别是蔬菜。此外，当我开始注意油、盐的选择和用量后，菜品的口感也大打折扣。如果能熟练掌握用天然食品调味的技巧，将会大大提升菜品的口感，可我现在的烹饪技术有限，尝试几次均不太理想，水平有待提高。各位读者如有高招，欢迎与我分享经验。

我将更多烹饪精力放在食材搭配上。如果时间允许，我会尽量注意选择食材，使其更加丰富，所含营养素更全面。正所谓“食不厌精”，每道菜肴，我从准备、洗用，到烹制、摆盘，都颇花心思。在全神贯注为亲朋好友准备美食的时候，我不再为琐事烦心；当我拿着自己精挑细选的各种食材、食具拍照时，它们自成美景、悦目赏心；当吃着自己做的美食时，我悠闲自得而不用担心外食的食品安全问题。这样的身心愉悦本身就是一种养生。

试制食疗方，孩子乐呵呵

很多人经常询问我在日常生活中会用哪些食疗方。其实，食疗膳方的选择需要辨证论治，灵活应用。对于日常家庭而言，可以适当选择一些简便、易操作的食疗方，对疾病的预防调理有一定作用。

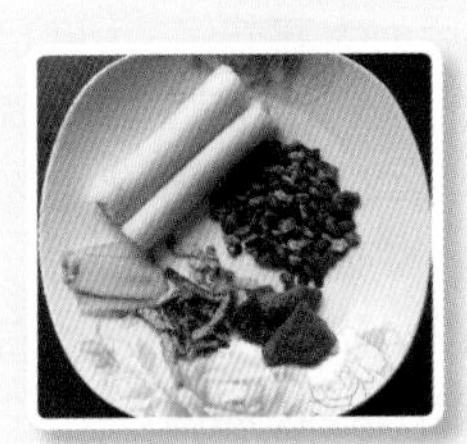

我会根据自己和家人的具体情况，运用一些食疗方法，我的孩子恐怕是受益最多的家庭成员。以前，孩子一感冒发烧，家人总想到打针、吃药，后来我尝试用葱豉汤对付孩子的感冒，发汗后病情便得缓解。

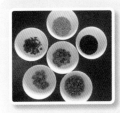

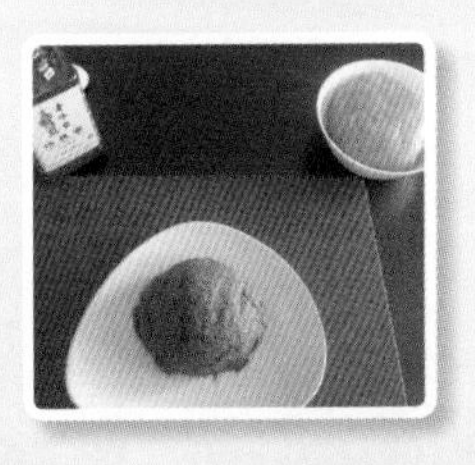

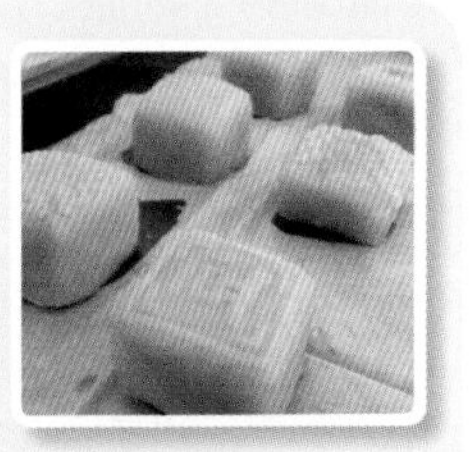

我还经常给孩子做健脾消食的健脾糕。起初，我用的是八珍粉（莲子、生白术、茯苓、芡实、山药、薏苡仁、扁豆、党参），可因颜色难看、口感不好，孩子不喜欢。后来，我改用糯米粉、玉米面粉、紫薯粉不断试制，还买了烘焙用的模具，把这一传统糕点做成可爱的形状，孩子吃得津津有味。我体会到，食疗应根据对象和膳食特点，先“食”后“疗”，保证食疗品好看好吃，才能保证食疗的效果。这一新发现，在后来我为孩子做的健脾胃的山楂糕、润肺止咳的秋梨膏时，都有所运用，收效颇好。

我的食疗经注重食养结合，贯穿于生活。食疗乃至中医并不神秘，它是生活中的点点滴滴，你愿意尝试、亲自践行，便能陶冶心性、更利亲情，何乐不为？

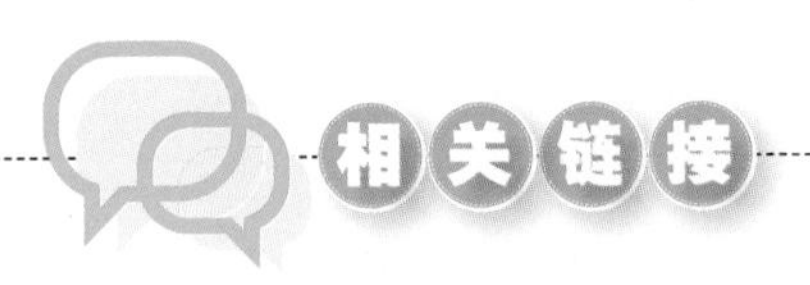

葱豉汤

葱白两段、淡豆豉10克、姜及红糖适量。淡豆豉可于药店购得。煎煮葱白、淡豆豉、姜，加一点红糖调味服用，具有解表散寒之功效，现代常用于治疗感冒初起，属于外感风寒而邪浅证轻者。若恶寒发热、头身疼痛、无汗等症状较重者，则应另择其他方剂。

健脾糕

根据食用量，取等份莲子肉、生薏苡仁、生山药、芡实、麦芽、鸡内金，加适量糯米粉、玉米面粉或紫薯粉搅匀，蒸成糕点，孩子每天吃1～2块可健脾消食，适用于脾胃虚弱、饮食减少、身体疲倦、面黄肌瘦的孩子。

山楂糕

山楂500克，白糖20克，藕粉100克。将山楂清洗干净，去底和核，将其用小火煮至软烂，做成果泥，加白糖、藕粉、水，煮开溶化，用小火搅拌至黏稠，趁热倒入容器，待冷却后切块食用，具有消积、化滞、行瘀的作用。

秋梨膏

梨8个，川贝5克，红枣、冰糖、姜片、蜂蜜适量。梨洗净、去核，打成很细的泥状。将去核红枣、压碎成粉的川贝等剩余食材（除蜂蜜）放入锅中，大火煮开后，用小火煮60分钟，过滤杂质。将梨泥、药液放入干净锅中，用小火慢熬至黏稠状，剩1/3的汁液时（我一般熬1小时），关火。每次取秋梨膏1～2勺，用温水调匀饮用，具有润肺止咳、生津利咽的作用。PM

辛教授亲手做秋梨膏，步骤详解，扫码观看。

节气美食之大寒篇

寒气逆极 足食强身

菜品制作/李纯静(营养师)
菜品设计、点评/上海中医药大学
副教授、高级营养师 孙丽红

每年1月20日前后为大寒节气。大寒是全年二十四节气中的最后一个节气。由于气候寒冷,人体内的蛋白质、脂肪、碳水化合物三大营养素的分解加速,故此时应增加热能,提高机体对低温的耐受力,补充富含优质蛋白质的食物,如牛肉、羊肉、猪肉、鸡肉、鸭肉、鸡蛋、鱼、牛奶、豆制品等食物为主。这些食物所含的蛋白质不仅易于消化吸收,还可增加人体耐寒和抗病力。但对于肥胖者而言,应忌肥甘厚味。

医学研究表明,怕冷与饮食中矿物质缺乏关系密切。根茎类蔬菜的矿物质含量较多,如胡萝卜、百合、红薯、藕等,冬季可多摄取。同时可适当多食钙、铁、钾含量丰富的食物,如虾米、虾皮、海带、芝麻、猪肝、牛奶、香蕉等。

古人认为"盖晨起食粥,推陈致新,利膈养胃,生津液,令人一日清爽,所补不小",故冬季每天早晚可适量食粥,如陈皮粥、羊肉粥、黄精粥、核桃粥等,以温养脾胃、补充营养。

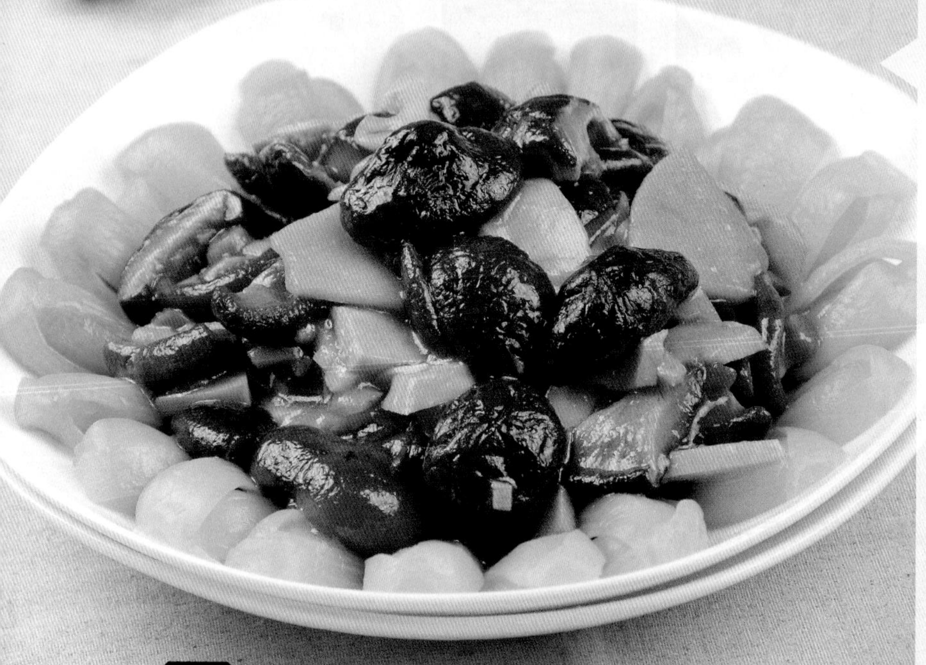

原料

菜心300克
水发冬菇50克
冬笋50克
肉汤适量

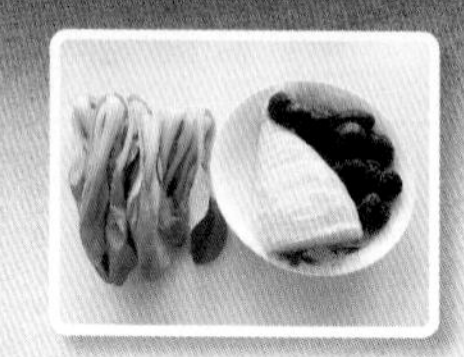

一般人均可食用。高尿酸血症及痛风患者不宜多食。

双冬菜心 ▲

做法: 水发冬菇去蒂、洗净、挤干水分。冬笋切厚片,菜心洗净。炒锅置于旺火上,加油,放入冬菇、冬笋略煸炒,加盐、酱油、白糖、味精、肉汤,烧开后转小火。另起一锅,加油,放入菜心,煸至酥软油绿,加盐、味精、肉汤,烧片刻后捞起(菜汤不用),摆盘(如图)。开大火,将"双冬"收稠汤汁,用水淀粉勾芡,加少许热油,推匀,装盘。

功效: 本款菜肴味道鲜美,营养丰富,是冬季增强食欲和营养的较好选择。冬菇不仅味道鲜美、嫩滑可口,还含有蛋白质和多种人体必需的微量元素,具有促消化、降血压、抗癌等功效。中医认为,冬菇可益胃气。冬笋质嫩味鲜,含有丰富的蛋白质、维生素、膳食纤维,以及钙、磷、铁等微量元素,可促进肠道蠕动。冬笋还具有和中润肠、解渴除烦、利膈爽胃、利尿通便等作用。

原料

鸡蛋2个
枸杞子10克
面粉200克
葱花适量

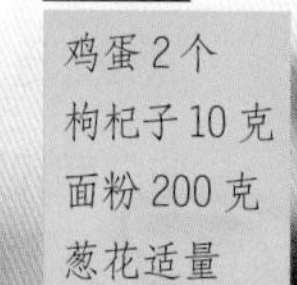

一般人均可食用。枸杞子属滋润之品,故有实热、腹泻者忌食。

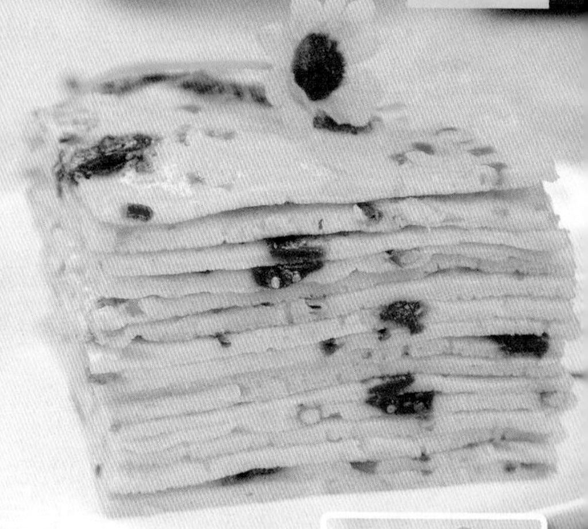

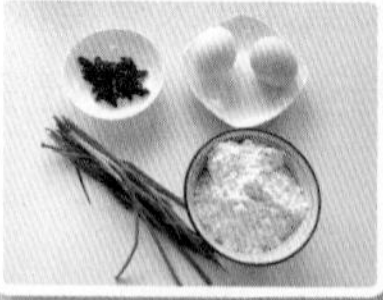

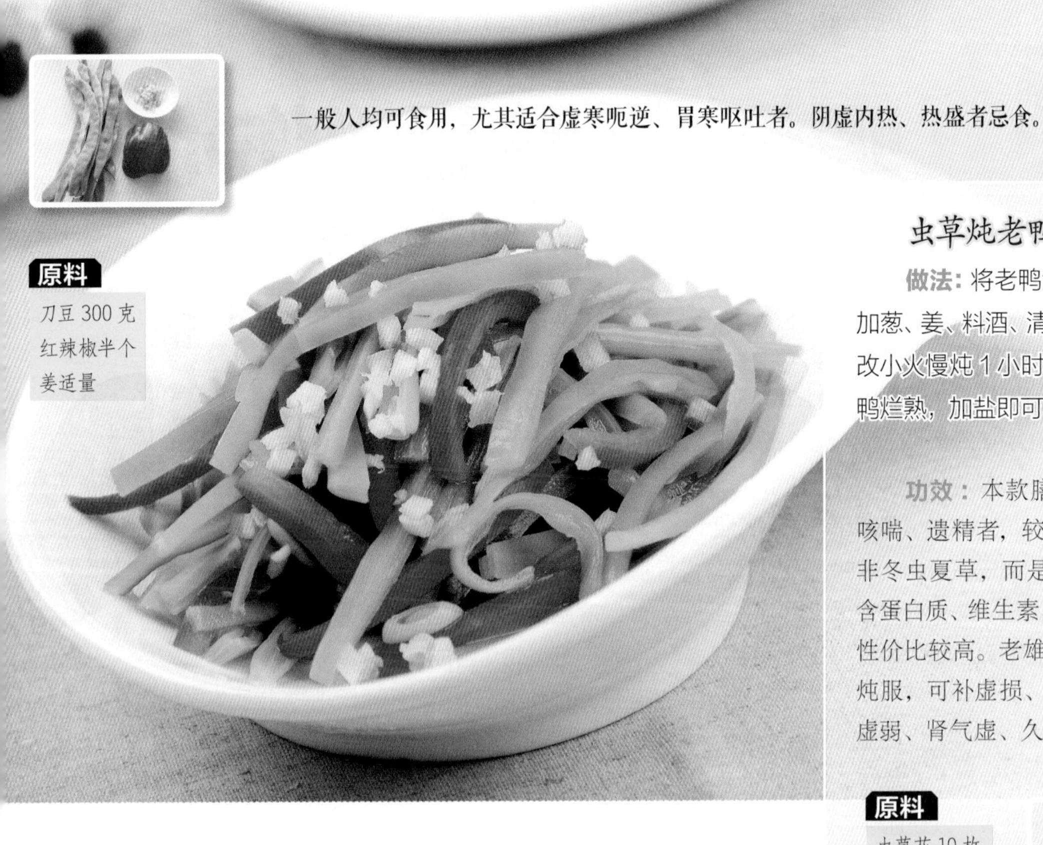

一般人均可食用，尤其适合虚寒呃逆、胃寒呕吐者。阴虚内热、热盛者忌食。

原料

刀豆300克
红辣椒半个
姜适量

▲姜末刀豆

做法：刀豆去头，切成条状，红辣椒切成和刀豆一样的条状，一起放入开水中烫熟后捞出。姜切末。将刀豆条、辣椒条、姜末放入碗中，加盐、味精、糖、麻油，搅拌均匀。食用时淋少许醋。

功效：刀豆具温中下气、止呕逆、益肾功效。生姜味辛性温，可温中散寒、发汗解毒、健胃止呕。现代研究表明，生姜所含的姜辣素具有抗氧化作用、多元酸人参萜三醇具有抗肿瘤作用。

◀鸡蛋杞子饼

做法：面粉加水调成面糊，鸡蛋打入面糊中，放入葱花、枸杞子，加少量盐、白胡椒粉、味精，拌匀。平底锅中倒入适量食用油，将搅拌好的食材慢慢倒入锅中，摊平。一面煎成形后，再煎另一面，待两面金黄酥脆即可出锅。

功效：枸杞子是家喻户晓的药食两用品，可滋补肝肾、益精明目。肾气虚者冬季多食枸杞子有一定的补益作用。历代医家对肝肾不足所致的视力下降、见风流泪、眼花目暗、两眼干涩等，常加用枸杞子，疗效甚佳。现代研究表明，枸杞子含有蛋白质、氨基酸、维生素，以及铁、锌、磷、钙等人体必需的营养成分，所含枸杞多糖有助改善新陈代谢、调节内分泌等。

虫草炖老鸭▼

做法：将老鸭洗净，去内脏，放入砂煲内，加葱、姜、料酒、清水，用大火烧开，撇去血沫，改小火慢炖1小时左右，加入虫草花，炖至老鸭烂熟，加盐即可。

功效：本款膳食对于肾虚所致腰膝酸痛、咳喘、遗精者，较为适宜。汤中所用虫草花并非冬虫夏草，而是一种菌菇，营养价值丰富，含蛋白质、维生素、碳水化合物等多种营养素，性价比较高。老雄鸭温阳补虚，与虫草花一起炖服，可补虚损、益肺肾、止咳喘，适合身体虚弱、肾气虚、久咳虚喘者。PM

原料

虫草花10枚
老雄鸭1只
葱、姜适量

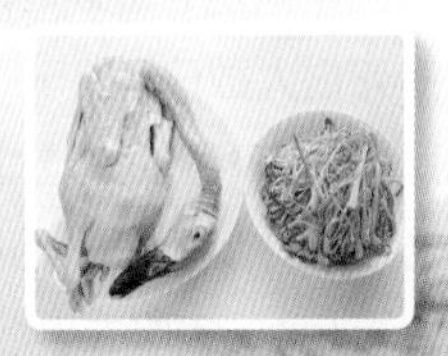

一般人均可食用，老年人及体质虚弱者尤为适宜。

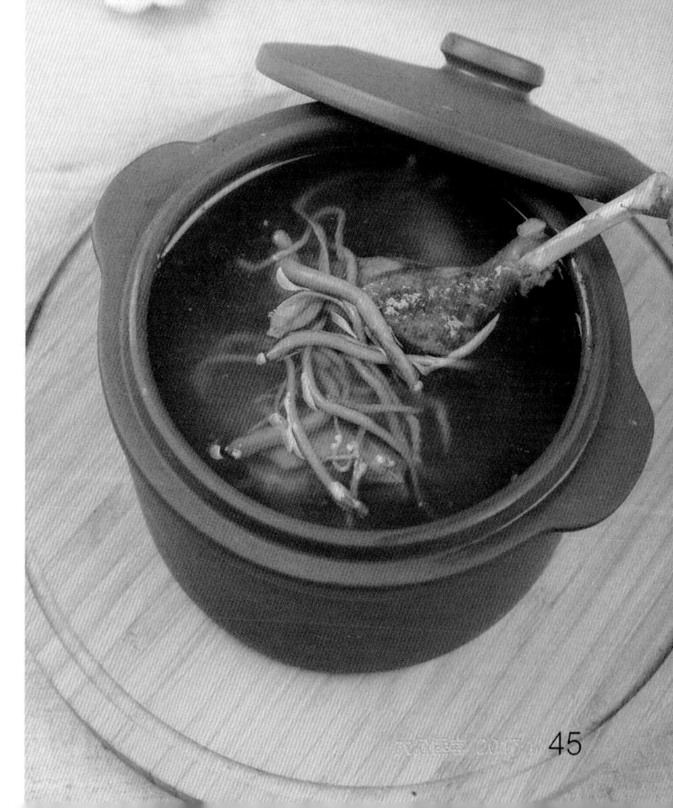

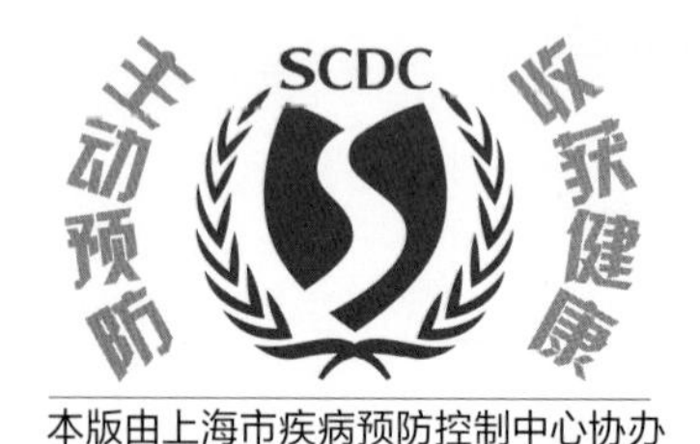

本版由上海市疾病预防控制中心协办

吸烟（包括主动和被动吸烟）是目前对人类健康的最大威胁。吸烟人群的死亡风险大于非吸烟人群，这是被反复证明的事实，也是国际上达成的共识。

吸烟 伤肺更“伤心”

上海市疾病预防控制中心慢性非传染病与伤害防治所慢病监测科
缪隼 鲍萍萍（副主任医师）

吸烟致死，“伤心”占主因

很多人只知道吸烟会导致肺癌、慢性阻塞性肺病等呼吸系统疾病，却没有意识到，烟草对于心血管系统所带来的损伤更为严重，会导致更多的死亡。

全球每100个因吸烟导致的死亡中，有35个是因吸烟引发的心血管病死亡，多于其他任何疾病。因此，吸烟引发的心血管病死亡才是吸烟引发的最主要死亡原因。目前，全球每年因吸烟导致的心血管病死亡人数高达169万，其中137万为男性，32万为女性。

2013年，上海市疾病预防控制中心在全市开展了慢性病及其危险因素监测，发现35岁以上人群每年因吸烟导致的心血管病死亡人数已达3503人，以缺血性心脏病和脑卒中（中风）为多。吸烟的心脑血管病患者的死亡率要比非吸烟患者高出46%！因主动吸烟导致的心血管病死亡占所有心血管病死亡的9%，因吸二手烟导致的心血管病死亡占3%。

吸烟引起的心血管病死亡多集中在35~54岁的中青年人，比该人群平均死亡年龄早14年！

吸烟“伤心”，通过三条道

吸烟是如何危害心血管的呢？主要通过以下三个途径。

1. 高血压

研究发现，吸烟者的高血压患病率显著高于不吸烟者，且随着吸烟量的增加而增加。当吸烟量大于15支/天时，会大大增加高血压的风险。

● 烟草中的尼古丁通过兴奋交感神经，使心率增快，心脏搏出量增加，升高收缩压。

● 烟草中的尼古丁会促使肾上腺释放大量儿茶酚胺等缩血管物质，引起小动脉血管壁痉挛，使血管变窄、血管阻力增大，从而升高舒张压。

● 吸烟促使机体分泌大量肾上腺素，可以引起血中胆固醇含量增高，胆固醇沉积形成动脉粥样硬化，使血管弹性降低、血压升高。

2. 动脉粥样硬化

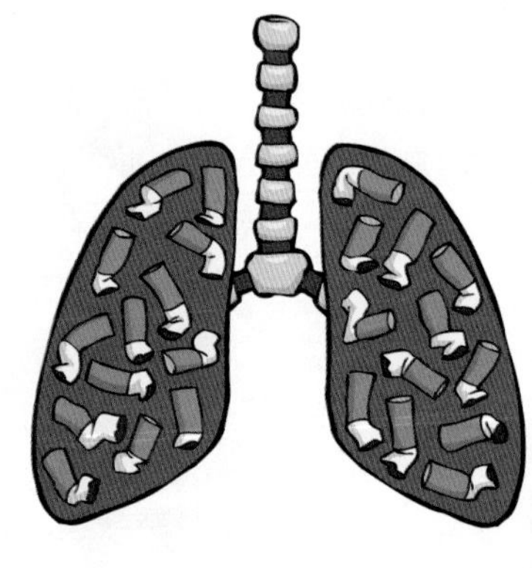

吸烟对人体血管内皮的损伤非常明显，烟草中尼古丁和一氧化碳能使游离脂肪酸增加，刺激肝细胞大量合成甘油三酯和极低密度脂蛋白胆固醇，并抑制肝脏微粒体合成高密度脂蛋白胆固醇，导致胆固醇等脂类物质集中附着在血管上，加速动脉硬化的发生和发展。

● 无论是主动吸烟还是被动吸烟，均可引起缩血管物质的释放增加。

● 不稳定的动脉粥样斑块一旦破裂或脱落，会在短时间内堵塞血管，导致急性心肌梗死或脑卒中，严重时可危及生命。吸烟者冠心病的发病率和病死率比不吸烟者高2~6倍。

3. 心功能损害

吸烟可以导致心脏功能下降，吸烟年限越长，对心脏的损害就越大。有研究发现，长期大量吸烟的健康成年人，在尚未出现有任何临床症状时，通过仪器检测，已提示其心功能发生了改变。

吸烟者的运动能力较非吸烟者明显降低，主要表现在运动的耐力、最大心输出量等心脏功能的下降。

控烟进展：2016年11月，上海市人民代表大会常务委员正式通过《上海市公共场所控制吸烟条例》修正案，将室内禁烟的范围扩大到所有室内公共场所、工作场所，同时增加了部分室外控烟场所。该条例将于2017年3月1日起正式实施。此举是对烟草暴露的进一步有效防控，也有助于提高个人自觉戒烟的意识，促进居民健康水平的提升。PM

关注上海市疾病预防控制中心，了解更多疾病防控信息。

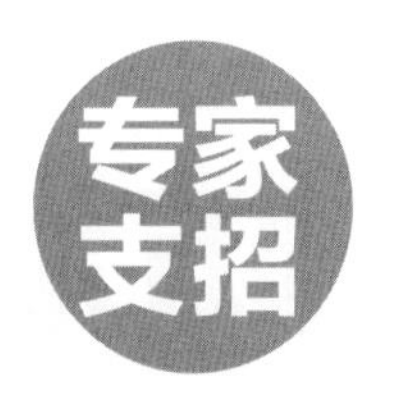

白领三大常见病“防治有道”

脊柱健康靠自己保护

同济大学附属同济医院骨科主任医师　程黎明

现代社会，人们的生活水平提高了，但脊柱健康却“退步”了。统计数据显示：长期伏案工作的人，颈椎病、腰椎病的发病率已达 15%，是非伏案工作人群的 4 ~ 6 倍。要保护脊柱，避免发生颈椎病和腰椎病，必须从保持良好姿势、养成健康的工作和生活习惯开始。

● **保持正确姿势**　站立位时，两侧膝关节轮流保持轻度屈曲位，可减少腰椎前凸程度，减少腰椎病的发生。不要长期伏案低头工作，工作一段时间后，应站起来走动，活动一下颈肩部，使颈肩部的肌肉得以松弛。坐姿应端正，自然端坐、颈肩放松、脊柱正直、两足着地、臀背有托、接触椅背、颈勿过屈、亦勿过仰。不睡软床，不要半躺在床上看电视。睡觉时取侧卧位，并保持髋、膝关节屈曲，对腰部最有利。枕头应选透气性好、中央略凹的；枕头不宜过高、过硬或过低，仰卧时枕高宜控制在 7 ~ 8 厘米，侧卧时枕高宜控制在 12 厘米左右；颈部应充分接触枕头并保持略后仰，不要悬空。

需要提醒的是，穿高跟鞋走路时，人体会通过使骨盆前倾、腹部前凸来保持身体平衡。年轻时肌肉发达，可起到一部分代偿保护作用；中年以后，肌肉力量下降，高跟鞋穿久了会引起腰痛，甚至引发腰肌劳损。

● **避免受凉、损伤和感染**　冬季外出时，应戴围巾或穿高领毛衣，防止颈部受寒。平时应避免猛抬重物、紧急刹车等危害脊柱健康的行为。进行剧烈运动或体育比赛前，应做好充分的准备运动。剧烈运动后，不宜立即用电风扇吹腰部或用冷水淋浴。积极治疗颈部感染和其他颈部疾病，也很重要。

● **加强颈背部、腰部肌肉的锻炼**　体操、球类活动、游泳、仰卧起坐、俯卧位“飞燕式”等运动，对增强颈腰背部肌肉力量、保持脊柱稳定性有一定帮助。

不必闻“甲状腺肿瘤”色变

复旦大学附属肿瘤医院头颈外科教授　嵇庆海

甲状腺是人体最大的内分泌器官，位于颈部甲状软骨下方、气管两旁，形似蝴蝶。近 20 年来，中国甲状腺肿瘤发病率呈明显上升趋势，近 10 年增长了约 4.6 倍，女性发病率比男性高 3 ~ 4 倍。另一方面，随着健康体检的普及，被查出甲状腺结节的人越来越多，很多患者因此焦虑不安，担心结节会癌变。实际上，甲状腺结节有很多种类，大多数都是良性的。即便被确诊为甲状腺癌，只要能够早期诊断、早期治疗，预后还是很好的，90%以上患者的生存期超过 10 年。

发现甲状腺结节，并非都要“一刀切”。良性甲状腺结节恶变的可能性小，可以考虑采用保守治疗，但要注意随访，随访周期一般半年为宜。若在随访过程中发现如下情况，应及时进行手术治疗：肿块压迫气管和食管，出现呼吸困难、吞咽困难；发生继发性甲亢；有癌变迹象；肿块大，进入胸骨后；肿块影响外在形象；因“惧瘤”而严重影响正常生活。

呵护乳腺，从改变不良生活方式开始

上海交通大学医学院附属仁济医院
乳腺外科教授　陆劲松

近年来，我国乳腺癌的患病率逐年攀升，无论农村还是城市。从年龄分布看，我国乳腺癌发病率从 30 岁开始就逐渐抬头，到 55 岁达最高峰。这也提醒我们，乳腺癌的防治工作应该从 30 ~ 35 岁开始。目前认为，有乳腺癌家族史、月经初潮年龄早、初产年龄晚、未哺乳、患有良性乳腺疾病、长期吃高动物蛋白质食物，以及长期应用外源性雌激素者，是乳腺癌的高危人群。值得注意的是，我国乳腺癌发病率近年来逐渐攀升，与不健康的生活方式有一定关系。要预防乳腺癌，首先应从改变不良生活方式开始。具体措施包括：①坚持轻中度体育锻炼；②坚持母乳喂养；③限制饮酒；④拒绝肥胖；⑤戒烟；⑥忌大鱼大肉，尤其是油炸、高胆固醇食品；⑦多吃蔬果，常饮绿茶，适当多吃豆制品。PM

我是一名冻疮患者。每年冬天，手背上、脚上和耳朵上都会出现冻疮，发痒、发痛。天气一暖和，就都好了。听人说，这是“冻疮体质”所致，真的吗?

浙江　吴女士

冻疮年年发，怎么防治

上海市皮肤病医院中医科　唐苏为　谢韶琼

真有“冻疮体质”吗

随着天气转冷，很多人身体暴露部位会出现冻疮。临床发现，冻疮的发生确实与个人体质有一定关系，还与年龄、性别有关，当然还与环境有关。

❶ 儿童少年易患

研究发现，儿童以及少年非常容易发生冻疮，青壮年相对来说发生概率减少，老年人最不容易发生冻疮。这是因为，儿童和少年接受寒冷刺激以后，皮下小血管收缩反应比成年人，特别是比老年人强得多。换句话说，在寒冷的刺激下，儿童和少年的皮下血管会发生痉挛性收缩，导致血液淤滞、局部组织营养不良，容易发生损伤；老年人的皮下小血管对寒冷的刺激不敏感，不易生冻疮。

❷ 女性比男性易患

女性比同年龄的男性容易生冻疮，因为女性皮肤对寒冷的抵抗力低。

❸ 体质不佳也易患

体质强弱以及血液循环状况好坏，与冻疮的发生有密切关系。患心脏疾病、血管疾病和末梢血液循环功能差的人，其局部皮肤对寒冷的适应性、耐受性和抵抗力差，经不起寒冷的刺激，容易发生冻疮。长期站立、缺乏活动、衣服窄小、营养不良及过度疲劳者，也容易发生冻疮。

❹ 潮湿环境易致冻疮

潮湿的空气会明显加重寒冷对皮肤的影响和危害，促使冻疮形成。

警惕“亚冻伤”

亚冻伤是冻疮的早期表现，主要表现为外露部位（如面部、耳朵、四肢）出现冷、硬和发白的症状，24小时内出现脱皮或水疱。这时还没有造成不可逆转的损伤，如果立即干预，有望防止冻疮加重。这时候，应马上去暖和的室内。如果衣服湿了，应立即换上干衣服。把被冻伤的部位浸泡在温水（37.7~40.0℃）中，不要用热水，以免被热水灼伤。或者用温毛巾敷在冻伤的地方，保持至少30分钟。不要揉搓被冻伤的皮肤，以免对组织造成进一步的伤害。不要试图使冻伤皮肤温度上升而使用暖宝宝、取暖器或炉子，以免导致皮肤温度过高，甚至灼伤皮肤。

冻疮中晚期：要及早就医

冻疮中期表现为：皮肤变硬、皮肤表面很有光泽或者呈蜡状，当皮肤变软后，会出现水疱或血疱；晚期则表现为皮肤很硬，摸起来很凉，皮肤颜色很快变深，可能有点发蓝，最后变为黑色。如果出现了上述表现，患者应立即就诊。

中医治疗冻疮有一定特色

中医根据临床表现，结合患者体质，将冻疮分为血虚寒凝型、阳虚寒凝型、阳郁血凝型、血气凝滞型、脾阳不足型，治疗上也各有侧重，通过口服中药内调，结合中医外治法，如熏洗法、涂擦法、针灸法等，能有效减轻临床症状，减轻患者痛苦。

预防冻疮，耐寒锻炼最关键

预防冻疮的关键是进行耐寒锻炼。从秋末冬初开始，循序渐进地用冷水浸泡往年常生冻疮的部位，如手和脚。每天尝试浸泡半小时，以后逐渐增加到一小时，随后在易受冻部位搽上凡士林或其他油脂类以保护皮肤。

同时，患者还要注意局部保暖，如冬天外出时要使用口罩、手套、防风耳套、围巾等，鞋子不宜过紧。此外，还可以从食物上进行“温补”，适当吃些牛肉、羊肉等温性食品，增强身体的耐寒能力。平时，经常按摩手、足及耳朵等部位，促进这些器官的血液循环。有条件者，还可以辅以物理治疗，比如在入冬前用紫外线照射以往患冻疮的部位，可起到一定预防作用。PM

冻疮年年发，可考虑“冬病夏治”

“冬病夏治”是中医“治未病”特色疗法之一。中医认为冻疮主要是平素阳气虚弱，受冬季寒邪侵袭过久，耗伤元气，以致气血运行不畅，气血凝滞于脉络。治当温通散寒、补阳活脉。故在自然界阳最盛的夏天三伏季节温阳、散寒、活血，可收预防冬季冻疮复发之效。方中可包括艾叶、干红辣椒、陈年干冬瓜皮等，几种药合用外洗冻疮发病部位。

生活实例

黄老师是一位教龄接近三十年的中学数学老师，身体健康，学校每年安排体检，检查结果都没问题。可是这次，她刚过完五十岁生日，体检报告却提示血脂偏高，建议去医院复诊。

黄老师心里犯起了嘀咕：为了保持运动量，最近几年都坚持走路上下班，体形也不胖，平时饮食有度，血脂怎么莫名其妙升高了呢？会不会体检搞错了？她怀着忐忑不安的心情，找到了她以前的学生、现在从事心内科工作的小张医生。

小张医生耐心听黄老师讲完了心中的疑惑，问了一个貌似风马牛不相及的问题："您的月经还正常吗？"黄老师很奇怪，怎么心内科医生会关注这个？不过她还是如实回答："我已经绝经两年多了。"

小张医生向黄老师解释，女性在绝经前后，血脂水平可能发生一定变化。

血脂突变在"更年"

复旦大学附属中山医院心血管病研究所主任医师 程蕾蕾

人体的血脂，指的是血清中胆固醇、甘油三酯和类脂(如磷脂)的总称。临床医生和病人最为关注的血脂指标，是总胆固醇、甘油三酯以及低密度脂蛋白胆固醇浓度。医学研究已经证实，血清低密度脂蛋白胆固醇以及总胆固醇浓度升高，会引发动脉粥样硬化，而动脉粥样硬化是冠心病和脑梗死等危重心脑血管病变的罪魁祸首。血清甘油三酯浓度也不容小觑，甘油三酯轻至中度升高时，冠心病的危险性就会增加；重度升高时，会伴发极其凶险的急性胰腺炎。

高脂血症的危害有目共睹。但在我国，血脂异常现象没有得到很好的控制。参照《中国成人血脂异常防治指南(2016年修订版)》，我国每20名成人中，就有1人患有高胆固醇血症，每8人中，就有1人甘油三酯偏高。中国成人血脂异常总体患病率超过四成，比例十分惊人。这些数量庞大的病人中，相当一部分对自己的血脂异常毫不知情。

血脂异常，与不良生活方式有关

血脂异常的原因很多，不良生活方式(如高热量、高脂肪、高糖饮食，过度饮酒)、肥胖等因素显而易见会引起血脂异常。此外，糖尿病、肾功能衰竭以及肝脏疾病等也会导致继发性血脂异常。不过，很多人不太了解的是，部分高脂血症是由于单一或多个基因突变所致，患者具有明显的遗传倾向。这些病人即便管住嘴、迈开腿，也需要服药控制血脂。

血脂异常，与年龄、性别也有关

值得注意的是，血脂水平随年龄和性别各有不同。血清总胆固醇水平常随年龄增长而上升，但70岁之后不再上升或有所下降，同年龄的中青年女性低于男性。但是，女性绝经之后，总胆固醇水平往往反而较同年龄男性高。事实上，像黄老师这样体形不胖、生活方式健康的女性，绝经后血脂突然升高并不少见。

这是因为，女性绝经前后性激素波动，雌激素水平逐渐降低，除了出现一系列以自主神经系统功能紊乱为主、伴有神经心理症状的症状之外，血脂也会升高，雌激素对心血管相关的保护作用随之削弱。育龄女性的高雌激素水平，能控制血脂、保护心血管系统，故中青年女性冠心病、心肌梗死的危险性仅为同龄男性的一半都不到。

绝经后血脂易升高，可服药治疗

不过，对于绝经后的血脂变化也不用过于担忧。虽然绝经后女性血脂异常、冠心病等心脑血管病发病率攀升，但可以积极采取有效防治措施。在坚持健康饮食、规律运动、远离烟草和保持理想体重的基础上，绝经后女性应每年检测血脂水平，若发现血脂升高，应在医生指导下规范服药治疗，预防心脑血管疾病的发生。PM

专家简介

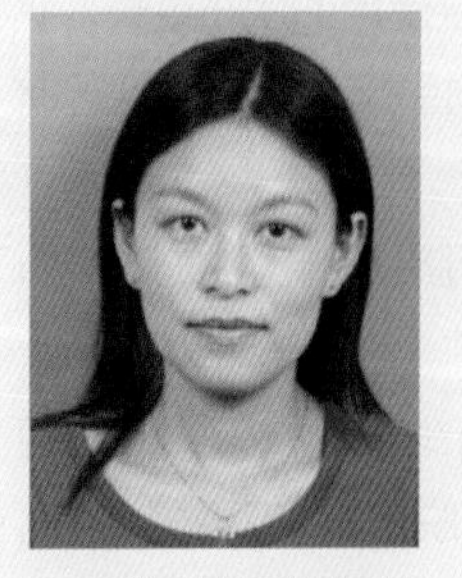

程蕾蕾 复旦大学附属中山医院、上海市心血管病研究所主任医师，硕士生导师。擅长疑难心血管疾病的超声诊断，以及高血压、高脂血症、冠心病、心肌病等心血管疾病的诊治。研究方向为肿瘤化疗及放疗后心血管损伤的诊断与治疗，在采用心脏超声无创检测心功能方面经验丰富。

专家门诊：周三上午(心脏超声)，周四下午(心内科)

随着一声响亮啼哭，一个小生命诞生了，面对这个有着自己基因的小生命，新手父母顿觉无限喜悦，同时更多的是突然有责任感了，对宝宝的健康十分关注，宝宝的一个喷嚏、一声打嗝都可能成为非常话题。真可谓“一个孩子全家宝，照料孩子全家忙”。怎样照料新生儿，才能专业细致、不慌不忙呢？

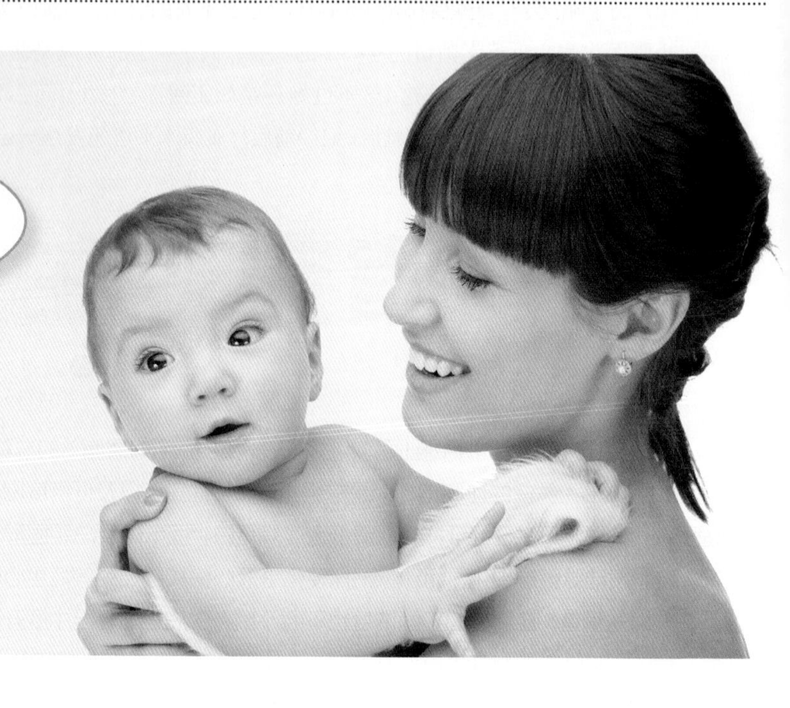

新生宝宝护理7大要点

上海交通大学医学院附属第九人民医院儿科
副主任医师　林　珍

1.脐部护理

一般情况下，早孕期首次超声检查可在孕6~8周进行。

分娩断脐后，脐带残端逐渐干枯，变细、变黑，一般于出生后3～7天在脐部皮肤与脐带交界处脱落。脐带脱落后1～2天，脐窝可稍潮湿，但其周围皮肤正常。新生宝宝的脐部护理要点包括以下几方面。

● **脐带脱落前**

❶**干燥与清洁**　干燥、清洁是新生宝宝脐带能尽快脱落的重要环节。即使是在炎热的夏季，也要保证宝宝脐部干燥。宝宝出汗或洗澡后，要用消毒卫生棉球或纱布擦去宝宝脐部水分，特别应注意脐带根部不能存水。

❷**不要让尿布遮住脐带**　如果宝宝使用的尿布过长，遮住了脐带，势必会造成湿热环境，极易引起感染，并推迟脐带脱落时间。

❸**每日细致观察**　观察内容包括：脐带有无出血、红肿，脐带根部有无肉芽组织形成。

● **脐带脱落后**　脐窝内常常会有少量渗出液，此时可用75%的医用酒精擦拭脐窝；在脐带脱落、创口未愈之前，应避免爽身粉的局部刺激，否则，脐部在异物刺激下易发生慢性炎症，形成脐肉芽肿，常表现为小的樱桃红色肿物，表面有分泌物，经久不愈；如果脐窝有脓性分泌物，周围皮肤有红、肿、热时，常常提示脐部有感染，最好立即去医院请医生诊治。有些宝宝，尤其是早产儿，脐带脱落后，肚脐处会有一个向外突出的圆形肿块，在哭闹、咳嗽、排便时更明显，这就是“脐疝”，需适时就医。

2.皮肤护理

新生宝宝的皮肤十分娇嫩，角质层很薄，皮下毛细血管特别丰富，而防御功能很差，很容易受汗液、大小便、灰尘、奶汁的刺激而发生炎症，一旦皮肤破损，细菌便会乘虚而入，导致全身感染，甚至危及生命。因此，新生宝宝的皮肤必须保持清洁，应勤给宝宝洗澡。宝宝用的毛巾、衣物、尿布、盖被等，最好用细软的棉布制作，并保持清洁，以免损伤和污染皮肤。

3.眼、耳、鼻护理

● **眼**　新生宝宝的眼部一定要保持清洁，每次洗澡、洗脸时要先将眼睛部位擦洗干净，平时也应注意及时将宝宝眼睛内的分泌物擦去。如果眼部分泌物较多，可滴妥布霉素眼药水，每眼每次滴一小滴，每日3次，如滴药2~3天后仍有分泌物，就应请医生诊治。如果发现有睫毛倒向眼内，可用消过毒的手将眼皮轻轻拨开，使睫毛离开眼球即可。

● **耳** 新生宝宝耳道内会有污垢，主要是乳汁或眼泪流进所致，出现这种情况可用卫生棉签轻轻探进宝宝耳内，然后慢慢旋转。这种方法一般能将污垢粘出来，但要注意不能将卫生棉签探入耳朵深部，操作时要将宝宝的头固定好。

● **鼻** 新生宝宝只用鼻子呼吸，鼻一旦被堵就会影响呼吸，所以要经常为宝宝取出鼻垢、鼻涕。可用卫生棉签在宝宝鼻内转动，以清除污垢，但不可过深，也要固定住宝宝的头以防乱动。

4.臀部护理

● **选好尿布** 要选用细软、吸水性强的纯棉布来制作尿布，最好用白色或浅色的布，以便观察大小便性状。不要用塑料布等不透气的材料包在尿布外面，也不要用卫生纸垫在尿布里面，否则会妨碍湿热散发，增加对皮肤的刺激。

● **勤换尿布或尿不湿** 宝宝尿湿后要尽快更换干净尿布或尿不湿。换下的尿布要用中性洗涤液清洗干净，并用开水烫或煮一下，在阳光下晒干再用。

● **常洗屁股** 宝宝大便后，最好用温水洗净屁股，宝宝腹泻时更应注意。洗净擦干后，可涂适量护肤油剂，保持宝宝屁股干爽。

5.体温护理

新生儿的体温调节中枢发育尚不完善，皮下脂肪层较薄，对外界温度变化比较敏感，既可能因过冷造成体温过低，也可能因环境温度太高而体温升高。过度保暖，环境温度升高，会使新生儿发生高热（体温可达 40℃），继而大量出汗，使体内液体大量丢失，出现脱水、酸中毒、缺氧、脑水肿等一系列表现。如果过热环境没有得到改善，新生儿的病情会进一步恶化，可发生脑瘫、智力障碍、癫痫或死亡。可见，保暖不宜过度，否则危害极大。家长可根据室温、宝宝的状态等判断保暖是否恰当。

● **保持适宜室温** 室内温度最好保持在 22 ~ 24℃，通风良好。

● **衣被不宜太厚** 原则上以宝宝面色正常、四肢温热且全身无汗为宜。如果宝宝脸上有汗、体温超过 37.5℃（无疾病时）且有不安、烦躁等异常，表示保暖过度，应减少衣被或松开包裹。如果宝宝手脚发冷、体温在 36℃以下，表示保暖不足，应适当升高室温，加衣被或采取其他取暖措施。

6.减少吐奶

新生宝宝吐奶现象较为常见，因为宝宝的胃呈水平位，容量小，连接食管处的贲门较宽，关闭作用差，连接小肠处的幽门较紧，而宝宝吃奶时又常常吸入空气，奶液容易倒流入口腔，引起吐奶。宝宝吐奶之后，如果没有其他异常，一般不必在意，以后会慢慢好转，不会影响生长发育。宝宝吐的奶可能呈豆腐渣状，那是奶与胃酸起作用的结果，也是正常的，不必担心。但如果宝宝呕吐频繁，且吐出黄绿色、咖啡色液体，或伴有发热、腹泻等症状，就应及时去医院检查了。

其实，只要注意以下两方面问题，就可以预防或减少宝宝吐奶。

● **采用合适的喂奶姿势** 尽量抱起宝宝喂奶，让宝宝的身体处于 45 度左右的倾斜状态，让胃里的奶液自然流入小肠。这样，宝宝吐奶概率会比躺着吃奶小。

● **喂奶完毕让宝宝打个嗝** 喂完奶后，把宝宝竖直抱起，让宝宝的头靠在大人肩上，轻拍宝宝后背，让宝宝通过打嗝排出吸奶时一起吸入胃里的空气，这样就不容易吐奶了。

7.预防感染

由于新生儿免疫功能不健全，抵抗力低，细菌很容易从皮肤、黏膜、脐带残端、呼吸道、消化道等处侵入新生儿体内而致感染。而且感染后不易局限，常扩散而发生败血症等，可造成严重后果。因此，预防新生儿感染非常重要，主要应注意以下几点。

● 新生宝宝居室必须有充足的阳光，容易通风，空气要新鲜，要温暖舒适。打扫房间时，最好先洒水或用湿拖布擦地，以免尘土飞扬。

● 应尽量少让亲戚、朋友来探望新生宝宝，特别是患有感冒或各种传染病的人，更不应接触新生儿。

● 奶瓶、奶嘴等用具要每日消毒，每次使用后用开水清洗，奶嘴不要用手抓摸，吃剩的奶最好不要再给宝宝吃，必要时应再次煮沸。

● 接触新生宝宝的人一定要保持手部洁净，接触前及换尿布后，要用肥皂及清水洗手。千万不要在接触自己的鼻孔、口腔或面部后就用手去摸新生儿，这样做会把细菌带给宝宝。

● 要避免面对新生宝宝谈笑、咳嗽，也不要亲吻宝宝面颊部，以防造成感染。

● 给新生宝宝换尿布、穿衣服、洗澡时，均应注意保暖，避免受凉。PM

人在旅途 消化道最脆弱

上海交通大学附属第一人民医院消化科 陈柳莹 陆伦根（主任医师）

人在旅途，常常发生身体不适。研究发现，约 75% 到热带地区及 47% 到非热带地区旅游的游客会出现不适，其中到热带地区的游客最常见症状为腹泻（34%）、便秘（14%）、上呼吸道不适（11%）及失眠（11%）。美国针对旅行相关疾病监测系统的统计报告显示，1997 ~ 2012 年旅行相关疾病诊断中最常见疾病为急性腹泻（22%）及非腹泻性消化道不适（15%），最常见诊断为消化道不适，相关诊断有不明原因急性腹泻（8%），急性细菌性腹泻（5%），感染后肠道易激综合征（5%）及不明原因慢性腹泻（3%）。可见，腹泻、便秘等消化道问题是最常见的旅行困扰。

许多人认为，这些消化道问题是由“水土不服”导致。所谓的“水土不服”，是指初到一个地区，由于自然环境和生活习惯的改变，暂时未能适应而出现的各种症状，如食欲不振、呕吐、腹泻、月经不调或皮肤痒痛等。其根本原因是，由病毒、细菌等引起的肠道感染，环境、气候及饮食结构改变引起的肠道菌群失调，精神、心理、过敏等因素引起的肠道易激惹。

4 种常见旅途消化道不适

旅途中发生的消化道问题通常不严重，有时是自限性的，可先观察，口服自备药物缓解症状。如果症状持续不缓解，应尽早就医。

● **腹泻** 腹泻一般症状轻微，每天 3~4 次不成形大便，持续约 3 天，只有约 10% 的腹泻旅客需就诊，3% 需住院治疗。发生腹泻者，应保证充分的液体摄入，可单服洛哌丁胺止泻，一次大量或少量多次口服喹诺酮类或大环内酯类抗生素抗感染。

● **便秘** 出现便秘，应多食蔬菜水果，可适当选用胃肠道促动力药（莫沙必利）或润滑型（甘油、植物油等）、容积型（羧甲基纤维素钠、乳果糖等）泻药。

● **腹胀** 发生腹胀者应尽可能少摄入易产气的食物，如高糖食物、豆类或牛奶等。可应用胃肠促动力剂，酌情使用导泻剂。

● **消化不良** 有餐后不适、上腹部疼痛、嗳气、恶心、呕吐等功能性消化不良表现者，应注意保持愉快心情和良好心境，避免油腻及刺激性食物，避免暴饮暴食，戒烟，戒酒，同时进行对症治疗。

3 类特殊人群要注意

● **婴幼儿** 婴幼儿出现旅行相关消化道不适时，症状往往更严重，持续时间更长，腹泻常常伴随发热及血性大便。腹泻儿童发生脱水的风险很高，应更加积极地补液。不宜进行常规抗感染治疗，若怀疑存在细菌感染，可酌情应用抗菌药，阿奇霉素是治疗儿童旅行相关腹泻的首选抗生素。

● **老年人** 老年人，特别是合并糖尿病、心功能不全或肾功能不全的老年人，若在旅行中出现消化道不适，危险性会增高。腹泻引起的电解质紊乱及脱水会加重原有疾病，应尽早进行针对腹泻的对症治疗和针对原有疾病的治疗。

● **孕妇** 因胃酸分泌降低及肠蠕动减慢，孕妇在旅行期间容易出现旅行相关消化道不适。若发生腹泻，不宜使用枸橼酸铋钾及氟喹诺酮类药物，可适当选择阿奇霉素进行治疗。

5 项注意，呵护消化道

● 旅游前和旅游时要保证充足睡眠，行程安排得当，避免过度疲劳、精神紧张。

● 旅行过程中注意饮食及饮水卫生，尽量维持原有的饮食习惯及结构。

● 了解旅游目的地多发旅行相关疾病情况及其预防措施。

● 随身携带口服药，如喹诺酮类抗生素、大环内酯类抗生素、肠道菌群调节药、退热药等。

● 婴幼儿、老年人、孕妇等，可于旅行前进行专业咨询。PM

克服社交焦虑：莫为担忧而担忧

✍江西师范大学心理学院
刘明矾（教授） 江 莹

生活实例

小A是一名21岁大三女生，与人交往时紧张害怕，为此非常苦恼。她很担心自己这种焦虑不安的样子被人察觉，因此总是尽量避免和他人打交道，这给她的学习和生活带来许多困扰，也使她失去了很多机会。小A从小生活在单亲家庭，性格比较内向，小时候一直只关注学习，朋友很少。她觉得她单亲家庭肯定会被别人歧视，而且自己不善交际，身材矮小，也不漂亮，以后不会有好的工作和婚姻。小A觉得自己“不讨人喜欢”，即使朋友对她的评价并不差，她还是会有很多担心，害怕“尴尬”和“丢脸”，也担心被拒绝或冒犯他人……

心理医生提示

小A正被社交焦虑症所困扰。社交焦虑是与人交往时觉得不舒服、不自然、紧张甚至恐惧的情绪体验。青春期和青年早期是社交焦虑多发期，患病率随着年龄增长而降低。社交焦虑可导致社会隔离、职业功能受损，也会伴发其他精神障碍，如抑郁，对大部分患者的升学、就业、恋爱、婚姻造成极大影响。导致社交焦虑的病因有很多：①生物因素，如遗传基因；②环境因素，如不愉快的社会经历、直接或间接的挫折或创伤经历等；③心理因素，如敏感多疑、内向退缩的性格，消极自我评价等；④中间因素，如对不确定性的忍受力和“为担忧而担忧”等。

特征1：不确定性忍受力较低

心理学家发现，社交焦虑者常具有较低的对不确定性事件的忍受力。不确定性忍受力较低的人在面对不确定性结果时，会产生灾难化想象，并认为在“灾难”还没来临之前就需要想办法应对或逃避，这往往会给他们带来很大心理压力。案例中的小A还没有工作和恋爱（具有不确定性），就认为自己不会有好的工作和婚姻。由于对这种不确定性的忍受力低，就担心会遭遇“尴尬”“丢脸”“被拒绝”等一系列问题。即便这些问题还没发生，或发生可能性小，她还是非常担心，并因此尽可能回避与他人交往。

特征2：为担忧而担忧

社交焦虑患者还会“为担忧而担忧”。有外国心理学家将担忧分成Ⅰ型担忧和Ⅱ型担忧。Ⅰ型担忧是指对具体情境的担忧，如对人际关系的担忧、对考试的担忧等，这种担忧是大多数人都会经历的担忧。Ⅱ型担忧则是在经历一系列Ⅰ型担忧后，由于心理作用而形成的一种“对担忧的担忧”，就是对担忧的敏感性增强，会更多地注意到“让人担忧的信息”，并产生更多和更强的焦虑。大部分社交焦虑患者都存在Ⅱ型担忧，小A就是这样。她对社交活动感到担忧和害怕，反复产生消极的想法；而一旦这些想法占据她的大脑，她就更加无法采取积极的应对策略，认为自己对社交活动“无能为力”，变得更加忧心忡忡，逃避与人交往。

5条建议，克服社交焦虑

❶ **别太在意别人的看法** 社交焦虑非常常见，并不可怕。社交焦虑患者常常过度夸大了他们面临的困难和情境。有心理学家认为，一个人希望在别人心目中形成良好印象时，即会感到紧张不安，甚至恐惧。假如持有的想法是“不论别人对我有什么看法，我一概不在乎”，就不会紧张和害怕了。

❷ **接受不确定性** 人生是无法设计的，变数和偶然随处可见。社交焦虑患者要生活在“此时此地”，不要过度担忧还未发生的事情。对生活要保持足够的开放心态，保持好奇心和勇气，坦然接受交往中的“不确定性”。

❸ **顺其自然，避免“为担忧而担忧”** 担忧就像一个弹簧，你越按它，它就弹得越高。越是担心与人交往过程中会遇到困难，便越难在交往中使用有效的应对策略。再者，“金无足赤，人无完人”，哪有十全十美的人和结果？与人交往中，要放松自己，把注意力从自己身上转移到他人和情境中去。

❹ **行动是焦虑的抑制剂** 实际上，焦虑每个人都会有，而健康人会用建设性的行为把焦虑控制在较低的水平。社交焦虑的人更要在实际的交往中体验和感悟，实际的情况往往不是想象的那么糟糕。

❺ **适当服用药物** 药物可以缓解各种原因引起的焦虑和紧张。如果无法应对焦虑，社交焦虑患者可以求助于精神科医生，进行适当药物治疗。PM

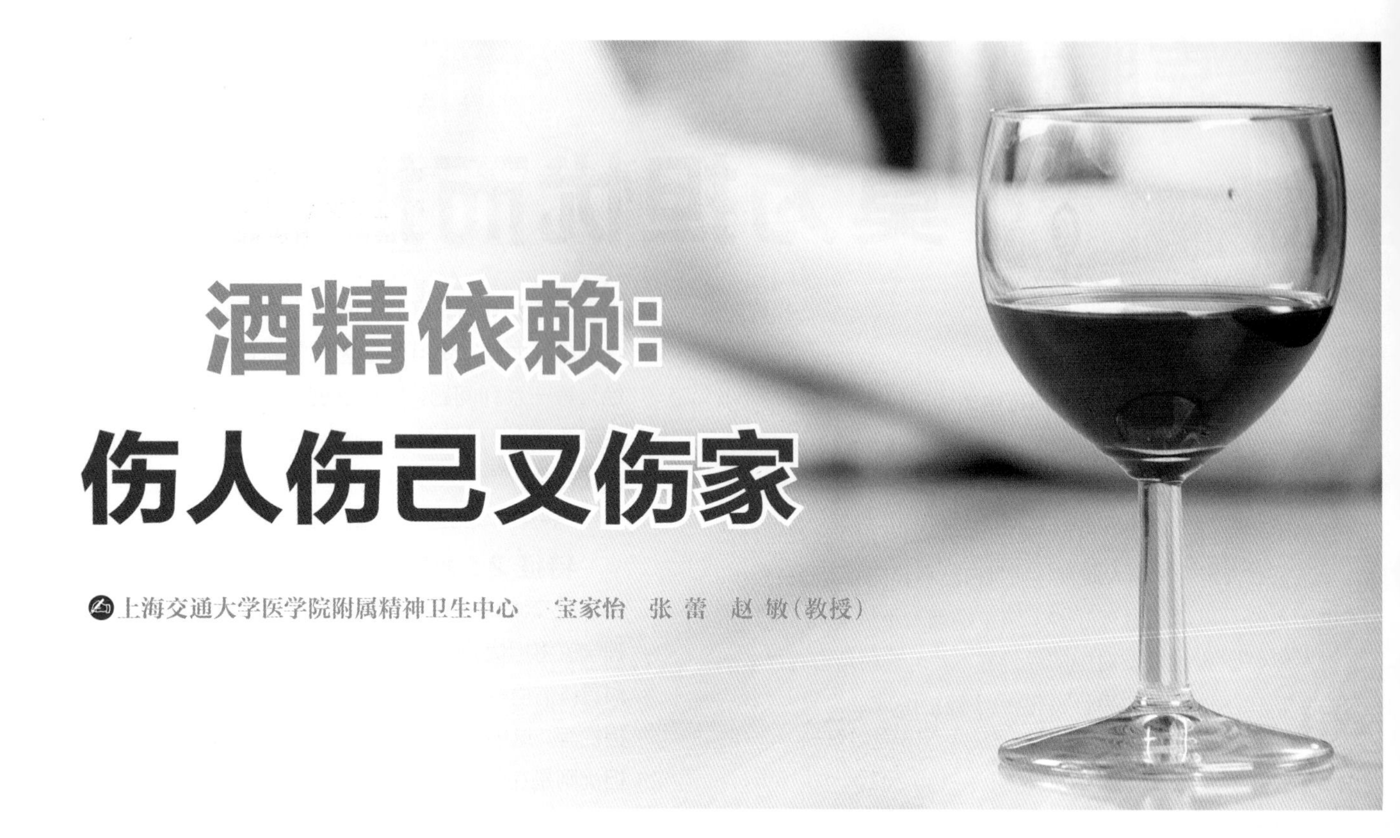

酒精依赖：伤人伤己又伤家

上海交通大学医学院附属精神卫生中心 宝家怡 张蕾 赵敏（教授）

生活实例

老张之前一直有少量饮酒习惯，8年前开始大量饮酒。他早晨起床后的第一件事就是喝酒，每日必醉，每天能喝1瓶多白酒。家人发现其日渐消瘦且生活懒散，原本较为开朗的性格变得暴躁而孤僻，对家中事务也不再关心……开始时，老张对家人的劝说尚能口头接受，后来则发展至所有钱财全部花在酒上，与家人多次发生冲突。无奈之下，家人和亲戚朋友带着老张来做心理咨询。

医生检查后，发现老张已有酒精依赖的典型临床表现，包括以下几方面：①耐受增加，越喝越多；②有固定饮酒习惯，并有早晨饮酒的习惯；③长期饮酒使老张出现冲动、自私等人格特点。医生最终诊断老张患有酒精依赖症，并建议他住院治疗。

酒精依赖：越喝越能喝并非好事

酒精依赖是由于饮酒所致的对酒精渴求的一种心理状态，如果饮酒时间和数量达到一定程度，饮酒者则无法控制其饮酒行为，并出现躯体耐受或戒断症状。酒精依赖的常见临床表现包括：①强迫性饮酒体验，依赖者自知不能停止饮酒，否则会出现强烈的身体不适（戒断症状）；②躯体依赖，只有酒精存在，依赖者的中枢神经系统才能正常工作；③精神依赖，即心理渴求，伴随躯体依赖的出现而不断加重；④耐受性，越喝越多，“以前喝醉的量现在不醉了”；⑤固定的饮酒模式，依赖者必须定时饮酒以避免出现身体不适。

酒精依赖会对个体健康造成损伤：①损伤消化系统，导致胃炎、胃溃疡、胃出血以及肝脏损伤；②损伤神经系统，导致站立或走路不稳、说话口齿不清等；③损伤心血管系统，导致心律失常、高血压等疾病。除了躯体损害，酒精依赖还对个体的心理和社会功能造成损害。由于酒精依赖者容易变得暴躁不安、焦虑等，所以会影响其家庭和睦与社会交往。

饮酒成瘾的3个现象

有研究者对150例住院酒精依赖患者和正常人进行对比。结果发现以下几个现象：

● 多疑、偏执个性的酒精依赖患者更难接受自己对酒精有错误认知的现实，难以意识到自身的饮酒问题。

● 长期饮酒会损伤患者的认知功能，从而影响其对自身饮酒问题的认识。

● 受教育程度高的人相对更容易认知到酒精的危害。

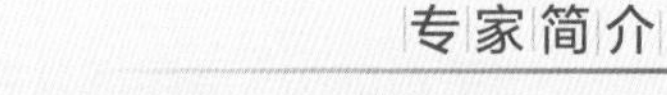

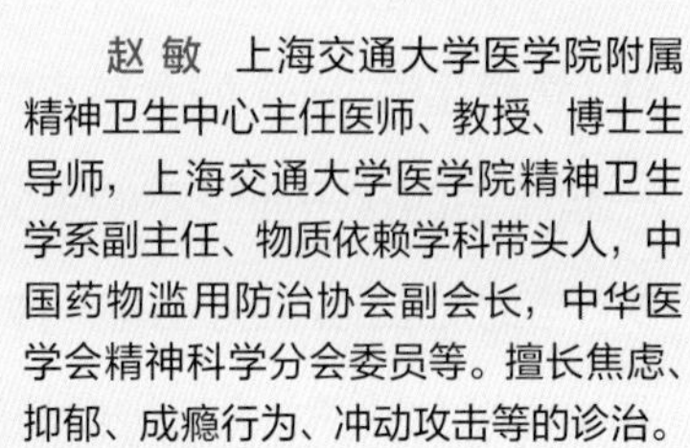

赵 敏 上海交通大学医学院附属精神卫生中心主任医师、教授、博士生导师，上海交通大学医学院精神卫生学系副主任、物质依赖学科带头人，中国药物滥用防治协会副会长，中华医学会精神科学分会委员等。擅长焦虑、抑郁、成瘾行为、冲动攻击等的诊治。

心理咨询特需门诊：周二下午

酒精依赖：让性格发生改变

长期饮酒会使酒精依赖者的人格发生持久性改变，行为模式明显不同以往或者偏离常态。主要表现在以下几个方面。

● **情绪不稳定** 酒精依赖者容易紧张和焦虑，情绪高涨和低落、负性情绪状态间或出现，甚至发展为情绪障碍。

● **敏感、猜疑心重** 酒精依赖患者会变得敏感，疑心也会加重。例如，有的酒精依赖者会无端怀疑自己的配偶有外遇、出轨，并因此引发家庭冲突和纠纷。

● **冲动** 长期饮酒导致大脑皮层抑制功能障碍，使酒精依赖者的自我控制能力下降，不仅运动功能明显受损，走路摇摆不定，往往还会出现言行紊乱。酒后伤人、酒后犯罪情况屡见不鲜。

● **以自我为中心、自私** 酒精依赖者“以自我为中心”，也可以理解为以“酒”为中心。酒精依赖者多有藏酒的情况，为了达到饮酒目的而想方设法。而对于自己本应承担的工作、家庭责任则失去兴趣，生活重心逐渐地聚焦于饮酒。

● **反社会人格** 酒精依赖者会逐渐回避社会交往，表现出对社会的淡漠和敌意。由于暴躁、偏执的性格，他们的人际关系通常较差，容易诱发负性情绪，而后又通过复饮来逃避问题，进入恶性循环。

酒精依赖怎么治疗

传统的酒精依赖治疗可以分为急性期治疗和恢复期治疗。急性期治疗的主要目的是控制戒酒带来的严重躯体戒断症状，恢复期的目标是避免复饮。

已经达到酒精依赖诊断标准的患者，急性期治疗应在正规医疗机构进行。患者此时的戒断动机较差、服药依从性不高，医护人员会根据患者的情况采取更有针对性的治疗措施，包括观察药物反应、及时调整药物剂量、控制强烈的戒断反应（比如焦虑、失眠，甚至癫痫等）。

恢复期治疗可在家庭或者医疗机构中进行。这一阶段中，如果有来自家庭或者社会的支持，将对患者保持戒断状态有重要的促进作用。家庭成员要对患者有更多的理解、监督与支持，关心患者的情绪变化，避免其在压力来临、节日庆祝或者饮酒相关线索出现时复饮。另外，嗜酒者匿名互戒协会通过心理干预增强患者的心理防御能力、提高对酒精依赖的认识水平，在国外已被广泛认可，患者可以考虑参加。

国内酒精依赖专治机构

公立的精神卫生中心物质依赖科在这方面积累了较多的经验，如上海市精神卫生中心物质依赖科、北京大学第六医院物质依赖科以及中南大学湘雅二医院精神病学科。PM

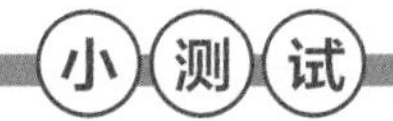

爱喝酒，是不是有酒精依赖？

不是所有爱喝酒的人都是酒精依赖。专业医师对酒精依赖的诊断需要通过对患者饮酒史、社会功能影响情况的详细询问，并参照诊断标准，结合临床特征、心理评估工具和实验室检查进行。

生活中爱喝酒的人可以通过以下 3 个简单问题进行自我测试：

1. 有事没事喝两杯，早上起来喝一杯；

2. 不喝酒会难受、手抖、失眠甚至产生幻听和幻觉，喝了酒就立刻好了；

3. 喝酒是第一位的，工作、家人可以“靠边站”。

若符合以上情况，要当心，应尽快就医！

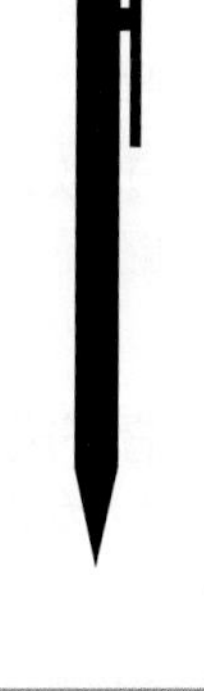

这是谣言吗?

"子肖前夫"是民间从古代流传下来的一种说法。意思是说，一个妇女在离婚后再婚，和现在丈夫一起所生的孩子面貌不像生父，而像这个妇女的前夫。与此对应的，西方也有一种说法是"先父遗传"，是说再婚女性子女会有她们前任丈夫的部分特征。

近年来，互联网上流传着"子肖前夫"的"科学解释"，广为网民所传播。这种"科学解释"说道：女人的第一次的确非常宝贵，原因不仅仅是处女膜，而是因为女人的第一个男人体液（精液）中的激素、遗传物质会被子宫内壁吸收，不管你是不是和你第一个男人结婚生子，其体液成分将有很大的概率影响下一代的某些性状，如性格、长相、爱好……

"子肖前夫"真的有科学道理吗?

上海交通大学医学院附属第九人民医院教授　姚德鸿

互联网流传的"子肖前夫"的"科学道理"的中心内容有两个：①女人的第一个男人，其精液中的性激素成分，会长期留存在女方体内，在一定程度上会影响女性今后怀孕时下一代的遗传特性；②进入女方体内的精子，死亡后会释放出遗传物质脱氧核糖核酸（DNA），长期存在于女方体内，也会干预今后女方怀胎的遗传特征。

真是这回事吗？不妨做如下两方面分析。

男子精液中究竟有没有性激素

文献表明，精液中仅含有极微量雄激素，几乎可忽略不计，且精液中所含的是雄激素中活性较低的二氢睾酮。而且，性激素不存在个体差异，人与人之间性激素的结构相同，不具备遗传特性，不会携带或传递遗传物质，也不会干扰女方卵子独立的遗传特性。性激素主要作用在于驱动和支持性功能和生殖功能。至于长期留存在女方体内的说法压根儿没有科学依据。成年女性血液内原本就存在有0.4~3.6毫摩/升数量的雄激素，也未见其给下一代的遗传特征带来影响。

精子成分会不会长期存在于女方体内

进入女方体内的精子，至多存活3~5天随即发生死亡。最终有如下几种归宿：①绝大部分的死亡精子，在女性生殖器官分泌物，如子宫内膜、子宫颈部或阴道内壁等分泌物的冲刷下，在16~24小时内（很少超过48小时）被排出体外。②残留体内未被排出体外的小部分死亡精子，尤其是逗留在女性生殖器官黏膜皱褶或隐窝内者，其中的大多数会被女方体内白细胞（吞噬细胞）吞噬掉。人体的吞噬细胞负责清理和吞噬有害的外来微粒、细菌及坏死或凋亡细胞（即噬菌作用）以保护人体。这一吞噬清理过程在死亡精子逗留8~16小时就开始了。被吞噬的死亡精子融入白细胞本身的代谢中，其所携带的遗传物质，统统被破坏。③也许还有所剩无几的死亡精子未被"净化"掉，暂时仍然依附在女性生殖器官内壁的黏膜面上，但人体组织会发挥吸收能力。女性生殖器官黏膜细胞的吸收功能十分微弱，不能完整地吸收死亡精子中的遗传物质，只能先将自身已经有所溶解的死亡精子进一步分解。最终，精子中遗传物质脱氧核糖核酸（DNA）分崩离析，其他成分也被分解开来后逐一吸收，完全丧失了遗传特性。

结论和提示

不难看出，性激素留存之说是捕风捉影，死亡精子被"净化"而荡然无存，哪里还有遗传物质存在呢？"子肖前夫"的所谓"科学依据"只是刻意套用一些学术词语迷惑人，终究是一种伪科学。

必须指出，人类的遗传特征，除可由父母的遗传基因控制外，还会受到胚胎时或出生后外来环境因素的影响。因此，有时孩子长得不太像父母也不足为奇。PM

男人骑车：
好处多还是坏处多

南京医科大学附属妇产医院泌尿男科副主任医师　潘连军

一位读者在《大众医学》微信上咨询

我经常骑自行车上下班。以前，我看到报纸上说，骑自行车是有氧运动，有利于性功能。但最近，我又在网上看到不少观点：有种说法是，骑自行车会压迫隐私部位，导致局部充血，会影响性功能，还可能导致前列腺炎；还有种说法是，骑自行车可导致会阴部温度过高，影响精子健康，甚至可致不育；更严重的一种说法是，自行车运动员得睾丸癌的不少，如阿姆斯特朗……现在，我感到非常矛盾。

骑车是不是有利于性功能

作为一种体育运动方式，与跑步、游泳等运动方式一样，骑车有利于增强体质，增强心肺功能，提升机体耐力，有助于预防高血压、糖尿病、中风等疾病，也有助于良好性功能的维持或增强。人的性功能（包括性欲、勃起等）与身体状态关系密切。如果体质虚弱、缺乏耐力，性欲或勃起功能会随之减弱，因为性活动本身往往需要消耗大量能量。在体弱的状态下，性欲低、勃起功能减弱、射精快是机体的一种自我保护反应。体弱者应从事适度体育运动，增强体质，并注意节欲。骑车作为一种运动，可间接帮助体弱者改善性功能。

骑车是否可能对生殖器官和性功能造成损伤

骑车，特别是骑行爱好者长时间骑行，会阴部受压，可导致会阴部组织损伤及前列腺、睾丸、阴茎、精索等器官血液循环不畅，使之处于瘀血状态，影响这些器官或组织的正常代谢和功能，甚至诱发病理改变，如炎症、血肿、血栓形成等，可能导致前列腺炎、精索扭转、阴茎异常勃起等；还可能会压迫局部神经，导致神经损伤、会阴部感觉减退或麻木，甚至勃起功能障碍。此外，长时间骑行，会影响阴囊正常的散热功能，使睾丸局部温度增高，损害生精细胞或精子，导致精子畸形率增加，严重者可致男性不育。而对骑行爱好者的阴囊内容物彩超研究发现，其出现阴囊结石、附睾囊肿、附睾钙化、睾丸钙化、鞘膜积液、精索静脉曲张及睾丸微结石等的概率比普通人高。泌尿男科领域最权威的专业刊物《欧洲泌尿外科杂志》曾报道，骑行爱好者可出现多种生殖器障碍症状。最常出现的为会阴部麻木（50%~91%）及勃起功能障碍（13%~24%）；其他如阴茎异常勃起、男性不育、精索扭转、前列腺炎症状则相对少见。

骑车是否可能导致睾丸癌

国外有学者曾就不同运动与睾丸癌的关系对133例睾丸癌患者进行回顾性分析。结果发现，长期骑行（包括骑自行车与骑马）是睾丸癌的独立危险因素。单纯长期骑车的危险度为1.99（即长期骑车者比不长期骑车者患睾丸癌的危险高1.99倍），单纯长期骑马的危险度为3.31，二者皆有者则为4.56。分析其原因，可能与长期骑行导致睾丸反复损伤、反复出现小血肿等有关。

如何健康地骑自行车？

上述资料表明，骑行对男性生殖器官不良影响主要发生于骑行爱好者。与日常上下班骑车代步不同，骑行爱好者骑行时间长、骑行动作较为剧烈，带来的影响往往比较明显。日常上下班骑行往往比较缓慢、动作较为舒缓，如果骑行时间不长，对男性生殖器官的影响一般不大。总之，从男性生殖器官健康及性功能这一角度来看，长时间骑行可能导致多种男性生殖器官功能障碍或器质性病变，需引起注意。PM

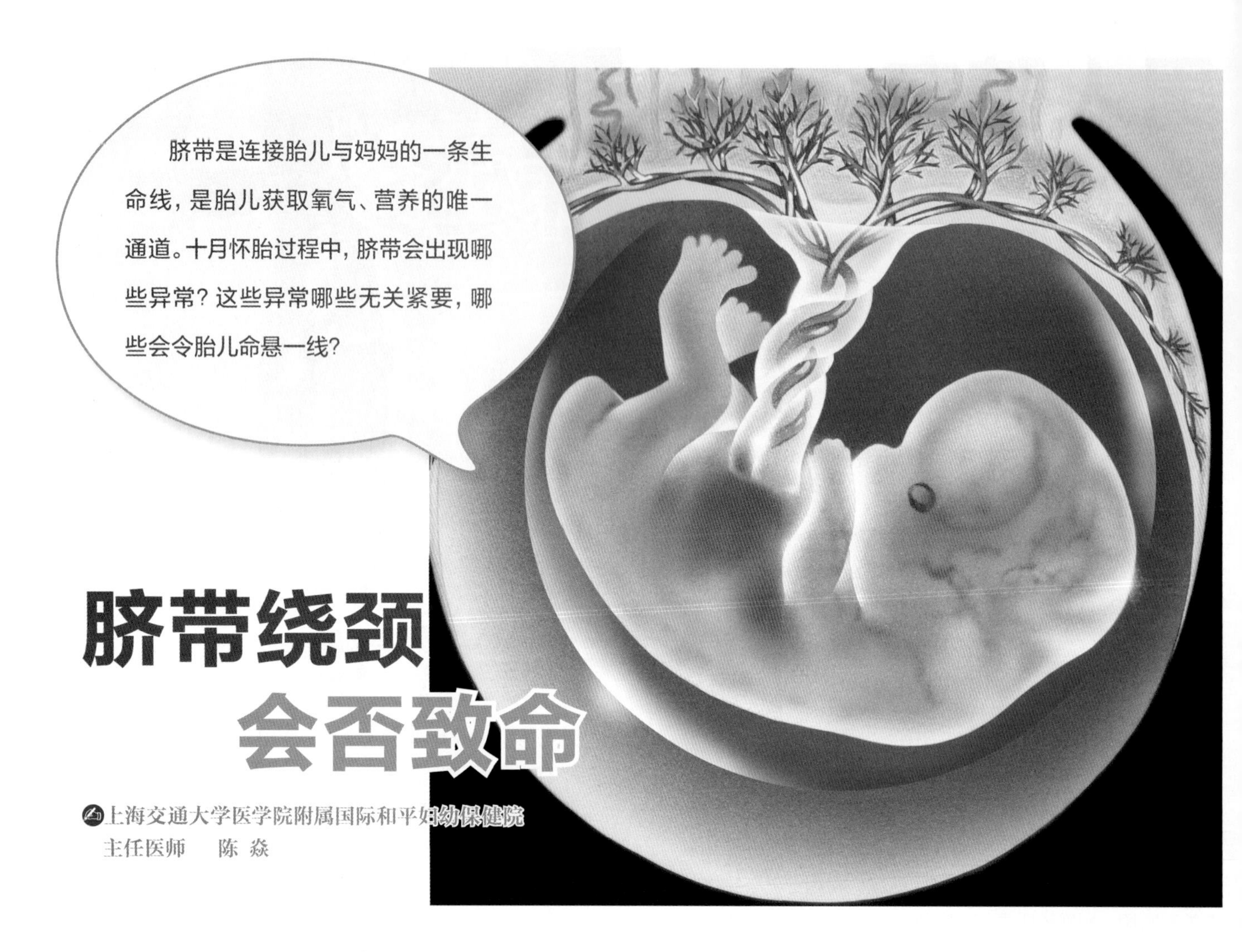
脐带是连接胎儿与妈妈的一条生命线，是胎儿获取氧气、营养的唯一通道。十月怀胎过程中，脐带会出现哪些异常？这些异常哪些无关紧要，哪些会令胎儿命悬一线？

脐带绕颈会否致命

上海交通大学医学院附属国际和平妇幼保健院
主任医师　陈 焱

脐带是连接胎儿与胎盘的带状器官。脐带状如绳索，表面光滑透明，一端连于胎儿腹壁脐轮，另一端附着于胎盘胎儿面。足月胎儿的脐带长30~70厘米，平均50厘米，直径1.0~2.5厘米，表面被羊膜覆盖呈灰白色，内有三条血管——两条脐动脉和一条脐静脉。两条脐动脉将胎儿体内二氧化碳丰富和营养少的血输入胎盘，脐静脉将氧气和营养丰富的血液输回胎儿。血管周围为含水量丰富的胶样胚胎结缔组织，称华通胶，有保护脐血管的作用。由于脐血管较长，因此常呈螺旋状迂曲。

通过脐带，胎儿可以从母体获得氧气和所需的各种营养物质，又能将代谢废物通过脐带输送至胎盘，由母体排出体外。一旦脐带出现异常，导致血流受阻，就会引起胎儿宫内窘迫、宫内缺氧、生长迟缓问题，甚至危及胎儿生命。

1.脐带缠绕

脐带缠绕指脐带环绕胎儿身体，通常以绕颈最常见，其次为躯干及肢体。脐带绕颈占分娩总数的13%~25%。其中，绕颈1周者占10.7%~21%，绕颈2周者占2.8%，绕颈3周者占0.2%，绕颈3周以上者少见。

孕期通过超声检查可协助诊断脐带缠绕。一般认为，脐带缠绕与脐带过长、胎动过频有关。脐带不拉紧至一定程度，一般不

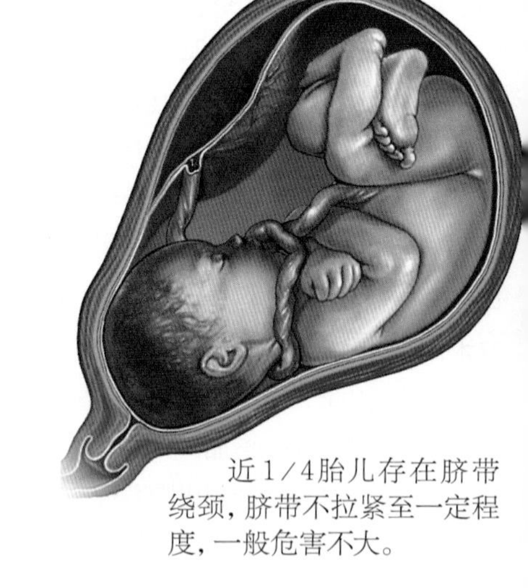
近1/4胎儿存在脐带绕颈，脐带不拉紧至一定程度，一般危害不大。

会出现临床症状，对母儿危害不大。但如果脐带本身偏短，或绕颈紧、缠绕周数多致相对性脐带过短，可影响脐血流，出现胎心变异减速，严重者可致胎儿窘迫，甚至胎儿死亡。这种情况易发生在分娩期，特别是第二产程，需产钳或胎吸助产，迅速结束分娩。胎儿娩出时，若绕颈脐带牵拉过紧，应立即钳夹、剪断脐带。

专家简介

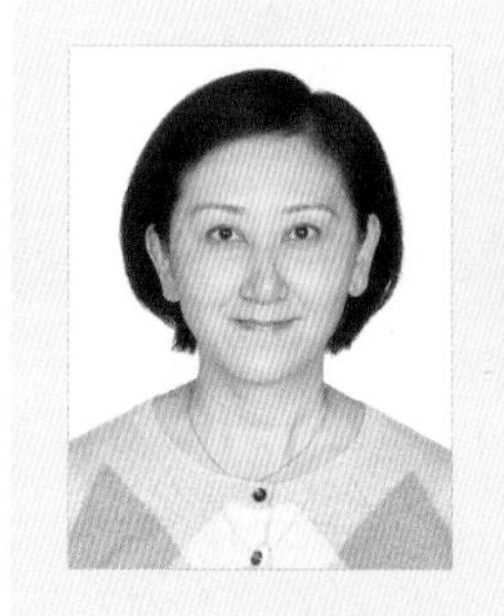

陈焱 上海交通大学医学院附属国际和平妇幼保健院妇产科主任医师、产科常务副主任、围产科副主任。上海市医学会围产医学专科分会、涉外医疗专科分会、行为医学专科分会委员。擅长产科危重症急救、优生咨询、产前诊断、孕期心理保健、高危妊娠诊治等。

专家门诊：周一、周三、周四上午

2.脐带过短或过长

脐带短于30厘米，称脐带过短。脐带过短时，分娩前常无临床征象，临产后脐带被牵拉过紧，会使胎儿血循环受阻，易发生胎儿缺氧，导致胎儿窘迫，也容易造成胎盘早剥。

脐带长度超过70厘米，称脐带过长。过长的脐带易造成绕颈、绕体、脱垂或脐带受压。

以上情况常在临产后发生，因此临产后若出现胎心异常、胎头不下降、阴道出血等异常情况，应警惕脐带长度异常，必要时应行剖宫产。

3.脐带脱垂

脐带先露又称隐性脐带脱垂，指胎膜未破时，脐带位于胎先露部前方或一侧。胎膜破裂后，脐带进一步脱出于胎先露部的下方，经宫颈进入阴道内，甚至经阴道显露于外阴部，称脐带脱垂。

脐带脱垂易发生在胎先露部不能衔接时：①胎头入盆困难，如骨盆狭窄、头盆不称等；②胎位异常，如臀先露、肩先露、枕后位等；③脐带过长；④羊水过多。

脐带先露或脱垂导致脐带一过性受压，易出现胎心率异常；尤其当胎先露已衔接、胎膜已破时，脐带受压于胎先露部与骨盆之间，会引起胎儿缺氧，甚至胎心完全消失；若脐带血循环阻断超过8分钟，易发生胎死宫内。

有脐带脱垂危险因素存在时，应警惕脐带脱垂的发生。若胎膜未破，于胎动、宫缩后胎心率突然变慢，在改变体位、上推胎先露部及抬高臀部后迅速恢复者，应考虑有脐带先露的可能，临产后应进行持续胎心监护。若胎膜已破，一旦胎心率出现异常，应立即进行阴道检查，了解有无脐带脱垂和脐带血管有无搏动。一旦发现脐带脱垂，若胎心尚好，应在数分钟内娩出胎儿。若宫口开全、胎头已入盆，立即进行产钳术或胎头吸引术；若宫颈未开全，应立即进行剖宫产术。

4.脐带打结

脐带打结有假结及真结两种。

脐带假结，是指脐血管比脐带长，或脐静脉比脐动脉长，导致血管卷曲，像打了结似的，临床上一般无大危害。

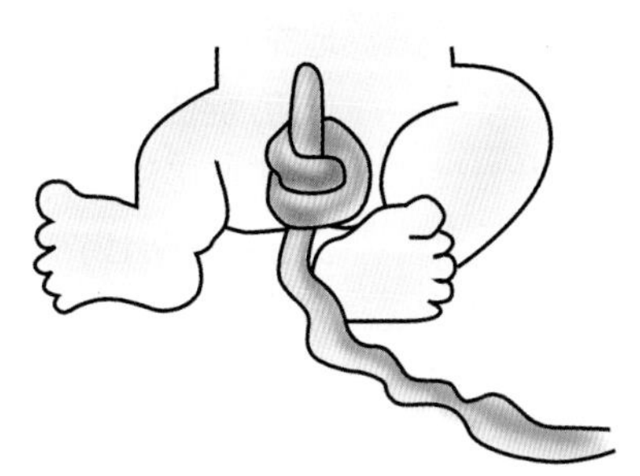

脐带真结在孕期很难被发现

脐带真结较少见，发生率为1.1%，围生期死亡率为6.1%。脐带真结多在妊娠3~4个月发生，脐带先缠绕胎体，后胎儿又穿过脐带套环而成真结。若真结未拉紧则无症状，若拉紧则胎儿血循环受阻，可致胎死宫内。多数在分娩后才能确诊，孕期很难发现。

5.脐带扭转

脐带扭转较少见。胎动可使正常的脐带呈螺旋状，即脐带顺其纵轴扭转，生理性扭转可达6~11周。过分扭转的脐带多在近胎儿脐轮部变细、坏死，引起血管闭塞，因血运中断而致胎儿死亡。

6.脐带帆状附着

脐带帆状附着是指脐带附着在胎膜上，脐带血管通过羊膜与绒毛膜之间进入胎盘。当胎盘血管越过子宫下段或胎膜跨过宫颈内口时，则成为前置血管。前置的血管被胎先露部压迫时，可致循环受阻而发生胎儿窘迫，甚至胎儿死亡。

脐带帆状附着的临床表现为：胎膜破裂时发生无痛性阴道流血，同时胎心率不规则甚至消失，胎儿死亡。

孕期可通过超声检查发现脐带帆状附着，但诊断准确率并不高，所以孕期监测胎动尤为重要。PM

不是每个人都能享受好的睡眠，夜晚躺在床上翻来覆去睡不着，这样的痛苦经历不少朋友都曾经有过。在这个时候，大家可能会尝试各种不同的办法，比如洗热水澡、喝热牛奶，又或者是"数羊"，但这些办法未必见效。

有科学家声称有办法让失眠者60 秒钟之内就酣然入眠——不用处方药，也不用奇怪的灯光。你信不信?

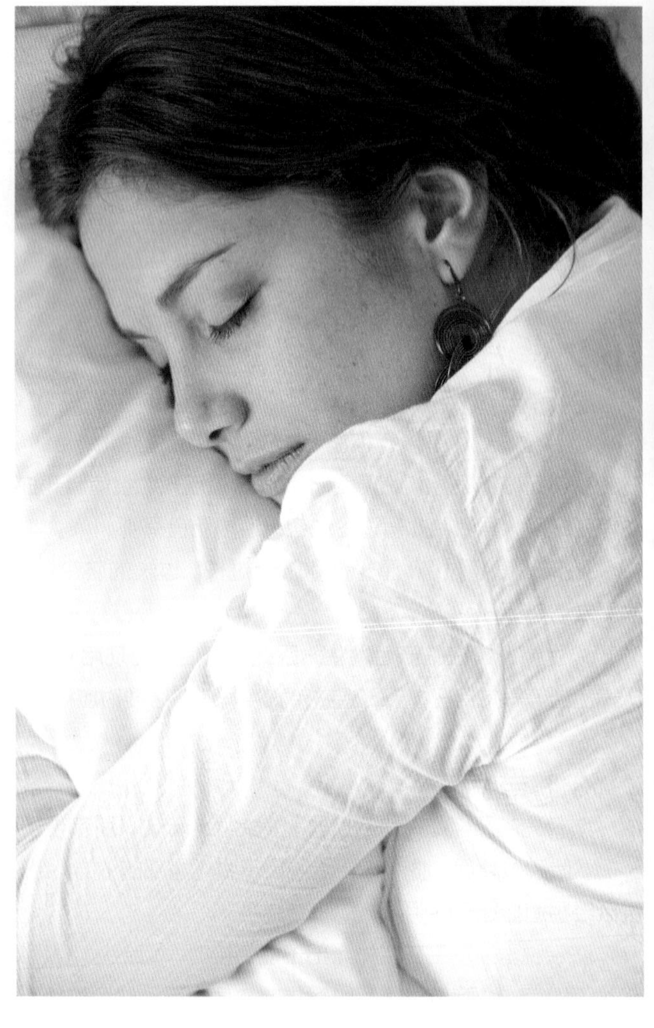

迷你呼吸法，助你入眠

山西中医学院附属医院治未病中心主任医师　贾跃进

美国医生安德鲁·威尔博士在亚利桑那州行医，他推广了一种帮助睡眠的"4-7-8"呼吸方法，称为"神经系统天然的镇静剂"。这种方法有助于缓解身体内的紧张，而且做起来非常简单，几乎不需要时间，也不需要任何仪器，在任何地方都能做。

迫不及待地想学了吧? 下面让我们来一起试试吧。

1. 用口大呼气，同时发出"呼"的声音。

2. 闭嘴，用鼻子吸气，在心中数4个数:1，2，3，4。

3. 停止吸气，屏住呼吸，在心中数7个数:1，2，3，4，5，6，7。

4. 用口大呼气，发出"呼"的声音，同时心中数8个数：1，2，3，4，5，6，7，8。

每4次这样的"一呼一吸"为1遍，需要重复3遍。因为呼吸的时候，心中要数数，所以威尔医生称这种方法是"4-7-8"呼吸法。

需要注意的是，我们总是通过鼻子静静地吸气，然后伴随着可以听见的声音从嘴巴呼气。整个过程中，舌尖都保持在一个位置，即要舌抵上颚。呼气用的时间是吸气时间的2倍。花在每个阶段的时间其实并不重要，4:7:8的比例才是最重要的。

人体在正常情况下，功能相反的自主神经（交感和副交感神经）处于相互平衡制约中。在紧张有压力的时候，交感神经活动起主要作用，让人处于兴奋、应激状态，这样时间久了，就会导致身心不平衡，从而引发失眠。

"4-7-8"呼吸法之所以有效，在于它可以使氧气更好地充满肺部，这些额外的氧气能对自主神经系统产生放松作用，促使人进入平静状态。除了放松自主神经系统外，"4-7-8"呼吸法还有助于让人们的感觉和身体密切相连，让人少想那些杂七杂八的事情，这样就能安然入梦了。

说了半天，这种迷你呼吸技巧并不是美国医生的独创发明，它是由古印度一种叫作调息的方法发展而来的。其实和我国传统内养功的调息法也有异曲同工之妙。大家每天可练习2次，6个星期后一般能熟练掌握，有望助你入眠。PM

“养生”一词，语出《吕氏春秋》，与当下五花八门的养生方法不同，其强调的首先是尊重生命的规律，重在养成良好的生活习惯，而不仅仅是练身体、吃补品。“朋友圈”里的养生大法令人眼花缭乱，甚至谣言频出，为此本刊开设“养生古训”专栏，邀请中医养生专家对养生的“源头”做一阐释，带大家返璞归真，抛却繁复的方法与手段，回归自然，不害生即为养生。

不以害生，养生之谓也

上海中医药大学教授　李其忠

随着物质生活水平的明显改善，近年来人们对于养生保健格外重视。那么，何谓养生？有人认为，养生无非就是练练身体，吃吃补药。其实不然，养生的含义要深刻得多，养生的内容也要广阔得多。

养生一词，早在《吕氏春秋·孟东纪》就有明确记载：知生也者，不以害生，养生之谓也。意为知晓生命规律之人的养生，其起居饮食、行为举止等均不可有害健康、有害生命，这就叫作“养生”。养生，古亦称摄生、治身、道生、卫生等。老年人延缓衰老之养生，又称寿老、寿亲、寿世、养老等。古代中医典籍及养生专著中，对此有十分丰富的记载。

《吕氏春秋》以“不以害生”四字诠释养生，确实道出了养生的真谛。事实上，按照人体生命运动规律所进行的一切物质、精神上的心身护养活动，均可视为养生。从这种意义上来讲，养生是无处不在、无时不在的。养生是一种健康理念、一种人文现象，甚至是一种生活方式。

当今社会，有违“不以害生”的现象普遍存在。有多少人为择业艰难、竞争激烈而忧心忡忡；有多少人为房价虚高、购房无望而心灰意冷；有多少人因环境污染、生态失衡而深受其害；有多少人因迷恋网络、沉溺酒色而身心受损；有多少人因道路堵塞、上班费时而疲于奔命；有多少人因工作压力大、生存代价高而抑郁焦虑；有多少人因药源性损害、医源性损伤而痛苦不堪；又有多少人因食不厌精、行必有车而“三高”（高血压、高脂血症、高血糖）迭起。

“在白领”“高管”等社会精英群体中，长时间熬夜、累积性疲劳，以致体力精力透支，形成所谓亚健康状态的人也越来越多。畸形的爱美之心，也使不少年轻人身心受害。如冬寒之际，“要风度不要温度”，不少芊芊小姐，身着短裙，手捧冷饮，以之为酷，如此内外受寒，伤及阳气，常可引起宫寒痛经、虚寒胃痛等多种病症。夏热之时，贪凉太过，终日待在空调间内，当热不热，当汗不汗，与生俱来的防病功能、免疫能力等势必受到损害。

凡此总总，均为“害生”之例，真欲重视养生，必须从养成良好的生活方式做起，而不能仅满足于练练身体、吃吃补药。诚如《黄帝内经·上古天真论篇》所言：其知道者，法于阴阳，和于术数，食饮有节，起居有常，不妄作劳，故能形与神俱，而尽终其天年，度百岁乃去。意为懂得养生法则的人，会效法天地变化的规律，掌握调和精气的方法，做到饮食有所节制，生活起居要有规律，不过分劳作劳神，如此则形体与精神协调一致，方能健康长寿。PM

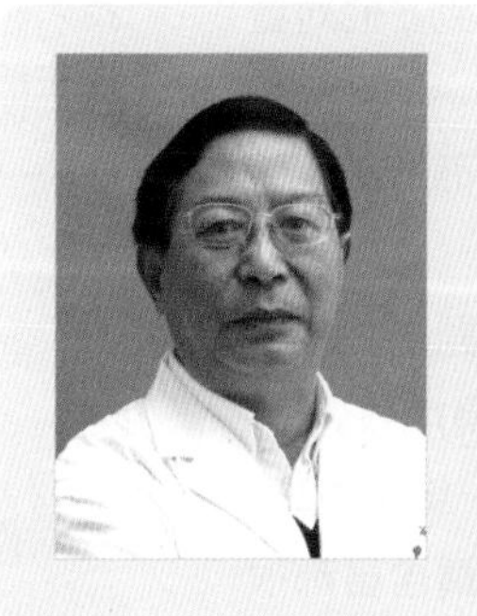

专家简介

李其忠　上海中医药大学教授、博士生导师、学术委员会委员。临床擅长治疗肝胆脾胃疾病、急慢性喘咳病症以及虚损性疾病。近年来致力于中医养生文化研究及中医养生科普创作。

专家门诊：上海市名老中医门诊部周一下午、上海曙光医院浦东分院周四下午、岳阳医院名医特诊部（青海路）周六下午。

科技创新中确有灵感会偶尔突然出现，它像黑夜迷茫中的一缕闪电瞬间照亮了前进的方向。灵感青睐那些勤于联想、思索的人……

中医艺术的灵感和乐趣

文 沈自尹

我走上中西医结合之路最初并非自觉，但一旦自觉了，就抓住不放，进行长期的积累，这大概是因为我处事有一定的毅力，坚持就来自毅力。但这个伟大的事业吸引了我，令我在这条道路上一走就是半个世纪，必然因为她有独特的魅力。

中医学根源于华夏文明，是寓于哲理的理论体系，而辨证论治却具有艺术特征。绘画是艺术，无论是中国的水墨画、西洋的油画，画家首先要有一个构思，再加上个人的技巧和审美情趣，才使画能传神，观者赏心悦目而得到会心的愉快；音乐也是艺术，无论中西名曲的产生，都得先有构思，再加上作曲家各具特色的表现手法和个人风格，使其作品久听不衰，令听者如身临其境而有内心的共鸣。

中医不属于艺术范畴，却具有艺术的特征，所谓“医者意也”，这“意”并非随心所欲，而是指构思，当然这不像绘画和音乐之仅供耳目赏阅，这构思水平的高低决定了治疗效果的好坏。中医诊治疾病的水平参差不一，看来就在“构思”的水平。

譬如一个病人经过几位老中医看过，有时会得到完全不同的处方。几个徒弟跟一位老中医学习，几年后，有的能将老中医的处方成套地背下来，连每个药在处方的位置都能一成不变；有的则能将老中医的心得与治病作风学到手，而不拘泥于一方一药。前者学“形”，后者学“神”，后者就是学到这位老中医的构思方法。

我在跟导师姜春华先生临诊时，看到他在治疗一个哮喘病人时，由于发病的环境、季节、体质的改变，诱发因素的不同，先后采用了四种完全不同的处方；又看到了他对看似完全不同的病，如疟疾、痢疾、哮喘、乳糜尿，在某个阶段有“气虚”表现的时候，用补气的同一个处方而取效，使我悟到这正是“同病异治、异病同治”的精神。

后来我在肾的研究课题中，注意到一个问题，六种全然不同的疾病都有虚证时，都可采用补肾法提高疗效。“异病”既然可以“同治”，必有其共同的物质基础，结果发现，凡是肾阳虚证的病人，其24小时尿17-羟类固醇含量都很低。找到了肾阳虚的初步物质基础，也可以说找到了一个中西医结合点。

专家简介

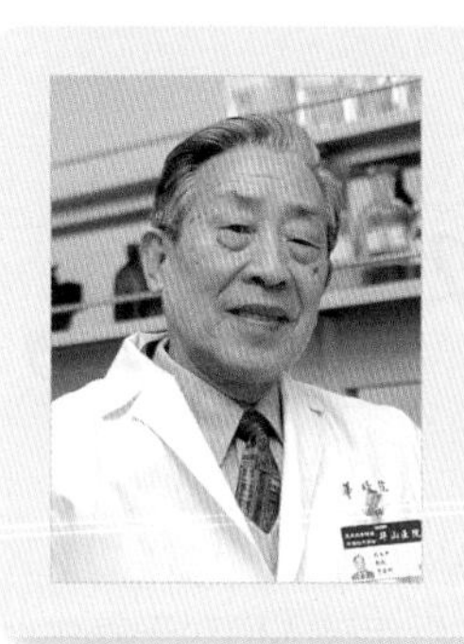

沈自尹　上海复旦大学附属华山医院教授，复旦大学中西医结合研究所所长，上海市中西医结合学会荣誉会长，中国科学院院士。主要从事中西医结合思路和方法的开拓，肾本质研究和传统老年医学研究。

1960年，我首次在全国中西医结合学术经验交流会上，以“同病异治、异病同治”这一富有哲理思想的命题，以肾阳虚具有共同物质基础为内容的论文进行了宣读。以后，全国常有采用这一学术思想的方法进行中西医结合临床与试验研究。

我曾把自己的科研行为特点归纳为“认定目标、孜孜以求、循序探索、长期积累、拓展知识、见机联想、归纳演绎、提炼升华、寻求突破、不断创新”。其中，见机联想是善于捕捉灵感，科技创新中确有灵感会偶尔突然出现，它像黑夜迷茫中的一道闪电瞬间照亮了前进的方向。灵感青睐那些勤于联想、思索的人，抓住稍纵即逝的灵感，反复琢磨，才会提炼出那些富有哲理的方法论原则。

耄耋之年，略谈半个世纪拼搏中的这点心悟和乐趣。事业的追求为了理想，生活的乐趣乃是创新，人生的价值就在于奉献。PM

人生确有自己的时空坐标，
每个人只能是其中的一点，
当你认识到了这一点，
你就可能不再希望迁徙。

沈老的主要研究成果展示，请关注“大众医学”微信公众号，回复“沈自尹”即可获知。

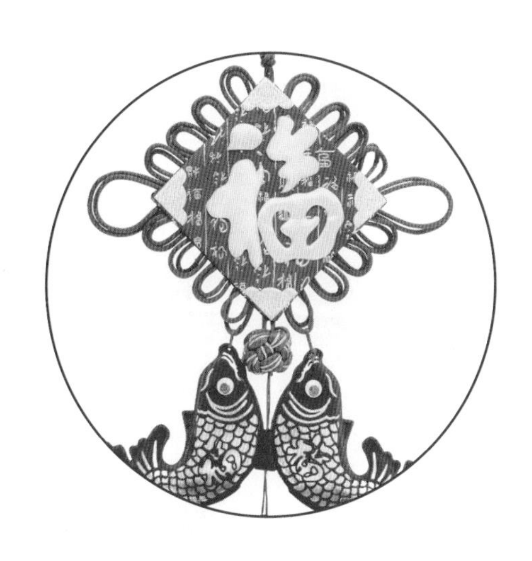

新年伊始，渴盼医患新貌

山东大学附属传染病医院主任医师　汪明明

“世界吻我以痛，而我报之以歌”，是印度著名诗人泰戈尔所著《飞鸟集》中的诗句。虽然，我不知道这位才华横溢的老人是出于什么原因、在什么样的心境下写出如此悲切的诗句，但我们完全可以理解和体会诗句中所表达的原意和情感。这寥寥数语，也正是当下我国医护人员执业环境、执业态度的真实写照。

广大医护人员向来以救死扶伤为天职，始终为患者奉献着爱心。但近年来，伤医案及“医闹”事件频发，彻底颠覆了“医院神圣、医生崇高”这一亘古不变的观念。医患关系为何如此紧张而复杂？个中原因我们无以评价和分析，但我们可以看到，在如此令人伤怀与痛楚的氛围中，广大医护人员仍坚持自己的职业操守：一位急诊外科医生被患者的陪同人员拳打脚踢后仍在认真地为醉酒的伤者清创缝合；一名护士在患儿家长“为何不能一针成功”的呵斥和辱骂中，眼含泪水却仍一丝不苟地进行静脉穿刺……这样的故事还有很多很多。

中华民族向来宽容、雍和，人与人之间的和睦相处是我们这块土地温暖如春的本源。医护人员和患者本是一家，目标一致。请相信医生、护士，在生命相托、健康所系的使命面前一定尽心尽力。没有哪一位医生或护士不希望自己的患者早日恢复健康。我们理解患者及亲属的焦躁情绪，但暴力行为是法律所不允许的。生命有限，医学技术也有限，每一个人都无法违背“生老病死”的自然规律。在亲人离去的那一刻，家属一定悲痛，但请保持理智，不要把悲痛变为悲愤的情绪，转嫁到医生或护士身上。其实，他们也不希望看到自己的患者离去，他们也很痛苦。互相理解，互相尊重，互相包容，世界一定更安宁美好，我们应该共同努力去构建和谐文明的医患关系。

在 2017 年新年伊始，我仍以泰戈尔的诗句表达自己的医学情怀：“生如夏花之灿烂，死如秋叶之静美”，愿天下百姓健康平安！PM

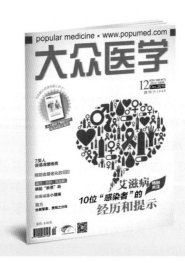

他，是国内肝脏外科学界的顶尖专家；
他，是一家知名三甲医院的“掌舵人”；
他，是病人眼中仁心仁术的好医生；
他，是备受员工仰慕爱戴的好院长；
他，每周工作时间超过 80 小时，有“中山铁人”之称；
他，敢闯手术“禁区”，凭借高超的医术挽救了无数肝肿瘤病人的生命；
他，潜心科研、大胆创新，不断刷新着肝脏外科领域的“世界纪录”；
他，谦和儒雅，平易近人，骨子里渗透着“想病人所想”的“中山精神”；
他，就是复旦大学附属中山医院院长、著名肝肿瘤外科及肝移植专家樊嘉教授。

樊嘉：一位医者的仁心大爱

本刊记者　黄　薏

每周四上午是樊嘉教授看门诊的日子，当记者如约来到中山医院特需门诊 16 号诊室时，樊教授已经开始了忙碌的工作。虽然记者与樊教授相识多年、采访过数次，但跟随樊教授看门诊，还是第一次。

记者知道，除非下午有重要工作，樊教授的门诊一般是不限号的，从上午八时看到下午一两时是常有的事；记者也知道，樊教授在病人中的口碑极好、声望很高，五湖四海的病人慕名来到中山医院，只为得到樊教授的诊治建议。而经过这次“实地探访”，记者又有了新的发现与体会。

“火眼金睛”：源于24年临床经验的积累

樊嘉：“从你的片子看，八九成是恶性肿瘤，还是尽快开刀的好！”

41岁的张先生来自温州，两年前被查出患有脂肪肝，肝功能、肝病毒指标、肝肿瘤指标都正常。最近，他做了一次肝脏 CT，虽然报告提示肝脏内有一个直径 3 厘米的结节，血管瘤可能，但他总觉得不放心，便慕名来到上海，找樊教授看病。

樊教授接过他的 CT 片，仔细端详了一会儿，肯定地说：“还是开刀吧，看起来不是太好。”“是，是，肝癌吗？”张先生顿时慌了神。“八九成是恶性的，但最终确诊，还需要做进一步检查。”樊教授耐心地解释道。“能不手术吗？怕身体吃不消。”站在一旁的张太太问。“手术效果最好，建议手术。”樊教授肯定地说。“好，我们听您的！”

“报告上写着血管瘤，为啥您一眼就觉得是肿瘤？”站在一旁的记者忍不住发问。“有时候，报告不一定对，医生主要看病人、看片子。”樊教授微笑着回答道。

“原来如此，看来张先生真是万幸！如果他拿到这张‘疑似血管瘤’的 CT 报告，没有在意，也没来上海看病，后果真的不堪设想。”想到这里，记者不由地为张先生捏了一把汗。

专家简介

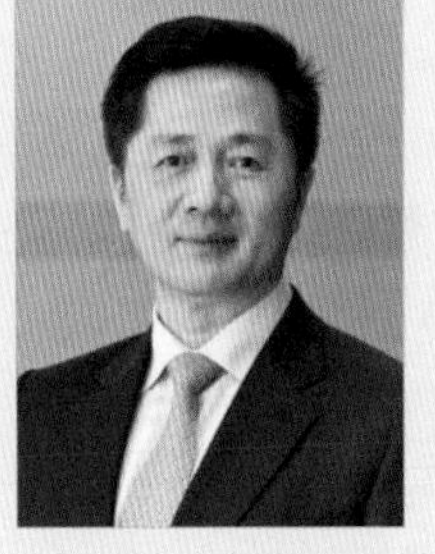

樊嘉　复旦大学附属中山医院院长、肝脏外科主任医师、教授、博士生导师。长期致力于肝癌临床诊疗技术的提高与转移复发机制研究。在肝癌门静脉癌栓、肝癌肝移植术后复发、肝癌转移微环境等方面做出了杰出贡献，荣获国家科技进步奖二项、何梁何利科学与技术进步奖、上海市科技进步一等奖二项、教育部自然科学奖一等奖一项。负责国家科技重大专项以及子课题等国家级项目共 9 项。担任中华医学会肿瘤学分会、中国医师协会外科分会肝脏外科医师委员会主任委员等重要学术职务。

医术高超：“开别人不敢开的刀”

樊嘉：“住院吧，你的肝脏肿瘤可以手术切除，难度不是太大。”

56 岁的林先生千里迢迢从河南慕名来到上海，他在当地医院被确诊为原发性肝癌，由于肿瘤位置不好，手术风险大，当地医生建议做介入治疗。林先生经过多方打听，抱着最后一丝希望找到了樊教授。

看过片子以后，樊教授对林先生说：“你的

肝脏肿瘤可以做手术，准备住院吧！”“我们当地医生说开不了，风险太大。”林先生既高兴，又有点不敢相信。“可以做，虽然有点难度，但你放心，我们可以完成。手术切除，对你最好。”樊教授点了点头，回答道。

“对你最好”是记者从樊教授那里听到次数最多的话。从病人角度考虑问题，为病人选择最合适的治疗方法，或许这么做会增加一些风险、会增加不少工作量，但他也在所不惜。记者明白，这都是因为“心里装着病人”。

语重心长：权衡利弊，提出最佳治疗建议

樊嘉：“你父亲目前做手术风险大，还是先做介入治疗，等肿瘤缩小后，再争取做手术。”

一位中年男子带着父亲的病历来看病，只见他眉头紧锁、神情焦虑，一边拿出CT片给樊教授看，一边小心翼翼地问：“樊院长，我父亲平时身体非常好，这次体检发现肝脏上有个肿瘤，目前怎么治疗比较好？我们平时在宁波工作，父亲一个人在象山生活，唉，是我们疏忽了！”

樊教授仔细查看了老人的CT片，思考了片刻，说：“位置不太好，肝静脉被肿瘤包裹，肝脏的三根主要血管都受累，现在做手术，风险太大。还是先做介入治疗，等肿瘤缩小后再争取做手术吧。”

“不能做手术，是不是意味着已经是晚期了。我们能不能争取做手术？我父亲身体很好，从来没得过重病。”中年男子焦急地问。

“虽然手术是治疗肝癌最好的方法，但我们也要考虑具体情况。你父亲的肿瘤太靠近血管，即便勉强做了手术，残留的血管功能不好，以后会出现肝脏供血不足、肝功能衰竭等问题，不如先缓一缓，先做介入治疗，以后再争取手术。我们肝肿瘤内科做介入治疗的任正刚主任今天也在门诊，你去找他看。”樊教授一边耐心地解释，一边帮他写好了请任主任会诊的字条。

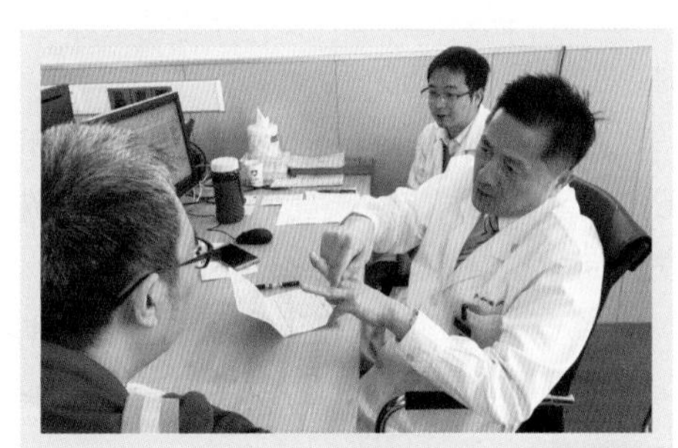
樊教授向病人家属耐心解释病情

“好的，那就听您的。我们先做介入治疗，谢谢您！”听到这番通俗易懂的解释之后，中年男子明白了樊教授的苦心，拿着樊教授亲笔写的会诊单离开了。

医者仁心：有时候，“做得过多”反而会适得其反

樊嘉：“你母亲现在的情况，已经不适合做太多治疗，还是以对症支持治疗为主，尽量减轻痛苦。”

“樊院长，这是我妈妈的片子，她现在还不知道病情，不知道情况怎样，能不能做手术？”一位年轻人神情凝重地问。樊教授接过片子，看到病人的肝脏有肿瘤，肺内有转移灶，叹了一口气说：“你母亲的情况不好，肝脏肿瘤已经是晚期了，腹水也有了，还有肺转移。目前的治疗手段，包括手术、介入等，都已经没有什么大的作用了。”

“有没有药可以吃，或者其他治疗方法？化疗呢？伽马刀？听说还有靶向治疗？”年轻人红着眼眶追问道。“这些治疗都没有什么效果，目前对你母亲而言，最好的治疗是支持治疗，尽量减轻痛苦，延长生存期。如果强加过多治疗，反而会让病情雪上加霜，增加痛苦。”樊教授特意放慢了语速，轻声地说道。

“好的，明白了，谢谢樊院长。”年轻人听出了樊教授话语中的真挚和坦诚，接受了这个现实。

“当面对无法治疗的晚期肿瘤病人时，会不会觉得医学有时候很无力，我们能做的不多？”记者悄悄地问。“现代医学还有很多没有被攻克的难题，还有很多疾病无法被治愈，这就要求我们不断进行科学研究，找到更多应对疾病的办法。而在现阶段，针对比较晚期的肿瘤病人，其实很多常规治疗手段，比如放疗、化疗、靶向治疗等，效果已经非常有限，如果我们做得过多（过度治疗），反而会增加病人的痛苦、加速病人的死亡。病人不懂、家属心焦，医生就有责任和义务去告诉他们，什么该做，什么不该做。”樊教授解释道。

叹息背后：首诊首治非常关键

樊嘉：“你弟弟的肝脏肿瘤属于多发性，由于他刚做了海扶刀治疗，所以目前暂时不宜再做其他治疗，两周之后再来看看。”

“樊院长，请看看我弟弟的片子，他现在住在某医院，做了三次海扶刀治疗。我听说您是权威，想再来问问，我弟弟还有没有救，他才37岁，太年轻了，请您一定要救救他。”一位中年男士焦急地说道。

“为什么要做海扶刀？”樊教授看了看片子，不由皱了皱眉头，问道。

“医生说他已经不能做手术，可以做海扶刀，我们不懂，就做了三次。”中年男子回答道。

“你弟弟的情况很严重，肝脏上有好几个肿瘤，无法手术，做海扶刀也没用，只能做介入治疗，或者尽快做肝移植，把病肝换

掉。”樊教授说。

“那现在怎么办？”中年男子紧接着问。

“由于你弟弟刚做过海扶刀治疗，暂时不适合再做其他治疗，只能等两周以后再来，看看是否有条件做肝移植。目前，他的病情很严重……”樊教授轻轻地叹了一口气。

樊教授告诉记者，很多恶性肿瘤病人求医心切，希望在最短的时间内接受治疗，唯恐耽误了时间。实际上，正确的首诊首治直接决定了疾病的疗效和预后，操之过急有时反而会增加后续治疗的难度。

肿瘤早发现：健康体检“功不可没”

樊嘉：“不少原发性肝癌病人是在体检中被偶然发现的。如果肿瘤比较小、分期比较早，预后还是比较好的。”

来自安徽的李女士、来自重庆的王女士和来自云南的李先生都是在体检中被偶然发现肝脏肿瘤的。经樊教授诊断，他们的肿瘤都发现得比较早，可以进行手术切除。安徽李女士的肝脏肿瘤还能用微创（腹腔镜）的方法进行切除，创伤更小，恢复更快。

“年年都诟病体检是‘走过场’，基本查不出什么病。但这三个活生生的例子，分明印证了体检真的很重要、很重要、很重要！”记者忍不住说道。

“是的，早期肝癌没有症状，容易被忽视，体检是发现肝肿瘤的重要手段。肝脏肿瘤发现得早和晚，预后有天壤之别。”樊教授补充道。

肝移植：再给生命一次机会

樊嘉：“对严重肝硬化和部分肝癌病人而言，肝移植是一次可以争取的机会。”

10个月前，60岁的马先生因肝癌在中山医院进行了肝移植手术。今天，他是来复查的。“樊院长，多亏了您，我才捡回了一条命啊！我现在恢复得很好，药每天都按时吃，感觉很好！”尽管马先生戴着口罩，但记者依然能感觉到他在微笑。“樊院长，他现在忙着呢，正常上班了，有时还帮忙带孙子！”站在一旁的马太太笑呵呵地说。“虽然恢复得好，但也要注意休息，不要太累，要按时吃药、定期复查。”樊教授叮嘱道。

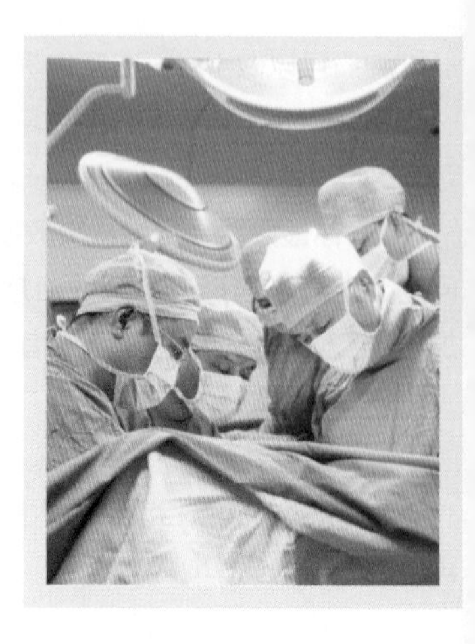

目送马先生和马太太走出诊室，记者找机会向樊教授咨询了有关肝癌肝移植的问题。樊教授告诉记者，对于部分肝癌病人而言，肝移植是唯一有效的治疗方法。过去，只有单个肿瘤直径不超过5厘米、多发肿瘤数目少于3个且最大直径不超过3厘米，没有大血管侵犯，也没有淋巴结或肝外转移的病人才能进行肝移植手术。2013年，中山医院肝外科团队提出了肝癌肝移植的“上海复旦标准”，认为只要肿瘤直径不超过9厘米，就可以进行肝脏移植，肝移植适应证人群因此扩大了40%左右，使肝移植成了部分肝癌患者的有效治疗手段。经证实，符合“上海复旦标准”的肝移植病人术后5年生存率达69%左右。

严重肝损伤：又是乱吃“三七粉”惹的祸

樊嘉：“因为服用来源不明的三七粉而导致肝损伤的病例最近突然多起来了，你们媒体应当加大科普教育的力度。”

72岁的丁老伯因肝功能损害、大量腹水，在家人的陪伴下来就诊。“樊教授，我爸爸现在肚子胀得很，肝功能也很不好。他以前身体一直很好，最近吃了两个星期的三七粉，突然变这样了。”丁老伯的女儿说。“为什么要吃三七粉？”樊教授边看片子，边问道。“唉，我爸听人说吃三七粉能活血化瘀，对心血管好。谁知道！”

“肝门静脉血栓形成，考虑可能是药物性肝病，要去看消化内科。小张，帮忙查查今天消化科谁看专家门诊？”樊教授边向病人解释病情，边让助手联系转消化科门诊事宜。

“今天消化科陈主任出诊。”樊教授的助手很快查到了准确信息。

“好，赶紧去消化科找陈主任看，以后不要再道听途说乱吃药了。”樊教授叮嘱道。

“又是三七！前阵子刚听说一位老年人因为吃三七粉导致肾功能衰竭的事情。他们吃的估计都是‘土三七’，对肝肾都有损害。中山医院王吉耀主任数年前曾专门在《大众医学》杂志上撰文提及此事。科普宣教真是任重道远！”记者不由感叹道。

从上午8时到下午1时，樊教授连续看了70余位病人，期间没有休息过一分钟。记者发现，尽管病人的情况千变万化，而樊教授总能在很短的时间内给出正确诊断和最合适的治疗建议，几乎没有“模棱两可”的表述，不会让病人听得云里雾里、没了方向，举手投足间无不透出外科医生的果断与干练。而在“开与不开、做与不做”之间，更透出一位大医的仁心大爱与悲悯之心。 PM

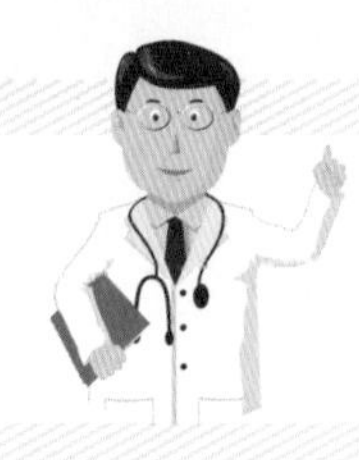
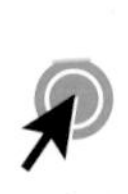

大众导医

网上咨询：popularmedicine@sstp.cn

专家门诊时间以当日挂牌为准

问：冬春季如何预防麻疹

最近女儿班级有同学患麻疹，很多家长担心孩子被传染。孩子小时候打过麻疹疫苗，还会不会被传染？日常生活中应如何预防麻疹等传染病？

湖北　王女士

华中科技大学同济医学院附属同济医院感染科副主任医师郭威：麻疹是一种常见的急性呼吸道传染病，冬春季高发，没患过麻疹且没接种过麻疹疫苗的人群易感。麻疹主要通过空气飞沫（咳嗽、打喷嚏、说话）传播，易感者密切接触麻疹患者后感染率高达90%，接种麻疹疫苗是预防该病的最有效方法，但抗体水平会随时间延长而逐渐下降直至消失。我国规定，麻疹疫苗初种年龄为8个月，7周岁时复种一次。在麻疹高发期，5年内没有接种者可复种一次，以增强免疫力。

冬春季节，应采取相应的呼吸道传染病防护措施，如尽量避免到人群拥挤、空气不流通的公共场所；出入医院等诊疗场所时，应戴防护口罩；加强个人卫生，勤洗手，适量多喝水，勤晒衣被；注意环境卫生，不随地吐痰，经常开窗通风，保持室内空气新鲜；充分利用日光照射，必要时可使用合适的空气消毒法。

专家门诊：周一、周二下午（汉口主院区）

问：儿童关节炎怎样早发现

好友儿子刚1岁，以前可以扶站，最近不愿意扶站，就医后被诊断为幼年特发性关节炎。医生说幸亏发现得早，治疗效果会比较好。我女儿年龄相仿，小孩子不会表达，不知如何及早发现孩子的关节异常？

上海　张女士

复旦大学附属儿科医院肾脏风湿科副主任医师孙利：幼年特发性关节炎是指16周岁以下、持续6周以上不明原因的关节肿胀。这是儿童风湿性疾病中发病率（约20/10万）较高的疾病之一，早诊断、早治疗对患儿日后生活质量的保证至关重要。与成人不同，婴幼儿很少能用语言表述疼痛的部位和性质，如果疼痛不足以影响活动，他们甚至不会哭诉，所以需要家长细心留意孩子的异常行为，如步态不正常、不愿抬头或斜颈、不愿伸手或抬手、不能张口吃苹果、手指或脚趾像腊肠样红肿等。同时，家长还要学会“摸”“比”“动”，摸摸皮温高不高、比较对侧相应关节有无肿胀、观察关节活动有无受限，如果发现异常，应及时就诊。此外，发生在外伤后的持续、反复关节痛极易被忽视。部分患儿外伤后，排除骨折等外科急症、给予外用和内服解热镇痛药无效或效果不明显，甚至出现其他关节受累时，家长往往会归咎于未休息好，从而延误了诊治。

专家门诊：周一上午，周六下午

问：血糖降了，为何却不舒服了

我今年40岁，前不久体检发现高血糖，空腹血糖12.0毫摩/升，餐后2小时血糖16.0毫摩/升，被确诊为2型糖尿病。从那之后，我开始严格控制饮食并口服降糖药物治疗，两周后复查发现，空腹血糖6.5毫摩/升，早餐后2小时血糖9.0毫摩/升，午餐前血糖7.0毫摩/升，均接近正常。但我最近感觉乏力、头昏，午餐前心悸、出汗，面部一阵阵潮热。没查出糖尿病前，没觉得哪儿不舒服，现在把血糖降下来了，反倒浑身不对劲。这是为什么？

山东　刘先生

山东省济南医院糖尿病诊疗中心主任医师王建华：经过治疗，您的血糖降得比较满意，也没发生低血糖，为何会出现这些不适症状呢？这是由于您此前长期处于高血糖环境中，机体对这种状态已经比较适应，一旦血糖在短期内快速下降，反而很难一下子完全适应，于是就会出现轻度头昏、头晕，随着血糖进一步下降，还会诱发交感神经兴奋，出现心悸、乏力、出汗、手抖、面部潮热等不适。临床上把这种具有低血糖症状但血糖值正常的情况，称为“反应性低血糖”。这是机体对内环境剧烈变化尚不适应的一种表现，症状轻重也因每位患者年龄、基础血糖水平、自我调节能力、机体敏感性等不同而存在个体差异，通常经过一段时间的适应，上述症状会逐渐减轻或消失。事实上，降糖不能急于求成，而应循序渐进，以避免反应性低血糖的发生。

专家门诊：周二、周四全天

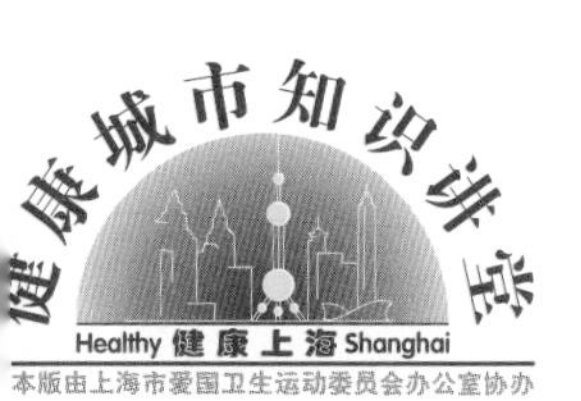

作为“健康上海”指定杂志合作媒体，2017年，《大众医学》将继续开设“健康城市知识讲堂”，当好读者的健康生活“参谋”。为履行世界卫生组织《烟草控制框架公约》，积极创建无烟健康环境，上海市人大常委会表决通过了新修订的《上海市公共场所控烟条例》，坚持“从严从紧控制吸烟的导向”，规定室内公共场所、室内工作场所、公共交通工具上全面禁烟，进一步扩大室外公共场所的禁烟范围，确保公众免受“二手烟”危害，保护公众健康。您身边的“控烟达人”是如何戒烟、控烟、远离烟害的？本栏目将介绍他们的鲜活故事，希望能让更多读者从中受到启发。

肺气肿“催”我与烟“绝交”

本刊记者　王丽云

叶伯清今年58岁，依然身居数职：东明路街道综治工作中心网格指挥中心主任，盛源居委会主任、党支部副书记、业委会主任。做了几十年的市政、综治、信访、司法等工作，他需要与各种人打交道，吸烟似乎已成为工作中不可或缺的一部分。吸烟40年，他大多每天要消耗40多支烟，最多的一天60支以上。

这40年中，叶伯清曾3次尝试戒烟，但都没有成功，有一次苦苦坚持了3个月，最后还是经不住诱惑复吸了。每次复吸后，吸烟量都比以前更“进一步”。不过第4次戒烟，他成功了。

吸烟40年，“换来”肺气肿

叶伯清素来喜欢唱歌、打球，身体素质一直很好。但2年前，他感觉唱歌时有些力不从心，嗓子不舒服，晚上经常咳嗽，有时打球也觉得喘不上气。心生担忧的叶伯清连忙去医院做了相关检查，结果被诊断为咽炎、支气管炎、肺气肿。医生表示，如果不及时戒烟，这些问题会越来越严重。

那时，叶伯清刚刚加入社区的健康自我管理小组，他是小组成员中唯一的烟民，指导医生和组长对他进行了反复宣传解释，从吸烟对自身的危害到二手烟、三手烟的危害，对他产生了很大的触动。再加上自身健康问题，叶伯清从思想上真正重视起来，下定决心，开始了第4次戒烟。这次，他坚持住了，已与烟“绝交”一年多。

戒烟心得之一：下决心

叶伯清告诉记者，做任何事，都不能靠别人管，要自己下决心。他坦承，前3次戒烟都没有真正下定决心，而第4次，为了自己的身体，他非常坚决。

他说，戒烟第一周最痛苦，整天觉得全身没劲、昏昏欲睡，手总是不自觉地东摸摸、西摸摸，他坚持住，用零食来代替烟。第二周依然很痛苦，特别是闻到别人吸烟的烟味时，感觉很舒服，但他一遍遍告诫自己，“命令”自己走开。

戒烟一段时间后，叶伯清感觉咳嗽少了、肺气肿轻了，吃得香、睡得香，他愈发体会到吸烟的害处，更加坚定了戒烟的决心。

戒烟心得之二：找榜样

在坚持不吸烟的道路上，虽然有家人朋友的鼓励，但叶伯清总觉得自己很孤单。正好，小区里有位朋友与他情况类似，因查出肺部疾病戒烟了，他就常常与这位朋友结伴去钓鱼、打球、看电影，并交流戒烟心得、相互监督。有了榜样、同路人，戒烟之路便不那么艰辛了。

戒烟心得之三：寻爱好

不吸烟的日子里，叶伯清努力培养兴趣爱好，充实生活。除了保留以前唱歌、打球的爱好外，他还不断探寻新的兴趣，如走路、旅游、种花、养鱼等。想吸烟的时候，给花浇浇水、翻翻土，给鱼洗洗缸、换换水。有了忙不完的兴趣爱好，就想不起吸烟的事儿。

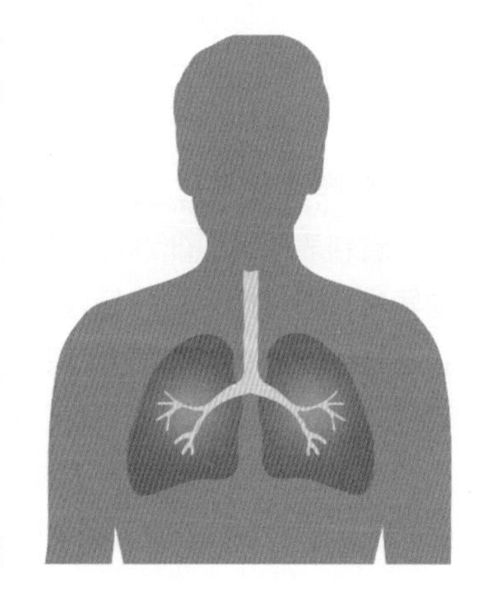

如今，叶伯清正在努力规划健康、长寿的晚年，他说：“这不仅是对自己负责，也是对家庭负责！”PM

“酸性体质”会导致癌症吗?

复旦大学附属肿瘤医院营养科主任　凌轶群

一则“85% 癌症患者属于酸性体质”的帖子在微博、微信上被广泛转载。其中，还特地罗列出了多种酸性食物和碱性食物，呼吁大家多吃碱性食物，以促使身体成为碱性体质，达到抗癌作用。

那么，食物真的可以调节身体酸碱度?“酸性体质”真的会导致癌症? 多吃碱性食物，真的可以防癌、抗癌?

没有所谓的“酸碱体质”

科学地讲，根本就没有“酸碱体质”一说。正常人血液的 pH 始终恒定维持于 7.35 ~ 7.45 之间，根据对酸碱值的界定，都是呈弱碱性的。普通的疾病并不会改变人体酸碱度，只有在酸碱平衡系统遭到破坏以后，如肺和肾出现了问题，大量的酸性物质无法正常排出，才会出现酸中毒。还有另外一种情况就是，吃了太多酸性药物或是碱性药物，就有可能造成酸、碱中毒。可见，无论是酸性食物，还是碱性食物，均不可能调节人体酸碱度。

谣言粉碎机

用食物改变身体酸碱度，不可能

食物被分为“酸性食物”和“碱性食物”是由食物经燃烧后所得灰分的化学成分中主要的元素所决定：含有磷、硫、氯等元素，其溶于水后生成酸性溶液；而“碱性食物”当然就是食物经燃烧后所得灰分的化学成分中主要含有钾、钠、钙、镁等元素，其溶于水后生成碱性溶液。

但是，这只是食物本身的酸碱性质，经过体内消化、吸收和利用后，其代谢产物的性质已完全不同。目前，很多“食物酸碱性”的说法其实是将食物燃烧后的灰分与食物体内代谢后的产物混为一谈，混淆视听。在人体强大的平衡系统面前，想用食物来改变身体的酸碱度，是完全不可能的。

癌症发生与体质酸碱无关，与饮食不合理有关

资料表明，约 35% 的肿瘤发生与饮食有关，如饮食结构异常，能量摄入过多导致肥胖，而肥胖正是很多癌症发生的高危因素；常吃腌制、熏制食品可摄入较多的亚硝胺及苯并芘等致癌物，易导致原发性胃癌、肝癌；而动物脂肪摄入过多与大肠癌、乳腺癌及前列腺癌的发生有密切关系等。因此，养成良好的饮食习惯很重要。

服“生男孩妙药”，可生男婴吗?

北京协和医院教授　李宏军

在我国，重男轻女观念根深蒂固，故绝大多数家庭更加偏好男孩，以致宣称能保证生出男婴、几百元一瓶的“生男孩妙药”等产品大行其道。仔细分析这些“生男孩妙药”，其原理大多是在女性备孕期间通过调节阴道内酸碱度，从而实现“生男孩”愿望。那么，“生男孩妙药”真的可以帮助孕妇生出男婴吗?

研究发现，虽然后代的性别完全由精子和卵子的生物与遗传特性所决定，但在受精一刹那间的机遇及环境也很重要。为此，人们进行了许多尝试，其中比较有名的研究是改变女性阴道内酸碱度，希望使某种染色体精子（X 染色体精子或 Y 染色体精子）能够有成功占据卵子的“优先权”，而让其他精子处于衰弱或无能状态，以达到影响胎儿性别的作用。这种做法一直在民间沿用，条件和方法繁多，并不断改变。

研究表明，X 染色体精子行动迟缓、耐酸，生命力和寿命均较强，Y 染色体精子刚刚相反。在受孕过程中，Y 染色体精子往往迅速抢占“有利地形”，但它的耐力比 X 染色体精子要差一些。X 染色体精子可以凭借自己的耐力和毅力而与 Y 染色体精子抗争，争取获得“中标”的机会（生女孩）。因此，女性阴道酸碱度、宫颈黏液等某些因素，可能在一定程度上影响孕妇生男或生女。比如，阴道呈碱性，或可阻止 X 染色体精子，帮助 Y 染色体精子“中标”（生男孩）。

但是，任何事情都是难以准确预料的，尤其是受精，最终只有一个精子“夺冠”。“生男孩妙药”使阴道呈弱碱性，带给精子的可能更多的是伤害，不利于健康生育。此外，人为地改变身体的酸碱度，可能还会引起其他的连锁反应，如引起代谢紊乱等，不仅会对准妈妈身体造成伤害，甚至还可能由于母体内环境的变化而影响胎儿发育，产生畸形儿，极可能得不偿失! PM

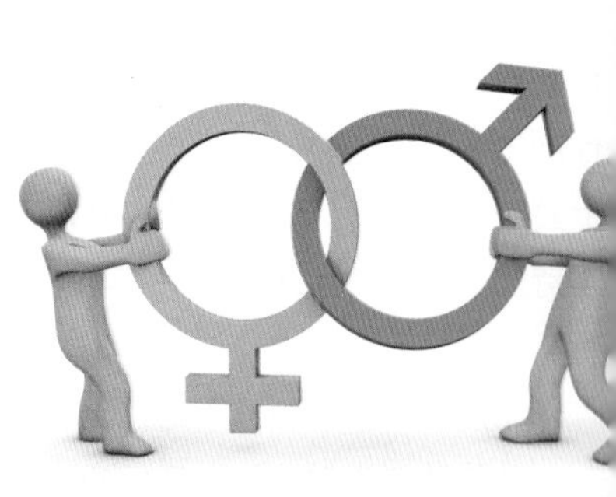

孩子的性别选择

吃药可以“根治”乳腺增生吗

上海中医药大学附属龙华医院
中西医结合乳腺科教授 秦悦农

乳腺门诊

患者：医生，我这几天乳房疼痛，很害怕，会不会是乳腺癌？

医生给患者做了乳房体检。

医生：你先做一个彩超检查吧。不必太紧张，看着像乳腺增生。

患者：乳腺增生，不是乳腺癌？医生，你要对我说实话。我年纪很轻，很担心。

医生：乳房疼痛是乳腺增生最常见的表现，而乳腺癌一般是不痛的。

彩超完成后，患者回到诊室。

患者：医生，报告上写“双乳乳腺增生”，那就是没有乳腺癌？

医生：是的，彩超没有发现明显肿块，诊断是乳腺增生。乳腺增生，以往也叫小叶增生，是最常见的乳腺疾病。放松点，我帮你开点药，缓解一下乳房疼痛。以后注意改善生活习惯，不要经常熬夜，不要乱发脾气……记住，还要定期来医院复查。

患者：医生，你帮我开点好药，贵一点也没有关系，最好是能够根治乳腺增生的药，以后就不用再担惊受怕了。

乳腺增生是现代女性最常见的乳腺良性疾病，在城市育龄女性中发病率可达70%～80%。世界卫生组织（WHO）称乳腺增生为“良性乳腺结构不良”，是一种既非炎症又非肿瘤的乳腺腺体结构错乱。

发病因素：内分泌失调+精神因素等

现代医学认为，乳腺增生的发病通常与机体内分泌失调有关，尤其是雌激素水平的绝对或者相对过高。因此，乳腺增生的发病率以育龄期年轻女性最高，青春期前和更年期后很少。近年来，随着社会的发展，生活节奏加快，很多女性工作压力大，精神紧张，情绪波动大。另外，营养过剩，高热量、高脂肪食物摄入过多，均导致女性乳腺增生发病率日益上升。同时，城市女性发病率明显高于农村女性，从事脑力劳动的女性发病率明显高于从事体力劳动的女性。这些差异除上述原因外，或许和城市女性初潮年龄前移而生育年龄后移，青春期到妊娠期时间段延长，以及城市女性绝经年龄后移，整个行经年份延长有关。

药物治疗：仅能改善症状

❶ 西药可直接或间接影响雌激素水平

既然乳腺增生是内分泌失调引起的，那么，手术治疗显然是不妥当的。西医治疗乳腺增生主要依靠他莫昔芬、黄体酮、溴隐亭、碘剂等药物，直接或间接影响雌激素水平。但长期服用这些药物，除了药物本身的副作用外，还会引起机体内分泌的新紊乱。例如，他莫昔芬（三苯氧胺）主要通过竞争雌激素受体达到降低体内雌激素水平，但是，它会带来闭经、潮热、恶心等副作用。显然，针对乳腺增生这种良性疾病，长期服药得不偿失。

❷ 中药可软化结块、疏通导管

传统医学称乳腺增生为“乳癖”，认为肝气郁结、气滞血瘀、冲任失调是最常见的病因。历代医家总结了很多有效的处方，如根据“乳癖”的病因病机，从疏肝理气、活血化瘀、调摄冲任等多方面来治疗，均取得了良好疗效。临床亦证实，诸多从中医古籍的经典方而来的治疗乳腺增生中成药，临床确有疗效，对软化乳腺腺体结块、疏通乳腺导管有一定的帮助，但“是药三分毒”，故中药同样不宜服用太久。

总之，乳腺增生的药物治疗，无论中药还是西药，短期服用可以改善乳房疼痛症状；服用化痰散结的中药一年半载，甚至可以消散乳腺增生结节。但需要注意的是，即便是长期服用中药，如果患者不改变生活习惯，经常熬夜、发脾气、生闷气，经常吃油炸快餐食品，“例假”来了也不注意忌口生冷、辛辣、刺激食物，导致机体内分泌紊乱的“根源”仍在，乳腺增生也就无法“根治”了。PM

女孩子进入青春期后，除了孕期和哺乳期，“大姨妈”将伴随她长达30多年。这个特殊的“亲戚”给女性带来的不仅仅是那几天的不方便，很多时候带给她们的可能是难以言喻的痛苦，甚至是“痛不欲生”的感觉。于是，在女生宿舍的“卧谈会”、闺蜜的悄悄话，甚至是网上论坛里，怎么对付“大姨妈”带来的疼痛，成了经久不息的话题。到底是忍着好，还是吃止痛药好？今天我们就来谈一谈。

“姨妈痛” 吃止痛药，还是忍着？

复旦大学附属妇产科医院妇科主任医师　方　芳

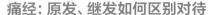

痛经：原发、继发如何区别对待

大部分痛经从月经来潮前几个小时开始，逐步或迅速加重，持续数小时至2～3日不等；疼痛一般为阵发性或痉挛性，通常位于下腹部，有时会伴有腰骶部或大腿内侧疼痛；约一半人有后背痛、恶心、呕吐、腹泻或头痛，严重情况下可能因疼痛而昏厥。在临床上，痛经被分为原发性痛经和继发性痛经。依据痛经的不同情况，我们要注意区别对待。

❶ **原发性痛经**　原发性痛经是指在没有盆腔器官病变的情况下发生的痛经，一般开始于月经初潮后不久，多发生于未婚、未孕的年轻女孩。原发性痛经一般对生育没有影响。

对策：如果痛经程度不严重，不影响生活，结婚或生育后痛经减轻或消失，可以不做特殊检查和处理。疼痛时，可用热水袋或暖宝宝敷在下腹部，或者喝些生姜红糖水等，忌食生冷和酸辣食物，宜食清淡易消化的食物。

❷ **继发性痛经**　继发性痛经是由于存在盆腔器官的病变而引起的痛经，如宫颈狭窄、子宫发育不良、子宫内膜异位症或子宫肌腺症等，需要进行妇科相关检查才能确定原因。有些继发性痛经，如子宫发育不良、子宫内膜异位症等可能对生育有影响。

对策：如果年轻时痛经不严重或不痛经，以后反而出现痛经或痛经越来越严重，应去医院做妇科检查，看看是不是有盆腔器官的病变，早发现、早治疗，以免病情越来越严重，不仅可能影响日后生育，还可能带来不良后果，甚至需要手术治疗。

痛经时：吃止痛药会不会上瘾

人的一生中可能会体验到各种疼痛的感觉，如皮肤被划伤引起的刀割样痛，腹泻时的腹部绞痛等。痛经是一种和其他疼痛不同的、难以言表的疼痛感，严重时会让人有痛不欲生的感觉。不管何种疼痛，若程度较重、难以承受时，就需要服用止痛药来缓解，有时甚至可能需要长期服药，如子宫内膜异位症或子宫肌腺症引起的严重痛经。遗憾的是，很多女性在痛经发生时，会选择忍着不吃止痛药，一来可能是觉得去医院看病、配药比较麻烦，二来很可能担心止痛药吃多了会上瘾。

那么，吃止痛药会上瘾吗？所谓的药物成瘾是指一种慢性、复发性、使用者不顾后果持续服药的行为。医学上对药物成瘾有统一的诊断标准，包括药物耐受性，停药后出现特殊心理、生理不适症状，不顾经济和身体健康等情况而大量长期用药等。多数止痛药一般不会产生药物依赖。有人认为，痛的时候吃止痛药，不吃止痛药无法缓解疼痛，这不就是药物依赖吗？其实，痛经不是由于吃止痛药或者停用止痛药引起的，而是由于病因没有消除而需要反复吃止痛药，这不能算是药物依赖。如果痛经严重，却选择忍着而不吃止痛药，那么，除了疼痛、腰酸、呕吐、头痛外，还会吃不下、睡不好、心情郁闷或烦躁，久而久之身体免疫力也会下降，反而会给身体带来更大影响。

痛经：可以选用哪些止痛药

目前，治疗痛经常用的止痛药为解热镇痛类药物，如芬必得、扶他林、消炎痛（吲哚美辛）等。解热镇痛类药物常用于治疗轻中度疼痛，在药店可以直接购买，没有成瘾问题。不过，这类药物有一定副作用，比如对胃有刺激作用，长期服用还可能引起胃溃疡等，不宜长期大量服用。痛经患者一般每个月最多用2～3天，个别痛经严重者用药基本不超过一周。当然，也可以使用非口服剂型，如消炎痛栓肛塞，可避免对胃的刺激。

注意，曲马朵、可待因等中等强度止痛药，以及吗啡、哌替啶等强效止痛药，一般用于治疗急性疼痛，不用于治疗痛经等慢性疼痛。

总之，痛经厉害的时候，用点儿止痛药，可以大大提高生活质量。当然，也要当心不要超过常规用量。如果有不明白的地方，应去医院咨询医生。PM

“大姨妈”来时为什么会痛？

绝大多数的女孩子，在月经期会有下腹痉挛性疼痛伴小腹坠胀感和腰部酸痛，这是由于经期盆腔组织充血，未生育女性宫颈管较狭窄、经血外流不畅所致。另外，月经期子宫内膜会产生一些可引起子宫收缩的物质，如前列腺素。而前列腺素产生较多时，容易引起痛经。

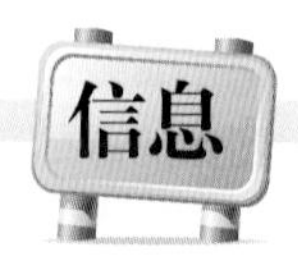

康复治疗新趋势：早期介入、方案个体化

近日，经上海市卫计委批准设立的专业康复医院——上海赫尔森康复医院正式启用。该医院位于上海市松江区九亭镇，设有神经康复、骨与关节康复、脊柱脊髓损伤康复、儿童康复、烧伤康复、老年康复、疼痛康复、心肺康复等多个特色康复专科，开展脑卒中（脑中风）、骨科术后、神经外科术后、帕金森病、脊髓损伤、小儿脑瘫、老年痴呆等特色康复治疗。院长戴震教授表示，我国康复医学起步较晚，但患者需求量非常大。赫尔森康复医院是上海市医保定点单位，医院倡导“早期康复”的理念，配备了专业的康复医师和康复治疗师，并拥有手功能评估、言语功能评估、三维平衡评估与训练系统、上肢机器人训练评估系统、步态检测及训练系统、多关节等速训练系统、SET悬吊运动治疗系统、智能运动上肢训练系统、高压氧舱等齐全的康复设备，通过为患者制定个性化的康复治疗方案，帮助患者用较少的治疗费用，得到最大限度的功能恢复，帮助提高其生活质量。

重视结直肠癌的早期筛查

近日，由“菠萝健康工作室”与博尔诚控股集团（人本健康集团）联合举办的“结直肠癌防治”中美肿瘤专家对话在上海举行。中国癌症康复与姑息治疗专业委员会主任委员王杰军教授、第二军医大学附属长海医院消化内科副主任医师柏愚副教授、“菠萝健康工作室”发起人李治中博士，共同讨论结直肠癌的预防和治疗的相关热点话题。王杰军教授介绍，肿瘤标志物已成为早期发现结直肠癌的重要手段之一。结直肠癌肿瘤标志物Septin9基因甲基化检测，仅需抽取10毫升外周血，即可判断结直肠癌的患病风险，其无创、采样方便的特点，可以大大提高受检者的依从性。

健康智能手表助力个人健康管理

拥有良好的健康状态是每个人的心愿，但久坐、熬夜、缺乏运动等不良生活习惯给现代都市人带来了诸多健康隐患，个人健康管理势在必行。健康教育专家、复旦大学附属中山医院杨秉辉教授指出，每个人的身体状况、生活习惯和生活方式不尽相同，需要在专业人士的指导下进行个体化、专业化的健康管理。近日上市的飞利浦健康智能手表可通过持续监测和精确采集个人健康数据，配合智能分析和远程健康追踪系统，联合高端健康管理中心提供一对一专业指导和追踪咨询服务，有效帮助消费者塑造良好的生活习惯、为健康做出有意义的改变。据悉，飞利浦正致力于研发“健康关护全程”互联整合解决方案，未来会有更多创新产品和智能解决方案陆续上市。

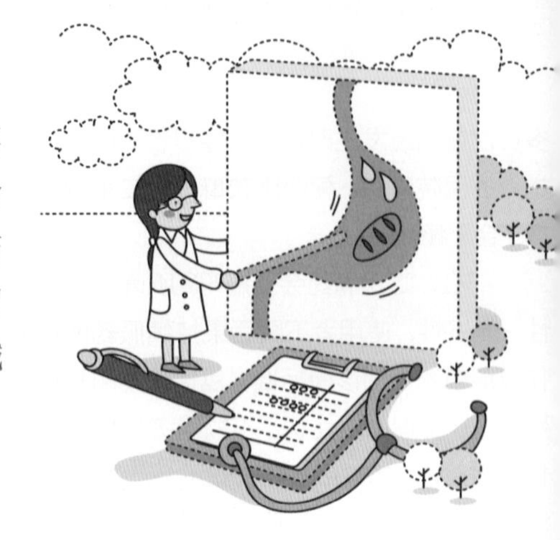

在临床上，抗酸药是一种治疗消化系统疾病的常见药物，主要用于治疗上消化道溃疡（胃和十二指肠）、出血，糜烂性胃炎和胃食管反流病等。大部分抗酸药属于非处方药（OTC），患者很容易从药房购买到。抗酸药属于无机弱碱类药物，可以直接中和胃酸，提高胃内pH值，降低胃蛋白酶活性，同时可以降低十二指肠的酸负荷，减轻胃酸对十二指肠黏膜的刺激，从而缓解疼痛，促进溃疡愈合。

抗酸药+多潘立酮：降低药效

第二军医大学附属长海医院消化内科　陈佳云　邹文斌

根据吸收过程，抗酸药可分为吸收性和非吸收性两种。吸收性抗酸药主要包括碳酸氢钠（小苏打），作用强、起效快、疗效短暂。由于除了能中和胃酸外，小苏打还可以被肠道吸收，长期或者大量服用容易引起碱血症，故目前很少用于治疗消化系统疾病；非吸收性抗酸药因其含有难吸收的阳离子而得名，主要包括铝碳酸镁、碳酸钙、氧化镁、氢氧化铝和氢氧化镁，能够在胃内停留较长时间，以便充分与胃黏膜接触，起到保护胃黏膜的作用，临床上比较常用。

多潘立酮：增强胃蠕动，促进胃动力

多潘立酮属于第二代促胃动力药。它可以选择性阻滞外周多巴胺受体，增强胃蠕动和张力恢复，促进胃的排空，抑制恶心、呕吐，并能防止胆汁反流。多潘立酮主要副作用有腹泻、便秘、腹痛和溢乳等。

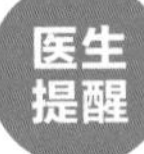

“多潘立酮”不应作为助消化药长期使用

1989年，多潘立酮在中国上市，目前已成为国内最主要的胃动力药，作用较强，容易吸收，口服、肌注或静脉滴注均可。之前，在我国的适应证为：消化不良、腹胀、嗳气、恶心、呕吐、腹部胀痛。2014年4月，欧洲药品管理局发布报告称，多潘立酮与严重心脏疾病风险相关，故欧洲药品管理局建议在整个欧盟范围内限制其适应证，仅用于缓解恶心和呕吐。近期，多潘立酮在国内也引起重视，部分消化科医生和药师认为：患者不应把“多潘立酮”作为助消化药长期使用。

两药同用：可能影响疗效

在很多患者眼里，抗酸药和多潘立酮都是“胃药”，两种药同时服用的情况很常见，实际上，抗酸药不能与多潘立酮同时服用。首先，抗酸药可以中和胃酸，会降低多潘立酮的口服生物利用度，从而影响其疗效；其次，多潘立酮可以促进胃肠蠕动，减少抗酸药与胃黏膜接触时间，降低抗酸药效果。也就是说，两药合用后，抗酸药在尚未发挥其全部药效前，可能已经被排入肠道；第三，两者合用后，因疗效下降，患者症状没有得到及时缓解，可能需要增加服药剂量和频率，易发生不良反应。

有分析认为，影响抗酸药在人体内作用的持续时间主要与抗酸药的中和能力、胃酸分泌的速度、胃排空的速度三个因素有关。其中，第三个因素最为重要。故在进行抗酸治疗时，有时医生需要给患者应用抗胆碱能药物，以减弱胃运动，延长胃排空时间和增加抗酸药作用时间。如果确因病情需要两药合用，为避免降低药效，服药间隔时间应大于2小时。PM

延伸阅读

从疗效来看，抗酸药以液体（如凝胶）最好，粉剂次之，片剂最差。心、肾功能不全患者慎用，大剂量服用可能导致肠梗阻，长期服用可导致电解质紊乱。此外，肾结石患者应慎用碳酸钙。

多潘立酮含有乳糖，可能不适用于乳糖不耐受、半乳糖血症或葡萄糖、半乳糖吸收障碍者；多潘立酮主要在肝脏代谢，肝功能损害者慎用；哺乳期妇女在服药期间不宜哺乳。

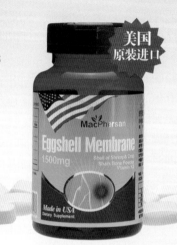

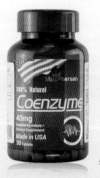

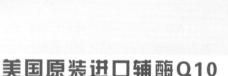

服华法林：反应大相径庭，取决于基因

复旦大学附属中山医院心内科主任医师　程蕾蕾

生活实例

退休时，范阿姨被发现患有风湿性心脏病、联合瓣膜病变。为此，她在医院接受了二尖瓣和主动脉瓣人工机械瓣置换术。出院时，医生关照她务必每天服用华法林，并定期监测凝血功能。没想到，范阿姨服用华法林的剂量调整过程实在大费周折，别的病人每天服用一粒，凝血功能就能达标，而范阿姨从每天一粒的初始剂量开始逐渐加量，直至加到每天两粒，凝血指标依然不够理想。医生说，这种情况需要检测一下基因，然后，在检测结果基础上再调整药物使用剂量。范阿姨对此百思不得其解，同样都是服华法林的病人，怎么吃药差别这么大？难道基因会影响华法林的用量？

人体各处都有血液或快或慢流动。正常的血液要求凝血和抗凝功能维持动态平衡，这个动态平衡除了要求血管壁结构和功能正常之外，还有赖于有效的血小板质量和数量，以及正常的血浆凝血因子活性。对于健康人而言，血液凝血和抗凝功能维持动态平衡，但对于某些疾病状态，如像范阿姨这样植入人工机械心脏瓣膜者就需要抗凝治疗，让凝血进程稍微变慢一些。

华法林：用药剂量要求苛刻

目前，国内外临床上使用的口服抗凝药中，华法林是最常用的维生素K拮抗剂，起效缓慢而持久，能有效防止血栓形成与发展，可用于治疗血栓栓塞性静脉炎、降低肺栓塞的发病率和死亡率，减少外科大手术、风湿性心脏病、髋关节固定术、人工心脏瓣膜置换手术、心房颤动等的血栓发生。但是，华法林的有效治疗窗非常狭窄，服用时增一分则太多，减一分则太少。也就是说，使用华法林时必须根据每个人的具体情况而定，剂量非常苛刻，稍微多一点儿会引起出血，早期可表现为皮肤瘀斑、紫癜、牙龈出血、鼻出血、伤口出血经久不愈、月经过多等，严重的甚至会导致眼底出血和颅内出血，威胁生命；而用药稍微少了呢，又没办法达到延长凝血时间的治疗目的。因此，每位服用华法林的病人都必须定期监测凝血指标，以此调整适应自己的最佳药物剂量。

简洁明了：国际标准化比值（INR）

临床上检测凝血功能的指标有很多种。其中，最简洁明了的是国际标准化比值，其缩写是INR。这个比值使得不同的凝血活酶试剂测得的结果具备可比性，而且操作方便，只要从指尖或静脉采取少量血液，检测血液凝固时间，就能得出INR值。INR值越高，血液凝固所需的时间越长。服药之后，如果INR低于2.0，就不能提供有效的抗凝疗效。但是，如果INR值非常高，则有可能出现无法控制的出血风险。健康成年人，INR值大约为1.0。静脉血栓病人的INR值，一般应保持在2.0～2.5之间；心房颤动病人为了避免血栓形成，应将INR值保持在2.0～3.0之间。当INR值高于4.0时，提示血液凝固显著延缓，有可能引起无法控制的出血，甚至导致死亡。

检测基因：个体化调节剂量

虽然INR值简洁明了，但服药治疗初始阶段测值可能波动较大，调整剂量的周期有时长达数周甚至数月，有可能造成病人发生血栓或出血风险。因此，近年来，临床上对使用华法林的病人进行药物治疗预测基因（CYP2C9，VKORC1）检测，以快速确定华法林的使用剂量范围，保证疗效，减少出血风险。华法林最主要的代谢酶是细胞色素P450酶2C9(CYP2C9)基因，华法林进入体内之后不会永远存在，会被这种酶分解、失效。而不同的病人，这种酶的浓度和效力不同，因而即使服用同等剂量的华法林，对凝血功能的影响也不一样。此外，维生素K环氧化物还原酶（VKORC1）是华法林作用的靶蛋白。在不同的病人体内，这种酶的浓度和效力也不同。

总之，目前认为，如果能清楚了解病人体内的CYP2C9和VKORC1情况，就能够更好地知己知彼，预测不同病人的华法林使用剂量，缩短达到稳定剂量的摸索时间，减少抗凝药过量发生，这无疑具有非常积极的临床意义。PM

服降压药期间，可以食“低钠盐”吗

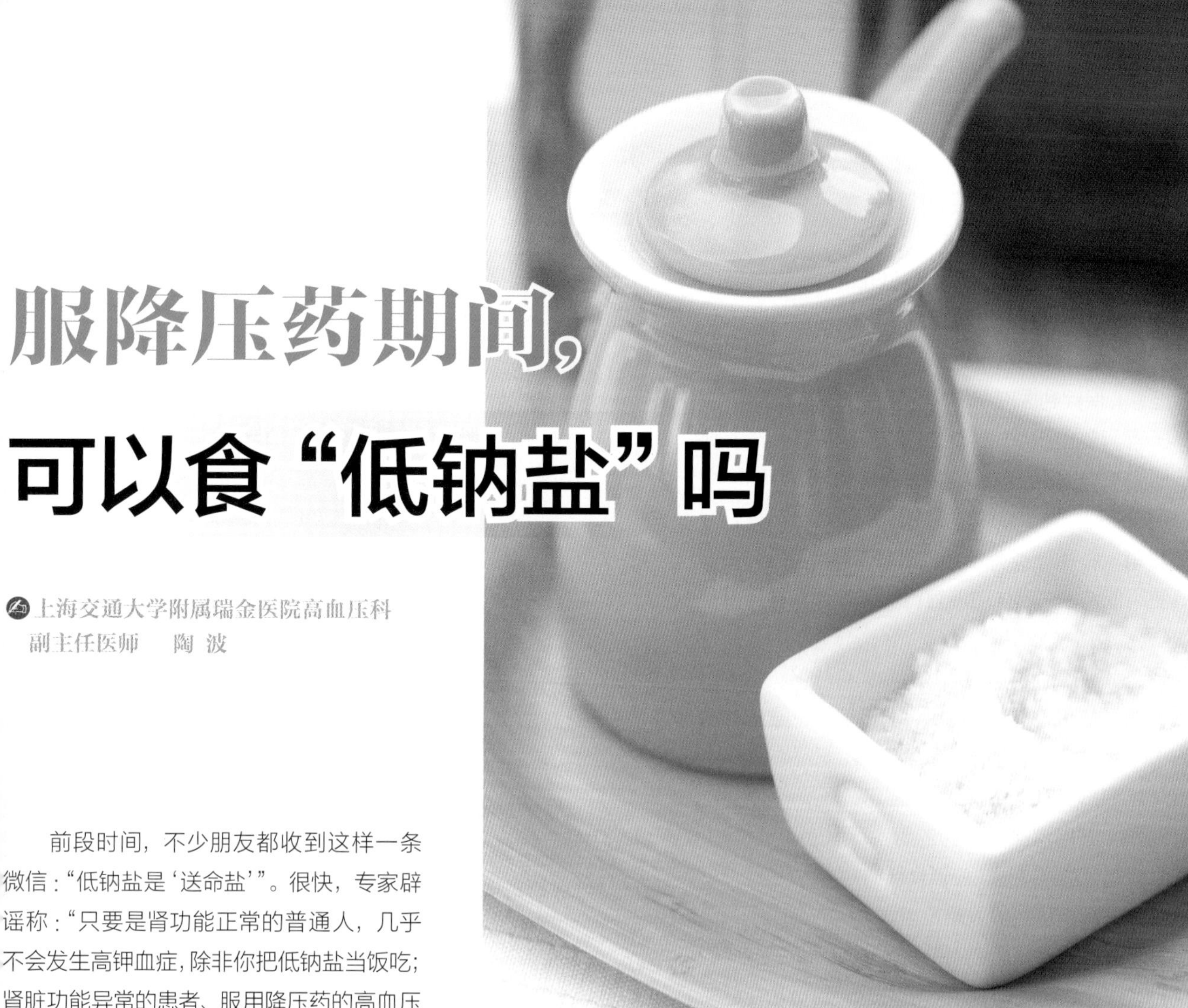

上海交通大学附属瑞金医院高血压科
副主任医师　陶 波

前段时间，不少朋友都收到这样一条微信：“低钠盐是‘送命盐’”。很快，专家辟谣称：“只要是肾功能正常的普通人，几乎不会发生高钾血症，除非你把低钠盐当饭吃；肾脏功能异常的患者、服用降压药的高血压患者不宜食用低钠盐。”帖子一发，不少高血压患者紧张了，为什么服用降压药的高血压患者不宜食用低钠盐呢？

高血压患者要限“钠”

普通食盐的主要成分是氯化钠，钠离子和氯离子主要存在于细胞外液中，钾离子主要存在于细胞内液中，正常情况下维持动态平衡。当细胞外液中钠离子增多，细胞内外钠离子浓度梯度加大时，细胞内钠离子也增多，随之出现细胞肿胀，小动脉壁平滑肌细胞肿胀后，一方面可使管腔狭窄，外周阻力加大；另一方面可使小动脉壁对血液中的缩血管物质反应性增加，引起小动脉痉挛，使全身各处细小动脉阻力增加，血压升高。

因此，高血压患者应该限制盐的摄入量。研究证明，在高血压的早期或轻型高血压患者中，单纯限盐即可能使血压恢复正常。中、重度高血压患者限制食盐的摄入量，不仅可提高降压药的疗效，还可减少降压药的使用剂量。所以，不管是预防高血压，还是治疗高血压，限盐都是有益的。世界卫生组织建议每日食盐不超过 6 克。

部分降压药增加高血钾风险

普通食盐 99% 以上为氯化钠，而低钠盐主要成分之间的比例大概为氯化钠 65%、氯化钾 25%、硫酸镁 10%。在不改变咸味的前提下，低钠盐降低了30% 左右的氯化钠含量。钾的作用主要是促进钠的排除，从而降低血压。因此，高血压患者食用低钠盐是很好的选择。

需要注意的是，一些降压药会增加高血钾风险。服用这些降压药的患者不宜再食用低钠盐，尤其是肾功能减退者。已经有肾功能减退的患者，其肾脏对钾已经存在排泄障碍，一旦摄入会增加高血钾风险的降压药及低钠盐，过量钾无法排出，就会造成高钾血症。

鉴于临床上大多数高血压患者很难判断自己服用的降压药种类，而一些肾功能减退的患者并没有明显的临床表现，如果不查肾功能，很难发现肾功能已经减退。为了避免这些患者发生高血钾，作为食品出售的低钠盐就被贴上了笼统的“肾功能障碍者及服用降压药物的高血压患者等不适宜高钾摄入的人群应慎用”的标签。

哪些降压药与升高血钾有关

❶ **增加高血钾风险药物**

血管紧张素转换酶抑制剂（ACEI，如卡托普利、依那普利、贝那普利、培哚普利片等）、血管紧张素受体拮抗剂（ARB，如氯沙坦、缬沙坦、厄贝沙坦、奥美沙坦等）、保钾利尿剂（螺内酯、阿米洛利、依普利酮）等降压药。这些药物主要通过直接或间接抑制肾上腺盐皮质激素醛固酮的排钾作用，或抑制肾小管钠钾交换而升高血钾。

对策：服用这类降压药的患者应限制食盐摄入，谨慎使用低钠盐。若同时伴有肾功能减退，更应慎食低钠盐。

❷ 不增加高血钾风险药物

钙离子拮抗剂（硝苯地平、非洛地平、氨氯地平等）、排钾利尿剂（呋塞米、氢氯噻嗪、吲达帕胺等）、β受体阻滞剂（美托洛尔、比索洛尔、阿罗洛尔等）。

对策：服用这类降压药的患者可以使用低钠盐。若同时伴有肾功能减退，应慎食低钠盐。

总之，减少食盐摄入量是世界公认的高血压预防优先策略。但服降压药期间是否适合使用低钠盐，患者应咨询医生，必要时做肾功能检查。若肾功能已减退，则应慎食低钠盐。PM

无碘精制低钠盐营养成分表

项目	每100克（g）
能量（千焦）	0
蛋白质（克）	0
脂肪（克）	0
碳水化合物（克）	0
钠（毫克）	30667
钾（毫克）	11539
碘（微克）	0

高血钾的危害

临床上，血钾高于5.5毫摩/升称为高钾血症，大于7.0毫摩/升为严重高钾血症。高钾血症有急性与慢性两类，急性高钾血症应及时抢救，否则可能导致心搏骤停。肾脏是人体最主要的排钾器官，它通过排尿把多余钾离子排出体外。肾功能不全者排尿、排钾减少，可能增加高血钾风险。

维生素D是一种脂溶性维生素，主要生理功能是促进钙、磷吸收和利用，维护骨骼健康。近年来的研究发现，维生素D缺乏与癌症、心脑血管疾病、糖尿病等慢性病乃至情绪抑郁、认知功能障碍等密切相关。

人体所需维生素D有两个来源，一是“外源性”，二是“内源性”。当外源性维生素D摄入不足或内源性维生素D生成减少，就会导致维生素D缺乏。其中，老年人、深色皮肤者、肥胖者、日晒不足等人群常会发生维生素D缺乏，应注意补充。

老年人 老年人常因食量减少或膳食结构不合理，导致外源性维生素D摄入不足；老年人的胃肠道疾患会影响维生素D的吸收和利用；老年人肝、肾功能下降会影响维生素D的转化；老年人通过阳光照射皮肤合成维生素D的能力下降，会使内源性维生素D的生成减少。上述多种原因，导致老年人维生素D不足和缺乏非常普遍。据国外一项报道，大约50%的居家养老老人和57%的住院老年病人有不同程度的维生素D不足或缺乏。因此，老年人应注意补充维生素D。

肥胖者 越来越多的研究表明，超重或肥胖人群血清维生素D水平明显低于体质指数正常的人群，一项纳入7 198名队列的研究显示，肥胖人群中80%的个体伴有维生素D缺乏。近年研究发现，补充维生素D和钙能够降低饮食性肥胖个体的体质指数和体脂量，据此，认为肥胖与维生素D缺乏有关。至于维生素D缺乏为什么会引起肥胖，尚不明确。有研究认为，维生素D缺乏可导致甲状旁腺激素水平增加，甲状旁腺激素能刺激钙离子流入脂肪细胞，从而刺激脂肪细胞增加，导致肥胖。另有研究显示，瘦素在肥胖的发生发展中具有不可忽视的作用，瘦素是控制食量的一种激素，可以使人产生饱腹感，而维生素D是产生瘦素所必需物质，维生素D缺乏可导致瘦素合成障碍，引起食欲增加，从而导致肥胖。所以，肥胖者也属于需要补充维生素D的人群。

日晒不足者 研究证实，90%以上的维生素D是靠人体皮肤经紫外线照射后转化生成的，故任何影响皮肤直接暴露于紫外线的因素，都会导致维生素D不足或缺乏。阳

五类成年人需要补充维生素D

第二军医大学教授 赵法伋

光中紫外线不能通过普通玻璃，故户外活动少的人，易出现维生素 D 生成不足；高层建筑物阻挡阳光照射、大气污染（如烟雾、尘埃）吸收了部分紫外线、冬季阳光照射减少，也会影响皮肤合成维生素 D。人们通常认为，北方冬季日照时间短，很容易导致维生素 D 缺乏。但研究发现，即便在南方，维生素 D 缺乏的现象依然很普遍。所以，日晒不足者应列为需要补充维生素的人群。

皮肤颜色深者 已有研究显示，含色素高的皮肤细胞合成维生素 D 能力差，如黄种人、黑种人。在同样的饮食和日照条件下，皮肤颜色深者比皮肤颜色浅的人更容易缺乏维生素 D。在现代生活中，无论哪种皮肤的人都以室内生活为主，所接受的日照较少，皮肤颜色较深的人缺乏维生素 D 的可能性也就随之增大，所以，应注意补充维生素 D。

骨质疏松、肌肉衰减者 谈到骨质疏松，人们首先想到的是缺钙、补钙。殊不知，如果缺乏维生素 D，钙就不能很好地被人体吸收、利用。如今，补钙同时补充维生素 D，已成为骨质疏松症辅助治疗的共识；肌肉衰减（肌肉衰减综合征）是近年新认识的以骨骼肌质量下降，骨骼肌量、力量下降和功能减退为特征的增龄性病征，老年人多发。研究显示，维生素 D 不足和缺乏与肌肉衰减密切相关，补充维生素 D 也已成为国内外专家的共识。

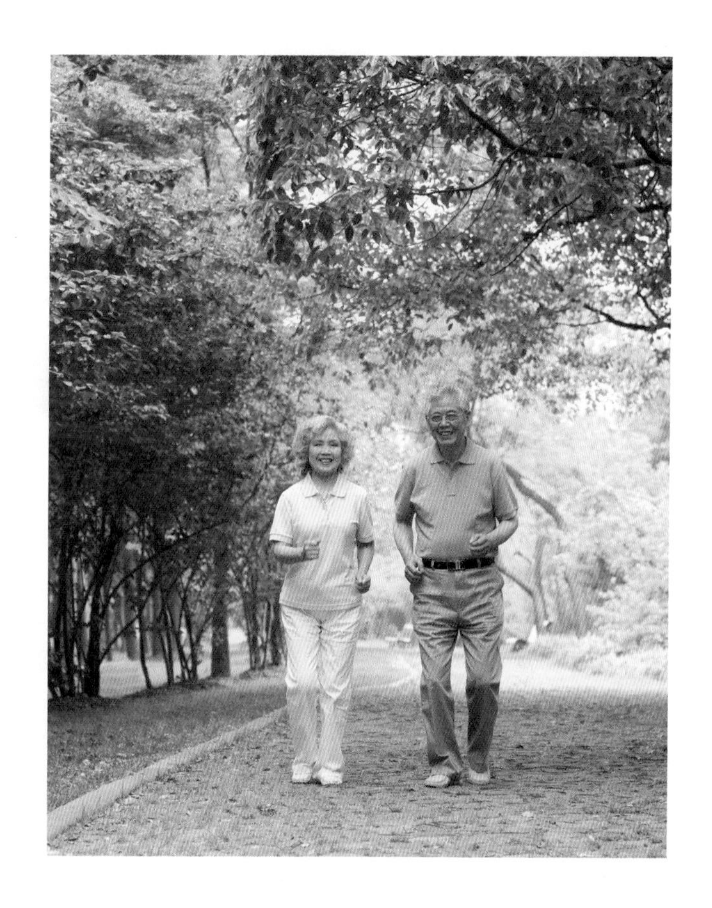

维生素 D 的补充主要是通过从食物中摄取、日光照射和食用补充剂。富含维生素 D 的食物有动物肝脏、蛋黄和瘦肉等。脱脂牛奶、鱼肝油、乳酪、坚果和海产品含量也较丰富，植物性食物几乎不含维生素 D，所以，要强调平衡膳食，在植物性食物为主的前提下，注意适量摄入鱼、禽、蛋、奶、肉等动物性食物。晒太阳是最方便、最安全的补充维生素 D 的方式。遗憾的是，如今日照和食物均无法满足人们对维生素 D 的需求。因此，美国内分泌学会建议：肤色较黑、肥胖、生活地区日照水平低等维生素 D 缺乏高危人群，最好通过食用膳食补充剂来提高血液中的维生素 D 水平。当然，补充维生素 D 要注意防止过量的危害。PM

人体维生素 D 来源和活性

人体所需维生素 D 有两个来源：一是来自摄入的食物，即“外源性”的，二是来源于皮肤中的 7- 脱氢胆固醇经紫外线照射产生的没有活性的维生素 D_3，即“内源性”的。二者先在肝脏转化为具有活性的 25- 羟维生素 D，再经肾脏转化为活性更强的 1,25- 二羟维生素 D，然后被输送到各组织器官，发挥作用。

《大众医学》入选 2016 数字传播影响力期刊 TOP100

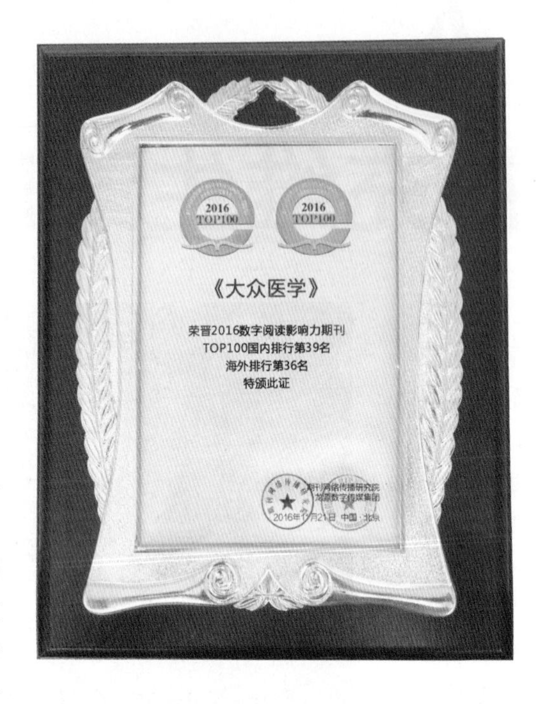

近日，由中国新闻出版研究院和龙源数字传媒集团等联合主办的“2016 全民阅读嘉年华‘数字阅读 TOP100 城市排行 / 数字传播影响力期刊 TOP100 排行发布盛典’”盛大举行。《大众医学》荣晋 2016 数字阅读影响力期刊 TOP100 国内排行第 39 名、海外排行第 36 名。

由中国出版研究院和龙源数字传媒集团主持发布的 TOP100 期刊排行从 2005 年开始发布，今年已经是第 12 届，《大众医学》连年入榜。这项以大数据梳理为基础的排行发布，已成为媒体数字化发展的一个风向标和量化器。此次发布的三个榜单，分别是数字传播影响力 TOP100 期刊排行（国内）、数字传播影响力 TOP100 期刊排行（海外），以及移动终端阅读 TOP100 期刊排行。

随着移动互联网的飞速发展和智能手机的普及，数字阅读已成为智慧城市生态建设的重要内涵。入选“2016 数字阅读 TOP100 城市排行”前 10 位的城市依次为北京、上海、郑州、杭州、广州、深圳、南京、成都、武汉、重庆。

订全年杂志，赢订阅大奖

为回馈广大订阅读者对《大众医学》杂志的支持与厚爱，我们将于 2017 年 3 月和 10 月分别举办一次年度订阅抽奖活动。每位获奖读者将获得由《大众医学》资深编辑精心挑选的健康图书大礼包一份。请订阅了全年杂志的读者尽快将订阅单复印件寄到编辑部，并附上您的姓名、地址、邮编和联系电话。通过微信订阅全年杂志的读者，请直接联系微信客服，以便我们尽快将您的信息纳入抽奖系统。

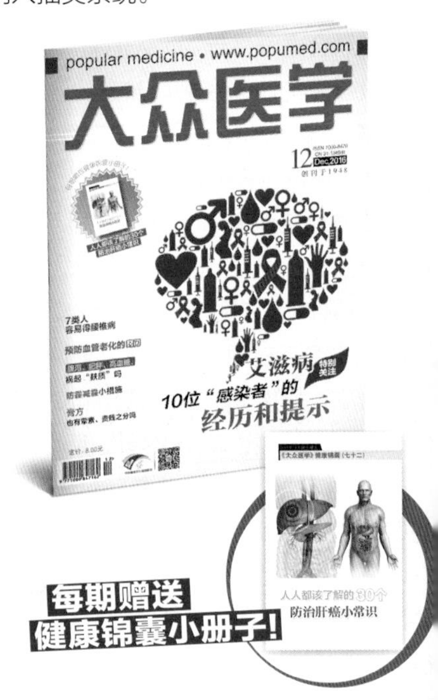

敬告读者

每一个月，《大众医学》都会带给您权威、实用、最新的保健知识。出版前，每篇文章都经过严格审查和内容核实。我们刊出这些文章，并不是要取代看病就医，而是希望帮助大家开阔眼界，让自己更健康。

由于个体差异，文章所介绍的医疗、保健手段并不能适合每一位读者，尤其是在诊断或治疗疾病时。任何想法和尝试，您都应该和医生讨论，权衡利弊。

您可以通过以下方式，进一步了解有关专家信息：

1. 登陆《大众医学》网站 www.popumed.com，打开“专家门诊”，在“看病找专家”中键入专家姓名，了解专家专长、联系办法等信息。

2. 发电子邮件至 popularmedicine@sstp.cn 或写信向编辑部咨询。

3. 通过 114 查询相关医疗机构电话，向挂号室或咨询服务台，了解专家近期门诊安排，就近就医。

敬告本刊作者

1. 本刊稿件一律不退，敬请自留底稿。从稿件投到本刊之日起，三个月后未得录用通知，方可另行处理。如需退稿（照片和插图），请注明。

2. 稿件从发表之日起，其专有出版权、汇编权和网络传播权即授予本刊，同时许可本刊转授第三方使用。本刊支付的稿费包含信息网络传播的使用费。

3. 根据需要，本刊刊登的稿件（文、图、照片等）将在本刊或主办本刊的上海科学技术出版社的网页或网站上传播宣传。

4. 本刊作者保证来稿中没有侵犯他人著作权或其他权利的内容，并将对此承担责任。

5. 对于上述合作条件若有异议，请在来稿时声明，否则将视作同意。

大龄女性：生育需多做“功课”

作者简介

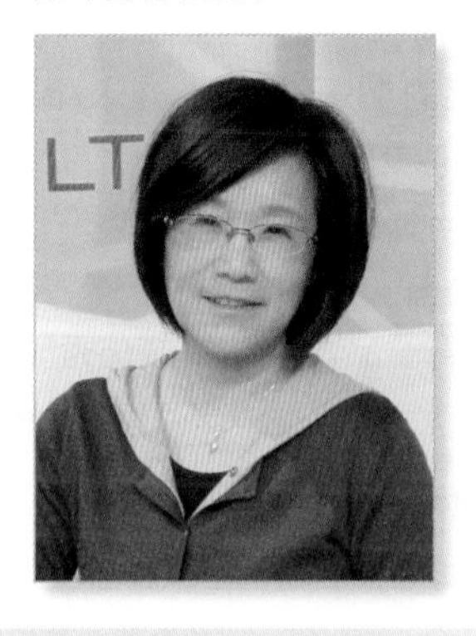

陶敏芳，上海交通大学附属第六人民医院副院长、妇产科主任医师、教授，上海医院协会门急诊专业委员会副主任委员，上海市医学会生殖学会委员。从事妇产科临床工作近30年，对子宫肌瘤、卵巢囊肿、子宫内膜异位症、不孕不育等妇产科疾病的诊治具有丰富经验。

2015 年 10 月，我国全面实行“二孩政策”。2016 年上半年的相关统计数据显示，上海几家妇产科专科医院孕妇建卡和分娩量较上一年同期增长 10%~30%，我们在临床上也遇到很多女性来医院咨询生二孩的问题。对女性来说，备孕非常重要。尤其是高龄妇女（35 岁及以上孕妇为高龄产妇）的备孕问题，更应引起重视。

我们在临床上发现，有些高龄女性，没做必要的准备，就匆忙怀上第二个孩子。高龄妇女怀孕后容易并发妊娠高血压综合征、妊娠期糖尿病及血栓性疾病等，且受妊娠的影响，孕妇体内的血容量比非孕期明显增加，心脏负担会加重。因此，高龄女性在准备怀孕前，要做一次全面体检，关注一下血糖、血脂、血压等指标，再根据具体的检查结果，向妇产科医生咨询备孕时要注意的问题。其他异常情况也要关注，如果上一次妊娠有妊娠糖尿病、妊娠相关高血压等疾病，则下一次妊娠再次出现的机会会增加，要尽早筛查和预防。

我们注意到的另一个现象是：很多女性由于担心分娩疼痛，在生育第一个孩子的时候，选择了剖宫产。现在她们准备生“二孩”，而上次生育时的剖宫产为这一次妊娠造成了一个大隐患，可能发生一种叫“凶险性前置胎盘”的并发症，并有发生子宫破裂的危险。这些女性孕前一定要到妇产专科医院或二级以上综合医院妇产科，通过超声检查了解子宫瘢痕愈合的情况。如果发现有憩室等情况，应请专家会诊。

我们还发现，由于有过怀孕、分娩的经验，一些女性在怀二胎时，便不重视产前检查。其实，高龄恰恰是胎儿出生缺陷的高危因素，高龄孕妇怀孕后更应做好产前检查。在怀孕 16~20 周时，应进行唐氏综合征筛查和诊断。唐氏综合征筛查是通过检测孕妇的血液来判断胎儿是否有异常。唐氏综合征诊断是对怀孕 20 周的孕妇做羊水穿刺或脐血穿刺，通过检测胎儿染色体的数量，判断胎儿有无异常。该检查有创伤，也有一定的流产风险。

35 岁以上女性过了最佳生育年龄，生育能力下降，有必要通过检查了解当下生育能力，抓住受孕时机。由于年龄是卵巢功能下降的主要指标，如果在备孕期间发现相关检测指标异常，应及时寻求帮助，以免耽误时间。

试管婴儿是体外受精 - 胚胎移植技术（IVF-ET）的俗称，是指采用人工方法让卵细胞和精子在体外受精，并进行早期胚胎发育，然后移植到母体子宫内发育而诞生婴儿。试管婴儿技术已经使许多家庭圆了生个宝宝的梦。高龄孕妇卵巢功能下降，受孕能力降低，如果有符合的指征，可采用辅助生育技术（即试管婴儿技术）帮助受孕。总之，高龄女性只要足够重视，科学备孕，就一定能够生个健康宝宝。PM

Contents 目录 2017年2月

特关别注

光阴岁月里，医生们的节假日

2017年的春节，比往年提早到来。

我们总结过往、迎接未来，憧憬着新春佳节与家人团聚。

而身负健康和生命重托的白衣天使们，他们如何度过春节、国庆节、中秋节？

在那些可以阖家团圆、安乐休闲的节假日里，烙刻着医生和护士们怎样的故事？

扫描二维码
关注大众医学

大众医学
微信二维码

本期部分图片由东方IC和达志图片提供 本期封面图片由东方IC提供

创刊于1948年　第三届中国政府出版奖期刊奖提名奖　新中国60年有影响力的期刊
上海市著名商标　全国优秀科技期刊一等奖　中国期刊方阵　中国百强报刊

大众医学®（月刊）
2017年第2期 da zhong yi xue

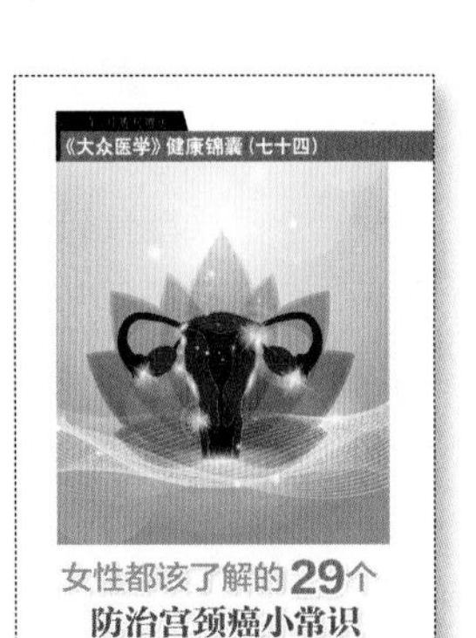

主　管　上海世纪出版股份有限公司
主　办　上海世纪出版股份有限公司　科学技术出版社

编辑、出版　《大众医学》编辑部
编辑部　(021) 64845061
传　真　(021) 64845062
网　址　www.popumed.com
电子信箱　popularmedicine@sstp.cn
邮购部　(021) 64845191　(021) 64089888转81826

广告总代理
上海科学技术出版社广告部
上海高精广告有限公司
电话：021-64848170
传真：021-64848152
广告/整合营销总监　王　萱
副总监/新媒体营销　夏叶玲
业务经理　杨整毅　丁　炜　张　磊　林素萍

发行总经销
上海科学技术出版社发行部
电话：021-64848257　021-64848259
传真：021-64848256
发行总监　章志刚
发行副总监　潘　峥
业务经理　张志坚　仝　翀　马　骏

编辑部、邮购部、广告部、发行部地址
上海市徐汇区钦州南路71号（邮政编码200235）

发行范围　公开发行
国内发行　上海市报刊发行局、陕西省邮政报刊发行局、重庆市报刊发行局、深圳市报刊发行局
国内邮发代号　4-11
国内统一连续出版物号　CN31-1369/R
国际标准连续出版物号　ISSN 1000-8470
国内订购　全国各地邮局
国外发行　中国国际图书贸易总公司（北京邮政399信箱）
国外发行代号　M158
印　刷　上海当纳利印刷有限公司
出版日期　2月1日
定　价　8.00元
广告经营许可证号　3100320080002
80页(附赠32开小册子16页)

杂志如有印订质量问题，请寄给编辑部调换

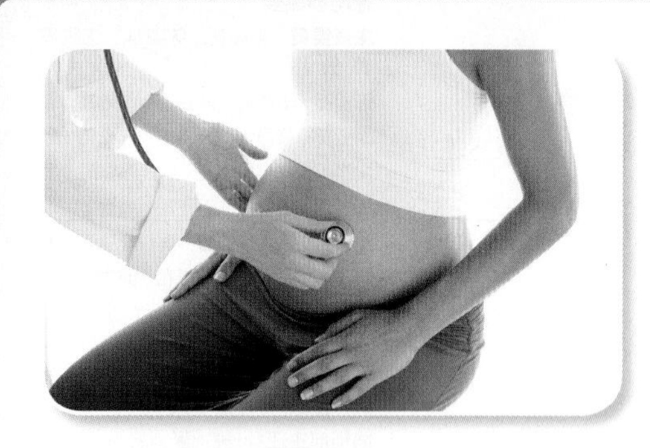

世界卫生组织：孕妇产前要与医生有“八次接触”

世界卫生组织近日就产前保健提出了最新建议。据估计，2015 年全球有 30.3 万名妇女死于妊娠相关原因，270 万名婴儿在出生头 28 天内死亡，另有 260 万名死产婴儿。预防这些不幸的方法是在妊娠和分娩期间获得高质量的医疗保健，但全球仅有 64% 的妇女在整个妊娠期间获得四次或更多次的产前保健。为此，世界卫生组织正式提出建议：孕产妇在整个孕期与卫生服务提供者接触的次数应从四次增加到八次，以增加发现潜在问题并且对其进行处置的机会。孕妇在怀孕头 12 周内首次接触医疗服务人员，随后的接触定在怀孕第 20、26、30、34、36、38 和 40 周。这种接触不仅仅是“看病”，而是要得到保健和其他支持。世界卫生组织同时建议，孕妇保持健康饮食，坚持锻炼，每天口服 30~60 毫克铁和 400 微克（0.4 毫克）叶酸。怀孕 24 周之前接受孕早期超声检查。

高龄冠心病患者：改善生活方式、控制危险因素

不久前，中华医学会老年医学分会发布了最新的《高龄老年冠心病诊治中国专家共识》。冠状动脉粥样硬化性心脏病（冠心病）是影响高龄（≥ 80 岁）人群健康的主要原因之一，患病率随增龄而增加，我国高龄老年冠心病患者日益增多。专家共识特别强调，除了在医生指导下服用冠心病的预防药物以外，健康的生活方式是冠心病预防的关键。高龄冠心病患者应注意：戒烟、限制酒精摄入；合理调整饮食结构，减少脂肪摄入，适当补充优质蛋白质，多吃富含纤维素的蔬菜和水果，合并高血压患者应适当减少钠盐摄入；适当控制体重；根据身体情况进行适当体育锻炼或体力活动；积极参与适度的社交活动，保持健康平衡的心理状态。另外，患者的血压、胆固醇和血糖也要控制在适当水平。一般身体状况良好的高龄患者宜将血压控制在 150/90 毫米汞柱以下，糖化血红蛋白不超过 8%，低密度脂蛋白胆固醇低于 1.8 毫摩 / 升。虚弱、预期寿命短的患者应接受个体化治疗。

吃芒果：或能防肥胖和慢性病

美国医学研究人员最近公布一项研究结果，芒果有预防肠道菌群不平衡的作用，并有预防肥胖和 2 型糖尿病等慢性病的功效。研究人员在小鼠身上进行了研究，结果发现，在摄入热量相等的情况下，那些饮食中包含芒果成分的小鼠体脂含量最低，血糖和胆固醇水平也较低。研究还发现，在高脂饮食中添加芒果后，小鼠肠道内因高脂肪饮食而丢失的有益菌明显增加，这可能就是芒果能预防肥胖和糖尿病等慢性病的原因。研究人员指出，芒果含有抗氧化剂和 20 多种维生素及矿物质，还能提供丰富的纤维素，是健康食品，而本研究从更微观的角度证明芒果对预防肥胖和糖尿病等有作用。专家提醒，芒果含糖量较高，食用应适量。

预防脑卒中，要从年轻时开始

近日，国家卫生计生委发布了最新的脑卒中防治方案。脑卒中是严重威胁中国人健康的一种疾病，2012 年中国居民心脑血管疾病死亡率为 271.8/10 万，其中脑卒中死亡率为 140.3/10 万，心脑血管病是中国人第一位死因。方案强调，预防脑卒中必须从年轻时做起。儿童和青少年要养成健康的生活方式，全民参加健身运动，掌握科学运动的原则，发挥运动在预防脑卒中的重要作用。日常生活中，膳食结构要多样化，做到控烟、减盐、控油等。此外，还要定期参加体检。35 岁以上成人，应主动测量血压。如果患有高血压等慢性病，在治疗的同时，要管理好自己的生活方式。方案提出的目标是，到 2020 年，我国 18 岁以上居民高血压知晓率达到 60%，治疗率达到 55%，治疗控制率达到 40%；到 2020 年，脑卒中发病率增长速度降到 5% 以下，心脑血管疾病死亡率下降 10%。PM

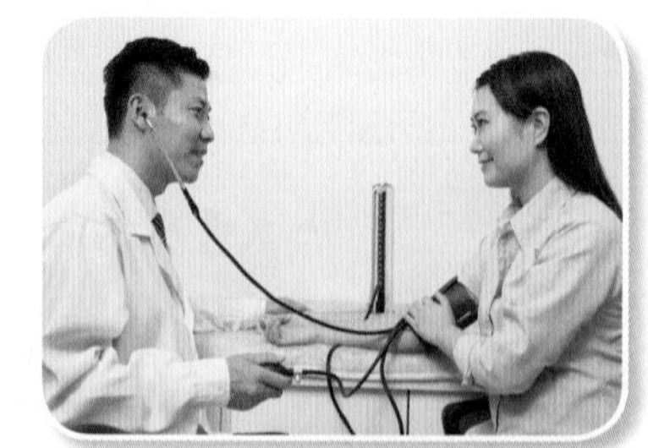

近日，由本刊与养乐多公司共同组织的“冬日健康冷食尚”活动在上海市妇联成功举办。50位妈妈认真聆听了复旦大学附属华东医院营养科韩维嘉主任医师为大家带来的主题为“冬季怎么吃才健康”的知识讲座，并在养乐多专员的指导下，学习了食物消化吸收与肠道健康的相关知识。

1. 韩维嘉主任医师在讲课

2. 活动现场

3. 养乐多专员介绍肠道健康知识

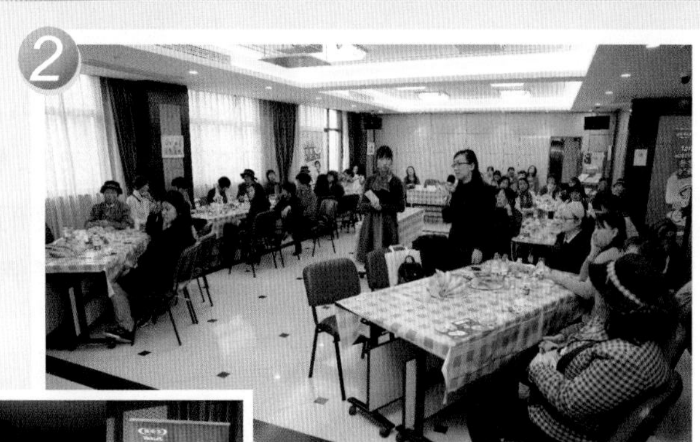

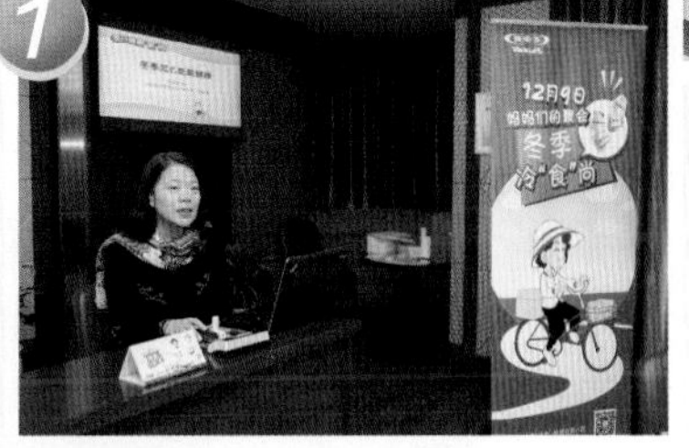

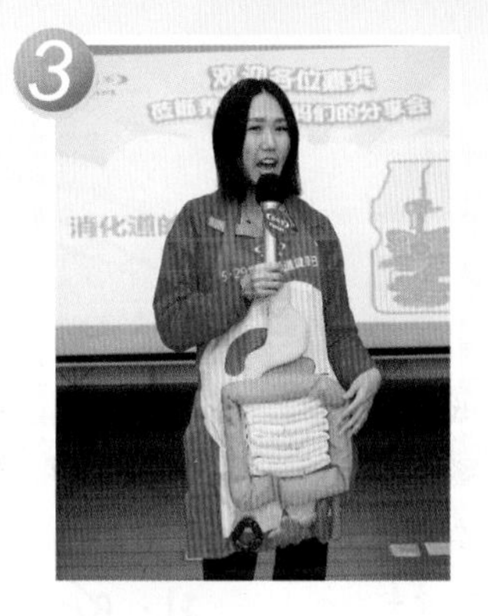

冬季健康“冷食尚”

冬天，人体发生了什么变化

- 免疫功能下降；
- 代谢加快，能量消耗增加；
- 胃酸分泌增多，食欲增加；
- 血管舒缩功能障碍，血流速度减慢。

冬天应该怎么吃

- 冬天是一年中最需要储备营养的季节，应适时增加能量的摄入（比其他季节增加10%~15%）；
- 调整膳食结构，增加御寒食物的摄入，如羊肉、牛肉、鸡肉、兔肉、海产品、胡萝卜、洋葱、大葱、韭菜、南瓜、栗子、核桃、苹果、枣等；
- 摄入充足的矿物质，注意补充钙质；
- 摄入丰富的维生素，增加维生素A、B族维生素、维生素C的摄入量；
- 多热食，少食生冷食物，宜选用与胃肠道温度接近的温热食物；
- 多饮水，防干燥，不要等到口渴了再喝水；
- 适当补充益生菌，增强免疫力。

适合冬天吃的水果

梨、甘蔗、苹果、柑橘、柚子、香蕉、猕猴桃、山楂等，都适合冬季食用。如果担心冬天吃水果会导致肠胃不适，“热吃”水果不失为一种好办法。

苹果加热后，其所含的多酚类抗氧化物含量会大幅增加。多酚类物质有助于降血糖、调节血脂、抗氧化、抗炎杀菌。煮熟的梨具有去燥润肺的功效；梨籽中的木质素属于不可溶纤维，但加热后会在肠道内被溶解，可以抑制肠道内胆固醇的吸收。

冬天仍须“冷食”的食物

2001年，世界粮农组织（FAO）和世界卫生组织（WHO）对益生菌做了如下定义：益生菌是活的微生物，当摄入足够数量时，对宿主起有益健康的作用。近年来的研究发现，适当补充益生菌有助于改善过敏症状、维护肠道健康、提高免疫力。由于益生菌饮品只有在2~10° C时才能保持活性，故必须冷藏，冬季饮用时，建议可以提前半小时取出，在室温中放置一会儿再饮用。PM

2017年的春节，比往年提早到来。
我们总结过往、迎接未来，憧憬着新春佳节与家人团聚。
而身负健康和生命重托的白衣天使们，他们如何度过春节、国庆节、中秋节？
在那些可以阖家团圆、安乐休闲的节假日里，烙刻着医生和护士们怎样的故事？

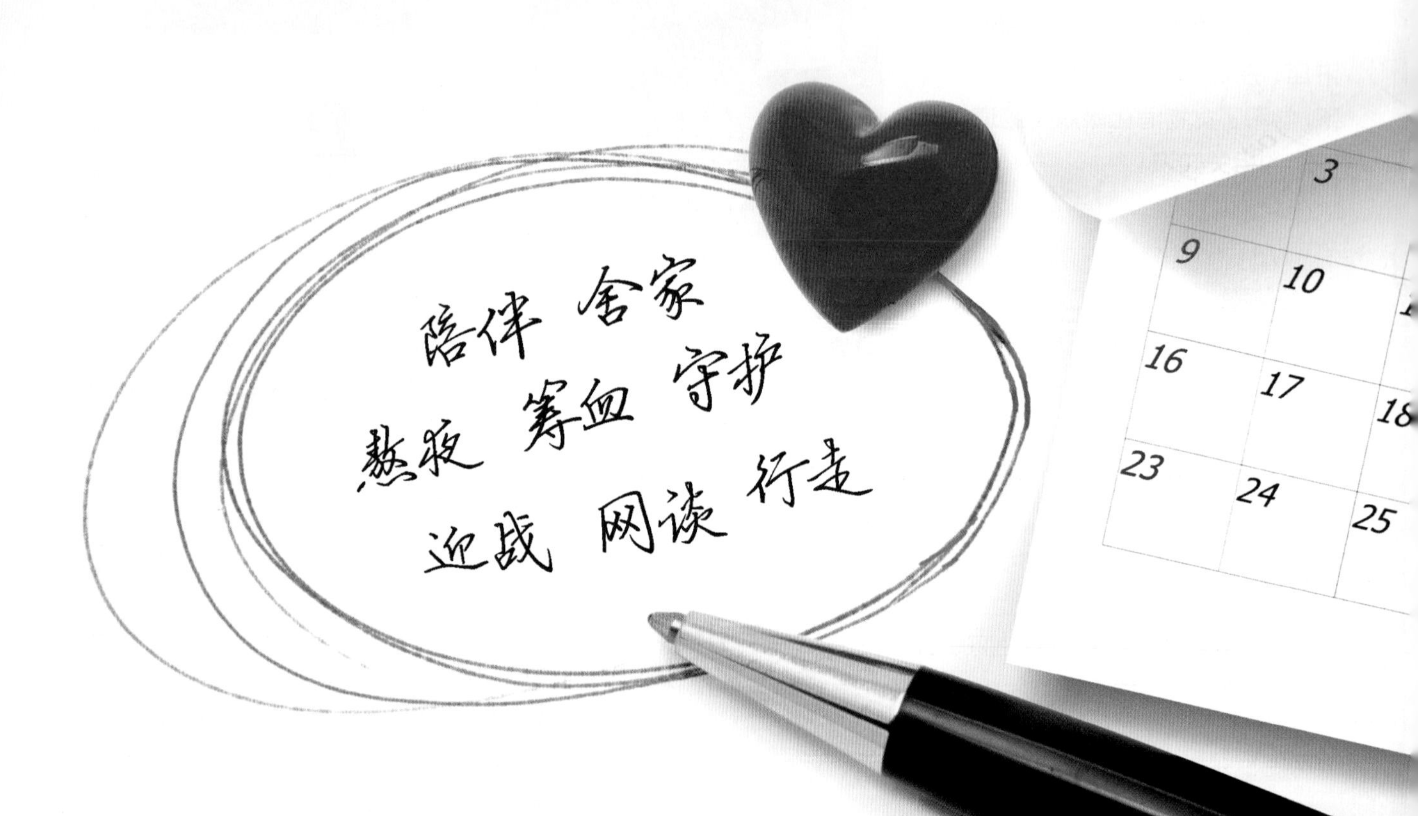

光阴岁月里，医生们的节假日

策划/本刊编辑部
执行/寿延慧
支持专家/邓硕曾 戴朝六 宗建平 吴彦桥 梁爱斌 戎群芳 张华 龚利

陪伴：欢声笑语，爱满病房

邓硕曾

时间：节假日
地点：北京中医药大学东方医院病房
人物：邓硕曾医生

我从事麻醉医生工作已近60年，每逢节假日，无论是周末，还是大小长假，医院的病房都显得比平常冷清。但是，患者的康复是没有节假日的。每次放假待在家里，我总惦记着患者：他们手术后疼吗，会不会出现并发症，有没有排气，是不是需要早些下床，等等。这样的“惦记”使我时常不由自主地走向医院，接近我的患者。

喜当“麻爷爷”

节假日，医院里有一群可爱的孩子让我惦念。每次去医院，除观察孩子的情况外，我还和他们一起玩气球、唱儿歌，孩子们都管我叫“麻爷爷”，我很喜欢这个称呼。孩子喜欢我自创的儿歌，我就改编了一些朗朗上口的儿歌和他们“套近乎”：“世上只有爷爷好，没爷爷的孩子像根草，离开爷爷的怀抱，幸福哪里找。”“卖汤圆，卖汤圆，麻爷爷的汤圆圆又圆；吃了我的汤圆长得胖，什么手术都不怕呀；汤圆，汤圆，卖汤圆，麻爷爷的汤圆圆不圆？”“挖土机在挖土，挖完土盖大楼，盖完大楼动手术，动完手术好回家，爸爸妈妈笑哈哈。”

和孩子同乐，可以消除患儿术前的紧张感。当他们被推进手术室、与父母暂时分离时，他们没有“离开父母”的焦虑感，也提高了对麻醉的依从性。

总有家长问我：“您节假日为什么还来医院？”可孩子们却问：“爷爷怎么不早点儿来？”小朋友们纯洁天真的心灵时常打动着我，让我享受与他们在病房里一起唱儿歌的时光：“一二三四五六七，我的朋友在哪里？在医院，在病房，我的朋友在这里！”

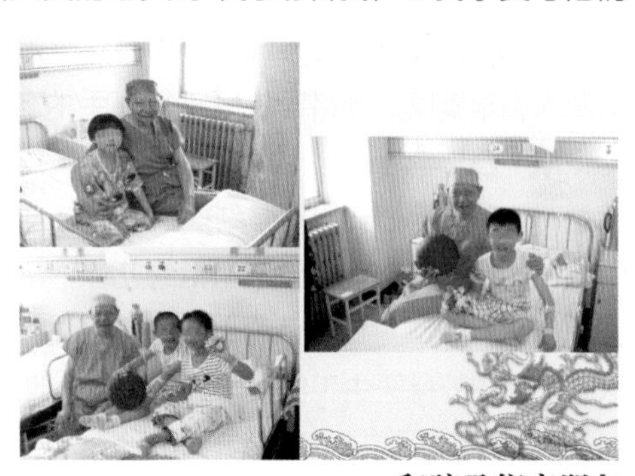
和孩子们交朋友

乐唱《沙家浜》

有时，我也会在病房唱歌给患者听。一位83岁的陈姓患者，2008年因跌倒致左股骨颈骨折，在我院接受人工股骨头置换手术。2016年，她再次跌倒，右臀部着地，需进行股骨头置换术。术前，我了解到，她患有抑郁症，对重新站起来不抱希望。我想，我和她出生在一个年代，她想必也喜欢京剧吧。于是，我经常去病房演唱她熟悉的《沙家浜》《红灯记》等京剧选段，希望她露出笑颜。我国每年有180万老人跌倒，5成以上易发生股骨颈骨折。家人和社会各界的陪伴与关心，是令他们重新站起来的良药。有一次，我去医院看望她，她的儿子问我：“您今天没有手术也来上班？”“我住得离医院比较近，习惯周末过来看看，你没事也常来看她吧！”

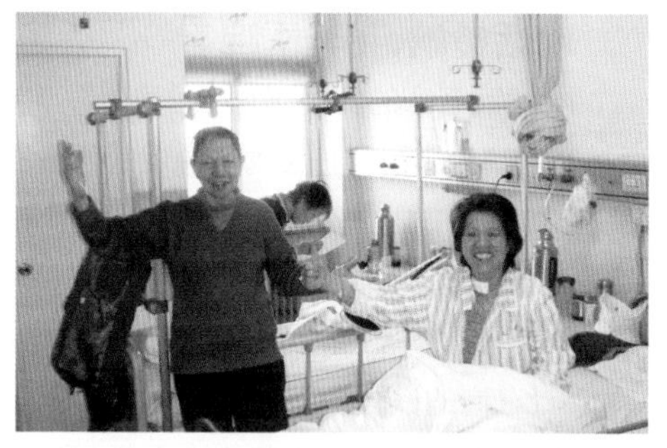
唱《沙家浜》给患者听

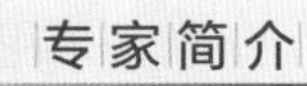
专家简介

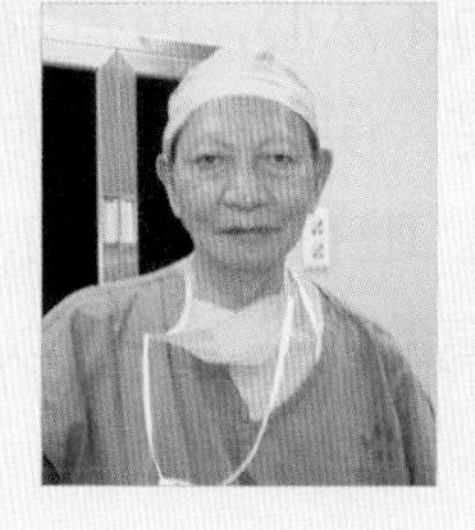

邓硕曾　北京中医药大学东方医院麻醉科教授，《中华麻醉学杂志》特邀审稿专家，从事临床医、教、研工作近60年，主要从事心血管麻醉工作。

> “节假日里，大家都在放假，可病痛不会休息，患者不能享受假期，就让我这个老麻醉医生陪伴他们。”

舍家：患者醒了，孩子睡了

✍ 戴朝六

时间：某年小年夜
地点：中国医科大学附属盛京医院肝胆脾外科
人物：戴朝六医生

有一年小年夜，也是周末。我休息，上午参加了一位朋友的画展；下午到商场转一转，买了一台相机供工作使用，又买了一些食材，想让家人尝尝我做的家乡菜。回到家，我开始张罗起来，和面、备菜、腌制，一切有条不紊，就盼着家人看到我下厨时开心惊讶的模样。

电话铃响，飞奔医院

刚做完老家的特色料理“泡泡响”，电话铃响起，传来我科护士梅梅急促的声音：“有位患者中午发生车祸，骨折住院，下午突然腹胀明显加重，心率加快，血压下降，病情危重，请您马上到医院为他诊治。”

“让在岗的许医生尽快建立快速输液通道，备血，通知手术室准备急诊手术，我马上到！”我即刻放下手中的活，赶往医院。

到医院后，我了解到：患者中午发生车祸，方向盘撞在腹部。因右腿骨折，被送往骨科治疗。后来病情进展，出现严重腹痛。我高度怀疑他有腹腔内出血、腹膜炎。而此时已是晚上8点，离车祸发生近10个小时。患者脸色苍白，处于休克状态，腹胀明显。我立刻安排护士将患者推进手术室。患者躺上手术台时，呼吸急促，已处于濒死状态，心率高达160～170次/分。他拉着手术室一位年轻护士的手，有气无力地说：“我快不行了，喘不过气，求你救救我！”一位50多岁的汉子，做出如此举动，情况之紧急可想而知。

好在参与抢救的全体医护人员训练有素，动作干净利落，很快实施麻醉，一边抗休克，一边进行开腹手术。患者的腹腔内有3000多毫升血液，伴臭味。经探查，我发现他有一段小肠系膜撕脱，导致肠系膜血管出血，部分小肠发黑坏死。我们很快为他止血，并切除了一段失活的肠管。一个多小时以后，手术顺利完成，患者的血压、脉搏逐渐恢复正常。此后，我在病房观察患者术后情况约2小时，确定病情已无大碍后，才换衣回家。

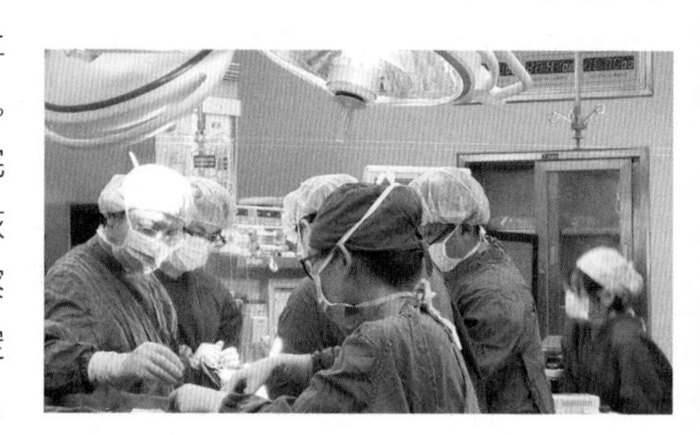

夜幕降临，孩子睡了

走出医院大门，已是凌晨。回到家中，看到厨房里只做了一半的菜肴，再走进儿子的房间，他已睡着。我回到厨房，拿起锅碗瓢盆，继续做菜，想给家人当早餐吃。外科医生经常待在手术室，对于家人、朋友，抱歉的话说再多都不够。幸运的是，家人对我的工作给予了很大支持。有一个温暖的家，疲惫时，有人给你安慰；遇到挫折时，有人给你鼓励。朋友渐渐也理解了我的工作性质。以前，我与他们相约吃饭，常常刚坐下来不久，接个电话便往医院赶。朋友认为我总爽约，多有埋怨。后来有几位朋友亲眼看到我的工作状态，深知外科医生工作忙碌，慢慢地，他们也理解、体谅。

专家简介

戴朝六　中国医科大学附属盛京医院肝胆脾外科主任、主任医师、教授、博士生导师，中国抗癌协会肝癌专业委员会副主任委员，中国医师协会外科分会肝脏专业委员会、MDT专业委员会、腹腔镜肝切除推广专家委员会常委，国际肝胆胰外科协会中国分会转移性肝癌专业委员会常委。擅长肝胆胰脾脏外科、乳腺外科、甲状腺外科疾病的诊治，尤其善于诊治肝脏肿瘤、门静脉高压症，以及胆道疾病、胰腺肿瘤、乳腺肿瘤等。

特需门诊：周三上午

“医生没有固定的节日、假日，有时也深感力不从心，但有家人、朋友、患者的支持，便能化辛苦为动力，化忙碌为感恩。唯有勇往直前，才对得起这份神圣崇高的职业，才可以让更多家庭团圆美满。”

熬夜：救回患者，医者所愿

宗建平

时间：大年初一
地点：宁波市第一医院急诊科
人物：宗建平医生

我是一名急诊科医生。2012年大年初一，是我医生生涯最后一个夜班。之后，我院值班表上不再有我的名字。不是说我不再是医生，也不是晚上不用去医院抢救患者（遇到患者情况危重，还是需要前往医院抢救），只是按照医院的规定，我已经到了不值夜班的年龄。

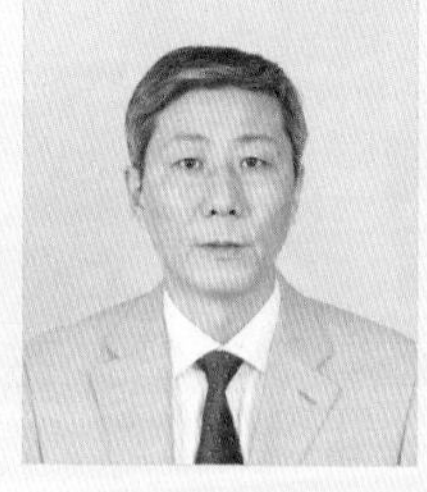

专家简介

宗建平　宁波市第一医院急诊科主任、呼吸内科主任医师，中华医学会急诊医学分会、灾难医学分会委员，浙江省医学会急诊医学分会副主任委员，浙江省灾难医学分会副主任委员，宁波市医学会急诊医学分会主任委员，宁波市急诊质量控制中心常务副主任。擅长呼吸系统疾病、内科复杂疑难病及危重急症的诊治。

专家门诊：周一上午（呼吸内科）

30年来，大年三十、年初一，乃至许许多多的假期，给我留下的大多是夜班中发生的各种各样的故事。在最后一个夜班，我本以为会有“多年媳妇熬成婆”的如释重负感，没料到脑海中总闪现以往那么多个夜班中的一些事，上夜班就像一个和你共度了30年的伴侣，突然有一天，她说要离开，独留我一人孤独、落寞。我被这种说不清、道不明的感受吞噬着，任由30年的值班记忆翻滚，直到被一阵急促的电话铃声打断。

棘手：寻找孕妇的亲友

一位孕妇因头痛被送至急诊室，可陪同的朋友走了，诊断不明，需要会诊及处理。我立刻返回急诊抢救室，仔细询问病情：患者孕8月左右，因为过年，喝了一点酒，结果出现头痛，被朋友送来急诊。她当时生命体征稳定、四肢活动正常、否认其他病史。神经系统检查后，无任何异常发现，神经内科医生建议对症处理。平时如遇类似情况，一般我们会建议患者做头颅CT，可陪同患者前来的人拿走了她的手机及钱包。我们询问孕妇有没有家属可以到场，她只说“没有亲人”，似乎另有隐情。这下可麻烦了，接下去的治疗及检查必须经家属同意才能进行，这是规定。

在万般焦急时，我突然想到是不是可以通过现代手段，用微博发布消息，尽快找到家属或亲友。抱着试试看的想法，我发布了一条微博，消息被迅速转发。1小时后，我们真的找到了患者的同事！

两难：要不要做CT检查

事情还没有结束，更大的挑战正等着我——要不要为患者做头颅CT检查，以排除脑卒中。如果按常规头痛的处理方法，患者应做CT检查，万一是脑出血，不做CT会危及两条生命；可患者是孕妇，虽然做CT有保护措施，孕8月一般也不易引起胎儿畸形，可万一结果不是脑出血，家属能否理解呢？抢救室几位高年资的医生对此进行了会诊，大家意见不一，让我这位年资最高的医生做最后决定。这是两条生命啊，想到这里，我决定让孕妇做CT！

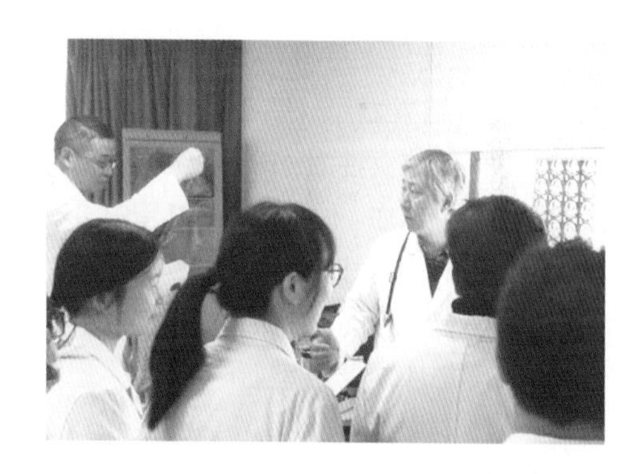

那时已是年初二凌晨2时多，孕妇在铅衣的保护下做了头颅CT。结果让我大吃一惊——颅内大面积出血，没有影响运动区，所以体格检查正常。非常幸运，我的决定是对的。请脑外科会诊后，我们先后为患者进行了脑部手术和剖宫产，情况凶险，幸好母子平安。能够将患者救回来，是医生最大的快乐。

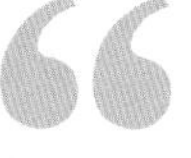

当东方太阳初升，我完成了医生生涯的最后一个夜班，带着无限的幸福和留恋……

筹血：满腔热血，爱心接力

文 吴彦桥

时间：元旦

地点：中国人民解放军白求恩国际和平医院

耳鼻咽喉头颈外科

人物：吴彦桥、李晓明、邸斌、李军医生及护士

故事发生在2016年1月1日——元旦，本科接诊了一位来自河北农村的老太太，因鼻出血多日前来就诊。她有多年心脏病史，加之出血不止，就诊时已有明显心慌、气短。患者和她儿子无助的样子引起了我们的关注，摆在我们眼前的是“心脏病史”和“出血量大”这两大难题。

救命血告急

第一重任——先止血。虽然我院门诊鼻内镜室每年治疗各种复杂鼻出血近2000例，但这位老人实属例外。经鼻内镜检查，她右侧鼻腔内充满暗红色肿物，且肿物非常脆，稍稍碰触便出血不止。因患者家境贫寒，鼻塞很长时间没有就诊，目前肿物已从右侧鼻腔突到鼻咽部，用鼻腔填塞法根本无法止血。根据鼻窦CT检查结果，考虑是上颌窦巨大毛细血管瘤突到对侧及鼻咽部，这种情况用血管栓塞法止血也无效。

我们决定马上将老人收入院进行手术治疗。检查结果显示，患者血红蛋白只有80克/升（正常女性为110～150克/升），加之肿瘤不断出血，估计术前血红蛋白将不到60克/升，手术时必须输血，不然患者会有生命危险。然而，在做术前准备时，我们被告知：血库缺少O型血！

发动所有力量筹血

我立刻想到我的爱人是O型血，我马上让他来献血。可一人一次仅可献血400毫升，根本不够。我又想到可以发动我院职工献血，我立即将求助O型血的信息发到微信中。我院宣传科同事看到后，立刻联系《燕赵晚报》和河北电台，希望借助媒体之力向全市播报。

令人动容的是，除我院十多名前来献血的医生、护士、实习生之外，还有几十位热心市民在看到网上的消息后及时前来献血，更有外地的好心人打电话询问情况，希望尽一份力。

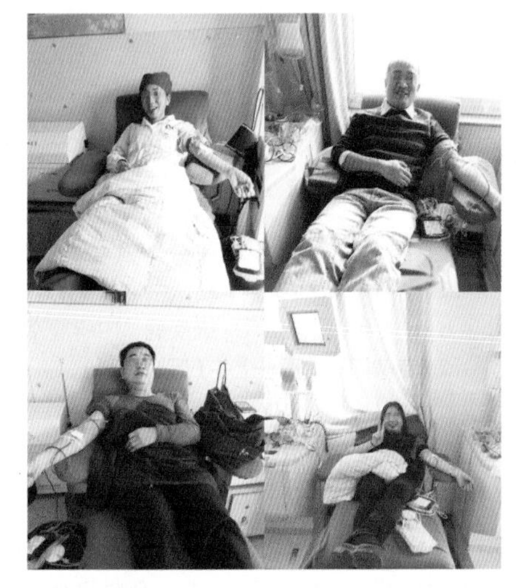

部分献血的医护人员和社会爱心人士

爱心接力，患者转危为安

经过血库人员对献血者的仔细检查和询问，在确保爱心人士无明显疾病、感冒、疲劳等有可能伤害他们自身健康的情况下，我们共采集约5000毫升O型血。得知用血量十分充足后，我立刻通知《燕赵晚报》和河北电台，并在微信群及朋友圈说明，血已够用，感谢大家的帮助。

当天中午，在麻醉科和手术室的密切配合下，我们为患者实施了鼻内镜下结合经口腔唇龈沟切口的上颌窦及鼻腔鼻咽部肿瘤切除术。手术非常顺利，患者出血量不到200毫升，术中输血1200毫升。术后，老人家复查多次，鼻腔、鼻窦均恢复良好。几次复查时，我都看到她脸上满意的笑容。

专家简介

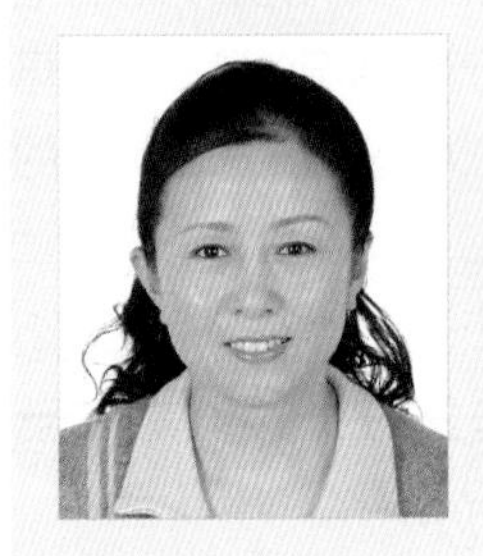

吴彦桥　中国人民解放军白求恩国际和平医院耳鼻咽喉头颈外科主任医师、教授，中国医疗保健国际交流促进会河北鼻科组组长。擅长头颈肿瘤的诊治，鼻内镜、鼻窦外科以及鼻、眼相关疾病的外科治疗。

专家门诊：周二、周四全天

“社交媒体时代，很多人诟病网络信息量巨大，难以甄别，多彩的屏幕时常掩盖真实的生活。可这一次，通过网络和社交媒体的“筹血救人”，我发现周围有很多好心人。我相信，爱心将继续传递，就像我们会一如既往地救死扶伤。”

守护：一丝希望，竭尽心力

梁爱斌

时间：国庆节
地点：同济大学附属同济医院血液内科
人物：梁爱斌、修冰、李萍、骆休医生等

2016年国庆，我们血液内科团队打了一场揪心的“硬仗”。故事要从2015年说起。

专家简介

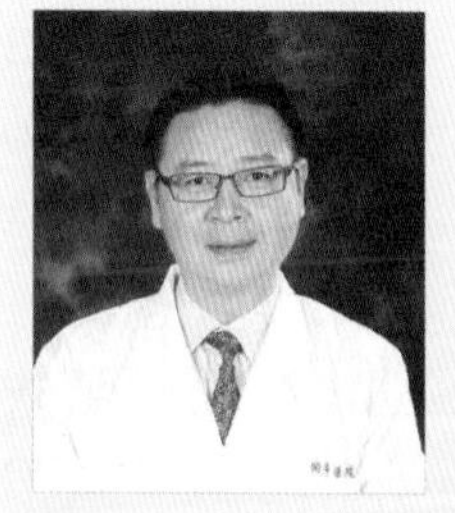

梁爱斌 同济大学附属同济医院副院长、血液内科主任、主任医师、教授、博士生导师，中华医学会血液学分会青年委员会副主任委员，上海市医学会血液学分会副主任委员，上海市血液内科临床质量控制专家委员会副组长。擅长血液肿瘤的诊治，尤其是复发难治急性淋巴细胞白血病的免疫靶向治疗和急性髓系白血病缓解后巩固治疗，以及各类贫血、血小板减少、白细胞减少等疾病的诊治。

专家门诊：周三上午

仍有一丝希望，怎会放弃救治

贵州女孩周云琴于2015年2月被当地医院确诊为急性淋巴细胞性白血病。家有双目失明的父亲、体弱多病的母亲，小周姑娘只能依靠自己在外打工的积蓄接受化疗。其后一年多，她的病情反复发作，当地医生束手无策，推荐她来我院就诊。与不乐观的病情不同，小周乐观开朗，大家都非常疼惜她，我们叫她“小丫头”。

小丫头刚入院时身体极度虚弱，随时有生命危险。她清楚自己的情况，委托修冰医生替她联系器官捐献事宜：“如果可以为他人做一点事，我便无遗憾了。”小丫头仍有一丝希望，我们怎会放弃救治？

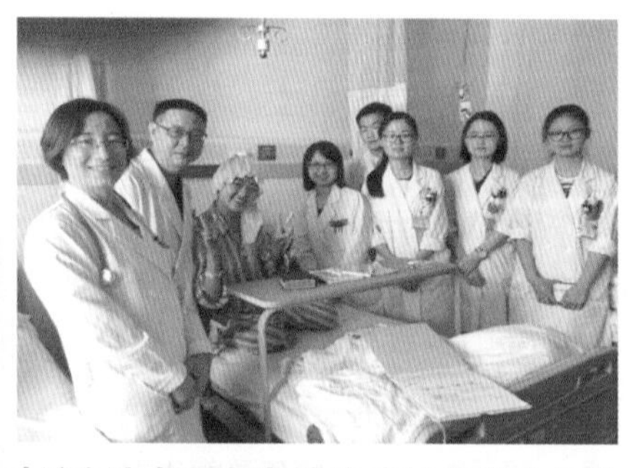

小丫头请求所有为她治疗过的医生与她合影留念（经周云琴同意，公开照片）

传统化疗并没有缓解小丫头的病情，我们团队陷入生死抉择：是否可以尝试近几年被改良运用于临床的CAR-T疗法（嵌合抗原受体T细胞免疫疗法）？虽然CAR-T疗法对复发难治性白血病的治疗效果显著，但小丫头骨髓内的肿瘤细胞高达98%，治疗后可能因严重并发症而死亡。

放手一搏，日夜守护

小丫头十分信任我们：“我知道医生在用尽全力为我治疗，我只有坚强再坚强，才能和他们一起抵抗病魔。”

2016年9月24日，我和我的团队决定放手一搏，为小丫头安排CAR-T治疗。我们迅速采集她体内的细胞并在体外转染及扩增，之后将CAR-T细胞回输她的体内。不出所料，小丫头体内的细胞因子“风暴”非常猛烈，连续一周，她都在40℃以上的高热中度过，血凝指标超标数十倍，甚至出现痴笑、认知障碍及呼吸窘迫综合征。国庆长假期间，我和我的团队日夜守护着她，数次争分夺秒地抢救；为临时需要增量的药物，调动医院各科室力量筹办。终于，小丫头熬了过去！

2016年11月2日，经过长达4个多月的持续治疗，小丫头的各项指标恢复良好，她走出病房、医院，回到了老家。我反复嘱咐她，虽然已暂时脱离危险，但白血病仍有复发可能，还需持续观察和治疗。

远方寄来一封信

不久后，我们收到小丫头的一封信：

“我亲爱的梁爱斌叔叔、修冰姐姐、李萍姐姐、骆休姐姐，草木为了感激春的到来，吐露新芽，我却不知道如何感激给了我第二次生命的你们。你们对我的好，我无以为报，我会在贵州想念、祝福你们。”

（编者：杂志发行前我们获悉，小周姑娘回老家后准备筹钱进行骨髓移植，不料病情再次复发，梁爱斌教授团队准备为她进行第二次CAR-T治疗。愿好运再次眷顾她！）

> “医学很冰冷，需要许多数据才能看清病情的真面目。而这些冰冷数字背后，是医生竭尽全力想要挽救患者的真心。”

迎战：生死关头，从不懈怠

戎群芳

时间：国庆节

地点：上海交通大学附属儿童医院重症监护室

人物：戎群芳、朱艳、缪慧洁、蒋慧、李小兵医生等

“注意血压，现在是70/32毫米汞柱。”小汪医师喊了一声，住院总医师急忙跑过去看小患者，他已面无血色。

忘我救治，患儿化险为夷

“赶紧纠正休克！”躺在我眼前的是一名刚从血液科转入的高危霍奇金淋巴瘤患儿，曾经多次住进重症医学科，经历九死一生。这次患儿因全身多脏器浸润合并重症感染，再次住进儿科重症监护病房。可是，各种抗感染药物似乎在他体内都不起任何作用，感染进一步加重，中毒性休克、重症肺炎、呼吸衰竭、急性呼吸窘迫综合征、毛细血管渗漏综合征相继出现。我们已经给予气管插管机械通气、去甲肾上腺素等治疗，却依然无法阻止病情恶化。

“看来只有血液净化了，我们要努力救活他！”我对我的同事说。血滤套管、血滤膜、双腔管、血管鞘被一一摆开，护士和医生分头行动，配合默契。很快，我们建立好血管通路，准备好血浆等预冲液体。由于正值国庆假期，赶来加班的护士从配置室搬来三大袋3000多毫升的置换液，熟练地开始装机预冲启动。在大家齐心配合下，患儿的血压稳住了，血氧饱和度持续上升，眼部水肿逐渐消散。总算化险为夷！我看向同事们，他们无不和我一样喜悦。

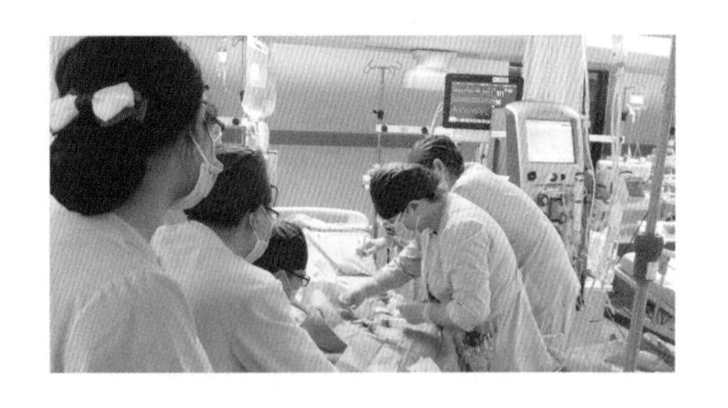

有序奋战，追赶时间

正当大家松一口气时，血液科又打来电话：“一名急性淋巴细胞性白血病患儿马上要转到你们科室。他用甲氨蝶呤后，血药浓度一直降不下来。”甲氨蝶呤是一种治疗急性淋巴细胞性白血病的常用药物，需要在体内达到一定浓度，但用药41小时后，血药浓度必须快速降下。肾功能健全的孩子通过四氢叶酸解救即可降浓度，但这个孩子肾功能不全、排泄功能差，急需血液净化帮助他清除体内浓度过高的甲氨蝶呤。然而，我们院区只有一台血液净化器。

时间拖延一分，药物在患儿体内就多蓄积一分，对脏器损害的风险就多一分，孩子可能因为黏膜破溃及严重感染而痛苦不堪。我立刻联系医院保障部，虽然正值国庆假期，可设备科同事二话没说，立刻从家中赶往泸定路院区。与此同时，我们团队抓紧准备置管和预充液，机器运来、装机、预冲、上机、正式运转，开始血液净化，一切熟练有序。没过多久，患儿体内的甲氨蝶呤浓度降低了，我和血液科蒋慧主任相视一笑。挑战并没有随着夜色降临而结束，之后又转来几名危重患儿，我们一直“迎战”到深夜。

我在重症监护病房工作了二十余年，每天的工作就像在高空走钢索，来不及思考如何调整极度疲惫的身体。我的同事和我一样，医生工作“24小时制”，护士工作“三班倒”，几乎没有节假日，常需加班加点。

专家简介

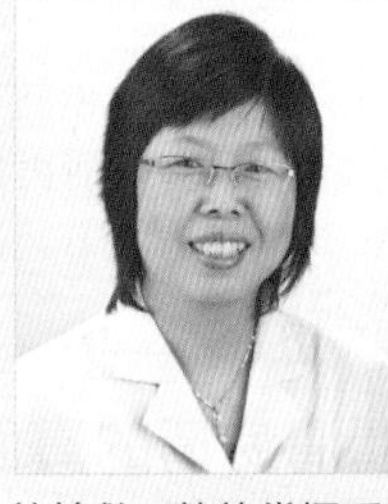

戎群芳 上海交通大学附属儿童医院重症医学科主任医师，上海市医学会急诊医学分会小儿急救学组委员，中国医学救援协会儿科救援分会委员。长期从事重症医学科工作，擅长呼吸衰竭、心肺复苏、感染性休克伴多脏器功能衰竭、脑炎伴脑功能障碍、暴发性心肌炎、急性中毒等重病的抢救，熟练掌握呼吸机和连续性血液净化技术。

专家门诊：周三下午（北京西路院区）　特需门诊：周五下午（北京西路院区）

> 在患儿生死关头，我们无坚不摧；面对一个又一个高难度挑战，我们从不懈怠。因为，我们有共同且唯一的信念——把患儿救活。只要孩子健康快乐地成长，就是对我们最好的安慰。

网谈：唯盼天籁，早入君耳

张 华

时间：中秋节

地点：家中

人物：张华医生

我有一群可爱的患者，他们的耳朵有一些缺憾，我想尽我所能，将我知道的知识告诉他们，希望他们早日听到这个世界美妙的声音。

专家简介

张 华 首都医科大学附属北京同仁医院、北京市耳鼻咽喉科研究所转化医学部主任、主任医师、教授，中国残疾人康复协会理事，世界卫生组织防聋合作中心专家委员会常委，中国听力康复高级顾问委员会顾问。擅长听力障碍的诊断治疗，尤其是耳疾病诊治、小儿听力学诊断、助听器选配、言语测听研发等。

特需门诊：周五上午

2014 年 12 月，《听力大讲堂》成立并正式首播，由国内外耳鼻喉头颈外科、听力学、听力障碍言语听力康复学等领域的一线专家授课，采用网络直播的方式，通过在线语音、视频、图片、文字、动画等多种形式交互呈现，为听障朋友及其家属普及听力知识。我参与授课 3 年，已与很多患者成为朋友。去年中秋假期，我又坐到电脑前敲击键盘，与我的听障朋友交流：

我经常用三本教科书形容一个正常人应有的标准：《人体解剖学》《生理学》和《心理学》。我想，世界上很难找到一个人可以达到这三本书里所有“正常人”的标准—身体的解剖结构、生理参数和心理素质都达标。我们总有这样或那样的问题，有人个子矮，有人心理承受能力差，有人恐高…… 听力不好只是上述众多缺憾之一，患者不要因此而自卑。我经常碰到一些青年人，听力不好却不使用助听器或植入人工耳蜗，他们对自己很没有自信。很多人一直寻求治愈的方法而拒绝使用助听器，最终影响生活或工作，错过好学校、工作、朋友。请记住，患听力障碍后，无论是孩子还是成人，早一天干预，就可以早一天康复！

落笔至此，我不知道阅读这篇文章的听障朋友能不能接受。可是不一会儿，我就收到很多网友的回复，有人乐观向上，有人仍在徘徊：

“我们每一名听障人都应该摆正心态，面对现实，克服心理障碍。”

“与其寻找治疗方案，不如早一点佩戴助听器，早一点融入社会。”

“道理我都知道，但我总觉得戴助听器有些怪，怕别人笑话。”

很感动，中秋假期，有这么多朋友回应我的帖子。我继续写着：

学英语要“speak out”（大声讲出来），这样才有锻炼的机会，听障朋友也要如此。有几位早年找我看病、选配助听器的朋友虽然耳疾依旧，与人交流却与常人无异。我欣赏其中两位患者：一位美国人，他做了一个小纪念章戴在胸前，上面写着“I have hearing loss, please speak loudly”（我听力不好，请说话大声些）。另一位是女商人，每次宴会她都会带着女儿，并告诉朋友：“我的孩子听力不好，她戴着助听器，请您说话慢一点。”

很快地，我又收到许多留言：

“大声讲出来，很好的建议，不过相当多的听障朋友还做不到这点。”

“我知道要大声说出来，可是好害怕。”

还有听障朋友的相互交流：

“回复，你已经认识到要大声交流，这里有这么多朋友帮你，不要害怕！”

能够自由地与人交流，是人类最大的幸福之一。从事听力康复工作多年，我越发体会到一种强烈的责任感。虽然目前尚未发现治愈感音神经性听力损失的良方（突发性听力损失除外），但是现代科技康复手段可以帮助绝大多数听障儿童正常发育，可以使大多数听障青年人正常工作和婚恋，可以使大多数听障老年人幸福地与人交流，而这一切的前提是——早发现、早诊断、早干预、早康复。

“我希望通过努力，能培训更多的基层医务人员和听力师，让更多的听障人听见流水、蝉鸣和一切美妙的声音，让他们正常地与人交流。”

行走：深入社区，造福居民

文／龚利

时间：工作之余
地点：全国各地
人物：龚利医生及“健康行走计划”团队

我不会忘记，曾经在社区为居民做讲座时，有位老人因双膝关节骨性肿胀无法行走，只能弯着腰，借力小板凳慢慢挪步到讲座现场。我检查完她的膝关节后，建议她手术治疗。听到“手术”二字，她无比惊讶、彷徨：“如果早一点去看医生，早一点看到您就好了！”自那时起我才意识到，原来有这么多深受骨关节炎等疾病痛苦的人，不知道还有机会挽救或缓解。

推广推拿功法，“健康行走计划”启动

2007年，我尝试与上海市杨浦区殷行社区卫生服务中心合作，在社区推广推拿功法“易筋经”。那时，我直接在社区卫生服务中心开展医生培训，再由社区医生传授给广大居民朋友，从而将推拿功法“易筋经”覆盖社区。没想到，这样直接的方法逐渐起效，改善了老年居民的生活质量。

2011年，我与浦东新区潍坊新村街道合作，正式将这一项目命名为“健康行走计划”，服务内容也逐渐拓展为膝关节健康相关知识讲座、现场义诊、发放科普资料等。

2012年5月，“健康行走计划”开始在虹口区曲阳路街道与志愿者协会合作举办“健康行走”宣讲活动，开展膝关节骨性关节炎的诊断、治疗、运动、膳食、自我推拿等知识的科普教育，服务居民1000余人。

我想，这是一个很好的项目，所以当时与相关协会沟通“健康行走计划”，我只有一个要求：“如果不能坚持十年，我就不做了。”我不要口号和短暂的志愿活动，这很难真正起效；我也不需要名声等虚衔，我要的是长期的、深入社区的活动，只有这样，才能实实在在地将健康带给居民。

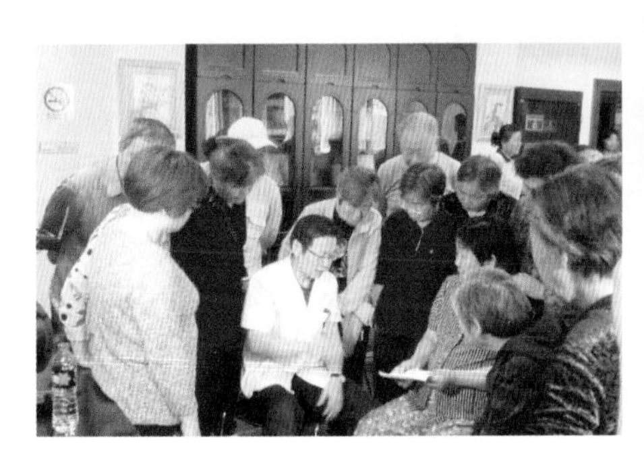

风雨十年路，从上海走向全国

十年来，只要有时间，我就在上海各个街道和社区“行走”，为居民进行膝关节健康知识讲座，辅导老年人科学地进行膝关节锻炼和推拿，纠正他们的错误做法。例如，我经常看到老年人不停地旋转膝盖，这是错误的做法，只会加重疾病，我会教他们“易筋经”，有助改善膝关节功能。

“健康行走计划”现在不只行走在上海，更已走向全国。2016年11月，我和“健康行走”团队到达云南省保山市，开展义诊及科普活动，不少膝骨关节炎患者经过我们的“一招治膝痛”手法治疗后，感到膝痛有所缓解，步行能力增加。他们对我们竖起大拇指的情形和回家时的笑颜，我至今难忘。除此之外，我们还建立了“健康行走”微信公众号。

在医教研工作之余做志愿活动，很累，个人也没有实际利益。可这一切辛苦，在居民的热情和期待面前，都不值一提，我还想让更多居民受惠。PM

专家简介

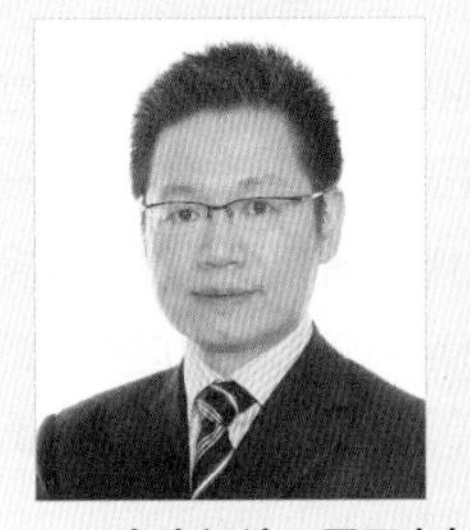

龚利　上海中医药大学附属岳阳中西医结合医院推拿科主任医师，岳阳临床医学院推拿学教研室主任，第五批全国老中医药专家学术经验继承人，国家中医药管理局中医药文化科普巡讲团巡讲专家。擅长膝骨关节炎、颈椎病、腰椎间盘突出症、运动损伤、脊柱侧弯、产后身痛、失眠等推拿为主的中医治疗。

专家门诊：周四上午（大柏树总院）
特需门诊：周三上午（青海路名医特诊部）

“每个人都有父母，每个人都有老去的一天。我希望自己的父母拥有幸福晚年，也希望全天下的父母都如此。我始终铭记恩师赐予我的一句话“医无仁则不能疗疾”。希望所有人健康行走，幸福生活！”

大众医学：2017年第3期杂志刊有龚利医生撰写的《膝痛那点事》科普文章，敬请期待。

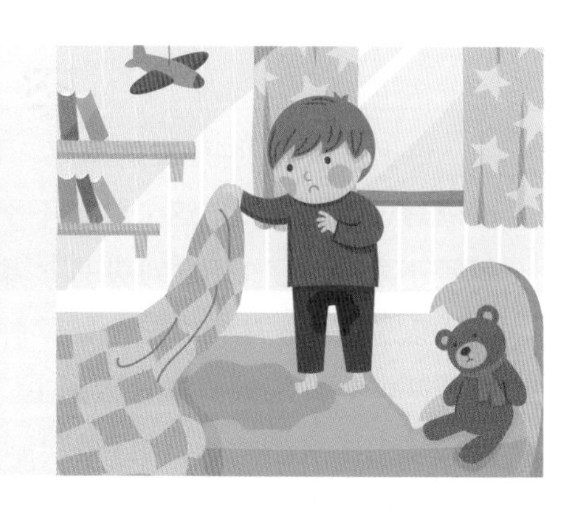

儿童夜遗尿，俗称“尿床”，指5周岁及以上儿童平均每周至少2次夜间不自主排尿，并持续3个月以上。根据是否伴有尿频、尿急等下尿路症状，夜遗尿可分为单一症状性和非单一症状性两种。单一症状性夜遗尿是指仅有夜间尿床，不伴有下尿路症状和泌尿、神经系统解剖或功能异常；非单一症状性夜遗尿是指除夜间尿床外，还伴有尿急、尿失禁、排尿次数增加、排尿延迟、憋尿、排尿不畅等下尿路症状，常继发于泌尿系统或神经系统疾病，如后尿道瓣膜、神经源性膀胱等。临床较为常见的，是单一症状性夜遗尿。

“大孩子”还尿床，要不要紧

复旦大学附属儿科医院　龚一女（儿科基地）　沈　茜（肾脏科主任医师）

儿童夜遗尿很常见

据统计，儿童夜遗尿的患病率非常高，5 岁儿童患病率为 16%，7 岁儿童患病率为 10%，11 ~ 12 岁儿童患病率为 5%。平均每年有 15% 的患儿可自愈，但也有 0.5% ~ 2% 患儿的夜遗尿一直持续至成年期。

儿童夜遗尿发病机制十分复杂，涉及中枢神经系统（若干神经递质和受体）、生理节律（睡眠和排尿）、膀胱功能紊乱、遗传等多种因素。目前认为，中枢睡眠觉醒功能与膀胱联系的障碍是单一症状性夜遗尿的基础病因，而夜间抗利尿激素分泌不足导致的夜间尿量增多和膀胱功能性容量减小是导致夜遗尿的重要因素。

儿童夜遗尿需要治疗

儿童夜遗尿虽不会对患儿造成急性伤害，但长期夜间尿床常常会给患儿及其家庭带来较大的心理压力，对患儿生活质量及身心成长造成不利影响。因此，家长不应对患儿进行责罚，而应及早诊治。夜遗尿的治疗强调综合治疗和个体化治疗。医生会根据患儿的年龄、症状严重程度、患儿及家长的意愿综合考虑，选择合适的个体化治疗方案。

❶ 基础治疗

具体措施包括：调整作息，白天正常饮水，保证每日饮水量。避免摄入含茶碱、咖啡因的食物或饮料。晚餐宜早，宜清淡，少盐少油，饭后不宜剧烈活动或过度兴奋。睡前 2 ~ 3 小时不进食，睡前 2 小时禁止饮水（包括粥、汤、牛奶、果汁等）。养成良好的排尿、排便习惯，白天规律排尿（每日 4 ~ 7 次），睡前排尿，每日定时排便，便秘患儿应积极治疗便秘。家长应认真记录患儿的“排尿日记”，供医生参考。

❷ 药物治疗

主要治疗药物是人工合成抗利尿激素，即醋酸去氨加压素片。医生通常会建议患儿连续服用 3 个月，随后根据患儿尿床情况，确定是否需要继续服用。具有补肾固精收敛作用的中药也有一定疗效。

❸ 遗尿报警器

遗尿报警器的作用机制是，当孩子在睡眠中发生排尿后，放在内裤中的湿度感应器会发出警报，唤醒孩子，让孩子完全清醒，并自行起床，排尽余尿。遗尿报警器通过帮助患儿建立膀胱胀满 - 觉醒之间的条件反射，使患儿最终能感受到尿意而自觉醒来排尿，安全有效，复发率较低。

❹ 膀胱功能训练

家长应督促孩子白天尽量多饮水，并尽量延长两次排尿的间隔时间，使膀胱扩张。当患儿想要排尿时，训练其适当憋尿，提高膀胱控制力；在患儿排尿过程中，鼓励其间断排尿（时断时续），最后再把尿排尽，提高其膀胱括约肌的控制能力。此外，还可通过生物反馈治疗训练膀胱功能，每周 1 ~ 2 次，至少持续 3 个月。

夜遗尿的治疗需要坚持一段时间才能见效，家长应有足够耐心和信心。除躯体疾病以外，夜遗尿还会对孩子心理造成影响。家长若发现孩子有心理方面的问题，如焦虑、自卑，甚至出现攻击行为等，要及时疏导，必要时应进行心理治疗。

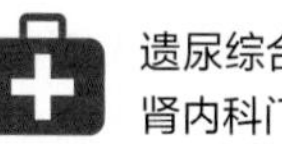

遗尿综合门诊：周六全天
肾内科门诊：周一~周日

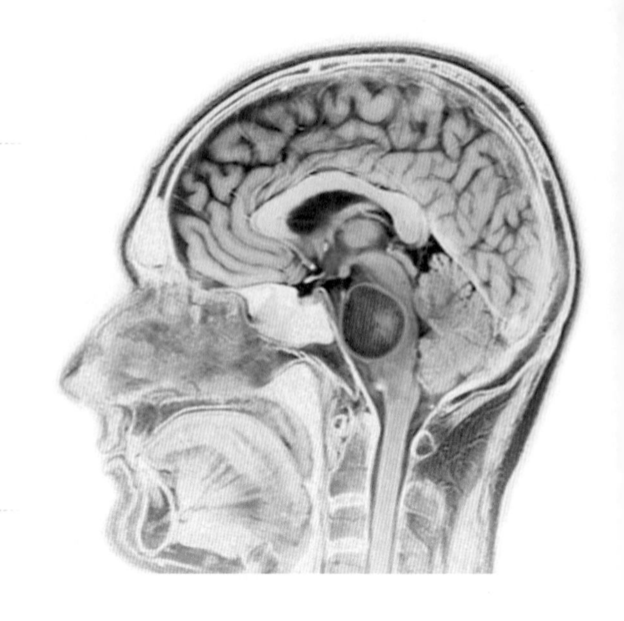

许多人认为：肿瘤发病率高、死亡率高，得了肿瘤就等于死亡；如果这个肿瘤不幸长在脑子里，那就等于直接下了“死亡判决书”。果真如此吗？患了脑肿瘤该怎么办？有办法预防脑肿瘤吗？本刊特邀中华医学会神经外科学分会副主任委员、复旦大学附属华山医院副院长、神经外科副主任毛颖教授，以脑胶质瘤为例，为大家解答这些问题。

脑胶质瘤：最常见的脑癌

本刊记者/熊 萍
受访专家/复旦大学附属华山医院神经外科教授　毛 颖

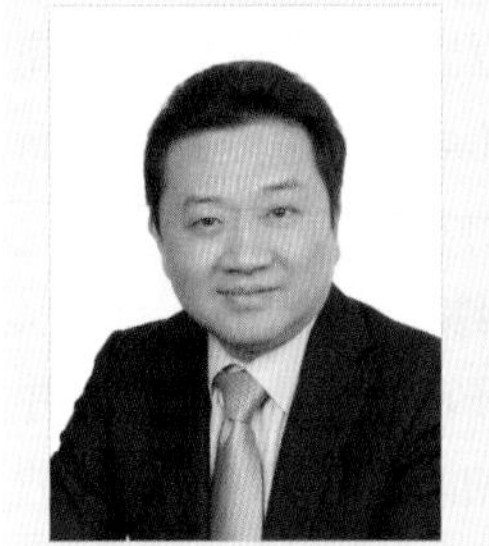

专家简介

毛 颖　复旦大学附属华山医院副院长、神经外科副主任、教授、主任医师、博士生导师，上海市华山神经外科（集团）研究所副所长，上海市医学会神经外科分会主任委员，中国神经科学学会神经外科专业委员会常委，中国医师协会中国脑血管病专家委员会委员。擅长脑血管病和颅底病变手术治疗及微创神经外科工作。

专家门诊：周五上午

大众医学：什么是脑肿瘤？脑肿瘤就是脑癌吗？

毛 颖：脑肿瘤是颅内肿瘤的简称，常造成神经系统的功能障碍，严重时会危及生命。脑肿瘤和身体其他部位的肿瘤性疾病一样，也分为良性肿瘤和恶性肿瘤，脑膜瘤和垂体瘤都是发病率较高的大脑良性肿瘤。通常人们所称的“脑癌”，泛指大脑恶性肿瘤，脑胶质瘤是最常见的一种脑癌。大脑良性肿瘤“性情”比较“温和”，生长较为缓慢，手术能够根治，复发率比较低；大脑恶性肿瘤“性情”比较“残暴”，通常需要手术切除配合放疗和化疗等，难以根治。绝大多数大脑恶性肿瘤会复发，对患者的致残率和致死率很高，也是目前临床上神经外科需要重点攻克的难关之一。

大众医学：脑癌主要分几类？预后如何？

毛 颖：大脑脑癌的分类比较多，具体取决于病理诊断。就脑胶质瘤而言，分类方法取决于两方面：一方面是病理诊断，按以往诊断标准大体可以分为星形胶质细胞瘤、少突胶质细胞瘤、少突－星形胶质细胞瘤和胶质母细胞瘤，胶质母细胞瘤相对预后最差，少突胶质细胞瘤则预后较好；另一方面是根据世界卫生组织（WHO）分级标准，分为Ⅰ～Ⅳ级，Ⅰ～Ⅱ级称为低级别胶质瘤，Ⅲ～Ⅳ级称为高级别胶质瘤，分级越高，恶性程度越高。2016年，WHO对脑胶质瘤重新制定了诊断标准，引入了分子诊断指标。我院目前已经对脑胶质瘤患者常规开展分子病理检测。

脑肿瘤基因检测技术有助于判断脑胶质瘤患者预后

近年来，随着脑肿瘤基因检测技术的不断发展，结合分子病理结果来判断脑胶质瘤患者的预后是一种较为精准的方法。例如，IDH1基因突变、MGMT启动子甲基化、1p19q染色体共缺失等，都是提示患者预后较好的分子指标。

大众医学：脑胶质瘤发病情况如何，哪些人更容易发生？

毛 颖：随着CT和磁共振等大型医疗检测仪器广泛应用于临床，以及民众健康意识的提高，脑癌的检出率逐年增加。2011年，中国脑癌发病率为6.47/10万，占全部恶性肿瘤的2.59%，位居全部恶性肿瘤发病率第9位，病死率位居全部恶性肿瘤第8位。脑胶质瘤是大脑恶性肿瘤中发病率最高的。2007～2011年美国统计资料显示，脑胶质瘤发病率占所有大脑恶性肿瘤的80%；2003～2007年上海地区统计资料显示，脑胶质瘤占所有大脑肿瘤的25%，男性好发；我院回顾了1951～2011年手术获得的病理标本，脑胶质瘤标本占40%左右。

大众医学：脑胶质瘤患者增多与近30年来手机的广泛使用有关吗？

毛 颖：和大多数癌症一样，脑胶质瘤的发病原因尚不明确，目前普遍的观点认为，人体内单个细胞的基因变异是导致脑胶质瘤发病的源头因素。环境、食品、情绪、感染等因素均可能导致细胞变异，唯一确定的因素只有X线辐射。这引出了一个公众关注的话题，现代人手机使用频率极高，会不会导致脑胶质瘤的发生？近30年来，上海脑肿瘤的发病率持续增加，而这30年恰恰是上海手机普及率井喷的一段时期。我院曾经对国际上有关手机使用与脑肿瘤发病关系的论文进行总结和分析，结果发现：同侧、长时间的手机使用与脑胶质瘤患病风险密切相关，在长时间使用手机的人群中，低级别胶质瘤发生率明显增加，20～29岁是脑胶质瘤的高发人群，这一结果与国际癌症研究署主张的“将射频电磁场定义为人类可能的致癌剂”不谋而合。

手机使用与脑肿瘤关系的研究

国际上有多家机构开展了手机使用与脑肿瘤关系的流行病学研究，其中数据最全的项目有两个。①国际癌症研究署的INTERPHONE项目：研究发现，最高级别的重度手机使用者（30分钟/天，持续10年）患脑胶质瘤的风险增加，但较低暴露不增加患病风险。遗憾的是，其他研究不能重复这一结果。②Hardell研究小组的研究项目：该研究主要针对不同年龄组（20～80岁）的病例进行对照研究，结果发现，脑肿瘤与手机使用之间存在正性关系，20～29岁人群相对危险度最大。

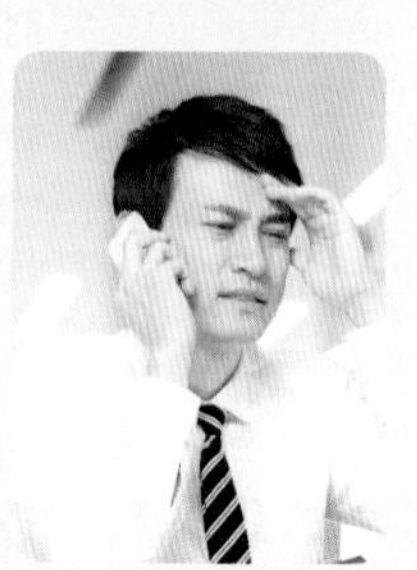

大众医学：脑胶质瘤有哪些早期迹象？

毛 颖：相对于其他类型的癌症，脑胶质瘤早期的临床症状并不十分典型，主要可以归纳为三种情况：①肿瘤生长在大脑内，形成了局部占位效应，引起颅内压力增高，患者会出现头痛，严重者会出现“颅内压三联征”——头痛、呕吐、视物模糊。②肿瘤压迫临近的脑组织，造成局部神经功能障碍，比如压迫脑运动功能区，会造成肢体乏力，甚至偏瘫；压迫语言功能区，会造成言语不流利，甚至失语；压迫情感功能区，会导致情绪淡漠和记忆力下降。③脑肿瘤的存在还会导致大脑电生理功能异常，引起大脑局部异常放电，患者可能出现癫痫发作。癫痫发作的形式多样，最为常见的是短暂意识丧失、肢体抽搐、口吐白沫、大小便失禁。

大众医学：长期头痛，会不会得脑癌？

毛 颖：头痛是大家都很关注的问题，也是最常见的临床症状。很多老百姓一出现头痛就会悲观地认为“是不是脑子里面长了东西”。其实，头痛是一门很深奥的学问，头痛时间可长可短，程度可轻可重，伴随症状可有可无，不同的头痛类型往往提示的头痛原因也不尽相同。脑胶质瘤引起的头痛大多数由占位效应导致的颅内压升高所引起，发展过程较漫长。若肿瘤短期内明显进展或者出现瘤内出血，患者会出现急性头痛发作，此时必须引起重视。对于普通人而言，如果长期头痛，经济条件又允许，每年体检时宜增加头颅磁共振检查，对于早期发现颅内病变有很大帮助。

大众医学：有没有简便有效的脑胶质瘤筛查办法？

毛 颖：头颅CT是筛查颅内病变的“第一道屏障”，快速、便捷，各大医院急诊均能开展。但是，CT仅仅能够帮助发现颅内病灶，大多数情况下无法判断病灶的性质，甚至会遗漏一些微小病灶。通常，在CT发现异常情况后，医生会建议患者接受头颅磁共振（MRI）检查。目前认为，MRI是确诊脑胶质瘤的主要检查手段。若MRI仍然难以确诊，PET/CT是一个很好的补充检查措施。

定期体检不要漏了脑部检查

脑胶质瘤的早期症状不典型，人们体检时可以增加头颅磁共振检查项目。尤其是60岁以上的老年人，认知水平下降，早期常因记忆力下降、精神症状等原因而被误诊。因此，定期体检时，千万不要漏了脑部检查。

大众医学：脑胶质瘤怎么治疗？

毛 颖：一旦确诊为脑胶质瘤，“积极就医、长期随访”是每一个患者的治疗原则。目前比较公认的脑胶质瘤治疗方法包括手术切除、放疗和化疗。手术治疗是根本，除了可以取出肿瘤组织进行病理检查，明确是哪种类型的胶质瘤外，还可以起到降低颅内压力的作用。手术后，再根据胶质瘤的恶性程度进行化疗或（和）放疗。部分胶质瘤由于生长部位较深，或者已经在颅内广泛播散，无法进行手术切除，神经外科医生会针对颅内病灶进行穿刺活检，在明确病理诊断后，进一步实施放疗和化疗。规范的治疗能够有效地延长肿瘤的复发时间和患者的存活时间。

脑胶质瘤需尽早治疗

虽然脑胶质瘤病理类型各不相同，恶性程度也大相径庭，但不论何种类型的脑胶质瘤，都会发生肿瘤进展。相关研究发现，在一批被无意发现脑胶质瘤的患者中，脑胶质瘤每年都会按一定的速度生长，越到后期，肿瘤细胞的生长速度越快，最终可能造成患者颅内压增高，甚至发生脑疝，危及生命。诊断明确为脑胶质瘤的患者应尽早至正规医疗机构就诊，规范治疗。

大众医学：华山医院在治疗脑胶质瘤方面有哪些特色？

毛 颖：除了规范化治疗外，近年来中国神经外科领域针对脑胶质瘤做了大量研究，对脑胶质瘤的认识也不断深入，结合国际先进诊疗技术，对胶质瘤的诊疗做出了很多有效的变革，从“统一化”的治疗模式转变为“个体化”，从“一味追求肿瘤切除程度”到“以保护脑功能为前提的最大范围切除”，从“组织学诊断”发展为“分子水平诊断”，从“神经外科单兵作战”过渡到“多学科合作诊疗”，给脑胶质瘤患者带来了福音。我院在国内率先成立了胶质瘤亚专科，并逐步引入了“高场强3.0T术中磁共振”“清醒麻醉联合多模态神经导航”“胶质瘤分子病理诊断”和“个体化免疫治疗”等先进技术和理念，体现在从手术到放疗、化疗的每一个环节。

大众医学：手术会损伤患者的神经功能吗？

毛 颖：目前，脑胶质瘤的手术治疗采取的是“最大限度安全切除”原则，即在切除脑胶质瘤同时，尽可能保护患者的大脑功能，使患者术后可以获得较高的生活质量，重返社会，正常地生活和工作。对于一些肿瘤位于脑功能区的患者，我们会在手术中将患者唤醒，联合电生理监测和功能磁共振导航，精准地定位肿瘤边界和脑功能区，再实施手术切除，同时进行术中磁共振扫描，及时发现残余的肿瘤，再进行二次切除，最大限度地提高脑胶质瘤的切除率，有效降低患者术后的神经功能障碍。对于切下的肿瘤标本，我们会进行分子病理检测，更准确地判断患者预后，提高放疗、化疗敏感性，发现潜在的治疗靶点，实施个体化的放疗、化疗、靶向治疗和免疫治疗。通过一系列的临床治疗，肿瘤复发时间可明显延长，患者总体生存时间也可明显延长。以最恶性的胶质母细胞瘤为例，国际报道平均生存时间为12.5个月，而我院2014年已经达到19.6个月，且这一时间仍在不断延长。

脑胶质瘤患者术后需要注意什么？

脑胶质瘤患者术后，需要注意三个方面的问题：第一，控制癫痫。特别是术前和术后就存在癫痫发作的患者，一定要坚持标准的抗癫痫治疗，切勿轻易减少药物剂量或停药。第二，密切随访。患者术后三个月，以后每六个月定期到医院复查磁共振（MRI），包括平扫和增强。第三，坚持康复训练。存在神经功能障碍的患者术后应坚持康复训练。

大众医学：放疗、化疗、靶向治疗、免疫治疗等，在脑胶质瘤治疗中发挥了哪些作用？

毛 颖：随着医疗水平和科学技术的不断发展，现在的放疗和化疗技术已今非昔比。过去损伤大的全脑放疗已被“适形调强”的局部放疗取代，医生会根据肿瘤的大小、部位、形态，以及与大脑重要功能结构的关系，精心设计放射剂量分布，准确地照射肿瘤并保护正常组织。而化疗与放疗同步应用，以及放疗后追加数个疗程的化疗是另一个进步。医生根据生物靶标，可以对不同患者进行选择性化疗，既提高疗效，又可避免盲目用药，减少副作用。此外，有针对性的靶向治疗、免疫治疗等的问世，也给脑胶质瘤患者带来了福音。由于这些治疗均需要医生针对患者情况制定“个体化”方案，故可以认为，脑胶质瘤的治疗正向“个体化”“精准化”治疗迈进。当然，无论是手术，还是放疗、化疗、靶向治疗、免疫治疗，多学科协作的力量不可忽视，这也是目前脑胶质瘤诊疗的趋势，可以最大限度地保证患者的医疗安全和诊疗效果。目前，全国多家医院都拥有针对脑胶质瘤的多学科协作团队，部分神经外科诊疗中心还设有胶质瘤多学科诊疗门诊，给患者带来诸多便利和实惠。

大众医学：脑胶质瘤术后复发，怎么办？

毛 颖：脑胶质瘤复发后的治疗可以说是全世界的一大难题，原则是：能够手术，先考虑再次手术；如果无法手术，则辅以个体化的放疗和化疗。放疗的作用非常显著，主要方法包括：普通放疗、伽马刀、射波刀和质子刀。其中，普通放疗是应用最广泛的，现在已经发展到三维适形放疗，尽可能地保护正常脑组织。

大众医学：伽马刀治疗脑胶质瘤效果好吗？

毛 颖：伽马刀或许是普通老百姓经常会听到的一个医学名词。然而，伽马刀治疗脑胶质瘤是否有效，目前还没有非常权威的数据证明。可以肯定的是，伽马刀必须与放疗或者化疗联合使用，才可能取得一定治疗效果。此外，对肿瘤体积较大、周边水肿明显的脑胶质瘤，采用伽马刀治疗是不合适的。

大众医学：您对防治脑胶质瘤有哪些建议？

毛 颖：脑胶质瘤的治疗是一项比较复杂的系统工程，而随着神经外科医生对脑胶质瘤认识的不断深入，整个治疗过程更倾向个体化和精准化。至于如何预防脑胶质瘤的发生，尚无统一的说法。对于已经发现颅内病灶的患者而言，如下的建议是非常有效的：切莫讳疾忌医，一旦确诊，应尽早就诊，在专科医生指导下接受规范化治疗；坚持定期和长期随访；如果术后出现出血、神经功能障碍，积极地接受早期康复治疗也十分必要。另外，非常重要的一点就是，要保持乐观的心态，拥有积极配合医生治疗的决心和战胜病痛的信心。

大众医学：在治疗脑胶质瘤过程中，有没有令您记忆深刻的病例？

毛 颖：作为一名从医接近30年的神经外科医生，我个人对于胶质瘤的认识也是“波浪式前进、螺旋式上升”。从另一个角度来说，治疗脑胶质瘤是我职业生涯的起点，因为我最早独立主刀的手术就是脑胶质瘤切除术。20年前，还没有所谓的神经导航，所有的胶质瘤切除手术都凭医生的肉眼和手感来确定肿瘤的边界，以及定位一些关键的脑功能区。往往一台手术非常成功，感觉肿瘤已被完全切除，但患者术后却出现了难以解释的偏瘫、失语等神经功能障碍。还有一些手术，当时亦感觉非常成功，但术后患者很快出现肿瘤复发，甚至死亡。曾经有一个患者在我手上先后接受了四次脑胶质瘤切除手术，那个时候，我深深感到神经外科医生的无力。后来，我们通过大量的研究，有赖于科技水平和设备的更新，才知道精准定位功能区的重要性和必要性。通过与国际同仁的交流以及自己团队的研究，我开始关注胶质瘤的分子生物学特性，逐步确立新型的胶质瘤治疗理念：以手术为中心，配合个体化的放疗和化疗，改善患者生活质量，延长患者生存时间。

大众医学：对脑胶质瘤诊疗的未来，您有哪些展望？

毛 颖：迄今为止，大脑的奥秘仍是全世界探索的难题，包括攻克中枢神经系统肿瘤。得益于基因检测技术的飞速发展，临床医生对于脑肿瘤的认识越来越深刻，也使得脑肿瘤，特别是脑胶质瘤，不再是让人束手无策的疾病，而基因治疗、靶向治疗、免疫治疗等的问世，以及转化医学的发展，也必将有助于促进脑胶质瘤的有效治疗。当然，目前针对脑胶质瘤还没有一种能够治愈的方法。但是，日新月异的科技进步已经给我们带来了希望，毫无疑问，脑胶质瘤将是其中收益最大的中枢神经系统肿瘤。十年前，谁能预料脑胶质瘤会进入如今的精准医疗时代，而未来的十年，必将又是突破的十年，攻克脑胶质瘤将指日可待！PM

医生的话

“我甘愿做一个大脑“修补匠”，在尚无办法治愈脑胶质瘤的情况下，就像“修车工”一样，力争使每一个患者能够正常地行驶在自己的人生道路上。直到有一天，也必然会有这一天，随着医疗科技的不断发展，脑胶质瘤将被攻克。那时，就是我们每一个神经外科医生最幸福的时刻！”

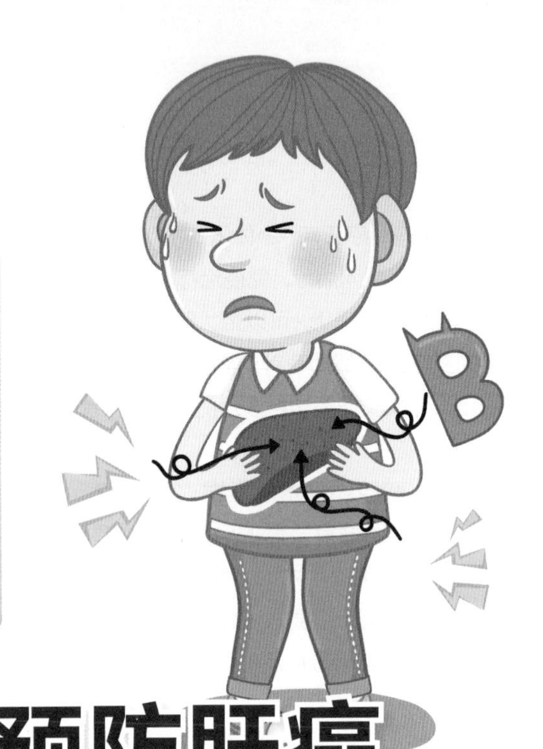

生活实例

半年前，36岁的张先生当上了爸爸。但最近，初为人父的喜悦很快就被一张检查报告击碎了：他被确诊为“肝癌晚期”。看着可爱的孩子，张先生心中万分不舍，追悔莫及。原来，他的祖母患有慢性乙肝、死于肝硬化，父亲65岁患肝硬化后因肝癌去世，叔叔和堂兄也死于肝癌，整个大家庭都被笼罩在肝癌的阴影中。而张先生明知自己患有慢性乙肝，却从不到医院检查、随访，看到父亲、叔叔和堂兄都死于肝癌，他觉得与自己无关，并未引起重视。如今，他悔之晚矣。

重视家族史 预防肝癌

复旦大学附属华山医院感染科主任医师 尹有宽

有家族史者，肝癌发病率高

我国原发性肝癌发病率较高，居恶性肿瘤第四位，死亡率居第三位，而且病情发展极快，被称为“癌中之王”。肝癌虽然不是遗传病，但与遗传有关，家族史特性很明显。我国一项对1 438例肝癌患者的20年随访研究发现：有一级亲属（指父母、子女和姐妹兄弟）肝癌史者发生肝癌的危险性，是无一级亲属肝癌史者的2.44倍。美国的一项研究表明，有一级亲属肝癌史者发生肝癌的危险性，比无一级亲属肝癌史者增加3.9倍。研究还发现，母亲患有肝癌，其子女肝癌发病率显著高于父亲患有肝癌者，乙肝母婴垂直传播可致子女肝癌发生率显著增加。

HBsAg阳性者，肝癌发病率高

我国的肝癌患者，多数是由乙肝病毒所致，存在“慢性肝炎－肝硬化－肝癌”发展的“三部曲”。在慢性乙肝家族中，肝癌发生率较高，有研究发现，同样没有一级亲属肝癌史，HBsAg（乙肝病毒表面抗原）阳性者发生肝癌的危险性是HBsAg阴性者的24.82~34.09倍；与无一级亲属肝癌史、HBsAg阴性者相比，有一级亲属肝癌史的HBsAg阳性者，发生肝癌的危险性高达42~59.59倍。由此可见，HBsAg阳性也是肝癌发生的一个危险因素，肝癌家族史和HBsAg阳性在肝癌的发生过程中具有协同作用，使发生肝癌的危险性明显增高。

定期检查、规范治疗，预防肝癌

肝癌的家族倾向无法改变，但有肝癌家族史者，可以做好预防工作，阻止或延缓肝癌的发生。值得注意的是，早期肝癌几乎无任何症状，很多患者往往不会重视，等感到身体不适时，可能已经到中晚期了。

有一级亲属肝癌史的慢性乙肝患者，距离肝癌可能只有一步之遥！有二级亲属（祖父母、外祖父母、叔、伯、姑、姨、舅等）肝癌史的慢性乙肝患者也不能掉以轻心，必须高度重视，定期检查。

- 乙肝病毒感染者必须每年定期随访，检查HBV DNA和肝功能，抓住抗病毒治疗的时机。长期抗病毒治疗可以使肝癌的发病率明显降低，有一级亲属肝癌史的慢性乙肝患者，应适当放宽抗病毒治疗适应证，越早抗病毒治疗，发生肝硬化和肝癌的危险性越低。
- 慢性乙肝患者应至少每年检查2次甲胎蛋白（AFP）和肝脏B超，以早期发现肝癌。原发性肝癌的高危人群（40岁以上、男性、嗜酒、肝功能不全、肝硬化或已有甲胎蛋白增高者）尤其需重视，应每3~6个月进行一次上述检查，必要时可缩短检查时间，或进行CT、磁共振等检查，以早期发现、早期治疗。
- 养成良好的生活习惯，绝对忌酒。
- 尽量减少与致癌物质的接触，避免从事与致癌物质接触的职业。PM

扫描二维码
关注“爱肝联盟”微信号

阻断乙肝母婴传播5要点

本刊记者/王丽云　支持专家/庄 辉

母婴传播是乙肝病毒（HBV）的重要传播途径之一。乙肝病毒表面抗原（HBsAg）阳性母亲生育的新生儿，出生后接受乙肝免疫球蛋白（HBIG）和乙肝疫苗联合免疫，母婴传播阻断失败率为5%~10%。在这些阻断失败的婴儿中，绝大多数是由于其母亲分娩时血清HBV DNA水平高。因此，各国乙肝防治指南或共识均建议：血清HBV DNA水平高的免疫耐受期（就是通常所说的乙肝病毒携带者，主要表现为肝功能正常、HBV DNA含量高，B超检查肝脏正常）孕妇，应在孕晚期使用抗病毒药物预防母婴传播，新生儿出生后应用乙肝免疫球蛋白加乙肝疫苗联合免疫。

专家简介

庄辉　北京大学医学部基础医学院病原生物学系和感染病中心教授、博士生导师，中国工程院院士，中华医学会理事，中华医学会肝病学分会名誉主任委员，《中国病毒病杂志》《中国病原生物学杂志》和《中国预防医学杂志》主编。

1 抗病毒指标：HBV DNA>2×10^6

血清HBV DNA水平是判断是否需要抗病毒治疗的重要指标。目前，孕妇应用抗病毒药物预防乙肝病毒母婴传播，各国乙肝防治指南或共识建议的血清HBV DNA阈值均在10^6 IU/ml（国际单位/毫升）以上。我国指南将此阈值定为2×10^6 IU/ml。

孕妇血清HBV DNA < 10^6无需使用抗病毒药物，只需给其新生儿及时进行乙肝免疫球蛋白加乙肝疫苗联合免疫，即可有效预防母婴传播。

2 用药时间：孕晚期

国内外多数研究表明，在妊娠晚期应用抗病毒药物预防乙肝病毒母婴传播的效果，与妊娠早期和中期没有差异。因此，各国乙肝防治指南或共识均建议，于孕晚期（孕28~32周开始；我国指南建议孕24~28周开始）应用抗病毒药物预防母婴传播。

3 停药时间：分娩后

各国乙肝防治指南或共识，大多建议服用抗病毒药物预防乙肝病毒母婴传播的女性可在产后停药。如：中国、美国和欧洲指南均建议在分娩时或产后3个月内停药；亚太指南建议在分娩时或产后4~12周停药；英国指南建议在产后4~12周停药。为了提高母乳喂养率，我国指南建议孕妇于分娩后停用抗病毒药物。

Tips

有专家认为，应延迟至产后1个月停用抗病毒药物。理由是：分娩后母亲体内激素水平恢复正常及子宫内膜的修复需要1个月左右；新生儿出生后虽然进行了联合免疫接种，但主动免疫产生抗体的时间是1个月以后。但实际上，上述两点不是产后延长抗病毒药物的理由。首先，抗病毒药物对母亲体内激素水平恢复正常和子宫内膜修复无作用；其次，婴儿已出生，母亲继续服用抗病毒药物对预防母婴传播不起作用；第三，新生儿已接受乙肝免疫球蛋白和乙肝疫苗，虽然出生半月内尚未产生主动免疫抗体，但因已注射乙肝免疫球蛋白，已有被动抗体，可预防乙肝病毒感染。

4 药物选择：替诺福韦酯、替比夫定或拉米夫定

为了预防乙肝病毒母婴传播，对孕期抗病毒药物的选择，各国乙肝防治指南或共识的建议类似，我国指南建议的抗病毒药物选择顺序是：替诺福韦酯、替比夫定或拉米夫定。

替诺福韦酯为首选药物，其抗病毒力强，耐药发生率低，价格便宜（2016年5月20日后各地已陆续降价），在阻断乙肝病毒母婴传播中有较多的研究数据。

5 新生儿免疫：乙肝免疫球蛋白+乙肝疫苗

乙肝病毒表面抗原阳性母亲生育的新生儿，出生后12小时内应接受乙肝免疫球蛋白和乙肝疫苗联合免疫，越早越好；出生1个月和6个月时接种第2剂、第3剂乙肝疫苗。婴儿出生7个月时，应检测乙肝病毒表面抗体，若未产生足够抗体，需加强免疫。PM

“饭后百步走，活到九十九”常为老百姓津津乐道，其作为一种简单可行的养生方法已经深入人心。通常认为，饭后运动有助于食物消化，对促进身体健康有很大作用，能改善体质、延年益寿。然而，是否每个人都适合“饭后百步走”？答案是否定的。特别是对心脑血管疾病患者而言，如果饭后即刻运动，反而会损害健康或加重已有的心脑血管疾病。

心脑血管病患者饭后不宜“百步走”

上海中医药大学附属岳阳中西医结合医院
老年科主任医师　陈咸川

心脑血管病患者，“饭后就动”危害大

人进食以后，胃部充盈，需要大量血液供给来帮助胃蠕动和分泌消化酶。此时若能适当休息，就会有足够的血液流入消化器官；如果饭后立即运动，血液会被运送到全身各个部位，使胃肠血液供应不足，影响食物的消化和吸收。高血压和动脉硬化患者饭后立即运动，因脑部血液供应不足，容易发生体位性低血压，出现头晕、乏力，甚至晕厥。有冠心病的老年人，饭后胃部膨胀，可反射性地引起冠状动脉痉挛收缩，使心肌血供减少；若再增加运动量，会导致心脏负担加重，可能诱发心绞痛，或使原有的心肌缺血进一步加重。有心律失常的老年人，饭后立即运动，可导致心动过速、早搏，甚至诱发阵发性房颤。有脑血管意外后遗症的患者，饭后立即运动，会出现头痛、头晕等症状。

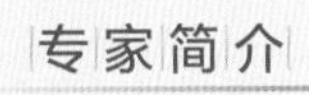
专家简介

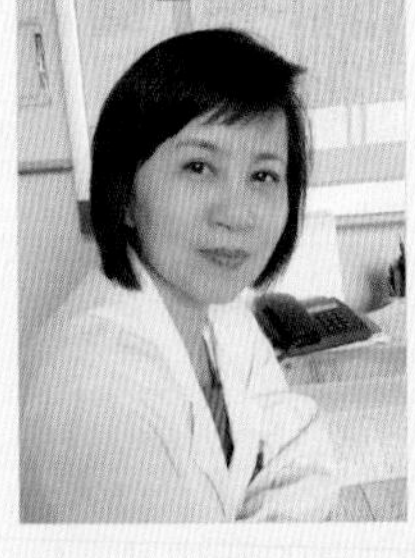

陈咸川 上海中医药大学附属岳阳中西医结合医院老年科主任、主任医师、教授、硕士生导师，岳阳临床医学院中医内科学教研室主任，上海市中医药学会中医内科分会副主任委员、心脏病分会副主任委员，上海市医师协会老年病分会委员，中华中医药学会中医内科分会委员。擅长中西医结合治疗高血压、冠心病、病毒性心肌炎等内科疾病。

饭后运动，“四点”要注意

❶ **运动时间** 由于饭后即刻运动会导致种种不适，甚至产生严重后果，故心脑血管疾病患者应该在饭后1小时左右再运动，以最大限度地避免意外发生。

❷ **运动方式** 所谓“饭后百步走”，实际上是“摆步走”，即摆动手臂，悠闲地慢慢溜达，保持轻松，身心愉悦，以达到养生的效果。饭后不宜进行强度较大的运动，宜选择柔和、连贯、缓慢、均匀，并带有节奏的活动，如太极拳、按摩、散步等中低强度的运动，运动时间为30分钟左右。运动时，应用鼻吸气，因为空气经鼻吸入后，鼻毛可阻挡一部分空气中的尘埃，防止尘埃进入气管和肺，鼻腔黏膜还可调节吸入气体的温度和湿度，避免冷空气直接刺激呼吸道。呼吸要自然，不要长时间憋气。老年人应避免导致血压骤然升高的锻炼方式，防止脑血管事件的发生。

❸ **运动强度** 学会自我掌握和监测运动强度，最简单的方法是自测脉搏（心率）。以每分钟180次作为健康中老年人的最高心率，根据运动后达到的最高心率百分比来确定运动强度。中低强度运动时的心率应控制在最高心率的60%以下，即每分钟108次以下。运动中可以根据自我感觉来监测运动量，一般微微出汗即可，应避免运动后大汗淋漓。如果运动中突然感到胸闷、气短，应终止运动，立即就医。每次运动后感到轻松舒适，就说明运动量合适，反之则提示运动方式或运动量存在问题，需要调整。

❹ **防寒保暖** 如果室外温度较低，会引起血管收缩、血压升高，故外出运动必须做好防寒保暖工作。PM

“饭后百步走”并非适合所有人，心脑血管疾病患者尤其需要掌握正确的锻炼方法，合适的才是最好的。养生并不复杂，关键是方法正确、心情放松。

已确诊为高血压并接受降压药物治疗的患者，需要进行复查。除了进行血压监测、观察降压治疗效果外，还需要定期做一些其他检查，以观察血管、心、脑、肾、眼底等靶器官损害情况，观察有无其他合并症或危险因素，同时检查可能受降压药物治疗影响的一些指标（如肝功能）。

高血压复查，查什么

上海交通大学医学院附属瑞金医院高血压科
上海市高血压研究所　王继光（研究员）

复查靶器官损害情况

高血压主要损害血管、心、脑、肾、眼底等器官组织。高血压患者应在医生指导下，选择一些切实可行的检查项目，判断靶器官的损害情况。基本检查项目包括：①血压。测量四肢血压，计算臂/踝血压比值，评估双侧上肢与下肢之间的血压差别，及时发现外周动脉疾病。②颈动脉超声。检查双侧颈动脉、颈动脉分叉处和颈内动脉，观察有无动脉粥样硬化斑块形成、斑块大小及颈动脉内中膜厚度。③心电图。观察有无左心室肥厚、心律失常及ST-T改变。④超声心动图。观察左心室、左心房、升主动脉的结构，检测左心室功能（包括舒张功能）。⑤尿白蛋白/肌酐比值。检测尿白蛋白排泄量（以早晨第一次尿最好，随机尿也可以），通常需要同时进行尿常规检查，以排除尿路感染导致的蛋白尿。⑥血肌酐、尿酸。评估肾脏功能。

如有需要，高血压患者还应检查眼底，检测脉搏波传导速度、中心动脉血压等大动脉功能指标，检查血管内皮功能、自主神经功能及更加敏感的肾功能指标（如胱抑素C）。若无急性脑卒中病史，通常不需要进行颅脑CT或磁共振检查。

复查危险因素控制情况

高血压患者复查时，除接受靶器官损害的评估外，还应观察有无增加心血管疾病风险的其他疾病或危险因素，主要为血糖和血脂。检查项目包括：空腹血糖、甘油三酯、总胆固醇、高密度脂蛋白胆固醇及低密度脂蛋白胆固醇等。如果空腹血糖明显升高或偏高，则需要进行糖耐量检查，或检测糖化血红蛋白，以确定是否患有糖尿病；如果血脂有明显异常，还需检测载脂蛋白A、B、E及脂蛋白a等。

复查药物治疗相关指标

检查项目通常包括：①血常规、肝功能，这些指标可以反映身体一般情况。虽然大部分降压药物对血常规和肝功能无明显影响，但若这些检测指标出现明显异常，患者应更加慎重地选择降压药物。②血浆肾素、血醛固酮，这些指标和使用降压药物有关。尽管检测结果会受到降压药物的影响，但明显异常时仍有重要临床意义。通过检测血浆肾素与血醛固酮水平，可以判断是否有醛固酮增多症。若肾素水平较高，醛固酮水平也较高，常提示肾素血管紧张素系统被激活或过度激活。在排除肾动脉狭窄的情况下，通常使用肾素-血管紧张素系统抑制药物（如血管紧张素转化酶抑制剂或血管紧张素受体拮抗剂等）。若肾素水平较低，而醛固酮水平较高，醛固酮与肾素的比值达到了一定标准值，提示可能为原发性醛固酮增多症，需进行更多检查，以明确诊断。

复查频率因人而异

如果患者检查没有发现明显异常，通常可以每年或更长时间再复查；如果检查发现异常，或病情有变化时，应增加检查频率，每6个月或3个月复查一次；病情特别严重时，应每月复查。PM

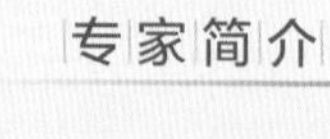

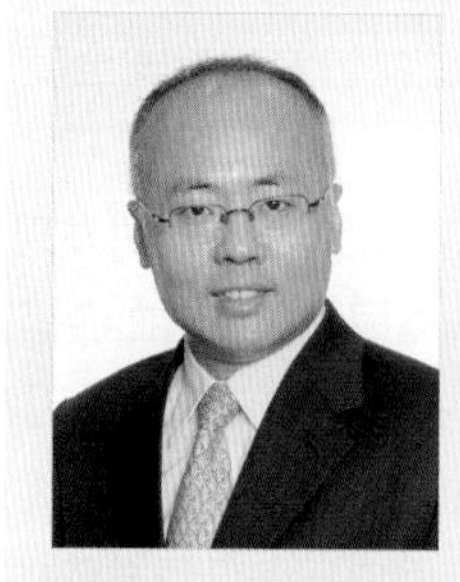

王继光　上海交通大学医学院附属瑞金医院高血压科主任、上海市高血压研究所所长、研究员。主要从事高血压及心血管疾病的临床试验研究、自然人群研究、心血管与代谢测量技术研究、血管结构与功能研究、群体遗传学研究。擅长诊治难治性高血压、合并靶器官损害高血压。

专家门诊：周三下午

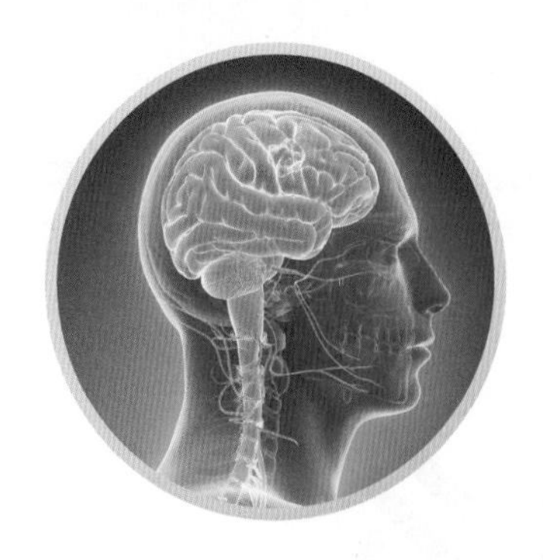

寒冬清晨“脑梗”易发的秘密

✍复旦大学附属中山医院
神经内科主任医师　范　薇

为何寒冬清晨易发“脑梗”

冬季是脑梗死发病高峰期，此期就诊患者数可增加一倍，且多于清晨发病。冬季清晨易发生脑梗死的关键因素，首先是冷刺激，冬季气温骤降易导致脑血管强烈收缩；其次，人在夜间入睡后，迷走神经兴奋，血压较白天偏低，血流缓慢；第三，夜间长时间处于睡眠状态，水分摄入较少，血黏度较高，一些前列腺疾病患者可因夜间排尿增多而致血黏度更高。在这些因素的综合作用下，易出现脑部血供减少，甚至中断，发生脑梗死。

值得注意的是，脑梗死可发生于夜间的各个时段，通常所说的“清晨多发”，其实是许多夜间发病的脑梗死患者在清晨时才被发现。

如何识别“脑梗”征兆

● **运动神经功能障碍**　突然口角歪斜、口角流涎、说话不清、吐字困难、失语或词不达意、吞咽困难、一侧肢体乏力或活动不灵活、走路不稳、行走如踏棉絮或突然跌倒。

● **感觉神经功能障碍**　面、舌、唇或肢体麻木，黑矇或一时视物模糊，耳鸣或听力改变。

● **意识障碍**　精神萎靡不振，嗜睡或整日昏昏沉沉，性格反常（如突然变得沉默、表情淡漠、行动迟缓或多语烦躁），短暂的意识丧失。

● **自主神经功能障碍**　疲乏无力，出虚汗，低热，胸闷，心悸，突然出现打嗝、呕吐，等等。

如何应对突发“脑梗”

发生脑梗死后，病情较轻者可表现为言语困难、口眼歪斜等，严重者可出现肢体偏瘫、晕厥，甚至昏迷。当患者出现上述情况时，家属必须保持冷静，立即呼叫救护车，带上患者的病历本及就诊卡，将其平稳送至医院，以便尽快接受全面检查和针对性处理。送医途中，若患者已昏迷，家属应将其头偏向一侧，避免窒息。

经检查（头颅CT、磁共振等）明确为脑梗死后，需根据患者的疾病阶段采取相应的治疗措施。脑梗死溶栓的窗口期为起病后4.5小时内，由于清晨发现脑梗死的患者，多无法明确起病时间，此时多采取抗血小板治疗及其他对症治疗措施，如消除脑水肿、降低颅内压等。

“五招”预防“脑梗”来袭

以下五招可帮助脑血管病患者安全度过寒冬清晨这一疾病“危险期”。

● **坚持体检**　坚持年度体检，及时发现脑血管病的相关危险因素，如高血压、糖尿病、高脂血症等。

● **控制危险因素**　存在脑血管病危险因素者应及时治疗，如控制血压、血糖、血脂等。高血压患者尤应重视血压的控制，警惕血压波动、夜间血压偏低诱发脑梗死。

● **补充水分**　中老年人在入睡前和夜间醒来时可适当补充水分，稀释血液，降低夜间发生脑梗死的风险。

● **调整服药时间**　长期服用阿司匹林的患者，可将服药时间调整为下午或睡前，提高夜间血药浓度，增强抗血小板作用，预防夜间脑梗死。

● **定期随访**　有脑梗死病史者，出院后应坚持定期随访和康复训练。宜在出院后1个月内随访，此后每3个月随访一次，评价预后，监测康复效果，预防脑梗死再次发作。PM

专家简介

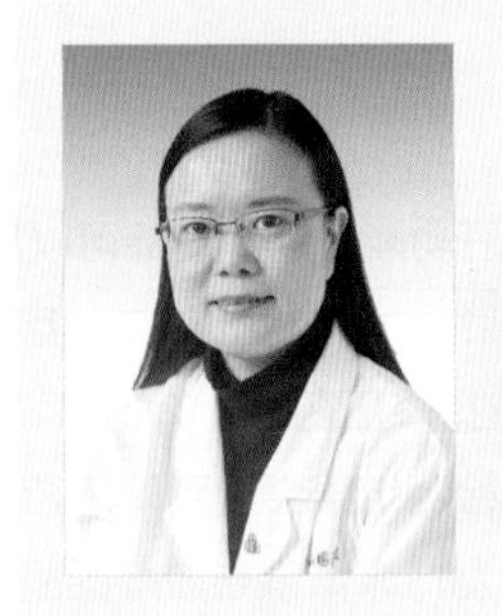

范薇　复旦大学附属中山医院神经内科副主任、主任医师、硕士生导师，中华医学会神经病学分会脑血管病学组委员，上海市医学会神经病学分会秘书。擅长诊治脑卒中、帕金森病、癫痫等神经内科疾病。

专家门诊：周一上午、周三上午

糖尿病防治进展“二三事”

上海交通大学附属第六人民医院内分泌代谢科副主任医师　周　健

“防”　减重不能等，预防并发症

这里的“防”，不仅指预防糖尿病的发生，也指预防糖尿病并发症的发生。世界卫生组织指出，我国糖尿病发病率呈“暴发式”增长，最主要的原因是不健康饮食（包括高糖、高盐和高脂饮食）和缺乏运动引起的超重、肥胖。我们发现，健康的生活方式是遏制糖尿病患病率继续增长的最佳措施，如少糖、低盐、低脂饮食，每日摄入适量水果、蔬菜，适量运动，积极减重。

长期中等强度的有氧运动（快走、慢跑、游泳等）是 2 型糖尿病患者的主要运动方式，抗阻运动（如举哑铃、拉弹簧拉力器、拉橡皮筋等）也被列入防治指南。运动时间宜放在餐后 30 分钟；运动持续时间和频率，宜每周以中等强度运动 210 分钟，或以较大强度运动 120 分钟，每周运动不少于 3 次。需要注意的是，应根据患者的身体状况制定、调整运动计划。

与此同时，心脑血管并发症的预防也尤为重要。虽说“是药三分毒”，但合理的用药有助于糖尿病和心血管疾病的防治。研究显示，服用小剂量阿司匹林有助于心血管疾病的防治。为此，美国糖尿病协会的最新指南已将女性糖尿病患者开始服用阿司匹林的年龄标准从 60 岁降至 50 岁，并建议一般情况下不要停药。

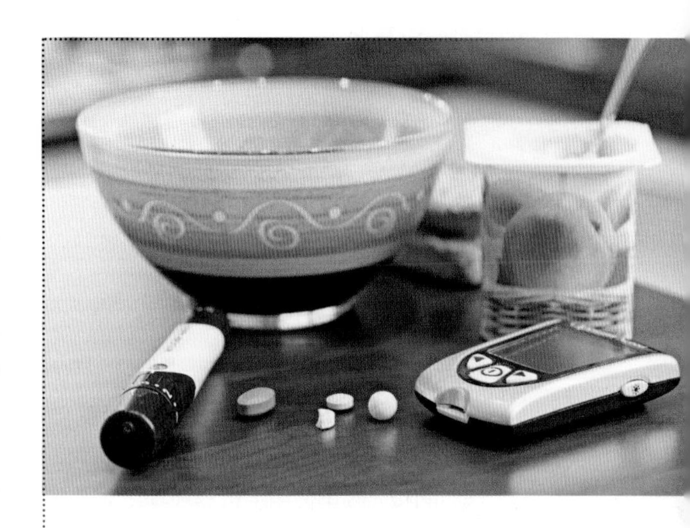

“诊”　定期体检，“二胎”注意查血糖

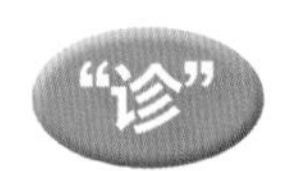

随着经济的发展，国人生活、工作压力越来越大，在一定程度上影响了血糖水平。同时，由于糖尿病早期症状不突出，且大部分国人的体检意识较为缺乏，使得许多糖尿病无法被早期发现。因此，有专家建议，成人应在 45 岁时进行 2 型糖尿病筛查和风险评估；如果存在超重或肥胖等高危因素，则不论年龄，都应进行筛查。

此外，随着“二孩”政策的开放，许多育龄期女性计划生“二胎”，但有糖尿病家族史或已有血糖异常的高危人群应慎重，孕期须筛查糖尿病。

“治”　治疗方法个体化

目前糖尿病只能控制，无法完全治愈，最常见的治疗方法为使用降糖药物和胰岛素。然而，药物可能的副作用及胰岛素注射的痛苦在一定程度上影响了患者的依从性。为此，科学家们进行了相关研究并取得了进展。

继常规内科治疗，代谢手术成为治疗糖尿病的一种手段。目前的研究结果及临床实践显示，代谢手术对特定 2 型糖尿病患者有一定效果，可显著改善预后。此外，美国国立卫生研究院的一项Ⅲ期临床试验结果表明，胰岛移植能够帮助 1 型糖尿病患者预防低血糖，1 型糖尿病胰岛移植治疗初见曙光。

2016 年 9 月，美国食品与药品管理局批准了首个血糖监测和胰岛素治疗的半闭环系统。这是第一款能够同时自动监测血糖并自动给药的装置，适用人群为 14 岁以上的 1 型糖尿病患者。该半闭环系统需要每 12 小时校准一次，每周调整一次血糖传感器，每 3 天向胰岛素储药器中加一次药。与传统的监测、治疗方法相比，这个疗法无疑已取得很大进步。PM

“在糖尿病防治中，“未病先防、已病防变、已变防渐”尤为重要。随着流行病学和各种临床试验的进行，未来一定会有更好、更完善的糖尿病防治方法，减少发病、有助治疗。”

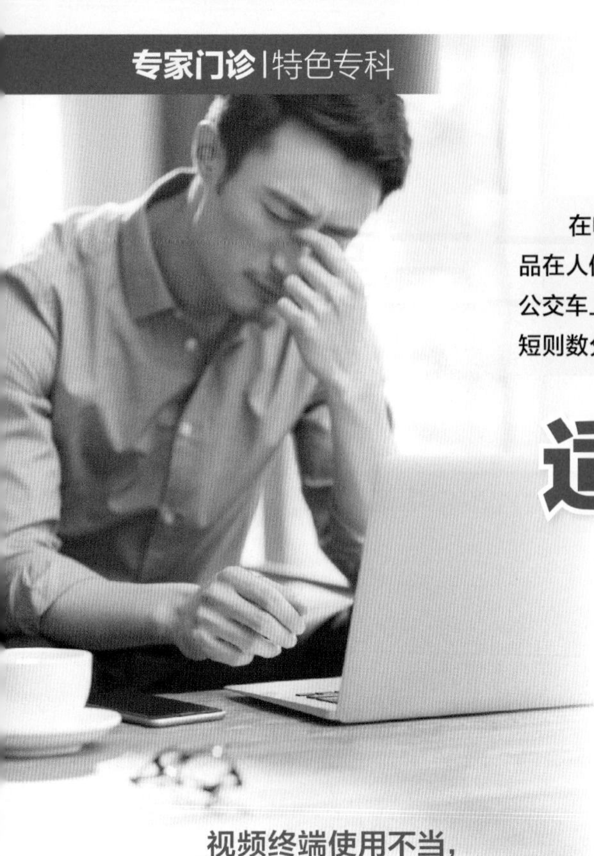

在电子产品大爆发的时代，智能手机、电脑、平板电脑、电视等各式各样的视频终端产品在人们的生活中无处不在。青年人、中年人、老人，人手一部手机；大街小巷、地铁车厢、公交车上，"低头一族"比比皆是。人们用手机看小说、发微信、评新闻、写微博、交友订餐，短则数分钟，长则数小时，甚至回到家也"机不离手"。于是，眼病患者明显增加。

适当用眼 呵护"心灵之窗"

第二军医大学附属长征医院
眼科主任医师　魏锐利

视频终端使用不当，眼部问题多

长时间和高频率使用手机等视频终端，易导致哪些眼部问题?

- **视疲劳**　长时间用眼易造成视疲劳，聚精会神地盯着手机屏幕时，屏幕上不断变换的光影会对眼睛造成持续刺激，眼睛不停地捕捉这些光影，会特别疲劳。周围环境暗、手机屏幕亮，对眼睛的损害更大，长此以往会导致视力下降、近视度数加深等问题。
- **结膜炎**　长时间看手机，无论在颠簸的路上低头看，还是在家坐着看，都会对眼结膜造成威胁。因为长时间保持低头的姿势，易使血液流向眼睛，导致球结膜血管根部轻度充血，睑结膜也易发生轻度乳头增生及形成滤泡。起初会有眦部(眼角)皮肤潮红、湿润、结痂等现象，若不加注意，会诱发慢性结膜炎。
- **干眼症**　长时间看手机屏幕，自然眨眼次数大大减少，会对眼球表面的泪膜层造成损害，加剧眼睛疲劳、干涩、刺痒，甚至出现刺痛、流泪、畏光等不适症状，发生干眼症。

教你"3招"护眼法

首先，重视补充水分。每天饮水不少于1500毫升，可饮白开水、矿泉水、绿豆汤等，对防止眼睛干燥非常重要。常饮绿茶，或加些菊花、枸杞子、麦冬等泡茶更好，不仅可明目，还能防止辐射损害。喝温开水或饮茶时，用热气熏双眼，对预防干眼症有特效。

其次，改变不良用眼习惯。看书、读报、看电视，或做较细致的工作时，每小时应休息10～15分钟，可远眺或闭目养神。长期使用电脑者，不应长时间目不转睛地盯着电脑，应养成经常眨眼的习惯，让泪液润滑眼球。在电脑或其他有辐射的荧光屏前工作时，眼睛应距离屏幕60厘米以上，视线向下约30度。为避免屏幕反光造成视疲劳，电脑不宜放在窗户的对面；连续工作时间不宜过长，超过1小时应离开屏幕5～10分钟，远眺或做眼保健操，让眼睛放松;房间光线较暗时，应打开日光灯。此外，在电脑旁摆放绿色植物，对眼睛也有好处。

第三，适当调整饮食。平时适当吃富含维生素A、B族维生素、维生素C及滋润多汁的食物，如动物肝脏、牛奶、蛋黄、谷类、豆类、坚果、海产品、红黄色蔬果(番茄、青椒、胡萝卜、南瓜、大枣、猕猴桃、香蕉、柿子、桃子、苹果、葡萄等)，对营养眼睛、防治干眼症有好处。PM

专家简介

魏锐利　第二军医大学附属长征医院眼科主任、主任医师、教授、博士生导师，上海市医学会眼科学分会副主任委员，中国医师协会眼科医师分会委员，上海市医师协会眼科医师分会副会长，解放军眼科专业委员会副主任委员。擅长诊治眼眶肿瘤、甲状腺相关眼疾、白内障等。

专家门诊：周一上午　特需门诊：周三下午

Tips

用眼时务必牢记"水满则溢"，要适当休息。患结膜炎、角膜炎与睑缘炎，或眼睛受伤、眼睛干涩不适、看东西模糊不清时，应及时到医院就诊，切莫盲目乱点眼药水，以免延误治疗，加重病情。

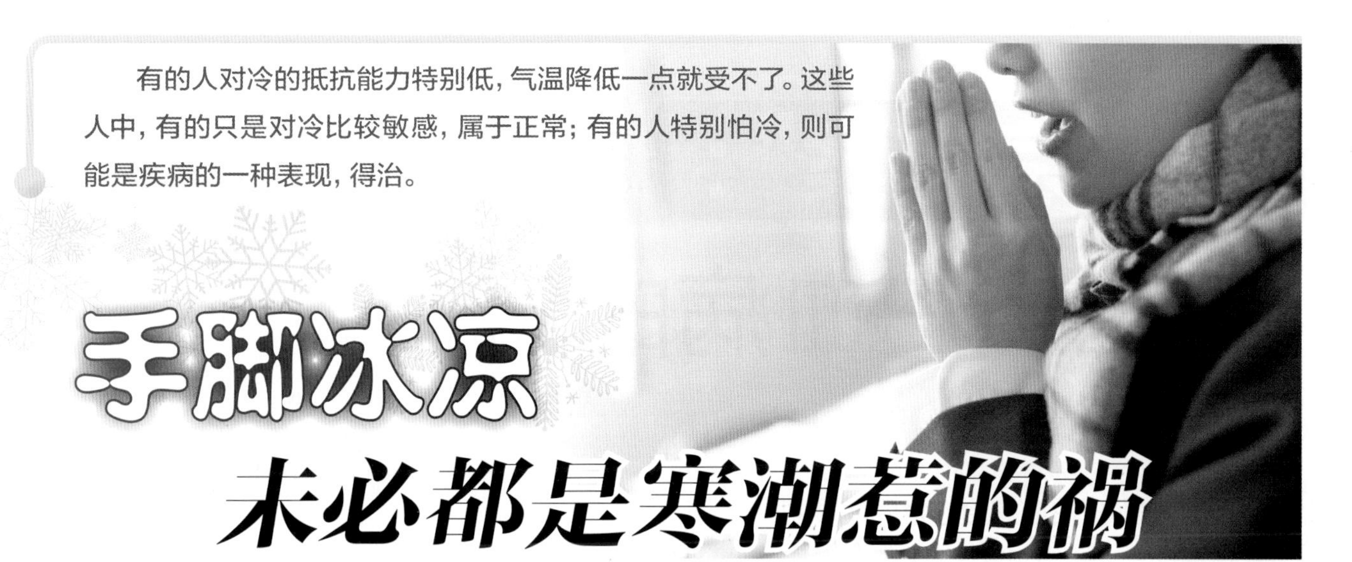

有的人对冷的抵抗能力特别低，气温降低一点就受不了。这些人中，有的只是对冷比较敏感，属于正常；有的人特别怕冷，则可能是疾病的一种表现，得治。
手脚冰凉
未必都是寒潮惹的祸

手脚冰凉 未必都是寒潮惹的祸

同济大学附属第十人民医院甲状腺疾病研究中心副教授　余飞

冬天手脚冰凉，一般不是病

寒冷是人们在冬季的自然感受，很多人都有手脚冰凉的经历。人体皮肤下有冷、热感受器，可以感受外界温度的变化。当皮肤感受器感受到寒冷时，就会关闭皮肤的毛细血管，让血液优先流向心、肺等重要器官。这是人体的自我保护功能。但这样一来，流向皮肤、肢体末梢的血量就会大大减少，这就是为什么在寒冷的季节，人们的手、脚和脸部会比较凉。一般地说，手脚冰凉不是病，是一种正常的生理现象，是机体在寒冷环境里的自我保护反应。

过分怕冷，要当心"甲减"

若手脚冰凉、怕冷的感觉格外明显，同时还有乏力、困倦、体重增加、胃口下降、便秘症状，女性还有月经不调时，最好去医院检查一下甲状腺功能。

说到"甲减"，就不能不谈甲状腺。甲状腺是人体最大的内分泌器官，重 15～25 克，位于颈前部，外观呈蝴蝶状，分左右两个侧叶，中间以峡部相连。甲状腺的主要功能是合成甲状腺激素，调节机体新陈代谢。甲状腺激素被誉为人体的"生命之火"。甲减是各种原因导致甲状腺激素合成及分泌不足所致。

我国甲减（包括临床甲减和亚临床甲减）患病率约为 6.5%，且呈逐年上升趋势。甲减似乎特别"偏爱"女性，女性患者与男性患者的比例约为 8:1。青春期、妊娠期、分娩后和更年期女性更易罹患此病。

与甲亢相反，甲减患者由于基础代谢率降低，临床表现为怕冷、少汗、便秘、皮肤干燥、毛发脱落、心率缓慢、疲乏、嗜睡、反应迟钝、精神不振或抑郁、月经不调、贫血、面色蜡黄、黏液性水肿等。由于机体产热能力下降，甲减患者比普通人更怕冷。

"甲减"病友生活小贴士

由于甲状腺激素水平低下，机体产热不足，甲减患者往往是耐热不耐冷，耐夏不耐冬。甲减患者不仅需要坚持甲状腺素替代治疗，还要根据自身及季节特点，调节生活方式和饮食习惯。PM

1. 甲减患者产热能力下降，免疫力及抵抗力较差，比一般人更容易受寒感冒，故在气温较低的秋冬、冬春季节，应特别注意防寒保暖。
2. 加强锻炼，增强机体抵抗力。
3. 甲减患者末梢循环不好，容易出现手足发凉的情况，可经常搓揉、按摩手脚。这么做不仅可以活动关节，有利气血经脉通畅，还可以帮助患者缓解手足肿胀、关节僵硬等症状。
4. 甲减患者多怕冷喜热，属于中医的阳虚体质，饮食方面宜温补，忌寒凉，保证足够的蛋白质和热量摄入，改善甲状腺功能。
5. 甲减患者因存在黏液性水肿，常有手足肿胀情况，进食过咸食物会加重黏液性水肿。虽说甲减患者不必像肾病患者那样严格限制食盐摄入，但仍要少吃偏咸的食品，如咸菜等。
6. 甲减患者胃肠功能减弱，容易出现腹胀等症状，宜选择清淡易消化的食物。

“北京方案”：治愈白血病的新希望

北京大学人民医院血液科教授　黄晓军

“配型难”成白血病治疗世界性难题

白血病作为一种恶性血液系统疾病，死亡率占儿童恶性疾病死亡率的第一位、成人恶性疾病死亡率的第六位。治疗白血病的最有效方法是进行造血干细胞移植，即骨髓移植。在我国，每年有6000余名患者需要接受骨髓移植。骨髓移植前，患者首先要“配型”，因为经典的骨髓移植须在人类白细胞抗原（HLA）100%全相合的情况下进行，否则极易发生严重的排异反应。然而，即使是同胞兄妹，HLA全相合概率也仅有25%；没有血缘关系的人，全相合的概率只有十万分之一。而中国众多独生子女家庭更令骨髓移植“雪上加霜”，配型成功如同“大海捞针”。骨髓移植供体来源不足已成为长期困扰白血病治疗的世界性难题。

“北京方案”突破骨髓移植“禁区”

既然配型全相合的概率很低，那么配型非完全相合的“单倍体移植”，即在父母与子女之间、堂表亲之间的移植能否成功？全世界的骨髓移植专家都在思考这个问题，也为此开展了各种尝试。过去，由于欧美单倍体移植生存率不及经典移植的1/3，故该技术在很长时间内被列为“禁区”。

我科团队自1996年开始，对粒细胞集落刺激因子（G-CSF）诱导免疫耐受进行系统研究，为单倍体移植的成功奠定了理论基础。我们首先为移植供者注射G-CSF，混合骨髓和外周血，将供者的干细胞调节到“既能容易植入患者体内，又不容易引起严重排异反应”的最佳状态；然后给予患者抗胸腺球蛋白(ATG)预处理和联合免疫抑制，将患者体内的T细胞调节到免疫耐受状态，成功跨越“HLA屏障”，使供者的单倍体干细胞能够顺利地在患者体内“生根发芽”，进而重建患者的造血系统。

在此基础上，我们还创新了多项单倍体关键技术，形成单倍体移植临床体系，包括：①实现不同人群、不同疾病单倍体移植方案“个性化”；②改良供者淋巴细胞输注技术，增强抗白血病效应；③以“精准医学”指导精准排异预防；④建立国际认可的“单倍体供者优化选择”原则；⑤建立符合单倍体移植特点的感染合并症（病毒、真菌等）防治体系。2016年世界骨髓移植协会(WBMT) Kodera主席将该体系称为“北京方案”，并将其推荐为缺乏相合供者的移植可靠方案。

原创技术造福白血病患者

“北京方案”使恶性血液病患者能从自己的父母或子女身上找到治疗用的干细胞，使白血病5年无病生存率由化疗时代的20%~40%提高到68%~74%，远远高于2015~2016年欧美主要移植中心报告的生存率（40%）。截至2015年底，通过该方案治愈的中国白血病患者已超过5000人。

同时，“北京方案”也实现了对发达国家的技术输出，法国、意大利、以色列、日本、韩国等国已将该技术作为临床常规应用，欧美患者采用“北京方案”的比例也大幅上升。PM

（特约编辑/北京大学人民医院宣传处　钟艳宇）

专家简介

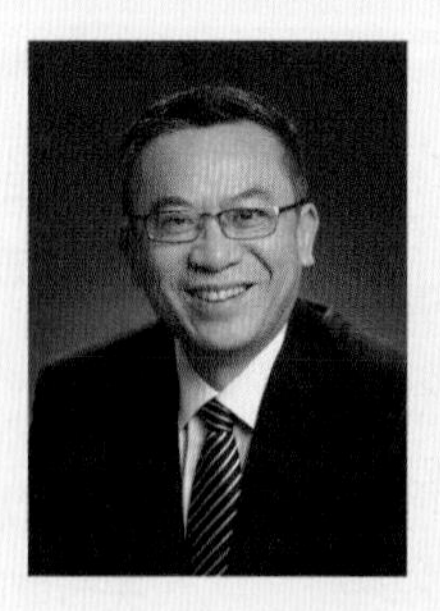

黄晓军　北京大学人民医院血液科主任、主任医师、教授、博士生导师，北京大学血液病研究所所长，中华医学会血液学分会前任主任委员，亚太细胞治疗学会主席，亚太血液联盟常委会主任，美国血液学会国际常委会委员。擅长血液系统各疾病的诊治。

专家门诊：周一下午，周四下午

头上起斑块 当心宠物癣病

✍华中科技大学附属同济医院
皮肤病与性病科教授　李慎秋

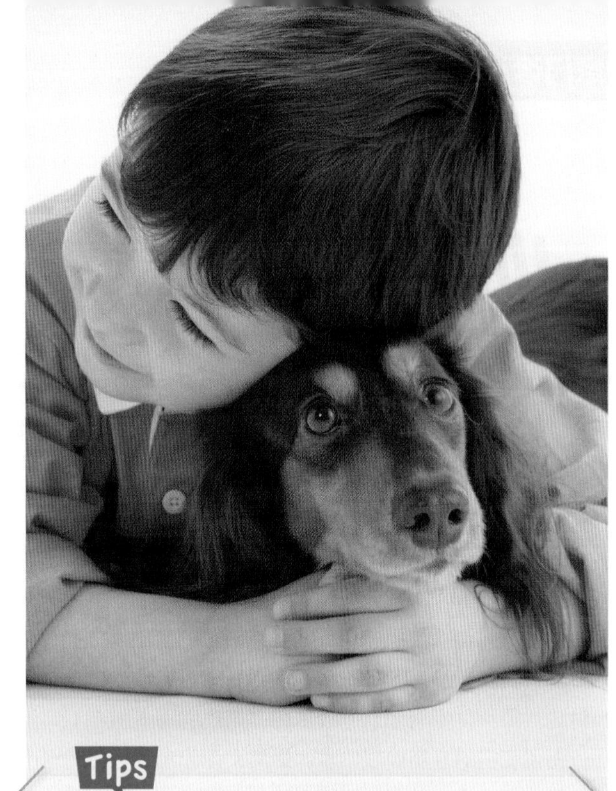

头上起“疙瘩”，越治面积越大

一天，一位老奶奶带着小孙子来看病。我看到孩子头上有一大块隆起不平的斑块，斑块上有多个脓头，有的脓头已破，按压时有脓液溢出，头皮柔软，有压痛。老奶奶告诉我，孩子头皮上出现红色微痛的“疙瘩”后，当地医院给予了抗生素治疗，似乎有点效果，但没有治愈，后来病变面积变大，出现了脱发。询问后我了解到：孩子家养了一条宠物狗，孩子每次放学回家都与狗亲热无比。

了解这些情况后，我告诉这位老奶奶：孩子很可能是因为接触宠物狗而患了癣病。我让孩子进行了头皮（头发）真菌的直接镜检、真菌培养并予以药敏试验。镜检结果很快证实是真菌感染。据此，我诊断他患有脓癣，并给予其抗真菌等相应治疗。几天后，真菌培养结果也证实是“犬小孢子菌感染”。经过一段时间治疗，脓癣被彻底治愈。我特别嘱咐孩子奶奶，回去要带宠物狗到兽医那里治疗癣病，以免再传染给人。

养宠物，当心宠物癣病

近几年“宠物热”导致宠物皮肤病传染给人的情况屡见不鲜。常见的，如狗身上的螨虫导致人患螨虫皮炎，狗的皮肤癣病引起人的体癣、头癣，甚至脓癣等。

狗皮肤癣病引起的头癣为“白癣”（又称“蛀毛癣”），近年来发病逐渐增多，多由犬小孢子菌引起，感染后常有明显炎症现象。感染后，头皮上出现局限白色鳞屑性斑片，此处头发变灰暗，发痒，以后渐扩大，周围可出现卫星样小鳞屑斑片，可再融合成片，界限不清。病发根部有一白套样菌鞘是白癣的特点。病发长出头皮0.5厘米左右就容易折断。

患处的毛囊常可化脓，引起一片或数片红肿的痈状隆起，切开后用力挤压，可流出少量浆液或半透明的脓液。局部病发极易拔出，愈后形成瘢痕，局部留有永久性脱发。脓癣很容易被误诊为“头皮细菌感染”，反复应用抗生素，甚至加大剂量或抗菌强度，导致“脓肿”更加严重，延误治疗。

Tips

除头癣外，人的皮肤接触了患狗皮肤后，还可发生体癣，皮肤上出现环状红斑，上有小丘疹、水疱等损害，继之脱屑，痒，俗称圆癣或线癣。人皮肤癣病可外用特比萘芬乳膏或联苯苄唑凝胶，必要时在医生指导下口服伊曲康唑胶囊或特比萘芬片。

“狗癣”要早发现、早治疗

狗（犬）的皮肤癣病是较为常见的真菌性皮肤病，可损坏犬皮肤屏障系统，引起动物皮肤炎症。狗的眼睑、爪间、耳根、腹部、四肢为狗皮肤癣病的易发部位。初期，宠物表现为不安，皮肤出现红斑，喜欢频频用爪弹动患病部位。随后，该部位逐渐形成一层白色痂，人工剥离白色痂可露出创面，渗出血液。时间久了，病变部位脱毛，皮肤干燥、无光泽，迅速扩展。病狗消瘦，常伴有皮肤化脓性炎症。

当宠物出现这些动物癣病的可疑特征时，主人一定要重视，及时带宠物到动物医院诊治。宠物患病期间，人要减少与其直接接触。PM

专家简介

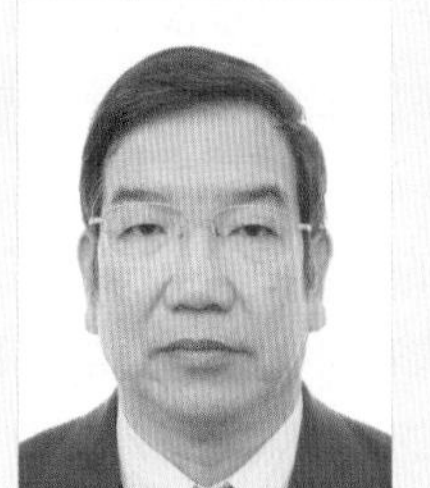

李慎秋　华中科技大学附属同济医院皮肤病与性病科主任、教授、主任医师，湖北省性学会常务理事，湖北省性传播疾病学会主任委员，湖北省皮肤科学会副主任委员。从事皮肤病与性病学专业达30余年，有着丰富的临床医学经验，特别对性传播疾病、结缔组织病及皮肤病理有深入的研究。

肿瘤MDT：为患者定制最优诊疗方案

同济大学附属东方医院
肿瘤医学部教授　李 进

生活实例

一位外地直肠癌患者，因肿块距离肛门较近，被告知在实施直肠癌根治术时需切除肛门，并行结肠造口。患者难以接受造口，慕名来到我院咨询。我院肿瘤MDT诊疗团队针对该患者的病情开展了大肠癌的多学科讨论。最终，专家团队一致认为，该患者可先做放疗，使肿块缩小后，再行保留肛门的直肠癌根治术。最终，该患者经过放疗和化疗，成功接受了直肠癌根治术，并保留了肛门。

MDT是医学发展的必然趋势

MDT（多学科协作）诊疗模式由美国于20世纪90年代开始探索，后在全世界范围内被推广。MDT由两个以上不同学科的专家组成固定工作组，针对某一疾病定期进行临床讨论，提出具有针对性的个体化诊疗方案，以达到最佳治疗的目的。

从整个医学层面来看，医学领域的学科划分一直处于分分合合的状态，先分科，然后组合，之后再分。以肿瘤为例，过去，我们根据身体的不同部位，区分不同的肿瘤；经过几十年的发展，我们发现，即使是同一部位的肿瘤也需要不同的治疗方式，于是有了内科、外科、放疗科、介入科等划分；医学技术进一步发展后，我们又发现，不同部位的肿瘤，治疗方式也可能是相近的，正如中国传统医学的精辟论述“同病异治，异病同治”。然而，随着分科越来越细，专科医生的知识面越来越窄，这种局限性影响了患者的治疗获益，“多学科协作”就成了必然。

肿瘤MDT使患者的获益最大化

经过多年的专科化发展，一种肿瘤疾病可以有多种治疗方案。在这种情况下，若患者先就诊外科，即可能先接受外科手术；若先就诊内科，则可能先进行化疗。如此，患者接受的治疗方案很大程度上取决于首诊科室和“运气”，并不一定能使其得到最合理有效的治疗，某些患者甚至因错失最佳治疗而抱憾终生。

肿瘤MDT诊疗模式从整体医学的观念出发，优化整合多学科医疗资源，使患者同时接受多学科专家的评估与诊断，各科专家能够互通有无，突破单一科室和专业在疑难复杂疾病诊疗上的局限，为肿瘤患者“定制”最优诊疗方案，并在实施中相互配合，简化就诊流程、缩短诊疗时间、减少不必要的资源重复和经济花费，更提高了疗效，使患者的获益最大化。

专科医生也应有“MDT观”

我院肿瘤MDT诊疗模式已开展多年，目前已组建了大肠癌、乳腺癌、胃癌、肝胆胰肿瘤的多学科团队，每个团队均有内科、外科、放疗科、影像诊断科、病理科和介入治疗科等多学科专家参与。所有MDT团队每周均在固定时间开展病例讨论，对疑难患者进行集体会诊，制定翔实的诊疗计划，同时开展医疗新进展的学术讨论，提高团队诊治水平。

同时，我们也强调，专科医生在独立诊疗时，也应该具备“多学科”的理念。我院肿瘤专业的医生会定期做学术交流，从实际病例出发，讨论某个肿瘤在某种情况下该怎么处理，是开刀、化疗，还是放疗，哪一种或哪几种治疗方式更适合患者，能让患者更大获益。经过长期的“实战”和讨论，每一位医生在诊疗时，都能以“多学科协作”来思维；对于部分病情不复杂、不需要进行多学科讨论的患者，也能够做到具体问题具体分析，提供最适合的治疗方式。PM

专家简介

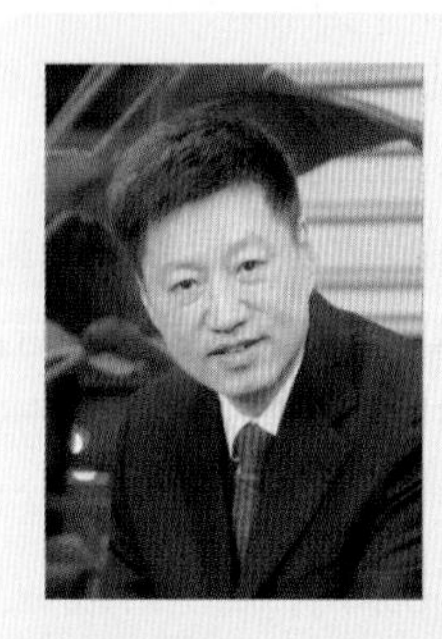

李 进 同济大学附属东方医院肿瘤医学部主任、主任医师、教授、博士生导师，中国临床肿瘤学会秘书长、抗肿瘤药物安全管理专家委员会主任委员、胃肠神经内分泌瘤专家委员会副主任委员，亚洲肿瘤联盟（FACO）副秘书长，上海市抗癌协会胃肠肿瘤专业委员会副主任委员。擅长恶性消化道肿瘤的化学与免疫治疗，疑难杂症的MDT诊疗。

近年来，随着健康体检的普及，被查出“肾囊肿”的病人越来越多。“肾囊肿”是肾囊性疾病的泛称。50岁以上人群中，肾囊性疾病发病率超过25%。肾囊肿可以单发，也可以多发。小的囊肿直径一般在2厘米左右，大的囊肿直径可达10厘米以上。

最常见的肾囊性疾病是单纯性肾囊肿。需要注意的是，肾囊性疾病还包括肾盂旁囊肿、肾盂源性囊肿、髓质海绵肾、常染色体显性遗传多囊肾等。

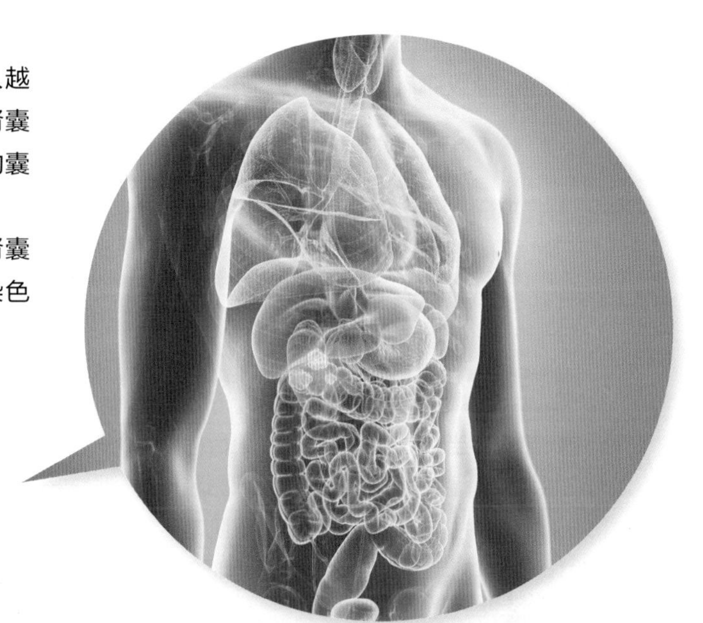

肾囊肿要不要治

上海交通大学医学院附属第九人民医院
泌尿外科　王一惟　王　忠（教授）

肾囊肿是怎么回事

每个人都有两个肾脏，每个肾脏有100万个肾小球及与之相连的肾小管，尿液经肾小管汇集到肾盂，再通过输尿管引流尿液到膀胱。一个或数个肾小管阻塞，会引起阻塞部位以上的尿液积聚，发生肾囊肿。一个肾脏就好比一座拥有100万住户的大厦，每个肾小球就是一户人家，某家的下水管道（肾小管）堵了，他家的房子里就会积水。久而久之，水越积越多，把房间越撑越大，最后就形成了一个蓄水池，这个蓄水池就是肾囊肿。

较小的单纯肾囊肿，定期复查

单纯性肾囊肿一般没有症状，通常在体检时或者在检查其他疾病时被意外发现。患者有时会感到腰部轻度不适。部分患者可能出现血尿或蛋白尿，但是血尿和蛋白尿的程度与囊肿大小之间没有直接联系。囊肿会随着时间的推移逐渐增大，增速通常比较缓慢。如果没有临床症状，一般不需要治疗，定期复查即可。

直径大于4厘米的单纯性肾囊肿，需手术减压

虽然单纯性肾囊肿是良性的，但如果肾囊肿体积较大，会压迫和损伤肾实质，造成肾实质里有功能的肾单位越来越少，久而久之，这一侧肾脏功能会受到明显影响。如果囊肿大于4厘米、有压迫、梗阻影像学表现时，或者患者有疼痛症状，可接受外科手术。

手术治疗方法包括囊肿穿刺硬化术和囊肿去顶减压术。腹腔镜囊肿去顶减压术是单纯性肾囊肿的首选治疗方法，属于微创手术。具体手术过程是：在腹腔镜下找到肾囊肿，用超声刀或电凝钩沿囊肿边缘完整地切除囊肿外壁，去除囊肿对肾脏的压迫，达到保护肾功能的目的。形象地说，囊肿好比满满一锅水，手术就是“掀开锅盖”（去除囊壁这个“锅盖”），再“把锅里的水倒掉”，解除其对相邻肾单位的压迫。

有疑问的“肾囊肿”，及早排除癌变

但需要注意的是，部分囊性肾癌容易伪装成“肾囊肿”，早期很难与良性肾囊肿相鉴别，有时甚至需要手术后做病理切片检查才能鉴别。

肾囊肿若在短时间内快速增大，患者不仅要小心囊肿出血，还要警惕其恶性的可能。若肾囊肿内有分隔、囊壁增厚、形态不规则等，要与囊性肾癌鉴别。这时，医生会建议患者进一步做CT检查，以确定囊肿性质。B超和CT在鉴别肾囊肿和囊性肾癌时各有优点。B超的优点在于可以区别肿物是囊肿还是实性，以及有无血流信号；CT可以观察囊肿内有无钙化等，这在诊断囊性肾癌中至关重要。

确诊为囊性肾癌者，需尽快接受手术治疗，首选肾部分切除术，俗称“保肾手术”。患者术后仍可拥有较好的生活质量。PM

如今，很多年轻人"迷恋"上健身运动，将健身作为一种舒缓压力、增强体质的方式，但不少人却因锻炼不当，导致肌肉、韧带和关节的损伤，使"健身"变"伤身"。

健身中的"伤身"事儿

复旦大学附属中山医院骨科　王盛兴　董　健（教授）

健身为何变"伤身"

❶ **热身不当** 适当的热身可以让目标肌群血供增加、温度升高，使肌肉组织黏滞性降低，不容易拉伤。热身不足不利于肌肉发挥力量，对抗运动负荷；热身过度则会使肌肉过于疲劳，力量输出减少，增加肌肉拉伤的风险。

❷ **运动方式不当** 急于求成，盲目选择强度超出身体极限、心肺负荷过大的过激运动，或不适宜自身年龄、体力、技术条件的运动项目，易导致损伤。以负重深蹲为例，它是一项锻炼核心肌群的流行动作，强度大，效果明显，但也具有专业性强、高负荷的特点。在训练时，必须保持姿势正确，背部挺直、绷紧、锁定，使下背部竖脊肌处于静止状态，同时配合Valsalva呼吸（深吸气后屏气，再用力呼气），才能保证核心肌群在运动过程中发挥更好的力量传导作用。如果训练时采用拱背等错误姿势，或者负重过大、保护措施不够，都有可能导致脊柱小关节脱位、腰椎退变、肌纤维结缔组织断裂及膝关节损伤等。

❸ **防护不足** 进行高难度、高强度训练时，注意力不集中，未及时察觉身体的不适先兆，缺乏防护意识（如未正确佩戴必要的护具）等，不仅影响健身质量，还会增加意外受伤的风险。

❹ **休息不当** 肌肉训练会对肌细胞造成一定损伤，机体需要充足的休息来促进肌肉恢复和生长。休息不足、身体疲劳时，肌肉的主动收缩能力下降，神经系统和关节的预激活能力减弱，很容易出现预判性错误，即主观想法与实际体力不匹配，易导致运动损伤的发生。此外，休息时，很多人喜欢瘫坐在沙发上。这种姿势虽然舒服，但违反了人体颈椎和腰椎的生理曲度，使颈椎和腰椎处于反曲状态，会进一步加重对颈椎和腰椎的负担。坐在沙发上休息时，可在腰部放置一个垫枕，使腰部有一定的支撑，保持其前凸的生理曲度，避免为脊柱带来额外的负担。

❺ **饮食不当** 合理的饮食是促进机体快速恢复、消除肌肉酸痛的重要因素之一。摄入不足或过多、营养不均衡等，都不利于机体恢复，增加再次发生运动损伤的风险。很多人喜欢在运动后摄入大量蛋白质，来促进肌肉生长。殊不知，若蛋白质摄入过多，会增加肝肾负担，反而不利于机体恢复。

脊柱损伤成"热点"

脊柱损伤是健身活动中较常见的运动损伤，多与动作选择不当和姿势错误等有关。近来，"仰卧起坐致瘫"成了运动损伤的热点话题。仰卧起坐是锻炼腹部肌肉的常见动作，对于它是否会带来严重运动损伤，尚存在争议。平躺、抱头、起身，是仰卧起坐的主要动作，其中，抱头的动作被人们诟病最多。在紧抱后脑、用力向前带动上半身坐起的过程中，竖脊肌、腰方肌、腹直肌均得到较为充分的锻炼；但与此同时，颈椎，腰椎及椎间盘也承受了较大的负荷（尤其是颈椎），违反了脊柱正常的生理曲度，可能会带来一定的损伤。若要规避双手抱头带来的脊柱损伤风险，可在做仰卧起坐时，将双手自然伸平或交叉在胸前，但这种方式难度较大，训练时应循序渐进。

肌肉拉伤有"对策"

运动时，如果不慎出现肌肉拉伤，不要慌张，"RICE原则"来帮忙：

- **R：休息（rest）** 充分的休息可以减轻损伤部位水肿，缓解疼痛，缩小因肌肉拉伤产生的瘢痕组织面积。
- **I：冰敷（ice）** 冷疗72小时，能抑制出血，减轻肌肉水肿和炎症反应。
- **C：压迫（compression）** 与处理外伤性出血一样，压迫可以降低肌肉内部血液循环速度，减少出血。
- **E：抬高（elevation）** 将受伤肢体抬高，能有效减轻水肿和血肿。

注意：在肌肉拉伤急性期（1～2天），切勿按摩、涂抹红花油等，以免加重肌肉水肿。情况严重时，需及时到医院就诊。PM

慢性阻塞性肺疾病(简称慢阻肺)是一种常见的具有慢性气流受限特征的疾病。目前全球有6亿人患有慢阻肺。我国男性慢阻肺患病率为12.4%,女性为5.1%。预计到2020年,慢阻肺将成为全球第3位致死病因。

肺癌是发生于支气管黏膜上皮的恶性肿瘤，也是全球发病率最高、死亡总人数最多的恶性肿瘤。近年来,我国肺癌发病率与死亡率呈明显上升趋势。那么，慢阻肺与肺癌发病有什么关系呢?

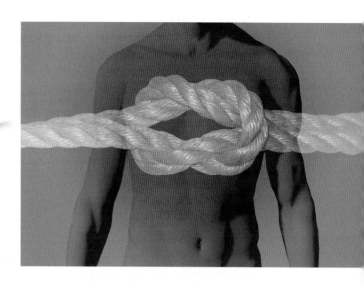

慢阻肺：离肺癌有多远

复旦大学附属中山医院呼吸科　洪群英（主任医师）白春学（教授）

“难兄难弟”：慢阻肺和肺癌

流行病学研究表明，慢阻肺患者肺癌发病率高。美国一项为期5年的研究提示：慢阻肺患者的肺癌发病率高达每年16.7/1 000人。多项研究表明，与非慢阻肺者相比，慢阻肺患者肺癌发病风险上升2～6倍，其中，慢阻肺患者伴发鳞癌的比例较非慢阻肺者上升4倍，这种风险与吸烟无关。慢阻肺患者一旦罹患肺癌，其疾病进展较非慢阻肺者快，复发风险也高。目前，已明确慢阻肺是肺癌的危险因素之一。

慢阻肺患者为何更容易罹患肺癌？因为慢阻肺和肺癌同为高发病率疾病，两者的危险因素大致相同，与吸烟、粉尘、空气污染有关。长期吸烟和受二手烟危害者，或有与环境有害物质接触史者，都是两种疾病共同的高危人群。研究表明，肺部对香烟烟雾等有害气体或有害颗粒的慢性异常炎症反应可诱发肺癌。循证医学研究也已证实，炎症得到良好控制的慢阻肺患者，肺癌发病率下降。我科既往的研究结果也提示：慢阻肺的炎症微环境可以促进肺癌的进展，只是其作用机制尚未完全阐明。

远离肺癌：慢阻肺患者谨记“16字诀”

❶ **主动预防**　慢阻肺患者应戒烟。戒烟后，可减慢疾病进展速度，从而降低肺癌发生风险。避开高污染环境，包括减少厨房油烟。注射疫苗，减少呼吸道感染。

❷ **规范治疗**　处于稳定期的慢阻肺患者应在呼吸科医生指导下定期进行肺功能检测，并依据病情严重程度使用短效支气管舒张剂、长效 β_2 受体激动剂、糖皮质激素吸入剂等药物。已有临床研究表明：通过使用这些药物可明显改善患者肺功能，提高患者运动耐量，减少急性发作，防止病情加重，改善生活质量。一旦出现急性发作，应积极寻找诱因，并酌情使用抗感染、抗炎、解痉平喘、止咳化痰等药物。

❸ **自我监测**　慢阻肺患者要经常注意症状变化，如咳嗽声音是否发生变化，痰中是否出现血丝，气喘症状是否在用药后仍未减轻，等等。一旦出现类似情况，应去医院进行相关检查，包括肺CT检查等。必要时，可能还要进行支气管镜检查，排除肺癌可能。

❹ **定期筛查**　慢阻肺是肺癌的高危因素，慢阻肺患者即便没有上述症状，也应定期进行肺部低剂量螺旋CT筛查。美国国立肺筛查试验（NLST）研究证明：低剂量螺旋CT筛查肺部，可以较胸片检查降低20%肺癌死亡率。值得一提的是，有研究表明，轻中度慢阻肺患者肺癌发病率较重度慢阻肺患者高，主要原因可能与重度慢阻肺患者免疫激活相关。因此，早期慢阻肺患者更需要定期进行肺癌低剂量螺旋CT筛查。

在慢阻肺治疗过程中，患者要注意定期进行随访。目前采用的低剂量螺旋CT筛查能定量判断肺功能的损害程度，也能筛查出肺部肿块，是个不错的选择。PM

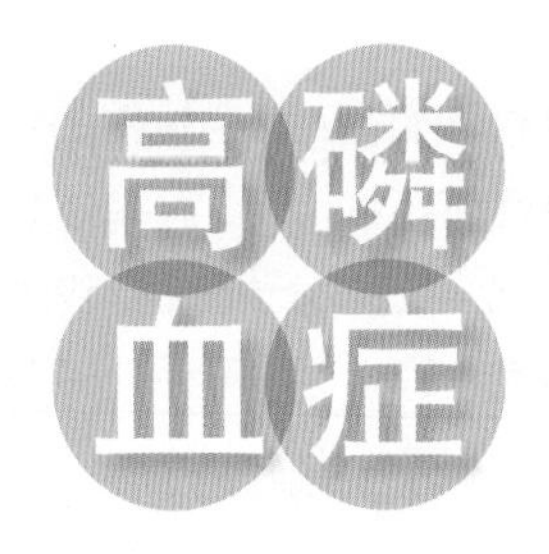

影响慢性肾功能不全患者预后的重要因素

复旦大学附属华东医院
肾内科主任医师　叶志斌

高磷血症是肾功能不全患者的常见表现

磷是人体基本的组成物质之一，参与能量代谢及酸碱平衡调节等重要生理功能。正常人每日磷摄入量约为1克，其中60%～70%由小肠吸收，其余通过尿液和粪便排出体外，经肾脏排泄的磷约占每日总排磷量的70%。

磷代谢的动态平衡受甲状旁腺激素、活性维生素D_3和成纤维细胞生长因子23等物质调控。肾功能衰退早期，尽管肾脏排磷减少，但人体代偿机制尚可维持血磷平衡；若肾衰持续加重，进入失代偿期，就会出现高磷血症。肾功能越差的患者，高磷血症的发生率越高，程度越严重。

除肾脏功能减退导致每日排磷量减少之外，甲状旁腺功能减退、维生素D补充过量及磷摄入过多等，均是高磷血症的重要原因。

高磷血症对人体有什么危害

● **引起甲状旁腺功能亢进**　血磷升高将刺激甲状旁腺分泌过多的甲状旁腺激素，引起尿毒症性神经病变、免疫力降低和肾脏损害加重等。

● **造成肾性骨病**　骨骼病变是慢性肾脏病患者的常见并发症，包括骨软化和纤维囊性骨炎等。这些骨病的发生都直接或间接与高磷血症有关。

● **导致体内组织异位钙化**　高磷血症可造成骨骼以外的组织发生钙化，如血管壁钙化可致血管狭窄或堵塞、心脏传导系统钙化易致心律失常等。异位钙化还可发生于脑、肺等重要脏器。

● **引起低钙血症**　正常人血浆中钙与磷的浓度相对恒定，当血磷升高时，血钙往往有降低趋势。低血钙可引起手足抽筋和心绞痛，重者可致死亡。

如何防治高磷血症

● **减少磷的摄入**　磷主要来自于食物，要防治高磷血症，首先要严格控制饮食中磷的摄入。有机磷主要与蛋白质结合并分布于细胞内，故富含蛋白质的食物，磷含量往往较高。尿毒症患者透析后对蛋白质的摄入需求有所增加，应尽量摄入磷含量低而蛋白质含量丰富的食物。说到饮食，人们首先想到的是一日三餐必备的米饭。国外目前已有不少专供肾功能不全患者的主食，如低蛋白质米饭，其中的蛋白质和磷含量低，既保证了每日吸收充足能量，又有利于减少高磷血症的发生机会，使患者的饮食选择更为丰富。

● **服用磷结合剂**　磷结合剂有多种，其作用是与肠道中的磷紧密结合，使磷不能被吸收入血。肠道中的磷与磷结合剂结合后，由粪便排出体外，从而达到降磷的目的。

● **透析和肾移植**　血透或腹透都能清除一部分磷，故充分透析可减少高磷血症的发生，但透析疗法清除血磷的能力有限。在加强透析的同时，仍需坚持低磷饮食和服用磷结合剂。PM

“伪装高手”：多发性骨髓瘤

提到多发性骨髓瘤，很多人都会觉得陌生。实际上，多发性骨髓瘤并不鲜见，发病率位居血液系统恶性肿瘤第2位，仅次于淋巴瘤。我国多发性骨髓瘤的发病率约为十万分之一，多见于中老年人，高发年龄为40~70岁，且随着年龄增长，发病率逐渐升高。

第二军医大学长征医院血液内科主任　侯　健

认识多发性骨髓瘤

多发性骨髓瘤是由于具有合成和分泌免疫球蛋白的浆细胞发生恶变，大量单克隆的恶性浆细胞增殖导致的血液系统恶性肿瘤。过去，多发性骨髓瘤的预后很差。近 10 年来，随着蛋白酶抑制剂、免疫调节剂、抗体药物，以及组蛋白去乙酰化酶（HDAC）抑制剂等新药的上市，配合激素、化疗等传统治疗，已经使患者的生存质量和预后得到了显著改善，患者的平均生存期已延长至 5~6 年。值得注意的是，由于临床表现不典型，多发性骨髓瘤很容易被误诊或漏诊，以至于相当一部分患者未能得到及时诊断和正确治疗。

腰痛、蛋白尿，病根竟在骨髓

65 岁的张大爷近半年来总感觉浑身乏力、腰酸背痛。起初，他以为是自己年纪大了，腰椎退化了，并未引起重视。直到有一天，他不小心摔了一跤，因腰椎骨折住进了医院，才在进一步的检查中被发现，问题其实并没有那么简单。很快，骨科医生请来血液科医生会诊，并将张大爷转到了血液科。张大爷很纳闷，明明是腰椎骨折，为啥要住进血液科？后来，他才从家属的口中了解到，原来他之所以会发生腰椎骨折，是因为患了血液病。

无独有偶，70 岁的王阿婆也有着和张大爷相似的经历。一年前，王阿婆在体检中被发现尿中有蛋白，医生怀疑她患了慢性肾炎，建议她去肾脏科就诊。然而，按照慢性肾炎治疗了三个月后，王阿婆的蛋白尿并没有好转，肾功能也越来越差。王阿婆的“异样”引起了一位肾脏科专家的重视，经进一步检查，医生发现，王阿婆的蛋白尿是由于多发性骨髓瘤引起的，并非单纯的慢性肾炎。

误诊常见，中老年人要“多长一个心眼”

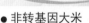

在被确诊的多发性骨髓瘤患者中，首发症状多种多样：有些患者以腰腿疼痛起病，进行性加重，直至卧床不起，甚至发生病理性骨折；有些患者在体检中被发现有贫血和蛋白尿，反复就诊于肾脏科，却不知“元凶”其实是多发性骨髓瘤。多发性骨髓瘤是“伪装高手”，临床上常被误诊为慢性肾炎、营养性贫血、再生障碍性贫血、老年性肺炎、慢性肝病、转移癌、甲状旁腺功能亢进、腰肌劳损、颈椎病等。中老年人若出现不明原因贫血、乏力、反复感染、双下肢水肿、蛋白尿、全身骨痛等症状时，应“多长一个心眼”，及时去医院检查，排除多发性骨髓瘤。需要提醒的是，中老年人若出现不明原因腰背疼痛，千万不要盲目按摩，以免加重病情。PM

发酵食品是人们利用有益微生物生长繁殖后制成的，包括谷物发酵制品、蔬菜发酵制品、水果发酵制品、乳类发酵制品、豆类发酵制品、肉类发酵制品、水产类发酵制品等。发酵食品有很多鲜为人知的"小秘密"，且听我慢慢道来。

发酵食品的"小秘密"

上海市营养学会　蒋家騉

1 因为发酵，馒头、面包的营养胜过大饼、面条？

面粉经过发酵后制成的馒头、面包，比大饼、面条等没有发酵的食物营养更为丰富。原因就在于用于发酵的酵母。酵母中的酶可以促进营养物质的分解，不仅让面团变得松软，还有利于人体消化吸收。发酵后，面粉里有一种会影响钙、镁、铁等元素吸收的植酸被分解，可提高人体对这些矿物质的吸收和利用。

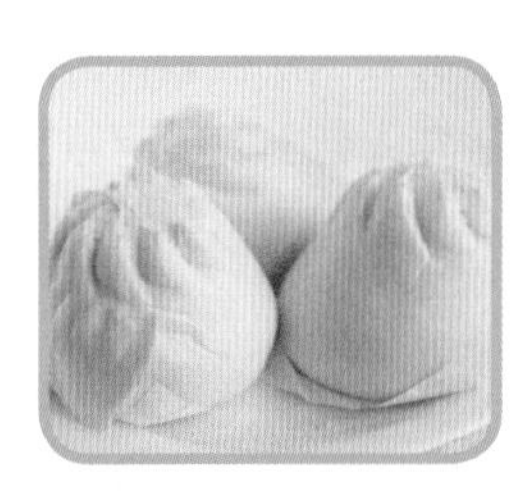

2 "老酒酿"更好吃？

酒酿是用熟的糯米饭加酒酵（成分是酵母菌）发酵后的产品，既改变糯米不易消化的缺点，又使其富有特殊的甘甜香醇味。糯米发酵后，淀粉转化为小分子的葡萄糖、蔗糖、果糖、麦芽糖、异麦芽糖，并产生乳酸、乙酸、柠檬酸等有机酸，蛋白质分解成氨基酸和肽，生成B族维生素等。酒酿营养丰富，易被人体吸收，所以它也是"催肥剂"，常吃或吃得太多会让人发胖。

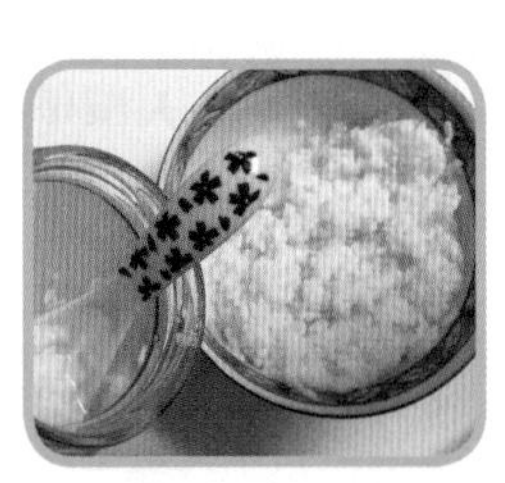

购买酒酿时，盛酒酿的容器中央有一个洞。新发酵的酒酿洞小，米粒间的空隙较松；而"老酒酿"的洞大，米粒间的空隙较紧。由于"老酒酿"的味道较浓香，所以在选购时，可以买"洞大一点"的酒酿。

3 泡菜、腌菜本是一家？

泡菜和腌菜本是同一类发酵食品，泡菜只是一种新潮的叫法而已。韩国泡菜、扬州什锦菜、涪陵榨菜、北京八宝菜等都属于此类，利用高浓度盐和乳酸菌发酵制成。各种蔬菜通过腌制，其中的有益菌——乳酸菌产生的代谢产物乳酸可以抑制腐败菌繁殖，增进蔬菜风味，具有开胃、消腻等作用。

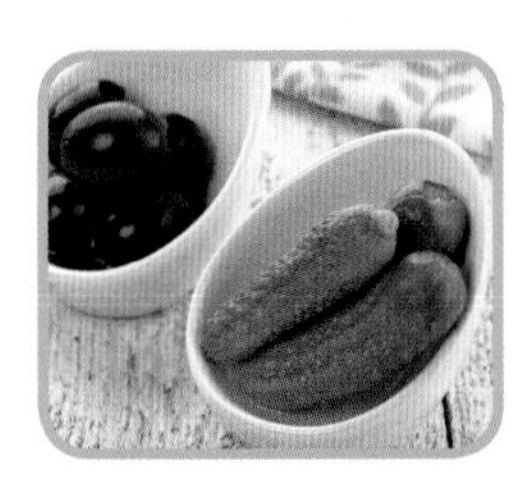

腌菜在制作过程中或多或少会产生亚硝酸盐，但只要不大量食用，不会产生危害。不过，腌菜的维生素C含量接近于零，又是高盐食物，所以还是不要常吃或多吃。食用同时，可以多吃些新鲜蔬果。

4 纳豆不能热着吃？

纳豆源于中国，约在两千多年前传入日本，是黑豆或黄豆经过纳豆菌发酵后制成的产品。纳豆所含的纳豆菌会产生大量黏蛋白，所以可拉出很长的丝。纳豆富含氨基酸和矿物质。所含有的纳豆激酶是一种可溶性纤维蛋白酶，可在一定程度上预防血栓性疾病；异黄酮可以补充体内雌激素不足；皂青素能改善便秘、降低血脂等。

纳豆是经过长时间的发酵制成的，最初蛋白质分解产生的氨基酸多是鲜美的，但氨基酸再分解下去就变成氮氧化合物和氨，产生不良风味了。由于有益菌和酶都不耐热，所以为了获得较好的保健效果，不宜加热食用。

纳豆小菜

原料：纳豆1小包，黄瓜、胡萝卜、大葱适量。

做法：黄瓜、胡萝卜、大葱洗净，切丁，加少许盐拌匀。纳豆中加适量酱油、芥末、醋搅匀，待纳豆的拉丝变成泡沫状后，放入黄瓜丁、胡萝卜丁和大葱，再次拌匀，最后加少许糖调味。

5 中国人对奶酪“过敏”？

奶酪又叫起司、干酪、起士，通常以牛奶为原料制作。原料奶经浓缩和发酵，去除乳清与水分后，填装于模具内，再经压榨、加盐、放置熟成。奶酪与酸奶的相同点都是牛奶的发酵制品，但其工艺更加复杂。奶酪除去牛奶中的大量水分，保留其中精华营养部分，蛋白质、脂肪、维生素 B_1、维生素 B_2 含量均比牛奶和酸奶高。而且奶酪在生产过程中，大多数乳糖被除去，余下的部分经微生物发酵形成乳酸，是乳糖不耐受者的良好选择。

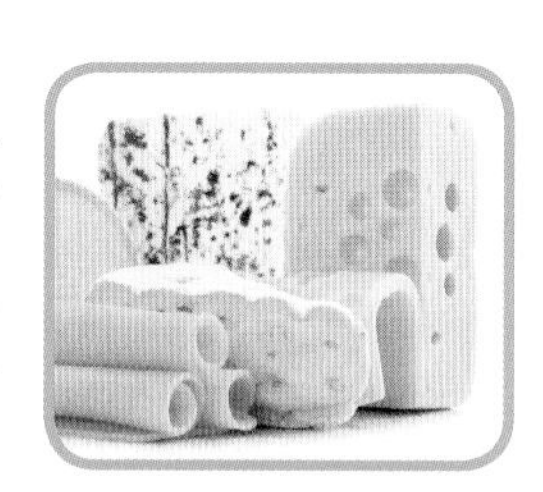

很多国人不喜欢奶酪的味道，因为它有股“臭味”，而且食用后会感觉不舒服。这是因为奶酪发酵时间长，蛋白质先分解成氨基酸，再进一步分解，成为具有臭味的甲胺、腐胺、色胺及硫化氢。很多中国人吃奶酪后会感觉不舒服，多半是因为奶酪热量太高，吃一块奶酪相当于吃一块比它大的肥肉，容易腹胀。

奶酪南瓜盅饭

原料：小南瓜、胡萝卜、土豆、洋葱各1个，蒸熟的米饭1碗，火腿2片，奶酪200克。

做法：将胡萝卜、土豆洗净、去皮、切片，洋葱切片，奶酪1/3切块、2/3切片。锅内放少许油，煸炒洋葱，加胡萝卜片、土豆片炒匀，倒入适量水，大火煮开后小火焖几分钟，加适量番茄酱、盐、胡椒粉调味，备用。小南瓜剖开上部，去瓤，底层铺一层米饭，放一层做好的菜，放一片火腿，撒上奶酪丁，再依次铺层米饭、一片火腿、一层菜和奶酪片，放在预热200℃的烤箱内烤20分钟。

6 有些火腿为什么能生吃？

发酵肉制品是指在自然或人工控制条件下，利用微生物或酶的发酵作用，使原料肉类发生一系列变化，形成具有特殊风味、色泽、质地，以及较长保质期的肉制品。我国的金华火腿、广式香肠、湘西腊肉，国外的塞尔维拉特香肠、欧洲干香肠、发酵带骨火腿、发酵去骨火腿等，都是著名的发酵肉类。

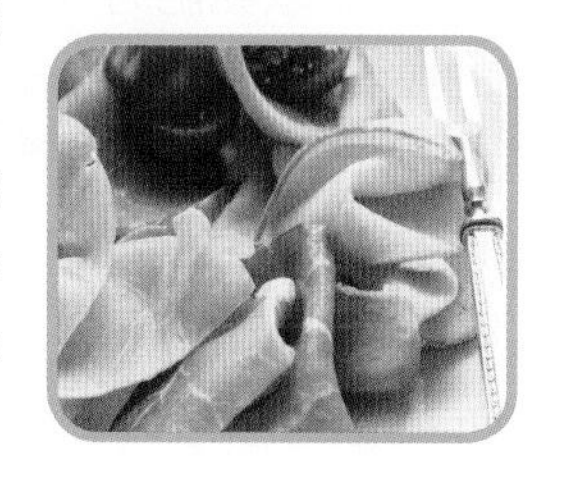

发酵肉制品在有益微生物及酶的发酵作用下，肉中的蛋白质降解，蛋白质的吸收率提高。发酵还能改善肉制品的组织结构，降低亚硝酸盐的使用量，减少有害物质（如亚硝胺）的形成。乳酸菌所产生的有机酸、醇等，可以抑制有害菌的繁殖和毒素的分泌，所以国外有的火腿是可以生吃的。在发酵菌及内源酶的共同作用下，乳酸、乳酸菌素等代谢产物与致病菌和腐败菌形成竞争性抑制，且在发酵的同时还会降低肉品的含水量，延长产品保质期。

7 蚝油、鱼露也是发酵食品？

在我们的餐桌上，不乏发酵水产品，如蚝油、鱼露、虾酱等。它们用盐渍防腐，借助水产品自溶酶及微生物酶的分解作用，经长时间的自然发酵，变为具有独特风味的发酵制品；也有使用酒类及其他调味料与食盐配合盐渍的水产品，借助食盐、醇类和有机酸类成分的抑菌作用增加保质期，并利用有益微生物产生的发酵作用，变为特殊的风味制品。

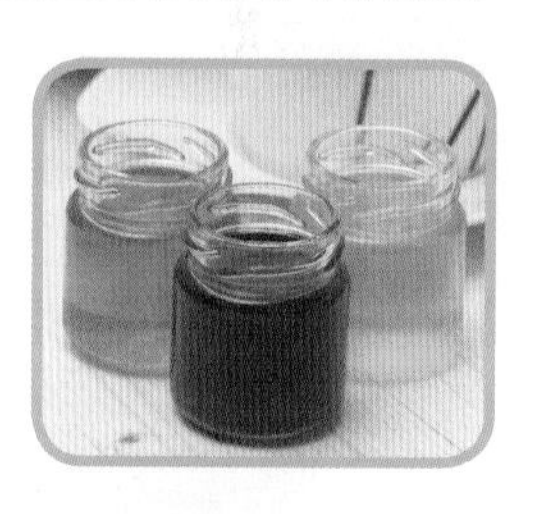

发酵水产品富含蛋白质及钙、碘、钠等矿物质，发酵技术可以去除水产品浓浓的腥味，不喜欢鱼腥味的人也可以接受。稍带鱼虾腥味的发酵水产品有促进消化液分泌、提高食欲的作用。发酵水产品的味道偏咸，不宜多吃，特别是痛风、心脏病、肾脏病、急慢性肝炎患者。

8 黄酒烫热喝更好？

黄酒是以糯米、玉米、小米、黍米等为主要原料，经糖化、发酵、压榨、过滤、煎酒、贮存、勾兑而成的酿造酒。黄酒中的蛋白质含量居各类酒中之最，含21种氨基酸、丰富的B族维生素、维生素E，及镁、锌、硒、钙、钾、磷、铁等。

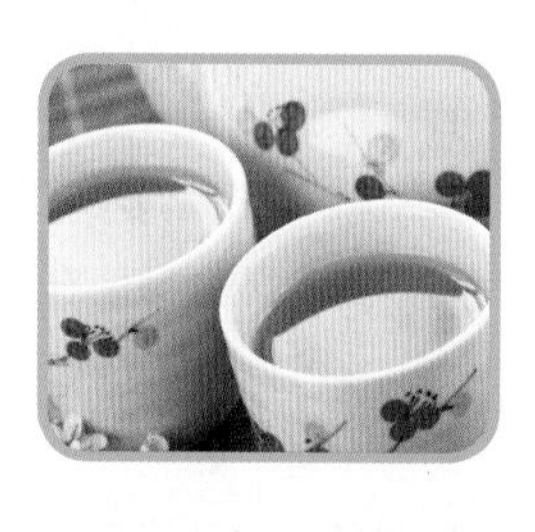

多数人喜欢喝烫热的黄酒，其实这有一定的科学依据。黄酒含有微量的甲醇、醛、醚等有机化合物，对人体健康有一定的不利影响，又因它们的沸点一般在20~35℃，即使是甲醇也只有65℃，这些化合物会随温度升高而挥发。同时，黄酒所含的脂类芳香物也会随温度升高蒸腾，使酒味更加甘爽醇厚。PM

我家的阳台上种植着各式各样的花草植物，其中蔬菜占据大半。对于家庭种菜，我一直坚持“三无”原则——无农药、无激素、无化肥，只为获得纯天然的有机蔬菜，吃起来安全放心。

家有“迷你菜园”：种生菜

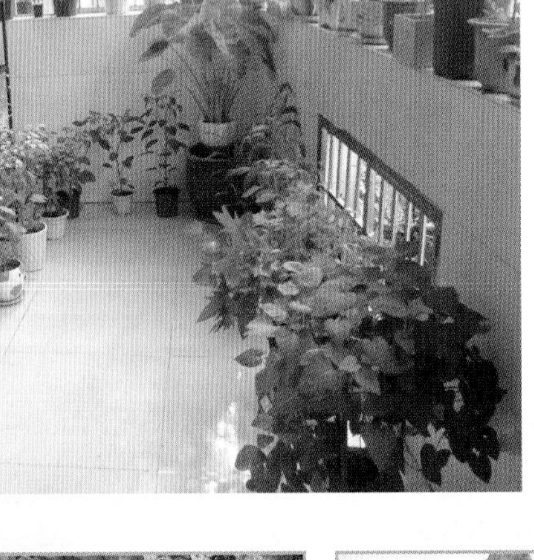

✍赵 晶（湖北）

很多人问我哪种蔬菜种植起来最不费力，我首推生菜。它是蔬菜中比较好种的一种，我已成功种植过很多品种，诸如皱叶生菜、直立生菜、结球生菜、奶油生菜、紫罗曼生菜、色拉生菜、苦苣等。

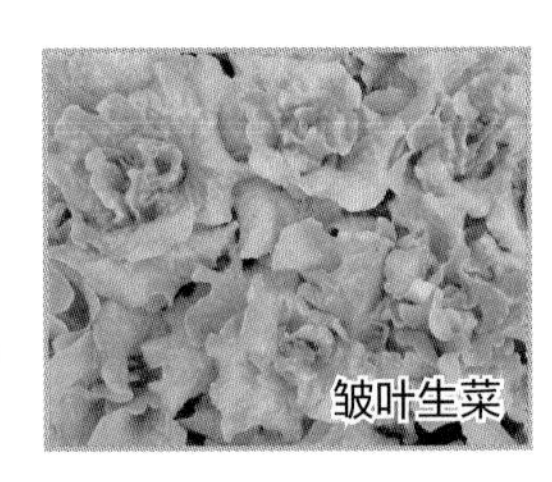
皱叶生菜

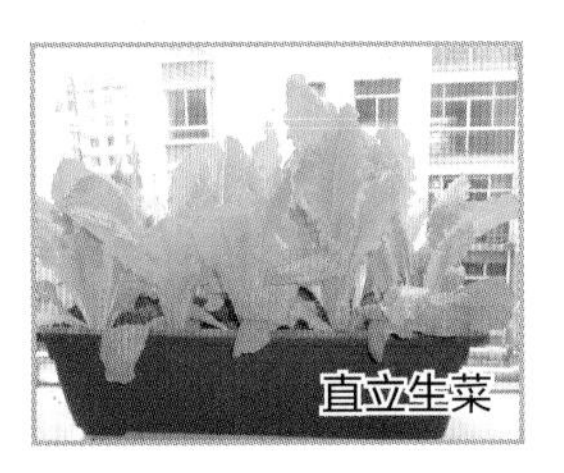
直立生菜

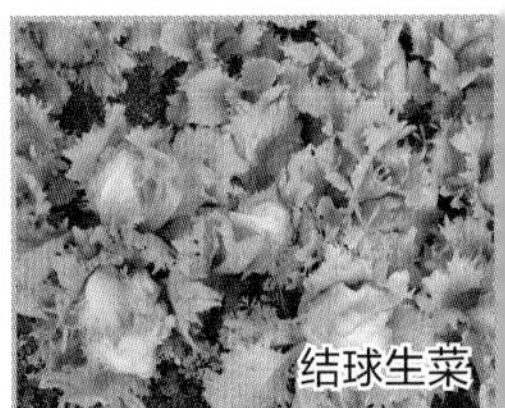
结球生菜

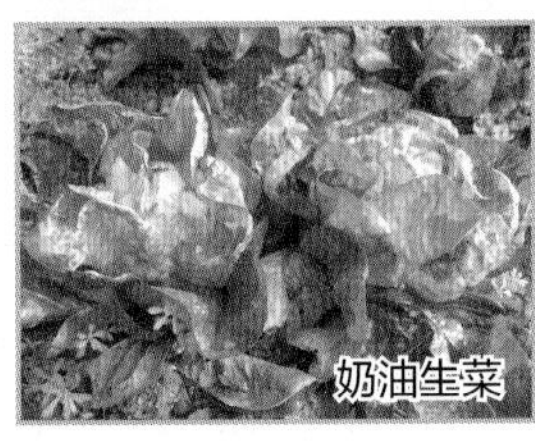
奶油生菜

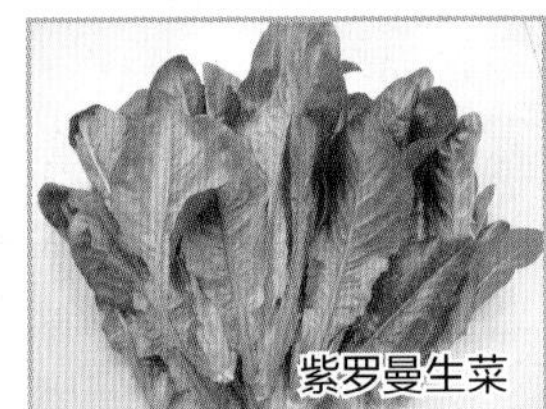
紫罗曼生菜

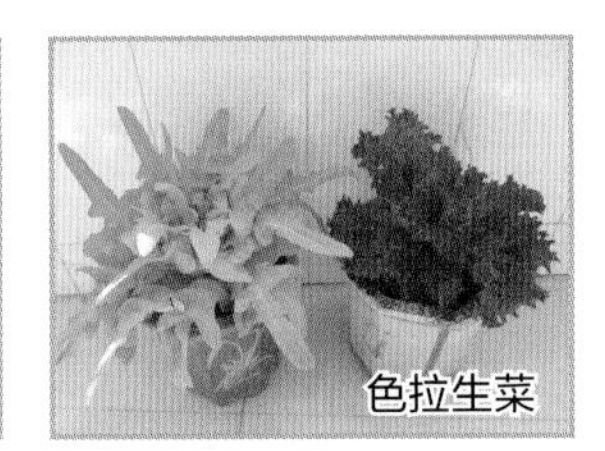
色拉生菜

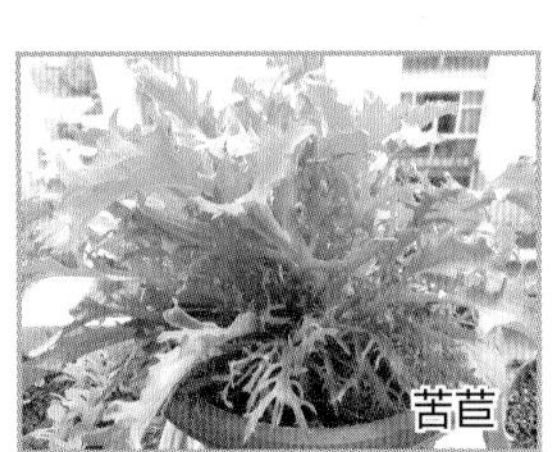
苦苣

不同品种生菜的种植方法基本相同。总体来说，生菜喜冷凉，忌高温，发芽适温为 15 ~ 20℃，生长适温为 12 ~ 20℃。我一般选择 2 ~ 3 月或 8 ~ 11 月种植。

❶ 种子需要购买新鲜的，3 年内生菜种子的有效发芽率在 80% 以上。

❷ 生菜四季都可种，但春、秋播种的口感最佳。如果种植时气温高于 30℃，播种时最好将种子浸泡 4 ~ 6 小时后倒去水，用湿布包好置于冰箱冷藏室，3 ~ 5 天种子露白时再播种。

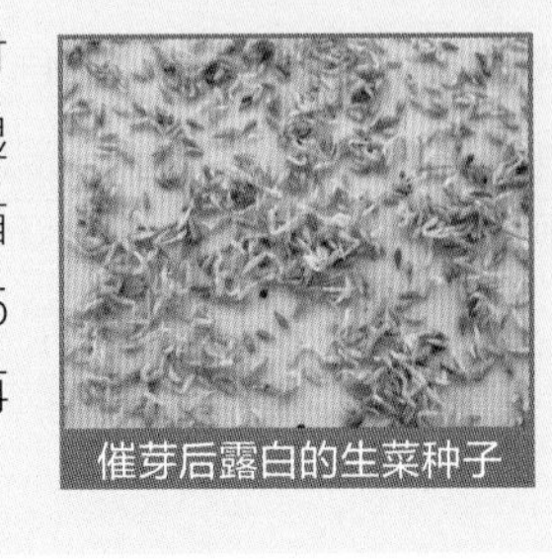
催芽后露白的生菜种子

❸ 用撒播法播种生菜，可以掺 3 ~ 5 倍细沙同播，播种后盖一层细土。为节省空间，还可以撒在大蒜、小葱或其他叶菜的间隙中。

❹ 播种后要浇透水，之后视情况浇水，保持适当湿润至发芽。

❺ 生菜出苗后如果过密，为保证足够的生长空间和营养面积，需要多次间苗（疏苗）。如果空间允许，也可适当密植，缩小行距和株距，增加播种量。

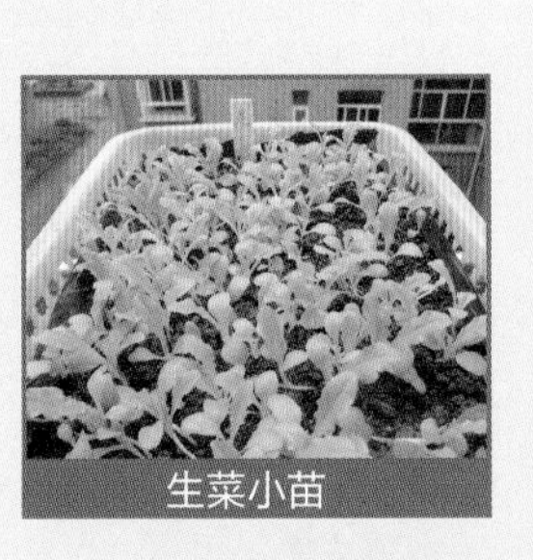
生菜小苗

❻ 生菜需肥不多，以氮肥为主。发芽 2 周后可施一次稀薄的提苗肥，采收后往空隙处施肥 2 ~ 3 次。但要注意：不可过多施氮肥，否则口感苦；采收前一周不浇肥；不能往菜上浇肥，否则易有黄黑斑，影响食用和产量。

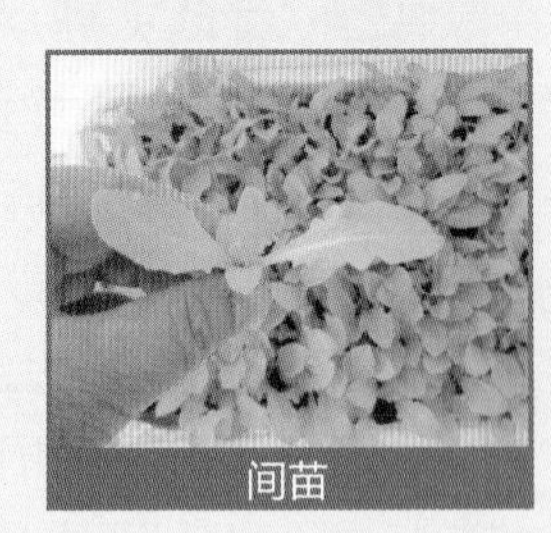
间苗

❼ 在生菜的成熟过程中，要陆续采收食用。抽薹（茎迅速伸长，植株

“花式”生菜选择多 种植力求“无公害”

北京医院营养科
任姗姗　王　璐（副主任医师）

生菜品种多，混搭食用营养全

这位“菜友”所种植的生菜是绿叶类蔬菜的一大类，为一年生或二年生草本植物，主要食用部位是叶片，深受人们喜爱。在欧美等西方国家，生菜具有很大的消费市场，被称之为“大众蔬菜”，占美国蔬菜年销量的 70% 以上。生菜原产于欧洲地中海沿岸，由野生种驯化而来，传入我国的历史悠久，过去多在南方种植。改革开放后我国生菜栽培面积迅速扩大，逐步成为餐桌上常见的蔬菜品种。

生菜含蛋白质、维生素、矿物质等营养成分，其中维生素 C、多酚和黄酮类化合物等特殊营养成分具有明显的抗氧化等保健功效，是影响生菜特殊营养品质的主要因素。有研究发现，市面上常见的罗曼生菜、波士顿生菜、红叶生菜、绿叶生菜、玻璃卷心生菜、红叶卷心生菜六个品种中，维生素 C 含量相对稳定，差距不大。而它们的多酚、黄酮等含量差距较大：红叶卷心生菜的多酚和黄酮含量在六种生菜中位居榜首；罗曼生菜、波士顿生菜、绿叶生菜和红叶生菜的抗氧化提取物细胞利用率较高；红叶卷心生菜的抗癌细胞增殖效果最好，这可能与其多酚和黄酮含量高相关；玻璃卷心生菜中多酚、黄酮含量在六种生菜中最低，但抗肿瘤细胞增殖效果却位居第二。上述研究结果说明，各种生菜营养价值各有所长，可以换着食用，不要偏食某一种生菜。

从名字我们不难看出，生菜是最适合生吃的蔬菜。除生吃、清炒外，生菜还能与蒜蓉、豆腐、菌菇同炒。不同的食材搭配，可让生菜发挥不一样的功效。如：清炒生菜可利用生菜本身具备的功效，起到降低胆固醇等作用；蒜蓉生菜除有清炒生菜的功效外，还因加入大蒜而增加健胃作用；生菜与营养丰富的豆腐搭配食用，又变成了一道高蛋白质、低脂肪、低胆固醇、多维生素的菜肴，有提高人体免疫力的作用。

变高）前须一次性收获。当生菜种子呈褐色或银灰色，上面生出白色伞状冠毛时，应分批及时采收，晒干保存，留待来年种植。

⑧ 进入收获期时，可以间隔一棵采收一棵，再隔一行采收一行，最后按顺序采完。密植的好处是可以分批多次采收，充分提高土地利用率。

⑨ 种出来的生菜可炒、可煮、可做汤、做色拉，味道甚好。

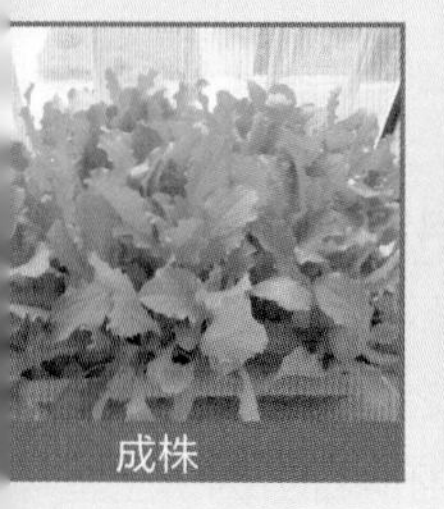
成株

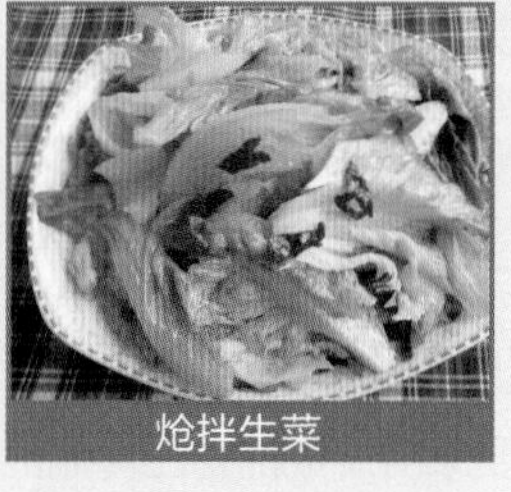
炝拌生菜

家庭自种蔬菜，至少应“无公害”

自己在家种植蔬菜确实有不少乐趣，不过仍有一些误区。

首先，“菜友”通常认为自家种植的蔬菜不打任何农药、不施任何化肥，所以种出来的蔬菜属于“有机蔬菜”。实际上，蔬菜的安全级别，由低到高可分为一般产品、放心菜、无公害蔬菜、绿色蔬菜、有机蔬菜五个级别。施有机肥只是种植有机蔬菜的必要条件，而不是充分条件，即有机蔬菜的种植要求较高，如空气净化度要达到一定标准，所用土壤在 3 年内没有使用过化肥和农药、没有接触过有害物质、检测不出有害重金属，水中还不能含有害物质，种子非转基因来源，等等。种植环境和过程操作稍有不规范，就无法种出符合“有机蔬菜”标准的蔬菜，甚至达不到“无公害蔬菜”的标准。因为无公害蔬菜标准还包含一项“硝酸盐含量”指标，自己在家种植时不容易达到。如果阳台的光照强度和日照时间无法达标，甚至把蔬菜种植在阳光不足的室内、长期在阴雨天或清晨采摘、采摘菜苗而不是成熟的叶菜，所采收蔬菜的硝酸盐含量就会很容易超标。其次，即便施的是农家有机肥，但如果未经充分发酵，也不安全。因为未经充分发酵的有机肥中可能存在寄生虫卵和致病菌，易对人体健康造成危害。所以应尽量购买正规厂家生产的安全有机肥料，并且使用专业果蔬用土。此外，有些“菜友”的种植器皿是一些废旧的白泡沫箱子，箱子本身的有害成分容易被植物吸收，对蔬菜造成污染。

总而言之，种菜过程如果不够科学，就存在健康隐患；反之，如能避免上述错误做法，至少可以种出“无公害蔬菜”，也不失为一种乐趣。PM

不知不觉，我们的餐桌上出现了一类新食品。它们不是天然食品，却与天然食品难区分。它们不是假冒伪劣食品，而是为满足人们对食品的要求而诞生的仿生食品。

大开眼界：食品界的“超级模仿秀”

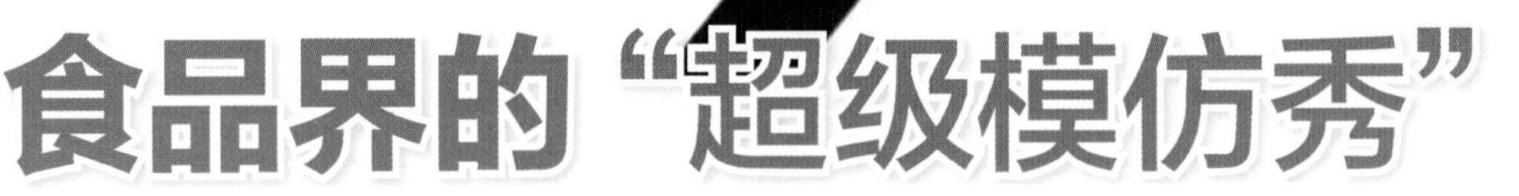

华中科技大学同济医学院公共卫生学院营养与食品卫生学系教授　黄连珍

食物是人类赖以生存和发展的物质基础。在人们基本实现温饱又迈向小康的今天，人们对食物的要求也在逐渐提高，这必然对农业、工业等提出更高要求。仿生食品的诞生，既扩充食物资源，也满足消费者的不同需求，被誉为“21世纪大有作为的食品”。

仿生食品亦被称为模拟食品、人造食品，是用科学的手段把普通食物模拟成贵重、珍稀食物。它不是化学原料的聚合，而是根据天然食品所含的营养成分，选取含有同类成分的普通食物作为原料，模拟天然食品的营养、风味或形状，制成各种各样的仿生食品。仿生食品的特点包括外形模拟仿生、功能模拟仿生、制作方法模拟仿生等，在食品界上演一场“超级模仿秀”，并不断推陈出新。

“模仿秀”开场：模仿外形和风味

以前，我国对仿生食品的研究主要集中在外形、风味的模拟仿生。

● **人造鸡蛋**　用玉米、蛋白质、牛奶、面粉、维生素 B_1、维生素 B_2 及人体所需的矿物质混合制成。人造鸡蛋包含蛋清、蛋黄、塑料蛋壳，口味与真鸡蛋相似。特点是不含胆固醇，运输、储存方便。

● **人造对虾**　利用小海鱼、小虾为主要原料制成外形、颜色、味道与天然食品相媲美的人造对虾，价格便宜、鲜嫩可口、营养丰富、易吸收。

● **人造蟹肉**　以海鱼肉、面粉、鸡蛋、盐、大豆粉、土豆粉、酒、色素为主要原料，用蟹壳汁搅拌均匀，挤压成柔软的蟹肉，其色、形、味与真蟹肉几乎无区别。

● **人造瘦肉**　提取农副产品中蛋白质等营养物质，组合成胶状液体，并制造出与瘦肉一样的纤维层结构，添加蛋白质、脂肪、色素等物质，制成色、香、味、形与瘦猪肉一样的人造肉。人造肉的蛋白质含量高于天然猪肉。

● **人造鱼翅**　以鱼肉和海藻提取物为主要原料，加面粉、鸡蛋清、色素等制成，价廉物美，烹制省时、方便。

● **其他仿生食品**　如人造大米、人造苹果、人造咖啡、人造花生、人造蜇皮、人造虾仁、人造菠萝、人造牛肉干、人造燕窝等。

“模仿秀”进阶：模仿功能和加工过程

如今，我国的仿生食品已从外形、风味的模拟发展到功能仿生和加工过程的仿生研究阶段，主要类型包括仿生肉制品、仿生海洋食品、仿生发酵食品等。

1 仿生肉制品

仿生肉制品主要以大豆以及魔芋精粉为主要原料制成。

● **以大豆为主要原料制成的仿生肉制品**　大豆不仅蛋白质含量较高，生物学价值也较高，素有“植物肉”之称。以大豆为主要原料制成的仿生肉制品还可细分为挤压型仿生肉制品和纤维状仿生肉制品。

挤压型仿生肉制品用大豆粉、脂肪、风味剂、碳水化合物、色素及其他添加剂，经调和、熟化后，在一定水分、温度、时间及压力条件下挤压成型，加工成肉状大豆蛋白食品。

纤维状仿生肉制品用海藻酸钠做凝胶成型剂，分离大豆蛋白做填充剂，制成具有纤维结构的大豆蛋白－海藻酸钠钙凝胶体，直接调味后烘干或油炸，也可烘干或油炸后进行调味，从而制得多种色、香、味俱全的大豆蛋白仿生肉制品，如五香仿肉脯、美味仿虾条、精醋仿肉丸、麻辣仿肉丝等。仿生肉制品比天然肉制品柔软，通常以冷藏、罐头、冰冻和干燥等形态出售。

● **以魔芋精粉为主要原料制成的仿生肉制品** 魔芋精粉的主要成分葡甘聚糖是一种优质的天然膳食纤维，兼具药、食两用功能，有助于降脂、降糖、通便等。以魔芋精粉为主要原料制成的仿生肉制品，如仿生牛肉、仿生鲍鱼等，不仅具有牛肉风味及麻油香，还具有天然牛肉的韧性、弹性，且价格较低。

2 仿生海洋食品

仿生海洋食品主要有仿生蟹腿肉、仿生海蜇食品、仿生鱼子食品、仿生蟹子食品等。市场上部分鱼丸、虾球、虾仁、蟹肉、蟹足棒、蟹黄丸、蟹钳、干贝等就属于仿生食品。

● **以海洋资源为主要原料制成的仿生食品** 利用刺多、口感差的小型鱼及大型鱼加工后的“下脚料”，如鱼皮、碎肉、鱼头，通过食品工程手段加工制成风味、口感与天然海洋食品极为相似的仿生食品，营养价值不逊于天然海洋食品，且在加工过程中通过风味物质的添加和去除，弥补天然海洋食品某方面的营养缺陷，使营养更合理、风味更好。由于使用的原料价格低廉，其成本远低于天然海产品。

● **以魔芋精粉为主要原料制成的仿生食品** 通过在魔芋精粉中加入一定的天然海产品提取物和其他辅料，经着色、成型等食品工程手段加工制作成仿生海洋食品，产品形态逼真，具有较强的海产品风味，咀嚼性和弹性较好。

3 仿生发酵食品

运用发酵工程手段，选用一种或几种特定微生物，借助微生物在生命活动中的代谢作用，在人工控制参与的条件下，模拟自然界或人体的特定生物转化过程，对食物原料进行加工或预处理，制造出一种更易为人体吸收的生物食品。发酵酸奶就是一种典型的仿生发酵食品，它模拟人体肠道内正常的微生物体系，利用乳酸菌对乳糖的分解特点，模拟人体肠道内对乳糖的消化作用，在体外对牛乳的营养成分进行“预消化”，提高其在人体肠道中的吸收性能和营养价值。

另外，发酵仿生法在花粉食品的制造上也得到应用。在人工控制条件下，利用从蜂房中分离筛选出的乳酸菌，模拟蜂房中的温度、湿度进行发酵破壁，制取人工蜂粮。人工蜂粮是在花粉上发酵制成，所得制品含水量低，在低温真空干燥条件下很容易制成粉剂，便于长期保存，有助于解决养蜂春繁夏忙的问题。

对“模仿秀”的担忧

仿生食品是否安全是消费者最关注的问题之一。虽然仿生食品是一种新型食品，国家还没有统一标准，但只要是正规厂家生产、有品质保证的产品，都可以放心食用。

消费者一定要购买商标清晰、包装完好的食品，看清食品的商标信息，包括食品名称、配料表、净含量、制造者及销售者信息（名称、地址、联系电话）、生产日期、保质期和（或）保存期、储存方法、特殊标注内容等，还可留意产品标准号，即产品执行标准，如国家标准、行业标准或参考标准。因为有标准的产品，食品添加剂都会严格按照标准执行，可放心食用。不要购买包装不完整的食品，因其内容物易被外环境污染。散装食品也应慎买，以避免安全问题。

仿生食品因模拟天然食品制成，故从外观、味道上较难区分。如果在外就餐，可以从价格来判断。一般来说，仿生食品的价格可能低一些。如果去商场购买相关食品，可以从食品外包装上的配料表判断是天然还是仿生食品。PM

“如今，我们对食品的追求正悄然发生改变，不仅要求色、香、味俱全，满足口腹需要，也要求食物有营养，兼具保健功能，最好还能方便食用，以便旅游时携带或休闲时开袋即食。仿生食品在科技助力下，正逐渐填补这一空缺，丰富食品的选择种类。购买仿生食品时，一定要仔细阅读食品标签，充分了解配料和营养特点后，有针对性地选择适合自己的食品。”

风情小食，吃出老故事与细心思（五）

盖碗茶

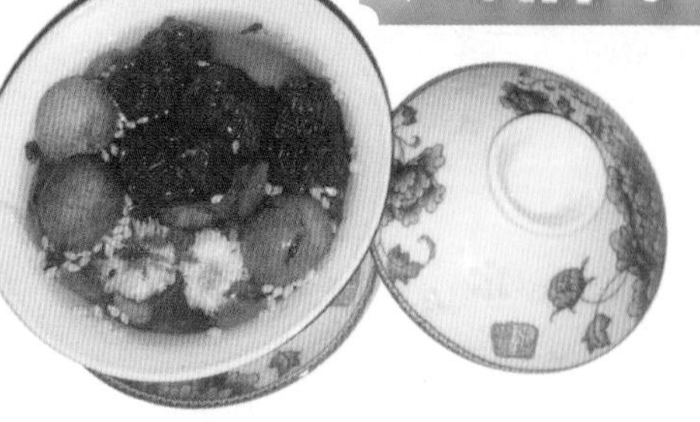

天津中医药大学第一附属医院营养科
吴圣楠　李艳玲（主任医师）

平时提到盖碗茶或“三炮台”，大家更多地是指其中的八宝茶。喝八宝茶有专门的工具，即盖碗，也叫“盅子”，由茶碗、茶盖、托盘三部分组成，亦称“三才碗”，分别象征“天才、地才、人才”。

老故事

据传，盖碗茶的起源可追溯至公元1251年。那时，忽必烈率军南征云南，赛典赤·赡思丁奉命运送军需。有一年，天气炎热，赡思丁操劳过度，中暑昏倒。一位叫尤努斯的老人，急忙在花瓷碗中放入茶叶、果干、菊花，泡了一碗味道香浓的药茶。老人怕灰尘弄脏茶水，就用一个瓷盘盖在碗上等候。瞻思丁慢慢清醒后，老人端上药茶。瞻思丁一口气喝下，顿感清甜香郁，暑气顿消，夸赞道：“美哉，盖碗茶。”从此，云南的回族人民便开始喝起了盖碗茶。后来，这一风俗又相继传到陕西、宁夏、甘肃、青海、新疆等地。

盖碗茶也被称为“三炮台”或“三泡台”，配料不一，可根据季节、身体状况、个人口味等自行选材，合理搭配，以茶叶为底，一般有红糖砖茶、白糖清茶、冰糖窝窝茶、三香茶（茶叶、冰糖、桂圆）、五香茶（冰糖、茶叶、桂圆、葡萄干、杏干）、八宝茶（红枣、枸杞子、核桃仁、桂圆、芝麻、葡萄干、冰糖、茶叶）等。

细心思

八宝茶中，茶叶可根据各人喜好选择毛尖、普洱或白茶。茶叶里的抗氧化成分和矿物质可在一定程度上防止细胞老化、促进脂肪代谢及血液循环。红枣味甘性温，是补脾养胃、滋阴养血、养心安神的佳品。枸杞子味甘性平，可滋补肝肾、益精明目。核桃仁是一味补肾固精的天然食疗佳品，可补肾温肺、润肠通便。桂圆味甘性温，可开胃、养血益脾、补虚长智。芝麻含有丰富的蛋白质和维生素E，味甘性温，具温中补气之功。葡萄干味甘性平，有补肝肾、益气血、生津液的功效。八宝茶还可搭配加入白菊花，白菊花当选杭白菊，其味甘性微寒，可清火、消炎、降压、降脂、明目。故此茶，夏季喝可生津解暑，冬季喝可暖手暖胃、补中益气。

八宝茶最明显的功效是帮助消化。古时回族先民多居西北，从事游牧业，以牛羊肉为主食，不易消化。元代饮膳太医忽思慧在《饮膳正要》一书中说：“回人以茶滋饭蔬之精素，攻肉食之膻腻，发当暑之清吟，涤通宵之昏寐。”史料《伊斯兰青年》中也有“缘回民以牛羊常食，非佐以茶茗不易消化”“穆民不饮酒，以茶代酒更甚”等记载。

八宝茶所选原料性味温和，可灵活配料，可谓老少皆宜，老人、小孩、爱美的女士均可常饮。糖尿病患者饮用时可以不放冰糖，不吃茶底。睡眠不好的朋友不宜在傍晚以后饮用。随着沸水浸泡，八宝茶的香味不断析出，细细品味，你会发现每一口、每一道茶味都会略有变化，谓之“一刮甜”“二刮香”“三刮茶露变清汤”。

喝盖碗茶时有很多讲究，你想知道吗？请关注“大众医学”微信公众号，回复“盖碗茶”获悉。

自己做

为大家推荐一款改良版“八宝茶”，制作方法非常简单。

• 原料

茉莉花茶0.5克（一小撮），白菊花0.2克（2朵），桂圆4克（3颗），枸杞子1克（4粒），红枣10克（3颗），葡萄干2克（6粒），白芝麻0.5克（一小撮），冰糖10克（4块），梨干1克（1片）。备好盖碗一套。

• 制法

① 用开水将茶碗冲一遍。

② 将以上原料放入茶碗中，用开水冲泡，茶盖滤水，谓之流茶。

③ 再加开水冲泡，盖上茶盖，2～3分钟后，色、香、味俱全的茶品即完成。

• 营养

饮茶连同食用茶料，可以获得能量205千焦（49千卡），其中蛋白质0.8克、脂肪0.27克、碳水化合物10.8克。只喝茶水，可获得由冰糖提供的热量167千焦（40千卡）。PM

“卡拉胶牛排”能吃吗

✍马志英

近期，卡拉胶“重组牛排”（也有称“拼接牛排”或“合成牛排”）的报道引起大众关注。据了解，目前各地市场上销售的一些速冻包装牛排产品的配料表上确有卡拉胶等食品添加剂存在，这些产品的类型大部分标为“菜肴制品”或“速冻调理肉制品”等，价格较生鲜原切牛排便宜，因此有较大市场。不少消费者有疑虑：“卡拉胶和其他添加剂是否安全，是否可以加在牛排中？”

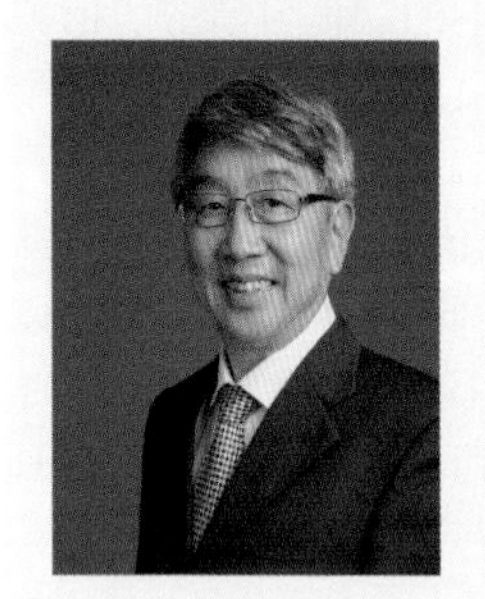

专家简介

马志英　上海市食品研究所技术总监、教授级高级工程师，上海市食品学会食品安全专业委员会主任，上海市食品协会专家委员会主任。长期从事食品生化、食品工艺和食品安全领域的科研工作，主持完成十多项国家和省部级重大科研项目。

卡拉胶是什么

卡拉胶属于一种食品添加剂，是从海洋红藻（包括角叉菜属、麒麟菜属、杉藻属及沙菜属等）等天然物质中提取的多糖的统称，具有相当高的安全性。在肉制品加工中，卡拉胶作为亲水胶体，可与肉中的蛋白质形成网状立体结构。在制作“重组牛排”时，它主要起黏合作用，可把小块牛肉粘在一起；它也可减少肉制品加工过程中的水分流失，使肉制品保持鲜嫩多汁的口感；同时，它还是膳食纤维的一种。谷氨酰胺转氨酶（TG）也是一种食品添加剂，它在动植物体内广泛存在，是一种可被消化的蛋白质，安全性也很高。

根据我国《食品安全国家标准食品添加剂使用标准》（GB2760-2014）的规定，卡拉胶可以用在除生鲜牛肉（包括牛排）外的产品中。目前市场上销售的包装标为“菜肴制品”或“速冻调理肉制品”类型的速冻牛排产品，是可以添加卡拉胶、谷氨酰胺转氨酶（TG）、六偏磷酸钠等国家标准允许的食品添加剂的，不过必须在产品包装的标签上明确标注。只要符合调理肉制品加工过程和产品质量安全标准要求，“重组牛排”不存在食品安全风险。

如何辨别原切牛排、调理牛排

按加工方式不同，牛排可分为原切牛排和调理牛排。所谓原切牛排，指未经任何预处理、直接切割包装的整块牛外脊、牛里脊，属于生鲜肉。调理牛排则是添加辅料（水、酱油、调味料等）和/或食品添加剂（如卡拉胶、谷氨酰胺转氨酶、六偏磷酸钠等）的调理肉制品，以“重组牛排”居多。原切牛排属于冷冻分割肉，价格较高。“重组牛排”价格相对较低。

消费者在选购时，首先可看牛排的产品名、类别、配料表等包装标签。原切生鲜牛排品名可以直称牛排，配料表里只有“牛肉”，不会有卡拉胶等添加剂的名称；而“重组牛排”品名往往冠以“黑椒牛排”“沙律牛排”等名称，产品类别往往标注为“速冻菜肴制品”“速冻调理肉制品”，最明显的是配料表上有卡拉胶等较多添加剂名称。按国家规定，无论是原切牛排还是“重组牛排”，都需要按要求正确标示，如果用“重组牛排”冒充原切牛排是违法的，属于商业欺诈行为。此外，如果原料中含有鸡肉、猪肉等原料，但未按规定进行标示，或者掺入非食用级别的成分，也是违法行为，消费者在购买时要特别注意。

其次，还可以通过感官来辨别。原切牛排具有生鲜牛肉应有的气味，颜色鲜红、有光泽，纤维组织有弹性且连接紧密；而“重组牛排”往往可闻到香辛料的气味，颜色可能不统一，纤维组织纹理也有拼接的痕迹，会显示不自然的地方。

烹调“重组牛排”要注意什么

“重组牛排”需熟透才能食用。通常情况下，未经预加工的原切牛排内部细菌总数通常不高，不必加热到熟透，“五至八分熟”也可食用。“重组牛排”由于经预先腌制，或由碎肉及小块肉重组而成，内部易滋生细菌，可能导致产品细菌总数偏高。为保障食用安全，在食用“重组牛排”时，一定要烤熟煎透。PM

食养慢性病（一）高血压

高血压的发生、发展与人们的饮食习惯密切相关。如果在药物治疗的同时，配合合理的饮食，对控制高血压有一定帮助。高血压患者应避免过食肥甘厚味、过咸伤肾之品，常食具有降压作用的食物及中药，如芹菜、紫菜、香菇、黑木耳、海带、海蜇、夏枯草、菊花、山楂、桑叶、决明子、栀子、枸杞子、车前草等。

高血压见痰湿中阻，出现眩晕、头痛、咳嗽、咳痰、肢体麻木等症状者，可多食薏苡仁、赤豆、白萝卜、芹菜、茼蒿、扁豆、冬瓜等食物，禁食肥甘厚味、油腻黏滑之品，以免助热生痰。高血压伴高脂血症者，可用荸荠、海带、玉米须同煮；也可用海带20克，决明子15克，适量加水煎煮，食海带饮汤。高血压伴有腰膝酸软、头目眩晕、视物昏花者，可用枸杞子、菊花、粳米煮粥食用，可起到滋阴补肾、清肝明目之功效。

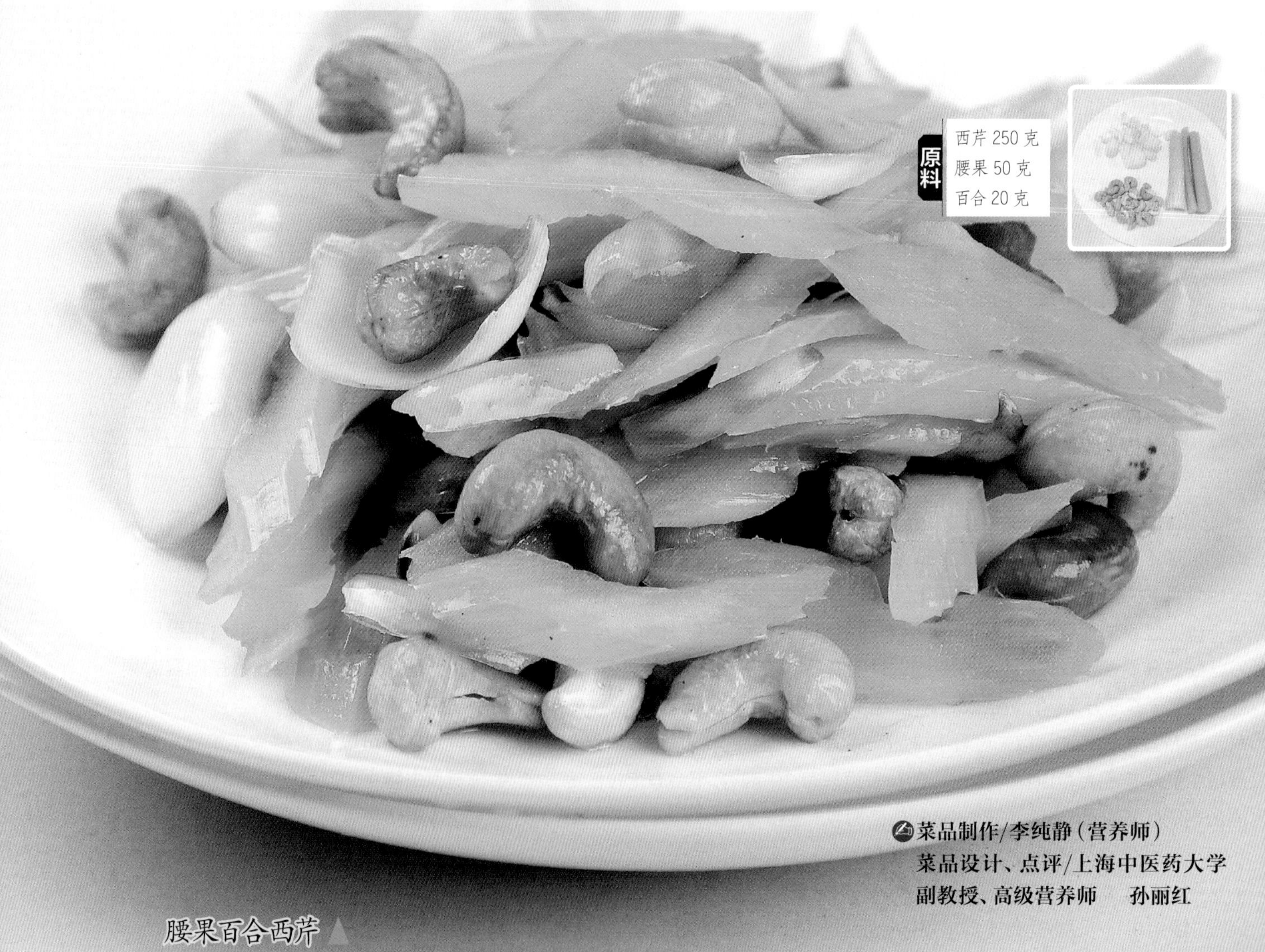

原料 西芹250克 腰果50克 百合20克

菜品制作/李纯静（营养师）
菜品设计、点评/上海中医药大学副教授、高级营养师　孙丽红

腰果百合西芹

做法： 西芹切段，放入开水中汆烫；百合洗净备用；腰果用小火慢慢焙至焦黄酥脆。将西芹翻炒，加入百合、少许水，略炒，将熟时调入盐，翻匀，撒上腰果即可。

点评： 本品适合高血压见头晕、乏力、便秘、心烦、夜寐欠安者。芹菜味甘、苦，性凉，具有平肝清热、祛风利湿的功效，可用于高血压、眩晕头痛等症。腰果味甘性平，有降压、益颜、利尿之功效，对于治疗心血管疾病有一定益处。百合可清心安神，适用于失眠多梦、精神恍惚者。

决明萝卜拌海蜇 ▶

做法：决明子加水煎煮，取汁备用。海蜇洗净，切成条状，开水中汆烫后放凉。白萝卜切丝，用盐腌至出水，挤干水，放在海蜇上，加盐、糖调味拌匀。最后，在萝卜丝、海蜇上放少许葱花，浇上决明子汁、少许芝麻油拌匀即可。

点评：本品可化痰和中、降压降脂，对于高血压痰浊中阻伴高脂血症者有一定益处。脾胃虚寒、常腹泻者慎食。海蜇可化痰润肠，常用于便秘和高血压者。现代研究表明，海蜇可扩张血管、降低血压，且有一定的降脂作用。白萝卜可消食、化痰、利尿。决明子清肝明目、润肠通便。

夏枯草煲猪肉 ▲

做法：将猪肉切薄片，夏枯草装纱布袋中、扎口，与猪肉一起放入砂锅内，加水适量，文火炖至肉熟烂，弃药袋，加入枸杞子稍煮，最后加食盐调味即成。

点评：本方可清泻肝火，适用于肝火上升者，症见头胀头痛、急躁易怒、面红目赤、口干口苦、尿黄便结等。脾胃虚寒、大便溏薄者忌用。方中夏枯草味苦偏寒，泻肝火、散郁结。猪肉为甘平滋补之品，可补肾液、充胃汁、滋肝阴、润肌肤。枸杞子具有滋补肝肾、益精明目的功效。三者相合，以夏枯草清肝泻火、开郁散结，辅以瘦猪肉补肾养血、滋阴润燥，枸杞子补肾益精，使肝火肝阳得清，则阴血不致妄耗，肝肾阴血得补，则虚风自灭，具有相辅相成之妙，为治疗肝阳上亢、肝火上升之良膳。PM

荞麦糙米饭 ▼

做法：糙米、荞麦洗净后加水浸泡2小时。大米洗净，倒入已浸泡好的糙米和荞麦，加适量水，浸泡30分钟，煮饭。

点评：荞麦含有丰富的赖氨酸，可以弥补绝大多数谷物赖氨酸的不足。研究表明，荞麦含有芦丁成分，可降低胆固醇，对血管有一定的保护作用。谷类经过精加工后，营养素丢失较多，糙米更多保留谷类的营养成分，所含膳食纤维可加速肠道蠕动，预防便秘；膳食纤维与胆固醇结合，可促进胆固醇排出，有利于降低血脂。

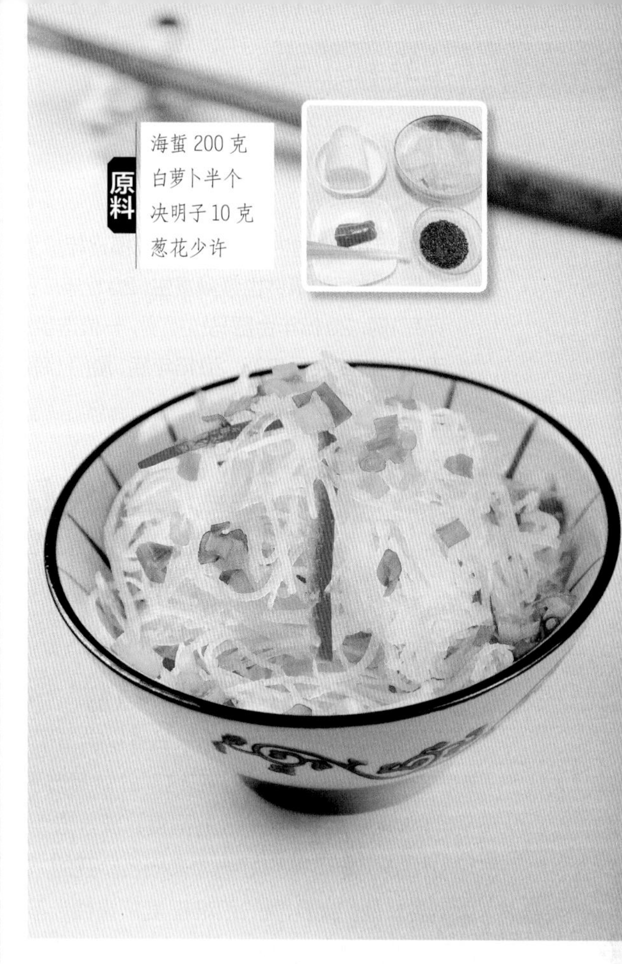
原料
海蜇200克
白萝卜半个
决明子10克
葱花少许

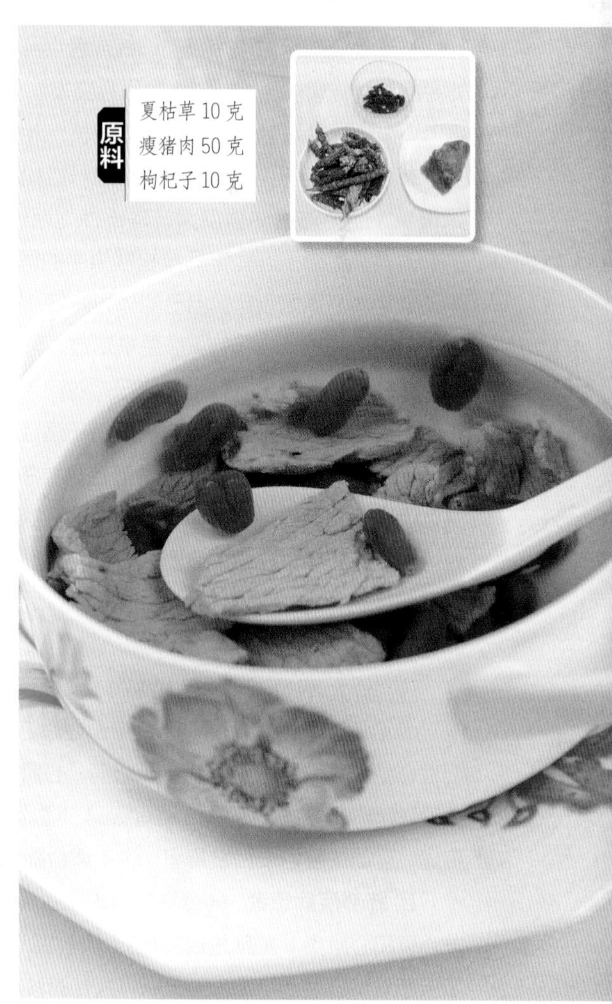
原料
夏枯草10克
瘦猪肉50克
枸杞子10克

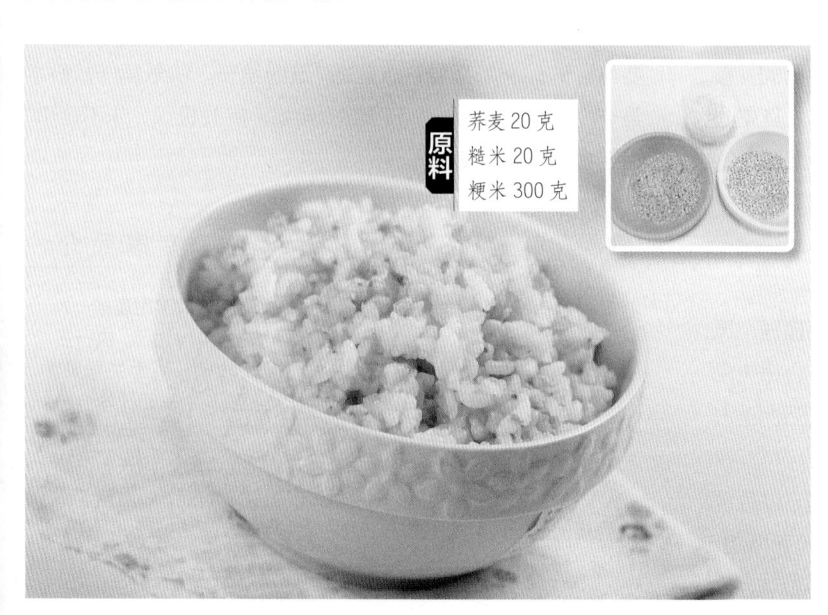
原料
荞麦20克
糙米20克
粳米300克

近年来，国内马拉松赛事规模逐年扩大，参加马拉松赛跑似乎已经成为一种“新时尚”。然而，马拉松选手猝死的事件也频频发生：2012年广州马拉松赛，猝死1例；2014年昆明高原国际半程马拉松赛，猝死1例；2015年合肥马拉松赛，一位选手在临近终点时猝死；2015年11月上饶半程马拉松赛，一名选手在冲过终点后猝死；2016年底，厦门（海沧）国际半程马拉松赛，猝死2例。

跑马拉松，你真的可以吗？

上海交通大学附属第一人民医院急诊科　周丹丹　洪　江（主任医师）

跑马拉松，不能光有“热情”

近些年，马拉松赛事的报名者以学生和非专业人士居多，约占总报名人数的90%。在这部分参赛选手中，绝大多数人平时的训练都达不到相应的强度，部分选手甚至只是出于对马拉松赛事的热情和好奇才来报名参赛的。尤其是一些在校大学生，他们对比赛的困难程度严重估计不足，对马拉松的风险重视不够，仅凭一种挑战自我、挑战极限的激情来参加比赛。正是这些平时没有正规训练或者训练强度达不到相应水平的选手，增加了比赛过程中医疗突发事件的发生概率。

马拉松赛具有赛程长、保障线长、人员多、竞赛项目多、参赛人员年龄跨度大等特点。跑马拉松虽然运动速度不是很快，但绝对运动强度大，是一种周期性、耐力性运动，并非人人都适合。近些年马拉松赛事中的医疗突发事件，多半是选手本身原因引起。自己的体力如何，能跑多久、多远，是否存在心脑血管疾病等，都是未知数。可以说，不做准备、不训练就参加马拉松赛，是对自己、对家人，甚至是对赛事不负责任的行为。某些患者平时没有不适症状，甚至根本不知道自己患病，参加马拉松比赛最容易发生意外。因此，参赛选手宜在赛前进行必要体检。有慢性病家族史，尤其是心血管病家族史者，要慎重参赛，参赛前必须经过专业医生的检查和评估。

五类人不适合跑马拉松

1. 心脑血管疾病患者　患有先天性心脏病、高血压、风湿性心脏病、肥厚型心肌病、冠心病、心肌梗死、心律失常者，不宜参加马拉松比赛。近期有胸闷不适，运动后感到胸闷、胸痛，运动中脸色发白发青者，也不适合跑马拉松。

2. 肺部疾病患者　病毒性感冒未愈者不宜长跑，以免诱发心衰和心肌炎。尤其是暴发型病毒性心肌炎，有猝死风险。如果感冒持续两周以上没有好转，还伴有咳嗽、胸闷、心慌、憋气，应引起重视，及时就诊。

3. 糖尿病、肥胖患者　糖尿病患者在高强度运动过程中容易发生低血糖。肥胖者往往有代谢障碍，长跑运动消耗过大，容易发生危险。

4. 儿童和老年人　体力消耗过大、持续时间过长的运动，对儿童生长发育不利。年纪过大的老人，内脏器官和组织功能减退，不适合高强度运动。

5. 平时缺乏运动者　平时缺乏锻炼者贸然参加长跑比赛，很容易发生意外。参加马拉松赛或长跑前，一定要有长期、系统性的锻炼。

跑马拉松，要循序渐进

跑马拉松必须遵循“循序渐进”的原则。首先以慢跑为主，从1千米、2千米、3千米，逐渐过渡至6千米、10千米、15千米，以后每次运动量保持在14～15千米。跑速最初宜控制在每千米6～7分钟，逐渐加快到每千米4～5分钟，同时不断更换跑步路线，每周锻炼3～4次。马拉松运动需要科学的训练和指导，应坚持“健康第一，快乐第一，科学第一，生命安全第一”与“挑战自我，挑战极限，永不止步”相结合的理念。PM

专家简介

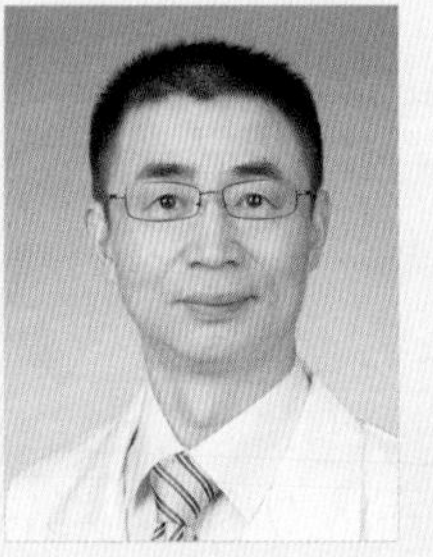

洪江　上海交通大学附属第一人民医院急诊危重病科（北部）执行主任、主任医师、教授、博士生导师，中国心电学会委员，中国心律学会急诊工作委员会委员，上海市中西医结合学会急诊专委会常委。擅长心脏病的急救，内科疑难病症、心血管危重病症的处理，尤其是高血压和心律失常的诊断和处理。

特需门诊：周一下午

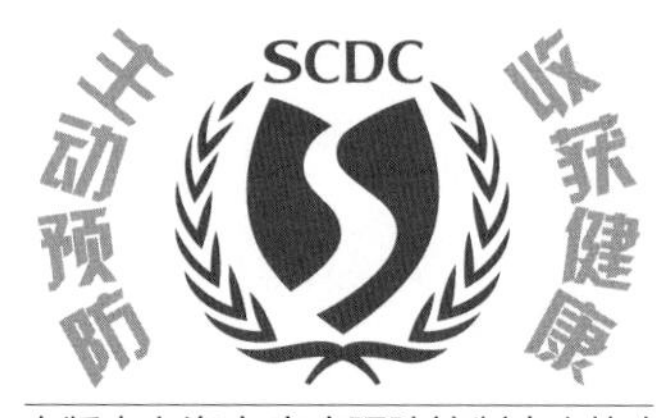

本版由上海市疾病预防控制中心协办

冬春季，呼吸道传染病等比较多发，家庭合理消毒可以起到预防疾病的作用。

合理消毒 居家防病

上海市疾病预防控制中心传染病防治所 江宁

家庭消毒，首选物理方法

物理消毒方法包括：对餐饮具进行煮沸消毒；对衣物、被褥、书籍、字画等进行日晒消毒；空气消毒则以定期开窗通风为主（如果遇到雾霾天怎么办？两害相权取其轻）。

化学消毒，科学选用消毒剂

除了物理消毒，还须根据实际情况选用消毒剂进行化学消毒。根据杀菌谱的不同，消毒剂分为高、中、低效。作为一类化学品，消毒剂或多或少都存在一定副作用，如腐蚀性、漂白作用、毒性等。一般地说，越是高效的消毒剂，副作用越大。市面上的家用消毒剂，中、低效的反而贵一些，因为中、低效消毒剂既可以杀灭大部分家庭中可能定植的致病微生物，副作用又相对较小。

● **高效消毒剂** 简单地说，高效消毒剂主要包括：戊二醛（医用灭菌剂，不推荐）、过氧乙酸（易爆品，不推荐）、二溴海因、二氧化氯、过氧化氢（高浓度下不安全、不推荐）、含氯消毒剂（粉剂、泡腾制剂、液体制剂如84消毒液、缓释剂）。家庭日常消毒，常规情况下不宜使用上述高效消毒剂，仅在有明显污染或高抗力致病微生物存在时，才考虑使用（如家中出现活动性结核病病人），使用时必须注意防护。

● **中效消毒剂** 中效消毒剂有含碘消毒剂（碘伏、碘酊）、醇类及其复配消毒剂、酚类消毒剂。碘类、醇类消毒剂多用于皮肤及黏膜消毒。中效消毒剂兼顾了较好的消毒效果和较小的副作用，在家庭消毒中使用较为广泛。

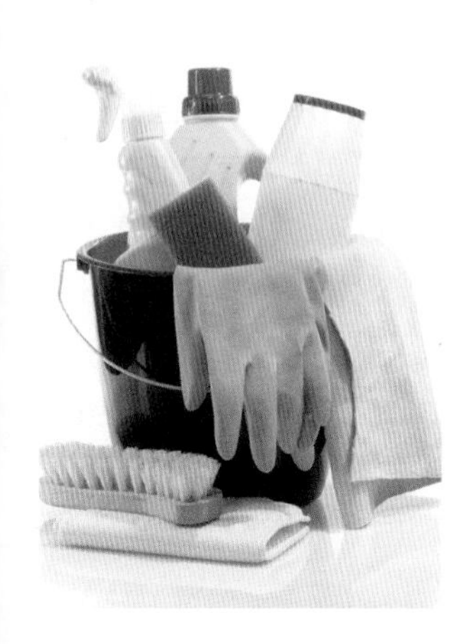

● **低效消毒剂** 低效消毒剂包括：苯扎溴铵、苯扎氯铵（洗液及创面贴多用）及其他季铵盐类消毒剂，以氯己定酸溶液为代表的双胍类消毒剂。因刺激性小、对环境友好，季铵盐类消毒剂近年来使用日渐广泛，多用于地面、桌面和家用空调消毒。但其杀菌谱窄，对于肠道病毒、轮状病毒、分枝杆菌类的杀灭力极为有限，家中有呕吐、腹泻的老人或孩子（有诺如病毒可能）及传染病病人时，不宜使用。

使用消毒剂，需注意浓度和方法

首先，大部分家用消毒剂需要稀释后才能使用，按产品说明书配制，现配现用。因为大部分家用消毒剂在稀释后即处于活化态，容易分解失效。

其次，应考虑使用方法和时间。家庭使用消毒剂的主要方法包括浸泡、擦拭、倾覆，少数可能用到喷洒和熏蒸，喷雾由于需要专用的消毒器械，家庭中一般较少使用。这些消毒方法的选用，应根据消毒对象的性质及可操作性来确定。如：浴缸、马桶、水斗、小型玩具（可耐受消毒液）等，宜用浸泡消毒；门把手、桌面、衣柜、书橱等，宜用擦拭消毒（应保证表面15分钟内为肉眼可辨识的湿润状态）；呕吐物、排泄物、体液、血液等，可先使用消毒粉剂倾覆吸收，再行清理；喷洒适用于较大面积区域或物品的快速消毒；熏蒸一般多用于空气消毒，但熏蒸用的空气消毒剂普通市民很难购买到，主要包括过氧化氢、过氧乙酸和二氧化氯，使用过程中有一定风险，一般不宜使用（加热食醋熏蒸对空气消毒虽有一定作用，但消毒效果难以保证）。PM

特别提醒

1. 消毒、清洁不分家。由于织物、灰尘等会给致病微生物以“保护性屏障”，对消毒作用产生“有机物干扰”，所以在进行家庭消毒之前，清洁工作是必不可少的。

2. 进行家庭消毒时，一定要做好适当的个人防护，如戴手套、戴口罩、穿雨衣、戴护目镜等；消毒后也一定不要忘了用清水去除残留的消毒剂及消毒副产物，以免造成不必要的损伤。

关注上海市疾病预防控制中心，了解更多疾病防控信息。

女人也离不开雄激素

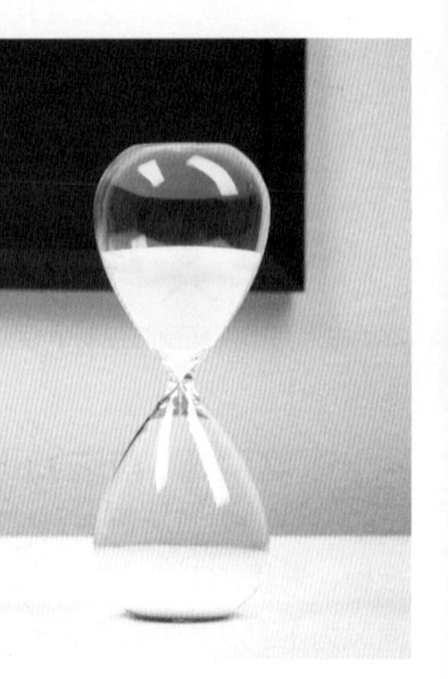

复旦大学附属妇产科医院　王璐　张炜（主任医师）

什么是雄激素

雄激素是一组与男性特征和繁殖行为相关的激素，也被称作“男性激素”。但实际上，男性和女性都可产生雄激素，只是量不同。雄激素在女性体内有超过 200 种生物学作用。在女性体内，雄激素的主要作用之一，是被转化为女性激素，即雌激素。

雄激素主要以睾酮和雄烯二酮为主，其他雄激素包括二氢睾酮（DHT）、脱氢表雄酮（DHEA）和硫酸脱氢表雄酮（DHEA-S）等。

女性体内的雄激素

女性体内的雄激素由卵巢、肾上腺和脂肪细胞合成，它在女性体内激素的一连串反应中起重要作用，推动青春期的开始，促进阴部和腋部毛发的生长，调节许多器官（包括生殖道、骨骼、肾脏、肝脏和肌肉）的功能。在成年女性中，雄激素是合成雌激素必不可少的“原料”，同时在防止骨质流失、保持性欲和性满足中起重要作用。

雄激素过多，导致女性男性化

女性雄激素分泌过多或过少，会导致相关疾病。过多的雄激素会造成“男性化反应”，如出现痤疮、多毛症（在“不适宜”的部位出现过多毛发生长，如下巴和上唇）、头部毛发减少（秃顶）。

在高游离睾酮的女性中，约 10% 有多囊卵巢综合征（PCOS），主要表现为不规律的月经周期或闭经、不孕、血糖紊乱（糖尿病前期和 2 型糖尿病），以及痤疮和多毛。除了 PCOS，其他原因导致的高雄激素血症包括先天性肾上腺皮质增生症（一种影响肾上腺的遗传性疾病）和其他肾上腺异常，以及卵巢或肾上腺肿瘤。某些药物（如促蛋白合成类固醇）也可导致高雄激素症状。

雄激素过低，主要发生在围绝经期

雄激素过低，会导致女性性欲降低、疲劳、乏力，使女性容易发生骨质疏松症和骨折。因引起上述症状的原因众多，故雄激素缺失在诊断中经常会被遗漏。

低雄激素可影响各个年龄段的女性，但主要发生在绝经前 2 ~ 8 年。女性 20 多岁时，体内雄激素水平开始下降，到绝经时雄激素水平比高峰时下降 50% 甚至更多。对于许多女性来说，雄激素水平的不断下降，与不断下降的雌激素共同造成不断加重的潮热和不断加速的骨质流失，这些影响直到女性 60 岁前后才会被明显察觉。

围绝经期女性的雄激素补充治疗在国外由来已久，但在中国应用极少。事实上，存在低雄激素所致一系列问题的患者，可以通过补充雄激素类药物，改善性欲、体能和健康状况，预防骨质疏松。

还有研究表明，经期紧张综合征患者存在睾酮低于正常水平的现象，补充睾酮可帮助改善症状。

需要提醒的是，与雌激素治疗一样，雄激素治疗也需要在医生的指导下进行。PM

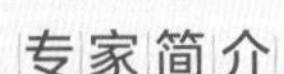
专家简介

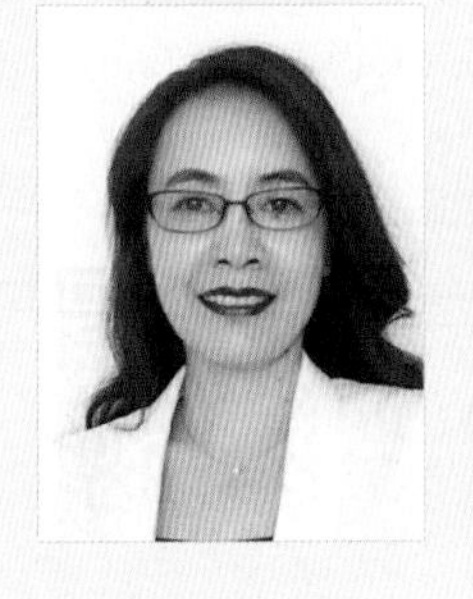

张炜　复旦大学附属妇产科医院主任医师、博士生导师，国际绝经学会会员，上海市计划生育与生殖健康学会理事。擅长青春期延迟、性发育异常、功能性子宫出血、闭经、多囊卵巢综合征、卵巢早衰、围绝经期综合征、不孕症等的诊治。

专家门诊：周二全天（黄浦院区），周五、周六全天（杨浦院区）

精子与卵子“终成眷属”，“说媒人”功不可没

河南省中医院中西医结合生殖中心主任医师 郑瑞君

输卵管位于女性盆腔内，左右各一，是女性体内一对细长的管状器官，其重要任务是运送卵子和精子。性生活时，精子从阴道经过重重关卡，来到输卵管壶腹部，与卵子相遇，就像“牛郎”与“织女”相会于“鹊桥”。当它们激情相拥融为一体时，人类的新生命——受精卵就此诞生。

输卵管不畅：精子、卵子“终生不见”

输卵管的管腔较为狭窄，最狭窄部分直径仅为1～2毫米。如果输卵管邻近器官出现炎症，如阑尾炎感染可蔓延至输卵管，导致输卵管粘连、盆腔粘连。阴道炎、宫颈炎、子宫内膜炎等上行感染，人工流产、上环、输卵管通液术等宫腔手术后发生生殖器炎症，也会导致输卵管堵塞。当发生输卵管炎或盆腔炎时，输卵管的最狭窄部分及伞端很容易发生粘连或完全闭锁。

“鹊桥”输卵管的通畅是受孕必不可少的条件之一。出现以上情况时，“精子牛郎”与“卵子织女”就会被生生分隔于“鹊桥”两端而不能相见，郁郁而终。

精子、卵子的“说媒人”：“五联疗法+”

输卵管炎性不孕症的治疗原则是疏通管腔，恢复功能。炎症造成的管壁毛糙、僵硬、管腔狭窄，仅靠手术无法解决问题，且术后可能重新粘连，使患者仍然不孕或发生异位妊娠。这时，如果有位“说媒人”打通“鹊桥”，就能让“精子牛郎”与“卵子织女”相会。这位“说媒人”（“五联疗法+”）擅长中西医结合方法，可以帮助炎症增生组织的软化吸收，恢复输卵管的蠕动功能。这个疗法由5名“兄弟”和1名“义弟”来完成。

“五兄弟”的老大是患者每天口服的中药，具有针对性强、药味少、花费低的特点。输卵管性不孕症分为三型，都离不开一个“瘀”字。血瘀是输卵管炎性不孕症的主要病机，治则多以活血化瘀、软坚散结为主，选用活血化瘀中药。病久气血耗伤，常可因瘀致虚，故治疗时应注意辨别虚实寒热。

老二是中药保留灌肠，可使药物通过肠道直接吸收，促使病变部位血管扩张，病灶粘连松解，加速管腔疏通，且药效不受消化道诸多因素的影响，维持时间长。温热的药液在直肠中，还可改善盆腔血液循环，加速炎症物质吸收，软化增生组织。

老三是经期盆腔穴位封闭，选择具有抗菌、软化粘连、促进增生组织吸收的药物，阶梯式给药。具体做法是通过下腹部的子宫穴，将药物注入盆腔，可避免子宫输卵管治疗性通液时的阴道出血及经阴道上行感染。

老四是温热的物理治疗，可促进血液循环，有利炎症吸收。常用方法包括短波、超短波、透热电疗、红外线照射等。

老五是中药局部外敷。外敷温热的中药不但可使药力从皮肤直接渗透盆腔或输卵管病变组织，疏通胞络，而且良性的温热刺激能使组织血管扩张，有利于炎症吸收。

以上“五联疗法”同时应用。中药需每天一帖，分两次口服，连续3个月为一个疗程。其他四种疗法从月经期开始，根据患者病情轻重治疗7～14天，3个月为一个疗程。“五联疗法+”中的“义弟”不轻易“出场”，只有在“鹊桥”（输卵管）完全堵塞不通或有宫腔粘连时才出现。经过“五兄弟”通力合作治疗3个月，输卵管及盆腔粘连软化后，“义弟”再“出手”（选择输卵管介入再通术疏通输卵管），以增加输卵管堵塞的疏通成功率，避免介入后再粘连堵塞。当宫腔粘连时，还需要宫腔镜分离粘连，以改善受精卵的种植环境。PM

专家简介

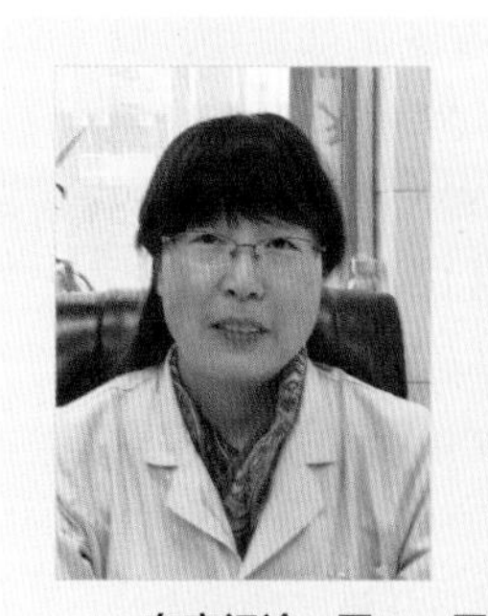

郑瑞君 河南省中医院中西医结合生殖中心主任医师、教授，河南省免疫专业委员会生殖免疫专委会副主任委员，河南省中医生殖专业委员会常委兼秘书，中华中医药学会妇科专业委员会委员、生殖专业委员会委员。擅长不孕不育和女性生殖系统疾病的中西医结合诊治。

专家门诊：周一、周二、周三、周五全天，周四下午，周六上午

作为一名妇产科专科医院产前诊断中心的医生，我每天都会接触到有各式各样困扰的孕妇及家属，被问到最多的问题就是“这个孩子还能不能要”。她们大多是因为在孕期检查中被发现胎儿存在或多或少的发育异常。面对这样的孕妇，我们既希望她们能充分了解胎儿目前的情况，又希望为她们带来一些安慰与希望。下面两则小故事，是我院的真实案例，希望能给大家带来一些启示。

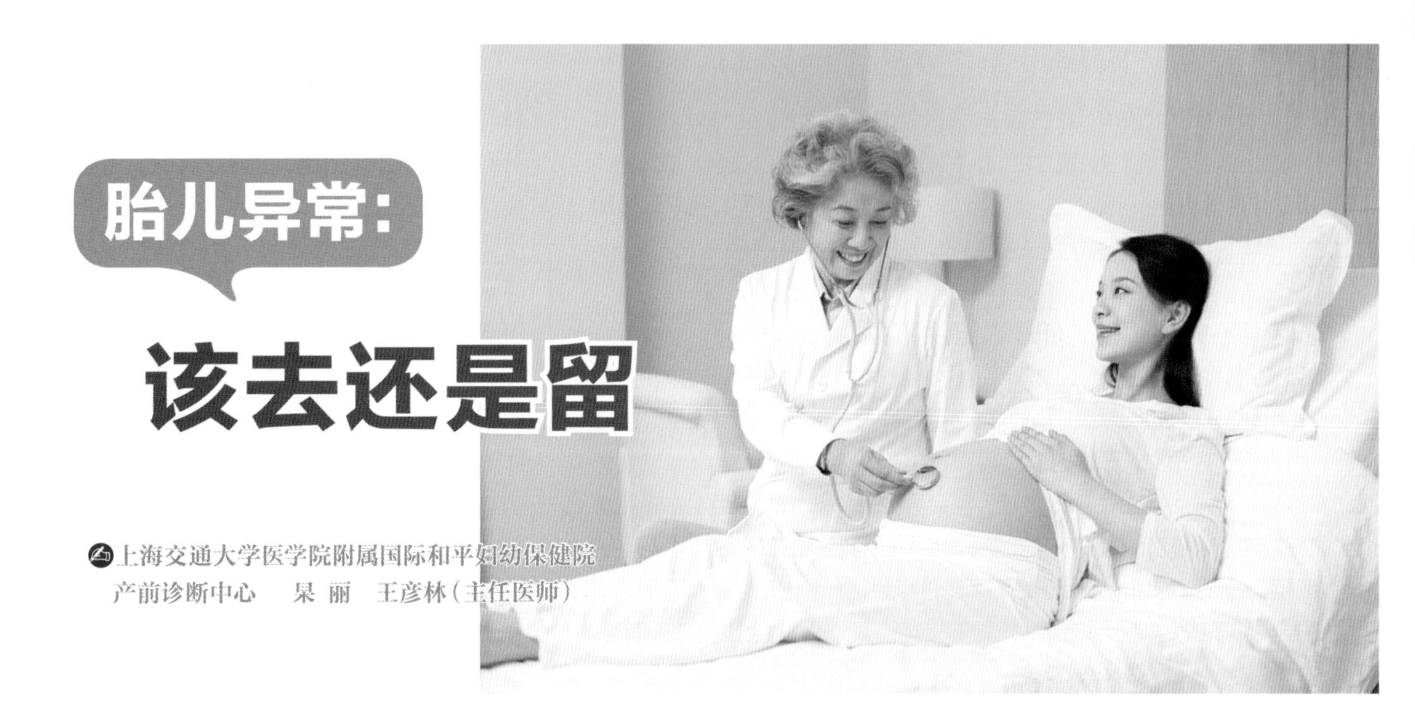

胎儿异常：该去还是留

上海交通大学医学院附属国际和平妇幼保健院
产前诊断中心　杲　丽　王彦林（主任医师）

故事1 宝宝的“大尾巴”

“医生，这个孩子还能要吗？”小娟的额头上渗出了汗水，神情焦急不安。她是一个“二胎”妈妈，全家都开开心心地等着这个“二宝”的出生。没想到怀孕30周了，她被检查出胎儿的屁股上长了一个近15厘米的包块，就像一个大尾巴。这下家里掀起了不小的波澜，家庭会议中“打掉孩子”的呼声占了一大半。怀着试一试的心情，小娟来到我们产前诊断门诊。

经过全面检查，我们考虑胎儿患有骶尾部肿瘤，畸胎瘤可能性大。骶尾部肿瘤有良、恶性之分，而胎儿骶尾部畸胎瘤多数属良性。我国胎儿骶尾部畸胎瘤的发生率为0.27～0.37/10 000，75%发生于女婴。孕妇一般无自觉症状，常在产前超声检查中被偶然发现，部分孕妇可自觉宫高、腹围迅速增长，有些可伴有羊水过多。超声影像表现为胎儿骶尾部出现一囊实性或囊性肿块。

对于患骶尾部肿瘤的胎儿，分娩方式及分娩后的手术治疗是关键。为了打消小娟及家人的顾虑，我们对她进行了孕期全程检查及指导，并与外院儿外科合作制订了手术计划。

在小娟怀孕近38周时，考虑胎肺发育已基本成熟，且胎儿骶尾部肿瘤较大，拟通过剖宫产手术分娩。在产科、产前诊断中心、儿科、麻醉科、护理部的共同保驾护航下，小娟顺利产下女儿，宝宝各方面指标都不错，屁股上15厘米大的肿块比头还大了许多。由于分娩前已经做好充足准备及预案，宝宝被立刻转运至小儿专科医院接受手术。一周后，好消息传来，宝宝的骶尾部肿瘤切除手术非常成功，“大尾巴”被顺利移除，病理结果也提示是良性畸胎瘤。由于畸胎瘤有复发的可能，宝宝以后还要定期随访。

成功的多学科合作给了这个家庭留下宝宝的信心，给小娟及胎儿提供了最佳的个体化诊疗。

故事2 爱的延续

当34岁的陈云第一次来我的门诊时，我就发现了她的异常：她的双手与常人不同，手掌中央裂开，掌指呈钳状，也就是医学上称的“裂手畸形”。我的内心对她是充满同情的，但看到她用分叉的掌指握笔写出漂亮的字时，我隐隐地感觉到她的与众不同。此时，命运再一次向她发出了挑战：超声畸形筛查，发现胎儿一侧大腿骨发育不良，大腿骨下端分叉。对于这个坏消息，陈云显得尤其平静。她坦言，她自己就是一个存在发育缺陷的人，但是她受到了良好的教育，也有一份体面的工作，生活安定快乐，所以她决定生下这个孩子。我们又为她做了羊水穿刺胎儿染色体及微缺失、微重复检查，没有发现明显问题，因此她更坚定了生下宝宝的决心。

先天性裂手/裂足畸形是一种罕见的先天性畸形，因基因缺陷和环境因素所致，一般发生在双侧，有显性遗传性，常常伴有其他部位的肢体畸形。

孕40周时，陈云剖宫产分娩生下了一个漂亮的男婴。满月后，她带宝宝去小儿骨科进行了全面检查，并很高兴地回来告诉我们，宝宝需要经过几次手术，日后功能应该不会受到影响。

虽然前路漫漫，还有很多困难等着这对母子，但我们都被她坚定的决心感动。生命是珍贵的，也许并不完美，但一定会拥有自己的光彩！

胎儿异常，首先排除染色体异常

胎儿发育异常并不少见，发生率为4%～6%。常见的胎儿结构异常包括：唇腭裂、先天性心脏病、肾脏发育异常、脑发育异常等。

对于超声发现胎儿结构异常的孕妇，我们建议首先排除胎儿染色体异常及一些染色体微缺失、微重复。因为胎儿染色体异常，如21三体综合征、18三体综合征等，常合并胎儿结构异常；有一些胎儿发育异常，则与胎儿染色体微缺失、微重复有关，如22q11微缺失综合征等。

综合评估，辅助决定胎儿去留

在排除了胎儿染色体异常及染色体微缺失、微重复综合征以后，我们需要对胎儿结构异常的预后进行评估。

比如，近几年胎儿先天性心脏病的发生率呈上升趋势。按照复杂程度，先心病可分为简单先心病和复杂先心病。简单先心病包括我们常说的房间隔缺损、室间隔缺损、动脉导管未闭等，有些是在胎儿期被发现的，有些是出生后被发现的。简单先心病并非都需要手术治疗，部分房/室间隔缺损或动脉导管未闭会自然愈合，但自愈概率与缺损的位置、大小及新生儿出生状况有关，需要经全面评估后判断。复杂先心病是指有多个心血管病变同时存在，常见的有法洛四联症。随着医学的快速发展，这类复杂先心病的手术治愈率越来越高。所以，当产前检查发现胎儿存在先心病时，不要轻易放弃，应去有围产会诊中心的医院行进一步检查并评估后再决定。

除先心病外，肾脏发育异常也是一种发生率较高的胎儿结构异常，临床上常见的有胎儿肾积水、囊性肾发育不良、肾缺如、盆腔异位肾等。在排除胎儿染色体异常后，我们需要通过超声动态监测胎儿生长发育及羊水量等情况。羊水成分主要是胎儿的尿液，通过羊水量的动态监测，我们可以间接了解胎儿的肾功能情况。如果出现羊水过少合并胎儿双侧肾脏发育不良，则预后不良可能性比较大；如果检查仅发现胎儿单侧肾发育异常，随访发现胎儿生长发育及羊水量在正常范围者，则预后较为乐观。

我院产前诊断中心每周二、三下午有产前会诊及围产会诊，主要接待胎儿发育异常的孕妇。两大会诊中心联合产科、新生儿科、心脏外科、泌尿外科、脑外科、影像科、遗传科及计划生育科等多学科专家，可对高危孕妇进行全方位的诊断及指导。

孕晚期引产，存伦理问题

有一些孕妇在孕27周后，胎儿双顶径已超过65毫米，检查发现胎儿存在非致死性结构异常后，会提出终止妊娠的要求。此时人为终止妊娠存在伦理问题，且胎儿存活率明显上升，所以我们往往会建议孕妇待宝宝出生后进行进一步诊治。对于一些坚持引产的孕妇，会诊中心会提交医院伦理委员会讨论，伦理委员会将根据孕妇、胎儿的情况，以及引产风险，做出最终决定。PM

专家简介

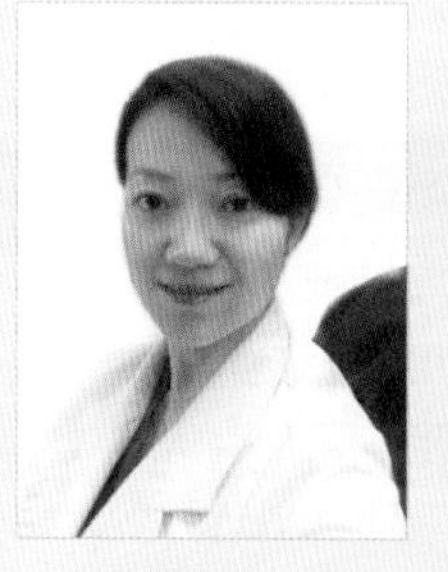

王彦林 上海交通大学医学院附属国际和平妇幼保健院产前诊断中心主任、主任医师、博士生导师，中华预防医学会出生缺陷与控制专业委员会遗传病学组委员，上海市医学会围产医学分会、医学遗传学分会委员。擅长遗传性疾病的产前诊断及遗传咨询，以及胎儿发育异常、复杂性双胎、常见产科疾病的诊治。

专家门诊：周一、周三、周四上午

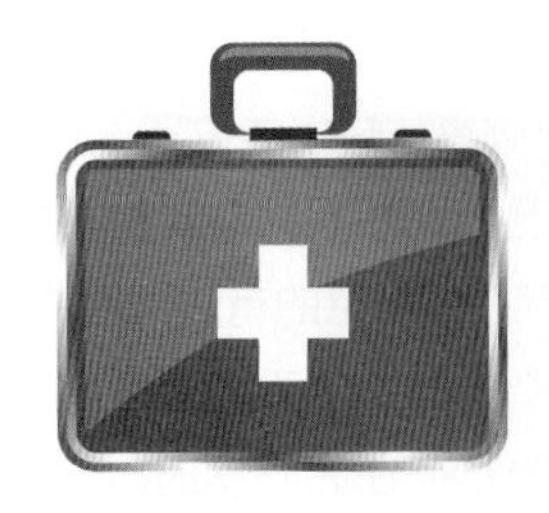

旅行途中，各地气候不同、气温多变、饮食各异，加上身体疲劳，各类疾病很容易乘虚而入，随身携带一些药品很有必要。出门在外，携带的行李很多，药品虽不可少，但也不能面面俱到，要精简至恰到好处。

旅行小药箱 该备哪些药

复旦大学附属华山医院副主任药师　李中东

1 晕车晕船，“药”来挡

不少人在坐车（船）或乘飞机时，会出现头晕、恶心、呕吐等症状，病情轻重不一，休息后逐渐减轻或消失，医学上将这类现象称为“晕动病”。防治晕动病最常用的办法就是服用晕车药。易晕车者外出旅行时可根据各药物特点和乘车时间长短，从下面所列药物中酌情选择 1~2 种。

● **晕海宁（茶苯海明）** 上车前半小时服，成人或 6 岁以上儿童每次 1～2 片，5 岁以下儿童半片或 1 片。可有嗜睡、口干及皮疹等不良反应，食物或牛奶可减轻其胃刺激。

● **眩晕停（盐酸地芬尼多）** 预防晕动病，需上车前半小时服，成人每次 1~2 片；治疗晕动病，应日服 3 次。副作用有口干、胃不适、头晕、耳鸣、皮疹、视力模糊等，偶见嗜睡、心悸等，停药可消失。

● **东莨菪碱贴片** 出门前一晚贴于耳后皮肤上，或出发前 5～6 小时贴，乘车结束后取下药片；成人一次 1 贴（1.5 毫克），8～15 岁儿童一次 0.75 毫克，有效时间达 3 天。少有口渴、视力模糊、嗜睡、心悸、面部潮红、头痛、尿潴留、便秘等反应。

● **安定** 成人每次 1～2 片，长途旅行可加服 1～2 次，不宜过饱或空腹服用。

注意事项

①晕车药不可和感冒药、抗组胺药（过敏药或鼻炎药）、镇静药、镇咳、祛痰药等并用，也应避免合用胃肠镇痛、解痉药。②嗜铬细胞瘤、癫痫、机械性肠梗阻、胃溃疡、严重肾功能障碍、心动过缓患者，6 个月以下婴儿，以及过敏者禁用，孕妇慎用。

2 感冒发热，“药”对症

旅行途中，若遇室内外温差大、车船空气不流通，加上饮食不规律、保暖不到位，易致免疫力下降，一旦被“病毒”等盯上，很容易感冒，可备 1~2 种感冒药。

● **泰诺、百服宁、白加黑等** 侧重于解热止痛，对鼻塞也有效，选一种即可。

● **新康泰克** 适合仅有流鼻涕、打喷嚏、鼻塞等过敏症状者，无退热止痛作用。

● **奥司他韦** 这是抗流感病毒药物，经济允许的也可备着。

注意事项

①轻度感冒者，只要注意休息，饮食清淡，多饮水，一般 5～7 天即可恢复。症状明显的严重感冒患者需对症用药，减轻不适。②感冒用药宜少而精。用一种药物有效时，就不必用两种药物。③感冒病因不同，用药也不同。患普通病毒性感冒，一般无需使用抗病毒药物。患流行性感冒，早用抗病毒药物可缩短病程。口服金刚烷胺对 A 型流感病毒有效，但不良反应较重；奥司他韦（达菲）对 A 型和 B 型流感病毒均有效，偶有恶心和呕吐，与食物同服可避免。感冒中后期若并发细菌感染，需加用抗生素。④对症用药。发热、头痛、咳嗽症状较严重者，可选含对乙酰氨基酚和氢溴酸右美沙芬的感冒药；鼻塞严重者，可选含伪麻黄碱的感冒药；流鼻涕和打喷嚏等卡他症状较严重者，可选含扑尔敏（盐酸氯苯那敏）的感冒药；咳嗽、痰多且黏稠者，可选用含愈创甘油醚的感冒药。流行性感冒者，可选抗病毒药。⑤需驾车者，慎用含抗组胺（扑尔敏等）的感冒药。

3 腹痛、腹泻，“药”用对

出门在外，难免因气候、饮食、卫生等原因而出现腹泻。旅行期间出现的腹泻称为旅游者腹泻，感染是最常见的原因，主要因食用受致病菌、寄生虫、病毒污染的食物和水源所致，发病迅速，常见于气候炎热地区。治疗腹痛、腹泻，药物要有针对性。

● **十六角蒙脱石（思密达）**为胃肠黏膜吸附剂，既可保护受损的肠黏膜免受病菌和过敏原侵袭，又可吸附肠道中的病菌。

● **蒙脱石散** 治疗成人、儿童急慢性腹泻，每次1袋，每日3次。

● **复方地芬诺酯片** 治疗急慢性功能性腹泻及慢性肠炎，饭后服，每次1~2片，每日2~3次。

● **抗生素** 伴发热的小儿，可选用在小肠吸收的阿奇霉素等；大人可用黄连素（小檗碱）、氟哌酸（诺氟沙星）等。

● **口服补液盐** 可帮助补充腹泻后丢失的电解质、水分。若有频繁呕吐、腹泻，严重脱水症状，应及时就医。

● **其他** 多酶片（帮助消化）、藿香正气水/片/胶囊（发生急性胃炎引起的胃胀、恶心、吐泻，舌苔白腻时用）、保和丸（消食药）、大山楂丸（消食药）等，也可以备些。

注意事项

①出现腹痛，不宜马上吃止痛片。虽然止痛片能缓解腹痛，但容易掩盖阑尾炎等初期症状和病情，耽误治疗。②腹泻初期，宜先观察，不应急着用止泻药，也不宜用抗生素。③如果腹泻严重，2~3天也不能缓解，就要用药，并在症状缓解至少2天后才能停药。④腹泻期间，应注意补充电解质。可用口服补液盐，或者用白开水加入少量食盐和糖。饮食以咸菜佐餐的清淡米汤或稀粥为好，随后可吃面条等流质，不宜喝牛奶、冰镇饮料等。

4 过敏瘙痒，“药”救急

出门在外，环境、饮食、气候、疲劳等因素导致的皮肤过敏反应并不少见。适量备1~2种合适的抗过敏药，可以救急，减轻过敏、瘙痒症状。治疗过敏的药物主要是抗组胺类药物。

● **苯海拉明、扑尔敏（马来酸氯苯那敏）、酮替芬等**是第一代抗过敏药，一天需服用多次，疗效略差，但价格便宜，有嗜睡、口干、尿潴留等副作用。为安全起见，在驾驶车辆期间不应使用。如需使用，睡前服药较好，既治病，又助眠。

● **氯雷他定、西替利嗪、依巴斯汀、咪唑斯汀等**是第二代抗过敏药，服药次数少，起效快，作用强。嗜睡作用轻或无，无口干，对前列腺影响小。为确保驾驶安全，服药后8~12小时内不要开车。西替利嗪从肾脏排出，肝功能不良者可选用。

● **非索非那丁左西替利嗪、地氯雷他定等**是第三代抗过敏药，疗效好，价格较贵，不良反应轻。

注意事项

①老年人使用抗组胺药应适当减量，避免剂量过大或作用相加。②哺乳妇女、婴儿长期服用抗组胺药有害，应避免。③抗感冒药以复方的居多，往往含有相同或相似的抗组胺药，应避免同时使用，以免造成同类药物过量，增加不良反应出现的机会和严重程度。④服用抗组胺药时，不要饮酒。饮酒可加深中枢神经系统抑制作用，出现注意力不集中、精神不振等状况，极不安全。

5 伤口出血，“贴”立止

发生外伤时，创可贴是必不可少的急救药品。创可贴适用于切口整齐、清洁、表浅、较小的切割伤；伤口较深，有大血管、神经、肌腱损伤，以及有异物的伤口，不能使用创可贴；创可贴不宜用于疖肿、烫伤、化脓感染等皮肤疾病。

注意事项

①要先对伤口进行消毒处理，确认伤口内没有不洁物。②注意伤口变化，定期更换。贴上创可贴24小时后，若伤口疼痛加重，或有分泌物渗出，应及时打开检查；若伤口有红肿、渗液等感染现象，应停用创可贴。③创可贴还有其他妙用。如：修补眼镜、帐篷、包袋等；贴于手指干裂处，可缓解疼痛；贴在脚上易磨损部位，可避免新鞋伤脚。

特别提示：慢病患者，“药”必带

以上几类药物针对的是大部分普通人。如果患有需要长期用药的慢性疾病，一定要记得备足每日需服用的常规药和应急药，如有心血管疾病者，还需备些速效救心丸、硝酸甘油等急救药物。

此外，还可根据个人或家庭需要，带些绷带、纱布、胶布、体温计、碘酒、药用棉花、小剪刀等医疗用品，以应不时之需。正红花油、风油精、清凉油等也可选一种带着，用于扭伤瘀肿、风湿骨痛、头昏脑涨、蚊叮虫咬等。PM

她是心脏病还是“心病”

昆明医科大学附属精神卫生中心
临床心理科主任医师 杨蜀云

生活实例

邱女士48岁，一年前其父亲因心肌梗死住院治疗，她一直陪护左右。最近，她因工作负担过重，出现睡眠不好等问题：入睡困难，早醒，醒后再也不能入睡，白天感到疲乏，体力不支，并有心慌、胸闷等感觉。这让她想起一年前父亲在医院的情景，担心自己也患了心脏病。

有一天，邱女士正走在街上，无意中听到路边的人在说“朋友昨晚因心脏病突然去世”，便突然感到心慌，气喘不过来，大汗，双腿无力，人瘫倒在地。好心的路人将她送到附近的医院。医生给她做了心电图、心脏彩超、血生化、胸片等检查，均未发现明显异常。在详细询问了她的情况后，医生建议她到心理科就诊。心理科医生为她做了全面的评估，诊断为惊恐发作。经药物治疗及心理疏导后，邱女士才逐渐恢复正常。

医生的话

惊恐发作，即惊恐障碍，属于一种心理障碍，又称为急性焦虑障碍。主要表现是反复出现的、突然发作的强烈恐惧感，一般持续5~20分钟，伴濒死感或失控感，患者可出现心慌、血压升高、胸闷、呼吸困难、出汗、四肢无力等症状，能自行缓解。之后，患者会非常担忧类似情况再次发生，并出现显著的行为改变，如回避工作及学习场所，不敢一个人出门，不敢一个人待在家里。

调查显示，惊恐障碍的发病年龄有两个高峰：第一个高峰出现在青少年晚期或成年早期，第二个高峰出现于45~54岁，65岁以后非常少见。

心脏病还是“心病”

惊恐障碍发作时，经常伴有自主神经功能紊乱，表现为心慌、心率加快、血压升高、呼吸困难、出汗、四肢无力等，这让患者本人、家属，甚至医生都很难从症状上完全区分是躯体疾病还是惊恐发作。

不过，只要了解患者的病史和身体状况，并做必要的检查，还是能将二者区别开来的。首先，了解患者既往是否有躯体疾病史，如是否有高血压，近期血压是否平稳，是否按时服用降压药，是否有心脏病史、糖尿病史，是否吃了早餐，等等。其次，给患者做相关的医学检查，如心电图、心肌酶学、血压、血氧饱和度、心率、心脏彩超等，看这些检查指标是否正常。如果患者症状很严重，但各项医学检查均正常，则要高度怀疑是惊恐障碍。

治疗：服药＋心理调节

治疗惊恐障碍的措施主要包括：①由专科医生对患者进行全面评估后，针对患者的情况给出个体化的治疗方案。②药物治疗及心理治疗同等重要。在急性发作期，可在医生指导下服用能较快缓解症状的阿普唑仑及氯硝西泮。③急性期治疗的要求是12周，之后进行6~12个月的维持治疗，目的主要是预防复发。

预防：情绪巧调节

首先，要坚信心理疾病是可以预防的。其次，要对自己目前的心理状况有所了解。在出现些情绪问题的初期，就要设法处理。比如：出现莫名的烦躁、心情低落；自己感到特别难受，影响到生活和工作；出现睡眠问题，不愿去参加日常活动和工作等情绪问题；等等。此时应尽早到医院心理科就诊，寻求专科医生的帮助，不要让这些情绪问题发展为惊恐障碍。

在生活中，还要善于调节情绪。通常，当感到焦虑及惊恐时，患者往往会全神贯注于自己的异常感受，反会对惊恐的情绪起到推波助澜的作用。此时如果把注意力转移，情绪反而会更加平稳。具体方式可选择自我放松、出去散步、打电话、和朋友交流或表达等。PM

我是一名孩子的家长。可能是经常看电脑或手机的原因，孩子患近视了。最近，我听朋友说，孩子戴了眼镜，性格会变。我也注意到，自从戴上眼镜后，孩子好像变得不活跃了，显得有些内向；而在这之前，孩子很活跃好动的。我上网查了一些资料，也有一种观点认为，戴眼镜在一定程度上会给儿童的性格形成带来负面影响。这种说法有道理吗？

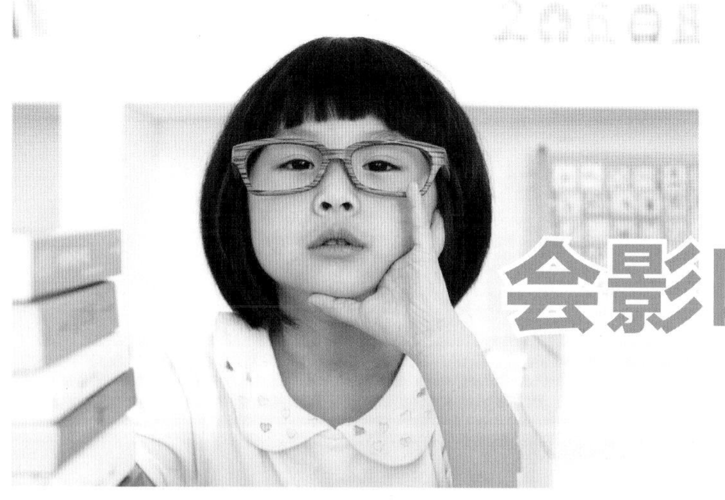

戴眼镜会影响孩子性格吗

南京脑科医院医学心理科副教授　欧红霞

要想知道戴眼镜这一行为是否会影响性格，首先应该知道性格的形成受哪些因素的影响。

性格影响因素之一：遗传

遗传是影响性格的重要因素，性格的形成与发展有着极其深厚的生物学根源。首先，相貌、身高、体重等生理特征，会因社会评价与自我意识的作用，直接影响到自信心、自尊心等性格特征的形成。其次是个体成熟的早晚。一般地说，早熟的孩子爱社交、责任感强、比较遵守纪律，容易给人良好的印象；晚熟的孩子则相反。第三，神经系统的遗传特征对性格的形成有影响，开朗型的人比抑郁型的人更容易形成热情大方、积极乐观的性格。第四是性别差异。一般地说，男性比女性在性格上更具有独立性、民主性、攻击性和支配性，并具有强烈的竞争意识，敢于冒险；而女性更具依赖性，易受外界影响改变主意，做事有条理，具有较强的忍耐性。

性格影响因素之二：环境

人的性格是先天与后天联合作用的产物，而后天因素是指生活环境，特别是发育时期所处的环境。首先是家庭环境，包括父母的观念、思想、职业、性格、文化水平、处事的行为方式。特别是父母对孩子的养育态度和方式（如对子女的行为是鼓励多还是批评多、对子女的期望值是否恰当、有无过度保护等），会直接影响子女性格特征的形成。其次是社会环境。整个社会的文化环境、学校教育、同学之间的相互交往、老师对学生的态度等，对人的性格的形成，如世界观、人生观、道德理想、奋斗目标的确立，具有重要意义。另外，突发的生活事件，如受到来自外界的羞辱、学业的挫折、亲人的分离、父母的离异、自我形象的变化等，都会对性格产生影响。

戴近视眼镜影响性格吗

戴眼镜只是对视力的矫正，既不属于遗传因素，也不是重要的环境因素，与性格的形成没有关系。不过，近视的出现多在青少年时期，而这个时期恰是一个人性格由儿童向成人转变的时期。孩子性格的变化往往与戴近视眼镜同期发生，容易给人们造成“戴眼镜后孩子性格发生变化”的表面印象，但实际上二者不存在因果关系。

当然，也可将戴眼镜看作一种小的生活事件（环境因素），可能对孩子性格、行为产生一些微小影响。比如，戴上眼镜后，孩子可能在从事球类运动时会有所顾忌。另外，孩子戴上眼镜后，外在形象有所变化，可能别人对他评价也会有所变化，这反过来的确有可能对孩子的性格行为产生一些微小的影响，但就整体性格的形成来讲，仍是微不足道的。总之，戴眼镜影响性格的说法不太科学，家长不必有这方面的担心。PM

谣言还是事实?

近年来,随着互联网,尤其是智能手机的普及,很多隐私的“性知识”也广为流传。比如,一条很常见的“性知识”是:精液量越多,性功能就越强,珍惜精液或者通过各种方式增加精液量,会让性功能更强。真相到底如何?

精液量与性功能强弱有关吗

✍安徽医科大学第一附属医院泌尿外科副教授　张贤生

正常精液主要由精子和精浆组成,其中 90% 以上为精浆,精子的含量只占精液总量的小部分。精浆由前列腺、精囊、尿道球腺及尿道旁腺等附属性腺分泌,主要成分是水,还有脂肪、蛋白质颗粒、色素颗粒、卵磷脂小体、酶类、果糖、山梨醇、钙、锌、镁等多种成分。根据世界卫生组织 (WHO) 规定的正常精液量标准,男性一次排精量为 2~6 毫升。

精液量与性生活频率密切相关

精液量与性生活频率密切相关,性生活过频或自慰频繁,可能导致精液变少、变稀。反之,长时间禁欲、性生活频率减少,精液量会增加,这属于生理性的精液量增多。

精液的多少主要反映附属性腺的分泌能力,如果分泌物过多,就应怀疑是否为病理性原因导致。排精量超过 6 毫升,应尽早就医并接受治疗。例如,前列腺是男性重要的附属性腺,其分泌的液体是精液的重要组成部分,它一旦发生炎症,将对精液量产生一定影响,前列腺炎患者有可能出现精液量增多的现象。

性功能与整体健康状况有关

性功能是人类的本能,是生育和繁衍后代的基础。男性性功能是男性进行性活动的保证。正常性功能的维持依赖人体多系统的协作,涉及神经系统、心血管系统、内分泌系统和生殖系统。此外,还要具有良好的精神状态和健康的心理。当身体处于全面良好状态时,男性的性功能才能发挥出最佳水平;而状态不佳时,则会影响正常性生活,影响性生活的质量,甚至出现性功能障碍。性功能良好时,精液分泌量正常,不会无故增多。

精液量过少与某些疾病有关

精液过少可能由以下 4 种病理性原因导致,应引起重视:①尿道内有憩室或尿道狭窄,会使精液部分存留于憩室内而不能全部排出,出现精液变少的现象。②射精管闭锁或狭窄,精子和精囊分泌液要通过射精管进入尿道,如果射精管闭锁或狭窄,精囊液和精子就不能排出或排出减少,精液量会明显减少。③精囊和前列腺的功能不良,如精囊或前列腺发育不良、炎症或雄激素缺乏等,也会导致精液量变少。④逆行射精,先天性或外伤所致膀胱颈解剖异常或膀胱颈麻痹无力、神经紧张度出现紊乱以及尿道膜部阻力增高,会出现精液逆行射入膀胱,使精液不能排出或排出减少。

总结

精液量与性功能强弱无直接相关关系。当患者存在生殖系统炎症等情况时,精液量可异常增多;精液量过少者,要警惕某些男科疾病。PM

TIPS:性生活频率多少最合适

现代性医学认为,性生活次数以性交后次日的感觉作为判断标准。如果双方不觉疲劳,而感到精神饱满,工作有劲,不影响睡眠,身心畅快,就属于正常。如次日精神不振、倦怠嗜睡、气短头昏、腰酸腿软、食欲下降,影响生活和工作,那就是过度。

勃起功能障碍，与慢性病关系大吗

上海交通大学医学院附属新华医院泌尿外科主任医师　白　强

生活实例

赵先生患有高血压，一直在服药治疗。近来，他感觉在性生活方面有些“力不从心”，但一直羞于启齿。直到有一天，因为勃起功能不佳的问题，妻子和他大吵了一场，他才意识到问题很严重，硬着头皮到医院诊治。检查结果让他很意外，医生说，他的勃起功能障碍可能与高血压有一定关系。

余先生40岁，患勃起功能障碍半年。医生了解到余先生有心血管病家族史，在治疗勃起功能障碍的同时，还建议他多做运动，注意饮食平衡，并告诉他勃起功能障碍可能是心血管疾病的前奏，一定要提早预防。

多种慢性病可伴发ED

勃起功能障碍（英文简写为ED）是指阴茎不能达到和维持足够的硬度以完成满意的性生活。凡是阴茎不能勃起或勃起时间太短，不能使性生活双方满意，即可诊断为ED。

导致ED的原因很多，除了年龄外，一些常见慢性病，如动脉粥样硬化、糖尿病、高血压、肝肾功能不全、高脂血症和肥胖等，都与ED有着密切关系。

高血压患者中ED的发病率约为15%，一些治疗高血压的药物也可以导致ED。冠状动脉的直径为阴茎动脉直径的2~3倍，长期动脉硬化可首先导致阴茎供血不足；随着动脉硬化的加重，会出现心肌缺血的表现。因此，早于冠心病之前出现的往往是ED。

糖尿病可引起血管和神经病变，也与ED关系密切，糖尿病患者发生ED的概率是正常人群的7倍，这与糖尿病患者的年龄、血糖控制情况有很大关系。糖尿病病史10年以上患者发生ED的可能性是病史在5年以下者的2倍以上。血糖控制不良者，也极易发生ED。

有关高脂血症与肥胖导致的ED，最近国内外都有报道，尤其在年轻人中，肥胖患者ED发生率高于正常对照人群。营养过剩与运动量减少，不仅是糖尿病、高血压、冠心病的重要危险因素，也是中青年人发生ED的重要原因。也有文献报道，肥胖的中青年ED患者更应该警惕未来发生冠状动脉粥样硬化的可能性。

专家简介

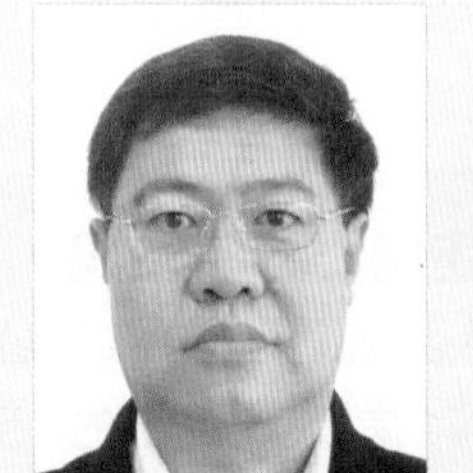

白强 上海交通大学医学院附属新华医院泌尿外科副主任、主任医师、医学博士，上海市医学会男科学分会委员，上海市中西医结合学会委员。擅长前列腺癌根治手术和放射性粒子植入、膀胱癌根治手术、肾癌保肾手术、勃起功能障碍的阴茎假体植入手术和不育症的中西医结合治疗。

ED是全身健康信号灯

慢性疾病引起的勃起功能问题，往往有一个缓慢进展的过程。患者通常只重视原发疾病的治疗而忽视了勃起功能的问题，以至于到了出现ED时再就医，治疗起来就相对复杂了。对慢性病患者而言，只有积极治疗原发病，才能减少ED的发生率。糖尿病患者一定要控制好血糖；高血压患者要控制体重，减少热量摄入，杜绝暴饮暴食，平时多运动。

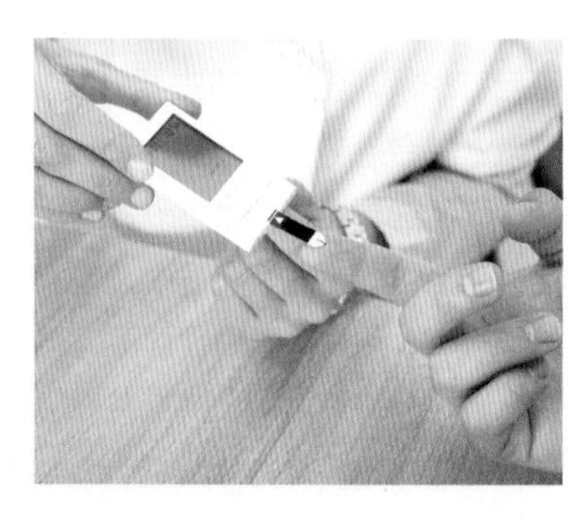

另一方面，勃起功能也是全身健康状况的信号灯。50岁以上男性发生ED，应该注意是否合并以上常见慢性疾病。如果确实患有某种慢性病，一定要积极治疗，ED情况也会有所改善。当然，疗效还取决于慢性疾病的病程、严重程度，以及治疗效果。PM

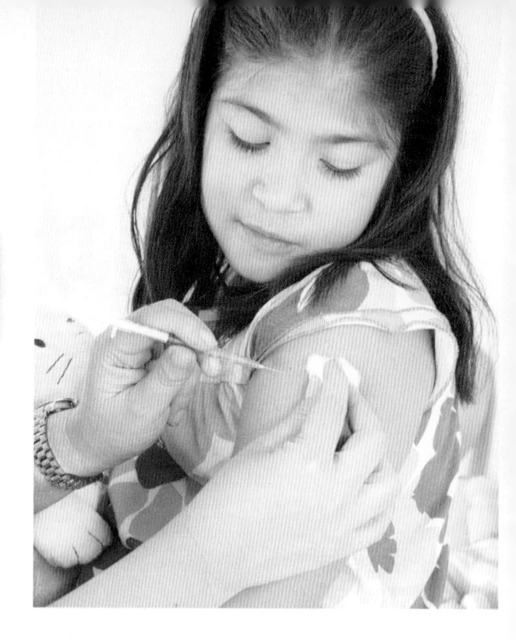

打疫苗防手足口病的9个疑问

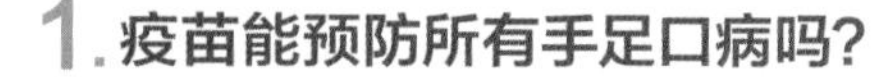

广东省疾病预防控制中心主任医师　孙立梅

1. 疫苗能预防所有手足口病吗?

专家释疑：目前上市的"手足口病疫苗"是指肠道病毒71型（以下简称EV71）灭活疫苗，是我国自主研发、全球首次上市的疫苗。接种后，可刺激人体产生针对EV71病毒的免疫力，预防EV71感染所致手足口病，但不能预防其他肠道病毒（包括柯萨奇A组16型等）感染所致的手足口病。

2. 打疫苗能100%预防EV71感染引起的手足口病吗?

专家释疑：跟其他疫苗一样，因疫苗特性或接种者的个体差异等因素，EV71灭活疫苗的保护率并非100%。临床试验表明，接种两个剂次EV71灭活疫苗，对于EV71感染所致手足口病的保护效力在90%以上。

3. 接种EV71灭活疫苗安全吗?

专家释疑：EV71灭活疫苗具有良好的安全性。临床试验数据显示，接种疫苗后的局部反应主要为接种部位红肿、硬结、疼痛、瘙痒等，一般为轻度，持续时间不超过3天，可自行缓解。全身反应主要为发热、腹泻、食欲不振、恶心、呕吐、易激惹等，呈一过性。该疫苗的罕见异常反应目前未知，尚需通过上市后监测获知。因此，小朋友接种EV71灭活疫苗后如出现任何不适，应立即到医院诊治。

4. 哪些人可以打EV71灭活疫苗?

专家释疑：EV71灭活疫苗接种对象是6月龄以上易感儿童，越早接种越好；鼓励在12月龄前完成接种程序，以便尽早发挥保护作用。不推荐5岁以上儿童接种EV71灭活疫苗。

5. 哪些人不能打EV71灭活疫苗?

专家释疑：具有下述3种情况的小朋友不能接种EV71灭活疫苗：①对疫苗所含任何成分，包括硫酸卡那霉素或庆大霉素过敏者；②患急性疾病、严重慢性疾病，或处于慢性疾病急性发作期和发热者；③过敏体质者。

6. 疫苗如何打?

专家释疑：免疫程序为接种2针，间隔1个月。接种部位在上臂三角肌，肌内注射，每次接种剂量为0.5毫升。

7. 接种疫苗要注意什么?

专家释疑：①血小板减少症或出血性疾病患者慎用。②未控制的癫痫患者和其他进行性神经系统疾病（如格林巴利综合征等）患者慎用。③不推荐慢性免疫功能缺陷的患者接种，接受免疫抑制治疗者应推迟到治疗结束后再接种。④接种EV71灭活疫苗与注射人免疫球蛋白至少间隔1个月以上。⑤接种后请在现场留下来观察30分钟，若有不适，应及时告知接种医生，严重者应及时就医。

8. 疫苗是否要年年打?

专家释疑：根据临床试验数据，规范完成两个剂次疫苗接种，保护效果可达2年；至于第3年是否需要加强免疫，需要持续跟踪试验收集数据。EV71病毒感染在全年均可发生，适龄儿童即便不处于手足口病发病高峰期，也可接种疫苗。当前，EV71灭活疫苗的接种遵循知情、自费、自愿原则。

9. 已经得过手足口病，还需要打疫苗吗?

专家释疑：手足口病可由多种人类肠道病毒感染引起。如果既往所患手足口病明确是由EV71病毒感染引起的，那就无需接种EV71灭活疫苗；如果所患手足口病由其他肠道病毒感染引起，或者无病原学诊断结果，可以接种EV71灭活疫苗。PM

推拿，古称按摩。现在一般把用于医疗的称为推拿，用于保健的称为按摩。推拿按摩是一种徒手治疗方法，一般不借助药物和器械；同时，它又是一种外治方法，主要在人体体表操作，不侵入机体。因其操作简便、安全有效，历来广受大众欢迎。

推拿并非 百无禁忌

上海中医药大学附属岳阳中西医结合医院推拿科主任医师 孙武权

治疗范围广，并非包治百病

用于保健的按摩，分为自我按摩和他人按摩。自古以来它就是养生者延年益寿的主要手段，受到百姓喜爱，在民间一直热度不减。但是，它也有被夸大和神秘化的倾向，需要正本清源——推拿并不能包治百病。用于医疗的推拿是中医医疗技术中历史最悠久的：理筋手法和关节调整手法是骨伤科治疗疾病的主要方法；经穴推拿、脏腑手法在内科和妇科疾病治疗上屡见奇效；小儿推拿更是独树一帜，自明朝以来一直在民间流传。近年来，推拿不仅用于临床医学、预防保健，还可用于康复医学，治疗与应用领域愈加广泛。

什么病推拿效果好

如果头颈痛、腰痛、肩痛，人们常常会按按揉揉，做一下推拿按摩，以舒缓疼痛。其实，推拿能辅助治疗的疾病远不止这些，落枕、颈椎病、颞下颌关节紊乱、肩周炎、腰椎间盘突出症、急性腰扭伤、腰椎滑脱症、骶髂关节紊乱、腰椎骨关节炎、强直性脊柱炎、膝关节骨性关节炎、肌筋膜炎、“网球肘”、踝关节扭伤、腱鞘炎等脊柱与四肢关节病痛，眩晕、高血压、糖尿病、感冒、头痛、失眠、胃脘痛、胆囊炎、腹泻、便秘、慢性阻塞性肺疾病、慢性疲劳综合征、中风后遗症、痛经、月经不调、乳腺炎等内科和妇科疾病，以及近视、鼻炎等五官科疾病都可以进行推拿治疗。推拿最有效的还是辅助治疗小儿呼吸、消化、泌尿系统疾病，包括腹泻、便秘、呕吐、厌食、咳嗽、哮喘、发热、遗尿、尿频、脑瘫等。

手法决定效果

推拿治疗范围广，但并非对每一种病症均有良好治疗效果。手法所产生的治疗效果，是由手法的作用原理所决定的。比如，皮部经筋类手法能松解肌肉韧带筋膜，关节调整类手法可以改变关节位置关系。如果骨伤类疾病仅仅是软组织损伤，手法一般都能起到作用；如果有炎性水肿，手法作用就不是很明显，甚至有副作用。其他系统疾病也存在类似的问题。临床医生会根据疾病的种类和不同发展阶段，选择合适的推拿治疗方法，或者说选择合适的治疗方法，而不仅仅是推拿方法。

什么情况下不能做推拿

部分情况不适合推拿治疗：①诊断不明的脊柱、脊髓损伤；②急性传染病；③各种感染性疾病；④治疗部位有皮肤破损和皮肤病；⑤各种恶性肿瘤；⑥有出血倾向或正在出血的部位，血液病和内脏溃疡穿孔；⑦骨折移位、骨结核、骨肿瘤、骨髓炎以及严重的骨质疏松症；⑧妇女经期或妊娠期的腹部和腰部；⑨极度疲劳或酒醉后；⑩不能合作的精神病患者；⑪严重内脏病变、年老或体质虚弱不能承受推拿者；等等。

推拿作为一种绿色疗法，没有药物副作用，无创伤。但是它毕竟是一种外力作用于人体的疗法，如果操作错误，也可能出现一些异常情况，轻者影响推拿疗效，重者可能对人体造成严重损害甚至危及生命，须格外慎重。患者应去正规医院推拿科进行治疗。PM

专家简介

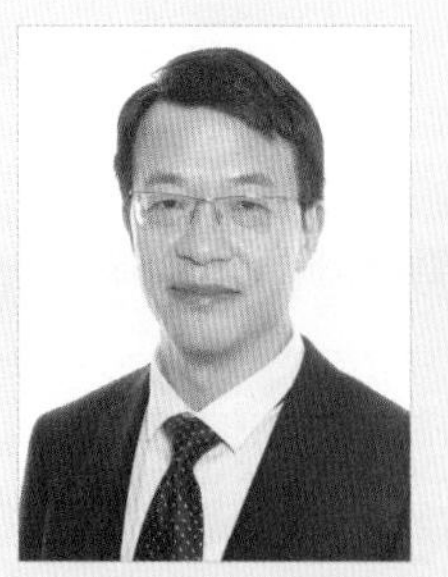

孙武权 上海中医药大学附属岳阳中西医结合医院推拿科主任、主任医师、医学博士、硕士研究生导师，上海市中医药研究院推拿研究所临床研究室主任，中华中医药学会推拿分会秘书长，世界中医药学会联合会小儿推拿专业委员会副会长，中国民族医药学会推拿分会副会长，上海市中医药学会推拿分会副主任委员，丁氏推拿流派主要传承人，海派儿科推拿讲师团团长。

专家门诊：周一上午

我给老年人推荐一个健康标准，即世界卫生组织（WHO）的健康标准——“五快”和“三良”：食得“快”、便得“快”、睡得“快”、说得“快”、走得“快”，配合良好的个性、处事能力和人际关系。老年人要想达到这一标准，需从锻炼、睡眠、心态、饮食上努力。

健康老人“达标线”

上海中医药大学附属曙光医院 内科主任医师 熊旭东

专家简介

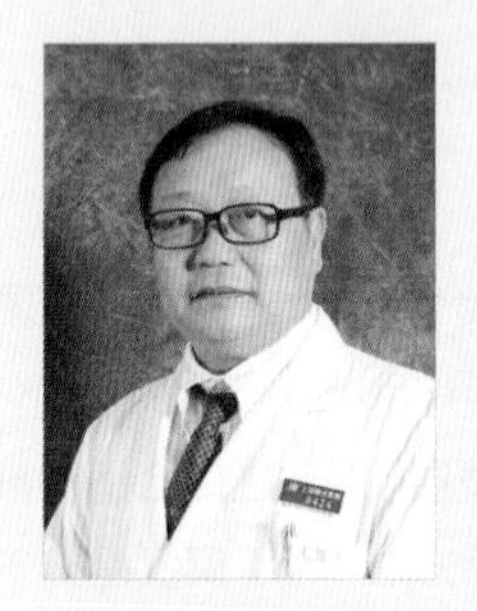

熊旭东 上海中医药大学附属曙光医院大内科副主任、主任医师、教授、博士生导师，中医急诊研究室主任，国家中医药管理局“十二五”重点专科重症医学科/急诊建设基地负责人、学术带头人，中国中西医结合学会危重病专业委员会副主任委员，上海市中西医结合学会急救专业委员会主任委员，国家自然科学基金评审委员。擅长严重感染性疾病及各种急重症的诊治。

专家门诊：周四上午（西院）

量力而行多锻炼

科学、规律、持久的身体锻炼可以有效调节身体各脏器的功能，增强机体免疫力，促进新陈代谢，有益身心健康。

锻炼时间可以安排在上午7~9时，或者下午3~5时。气候适宜时，可以多参与室外活动，注意保暖；气候不佳时，可选择室内活动筋骨。古人言“人体欲得劳动，但不当使极耳”，当人们进行锻炼时，应量力而行，以全身微微汗出、活动后感觉全身舒适为度，可以选择慢跑、散步、练太极、做气功、登山、游泳等活动，不适合剧烈运动。

锻炼前应避免空腹，可少量进食及饮水，以防发生低血糖。容易发生低血糖的中老年朋友，可以随身带些含糖量较高的食品，如面包、糖块、巧克力等，以备不时之需。活动后应休息半小时左右再进食。

舒缓调节助睡眠

老年人常出现睡眠伴情绪障碍，焦虑、抑郁、紧张、激惹等情绪还会加重失眠。

睡前，可以静坐或躺在床上，微闭双眼，缓慢呼吸，放松身体，听舒缓的音乐。失眠患者常因欲寐而不能寐，产生期待性焦虑，大部分人会夸大失眠问题。此时，倒不如说服自己不睡，减少期待性焦虑，反而容易入睡。另外，睡前泡脚可以促进血液循环，在医生辨证后，还可加入有助眠、舒缓作用的中药。如果想要服用宁心安神类中成药，如舒眠胶囊、百乐眠胶囊、乌灵胶囊等，需在医生指导下进行。

积极心态笑人生

老年期的来临，不是每个人都可以怀着坦然的心态来迎接的。老年人会因社会角色的转换，适应不了突然的安逸；因家庭角色的转换，适应不了突然的落寞；也会因生物学的衰老，适应不了突然的痛苦，产生孤独、寂寞、自卑、抑郁等负面情绪。

老年人可以适度扩大生活圈，以新的身份重新回归社会生活。可以更新自我评价，广泛交友，培养兴趣爱好，例如尝试跳广场舞等；同时注重夫妻之间的交流、朋友之间的关怀。

体质的减弱、慢性病的缠扰和由此带来的疼痛等也会影响情绪。老年人要正确认识疾病，向医生咨询、与病友交流，积极接受治疗，不过度依赖药物，亦不拥有抗药心理。

药食调理助长寿

选择合理的营养摄入方式并保证大便通畅是老年人调理身体的关键。老年人的饮食宜多选优质蛋白质。植物油可选富含多不饱和脂肪酸的，如大豆油、花生油、芝麻油等。还可适当食用一些药食同源的中药材，如山楂可促消化，减少食后腹胀；山药、薏苡仁可促进脾胃运化功能；冬天适当食用萝卜，可补益肾阳。

古人云：“若要长生，肠中常清；若要不死，肠中无屎。”长寿者多与习惯性便秘“绝缘”。正常的排便习惯需要饮食中的膳食纤维来帮忙。此外，还可配合中药古方改善便秘，如大便干结、小便频数者，可配合麻子仁丸；情志欠畅者，可配合四磨汤；唇舌干燥、时欲饮水者，可配合五仁丸等。老年人的体质多半虚实夹杂，以虚为主，适当进补药食可补虚。但虚实枉正，易犯虚虚实实之戒，故老年人千万莫以嗜补求长寿。PM

君子三戒谨记牢，富贵荣华脑后抛。
和调气血除隐患，中医养生助显效。

肌肉减少症，临床也称“骨骼肌衰老”或“少肌症”，是指因持续的骨骼肌肌量流失、强度和功能下降引起的综合征，可单独存在，也可伴有脂肪的增多。肌肉减少症在中老年人群中非常常见，发病率随年龄增长而增加。据统计，60～70岁老年人群肌肉减少症的发病率为5%～13%，80岁以上人群发病率高达13%～50%。

三大法宝，防治老年人“少肌症”

复旦大学附属中山医院康复医学科
副主任医师　刘邦忠

“少肌症”：骨骼肌衰老的表现

骨骼肌是人体运动系统的动力来源，肌肉的衰老和萎缩也是人体衰老的重要标志。大约从40岁起，骨骼肌就开始衰老，其数量和质量平均每年减少8%左右，70岁以后减少幅度更大。骨骼肌减少到一定程度就会影响健康，主要表现为骨骼肌质量下降及肌肉力量减弱。患有肌肉减少症的老年人站立困难、步履缓慢、容易跌倒，常发生骨折及关节损伤等情况。肌肉减少症还会影响器官功能，可能会引发心脏和呼吸功能衰竭。

多种因素可导致肌肉减少症的发生，如骨骼肌废用、内分泌功能改变、一些慢性消耗性疾病、炎症反应、胰岛素抵抗及营养缺乏等。最常见的诱因为老化、肿瘤和营养不良，尤以老化最为关键。年轻时缺乏锻炼、肌肉储备不足者，年老后肌肉的衰老速度会比经常运动的人更快。

肌肉减少症可通过双能X线骨密度测量仪测量瘦体组织来诊断，瘦体组织重量可作为骨骼肌损失的表征；亦可通过三维成像技术（CT、磁共振等），测量肌肉横截面积辅助诊断。

防治“少肌症”三方法

1. 营养支持　营养支持能在一定程度上提高老年人、慢性消耗性疾病患者等易出现营养不良人群的生活质量。营养干预，特别是增加蛋白质的摄入，对防治肌肉减少症有一定作用。避免纯素食，增加蛋白质和维生素的摄入，可以预防并缓解肌肉减少。少肌症患者每天总蛋白质的推荐摄入量为每千克体重1～1.5克。乳清蛋白优于酪蛋白，奶类蛋白优于大豆蛋白，蛋白质水解产物（如氨基酸）可能发挥更好的作用。所有肌肉减少症患者均应检测25-羟维生素D水平，补充维生素D是肌肉减少症的综合治疗措施之一。

2. 运动　运动对增强肌肉减少症患者的肌肉量及功能有显著效果，即使是做家务，也能有效预防肌肉的减少和萎缩，并可在一定程度上预防活动能力减退和跌倒的发生。抗阻运动可有效对抗肌肉减少问题，它是肌肉在克服外来阻力时进行的主动运动，能恢复和发展肌力，广泛用于防治各种原因所致的肌肉萎缩。抗阻运动对时间和设备的要求均不高，训练可遵循以下六要素。

❶ **运动方式**　可借助哑铃、沙袋、弹力带或健身器械等锻炼，把它们作为阻力来源。

❷ **阻力大小**　先测试患者重复10次动作所能对抗的最大阻力，将该最大阻力的60%～80%作为其抗阻运动的阻力大小。

❸ **运动时间**　每次20～30分钟。

❹ **运动频率**　每周2～3次。

❺ **运动程序**　先进行拉伸或慢跑等准备活动，约5分钟；然后进行主运动；最后进行整理运动，如自身按摩、拉伸等。

❻ **注意事项**　最初开始抗阻运动者或体质较弱者可采用略小的阻力，以后逐渐增加阻力；运动时要顺应身体的反应，不能过于劳累；运动中注意保护关节，避免运动损伤。

3. 激素疗法　睾酮可促进肌肉蛋白质合成，老年人肌肉强度的减退与睾酮水平下降有关。女性体内的睾酮可由雌激素转化，绝经后女性体内雌激素减少，会对肌肉强度造成影响。因此，激素替代疗法可作为肌肉减少症的治疗措施之一。肌肉减少症患者在接受激素替代治疗前，应进行系统的医疗检查，确认症状为缺少激素所致，并排除前列腺癌、乳腺癌和子宫内膜癌等激素相关疾病或风险。补充激素应从小剂量开始，遵从医嘱，并定时到医院随访。PM

应对“少肌症”，练练“易筋经”

文 上海中医药大学附属岳阳中西医结合医院推拿科教授 严隽陶

“推拿功法易筋经”源自古代导引术，由我科针对老年人肌肉减少症，改良“易筋经”而成，是防治肌肉减少症的绝佳保健法。该功法以“调身”“调息”“调心”为主要锻炼方式，共十二式。

第一式：韦驮献杵式

出左脚，两脚与肩同宽，屈膝，两臂上举，环手抱球。

【功效】 易筋经的起式，可定气凝神，激发全身之气，培补元真。

第二式：掌托天门式

两臂上举，掌心向上，指尖相对，足跟提起，目视两手，停留数秒。两臂打开，足跟落下。

【功效】 锻炼呼吸肌，增强呼吸系统功能。

第三式：横担降魔杵式

两臂胸前合十，向内翻转手腕，指尖指向胸口，停留数秒。向外翻转手腕，两臂平开，自然下落，收左脚。

【功效】 两掌合于胸前，掌根与膻中穴等高，膻中穴为心包经之募穴，可调节心脏功能。

第四式：摘星换斗式

出右脚，呈右虚步；左手贴于后背，右手经胸前上举呈勾手，目视右手，停留数秒；右手经胸前下落，收右脚。左右交替。

【功效】 壮腰健肾，延缓衰老，增强颈、肩、腰部功能。

第五式：倒拽九牛尾式

出左脚，呈马步；两手经胸前上举，由掌变拳，由胸前下落，拳背相对，目视正前方，停留数秒。由拳变掌，环手抱球，两臂打开，掌心向外撑开，左转身呈左弓步；由掌变拳，目视左手，停留数秒。右转身，由拳变掌，两臂经胸前下落，由掌变拳，拳背相对，停留数秒；左右交替。左转身，由拳变掌，两臂经胸前下落，收左脚。

【功效】 畅通经络，调和脏腑，有“行气血，营阴阳，濡筋骨，利关节”之效。

第六式：出爪亮翅式

出左脚，两脚与肩同宽，两臂经胸前上举，掌心向上，足跟提起，两臂打开，翻转掌心，掌心向上，由掌变拳，收于腰间。由拳变掌，俯掌向下，两臂向前伸出，足跟微微提起，立掌向前。两手收于腰间，两臂向前伸出，立掌向前。配合呼吸重复动作两次。两臂自然下落，收左脚。

【功效】 开宣肺气，助心行血。

专家简介

严隽陶　上海中医药大学附属岳阳中西医结合医院推拿科主任医师、教授、博士生导师、博士后合作导师，中华中医药学会推拿分会名誉主任委员，上海市丁氏推拿流派代表性传承人。

第七式：九鬼拔马刀式

足跟提起，足尖相对，两手经胸前交叉，左手在前，右手在后。两臂打开，左手由身前呈立掌，右手于身后呈勾手，停留数秒；两臂打开，左手贴后背，右手贴后颈；右转身，吸气；左转身看左脚跟，呼气。重复两次，左右交替。两臂打开，自然下落，收足跟。

【功效】 锻炼脾、胃、肾和各关节活动功能。

第八式：三盘落地式

出左脚，呈马步，两手插于腰间，停留数秒。两臂打开，于胸前十指交叉，停留数秒。两臂打开，托掌向上，停留数秒。两手按于两膝之上，停留数秒。两臂打开，经胸前自然下落，收左脚。

【功效】 增强腰腹及下肢力量，强腰固肾。

第九式：青龙探爪式

出左脚，两脚与肩同宽，两臂齐于腰间，掌心向上。左手右出，屈拇指，俯身探腰，推掌置地三次，经左侧由掌变拳，提收于腰间，由拳变掌；左右交替。两臂自然下落，收左脚。

【功效】 疏肝理气，调畅情志，改善腰部及下肢肌肉功能。

第十式：卧虎扑食式

出右脚呈右仆步，两手按于右膝之上，目视左前方。两臂经两耳向前推出，十指微屈，呈左弓步，停留数秒。右转身，两手按于左膝之上，目视右前方。两臂经两耳向前推出，十指微屈，呈右弓步，停留数秒。左转身，两臂自然下落，收左脚。

【功效】 改善腰腿肌肉功能。

第十一式：打躬式

出左脚，两脚与肩同宽，屈膝屈髋，掌心按于两耳，鸣天鼓三次。十指交叉，贴于枕后，俯身探腰。起身，屈膝屈髋，俯身探腰，重复两次。起身，屈膝屈髋，两臂打开经身前下落，收左脚。

【功效】 改善腰背及下肢的活动能力。

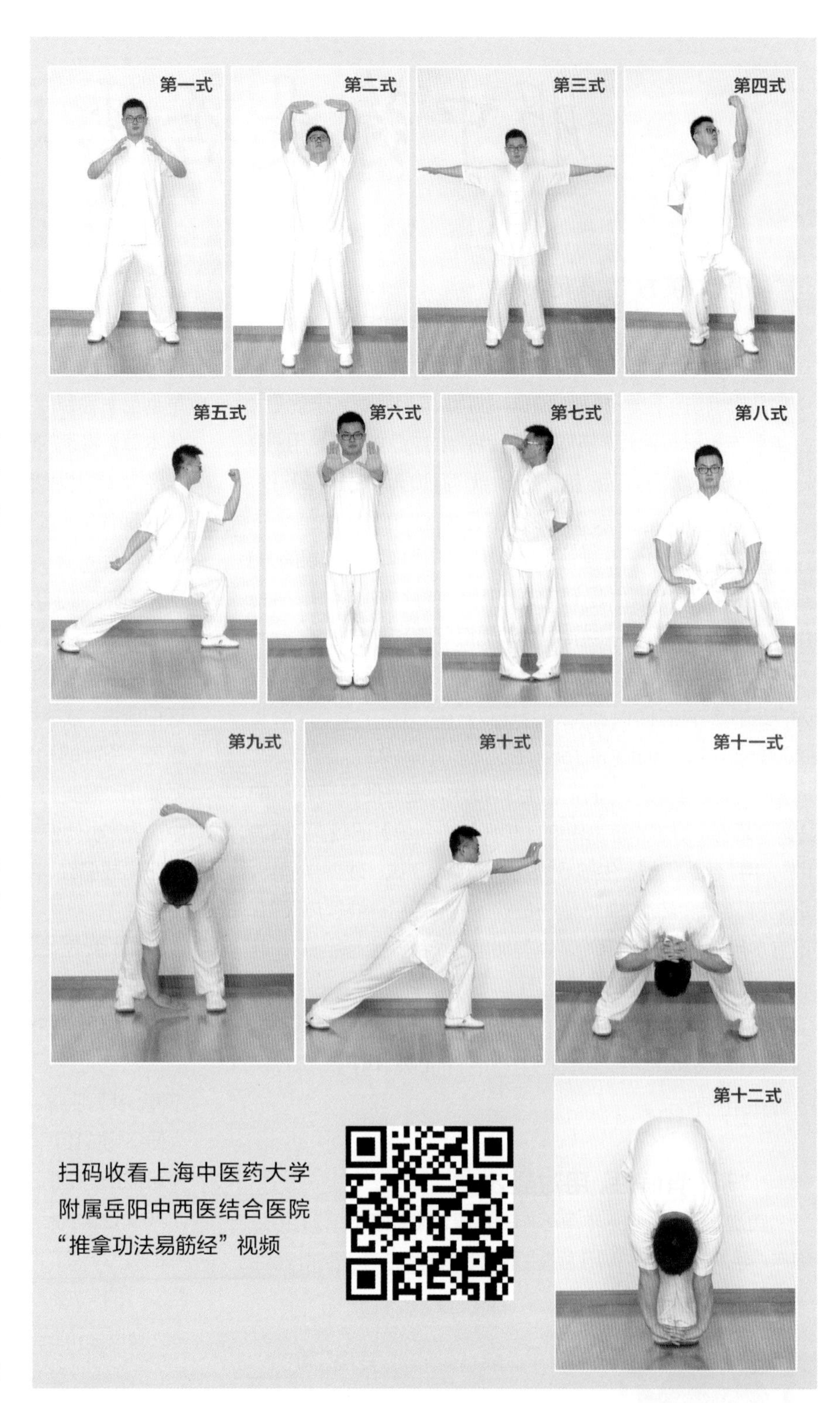

第十二式：掉尾式

两臂经胸前上举，翻转手腕，掌心向上。十指交叉，目视两手，仰身向后，俯身向前，推掌置地三次。右转身，目视左后方，左转身，目视右后方，重复两次。起身，屈膝屈髋，右转身，屈膝屈髋，两臂向上撑，重复两次。左转身，面向正前方，两臂打开，两手托于腰间，足跟提起，自然下落，震动后背三次。两臂打开，经胸前下落，收功。

【功效】 调和全身气脉，强化腰背肌肉力量，改善脊柱关节和肌肉功能。PM

服中药是否需忌茶

文/中国中医科学院研究生院教授 史欣德

历代“茶方”，不胜枚举

茶是一种传统饮品，普通如一日三餐的饭菜，同时也是一味使用历史悠久的中药。古代医家经常用茶来治疗感冒、头痛头昏、精神不振、食积、口臭、腹泻、痢疾等病。宋代《太平圣惠方》记载治疗“伤寒头痛壮热”的“葱豉茶”，用“葱白3茎（去须），豉半两，荆芥1分，薄荷30叶，栀子仁5枚，石膏3两（捣碎），茶末3钱。以水2大盏，煎取1大盏，去滓，下茶末，更煎4～5沸，分2度服”。宋代施发《续易简方》载有“姜茶散”，用“生姜（连皮，切片）10片，陈腊茶末2钱。用水2盏，煎至1盏，去滓，食前热服”，治疗“赤白痢”。此方在明代《医学入门》中被称为“姜茶煎”，《古今医鉴》称其为“姜茶汤”，清代《医林纂要》称为“姜茶饮”。清代《经验奇方》一书中的“仙传午时茶”，用以治疗“伤风头痛，冒暑发痧，吐泻”，组方里也用“陈茶”，且量最大，是其他各药剂量的20～30倍。宋代梅启照辑的《梅氏验方新编》记载“百疾消散”，用“葱头7根，生姜5大片，陈茶叶3钱，砂糖半酒杯，水2碗，共煎，热服，加陈酒随量饮。盖被汗出。惟暑热天气，不宜多用生姜，天气寒冷，生姜加重”，治疗“胸膈饱闷，肚腹疼痛，及伤风发热”。

现在有名的中成药“午时茶”，用以治疗“外感风寒、内伤食积证”，也由红茶加其他中药炮制而成。可见，历代医家都在用“茶方”。

“茶”有偏性，用对显效

首次将“茶”收入本草著作的是唐代《新修本草》，将茶称作“茗”“苦荼”，作用为“主下气”。更早的对于茶叶药性功效的记载，见于宋代《太平御览·饮食部》所引的《神农食经》。原书记载，茶叶“味甘、苦，微寒，无毒”“令人有力，悦志”“主瘘疮，利小便，少睡，去痰渴，消宿食”。明代《本草纲目》称茶“苦而寒，阴中之阴，沉也，降也”。现代《中华本草》将茶的药性归纳为“味苦、甘，性凉，归心、肺、胃、肾经”，作用为“清头目，除烦渴，消食，化痰，利尿，解毒”。

现代实验研究发现，茶叶含有大量茶碱和咖啡因，对中枢神经系统、心脏有兴奋作用。茶有利尿、降脂、抗动脉硬化、抑制血小板聚集和抗血栓、抗氧化、抗过敏等多种作用。

虽然茶叶的现代研究作用很多，但在中医眼中，作为一种能用作药物的食品，有一定的偏性。具体运用中，最好考虑这种偏性，才能用对用准，否则不但没有效果，还会出现各种偏差。茶叶的药性总体偏寒凉，味苦而性偏燥，故适用于体质偏热、偏实、偏湿者，如体形不干瘦、喜欢肉食或甜食、口中热黏、小便偏黄或有灼热感、面色不灰暗、舌体不瘦小、舌色正常或偏红、舌苔经常厚腻者等。

喝茶是否会“解药”

有些人认为，喝茶会“解药”，所以服中药时不喝茶。茶是否“解药”需根据茶的药性，视情况而定。

从病证来看，茶主要适用于痰、湿、食积等引起的头目不清、头昏胀痛、胸脘痞闷、口中黏腻、肢体水肿、小便不利、大便不畅或腹泻等，故当这类患者服中药时，不但不需要忌茶，还可以随意饮茶，甚至可以在汤药中加入适量茶叶同煎。体质或病证偏热者，通常可以选择绿茶。舌苔厚腻者应选择味道相对苦一点的绿茶。寒热偏向不太明显者，可选择半发酵或全发酵的乌龙茶、铁观音、红茶等。

如果不清楚自己是否可以在服药期间饮茶，或持谨慎态度，为服药安全，除生姜、陈皮、苍术、苏叶、防风、荆芥、豆豉等自古经常与茶配伍同用的中药外，平时有饮茶习惯的患者宜将饮茶与服中药的时间错开1～2小时，两者不相遇，也就不存在“化学反应”“解药性”问题。

此外，因茶叶味苦而性寒、沉降，故在服用甜味滋阴补血类药、温热类药、升提中气类药时，最好不要同时喝茶，因其药性相反，会干扰药效。PM

专家简介

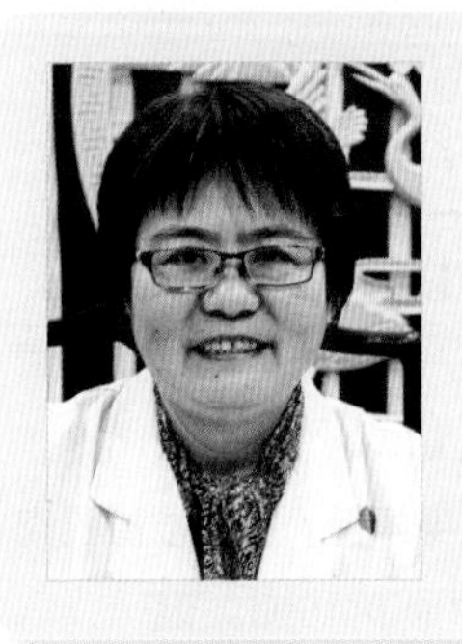

史欣德 中国中医科学院研究生院教授，国家中医药管理局科技开发交流中心名老中医学术传承临床应用基地特聘专家。曾任国家教委、国家中医药管理局医史文献重点学科方剂文献方向学术带头人，江苏省中医学会肺系专业委员会副秘书长，首届全国百名中医科普专家。

我从医50余年，潜心中医妇科，致力于经、带、胎、产、嗣育、杂病等研究。半个多世纪来，现代科技飞速发展，医疗技术也有了长足的进步，思维不断创新，视野不断开拓，我看到很多原来被认为的“不可能”成为现实、“不可治”获得了痊愈。

把“不可能”变成现实 让“不可治”获得痊愈

口述/李祥云　整理/许蕾

现代试管婴儿技术的开展，解决了输卵管病变或切除导致不孕的难题；促性腺激素治疗卵巢功能差、排卵障碍，效果立竿见影。但接踵而来的问题是：副作用增多。例如促性腺激素治疗，用药剂量大，风险也大，可能造成卵巢过度刺激综合征，导致胸水、腹水、压迫心脏、呼吸困难等，严重者可致死。我们曾用中药治愈过多例这类患者。同样，在应用促性腺激素促排卵的过程中，治疗过度会导致机体内激素分泌异常，甚至造成卵巢早衰。这类患者经用中药治疗，其卵巢功能可恢复正常，有孕生子。

中医药在很多疑难杂病的诊治中有用武之地。例如：某患者孕后6月子宫肌瘤红色变性，出现发热、剧烈腹痛，因惧怕手术而行中药治疗，后转危为安、顺利分娩；某患者6次试管婴儿均失败，用中药治疗半年后顺利怀孕并自然分娩；某患者经行9个多月淋漓不净，时多时少，面色萎黄，给予半月中药治疗而止血；等等。以上所举，都是最近两三年的病案，可谓“新时代”的新问题。而在50多年的行医过程中，更多的疑难杂病不胜枚举。要问如何才能迎难而上、破解困境，我想说的是“知识的积累”。

对中医来说，勤学苦练的前提是重视经典古籍的启迪。熟读文献，联系实际，引申发展，常有收获。20世纪70年代，一位患者剖宫产后高热40℃，除抗生素治疗外，另行酒精擦浴、冰袋外敷等物理降温，体温恢复正常出院。但自此后，她经常全身发冷，8月份穿着棉大衣还直喊冷。患者无汗，胃不舒，呃逆，苔白腻，脉细。此寒邪入里，阴寒之病。我受古籍《素问·逆调论》启发，用附子桂枝汤加二陈汤治疗，患者病愈。

现代中医也受西医理论启迪。例如，西医研究发现，卵泡内存在蛋白溶解酶、淀粉酶、胶原蛋白溶解酶等，卵泡内还有松弛素，能加强蛋白溶解酶活性，使卵泡壁破裂而排卵。我们临床常先用当归、红花、丹参、鸡血藤等活血中药，使卵泡壁溶解破裂，达到排卵目的。

崇尚“天人相应”的中医，还不能忽视自然变化的启迪。我参加1976年唐山大地震的救援工作时了解到，地震先是上下震动，后左右晃动，使震松、泡软的建筑墙倒屋塌。我由此联想到一些疑难子宫内膜异位症、子宫肌瘤的治疗方法。除非患者身体极度虚弱，我一般先用大量破瘀散结药，甚至搜剔通络药，如三棱、莪术、水蛭、地鳖虫等，用以“震松”；继则用软坚散结药，如象贝、夏枯草、威灵仙等，用以“泡软”；再用活血利水药，如红花、桃仁、茯苓、车前子等，用以“塌屋”。

此外，博采众长、自我总结也十分重要。我下乡巡回医疗遇到的赤脚医生，为我介绍过一些当地药，很有疗效。例如，棉花根补气，碎米荠治白带，马齿苋治腹泻，鱼腥草治咳嗽，等等。当然，在我的行医生涯中，也有很多患者未得到治愈，甚至被误诊。此时必须分析原因、总结教训，为下一次诊治积累经验。

步入古稀之年，回顾这些攻坚克难中的点滴，我感慨良多。时代在发展，科学在进步，疾病谱在变化，但是只要以人为本、海纳百川的精神不变，海派妇科必将不断前进，中医薪火终能代代传承。PM

专家简介

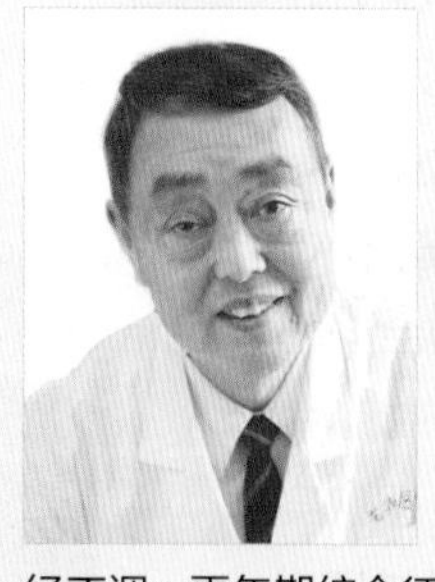

李祥云 上海中医药大学附属龙华医院妇科主任医师、教授，上海市名中医，曾任上海中医药大学附属龙华医院妇科教研室主任、上海市中医妇科学会主任委员，现任上海市中医妇科学会顾问。擅长治疗不孕症、子宫内膜异位症、输卵管梗阻不通、月经不调、更年期综合征、妇科奇难杂症、男性不育症、男女性功能障碍等。

特需门诊：周二下午，周三上午，周五上午（龙华医院总院）

"生病起于过用"这句话出自《黄帝内经·素问·经脉别论篇》。

"过用"就是使用太过，超出常度。人的生理活动有一个正常范围，超出了这个限度，就是过用，极易产生种种疾病。如劳逸太过、饮食不节、情志过激等各种"过用"，超出了人体自身的调节能力，疾病便随之而起。

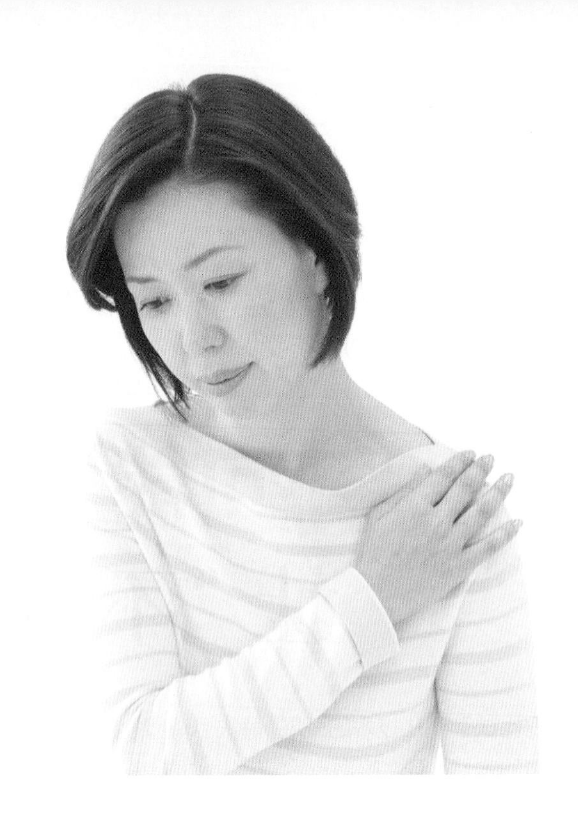

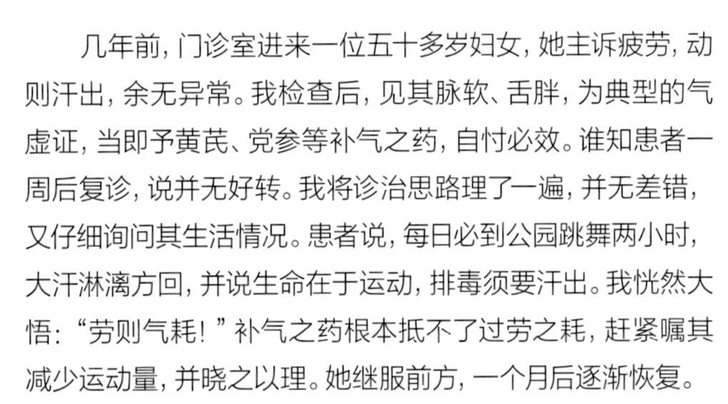

生病起于过用

上海中医药大学教授　叶　进

几年前，门诊室进来一位五十多岁妇女，她主诉疲劳，动则汗出，余无异常。我检查后，见其脉软、舌胖，为典型的气虚证，当即予黄芪、党参等补气之药，自忖必效。谁知患者一周后复诊，说并无好转。我将诊治思路理了一遍，并无差错，又仔细询问其生活情况。患者说，每日必到公园跳舞两小时，大汗淋漓方回，并说生命在于运动，排毒须要汗出。我恍然大悟："劳则气耗！"补气之药根本抵不了过劳之耗，赶紧嘱其减少运动量，并晓之以理。她继服前方，一个月后逐渐恢复。

对于"过用之伤"，本人有切身之痛。1986年暑假，我与同学去黄山游玩。次日在北海吃过午饭后，同伴提议：翡翠池一游如何？一时兴起，我们即刻出发，来回二十多千米山路，尽是起伏的石阶路，连续行走五个多小时。孰料自此以后，骑自行车超过30分钟，或爬山超过1小时，膝关节两侧便会酸痛不已。及至后来读到《黄帝内经》"五劳所伤：久视伤血、久卧伤气、久坐伤肉、久立伤骨、久行伤筋"，才深深体会到，黄山的旅游经历为"久行伤筋"做了一个典型的"注解"。由于运动不当，如爬山登楼、超量行走等导致关节、筋脉损伤的都属此类情况。

以上例子只是说明过劳伤身致病。其实，生活的方方面面都包含了同样的道理：饮食上的过饥过饱，偏嗜咸甜酸辣，均会损伤五脏五体。中医认为，饮食过咸易损伤血脉和肾，故孙思邈有"咸多促人寿"之语，即饮食过咸使人短寿。喜怒忧思悲恐惊七情过度，会导致气血紊乱，脏腑功能失调，所以《黄帝内经》认为情志过激会造成"怒则气上，喜则气缓，悲则气消，恐则气下……惊则气乱，劳则气耗，思则气结"等病理变化。过度安逸，气血流行迟滞，关节、肌肉活动不利，则抗病力下降，如好逸恶劳之人常常伴随"富贵病"。某些器官超负荷使用，也会导致功能下降和病变，如长时间看手机、打游戏会导致视力衰退甚至暴盲，中医也早有"久视伤血"一说。尤其值得注意的是，过度诊断和过度治疗，对身体造成无谓的伤害，更是令人后悔莫及。所以，古人留下"饥不暴食，渴不狂饮""谨和五味""志闲而少欲，心安而不惧，形劳而不倦""中病即止"等诸多关于适度养生治病的名言。

"生病起于过用"是古人在长期生活实践中总结出的宝贵经验，是对诸多疾病产生原因的深刻认识，也是中国传统文化"中和"思想的体现。它告诉我们：无论是养生还是防病治病，在生命过程中必须懂得过与不及皆不可取，要把握好一个度。在当今物质极其丰富、工作生活节奏紧张的社会中，尤其要避免各种"过用"所造成的伤害。PM

专家简介

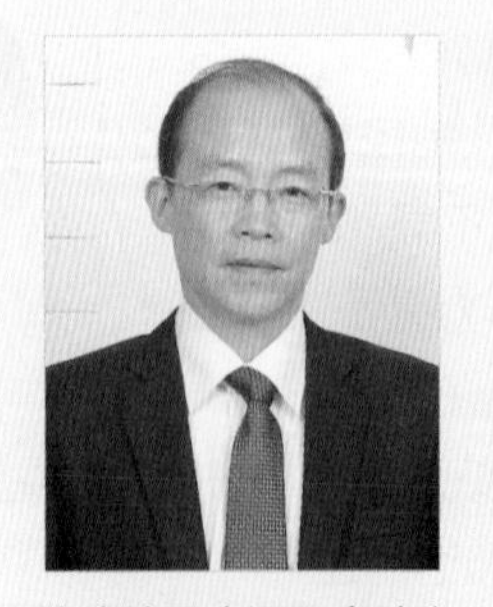

叶进　上海中医药大学教授、博士生导师，现任中华中医药学会仲景学说分会常委，世界中医药学会联合会内科专业委员会常委，中华中医药学会亚健康分会常委，中华中医药学会中医文化分会常委，中华中医药学会方药量效分会常委，中华中医药学会中医感染病分会名誉副主任委员。专业研究方向：外感及杂病的辨治规律；脾胃病证方药。临床实践三十余年，擅长用中医药治疗脾胃病证及多种内、妇科杂病。

专家门诊：周四下午（青海路岳阳医院名医特诊部）

近年来，高尿酸血症的发病率呈明显上升趋势。患者对“降尿酸”有自己的方法，有些听起来有点“怪”，请他们说一说，也请专家评一评。

病友怪谈“降尿酸”

天津中医药大学第一附属医院肾内科主任医师 王耀光

一、“极致焯水”法

病友观点：吃任何食物（包括肉）前，都先焯水。

点评：高尿酸血症患者应避免食用高嘌呤食物，如动物内脏、肉汤、海鲜等。有人认为，食用肉类食物前，先用水焯一下，可去除肉中的嘌呤。这一说法并没有得到相应的理论支持。

二、“弃啤换白”法

病友观点：不能喝啤酒，那就喝白酒。

点评：酒类含嘌呤，高尿酸血症患者应避免饮用，特别是啤酒。当然，白酒等酒类也不宜饮用，因其可抑制肾小管对尿酸的排泄。

三、“鱼腥草泡水”法

病友观点：鱼腥草利尿，促尿酸排泄，尽量多吃。

点评：鱼腥草味辛，性微寒，药用具有清热解毒、消痈排脓、利尿通淋的作用，在一定程度上有利于尿酸排出。但是，鱼腥草性微寒，服用应适量，虚寒体质及有疮疡阴证患者要忌服。

四、“六味地黄丸”法

病友观点：六味地黄丸补肾，也能降尿酸。

点评：六味地黄丸具有滋补肾阴之效，主要治疗肾阴亏虚之证，症见潮热、盗汗、腰膝酸软、头晕耳鸣、遗精、手足心热等症状，并不是用来降尿酸的。所有中成药的应用都应在中医师指导下进行，不可盲目乱服。

五、“牛饮”法

病友观点：每天喝大量水，促进尿酸排出。喝水腻了，就喝饮料。

点评：高尿酸血症患者应多饮水，每日尿量保持在2000～2500毫升，有利于促进尿酸排泄，并可抑制尿酸盐结晶的生成和沉积，但是不宜喝浓茶、咖啡和碳酸饮料。

六、“运动真理”法

病友观点：多做运动，吃的方面可以适当“放宽”。

点评：适当多做运动当然有益身心健康，改变生活方式也是治疗高尿酸血症的核心。不过，患者不能因此忽视饮食调理，如以上所提及的避免高嘌呤饮食、戒烟酒，可减少尿酸生成；多喝水，可促进尿液中尿酸的排泄。

七、“静待病愈”法

病友观点：还没发展到痛风阶段，尿酸会自己降下来。

点评：高尿酸血症如果不加以重视，可能会发展为痛风性关节炎、尿酸性肾病，且高尿酸血症是高血压、冠心病、代谢综合征、肾脏病的危险因素，患者不能“坐视不理”。

延伸阅读

中医治疗尿酸性肾病分缓急

高尿酸血症若发展为尿酸性肾病，则需药物治疗。临床上，尿酸性肾病分为急性发作期及慢性稳定期，中医对此的治疗原则有所不同。

急性期疼痛明显，或兼见恶寒发热等症，分为毒邪热盛及浊毒闭阻经络致痛两型。热毒内蕴证可见关节疼痛、活动不利、身热凛寒，有血尿、蛋白尿等表现，亦可见小便赤痛、舌红苔黄，治疗当以清热解毒、活血止痛为主，方用仙方活命饮合降尿酸方加减（常用贝母、防风、赤芍、当归、皂刺、土茯苓、山慈姑等）。浊毒闭阻证可见关节局部肿痛、周围皮色紫暗、屈伸不利、皮下有硬结，抑或有小便赤痛、血尿出现，治疗当以活血通络、化瘀止痛，方用红花七厘散合降尿酸方加减（常用乳香、红花、土茯苓、萆薢、山慈姑等）。

若患者病情反复缠绵，则进入慢性稳定期，以肝肾阴虚、脾肾亏虚两型为主。肝肾阴虚、痰湿内阻证可见神疲乏力、头昏耳鸣、腰膝酸软、畏寒怕冷、小便清长、下肢及颜面浮肿，治疗当以平补肝肾、益气行水，方用济生肾气丸合参苓白术散加减（常用熟地、山药、山萸肉、茯苓、泽泻、车前草、党参、白术、丹皮等）。脾肾虚衰、浊毒内蕴证可见畏寒肢冷、腰膝酸软、面色晦暗、恶心呕吐、脘腹胀满、下肢浮肿，治疗当以扶正补虚、通腑泄浊，方用降尿酸方加减（常用土茯苓、酒军、黄柏、肉桂、鬼箭羽、炙甘草等）。PM

周一上午是肖世富教授的心理咨询门诊，当记者按约定来到上海市心理咨询中心时，很多患者已经在那里等待很长时间了。

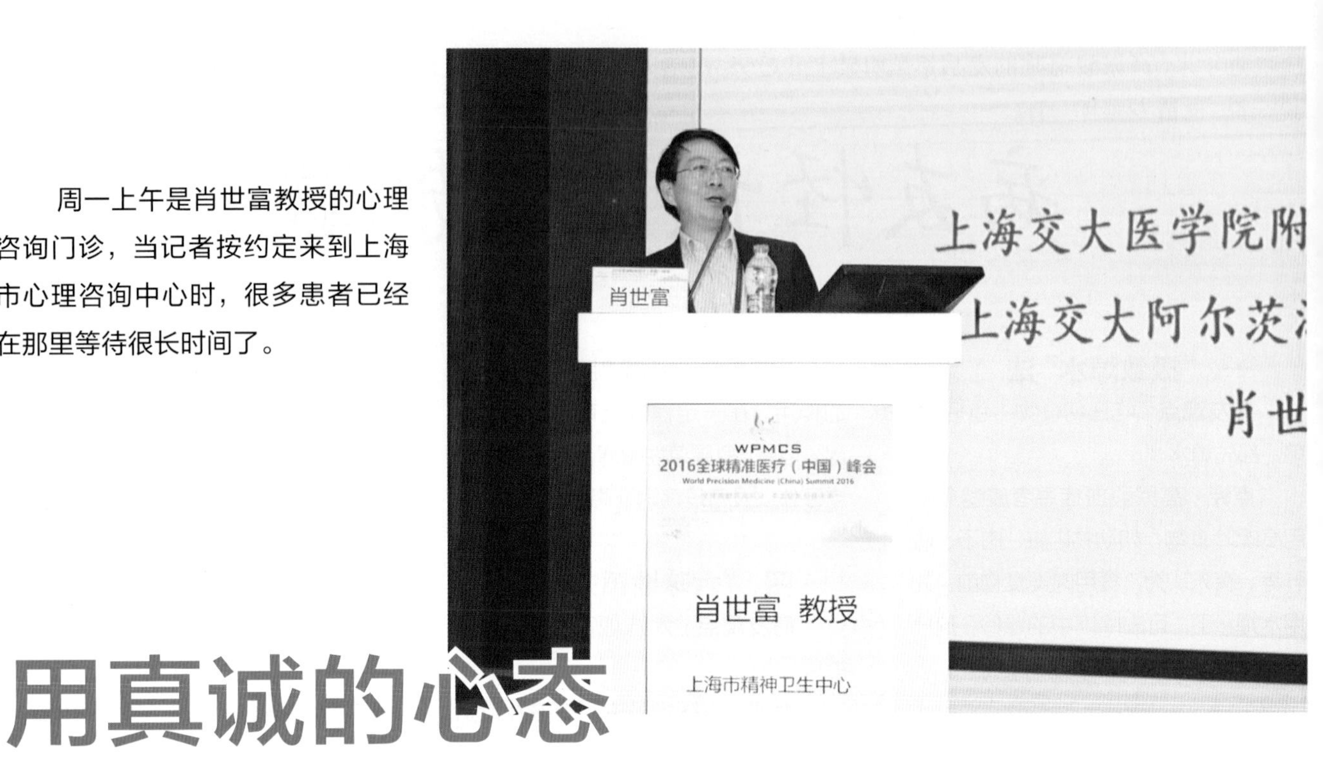

用真诚的心态 解决患者心理疾患

本刊记者　刘 利

人到老年，抑郁多发

60多岁的赵女士在家人的陪同下特地来看肖教授的门诊。赵女士看上去情绪不是很好，肖教授便用非常和缓的语气问她："你哪里不好，有什么问题？"赵女士愁眉不展，说道："肖医生，最近我的睡眠特别差，每天睡眠时间不足1小时。晚上就是睡不着觉，只能在白天打个盹，精神也特别差。"赵女士告诉肖教授，早在半年之前，她的睡眠就不好了。当时她想，既然睡不着觉，就要想办法让自己睡得着。于是，她就找了一家医疗机构进行治疗，医生诊断她是失眠症，给她开了助睡眠的药。刚开始，赵女士感觉有点效果，但很快，她的睡眠问题就变得更加严重了，催眠药的效果越来越差。后来医生给她换了药，但效果仍然不佳。眼看着睡眠问题越来越重，焦急的赵女士决定吃中药进行调理。然而，令她失望的是，中药调理几个月后，效果并不理想，能睡得着的时间越来越短，而且一到晚上，她就会为睡眠的事情感到紧张。除了睡眠差，她的情绪也很不好，对生活悲观失望，平时不想动，很少到外边与人接触，感觉生活中没有一点乐趣。肖教授问她，有没有过消极悲观或自杀的想法？赵女士回答，是非常悲观，但还没有自杀的想法。

肖教授告诉赵女士，她患的是中重度的抑郁症。事实上，半年前她出现症状，就是抑郁症的表现。由于没有按抑郁症来治疗，所以治疗效果不好，还导致症状加重。现在应该接受正规的治疗，服用抗抑郁药控制病情。

赵女士担心服用抗抑郁药会有副作用。肖教授耐心解释说："抗抑郁药目前已经相当成熟，副作用比较小，适合长期用药。旧一代的抗抑郁药服用后，患者可能会有行动迟缓等表现，但新一代药不会有这样的副作用，完全不必担心。只要能树立信心，抑郁症是完全可以控制的。"

听罢肖教授的耐心解释后，赵女士微微露出一丝笑容，似乎对战胜疾病有了一点信心。肖教授还特地叮嘱患者和家属："抗抑郁药物疗效的体现需要一定的时间，不能过分着急；今天配好药就可以服用，一般两周左右会起效，到时可根据情况来复查。"

当天，来看抑郁症的患者有好几位，大多数是60岁以上的老年人。肖教授向记者表示，现在老年人患抑郁症的比例很高，约是年轻抑郁症患者的2倍。老年人身体健康状况相对较差，往往患有一种或多种慢性疾病，再加上大脑功能衰退，比年轻人更容易患抑郁症。然而，现在很多老年人对抑郁症的认识不够，甚至存在很多误解，往往不能及时就诊，或者得不到正确治疗，只能默默承受疾病带来的痛苦。

肖世富教授特别提醒：

● 抑郁症是一种疾病，患者不要有偏见，需要像对待躯体疾病那样治疗。

● 一定要认识到抑郁症的危害，严重的抑郁症可引起轻生念头甚至自杀行为。

● 及时发现抑郁症，如长时间情绪不佳、睡眠不好（早醒），应及早就诊。

● 抑郁症应以药物治疗为主，心理治疗为辅助治疗。

● 严重抑郁症患者需要住院治疗。磁疗、电刺激疗法等可以起到良好效果，但要取得抑郁症的长期缓解，还要依赖药物治疗。

● 抑郁症不能根治。首次发作的抑郁症，需要持续服药半年；如果是抑郁症第2次发作，需要持续服药治疗2年以上；如果是第3次发作，就需要终身服药治疗。目前，抑郁症不能根治，但可以通过药物治疗控制症状，类似于高血压等慢性病的治疗。

正视老年痴呆

70多岁的魏先生在家人的陪同下来到肖教授门诊。根据家人的描述，魏先生退休以后生活很丰富，经常外出旅游，还参加社区里的各项活动。但最近两年，魏先生明显变了，越来越不爱出门，每天都待在家里，记忆力变得越来越差，前说后忘，也不愿再做家务。最近，魏先生外出后差点找不到回家的路，家人意识到问题的严重性，就带他来就诊。

肖教授问魏先生什么时候退休的、今天是哪年哪月哪日，魏先生的反应都比较慢，回答也不太准确。肖教授又询问家属，魏先生有无患脑血管病、血压好不好，家属说没有这方面的问题。经详细的体格检查和心理测验，魏先生被初步诊断为阿尔茨海默病，即通常所说的“老年痴呆”。

肖教授建议魏先生做一个脑部影像学检查，以便发现可能的病因，如脑萎缩、脑血管病变等，并且给他开了胆碱酯酶抑制剂等有助改善认知功能的药物。肖教授还特别叮嘱家属，一定要做好护理，要详细记录患者各个方面的变化，包括日常生活能力（进食、洗澡、穿衣、运动能力、如厕、管理财务和就医的能力）、记忆力、定向力、计算力、注意力等状况，还要关注他的情绪状况。一定要尊重患者，让患者感受到家人的温暖。不要让患者独立外出，以免发生迷路或走失。

肖教授告诉记者，老年期痴呆是一组常见病，但很多患者和家属对于“痴呆”这一词比较敏感，不愿意正视问题，直到病情很严重才来就诊。实际上，“老年痴呆”并不是科学的说法，是老年期痴呆的一种，应该称作“阿尔茨海默病”或“老年性脑功能衰退”更为适合。肖教授说，目前阿尔茨海默病还不能根治，但可以通过药物治疗、精心护理等方式，让患者获得更好的生活质量，减轻医疗和护理负担。

精神病患者，也有美好未来

高女士在家人陪伴下兴冲冲走进诊室，外人根本看不出来她曾经是精神分裂症患者。几个月前，她曾经产生过被害妄想（怀疑有人害她，实际并无此事）。药物治疗后，她的病情控制很好，这次是专门来复查的。肖教授看她状态和神情非常好，便问现在情况如何。高女士说：“我感觉一切都很正常，就是工作效率不是很高，是不是服药的关系？”

肖教授告诉她：“你恢复情况非常好，工作效率受到一定影响，可能是原发病的原因。现在根本看不出曾患病的迹象，应该高兴才对。”肖教授告诉患者，目前这种情况下，可以适当减少药物剂量，将来适当时候可以考虑停药。患者和家属对恢复结果和复查结果都很满意，高兴地离开了诊室。

肖教授向记者解释说，经过不断的研发和改进，现在的精神科药物副作用已经很小，治疗效果也比较好，很多患者能够恢复正常的社会功能（学习、工作和生活的能力）。

整个上午，肖教授都非常忙碌。由于患者有各种心理疾病，医生在与他们对话时，需要有高度耐心，还要鼓励患者树立起战胜疾病的信心，更要向家属细致交代注意事项。肖教授说，作为精神科医生，以最真诚的心态为患者服务，解决他们的困惑，帮助他们战胜疾病，是一份很有成就感的事业。PM

专家简介

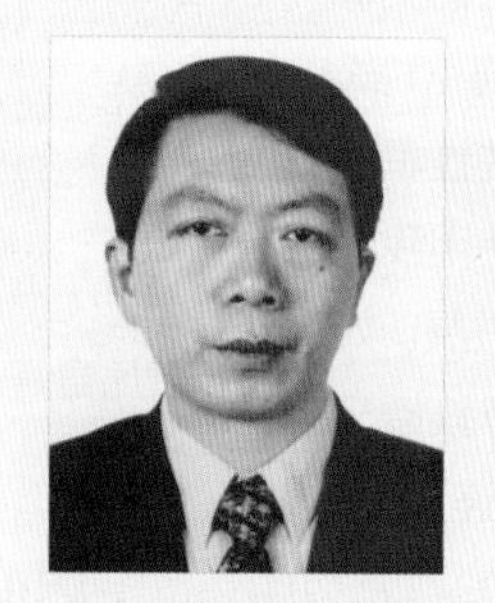

肖世富 上海市精神卫生中心老年精神疾病诊治中心主任兼科主任、教授、博士生导师，上海交通大学阿尔茨海默病诊治中心主任，中国医师协会老年医学医师分会副会长，中国老年性痴呆及相关病协会副主任委员，中国心理卫生协会心理评估专业委员会副主任委员，上海市老年医学医师分会副会长。擅长老年期精神障碍和老年期痴呆的诊治。

门诊时间：周一上午（心理咨询门诊），周一下午（精神科门诊）

生命如此奇妙，从受精卵到胎儿，从出生到死亡，每个人的生长、发育、成熟、衰老似乎都有规律可循。但是，意外也常常降临：才七八岁的孩子，却已开始性发育；实际上是男孩，看上去却像女孩；父母都很高，孩子却很矮……这些生命“程序”中的“小差错”，往往会带来大影响，甚至会改变一个人和一个家庭的命运。发现并纠正这些“小差错”，尽量还生命以本来面目，是李嫔教授一直以来孜孜以求的目标。

纠正性发育异常 还生命本来模样

本刊记者　王丽云

多年前，当李嫔刚开始接触儿童内分泌临床工作时，性早熟这一疾病对大家来说还十分陌生，门诊中因性早熟就诊的患儿寥寥无几。但近年来，人们越来越频繁地听到“性早熟”这三个字。近日，记者跟随李嫔教授坐诊，在半天接诊的近40位患儿中，大部分与性早熟等性发育异常有关。此外，因身高不理想就诊的孩子也不少。

权威诊治，患儿家长的“定心丸”

李嫔教授是小儿性发育异常诊治领域的权威，很多家长带孩子慕名来诊。其中，不少患儿已经由其他医生诊治，但家长仍心中存疑，来找李嫔，就是为了听她“一锤定音”。

6岁3个月的诺诺来自浙江，身高128厘米，最近体重大增，2个月长了3千克，乳房也开始发育了，一侧乳房还有点痛。当地检查发现：卵泡刺激素升高，卵巢发育启动，骨龄正常。当地医生诊断为性早熟，并未多加解释，便开了治疗性早熟的注射用药。诺诺父母不放心，预约了李嫔的特需门诊。仔细分析了诺诺的相关指标后，李教授向诺诺父母解释道：“典型的真性性早熟才需要打针治疗，要打到10岁，一个月近2000元。根据诺诺的情况，有可能往真性性早熟发展，但目前还不能确定。现在处于早期，可以先使用我院自制的中成药（复方地黄合剂），看看能否控制疾病进展。如果等到8岁还控制不住，再打针也不迟。”接着，李教授又介绍了中药的服用方法、注意事项等，诺诺父母连连点头，满意而归。

9岁8个月的小雨身高132厘米，相比同龄男孩有点矮，妈妈担心他有矮小症，所以带他到李嫔门诊“求说法”，看看是否需要人为“拔拔高”。经检查，小雨骨龄8岁半，外生殖器尚未发育。对照169.5厘米的遗传身高（根据父母身高计算出的子女最终身高），李教授认为，小雨目前的身高属于正常范围，无需干预，也不能干预。平常注意监测身高、观察发育情况即可。只要不提前发育，最终身高就不会受到太大影响。可以过3个月再来看看身高情况。听到李教授的话，小雨妈妈心中的大石头终于落下了：“您是‘老法师’，您说正常，我的心就定了！”

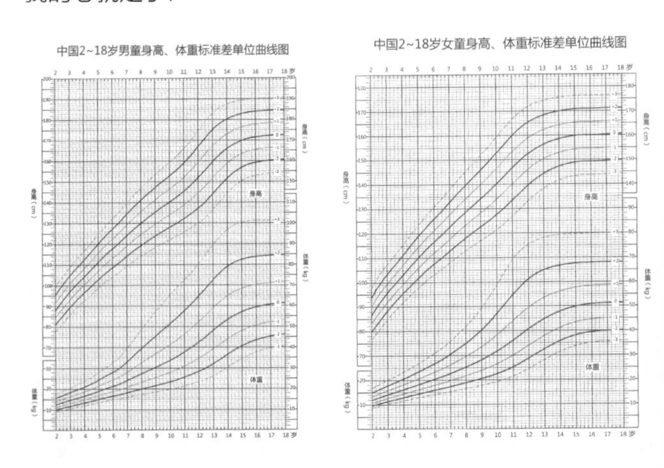

（图片说明：这两张曲线图是李嫔看门诊时最常用的工具，患儿身高、体重是否在正常范围，对照图表一看便知）

耐心科普，患儿家长的解惑者

9岁3个月的娜娜身高147厘米，因乳房发育、卵泡刺激素升高、骨龄11岁等被诊断为真性性早熟。从妇科超声检查结果来看，李嫔估计娜娜不久就要月经来潮了。是否需要治疗？如果不治疗，将来身高会不会受影响？面对娜娜父母的一连串疑惑，李嫔娓娓道来："一般女孩10岁之前月经来潮被称为性早熟，是否需要治疗，要具体情况具体分析。如果孩子自理能力不错，可以处理月经来潮后的卫生等问题，不影响上学，不影响心理健康，根据她现在的情况，可以不治疗，毕竟治疗也可能会带来一些副作用。娜娜的遗传身高是158厘米，结合她现在的身高，将来应该可以达到158厘米。但如果病情进展快，将来也可能达不到158厘米。现在可以暂时不治疗，回去观察，定期复查，看病情进展的快慢，再决定下一步怎么做。"听了这番详细解释，娜娜父母心中的疑惑解开了，决定先观察，暂不治疗。

性早熟对儿童身心发育（身高、心理等）有很大的不利影响，治疗的核心在于抑制性发育、改善最终身高。对于性早熟的药物治疗，李嫔常常对患儿家长说："根据病情，能不吃药的最好不吃药；服用中成药（复方地黄合剂，复方逍遥合剂等）能控制病情进展的，最好先服药，疗效不好再打针（注射促性腺激素释放激素类似物）；真性性早熟、病情进展快的，必须打针。"除了药物治疗，生活中需要注意哪些问题，也是患儿父母普遍关心的。每看一位患儿，李嫔都会不厌其烦地向家长传递相关理念和知识，如多运动、早睡觉、睡足9小时、合理饮食等。

专家简介

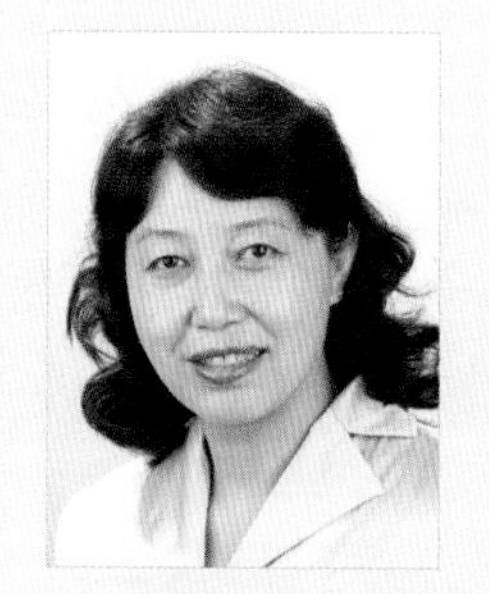

李 嫔 上海交通大学附属儿童医院内分泌科主任、主任医师、博士生导师，中华医学会儿科学分会内分泌遗传代谢学组副组长，中国医师协会儿科医师分会委员、青春期医学专业委员会委员，上海市医学会儿科专科分会委员、内分泌学组组长。擅长小儿性发育异常、矮小症、糖尿病、甲状腺疾病、尿崩症及肾上腺疾病等小儿内分泌疾病的诊治。

专家门诊：周五下午（泸定路院区）

特需门诊：周四下午（泸定路院区），周二全天（北京西路院区）

提供方便，患儿家长的贴心人

看病，医生首先必须得看到病人。但在李嫔的门诊，却有不少患儿并未到场，而是由家长带着病历和检查资料前来就诊。原来，平时孩子要上学，请假有诸多不便，特别是外地患儿，往返一趟需要请两天假。于是有些诊断明确、病情稳定的复诊患儿，便由家长带着病历前来请李教授开药、调整治疗方案。

8岁的苗苗来自福建，因乳房发育，一个月前来就诊过，被诊断为性早熟。苗苗服用中成药一个月后，妈妈带着病历来复诊，同时向李嫔介绍苗苗一个月来的变化："上个月就诊时身高123.9厘米，现在124厘米，乳房小一点了，软多了，也不怎么疼了……"边翻病历边听介绍，李嫔权衡了苗苗的性发育程度和骨龄情况，为苗苗调整了治疗方案。

10岁的思思和恩恩是一对双胞胎姐妹，身高130.5厘米，家长觉得她们个子长得太慢，思思还有乳房发育现象，所以来就诊。分析了她们的病情后，李嫔开出了相关检查单，嘱咐患儿妈妈："等检查报告出来后，周四上午到泸定路院区找我，孩子不用来，你来。"听闻此言，正为以后请假就诊发愁的患儿妈妈连声道谢。

此外，李嫔还为患儿提供其他方便。有些复诊时需要上午空腹验血的患儿，挂号时被排到下午才能就诊，李嫔会在上午先给他们开化验单。下次就诊前需要做检查的患儿，李嫔会尽量在本次门诊时开好检查单，为家长省去一次挂号费。

辅助性别选择，患儿家庭的领路人

在李嫔的患者中，还有一些特别的孩子，14岁的女孩小艺就是其中一个。一年前，正处青春期的小艺发现自己嗓音变得低沉，没有乳房发育、月经来潮，辗转来诊。检查发现，小艺虽然有着貌似女性的外阴，但体内并没有子宫、卵巢，腹股沟上方却隐藏着睾丸，染色体为"46XY"。原来，小艺其实是个男孩。

对于一个已经步入青春期的孩子而言，决定成为"他"或"她"，已不仅仅是临床医学问题，更是伦理及社会问题。如果选择继续当女孩，由于没有卵巢和子宫，不会自行产生雌激素，不会有自发的月经，成年后也无法生育。如果选择当男孩，经过生殖器整形并补充雄激素，小艺完全有机会成为一个外观基本正常的男孩。恰逢小艺面临升学，李嫔与小艺及其家长讨论后，决定让小艺按照男孩进一步发育。在进行临床治疗、心理干预的同时，家庭也在搬家、择校等方面为小艺的成长提供了环境支持。现在，小艺已经"变回"男孩，虽然他和家人都有些不习惯，但他们非常感谢李教授帮他们做出了正确的选择。（文中患儿均为化名）PM

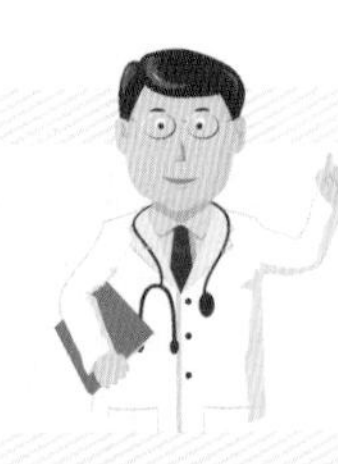

大众导医

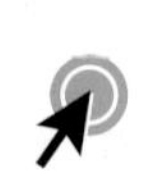

网上咨询：popularmedicine@sstp.cn

专家门诊时间以当日挂牌为准

问："大三阳"转"小三阳"说明病情好转吗

我患有慢性乙肝，以前是"大三阳"，经过一段时间的抗病毒治疗，现在变成"小三阳"了。这是否说明治疗有效、病情好转了？

江苏　刘先生

同济大学附属同济医院消化内科主任医师杨长青：所谓"小三阳"，是指慢性乙肝患者或乙肝病毒携带者体内三项指标阳性：乙肝病毒表面抗原（HBsAg）、乙肝病毒 e 抗体（HBeAb）、乙肝病毒核心抗体（抗 HBc）。其与"大三阳"的区别在于，大三阳是 e 抗原阳性、e 抗体阴性，而"小三阳"是 e 抗原阴性、e 抗体阳性。很多人以为，"大三阳"转成"小三阳"表示病情好转、病毒复制下降，无需继续治疗了。这种认识是片面的。经过抗病毒治疗，如果"大三阳"转为"小三阳"，而且 HBV DNA 转阴，肝功能也正常了，表示病情基本稳定，这是我们希望达到的目标。如果"大三阳"转为"小三阳"，但 HBV DNA 依然阳性，肝功能也未明显好转，很可能是因为病毒发生了变异，导致不能表达 e 抗原，而表现为"小三阳"，这并非病情好转的表现。

专家门诊：周四上午

问：被犬咬伤如何判断会否感染狂犬病病毒

最近，我被邻居家的狗咬了，注射了狂犬病疫苗。有没有方法判断是否感染了狂犬病病毒？现在已经过去十几天，咬我的狗看上去很健康，我是否能确定自己并未感染？

上海　刘先生

上海市疾病预防控制中心免疫规划所主任医师胡家瑜：十日观察法是世界卫生组织推荐的狂犬病防治办法之一：被有疾病症状或不健康动物咬伤后，要尽快去相关医疗机构注射狂犬病疫苗，同时观察伤人动物。如果在 10 天内，能够确认伤人动物曾连续 2 次接种过有效的狂犬病疫苗且仍健康存活，或者在可以对伤人动物实施安乐死的情况下，通过实验室检测确认该动物未感染狂犬病病毒，就可以终止狂犬病疫苗注射，同时可判定被咬的人没有被传染狂犬病。若不能找到伤人动物进行实验室检测或观察的情况下，应完成整个预防接种程序。

需要强调的是，若在狂犬病疫区。被可疑犬或猫咬伤，在采取"十日观察法"的同时，要立即开始预防接种。否则等到数天后观察到犬或猫发病后，再进行预防可能就晚了。

问：鼻咽癌放疗有哪些不良反应

我父亲被诊断为鼻咽癌，需要放疗。听说放疗不良反应很多，主要有哪些？有什么应对方法吗？

浙江　秦女士

复旦大学附属肿瘤医院放射治疗科主任医师胡超苏：鼻咽癌对放疗有较高的敏感性，但放疗也会出现一些不良反应。放疗过程中常见的放疗反应包括：皮肤反应（色素沉着、红斑、水疱、干性蜕皮、湿性蜕皮、毛细血管扩张）、口咽黏膜反应（疼痛、充血、水肿、糜烂出血）、口干等。患者可通过补充维生素、大量饮水，加以缓解。放疗结束后的不良反应和应对措施：颜面部、颈部皮肤肿胀，是放疗导致的淋巴回流不畅引起的，3～6 个月后才能逐渐恢复正常；照射区域皮肤变黑，一般能在 1～3 个月内减轻和消退；头发脱落，可以很快长出新的头发；咽喉疼痛、痰多，可能要持续 1～2 个月，才能消失；口干，部分可以消退，患者要多饮水，保持口腔卫生；鼻腔黏膜干燥、容易出血，有少量血丝不必惊慌，若出血次数多、量大，则需及时就医；可能无法食用干硬的食物，要进食软食、半流质；牙齿可能逐渐松动，牙冠脱落，一般 3 年以后才能拔牙。

专家门诊：周五上午

特需门诊：周二下午

工作这些年，但凡听到我在肿瘤科上班，朋友都露出同情的表情。在他们的认知中，我必定每天经历哭天抢地、生死离别的场面，对生死早已感到麻木。我没有向他们过多解释我的工作，基本用“打针发药”带过。可事实是，我有太多太多从未说出的故事。

生命中最后的美丽

上海交通大学医学院附属瑞金医院肿瘤科二病区　潘琦

她，20多岁。

有一次，我为她打针时，她问我：“姐姐，这里的地址是什么呀？”

我问：“你想叫外卖吗？”

“不是，我想上网买东西。你看，这条裙子好不好看，哪个颜色好？”

“粉色吧，你皮肤白，粉色配你。”

“你和我选的一样。你看，只要点击‘购买’，然后付款就好啦！我再去买顶帽子，不知道我的头发什么时候可以长出来。”

她，30多岁。

她对我说：“护士小姐，吃蟾蜍对肿瘤有用吗？我有好多朋友，他们知道我生病后，集体出动去崇明抓了100只蟾蜍，然后煮给我吃。我不骗你，真的是100只。那味道，真是难吃，连咽都咽不下去，可我都吃了。我想，我这一生，够了。有这群朋友在，够本了。”

她，40多岁。

“明天你就出院啦，回家多休息。”我按常规为她做出院宣教。

“休息？我才不把时间浪费在睡觉上呢。医生说，2周后才开始下一个疗程。我一早就订好飞往澳大利亚的机票啦，先去那里兜一圈再说。如果我还走得动，就多走走；等走不动了，就要麻烦你们了。”

“不麻烦。只是出去要注意安全。”和她的洒脱相比，我显得唠叨了。

“小护士，你放心，我和家人一起去，互相陪伴，留点记忆。”

她，50多岁。

她是患者的妻子，丈夫住院时间长了，我们就认得常陪伴他左右的她。

“护士小姐，你今天值夜班啊，我可以在你这里坐坐吗？”

“可以啊，坐吧。”

“我老公睡了，我睡不着，心里烦。他生病后，家里都乱了。以前都是他撑着家，我什么都不用做。现在反过来，我要照顾他了，好在儿子长大了。不是我自己夸自己，我们的儿子真是好啊。我当时问他，爸爸病了，要花不少钱，我想卖一套房子给他看病，可这房子本来打算留给你的。他想都没想就对我说，妈妈，救爸爸要紧，不惜一切代价。”

她，60多岁。

她住院第一天，我们就对她进行了一次抢救。她丈夫自始至终在病房外等候，没有离开，也没有说过一句话，可满脸都是焦急、担忧，甚至恐慌。一阵忙碌后，她的情况稳定了些。

老先生问我：“护士小姐，我能进来了吗？”

“可以，进来吧。”

他握住她的手，她虚弱地睁开眼，没有多余的力气说话。

“没事了，没事了，我在这里，我在呢。你不要怕，我在这里陪你。”之后，我没见他们有太多对话，手却始终握着。

她，70多岁。

她的床头柜上放着一个精致的餐盘，里面总有保温的水和新鲜的水果。

她盯着我，笑眯眯地说：“这位护士小姐真好看。”

“都是化妆的关系。”

“年轻就是要这样，我就喜欢看漂亮的小姑娘。”

我这才仔细打量老太太：银白色的短卷发上戴着黑色发箍，脖子上围着丝巾，系出精致的蝴蝶结。病服穿在她身上，整整齐齐的。不盖被子的时候，她就披着红色的披肩。每天，她都会看报纸，和我聊天，关心我有没有化妆，有没有男朋友。

有一天，老太太换上自己的衣服准备出院了。她对我说：“之前身体没养好，这次治疗看来做不了了。我走了，回家了。漂亮的小护士，我们大概没有机会再见了。”

她们处于不同的年龄，有不同的经历、不同的人生。病痛并没有占据她们全部的生活，只是与之并存。她们那么热爱生命，珍惜身边每一份真挚的感情。在我眼里，即使在生命最后的时间里，她们依旧真实、美丽。PM

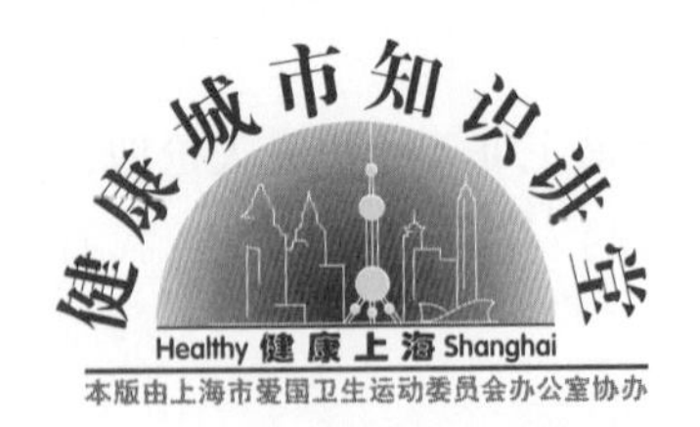

2015年初，在原高血压自我管理小组的基础上，上海市浦东新区张江镇江薇居委成立了健康自我管理小组，成员由高血压患者扩大至注重健康的人士，身体一直很好的张学培加入了小组并担任组长。

监督劝导 远离烟害

本刊记者 王丽云

张学培今年68岁，家人、朋友、同事中很多人吸烟，虽然他从不吸烟，但多年来也并未意识到烟草对健康的危害。张学培的父亲烟瘾很大，张学培1968年参加工作后第一个月领了工资，便买了2支雪茄当作礼物送给了父亲。父亲欣喜地将其珍藏，却告诫他不要吸烟。加入健康自我管理小组后，他慢慢了解到吸烟与健康的关系，现在回想起来，他才惊觉，父亲当年的冠心病、朋友因脉管炎而截肢等，应该都与长期吸烟有很大关系。

相互监督，帮组员戒烟

加入健康自我管理小组、了解到吸烟的危害后，张学培就发动组员相互监督，帮助吸烟的成员战胜烟瘾。

老经是健康自我管理小组的“老烟枪”，烟瘾很大，爱人一直劝他戒烟，他自己也有戒烟的想法，但一直戒不了。为了帮助老经戒烟，张学培带领大家一起去老经家进行“戒烟大扫除”，把他家的香烟、打火机、烟灰缸全部“搜出来”扔掉！此举正中老经爱人“下怀”，她不仅支持这场“大扫除”，还把老经写的“戒烟保证书”复印了一份交给小组保存，以便监督。“大扫除”只是表面文章，如何真正帮助老经战胜烟瘾才是实际工作。为了帮助老经克服烟瘾、打发时间，张学培动员他走出家门，上午陪他一起出去散散步、走走健康步道，边走边聊天，下午陪他打打乒乓球。此外，小组还申请了“健康加油站”经费，购买茶具、茶叶送给老经，让他在烟瘾发作时泡壶茶喝喝。为了鼓励老经坚持下去，小组还安排组员每月给他送“戒烟水果”。现在，老经已与烟草告别一年，一改从前的“宅男”生活，积极迈开腿，走向健康新生活。为此，老经和爱人由衷感激健康自我管理小组的监督、帮助和鼓励。

除了小组成员，小区居民也是张学培的帮助对象。球友王先生老家是吉林的，爱烟嗜酒，但自从去年发现高血压后，他决心戒烟。在痛苦的戒烟过程中，张学培经常陪他一起打乒乓球，分享他戒烟后血压能够良好控制的喜悦，热心地鼓励他继续坚持。

清洁家园，劝别人控烟

除了帮助小区居民控烟，健康自我管理小组还定期开展“清洁家园”活动，到小区外围商铺巡查，劝导大家控烟，营造健康环境。

近年来，小区门口三五成群的房产中介成为街头一景，大部分工作人员都是小伙子，吸烟的不少，常见满地烟蒂。张学培常常巧妙地劝他们少吸烟：“小伙子，抽的什么烟啊？多少钱一包？……一包二三十块，真不便宜！吃一顿饭多少钱？……一顿饭十几块，那一包烟可以吃两顿饭呢，不如少抽点烟，加点营养。抽烟抽得手指、牙齿都发黄发黑了，还不如我这个老头子呢！将来找女朋友也困难……”看着老先生弯腰把他们扔在地上的烟蒂捡起来扔进垃圾桶，小伙子们都挺过意不去的，慢慢地，他们也开始自觉维护环境卫生，帮着志愿者进行清洁家园行动。成功戒烟的老经还亲手为一家集体控烟的房产中介公司颁发了“无烟中介”的锦旗呢！PM

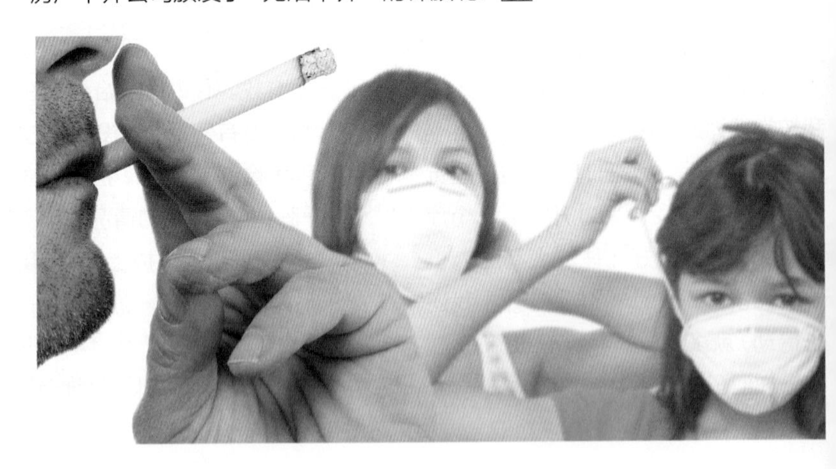

补肾壮骨：慎用“仙灵骨葆”

2013 年，国家药品不良反应监测中心曾开展对仙灵骨葆口服制剂的安全性评价，并要求企业修订药品说明书，提示肝损伤风险。此后，国家药品不良反应监测中心持续密切监测该药。近期的分析结果显示，长期连续用药以及老年患者用药等，都可能会增加肝损伤风险。

仙灵骨葆口服制剂是一类补肾壮骨药，临床上用于治疗骨质疏松和骨质疏松症、骨折、骨关节炎、骨无菌性坏死等疾病。仙灵骨葆口服制剂的不良反应主要包括：恶心、呕吐、皮疹、腹痛、腹泻、胸闷、肝功能异常、肝细胞损害等。其中，肝胆系统损害所占比例较高，主要表现为肝酶水平升高、胆红素水平升高等。肝胆系统损害多见于中老年患者，其中 45~64 岁患者占 40.5%，65 岁以上患者占 51.9%。大多数(60.7%)肝损伤不良反应报告中的用药时间在 30 天以上。

鉴于仙灵骨葆口服制剂存在肝损伤风险，故患者就医前应告诉医生自己的用药史，避免同时使用其他可导致肝损伤的药品；用药期间，患者应定期监测肝生化指标。若出现肝生化指标异常，或全身乏力、食欲不振、厌油、恶心、上腹胀痛、尿黄、目黄、皮肤黄染等可能与肝损伤有关的临床表现，应立即停药，并到医院就诊。

特别提醒

有肝病史或肝生化指标异常的患者应避免使用仙灵骨葆口服制剂。

警戒通报

国食药监局发文：“降糖灵”不能再吃了

近日，国家食品药品监督管理总局发文称，国家食品药品监督管理总局经组织相关人员再评价，认为苯乙双胍可导致乳酸酸中毒，发生率较高，临床价值有限，在我国使用风险大于效益，决定停止苯乙双胍原料药及其制剂在我国的生产、销售和使用。

苯乙双胍通用名称为“盐酸苯乙双胍”，也就是老百姓常说的“降糖灵”，用于治疗糖尿病。苯乙双胍主要由肾脏排出，当肾功能不全时，其在体内蓄积，使得人体组织中葡萄糖无氧酵解增加而产生大量乳酸，可引起严重的乳酸酸中毒。乳酸酸中毒的临床表现特异性不强，症状轻者仅有恶心、腹痛，重者则发生脱水、意识障碍、深度昏迷或休克。鉴于苯乙双胍可引起致死性乳酸酸中毒，故苯乙双胍在国外一些国家已被禁用。在我国，由于该药价格便宜，一些地区仍在使用。更有一些商家在一些所谓的“降糖神奇中药”中非法加入降糖灵来增强降糖作用，以致造成严重后果。

乳酸酸中毒一旦发生，病死率极高，治疗效果不佳。故糖尿病患者应立即停服带有“苯乙双胍”字样的降糖药。苯乙双胍退市，同样是“双胍”类药物的二甲双胍还能吃吗？虽然苯乙双胍和二甲双胍的主要成分均为胍类化合物，但两者在化学结构上存在显著差异。二甲双胍是公认的一线降糖药，2 型糖尿病者应首选二甲双胍治疗。二甲双胍降糖效果好，没有乳酸性酸中毒风险，可以放心服用。PM

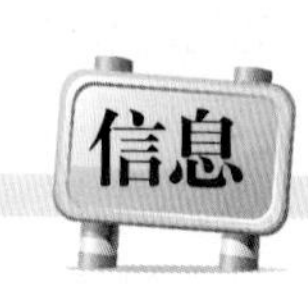

揭开促进儿童消化及免疫系统健康的秘密

2016 年 12 月 1 日，美国领先益生菌品牌康萃乐在上海举办第二届品牌年度峰会。本届峰会以“揭开促进儿童消化及免疫系统健康的秘密”为主题，儿科医生崔玉涛与 Jennifer Trachtenberg 分享了益生菌在儿童健康和保健方面的作用及最新科学信息。

活动现场，崔医生深入细致地讲解了益生菌在助力儿童消化与免疫系统中的作用。他表示，“益生菌能够帮助增强儿童免疫力，缓解消化不良与过敏，呵护孩子的肠道健康”。Trachtenberg 医生则根据她多年的儿科医生与家庭教育经验，指导妈妈们如何选择适合儿童的益生菌产品。据悉，康萃乐现有一款成人产品和两款儿童产品：康萃乐儿童益生菌固体饮料、儿童益生菌咀嚼片和康萃乐成人益生菌咀嚼片，在母婴店、主要线上零售商、药店和健康护理连锁商店均有销售。

营养专家呼吁健康从吃好早餐开始

近日，由中国健康教育中心指导，中国疾病预防控制中心营养与健康所、中国营养学会、清华大学健康传播研究所提供学术支持，安利(中国)日用品有限公司支持的“2016 安利纽崔莱营养中国行上海站”举行。中国疾病预防控制中心营养与健康所所长丁钢强、营养与健康教育室主任刘爱玲，上海交通大学医学院营养系教授蔡美琴，安徽省卫生厅原厅长戴光强等专家就中国居民早餐状况及改善办法进行了深入探讨。丁钢强指出，中国有 8.6% 的居民不能保证每天吃早餐，大众应提高营养意识，提前做好膳食安排和简单的食物准备，确保早餐摄入充足营养。戴光强强调，早餐要保证主食丰富，优质蛋白质充足，有一定量的蔬果，最好搭配适量坚果。不同人群也可根据营养需求适当选用营养素补充剂或营养素强化食品。

冬天，高血压患者最明显的感觉是：血压突然增高，难以控制。于是，一些“久病成良医”的患者，开始自行调整降压药，有时非但没有起到良好的降压作用，反而增加了药物不良反应。冬天到了，高血压患者应该如何调整降压药，才能做到既安全又有效呢？

调降压药：如何才能有效又安全

上海交通大学附属瑞金医院北院主任医师 初少莉

调整降压药：需根据血压实际情况

气温降低后，患者需要根据自身血压情况，在医生指导下合理调整降压药，绝不能凭感觉或偶测的血压水平随意“调药”。首先，血压过高或过低，都可能引起头晕、头痛等不适；而这些感觉有时又与血压水平的高低并不相关，所以，不能凭感觉调药。同时，依据血压水平“调药”，并非是凭某一次的血压值调药，而是根据一段时间（1周左右）的平均血压水平调药。否则，凭一次血压高低随意调药，血压会越调越乱，这种凭偶测血压值随意调降压药，是造成血压波动的人为因素，而血压波动大，会增加发生心脑血管意外的风险。

冬天，患者更要注意监测自己的血压，而监测血压的最好办法是家庭自测血压。血压计应选用经过国际认证的上臂式电子血压仪。测量血压的时间，一般选在两个时段：一是早晨服药前测血压，以了解清晨及全天血药浓度最低时的血压。清晨是一天中血压较高时段，也是容易发生脑卒中、心肌梗死的危险时段。二是傍晚4～6点钟，因为这是全天又一个血压峰值时段。若这两个时段的血压都控制达标，可大大减少心脑血管事件发生风险。

合理“调”药：增加疗效，又不增加不良反应

1. 单药增加剂量 这种调整降压药的方法，除增加疗效外，也可能增加不良反应，应注意监测与防范。

● **“地平”类降压药**：增加剂量，可能会增加踝部水肿、牙龈增生、心率增快等不良反应。

● **“普利”或“沙坦”类降压药**：个别患者可能发生高钾血症，尤其是肾功能异常患者或老年人。增加剂量后，要注意监测血钾和肾功能。

● **β受体阻滞剂**：要注意监测心率、心电图、血脂、血糖等，因为长时间、大剂量服用β受体阻滞剂，可能会引起心动过缓、房室传导阻滞，以及体重增加，血脂、血糖轻度异常，等等。

● **利尿药**：应注意监测电解质和肾功能，因为利尿药可能引起电解质紊乱，最常见的是低钾血症、低钠血症、高尿酸血症，甚至痛风。

2. 加用另一种降压药（又称联合用药） 医生常常会为患者选择不同作用机制的降压药，并注意与原用药物是否有配伍禁忌。如原用药物方案中无利尿药，且患者又没有禁忌证，可以加用利尿药。在联合用药时，医生会注意两种药物的不良反应不能相似，以免增加风险。例如，两种药物都有减慢心率作用，或两种药物都能降低血钾，这两种药物就不能联合使用，否则会导致严重不良反应。

3. 改用另一种降压药 每个人对药物的反应不一样，疗效也会有些差别，但实际上这种疗效差异并不大。所以，这种调药方法不太可取，尤其在冬季，在换药期间，可能会因血压高，增加患者发生心血管事件的风险。

最后需要强调的是，并非所有高血压患者到了冬天都要“调药”，有些患者的血压并没有“夏低冬高”的特点，是否需要“调药”，要看血压监测的结果，并在医生指导下调整药物治疗方案。随意“调药”，有时非但不能起到良好的降压作用，反而会增加药物不良反应。PM

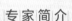

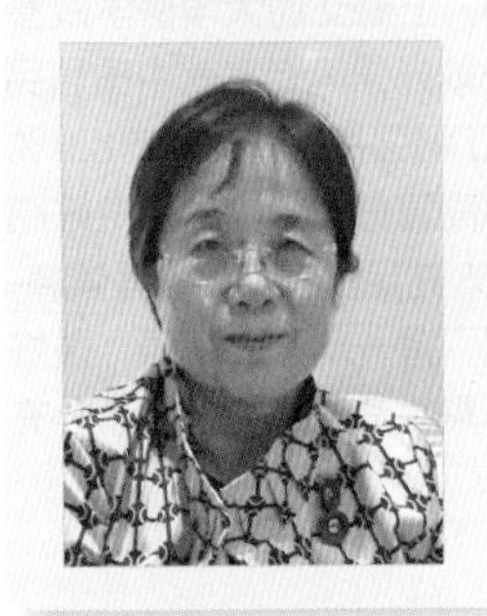

初少莉 上海交通大学医学院附属瑞金医院北院主任医师、博士生导师。在继发性、难治性高血压诊断与治疗方面经验丰富，并擅长妊娠期高血压管理，精于高血压血管病变及不良心血管病预后的综合防治。

专家门诊：周一上午（北院）；特需门诊：周二上午；特约门诊：周三下午。

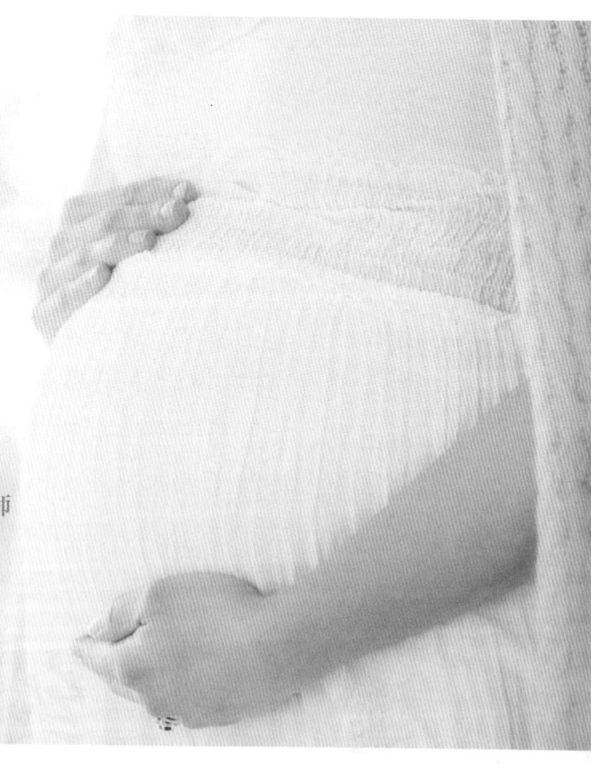

从怀孕到分娩，妇女通常需要经历漫长的十月怀胎过程。在这个过程中，对感冒防不胜防，常会不期而遇。用药吧，担心药物会致胎儿畸形；不用药，感冒症状又十分恼人。对此，准妈妈们常常很纠结。

那么，孕妇感冒了，可以服用感冒药吗？事实上，普通感冒一般是自限性疾病，若症状较轻，无需药物治疗，多休息，多喝水，清淡饮食，通常5~7天可自行恢复。若感冒症状较重，则需对症治疗，可适当服用解热镇痛、镇咳祛痰、抗过敏等药物。

孕妇，可以服用感冒药吗

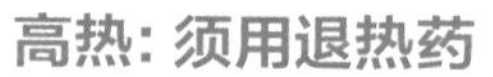

上海交通大学医学院附属瑞金医院药剂科副主任药师
上海市执业药师协会副会长　石浩强

高热：须用退热药

❶ **体温低于38.5℃** 一般不需要使用退热药，可通过暴露肢体、温水擦浴、冷毛巾湿敷等物理方式退热，同时喝大量温开水，促进新陈代谢，帮助体温下降。

❷ **体温超过38.5℃** 当孕妇体温超过38.5℃，且物理降温效果不明显，或发热导致出现明显不适时，可选用退热药。一天服药不能超过4次，时间间隔为6~8小时，至少4小时。最好服用同一种作用机制的药物，只有出现持续高热不退、恶心、呕吐等时，才可以在间隔4~6小时后，服用另外一种作用机制的退热药。服用退热药一般不能超过3天。

❸ **体温达到39.0℃~39.5℃** 当孕妇体温达到39.0℃~39.5℃时，有致胎儿畸形可能，此时应及时就医，权衡利弊后进行治疗。高热持续3天以上者，病愈后应做B超检查，看看高热对胎儿是否有影响。

孕妇退热首选副作用较小的对乙酰氨基酚。研究证实，常规剂量的对乙酰氨基酚是安全的，不会影响血小板功能。妊娠晚期使用对乙酰氨基酚，也不会增加母儿出血的危险性。美国食品药品监督管理局（FDA）警示：对乙酰氨基酚的日极限剂量为4克，一般情况下每日服用剂量不宜超过2克。

其他症状：不宜用药

除发热外，感冒时还常有鼻塞、咳嗽、咯痰等症状，一般对胎儿无不良影响，不宜使用药物治疗。若鼻塞、咳嗽、咯痰等症状较重，孕妇应及时就医，在医生指导下进行治疗。

孕妇禁用的感冒药

● 阿司匹林、苯海拉明、扑尔敏、羧甲司坦、可待因等药物。研究表明，在妊娠晚期即使服用常规剂量的阿司匹林也可能导致胎儿动脉导管闭锁；临近分娩时使用，更可增加母亲、胎儿在分娩时的出血倾向。

● 中药麻黄辛温，有碍胎气，孕妇需慎用含麻黄的清热止咳类中成药，如急支糖浆、渔人百咳静。此外，妊娠期前三个月内，孕妇禁用愈创甘油醚、氨溴索和右美沙芬等祛痰、镇咳药物。

● 克咳胶囊、复方甘草口服溶液及复方甘草片、咳速停糖浆、正柴胡饮颗粒、羚羊感冒片、抗病毒颗粒及其口服液、沙丁胺醇、安乃近、去痛片、含阿司匹林成分的药物等。

孕妇用药需格外慎重，感冒症状轻，无需药物治疗。若必须使用药物治疗，最好在医生指导下用药，尽量使用最低有效剂量，用药时间尽可能短。不宜自行购买感冒药服用。PM

Tips:

需要注意的是，孕3~8周内为药物的高度敏感期。此时，胚胎对于药物的影响最为敏感，服用药物较易“致畸”。

“沙星”是氟喹诺酮类抗菌药物的简称，源于其药名中均缀有“沙星”。临床上，沙星类抗菌药物是常见的广谱抗菌药，用于敏感病原体导致的呼吸道、泌尿道、胃肠道感染，以及关节、软组织感染，等等。近年来针对沙星类抗菌药物的使用警示不断出现，其用药安全性也日益受到医务人员和患者的关注。

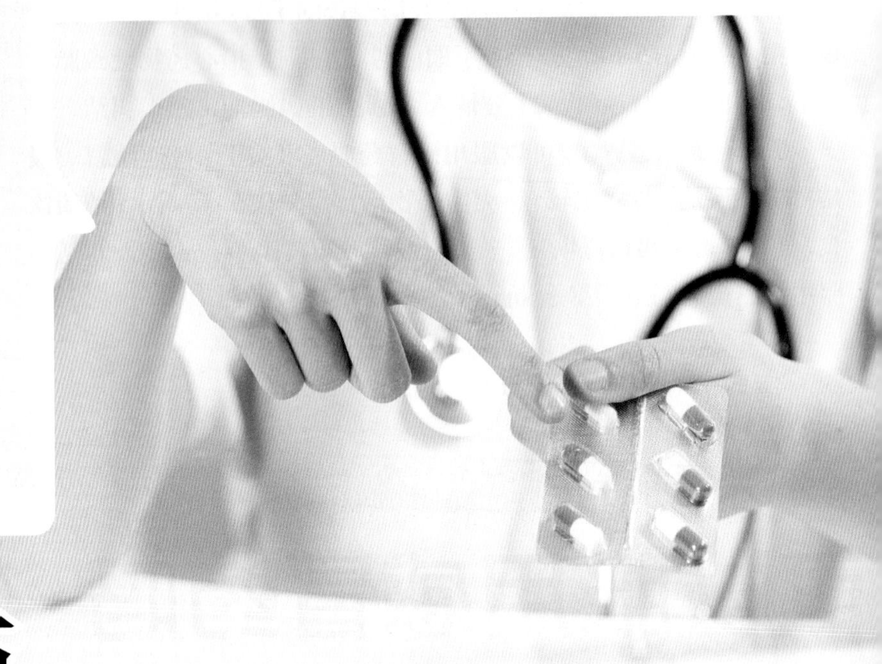

小心用药 莫让“沙星”变“煞星”

复旦大学附属华山医院副主任药师　李中东

可能致残：“恐慌”之情可解

研究表明，沙星类抗菌药物有神经肌肉阻断活性，可加剧重症肌无力者的肌无力症状，从而引起周围神经病变，以及渐进性肌肉紧张痉挛和步态障碍等疾病。这种情况可在用药后几天内发生。

防范措施：服用沙星类抗菌药物期间，患者一旦出现肌腱、关节、肌肉针样刺痛或麻木感，应及时停药，必要时就医。老年人、器官移植术后患者，或同时应用激素治疗者，应用沙星类抗菌药物更容易发生肌腱炎，需提高警惕。为了减少肌肉酸痛、骨关节疼痛等病变，患者应避免将沙星类抗菌药物与具有潜在肌肉损害作用的他汀类药物联用。

特别提醒

动物实验提示，沙星类抗菌药物可能影响软骨发育，故小于18岁未成年者、孕期和哺乳期妇女不宜使用。

神经损害：“防范”在早期

沙星类抗菌药物导致的神经损害通常在使用后几天内发生，即使停药，其损害症状也可持续超过一年，如头晕、头痛、乏力、失眠、多梦、抑郁等。

防范措施：服药期间有以下症状，如嗅觉丧失、味觉障碍、精神错乱、癫痫样发作、痉挛、惊厥等，应立即停药，必要时就医，换用非沙星类抗菌药物。过敏体质、有癫痫病史、合用非甾体抗炎药，以及高龄（可诱发癫痫样发作）者，应尽量避免使用沙星类抗菌药物。

心脏毒性：虽罕见但严重

沙星类抗菌药物的心脏毒性主要表现为与剂量正相关的QT间期延长，进而引发尖端扭转室性心动过速，虽较罕见，但一旦发生，严重时可致心搏骤停、心跳停止。

防范措施：器质性心脏病，特别是低钾血症、充血性心力衰竭、急性心肌缺血、QT间期延长、心动过缓等患者应

服西咪替丁 慎用安眠药

第二军医大学长海医院消化内科
赵胜兵　柏　愚(副主任医师)

替丁类药物：治消化性溃疡良药

替丁类药物是一种十分常见的抑酸药，主要用于治疗胃酸增多引起的疾病，如胃、十二指肠溃疡，糜烂性胃炎，部分反流性食管炎。临床证实，替丁类药物有显著抑制胃酸分泌作用，对因化学刺激引起的腐蚀性胃炎有预防和保护作用，对应激性溃疡和上消化道出血也有明显疗效。然而，替丁类药物同时也是肝酶抑制剂，会影响到多种经肝代谢药物在体内的代谢过程，使其他药物发生蓄积，影响其他药物的疗效。

"三代"镇静催眠药："二代最"常用

现在，市面上治疗失眠的药物主要为镇静催眠药，经过多年的发展，镇静催眠药的种类已经发展到第三代。第一代的镇静催眠药如巴比妥类、水合氯醛等药物由于副作用太大，目前已较少在临床上使用。第二代镇静催眠药主要指苯二氮䓬类药物，地西泮曾经是临床上最常使用的苯二氮䓬类药物。早期的苯二氮䓬类药物有甲喹酮、甲丙氨酯、氯氮䓬、地西泮、舒必利，后期则有三唑仑、咪达唑仑、氟西泮、硝西泮、艾司唑仑、阿普唑仑、劳拉西泮等。这些药物因安全性高、催眠效果好和成瘾性较低，目前已成为最常用的催眠类药物。20世纪80年代以后，第三代镇静催眠类药物，包括唑吡坦、扎来普隆、佐匹克隆，在临床的应用日渐增多。

西咪替丁+安眠药：谨慎合用

替丁类药物是否会影响安眠药的代谢过程，以致危害人体健康呢？这主要取决于所服用的镇静安眠药是否经过肝脏代谢。就目前最常用的苯二氮䓬类镇静催眠药物而言，由于其代谢位置和途径各不相同，与替丁类药物合用时所受到的影响也不一样。

● **不可以合用**　研究表明，西咪替丁可使安定（地西泮）、硝基安定（硝西泮）、氟安定（氟西泮）和氯氮䓬（利眠宁）等药物的血浆清除率明显降低，血药浓度升高1.2 ~ 2倍。因此，当服用西咪替丁等"替丁"类药物时，要慎用此类安眠药。若不注意，可能加重镇静催眠药的镇静及其他中枢神经抑制症状，并可发展为呼吸或循环衰竭。

● **可以合用**　氯羟安定（劳拉西泮）或羟基安定（替马西泮和奥沙西泮）的代谢不经过肝脏，作为肝药酶抑制剂的"替丁"类药物不会影响到它们的代谢过程，血药浓度也不会受到干扰。因此，这两类药物可以合用。PM

慎用沙星类抗菌药物；尽量避免合用可致QT间期延长的药物，如胺碘酮、奎尼丁、索他洛尔、普鲁卡因胺、西沙必利、抗精神病药、丙咪嗪、红霉素和克拉霉素等。肝、肾功能损害者也应慎用。

光敏反应：虽"轻微"仍需小心

光敏反应是沙星类抗菌药物较为常见的不良反应。临床症状为光暴露部分皮肤出现瘙痒性红斑、水肿、水疱，严重者可引起皮肤脱落、糜烂。

防范措施：常见沙星类抗菌药物光毒性大小依次为：洛美沙星 > 司帕沙星 > 环丙沙星 > 莫西沙星。服用这些药物期间，患者应尽量避光。过敏体质者应慎用光毒性大的沙星类抗菌药物。每日用药1次者，应晚上服药；白天用药后尽量减少外出，避免紫外线及日光照射；外出时应尽量打伞，涂抹防晒霜。

总之，沙星类抗菌药物不宜大剂量、长疗程使用。高龄老年人用药期间应注意监测肝肾功能，及时调整方案，避免蓄积中毒。尽可能口服给药、餐后服药，初始剂量不宜过大，用药期间宜多喝水；静脉给药时，需控制滴速和用药剂量，并观察用药后有无不适。

需要说明的是，局部用的沙星类抗菌药物，如滴眼液、滴耳液、眼药膏等，全身吸收极少，如果遵医嘱合理用药，不太可能引起严重副作用，大家可以放心使用。PM

《大众医学》2016 年度十佳科普作者、十佳特约编辑名单揭晓!

在过去的一年里,《大众医学》每个月都会准时为广大读者奉上一份内容丰富、科学实用的“健康大餐”。为了确保每篇文章的科学性与权威性,无论是关注健康热点的“特别策划”“名家谈健康”“大众话题”,介绍常见病、疑难病诊治方法的“专家门诊”“大众导医”“家庭药箱”,倡导健康生活方式的“营养美食”“品质生活”,还是介绍中医养生知识的“传统养生”,我们都会邀请国内知名三甲医院副高职称以上的专家撰稿。在繁忙的医教研工作之余,还能积极参与医学科普工作的医学专家们,是非常值得尊敬的。正如孙颖浩院士所说,有情怀、有担当的医生才会做科普。而在约稿、采访过程中,我们也得到了全国众多三甲医院特约编辑们的大力支持,在此一并表示感谢!

经过层层筛选,我们从 2016 年度在本刊发表过文章的 800 余位作者中评选出了“十佳科普专家”,从全国 50 余位特约编辑中评选出了“十佳特约编辑”。2017 年,我们将邀请更多医学专家撰稿,为读者奉上更为精彩的内容,把健康送到千家万户!

《大众医学》2016 年度十佳科普专家(排名不分先后)

孙兴怀　复旦大学附属眼耳鼻喉科医院眼科教授
范建高　上海交通大学医学院附属新华医院消化内科教授
马志英　上海市食品研究所教授级工程师
王　忠　上海交通大学医学院附属第九人民医院泌尿外科教授
董　健　复旦大学附属中山医院骨科教授
郭树彬　首都医科大学附属北京朝阳医院急诊科教授
邹大进　第二军医大学附属长海医院内分泌科教授
马冠生　北京大学公共卫生学院营养与食品卫生系教授
王文君　复旦大学附属妇产科医院中西医结合科
方剑乔　浙江中医药大学教授

《大众医学》2016 年度十佳特约编辑(排名不分先后)

齐璐璐　复旦大学附属中山医院
朱　凡　上海交通大学医学院附属瑞金医院
袁蕙芸　上海交通大学医学院附属仁济医院
郭跃武　上海交通大学附属第六人民医院
吴祎玮　复旦大学附属眼耳鼻喉科医院
沈　莉　上海中医药大学附属岳阳医院
陈　豪　上海中医药大学附属龙华医院
王　珏　复旦大学附属妇产科医院
晏雪鸣　上海交通大学附属儿童医院
黄冬香　华中科技大学同济医学院附属协和医院

敬告读者

每一个月,《大众医学》都会带给您权威、实用、最新的保健知识。出版前,每篇文章都经过严格审查和内容核实。我们刊出这些文章,并不是要取代看病就医,而是希望帮助大家开阔眼界,让自己更健康。

由于个体差异,文章所介绍的医疗、保健手段并不能适合每一位读者,尤其是在诊断或治疗疾病时。任何想法和尝试,您都应该和医生讨论,权衡利弊。

您可以通过以下方式,进一步了解有关专家信息:

1. 登陆《大众医学》网站 www.popumed.com,打开“专家门诊”,在“看病找专家”中键入专家姓名,了解专家专长、联系办法等信息。

2. 发电子邮件至 popularmedicine@sstp.cn 或写信向编辑部咨询。

3. 通过 114 查询相关医疗机构电话,向挂号室或咨询服务台,了解专家近期门诊安排,就近就医。

敬告本刊作者

1. 本刊稿件一律不退,敬请自留底稿。从稿件投到本刊之日起,三个月后未得录用通知,方可另行处理。如需退稿(照片和插图),请注明。

2. 稿件从发表之日起,其专有出版权、汇编权和网络传播权即授予本刊,同时许可本刊转授第三方使用。本刊支付的稿费包含信息网络传播的使用费。

3. 根据需要,本刊刊登的稿件(文、图、照片等)将在本刊或主办本刊的上海科学技术出版社的网页或网站上传播宣传。

4. 本刊作者保证来稿中没有侵犯他人著作权或其他权利的内容,并将对此承担责任。

5. 对于上述合作条件若有异议,请在来稿时声明,否则将视作同意。

别以为“睡不好”就是失眠

作者简介

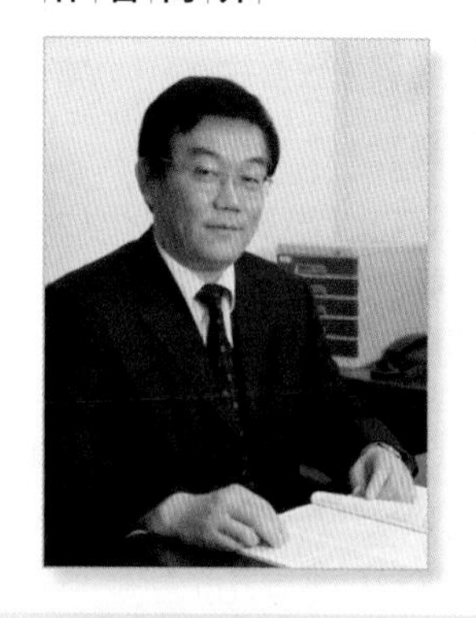

徐建，上海市中医医院院长、主任医师、教授，上海市领军人才，全国名老中医学术经验传承人，上海市中医医院睡眠疾病研究所所长，中国睡眠研究会副理事长，中医睡眠医学专业委员会主任委员。擅长治疗睡眠障碍、抑郁症、焦虑症、镇静安眠药物依赖、中老年性认知功能障碍、以失眠为主症的心脑血管病等。

徐建

良好的睡眠是人类孜孜以求的幸福梦想。在人生的旅途中，有三分之一的时间是在睡眠中度过的。我国古代早就有“不觅仙方觅睡方”的名言，英国大戏剧家莎士比亚将睡眠誉为“生命筵席上的滋补品”，世界卫生组织将“睡得香”定为衡量人体健康的标准之一。然而，如今不仅许多中老年人有睡眠障碍，连风华正茂的青少年也常说睡不好。

“睡不好”就是失眠吗？非也。睡不好，即睡眠障碍，一般有三种：第一种是睡眠不足，也就是我们平时说的失眠；第二种是过度睡眠；第三种叫异态睡眠。

睡眠不足又分为主动不足和被动不足。主动睡眠不足是自身的一些不良睡眠习惯引起的，如在该睡觉的时候不睡觉、白天长时间睡觉、睡前喝咖啡或浓茶等。被动睡眠不足是指失眠的人没有办法控制自己，一晚上醒来好几次，或者整夜都睡不着。在这部分人中，有些可能是精神方面的问题，因焦虑、抑郁等影响睡眠，另外有些躯体疾病也会引起失眠。

过度睡眠的人，怎么也睡不够，早上起不来，要注意排除原发病，尤其是内分泌系统疾病和中枢神经系统疾病。有一种比较严重的情况，叫发作性睡病。我曾接诊一位病人，他经常在开车的时候睡着，开着开着就撞到电线杆了。一开始他没觉得有问题，以为是困了，后来连续几次这样，他才意识到有问题，在有睡意的时候马上把车停在路边。通过脑电监测和其他检查，他被诊断为中枢神经损害导致的发作性睡病。

异态睡眠，主要指睡觉的时候有一些症状，比如睡着睡着滚下床、磨牙、打人，有时候老伴在旁边睡着，被打醒。还有睡眠呼吸暂停、不宁腿综合征等等。

如此各种“睡不好”，无疑会直接影响生活质量，间接加重或诱发某些躯体疾病。病人很着急，急于用药。我在门诊中就经常被病人问：“我是不是很虚？要不要吃点人参补补？”实际上，现代人多营养过剩，体质健旺的人如果吃人参，吃后肯定亢奋，更睡不好。病人说：“那我不吃人参，改吃党参吧。”可是，若不对症，党参也会影响睡眠。病人又说：“现在流行枫斗，吃这个总没问题吧？”我只能说，瘦、口干、舌苔不腻者，吃点枫斗还可以；如果是胖、舌苔又厚腻者，吃枫斗反而无益。

病人见我反对他进补，又会说：“那我睡前喝牛奶吧？听说牛奶能治失眠。”我的建议是，你要喝就喝吧，但是希望你早点喝，特别是起夜多的人，不然喝了一肚子奶，不停起夜，还促什么眠。

总之，睡不好不等于失眠，睡不好也不要乱吃药、乱进补。轻度睡眠障碍病人，只要通过自我调节，或稍微使用一些中药进行干预，就可以有效缓解。重度睡眠障碍病人，必须经过专业医生的诊治，坚持正规治疗。

根据我们医院睡眠疾病研究所的临床观察，近两年女性就诊者明显增多。其原因可能是女性的精神承受能力比男性差，再加上家庭负担重，部分女性又值更年期，生理功能衰减，多重因素造成了女性病人多于男性，这一现象值得重视和深入研究。PM

Contents 目录 2017年3月

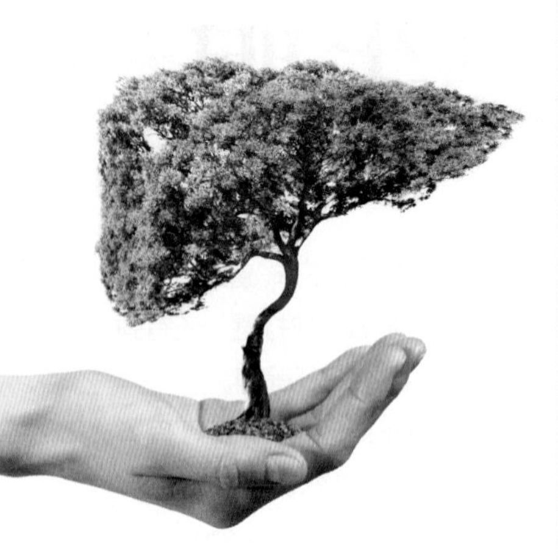

特别关注

乙肝防治8大变化

我国是"乙肝大国"，过去是，现在仍是，但已今非昔比。那么，与过去相比，我国乙肝流行现状如何？在乙肝预防、诊断、治疗、患者教育等方面发生了哪些变化，取得了哪些成绩？在3月18日"全国爱肝日"到来之际，本刊邀请权威专家，对近10年来乙肝防治领域的发展与变化进行总结分析，希望可以帮助读者更好地了解乙肝防治知识，帮助乙肝病毒感染者和慢性乙肝患者更健康地生活。

扫描二维码 关注大众医学

大众医学 微信二维码

本期部分图片由东方IC和达志图片提供 本期封面图片由达志图片提供

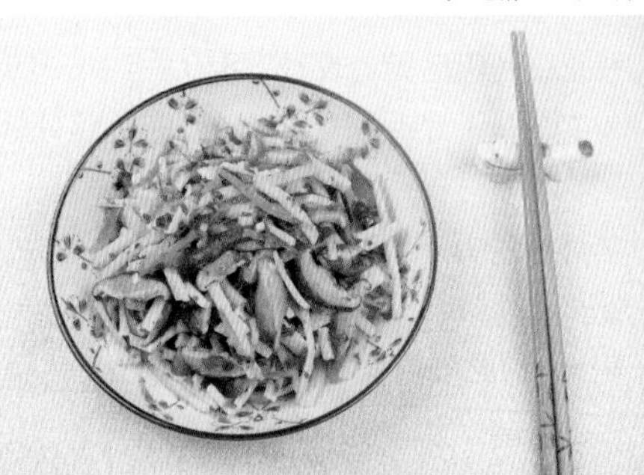

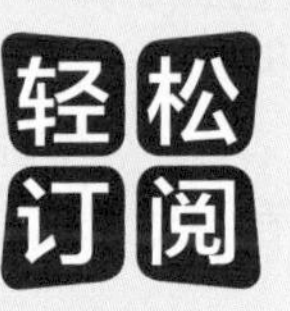

★ 邮局订阅：邮发代号 4-11
★ 网上订阅：www.popumed.com（《大众医学》网站）
http://item.zazhipu.com/2000399.html（杂志铺网站）
★ 上门收订：11185（中国邮政集团全国统一客户服务）
★ 本社邮购：021-64845191 / 021-64089888-81826
★ 网上零售：shkxjscbs.tmall.com（上海科学技术出版社天猫旗舰店）

创刊于1948年　第三届中国政府出版奖期刊奖提名奖　新中国60年有影响力的期刊
上海市著名商标　全国优秀科技期刊一等奖　中国期刊方阵　中国百强报刊

大众医学®（月刊）

2017年第3期 da zhong yi xue

主 管 上海世纪出版股份有限公司
主 办 上海世纪出版股份有限公司 科学技术出版社

编辑、出版 《大众医学》编辑部
编 辑 部 (021) 64845061
传 真 (021) 64845062
网 址 www.popumed.com
电子信箱 popularmedicine@sstp.cn
邮 购 部 (021) 64845191
(021) 64089888转81826

广告总代理
上海科学技术出版社广告部
上海高精广告有限公司
电话：021-64848170
传真：021-64848152
广告/整合营销总监 王 萱
副总监/新媒体营销 夏叶玲
业务经理 杨整毅 丁 炜 张 磊 林素萍

发行总经销
上海科学技术出版社发行部
电话：021-64848257 021-64848259
传真：021-64848256
发行总监 章志刚
发行副总监 潘 峥
业务经理 张志坚 仝 翀 马 骏

编辑部、邮购部、广告部、发行部地址
上海市徐汇区钦州南路71号（邮政编码200235）
发行范围 公开发行
国内发行 上海市报刊发行局、陕西省邮政报刊发行局、重庆市报刊发行局、深圳市报刊发行局
国内邮发代号 4-11
国内统一连续出版物号 CN31-1369/R
国际标准连续出版物号 ISSN 1000-8470
国内订购 全国各地邮局
国外发行 中国国际图书贸易总公司（北京邮政399信箱）
国外发行代号 M158
印 刷 上海当纳利印刷有限公司
出版日期 3月1日
定 价 8.00元
广告经营许可证号 3100320080002
80页(附赠32开小册子16页)

脑卒中调查警示：不良生活习惯需改变

全国脑血管病防治研究办公室等机构历时4年完成的全国脑血管病流行病学专项调查显示：在接受调查的48万多名20岁以上成年人中，有1643人首次发生脑卒中，765人死于脑卒中，7672人是脑卒中存活患者。据此推算，我国每年约有240万新发脑卒中患者，110万人死于脑卒中，1 100多万名脑卒中患者存活。调查还显示：脑卒中年发病率和死亡率具有明显的地区差异，东北最严重，华中地区次之，而西南和华南地区较轻，农村地区是脑卒中重灾区；与脑卒中相关的危险因素依次为高血压、吸烟和饮酒。专家表示，寒冷气候及不良饮食习惯是东北地区脑血管病高发的主要原因，如嗜高盐饮食、喜吃肉、爱喝酒（尤其是烈酒）等。专家强调，控制血压、戒烟、限酒、合理饮食、适量运动，可以避免或减少脑卒中发生。

高血压患者补充叶酸有益肾脏

南方医科大学侯凡凡院士等对1.5万余名成人高血压患者进行了研究，患者平均年龄60岁。结果发现，与单纯降压治疗相比，服降压药同时补充叶酸可显著降低高血压患者肾功能减退的速度，使肾脏病变进展的风险降低21%。其中，在治疗前已有慢性肾脏病的1671名患者，补充叶酸使肾脏病变发展的风险降低了56%，并显著降低了肾功能快速减退以及肾脏病病变发展和死亡的风险。这项研究首次证实，适量补充叶酸可明显延缓高血压患者肾脏病变的进程，降低慢性肾脏病发展为尿毒症的风险。该研究还证实，补充叶酸能有效降低高血压患者首发脑卒中的风险。据了解，我国人群叶酸缺乏十分常见，平均血清叶酸水平明显低于西方人群，这可能与饮食习惯和遗传基因有关。叶酸价格低廉、服用方便且十分安全。

健康饮食：从小就抓，终身受益

近日，中国营养学会发布《中国学龄儿童膳食指南（2016）》。学龄儿童（6~18岁未成年人）处于学习阶段，生长发育迅速，对能量和营养素的需要相对高于成年人。均衡的营养是儿童智力和体格正常发育乃至一生健康的基础。这一时期也是饮食行为和生活方式形成的关键时期，家庭、学校和社会对他们从小开展饮食教育，将使他们受益终身。营养学专家建议，儿童膳食方面要特别注意以下几点。①食物营养搭配合理：儿童要经常吃奶、奶制品和大豆及其制品等，以保证钙的足量摄入，促进骨骼发育和健康。经常吃含铁丰富的食物，如瘦肉等，同时搭配富含维生素C的食物，如新鲜的蔬菜和水果。还要经常吃维生素D含量丰富的海鱼、蛋黄等食物。②合理选择零食：油炸、高盐或高糖食品不宜当零食吃，两餐之间尽量少吃零食，不能影响正餐；不要看电视时吃零食，不要边玩边吃零食，睡觉前30分钟不吃零食，吃零食后要及时刷牙或漱口。③多喝水：6~10岁儿童每天喝水800~1000毫升，11~17岁儿童每天饮水1100~1400毫升。天气炎热或运动出汗较多，应增加饮水量。饮水应该首选白开水，不喝或少喝含糖饮料。④不偏食节食，不暴饮暴食，保持适宜体重增长。⑤保证每天至少活动60分钟，增加户外活动时间。

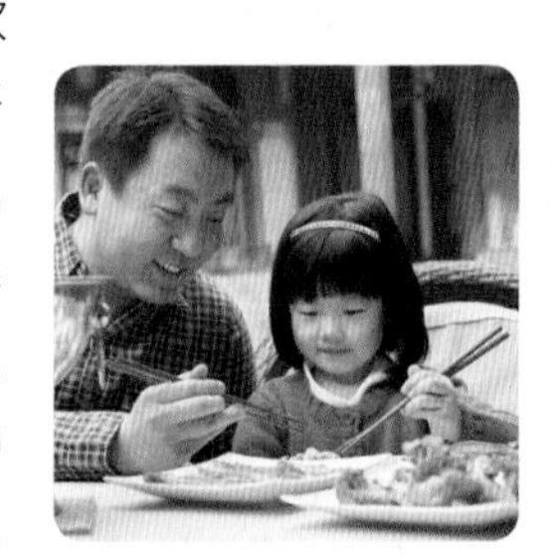

放弃不必要的剖宫产

北京大学公共卫生学院的研究人员分析了近年来的全国妇幼年报资料后发现，2014年我国剖宫产率为35%（即每100位产妇中有35人采取了剖宫产的分娩方式），其中近800个区、县剖宫产率高于50%。剖宫产率过高，说明很多产妇完全是在不必要的情况下采取了剖宫产。国内专家认为，剖宫产率在10%~20%才是比较正常的。这次调查发现，在我国一些特大城市，剖宫产率下降趋势较明显，而这些城市的孕产妇和围产儿死亡率并未升高，这充分说明放弃不必要的剖宫产并不会影响孕妇和婴儿的安全和健康。调查还发现，我国剖宫产率总体仍在上升（年均升高1%），说明更多的孕妇需要了解剖宫产的相关知识。专家指出，剖宫产是一种手术，存在一定风险，且有可能对孕妇和婴儿的健康造成一定影响，只有在难产、患妊娠并发症或合并症等必要的情况下才被采用。PM

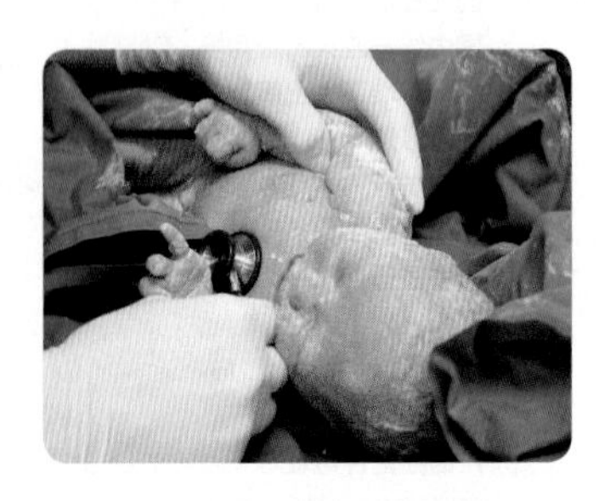

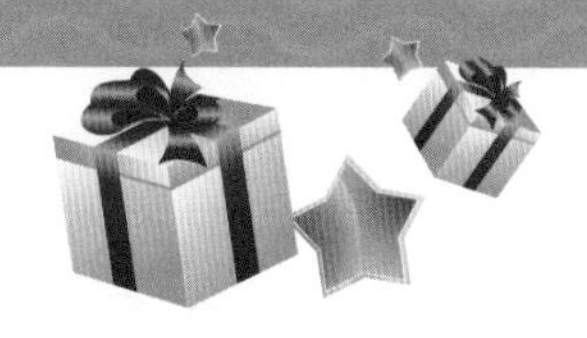

好消息！

2017“年度订阅奖”开奖啦！

为回馈订阅读者对本刊的支持，我们为订阅全年杂志的读者准备了两次“年度订阅奖”抽奖活动，中奖名单将分别公布在三月份和十月份的杂志上。还没来得及把全年订阅单复印件通过信件、微信等渠道发给我们的读者，请抓紧！

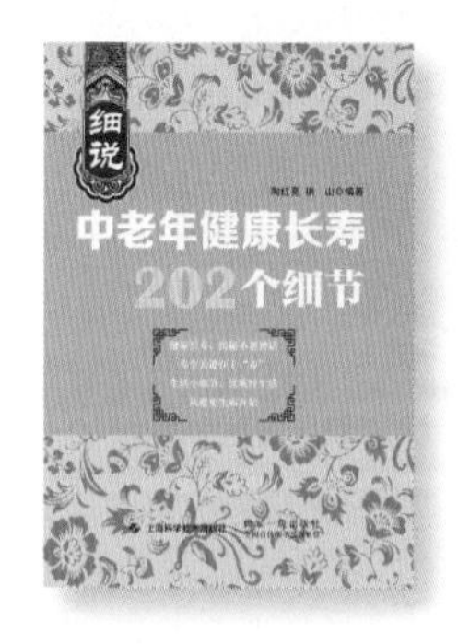

《细说中老年健康长寿202个细节》

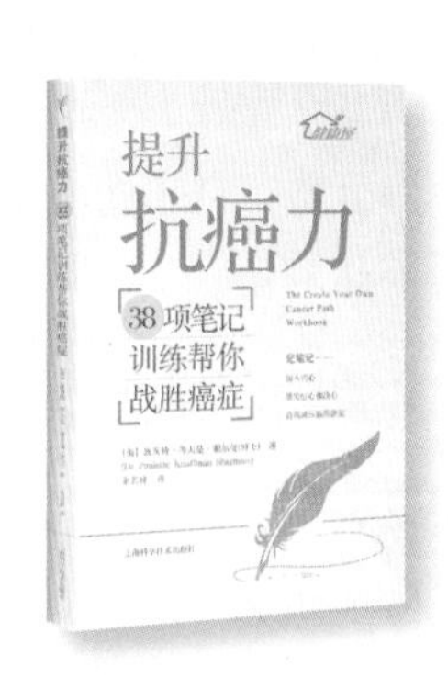

《提升抗癌力——38项笔记训练帮你战胜癌症》

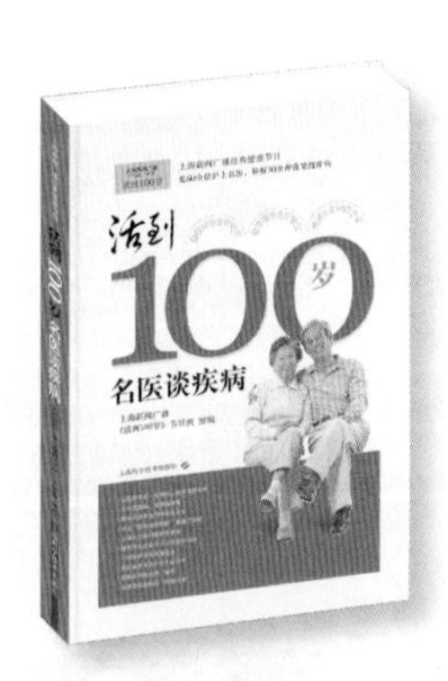

《活到100岁——名医谈疾病》

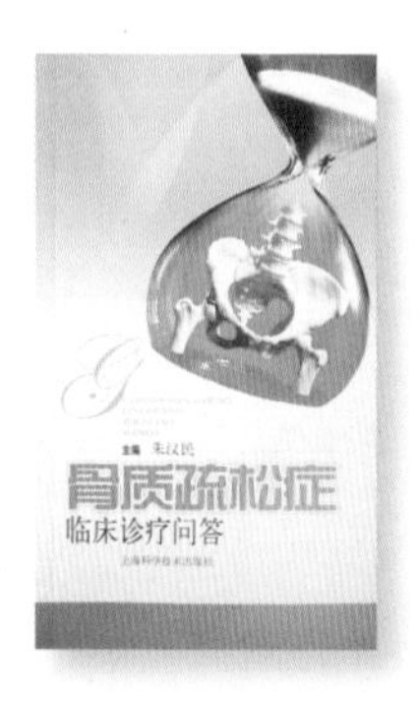

《骨质疏松症临床诊疗问答》

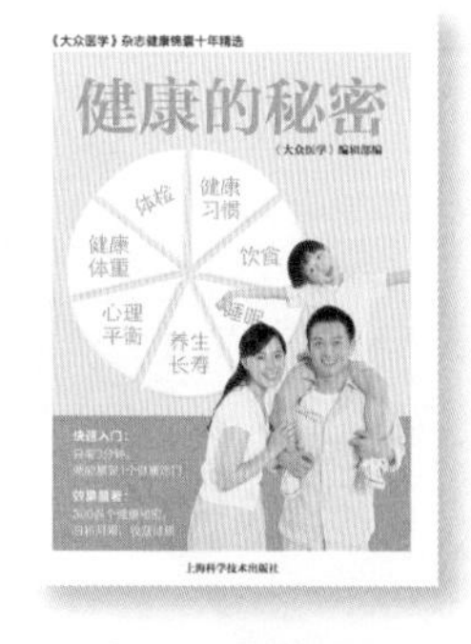

《健康的秘密》

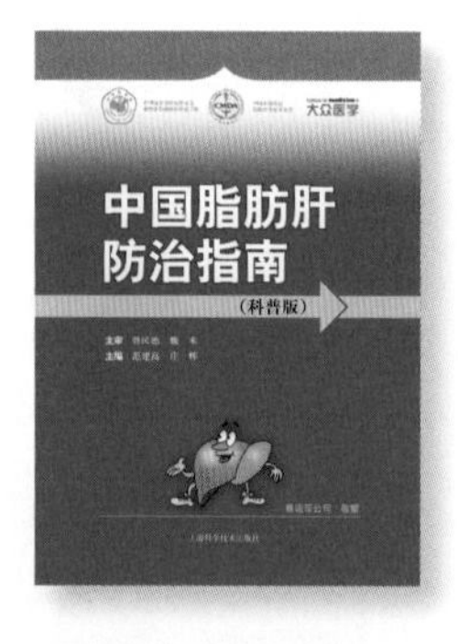

《中国脂肪肝防治指南（科普版）》

恭喜以下50名幸运读者！

每位获奖者将获得由《大众医学》为您精心挑选的5本健康图书（6选5，随机），本本都是“精华”，送您健康一整年！

聂改娥　霍　刚（山西）黄奇勋　蔺志孝（河北）徐如衡　宋肖慈　张海燕　叶梦生　董正华　杨伟良　滕锡忠　陆　毅（上海）陶玉林　怀大成　杨　莉　金天放　陈振东　葛秀玉　丁荣珍　胡薇薇　陈　斗　邵培旺　刘其智（江苏）乔宗富　谢玉祥　朱凤翔　马玉洁（安徽）翁娅文　刘兆鲁　张星初　于全善　王培良（山东）肖国亮（天津）陈妙元　蔡仲歧　吴忠德　余秀荣（浙江）王松兰（江西）薛宗进（福建）龙文智（四川）黄永可（云南）张枝梅（陕西）李载常　王振宇（辽宁）陈福星（青海）崔晓明　杭海仙（北京）林元音（湖北）刘　伟（内蒙古）杨志勇（黑龙江）

现在还能订阅杂志吗？

当然可以！

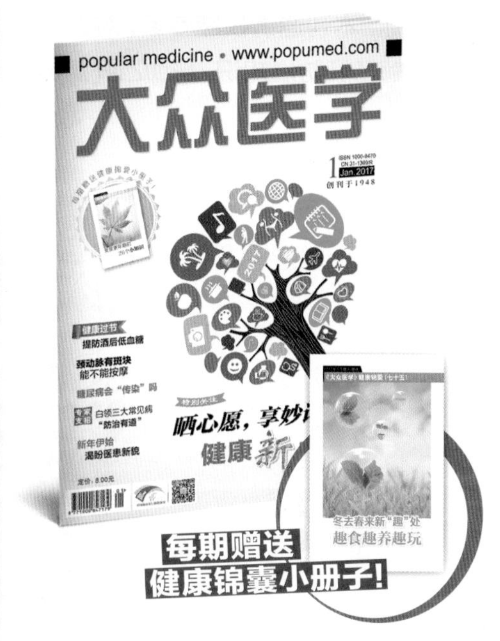

为了方便读者订阅，我们开通了微信订阅功能，扫描以下二维码，即可订阅杂志，非常方便！当然，不方便上网的读者也可以拨打本刊邮购部电话（021-64845191），由客服人员帮您完成订阅工作。

没有中奖的读者也不必遗憾。我们为大家提供了一份特别优惠的“100元健康大礼包”，只需要花100元，就可以从《大众医学》出版的14本精品图书中任选5本。需要订购的读者，可拨打本刊编辑部电话（021-64845061）或直接扫描二维码，通过微信订购此健康大礼包。

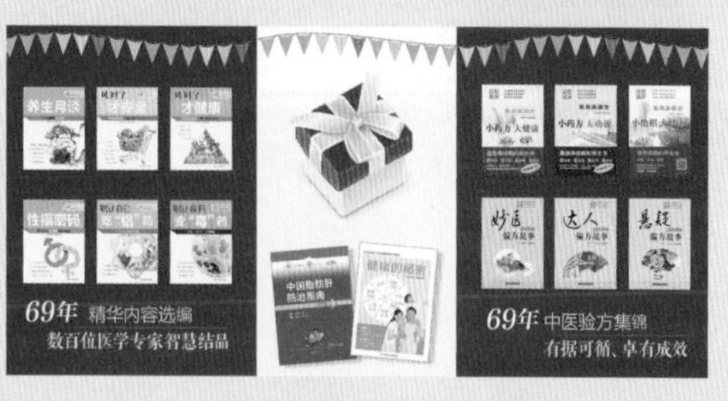

我国是“乙肝大国”，过去是，现在仍是，但已今非昔比。那么，与过去相比，我国乙肝流行现状如何？在乙肝预防、诊断、治疗、患者教育等方面发生了哪些变化，取得了哪些成绩？在3月18日“全国爱肝日”到来之际，本刊邀请权威专家，对近10年来乙肝防治领域的发展与变化进行总结分析，希望可以帮助读者更好地了解乙肝防治知识，帮助乙肝病毒感染者和慢性乙肝患者更健康地生活。

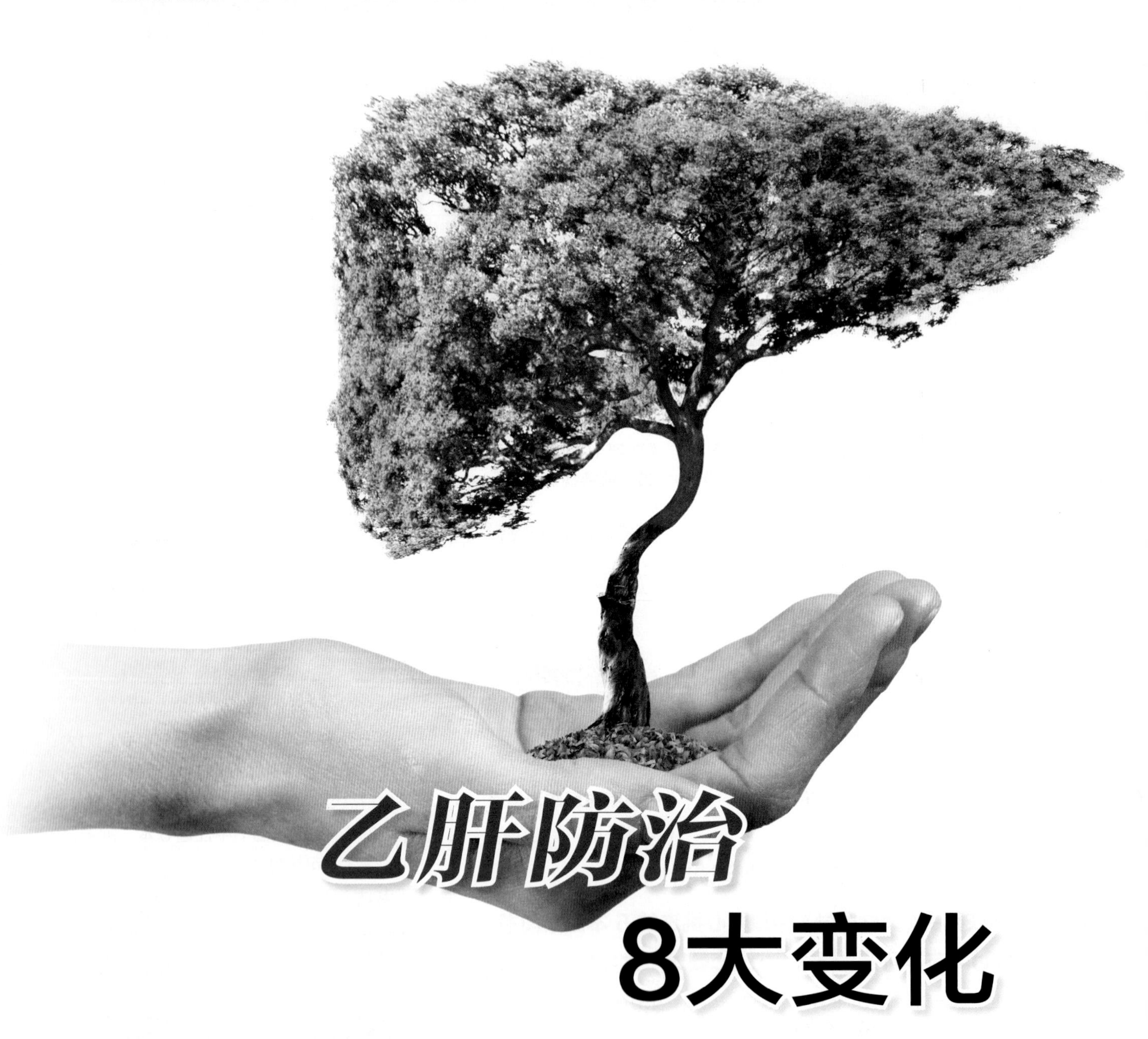

乙肝防治 8大变化

策划/本刊编辑部
执行/王丽云
支持专家/庄 辉 崔富强 侯金林
贾继东 张欣欣 魏 来
段钟平 李 杰 陈成伟

2030年：我国或将告别“乙肝大国”

庄 辉

10年来，乙肝防治4大成绩

❶ 乙肝病毒感染由高流行降至中流行

2006年，我国一般人群乙肝病毒表面抗原（HBsAg）流行率为7.18%，2016年降至5.49%，估计近10年来减少了约2000万例。5岁以下儿童HBsAg流行率下降更为显著，已由2006年的0.96%降至2014年的0.32%。

❷ 乙肝病毒新感染率、急性乙肝发病率明显下降

由于实施新生儿乙肝疫苗免疫、儿童乙肝疫苗补种、高危人群乙肝疫苗接种，以及普遍使用一次性注射器和献血人员乙肝筛查，我国乙肝病毒新感染率和急性乙肝发病率已明显下降。以北京市为例，2006年急性乙肝发病率为5.99/10万，2012年降至1.63/10万，下降幅度为72.79%。上海市2000年乙肝报告发病率为83.41/10万，2014年降至7.11/ 10万，下降幅度为91.48%。

❸ 乙肝肝硬化、肝癌发病率显著下降

根据2010~2012年对我国农村地区200万名21~49岁男性乙肝血清流行病学调查结果估计，我国慢性乙肝病毒感染人数较1992年减少约4 000万例，肝硬化和肝癌死亡人数减少约750万例。

❹ 创立了多项抗病毒治疗新方案

我国学者基于“路线图概念”治疗慢性乙肝，创立了多项慢性乙肝治疗新策略，大大提高了抗病毒疗效，降低了医疗成本，并因此获2015年国家科技进步二等奖。

专家简介

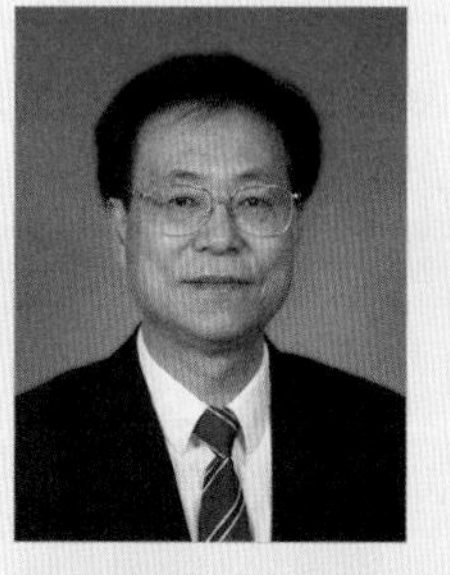

庄辉 北京大学医学部基础医学院病原生物学系和感染病中心教授、博士生导师，中国工程院院士，中华医学会理事，中华医学会肝病学分会名誉主任委员，《中国病毒病杂志》《中国病原生物学杂志》和《中国预防医学杂志》主编。

今后，乙肝防治4大趋势

2016年5月，世界卫生大会通过全球消除病毒性肝炎策略，要求到2030年新发的慢性乙肝和丙肝病例数下降90%，由慢性乙肝和丙肝导致的死亡人数减少65%。2016年3月，我国发布“十三五”规划纲要，将“降低全人群乙肝病毒感染率”列为加强重大疾病防治的重要任务之一。2016年8月，我国召开了全国卫生与健康大会，提出要把人民健康放在优先发展的战略地位，加快推进健康中国建设。2016年8月26日，中共中央政治局审议通过了“健康中国2030”规划纲要，该纲要提出要加强重大传染病防控。目前，我国正在制订《中国病毒性肝炎防治规划（2016~2030）》，预期今后乙肝防治将出现以下4大趋势。

❶ **我国乙肝病毒母婴传播率和人群HBsAg流行率将进一步降低。**

❷ **通过政府谈判机制降低抗乙肝病毒药物的价格，乙肝治疗的可及性将明显提高。**

❸ **新一代乙肝抗病毒药物研发成功，乙肝疗效将进一步提高。**

❹ **大力开展乙肝防治健康教育，公众对乙肝的认知度将大大提高，对乙肝病毒感染者的社会歧视将从根本上好转。**

摘掉“乙肝大国”帽子为期不远

世界卫生组织提出，到2030年消除病毒性肝炎这一严重的公共卫生威胁。为达到此目标，对乙肝防控的要求是：新生儿乙肝疫苗首针及时和3针全程接种率达90%；安全注射覆盖率达90%；注射毒品者经血感染的危险性减少75%；乙肝检测率达90%，乙肝治疗率达80%。同时，我国也将制订相应的乙肝防治规划，并提出切合我国实际的乙肝防控要求。

1992年、2006年和2014年我国乙肝血清流行病学调查表明，1~4岁、5~14岁和15~29岁人群HBsAg流行率明显下降。与2006年相比，

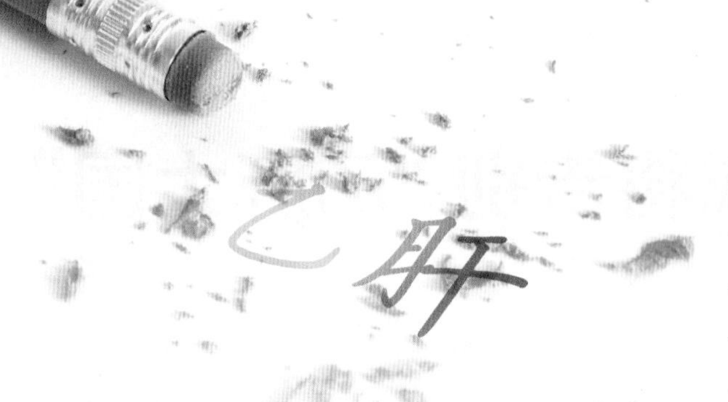

我国是乙肝病毒感染率较高的国家，在没有实施乙肝疫苗预防接种及血液筛查等干预措施前，人群乙肝病毒表面抗原（HBsAg）流行率为10%左右，5岁以下儿童HBsAg流行率和成人接近，儿童早期感染是造成我国乙肝病毒高感染率的主要原因。

变化1：乙肝在中国不再“高流行”

崔富强

乙肝病毒感染率已大大降低

1992年、2006年和2014年，在卫生部（国家卫生计生委）的组织领导下，由重大专项经费给予支持，我国开展了3次乙肝血清流行病学调查。

调查结果显示，2006年我国人群HBsAg流行率为7.18%，与1992年（9.75%）相比下降了26%。其中，1～4岁儿童HBsAg流行率为0.96%，与1992年（9.67%）相比下降了90%！按照世界卫生组织的定义，我国已经从乙肝病毒感染高流行区过渡为中流行区国家，并提前实现了世界卫生组织西太区提出的“到2017年将5岁以下儿童HBsAg流行率降到1%以下”的控制目标。

2014年开展的全国乙肝血清流行病学调查显示：我国1~29岁人群HBsAg流行率降至2.64%；1~4岁人群HBsAg流行率为0.32%，与2006年（0.96%）相比，又下降了67%。这些调查数据不仅客观评价了我国乙肝病毒感染的现状，也证实我国乙肝的控制成效显著。

乙肝相关死亡数，短期内不会下降

中国疾病预防控制中心监测资料显示，我国新发乙肝病例数近年来明显下降，从2005年的7.5/10万，下降到2015年的4.9/10万。但是，我国既往感染者众多，部分感染者得不到及时诊治，由此导致的死亡人数短期内不会出现下降趋势。据世界卫生组织估计，我国每年因乙肝感染导致的死亡人数为30万例，占全球的1/2。

四大努力，换来乙肝防控巨大成就

我国在防治乙肝方面取得的重大成就，得到了国际社会的高度肯定，被誉为21世纪公共卫生领域最重大的成就之一。2014年2月24日，世界卫生组织西太区向中国政府颁奖，表彰我国在防控儿童乙肝病毒感染方面所取得的突出成就。这些成就的取得，主要基于四方面。

- **预防为主，防治结合** 我国根据乙肝感染的疾病负担，确定了预防为主、防治结合的综合性防控策略，优先保证新生儿和儿童接种乙肝疫苗，对献血人群筛查HBsAg。
- **预防接种** 预防接种发挥了关键作用，从根本上减少了儿童新发乙肝

2014年这三类人群HBsAg流行率分别下降了66.7%、61.2%和48.9%。由此推算，至2030年，我国人群HBsAg流行率，1~4岁组将降至0.1%，5~14岁组将降至0.3%，15~29岁组将降至1%，30~44岁组将降至4%，全人群HBsAg流行率有可能降至3%以下，离彻底摘掉“乙肝大国”的帽子将为期不远了。

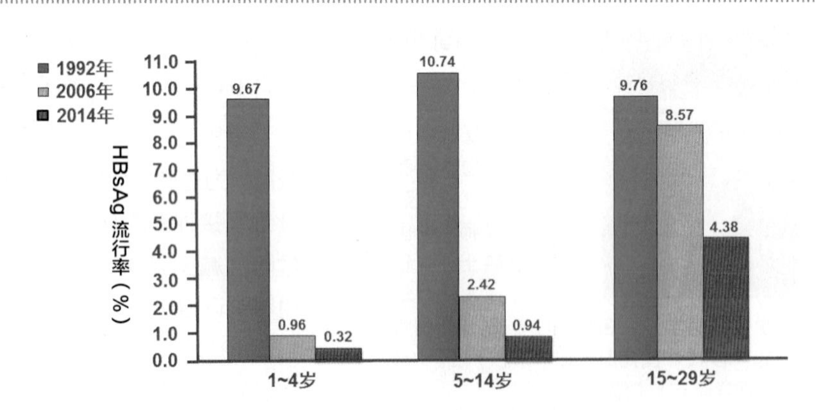

我国1992、2006和2014年全国乙肝血清流行病学调查
1~4岁、5~14岁和15~29岁人群HBsAg流行率结果比较

病毒感染。1986 年，我国研制成功乙肝疫苗并开始在部分地区实施接种。1992 年起，在全国范围内推广乙肝疫苗预防接种工作。从 1992 年到 2015 年，我国累计接种乙肝疫苗超过 10 亿剂次，其中新生儿接种超过 3 亿人次。从 2012 年起，我国对 HBsAg 阳性母亲所生的新生儿用乙肝免疫球蛋白和乙肝疫苗联合免疫，进一步提高了乙肝病毒母婴传播的阻断率。此外，一些省市已开始对高危人群实施乙肝疫苗免疫策略。

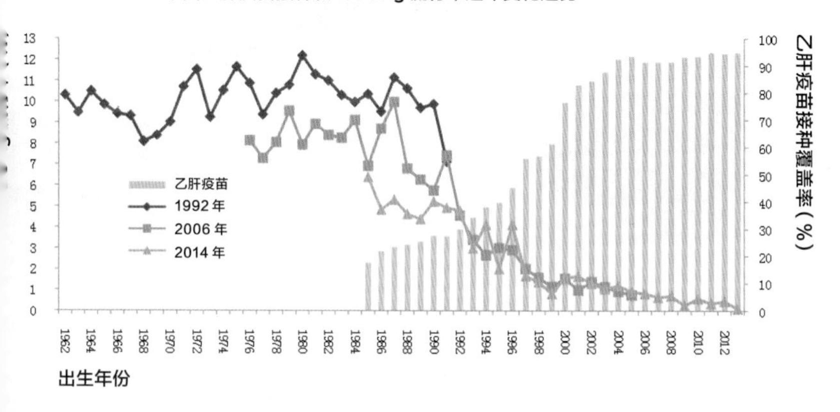

● **控制感染，规范诊治** 加强医源性感染的控制和规范诊治，在降低新发感染、提高患者生存质量方面发挥了重要作用。1988 年我国开始对献血人员筛查 HBsAg；1998 年颁布《献血法》，2015 年开始对 HBsAg 阴性献血人员进行 HBV DNA 检测，大大降低了因输血和血制品引起乙肝病毒感染的风险。2000 年起，我国全面推行一次性注射器，大大减少了因不安全注射而导致的乙肝病毒传播。各医院加强对诊疗、检测、消毒等方面的规范管理，预防了乙肝病毒医源性感染。2005 年，中华医学会肝病学分会和感染病学分会共同发布《慢性乙型肝炎防治指南》，并于 2010 年和 2015 年进行了修订，对规范我国乙肝诊治、加强患者管理和提高疗效具有重要的指导意义。

● **逐步健全法制，消除乙肝歧视** 2005 年以来，我国政府对反对乙肝歧视日益重视，相继出台了一系列文件，保护乙肝病毒感染者在入学、入托、就业方面的权利。

持续降低乙肝病毒感染，面临四大挑战

如果按照当前的措施和策略，我国人群 HBsAg 流行率将会逐步降低，估计到 2030 年可低于 4%；2050 年后低于 2%，5 岁以下儿童 HBsAg 流行率将会持续低于 0.1%。但要实现这些目标，还面临一些挑战。只有不断完善和加强我国的乙肝防控策略，才能更快实现以上目标。

● **现行免疫策略不能完全阻断母婴传播和水平传播** 目前，应用乙肝免疫球蛋白和乙肝疫苗联合免疫，母婴传播阻断失败率为 7.6% 以下；但对血清 HBV DNA 水平 $>10^6$ IU/ml（国际单位 / 毫升）母亲所生的新生儿，母婴传播阻断失败率可高达 9.25%。尤其在西部农村地区和一些边远地区，新生儿出生 24 小时内首针乙肝疫苗及时接种率和 3 针全程覆盖率较低，母婴传播阻断失败率更高。目前，我国每年约有 5 万名新生儿因阻断失败而感染乙肝病毒。

● **高危人群乙肝病毒感染率高** 高危人群的乙肝病毒感染率显著高于一般人群，如男同性恋者、急性乙肝患者的配偶、医务人员（血液透析、外科、口腔科、化验室）等。高危人群是我国急性乙肝病毒感染的主要人群，值得引起高度重视。

● **慢性乙肝患者治疗率低，且多数使用低效高耐药抗病毒药物** 据估计，我国有 2 800 万例慢性乙肝患者需要抗病毒治疗，其中 740 万例需要优先治疗。但目前接受抗病毒治疗的慢性乙肝患者约 350 万例，仅占 12.5%，主要原因是不能承受高昂的治疗费用。因此，国家需要进一步采取措施，降低药品价格，对需要治疗的患者实施规范的抗病毒治疗。

● **公众对乙肝认知度低，仍存在社会歧视** 我国对乙肝的歧视根深蒂固，造成了很多因歧视导致的社会矛盾，主要原因在于对乙肝防治知识了解不够。乙肝不仅仅是医学问题，也是社会学和法学问题，值得引起全社会的关注，公众的科学知识需要进一步提高。

专家简介

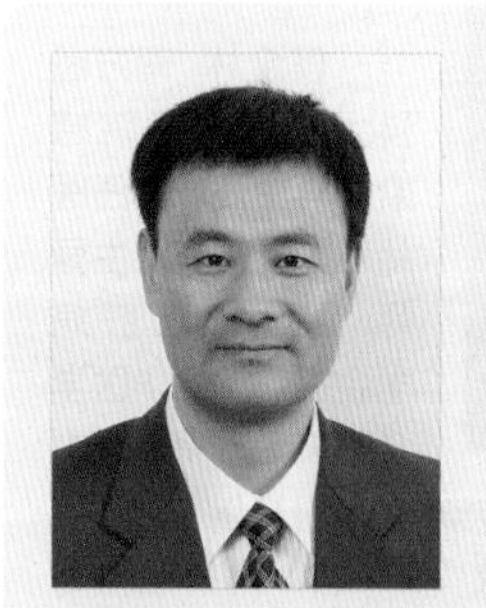

崔富强 北京大学医学部公共卫生学院卫生检验学系主任、研究员，世界卫生组织西太区乙肝专家组成员，世界卫生组织疫苗十年行动计划工作组成员。主要研究领域为公共卫生与流行病学，重点研究疫苗可预防疾病的流行病学、免疫预防、乙肝病毒的母婴阻断、高危人群免疫等。

变化2：诊断监测 从有创迈向无创

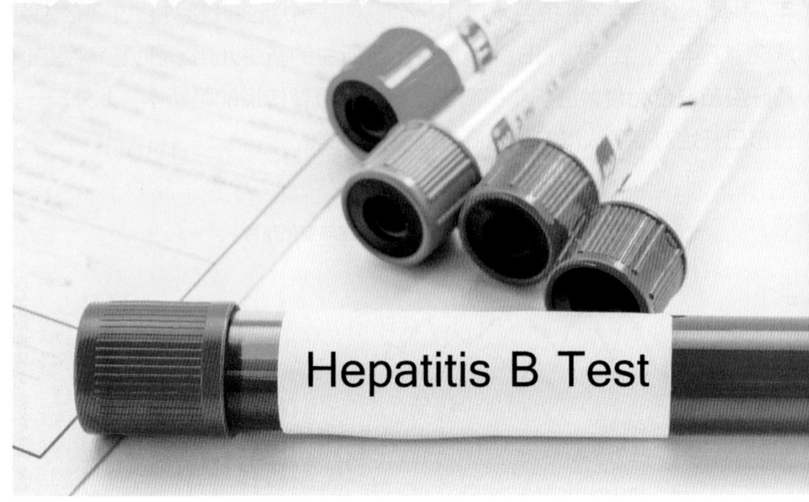

✍尹雪如 樊 蓉 侯金林

肝脏是一个“沉默”的器官。因为肝脏中感受疼痛的神经非常少，所以它不善于“表达”自己的痛苦，即使伤痕累累，也不易被察觉。很多患者都是因为体检才被发现肝病的，甚至刚发现时病情就已经很严重了。如何打破这种“沉默”呢？这就需要借助各种检查手段。同时，乙肝是一种慢性疾病，需要长期监控和管理。正在接受抗病毒治疗的患者，需定期监测HBV DNA、“乙肝两对半”、肝功能、血常规、腹部超声等指标（每3~6个月一次），用于评估药物疗效及其潜在的副作用。没有接受抗病毒治疗的患者，也需要根据病情的严重程度，每6~12个月监测一次，用于评估疾病进展，及时采取干预措施。

随着医疗技术的不断发展，肝脏相关检查逐渐向无创迈进。目前，无创诊断方法已发展为包括血清相关检验指标、影像学检查指标等在内的多手段综合评估方法，大幅度提高了诊断的准确率。

专家简介

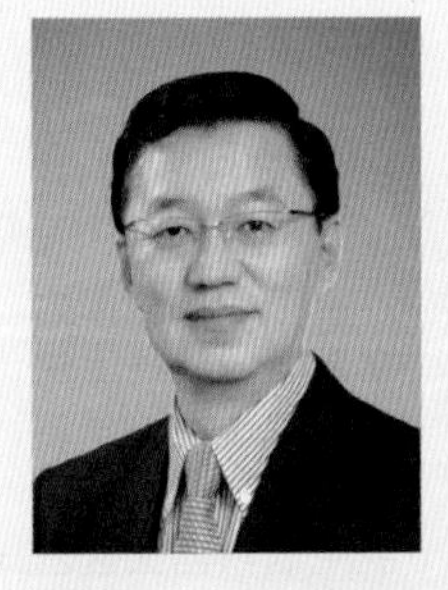

侯金林 南方医科大学南方医院感染内科主任、主任医师、教授、博士生导师，亚太地区肝病学会主席，中华医学会感染病学分会主任委员。主要从事传染病的临床治疗和基础研究工作，牵头国家“十一五”科技重大专项课题，主持和完成多项国内多中心临床研究、国家“973”子项目及国家自然科学基金重点项目等。

专家门诊：周二上午

检查1：“乙肝两对半”、HBV DNA

乙肝是由乙肝病毒感染引起的肝脏疾病，针对病毒的“乙肝两对半”和乙肝病毒定量检测（HBV DNA）对于诊断疾病至关重要。

“乙肝两对半”是最常用的监测乙肝病毒感染的标志物，包括五项指标，每一项指标代表的意义都有所不同。

指标	阳性的意义
乙肝病毒表面抗原（HBsAg）	提示人体已经感染了乙肝病毒，但并不能提示病情轻重
乙肝病毒表面抗体（HBsAb）	多出现在曾经得过乙肝或注射过乙肝疫苗的人群，提示人体对乙肝病毒具有一定免疫力
乙肝病毒e抗原（HBeAg）	表示人体内的乙肝病毒复制活跃，传染性也比较强
乙肝病毒e抗体（HBeAb）	表示人体内乙肝病毒复制减少，但也有可能是由于体内病毒发生了变异引起的
乙肝病毒核心抗体（HBcAb）	表示人体感染过乙肝病毒

我们通常说的“大三阳”是指HBsAg、HBeAg和HBcAb阳性，“小三阳”指HBsAg、HBeAb和HBcAb阳性。一般而言，“大三阳”患者体内病毒数量比“小三阳”患者多，但肝脏损害程度不一定更重。比如，那些肝功能检验结果异常的“小三阳”患者，他们发生肝硬化的可能性，就要比那些肝功能检验结果一直正常的“大三阳”患者高。

除此之外，乙肝病毒定量检测也很重要，它可以找到乙肝病毒存在的直接证据。HBV DNA水平越高，意味着人体内的病毒数量越多。这项指标对乙肝的诊断、治疗选择及治疗应答的评估都具有十分重要的意义。但需要强调的是，并非 HBV DNA 水平越高，病情就越严重；同样的道理，也并非 HBV DNA 水平越低，病情就越轻。对于病情严重程度的评估，还需专科医生结合患者自身情况及肝功能、影像学检查等辅助手段，来进行综合判断。

检查2：肝功能

肝脏是人体最大的化工厂，肝功能检查最能直接反映肝脏状况。肝功能检验指标主要包括：丙氨酸氨基转移酶（ALT）、天冬氨酸氨基转移酶（AST）及胆红素等。ALT 可以反映肝脏病变的活动性，水平越高，代表肝脏的炎症活动越重。但是 ALT 升高的幅度与肝脏损害的程度并不完全一致，相对于单次检验结果，长期监测 ALT 水平对评估病情更有意义。AST 反映肝细胞损害的程度，当 AST 升高的水平明显超过 ALT 时，常常预示着肝脏病变程度较重。胆红素可以分为直接胆红素和间接胆红素，根据这两种胆红素升高的程度不同，可以判断患者发生黄疸的原因，医生也会根据不同病因采取不同的治疗方案。总之，肝功能异常提示肝脏受到了损伤，应当立即引起重视并及时就医。

白蛋白、胆碱酯酶、凝血酶原时间等，可以反映肝脏的合成功能。白蛋白和胆碱酯酶是由肝细胞产生的，但是，不仅肝脏疾病会影响这些指标的检测结果，患者的营养状态及是否患有其他疾病也会对这些指标产生影响。因此，当白蛋白或胆碱酯酶异常时，还需要结合其他检查结果，才能正确判断病情。凝血酶原时间是由肝脏合成的凝血因子水平决定的，当肝脏受到损害，凝血因子的合成就会减少，凝血酶原时间就会延长。凝血酶原时间延长能早期提示急性肝衰竭，对判断疾病预后有较大价值。

检查3：甲胎蛋白

甲胎蛋白（AFP）是肝癌的特异性标志物。甲胎蛋白升高并不仅仅见于肝癌患者，较重的慢性肝炎和肝硬化患者，由于肝细胞再生活跃，甲胎蛋白也有不同程度升高。一般地说，甲胎蛋白水平会随着病情加重而升高，但对于早期肝癌的确诊，还需要结合影像学检查。

检查4：血常规

对于正在使用干扰素治疗的患者，血常规也是重要的监测指标。治疗过程中，如果发现白细胞总数和血小板有一定程度的降低，常常需要调整用药剂量和治疗方案。此外，在一些肝纤维化无创诊断的评估中，血小板水平也是重要参数之一，可用于评估患者是否存在肝硬化。

检查5：超声、CT、磁共振

腹部超声、电子计算机断层成像（CT）和磁共振（MRI）等影像学检查可以明确肝脏的质地、大小和形态，帮助判断肝脏有无肿块和硬化结节，有利于肝硬化和肝癌的诊断和筛查。其中，腹部超声是目前应用最广泛的一种初步筛查肝脏疾病的方法，对肝囊肿、脂肪肝及肝血管瘤具有确诊意义。腹部超声提示早期肝癌的患者，需要进行 CT 和磁共振检查，进一步确诊。

检查6：肝穿刺活检

作为一种经典的肝脏病理诊断方法，肝穿活检利用穿刺针经皮穿刺进入肝脏，获取少量肝脏组织标本，再对肝脏组织标本进行适当处理后制成组织切片，将切片染色后在显微镜下观察肝脏组织、细胞形态变化以及特殊成分（抗原、纤维等）的分布，从而对肝脏内炎症、坏死、纤维化，以及肝硬化的发生、发展做出评估。

肝穿刺活检是目前评估慢性肝病炎症和纤维化程度的金标准。对于常规检查不能确诊的肝硬化，往往需要进行肝穿刺活检进行确认。值得注意的是，这种金标准也是相对的，由于每次穿刺取出的肝组织量少（宽约 1 毫米，长 1 ~ 4 厘米），若病变分布不均匀，可导致部分患者即使做了肝穿刺活检，医生也无法对疾病进行准确的评估。

检查7：肝脏弹性检测

近年来，瞬时弹性成像等肝脏瞬时弹性检测技术弥补了肝穿刺活检有创伤性的弊端。肝脏弹性检测是利用振动控制的瞬时弹性成像技术来评估肝脏的硬度值，单位以千帕（kPa）来表示。弹性数值越大，表示肝组织硬度值越大。随着肝纤维化、肝硬化程度的加重，肝脏的硬度也随之增加。

肝脏弹性检测可对肝纤维化进行准确分级，具有无创、快速、易于操作、可重复、安全性好等优点，对于预测患者预后、决定治疗策略及评估治疗效果也有重要意义。由于其检测结果往往会受到肝脏炎症、胆汁淤积等因素的干扰，且对轻或中度肝纤维化的诊断效果不如重度肝纤维化及肝硬化，因而目前还不能完全取代肝穿刺活检。医生对部分患者仍需采取无创与有创联合检查的方法，才能对病情进行准确评估。

变化3：抗病毒治疗 标准更明确

文/王 宇 贾继东

近10年来，我国先后发布3个版本的《慢性乙型肝炎防治指南》(以下简称指南)，对乙肝抗病毒治疗的目标和适应证的描述不断完善，对药物选择和疗程推荐更加明确。

目标更高远

目前的治疗方法很难清除乙肝病毒，故2005和2010年的指南均指出，乙肝抗病毒治疗的直接目标是最大限度地抑制病毒复制，而远期目标是延缓和减少肝硬化、肝功能失代偿、肝癌及死亡等不良临床后果。随着新药研发的进展，2015年指南又提出，部分患者可追求“临床治愈”，即乙肝病毒表面抗原消失，或同时伴有乙肝病毒表面抗体出现。

适应证更全面

为了实现以上目标，应该选择那些亟须治疗而且可能对治疗产生较好效果的患者，这就是治疗适应证问题。

大量研究显示，患者不论HBeAg阳性或阴性，只要HBV DNA明显升高同时伴有肝脏明显炎症坏死(临床多表现为转氨酶升高)，即处于免疫清除期或再活动期，进展为肝硬化和肝细胞癌的危险性更大、速度更快。因此，我国2005和2010年指南均推荐，处于以上两个阶段的患者应尽快进行抗病毒治疗；已经发生肝硬化者，更应积极进行抗病毒治疗，即不论转氨酶水平如何，只要有明显病毒复制，均应抗病毒治疗；已经出现食管胃底静脉曲张破裂出血、腹水、肝性脑病等并发症的失代偿期肝硬化患者，不论转氨酶水平如何，只要HBV DNA能检测到，就应开始抗病毒治疗。

近年来，大量临床研究表明，患者的年龄、性别，以及肝硬化、肝癌家族史，也是影响肝病进展的重要因素。因此，2015年指南推荐，丙氨酸氨基转移酶(ALT)持续处于1～2倍正常上限者，如果大于30岁，只要肝组织活检或无创性检查提示有明显炎症或纤维化，就应进行抗病毒治疗；ALT持续正常(每3个月检查一次)者，如果大于30岁且有肝硬化或肝癌家族史，只要肝组织活检或无创性检查提示有明显炎症或纤维化，也应进行抗病毒治疗；已经发生肝硬化者，不论是否失代偿，均应积极进行抗病毒治疗。

2015年指南对于母婴阻断更加重视，建议HBsAg阳性的孕妇，如果HBV DNA大于2×10^6 IU/ml(国际单位/毫升)，可在妊娠中后期开始口服抗病毒药物治疗，以进一步提高母婴阻断率。

停药标准更细致

2005年版指南发布时，我国应用最广泛的抗病毒药物是拉米夫定和普通干扰素，对于疗程的推荐相对较短。

2015年版指南发布时，不仅明确了一线用药(首选用药)，推荐口服抗病毒药物的疗程也更长。HBeAg阳性患者经口服抗病毒药物治疗，达到HBV DNA低于检测下限、转氨酶恢复正常、HBeAg血清学转换后，再巩固治疗至少3年(每隔6个月复查1次)仍保持不变，且总疗程至少4年时，可考虑停药，但延长疗程可减少复发；HBeAg阴性患者，达到HBsAg消失且HBV DNA检测不到，再巩固治疗1年半(经过至少3次复查，每次间隔6个月)仍保持不变者，可考虑停药。

2015年版指南还增加了干扰素治疗提前停药的标准。HBeAg阳性者，干扰素基本疗程仍为1年，但经过24周治疗HBsAg定量仍>20 000 IU/ml者，应停用干扰素，改用口服抗病毒药物治疗；HBeAg阴性者，干扰素基本疗程仍为1年，但若治疗12周HBsAg定量仍无下降，且HBV DNA较基线下降幅度<10^6 IU/ml，应停用干扰素，改用口服抗病毒药物治疗。

专家简介

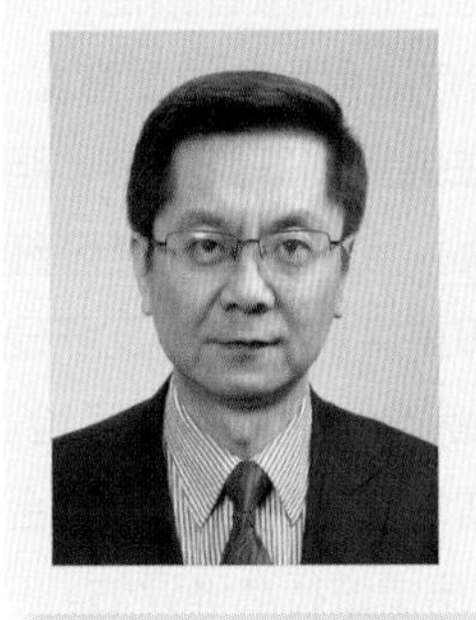

贾继东 首都医科大学附属北京友谊医院肝病中心主任、主任医师、教授、博士生导师，中国肝炎防治基金会副理事长，中国免疫学会感染免疫分会副主任委员，曾任中华医学会肝病学分会主任委员、亚太地区肝病学会主席。擅长病毒性肝炎及自身免疫性肝病等少见、疑难肝病的诊断和治疗。

专家门诊：周三上午(特需)，周四上午

变化4：药物选择更注重高效低耐药

张欣欣

近十几年来，慢性乙肝抗病毒治疗取得了很大进展。目前，国内外抗乙肝病毒的药物分为两大类，即核苷（酸）类药物和干扰素。核苷（酸）类药物包括：拉米夫定、替比夫定、阿德福韦酯、恩替卡韦和替诺福韦酯，干扰素包括普通干扰素α和聚乙二醇干扰素α。通过长期临床实践，这些抗病毒药物的长期疗效和安全性逐渐被认识。

药物优缺点逐渐明晰

核苷（酸）类药物口服方便，抑制乙肝病毒复制的作用强，副作用小。自从1999年第一个核苷（酸）类药物拉米夫定上市以来，慢性乙肝、肝硬化患者的抗病毒治疗发生了根本改变。经过治疗，可以抑制病毒复制，使肝功能恢复正常，肝组织炎症及纤维化得到明显改善，降低了肝硬化及其并发症、肝细胞肝癌的发生。

核苷（酸）类药物相当于为乙肝病毒设置了一道“屏障”，耐药基因屏障高的药物，耐药发生率低。恩替卡韦和替诺福韦酯属于高耐药基因屏障药物，且副作用小，目前被欧美、亚太及中国指南推荐为慢性乙肝、肝硬化抗病毒治疗的首选用药。恩替卡韦耐药率低，5年耐药率仅有1.2%；替诺福韦酯2014年在中国上市，至今未发现病毒耐药。替诺福韦酯是妊娠B级药物，在医生根据患者具体情况评估风险受益比的基础上，可以考虑用于孕妇。

由于拉米夫定、阿德福韦酯、替比夫定的耐药率较高，目前均不作为首选药物。替比夫定可引起少数患者肌酸激酶升高、肌炎或横纹肌溶解，阿德福韦酯对肾脏和骨骼代谢有潜在的副作用。

虽然核苷（酸）类药物服用方便，抑制病毒能力强，但在HBeAg血清学转换（俗称“大三阳”转“小三阳”）和降低HBsAg浓度方面的作用并不理想，且疗程长。干扰素疗程相对固定，容易停药，在HBeAg血清学转换和降HBsAg方面具有优势，但是皮下注射不方便，副作用多，有导致肝功能衰竭等并发症的可能，失代偿期肝硬化患者禁用，代偿期肝硬化患者也要慎用。

明确推荐一线抗病毒药物

我国2015年发布的《慢性乙型肝炎防治指南》明确提出，对初治慢性乙肝及肝硬化患者，优先推荐恩替卡韦、替诺福韦酯或聚乙二醇干扰素α。为了最大限度地长期抑制病毒复制，一定要选择高效、低耐药的药物，即恩替卡韦或替诺福韦酯。指南同时还提出，对部分患者要追求“临床治愈”，即停止治疗后HBV DNA持续阴性、HBsAg消失、肝功能正常和肝脏组织学改善。要想实现这一理想目标，有时需两种药物联合治疗。

而在2005年指南中，干扰素、拉米夫定、阿德福韦酯、恩替卡韦被统称为一线药物，并不推荐哪一类或哪一种为首选。2010年指南提出，如果条件允许，尽可能选择高效低耐药的药物，但也没有具体推荐。

总之，现在可选择的药物多了，药物的选择也更加明确了。随着循证医学证据的积累、对抗病毒治疗认识的不断深入，指南的更新也将与时俱进。最后提醒广大患者朋友，一定要到正规医院找专科医师进行咨询和诊治，不要自行选择、更改或停用抗病毒药物。目前，慢性乙肝、肝硬化还很难被彻底治愈，核苷（酸）类药物和干扰素只能抑制乙肝病毒复制，在大多数情况下并不能将病毒完全清除，所谓“免疫治疗”“基因治疗”还处于研究探索阶段。

专家简介

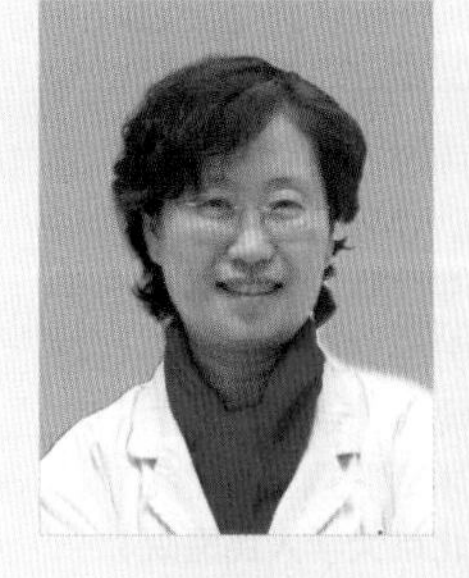

张欣欣 上海交通大学医学院附属瑞金医院感染科主任医师、教授、博士生导师，瑞金医院感染病与呼吸病研究所所长、临床病毒研究室主任、北院副院长，中华医学会肝病学分会常委兼副秘书长，上海市医学会肝病学分会副主任委员、病毒学分会名誉主任委员。主要从事传染病临床医疗及科研工作，特别是病毒性肝炎的诊断、治疗、预防及发病机制的研究。

专家门诊：周二、周四上午

变化5：风险评估 目光更长远

魏来

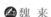

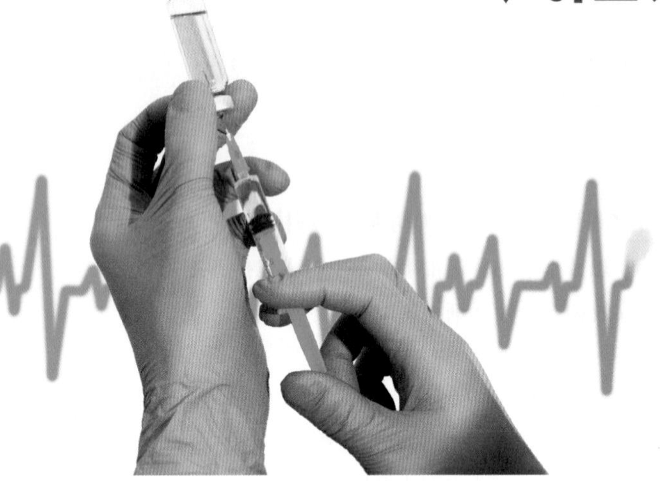

慢性乙肝、肝硬化、肝癌被称为“乙肝三部曲”。在慢性乙肝患者中，每年有2%～10%的患者发生肝硬化。一旦发展到肝硬化，每年有3%～5%发生失代偿（腹水、食管胃底静脉曲张出血、肝性脑病等），3%～6%会发生肝癌。当然，没有肝硬化的乙肝病毒感染者也可能发生肝癌，每年发生率为0.5%～1.0%。

因此，乙肝病毒感染者不仅要关注乙肝本身，还要着眼于将来，评估今后发生肝硬化、肝癌的风险，预防肝硬化、肝癌的发生，提高生活质量，延长寿命。

乙肝发展为肝硬化、肝癌，高危因素更明确

慢性乙肝发展为肝硬化、肝癌的高危因素有：HBV DNA持续高水平，HBeAg持续阳性，HBV基因型为C型，男性，年龄较大，ALT持续升高，合并感染丙肝病毒（HCV）、丁肝病毒（HDV）或人类免疫缺陷病毒（HIV）、嗜酒、肥胖等。此外，糖尿病、肝癌家族史、黄曲霉毒素等，也是肝癌的危险因素。

根据上述危险因素和长时间研究，近10年来，一些机构建立了肝癌的预测模型。例如，香港中文大学建立的CH-HCC模型，根据年龄、白蛋白水平、胆红素水平、HBV DNA水平和肝硬化，来预测肝癌发生的可能性；香港大学建立了GAG-HCC模型，主要参数包括年龄、性别、HBV DNA水平、HBV基因型、HBV基因突变、HBeAg阳性还是HBeAb阳性、ALT情况及有无肝硬化；我国台湾同道建立了REACH-B模型，主要参数包括性别、年龄、ALT情况、HBeAg阳性还是HBeAb阳性、HBV DNA。从这些指标中可以看出，有一些因素是共有的，如HBV DNA；有一些因素是可以控制的，可通过治疗降低或转换，如HBV DNA水平、HBeAg阳性，但年龄、性别、家族史、肝硬化等因素难以控制。

专家简介

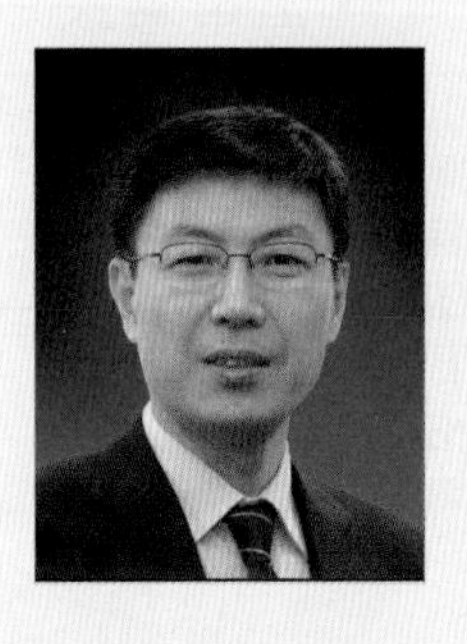

魏来 北京大学人民医院肝病科主任、主任医师、教授，北京大学国际医院肝病科主任，世界卫生组织病毒性肝炎防治策略和技术委员会委员，中华医学会肝病学分会前任主任委员，中华医学会肝病学分会脂肪肝和酒精性肝病学组组长。擅长病毒性肝炎、肝硬化、自身免疫性肝病、药物性肝炎、脂肪肝以及器官移植术后肝损伤等的治疗。

专家门诊：周一、周二上午（北京大学人民医院），周五上午（北京大学国际医院）

有效抗病毒治疗，阻断“乙肝三部曲”

阻断“乙肝三部曲”的最基本、最重要的方法是抗病毒治疗。近年还有研究发现，即使已经发展到肝硬化阶段，通过有效的抗病毒治疗，也可有74%的肝硬化发生逆转，即“硬化的肝脏变软了”。

为了保证抗病毒治疗的有效性和持续性，促进HBeAg血清学转换，降低肝硬化和肝癌的危险性，最好选择有限时间治疗、停药后仍然保持持续抗病毒效果的药物，如聚乙二醇干扰素。当然，仅仅约30%的患者通过聚乙二醇干扰素治疗可以获得这样的效果，其他患者需要长期口服抗病毒药物。近年来上市的恩替卡韦和替诺福韦酯，因抑制病毒快、耐药发生率低，被列为首选药物。

乙肝抗病毒治疗的目标，不仅仅是降低HBV DNA，也不仅仅是HBeAg血清学转换，最终目标是，通过降低HBV DNA和HBeAg血清学转换，降低肝硬化和肝癌的发生率。10年来，随着抗病毒治疗的不断进步，这样的目标更有希望实现。

需要提醒的是，由于抗病毒治疗在大多数情况下并不能完全清除病毒，故接受抗病毒治疗的患者仍应定期监测，评估肝硬化、肝癌的发生风险。

无论在门诊还是病房，经常听到患者或家属谈论如下问题："慢性乙肝为什么要长期应用抗病毒药物，这些药物也不能根治病毒啊？""我带了几十年的病毒，一直说我是健康携带者，也没见有啥问题。""'乙肝三部曲'真能被阻止？"其实，上面这些问题都是涉及乙肝治疗理念和治疗目标的问题。

变化6：长期管理 更注重提高生活质量

段钟平

专家简介

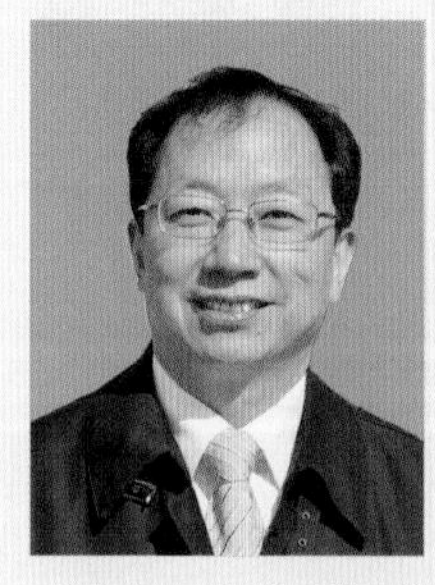

段钟平 首都医科大学附属北京佑安医院副院长、主任医师、教授、博士生导师，首都医科大学传染病学系副主任、肝病转化医学研究所所长，中华医学会肝病学分会主任委员，全国疑难及重症肝病攻关协作组组长。擅长重型肝炎、肝衰竭、胆汁淤积性肝病、自身免疫性肝病等各种疑难重症肝病的诊治。

专家门诊：周二、周三、周五上午

从改善症状到提高生活质量

与既往以保肝降酶、改善症状为主的治疗理念和目标不同，目前认为，慢性乙肝的治疗首先要抗病毒治疗，根本目的在于持久抑制乙肝病毒复制，延缓疾病进展，减少甚至避免肝硬化、肝癌、肝衰竭及其并发症的发生，让乙肝患者有较好的生活和生存质量，最终不因慢性乙肝而影响寿命。据此，有人提出三个更具体的目标。

- **基本目标** 检测不到HBV DNA，HBeAg阳性患者获得血清学转换；
- **中期目标** 肝脏纤维化，甚至肝硬化逆转；
- **最终目标** 预防肝细胞癌的发生，延长患者生存期，减少肝脏失代偿，提高患者生活质量。

定期复查，监测疗效

慢性乙肝的治疗是一个长期过程，而抗病毒药物在每一名患者身上的效果并不一样，因此对疗效的监测是非常有必要的。医生可以根据患者疗效的好坏，对下一步治疗进行调整。不管选用何种药物治疗，肝功能、HBV DNA定量、"乙肝两对半"、甲胎蛋白是必查的项目。在此基础上，根据所用的药物不同，再对其他指标进行监测。

规范治疗，不随意停药

慢性乙肝需要长期治疗。当长期坚持用药起到作用时，如何停药又成为乙肝治疗的另一个难题。有些患者在取得疗效后就想减量服药，这样的观点是不正确的。目前，核苷（酸）类药物的半衰期在12小时左右，用法都是一天一次。如果用一天药再停药一天，就会导致疗效降低。我们"松一松"，病毒"攻一攻"，病毒适应后，耐药机会就会增多。也就是说，减量用药不但起不到治疗作用，而且会诱发耐药，给治疗带来困难，给患者增加经济负担。因此，抗病毒治疗应保证足够用药疗程，在专业医生指导下停药并随访监测，这样不仅安全，再治疗的话也不容易出现耐药。

虽然目前应用最多的口服抗病毒药物还不能彻底清除病毒，需要长期用药，但是科技发展日新月异，根治乙肝的特效药早晚会出现，先把现有药物用好，为未来治疗争取时间，能说不重要吗？

特殊情况，特殊对待

化学治疗或免疫抑制剂治疗会使患者免疫力降低，使乙肝病毒大量复制而引起肝脏损害，甚至出现严重的纤维淤胆型肝炎。如果乙肝病毒感染者因其他疾病（如肿瘤或自身免疫性疾病等）需要接受化学治疗、免疫抑制剂治疗，一定要在治疗前筛查乙肝相关指标，根据具体情况决定是否需要加用抗病毒药物。

特别提醒

因乙肝多需长期治疗，药物价格及治疗费用是患者必须面对的问题，不少患者因此难以维持治疗。令人欣喜的是，政府正通过一系列措施降低相关费用。例如，通过国家药品谈判，一线抗病毒药物替诺福韦酯价格已降低一半以上；越来越多的省市把抗病毒药物纳入医保报销范围，个人承担比例显著降低；B超、CT、磁共振等检查费用逐渐下降。我们有理由相信，我国乙肝患者的疾病负担会越来越轻，治疗效果会越来越好，生活质量会越来越高。

变化 7：预防乙肝 母婴阻断更受重视

李 杰

乙肝病毒主要经血和血制品、母婴及性接触传播。母婴传播主要发生在围产期，大多在分娩时新生儿因接触 HBsAg 阳性母亲的血液和体液而被感染。据报道，如果不采取任何措施，HBsAg 阳性、HBeAg 阴性母亲所生的新生儿在围产期被感染的危险性为 5%~20%，HBsAg 和 HBeAg 均阳性母亲所生的新生儿在围产期被感染的危险性可达 70%~90%。新生儿感染乙肝病毒后，90% 可形成慢性感染状态，成年后易发展成肝硬化和肝癌。

切断母婴传播，从被动免疫到主被动联合免疫

乙肝疫苗是预防乙肝病毒母婴传播最有效的措施。我国在 1992 年将乙肝疫苗纳入计划免疫管理，并于 2002 年正式将乙肝疫苗纳入计划免疫，规定所有新生儿出生 24 小时内及时接种乙肝疫苗，并按照 0-1-6 程序完成全程免疫，同时大力推行系列措施，提高首针接种及时率及全程免疫覆盖率。随着我国以新生儿乙肝疫苗接种为主的免疫策略的持续推进，我国儿童青少年乙肝病毒表面抗原流行率正持续下降。

我国第一代乙肝疫苗是血源性疫苗，1986 年被正式批准上市。1992 年，我国自主研发的仓鼠卵细胞（CHO）基因重组乙肝疫苗开始批量生产。1996 年，我国从美国默克公司引进酵母重组乙肝疫苗。1998 年 6 月 30 日，血源性乙肝疫苗停止生产，并于 2000 年停止使用。2002 年，我国大陆地区将乙肝疫苗完全纳入计划免疫，对所有新生儿接种 5 微克酵母重组乙肝疫苗或 10 微克 CHO 重组乙肝疫苗，按 0-1-6 月程序接种。

2010 年，我国将新生儿酵母重组乙肝疫苗接种剂量提高至 10 微克，并在全国范围内启动孕妇 HBsAg 筛查，对 HBsAg 阳性孕妇所生新生儿采用主被动联合免疫，即 10 微克酵母重组乙肝疫苗联合 100 单位乙肝免疫球蛋白（HBIG）。该策略 2012 年覆盖至 1176 个县，2016 年覆盖至全国范围。

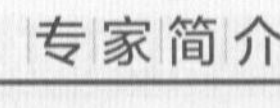

专家简介

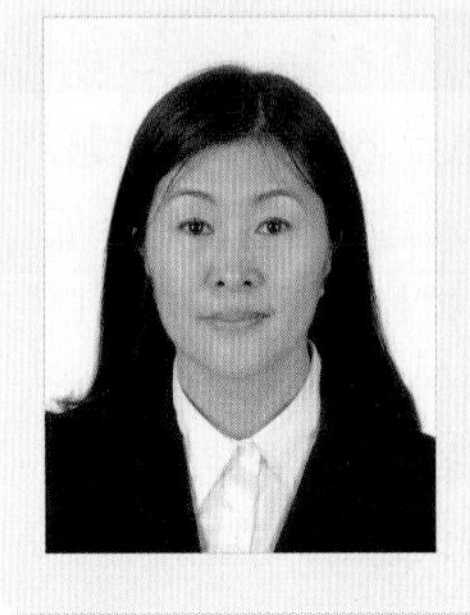

李杰 北京大学医学部病原生物学系副教授、硕士生导师，中华医学会肝病学分会常委兼秘书长，中华医学会感染病学分会产科感染和肝病专业学组委员，北京医学会肝病学分会常委、乙型肝炎学组副组长。长期从事医学微生物学、分子病毒学、分子流行病学等领域的研究，目前主要研究领域为乙肝病毒的病原学、分子病毒学、预防及流行病学。

孕期抗病毒治疗，可提高母婴阻断成功率

研究发现，HBsAg 阳性母亲所生的新生儿，即使在 24 小时内及时进行乙肝疫苗和乙肝免疫球蛋白联合免疫，仍有 3%~10% 的新生儿阻断失败，成为慢性乙肝病毒感染者。

多项研究显示，孕妇血清 HBV DNA 高载量是影响母婴阻断的最关键因素，HBV DNA 水平较高（$>10^6\sim10^7$ IU／ml）孕妇所生的新生儿更易被感染。如果这部分孕妇在妊娠后期应用抗病毒药物，可使其产前血清中 HBV DNA 水平降低，从而显著提高新生儿的母婴阻断成功率。

尽管多项研究显示，抗病毒药物在阻断母婴传播方面具有很好的疗效和近期安全性，但尚未见远期安全性的报道。此外，最佳 HBV DNA 治疗阈值、产后最佳停药时间等，也尚待明确。今后，应开展更为严格的大规模多中心对照试验，不断积累更多的循证医学证据，以明确其有效性及长期安全性，最大限度地避免风险、获得收益。

变化 8：消除歧视 让乙肝感染者更有尊严

陈成伟

很多乙肝病毒携带者（感染了乙肝病毒但没有肝脏炎症）终生不会发病，也无需治疗，为何社会对心血管疾病患者、糖尿病患者、癌症患者抱有广泛的同情，而对乙肝患者却充满歧视呢？因为人们误认为乙肝病毒很容易传染，在大众眼中，这是个恐怖的传染病。实际上，乙肝病毒主要经血液、母婴及性接触传播，也可经破损的皮肤或黏膜传播（修足、文身、扎耳孔、共用剃须刀和牙刷等），不经呼吸道和消化道传播，日常学习、工作或生活接触（如握手、拥抱、同住一宿舍、同一餐厅用餐及共用厕所等无血液暴露的接触）不会感染乙肝病毒。此外，流行病学和实验研究未发现乙肝病毒能经吸血昆虫（蚊和臭虫等）传播。

1988 年 1 月，上海暴发甲肝流行，短短 3 个月内近 30 万人患病，致使人们从此闻"肝炎"色变。但多数人不清楚，甲肝是经消化道传播的，而乙肝属血源性传播疾病。20 世纪 90 年代初，乙肝检测开始普及，1994 年被正式纳入公务员体检范围，且明文规定肝功能不佳者不予录用。中央直属机关单位的这个体检标准，后被各省市纷纷效仿。尽管并没有统一的体检标准，但到 2003 年时，全国 31 个省市中，有 28 个明文规定，乙肝病毒携带者为公务员体检"不合格"者。此后，乙肝检测在国企、民企等单位也盛行起来，慢性乙肝病毒感染者就业受到歧视的事件不断发生。这引起了国家有关部门的高度重视，为了有效干预就业歧视问题，国家相关部门先后颁布了多个具有法律效力的文件。

专家简介

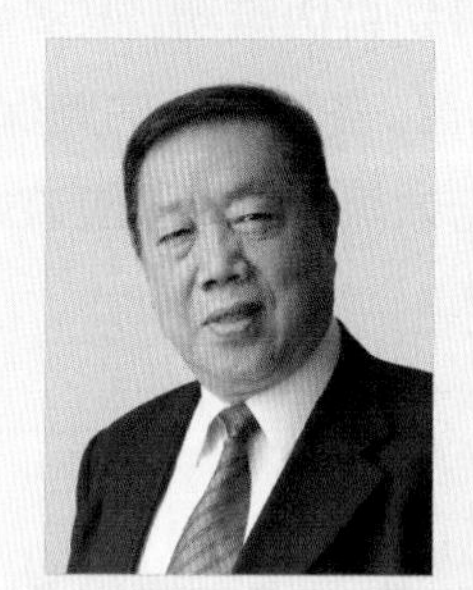

陈成伟 解放军第八五医院肝病中心主任医师、教授，中华医学会肝病学分会前任副主任委员，上海市医学会肝病学分会前任主任委员，《肝脏》杂志主编，《中华肝脏病杂志》顾问。擅长病毒性肝炎、肝硬化、肝衰竭、器官移植术后肝损伤等的治疗。

专家门诊：周二上午（沪闵路分院）

10年来，反歧视文件相继出台

2005 年 1 月，国家人事部、卫生部推出《公务员录用体检通用标准（试行）》，正式取消对乙肝病毒携带者的限制。被诟病多年的《公务员录用体检标准》在一系列舆情事件的影响下，也得到了修正。2007 年，劳动和社会保障部、卫生部联合下发了《关于维护乙肝表面抗原携带者就业权利的意见》，随后不同部门还出台了其他若干旨在消除歧视的法规性文件。2010 年 2 月，人力资源和社会保障部、教育部、卫生部联合颁布了《关于进一步规范入学和就业体检项目 维护乙肝表面抗原携带者入学和就业权利的通知》。至此，从法规层面反对和禁止乙肝病毒携带者的就业歧视就已经非常明确和走向完善了，乙肝病毒感染者在求学、就业等方面的境遇得到了明显改善，相当多的企业明确表示不歧视乙肝病毒携带者。

反歧视，仍任重道远

现在，我们基本解决了法律方面的问题，但科学知识的普及不是一蹴而就的，社会观念也不是一天就能改变的。雷闯（一名乙肝病毒携带者）为了验证《食品安全法实施条例》中对乙肝"解禁"是否真正奏效，提出了办理"健康证"的申请，经历了多次拒绝之后，终于在提出申请后的第 40 天，拿到了"健康证"。这告诉我们，社会心理对乙肝仍然存在歧视。

从根本上讲，乙肝歧视是一个社会问题，更是一种文化现象。歧视源于偏见，反歧视就是要反偏见。全社会要克服根深蒂固的"乙肝恐惧"心理，必须在加大科学宣传的同时，加大违法处罚力度，由相关部门和民间机构共同监督执法。PM

专家提醒

"最后必须重申，日常学习、工作或生活接触不会传染乙肝病毒。慢性乙肝病毒感染者及非活动性HBsAg携带者，除不能捐献血液、组织器官，以及不能从事国家明文规定的职业或工种外，可照常工作和学习。让我们进一步普及科学知识，消除乙肝歧视，让乙肝感染者和大家一样，更有尊严地生活。"

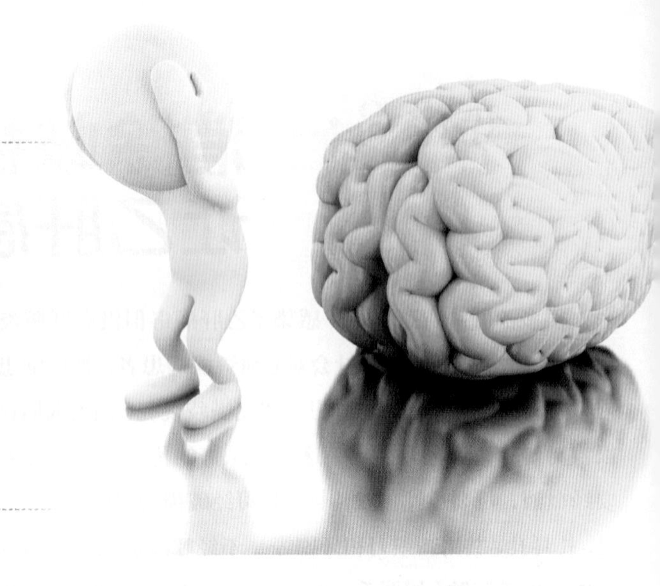

随着老年痴呆症为大家所熟知，很多老年人担心自己将来也会发生“痴呆”。因此，很多人都很重视脑保健的问题。近年来，脑保健的方法、产品层出不穷，让人感到真伪难辨，很多老年人甚至走入了“补脑”的误区。各种流行的脑保健方法，到底哪些有效，哪些无效呢？老年人应该如何正确有效地做好脑保健呢？

脑保健：传言与真相

上海中医药大学附属龙华医院老年科主任　顾 耘

传言：真有补脑的“灵丹妙药”吗

• DHA，有脑保健神奇功效吗？

DHA的“学名”是二十二碳六烯酸，除能阻止胆固醇在血管壁上沉积、预防或减轻动脉粥样硬化和冠心病发生外，对大脑细胞也有着重要的作用。自20世纪90年代以来，DHA一直是儿童营养品研究的一个焦点。国外有研究结果表明：DHA是人的大脑发育、成长的重要物质之一。人的记忆、思维能力取决于控制信息传递的脑细胞、突触等神经组织的功能，突触是控制信息传递的关键部位，DHA有助于其结构完整和功能发挥。膳食中长期缺乏DHA时，突触膜结构就会遭到破坏，进而对信息传递、思维能力产生不良影响。国外有研究显示，适量摄入DHA可降低患阿尔茨海默病的风险，并且能够延缓与年龄增长相关的认知能力衰退。

DHA是否摄入越多越好呢？国内营养学专家认为，营养必须讲究均衡，DHA也是同样道理，过量的DHA会产生副作用，如导致免疫力低下等。

提示：补充的前提应该是缺乏

补充DHA的前提是DHA缺乏。儿童在发育过程中，有可能需要适当地补充一些DHA，以满足营养的需要。随着年龄增长，脑中的DHA会逐渐减少。但是，老年人的大脑功能可能是自然退化，不一定是由DHA缺乏导致的，所以补充DHA可能没有效果。另外，从预防和治疗老年性痴呆的角度讲，补充DHA也没有充分的循证医学证据。

• 褪黑素：脑保健效果有几多

现在社会上还有很多“补脑”保健品的主要成分是褪黑素。褪黑素又名抑黑素、松果腺素，是由哺乳动物和人类的松果体产生的一种胺类激素。

提示：多动脑比吃保健品更有效

从防治老年痴呆症的角度讲，目前有确凿证据的有效药物不多，而保健品（包括DHA、褪黑素等）的效果就更不确切了。医生更推崇自我锻炼，如结合个人爱好多动脑筋、增加社会交往等，以延缓记忆力衰退。

• 补充银杏叶和叶酸能预防大脑老化吗

社会上有一些老年人，听人说银杏叶制剂、叶酸、维生素B_{12}等能“防脑衰”，就自己买了服用。这么做到底是否有用呢？

提示：证据不充分，需酌情使用

据研究，银杏叶制剂具有抗氧化、降压、降脂作用。对于其防治老年痴呆的作用，国内外虽然有大量研究和报道，但是研究结果不尽相同，甚至彼此矛盾。总之，银杏叶制剂防治老年痴呆症的证据尚不够充分。有研究显示，叶酸、维生素B_{12}缺乏可以增加患老年性痴呆的风险，但只有缺乏叶酸、维生素B_{12}的患者，补充叶酸、维生素B_{12}才可能有一定疗效，并非对所有痴呆均有防治功效，更不用说作为一般的脑保健品使用了。

很多老人担心发生“老年痴呆”，希望服些脑保健品来防治，这并不现实。因为老年性痴呆是一种进行性发展的疾病，目前还无法阻断它的进程，而只能设法延缓。治疗药物的疗效有限，保健品的作用就更有限。防治老年痴呆，关键还要早发现、早诊断、早治疗。

真相：勤动脑、多社交是上策

●勤用脑

脑是越用越聪明的，用则进，不用则退。老年人要做到以下几个方面：①多动，多做细致的手工活动，如写字、绘画、弹琴等；②多听，常听优美柔和的及自己喜欢的歌曲，这有利于大脑神经细胞代谢，锻炼并促进听觉细胞的功能；③多读，书是智慧的源泉，专心去读，学会从书中汲取知识营养而不是单纯消遣；④多说，大脑中有语言中枢，经常说话能锻炼大脑的功能；⑤多观察，要多观察周围事物，并加以记忆；⑥多思，多动脑筋、勤于思考，对保持良好的大脑功能非常有益。

●多社交

老年人要多接触社会。首先，孤独、郁闷等不良情绪，易促进痴呆的发生和发展，而多进行社交活动有利于改善不良情绪。其次，人是社会动物，只有通过与人交往，才能获得并处理更多的信息，使大脑得到锻炼。

Tips 为什么会发生老年痴呆症

认知功能障碍及老年痴呆症的发病是多因素、综合性的，除与基因有关外，还与动脉硬化有密切关系。高血压、糖尿病、脑血管疾病、慢性支气管炎等亦可通过不同机制促使认知功能障碍发生。

●吃好饭，睡好觉

神经细胞代谢需要足够的蛋白质、能量、胆碱、卵磷脂、EPA（二十碳五烯酸）、DHA（二十二碳六烯酸）、维生素（包括叶酸）、微量元素等。老年人不要偏食，要保证膳食均衡、多样化。营养平衡了，脑细胞营养供给也有保障。老年人应避免摄入高热量及高脂肪的食物，以免造成动脉粥样硬化，影响血液循环，致使脑部缺氧。应尽可能多吃新鲜蔬菜、水果，保持清淡饮食。还可适当多吃点对大脑有益的海产品，如含DHA较丰富的深海藻类、深海鱼类（包括凤尾鱼、三文鱼、鲱鱼、金枪鱼等）、家禽及蛋类等。不同的烹调方法会影响对鱼体内不饱和脂肪酸的利用率，推荐蒸、炖，不推荐烤、炸。老年人还要做到不吸烟、少喝酒。

睡眠是大脑正常活动的保障，老年人应注意保证充足的睡眠。每天可午睡20~30分钟，晚上按时休息。可以采取一些措施提高睡眠质量，如睡前用温热水泡双足，使用稍厚些的窗帘。

●适度锻炼

充足的氧供是大脑保持良好功能必不可少的条件。运动锻炼是最廉价和有效的预防疾病、延缓衰老的处方，也是改善大脑氧供最简便的方法。老年人可根据自身体质、爱好、条件，选择适当的运动项目进行适度锻炼，每天运动半小时到一小时，锻炼时以身体微微出汗，呼吸、脉搏稍快为度。

●心态乐观、勿过劳

老年人应保持乐观情绪，胸怀大度，热爱生活，乐于与人交往，建立良好的人际关系，保持心理平衡。无论遇到任何情况，力求泰然处之。

老年人既要学会用脑，也要学会保护脑。切记不可过分疲劳、紧张，要善于自我调节。老年人多数患有心脑血管病，平时如有头晕、头痛、单眼视物不清、眼球痛、一过性的意识不清，要及时去医院检查治疗。PM

患病后要及时治疗

如果诊断为认知功能障碍或老年痴呆症，则应进行药物治疗。常用药物包括：胆碱酯酶抑制剂、兴奋性氨基酸拮抗剂，这两类药物有一定的循证医学证据。其他药物还有钙离子拮抗剂、麦角碱类、吡咯脘类、抗氧化剂等。此外，具有补肾、调心、豁痰、化瘀作用的中药有一定疗效。

专家简介

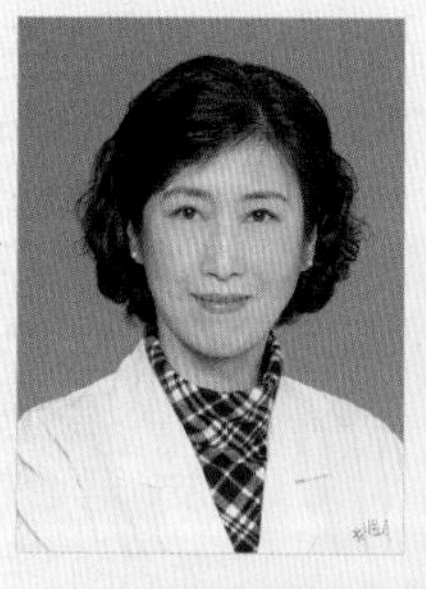

顾耘 上海中医药大学附属龙华医院大内科主任兼老年科主任、主任医师、教授，世界中医药联合会老年病分会副会长，中华中医药学会老年病分会副主任委员，阿尔兹海默病防治协会全国中医药专业委员会主任委员。

特需门诊：周二上午

乳腺癌患者的生存过程一般可以分为三个阶段：第一阶段是积极的治疗和康复期，第二阶段是康复后的无病生存或疾病稳定期，第三阶段是疾病进展和终末期。随着乳腺癌患者生存状况的改善，第二阶段持续时间越来越长，对于预后的影响也越发重要。乳腺癌患者经过规范化治疗出院后，除了需要定期到医院复诊外，大部分时间将在社区和家庭中度过，怎样做才能获得更长的生存时间和最佳的生活质量呢？

过去20多年中，发达国家和我国都开展了大量观察性、前瞻性的研究。结果发现，如果对乳腺癌患者的日常生活进行指导，可以帮助乳腺癌患者形成并保持健康的生活方式，有助于提高治疗效果，改善预后，减少复发和转移，提高生活质量和生存率，降低死亡率。为此，中华预防医学会妇女保健分会乳腺学组组织专家对全球相关领域循证医学证据进行了系统回顾，结合中国乳腺癌患者的特点，制定了《中国乳腺癌患者生活方式指南》。该指南已于2017年2月发布。

乳腺癌患者生活方式改变应从哪些方面着手？本刊特邀指南执笔专家、上海市疾病预防控制中心主任医师郑莹进行详细解读。

《中国乳腺癌患者生活方式指南》解读：

改变生活方式 改善乳腺癌预后

上海市疾病预防控制中心
肿瘤防治科主任医师　郑 莹

1 达到和保持健康体重

乳腺癌患者的体重一直是一个值得关注的问题。以往，由于乳腺癌筛查和早期诊断未普及，多数患者被确诊时已经处于晚期，多消瘦，再加上治疗期间出现恶心、呕吐等，进一步加重体重减轻，因此以往的主要问题是体重过轻。而现在，大部分乳腺癌患者被确诊时处于疾病早期，治疗结束后进入恢复期时可能处于超重和肥胖状态。

大量研究证实，肥胖和超重是乳腺癌患者预后不良的重要因素，可增加患者死于乳腺癌和其他疾病的风险。肥胖和超重也可能与其他预后不良因素相关，如发生对侧乳腺癌、淋巴转移、复发、其他并发疾病等。美国著名的“护士健康研究”（目前最大规模和持续时间最长的关于女性健康影响因素的研究之一）发现，与体重不变者相比，乳腺癌患者体质指数（BMI）增加0.5～2，复发风险增加40%；体质指数增加2，复发风险增加53%。

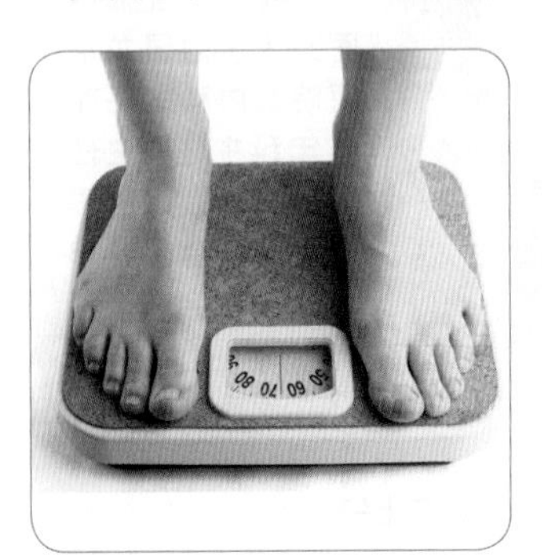

体重增加不仅与乳腺癌预后有关，也增加其他疾病的发生和死亡风险，带来整体健康危害，从而缩短患者无病生存期和降低总体生存率。超重和肥胖会增加罹患一系列癌

专家简介

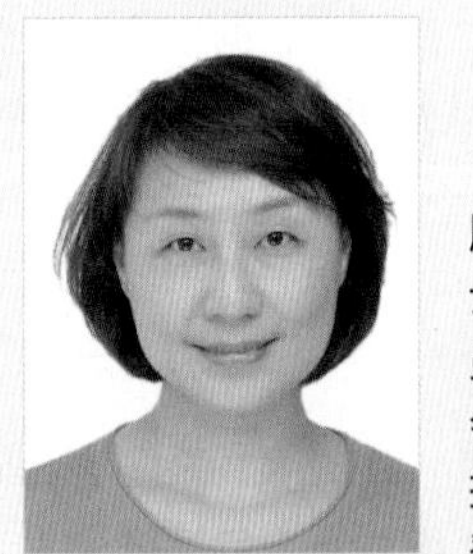

郑莹　上海市疾病预防控制中心肿瘤防治科主任、主任医师、教授、硕士生导师，中华医学会肿瘤学分会委员，中国抗癌协会小儿肿瘤专业委员会常委，中华预防医学会肿瘤预防与控制专业委员会委员。多年从事肿瘤登记和监测、常见肿瘤人群筛查、肿瘤社区防治干预等肿瘤预防控制工作，致力于肿瘤流行病学研究和肿瘤防治的健康教育。

症的风险，如大肠癌、卵巢癌、子宫内膜癌、胆囊癌、宫颈癌以及非霍奇金淋巴瘤等。这些证据都提示，无论乳腺癌患者在诊断时的体重如何，在治疗及康复期间，达到或维持正常体重能使乳腺癌患者获益。

推荐意见

乳腺癌患者在治疗结束后，应尽量使体重处于正常范围（即体质指数为18.5~23.9千克/平方米）。如果体质指数过低，需要咨询营养师，制定和执行营养改善计划；如果体质指数已经达到超重或肥胖标准，应避免摄入高热量食物，并增加体育活动，以减轻体重。

2 坚持体力活动和体育运动

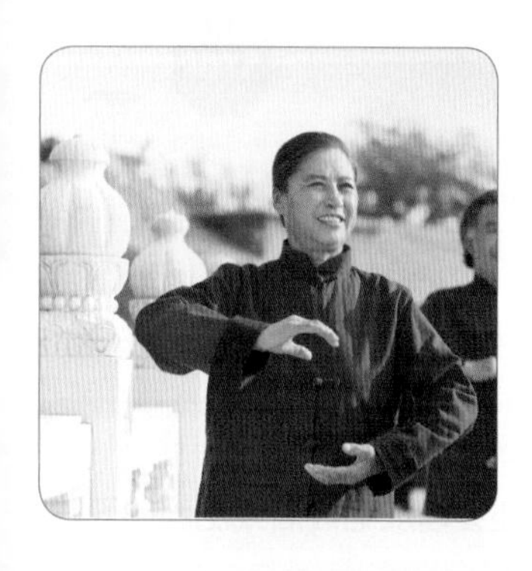

数十项前瞻性研究的分析结果显示，坚持体力活动可以降低34%的乳腺癌死亡风险和41%的乳腺癌复发风险。

癌症本身和癌症治疗都会使患者处于不良健康状态，体力活动和体育运动可以提高患者的身体素质。研究显示，对乳腺癌患者来说，有氧运动和耐力训练可以增强心肺功能、肌肉力量，增加骨密度，增强平衡功能，明显改善虚弱程度和心理紧张、抑郁状态，提高自我认识。

乳腺癌患者术后的淋巴水肿症状非常常见，以往不建议患者进行上肢耐力训练及较为剧烈的有氧运动。而现在的证据表明，这些锻炼不但是安全的，而且还能减轻淋巴水肿的程度。

按目前的诊疗水平，大多数乳腺癌患者都能长期生存。她们可能在被诊断为乳腺癌时已经罹患糖尿病、心脑血管疾病等慢性病，或者在发生乳腺癌后再罹患这些慢性病。规律的体力活动和体育锻炼能够降低普通人群罹患这些慢性病的风险，乳腺癌患者也可同样获益。

推荐意见

乳腺癌患者应尽快恢复日常体力活动。在阶段性治疗结束后，应咨询专科医师，获得体力活动和体育锻炼的建议，包括何时开始运动、运动强度、运动方式等。每3～6个月咨询专科医师或专业体育指导人员，对目前的体力活动和体育运动状况进行评估，获得改善建议。

18～64岁的乳腺癌患者，每周应坚持至少150分钟的中等强度（每周5次，每次30分钟）或75分钟的高强度有氧运动，力量性训练（大肌群抗阻运动）每周至少进行2次。65岁以上老年乳腺癌患者应尽量按照以上推荐进行锻炼，如果合并慢性疾病，应根据医生指导适当调整运动时间与运动强度，但应避免长时间处于不运动状态。

常见体育运动推荐

中等强度运动	高强度运动
交谊舞和集体舞、平地自行车、投掷球类、快步走、太极拳、木兰拳、网球（双打）	有氧体操、快速自行车（每小时15千米以上）、爬山、跳绳、军事训练、竞走、慢跑、跑步、足球、篮球、游泳（快速）、网球（单打）

运动强度说明

- **中等强度运动** 运动时身体微微出汗，呼吸稍急促，能够与人交谈，但不能唱歌，停止运动后短时间内能恢复正常呼吸。
- **高强度运动** 运动时呼吸急促，只能说简短的词语，大量出汗，运动后需休息一段时间，才能恢复正常呼吸。

3 选择健康膳食

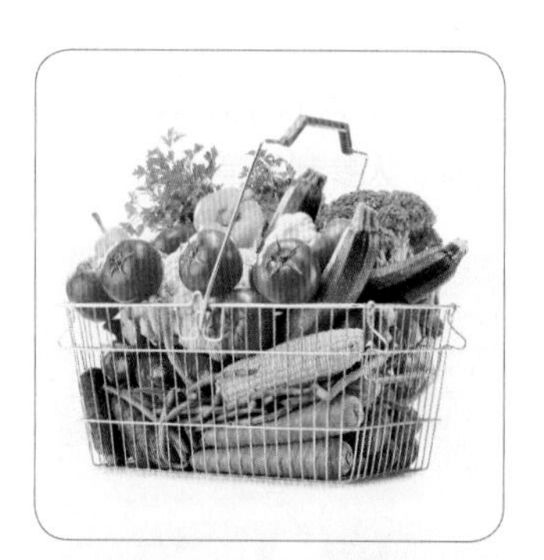

国内外大量研究结果表明，膳食结构和食物选择与乳腺癌患者的疾病进展、复发危险、总体生存率有联系。与富含精制谷物、红肉和加工肉、甜点、高脂奶类制品和油炸薯类的膳食结构相比，富含水果、蔬菜、全谷类食物、禽肉和鱼的膳食结构可以使乳腺癌患者的总体死亡率降低43%。食物摄入与生活方式有协同作用，每天摄入5份蔬菜水果（每份约150克）、每周6天坚持30分钟以上步行运动的乳腺癌患者生存率最高。

不少研究发现，脂肪摄入与乳腺癌有关。著名的WINS研究（女性营养干预研究）发现，脂肪占总热量15%以下的低脂饮食与乳腺癌的无复发生存有关；平均降低20%的膳食能量，就能降低24%的乳腺癌复发风险。有研究提示，n-3脂肪酸可能使癌症患者受益，富含n-3脂肪酸的食物可以降低心脑血管疾病发生率及总体死亡率。

豆类制品富含大豆异黄酮，具有类雌激素作用，可以降低人体血雌激素水平，具有预防乳腺癌的作用。以上海5 000名乳腺癌患者为对象的乳腺癌生存队列研究发现，大豆蛋白质最高摄入组乳腺癌患者的死亡风险降低29%，复发风险降低32%。最近发布的中美联合研究结果显示，大豆摄入能降低25%的乳腺癌复发风险，对雌激素受体阴性患者的保护作用更明显。基于以上研究，乳腺癌患者适量摄入大豆制品是安全的。

推荐意见

按照中国营养学会《中国居民膳食指南》的推荐，合理安排饮食。尽量选择植物性食物；每天至少吃5种以上蔬菜水果，尽量吃全谷类（非精制类）粮食，每餐包含豆类食品；少吃红肉、加工肉类，适当摄入鱼类、禽类；多选低脂奶类而非全脂奶类；挑选低盐食品，烹调少用油盐。

4 谨慎使用保健品

保健品（膳食补充剂）含有维生素、矿物质、氨基酸等。美国的调查发现，乳腺癌患者服用膳食补充剂的比例比健康人群高，也高于其他癌症患者。在上海乳腺癌患者中，97.2%的人服用过膳食补充剂，最常用的是灵芝产品、维生素、人参制品等。

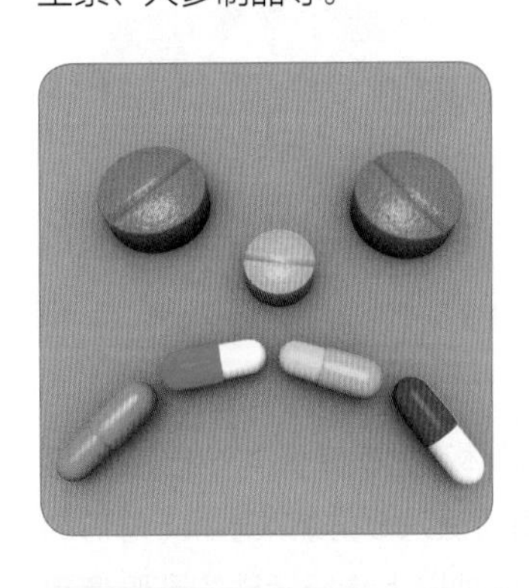

至今为止，无论是观察性研究还是临床试验，都未能证实保健品能够改善癌症患者的预后。两项大型观察性研究发现，各种保健品与早期乳腺癌的复发率、乳腺癌病死率和总体病死率没有关系。最新的一项荟萃研究也提示，补充维生素D与改善癌症患者预后无关。处于营养素缺乏状态的癌症患者服用相应的营养素补充剂可能是有益的，但若患者不缺乏营养素，服用保健品不仅不太可能受益，还有可能带来健康损害。

虽然有证据显示，多摄入豆类制品有利于减少乳腺癌的复发和转移，但乳腺癌患者一般不宜服用含有大豆异黄酮的膳食补充剂，而应尽量从食物中获取。

推荐意见

乳腺癌患者应尽量从饮食中获取必要的营养素。在临床表现或生化指标提示营养素缺乏时，才需要服用相应的营养素补充剂。若患者无法从食物中摄取足够的营养素，摄入量仅为推荐量的2/3时，可以考虑服用营养素补充剂。

5 戒烟禁酒

吸烟与乳腺癌生存之间的关系已经得到众多研究的证实。与不吸烟者相比，吸烟的乳腺癌患者死于乳腺癌的风险高2倍，死于非乳腺癌的风险高4倍。吸烟者死于乳腺癌的风险还与吸烟的强度和持续时间有关。有研究提示，被动吸烟与女性乳腺癌死亡、全死因死亡有关，还会增加绝经后或肥胖的乳腺癌患者发生不良预后的风险。

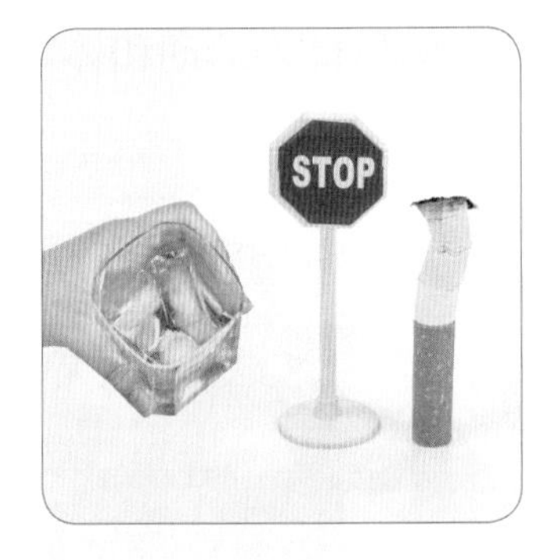

大量饮酒不但产生健康危害，而且增加癌症患病风险，如口腔癌、肝癌、咽癌、喉癌、乳腺癌、食管癌和大肠癌等。酒精能够增加外周血中雌激素浓度，大量饮酒会增加乳腺癌复发风险。正在接受治疗的患者，特别是在放疗、化疗和生物治疗期间，更应避免酒精摄入，即使是漱口液中的少量酒精，也会导致口腔溃疡。

推荐意见

乳腺癌患者应尽量避免吸烟、被动吸烟和酒精摄入，有吸烟和饮酒习惯的乳腺癌患者应及早戒烟戒酒。PM

“生活方式的改变并不是十分困难的事情，其中往往还有不少乐趣。乳腺癌患者应该多多学习、积极行动，用简单易学的方法选择和保持健康的生活方式，不断收获健康。”

扫描二维码
关注“爱肝联盟”微信号

我已80多岁，前段时间突然低热不适，一直当感冒治疗。经数日折腾，最终被确诊为肝脓肿，住院治疗后才恢复。一直好好的，怎么会得肝脓肿？

脓肿“钻”进了肝脏

上海交通大学医学院附属仁济医院消化内科副主任医师　华　静

肝脓肿是临床常见的一种感染性疾病，主要分为细菌性肝脓肿和阿米巴性肝脓肿。我国以细菌性肝脓肿为多，近十年来发病率呈上升趋势，多见于男性、高龄（大于50岁），以及患有糖尿病、肝胆肿瘤、胆管结石等基础疾病者。

主要致病菌：肺炎克雷白杆菌、大肠埃希菌

引起肝脓肿的病原微生物包括细菌、寄生虫（尤其是阿米巴虫）和真菌。既往较常见的致病菌是大肠埃希菌。近年来，肺炎克雷白杆菌已成为主要致病菌，其次是大肠埃希菌和厌氧菌等。

感染途径：经胆道感染最常见

微生物感染途径多为经胆道或门静脉、肝动脉感染，以及腹腔内和胸腔内感染的直接蔓延等。在我国，经胆道感染最常见，患者往往伴有胆管结石、胆道肿瘤等胆道相关疾病。此外，伴有糖尿病、腹腔内感染（如阑尾炎、结肠憩室炎、克罗恩病等）、腹腔手术史（如肝移植、胰十二指肠切除术等）、介入治疗史（如肝射频消融术、经肝动脉栓塞化疗等）的患者也可能发生肝脓肿。

主要症状：发热、肝区疼痛、乏力等

肝脓肿的主要临床表现是发热、肝区疼痛、乏力等，有时伴有纳差、腹胀等消化不良的症状，缺乏特异性。有些患者仅有持续发热而无其他表现，易被误诊为感冒等。

治疗方法：因病情而异

肝脓肿的诊断主要依靠血生化检查（白细胞计数显著升高、C反应蛋白升高），以及腹部B超和CT检查发现肝内脓肿占位病灶。治疗方法包括药物治疗、介入治疗（经皮肝脓肿穿刺）、手术治疗和基础疾病控制。

药物治疗主要是静脉使用敏感抗生素、营养支持治疗、调节水电解质平衡等。

介入治疗主要是指经皮肝脓肿穿刺抽吸和置管引流。在超声或CT引导下，经皮肝脓肿穿刺引流，联合使用敏感抗生素，具有简单微创、经济有效、并发症少、住院时间短等优点，已成为治疗细菌性肝脓肿的首选方法，适用于大多数患者，尤其是年老体弱不能耐受手术者。同时，穿刺脓液培养和抗生素敏感性测定结果有助于选择和调整抗生素。

手术治疗包括通过腹腔镜或开腹进行脓肿切开引流、腹腔灌洗或肝叶切除等，创伤较大，主要用于不能经皮穿刺治疗或穿刺失败、多个脓腔且脓液黏稠、脓肿已穿孔等情况。

目前认为，直径小于3厘米的肝脓肿，首选静脉使用抗菌药物治疗；药物治疗后体温不能控制，或脓肿液化明显且脓肿壁已形成，或直径3~5厘米的肝脓肿，首选穿刺抽吸术联合静脉输注敏感抗生素治疗；直径大于5厘米、脓液多且不易抽尽的肝脓肿，宜采用穿刺置管法持续引流；穿刺失败或直径大于5厘米或多发、复杂脓肿，需采取手术治疗。PM

Tips

肝脓肿的预后取决于多种因素，治疗及时、彻底是关键，年龄大、全身情况差、营养不良、抵抗力差的患者预后较差。治疗后，患者应注意以下事项：

- 术后应卧床休息，伤口定期换药，避免感染；
- 保持饮食清淡、营养均衡，适当增加优质蛋白质及维生素摄入，增强抵抗力；
- 避免劳累、受凉，预防感染；
- 定期随访，注意体温变化，如有发热、腹痛等情况应及时就诊；
- 积极治疗胆石症、胆道肿瘤、糖尿病等基础疾病，预防肝脓肿复发。

很多朋友会有这样的感觉：身边的糖尿病患者越来越多，朋友聚会时，同桌就餐者中可能就有一个甚至几个吃饭前服用降糖药或注射胰岛素。2013年底的一项研究结果显示，我国糖尿病患病率为11.6%，约有1.4亿人患有糖尿病。糖尿病的发生主要是由于体内的胰岛素出现问题：一是胰岛素分泌缺陷，即体内分泌的胰岛素量不足；二是体内组织（包括肝脏、脂肪和肌肉）对胰岛素敏感性降低，胰岛素分泌的量不少，但胰岛素不能正常发挥作用，葡萄糖得不到很好利用，从而引起体内葡萄糖、蛋白质、脂肪、水和电解质等一系列物质代谢紊乱，高血糖是最主要的标志。糖尿病的主要临床表现有吃得多、喝水多、小便多、体重减轻等表现，即“三多一少”症状，如果不能有效控制，有可能出现急性或慢性并发症，甚至危及生命。

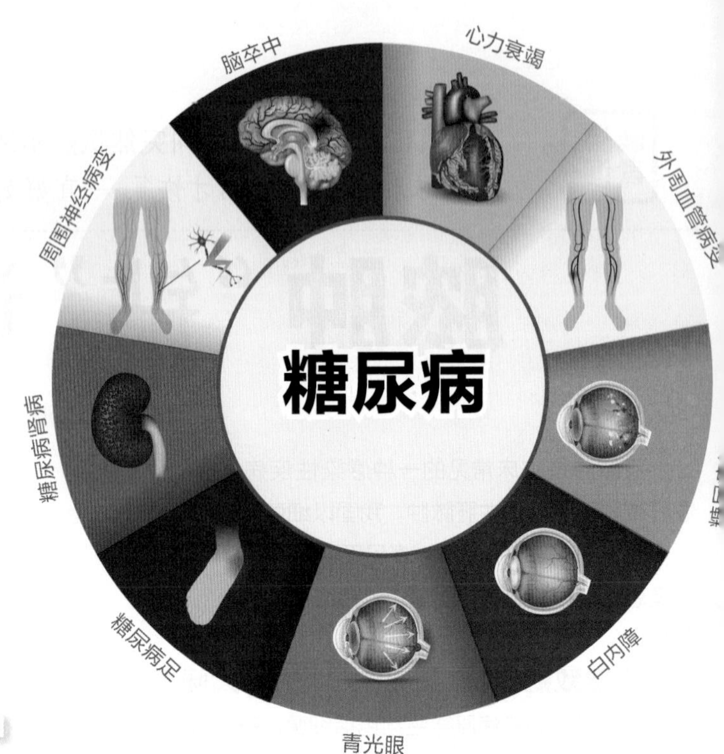

对号入座：筛查糖尿病及其并发症

上海交通大学附属第六人民医院内分泌代谢科副主任医师　潘洁敏

糖尿病筛查：口服葡萄糖耐量试验（OGTT）

糖尿病的诊断和筛查主要依靠血糖值，什么样的人该进行糖尿病筛查呢？

● **有症状者**　如果有“三多一少”症状、视物模糊、皮肤瘙痒、外阴瘙痒、反复尿路感染等症状，要引起重视，进行血糖检测。

● **高危人群**　糖尿病早期可以没有任何症状，年龄在40岁以上、有糖尿病家族史或妊娠糖尿病史、超重或肥胖、高血压或高脂血症、使用过激素类药物等糖尿病的高危人群，均应进行筛查。

空腹血糖检查简单易行，宜作为常规筛查方法，但有漏诊的可能性，因为中国有一半以上人群的血糖升高以餐后血糖升高为主。所以，若条件允许，应尽可能进行口服葡萄糖耐量试验（OGTT）。此外，家用血糖仪只可用于平时的血糖监测，不能作为糖尿病诊断和筛查的手段，糖尿病筛查必须以静脉血糖为准。

并发症筛查：每年一次，早防早筛

糖尿病是以慢性高血糖为特征的终身性代谢性疾病。长期血糖升高会引起多器官并发症，一旦发生很难逆转，因此要尽早控制血糖，预防并发症。糖尿病的慢性并发症主要包括：糖尿病周围血管病变、糖尿病足、冠心病、脑卒中、糖尿病视网膜病变、糖尿病肾病、糖尿病周围神经病变等。并发症筛查，应每年进行一次，主要观察指标包括全身指标（糖尿病病程、血糖、糖化血红蛋白、血脂、血压、体重、尿蛋白等）和相应的肾脏、眼部、周围神经、周围血管等并发症指标。

糖尿病肾病

主要筛查项目：尿蛋白、血肌酐等

糖尿病肾病是导致慢性肾脏病的重要原因，比较典型的临床表现是泡沫尿，严重者可能出现水肿、贫血、高血压,甚至尿毒症。并不是有泡沫尿就一定有糖尿病肾病,没有泡沫尿也并不代表一定没有糖尿病肾病。

2 型糖尿病患者每年均应做肾脏病变的筛查。最基本的检查是尿常规,检测有无尿蛋白。尿常规检查有助于发现明显的蛋白尿以及其他一些非糖尿病性肾病,但是会遗漏微量白蛋白尿,也就是早期糖尿病肾病。所以,患者最好进行 24 小时尿微量白蛋白或尿白蛋白排泄率的定量检测。

所有成年糖尿病患者,均应至少每年检测一次血肌酐,也就是通常所说的肾功能。经过年龄、体重校正后,血肌酐可用来估算肾小球滤过率(eGFR),评价慢性肾脏病的分期。

糖尿病视网膜病变

主要筛查项目:视力、眼压、眼底等

糖尿病视网膜病变早期表现为视物模糊,严重者会出现视力障碍,甚至失明。糖尿病视网膜病变分为非增殖性和增殖性,非增殖性糖尿病视网膜病变的患者可能无明显临床症状。从早期防治的角度来说,定期做眼底检查尤为重要。眼部指标有视力、眼压、眼底。检查眼底主要观察有无微血管瘤、视网膜内出血、硬性渗出、棉绒斑、视网膜内微血管异常、静脉串珠、新生血管、玻璃体积血、视网膜前出血、纤维增生等。一旦眼底出现了新生血管,就说明发生了增殖性糖尿病视网膜病变。

2 型糖尿病患者在确诊后应尽快进行首次眼底检查,如眼底镜、免散瞳眼底摄片,必要时进行眼底荧光造影。无糖尿病视网膜病变者宜每 1~2 年检查一次,轻度病变者宜每年检查 1 次,重度病变者宜每 3~6 个月检查 1 次。

糖尿病周围神经病变

主要筛查项目:压力觉、振动觉、痛觉、温觉、踝反射等

糖尿病周围神经病变的典型表现为:双侧肢体远端对称性疼痛和感觉异常(麻木感、蚁走感、烧灼感、袜套感等),下肢症状较上肢多见。2 型糖尿病患者应每年进行一次常规糖尿病周围神经病变筛查,病程 5 年以上的 1 型糖尿病患者也应每年进行一次筛查。

以下检查可用于了解患者是否有周围神经病变造成的感觉缺失:用 10 克的尼龙丝检查压力觉,用 128 赫兹的音叉检查振动觉,用 40 克的大头针检查痛觉,用凉温觉检查器检查温觉及踝反射,必要时可进行神经肌电图检查。有典型的临床表现合并一项筛查异常,或者有两项筛查异常,则可诊断为糖尿病周围神经病变。

糖尿病下肢动脉病变

主要筛查项目:下肢动脉搏动、下肢血管超声等

糖尿病下肢动脉病变的典型症状包括:皮肤颜色呈暗红或发紫,出现间歇性跛行、静息痛、足背动脉搏动明显减弱或消失,严重者会出现足部溃疡或坏疽。2 型糖尿病患者应每年进行一次周围血管病变筛查。

检查下肢动脉病变,可通过触诊足背动脉和胫后动脉的搏动来进行。如果足背动脉、胫后动脉搏动明显减弱,需要检查腘动脉、股动脉搏动。也可采用多普勒超声检查踝动脉与肱动脉的比值(ABI ≤ 0.9 提示有明显缺血,ABI>1.3 提示有动脉钙化),必要时可进行下肢血管超声、造影或 CT、磁共振等检查。

冠心病

主要筛查项目:风险评估、心电图、冠脉CT及造影等

2 型糖尿病是冠心病的独立危险因素,典型的冠心病表现为活动后胸闷、气急,但糖尿病合并冠脉粥样硬化引起的心肌缺血常无症状,甚至发生无痛性心肌梗死。

糖尿病患者至少应每年评估一次心血管病变的风险。评估内容包括:年龄、有无心血管危险因素(吸烟、血脂紊乱、高血压和家族史、肥胖特别是腹型肥胖)、肾脏损害(尿白蛋白排泄率增高等)、心房颤动(可导致卒中)。静息时的心电图对 2 型糖尿病患者心血管疾病的筛查价值有限,大血管疾病风险较高的患者可酌情进一步进行冠脉 CT、冠脉造影检查来评估心血管病变情况。PM

“糖尿病的到来常常不知不觉,应早防早治。一旦患上糖尿病,应每年进行一次糖尿病慢性并发症的筛查,尽早干预。否则,患者一旦发生严重并发症,治疗难度将大增。”

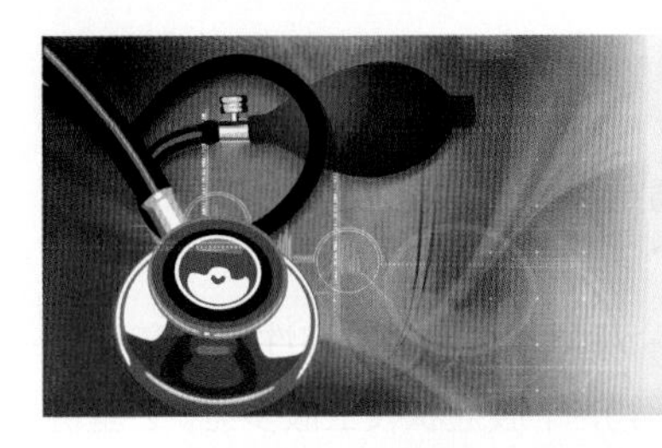

高血压可分两类：大部分高血压尚无法进行病因治疗，只能应用降压药物控制血压，降低心血管疾病风险，被称为原发性高血压；有些高血压是某些原发疾病的继发症状，能通过去除导致血压升高的病因，被治愈或改善，被称为继发性高血压。治疗继发性高血压，不能只关注降压，更需要找出让血压升高的"元凶"，积极治疗原发病。导致继发性高血压的常见疾病有多种，但主要集中于肾脏与肾上腺这两个脏器。

这类高血压 不能只降压

上海交通大学医学院附属瑞金医院高血压科　许建忠　王继光（教授）

肾脏疾病导致的高血压

肾脏是重要的排泄器官，主要经肾脏排泄的钠盐是影响血压水平的重要电解质。肾脏也是重要的内分泌器官，当肾动脉狭窄导致肾脏缺血，或肾脏因出现实质性疾病而不能有效排泄钠盐时，肾脏球旁细胞会释放肾素，激活肾素－血管紧张素系统，导致高血压。

❶ **肾血管性高血压** 由肾动脉主干或主要分支狭窄所致，主要病因为动脉粥样硬化斑块形成、大动脉炎性增生、肌纤维发育不良导致的血管塌陷等。肾血管性高血压可通过球囊扩张或支架植入术，解除肾动脉狭窄，使血压降至正常范围。

❷ **肾实质性高血压** 可由多种肾脏实质性疾病导致，如多囊肾、慢性肾盂肾炎、梗阻性肾病、痛风性肾病、糖尿病肾病、狼疮性肾炎、硬皮病等。对于该类高血压，须积极治疗原发疾病。必要时，可使用肾素－血管紧张素系统抑制药物进行降压。

专家简介

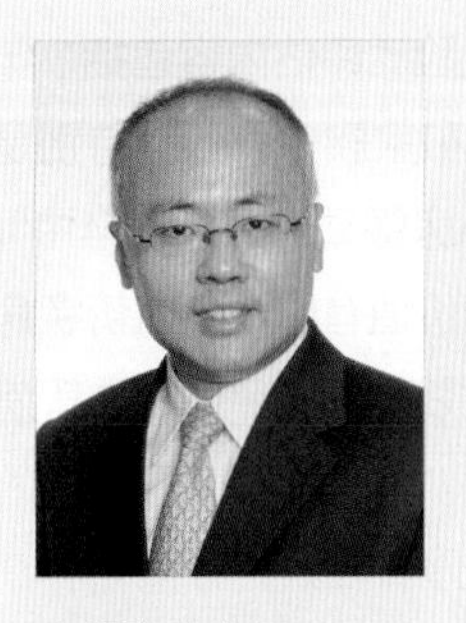

王继光 上海交通大学医学院附属瑞金医院高血压科主任、上海市高血压研究所所长、教授。擅长诊治难治性高血压、合并靶器官损害高血压。

专家门诊：周三下午

肾上腺疾病导致的高血压

肾上腺是重要的内分泌器官，其分泌的醛固酮与皮质醇激素都是影响血压的重要内分泌物质。

❶ **原发性醛固酮增多症** 是最常见的导致继发性高血压的肾上腺疾病。一般因肾上腺出现腺瘤或腺体增生，分泌醛固酮过多，导致高血压，常伴低钾血症。因醛固酮过量分泌时会抑制肾素的分泌，故可通过检测血浆醛固酮与肾素水平，筛查原发性醛固酮增多症。通过进行盐水注射或卡托普利试验，可以确定醛固酮的过多分泌是原发还是继发。通过肾上腺CT检查及双侧肾上腺静脉取血，可区分病变是单侧还是双侧，以及是否需要外科手术。诊断明确，又不宜进行手术治疗时，应选择醛固酮受体拮抗剂（如螺内酯）进行治疗，以控制血压，纠正低钾血症。

❷ **肾上腺皮质醇增多症** 又称库欣综合征，主要表现为满月脸、水牛背、向心性肥胖、痤疮、紫纹、高血压、继发性糖尿病和骨质疏松等。主要包括肾上腺皮质腺瘤、腺癌、垂体肿瘤引起的皮质增生，以及非垂体肿瘤或异源性促肾上腺皮质激素分泌肿瘤引起的皮质增生。通常根据致病原因，选择合适的手术方式进行外科治疗，切除肿瘤或肾上腺腺体。

❸ **嗜铬细胞瘤** 嗜铬细胞瘤通常起源于肾上腺髓质、交感神经节或其他部位的嗜铬组织，大部分位于肾上腺（80%～90%），有些在肾上腺外（10%）。因持续或间断释放大量儿茶酚胺，可导致持续性或阵发性血压升高，典型发作表现为高血压伴头痛、心悸、大汗。治疗首选外科手术切除肿瘤，手术前首选α受体阻滞剂控制血压。

继发性高血压的其他病因

❶ **阻塞性睡眠呼吸暂停综合征** 是难治性高血压的重要原因，临床上多表现为"隐匿性高血压"（如夜间高血压及清晨高血压）、白天嗜睡等。除应用降压药物外，还应采用持续气道正压通气呼吸机治疗，改善睡眠过程中的通气状况，缓解嗜睡症状，控制血压。

❷ **药物** 许多药物也可致血压升高，或使高血压难以控制，包括非甾体抗炎药物（各种类型的解热及镇痛药物）、免疫抑制剂（如环孢素）、促红细胞生成素、抗焦虑及抑郁药物、避孕药物，以及甘草等多种中草药等。PM

性早熟是指女童在8岁前、男童在9岁前出现第二性征。如果孩子出现以下情况，家长应提高警惕，及时带孩子去儿科内分泌门诊检查：女孩8岁以前出现乳房发育，长出阴毛和腋毛，生长加速，身高骤长，甚至出现月经初潮；男孩9岁之前睾丸开始增大（容量>4毫升），出现阴毛和腋毛，长出胡须，喉结变得明显，脸上出现痤疮，声音变粗，甚至发生遗精。

拒绝性早熟 别让花儿开得太早

复旦大学附属儿科医院
李一帆（儿科基地） 赵诸慧（内分泌科副主任）

性早熟分三类

按照发病机制和临床表现，性早熟可分为中枢性性早熟、外周性性早熟和部分性性早熟。中枢性性早熟（CPP）是由于下丘脑－垂体－性腺轴功能过早启动，促性腺激素释放激素（GnRH）脉冲分泌增强，导致血清中性激素水平升高。患儿除有第二性征发育外，还有卵巢或睾丸的发育。性发育过程与正常青春期发育的顺序一致，只是启动年龄提前。外周性性早熟是由各种原因引起的体内性激素升高至青春期水平所致，只有第二性征出现，没有卵巢或睾丸的发育。需要注意的是，外周性性早熟患儿出现的第二性征，可能是同性的，也可能是异性的，比如小男孩出现乳房发育，可能与饮食、药物相关，也可能和一些肿瘤有关，家长们应注意观察。部分性性早熟主要指单纯性乳房早发育、单纯性阴毛出现、单纯性早初潮等，不伴有其他性征的发育及加速生长，可能与维持下丘脑稳定的负反馈机制尚未建立有关。

性早熟原因很多

一提到性早熟，很多家长会问：是不是喝奶粉引起的？是不是转基因食品引起的？蜂蜜、蜂王浆、豆制品都含有雌激素，孩子不能吃吧？鸡也不能随便吃吧？似乎性早熟就是吃出来的。其实性早熟的病因很多。

引起下丘脑－垂体－肾上腺轴提前启动的各种疾病均可导致中枢性性早熟，如中枢神经系统肿瘤、感染、放化疗后，以及某些先天异常（如先天性甲状腺功能减退症），称为继发性性早熟。还有一部分患儿找不到引起性早熟的原因，称为特发性性早熟，女童多见，可能与肥胖相关。外周性性早熟是由于疾病（如性腺肿瘤、肾上腺肿瘤等）使体内产生了大量性激素，或接触了大量外源性性激素（如口服避孕药、外用激素药膏、含激素的补品或化妆品等）而出现第二性征。少部分外周性性早熟可转化为中枢性性早熟。

性早熟的危害不容小觑

性早熟对儿童身心发育有很大影响。首先，性早熟是导致成年矮身材的重要原因。青春期是身高增长的关键时期，性早熟孩子发育过早，使骨骼生长时间缩短，骨骺过早闭合，影响最终身高。其次，性早熟患儿虽然从外形上看像大人，但实际年龄和心理成熟程度却与此不一致，青春期消极、焦虑、抑郁等不良情绪容易影响他们。第三，性早熟可产生与年龄不相符的性冲动，容易误入歧途。第四，早发育，特别是早初潮（10岁前）可增加成人期肥胖、2型糖尿病、心血管疾病及某些妇科肿瘤的发生风险。第五，部分性早熟为器质性病变所致，尤其是男孩，虽然男孩性早熟发病率相对较低，但25%～90%存在器质性疾病。

性早熟治疗因人而异

并非所有性早熟患儿都需要治疗。继发性性早熟患儿应积极治疗原发病；特发性性早熟患儿是否治疗，需视患儿情况而定。如果患儿性发育进程较缓慢，骨龄无明显提前，或骨龄虽提前，但身高增长速度也快，预测成年身高不受损，可以不治疗，密切随访即可。对于快速进展型性早熟、可能引起成年矮身材或有心理障碍的患儿，应进行必要治疗。

特发性性早熟的治疗目的是抑制性发育进程，延缓骨骼过快成熟和改善最终身高，避免心理行为问题。促性腺激素释放激素类似物是当前主要的治疗药物，其作用机制是抑制下丘脑－垂体－性腺轴，使性激素分泌减少，控制性发育，延迟骨骼成熟。用药期间需定期检测生长速率、性激素水平及骨龄等。PM

拔牙后“牙痛”为何反加重

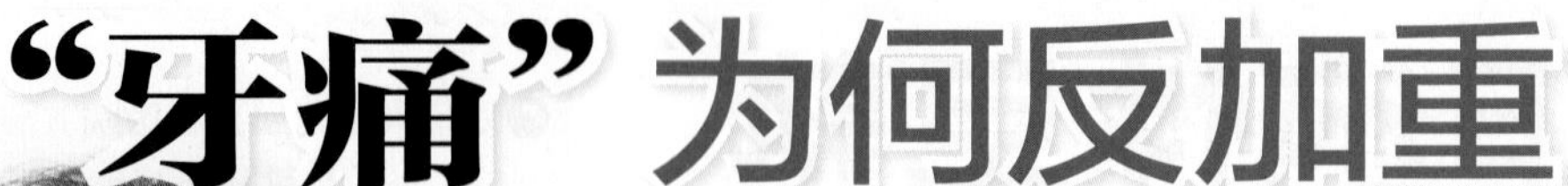

上海交通大学医学院附属第九人民医院神经外科教授　吴逸群

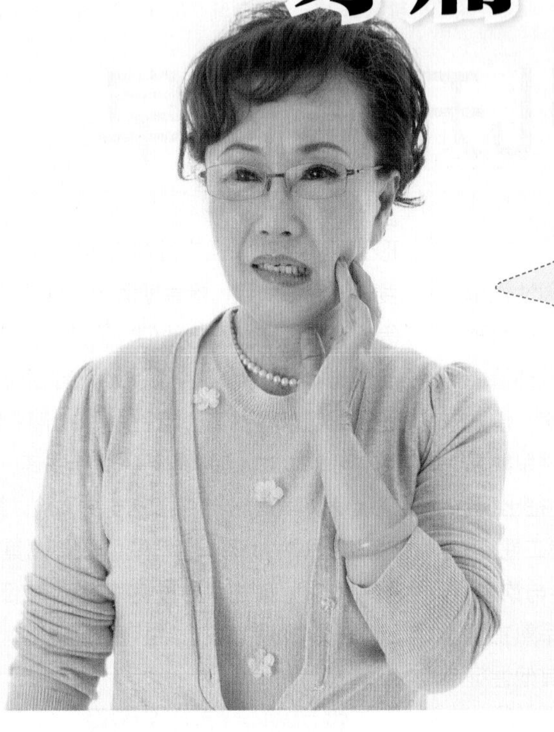

牟阿姨退休多年，马上就要70岁了，但身体硬朗得很，每天跳跳广场舞，在股市里看看行情，和朋友聊聊天，或者和好友们旅游放松心情、品尝美食，日子过得十分惬意。可是最近几个月，牟阿姨像变了个人似的，一直待在家里不出门，广场舞不跳了，股票行情不看了，买、洗、烧也统统交给了老伴，整天用手捂着脸满面愁容。

子女追问了好多次，牟阿姨才告诉他们：她左边牙痛了很长时间，之前看了医生，将牙拔了，本来以为牙痛会好，谁知反而痛得越来越厉害了。现在牙不能刷，脸不能洗，吃饭不能嚼，一张嘴说话就痛得不得了。什么“芬必得”“散利痛”等止痛药都吃遍了，就是没有效果，整天吃不好、睡不香。

听牟阿姨这么一说，小辈们赶紧请了假陪着她再去看医生。仔细检查后，医生告诉牟阿姨，现在她的牙肯定没有问题，有可能是三叉神经痛，建议她去神经外科看看。

服药后“牙痛”好多了，但有点昏昏沉沉

神经外科医生询问了牟阿姨的病情后，为她安排了磁共振检查，同时给她开了口服药片，并叮嘱她：“先吃一周药，根据疗效和磁共振检查结果，再决定下一步的治疗。三叉神经痛发病时的确很痛苦，对生活质量影响很大，但这是一种功能性疾病。也就是说，除了感觉到疼痛之外，不会给身体造成其他伤害，痛止住了，病也就治好了。”

专家的话让牟阿姨悬着的心放下了一半。从药房取了药，她就迫不及待地把药吃了。回家后，牟阿姨按照医生关照每天吃药。果然，牙的确没有再那么痛过。照理“牙不痛”了，精神应该好起来，但牟阿姨却整天感到昏昏沉沉，只想睡觉。

服药效果不好，微创减压手术相助

复诊那天，牟阿姨把这几天吃药之后的效果和头晕的情况告诉了医生。专家告诉牟阿姨，她有条动脉血管压迫了三叉神经，所以会疼痛。药物能够缓解疼痛，但不能根治。吃药后感到昏昏沉沉是药物的副作用。如果副作用明显，说明不适合药物治疗，可以采取微创神经微血管减压手术进行治疗。这是一种针对病因的手术，可以解决脑血管对神经的压迫和刺激，且不影响神经本身的功能，是目前治疗三叉神经痛较理想的方法。

牟阿姨有点担心，询问是否还有其他疗法。医生说，如果因为身体原因不适合微创神经微血管减压手术，或对手术有顾虑，只能退而求其次，采用立体定向放射三叉神经毁损术，阻断神经传导，使痛觉不能传达到大脑的痛觉中枢，达到止痛的效果。这么做虽然疼痛是感觉不到了，但皮肤的感觉功能也会一起丧失，面部会有麻木的感觉。

权衡利弊之后，牟阿姨决定接受微创神经微血管减压手术。手术很成功，两周之后，她满面笑容地回到家中。现在，她恢复了往日的活力，快乐地生活着。PM

女性绝经后谨防肾结石

近年来，我国肾结石发生率呈上升趋势。男性肾结石患者普遍多于女性，这种差别可能与雌激素抑制结石形成、男女生活习惯及工作环境差别，以及男女尿路结构不同有关。

肾结石可发生于任何年龄，男性发病高峰年龄在30~50岁。女性有两个发病高峰年龄段：25~40岁，50~65岁。后者与女性绝经后体质变化有关。肾结石的主要成分是草酸钙，其他成分还包括磷酸钙、磷酸镁铵、尿酸及胱氨酸等。

北京大学人民医院泌尿外科　许清泉（教授）　杨庆亚

绝经女性为何易患肾结石

女性绝经后，雌激素水平显著下降，导致体内环境发生一系列改变。

首先，雌激素水平降低后，调节血钙和尿钙的激素水平会发生变化，导致血钙降低而尿钙排泄增加。枸橼酸是尿液中作用最强的内源性结石形成抑制物，可结合钙离子形成可溶性钙复合物而抑制结石形成，同时可碱化尿液，使尿酸变成可溶性的尿酸盐排出体外。研究发现，女性绝经后，体内雌激素水平降低，尿液中枸橼酸含量也显著减少，患肾结石的风险增加。

其次，正常水平的雌激素能够维持生殖道和膀胱、尿道黏膜的完整性，同时使阴道上皮细胞储备足够的糖原，从而提高局部抵抗力，减少尿路感染的发生。绝经后雌激素水平降低，尿道、膀胱黏膜萎缩，阴道 pH 值改变，细菌容易在局部聚集繁殖，导致尿路感染。细菌侵入尿路后，可以作为异质核心和结石的促进物，诱导尿液中的磷酸钙沉积，促进结晶体成核、生长和聚集，从而诱发结石形成。结石将细菌包裹其中，抗生素无法将其彻底消灭，可导致尿路感染顽固复发。部分致病细菌还能分解尿液，增加形成结石的成分，加快结石的生长。

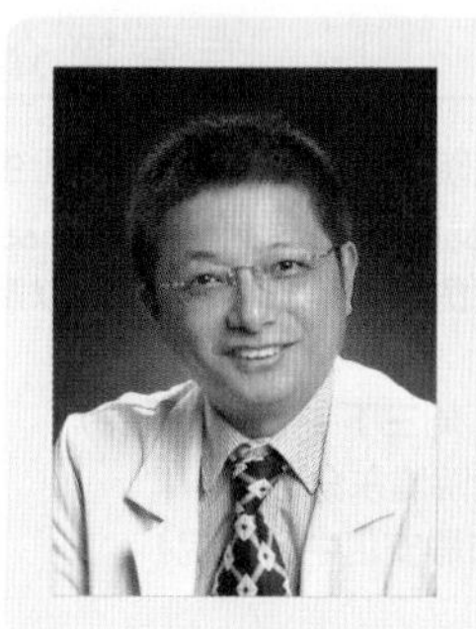

专家简介

许清泉　北京大学人民医院泌尿外科主任医师、教授。擅长泌尿及男性生殖系统肿瘤、泌尿系统结石等的诊治。

专家门诊：周一上午，周三上午

肾结石如何治疗

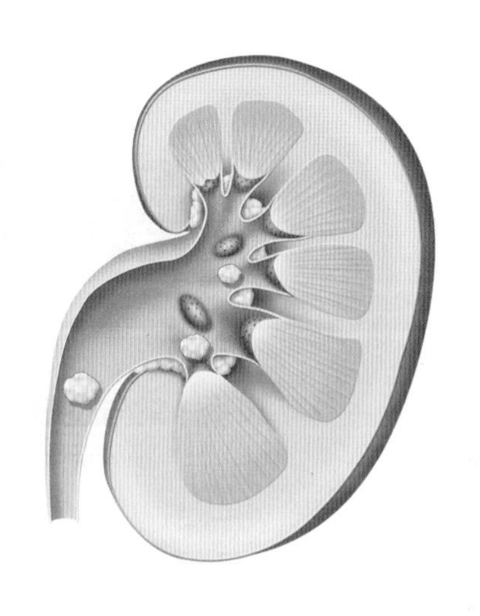

肾结石通常在结石堵塞尿路引发剧烈疼痛时被发现，疼痛位于腰背部，可向下腹部及大腿根部放射。由于疼痛剧烈，难以忍受，常需要急诊处理。也有人在体检时被发现患肾结石，但没有任何不适。部分患者因结石堵塞尿路引起肾积水并继发尿路感染，可能会出现发热等表现；严重的患者会出现败血症，甚至危及生命。长时间的肾积水还可能损害肾功能，严重者患侧肾功能完全丧失。因此，发现肾结石后应及时找专科医生评估。

由于科技的进步，目前肾结石的治疗策略和方法已经发生显著变化。疼痛发作时，首先是缓解疼痛；若药物不能缓解疼痛，可能需要急诊手术。一般地说，直径 5 毫米以下的结石可以采用多饮水、运动、药物等手段辅助排石，尿酸结石还可以采用溶石治疗。较大的结石常用微创治疗，包括体外冲击波碎石、输尿管镜碎石及经皮肾镜取石等。合并尿路感染的患者应该在结石治疗前先处理尿路感染，避免出现术后严重感染，危及生命。

绝经后女性如何预防肾结石

绝经后女性应注意锻炼身体，增强体质。日常注意饮水，增加尿量。肾结石患者每日尿量应该达到 2 升以上。尽量清淡饮食，多食富含纤维素的粗粮，限制钠盐的摄入。多食能抑制结石形成的水果，如柠檬、橙等。不少人合并糖尿病、高尿酸血症及高脂血症等代谢性疾病，控制这些疾病对治疗和预防肾结石也有很大帮助。特别要提醒的是，尿路感染者应早期积极治疗，还要定期体检。发现结石后应及时就医，寻求专科医生的指导，避免延误病情。PM

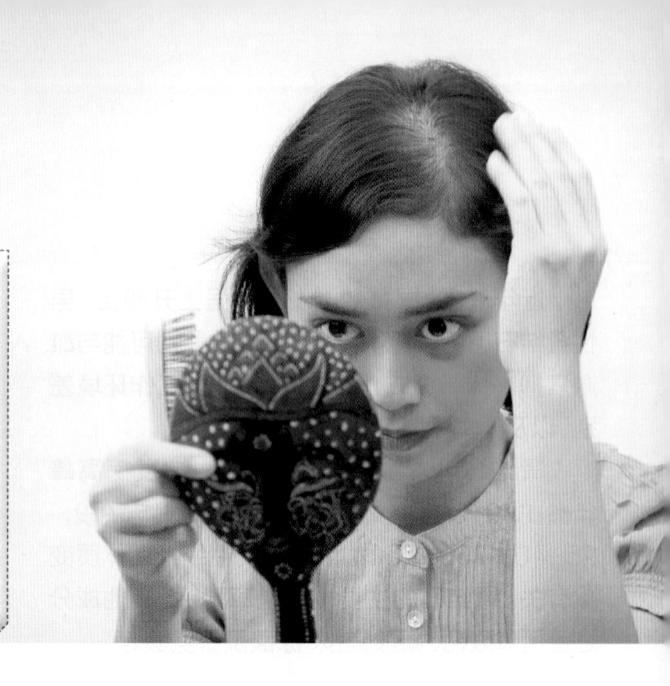

生活实例

袁女士一直在我们科诊治皮肤病，她患的是特应性皮炎。由于病情稳定，她有一段时间没来了。一周前，她又来到门诊，不过这次是来看脱发的。半年前，她头上出现一块“斑秃”，当地医生说没太大关系，谁知脱发越来越多，吃药、搽药都无济于事。不到半年时间，头发掉了大半，现在连眉毛也开始掉。她还听人说这是“鬼剃头”，更感觉不安。在询问中，袁女士诉说这半年来工作压力大，经常熬夜。我告诉她：“压力大、过度疲劳可能正是斑秃的诱因。”

患斑秃：信科学、早治疗

复旦大学附属华山医院皮肤科　石文娣　杨勤萍（教授）

斑秃：常与过敏和不良习惯相伴

斑秃是一种临床常见的毛发疾病，通常表现为突然出现一处或多处局限性斑片状脱发，可见于身上任何有毛发的部位，头皮多见。患者常无自觉症状，部分有自愈倾向。少部分病人症状较重，可伴有眉毛、胡须、腋毛、阴毛等体毛的脱落，称为普秃。

斑秃的具体病因尚不完全清楚，可能涉及遗传因素、自身免疫、内分泌、感染或精神应激等多个方面。在门诊病人中，约1/3患者伴有过敏性疾病（如湿疹、哮喘、荨麻疹）、自身免疫性疾病（如白癜风、甲状腺炎、类风湿关节炎等）等。常见的诱因是睡眠障碍及精神因素，如熬夜、精神紧张、情绪大起大落，家庭环境变化等，这些可以影响疾病的发生和发展。

有过敏性疾病或自身免疫性疾病的患者，以及长期处于精神紧张、焦虑、睡眠不足的人，为斑秃高发人群，需要注意预防。病程久、脱发面积广泛、睡眠障碍、精神压力大等因素均可能致斑秃反复发作或疗效不佳。

治疗：相信科学，及早规范治疗

患了斑秃以后，病人不必惊慌，应尽早去专科医生处就诊。大部分斑秃预后较好，患者要解除精神负担，保持心情开朗、生活规律，同时保证充足睡眠。不要相信斑秃是“鬼上身”“鬼剃头”等毫无根据的传言，要相信科学。

目前主要通过系统或局部使用糖皮质激素来控制斑秃的发展，外用2%~5%米诺地尔溶液促进毛发生长，并补充头发生长必需的维生素及微量元素。具有补肾养血、调节免疫等作用的药物也有一定疗效。外用免疫抑制剂、紫外线光疗、激光治疗等也可用于部分难治性斑秃的治疗。如果最终疗效不理想，还可以采取植发或佩戴假发的办法来改善外观。

预防：不熬夜，爱护头发

斑秃应该如何预防？首先应改变不正确的生活方式，保持良好的精神状态，避免情绪大起大落，学会自我减压，适当放松心情。很多人经常加班、熬夜，容易出现生物钟紊乱，影响血液循环及毛囊的正常生长周期，应该避免。还要尽量减少烫发或染发，减少外用化妆品的刺激。学会正确的洗头方法，洗头时避免用力揉搓头发。总之，适当运动、增强机体免疫力、保持充足的睡眠对于斑秃的预防和治疗都是有益的。PM

专家简介

杨勤萍　复旦大学附属华山医院皮肤科主任医师、博士生导师，中华医学会皮肤病学分会毛发专业组副组长。擅长脱发、痤疮、黄褐斑、遗传性皮肤病（如鱼鳞病等）等常见病，以及一些少见皮肤病的诊断和治疗。

专家门诊：周二、周五上午，周三下午（华山医院）
周一上午（华山医院浦东分院）
周三上午（上海市静安区中心医院）

生活实例

快要高中毕业的小刚有着176厘米的个头，长得斯斯文文，说话慢条斯理，学习成绩也不错。然而，小刚却有个难言的苦衷：已经18岁了，却还没长胡须，也看不到喉结，发声细小似女声。因为这些“怪现象”，小刚常常被同学们嘲笑，他也总是刻意与同学们保持距离，大热天也不愿与伙伴们一起去游泳。趁着长年外出打工的父母回家，小刚催着爸妈去医院看看。医生检查后发现，18岁的小刚不仅没长胡须，也没长腋毛和阴毛，睾丸像小孩般大小，而且嗅觉也有问题。小刚究竟患了什么病呢？医生说，他这是典型的性发育延迟。

孩子性发育延迟 16岁后别再拖

复旦大学附属中山医院
内分泌科主任医师　林寰东

什么是性发育延迟

青春期是连接幼儿期和成人期的过渡时期，性发育（包括生殖系统的发育和第二性征的出现）是青春期启动的重要标志。性发育开始的正常年龄段，女孩一般为8～13岁，男孩一般为9～14岁，最晚可延迟至16岁。目前，对于青春期性发育延迟，尚无统一的诊断标准，临床上一般将女孩13岁、男孩14岁还没有性发育的表现定义为性发育延迟。

性发育延迟为性腺疾病或下丘脑-垂体疾病所致的性腺功能减退症，男孩可表现为睾丸体积小、外生殖器幼稚、无精子形成，少数表现为隐睾；女孩可表现为原发性闭经、内外生殖器均呈幼稚型等。性发育延迟的孩子都存在第二性征不发育的现象，未来会出现不孕不育的问题，少数还存在嗅觉减退或丧失。此外，由于外形上的特殊表现和生理功能的异常，患者往往会承受较大的心理压力，表现出情绪低落、孤僻、自闭，甚至抑郁等精神状态。

16岁前是治疗“黄金期”

青春期是个体由儿童向成人过渡的重要时期，也是身体发育成熟的关键时期，可分为早期（12岁之前）、中期（13～16岁）和晚期（17～20岁）。早期以体格快速增长为主；中期以性器官和第二性征发育为主；晚期生殖功能趋向成熟，身高增长逐渐停止。因此，16岁以前是孩子发育的主要时期。

下丘脑-垂体疾病导致的性腺功能减退症，病因主要是性腺缺乏垂体促性腺激素的有效刺激，患者的性腺本身并不存在器质性病变，故可通过补充垂体促性腺激素治疗。早诊断和早治疗，及时补充垂体促性腺激素，能够保证青春期的正常发育。若拖延至16岁以后治疗，就会错过生长发育的最佳时机，可能造成性器官发育不完善、身材矮小。同时，青春期是一段特殊而又敏感的时期，性腺发育迟迟不启动，会导致形体与众不同，拖延治疗更容易造成孩子心理和情绪的失衡，出现敏感、焦虑、挫折感，甚至缩小人际交往范围。

“脉冲法”激素治疗很给力

由下丘脑-垂体疾病导致的性腺功能减退症，可通过补充促性腺激素，获得良好的治疗效果。传统的激素补充方式是每周注射3次促性腺激素（HCG），促进性腺的发育。然而，由于这种激素补充方式与人体的自然激素分泌节律不完全一致，且需要长期注射，患者的依从性较差。

“脉冲法”激素治疗方法利用“垂体激素输液泵”，可模拟人体下丘脑促性腺激素释放激素的脉冲式分泌，获得更好的治疗效果。“垂体激素输液泵”经皮下输液器与人体相连，以90分钟的生理性脉冲周期，持续经皮下微量输注促性腺激素释放激素类似物，刺激脑垂体分泌黄体生成素和卵泡刺激素；这两种激素作用于睾丸或卵巢，促使第二性征发育。因能定时定量地将外源性促性腺激素释放激素类似物脉冲式输入人体，并可调整脉冲的频率和幅度，良好地模拟了人体促性腺激素释放激素的自然分泌节律，使患者的性生理调节功能恢复正常，故该泵被称为“人工下丘脑”。PM

胃癌 正向年轻人袭来

上海交通大学附属第一人民医院消化科 陈 蓉 陆伦根(教授)

生活实例

小李是一位32岁的外企白领，在某大城市投资银行工作，常常熬夜，三餐不规律，有时因工作原因，还需要大量饮酒。虽然偶感胃部不适，但仗着年轻，小李并没太在意。最近，小李感到胃部不适加重，便去医院就诊。医生建议他做胃镜检查，结果发现他胃里长了一个1厘米大的恶性肿瘤。小李惊出一身冷汗：一直以为癌症是老年人的“专利”，没想到自己这么年轻也会得胃癌!

全球每年新发胃癌病例近100万，我国每年新发胃癌40万例，死亡35万例，新发及死亡病例均占世界的40%左右。按病死率统计，胃癌居所有癌症的第三位。从发病到就诊，在3个月之内占10%，3个月至2年之间占70%，2年以上占20%。目前，我国早期胃癌的诊治率低于10%，远远低于日本(70%)和韩国(50%)，5年生存率30%~50%。胃癌的发病率随年龄增加而显著升高，但这并不意味着胃癌距年轻人很遥远。2009年，在我国卫计委、中国抗癌协会举办的“中国癌症防治科普宣传胃癌专题月”活动中，有报道数据显示，我国19～35岁青年胃癌发病率较30年前翻了一番。国际上年龄小于30岁的胃癌患者占胃癌患者总数的2%，而在我国，这个数字高达7.6%。

专家简介

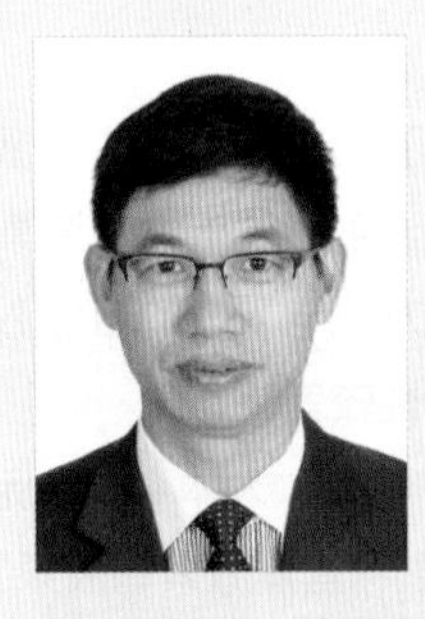

陆伦根 上海交通大学附属第一人民医院消化科主任医师、教授、博士生导师，中华医学会肝病学会常委，中国医学装备协会消化病学分会常委，中华医学会肝病学会脂肪肝学组副组长。主要从事消化系疾病尤其是肝脏疾病的基础和临床研究工作，对食管、胃肠道疾病尤其是肝脏疾病有较多的研究和诊治经验。

专家门诊：周三上午(北部)
周二和四上午(南部)

诱因有多种

胃癌的发生主要与不健康生活习惯、幽门螺杆菌感染，以及家族史等有关。喜好高盐、熏烤、辛辣刺激性食物，嗜好烟酒，常常熬夜等，都会损伤胃黏膜，导致胃炎、胃溃疡发生，增加胃癌发生概率。

● **感染幽门螺杆菌** 幽门螺杆菌感染是胃癌发生的重要因素。幽门螺杆菌可导致慢性胃炎、胃溃疡甚至胃癌发生。预防并根除幽门螺杆菌是预防胃癌的重要环节。

● **常食腌制或熏烤食物** 腌制或熏烤食物中的亚硝酸盐含量较多，进入胃内可能转化为具有强烈致癌性的亚硝胺；烧烤时，食物受到高温作用，会形成有致癌作用的物质；吃火锅和麻辣烫时，过烫及刺激性食物，可对胃黏膜造成反复刺激及损伤。

● **抽烟、过量饮酒** 烟草中含有硫氰酸盐，可以增加胃内致癌物亚硝胺的合成；过量饮酒容易引起胃黏膜损伤，诱发胃和十二指肠溃疡，甚至引起胃和十二指肠穿孔。

● **不良生活方式** 生活压力大、精神紧张的人容易发生应激性胃溃疡。生活节奏快、熬夜、睡眠不足、饮食不规律等均会增加胃肠道负担，让其长期处于“应激”状态。而劳累伴随自身免疫功能下降，也可能诱发胃癌。

养成健康生活习惯

胃癌的发病率和死亡率均较高，而胃癌的早期发现率很低。特别是年轻人，由于胃癌早期症状不典型，容易被忽视，等到发现时往往为时已晚。年轻人应养成健康的生活习惯，每天定时、定量就餐，不暴饮暴食，少吃辛辣刺激、腌制、烧烤的食物，夜间保证充足的睡眠。

此外，年轻人还应加强胃癌筛查。有胃癌家族史、烟酒嗜好、饮食不规律的年轻人，若出现食欲不振、上腹部饱胀感、隐痛，或出现不明原因消瘦、黑便，应引起足够重视，尽早去医院就诊，接受胃癌筛查。胃癌筛查最直接和准确的方法是胃镜检查，可发现胃癌，尤其是早期胃癌。PM

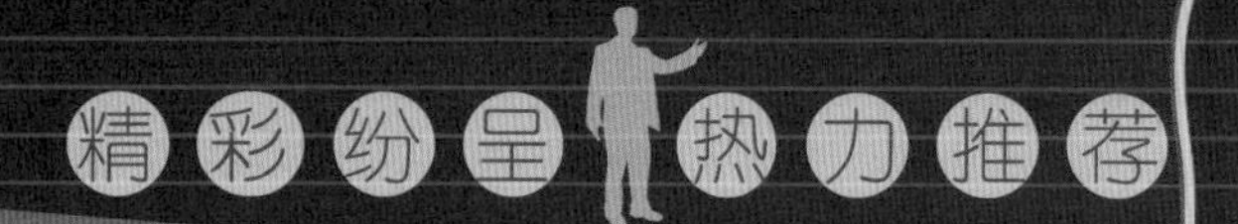

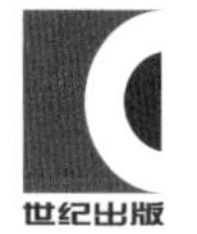

www.ewen.co

上海科学技术出版社
www.sstp.cn

上海科技出版社
"天猫"旗舰店

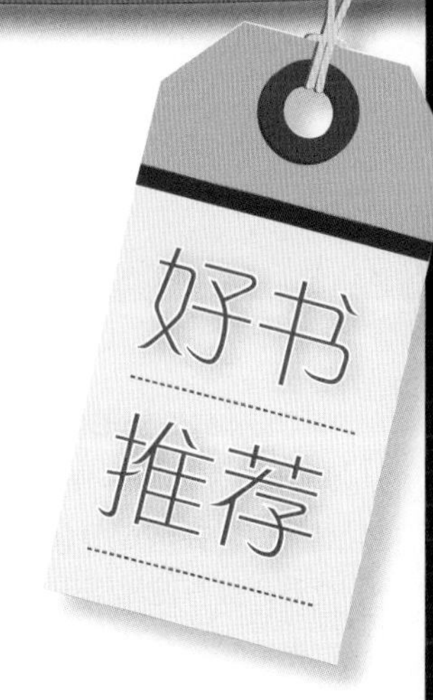

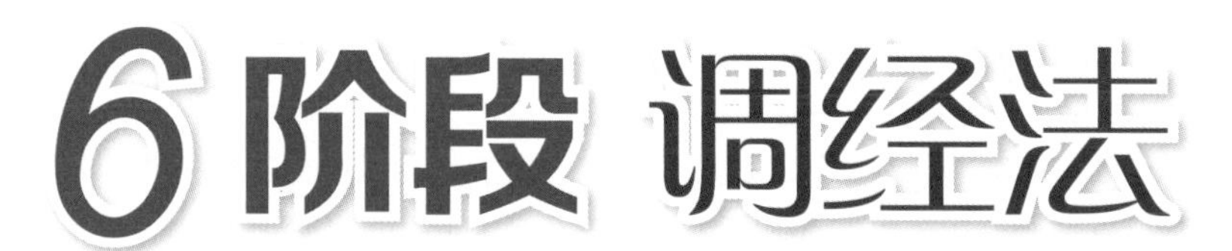

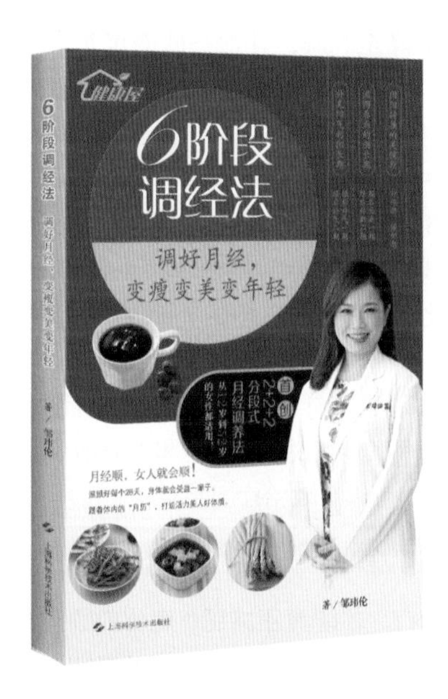

出版社：上海科学技术出版社
书号：978-7-5478-3315-5/R·1264
定价：35元
作者：邹玮伦
出版日期：2017年1月

编辑推荐

"我也不知哪里有病，但就是全身不舒服。"

"身体不舒服，但检查报告结果都很好。"

"检查身体状况很好，但就是一直没有怀孕。"

快节奏的都市生活，有这些问题的女性越来越多。邹玮伦中医师行医十多年，深深体会到月经状况与女人一生的健康息息相关。正如有以上疑问的女性，大都有一个共同的特点：月经不顺。在她的病人中，80%有月经不调的现象，另外20%不受"姨妈"之苦的，是因为正在怀孕中。

从古至今，阳与阴，男与女，少与老，美与丑，多与少，气与血，本是不变的；月经的推迟或提早，子宫内膜的剥落或生成，就像潮汐受到月球和太阳引力影响，造就女人一个月一个月的月经期。

月经没变，潮汐没变，月亮皎洁也不变，变的是正忙于吃喝玩乐、忽略自己身体发出警讯的现代女性。月经的规律稳定，就如同每月的小体检，不容忽视。

邹玮伦中医师结合临床与自身实际情况，首创6分段式月经调养法，在调理月经的六个阶段中，每个阶段都有各自的使命。例如，行经期的任务，就是把体内一些"废物"清除掉；经后补血一期，要滋阴养血；经前补气二期，面对恼人的经前期综合征，要疏肝理气、少动怒。书中6阶段调经法+18道调经食谱可轻松换来28天"月来月顺"，从12岁到52岁的女性都适用。

身体的自然周期，就如同一本隐形月历。把每一个自然周期都调整在最佳状态，对于女人一生所要经历的经、带、产、哺乳、更年期，都会有很大的帮助。

以上图书在全国各大书城、新华书店及当当网、亚马逊网、京东网、"天猫"上海科学技术出版社旗舰店有售，另可通过邮购方式购买。

邮购地址：上海市钦州南路71号邮购部
邮编：200235
电话：021－64845191
网址：www.sstp.cn

针灸与营养联手减肥

复旦大学附属华东医院临床营养科主任医师　韩维嘉

真实案例：半年内体重降了17千克

这位 28 岁的职业女性初来我院营养科就诊时，身高 163 厘米，体重 95 千克，体脂率 44%，有脂肪肝及高甘油三酯血症，自述稍走动就有明显气促，尝试过节食减肥、药物减肥、运动减肥，效果都不好，体重不降反升，且有便秘情况。排除疾病引起的继发性肥胖后，我为她制定了为期一周的个体化饮食治疗和运动方案，随后将她转至针灸科。针灸科医生望闻问切后，为她制定了一周三次的针灸方案。

第 2 周，她来门诊复查，我测量她的体重、腰腹围、臂围、腿围等，监测她的饮食情况，并调整了之后 2 ~ 4 周的饮食治疗及运动方案，嘱其逐渐增加运动量。针灸科医生再次“四诊”，制定了后续针灸治疗方案。之后每个月，患者都会来复诊。

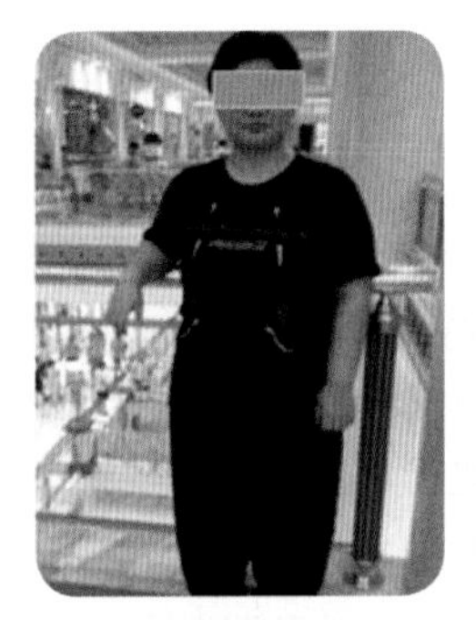
体重 95 千克

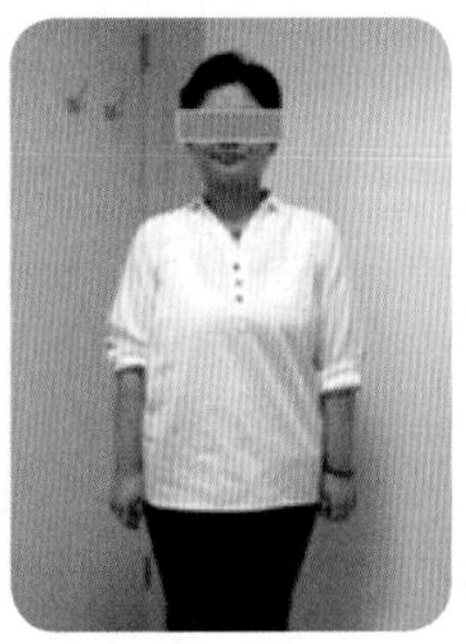
体重 80 千克
（3 个月后）

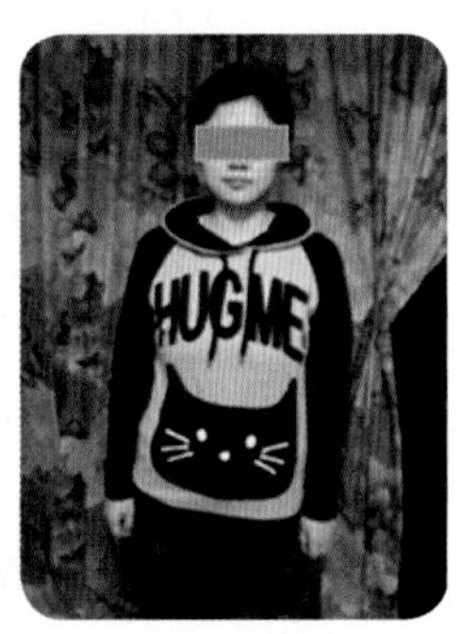

体重 68 千克
（6 个月后）

3 个月后，她的体重下降至 80 千克，体脂率降至 38%，甘油三酯降至正常范围，肌肉量没有减少，减重过程中没有出现饥饿、疲劳、便秘等情况，走路也轻快多了。患者信心大增，又接受了为期 3 个月的营养与针灸联合治疗，体重继续降至 68 千克，体脂率降至 33%，腰臀比明显减小，B 超显示脂肪肝呈改善趋势。

这是我院针灸营养减肥整合门诊中的一个案例，说明将针灸和营养治疗相结合，可以有效治疗肥胖。

针灸、营养“联手”，减肥事半功倍

● **针灸加速代谢、抑制食欲**　针灸是一种“内病外治”的方法，通过穴位刺激，增加新陈代谢速度，促进脂肪分解；延缓胃部排空时间，抑制食欲，减轻减重过程中出现的饥饿感。针灸还可加强肠道蠕动，有助通便。

● **合理营养，控制热量摄入**　营养治疗分为 4 部分：①对患者进行人体成分测定，分析其身体成分、肌肉和脂肪分布及均衡程度、体脂肪比例等。②了解患者原有的饮食习惯。③设定减脂目标，制定个体化、阶段性的膳食营养治疗方案。④安排每次随访时间，根据患者减脂效果调整方案及随访频次。此外，我们还会根据患者现有的身体状况制定合理的、患者可耐受且能够坚持的运动方案。

20~50岁肥胖者较适合针灸营养减肥法

20 ~ 50 岁的成年肥胖者适合采用针灸营养减肥法，尤其适合腹型肥胖、食欲较强、习惯性便秘者。更年期妇女、内分泌失调的肥胖者也适用。

20 岁以下人群的生长发育尚未完全稳定，50 岁以上人群的各器官功能趋向衰弱，均不适合针灸减肥法，宜通过长期合理的饮食调整和运动锻炼，达到减脂目的。此外，由某些疾病引起的继发性肥胖，只有通过对疾病本身进行治疗，才能真正减肥。有出血倾向、义务献血未满 1 个月、心脏功能差者等，也不适宜采用针灸营养减肥法。

减肥不求一蹴而就

成功的减肥是达到预期目标后不反弹。在减去多余脂肪、调节代谢且不损耗肌肉的同时，改变不良饮食和生活方式，并使之成为习惯，才不会对身体造成损害。因此，针灸营养减肥为患者设定的首个治疗周期为 3 个月，目标设定为减少原有体重 5% ~ 10%。重度肥胖并已出现并发症时，减重目标会更高。这种减肥方法不追求一蹴而就，更强调有效且持久。

治疗期间，患者应严格遵守治疗方案；保护好针灸治疗部位的皮肤，防止出现溃破；多饮水；如出现不适，及时复诊。PM

“土豪”香椿的“神秘”来头

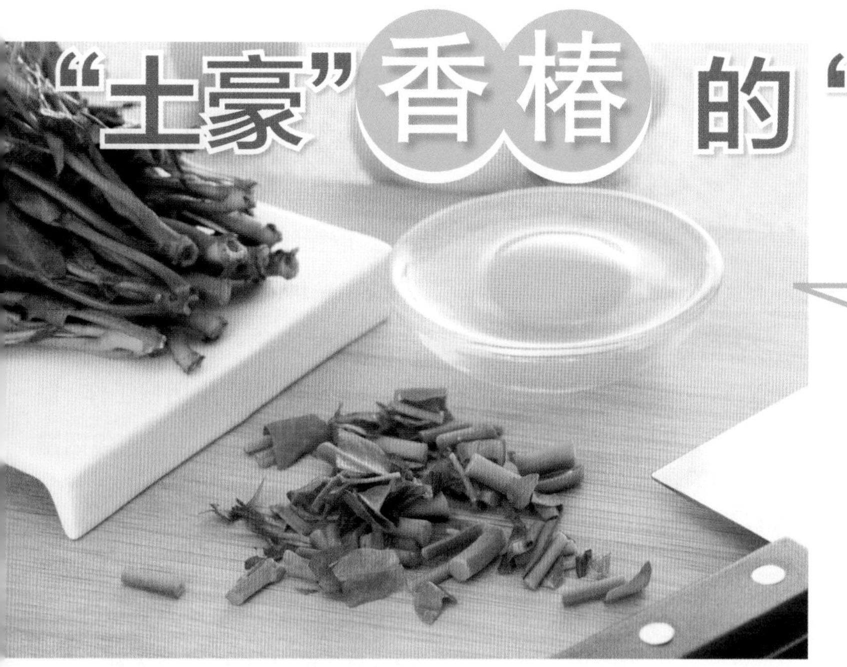

扬州市营养学会副理事长 蒋 放

春季时令菜中，香椿久负盛名，因为它“奇”香扑鼻、鲜嫩无比，感官享受一流；也因鲜品稀有，所以售价“土豪”；近年常被提及的硝酸盐传闻，更让香椿之名神秘非常。

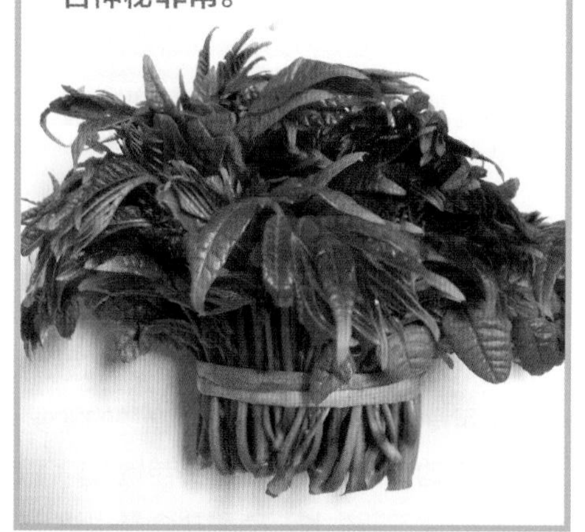

“奇特”的蔬菜

香椿是一种长在树上的野菜，每当春刚暖、花待开时，香椿树的枝头便长出嫩红的像孔雀尾巴一样的枝芽来，即头茬香椿。头茬香椿数天即逝，据闻香椿发芽只需2~3天，待叶芽长出便要马上采摘，若是晚一天，口感便会老，味道也会差许多。

“雨前椿头嫩无丝，雨后椿头生木枝。”谷雨之前（4月中上旬），是打椿头、吃香椿的最佳时节。若错过，便要等一年。鲜嫩且醇香四溢的野香椿，每500克最高能卖到近100元（头茬），标准的“土豪菜”。当然，如果你嫌贵或对口感没有太高要求，可以等二茬、三茬的香椿。因为头茬被采摘后几天，香椿就又发出新芽了。近两年，在元旦、春节期间也有香椿销售，那是大棚栽培的，价格较低。

在城里长大的我，特别想看看香椿是怎么长出来的。听朋友说，他们家的香椿树冒芽了。我忍不住想去看看那棵树，尝尝那头茬香椿的鲜美。

特别的味道

头茬香椿，鲜嫩多汁、香味浓厚，是春季难得的时鲜，那10厘米以内的孔雀尾巴样嫩芽，人见人爱，轻轻捧上一把，春天的气息扑面而来。

这种春天应有而与众不同的香气有些“神秘”，它来自一类芳香物质，我们且叫它“香椿素”吧。“香椿素”的奇妙在于它可以产生一种柑橘、樟脑和丁香的混合香气。有人说，这种香比较男性化，颇有道理：笔直挺拔的香椿树像男儿，而且“椿萱并茂”中的“椿”特指父亲。香椿的味道，醇厚而不俗，有男儿特征。

除了独特的香味，香椿还有一种鲜美味，因为它自带味精的成分——谷氨酸，这种鲜味是阳光、水、土地合成的，是大自然的味道。只要有香椿在，味精一定派不上用场。

香椿素散发出一种奇特而浓郁的异香，有些人避之不及，但在爱它的人看来，这就是春天应有的味道。

丰富的营养

与其他蔬菜一样，香椿含有人体需要的维生素和矿物质，以及较丰富的膳食纤维。香椿所含有的钙及有利于钙吸收的钾、镁含量在蔬菜中名列前茅，维生素C的含量是苹果的10倍。香椿那亮丽的色彩告诉我们，它还具备深色蔬菜的特点，有利于预防慢性疾病。

不过，香椿的食用期短且食用量小，不能指望吃几次就能防病。日常生活中应保证餐餐有各式各样的蔬菜，并且天天吃足量。

不要提起“土豪”就想到钱，香椿的营养也很“土豪”。

硝酸盐的传说

“香椿富含硝酸盐”的传闻，每到它上市之时，就会“发芽”一次，让人想靠近，却又害怕。

硝酸盐本身没有毒性，香椿芽生长必须大量吸收硝酸盐，保证营养供给。而亚硝酸盐（多一个“亚”字）则有一定毒性，过多食用会“霸占”人体血液中的血红蛋白，造成缺氧，轻则口唇发紫，重则致命。

那么，当我们食用香椿时，硝酸盐和亚硝酸盐摄入量会超标吗？这是很多人纠结的问题。实验结果告诉我们：吃下 2000 克左右的香椿才会引起亚硝酸盐中毒。正常情况下，用 100 克香椿与 3 个鸡蛋炒上一盘，就可供全家品尝。

都说香椿的硝酸盐可怕，其实对植物来说，硝酸盐和亚硝酸盐都是它们的营养物质。

食以“安”为先

香椿美味、有营养，但并不意味着可以毫无顾忌地吃。即使你家中有香椿树，每人每天的食用量也不要超过 100 克。这既是出于安全的考虑，更是满足食物“多样、适量、平衡”的需要。食用香椿时，怎样保证安全？

● **选购** 最好的香椿是头茬嫩芽。香椿发芽初期，硝酸盐含量较低。随着香椿芽不断生长，硝酸盐含量也逐步上升。也就是说，香椿芽越嫩，硝酸盐越少。不过，那种娇嫩的紫红色叶芽，一般超市很少见。从树上采摘的椿芽是安全的，但从市场上购买的椿芽，因为运输需要时间，亚硝酸盐的含量会大幅升高。如果香椿叶已烂，亚硝酸盐含量肯定不低，不宜选购。

● **焯烫** 香椿洗净后，需要在沸水中焯烫 30 秒至 1 分钟，以除去大部分硝酸盐，提高食用香椿的安全性。你不要担心焯烫后香椿的香气会跑掉，因为产生香气的香精油不溶于水，焯烫并不会明显影响风味。鲜嫩的头茬香椿最好也焯烫一下再食用，下锅 10 秒即可。

● **保存** 想留住这春天难得的香味，可以储备一些香椿吃上 1 个月：①将香椿洗净，放入沸水中焯 30 秒至 1 分钟，冲凉后沥干水分（可适当挤压）；②分装成小份，装入封口塑料袋中，放在冰箱的冷冻室。焯烫过的香椿维生素 C 含量相当于鲜品的 71%，可保持嫩绿和芳香特色，营养损失不大。

● **腌制** 有人喜欢用盐把香椿腌两三天后再吃，这种做法并不安全。因为香椿腌制后，第 1~2 周的亚硝酸盐含量相当高，20 天后含量就很低了。所以腌制的香椿要么当天吃，要么 20 天以后吃，2~15 天的香椿坚决不要吃。

我好想有一个长着香椿树的院子，春天看着它冒芽，我只吃头茬的香椿芽。如果可以，我就分享给看到此文的你，然后让它好好开花、结果，来年再看它冒芽迎春。PM

在中国，城市越大，生活节奏越快，如走路一阵风、阅读“微小说”、吃饭叫快餐等等。事实上，“快”是生存或生活压力的表现，当人们普遍追求“快”时，浮躁的心态往往已形成。

时下，一种回归自然、轻松、和谐而又时尚、健康的“慢生活”方式又在悄然兴起。慢生活包括慢工作、慢阅读、慢旅游、慢运动，当然也包括慢饮食。

饮食“慢”一点，生活多彩一点

慢饮食，是由 1986 年意大利人卡尔洛·佩特里尼提倡的“慢食运动”开始兴起的，初衷是提倡人们进食时细嚼慢咽、放慢进食速度，这也是慢生活的雏形。

● **进食速度要慢** 紧张的生活节奏使许多人养成了狼吞虎咽进食的习惯，这种“快食”不仅无法让我们享受美味，而且还可能给健康带来伤害。放慢进食速度可以收到以下益处：①帮助消化，减少对肠胃的伤害；②避免过量饮食，有利于控制体重；③享受美味，更注重饮食质量。

● **食物搭配要合理** 这一点是慢饮食的核心。食物搭配并不是随心所欲的，需按照《中国居民膳食指南》的内容要求去做，最终达到均衡营养、促进健康的目的。

专家简介

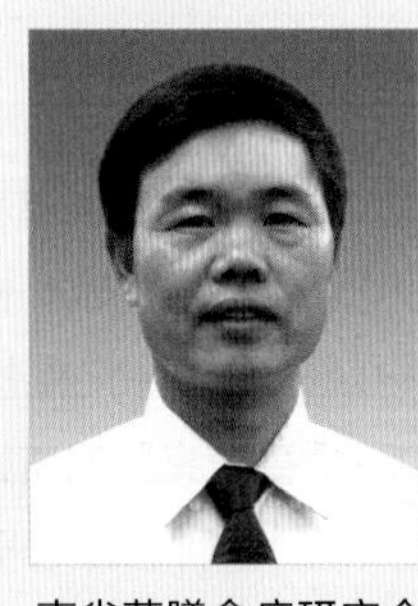

唐大塞 中南大学湘雅二医院营养科主任医师、教授、高级药膳食疗师，湖南省临床营养质量控制中心主任，湖南省营养学会副理事长，湖南省药膳食疗研究会副会长。擅长临床危重病人营养支持、糖尿病及慢性肾功能不全病人的饮食治疗、肿瘤营养代谢与免疫治疗。

“慢生活”，从慢饮食开始

中南大学湘雅二医院营养科教授　唐大寒

要很好地做到均衡营养搭配，你必须做好另一件事——学习。

● **享受美食带来的乐趣**　积极参与从食物准备到烹饪制作，再到进食的全过程，然后慢慢品味。整个过程能够让你感受到生活的乐趣，享受到食物带来的愉悦感。

● **食品安全有保障**　自己购买和烹饪食物时，你一定不会选择质量较差或存在安全隐患的食材，烹饪过程中也绝不会添加任何有害健康的物质，同时也能减少食物受污染的机会。

我的“慢饮食”实践

虽然在现代快节奏的生活中，每个人都无法独善其身，但我发现，我和家人的饮食总体还是符合“慢饮食”的基本要求的，虽然从一开始并非如此。

自我从事营养专业工作后，我发现自己和家人的日常饮食存在诸多不良习惯，例如口味重、高盐重油、喜好动物类食物，与多数湖南人一样嗜好辣味食品和腊味。这些不良饮食习惯与《中国居民膳食指南》倡导的健康饮食原则相悖，于是我一直在寻思怎样改变。

● **纠正“重口味”，慢工显成效**

以纠正“口味重”这一问题来说。起初，身为家庭“大厨”的我，严格按照膳食指南的建议操作，将每人每天的食盐量控制在6克以内。结果烹饪出来的菜肴全都寡淡无味，全家人，包括我自己在内，都不愿接受。我反思问题出在哪里，后来才慢慢明白，饮食习惯的形成和改变不是一夜之间就能完成的事。接下来，我尝试采用“温水煮青蛙”的法则来逐步改变我和家人的不良饮食习惯。

第一步，先明确自己每天吃了多少盐。我新买一包盐，记录盐的重量、多少天用完、其间在家就餐的人数，然后用盐的重量（克）÷天数（减去在外就餐的天数）÷就餐人数。这段时间，家人应尽量在家进餐，这样所得出的用盐量更准确。假设一袋300克的食盐，3人8天食用完，计算结果是每人每天平均消耗食盐12.5克。当然，食盐的摄入量还应包括酱油、酱料及腌菜中的盐含量。

第二步，了解每天该吃多少盐、盐吃多了对健康有哪些危害。经我的循循善诱，全家人都清楚了。

第三步，开始先减盐2.5克，即每天称出30克盐为3人全天的用盐量。坚持一个月后，每人每天再减盐2克。通过3~5个月的减盐，我将全家人的食盐摄入量控制在合理范围内。

在实施减盐计划的过程中，我建议：①去当地疾控中心免费领取或购买一套控盐勺，这样可以简单又精准地称量出所需要的盐量。②向厨师等相关人员学习少盐又美味的烹饪方法。

● **宁舍丰盛外食，不弃均衡搭配**

我和家人每天花在三餐上的时间累计超过2小时（含食材购买）。如果我在离家较近的地方开会，且时间允许的话，我宁愿舍弃丰盛且免费的午餐、晚宴，也要回到家中吃自己动手做的、符合自己口味的粗茶淡饭。

也许有朋友质疑：我和家人从不在外就餐吗？当然不，我们与大家一样，也有很多在外就餐的机会，只是这种机会能避免就避免。如果非得在外就餐，我们也有自己的饮食原则：①尽量选择植物性食物或新鲜蔬菜，再美味的菜肴也不过量摄取。②除非万不得已，我通常不会选择快餐，因为不管西式还是中式快餐，都存在食物搭配和营养均衡缺陷。

我们家的其他不良饮食习惯的改变也模拟逐步减盐法。经过几年努力，我们收到满意效果。多年来，我和家人的饮食基本符合健康饮食的要求，清淡、少盐、少油、不过甜、不太辣，烹饪少油炸、烧烤、腌制等，食物搭配坚持以植物性食物为主。实践证明，我和家人个个体型标准，我和太太都是“奔七”的人了，却没有营养相关性慢性病。我想，这就是几十年来“慢饮食”的功劳吧。PM

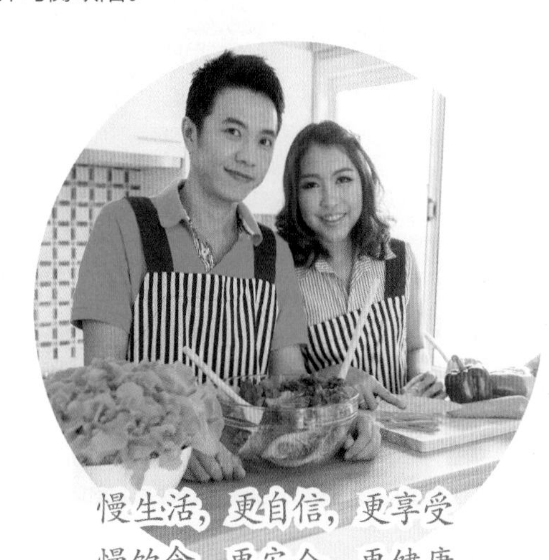

风情小食，吃出老故事与细心思（六）

烧仙草

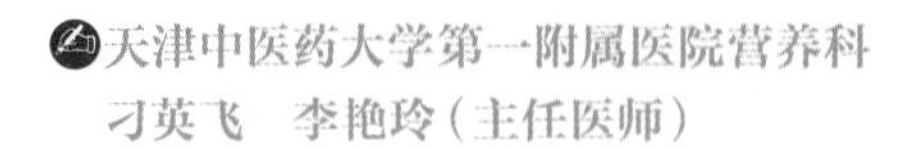

天津中医药大学第一附属医院营养科
刁英飞　李艳玲（主任医师）

老故事

“嫦娥奔月”的故事，众所周知。“烧仙草”的由来与此有关，颇具神话色彩。据传，古时后羿骁勇善战，王母娘娘为表彰其英勇，赐其成仙之药。妻子嫦娥却偷吃了此药，奔入月中。留在人间的后羿命士卒寻求成仙之草，最终未能如愿，仰天而终。不久，后羿的坟头长出一种草，食后能降温解暑、清心除火，百姓称之为“仙人草”。相传，后羿生前备受心火焚烧之苦，灵魂在离行之后大彻大悟，为世人造就此仙草。

细心思

“仙人草”在我国粤港澳地区被称为凉粉草，是一味中草药，味涩、甘，性寒，具清热利湿、降火气、祛暑、凉血功效。其晒干后成为仙草干，加水熬煮可做成仙草茶。市售烧仙草另加入土豆粉或红薯粉，使其凝固成仙草冻，搭配红豆、花生、葡萄干、奶茶等配料食用，是很多人喜爱的甜品之一。

自己做

● 原料

仙草粉（黑凉粉）100克（食品商店或网上超市可购得），蜜红豆20克，葡萄干20克，黄桃脯（罐头）20克，奶茶粉15克（也可用牛奶100毫升、白糖10克和红茶1包调配），凉水600毫升，开水100毫升。

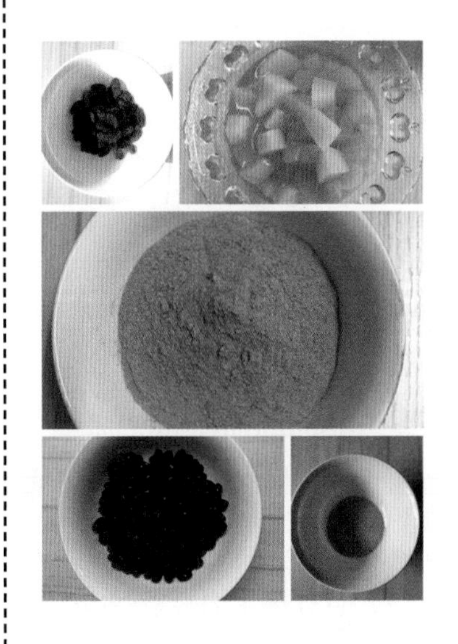

● 制法

❶ 在仙草粉中倒入100毫升凉水，调匀。锅中倒入500毫升凉水，烧开后倒入调好的仙草粉糊，不断搅拌至沸腾，煮1～2分钟后关火，倒入容器内冷却。待仙草完全凝固后取出，切块，取100克待用。剩余的放入冰箱冷藏，下次再用。

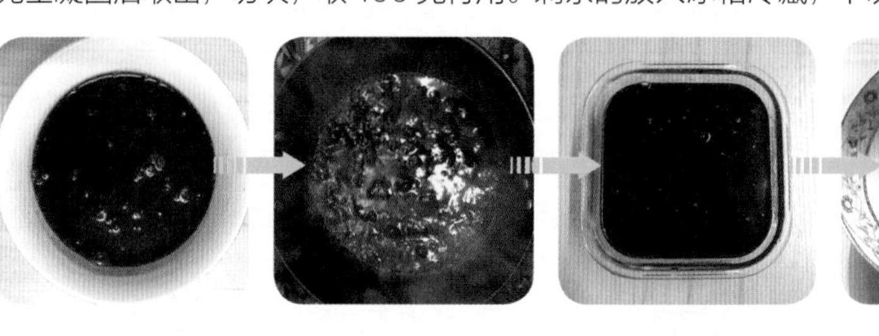

❷ 奶茶粉中加入100毫升开水，制成奶茶。该步骤可替换为：取牛奶100毫升、袋装红茶1包，将牛奶微煮开后，加入白糖10克，放入红茶包浸泡30分钟左右。

❸ 将备好的仙草冻、蜜红豆、葡萄干、黄桃脯放入碗中，倒入热奶茶，即可食用。

● 营养

按照上述制法做好的烧仙草甜品，一人份约260克，热量为1 289千焦（308千卡），其中碳水化合物69克（占总能量的89.5%）、蛋白质4.9克（占总能量的6.4%）、脂肪1.4克（占总能量的4.1%）。该甜品因含有高糖分的蜜红豆、葡萄干及黄桃脯，热量较高，可将配料替换为糖分较低的食物，优先选择鲜水果块，其次是香芋圆、薏苡仁等。

这款烧仙草甜饮的铁含量较高，可作为女性的补铁食品。由于烧仙草的主料是中草药“仙人草”，具祛火除湿的功效，适合有心火、口咽上火者食用，但孕妇、脾胃虚寒者应少食、慎食。PM

“三鱼两药”危害之一：孔雀石绿

马志英

什么是“三鱼两药”

近期，国家相关监管部门在上海、北京等地开展对养殖水产品的监测整治，引起媒体和大众关注，尤其是“三鱼两药”的治理问题。所谓“三鱼”是指大菱鲆（多宝鱼）、乌鳢（黑鱼）、鳜鱼，“两药”是孔雀石绿和硝基呋喃。由于在近年来针对水产品领域违规使用抗生素、禁用化合物及兽药残留超标的查处中，上述三种养殖淡水鱼和两类违禁药的问题最突出，因此国务院食品安全办等五部门发出通知，要求自2016年8月至2017年12月在水产品养殖环节开展以“三鱼两药”为重点的水产品集中治理。除了“三鱼”外，养殖明虾问题也较多。

鱼中为何会有孔雀石绿

孔雀石绿是一种有毒的三苯甲烷类化学物，它既可以作绿色的染料，又是一种药物。作为鱼药，它对鱼体和鱼卵的水霉病有特效，对鱼类的鳃霉病、小瓜虫病、车轮虫病和其他一些细菌性疾病都有很好的疗效。除孔雀石绿外，目前还暂无能够在短时间内有效治疗水霉病的其他药物。由于孔雀石绿对人体有危害，所以许多国家（包括我国）将其列为食用水产养殖禁用药物。

但是，目前孔雀石绿的销售和购买还没有被限制，且目前还没有其他低廉有效的替代品，使得孔雀石绿在水产品的养殖过程中屡禁不止：一些不法养殖户经常用它来预防鱼的水霉病、鳃霉病、小瓜虫病等；在经营运输过程中，为了使鳞片受损的鱼延长生命，鱼贩也常违规使用孔雀石绿。

孔雀石绿对人体有何毒害

动物试验证明，孔雀石绿具有“二高三致”的毒害作用:高毒素、高残留，致癌、致畸、致突变。孔雀石绿可引起实验动物的肝、肾、心脏、脾、皮肤、眼睛、肺等多器官损害。孔雀石绿在人体积蓄到一定程度，也可能引发各种疾病。

孔雀石绿极易溶于水，水溶液呈蓝绿色，不法分子会将固体孔雀石绿溶解成蓝绿色的溶液来浸泡鱼类。当孔雀石绿进入鱼体内后，会快速代谢成脂溶性的无色孔雀石绿，成为隐性孔雀石绿，它的毒性比孔雀石绿更强。孔雀石绿及其代谢物对人体的危害是积蓄式的。有的人虽然摄入量不多，不会有明显的中毒症状，但当积蓄到一定程度，就可能引发各种疾病。

买鱼如何识别、防范孔雀石绿

经孔雀石绿浸泡后的鱼，体表颜色较深。被浓度较大的孔雀石绿溶液浸泡过的鱼会呈青草绿色。如果发现鱼鳍根部呈蓝绿色，鱼鳃不是正常的鲜红色而发白或因出血呈紫红色，很可能含孔雀石绿，千万别去买这种鱼。使用过孔雀石绿的鱼即使死亡后，鱼鳞也会闪闪发光，颜色较为鲜亮，仿佛刚死一般。孔雀石绿含量低时，较难从外表分辨，要真正确定鱼体是否含孔雀石绿，还需专业检测。

为防范孔雀石绿危害，消费者应通过规范渠道购买水产品，并保留购物凭证，同时要注意观察鱼是否有异常情况，如有疑问，可向有关部门反映。在烹饪之前，要充分用流水清洗，并浸泡一段时间，烹饪时尽量蒸透烧熟，不要生吃。淡水鱼和海鱼，以及其他动物性食品，最好轮换吃，并注意控制总量，不要一次吃得太多，这样可分散风险。PM

专家简介

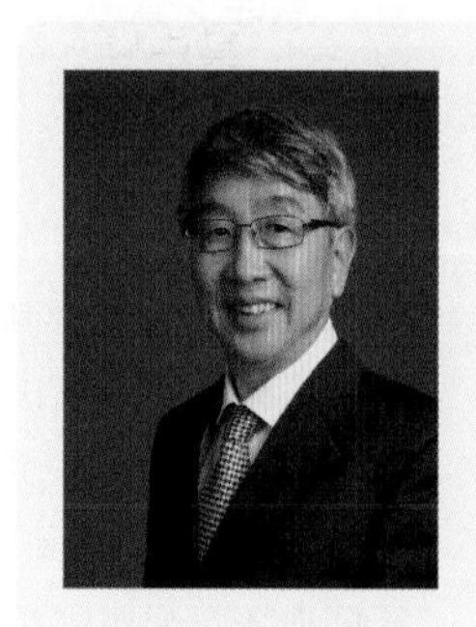

马志英　上海市食品研究所技术总监、教授级高级工程师，上海市食品学会食品安全专业委员会主任，上海市食品协会专家委员会主任。长期从事食品生化、食品工艺和食品安全领域的科研工作，主持完成十多项国家和省部级重大科研项目。

养生美膳（一）

中医膳方，经千百年改良流传，已逐渐被大众熟知。我们可以顺应四季变换，制作色香味全又赏心悦目的膳食，一饱口福之余，还可调养身心。

早春养肝美膳

原料

竹笋（或冬笋）250克
荠菜100克
水发香菇50克
胡萝卜少许

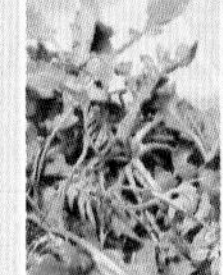

菜品制作/李纯静（营养师）
菜品设计、点评/上海中医药大学附属岳阳中西医结合医院营养科副主任医师 马莉

春季是万物复苏、阳气升发的季节，早春、仲春、晚春的养生方法虽略有不同，但整个春季都应注意养肝、护肝。阳历3月已进入仲春，此时人体呈现肝气旺盛、肾气不足的生理特点，宜食用具助肾补肝功效的食物；为了协助肝气生发，还可搭配健脾胃的食物。春季气候多变，流行性感冒、水痘等传染性疾病易流行，饮食应清温平淡，多补充水分，多食新鲜蔬菜及蛋白质丰富的食物，以增强体质，抵御病菌侵袭。

▲素三鲜

做法：荠菜洗净，放沸水中汆烫2分钟捞出，沥干水分，切成细末。将香菇泡发，浸泡的水待用。竹笋、胡萝卜、香菇分别切成细丝，放入油锅中煸炒，随后加入浸泡香菇的水及少许清水，用武火煮沸后用文火焖煮3~5分钟，放入荠菜末，调入盐、味精，勾薄芡，淋上麻油。

点评：素三鲜具有清热安神、利尿降压、益胃补虚的功效，适用于体虚眩晕、血压偏高、下肢浮肿、食欲不振等症。竹笋、荠菜、香菇均是适合春季食用的食物。竹笋味甘、微苦，性寒，具有清热化痰、除烦解表、通利大便的作用，可调理肝脏、促进肝气生发。荠菜味甘，性凉，有凉肝明目、利湿通淋、降压止血的功效。香菇味甘，性平，有补虚、健脾开胃、化痰理气的功效，素有“山珍之王”之称。从营养学角度而言，竹笋不仅含有丰富的氨基酸、膳食纤维，还具有高钾低钠的特点，有助于降压。香菇含有丰富的香菇多糖，适当多食可在一定程度上提高免疫力、降低胆固醇。荠菜含有丰富的胡萝卜素、膳食纤维，富含黄酮、荠菜酸、乙酰胆碱等多种植物化合物，有助于降血压、降胆固醇。

▼椿叶粥

做法：将鲜香椿叶洗净，放沸水中汆烫片刻，取出切细备用。胡萝卜洗净，切成小颗粒。粳米洗净，放入锅中，加适量清水煮粥，待熟时放入香椿末、胡萝卜粒、食盐等调味品，再煮片刻即成。

点评：椿叶粥具有清热、解毒、利水功效，适合春季食用，尤其适用于胃肠湿热内蕴所致的小便短赤、食欲不振、目赤肿痛等症。香椿是春季的当令蔬菜，不仅营养丰富，还具有较高的药用价值。中医认为，香椿味苦、涩，性寒，有清热解毒、美容养颜、涩肠止血、健胃理气、杀虫固精之功。从营养学角度而言，香椿富含镁、锌、锰等微量元素，以及萜类、黄酮类、生物碱等植物化学物质，有消炎、抗菌、抗病毒、抗氧化、调节血脂等功效。粳米补中益气、健脾和胃，可护脾胃。

原料
香椿叶50克
粳米100克
胡萝卜少许

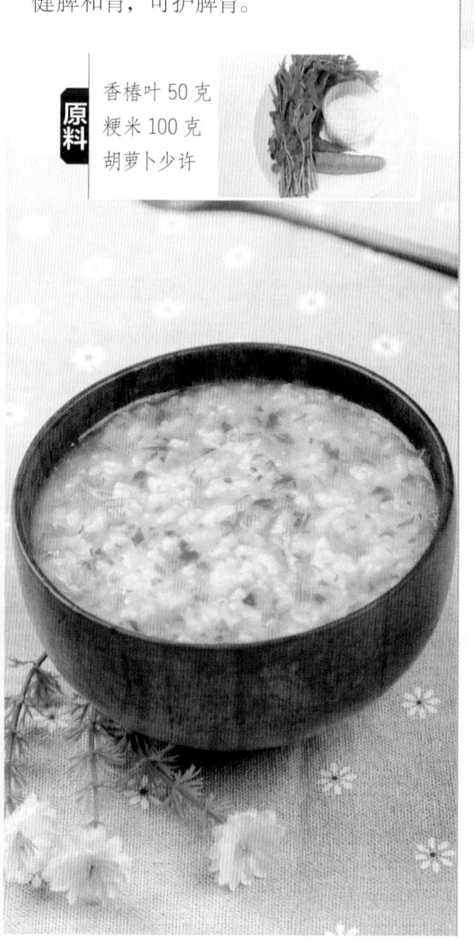

原料
枸杞子20克
黑豆30克
排骨300克
姜片、葱段各适量

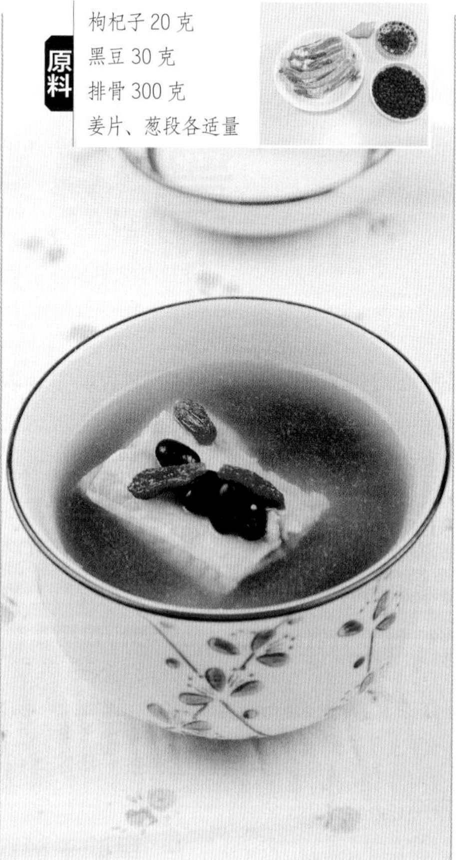

▲杞豆排骨汤

做法：黑豆用清水浸泡一晚。将排骨放入冷水锅中，煮至沸腾，洗去血沫。将枸杞子、黑豆、排骨、姜、葱洗净后放入锅中，加适量清水，先用武火煮沸，加适量黄酒，改文火煨炖至黑豆烂熟、汤汁黏稠，最后加盐调味。

点评：春季养生需注意调肝补肾，黑豆味甘性平，具有祛风除热、调中下气、解毒利尿、补肾养血的作用。枸杞子味甘性平，具有滋肝补肾、益精养血、润肺止咳、明目消翳的作用。两者合用更具调肝、补肾、明目功效。从营养学角度而言，黑豆富含优质蛋白、不饱和脂肪酸、钙、镁、大豆异黄酮、磷脂、植物固醇，适当多食有降低胆固醇的功效，其所富含的花青素还对眼睛健康有所帮助。枸杞子是天然食物中含玉米黄素最丰富的食物，且富含胡萝卜素，是很好的护眼食物。

▼银耳鸽蛋羹

做法：将鸽蛋磕破于碗中，放入锅内，用文火煮熟，捞起。银耳泡发后捞出，择尽蒂头，入锅用武火煮沸后，改文火炖3小时。随后放入冰糖，撇去浮沫，放入鸽蛋，撒入枸杞子，稍煮片刻即可。

点评：银耳鸽蛋羹具有滋阴润燥、美容润肤的作用，适合身体虚弱、气血两虚者食用。糖尿病、高脂血症患者可去除原料中的冰糖。银耳味甘、淡，性平，具滋补生津、润肺养胃的功效，是春季优选食材。鸽蛋味甘性平，具补肾、益气、解毒的功效。冰糖味甘性平，可补中益气、和胃润肺、止咳化痰，春季食用，有助于滋养阴液。从营养学角度而言，银耳富含银耳多糖，适当多食可在一定程度上提高免疫力、抗氧化、通便等。鸽蛋含有丰富的优质蛋白质。PM

原料
银耳10克
鸽蛋4枚
枸杞子约20粒
冰糖40克

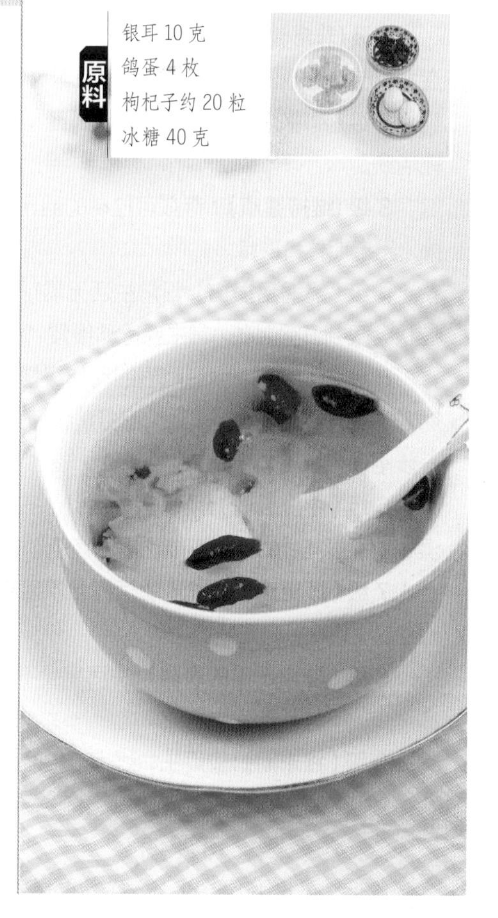

“健康”老年人警惕衰弱综合征

上海交通大学附属第一人民医院老年科主任医师　倪秀石

生活实例

85岁的张大娘近一年总感觉疲乏、沮丧，做家务力不从心，生活自理能力越来越差，去医院检查，各项指标却无明显异常。张大娘纳闷：“是医生没查出病来，还是自己真的老了、不中用了？”其实，张大娘患的是衰弱综合征。

认识衰弱综合征

衰弱综合征是指人体因生理储备不断下降和（或）健康缺陷不断累积而出现的、抗应激能力减退的状态，较小的刺激即可造成负性临床事件，其患病率在社区老年人群中为5%～15%。衰弱综合征是老年人失能的前兆，预示着较高的住院、失能和死亡风险，其表现不仅有躯体功能障碍，还包括心理障碍。患衰弱综合征的老人就像纸糊的船，“说翻就翻”。患者常主诉无力、疲惫、体能减弱、动作减慢、体重不明原因下降。

“衰弱”程度可分9等级

加拿大健康与衰老研究将老年人健康至衰弱分为9个等级：

1级（非常健康）：身体强壮、积极活跃、精力充沛、充满活力，定期进行体育锻炼，处于所在年龄段的最健康状态。

2级（健康）：无明显疾病症状，经常进行体育锻炼，比较活跃。

3级（维持健康）：存在可控制的健康缺陷，除常规行走外，无定期体育锻炼。

4级（脆弱易损伤）：日常生活无需帮助，但身体的某些症状会限制日常活动，常主诉行动缓慢、疲乏。

5级（轻度衰弱）：有明显的动作缓慢，日常活动需要帮助（如去银行、乘公交车、做家务、服药等）。轻度衰弱会进一步削弱患者独自在外购物、行走、备餐及做家务的能力。

6级（中度衰弱）：所有室外活动、在室内上下楼梯、洗澡等均需要帮助，穿衣可能也需一定辅助。

7级（严重衰弱）：个人生活完全不能自理，但身体状况较稳定，6个月内无死亡危险。

8级（非常严重的衰弱）：生活完全不能自理，已接近生命终点，不能从疾病中恢复。

9级（终末期）：接近生命终点，生存期小于6个月。

“衰弱量表”可评估

临床上可采用FRAIL量表（衰弱量表）评估老年人，符合下列5项中3项或以上者，可诊断为衰弱；符合1～2项者为衰弱前期；0项为非衰弱。

①**疲劳**（fatigue），在过去4周的大部分时间内感到疲惫，做每件事都觉得力不从心；②**耐力**（resistance），无工具辅助不能独立上10个台阶；③**行走**（ambulation），无工具辅助不能独立行走数百米；④**疾病**（illness），患下列5种或以上疾病，包括高血压、糖尿病、癌症（微小皮肤癌除外）、慢性肺部疾病、发作性心脏病、慢性充血性心力衰竭、心绞痛、哮喘、关节炎、中风、肾脏疾病；⑤**消瘦**（loss of weight），在过去一年内体重减轻超过5%。

早期干预可逆转

衰弱综合征是可以预防的，早期干预可有效逆转衰弱，但对重度衰弱患者，效果不理想。70岁以上老年人应进行衰弱综合征的筛查，以便及时发现疾病、尽早干预。伴有心力衰竭、肾功能衰竭、肿瘤、糖尿病及需要手术的老年人尤其能从衰弱的早期筛查和干预中获益。

衰弱综合征通常可采用锻炼、营养补充、用药管理、减少医疗伤害等综合手段干预。耐力运动可改善肌力、下肢肌容量和行走速度，提高机体灵活性和功能。营养干预可改善体重下降和营养不良。评估患者用药情况，及时纠正不恰当用药，能避免药物带来的伤害。对衰弱老人来说，各种侵入性检查和治疗会导致更多并发症，损害其生活质量，故中重度衰弱者应避免过度医疗行为。PM

专家简介

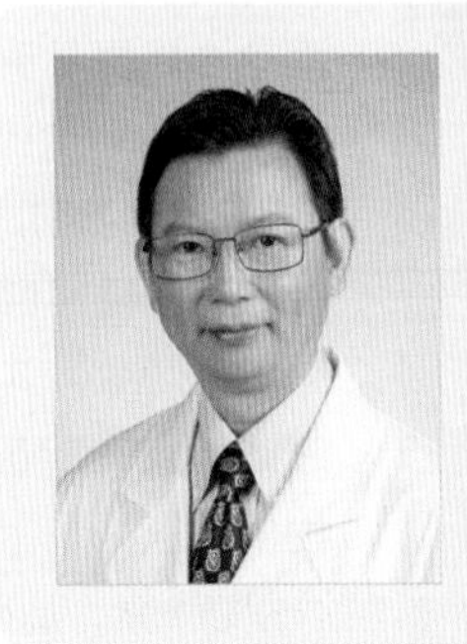

倪秀石　上海交通大学附属第一人民医院老年科主任、主任医师、教授、硕士生导师，中国老年保健医学会理事，上海市医学会老年医学专业委员会委员。擅长诊治老年脑血管病、老年性痴呆、帕金森病及老年神经内科疑难杂症。

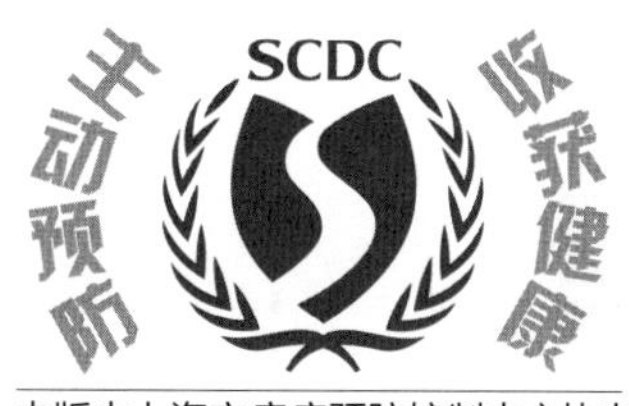

本版由上海市疾病预防控制中心协办

结核病是结核分枝杆菌感染引起的慢性传染病，曾是令人束手无策、“十痨九死”的白色瘟疫，目前仍是全球严重的公共卫生问题之一，位于全球前十大死因之列。经过多年努力，我国结核病总体形势虽有所好转，但仍然是全球22个结核病高负担国家之一。在我国法定报告的甲乙类传染病中，结核病发病和死亡数均排名第二。防治结核病，应从了解以下知识开始。

关于结核病你了解多少

上海市疾病预防控制中心结核病艾滋病防治所副主任医师　沈鑫

结核病有哪些症状

结核病常出现午后低热、食欲减退、疲乏、夜间盗汗，累及不同脏器时会表现出相应的症状。

- 肺结核的常见症状是咳嗽、咯痰，伴痰中带血、胸痛、体重减轻、呼吸困难等症状。
- 淋巴结核常出现颈部肿块、疼痛。
- 结核性脑膜炎有头痛、恶心、呕吐等神经系统症状。
- 肠结核有间断性腹痛、腹泻、便秘、恶心与呕吐、胃胀等消化系统症状。
- 骨结核表现为关节功能障碍、肿胀、疼痛甚至畸形。

哪些人容易得结核病

人类对结核杆菌普遍易感，每3人中就有1人是结核杆菌感染者。但90%的感染者并不发病，少数人在结核杆菌毒力大、身体抵抗力较差时才会发病，成为结核病患者。结核病的易感人群为：

- 抵抗力下降人群，如糖尿病、矽肺、肿瘤、器官移植患者，以及艾滋病毒感染者、长期使用免疫抑制剂或皮质激素者；
- 婴幼儿、老年人；
- 传染性肺结核患者的密切接触者。

结核病会传染吗

并不是所有结核病都会传染，肺外结核没有传染性，传染源主要是在痰中排菌的肺结核患者。

传染性肺结核患者主要通过咳嗽、咯痰、打喷嚏将结核杆菌播散到空气中，健康人吸入带有结核杆菌的飞沫就可能被感染。当然，并非所有传染源接触者都会被感染，被感染者也并不一定都发病。

肺结核能治愈吗

只要在医生指导下规范治疗，绝大多数肺结核患者可以治愈。普通肺结核疗程为6～8个月，耐多药肺结核疗程为18～24个月，治疗期间需定期复诊。

值得注意的是，有些患者经过一段时间的治疗后，咳嗽、咯痰等症状消失，会误认为已经治愈而不再坚持服药、检查。不规则治疗（包括间断服药、中断服药、提前终止治疗等）可能导致治疗失败率高、复发率高，还容易使体内的结核杆菌产生耐药性，成为久治不愈的慢性传染源。一个传染性肺结核患者如果不接受正规治疗，一年中可传染10~15人。因此，坚持规范治疗是防治结核病的重中之重。

接种过卡介苗还会得结核病吗

卡介苗是用于预防结核病的疫苗，由活的无毒牛型结核杆菌制成，经注射接种到人体皮内，可刺激机体发生免疫反应。当再次感染结核杆菌时，机体能阻止结核杆菌的繁殖和扩散，并能使病变局限化。

卡介苗能够预防结核病，特别是预防严重的儿童结核性脑膜炎和粟粒性肺结核病的发生。但是，随着时间的延长，这种抵抗力会逐渐减弱直至消失。卡介苗对儿童重症结核病有较好的预防作用，对成人结核病基本无预防作用。

怎么预防肺结核

- 慢性咳嗽、咯痰等症状持续2周以上，应及时去医院就诊。及时发现并治愈肺结核患者是最有效的预防措施。
- 与肺结核患者有密切接触史者，应做结核病筛查。
- 肺结核患者咳嗽、打喷嚏时，应避让他人、遮掩口鼻，不随地吐痰，对痰液应适当消毒。
- 居室及公共场所要多通风。
- 合理膳食，适量运动，增强抵抗力。
- 新生儿及时接种卡介苗。PM

关注上海市疾病预防控制中心，了解更多疾病防控信息。

水痘高发季 你该了解的预防知识

上海市疾病预防控制中心免疫规划所
主任医师 胡家瑜

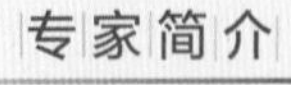

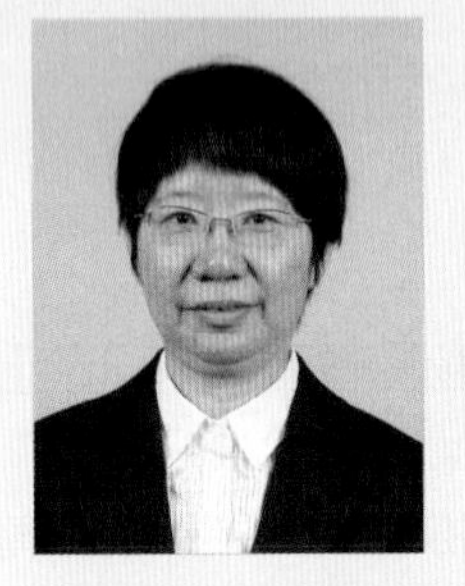

胡家瑜 上海市疾病预防控制中心免疫规划所疫苗可预防疾病监测与评价科主任、主任医师，上海市预防医学会流行病学分会、免疫规划分会委员，上海市疾病预防控制标准化技术委员会委员，上海市感染性疾病科临床质量控制中心专家委员会委员。长期从事预防接种、传染病预防工作。

水痘：冬春多见，儿童高发

水痘是由水痘-带状疱疹病毒引起的一种通过呼吸道传播的急性传染性疾病，全年均可发病，冬春季多见。近年来，水痘疫情总体平稳，上海市水痘年均发病率为75/10万，1～5岁儿童发病率最高。

水痘的前驱症状有发热、食欲不振、头痛、咳嗽、咽痛等，此时患者已有传染性。继而出疹，皮疹呈向心性分布，躯干多，手足少，通常从头皮扩散到脸、躯干和四肢。其后，皮疹发展为丘疹，然后形成水疱，疱内为透明液体，后渐混浊，内含大量病毒。疱液吸收或漏出后，皮损结痂、愈合。水痘常见的并发症为皮肤感染、脑炎、肺炎等。儿童患者大多病情较轻，成人患者往往病情较重；孕妇患水痘时，胎儿可被感染，甚至形成先天性水痘综合征；对于免疫功能低下者来说，水痘可能是致命性疾病。从出疹前1～2天，一直到皮疹干燥、结痂，水痘患者均有传染性。

带状疱疹："老年版"水痘

水痘-带状疱疹病毒还可引起带状疱疹。这是因为初次感染后，病毒可潜伏在体内的感觉神经节（三叉神经节、胸和腰脊髓神经节）。一旦机体免疫力降低，病毒就可被激活，从神经节沿相应的周围神经到达皮肤，引起带状、成簇的水疱，即带状疱疹，并伴明显神经痛。

带状疱疹发病无明显季节性，好发于老人及免疫功能低下者，发病率和严重程度随年龄增长而增加，通常一生只患一次。

带状疱疹患者也是水痘-带状疱疹病毒的传染源，从出现皮疹至结痂均具传染性，但传染性弱于水痘患者。

▼ 水痘与带状疱疹的区别

特性	水痘	带状疱疹
发病机制	易感者初次感染	潜伏病毒激活后再发
发病年龄	小儿多见	老人多见
皮损特性	全身皮肤黏膜	局限于感觉神经分布区
流行性	流行	散发
传染性	导致易感者患水痘，不会导致带状疱疹	水疱液可致易感者患水痘
病情	随年龄而不同，儿童较轻，成人较重	与细胞免疫密切相关，免疫功能低下者较重，反之较轻

预防水痘，接种疫苗最有效

接种水痘疫苗是世界上公认的预防水痘及其并发症最为经济有效的方法。目前上海市的免疫程序为：1～12岁儿童基础免疫接种1剂；13岁及以上人群基础免疫接种2剂，2剂疫苗间隔4～8周。

1剂次水痘疫苗对中重症水痘患者有较好的保护作用，可减少严重病例、并发症及死亡病例。国内外的研究数据显示，接种1剂疫苗对中重度水痘患者的保护率可达99%。

接种疫苗后，为何还会发病

不可否认的是，水痘疫苗上市后，在按照1剂免疫程序接种者中，出现突破病例（接种水痘疫苗42天后发生的水痘病例）的比例较大。突破病例大多以轻症为主，不发热或低热，以丘疹为主，疱疹较少，病程短。

突破病例是继发性免疫失败的结果，与疫苗质量、使用方法、个体因素、外环境中野病毒强度及接触机会有关。多数突破病例疫苗接种时间与发病时间的间隔较长。降低突破率的措施为：提高疫苗免疫效果和适时接种第二针。

目前，水痘疫苗属于第二类疫苗，自愿自费接种。虽然存在突破性水痘病例，但接种疫苗仍是最好的预防手段。托幼机构和学校是水痘疫情发生的主要场所，宜采取入学前接种疫苗的方法。发生水痘疫情后，可开展应急免疫（应急接种1剂水痘疫苗）。上海市应急免疫的对象，除无免疫史者外，还包括免疫时间已超过5年者。PM

古人说，“行万里路胜读万卷书”，我们中国人一直是重视旅游这件事的。可惜以往条件不济，能够游山玩水的都是文人雅士，而且这文人要已无功名利禄之心，这雅士也需有丰衣足食之资。而今我国经济发展，国泰民安，加以国门开放、交通便捷，旅游一事于是大行其道。“旧时王谢堂前燕，飞入寻常百姓家”，旅游已经成了我国民众生活中不可或缺的一部分。

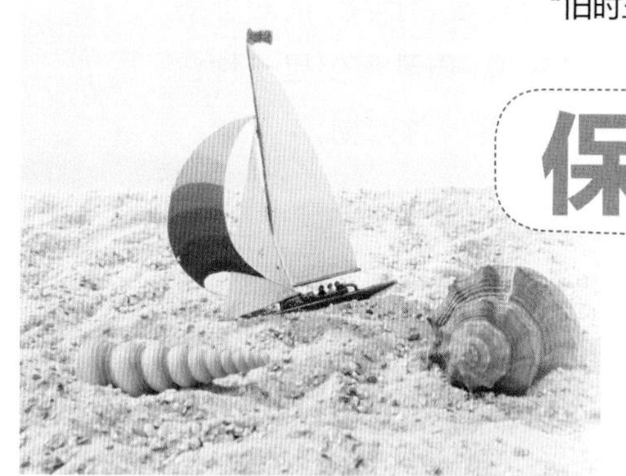

保旅途安康 从细节入手

复旦大学附属中山医院教授　杨秉辉

旅游使人增广见闻，愉悦身心。人们常说，出门旅游安全第一，这话是不错的。这安全，包括人身安全、财产安全两个方面，财产损失尚可复得，人身安全自是第一要义。人身安全又涉及交通安全、身体健康两大部分。前者事关交通、公安等管理部门，旅行者只需遵章守纪便可，而身体健康问题则全靠自己掌握。

出游前评估身体状况

首先，应考虑身体条件是否适合外出旅游，尤其是远距离、长时间的旅行。若患有慢性病，如冠心病、糖尿病、高血压等，必须在病情稳定后方可考虑旅游之事。即使身体尚属健康之人，若拟去一些特殊地区，如南极、北极、青藏高原等地，亦宜先去医院检查身体并征询医师的意见。去国外某些地区旅行，可能还需要注射预防黄热病的疫苗或服用预防疟疾之药物，一切皆应按规定办理，不可疏忽。

看天气准备衣物鞋帽

出发前应根据目的地的气象条件，准备好相应的衣物鞋帽。其中，鞋应为关注重点之一，鞋应适脚、防滑、防水。若系新鞋，出发前应试穿几日，并宜备一双拖鞋，以便休息时使用。若去阳光灼热之处，应备遮阳帽、墨镜、防晒霜；若去雪域或海边，墨镜亦不可少；若去热带地区，可能还需带上驱蚊剂。

看情况准备常用药物

慢性病患者外出旅游应备足药物，并妥为保存，勿使其受潮变质。

即使健康人士外出旅游，在行囊中亦应备妥常用药物，如治感冒药（如速效感冒胶囊）、治腹泻药（如黄连素）、止痛药（如去痛片），以及创可贴、万金油等外用药。旅行中最易发生的健康问题是感冒、腹泻、扭伤、擦伤。

感冒多因受凉而起，故依气温变化适时增减衣物最为重要。若发生感冒，宜多饮水，晚间可泡热水浴。感冒为自限病程，通常皆需四五日方愈。若有高热、剧咳、咯脓性痰等情况，可能需就医诊治。

腹泻多见于夏秋季节，尤多见于环境卫生不良之地，注意饮食卫生是预防关键。此外，受凉亦可引起轻度腹泻，不过一般问题不大。发生腹泻宜多饮水、进食易消化食物，亦可多吃些酸奶，其中之益生菌多少可有些抑制致病菌的作用。若伴有高热、剧烈腹痛、排脓血样粪便，应及时就医。

扭伤最常见于足踝部，易发于穿着硬底、高跟鞋者，行走于崎岖之处，尤其是下坡时“踏空”最易发生。故“走路不看景，看景不走路”之说是有道理的。足踝扭伤后，唯有止痛、制动之法。可服止痛片，初期亦可用冷敷之法，如有冰块，用布包裹置于伤处，止痛甚佳。次日可用绷带缠紧踝部，以收制动之效。

擦伤多发生于跌倒、碰撞之时。不按规定线路行走，尤其“抄近路下山”最易发生。伤口上如有污物，应以清洁之流水或瓶装水冲洗，然后覆以清洁纱布或纸。若有消毒液，可酌情涂抹。

西方人多有探险性旅游，自然更多风险。国人如拟仿效，应有详细应对之策。我国民众多休闲式旅游。有一种豪华游，动则舟车，食必鱼肉，若时间较久，易增加体重、增高血脂，宜避免。

出门旅游，多注意些健康细节问题，方能确保安全，愉悦身心。PM

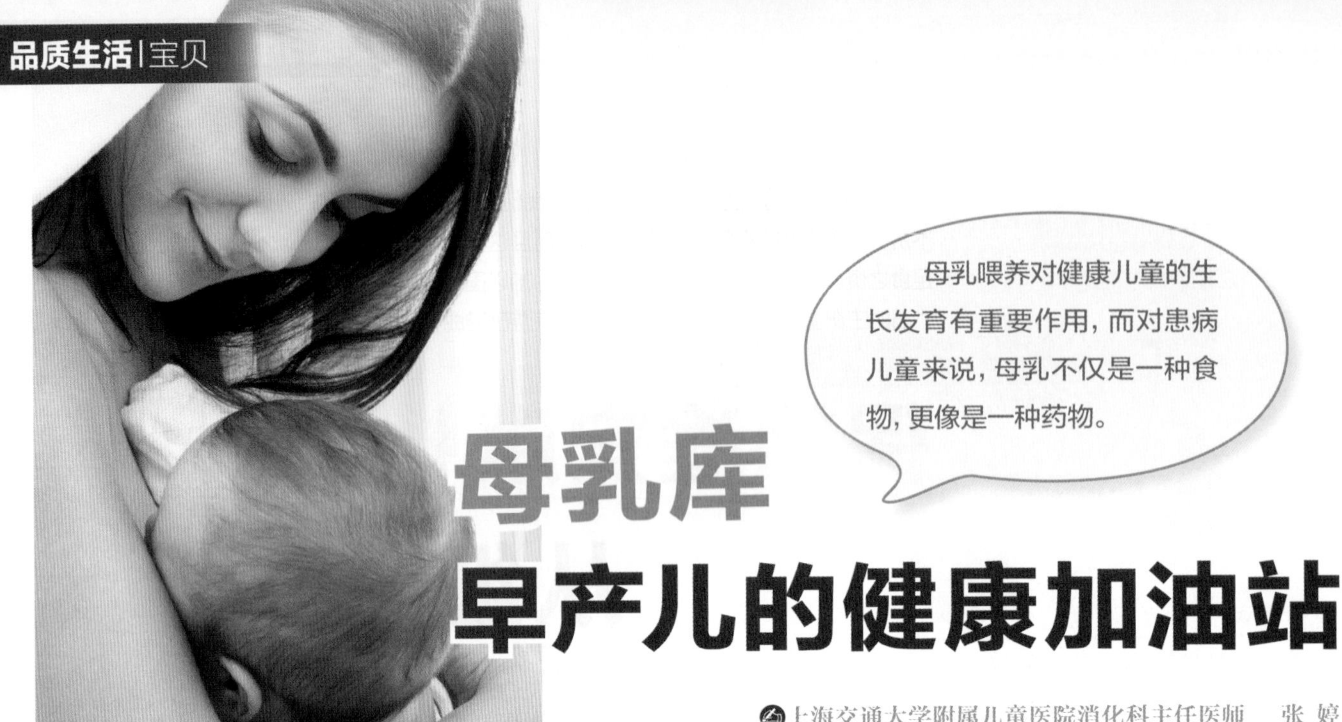
母乳喂养对健康儿童的生长发育有重要作用，而对患病儿童来说，母乳不仅是一种食物，更像是一种药物。

母乳库 早产儿的健康加油站

上海交通大学附属儿童医院消化科主任医师　张婷

2013年，欧洲儿科肝病、消化道疾病与营养学会明确指出：母乳喂养对足月儿是必需的，对早产儿也是必需的。新鲜的生母母乳是早产儿的第一选择，在无法获得生母母乳的时候，推荐使用捐赠人乳。只有在既没有生母母乳和捐赠人乳的情况下，才选择早产儿配方乳。大量研究显示，捐赠母乳喂养可以有效促进早产儿肠内营养，尽快达到全消化道喂养，减少静脉营养，并明显降低早产儿坏死性小肠结肠炎、感染性疾病（近期）以及心血管疾病（远期）等的发生。

母乳库是一项为特别医疗需要而选择、收集、检测、运送、存储和分发母乳的重要设施。国外母乳库已有100余年历史，捐赠母乳已常规应用于早产儿、低出生体重儿的救治，为促进早产和低出生体重儿达到良好营养目标提供了重要保障。中国内地第一家真正意义上的母乳库于2013年3月在广州成立，其后各地相继建立了10余家母乳库。

母乳库，帮早产儿喝上人乳

2016年6月，上海市第一家母乳库在上海市儿童医院揭牌启用。截至2016年12月20日，共接受175位妈妈捐赠的新鲜母乳52 405毫升、冷冻母乳341 920毫升，使用了230 000毫升，帮助了45个宝宝，大大提高了新生儿科的母乳喂养率，显著降低了早产儿坏死性小肠结肠炎的发生率。

小君是个早产儿，30周就出生了。当时，小君妈妈因车祸发生脑疝、昏迷，医生不得不让小君提前来到这个世界。为了让小君能够喝到母乳，在征得小君爸爸的同意后，我院新生儿科向母乳库提出了申请。母乳库向小君提供了捐赠母乳，直到2个月后，小君出院回家。

捐赠母乳，需符合哪些条件

首次捐赠母乳的妈妈需到现场抽血化验，且符合以下条件：身体健康，具有良好、规律的生活习惯（不抽烟、不饮酒、不吸毒等），无长期用药史，近半年内无血制品输注史，无传染病（艾滋病、甲肝、乙肝、丙肝、梅毒等），产后10个月内。

“二宝妈”王女士是众多捐赠者中的一位，是大家口中笑称的“奶牛”。当年生大宝时，她的奶水就有富余，“浪费”了好多。生二宝后，她看到母乳库招募的消息，就萌发了捐赠母乳的念头，家人也很支持。她呼吁更多的“奶牛”妈妈加入这个队伍，让更多有需要的小宝宝得到帮助。

母乳库，母乳质量有保障

检测合格的母乳会被存放在专门的设备中（-20℃~-40℃）。在低温环境中，捐赠母乳可以保存6个月。超过6个月的捐赠母乳会被废弃处理。

母乳库严格执行消毒制度，出库前对捐赠母乳采用经典的巴氏消毒方法（62.5℃，30分钟）消毒。合格母乳的细菌学标准：巴氏消毒前总活菌不超过105 CFU/mL（菌落形成单位/毫升）或金黄色葡萄球菌不超过104 CFU/mL，巴氏消毒后不能有任何种类的细菌生长。

此外，对于捐赠者的健康申明和相关资料、双方的知情同意书、母乳收集日期和数量、捐赠母乳的细菌学检查结果等，母乳库均按照档案管理的相关要求进行保存，并通过信息化手段保证每瓶捐赠母乳具有可追溯性。PM

（特约编辑/上海交通大学附属儿童医院院办　晏雪鸣）

感冒频光顾 解药在何方

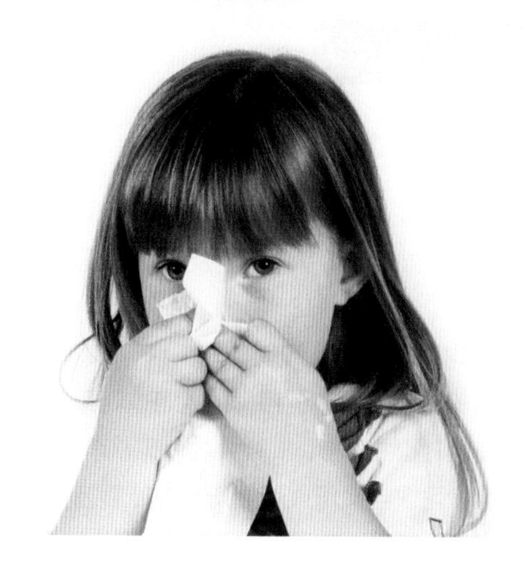

文/复旦大学附属儿科医院呼吸科主任医师　王立波

儿童反复呼吸道感染比较常见，主要表现为感冒刚好（或刚停药）没几天，甚至还没有完全好，又开始发热、流涕、咳嗽，部分还会发展成支气管炎或肺炎。孩子疾病反复，三天两头跑医院、吃药打针，家长常常忧心忡忡：不吃药，担心孩子病不好；药吃多了，又担心影响孩子身体。为此，家长总想从医生那里知道为什么，是不是孩子免疫功能出问题了，有没有提高抵抗力的药物。

其实，反复呼吸道感染的原因极为复杂，有孩子本身的问题，更多的是环境问题，或两者皆有，并不是吃点增强抵抗力的药物就能解决的。要了解孩子发生反复呼吸道感染的病因，除了要进行必要的检查外，还需要了解孩子的生活环境和生活习惯。

两类孩子，容易反复呼吸道感染

我们发现，发生反复呼吸道感染的孩子大致有两类。第一类是刚进幼儿园的儿童；第二类是出生后几个月，家里有一个在幼儿园就读的哥哥或姐姐。这两种情况有一个共同点，那就是孩子接触感冒患者的机会明显增加。

孩子刚进入幼儿园，其生活环境发生了很大变化，需要较长时间的适应过程。而以往生活条件比较好的孩子可能一时难以适应，导致抵抗力降低。同时，幼儿园人群密度高，容易出现不同呼吸道病毒的交替流行，因而容易出现一次感冒好了，紧接着又感冒的现象。

专家简介

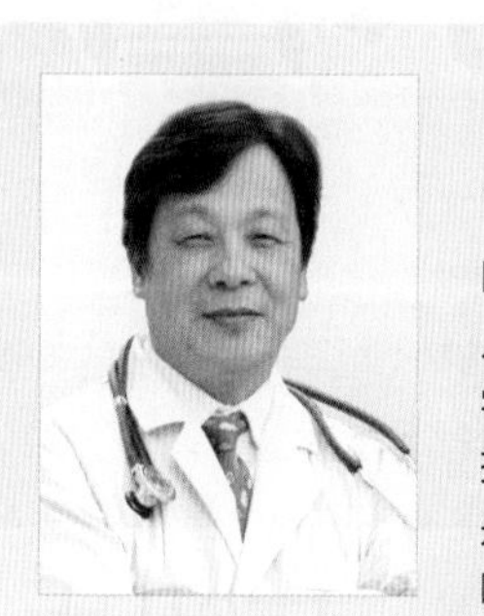

王立波　复旦大学附属儿科医院呼吸科主任、主任医师，中华医学会儿科学分会呼吸学组委员，上海市医学会儿科专科分会哮喘学组副组长。擅长儿童呼吸系统疾病的诊治，尤其是支气管哮喘、喘息性疾病、慢性咳嗽、反复呼吸道感染等。

专家门诊：周三、周六上午（高级），周五上午（特需）

而刚出生几个月的孩子免疫力较低。有人认为，母亲会带给孩子一定的免疫力，6个月以内的婴儿不会生病，其实那点免疫力是远远不够的。婴儿期患病少，更多的是因为孩子接触的人少，生活环境比较卫生、舒适，感染病毒或细菌的机会比较少而已。随着“全面二孩”政策的实行，正就读于幼儿园的哥哥姐姐，会不时把病毒带给弟弟或妹妹，导致“二宝”出现反复呼吸道感染，病情往往更重，恢复时间更长。

由此可见，频繁接触呼吸道感染患者是孩子发生反复呼吸道感染的重要因素。避免与患者频繁接触，看似很简单，其实有难度，因为孩子不可能不上幼儿园，婴儿不可能不与他的哥哥姐姐接触。我们能做的就是尽可能减少接触感染源，同时提高孩子的抗感染能力，把感染频率控制在一定程度内，不至于频繁发作。

四项注意，减少呼吸道感染

● **从小培养御寒能力**

环境温度变化过大、忽冷忽热，导致孩子呼吸道抵抗力下降，是呼吸道感染的重要原因。很多反复呼吸道感染的孩子，在进幼儿园之前很少生病，这并不是说孩子抵抗力好，而是父母保护得比较好，天天嘘寒问暖，这个不能吃，那个不能做。进了幼儿园，孩子运动后出汗量大，若不及时擦干容易受凉，加上周围又有很多呼吸道感染的孩子，发生呼吸道感染的机会就会明显增加。

增强御寒能力应该从小做起。首先，不要给孩子保暖过度，不要过分强调孩子会着凉的问题，其实着凉也是锻炼机体御寒能力的一种方法。其次，可以进行必要的寒冷刺激，如游泳、冷水洗脸等，只要适度、循序渐进、持之以恒，就能收效。

● **注意卫生，减少交叉感染**

当班级中有较多孩子患呼吸道感染时，孩子可适当在家休息，减少接触机会。刚出生几个月的孩子，免疫力较低，避免接触呼吸道感染患者尤其重要。有些病原微生物，大龄儿童或成人感染后并不一定患病，但他们可以作为携带者将病原微生物传染给婴儿。因此，家人在接触婴儿之前，应洗手。此外，减少室内灰尘及各种污染，也是避免呼吸道感染的重要一环。

● **均衡营养，避免偏食**

营养充足是机体免疫力的保证。如果孩子偏食，没有充足的蛋白质摄入，免疫力就无从谈起。孩子的不良饮食习惯与父母或爷爷奶奶的宠爱有很大关系，家长应帮助孩子改变不良饮食习惯，促进营养均衡。

● **避免滥用抗生素**

反复静脉使用抗生素对机体抵抗力的影响程度还不是很清楚，但临床上不乏反复输液、反复感染的病例。合理使用抗生素与医生有关，与家长也有密切关系。有的家长总强调孩子不使用抗生素，病就不会好，在心理上过度依赖抗生素，需要加以纠正。

呼吸道感染是儿童常见病，如果并非频发（每月少于1次）、恢复较快（1周左右）、病情不重（上呼吸道感染或支气管炎），家长无需过度紧张。随着年龄增长，孩子的免疫力会逐步增强，一般在幼儿园适应1年左右，到5岁时，呼吸道感染次数会明显减少。PM

Tips：家长常见误区分析

误区1：因为孩子免疫功能有问题，所以才会反复感冒

分析：孩子反复呼吸道感染，家长往往会认为孩子免疫功能有问题，要求进行全面的免疫系统检查，或者希望医生开一些免疫调节药物提升孩子的免疫力。实际上，如果只是反复发生呼吸道感染，没有出现难治的严重肺炎，免疫缺陷的可能性是很小的。随着年龄增长，大多数患儿的免疫功能会逐渐增强。免疫调节药物很多，效果难判断，家长不要抱过多希望。

误区2：反复感冒因受凉所致，要多穿衣服

分析：很多家长认为呼吸道感染是由于受凉引起的，因此每次见孩子感冒了，就给孩子加点衣服。受凉确实会导致呼吸道免疫功能降低，在有外界病原微生物存在的情况下容易感染。但过度保暖，孩子容易出汗，反而更容易受凉。穿衣适度、让孩子逐渐适应寒冷刺激，才是好办法。

误区3：把过敏性鼻炎当感冒

分析：许多过敏性鼻炎患儿出现流涕、咳嗽症状，常被家长误认为是反复呼吸道感染。这种情况需要请耳鼻咽喉科和呼吸科医师进行鉴别。

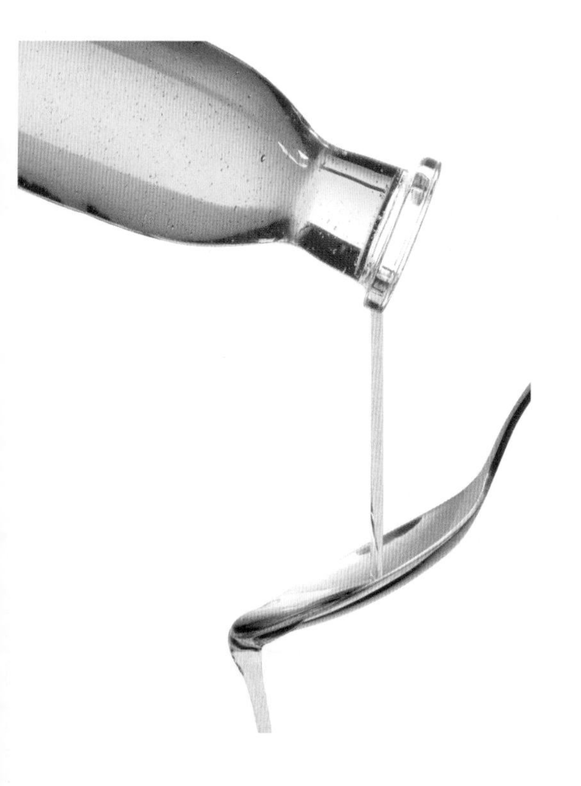

孕妇的饮食营养是家庭的头等大事，用什么油来烧菜也成了选择难题。烹调用油是中国人摄入膳食脂肪的重要来源之一，可以为孕妇提供相当数量的饱和及不饱和脂肪酸、多种脂溶性维生素，以及卵磷脂等营养成分。不同品种的油，营养成分也有区别，有些品种还含有一些危害胎儿生长发育的成分。因此，孕妇在选择烹调油方面，应更加注意，营养、安全、口味缺一不可。

孕妈小厨房：食用油的选择

中国福利会国际和平妇幼保健院营养科　金焱

不宜长期食用同一品种油

中国营养学会推荐的脂肪酸摄入比例为饱和脂肪酸：单不饱和脂肪酸：多不饱和脂肪酸的比例是1：1：1。事实上，目前没有一种食用油能完全符合这样的比例。相对来说，含不饱和脂肪酸较多的油更健康，如亚麻籽油、大豆油、玉米油、葵花籽油、红花籽油、橄榄油、野茶油等。橄榄油是公认的健康油，除了含不饱和脂肪酸较多，还含有丰富的脂溶性维生素。不过，橄榄油所含不饱和脂肪酸基本上是单不饱和脂肪酸，多不饱和脂肪酸很少，对保护心血管有益，但对促进胎儿大脑发育的作用很有限。因此，在孕期对橄榄油的盲目推崇其实是一种误区。孕期要注意营养均衡，不宜长期食用同一品种油。

不同孕期食用油的选择

维生素E有一定的保胎作用，所以孕早期可以选择维生素E含量较高的胚芽油类，如玉米胚芽油、小麦胚芽油等。孕中、晚期是胎儿大脑细胞的快速生长期，孕妇可以选择食用含亚油酸、α亚麻酸丰富的大豆油、葵花籽油、亚麻籽油、野茶油等，有益胎儿大脑发育。

孕期用油安全

安全是大事，应尽量选用大品牌、标识清晰、油色透亮的品种。在冬天，生榨的油中会出现沉淀，这与加工工艺有关，不影响品质。菜籽油虽然消化吸收率比较高，但亚油酸含量偏低，营养价值有限。粗加工的菜籽油还含有大量芥酸和芥子苷等物质，摄入过量对胎儿生长发育可能造成不利影响，孕妇不宜多食。花生油中不饱和脂肪酸的比例也相当不错，但一定要选用品质好的。如果原料中有霉变花生掺入，油中致癌物质黄曲霉毒素含量也会超标，影响胎儿健康发育。

烹调方法与食用油的选择

中餐常用油炸或爆炒的烹饪方式，应选用耐热性较好的油，如玉米油、花生油、茶油等。耐热性差的油，其营养成分会被高温破坏，甚至产生有害有毒的致癌物质。做西点则常用牛油、黄油、奶油等荤油，这些油更香，且容易使面点起酥。需要注意的是，有些市售的烘焙食品为了使外观光泽、食物酥脆，在加工时会使用起酥油，其中通常含有氢化植物油，是反式脂肪酸，对人体有害，孕妇不可食用。做凉拌菜可以选用芝麻油，其香味浓郁，不饱和脂肪酸也较多，还有润肠通便的作用，比较适合有便秘的孕妇；也可用大豆色拉油、橄榄油等，其颜色清亮，但香味差一些。

另外，关于食用油的一些烹调小窍门也是应该注意的。例如：油不要烧到冒烟，油温过高易产生致癌物质；尽量避免食用油重复使用；油壶最好用玻璃的，不要放置在过热或阳光直射处，用后要盖紧，防止食用油因接触空气过多而氧化。PM

不孕不育患者就医5提醒

同济大学附属第一妇婴保健院生殖医学中心
洪岭　滕晓明（主任医师）

不孕症是指育龄夫妇在没有避孕的情况下，有规律性生活（性生活频率一般每周≥2次），同居1年以上而未妊娠。一对性生活规律、未避孕的夫妇，每个月经周期的自然受孕率是20%～25%，婚后1年累积妊娠率为84%左右，婚后2年累积妊娠率为92%左右。

我国不孕不育症发病率为7%～10%，随着肥胖、环境等因素的影响呈逐年上升趋势。因不孕不育就医，注意以下5个问题可少走弯路。

1. 夫妻双方需同时就诊

生育是夫妻双方的事，诊治不孕不育需双方同时就诊。门诊中，我们经常碰到男方迟迟不愿做精液检查的情况，许多男性要等到女方检查一切正常后才愿意进行精液检查。现在，男方因素或双方因素在不孕不育中所占比例不断增大，男方更应尽早进行精液检查（禁欲3～7天）。

2. 特殊人群需提早就诊

有以下情况时，未必要等1年后未妊娠才就诊：①有影响生育的病史，如闭经、月经过少、盆腔炎性病变、流产手术史、隐睾等；②女性年龄达到或超过35岁。

3. 原发不孕宜先行排卵监测

原发性不孕是指未避孕而从未妊娠，一般应首先进行排卵监测。排卵监测的方法有许多,如经阴道超声、尿LH（黄体生成素）试纸、基础体温（BBT）测定等。最准确的方法是经阴道超声，一般在月经周期第9～12天（从月经来潮第1天开始计算）进行第1次排卵监测，后面每隔1～4天进行1次，1个月经周期共需要监测3～5次。

有多囊卵巢综合征病史者，可先进行促排卵治疗，并进行排卵监测，试孕3个月后，再酌情考虑进行输卵管检查。

4. 检查输卵管通畅度首选造影

有人工流产史、胎停清宫史、诊断性刮宫史、巧克力囊肿剥除等盆腔手术史、盆腔脓肿或结核史、剖宫产史、宫外孕腹腔大出血史、性传播疾病史、阑尾炎史等情况的不孕症患者，应尽早进行输卵管检查。

检查输卵管通畅度的方法有X线子宫输卵管造影（HSG）、超声引导下子宫输卵管造影、腹腔镜下通液、宫腔镜下通液等。首选X线子宫输卵管造影,这种方法简单、安全、创伤小、无明显痛苦、诊断率高，对输卵管阻塞还有一定的治疗作用。检查时间为月经干净后3～7天，当月不能同房，一般次月即可试孕。

5. 性激素检查时间为月经周期第2～5天

月经量少、月经周期不正常等患者，应尽早进行卵泡刺激素（FSH）、黄体生成素(LH)、雌二醇（E_2）、泌乳素（PRL）、睾酮（T）、黄体酮(P)等性激素测定，排除内分泌异常引起的不孕。检查时间为月经周期第2～5天（从月经来潮第1天开始计算），不是月经干净后2～5天。

不孕不育的诊治顺序，需要根据原发不孕还是继发不孕、月经规律还是不规律等情况，选择上述5条中的一条或多条进行排查。此外，男女病史采集、体格检查、生殖系统超声等对诊断病情也非常重要。宫腔镜、腹腔镜、磁共振、外周血染色体、免疫抗体等检查也可酌情采用。PM

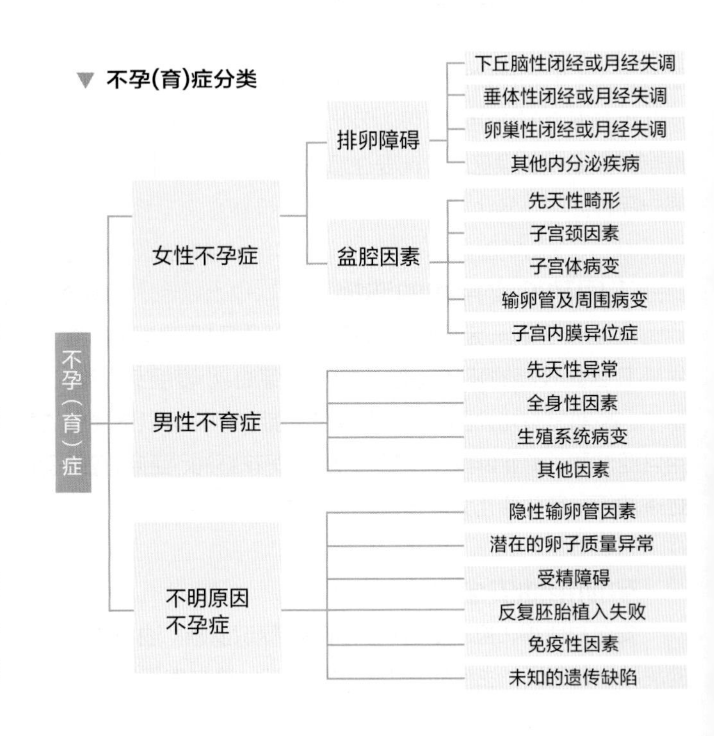

生活实例

小欣今年33岁，在企业从事行政工作，丈夫文涛是一名IT技术人员。两人结婚已6年，孩子今年刚上幼儿园。近两年来，小欣越来越觉得两人之间除了孩子之外，几乎没有什么话题。平时忙着工作和孩子，偶尔空下来聊天，还经常话不投机，弄得彼此都不愉快。例如，关于让文涛戒烟的话题，只要小欣一提起，文涛就不高兴、不耐烦，要么装作没听到，要么就说“你烦不烦呀”；文涛常说小欣的行政工作没有发展前途，小欣听后很恼火，就会反驳说“有本事你帮我找个好工作”……为此，他们感到很郁闷。

夫妻之间“话不投机”咋办

上海健康医学院　陈建萍
上海师范大学心理学教授　傅安球

心理医生的话：话题选择很有讲究

有心理学研究表明，夫妻或亲密伴侣谈论的话题，与彼此相处是否快乐有一定关系。当伴侣之间找到有意义的话题时，彼此之间的互动才会更深入，双方也能感受到更多的快乐。除了话题本身，夫妻间的互动还常常受到话题提出者的态度、话题提出时的情境等因素的影响。如果相互间没有强烈的交流意愿，谈话时没有平等、尊重的态度，很可能会引起对方不悦。尤其是否定对方的生活习惯、不满意对方的工作、评论对方的家人等话题，更容易引起冲突和矛盾。而夫妻之间长期、频繁的消极沟通与消极的情感互动，会影响婚姻质量，甚至引发婚姻关系上的困扰。

尝试找到培养夫妻感情的话题

1. 关于自己的话题

与伴侣分享自己成长过程中记忆深刻的事件，如对父母家人的感情、曾经的梦想，那些曾让自己感到自豪或尴尬的时刻，那些曾令自己忧虑、不安的经历……主动说出自己的“私事”，虽然可能有被对方评判的风险，但更重要的是获得了被对方理解的机会。当向喜欢的人表露更多个人信息时，很可能也会因此而赢得他们更多的信任。

2. 有关伴侣成长的话题

尝试多了解自己另一半成长中的点点滴滴，比如与父母的关系、小时候的兴趣爱好、交朋友的倾向和特点、幼年的生活经历、处理家庭事务的方式……事实上，每个人都更愿意谈论关于自己的话题，都期待被人倾听和理解。

3. 短期计划、未来梦想及假期安排

伴侣的梦想和愿望是什么，工作的目标是什么，未来的5年计划是什么，近阶段有什么渴望和期待，为了实现目标打算做怎样的努力……共同谈论这些话题，将有效增进彼此心理上的连接，激励彼此共同努力，更快地实现目标。另外，假期通常给人的感觉是惬意、舒适，所以讨论在假期里想去的地方、想做的事，能增进夫妻的精神交流，释放工作中的紧张情绪。

4. 日常生活中的细节和体会

现实生活中，大多数的日子是简单而平淡的，会令人感到乏味和无趣。但是，夫妻之间如果能经常花一些时间交流一天的工作和生活，会让彼此更熟悉对方的生活，不但有助于消除内心焦虑不安的感觉，还能感受到更多彼此间的亲密。可以谈论一天中那些让自己愉快的小细节、令人沮丧的小麻烦、生活中无所不在的变化、点滴的感悟和想法……

5. 彼此感兴趣的话题

夫妻之间大多有着共同或相近的情趣、爱好和生活目标。如果感觉没有共同话题时，不妨试着主动去发掘一些彼此感兴趣、能聊到一起的话题。例如，一起探讨共同看过的电影或电视中的人物和剧情，聊聊近期热点的时事新闻，分享相关领域的信息资讯，交流一些自己对身边人、事、物的态度，等等。慢慢地，就会发现彼此可以聊的话题其实有很多。PM

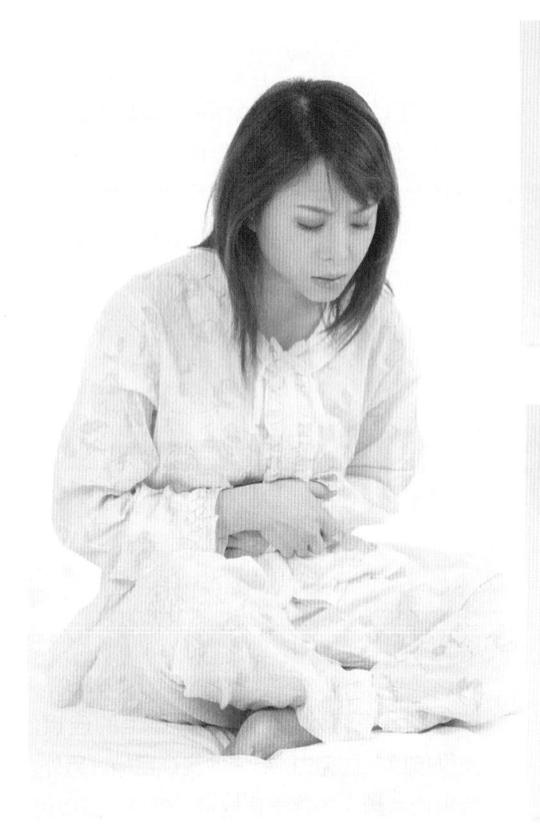

生活实例

我今年38岁，被痛经折磨了七八年，最近终于获得“重生”。以前每到月经期，我就痛得死去活来，辗转就医好多次效果都不好，只好吃止痛药。因为这个毛病，一直没能怀孕。半年前我再次就诊，经详细检查后被明确诊断为子宫腺肌病。综合我的情况，医生建议进行高强度聚焦超声治疗。手术后，我不仅摆脱了痛经，也有了生育的希望，目前正在备孕中。

医生的话

很多女性都曾经或正在饱受痛经之苦。与经期轻度不适不同，痛经是指经期疼痛影响了正常活动，需要药物治疗，常表现为下腹绞痛并伴有下背部痛、恶心、呕吐、头痛或腹泻。痛经可分为原发性和继发性。原发性痛经表现为周期性月经期疼痛，没有器质性疾病；继发性痛经常见于子宫内膜异位症、子宫腺肌病及盆腔炎性疾病。因此，继发性痛经常伴有其他症状，如性交困难、排尿困难、异常出血、子宫肌瘤或不孕。某些原发性痛经可以自愈，无需过多治疗。但对于继发性痛经，治疗子宫腺肌病、子宫内膜异位症等疾病很关键。

多年痛经 竟是腺肌病作怪

同济大学附属第一妇婴保健院妇科主任医师　艾星子·艾里

病因：内膜“扎根肌层”

顾名思义，子宫腺肌病是子宫内膜腺体和间质侵入子宫肌层形成的弥漫或局限性病变，是一种妇科常见病，常常会导致继发性痛经、月经量增多、流产、不孕等症状，严重影响女性身心健康。子宫腺肌病过去多发生于40岁以上经产妇，近年来呈逐渐年轻化趋势，可能与剖宫产、人工流产等手术的增多相关。

子宫腺肌病的病因至今不明，目前的共识是，因为子宫缺乏黏膜下层，子宫内膜的基底层细胞增生、侵袭到子宫肌层，周围肌层细胞代偿性增生而形成病变。而引起子宫内膜基底层细胞增生、侵袭的因素，可能有遗传、子宫损伤、高雌激素血症和高泌乳素血症、病毒感染、生殖道梗阻等。

症状：月经失调、痛经常见

约35%的子宫腺肌病患者无明显症状，有症状的主要表现为月经失调和痛经。

● **月经失调**　40%～50%的患者主要表现为经期延长、月经量增多，部分患者还可能出现月经前后点滴出血。这是因子宫体积增大、子宫腔内膜面积增加及子宫肌壁间病灶影响子宫肌纤维收缩所致，严重者可发生贫血。

● **痛经**　约25%的患者主要表现为痛经，进行性加重。疼痛常在月经来潮前一周出现，经期结束后，痛经即缓解。这是因为，月经来潮时，子宫肌层内的异位子宫内膜在激素的影响下充血、肿胀、出血，使子宫肌层扩张，引起剧烈疼痛。

子宫腺肌病的病灶有弥漫性和局限性两种，后者被称为子宫腺肌瘤。

妇科检查发现，患者子宫常均匀增大呈球形；子宫腺肌瘤可表现为质硬的结节；子宫常与周围器官组织（尤其是后面的直肠）粘连而活动度较差。临近经期，子宫有触痛感；经期，子宫增大，质地变软，压痛比平时更明显；经期后，子宫缩小。这种周期性出现的体征改变是诊断本病的重要依据之一。15% ~ 40% 的患者合并子宫内膜异位症，约半数患者合并子宫肌瘤。

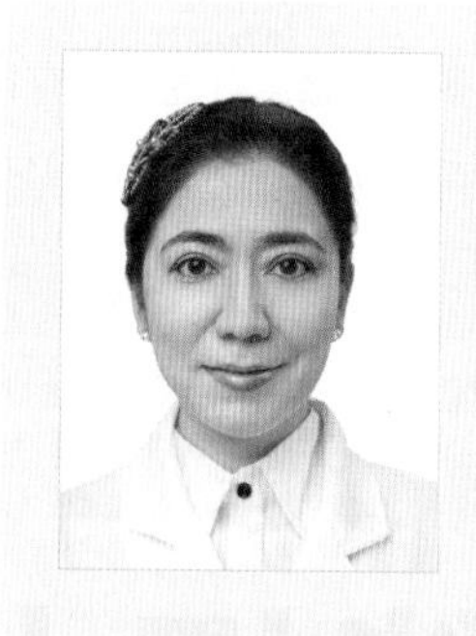

专家简介

艾星子·艾里 同济大学附属第一妇婴保健院妇科主任医师、教授、博士生导师，上海市医学会妇产科学分会内异症学组副组长。擅长子宫内膜异位症、子宫腺肌病、子宫肌瘤等各种妇科良性疾病的诊治。

专家门诊：周一、周五上午（东院），周三全天（西院）

确诊：影像学检查最常用

根据典型病史及体征，即可对子宫腺肌病做出初步诊断，确诊需进行组织病理学检查。影像学检查是术前诊断本病最有效的手段。阴道超声检查敏感性达 80%，特异性达 74%，较腹部探头准确性高。磁共振可在术前客观地了解病变的位置及范围，对决定处理方法有较大帮助。部分子宫腺肌病患者血清 CA125 水平升高，这在监测疗效上有一定价值。

子宫腺肌病与子宫肌瘤发病群体相同，临床表现相似，故易将子宫腺肌病误诊为子宫肌瘤，误诊率可达 32%。另外，子宫腺肌病常合并子宫肌瘤，所以 B 超等影像学手段常仅报告子宫肌瘤而忽略了对子宫腺肌病的诊断，漏诊率可达 33.9%。

治疗：因病情、患者需求而异

● **对症治疗** 症状较轻、仅要求缓解疼痛，尤其是近绝经期的患者，可以选择在痛经时服用非甾体抗炎药。因为异位的子宫内膜在绝经后会逐渐萎缩，疼痛在绝经后会解除，无需手术治疗。

● **假绝经疗法** 注射促性腺激素释放激素类似物（GnRHa）可以使体内的激素水平达到绝经状态，从而使异位的子宫内膜逐渐萎缩，起到治疗作用。此方法又称“药物性卵巢切除”或“药物性垂体切除”。一般用药 3 ~ 6 周，血清雌激素就达到去势（绝经）水平，可使痛经缓解。应用 GnRHa 还能使子宫明显缩小，可以作为一部分病灶较大、手术困难患者的术前用药，等到子宫变小后再手术。但是长期应用 GnRHa 会出现更年期症状，所以在应用 3 个月后宜补充雌激素。目前，GnRHa 主要用于术前缩小病灶及术后减少复发。

● **假孕疗法** 部分学者认为，口服避孕药或孕激素可以使异位的子宫内膜蜕膜化和萎缩，从而起到控制子宫腺肌病发展的作用。含孕激素的宫内节育器，可在子宫局部持续释放高效孕激素，也可控制病情。

● **手术治疗** 手术治疗包括根治手术和保守手术。根治手术即子宫切除术，适用于年龄较大、无生育要求的患者。保守手术包括腺肌病病灶切除术、子宫内膜及肌层切除术、子宫肌层电凝术、子宫动脉阻断术，以及骶前神经切除术和骶骨神经切除术，等等。

● **高强度聚焦超声治疗** 又称超声聚焦刀，将超声波直接聚焦在子宫内膜异位处，利用超声波产生的高能量对异位内膜组织进行治疗。这种方式无创，副作用小，可避免手术引起的瘢痕和脏器粘连，对痛经有不同程度的缓解。治疗 3 个月后，配合使用含孕激素的宫内节育器，可有效防止复发。适用于育龄期及不愿手术的患者。PM

Tips：缓解痛经三招

1. 知己知彼，百战不殆 要对自己的痛经有基本而客观的认识。若患原发性痛经，应减轻思想负担，减轻经前和经期紧张。因为紧张情绪本身就会引起前列腺素升高，加重疼痛。若患继发性痛经，应在治疗原发病的基础上做长期的疼痛管理，从思想上做好与痛经“斗智斗勇”的长期计划。

2. 欲练神“宫”，必先自“强” 规律生活、合理饮食、适当运动、劳逸结合、睡眠充足等，是健康的基本要求。在此基础上，经期注意卫生和保暖，衣着尽量宽松，避免精神过度紧张及寒冷刺激，减少焦虑和抑郁等不良情绪，也有助于缓解痛经。此外，平日多进行散步、慢跑、跳舞、健身操等运动，不仅可以增强体质，还能降低交感神经张力，松弛平滑肌，增加子宫供血量和血流速度，有利于子宫代谢产物的排泄，缓解痛经。

3. 热饮热敷，适时巧用 痛经时，喝点热水、热牛奶等，可以起到舒张血管、对抗前列腺素收缩血管的作用。用热水袋温敷腹部、按摩腹部（动作要轻柔），也可缓解疼痛。

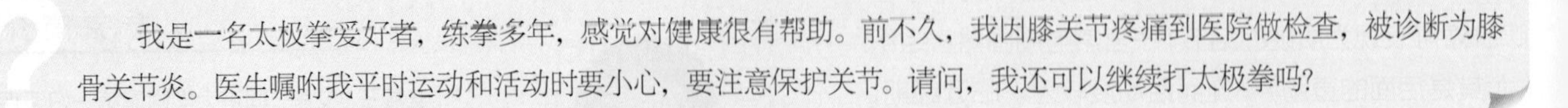
我是一名太极拳爱好者，练拳多年，感觉对健康很有帮助。前不久，我因膝关节疼痛到医院做检查，被诊断为膝骨关节炎。医生嘱咐我平时运动和活动时要小心，要注意保护关节。请问，我还可以继续打太极拳吗？

患了膝骨关节炎，能打太极拳吗

上海中医药大学附属龙华医院风湿科
张冬钰　苏 励（教授）

传统中医对于养生及病后康复提倡“以动养形，以静养神”，动静有度方能形与神俱。太极拳讲究寓静于动、动静结合，不同于当下颇为流行的广场舞，并非一味追求“动”或追求不断增加运动量，而是追求“动”与“静”的平衡，努力使动中有静、静中有动，并通过调节自身的呼吸、意念及情绪，促进心身一体、经络气脉通畅。

太极拳动静结合，圆润柔和，中正安舒，对膝骨关节炎的好处是可以渐进性锻炼腿部肌肉力量，尤其是局部肌肉的耐力和人体的平衡能力，进而改善关节症状。练拳时膝关节处于微屈半蹲的状态，与膝关节功能位吻合，通过重心左右轮换及膝关节周围肌肉韧带软组织不断完成螺旋式弧形运动的动作，使得膝周围肌肉得到锻炼，增加了膝关节的稳定性、柔韧性和灵活性，加大关节活动度，防止关节粘连，缓解关节僵硬症状。多篇文献显示，太极拳可以有效地改善膝骨关节炎患者的疼痛及关节功能，且无明显不良反应。对严重影响老年人生存质量和独立生活能力的跌倒也有较好预防作用。美国风湿病学会于2012年正式将太极拳推荐为治疗膝骨关节炎的非药物疗法之一。此外，伴有焦虑、抑郁等情绪障碍，高血压等心血管系统疾病，慢阻肺等呼吸系统疾病及血糖、血脂异常等代谢综合征的膝骨关节炎患者，练习太极拳还可以帮助调畅情绪、改善心肺功能、改善血糖血脂等生化指标，可谓一举多得。

科学练拳，提高疗效

虽然练太极拳对膝骨关节炎患者有很多好处，但也要讲究方法，才能收到最佳疗效，降低因不当练习导致损伤的可能性。

1. 练拳前先热身，练拳后要放松

膝骨关节炎患者自身肌肉大多已出现衰退，肌力下降，故在进行太极拳完整套路练习之前，可以慢跑或原地跑，为身体预热，然后进行膝关节的绕环、下蹲等练习。也可以把准备活动和太极拳的单式练习结合在一起，如先做高架式马步桩、左右蹬腿、上步、退步等，待身体微热后，再进行成套练习。练习后应注意膝关节的放松，可采用揉、捏、拍等按摩方法，使膝关节运动有张有弛，预防膝关节损伤。

2. 选择合适的拳种

太极拳流派较多，有杨式、吴式、陈式、简化太极拳等。膝骨关节炎患者不要选择对下盘要求较高的太极拳种。杨式太极拳、简化太极拳可改善患者症状、减轻膝关节疼痛；而陈式太极拳对下盘的要求较高，跳、蹬、震、弹的动作较多，不太适合膝骨关节炎患者。膝骨关节炎患者宜遵循先徒手后器械、先短套路后长套路、先易后难、先简后繁的原则，使身体有一个逐步适应的过程。

3. 重心不要过低

打太极拳的“架子”不应太低，以减少对膝关节的压力。在练习过程中，以高架式、小步幅、小角度和慢旋转为主。特别要注意，膝关节无论处于弯曲还是伸直状态，应始终与脚尖方向保持一致，膝关节弯曲时不应超过足尖（如弓步定势时）。

4. 要适量适度适时

膝骨关节炎患者练太极拳一般以每周2~3次、每次30~60分钟为宜，且要有持续性。有研究显示，持续锻炼太极拳6周（每周2次，每次1小时），身体功能改善，膝痛减少；4个月后，膝关节周围肌肉力量明显增强；1年后，膝关节柔韧性及平衡功能改善，老年人跌倒次数减少。此外，膝骨关节炎患者还要避免风寒湿外邪的入侵，尽量不要在风口练习，冬天要注意膝关节的保暖。太极拳对轻中度骨关节炎患者有较好的疗效，但从关节动力学角度看，太极拳步伐可增加下肢关节的切变应力，故行动困难的重度膝骨关节炎患者不宜练太极拳，以免加重关节磨损。此外，在膝骨关节炎发作期、疼痛明显时，不要练拳，以免加重炎症反应。PM

如今，各大超市、商场都有一个现磨养生粉柜台，所售养生粉多以药食两用食材为原料，经烘熟或炒熟磨粉而成，主打“现磨、方便、营养、养生”，颇为畅销。“养生粉”真能养生吗？

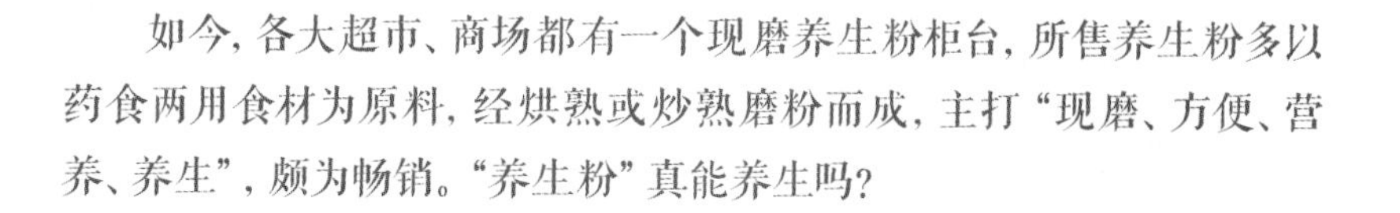

畅销“养生粉”是否养生

上海中医药大学教授　王海颖

含中药原料的养生粉，不宜乱搭乱配

养生粉的常见原料包括：燕麦、红豆、红枣、枸杞子、茯苓、山药、黑芝麻、核桃粉。商家介绍，这些食材是按照中医经典食补方搭配的，磨成粉后更有助于吸收。如某些厂家生产的八珍粉，由补中益气的红枣、补肾温肺的核桃、补脾养胃的山药、滋补肝肾的枸杞子、补肝肾的黑芝麻、利水消肿的红豆等中药材，加上有一定益肝和胃作用的燕麦组成。乍看该配方，确实具有补益脾肺、益精养血、滋补肝肾、利水通便等作用，脾肺气虚、肝肾亏损、精血不足者适当食用，可以达到一定保健效果。然而，任何食材都有使用禁忌。例如，红豆“性逐津液，久食令人枯燥”，阴虚津伤者慎用；红枣“多食动风，脾反受病”，凡小儿、产后、温热暑湿诸病前后、黄疸、肿胀疳积、痰滞者忌之；山药单食多食亦能滞气，肿胀、气滞诸病皆忌，湿盛或有实邪、积滞者禁服；核桃“多食动风、脱人眉，同酒食，多令人咯血”，等等。

由此可见，含有中药原料的养生粉，不能凭感觉随意搭配、食用。即便是药食两用的中药，也应根据药性，科学配伍，合理搭配，同时要辨证施膳，因人、因地、因时而异。若盲目将各类药材随意搭配或过量食用，对某些体质的人来说可能会适得其反。只是这种影响不会像药物那样迅速、明显，短期内不会有强烈反应罢了，但也并非像商家宣传的那样“安全、无副作用”。此外，中药的质量也很难保证。

将食材打碎，不见得好

不利于保存　谷物和豆类都包裹着一层表皮，保护食物中的营养素。一旦将其打碎磨粉，营养素就会有所损失。例如，黑芝麻、花生、核桃被打成粉后，其所含的脂肪会出现轻微酸败。如果养生粉没有密封保存，还容易出现吸水、结块、变潮、霉变现象。消费者应少量购买，注意密封、避光、低温保存，并尽快食用。

快速升高血糖　较大颗粒的食物经咀嚼和胃的机械磨碎，消化和吸收时间较长，对血糖的影响缓慢、温和。打成粉的食材已基本不需要身体再对它进行消化，其中的淀粉会直接在消化酶的作用下分解成葡萄糖，吸收速度大大加快，会使血糖快速升高。

“打粉冲泡”，并非最佳食用方法

从营养角度来说，每种食物都有其适合的烹饪方法，并非所有食物打粉后才更容易被吸收。例如，薏苡仁中的膳食纤维、B族维生素，只有在水解后，才易被人体吸收，煮粥、煲汤吃最好。葡萄籽所含的原花青素需要通过萃取，人体才能吸收，单靠磨粉无法获得有效成分。名医张锡纯擅用山药，他推荐“山药为寻常服食之物，以之作粥，小儿必喜食之”，可见，山药最宜煮粥食用。清代袁枚在《随园食单》中提到茯苓饼、茯苓粥的制作方法，基本或煎或煮，极少以打粉形式食用。

药食同源的食材，如桂圆、山药、芡实、枸杞子、大枣、核桃，作为辅助性保健食品搭配，理论上没问题。可有些药食同源食物，其生熟的功效是不同的，如生薏苡仁偏清利湿热，熟薏苡仁偏健脾胃；有些食材水溶性成分较多，煎煮后食用才有利于吸收和消化；有些食材需充分加热才能吃，如黄豆，如果加工不到位，没有炒熟就打粉、冲服，可能会引起腹胀、恶心等不良反应。

合理选用养生粉

当然，市售养生粉并非一无是处。养生粉最大的优势当属“便捷”。省时省力的养生粉作为早餐食用是一个较好的选择，至少比外食摊贩常见的不干净、不健康早餐要安全、营养。

其次，由于食材已经被打成粉，易于消化，故对消化功能减退、吃饭咀嚼不充分者来说，是不错的选择。PM

我是一位"资深"慢性荨麻疹患者，不发病的时候动如脱兔，发病的时候草木皆兵。

我的荨麻疹日记

文/张莹 李斌

2012年5月16日 晴

今天真是惊心动魄的一天。我过32岁生日，朋友们约着一起吃海鲜火锅给我庆生，我们吃着超大份的海鲜套餐，不亦乐乎。突然，我觉得身上隐隐作痒，越抓越痒，然后身上、脸上、手上出现许多形状各异的红色肿块，抓哪儿哪就肿起来，慢慢地，我开始觉得胸闷、呼吸不畅。当朋友们把我送到医院急诊室的时候，我已全身红肿、呼吸困难……病情有所缓解之后，医生告诉我，这是由海鲜过敏引起的急性荨麻疹、过敏性休克，以后饮食上要千万注意。如果以后有类似情况，必须及时就诊。

2013年1月27日 雨夹雪

外面天气真冷，快过年了，要给亲朋好友准备礼品，家里还要大扫除，年关工作也不得消停，感觉身体很是疲倦。最近，我身上总是莫名其妙痒，有时候痒得晚上睡不着。今早起来，发现身上又发出一片片的红色肿块，急忙去了医院。医生说我荨麻疹又发了，开了一盒氯雷他定片，每天晚上吃1片。我很沮丧，因为我压根没有吃过医生强调过需要忌口的海鲜、牛羊肉、芒果、菠萝等容易过敏的食物。医生说，不仅饮食要忌口，还需早点休息，不能太过劳累，换新衣或新被套、打扫清洁、外出游玩也要注意。我尽力吧!

2013年4月17日 晴

今天难得好天气，带着儿子出去看樱花。没想到下午回来没多久，颈部、前胸就出现了一片片红疹子。想起上次医生开的药没吃完，继续吃。

2013年9月15日 阴

最近和婆婆有点小矛盾，一点小事争执不断，然而，我一生闷气，荨麻疹立刻"遍身开花"，也来找茬!

2013年11月3日 阴

今早起晚了，急着出门，便把前天买的红豆饼吃了。吃完没多久，身上又出现一块一块的红疹子，可这红豆饼我前天才吃过!想想这几个月来，长疹子也不是第一次了，一次是抱了邻居家的小狗，一次是跑完步后没有立刻洗澡，还有一次是洗澡水温度高了一点……红疹有时在手上，有时在脸上，有时在身体其他部位，总是出现几个小时后消退，接着在别的部位又出现，痒得不行，严重时都能在手上画花。医生给我开了两种抗过敏药：氯雷他定和盐酸西替利嗪。严重时每天各吃1粒，缓解后选吃1粒。

2013年12月20日 雨

我真是太小看这个病了，以为有了药物保驾护航，就可以高枕无忧。已经吃了一个多月药，皮疹才有见好趋势。医生说保险起见，让我慢慢减，3周后身上皮疹不发，药物才能改为3天1粒，再减至5天1粒，1周1粒，最后停药。

2015年7月3日 阴

家里来客人了，老妈做了一大盆香辣虾，看得我直流口水。我不能吃!不能吃!不能吃……荨麻疹很久没发，应该好了吧?吃一个应该没问题吧?"罪恶之手"悄悄伸进了碗里。结果，真是怕什么来什么，久违的荨麻疹又出现了。难道我要一辈子忌口吗?欲哭无泪!

2016年1月8日 阴

"虾"似乎成了噩梦的开端，荨麻疹"一发不可收拾"，反反复复半年了，并且似乎更难消退。今天去逛商场，试了几件衣服觉得喉咙不舒服后，就立马不逛了，可身上还是开始痒了。我又开始了无止境地吃药，每晚1粒药，有时痒得我抓狂，会吃2粒、3粒，恨不得全吃完。

2016年2月17日 雨

心情很差，荨麻疹怎么像大姨妈一样，每月来一次。我实在想不起来我到底接触了什么。药物加加减减，什么时候是个头。我貌似已经很注意我的起居饮食了，疹子却发得莫名其妙！

2016年3月29日 雨

脸肿了！像我一样洗个冷水脸就能肿成“猪头”的人还有吗？决定去医院，气呼呼地戴上帽子、墨镜出门了。见到医生的时候，我努力想把眼睛睁开，可只能睁开一条缝，双手也肿了。医生建议我住院治疗，说要用激素，起效快一点。我同意了，即使我很排斥激素，但实在不想以这副尊容出现在人前。

2016年4月11日 阴

今天出院，激素＋抗过敏药＋清淡饮食＋充足睡眠，让我病情稳定了不少，也让我内心安定了不少。目前方案为激素3粒（早上8点2粒、下午4点1粒）＋抗过敏药2粒＋护胃补钾药。住院期间，我想了很多，觉得自己越来越情绪化，一点点的病情加重都能让我烦躁不安。医生不只一次告诉我，精神状态也是加重皮肤病的重要原因，光靠吃药并不能达到长期控制的目的。我应该找到一种与之和平共处的方式。我想改变这样的生活，不让这样的生活改变我。

2016年4月25日 阴

身上的疹子仍然时不时会发，我严格按照医生的建议，不随意减量，我试着记录生活中的点点滴滴，吃过什么、穿过什么、用过什么。哪天疹子发得多了，细心总结，愉快地工作和生活。平时做做瑜伽、慢跑，增强体质，保持最佳的身心状态。

2016年10月11日 晴

目前，我已彻底减掉激素。每天吃2粒抗过敏药。医生建议我吃中药，慢慢停掉西药，并增强体质。中药虽苦，但效果真的很明显，面色都提亮了，精神状态也好很多。偶尔有新发皮疹的时候，但我慢慢不再为此苦恼。我真正地感受到越来越好的自己，无论身体上的，还是精神上的。

我并不是一位“优秀”的荨麻疹病友，曾单纯地认为荨麻疹可以自己痊愈，一拖再拖导致急性荨麻疹转为慢性荨麻疹，迁延4年之久。饮食不忌口、焦虑、熬夜、不规律用药等都是导致我病情拖沓的原因。将此文献给所有挣扎在慢性荨麻疹中的病友们，共勉。

（张莹）

医生点评：

在中医学里，荨麻疹又称为“瘾疹”，隐隐然在皮肤之间。这是由于气血虚弱，卫外不固，风邪乘虚侵袭；或饮食不慎，食海鲜、辛辣刺激等腥发动风之物；或七情内伤，营卫失和所致。该患者用药烦琐随性、情志不畅、饮食不节等，均导致病程冗长拖沓。中医强调“天人合一”，注重调节人与自然的周期关系，指出顺应四时生活作息在调控失衡的机体方面尤为重要。注意气温变化、自我调摄寒温、加强体育锻炼、保持身体的阴阳动态平衡，是治疗荨麻疹的根本。正如该患者自述因寒冬腊月时节用冷水洗脸、过于劳累，以及用过热的水洗澡，失于调摄而致病情复发。俗话说“病人不忌嘴，大夫跑断腿”，患者的两次大发作均与食入海鲜有关。常见的诱发过敏的食物多为异种蛋白，如虾、蟹、贝类、牛羊肉、禽蛋类、菌菇，以及具有刺激性的食物，如辣椒、蒜、芥末、葱等。患者须牢记并忌口！然而，生活中的物种千千万万，诱发过敏的远不止这些，如患者日记中提到的樱花、隔夜的红豆饼、小狗、汗渍、新衣上的粉尘等，需要患者根据个体差异运用排除法找到生活中的过敏原。最后，精神紧张、烦闷、忧郁等也是诱发荨麻疹的重要条件。这是因为自主神经系统的活动与情绪变化关系密切，而皮肤汗腺分泌、微血管舒缩受自主神经系统调节。日记中患者一遇婆媳关系不合，荨麻疹便“遍身开花”，故保持乐观的心态，宣泄不良情绪，有助于避免身心性皮肤病的发生。注重个人日常调护与药物治疗双管齐下，可达到荨麻疹身心共愈的目的。

（李斌　上海中医药大学附属岳阳中西医结合医院皮肤科主任医师）

专家简介

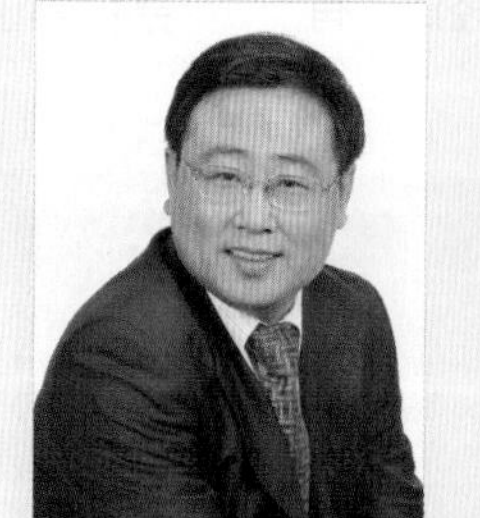

李斌　上海中医药大学附属岳阳中西医结合医院皮肤科主任医师、二级教授、博士生导师，上海中医药大学皮肤病研究所常务副所长，第十届“中国医师奖”获得者，上海市优秀学术带头人，上海市医学领军人才，中国中西医结合学会皮肤性病专业委员会候任主任委员，中华中医药学会皮肤科分会副主任委员，上海中医药学会皮肤病分会主任委员，上海市医学会科普分会副主任委员。擅长银屑病、湿疹、痤疮、荨麻疹、色素性疾病、慢性皮肤溃疡等疾病的中医药防治。

专家门诊：周二上午，周一上午（青海路名医特诊部）

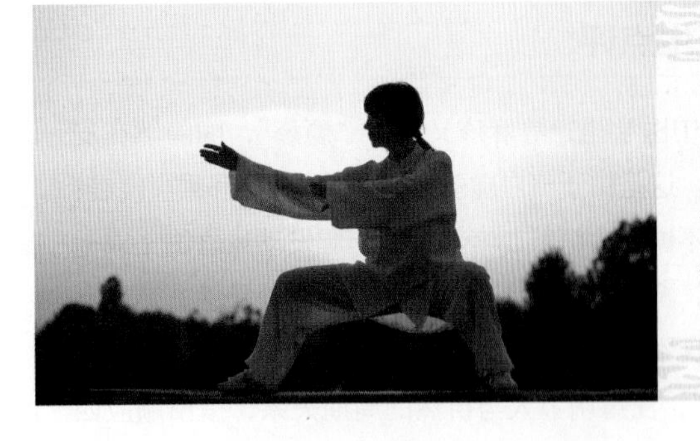

"正气存内，邪不可干"语出《黄帝内经·素问·刺法论篇》，意为人体正气充盈，护外功能正常，致病邪气就不容易侵害人体，疾病也就无从发生。

正气存内，邪不可干

上海中医药大学教授 李其忠

"正气"与"邪气"

所谓"正气"，在中医理论中泛指人体的功能活动及其抗病康复能力。正气的抗邪作用主要体现在四个方面：一是调节适应。正气具有自我调节能力，正气旺盛，人体就能适应内外环境的变化，维持脏腑经络功能的协调。二是防邪入侵。外邪侵入机体，正气必然奋起抗争，正盛则邪却而不致发病。三是驱邪外出。生病后，邪正抗争之中，邪气难以深入，病情多较轻浅，疾病易于向愈。四是康复自愈。正气充足，及时自我调节，有助于病后康复。

所谓"邪气"，泛指一切外在或内生的致病因素，如外感六淫（风、寒、暑、湿、燥、火）、内伤七情（怒、喜、思、悲、恐、忧、惊）、饮食劳倦、痰饮瘀血等均在其列。

邪之所凑，其气必虚

人体正气强弱是疾病发生的内在根源，邪气入侵是疾病发生的外在条件。只有在正气相对不足、抗病能力相对低下时，致病邪气才能乘虚而入，导致疾病发生。同一场合，同一时段，触冒风寒，有的患病，有的不病；患病之中，有的轻浅，有的深重，这在生活中十分常见。究其原因，即在于不同个体的正气强弱不一，诚如《黄帝内经·素问·评热病论》所说"邪之所凑，其气必虚"。

养正以驱邪

以"正气存内，邪不可干"这一认识指导养生，应充分肯定固护正气在保健益寿中的重要作用。

很多因素会损伤正气，有因先天禀赋不足，自幼体质偏虚者；有因脾胃虚弱，后天失养，而致气血不充者；有因长期劳累过度，体力精力透支，以致伤及正气者；有因不良生活习惯，沉溺娱乐活动，渐趋耗伤正气者；有因罹患疾病，经久不愈，而为病邪所伤者；也有因年迈之体，人体气血阴阳、脏腑功能等生理性减退者。

我们如何来固护正气、提高抗病功能呢？体质虚弱或偏颇者，可通过适当运动、药食调补等后天调养改善体质。脾胃为"后天之本""气血生化之源"，凡消化吸收功能偏于虚弱者，应当先调治脾胃疾病，保护脾胃功能，护养正气。过劳会消耗正气，如劳力过度易伤脾气，劳神过度易伤心血，房劳过度易伤肾精，应力避长时间熬夜，累积性疲劳。养成良好的生活习惯，节制过度的娱乐活动，也是当今社会人们，尤其是年轻人护养正气必须注意的问题。至于因病伤正，应及早诊断治疗，注重疾病康复，尽可能减少患病过程中对正气的损害。年迈之体更需要注意养生保健，尽量延缓精、气、神（人身三宝）自然衰减的进程。量力而行的运动，恬淡愉悦的心境，合理搭配的饮食，老年性疾病的积极防治等，都是护养正气、延缓衰老的必要措施。PM

专家简介

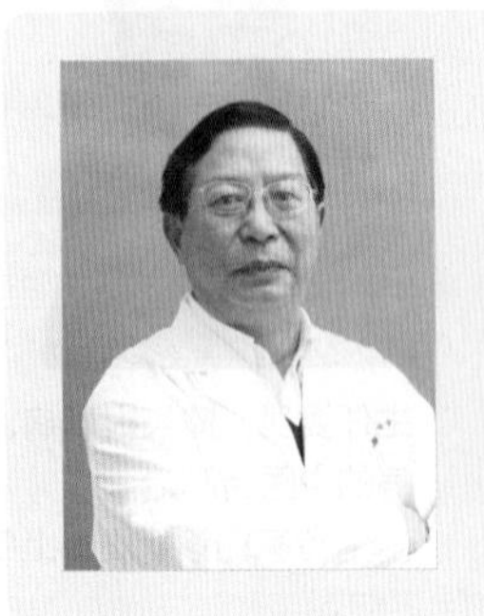

李其忠 上海中医药大学教授、博士生导师。擅长治疗肝胆脾胃疾病、急慢性喘咳病症以及虚损性疾病。近年来致力于中医养生文化研究及中医养生科普创作。

专家门诊：周一下午（上海市名老中医门诊部），周四下午（曙光医院东院），周六下午（岳阳医院青海路名医特诊部）

瘙痒是一种常见的皮肤病症状，很多疾病如皮炎、湿疹、荨麻疹等，都会伴有或轻或重的瘙痒症状。古人戏称"痒为美疾，以其搔爬有趣，且与身命无伤也"。然而现实中，为剧烈瘙痒所苦的人们却是"忍痛易，忍痒难"。瘙痒一旦发作，往往是越痒越想搔，越搔越发痒，如此形成恶性循环。久而久之，红斑、丘疹等皮肤损害越来越重，甚至出现皮肤糜烂、滋水淋漓、皮肤增厚，更有甚者可能引发焦虑、抑郁等心理问题，严重影响患者的生活质量。当然，病情严重的时候，应该去医院就诊求助于医生；如果症状较轻，不妨试试中医小验方，简便有效。

自制止痒药 告别搔抓挠

上海中医药大学附属岳阳中西医结合医院皮肤科
陈瑜　王一飞

三石水——瘙痒伴糜烂滋水

原料：炉甘石 90 克，滑石 90 克，赤石脂 90 克，冰片 9 克，甘油 150 毫升。

制法：将炉甘石、滑石、赤石脂、冰片研末，加入蒸馏水 1000 毫升，最后加入甘油，配制成药水。

用法：用时摇匀，涂于患处，每日早晚各 1 次。

注意事项：皮损渗出量多、破溃明显，以及皮肤干燥、脱屑者不宜使用。

竹黄洗方——瘙痒伴皮肤干燥脱屑

原料：生甘草 30 克，蛇床子 30 克，玉竹 30 克，黄精 30 克。

制法：以上中药水煎两次，去渣滤液和匀，浓缩成 200 毫升，装瓶备用。

用法：涂于皮肤瘙痒部位，每日 2～3 次。

注意事项：皮损有渗出、破溃者不宜使用。

三黄洗方——瘙痒伴红斑丘疹

原料：黄芩、生地黄、黄柏各 30 克，地肤子、白鲜皮、蝉蜕、赤芍各 20 克。

制法：以上中药加入适量清水，浸泡 30 分钟后，先起大火煮沸，后小火煎煮 30 分钟，去渣滤液备用。

用法：待药温适宜时淋洗 10~15 分钟，每日 1 次，1 剂可洗 2 次。

注意事项：皮肤肥厚、干燥、脱屑者不宜使用。

当归洗方——瘙痒伴皮肤粗糙肥厚

原料：当归 15 克，地肤子 15 克，樟木 15 克，薄荷 15 克，甘草 10 克。

制法：以上中药加入适量清水，浸泡 30 分钟后，先起大火煮沸，后小火煎煮 30 分钟，去渣滤液备用。

用法：待药温适宜时熏洗患处，每日 1 次。

注意事项：不宜用于皮损破溃处。

除了药物治疗以外，皮肤瘙痒的患者还应注意以下几方面：①注意卫生，勤换内衣裤，内衣质地最好为棉质。②避免局部刺激，如剧烈搔抓、肥皂搓洗、热水洗烫等。③饮食清淡营养，忌辛辣、海鲜及刺激发物，戒烟戒酒。④保持心情舒畅，减少烦怒、悲痛、激动等情绪变化。皮肤特别干燥、粗糙、脱屑、肥厚的患者，还应注意多涂润肤乳或润肤霜，以帮助皮肤屏障功能的恢复。PM

您有膝痛吗？上下楼梯疼痛会加重吗？早晨起床会有膝关节僵硬吗？您的膝关节乏力酸胀吗？还是有其他的一些不舒服呢？今天我们就来聊聊膝痛那些事。

膝痛那点事

上海中医药大学附属岳阳中西医结合医院推拿科主任医师　龚利

膝痛有别

很多疾病都会产生膝痛，以及关节肿胀、活动障碍等症状，但膝痛的特点不尽相同：如膝骨关节炎引起的膝痛，多在膝关节周围，以僵硬、上下楼梯疼痛、关节骨性肿胀等为主；风湿性关节炎引起的膝痛，局部呈现红、肿、灼热、剧痛，且其典型症状为游走性、多发性大关节炎，常见由一个关节转移至另一个关节，部分病人也可几个关节同时发病；类风湿关节炎多为双侧对称性小关节受累，也可累及膝关节，以疼痛、僵硬、肿胀、畸形为主，部分患者可出现皮下结节、发热等症状；运动损伤也可引起膝痛，伴肿胀、关节交锁等。此外，即使相同疾病，不同患者的膝痛也有所不同，最典型的是疼痛部位不同。同样是膝骨关节炎，有的影响髌股关节而表现为膝前痛，有的影响内侧胫股关节而表现为膝内侧痛，有的影响外侧胫股关节而表现为膝外侧痛，等等。

自我按摩

【口诀】膝痛犊鼻求，阿是常来揉，血海阳陵叩，健康来行走。

❶ 按揉犊鼻穴

犊鼻穴位于髌骨下缘，髌韧带外侧凹陷中。《黄帝内经》有载：“膝中痛，取犊鼻。” 按揉此穴1~2分钟，具有通经活络、疏风散寒、利膝止痛的功效。

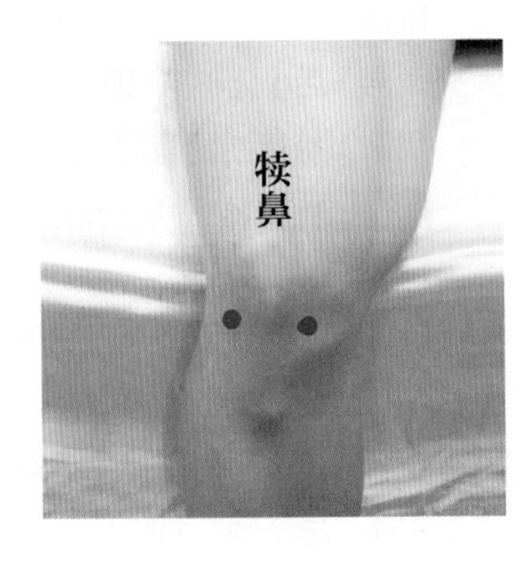

❷ 按揉阿是穴

阿是穴，又名不定穴、天应穴、压痛点。这类穴位一般都随病而定，多位于病变附近，也可在与其距离较远的部位，没有固定的位置和名称。它的取穴方法就是“以痛为腧”，即哪里疼痛按哪里。多采用按揉的方法，时间1~2分钟。

❸ 按揉血海穴

血海穴位于髌底内侧端上2寸，股内侧肌隆起处。血海具有理血调经、舒筋活血的功效。膝痛多为风寒湿邪入络，按揉此穴1~2分钟，取“治风先治血，血行风自灭”之意，可以行血活血、祛风止痛。

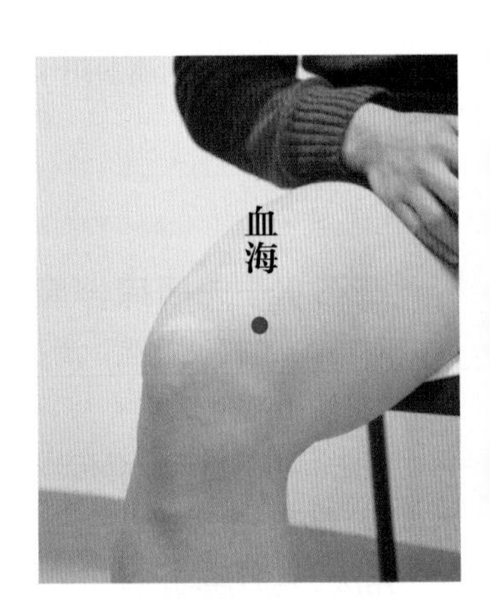

❹ 揉叩阳陵泉

阳陵泉穴位于小腿腓骨小头前下方凹陷处，为八会穴之筋会，是治疗筋病的要穴，具有清热利湿、舒筋通络的功效。《铜人腧穴针灸图经》有载：“阳陵泉，治膝伸不得屈，冷痹脚不仁，偏风半身不遂，脚冷无血色。”即阳陵泉穴可以治疗膝关节屈伸不利、麻木冷痛，足部供血不良及中风后半身不遂等病症。治疗膝痛，可以按揉或手握空拳轻轻叩击阳陵泉1~2分钟。

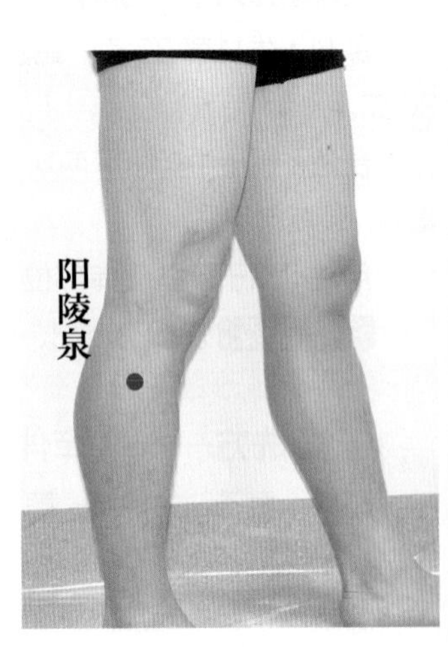

运动疗法

运动疗法是治疗膝痛的有效方法，但应注意运动的方式与强度。对膝骨关节炎患者而言，半蹲位旋转膝关节就是一种不利于康复的运动。而运动强度则一般以锻炼后微微出汗为宜。

❶ 股四头肌力量训练

仰卧位，将膝关节伸直，绷紧大腿前面的肌肉，做股四头肌静力性收缩。每次收缩尽量用力并坚持6秒钟左右，重复数次，以感觉大腿肌肉酸胀为宜。

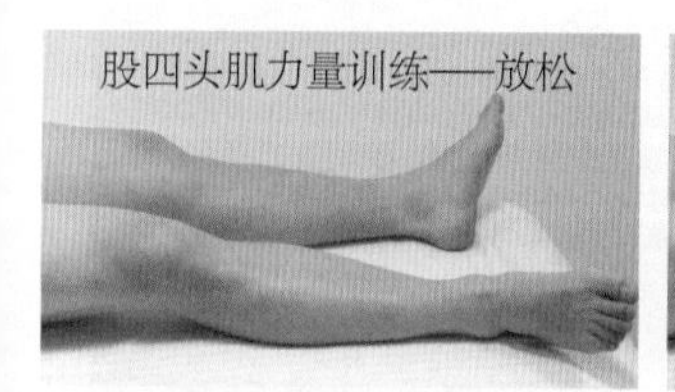
股四头肌力量训练——放松

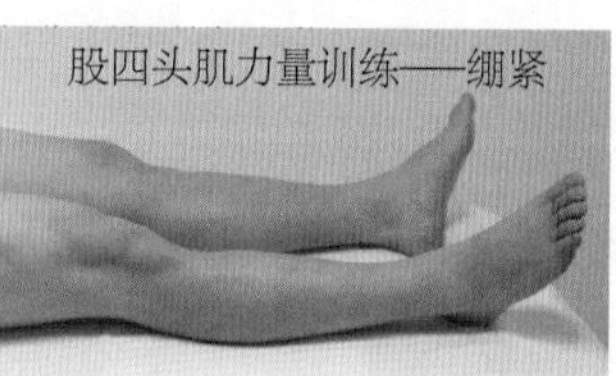
股四头肌力量训练——绷紧

❷ 直腿抬高

患者仰卧位，下肢伸直抬高45° 左右，保持抬高的状态坚持3~6秒钟，再慢慢放下，休息2秒钟后再抬起。反复训练，每组5~10个，根据自身的体力循序渐进增加强度，左右腿交替进行。

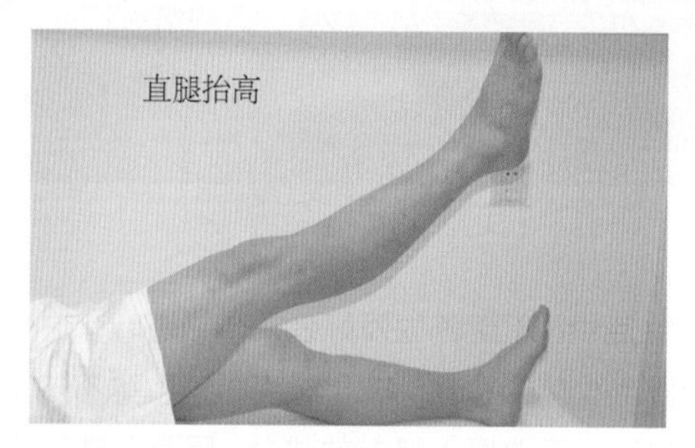
直腿抬高

❸ 屈伸膝关节

患者俯卧位，屈曲膝关节，尽量使脚跟触及臀部，然后慢慢伸直膝关节。每组5~10个，根据自身的体力循序渐进增加强度，左右腿交替进行。

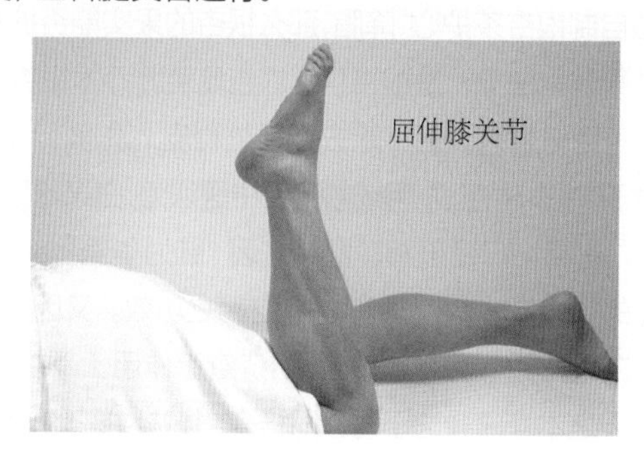
屈伸膝关节

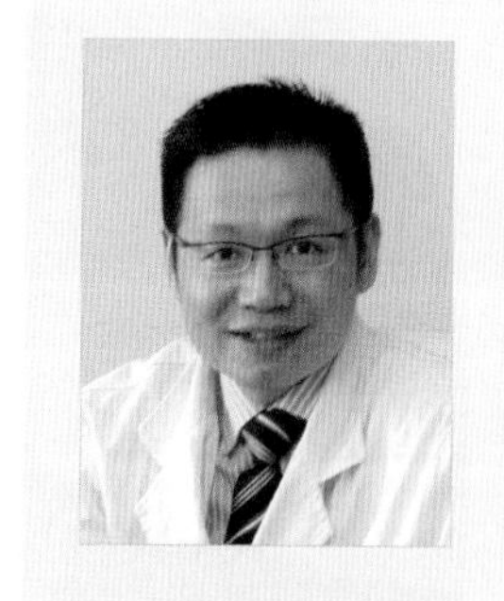

专家简介

龚 利 上海中医药大学附属岳阳中西医结合医院推拿科副主任、主任医师、硕士生导师，岳阳临床医学院推拿学教研室主任，第五批全国老中医药专家学术经验继承人。主要从事推拿临床与基础研究，擅长膝骨关节炎、颈椎病、腰突症、运动损伤、脊柱侧弯、产后身痛等推拿治疗。

专家门诊：周四上午

❹ 椅（床）边运动

坐在椅（床）边，让小腿贴着椅（床）沿悬空或刚好沾地，然后缓慢用力，让小腿抬起至水平位置，再缓慢地放下来，反复练习10~20分钟。

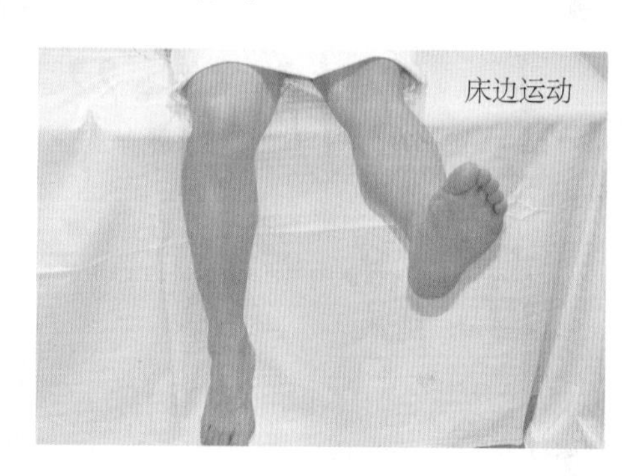
床边运动

综上而言，膝痛的原因较为复杂，如果您有膝关节疼痛症状，应及时去医院就诊，明确诊断和接受治疗。自我按摩与运动疗法可以缓解部分患者的膝痛，但必要时仍需在医生指导下进行。没有膝痛的朋友，尤其是老年朋友，通过上述按摩与运动，或许可以帮助您远离膝痛，健康行走。PM

扫描二维码获取
膝痛自我按摩视频
扫描二维码获取
膝痛运动疗法视频

银杏是世界上最古老的植物之一，它的叶和果具有独特的药用价值，被制成中成药，用于防治心脑血管疾病。于是，有人想在银杏成熟之时采摘银杏果和银杏叶食用，近日更听闻有人欲在春天直接栽种银杏，待秋天采摘食用，以达到“护心”效果。殊不知，自己采摘的银杏叶和果实，不仅无法达到护心功效，还有不小隐患。

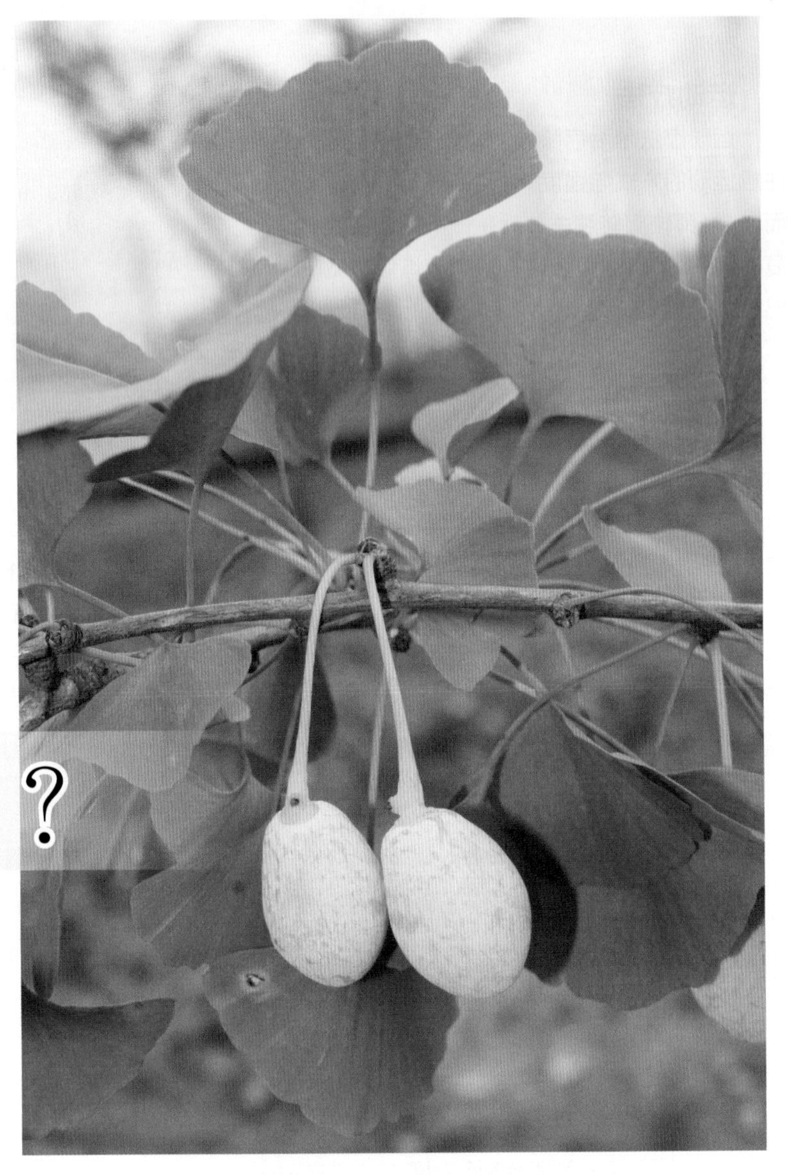

银杏“护心”？且慢

撰文/上海中医药大学附属龙华医院心内科
沈 琳（主任医师） 乔思雨
供图/上海中医药博物馆 曹海峰

银杏叶不能直接食用，有毒

银杏叶作为药材收录在2015版《中国药典》中，主要成分是黄酮醇苷和萜类内酯，药用功效为活血化瘀、通络止痛、敛肺平喘、化浊降脂，可用于治疗瘀血阻络、胸痹心痛、卒中偏瘫、肺虚咳喘、高脂血症等疾病。从银杏叶的药用成分看，银杏叶确有护心、降脂作用。但与其他药材不同，银杏叶并不能作为中药饮片使用，而是必须通过提取加工制成中成药后，方可应用。因为银杏叶所含的毒性成分银杏酸的水溶性高，而有效成分黄酮类、内酯类成分的水溶性低，用煎煮方法不仅不能获得银杏叶中的有效成分，毒性物质反而会溶解入煎剂中。因此，银杏叶必须经过特殊工艺提取，制成银杏叶中成药后方能使用，如银杏叶胶囊、银杏酮酯滴丸等，患者可在专业医师指导下服用。

现实生活中，不乏养生爱好者知晓银杏叶有护心、降脂作用而盲目推崇将银杏叶煎煮或泡茶饮用。殊不知，冲泡、煎煮银杏叶不仅无法摄入其有效成分，反而会摄入毒性成分银杏酸，引起头晕、头痛、呕吐等副作用。

银杏果敛肺定喘，却不护心

无法自制银杏茶护心、降脂，那么银杏的果实能否护心？

银杏果俗称白果，是银杏科、银杏属落叶乔木银杏的成熟果实。药用白果采收后，除去肉质外种皮，洗净，稍蒸或略煮后烘干，除去硬壳，生用或炒用。中医认为，白果味甘、苦、涩，性平，有毒，归经于肺、肾经。因“肺为华盖”，位于人体各脏器的最上部，故白果有敛肺定喘之功效。又因“肺外主皮毛”，白果捣烂外涂有除皲裂、治疥癣等作用。肾主藏精，是人体先天之本。白果之于肾，同样有封藏补益、收涩去浊的作用，可治带下白浊、遗尿、尿频等症。因此，白果内服可补益肺肾、降痰定喘、涩精去浊，外用可润肤杀毒，功用可见一斑。同时，白果的归经及功效说明，它的主要功效体现在对肺、肾的收敛与补益上，并不具有护心、降脂等作用。

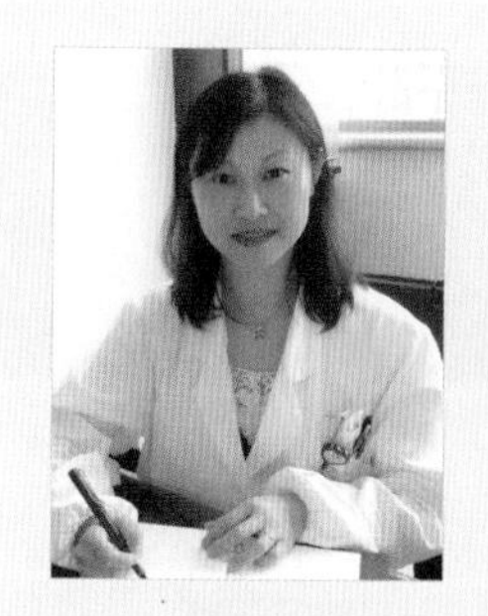

专家简介

沈 琳 上海中医药大学附属龙华医院心内科副主任、主任医师，上海市中医药学会心病分会副主任委员，上海市食疗研究会第七届理事会理事兼心血管病专业委员会副主任委员。擅长冠心病、高血压病、心肌炎、心律失常、心功能不全的治疗，以及冠脉搭桥术后调理，等等。

专家门诊：周二下午，周五上午

既然白果可以敛肺定喘，多吃些可以吗？并非如此。白果“有毒”，多食会中毒伤身，甚则丧命。现代研究证实，白果含有白果酸、氢化白果酸、白果醇等毒素，生食、过量食用，轻则导致头痛、头晕、恶心呕吐，重则抽搐、昏迷，甚至死亡。食用白果的正确方法为：①白果的有毒成分主要集中在果仁外的红色果皮中，食用前应去壳、去皮；②充分加热去毒，切忌生食；③成人每天食用白果不应超过10颗，儿童应更少；④真空包装的白果通常已经去壳、去皮、蒸煮加工过，毒性成分大大减少，但每次食用量仍不宜过大。PM

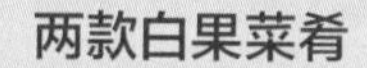

两款白果菜肴

● **白果牛肉汤**

原料：白果20克，百合50克，红枣8个，牛肉300克，姜片10克。

做法：将白果洗净、去壳、浸泡、去外衣，红枣洗净、去核，百合洗净。牛肉洗净后切块，冷水下锅煮沸，捞出。将所有食材放入砂锅，加清水没过食材，煮沸后改小火慢炖1小时，出锅时加盐调味。

● **西芹白果炒虾仁**

原料：白果10颗，草虾10只，西芹1棵，胡萝卜半根。

做法：虾洗净，去壳和虾肠，用生粉、料酒、盐和胡椒粉腌制30分钟。西芹洗净、摘叶、切段，胡萝卜洗净、切段。白果去芯，洗净。滑炒虾仁，依次加入胡萝卜、西芹，翻炒后加入白果，最后撒少许食盐。

春赏银杏，别有新意

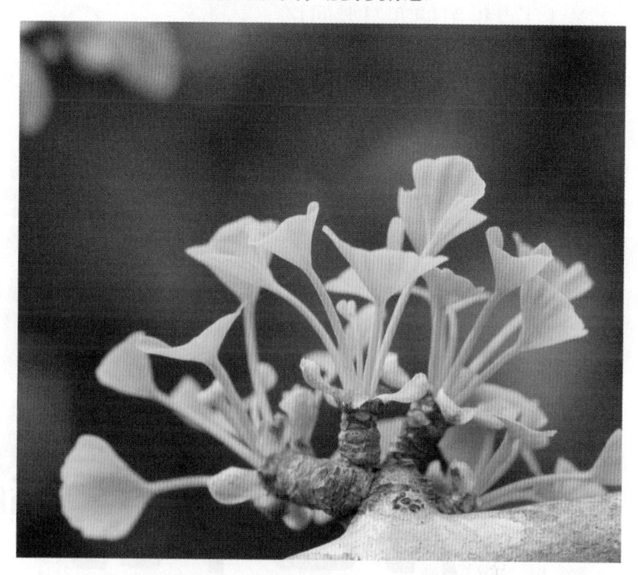

见多了秋天金黄色的银杏，来瞧瞧春天刚披翠绿新装的银杏树吧！

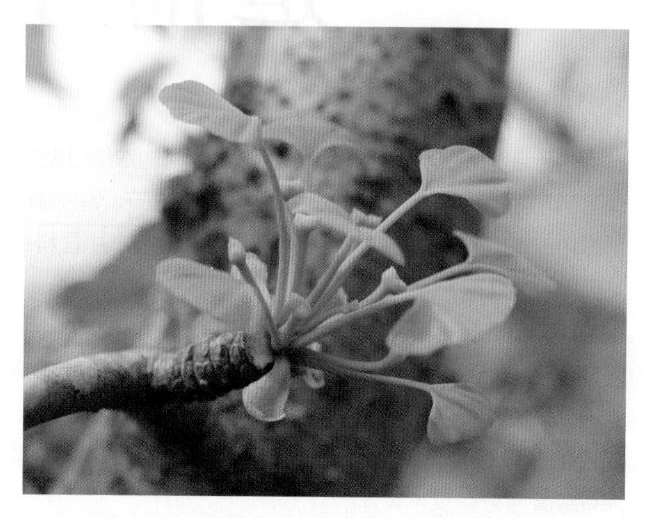

银杏雌雄异株，图中为雌株，只结果、不开花。如果你种的是雄株，那就只能赏花，等不到它结果了。

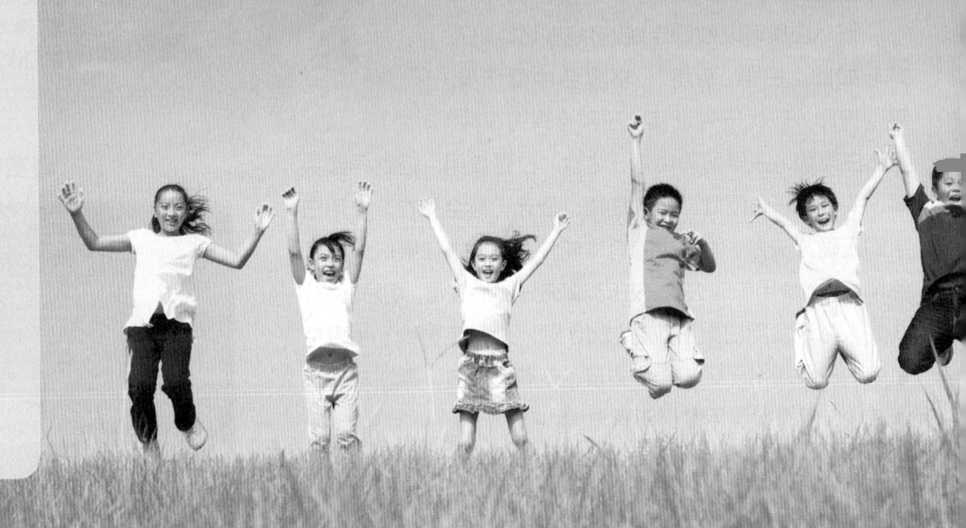

合剂，是方剂学名词，指中药复方的水煎浓缩液，或中药提取物以水为溶媒配制而成的内服液体制剂。这样的说法可能令读者云里雾里，可是上了点年纪的人只要回忆一下：你去中医院或综合医院中医科看病，医生常开给你这家医院的特色“咳嗽药水”、特制“开胃药水”。它们是不是常常叫“**合剂”？

特色中药“合剂”，造福万千患儿

口述：时毓民　整理：许蕾

中药合剂是在汤剂基础上发展和改进而来的浓缩口服液，保留了汤剂的特点，服用量却小，还可以成批生产，省去临时配方和煎煮的麻烦，是拥有特色经验方的中医院、中医科经常采用的剂型。

小朋友不会吞药丸，不会咽药片，喝汤药量多、需要灌，服散粉会呛，因此可以放糖调味的浓缩中药合剂在儿科临床上深受欢迎。近四十年来，根据时代的需要和患儿的特点，我和我的团队研制了很多经验方合剂，对这一独特的中药剂型深有感情。

早熟合剂——全国推广

现在大家对“儿童性早熟”已非常熟悉，可在20世纪80年代前，它是一般人闻所未闻的“怪病”，中医学历代文献中也无确切记载。我的老师，著名中医儿科学家和教育家顾文华先生发现，临床上乳房早发育的女童多存在脾气急、小便黄、大便干、舌头红、口渴等症状，这在中医辨证中多属于肝肾阴虚、相火偏旺。顾老试以滋阴降火法治疗，效果不错。

那时候我年轻力壮，自告奋勇承担起随访工作。我骑着自行车对经治病例挨家挨户上门调查、记录。两年后，我总结发现滋阴降火法对儿童性早熟，尤其是女童性早熟有确切疗效。1980年，我们的论文《滋阴泻火法治疗女童性早熟症》在《辽宁中医杂志》发表，那是国内最早讨论儿童性早熟中医治疗的论文。此后，“性早熟”一词逐渐被公众了解，各地患儿纷至沓来。1985年，我院正式成立了性早熟特色门诊。

一开始，我们给患儿服用的是汤剂，组方以大补阴丸、知柏地黄丸为主，取名“早熟2号”。正如前面所说的，汤药煎煮麻烦，小朋友又不配合，于是我们将汤剂改为合剂。早熟2号合剂不仅经动物试验证实有效，多中心、双盲临床试验也证实它明显比对照组的疗效好。

20世纪90年代起，我们在全国各地开办学习班，推广滋阴降火法治疗儿童性早熟的经验。早熟2号合剂的基础方都是滋阴降火的名方，但是方中的熟地对儿童来说过于滋腻，后来被改为生地。另外，龙胆草、夏枯草的泻肝肾火效佳，但对儿童来说大苦大寒，可小剂量、及时加减地使用。现在，全国很多医院有了自己的抗性早熟合剂，它们基本上都是早熟2号的衍生方。目前，我们正准备将药味从最初的12味减少至6味，使组方更精准。

射干合剂——严格验证

咳嗽是儿童最常见的临床症状，无论是外感或内伤，只要影响肺气宣发与肃降，均可导致小儿咳嗽。这些咳嗽大多与细菌感染无关，用抗生素疗效不理想，而中医药在减轻症状、缩短病程方面有独特的优势。但是，市场上专用于小儿止咳化痰且效果肯定的中成药较少，而且大多数未经过设计严格的临床试验验证。

我在临床发现，小儿咳嗽以实证、热证居多，80%～90%的咳嗽患儿有咳嗽多痰，以咳为主，痰色黄，舌质红、苔薄黄的风热征象；或咳嗽多痰，甚至有喘，痰稠后不易吐出，舌质红、苔厚腻的痰热征象。长期以来，我以射干麻黄汤加江剪刀草（蔊菜）等经验方加减治疗小儿咳嗽，疗效显著。此方被命名为“射干2号合剂”，以宣肺化痰、清热疏风为主，方中射干清肺化痰散结，炙麻黄宣肺平喘，桑叶疏风清热、清肺止咳，黄芩清泻肺热，杏仁止咳化痰，炙百部润肺止咳，桔梗宣肺祛痰，江剪刀草止咳祛痰。

在上海市科委的支持下，在上海市儿童医院、上海市儿童医学中心的共同参与下，我们对射干2号合剂进行了严格的临床试验和实验研究，采用随机、对照、单盲法验证它的临床疗效。结果证实，射干2号合剂对小儿感冒及气管炎的止咳、平喘效果尤佳，也具化痰效果，适用于感冒、气管炎、喘息型支气管炎所致的风热或痰热型咳嗽、多痰及气喘。动物试验证实该药有平喘、止咳、化痰的作用，急性及慢性毒性试验也证实其很安全。

射干合剂成为我院另一个“拳头”产品，在患儿家长中小有名气，也在同行中推广。我时常在网上看到有患儿的家长问：“新华医院也有一个著名的射干合剂，和儿科医院的比，哪个好啊？”其实，“新华射干”就是“儿科射干”，两家射干合剂同宗同祖、同方同药、不分高下。

专家简介

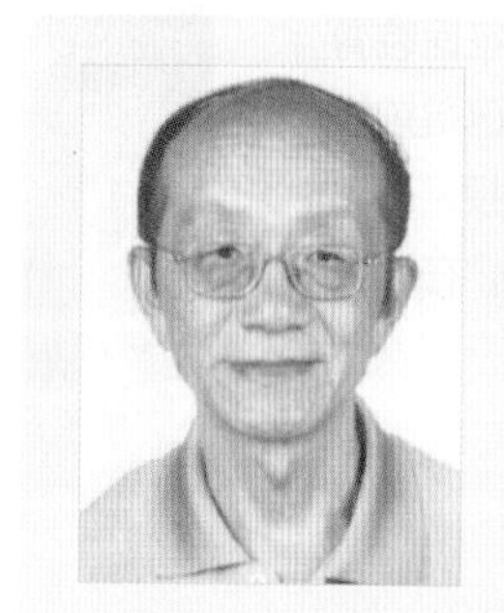

时毓民 复旦大学附属儿科医院中医科主任医师、教授、博士生导师，全国名老中医，中国中西医结合学会儿科分会顾问，上海市中西医结合学会儿科专业委员会名誉主任委员。

更多合剂——期待“变身”

曾经带孩子来我院治疗过遗尿的家长，肯定记得“遗尿合剂”。临床上，遗尿的孩子多见肾亏，兼有脾虚。遗尿合剂初以缩泉丸基本方，加以开窍、发散药，如石菖蒲、炙远志、生麻黄等，以补肾固涩开窍法治疗儿童遗尿，特别适合夜寐深、叫不醒的孩子。后来，经验方中又加入芡实、怀山药，针对小儿“脾常不足”而健脾固摄，疗效得到进一步提高。

还有“增液合剂”，为不爱吃蔬菜、大便干结、小嘴发臭的孩子定制。它以名方增液汤为底方，主药为生地、麦冬，每天服用2次，每次只要10毫升，可起到滋阴生津、增水行舟的作用。另一款“清热利湿合剂”，以藿香正气丸为主方，专治伤食症，患儿症见腹胀、胃口差、口臭、便秘、舌苔厚腻等。

中药合剂作为汤剂的改良剂型，给很多患儿家庭带来高效和便利。不过随着时代发展，它有时也显得跟不上步伐了，例如携带不便，尤其不能带上飞机。现在跟随父母出门、出国旅行的孩子很多，有些参加海外游学营的孩子甚至要在国外待上一两个月，这时候瓶瓶罐罐、汤汤水水的合剂显然不适合了。因此，儿科临床的很多经验方合剂在进行新的剂型改革。说起来简单，其中牵涉的环节相当复杂，真正成功“变身”的并不多。我们的早熟2号合剂改制成冲剂后，只能自费使用，限制了这一经验方的推广和发展。

希望将来临床上能产生更多样、更新颖，同时也合理、合法的中药特色制剂，将老一辈的经验方传承下去，造福更多的病患。 PM

下着雨的周四上午，记者赶到长征医院骨科袁文教授的特需门诊时，病人们早已提前守在诊室外。刚查完房赶来门诊的袁教授，来不及与记者寒暄，就已接过病人的片子，在读片灯前细细观察起来。

袁文：脊柱外科病人的“定心丸”

本刊记者　屈晓慧

作为声名远播的骨科“大咖”，袁教授的病房始终“满座”，今天难得空出的仅三个床位，刚开诊不到半小时，就收满了。再有急需住院的病人，便只能想办法往其他病房“安插”。袁教授告诉记者，来就诊的病人主要有三类：需要手术的、可以保守治疗的和手术后来随访的。看着一位位病人忧心忡忡地进来，最后都眉开眼笑地离开，记者深深地感受到袁教授这颗病人“定心丸”的威力与魅力。

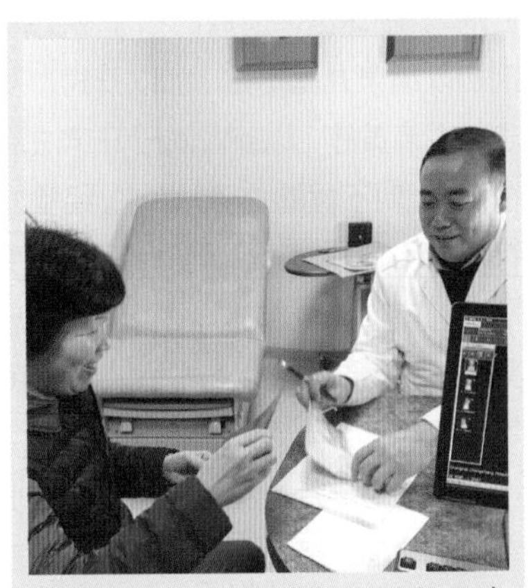

袁文教授在看诊

必须手术时，没商量

“你真够‘坚强’的，能扛到现在才来！”

一位中年男性，因颈肩部酸痛和双手发麻、活动差，独自一人前来就诊。他拎着一沓外地医院的检查资料，念叨着自己是办好了转院手续，特地赶来看袁教授门诊的。这位病人一坐下，便熟练地掏出一张详细记录了自己的症状和以往治疗信息的单子，交到袁教授手上。一番问诊和读片后，袁教授告诉他，他患了比较严重的颈椎病，片子上显示被压迫的脊髓已经变性，必须尽快手术，解除神经压迫，控制病情进展。“你真够‘坚强’的，能扛到现在才来！”见病人有些犹豫，袁教授态度更坚决，“你必须尽快手术！”看到眼前的大专家如此“强硬”，病人明白了病情的严重性，同意住院接受手术治疗。

不敢手术时，“上堂课”

“才78岁，还是‘青壮年’，为什么不能做手术？”

78岁的阿婆在老伴和女儿的陪同下走进诊室。阿婆说，她颈肩部疼痛50多天了，疼痛一直延伸到左手，痛到无法入睡，左手也没力气……袁教授诊断阿婆患的是颈椎间盘突出症，且突出的椎间盘压迫了左侧神经，导致左手疼痛和无力，需要做手术解除神经压迫。听到要做手术，阿婆和家人纷纷皱起眉头。阿婆担忧：“我这么大岁数了，能手术吗？别家医院的医生说我年纪大，不能手术……”袁教授对阿婆说：“您才78岁，还是‘青壮年’，离100岁远着呢。您身体其他方面情况都挺好的，为什么不能做手术？”

袁教授风趣果敢的一番话让阿婆和家人放松了不少，但他们还是担心手术的风险。袁教授耐心地给他们“上了一课”：“首先，老妈妈您的情况比较严重，需要通过手术把那块突出的东西取出来，让它不再压迫神经，这样你的疼痛就能缓解。其次，这个手术是微创的，很安全，大概开个3厘米的口子，出血10毫升，术后2～3天就能出院。第三，手术虽然都有风险，但风险发生的可能性是很小的，而不手术造成的危害可能更大，你们能明白吗？”阿婆一家认真地听完袁教授细致的讲解后，虽似懂非懂，但对袁教授的信任让他们打消了疑虑，决定接受手术。

可选择时，陈利弊

“你这个属于手术‘相对适应证’，可自己选择。”

一位40岁的中年女教师，心事重重地坐到袁教授面前，向袁教授倾诉自己的疑惑：“袁教授，之前的医生都说我的问题很严重，可为什么我自己没有什么感觉呢？只是偶尔有颈部发硬的感觉。”袁教授发现，虽然她的症状表现不严重，但影像学检查却提示，她有明显的腰椎间盘突出。袁教授告诉她，因为人对疾病的耐受力存在个体差异，她可能对这一疾病不敏感。在疑惑得到专家的解释后，这位女病人依然紧皱着眉头：“那我的情况需要手术吗？”袁教授耐心解释道：“你的情况比较特殊，相当于一个大坝的水位很高，但还没有决堤。手术可以提前解除后患，但暂时不手术也可以。如果以后保守治疗无效，还是需要手术。你的情况属于手术的‘相对适应证’，做不做可由你自己选择。”听完袁教授的一番利弊分析，女教师决定尽快手术，免除后患。

专家简介

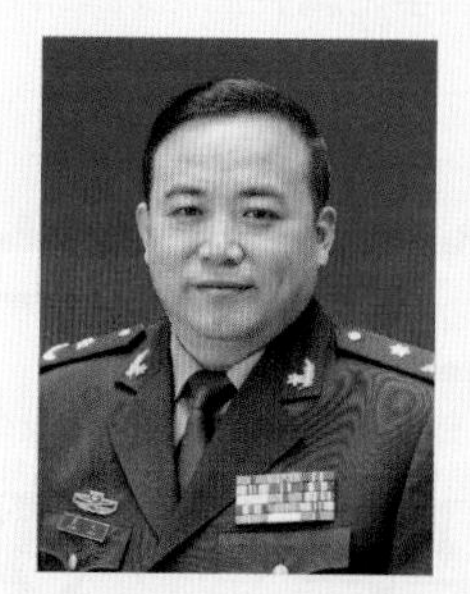

袁文 上海第二军医大学附属长征医院骨科医院院长、骨科主任兼脊柱外科主任、主任医师、教授、博士生导师，中国医师协会骨科医师分会副会长、颈椎专业委员会主任委员，全军骨科专业委员会脊柱外科学组组长，中国康复医学会脊柱脊髓专业委员会副主任委员、颈椎外科研究学组组长，全美颈椎外科研究学会（CSRS）会员。擅长诊治各类脊柱外科复杂疾患，尤其擅长颈椎疾病的诊治。

专家门诊：周二下午；特需门诊：周四上午。

不用手术时，点迷津

“我是给人看病，不是给片子看病。”

大多数病人都是不愿意手术才来找袁教授，这位大爷却是因为不敢不做手术前来就诊。大爷今年 69 岁，笑呵呵地迈着大步走进诊室。他患的是腰椎管狭窄，主诉左腿麻、胀，走路尚可，一天能走 5 千米。袁教授一边打量病人，一边仔细读片：“你不用手术，保守治疗就行。”大爷问：“好多医生都说我的片子有问题，不手术能行吗？”面对这位“想手术”的病人，袁教授告诉他：“我是给人看病，不是给片子看病。你现在各方面状态都很好，走路也没有问题，不需要手术，保守治疗就行。但是我建议，你把每天走路 5 千米减少到 3 千米，分几次完成，同时注意复查，出现不适及时来就诊。”袁教授说服力极强的“给人看病论”，不仅让这位大爷打消了疑虑，也给旁听的记者留下了深刻的印象。

术后复查时，千叮咛

“下次复查别来这儿，挂我专家门诊，31元就行了。”

一位特地从香港赶来的中年男子，是颈椎病术后 2 个月来复查的。一见到病人，袁教授就“苦口婆心”地提醒着：“手术后复查不用来挂特需门诊，下次直接挂我周二下午的专家门诊就行，才 31 元钱。”病人连连点头，欣然道谢。病人恢复情况很理想，颈部和肢体的疼痛、麻木感均已消失，精神状况也好。袁教授欣慰地看着病人，细心向他交代了随访相关的注意事项。考虑到他常住香港，袁教授“特许”他可以省去术后第 4 个月的复查，在第 6 个月来做一次磁共振检查，并替他规划了一套省时经济的“来沪随访方案”。记者看在眼里，一股暖意涌上心头：大专家能够如此事无巨细，如此为患者考虑，确是一位名副其实的“好医生”。

繁忙的一上午，袁教授从坐下就一刻也未休息。在一旁的记者，听了很多、看了很多，更领悟了很多：病人真正需要的是优质的生活质量；要以病人自我感觉舒服为原则；提出治疗决策时，要考虑病人的心理问题……与袁教授几十年的从医经历相比，记者一个上午的见闻只是“管窥蠡测”。但即便如此，一位技精、思广、心细的“好医生”形象已让记者印象深刻，而袁教授将医学人文和整体观念落到实处的大医精神也足见一斑。PM

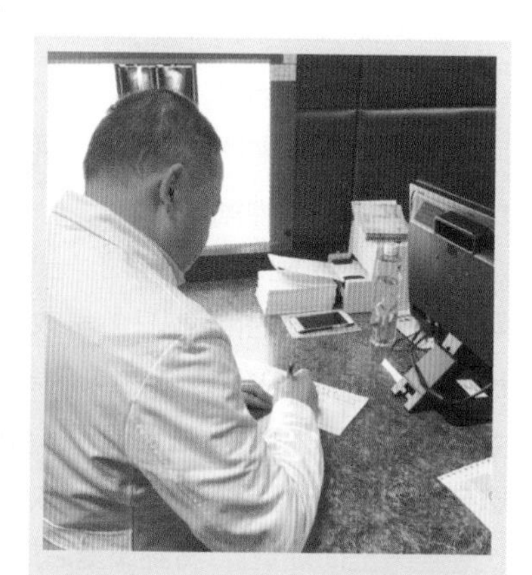

袁文教授将注意事项详细写在病历本上

Tips:

记者在采访中发现，来袁教授特需门诊就诊的，除了中老年患者，也不乏年轻人。有位中学生，因久坐、长期姿势不正确导致了肌肉劳损、颈部生理性弯曲“变直”，出现腰背部疼痛。袁教授提醒，年轻人也要注意少坐、少低头、多活动（蛙泳和泡温泉都是脊柱保健的不错选择），避免过早地出现颈腰椎退化。

初秋的一个早晨，记者如约来到复旦大学附属肿瘤医院妇瘤科主任吴小华教授的诊室。此时，吴教授早已投入到紧张而忙碌的工作中了。

真心守护：让“绝望”变希望

本刊记者　熊　萍

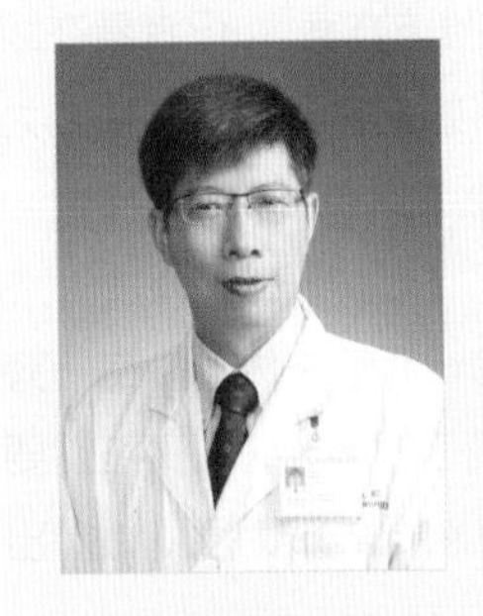

专家简介

吴小华　复旦大学附属肿瘤医院妇科恶性肿瘤多学科综合治疗组首席专家。擅长宫颈癌、卵巢癌、子宫内膜癌、外阴癌的手术治疗及化疗等综合治疗，特别是年轻宫颈癌患者保留生育功能的根治性宫颈切除术。

专家门诊：周二上午

特需门诊：周四上午

治疗妇科肿瘤：三种“武器”一个都不能少

56岁的王阿姨来自江西，一进诊室就问吴教授：“您还记得我吗？”吴教授思索了一会儿，摇摇头说：“好像有点印象，但记不太清楚了。”王阿姨激动地说：“6年前，是您亲自为我做的宫颈癌手术。吴教授，我这次专程来上海复查。”看到康复后的王阿姨，吴教授也很高兴。他告诉记者，自从选择主攻妇科肿瘤以来，他主刀的患者不计其数，常常是从早上七时到达医院，八时半开始第一台手术，到晚上八时左右才结束工作。一天做十几台手术早已是“家常便饭”。他也曾感到过疲惫，但看到患者能够从手术中获益，一步步走向康复，他觉得一切都值得。他还说，每次“上台”，他都希望自己像做第一台手术那样专注，保持最佳状态。

年轻的龚小姐是代她远在湖北的表姐来吴教授门诊“看病”的。她表姐52岁，是一名晚期宫颈癌患者，曾在湖北某医院进行了手术、放疗和化疗。吴教授仔细研究龚小姐递过来的厚厚一叠病历后，惋惜地告诉龚小姐，她表姐的癌症已转移，病情很严重，目前只能使用化疗药延长生命。随后，吴教授耐心地向龚小姐介绍了她表姐可以使用的化疗及靶向药物。吴教授说，到他这里来看病的，好多都是已经做过很多治疗又复发的患者，而宫颈癌一旦复发，再次治疗十分困难，只能通过化疗或放疗来延长生命。为了解除这些患者和家庭的痛苦，肿瘤医院妇瘤科一直采用综合治疗模式。

看他门诊：只为听他一句肯定的话语

27岁的黄小姐在母亲的陪伴下来到诊室。她说，在最近一次普查中，医生发现她患有子宫颈上皮内瘤变（CIN）。她和母亲都十分紧张，害怕切除子宫，影响今后的生育。吴教授为她做了仔细检查后告诉她，她的子宫颈上皮内瘤变属于Ⅲ级，只需要做子宫颈锥形切除术（锥切），不会影响日后生育。听了吴教授的话，黄小姐紧皱的眉头终于舒展开来。

吴教授转头向记者介绍说，子宫颈上皮内瘤变（CIN）是子宫颈良性与恶性病变的中间状态和癌前期病变的总称。按病变程度不同可分为三级，Ⅰ、Ⅱ级为轻、中度不典型增生，Ⅲ级属于重度不典型增生和原位癌。在不经治疗的情况下，CIN由Ⅰ级发展成宫颈癌，需要10～15年。CIN Ⅰ级因病变较轻、多数患者疾病可逆转，因此只需要临床观察，不需要手术治疗。CIN Ⅱ～Ⅲ级可行锥切手术。治疗结束后需密切随访，可半年至一年行一次宫颈细胞学涂片检查，以防疾病复发。

特别提醒

子宫颈上皮内瘤变Ⅱ～Ⅲ级患者应该积极手术治疗，以免病变进一步向宫颈癌方向发展。治疗结束后，还应密切随访，半年至一年做一次宫颈涂片检查，以防病情复发。

努力创新：为患者保留生育能力

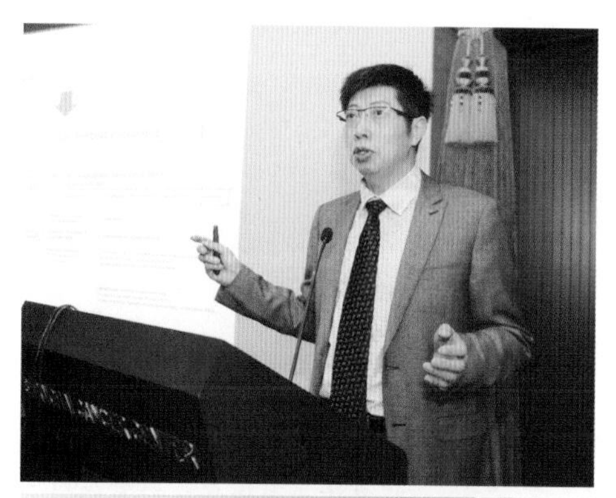

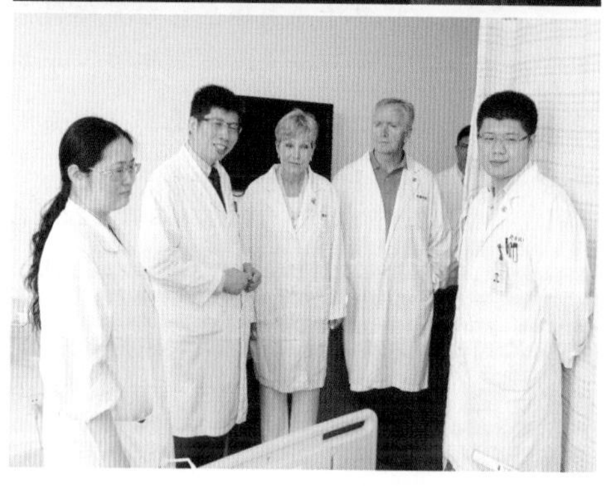

27 岁的王小姐是一名宫颈癌术后患者，今天是来复查的。3 年前，24 岁的王小姐刚刚新婚，却被诊断为宫颈癌，她和丈夫瞬间陷入绝望境地。后来在朋友的推荐下，她和丈夫来到吴小华教授处就诊。经过一系列术前检查，吴教授建议她接受一种新的手术方式——腹式根治性宫颈切除术，既能摘除宫颈病灶，又能保留子宫体，为日后的生育创造机会。听了吴教授的话，王小姐和丈夫毅然在手术知情同意书上签了字。如今，她不仅身体健康，还成功生育了女儿。王小姐说："真的像做梦一样，当初别说是生孩子，就连自己的性命能否保住也没有一点儿底。我觉得能遇到吴教授，我很幸运！"

的确，王小姐是幸运的。她不仅保住了性命，还拥有了自己的孩子。子宫是孕育生命的器官，过去的宫颈癌根治术将宫颈和宫体一并切除，患者从此失去了生育的机会，这对患者本人及其家庭都是一个沉重的打击。如何保留这些患者的生育功能，对全世界妇瘤科医生来说都是一项极大的挑战。吴教授及其治疗团队经过多年的临床研究及探索，结合国际专家学者的经验，在上海首次实施了宫颈癌保留生育功能的新方法——腹式根治性宫颈切除术。至今，该团队已成功完成 260 多例腹式根治性宫颈切除术，手术量在全国甚至全世界均遥遥领先。

吴教授及其治疗团队还根据十几年的临床经验，制定了腹式根治性宫颈切除术的"复旦标准"。该标准特别强调了该术式可用于肿瘤直径 2 ~ 4 厘米的 IB1 期宫颈癌患者。之前国际专家学者普遍认为，宫颈癌保留生育功能手术只可用于肿瘤直径≤ 2 厘米的 IB1 期宫颈癌。吴教授及其治疗团队经过多年的临床探索，证实了腹式根治性宫颈切除术治疗 IB1 期 2 ~ 4 厘米宫颈肿瘤的手术安全性，使获益人群扩大了将近一倍。这个标准现已被美国国立综合癌症网络（NCCN）指南收录并推荐。

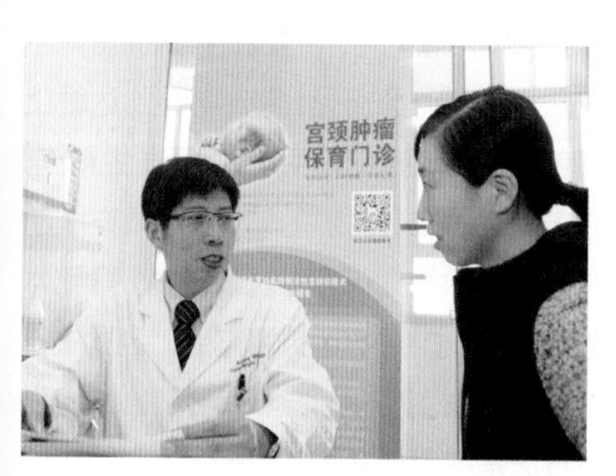

特别提醒

能够接受腹式根治性宫颈癌切除术的患者绝大多数是早期宫颈癌患者。育龄女性，特别是 20 岁以上有过性生活的女性，应每年定期进行妇科检查，尽早发现病变，及时治疗。

深入研究：防范卵巢癌的侵袭

小刘母亲 56 岁时死于卵巢癌。她母亲生前通过基因检测，被证实为 BRCA1 基因突变者。小刘今年 35 岁，担心自己步母亲的后尘，便在丈夫的陪伴下前来吴教授门诊进行相关咨询。吴教授告诉她，卵巢癌是一种早期诊断困难、晚期治疗效果很差的恶性肿瘤，一直扮演着"恶魔"的角色。而 BRCA1 基因突变者，患乳腺癌和卵巢癌的风险分别是 50% ~ 85% 和 15% ~ 45%；BRCA2 基因突变者，患乳腺癌和卵巢癌的风险分别是 50% ~ 85% 和 10% ~ 20%。如果小刘也像她母亲一样，是 BRAC1 基因突变者，需要采取一些预防性措施，如定期检查、预防性卵巢切除等。

吴教授对记者说，卵巢体积较小，隐藏在盆腔深处，妇科检查不易触及。加之大众对卵巢癌防治知识缺乏了解，等到患者出现症状就医时，往往已到了晚期。为了防止卵巢癌的悲剧发生，吴教授领衔开展了中国首个多中心 BRCA 突变卵巢癌流行病学研究，同时开展了腹腔镜下卵巢癌手术临床价值评估，以及预防性卵巢切除对预防卵巢癌的价值及可行性等多项研究。吴教授提醒广大女性朋友，要重视卵巢癌的筛查，早期发现，早期治疗，提高生活质量，延长寿命。

从事妇科肿瘤专业，让吴教授每天同最"绝望"的女性打着交道。他说，"有时去治愈，常常去帮助，总是去安慰"这句话具有深远的道理。作为一名妇瘤科医生，他会尽最大的努力去守护患者，帮助她们走出困境，不轻言放弃。PM

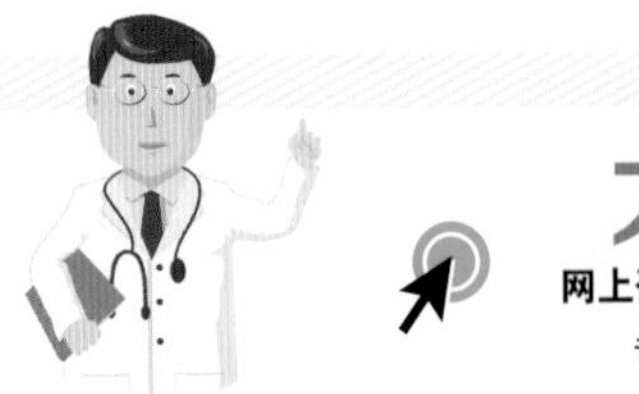

大众导医

网上咨询：popularmedicine@sstp.cn
专家门诊时间以当日挂牌为准

问：癌痛，要不要忍

我妻子患有癌症，经常疼得茶饭不思、夜不能寐。有人说，癌痛不要忍，吃药打针总有办法止痛；有人说，最好忍忍，因为用止痛药会成瘾。到底该忍还是不该忍？

江苏　张先生

复旦大学附属肿瘤医院综合治疗科副主任医师成文武：如果不积极治疗，长期疼痛会使患者食欲下降、失眠等，造成免疫力下降，影响生存质量。疼痛是一种主观感觉和体验，患者对于疼痛的感受是医生制定治疗方案最重要的评价依据。目前，癌痛治疗遵循“三阶梯”的个体化治疗方案：将癌痛症状分成轻度、中度和重度三个等级，相应的主要治疗药物为非甾体抗炎药（如阿司匹林等）、弱阿片类药物、强阿片类药物。临床上，医生根据患者的情况，秉持个体化原则，按阶梯给药，直至达到最佳疗效，即保持不痛。

很多患者害怕使用吗啡等阿片类药物会“成瘾”，其实这种顾虑是没有必要的，正规使用导致成瘾的概率微乎其微。所谓“药物成瘾”，是指虽然明知药物有害，但为了获得精神上的快感，无法控制自己，依然连续或周期性使用药物。而在癌痛治疗中，阿片类药物发挥的是止痛作用，带给患者的是生理疼痛的缓解，而非精神上的快感。

专家门诊：周三、周日上午

问：脂肪填充术失败能纠正吗

我天生上睑凹陷，一年前做了“双眼上睑脂肪填充术”。手术后不久，感觉效果还不错。后来，在上睑脂肪填充过的地方，慢慢地可以摸到两块类似橡皮擦质地的肿物；当我向下看时，别人还能看到这两块“橡皮擦”。为什么会出现这种情况？能再做一次手术加以纠正吗？

上海　王女士

同济大学附属同济医院眼科教授毕燕龙：上睑凹陷是指上睑区、眼眶下缘处出现的凹陷，分先天性和后天性。许多东方人先天性上睑凹陷，大多伴有单睑及上睑单薄，看上去感觉双眼无神、疲惫衰老。临床上常用自体脂肪填充来纠正上睑凹陷，手术成功后效果不错，但也有部分患者可能出现一系列并发症，你的情况就是其中一种。出现这种现象，可能有以下原因：术前对上睑情况了解不够详细，包括上睑凹陷程度、上睑软组织的量及厚度，这些都会影响术者对手术的设计，从而影响术后效果；术中选用块状脂肪填充，而块状脂肪不容易按需要到达眶上缘不规则的凹陷区域内，特别是使用整块脂肪，成活率低，易发生粘连，以致术后出现块状感；选用脂肪与玻尿酸混合物填充，易致填充脂肪僵化；术中脂肪填充的量和层次有误差；术前麻药注射量过多，导致术区肿胀，影响术者对脂肪填充量和层次的控制；脂肪填充后，会发生一定比例的吸收、坏死、液化或钙化，所以术者对脂肪填充量的判断尤为重要。纠正你这种情况，唯一的方法是将“肿块”从瘢痕化的上睑中取出，待稳定后再考虑进一步治疗。再次填充时，以颗粒脂肪代替块状脂肪，用稍多于正常量的脂肪采取多层次、多隧道的填充方式，可以避免出现“橡皮擦”现象。

专家门诊：周一下午，周四上午

问：患红斑狼疮能否生育

我今年28岁，正准备怀孕，最近被查出患有系统性红斑狼疮。得了这个病，可以生孩子吗？

安徽　王女士

上海交通大学医学院附属仁济医院产科主任医师林建华：系统性红斑狼疮患者经规范治疗，病情稳定1～2年后可以怀孕。孕期要定期检查，根据病情调整药物剂量，不能随意停药。若病情未得到有效控制就怀孕，容易发生多脏器功能损害、流产、胎儿生长受限、胎死宫内、胎儿宫内窘迫等。

特需门诊：周二、周五下午，周四上午（东院）；周一下午（西院）

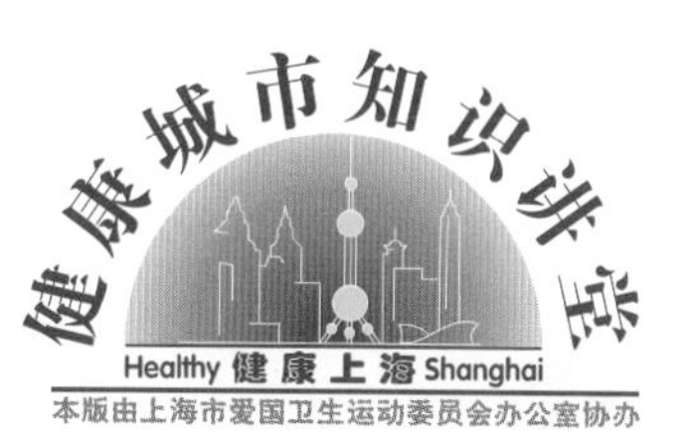

上海市长宁区江苏路街道的居民严梅英今年65岁，自从5年前加入社区的健康自我管理小组之后，不仅追求自身健康，还当上了控烟志愿者，成了自家和社区双重大家庭的控烟督导员。

大家庭的控烟督导员

本刊记者　王丽云

退休后，惊觉吸了几十年二手烟

退休前，严梅英是单位的检验员。在她几十年的工作中，男同事居多，大部分都吸烟，不管在车间还是在办公室，男同事们常常“吞云吐雾”。身处这样的环境，她下班后经常被不吸烟的丈夫“嫌弃”——身上有烟味。与很多女士不同的是，以前严梅英并不排斥烟味，甚至还觉得烟味挺好闻的，也从未觉得男同事们上班时吸烟有什么不妥。

退休后，热情开朗的严梅英加入了社区的健康自我管理小组，和大家一起学习健康知识，慢慢了解到主动吸烟、被动吸烟的危害。直到那时，她才恍然大悟：“原来，我吸了那么多年的二手烟！以后再也不能糊里糊涂被动吸烟了！而且，我还要劝导身边的亲戚朋友远离烟害。”

自身大家庭，3烟民受她影响成功戒烟

虽然严梅英丈夫和儿子都不吸烟，但她还有个大家庭，以前有5人吸烟，经她劝导后，3人彻底戒烟，其余2人吸烟量也比以前少了。

严梅英兄弟姐妹9人，她排行第五。虽然早就各自成家了，但他们感情一直都很好，几十人的大家庭经常聚会。以前，大家庭中有5人吸烟，分别是严梅英的1个弟弟、2个姐夫、2个妹夫。每次聚会时，5杆“烟枪”就会一起冒烟，还你来我往地敬烟，弄得房间里烟雾缭绕，其他人跟着吸二手烟。自从严梅英“醒悟”后，就不能再容忍烟味了，每次聚会都要向大家宣传二手烟的危害，特别是向姐妹、嫂子和弟媳们宣传．久而久之，她们形成了“女性同盟”。一有机会，“女性同盟”就对“烟枪”们进行宣传和劝阻。

首先，“女性同盟”达到了不让“烟枪”在聚会、吃饭时吸烟的目标。他们如果想吸烟，必须到外面去，不能在室内影响别人。严梅英还发动家庭第三代成员，让小孩子督促爷爷、外公不要吸烟。她发现，这一招还真管用！在“女性同盟”“娃娃同盟”的长期劝说、监督、鼓励下，5杆“烟枪”中的3人开始戒烟，并最终戒烟成功。如今，另外2人的吸烟量也比以前有明显减少。大家都觉得，家庭聚会环境越来越好了。

社区大家庭，为共建无烟环境贡献力量

不仅管好自身大家庭，严梅英还活跃在社区这个大家庭，宣传控烟知识。看到熟识的人吸烟，她总会善意提醒一下。

近3年来，严梅英还参加了社区的控烟志愿者队伍，共建社区健康无烟环境。她们经常到分管区域的餐饮单位、洗浴场所、网吧等公共场所巡查，看看有没有人吸烟、有没有烟具、禁烟标志到不到位，等等。随着控烟条例的深入实施和“升级”，严梅英切实感受到了公共场所在控制吸烟方面发生的变化。以网吧为例，以前一走进网吧就能闻到呛人的烟味，她们经常需要劝阻那些吸烟的年轻人；现在，无论何时去网吧巡视，基本都看不到吸烟现象了。PM

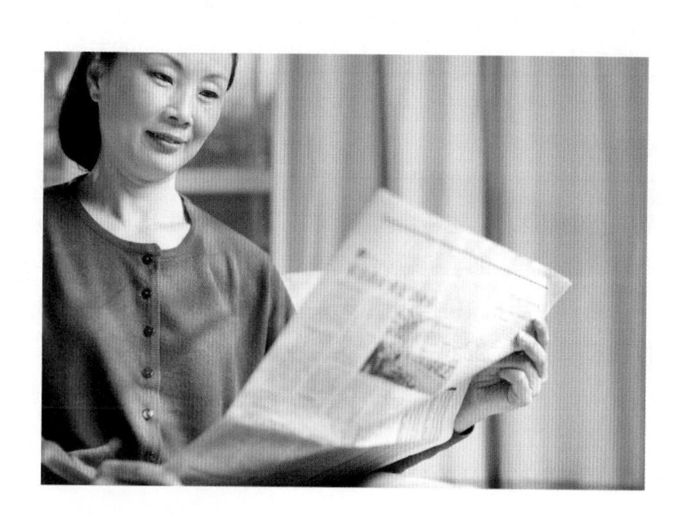

“辐射”要防 “谣言”也要防

✍上海市辐射环境监督站高级工程师　戈立新

辐射分为电离辐射和电磁辐射。电离辐射又称放射性，是自然界普遍存在的现象。大多数物质的原子核较稳定，而有些物质原子核不稳定，会自己发生某些变化，同时发射出各种射线，这种现象即“放射性”。有的放射性物质在地球诞生时就存在，被称为“天然放射性核素”；人类也会制造一些放射性物质，即“人工放射性核素”。天然放射性核素很多，在环境中分布广泛，岩石、土壤、空气、水、动植物、建筑材料、食品，甚至人体内都有其踪迹。

有电的地方就有电场，变化的电场产生变化的磁场，变化的磁场又产生变化的电场，两者如此交替着向周围空间传播，形成电磁波。电磁辐射指的是能量以电磁波形式在空间传播的现象。凡是通电的设备，无论是否处于工作状态，都会产生电磁辐射。

谣言粉碎机

谣言一：手机电量低时，辐射损害很大

无论在通话还是待机状态，每部手机都会向距其最近的通信基站发射电磁波信号。手机发射的电磁波强弱（即发射功率）与手机电量无直接关系。电池是手机发射电磁波的能量来源。手机电量正常时的发射功率与电池状态无关，手机电量不足时的发射功率更不可能超过电量正常时的水平。

手机发射功率取决于手机的工作状态和手机所在位置的信号状况。一般情况下，手机待机时和信号好时的发射功率比通话时和信号差时小。手机显示信号强度“一格”时的发射功率可能比“满格”时大1000倍。以GSM手机（全球移动通信系统，俗称“全球通”）为例，发射功率即使达到1瓦的最大值，也符合国家相关标准（我国手机辐射检测参照欧洲标准，即手机辐射功率密度峰值为2.0瓦/千克）。

结论：手机辐射与电量无关，辐射大小取决于手机工作状态和信号状况。

谣言二：通信基站辐射强，要远离

我国通信基站的建设严格按照国家标准，产生的电场强度远小于12伏/米，功率密度远小于40微瓦/平方厘米。在移动通信频段（800兆赫兹~2100兆赫兹）内，我国制定的电磁辐射标准比国际非电离辐射防护委员会推荐的标准严格11.25～26.25倍，堪称“全球最严格标准”。3G、4G时代的TD基站更是采用了智能天线，实际辐射更小，远低于计算机、微波炉、电视的辐射。

此外，通信基站密度越合理，手机辐射强度也越低。手机与通信基站之间有智能控制机制，能动态调整两者间的通话信道和电磁辐射功率。通信基站覆盖范围内的移动手机，距离基站越远，对应的通话信道和手机的发射峰值功率就越大，故通信基站密度并非越低越好。

结论：通信基站实际辐射很小，我国有“全球最严格标准”。

谣言三：无线路由器辐射也伤身

目前未有权威可靠的报告显示无线路由器的电磁辐射有损健康。我国无线电管理委员会规定，无线局域网产品的发射功率不能大于10毫瓦，比日本（100毫瓦）和欧美一些国家（50毫瓦）更严格。目前市售的无线路由器发射功率一般均符合欧美国家标准。与GSM手机相比，无线路由器的发射功率其实很小，且开机后一般处于额定发射功率状态，发射功率恒定。

结论：无线路由器辐射功率比手机小，未见辐射损害。

谣言四：摆植物、穿孕妇防辐射服能防辐射

没有任何证据表明植物与防辐射有任何关系。

市售的孕妇防辐射服均针对电磁辐射，无法屏蔽电离辐射。同时，根据电磁学理论：一个接地、封闭的导体腔，其内部电场不会传播到外部，外部电场也不会传播到其内部。市售的孕妇防辐射服是掺入金属丝编制成的，没有接地，理论上不具有屏蔽外部电场功能，而其实际上究竟是否有完全或部分屏蔽外部电场的作用，还需实测。

结论：植物与防辐射无关，孕妇防辐射服作用待实测。 PM

警戒通报

近日，国家食品药品监督管理总局发布了《关于修订含可待因药品说明书的公告》，决定对含可待因药品说明书“不良反应”“禁忌”“儿童用药”“孕妇及哺乳期妇女用药”等项进行修订。

含可待因药品：三类人禁用

可待因属于阿片类药物，是鸦片原料罂粟中的一种成分。可待因是一种甲基吗啡，进入人体后，约15%的可待因经脱甲基变为吗啡。临床上，可待因和吗啡的作用有一定相似性，可用于止痛，也是止咳药的常用成分。只是与吗啡相比，可待因的镇痛效果大概相当于吗啡的1/10，止咳作用相当于吗啡的1/4。现在，可待因主要用于止咳。

可待因可以抑制大脑的咳嗽中枢，抑制咳嗽反射，进而达到止咳的目的。作为止咳药，可待因只能起到暂时的抑制作用，而没有治疗咳嗽的作用，主要适用于缓解干咳、剧烈和频繁的咳嗽。需要提醒大家的是，如果咳嗽伴多痰，切不可服用可待因止咳药，以免痰液滞留气管、支气管，引起炎症扩散。

目前，临床上较为常用的可待因止咳药多是磷酸可待因复方制剂，如可愈糖浆、珮夫人克露、欧博士止咳露、联邦止咳露、可非等。这些药物止咳效果好，但使用不当会导致药物依赖、头痛、眩晕、嗜睡、烦躁不安、急躁、易发脾气、精神不振、失眠、情绪低落等不良反应，故下列三类人群禁用可待因止咳药。

12岁以下儿童 儿童长期服用可待因止咳药，会引起阶段性成瘾症状，同时会对儿童肾脏、肝脏等脏器造成损害，故12岁以下儿童禁用可待因止咳药，患有慢性呼吸系统疾病的12～18岁儿童和青少年亦不宜使用该药。

哺乳期妇女 可待因可通过乳汁伤及宝宝。

已知为CYP2D6超快代谢者 与其他人相比，可待因超快代谢者存在遗传变异。这类患者能够更快、更完全地将可待因转化为吗啡。若血液中的吗啡增高，一些患者会出现药物过量体征，如极度嗜睡、意识混乱或呼吸变浅；严重时甚至可能产生致死性呼吸抑制，危及生命。

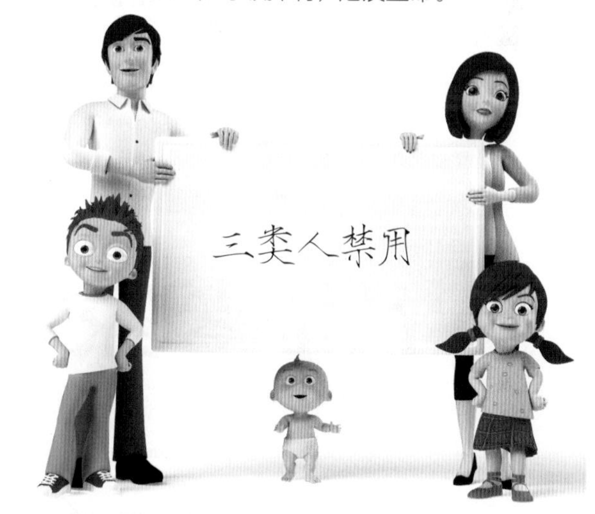

关注睾酮药品的心血管风险

睾酮是维持男性生长发育和雄性特征的一种非常重要的激素。性腺功能减退的男性，由于睾酮水平异常偏低，会影响正常的性发育。睾酮药品可弥补人体内缺乏的性激素，有助于恢复男性正常的睾酮水平，确保男性正常的性发育和性成熟。

2014年以来，美国食品药品管理局、欧洲药品管理局、加拿大卫生部等国外监管机构，相继发布了关于睾酮药品的安全性信息，警示滥用睾酮药品可能导致心脏病发作、心力衰竭、卒中、抑郁、敌对、攻击性、肝毒性和男性不育症等严重不良反应。

2004年1月至2016年5月，国家药品不良反应监测中心病例报告数据库检索到睾酮药品病例报告311例，不良反应主要累及胃肠损害、皮肤及其附件损害、全身性损害等。其中，涉及心血管系统损害病例报告数占总报告的5.47%，不良反应主要表现为心悸、高血压、心律失常、心力衰竭等。

鉴于睾酮药品可能增加心血管方面的风险，病人应关注睾酮药品可能增加心脏病发作、卒中和死亡等风险。在治疗过程中，病人应遵医嘱，适时监测睾酮水平。若出现胸痛、呼吸急促或呼吸困难、身体部分或一侧虚弱、口齿不清等症状，应立即就医。PM

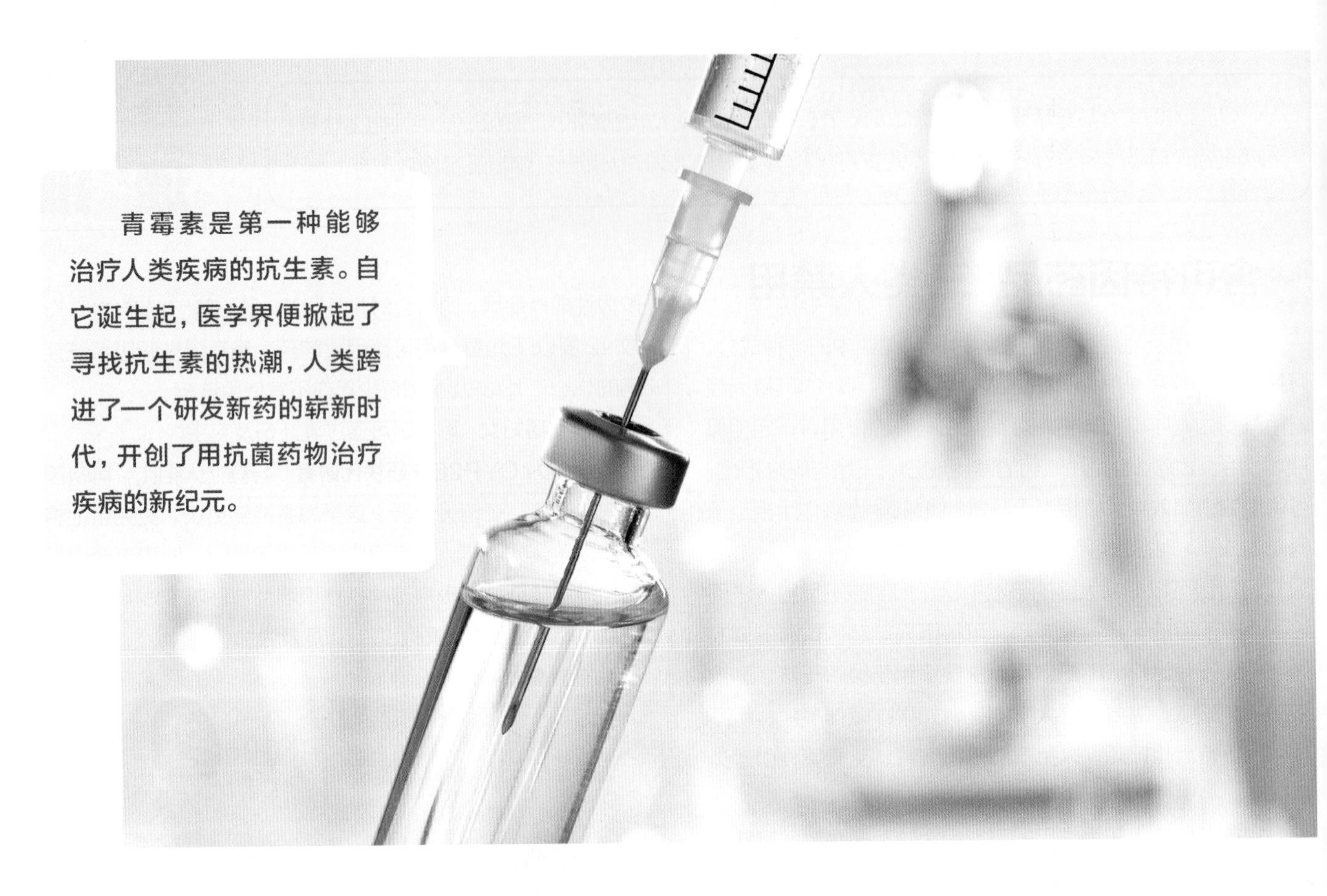

青霉素是第一种能够治疗人类疾病的抗生素。自它诞生起，医学界便掀起了寻找抗生素的热潮，人类跨进了一个研发新药的崭新时代，开创了用抗菌药物治疗疾病的新纪元。

青霉素家族之三大"最"

浙江大学附属第一医院教授　肖永红
苏州大学附属第一医院　赵丽娜

说到青霉素家族，二十世纪五六十年代出生的人都很熟悉。那时人生病了，医生最常用的"撒手锏"就是打一针青霉素，病就好了。然而，由于青霉素自身特点的限制，以及众多更高级别抗菌药物的涌现，青霉素的使用日益减少。青霉素会不会像同时代的土霉素、四环素、氯霉素那样被逐渐淘汰、淡出市场呢？

事实上，虽然新抗菌药物的不断涌现给青霉素带来了严重冲击，但青霉素在治疗某些感染性疾病方面仍然发挥着非常重要的作用，比如治疗流行性脑脊髓膜炎、钩端螺旋体病、猩红热等，青霉素的效果还是相当好的。可以说，青霉素家族目前仍无法被其他抗菌药物所替代。

青霉素是个大家族，根据其结构衍变，可将其分为三代：第一代青霉素指天然青霉素，如青霉素G（苄青霉素）；第二代青霉素是半合成青霉素，如甲氧苯青霉素、羧苄青霉素、氨苄青霉素；第三代青霉素是母核结构带有与青霉素相同的β内酰胺环，但不具有四氢噻唑环，如硫霉素、奴卡霉素。目前，青霉素家族中有3种被国家基本药物目录推荐使用。

价格最实惠——青霉素G

特点：抗菌作用强，毒性低，价格低廉

青霉素G为天然青霉素，属于"窄谱"青霉素。青霉素G提取自青霉菌发酵液。用于临床的青霉素为不同的盐类，如钠盐、钾盐等，主要作用于革兰阳性菌、革兰阴性球菌和某些革兰阴性杆菌，如嗜血杆菌属。青霉素是抗生素中副作用最小的，因为其作用机制在于破坏细菌的细胞壁形成过程和结构，而人体细胞没有细胞壁，故青霉素对人体基本没有药理毒性，但大剂量青霉素可能有神经系统毒性。

温馨提示：过敏反应是青霉素最常见的不良反应，由青霉素降解产物所形成的聚合物引起，其中以过敏性休克最为严重。我国规定，使用青霉素类药物前须做青霉素皮肤试验，阳性反应者禁用。值得注意的是，皮试阴性者也可能发生过敏反应。因此，注射青霉素后，病人需观察20分钟，方可离开。由于青霉素类药物的过敏问题，病人必须做皮肤试验，加之其价格低廉、利润空间小，该药受到一定程度的“冷落”。

应用最广泛——阿莫西林

特点：抗菌谱广，可口服给药

阿莫西林为青霉素类抗生素，通过抑制细菌细胞壁合成，使细菌膨胀、裂解而发挥杀菌作用。阿莫西林耐酸，可以口服，主要用于治疗伤寒、副伤寒，以及尿路和呼吸道感染。注射用阿莫西林钠适用于敏感菌所致各种感染中病情较重或不能口服的给药病人。

温馨提示：阿莫西林口服制剂仅适用于轻中度感染。由于其在胃肠道的吸收不受食物的影响，故空腹或餐后服药均可，也可以与牛奶等食物同服。阿莫西林口服、肌内注射或静脉给药时均须做皮试，皮试阳性反应者不能使用本药。为了防止严重过敏反应发生，使用阿莫西林的病人应主动告诉医生自己的用药史，如是否用过青霉素类药物，用药后有无胸闷、瘙痒、面部发麻、发热，本人或家人有无变态反应性疾病，等等。注射用阿莫西林钠有潜在肾损害风险，长时间用药需加强肾功能监测。

药效最迅速——氨苄西林

特点：分解速度快、药效迅速，但皮肤过敏反应发生率是青霉素类药物中最高的，尤其在酸性环境中和血药浓度高的情况下，更易发生过敏性药疹。

温馨提示：氨苄西林过敏反应多为迟发性，可在连续用药数天后出现药疹，甚至发生过敏性休克。氨苄西林宜短期使用，切忌长期大量用药。痛风、尿毒症、糖尿病酮症酸中毒和乳酸酸中毒病人应尽量少用或不用氨苄西林。

青霉素仍是抗菌药物市场的基石，半合成青霉素以及一些复方制剂是青霉素的一种延续方式，也是青霉素未来的发展方向。但在细菌与青霉素的对抗中，必然会有一部分细菌产生适应性耐药，且临床对青霉素的不合理使用，比如用药指征控制不严格等，也使青霉素的耐药率增加。大家一定要合理使用青霉素，让青霉素家族更好地造福子孙后代。PM

青霉素的发现是人类药物历史上的里程碑

早在2500多年前，中国人就意识到“霉”能帮助伤口愈合。“青霉素”出现之前，1875年英国学者约翰·泰达尔曾发现青霉菌能控制其他细菌的生长。在他之后，也陆续有科学家发现过类似现象。直到1928年，英国细菌学家亚历山大·弗莱明的偶然发现及大量实验求证，才使得这种抗菌物质逐渐清晰地出现在人们的视野中。

青霉素的发现

有一次，弗莱明外出休假两星期，一只未经刷洗的培养皿中长出一团青色的霉菌。弗莱明发现，只有离霉菌较远的地方才有葡萄球菌生长，而被霉菌覆盖区域及其周围的葡萄球菌都被杀死了。弗莱明随即开始求证，经过大量实验，他确信，这一霉团产生的一种化学物质，可对包括链球菌、肺炎球菌、脑膜炎球菌等多种细菌具有杀伤力。由于这种未知物质产生于青霉菌，弗莱明将它命名为“青霉素”。

青霉素的提取

虽然弗莱明发现了青霉素，但在提纯青霉素方面遇到了困难。沉寂整整十年后，1939年，英国牛津大学病理学家弗洛里看到了弗莱明的心血之作，并与钱恩、希特利等科学家组成一个研究团队，研究将青霉素大批量提纯并生产的方法。由于“二战”伤员对青霉素的需求剧增，弗洛里得到美国政府的支持，使青霉素的发展进入“快车道”。由数百位生化学家和数千位工程师组成的研究团队找到了一种“产黄青霉素”霉，它的提取物的量超过原来的200倍。1943年，青霉素完成了商业化生产并正式进入临床应用。1945年，弗莱明、弗洛里和钱恩因“发现青霉素及其临床效用”共同荣获了诺贝尔生理学或医学奖。

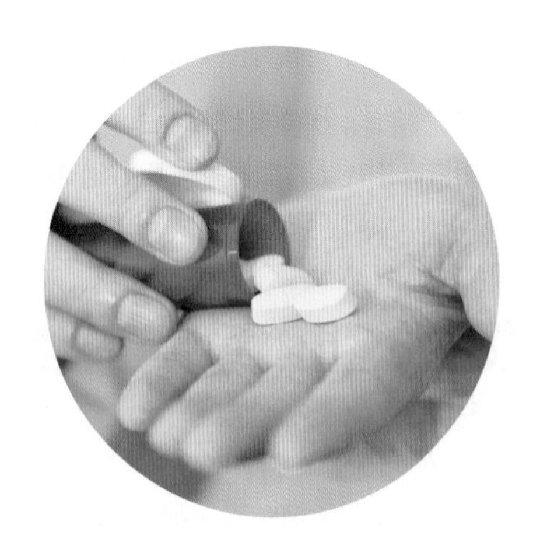

镇痛药 加量要谨慎

上海市精神卫生中心
张蕾 韩慧 杜江

一位因为服用镇痛药而成瘾的患者

见到王小姐的时候，被她的样子吓了一跳：她坐在轮椅上，瘦瘦小小的，脸上挂着苦涩的笑。她已经见过太多的医生，且每次都需要将自己的病史从头到尾叙述一遍，所以早就做好了准备，并递上她的手机——上面详细记录着她从14岁以来的疾病史。14岁时，她因为关节异常疼痛被诊断为结缔组织病。到18岁时被确诊为红斑狼疮，多年一直都忍受着病变关节带来的疼痛。29岁时，她接受了人工髋关节置换手术。术后出院，医生按照王小姐的病情给她开了氨酚羟考酮（泰勒宁）以及其他镇痛剂，嘱咐她每次服3粒泰勒宁，每隔6小时服用一次，以缓解疼痛，并告知需在医生指导下方可调整剂量。也许是支撑了这么久支持不住了，也许是与丈夫的情感问题放大了疼痛的感觉，也许是家乡药店无法购买医嘱里的其他镇痛剂，泰勒宁成了王小姐的“安全寄托”。她自行加大了剂量，从每次3粒增加到每次5粒，到最后每次十几粒。显然，王小姐对泰勒宁产生了依赖，被诊断患有医源性药物成瘾。

名词解释

医源性药物成瘾

也称为处方药滥用，是指为了治疗某种情绪障碍（焦虑、抑郁）、失眠，或躯体不适（包括疼痛），不恰当地长期服用甚至滥用某种药物，如巴比妥类、苯二氮䓬类药物，或吗啡、哌替啶（度冷丁）等镇痛药，导致最终对该药物产生依赖。

处方药滥用，症结何在

临床上，我们会遇到很多医源性药物依赖的病人，他们有各种各样的病理性困扰，常见的是失眠和疼痛。医生可能会给他们开一些安定类药物和镇痛类药物，并嘱咐一定要遵从医嘱。但是，病人在面对生活中的刺激事件或者由于其他原因，会产生对所服药物的心理依赖。比如，在遇到紧急事件时，其第一反应是服用药物来解决或者逃避问题，最终成瘾。

另一方面，一些患者因为焦虑、失眠或躯体疾病而必须长期服用安定类药物或吗啡等镇痛药，一旦偶尔停用，就会出现浑身骨骼酸痛、失眠、焦虑、多汗等症状。这究竟是原发病所致还是上述药物的戒断反应呢？对此，普通患者通常很难自己识别。此时，若没有及时就医，多数患者会自行加量以缓解症状。甚至有失眠患者每天大量服用阿普唑仑（佳静安定），结果每天昏昏沉沉，生活质量和工作效率明显下降；严重者还会影响认知功能，导致记忆力、注意力下降。

导致医源性药物成瘾的原因主要有：①部分医生在开具上述药物时没有对患者进行详细告知；②患者未能按照医嘱定期进行门诊随访、调整药物，而是擅自加量；③主管部门对处方药滥用缺乏一定的监管措施。由于医护人员更容易获得上述药物，因此该人群也是处方药物滥用或依赖的高危人群。

服用助眠、止痛类药时，要警惕成瘾

患者在使用镇定安眠类药物时务必遵医嘱。长期服用苯二氮䓬类药物，以及泰勒宁、吗啡、度冷丁等止痛药的患者，一定要定期到正规医院复诊，告知医生用药情况，在医生指导下根据病情及时调整药物，避免药物成瘾的发生。减药、停药均应遵医嘱，以防止急性停药后的戒断反应。PM

医生手记

一个5岁小男孩因发热、咳嗽，来医院就诊。检查发现，他的体温达39.6℃，血白细胞总数和中性粒细胞偏高，临床诊断为“支气管炎”。静脉滴注头孢替安3天后，改为口服头孢克洛胶囊继续治疗。1周后，小男孩病情明显改善，各项化验指标接近正常。

谁知，1天后小男孩又出现发热，并有寒战，体温一度高达40℃。血常规显示：C反应蛋白、白细胞总数不高，中性粒细胞及嗜酸性粒细胞升高，咳嗽等症状无加重。家长认为是“药效不够”，要求医生加大抗菌药物剂量，或换用更好的抗菌药物。

医生和药师一起分析后认为：小男孩支气管炎相关症状均好转，体温亦正常5天，表明药物治疗是有效的，第8天高热考虑为抗菌药物引起的药物热，随即暂停所用药物。小男孩很快退热，未再次出现发热现象。

鲜为人知的“药物热”

上海交通大学附属儿童医院药学部　胡文娟　孙华君（主任药师）

药物热是指在接受药物治疗过程中，由于药物本身原因引起的发热。药物热是临床较常见的药品不良反应表现之一，占全部药品不良反应报告病例的5%~10%，也是引起发热的常见原因。可见，发热不一定都是感染引起的，盲目使用抗菌药物，或者盲目加大抗菌药物剂量，有时会事与愿违。

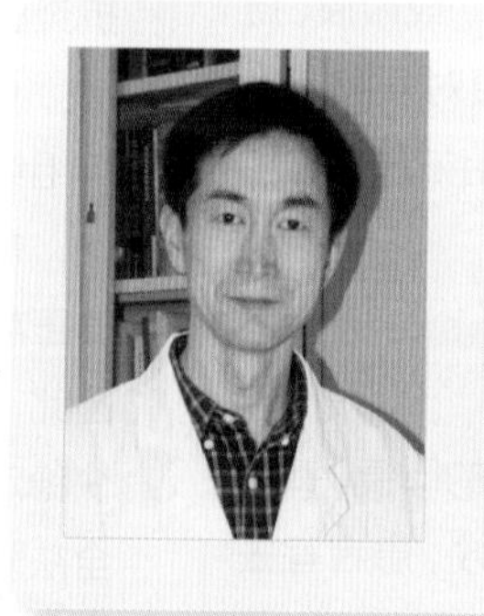

专家简介

孙华君　上海交通大学附属儿童医院药学部主任、主任药师，中国医药教育协会临床用药评价专业委员会副主任委员，上海市医院协会临床药事管理专业委员会委员，上海市药学会科普工作委员会委员。从事医院药学工作20余年，专注于临床药学、药学信息学研究等。

多数在服药后7~10天发生

典型的药物热，特别是抗菌药物引起的发热，多数出现在药物治疗后7~10天。如果曾经使用过药物，也有可能在再次用药后数小时内出现发热。发热大多在停用药物后24~48小时内消退。当然，也有些药物（如复方新诺明）引起的药物热，须停药后5~7天才退热。

药物热可表现为低热，也可表现为超过42℃的超高热，以38.9~40℃最常见。

药物热可能表现为单纯发热，也可出现其他症状，如皮疹、寒战、头痛、关节肌肉痛、恶心、呕吐、腹痛、腹泻等症状。

哪些药物容易引起药物热？

最常引起药物热的抗菌药物有青霉素类、头孢菌素类、磺胺类药物。钙剂、抗组胺药也可能引起药物热。

及时停药可退热

药物热一般无需特殊治疗，停用一切可疑药品（或者仅保留必需的治疗药品）后48~72小时内，可完全退热。若使用多种药物，医生或药师会采用逐个排除法，依次停用某种药品，每停用一种药品观察48~72小时，最终识别引起发热的药品。高热病人可采取物理降温措施，或口服退热药。儿童不宜采用酒精擦浴降温。

药物热属于药品不良反应的一种，是药物治疗过程中伴随的意外反应，与我们个体的体质有关。目前，我们对它的认识还有限，难以完全避免。家长应充分认识药物治疗的两面性。用药，尤其是抗菌药物，要指征明确，宁少勿多。用药前应仔细阅读药品说明书，知晓药物不良反应，包括药物热。若已经明确某种药物引起药物热，家长应记录下来，在以后的就诊中主动告知医生，尽可能避免再次使用该药物。PM

治痘印：外用祛瘢药效果好吗

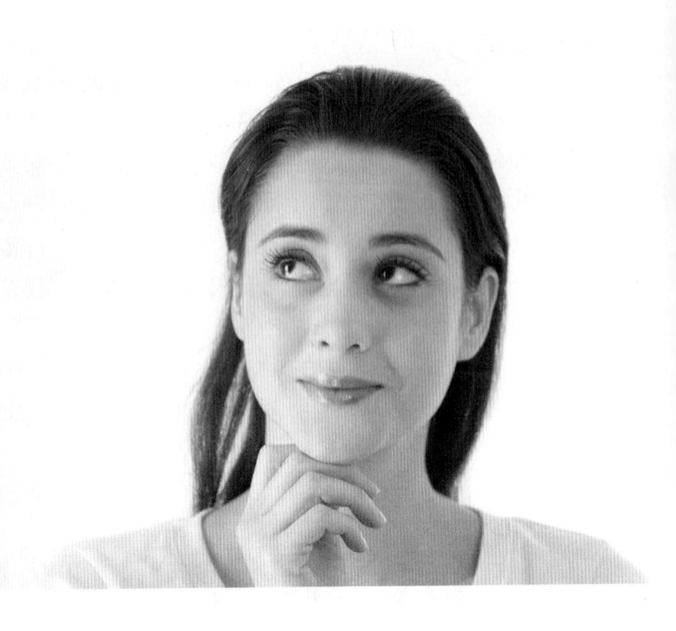

上海交通大学医学院附属第九人民医院
陈立彬　武晓莉(副主任医师)

痤疮是毛囊皮脂腺慢性炎症性疾病，可能与遗传、雄激素诱导的皮脂大量分泌、毛囊皮脂腺导管角化、痤疮丙酸杆菌繁殖、炎症和免疫反应等因素相关。痤疮形成后，常常因为感染、不当挤压、抠挖等而形成色斑（痘印）或瘢痕（痘坑、瘢痕疙瘩等）。由于这些难看的痘印、痘瘢对爱美人士的心理造成了较大影响，故有些人会求助于外用祛瘢药。那么，外用祛瘢药真的能祛除痘印、痘瘢吗？

痘印：作用微乎其微

痘印是痤疮愈合后留下的暗红色或深褐色的印痕。针对此类色斑，祛瘢药物的作用微乎其微，很难起效。患者宜去正规医院进行激光治疗或化学剥脱治疗。

痘瘢：有一定效果

可有一定效果。痘瘢一般分为凹陷性痘瘢（痘坑）和凸起性痘瘢（瘢痕疙瘩）。

痘坑　外用祛瘢药对痘坑基本无改善作用，激光治疗可有一定效果，较大的痘坑可以通过手术切除。

痘瘢　凸起的痘瘢，也称增生性瘢痕。有一部分为瘢痕疙瘩，表现为红色隆起、质地坚硬、表面光滑的肿物。此类瘢痕在形成过程中，外用祛瘢药可以收到一定效果。常用的药物主要分为以下三类。

- **硅胶类祛瘢药**：硅胶可以阻挡瘢痕表面水分蒸发，增加皮肤角质层含水量，抑制毛细血管生长，减少胶原沉积，从而达到控制瘢痕增生的目的，同时也能使瘢痕保湿，使瘢痕尽快变软。
- **尿素提取物类**：尿素提取物具有抗成纤维细胞增生、抗炎症和软化瘢痕组织的作用。
- **中成药**：能抑制成纤维细胞的增殖和活性，软化结缔组织，对淡化瘢痕有一定疗效。

需要说明的是，由于瘢痕是人体皮肤受损后遗留下的非正常组织，目前的科技手段无法将其变成正常的皮肤组织。因此，外用祛瘢药的真正作用不是祛除瘢痕，而是使瘢痕尽快稳定，变得相对平软，在外观上有所改善，并不能做到完全祛除瘢痕。

痘印、痘瘢是痤疮发展的最终阶段，很难被祛除。但对于凸起性痘瘢来说，可以外涂硅胶类、尿素提取物类药物等，达到部分改善效果；而对于凹陷性痘瘢来说，一般药物很难起效，往往只能通过激光等方式治疗。PM

痤疮治疗原则：外用+口服药物

痤疮可分为炎症性痤疮与非炎症性痤疮两大类。炎症性痤疮表现为红头痤疮、脓疱型痤疮，以及炎症性结节、皮下囊肿。炎症性痤疮患者应去医院皮肤科就诊，控制其进展。医生会根据痤疮的不同程度，采用不同的治疗方法，一般使用外用药物，如维A酸类药物、过氧化苯甲酰。当然，患者也可在医生指导下口服维A酸类药物、抗生素、激素、中药，以及采用物理疗法（激光、光动力疗法）及化学疗法等治疗方法。

非炎症性痤疮一般不会形成瘢痕。患者可在皮肤油脂分泌相对较少、状态稳定的情况下，采用激光治疗。

目前，市面上的感冒药种类繁多，大致可分为中成药和西药两大类。这些中成药和西药常含有类似的成分，如中成药中多见麻黄碱，西药中多见伪麻黄碱。我们将这种含有麻黄碱和伪麻黄碱成分的感冒药统称为含“麻”感冒药。

六类人慎用 含“麻”感冒药

复旦大学附属中山医院呼吸科
刘晓静　陈智鸿（教授）

含“麻”感冒药可以消除鼻咽部黏膜充血，减轻黏膜肿胀，缓解流涕、鼻塞、打喷嚏等不适，临床应用广泛。但是，含“麻”感冒药对心血管系统、泌尿系统有影响，下列六类人应慎用。

1. 冠心病、高血压患者　麻黄碱可特异性地与交感神经的α、β受体结合，直接作用于心血管系统，引起心肌收缩力增强和血压升高。因此，高血压、心脏病患者禁用含麻黄碱成分的感冒药。

虽然伪麻黄碱的升压作用为麻黄碱的 1/5，加快心率作用为麻黄碱的 1/4，但高血压、冠心病患者仍需慎用。目前认为，含伪麻黄碱成分的感冒药对血压控制良好、稳定，心脏功能正常的高血压患者受影响相对较小，可短期服用；但血压控制不理想的高血压患者，不宜服用。

2. 甲亢患者　甲亢患者使用含麻黄碱和伪麻黄碱成分的感冒药后，会进一步加重神经系统和心血管系统的兴奋性，加重甲亢病情。因此，甲亢患者应禁用含“麻”感冒药。既往有甲亢病史，目前已治愈且随访病情平稳的甲亢患者，可以服用含“麻”感冒药。

3. 前列腺增生患者　前列腺增生患者在使用含“麻”感冒药后，虽然鼻塞、流鼻涕等症状明显好转，但往往会觉得排尿比以前费力。这是因为麻黄碱可以作用于膀胱颈平滑肌的α肾上腺素能受体，引起此处平滑肌收缩，使尿道口变窄，排尿阻力增加，进一步加重前列腺增生引起的排尿梗阻。伪麻黄碱虽然与α受体结合能力较弱，但仍具有一定作用。

4. 青光眼患者　麻黄碱和伪麻黄碱可以引起房水产生增多，其扩瞳作用还可以引起房角关闭，使房水排出受阻。房水生成增加、排出减少，可引起眼内压力升高，加重青光眼。

5. 孕妇　母体与胎儿之间有一道屏障，叫作胎盘屏障。胎盘屏障可以阻止大多数有害物质进入胎儿体内。但麻黄碱和伪麻黄碱可以通过胎盘屏障，影响胎儿发育。

6. 2岁以内婴幼儿　麻黄碱进入人体后，可以通过血脑屏障进入大脑，作用于中枢神经系统，引起兴奋、失眠、焦虑、肌肉震颤等，其中枢兴奋作用较强。伪麻黄碱中枢兴奋作用相对较弱，但仍然具有一定作用。婴幼儿神经系统尚未完全发育，血脑屏障不健全，药物容易聚集大脑，刺激中枢神经系统，导致高热、惊厥等。PM

药典中的麻黄碱和伪麻黄碱

麻黄具有辛温解表和宣肺平喘的作用，应用历史悠久，始载于汉代《神农百草经》。现代研究发现，麻黄中的主要有效成分是麻黄碱和伪麻黄碱。麻黄碱与伪麻黄碱互为立体异构体，两者都可从植物麻黄草或木贼麻黄碱中提取，目前已可人工合成。

在人体内，麻黄碱对交感神经具有直接作用和间接兴奋作用，可作用于全身各个组织器官。伪麻黄碱可以选择性收缩鼻腔和鼻窦血管，消除鼻咽部黏膜充血，减轻黏膜肿胀，缓解流涕、鼻塞、打喷嚏等不适，其抗鼻充血的作用与麻黄碱作用相当，不良反应较麻黄碱少。因此，伪麻黄碱的应用更加广泛。

常见含“麻”感冒药

白加黑、儿童感冒咳嗽糖浆、泰诺、感康、日夜百服宁、新康泰克、力克舒、镇咳宁胶囊、急支糖浆、银黄清肺胶囊、先声镇咳宁口服液、莲花清瘟胶囊、小儿清肺化痰颗粒、半夏止咳糖浆、麻杏止咳糖浆等。

“年度订阅奖”没中？还有一次机会！

收到本期杂志的读者一定会发现，我们的年度抽奖活动如期举行了！已经把年度订阅单邮寄到编辑部的读者请仔细核对中奖名单，看看自己是否已经中奖了。健康大礼包将于近期寄出，请中奖者留意查收。

这次没中奖的读者也不必遗憾。因为今年10月份，我们还将举办一次年度订阅抽奖活动。还没来得及将全年杂志订阅单复印件寄到编辑部的读者，仍然可以将您的全年订阅单复印件邮寄过来，并附上您的姓名、地址、邮编和联系电话。通过微信订阅全年杂志的读者请直接联系微信客服，以便我们尽快将您的信息纳入抽奖系统。

缺几本健康锦囊小册子，能补吗？

长期订阅《大众医学》杂志的读者朋友们都知道，从2007年开始，我们每期杂志里都会夹送一本制作精美的“健康锦囊”别册。“健康锦囊”与主刊的风格不太一样，里面收录的都是一些由编辑精心挑选、短小精悍的“精华”内容，通俗易懂、图文并茂，深受读者喜爱。这几年，编辑部时常接到读者的电话，询问是否能够单独购买这些小册子，哪怕贵一点也行。遗憾的是，“健康锦囊”是随刊赠送的，没有单独印刷。

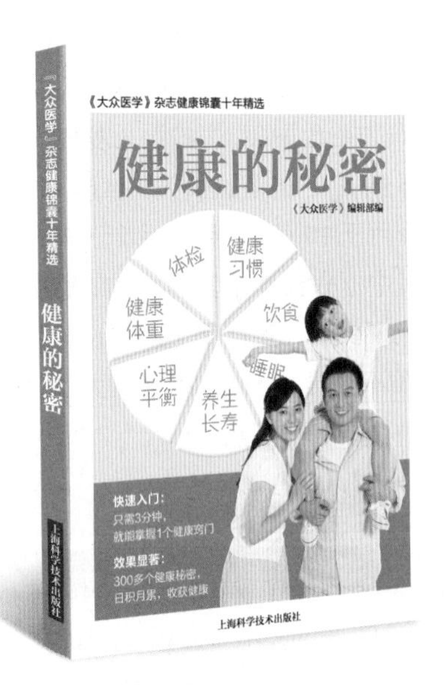

读者的需求，就是我们的目标。2016年10月，经《大众医学》资深编辑重新策划、加工、制作的《大众医学·健康锦囊》系列丛书第一本——《健康的秘密》正式出版。

“健康锦囊”图书与单本的健康锦囊有什么不同之处？两者最大的不同点就在于单本“健康锦囊”主题分散，至今虽已出版六十余册，但内容涉及疾病防治、用药、预防保健、营养、中医保健等多个领域，没有分类，也不方便查询。图书的内容来源于“健康锦囊”，经过了编辑的重新分类、编辑和制作，不但保留了内容短小精悍、通俗易懂、图文并茂的特点，而且主题鲜明，内容全面，能符合读者的个性化需求。今年，我们还将继续出版“健康锦囊”系列丛书，向广大读者介绍更多的疾病防治和养生保健知识。

扫描二维码，直接购书。不方便上网的读者，可以拨打本刊邮购部电话（021-64845191）购买。

敬告读者

每一个月，《大众医学》都会带给您权威、实用、最新的保健知识。出版前，每篇文章都经过严格审查和内容核实。我们刊出这些文章，并不是要取代看病就医，而是希望帮助大家开阔眼界，让自己更健康。

由于个体差异，文章所介绍的医疗、保健手段并不能适合每一位读者，尤其是在诊断或治疗疾病时。任何想法和尝试，您都应该和医生讨论，权衡利弊。

您可以通过以下方式，进一步了解有关专家信息：

1. 登陆《大众医学》网站 www.popumed.com，打开“专家门诊”，在“看病找专家”中键入专家姓名，了解专家专长、联系办法等信息。
2. 发电子邮件至 popularmedicine@sstp.cn 或写信向编辑部咨询。
3. 通过114查询相关医疗机构电话，向挂号室或咨询服务台，了解专家近期门诊安排，就近就医。

敬告本刊作者

1. 本刊稿件一律不退，敬请自留底稿。从稿件投到本刊之日起，三个月后未得录用通知，方可另行处理。如需退稿（照片和插图），请注明。
2. 稿件从发表之日起，其专有出版权、汇编权和网络传播权即授予本刊，同时许可本刊转授第三方使用。本刊支付的稿费包含信息网络传播的使用费。
3. 根据需要，本刊刊登的稿件（文、图、照片等）将在本刊或主办本刊的上海科学技术出版社的网页或网站上传播宣传。
4. 本刊作者保证来稿中没有侵犯他人著作权或其他权利的内容，并将对此承担责任。
5. 对于上述合作条件若有异议，请在来稿时声明，否则将视作同意。

健康传播走向“精准”时代

作者简介

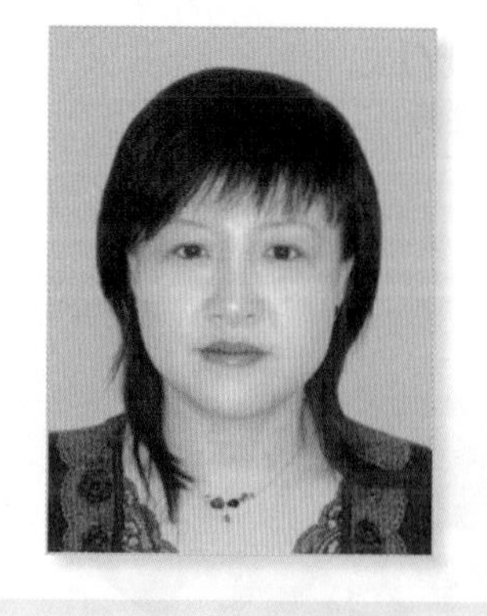

董晓秋，哈尔滨医科大学第四附属医院超声科主任、影像教研室副主任，中华医学会科普分会常委兼秘书长，中国医师协会医学科学普及分会常委、超声医师分会委员，黑龙江省医学会理事、科普专业委员会主任委员、超声专业委员会副主任委员，黑龙江省医师协会超声专业委员会副主任委员。

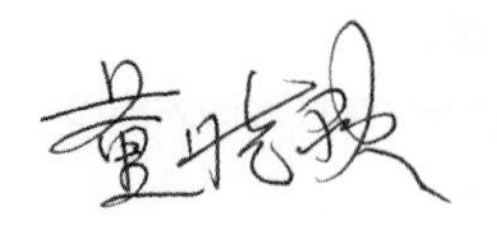

当今社会信息获取非常方便，人们可以通过报纸、电视、书籍、微信等多种渠道获得“健康教育信息”。然而，当人们打开电视或翻阅报纸，各种假借科普宣传，实则卖药的广告比比皆是；微信朋友圈里热传的“养生秘方”往往都是错误的。想要提高大众的健康素养，并非是一朝一夕的事，需要进行规范、科学、有针对性的健康知识传播和教育，使健康教育走向专业化、精准化。

精准健康传播应针对不同年龄。婴幼儿期的健康教育主要是针对家长，内容包括婴幼儿的膳食卫生、营养均衡、智力开发等知识。儿童期的健康教育重点则应放在保护视力、规范坐姿、加强户外运动、养成良好生活习惯等方面。少年期健康教育的核心内容应是心理疏导和两性健康教育。中老年人的健康教育重点应放在健康生活方式、慢性病防治等方面。

精准健康传播应针对不同地域。我国地域辽阔，不同地域造就了不同的饮食和生活习惯，疾病谱也有一定差异。比如，北方人高血压和肥胖的患病率远高于南方人，北方人口味重、做菜偏咸、盐摄入量高。我们在做健康教育时，就会建议：北方人最好多吃粗粮、鱼，少吃精细米面和油脂过高的肉类；加强运动，坚持步行上下班；烹饪时多选择清蒸、白煮，做菜少放盐，每人每天盐摄入量不超过6克。

精准健康传播应针对不同职业。不同职业人群的主要健康问题存在显著差异。以城市“白领”为例，对此类人群的健康教育是指导他们建立健康的生活方式，合理膳食，保证充足睡眠，保持乐观情绪，“管住嘴，迈开腿”。一旦出现失眠、厌食、胃痛等身体反应，应及时去医院就诊。而对于矿工等高危职业工作者，健康传播的重点应放在加强职业病防护方面。

精准健康传播应针对不同人群。人往往会寻找与自己有相同经历的人“组群”，彼此交流经验，如“孕妇群”“糖尿病群”“高血压群”等。针对“孕妇群”，应重点宣传孕期合理膳食、定期产检、预防妊娠合并症等“妊娠”相关知识。针对糖尿病人群，应重点宣传控制饮食、坚持锻炼、定期监测血糖、合理用药等知识。

总之，每个人都是独立的个体，健康知识的传播要让每个个体受益，其内容和形式要结合传播对象的年龄、地域、职业和群体“精准定位”，传播媒介要体现创新性和准确性，最大限度地提升“有效到达率”，这样的传播才能达到有的放矢、高效精准。精准健康传播要以“人人健康”作为出发点，达到使广大民众成为“自己的健康管理者”的目的。精准健康传播要以习近平总书记提出的“没有全民健康就没有全面小康”的口号为使命，使国民人人都享有健康！PM

Contents 目录 2017年4月

健康随笔

资讯分享

活动看板

特别关注

大众话题

专家门诊

营养美食

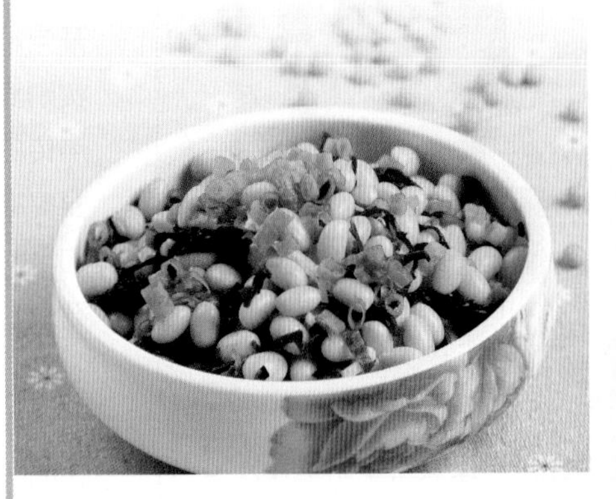

品质生活

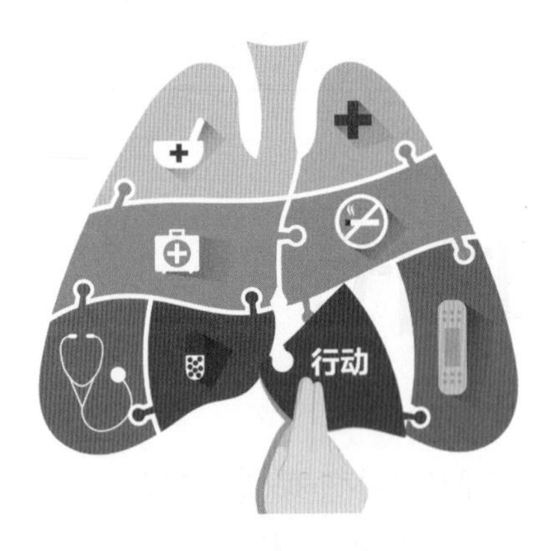

行动起来 战胜肺癌

目前肺癌已成为我国发病率和死亡率均排名第一的恶性肿瘤，严重威胁着国人的生命安全，并成为癌症防治的重中之重。所幸肺癌的诊断和治疗也不断传来令人振奋的消息。特别是近年来，肺癌个体化综合治疗研究的深入，以及新药、新技术不断问世，使肺癌患者的生存期越来越长。

本刊特邀相关专家对近30年来肺癌发病率、肺癌防治观念和方法的变化进行总结和分析，希望能够帮助大家更加深入地认识肺癌，更好地防治肺癌。

大众医学
微信二维码

本期部分图片由东方IC和达志图片提供　本期封面图片由东方IC提供

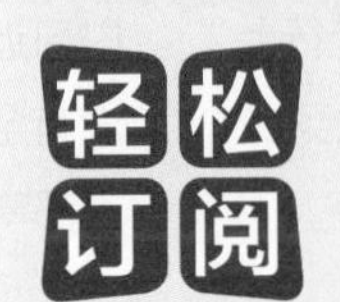

创刊于1948年　第三届中国政府出版奖期刊奖提名奖　新中国60年有影响力的期刊
上海市著名商标　全国优秀科技期刊一等奖　中国期刊方阵　中国百强报刊

大众医学®(月刊)

2017年第4期 da zhong yi xue

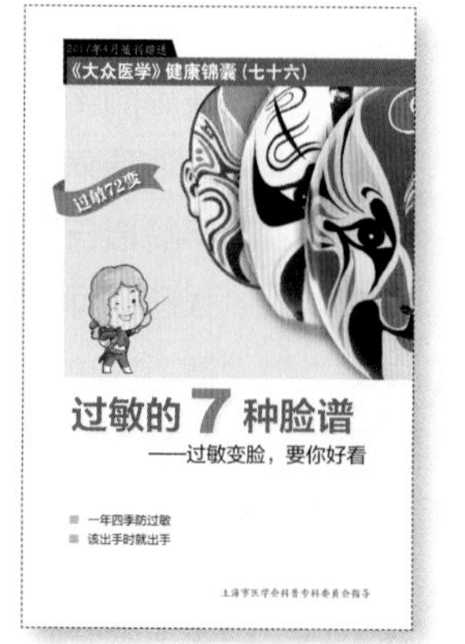

主　管　上海世纪出版股份有限公司
主　办　上海世纪出版股份有限公司
科学技术出版社

编辑、出版　《大众医学》编辑部
编辑部　(021)64845061
传　真　(021)64845062
网　址　www.popumed.com
电子信箱　popularmedicine@sstp.cn
邮购部　(021)64845191
(021)64089888转81826

广告总代理
上海科学技术出版社广告部
上海高精广告有限公司
电话：021-64848170
传真：021-64848152
广告/整合营销总监　王萱
副总监/新媒体营销　夏叶玲
业务经理　杨整毅　丁炜　张磊　林素萍

发行总经销
上海科学技术出版社发行部
电话：021-64848257　021-64848259
传真：021-64848256
发行总监　章志刚
发行副总监　潘峥
业务经理　张志坚　仝翀　马骏

编辑部、邮购部、广告部、发行部地址
上海市徐汇区钦州南路71号（邮政编码200235）

发行范围　公开发行
国内发行　上海市报刊发行局、陕西省邮政报刊发行局、重庆市报刊发行局、深圳市报刊发行局
国内邮发代号　4-11
国内统一连续出版物号　CN31-1369/R
国际标准连续出版物号　ISSN 1000-8470
国内订购　全国各地邮局
国外发行　中国国际图书贸易总公司
(北京邮政399信箱)
国外发行代号　M158
印　刷　上海当纳利印刷有限公司
出版日期　4月1日
定　价　8.00元
广告经营许可证号　3100320080002
80页(附赠32开小册子16页)

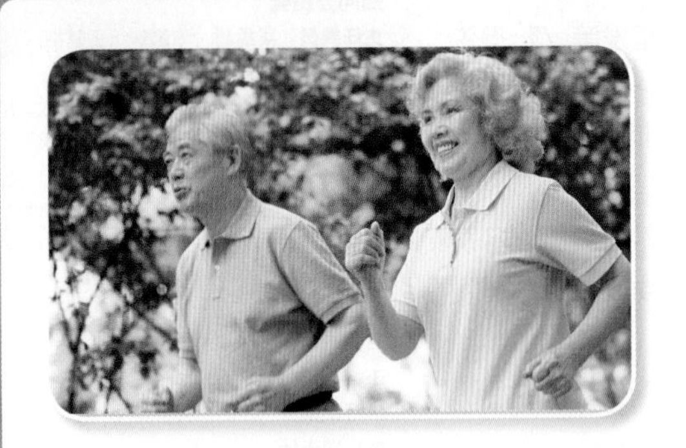

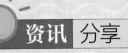

“三减三健”：远离慢性病靠预防

近日发布的《中国防治慢性病中长期规划（2017~2025年）》指出，到2020年，我国要力争将30~70岁人群因心脑血管疾病、癌症、慢性呼吸系统疾病和糖尿病导致的过早死亡率较2015年降低10%，逐步提高居民健康期望寿命。要实现这一目标，需采取“三减三健”的生活方式。①减盐：每人每天食盐摄入量不要超过6克。②减油：健康成人每人每天用油量控制在25~30克或更少。③减糖：多喝白开水，不喝或少喝含糖饮料，少吃饼干、巧克力等零食，外出就餐注意少吃放糖多的餐点。④健康口腔：每天早晨起床后和睡觉前各刷牙一次，睡觉前刷牙后不要再进食。成年人每年要进行一次口腔检查。⑤健康体重：定期测量体质指数，合理膳食、规律运动，保持体重正常。⑥健康骨骼：采用富含钙、低盐、蛋白质适量的均衡饮食，平均每天接受阳光照射至少20分钟，适量运动，不吸烟、少饮酒，老年人要注意防止摔倒。

驾驶员：中重度打鼾增加交通事故风险

上海市嘉定区中心医院对800多名参加年度健康体检的职业驾驶员进行了调查，其中578人有打鼾，共有111人最终被诊断患有阻塞性睡眠呼吸暂停低通气综合征（英文简称OSAHS）。该病患者常表现为白天嗜睡，夜间打鼾、睡眠片段化（非持续深度睡眠），加之慢性间歇低氧，患者的认知能力、注意力、警觉性均下降。调查发现，患OSAHS的驾驶员，一年中交通事故的发生率为17%（111人中有19人发生过交通事故），而未患本病的驾驶员一年交通事故发生率为6%，说明本病患者驾驶车辆会增加发生交通事故的风险。研究人员提示，中、重度打鼾与OSAHS的关系更为密切。可用以下标准判断打鼾的程度：轻度为较正常人呼吸声音粗重；中度为鼾声响亮程度大于普通人说话的声音；重度为鼾声响亮，导致同一房间的人无法入睡。研究人员建议，打鼾较重者应去医院诊治，同时要改变生活方式，包括减轻体重、侧卧位睡眠、戒酒、戒烟等。

患脂肪肝危险年龄：男性40~50岁，女性50~60岁

中山大学附属第一医院专家分析了10 000多名在该院进行健康体检者的数据，结果发现非酒精性脂肪肝患病率为17%，男性患病率高于女性。研究发现，男性患病高峰年龄为40~50岁，女性患病高峰年龄为50~60岁，且该年龄段前均呈现患病率随年龄增长逐渐增加的趋势。研究结果显示，体质指数（BMI）、舒张压、丙氨酸转氨酶（ALT）、γ-谷氨酰转移酶（GGT）、空腹血糖、甘油三酯（TG）、低密度脂蛋白（LDL）等指标越高，发生非酒精性脂肪肝的风险越高；而高密度脂蛋白（HDL）越高，发病风险越低。研究发现，与前些年调查对比，脂肪肝患病率有所下降，说明人们对脂肪肝了解得更多了，并通过改善生活方式，减少了患脂肪肝的风险。

孩子吃零食，家长要管一管

复旦大学公共卫生学院的研究人员对1061名中小学生进行了调查，发现孩子们吃得最多的预包装零食是糖果巧克力类、饼干、西式糕点类和膨化食品类（包括薯片等）。《中国儿童青少年零食消费指南》将零食分为三类：①可经常食用的零食，包括豆及豆制品、坚果等；②适当食用的零食，包括谷类（面包、饼干、馒头、蛋糕、派）、薯类（薯片、烤地瓜、薯条等）；③限制食用零食，包括膨化食品、糖果、巧克力等。研究人员指出，中小学生对食品的营养价值了解较少，不懂得选择更加健康的食品。调查还发现，部分学生摄入的预包装食品过多，导致摄入的钠过多，可造成健康危害。研究者指出，中小学生正处于生长发育的关键时期，零食消费不当会严重危害健康，家长应与学校积极沟通，帮助孩子选择合理的零食。

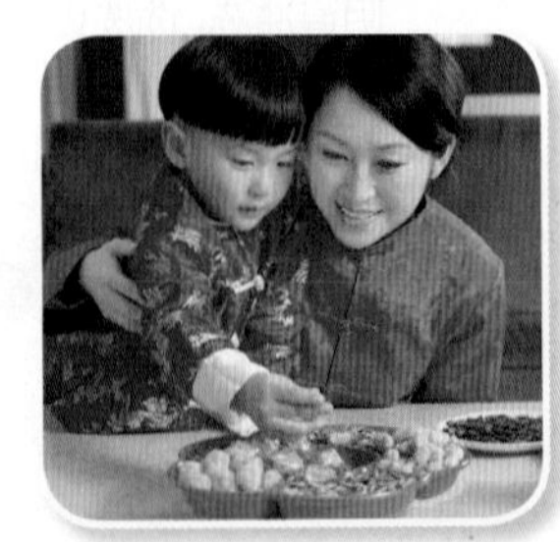

前不久，电视节目《中国诗词大会》圆满落幕，大众对品读诗词兴致高昂。在本刊微信公众号的微活动中，微友们另辟蹊径，寻找了许多古诗词中描写的令人垂涎的“美味”。我们请营养及中医专家将这些“美味”变成具有保健价值的美食。

诗词之美，岂止风月，更藏美味

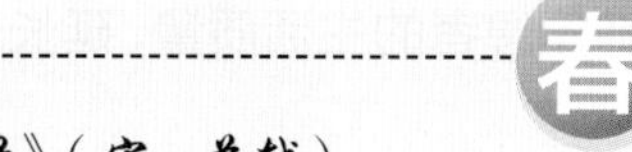

春

《惠崇春江晚景》（宋·苏轼）

“竹外桃花三两枝，春江水暖鸭先知。”

中国中医科学院广安门医院主任医师吴向红： 阳春三月，桃花吐妍，不仅风姿绰约，还有保健作用。其味甘、辛，性微温，有利水、通便、活血之功效。

推荐粥品：桃花粥

将桃花干品20克置于砂锅中，用水浸泡30分钟，加入淘洗干净的粳米100克，文火煨粥，加红糖食用，可用于产后瘦身。桃花活血力强，月经过多者及孕妇慎用。

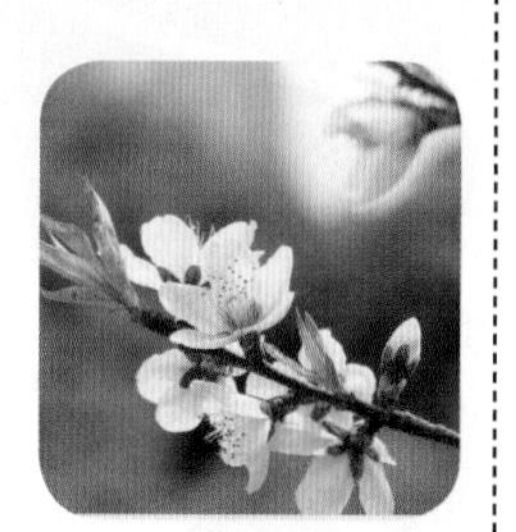

夏

《西洲曲》（南朝乐府民歌）

“低头弄莲子，莲子清如水。”

上海中医药大学副教授孙丽红： 莲子是莲蓬里的果实，具健脾养心、宁心安神之功效。莲子中央绿色的莲子芯虽味苦，却可清心泻火。

推荐药茶：莲子茶

将50克带芯莲子浸泡数小时，加冰糖30克，与水炖烂，滤取药汁。将药汁冲泡绿茶10克饮用，可清心火、安心神，适合心火上炎、口苦咽干、心慌失眠者饮用。

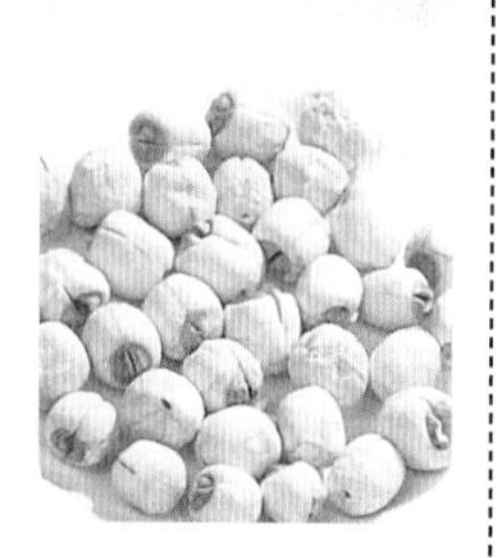

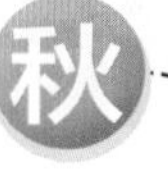

秋

《螃蟹咏》（清·曹雪芹）

“螯封嫩玉双双满，壳凸红脂块块香。”

同济大学医学院营养与食品安全学系副教授戴秋萍： 秋季是螃蟹最鲜美之时。大闸蟹营养价值高，富含蛋白质、不饱和脂肪酸和多种矿物质。

推荐菜品：芙蓉宝玉蟹

将1只大闸蟹蒸熟，拆出蟹肉和蟹黄，加适量蛋清、豆腐、鸡汁、牛奶和水淀粉制成蟹粉糊，炒熟盛出。姜末煸香，放入蟹粉糊，加醋及水淀粉，装入垫有生菜的蟹壳中，插上烫熟的芦笋。

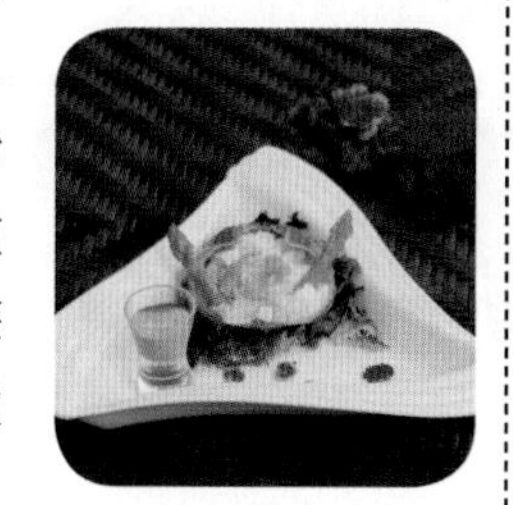

冬

《江上渔者》（宋·范仲淹）

“江上往来人，但爱鲈鱼美。”

上海交通大学医学院营养系教授蔡美琴： 冬天鲈鱼肥腴可人，鱼肉细嫩。鲈鱼富含蛋白质、维生素A、B族维生素、钙、镁、锌、硒等营养素，味甘性温，具有益脾胃、补肝肾、化痰止咳之功效。

推荐菜品：红蒸鲈鱼

黄酒、生抽、老抽、食用油烧开，冷却制成红蒸汁。将鲈鱼洗净，抹盐腌制5分钟，放入葱段、姜片，淋红蒸汁，蒸熟。去除盘中葱姜，铺上新的葱和姜丝，淋热油。

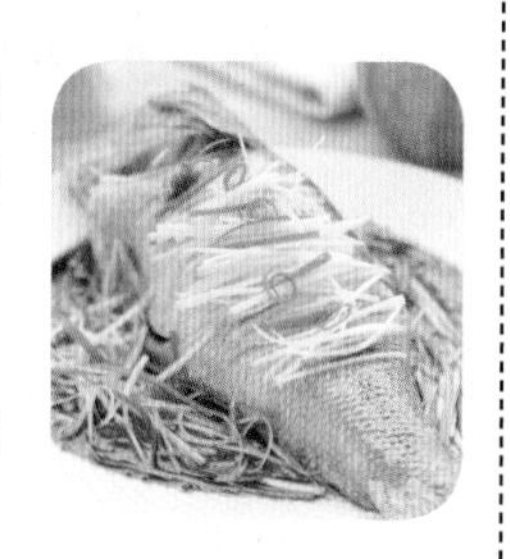

近年来，工业化社会飞速发展，而环境空气质量则不断下降，加上公众对烟草导致的危害认知不足，使得肺癌的发病率越来越高。目前，肺癌已成为我国发病率和死亡率均排名第一的恶性肿瘤，严重威胁着国人的生命安全，并成为癌症防治的重中之重。

所幸肺癌的诊断和治疗也不断传来令人振奋的消息。特别是近年来，肺癌个体化综合治疗研究的深入，以及新药、新技术不断问世，使肺癌患者的生存期越来越长。

本刊特邀相关专家对近30年来肺癌发病率、肺癌防治观念和方法的变化进行总结和分析，希望能够帮助大家更加深入地认识肺癌，更好地防治肺癌，提高肺癌患者的生活质量，延长寿命。

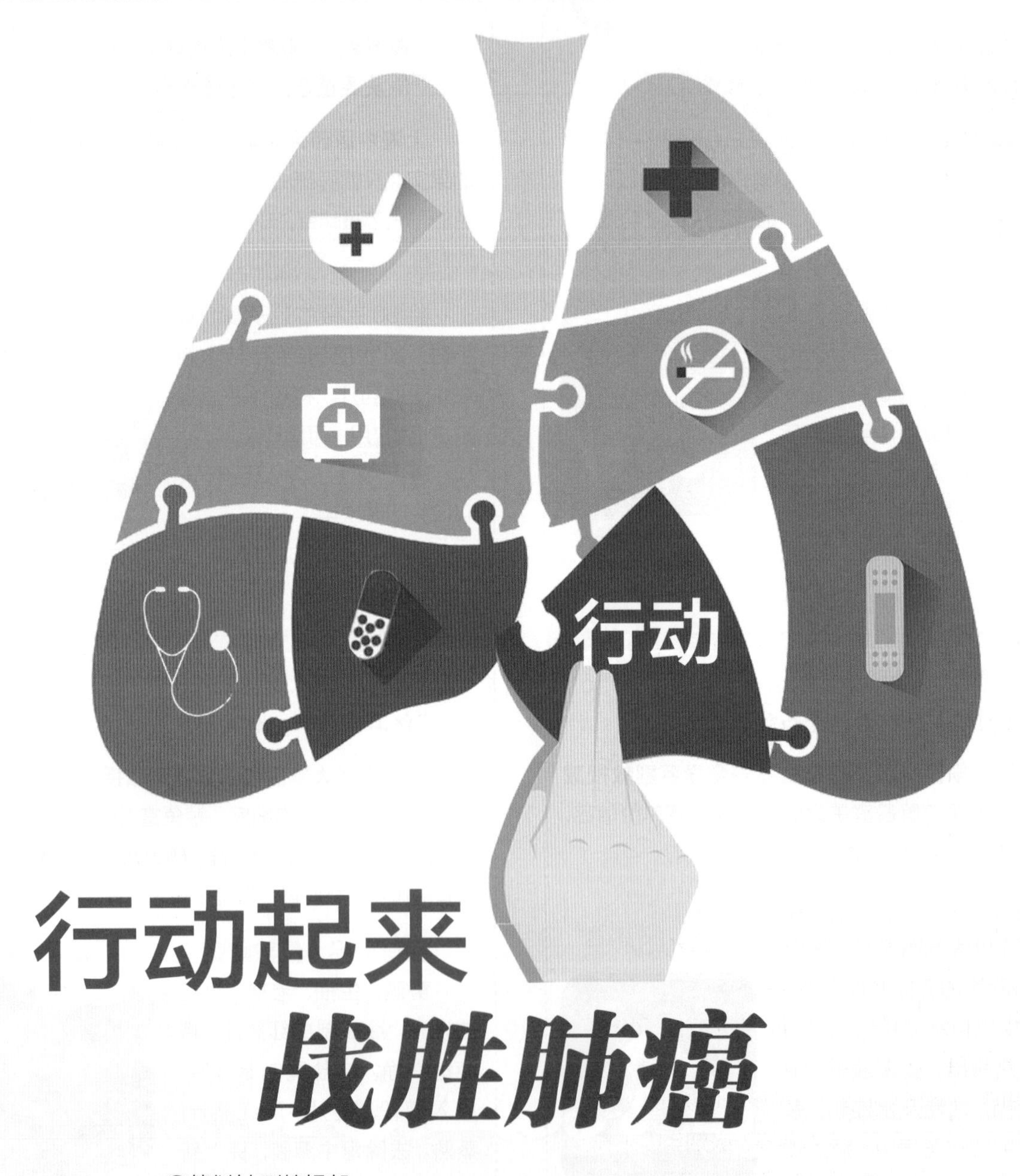

行动起来 战胜肺癌

策划/本刊编辑部
执行/熊 萍
支持专家/乔友林 韩宝惠 何建行 程 颖 姜 垣 宫立群 王长利 周彩存

数据警示

全球每年约有180万新发肺癌病例

近几十年来，肺癌已成为世界范围内最常见的恶性肿瘤。2012 年，全球约有 180 万新发肺癌病例和 138 万肺癌死亡病例，分别占全部恶性肿瘤发病和死亡的 12.7% 和 18.2%。男性肺癌发病率最高的地区为欧洲、东亚和北美地区，女性肺癌高发的地区为北美、北欧、西欧、澳大利亚和新西兰。由于长期实施有效的控烟措施，美国、英国等一些西方国家，肺癌死亡率已开始下降。例如美国，在 1990 ~ 2011 年间，男性肺癌死亡率下降 36%；2002 ~ 2011 年间，女性肺癌死亡率下降 11%。

我国每年约有73万新发肺癌病例

由于高吸烟率、严重的空气污染及人口老龄化的影响，我国肺癌发病率和死亡率一直呈上升趋势。在过去几十年中，我国肺癌死亡率增长 465%，其癌症死因排名已从 20 世纪 70 年代的第 5 位上升至如今的第 1 位。2013 年，我国肺癌新发病例和死亡病例分别为 733 000 和 591 000 例，发病率和死亡率分别为 53.86/10 万和 43.41/10 万，均居癌症首位。我国肺癌发病和死亡人数分别占全球的 35.78% 和 37.56%，已成为世界上肺癌发病和死亡人数最多的国家。

肺癌高发：三大病因是“罪魁祸首”

范亚光 姜勇 乔友林

肺癌是全世界发病率和死亡率最高的恶性肿瘤，给患者及其家庭带来生理、心理及经济上的沉重负担。在 1999 ~ 2005 年期间，我国肺癌住院患者数从 142 674 增至 364 484 人，总住院费用由 15.47 亿元增至 37.99 亿元，年平均增长 16.15%，而人均住院费用则从 8812 元增至 10 422 元。因此，肺癌的防治工作是我国癌症防治的重中之重，刻不容缓！

吸烟是导致肺癌的最主要因素

肺癌的危险因素众多，但吸烟、人口老龄化和严重的空气污染是导致我国肺癌高发的主要原因。

1. 吸烟 吸烟是肺癌最主要的危险因素，欧美国家吸烟者肺癌死亡率约为不吸烟者的 10 倍以上。吸烟与肺癌危险度的关系与烟草的种类、开始吸烟的年龄、吸烟年限、吸烟量有关。每天吸烟支数越多、吸烟年限越长、开始吸烟年龄越小，肺癌发病风险越高。从归因风险角度看，全球范围内约 70% 的肺癌死亡归因于吸烟。我国肺癌患者中，75% 的男性和 18% 的女性由吸烟引发肺癌。

我国是世界最大的烟草生产和消费国。目前我国男性和女性居民吸烟率分别为 53.3% 和 2.5%。肺癌死亡率的上升一般都在烟草流行 20 ~ 30 年后出现，如美国男性吸烟流行高峰在 20 世纪 50 ~ 70 年代，

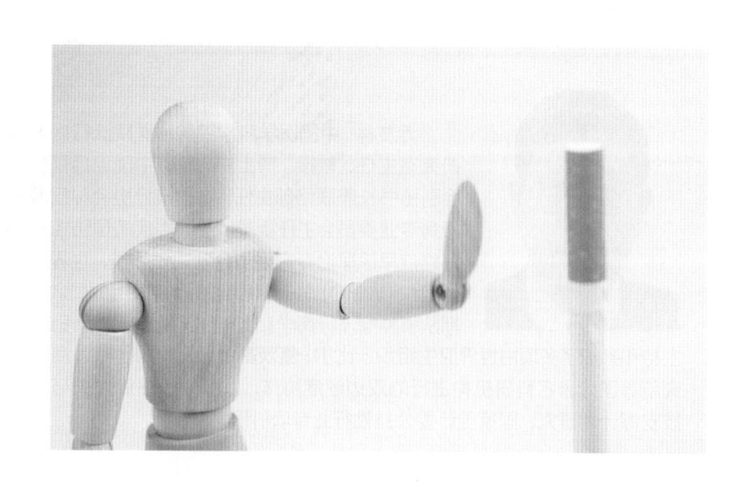

70年代后开始下降，肺癌死亡率的高峰在80～90年代，90年代后开始下降。中国烟草消费在20世纪90年代达到高峰，到现在还没有明显下降趋势。可以预计，未来30年，我国肺癌死亡率会继续上升，烟草导致的疾病负担在未来30～50年内仍将持续加重。我国的控烟任务任重而道远。

2. 老龄化 肺癌的发病风险随年龄的增大而增加，45岁以下人群较低，但45岁后显著增加，在80～84岁年龄段到达高峰（364.01/10万）。国家肿瘤登记中心数据显示，1988～2005年，尽管肺癌发病率呈逐年上升趋势，但年龄调整后，每年降低0.55%。这说明人口老龄化也是我国肺癌发病率和死亡率逐年上升的重要原因之一。人口老龄化进程加快带来的肺癌负担不断加重的问题不容忽视。

3. 空气污染 随着我国经济和城市化进程的不断发展，来源于煤炭燃烧、汽车尾气和工业烟尘的室内外空气污染日益严重。2011年，北京市空气中细颗粒物（PM2.5）年均值为100微克/立方米，远超世界卫生组织建议的10微克/立方米。2013年，国际癌症研究署（IARC）已将室外空气污染归类为Ⅰ类致癌物。我国31个城市进行的一项研究显示，肺癌的发生风险随空气中二氧化硫（SO_2）、氮氧化物（NO_x）和PM2.5浓度的增加而增加。另一项对1950～2007年的17项队列研究和20项病例对照研究进行的系统评价发现，空气中细颗粒物（PM2.5）每增加10微克/立方米，肺癌死亡风险增加15%～21%。最近，我国一项研究发现，2005年共有51 219例肺癌的死亡是由PM2.5引起的，我国男性和女性肺癌归因于PM2.5的比例分别为10.1%和18.06%。

三点措施有助远离肺癌

肺癌的预防与控制已成为我国肿瘤防治的重点，而控制烟草最为关键。我国对控烟工作非常重视，2005年加入了世界卫生组织（WHO）烟草控制框架公约，并采取了多种措施，如推行公共场所无烟政策和增加烟草税等。那么，从个人的角度应该如何预防肺癌呢？

首先，应远离烟草，包括吸烟者戒烟，不吸烟者避免二手烟。英国对全国的吸烟、戒烟和肺癌的流行趋势，以及1950年、1990年两项大样本病例对照研究结果进行比较后发现：吸烟者即使到中年才戒烟，也会减少以后患肺癌的危险。

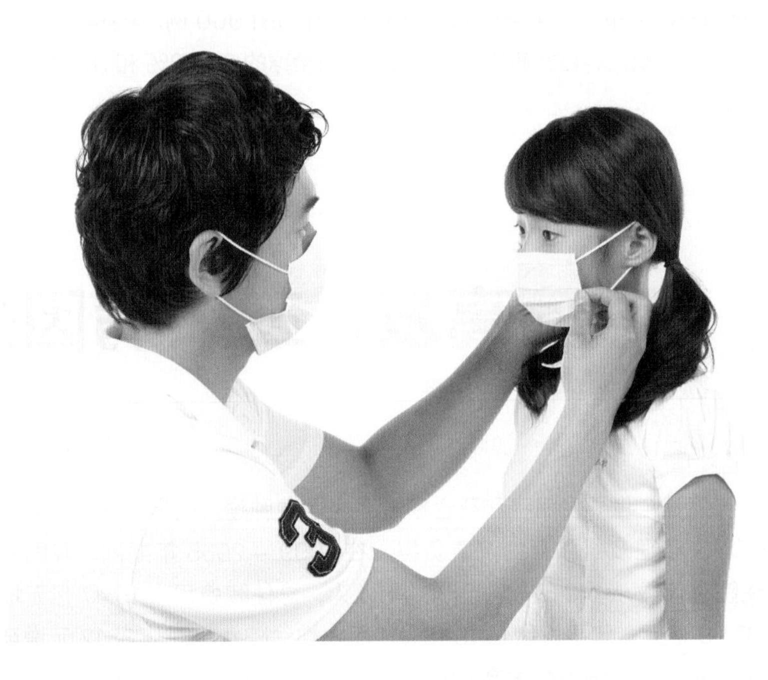

其次，改善环境并加强自身防护。应加强居室内有效通风，采用空气净化装置，选用环保型室内装修材料，烹调时选择合适的烹饪油，并使用抽油烟机，以防吸入有害气体等。在空气污染严重地区或时期，或工作场所存在有害物质时，应采取防护措施。

此外，肺癌高危个体应定期接受肺癌筛查。我国肺癌5年生存率仅16.1%，主要是因为大多数患者在确诊时已处于晚期，无法进行手术切除，治疗效果较差。目前已证实，定期接受低剂量螺旋CT（LDCT）筛查，可降低肺癌死亡率。我国部分地区已开展LDCT筛查试点工作，结果表明，LDCT筛查可显著提高早期肺癌检出率。

专家简介

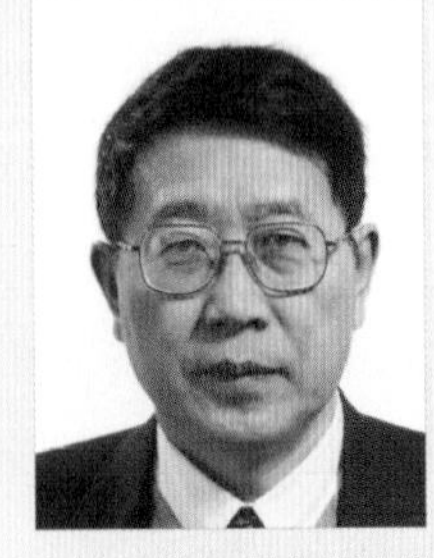

乔友林 中国医学科学院肿瘤医院流行病学研究室主任、教授、博士生导师，中国癌症基金会副秘书长兼联络部主任，中国抗癌协会肿瘤流行病专业委员会主任委员，卫计委疾病预防控制局癌症早诊早治专家委员会副主任委员，世界卫生组织（WHO）总干事癌症防治专家组成员。长期从事肿瘤流行病学和人群防治研究，先后设计、主持和参加了多项由世界卫生组织、比尔·盖茨基金会、美国国家癌症研究所等国际著名科研机构进行的双边癌症协作，以及国家癌症攻关与科技支撑计划研究、国家卫计委公益性行业专项科研。

定期筛查：早期患者越来越多

韩宝惠

近年来，随着筛查技术的发展，尤其是低剂量螺旋CT（LDCT）技术的推广，越来越多的早期肺癌和肺部小结节被发现。

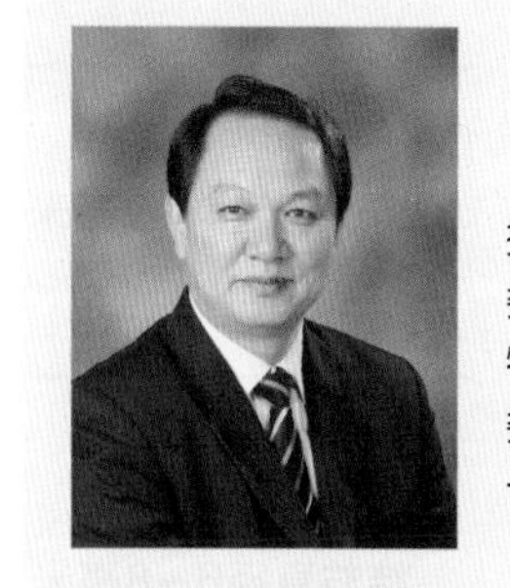

专家简介

韩宝惠　上海交通大学附属胸科医院副院长、教授、博士生导师，中国临床肿瘤学会肿瘤血管靶向专委会主任委员，中国临床肿瘤学会执委，中华医学生物免疫学会副会长，中国抗癌协会肺癌专业委员会委员。长期从事肺癌的临床诊治及基础研究工作，擅长肺癌诊断、鉴别诊断和多学科治疗。

低剂量螺旋CT：发现早期肺癌的最佳手段

早期肺癌的筛查方法包括影像学检查、支气管镜检查以及体液检查三大类。20世纪50年代至70年代，痰细胞学检查与胸部X线摄片为主要筛查方法，然而国际大样本、多中心、随机对照临床试验表明，使用X线胸片及痰细胞学筛查肺癌，并不能显著降低肺癌死亡率。CT对肺部隐蔽部位和小病灶的检出有较高的敏感性，其细节显示能力也明显优于常规X线胸片，但CT检查在为肺癌早期诊断做出贡献的同时，也增加了受检者的辐射剂量。

近年来，随着影像学技术的发展，美国、日本等国家开始使用低剂量螺旋CT(LDCT)筛查早期肺癌。LDCT的放射剂量只是传统CT剂量的1/6。国际上的临床试验数据证明，该方法是目前发现早期肺癌的最佳手段。美国国立癌症研究院的一项长达10年的肺癌筛查研究（NLST）结果显示：每年进行一次低剂量螺旋CT(LDCT)筛查的高危人群，肺癌死亡率较每年采用普通X线胸片体检人群降低约20.3%。

筛查：良性结节比例超过90%

虽然相较于传统的检查方式，LDCT在筛查早期肺癌方面取得了较大进步，但正如肺癌筛查研究（NLST）的研究结果中显示的一样：在24.2%的总阳性率中，良性结节的比例高达96.4%。在后续的相关研究中也同样发现居高不下的良性结节率。比如ITALUNG研究中，筛查阳性结节率为26%，德国的LUSI研究、意大利的DANTE研究，以及英国的UKLS研究，筛查阳性结节率均为27%，而这些研究中良性结节的比例均超过了90%。上海市胸科医院是国内率先开展“应用LDCT筛查早期肺癌”研究项目的单位之一，课题组于2013年11月至2014年11月共筛选肺癌高危人群6000例，在接受LDCT检查的2933例高危人群中，发现肺部小结节771（26.3%）例，疑似肺癌69例，占肺部小结节总数的8.9%（69/771），良性结节的比例同样超过90%。这些研究结果均说明，LDCT筛查出的肺部小结节绝大多数都是良性结节。

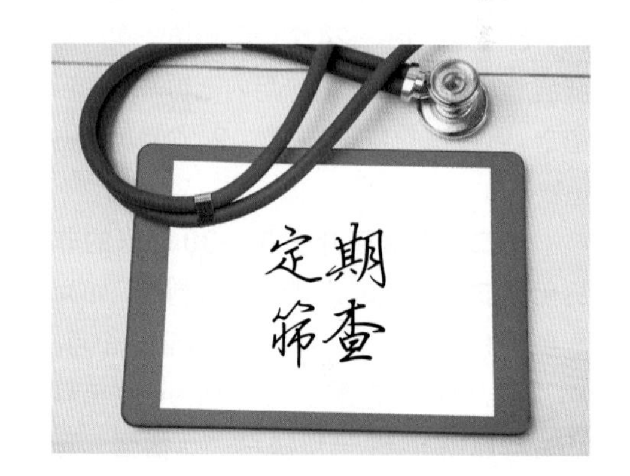

哪些人属于肺癌高危人群

以往，西方国家的研究大多以年龄大于55岁、有较长吸烟史者作为肺癌筛选的高危人群。在我国，近年来通过筛查，越来越多的非吸烟早期肺癌患者被发现，可见，吸烟在我国并非早期肺癌的唯一高危因素。在上海市胸科医院进行的“应用LDCT筛查早期肺癌”研究中，将肺癌高危人群界定为年龄在45～70岁之间，并满足以下条件之一者：①有吸烟史≥20包/年，如戒烟，应<15年；②恶性肿瘤家族史（直系）；③自身有肿瘤发病史；④致癌物质职业暴露史；⑤长期二手烟接触史；⑥长期厨房油烟接触史。该界定标准既考虑了吸烟史这一传统的高危因素，也将二手烟接触史、恶性肿瘤史及油烟接触史等因素考虑在内，更加符合我国的国情。

肺部结节：并非都需手术治疗

筛查出的肺部结节该如何处理呢？最新版的 NCCN 肺癌筛查指南（2017）中，将首次 LDCT 筛查发现的肺部结节分为三类：实性结节、部分实性结节和非实性结节。每一类结节又根据其大小进行分类，采取不同的随访处理策略。上海市医学会呼吸病学专科分会肺癌学组也针对近年来越来越多的肺部小结节被发现这一情况，专门组织了全市从事影像、病理、外科、肿瘤及呼吸科的专家进行专题讨论，并初步达成专家共识。该共识将筛查发现的阳性结节，根据大小分为两大组，并建议采取不同的随访处理策略。

第一组：直径 <8 毫米的非钙化结节 ①结节直径≤ 4 毫米，无肺癌危险因素，无须随访；有肺癌危险因素，12 个月随访一次；若稳定，无须进一步随访。②结节直径 4 ~ 6 毫米，无肺癌危险因素，12 个月随访一次；若稳定，无须进一步随访。有肺癌危险因素，6 ~ 12 个月内随访一次；若稳定，18 ~ 24 个月再随访一次。③结节直径 6 ~ 8 毫米，无肺癌危险因素，6 ~ 12 个月随访一次；若稳定，18 ~ 24 个月再随访一次。有肺癌危险因素，3 ~ 6 个月内随访一次；若稳定，9 ~ 12 个月随访一次，24 个月再随访一次。

第二组：直径介于 8 ~ 30 毫米的非钙化结节 首先进行恶性概率判断，如为低概率（<5%），3 个月、6 个月、12 个月、24 个月，分别 CT 随访一次；如为可疑结节（5% ~ 60%），进一步做 PET、增强 CT、针吸活检、支气管镜活检。结果阴性者，每 3 个月、6 个月、12 个月、24 个月，CT 随访一次。结果阳性者，胸腔镜（VATS）下活检。若病理为恶性，需进一步手术切除。如为高概率（>60%），应行胸腔镜手术；若病理为恶性，需进一步手术切除。

	危险因素	处理意见
结节直径≤4毫米	无	无须随访
	有	12个月随访一次，若稳定，无须进一步随访
结节直径4~6毫米	无	12个月随访一次，若稳定，无须进一步随访
	有	6~12个月内随访一次，若稳定，18~24个月再随访一次
结节直径6~8毫米	无	6~12个月随访一次，若稳定，18~24个月再随访一次
	有	3~6个月内随访一次，若稳定，9~12个月随访一次 24个月再随访一次

注意，肺部小结节患者随访时，应尽量携带全部的影像资料。CT 检查最好在同一家医院进行，有助于临床医生更准确有效地判断结节的变化，从而提出科学的诊疗建议。

Tips

80%~90%的早期肺癌患者可以通过微创手术切除肿瘤，手术创伤性小，术后无须进一步放疗和化疗，5年生存率能够达到60%以上；IA期早期肺癌患者，五年生存率超过90%。

肺部小结节良恶性的判断需要一段时间的观察，规律的定期随访非常重要。虽然目前尚无有效的药物可以使结节消失，但也不必过于慌张，因为大多数体检发现的小结节都是良性的，不会引起任何症状，也不会对患者造成威胁。早期的恶性结节在接受手术治疗后，大多能根治，预后较好。

外周血靶基因检测：辅助筛查早期肺癌

近年来，随着基础实验技术的迅猛发展，外周血这一便捷获取的标本也被一些学者用于进行早期肺癌的诊断。有研究通过检测肿瘤循环游离 DNA 以及 miRNA 早期诊断肺癌。但遗憾的是，其在 I 期肺癌中敏感性低，仅为 50%。

近期，上海市胸科医院课题组通过基因芯片技术，借助免疫学原理，对 88 例肺部小结节患者（包括 42 例良性肺部结节患者及 46 例早期肺癌患者）的外周血标本进行检测，最终发现 6 个可用于肺部良恶性结节鉴别的基因。组合分析后，其鉴别肺部结节良恶性的敏感性达 91%，特异性达 88%。这一成果有望使外周血靶基因检测成为辅助筛查早期肺癌的有效手段。

技术进步：手术更微创、更安全

文/何建行

外科手术是治疗肺癌最重要的方式之一，早期肺癌甚至可以被根治。然而，手术必然会给患者带来一定创伤。曾经的胸外科手术，创伤大，患者术后疼痛难忍，恢复慢，胸口还会留下长长一条瘢痕。

1992 年，"微创"理念提出，给外科学界带来了巨大变革。与传统开胸手术长达十几厘米的大切口相比，微创胸腔镜手术仅需要在胸部打几个直径 1.5 ~ 3 厘米的小孔，创伤小，疼痛轻，恢复快，住院时间大大缩短，不会留下明显瘢痕。

专家简介

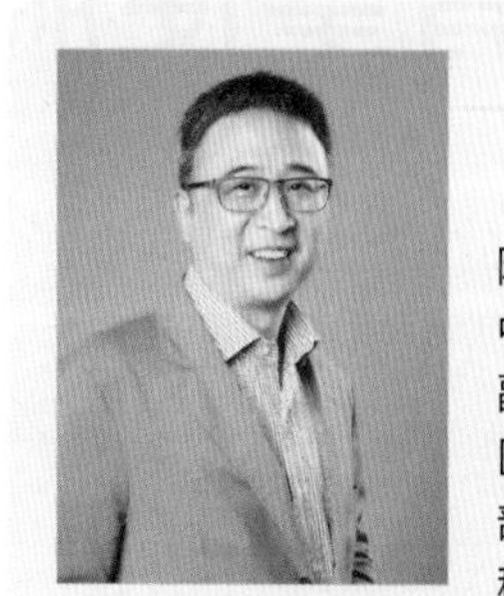

何建行 广州医科大学附属第一医院院长、教授、主任医师、博士生导师，中华医学会胸心外科学会胸腔镜学组副组长，广东省医学会副会长，广东省医学会胸外科学分会主任委员。擅长肺部肿瘤的早期诊断与治疗，复杂胸部外科手术治疗，晚期慢性阻塞性肺疾病的治疗，以及微创伤胸外科、胸部器官移植。

微创手术已成趋势

微创胸腔镜手术创伤小，术后并发症少，按理说应该是理想的手术方式。不过，刚开始时，人们对"微创治肺癌"质疑不断。很多人觉得开胸手术切除肿瘤，有时都难以做到尽善尽美，岂能通过几个小孔完成？事实上，虽然微创胸腔镜手术切口小，但却具有更精细的手术视野。微创手术时，医生会将摄像机镜头及微型手术器械分别通过小孔送入胸内，通过灵活且高分辨率的摄像头，无论是主刀，还是助手，均可以在电视屏幕上更清楚地看到传统开胸手术不容易观察到的病变细节，再通过微创专用手术器械，彻底切除肿瘤组织，达到根治的效果。

广州医科大学附属第一医院呼吸中心曾进行过全国多中心微创对比开胸的评分分析研究，通过对 2001 ~ 2008 年间手术时间、术后住院天数、疼痛程度、长期生存率等预后因素进行对比，发现在远期生存率方面，微创胸腔镜手术较开胸手术，患者术后生存时间更长，术后复发率无显著差异。也就是说，微创胸腔镜手术的近期和远期效果与传统开胸手术效果相同，甚至比开胸手术还要好。

如今，微创胸腔镜手术已从只能治疗外周型肺癌，进一步发展到可以治疗中央型肺癌，还能进行规范、系统性的淋巴结清扫，技术上的大多数难点已被攻克。胸腔镜在肺癌中的应用也从备受质疑，逐渐成为外科治疗肺癌的主要手术方式，患者再也不用经历开胸的痛苦。可以说，无论是从技术创新、设备研发，还是适应证推广，微创胸腔镜手术都有了飞速的发展，已经是大势所趋，众望所归。

微创胸腔镜手术已成为治疗早中期肺癌的主流术式

2006 年，美国国家癌症网络中心将"微创胸腔镜手术可以根治早期肺癌"写进了指南；2009 年，美国国家癌症网络中心发布的肺癌指南中，推荐"微创胸腔镜手术作为根治早中期肺癌的手术方式"，微创胸腔镜手术已经得到世界公认。

大部分患者可做微创手术

在国内大部分已经开展微创胸腔镜手术的医疗中心，微创手术可适用于大部分可手术的肺癌患者，尤其是早期、中期肺癌患者。在国内部分开展胸腔镜手术时间较长、技术较为成熟的胸外科团队，如广州医科大学附属第一医院、上海市胸科医院、复旦大学附属中山医院等，胸腔镜手术更是可以覆盖 95% 的手术患者，包括部分中晚期患者、中央型肺癌患者等。

当然，微创胸腔镜手术也有其禁忌证：①ⅢB 期以上的晚期肺癌患者。晚期患者肿瘤转移能力较强，即使切除了病灶，术后很快会复发，而且骨转移、脑转移病灶是无法用手术切除的。②胸腔粘连严重的患者。胸腔粘连会导致手术空间及视野较小，手术风险增加。③肿瘤已大范围侵犯胸腔内重要器官及解剖结构的患者。⑤肿瘤病灶过大（直径 >5 厘米）的患者。通常，微创手术时，切口只有 1 ~ 3 厘米，为防止伤口处肿瘤细胞种植，病灶过大的肿块不能通过微创孔取出，只能通过辅助小切口或是大切口取出。

总之，微创胸腔镜手术在肺癌领域里的应用，改变了肺癌治疗的基本理念，改变了病人对手术治疗的态度，提高了病人的生活质量和生存价值，是真正造福于广大肺癌患者的创新之举。

个体化综合治疗：有望使肺癌变成慢性病

程颖

如何改善肺癌疗效，延长患者的生存时间，提高患者的生活质量，是我们关注的焦点，也是迫切需要解决的问题。通常，早期肺癌以手术治疗为主，术后视情况进行化疗或放疗；中期肺癌，常先行新辅助化疗或者放疗，然后根据情况进行手术治疗；晚期患者，常以化疗为主，辅以局部放疗。随着分子靶向药物的问世，传统治疗模式发生改变，肿瘤个体化综合治疗应运而生。

肺癌个体化综合治疗是指由内科、外科、放疗科、影像科、病理科、转化研究室等组成的多学科团队，根据患者临床病理特征、病理类型、分子分型、疾病变化等综合考虑，制定的针对每个患者的个体化治疗方案。肺癌个体化的综合治疗因人施治，可提高肺癌治疗效果，将肺癌患者的总生存期延长 2 ~ 3 年，甚至更长时间。对部分患者来说，肺癌不再是绝症，正在像高血压、糖尿病一样，成为可控的慢性病。

综合治疗：战胜肺癌的理想策略

过去，手术、放疗、化疗是肺癌主要治疗手段。在传统治疗模式下，常常是以单一的治疗手段为主，直到疾病明显进展或者不再耐受这种治疗手段，才更换另一种治疗手段，经常是事倍功半。随着对肺癌发病机制的深入理解，人们认识到肺癌的发生、发展、转移、疾病复发、耐药是一个复杂多变的过程，需要多学科综合治疗，即各个学科的医生通力协作，根据疾病的变化，对不同的患者或者同一个患者疾病的不同阶段，采取不同的治疗方法，也就是要因人、因时施治，才能取得良好的治疗效果。而靶向药物的问世，逐渐促使肺癌治疗进入肿瘤个体化、精准治疗时代。

靶向治疗：肿瘤精准治疗的典范

靶向药物作为精准医学的“先锋”，很好地诠释了以标准化治疗为基础的个体化治疗策略。通常，我们把肿瘤发生、发展过程中的关键基因改变称为驱动基因，靶向药物可以精准作用于驱动基因，从分子水平逆转肿瘤的恶性生物学行为，且对正常组织细胞影响较小，副作用轻微。EGFR 基因突变、ALK 融合突变是肺癌的两个重要驱动基因。针对 EGFR 和 ALK 基因的靶向药物，可使晚期肺癌患者的疾病进展风险下降 70%，疾病进展时间由传统治疗的 4 ~ 6 个月延长到 1 年左右，并可使部分患者获得长期生存。

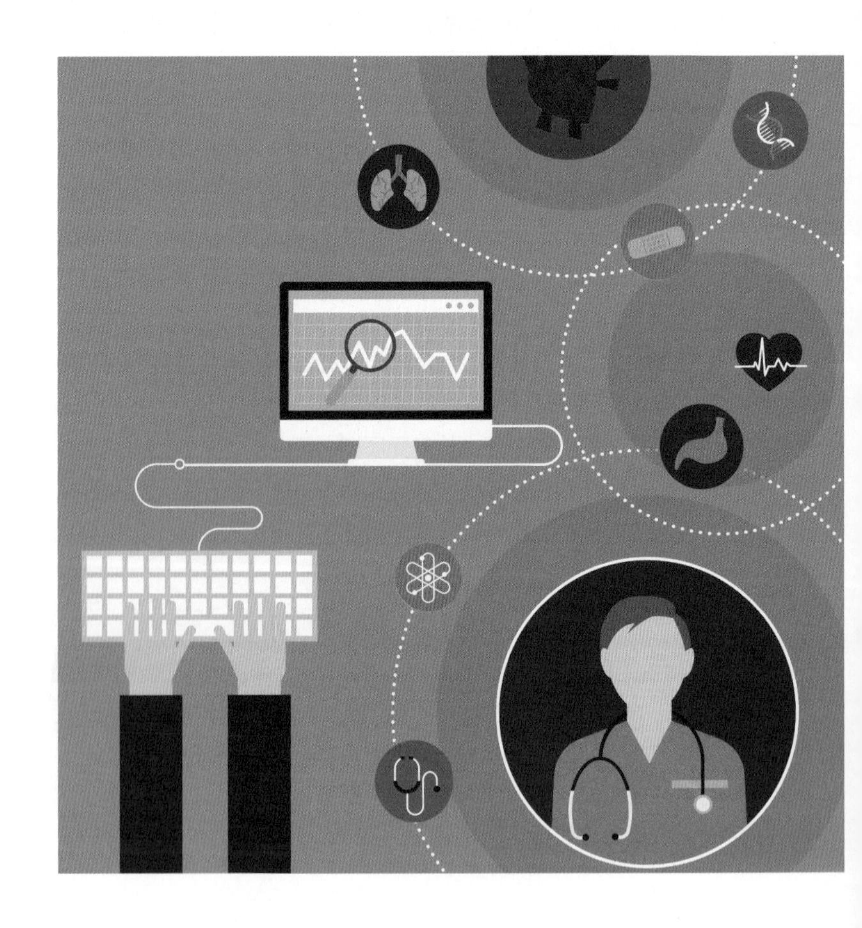

靶向治疗颠覆了传统肿瘤治疗理念，让人们知道原来同一种肿瘤患者，治疗效果存在千差万别。最初，靶向药物的应用仅仅是根据患者的性别、种族、吸烟史，以及肿瘤的病理类型进行选择，常用于高龄、身体状态差、无法耐受化疗的患者。随着研究的深入，人们发现，靶向治疗的疗效与基因分型显著相关，存在驱动基因突变的患者，若进行相应的靶向药物治疗，可以获得非常好的疗效。

目前，靶向治疗主要用于晚期肺癌患者，从初始治疗到疾病复发耐药后的治疗，靶向治疗均参与其中。靶向治疗能否在早、中期肺癌患者中发挥辅助治疗作用，或者在新辅助治疗中发挥延缓疾病复发、提高治愈率的作用，目前仍在探索中。

虽然靶向药物疗效好，毒性小，但并不是所有肺癌患者均适用。目前，依据预测疗效的标志物，即驱动基因突变，靶向药物被分为两大类：

1. 有预测疗效的标志物　这类靶向药物有能够明确预测其疗效的标志物，如预测靶向药物 EGFR-TKI 疗效的标志物是 EGFR 突变。若基因检测发现患者有 EGFR 突变，表明患者可以从靶向药物 EGFR-TKI 中获益，能够接受靶向药物治疗。若基因检测没有发现 EGFR 突变，则患者不适合接受靶向药物 EGFR-TKI 治疗。这部分患者如果接受靶向药物治疗不但无益，还会因此错失最佳治疗时机，延误病情。

2. 没有预测疗效的标志物　即目前人们还没有找到能够预测其疗效标志物的靶向药物。目前，医生主要根据一些临床特点进行选择，比如抗血管靶向药物贝伐单抗，这类靶向药物常与传统化疗药物一起，联合用于治疗肺癌。

应对病情进展：为患者争取更长生存时间

然而，靶向药物也不是万能的，随着治疗时间的延长，部分患者会出现病情进展，即靶向药物发生了“耐药”。临床证实，在靶向治疗过程中，患者的病情会随着治疗而发生变化，不同的患者疾病进展的模式不同。如果靶向治疗中，患者疾病进展缓慢，可以继续口服靶向药物；如果患者仅出现局部病灶进展，根据疾病进展部位，可以在继续口服靶向药物同时，选择合适的治疗方式，如手术、放疗等手段进行局部干预；如果患者出现多个部位病灶的进展，需要重新获取肿瘤组织标本，明确疾病进展原因，然后根据相关的指标和疾病进展原因，更换治疗方案。

专家简介

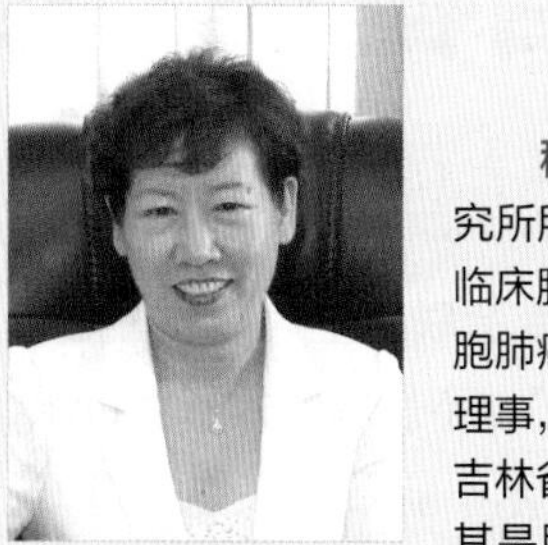

程 颖　吉林省肿瘤医院院长，吉林省肿瘤研究所所长，主任医师、教授、博士生导师，中国临床肿瘤学会副理事长，中国临床肿瘤学会小细胞肺癌专家委员会主任委员，中国抗癌协会常务理事，中国抗癌协会肺癌专业委员会副主任委员，吉林省抗癌协会理事长。长期从事恶性肿瘤，尤其是肺癌的临床诊治及基础研究工作，积极开展恶性肿瘤分子生物学研究和转化性研究，大力推广恶性肿瘤的规范化、个体化诊治理念。

延伸阅读

靶向药物“耐药”分两类

1.原发耐药　在EGFR敏感突变的非小细胞肺癌中，约有40%的患者对EGFR-TKI初始治疗无效，这种情况称为原发耐药。

2.继发耐药　约60%的患者在EGFR-TKI治疗8~14个月发生耐药，称为继发耐药。在EGFR-TKI众多的耐药机制中，60%左右为T790M基因突变。针对T790M突变的第三代EGFR-TKI药物，成为这部分患者疾病进展后的第一选择。肺癌的耐药机制极其复杂，针对T790M突变的第三代TKI依然会发生耐药。认识耐药机制以及克服耐药，将成为未来需要解决的问题。

基因检测技术：助力肺癌精准治疗

除了肿瘤治疗发生了巨大变革外，基因检测技术也在发生日新月异的进步。以 EGFR 检测为例，它已从最初的直接测序法到 ARMS、Cobas 检测平台，再到数字 PCR，下一代测序。目前认为，肿瘤组织标本的基因检测结果仍然是靶向治疗的金标准，血液、胸腔积液等液体标本的检测是补充。在无法获得肿瘤组织标本时，通过液体标本进行基因分析，也可以作为选择靶向治疗的参考。肺癌的基因分析已经实现从定性到定量，从单基因到多基因，从有创到无创，从静态到动态监测，能充分利用有限的肿瘤标本获得更多的信息，指导个体化治疗，还能评价疗效、检测耐药。

对吸烟者说：被吸烟，我不干

姜 垣

"被吸烟，我不干"是由盖茨基金会联席主席比尔·盖茨于2011年提出的形象化口号。"被吸烟，我不干"，不是单向的行为诉求，而是双向的行为规范：对不吸烟者而言，它表示不能因迁就你的嗜好，牺牲我的健康；对吸烟者来说，它表明不能因放任我的嗜好，伤害你的健康！

在中国，约有7.4亿被动吸烟者，因被动吸烟死亡的人数，每年超过10万人。在过去，大部分人缺乏对被动吸烟危害的认识，以至于很少有人能主动地对被动吸烟说"不"。特别是在公共场所，很多人虽然生理和心理上都不能接受自己"被动吸烟"，但碍于情面，或缺乏站出来制止的勇气，对吸烟者敢怒不敢言，只能压抑自己的情绪，或默默忍受，或选择离开。

随着公众对被动吸烟危害认识的深入，越来越多的人开始拒绝被动吸烟。"被吸烟"准确地表达了不吸烟者的被动性和健康权利受到侵犯的真实感受；"我不干"则表明非吸烟者在遭受二手烟暴露危险时不再沉默，而是理直气壮地表达出维护自己健康权利的呼声。"被吸烟，我不干"，提高了民众对被动吸烟危害以及维护自身健康权益的意识。

被动吸烟：增加肺癌发病风险20%~30%

那么，什么是被动吸烟？被动吸烟是指不吸烟者吸入了吸烟者吸烟时所产生的烟雾，又称为"二手烟"。也就是说，在不吸烟的情况下，吸入了别人吸烟时产生的烟雾，就是吸入了"二手烟"。"二手烟"是由吸烟者呼出的烟雾（主流烟）和卷烟闷烧产生的烟雾（侧流烟）混合、陈化、沉淀而形成的复杂混合物。相对于主流烟来说，侧流烟产生于较低的温度和燃烧不充分的条件下，故含有更高的毒物。研究证实，"二手烟"烟雾中含有7000多种物质，其中200多种是有毒、有害物质，69种是致癌物。

在20世纪80年代以前，人们对"二手烟"与肺癌的关系没有一个清晰的认识。从1966年到1979年，科学家进行了14年、以人群为基础的队列研究，观察了日本29个地区91 540名不吸烟已婚妇女的死因情况。观察发现：丈夫不吸烟的妇女，肺癌标化死亡率为8.7/10万；丈夫每日吸烟1～19支的妇女，肺癌标化死亡率为14/10万；丈夫每日吸烟20支及以上的妇女，肺癌标化死亡率为18/10万。后两者的相对危险度分别为1.61和2.08，有非常显著的剂量反应关系，第一次提示"二手烟"暴露和肺癌的关系。

日本不吸烟妇女肺癌死亡和丈夫吸烟关系研究

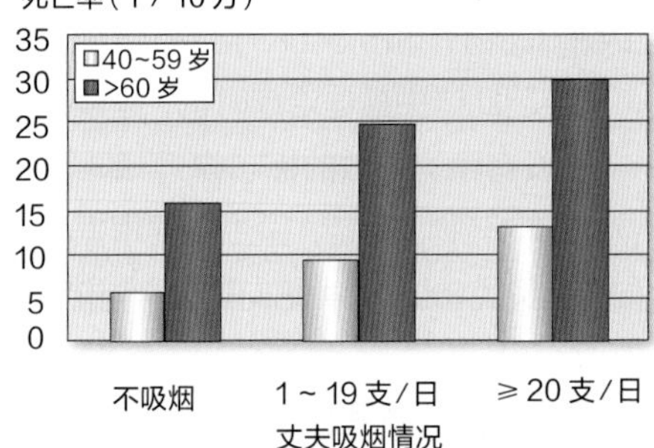

之后，越来越多的证据表明，不论在什么场所，对于终身不吸烟者来说，被动吸烟与肺癌存在病因学联系。荟萃分析显示，和吸烟者生活在一起，被动吸烟者肺癌发病风险增加20%～30%；在"二手烟"污染环境中工作30年以上的非吸烟者，肺癌发病风险增加50%。

专家简介

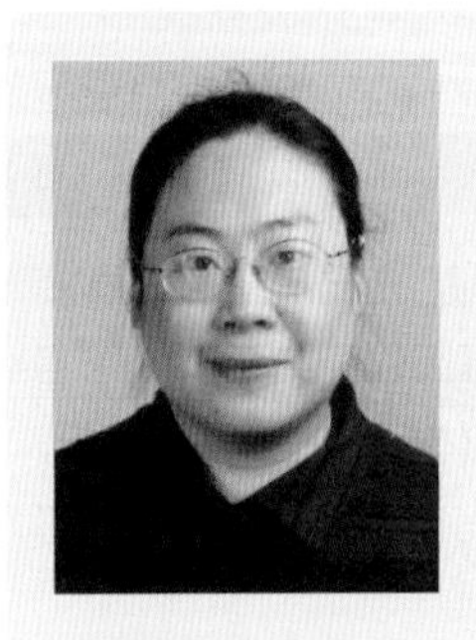

姜 垣 中国疾病预防控制中心控烟办副主任、研究员，中国控烟协会副会长。从事控烟工作20余年，组织开展了各种烟草流行病监测工作，如中国成人烟草流行监测、青少年烟草流行监测等，以及评估各项控烟政策的效果。此外，还组织协调开展各项控烟活动，包括创建无烟医疗卫生计生系统、无烟政府创建等，并在人群中推行简短戒烟服务能力等。

远离伤害：对"二手烟"说"不"

防范二手烟最重要的手段是完善立法和没有死角的执法。现在，全世界已经有49个国家颁布了全面禁烟的法律，保护了全球13%的人口。中国也有越来越多的城市加入无烟世界，北京、上海、深圳作为一线大城市，现在已经全面禁烟。期望越来越多的城市能够尽早立法，已经立法的能够早日生效，早日实现无烟中国。上海新的禁烟法规已经生效，这是一部保护2000多万人口免受被动吸烟危害的法规。可以预见，未来不单是肺癌，和二手烟相关的疾病，包括心脏病、哮喘、儿童中耳炎、低出生体重、新生儿猝死等，都将会被控制或减少。

科学研究已经证明，“二手烟”没有安全暴露水平。也就是说，任何水平、任何时间暴露于“二手烟”，都是不安全的。即便是短时间吸入“二手烟”，也会增加心脏病的发作风险。“完全无烟环境”是唯一能够保护所有人免遭“二手烟”危害的手段。我们应让家里无烟，坚决不去那些不禁烟的餐饮娱乐场所。如果身边有人吸烟，要勇敢地向他表达自己拒绝“二手烟”的意愿，请他自觉地不再吸烟。

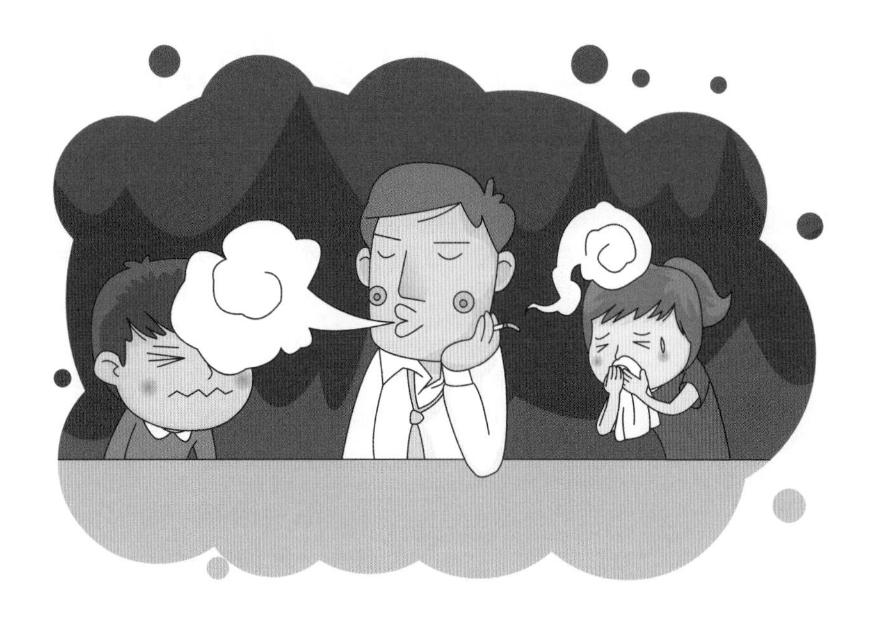

Tips

科学实验证实：二手烟可诱发肺部肿瘤

为了更好地研究被动吸烟的危害，科学家发明了一种机器，可以模拟人类主动吸烟所产生的烟草烟雾。研究证实，把大鼠暴露于侧流烟占89%、主流烟占11%比例混合的混合物中，5个月后，不同种系的大鼠均发生了肺部肿瘤。

女性肺癌逐年增多，与被动吸烟和室内空气污染有关

✍范亚光 蒌勇 乔友林

我国女性吸烟率为2.5%，远低于欧美国家的水平，但我国女性肺癌的发病率却高于这些国家。近30年来，我国女性肺癌发病率的升幅显著高于男性，而肺癌发病率的男女性别比则呈明显下降趋势。我国女性肺癌的高发主要与被动吸烟及室内空气污染相关，此两种因素均被国家癌症研究机构归类为Ⅰ类致癌物。研究表明，北美、欧洲、中国家庭内被动吸烟的男性和女性肺癌归因风险分别为2.10、2.19、2.01和9.12、4.95、18.07，中国女性最高。

被动吸烟　吸烟不仅危害吸烟者本人健康，还会因为非吸烟者被动吸入大量二手烟而危害其健康。二手烟主要由侧流烟雾和主流烟雾组成。侧流烟雾比主流烟雾含更高水平的致癌化合物，如苯、甲醛、肼、N-亚硝胺、苯胺等。2004年，国际癌症研究署（IARC）通过全面回顾已发表的烟草吸烟和被动吸烟文献资料，认为被动吸烟与癌症的病因关系非常清楚，长期处于被动吸烟的环境中，可使不吸烟者患肺癌。据估计，2010年，我国超过7亿非吸烟者受二手烟危害，每年由二手烟引起的肺癌病例达22 000人。

室内污染　室内污染主要包括室内燃料和烹调油烟所致污染。室内煤燃料的不完全燃烧和烹调油烟均可产生苯并芘、甲醛、多环芳烃等多种致癌物。在我国，室内污染对女性的危害远高于男性，主要原因是女性在家庭停留时间更长，且更多地承担下厨做饭的职责。我国云南宣威女性肺癌高发就是室内燃煤污染致肺癌的典型例子。

室内燃煤与肺癌的关联，首先是在我国云南宣威进行的研究中发现的。两项病例对照研究均证实燃煤量与肺癌的阳性关联，随后队列干预研究中显示：改炉、改灶干预措施，可显著降低当地肺癌发病率。此外，我国沈阳、哈尔滨、台湾，以及美国的研究也显示，室内燃煤污染可显著增加肺癌的发病风险。我国上海、甘肃、香港的研究也表明，烹调油烟（炒、炸）与肺癌的发病风险相关。

带瘤生存：让晚期肺癌患者活得更精彩

宫立群　王长利　周彩存

统计表明，70% 的肺癌患者被发现时，病情已经发展到晚期，无法进行手术治疗。对于晚期肺癌的治疗，现在医学界的思路已经改变：不把“完全消灭癌细胞”作为目标，而是将重点放在“控制肿瘤”上，让患者“带瘤生存”，延长患者的生存期，提高生活质量。

“带瘤生存”是指患者经过抗肿瘤治疗后，常见的癌性症状，如出血、癌痛、咳嗽、吞咽困难等症状消失，瘤体局部缩小，病情稳定。

专家简介

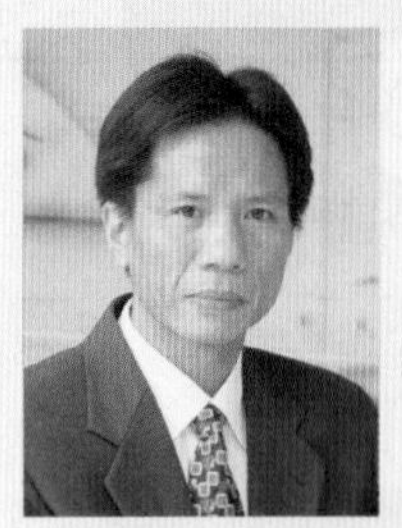

宫立群　天津医科大学肿瘤医院肺部肿瘤科副主任、主任医师，天津市医师协会胸外科分会副会长。擅长肺癌、气管肿瘤及纵隔肿瘤的早期诊断、手术治疗及综合治疗。

专家简介

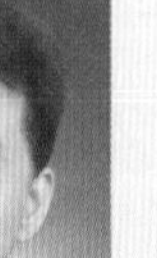

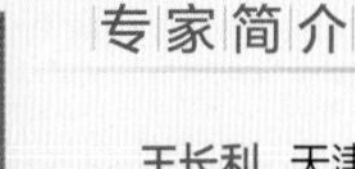

王长利　天津医科大学肿瘤医院肺部肿瘤科主任、教授，中国抗癌协会肺癌专业委员会主任委员。主要从事肺癌早期诊断、外科治疗、综合治疗及肺癌相关基础研究与临床研究。

专家简介

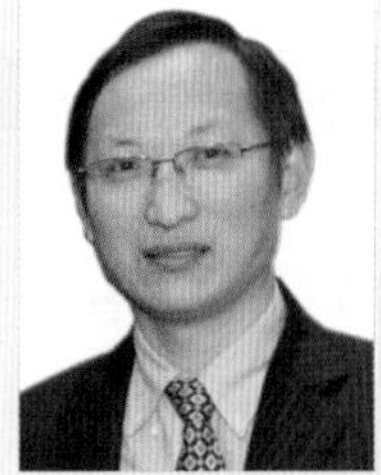

周彩存　同济大学医学院肿瘤研究所所长，上海市肺科医院肿瘤科主任、肺癌免疫研究室主任。擅长胸部肿瘤，尤其是肺癌的早期诊断、综合治疗、生物靶向治疗和个体化治疗。

综合医学：让“带瘤生存”成为可能

进入 21 世纪后，“靶向和控制”成为医学界应对晚期恶性肿瘤的发展方向。分子靶向药物的问世，为晚期肺癌患者带来了一线曙光。而建立在分子靶向药物基础上的新医疗理念——精准医疗，让晚期肺癌患者长期“带瘤生存”，甚至“带瘤善存”成为可能。

许多晚期患者认为无手术机会就等于“没救”，主动放弃治疗。事实上，目前针对晚期患者，仍然有许多治疗方法，包括化疗、放疗、靶向治疗、免疫治疗和中医治疗。其中，靶向治疗是帮助晚期肺癌患者“带瘤生存”的“利器”。

化疗　化疗虽然是全身性治疗，针对全身各处的肿瘤病灶，有助于治疗和预防扩散、转移，但并不是“人在化疗在”，或者“生命不息，化疗不止”。患者经过 4 ~ 6 个周期的全身化疗后，咳嗽、呼吸困难等相应症状减轻，病情稳定，可以进行“化疗间歇休假”，带瘤生存，定期随访。

放疗　放疗对于缓解局部病灶导致的症状非常有效，能够有效缓解疼痛、咯血等肺癌常见症状。

靶向治疗　如果患者有驱动基因的改变，并且进行积极的治疗，晚期患者的生存期平均可达 30 个月左右。

免疫治疗　免疫治疗是近两年国际上发展迅猛的一种治疗方式，通过阻断肿瘤细胞的增殖，加速其凋亡，从而发挥抗肿瘤作用。这类药物的副作用比化疗药物的副作用轻，可以改善治疗后患者的生活质量。

中医中药　放化疗后患者进行中医调理，可以缓解放化疗所致的副作用，改善失眠、盗汗等症状。

“带瘤生存”：并非适合所有肺癌患者

需要说明的是，“带瘤生存”并非适合所有肺癌患者。对于早期肺癌患者而言，手术仍然是最佳选择。近些年，随着低剂量螺旋 CT 筛查工作的逐步开展，越来越多的早期肺癌被发现。这部分患者的手术后五年生存率可以达到 70% 以上，一些原位癌和微浸润癌的五年生存率可以达到 90% 以上。对于中期肺癌患者而言，包括放疗、化疗及靶向治疗在内的综合治疗，可以提高患者的五年生存率及生活质量。

“带瘤生存”的前提是保证生活质量，而不是牺牲生活品质，患者的良好心态是“与癌共舞、带瘤生存”的重要条件。患者要消除对肿瘤的恐惧，保持平和的心态和对生活的信心。此外，还要积极配合医生的治疗，定期复查。

“带瘤生存”期间，患者必须每 3 个月接受一次胸部 CT、头颅磁共振、骨扫描、上腹及颈部超声、肿瘤标志物等检查。病情稳定者可以从事轻体力工作、适度锻炼等。一旦病情进展，患者应及时就诊，规范治疗。PM

研究发现，无论是中国人还是外国人，幼儿园期肥胖的儿童，有1/3的人成年后会继续肥胖；小学和初中肥胖的孩子，有一半的人成年后会继续肥胖；而儿童期不肥胖的人，成年期出现肥胖的，仅有不到1/10。

保持身材 从娃娃抓起

复旦大学附属儿科医院
孙成君（儿科基地） 罗飞宏（内分泌科主任）

孩子胖不胖，体质指数“说了算”

医学上主要通过计算“体质指数”（BMI）来判断儿童是否肥胖。它的计算公式是：体质指数 = 体重（千克）÷ 身高的平方（平方米）。

对儿童而言，由于他们还处在体格生长变化的阶段，故不同年龄段孩子的“体质指数”参考标准是不一样的。如果“体质指数”超过了同年龄、同性别 85% 的儿童，就是超重；超过同年龄、同性别 95% 的儿童，就是肥胖。家长可以计算一下孩子的体质指数，对照下表标准来判断孩子是否存在超重或肥胖。

2~18 岁儿童青少年 BMI 百分位数值表

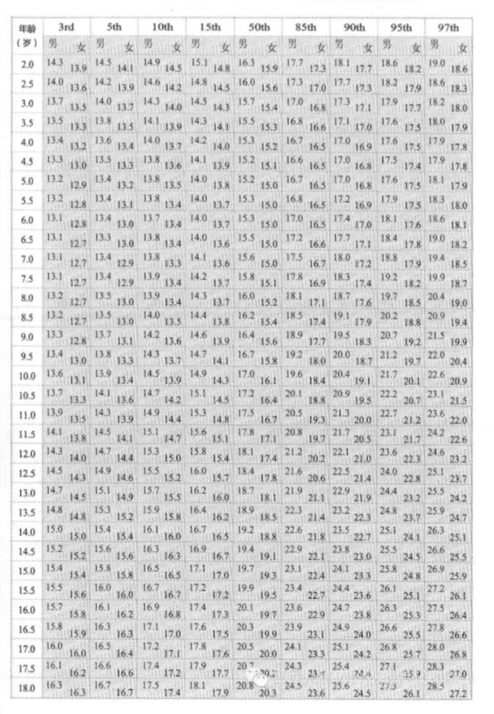

年龄（岁）	3rd		5th		10th		15th		50th		85th		90th		95th		97th	
	男	女	男	女	男	女	男	女	男	女	男	女	男	女	男	女	男	女
2.0	14.3	13.9	14.5	14.1	14.9	14.5	15.1	14.8	16.3	15.9	17.7	17.3	18.1	17.7	18.6	18.2	19.0	18.6
2.5	14.0	13.6	14.2	13.9	14.6	14.2	14.8	14.5	16.0	15.6	17.3	17.0	17.7	17.3	18.2	17.9	18.6	18.3
3.0	13.7	13.5	14.0	13.7	14.3	14.0	14.5	14.3	15.7	15.4	17.0	16.8	17.3	17.1	17.9	17.7	18.2	18.0
3.5	13.5	13.3	13.8	13.5	14.1	13.9	14.3	14.1	15.5	15.3	16.8	16.6	17.1	17.0	17.6	17.5	18.0	17.9
4.0	13.4	13.2	13.6	13.4	14.0	13.7	14.2	14.0	15.3	15.2	16.7	16.5	17.0	16.9	17.6	17.5	17.9	17.8
4.5	13.3	13.0	13.5	13.3	13.8	13.6	14.1	13.9	15.2	15.1	16.6	16.5	17.0	16.8	17.5	17.4	17.9	17.8
5.0	13.2	12.9	13.4	13.2	13.8	13.5	14.0	13.8	15.2	15.0	16.7	16.5	17.0	16.8	17.6	17.5	18.1	17.9
5.5	13.2	12.8	13.4	13.1	13.8	13.4	14.0	13.7	15.3	15.0	16.8	16.5	17.2	16.9	17.9	17.5	18.3	18.0
6.0	13.1	12.8	13.4	13.0	13.7	13.4	14.0	13.7	15.3	15.0	17.0	16.5	17.4	17.0	18.1	17.6	18.6	18.1
6.5	13.1	12.7	13.3	13.0	13.8	13.4	14.0	13.6	15.5	15.0	17.2	16.6	17.7	17.1	18.4	17.8	19.0	18.2
7.0	13.1	12.7	13.4	12.9	13.8	13.3	14.1	13.6	15.6	15.0	17.5	16.7	18.0	17.2	18.8	17.9	19.4	18.5
7.5	13.1	12.7	13.4	12.9	13.9	13.4	14.2	13.7	15.8	15.1	17.8	16.9	18.3	17.4	19.2	18.2	19.9	18.7
8.0	13.2	12.7	13.5	13.0	13.9	13.4	14.3	13.7	16.0	15.2	18.1	17.1	18.7	17.6	19.7	18.5	20.4	19.0
8.5	13.2	12.7	13.5	13.0	14.0	13.5	14.4	13.8	16.2	15.4	18.5	17.4	19.1	17.9	20.2	18.8	20.9	19.4
9.0	13.3	12.8	13.7	13.1	14.2	13.6	14.6	13.9	16.4	15.6	18.9	17.7	19.5	18.3	20.7	19.2	21.5	19.9
9.5	13.4	13.0	13.8	13.3	14.3	13.7	14.7	14.1	16.7	15.8	19.2	18.0	20.0	18.7	21.2	19.7	22.0	20.4
10.0	13.6	13.1	13.9	13.4	14.5	13.9	14.9	14.3	17.0	16.1	19.6	18.4	20.4	19.1	21.7	20.1	22.6	20.9
10.5	13.7	13.3	14.1	13.6	14.7	14.2	15.1	14.5	17.2	16.4	20.1	18.8	20.9	19.5	22.2	20.7	23.1	21.5
11.0	13.9	13.5	14.3	13.9	14.9	14.4	15.3	14.8	17.5	16.7	20.5	19.3	21.3	20.0	22.7	21.2	23.6	22.0
11.5	14.1	13.8	14.5	14.1	15.1	14.7	15.6	15.1	17.8	17.1	20.8	19.7	21.7	20.5	23.1	21.7	24.2	22.6
12.0	14.3	14.0	14.7	14.4	15.3	15.0	15.8	15.4	18.1	17.4	21.2	20.2	22.1	21.0	23.6	22.3	24.6	23.2
12.5	14.5	14.3	14.9	14.6	15.5	15.2	16.0	15.7	18.4	17.8	21.6	20.6	22.5	21.4	24.0	22.8	25.1	23.7
13.0	14.7	14.5	15.1	14.9	15.7	15.5	16.2	16.0	18.7	18.1	21.9	21.1	22.9	21.9	24.4	23.2	25.5	24.2
13.5	14.8	14.8	15.3	15.2	15.9	15.8	16.4	16.2	18.9	18.5	22.3	21.4	23.2	22.3	24.8	23.7	25.9	24.7
14.0	15.0	15.0	15.4	15.4	16.1	16.0	16.7	16.5	19.2	18.8	22.6	21.8	23.5	22.7	25.1	24.1	26.3	25.1
14.5	15.2	15.2	15.6	15.6	16.3	16.3	16.9	16.7	19.4	19.1	22.9	22.1	23.8	23.0	25.5	24.5	26.6	25.5
15.0	15.4	15.4	15.8	15.8	16.5	16.5	17.1	17.0	19.7	19.3	23.1	22.4	24.1	23.3	25.8	24.8	26.9	25.9
15.5	15.5	15.6	16.0	16.0	16.7	16.7	17.2	17.2	19.9	19.5	23.4	22.7	24.4	23.6	26.1	25.1	27.2	26.1
16.0	15.7	15.8	16.1	16.2	16.9	16.8	17.4	17.3	20.1	19.7	23.6	22.9	24.7	23.8	26.3	25.3	27.5	26.4
16.5	15.8	15.9	16.3	16.3	17.1	17.0	17.6	17.5	20.3	19.9	23.9	23.1	24.9	24.0	26.6	25.5	27.8	26.6
17.0	16.0	16.0	16.5	16.4	17.2	17.1	17.8	17.6	20.5	20.0	24.1	23.3	25.1	24.2	26.8	25.7	28.0	26.8
17.5	16.1	16.2	16.6	16.6	17.4	17.2	17.9	17.7	20.7	20.2	24.3	23.4	25.4	24.4	27.1	25.9	28.3	27.0
18.0	16.3	16.3	16.7	16.7	17.5	17.4	18.1	17.9	20.8	20.3	24.5	23.6	25.6	24.5	27.3	26.1	28.5	27.2

肥胖损害儿童身心健康

已经有研究显示：体质指数 >25 者，预期寿命比正常人少 3 ~ 5 年；体质指数 >30 者，预期寿命比正常人少 7 ~ 10 年。而导致寿命缩短的原因是肥胖患者发生冠心病、心肌梗死、糖尿病的时间要比普通人早 10 年左右。此外，肥胖还会引发一系列心理问题，有的肥胖患儿会因遭受同学对其体形的嘲笑而变得孤僻，严重者会对校园生活产生抵触心理，影响学习及人际交往。

“吃多动少”是主因

最近 20 年，随着 GDP 增长的还有人的体重，尤其是儿童。最近的研究显示：我国农村地区男孩和女孩的肥胖率已从 1985 年的 0.03% 和 0.12% 分别上升到了 2014 年的 17% 和 9%。若加上城市儿童的话，男孩和女孩的肥胖率分别达到 23% 和 14%。肥胖原因是显而易见的，即吃得多而消耗少。还有研究显示，这种情况在祖辈带的孩子中更常见，因为老年人受传统观念的影响，常常把对孩子的爱单纯地转化成食物，反而加重了孩子们肥胖的程度，不利于孩子的健康。

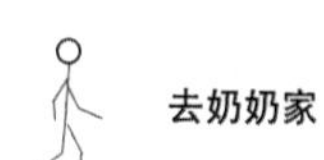

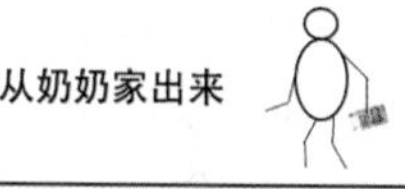

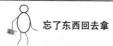

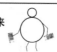

在肥胖儿童中，约 95% 是“吃得多运动少”所致的单纯性肥胖。另外还有一些比较少见的“不单纯”的肥胖，如由内分泌失调、疾病或基因突变导致的继发性肥胖。继发性肥胖儿童病因复杂，多数需要到医院由医生进行全面的体格检查才能确诊。

对于少数“不单纯”的肥胖，可以通过消除病因来达到减肥目的。对大多数单纯性肥胖患儿而言，控制饮食、增加运动（管住嘴、迈开腿）才是最有效的减肥策略，目前还没有一种药物具有减肥特效。由于“小时候胖，长大也胖”的现象很常见，故家长应让孩子从小养成合理的饮食和运动习惯。PM

欲获取更多儿童生长发育相关知识，请扫描二维码，关注复旦大学附属儿科医院内分泌遗传代谢科微信公众号。

近年,上海市疾病预防控制中心对上海市59所中小学校的学生开展了脊柱侧凸筛查，结果发现筛查阳性率为5.4%，其中男生为5.2%、女生为5.6%。

脊柱侧凸是怎么发生的，什么年龄段的孩子多见，能不能矫正，怎样早期发现，可以预防吗？带着这些问题，本刊采访了相关专家。

青春前期开始：警惕脊柱侧凸

本刊记者/王丽云

支持专家/杜 青 罗春燕 臧嘉捷

专家简介

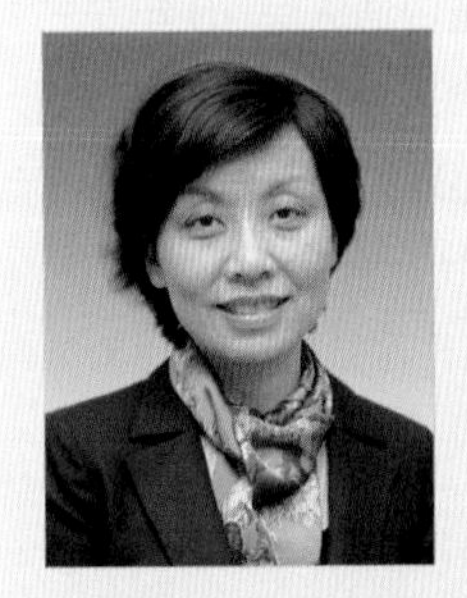

杜 青 上海交通大学医学院附属新华医院康复医学科主任、主任医师、硕士生导师，中国残疾人康复协会小儿脑瘫康复专业委员会副主任委员，中国康复医学会儿童康复专业委员会辅助器具学组组长，上海市康复医学会儿童康复专业委员会主任委员。擅长脑性瘫痪、神经系统疾病、特发性脊柱侧凸、肌肉骨骼疾病、先天性心脏病等相关疾病的康复治疗。

特需门诊：周一上午

专家简介

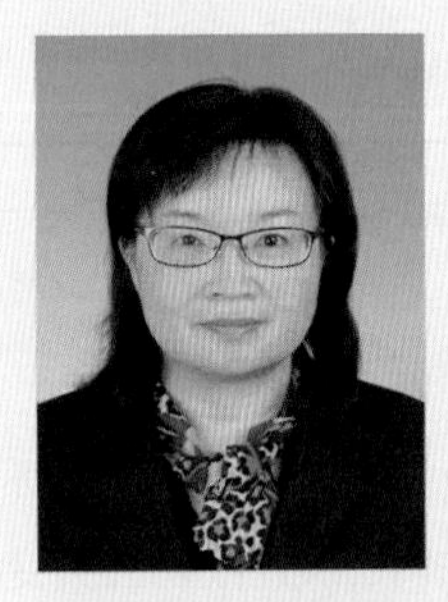

罗春燕 上海市疾病预防控制中心儿童青少年健康所副所长、主任医师，上海市预防医学会儿少卫生分会副主任委员，上海市儿童健康基金会理事，上海市学校卫生保健协会理事。负责开展学生常见病防治、学校因病缺课缺勤网络直报、青少年健康相关危险行为监测、伤害报告、因病休退学和死亡报告、学校教学生活环境监测、重点疾病干预等工作。

专家简介

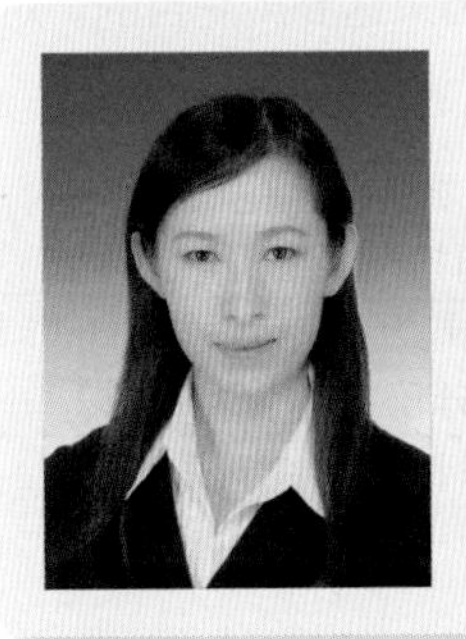

臧嘉捷 上海市疾病预防控制中心健康危害因素监测与控制所流行病与卫生统计学博士。从事健康相关危害因素监测与控制相关工作，研究聚焦于应用流行病学与统计学手段进行中国人群健康危害因素及疾病的预警、预测、监测及政策支撑研究。

筛查：约5%中小学生“阳性”

大众医学：什么是脊柱侧凸？容易发生脊柱侧凸的高危人群有哪些？

杜 青：正常人脊柱位于躯干正中。从背面看，颈椎、胸椎、腰椎应该呈一条直线。从侧面看，有颈椎前凸、胸椎后凸、腰椎前凸、骶椎后凸四个生理弯曲。脊柱侧凸俗称脊柱侧弯，是指脊柱在冠状面（沿左右方向将人体纵切为前后两部分的断面）上向侧方弯曲，常伴有横断面上椎体旋转和矢状面（按前后方向将人体纵切为左右两部分的断面）上生理弧度改变，是一种三维畸形。

根据发病原因，脊柱侧凸可分为先天性、特发性和神经肌肉性。其中，特发性最常见，占80%~90%。特发性脊柱侧凸病因不明，常见于10～16岁青少年（青春前期和青春期），因此又称为青少年特发性脊柱侧凸。

大众医学：在中小学生中，5%左右的脊柱侧凸筛查阳性率是如何得出的？

臧嘉捷： 脊柱侧凸的筛查是上海市疾病预防控制中心开展的“上海市中小学生膳食与健康状况监测”调查中的一个项目。

调查于2015年8月~12月在上海市59所小学、初中及高中开展，采用多阶段、分层、随机抽样方法，抽取在本市常住的中小学生（过去一年内在本市居住时间累计超过6个月）4 158人。实际完成调查的人数为3 952人，其中男生1 966人、女生1 986人。结果发现，男生脊柱侧凸筛查阳性率为 5.2%，女生筛查阳性率为 5.6%，阳性率随年龄增长而升高。

杜　青：上海交通大学医学院附属新华医院康复医学科与新华医院崇明分院康复医学科联合开展了 2 期崇明区青少年脊柱侧凸筛查。2012 年筛查了 77 所中小学、职业学校、体校、艺校的 35 049 名学生，发现疑似脊柱侧凸的学生 3 486 人，初筛阳性率高达 9.95%。2016 年筛查了 74 所中小学校的 30 177 名学生，发现疑似脊柱侧凸的学生 2047 人，初筛阳性率为 6.78%。

大众医学：怎样筛查脊柱侧凸？

杜　青：对学生进行脊柱侧凸筛查，主要方法是体格检查结合 Adam 前弯腰试验（如图 A、B）。

●**第一步：体格检查**　被检查者裸露腰背部，自然站立，双足与双肩等宽，双目平视，双臂自然下垂、手心向内。检查者观察被检查者双肩是否对称、双肩胛下角是否在同一水平线上、两侧腰凹是否对称、两侧髂嵴是否等高、棘突连线是否偏离中轴。

●**第二步：Adam 前弯腰试验**　被检查者双膝伸直站立，双臂伸直合掌指，躯干由颈至腰徐徐向前弯至约 90°。检查者分别从被检查者的前面和后面背部中央切线方向观察上胸段、胸段、胸腰段及腰段两侧是否等高、对称，并用躯干倾斜角测量仪测量被检查者背部各段的倾斜度，记录最大倾斜角度及部位。若最大倾斜角度超过 5°，则为阳性。

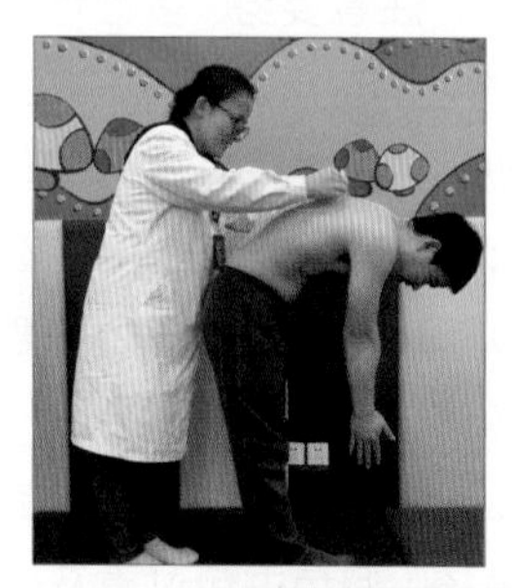

图 A：Adam 前弯腰试验

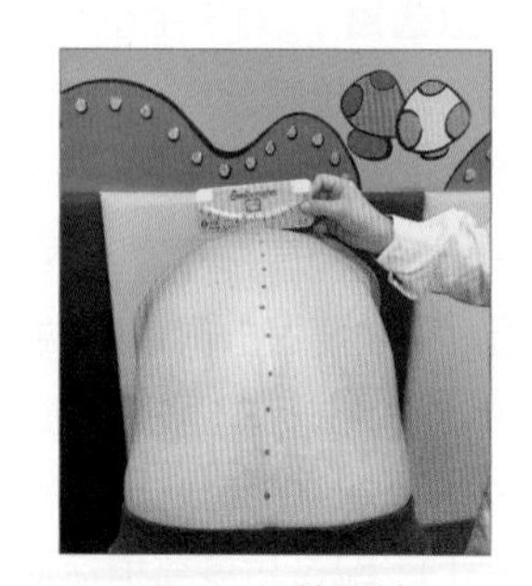

图 B：初筛阳性

诊断：患病率低于筛查“阳性率”

大众医学：筛查阳性者都是脊柱侧凸患者吗？

杜　青：因脊柱侧凸的筛查主要通过目测和尺测进行，受主观因素、环境因素等影响，故筛查阳性者并不一定都是脊柱侧凸患者，需要进行 X 线摄片检查以确诊。国际脊柱侧凸研究学会关于脊柱侧凸的诊断标准为：采用 Cobb 法测量站立位全脊柱冠状面 X 线摄片上的脊柱侧方弯曲，如果 Cobb 角达到或超过 10°，则为脊柱侧凸。

通常，脊柱侧凸实际患病率低于筛查阳性率。相关数据显示，我国青少年脊柱侧凸患病率为 0.1% ~ 2.52%，女性患病率较高，其中 90% 以上为特发性脊柱侧凸。国外青少年脊柱侧凸的患病率为 0.25% ~ 3.26%。

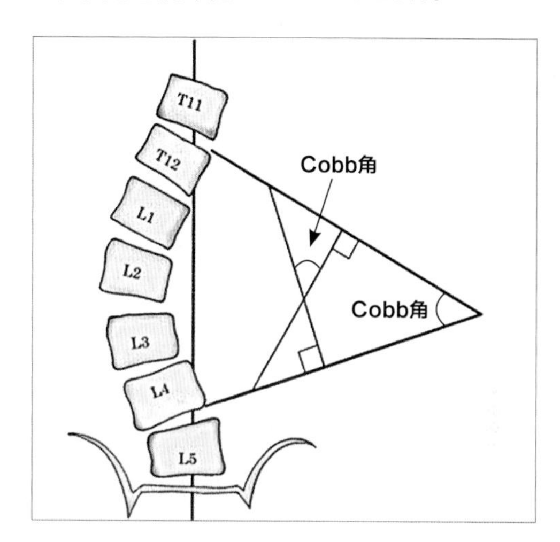

治疗：早期康复可避免支具、手术

大众医学：如果不干预，脊柱侧凸的自然发展历程是怎样的，会对健康带来哪些影响？

杜　青：青少年特发性脊柱侧凸是一种复杂、多因素的神经肌肉骨骼系统疾病。一般地说，轻微脊柱侧凸并不会影响身体健康，但其造成的外表畸形往往会对青少年的自我形象和自尊心带来负面影响，从而影响生活质量，甚至导致心理问题。如果脊柱侧凸进一步发展（进展率约为 10%），在生长发育停止时 Cobb 角 > 30°，脊柱畸形对今后的生活、工作和健康将会产生明显影响，患者会出现疼痛、活动能力下降、躯干畸形、功能受限（肺功能、平衡功能等）、生活质量降低和畸形进展。当侧凸十分严重时（Cobb 角 > 45°），需要进行手术治疗。

大众医学：不需要手术治疗的脊柱侧凸患者，应该怎么办？

杜　青：症状相对较轻或进展风险较小的脊柱侧凸患者，应及早进行干预。非手术治疗可分为支具疗法、物理疗法（康复治疗）两大类，康复治疗包括运动治疗、手法治疗、被动牵伸等。在脊柱侧凸的任何时期都可以进行康复治疗，不同病情下疗效各异。

● 轻度（Cobb 角 10° ~ 25°） 轻度脊柱侧凸患者采用康复治疗，可以限制或减少侧凸进展，避免发展到需要使用支具的程度。

● 中度（Cobb 角 25° ~ 45°） 中度脊柱侧凸患者需采用支具治疗结合康复治疗，以提高躯干移动性和脊柱弹性，使脊柱在支具的压力下能获得较好的矫正效果。同时，康复治疗还可以减少佩戴支具带来的负面影响（肌肉无力、僵硬、平背），避免在支具佩戴期间丢失 3D 矫正效果。

● 重度（Cobb 角> 45°） 重度脊柱侧凸患者在手术前后也应进行康复治疗。术前康复治疗可改善脊柱的柔韧性，获得最佳手术效果；术后康复治疗可巩固手术效果。

大众医学：康复治疗具体有哪些方法，能达到什么样的效果？

杜 青： 特发性脊柱侧凸的康复治疗包括：核心肌力训练、牵引和牵伸（减重器械矫正）、自我矫正、家庭康复体操（姿势纠正）、呼吸训练、平衡训练（动态、静态平衡）、本体感觉训练、手法治疗等。具体到每一位患者，我们会根据病情制定个体化的综合治疗方案，最终目的是延缓病情进展，预防残疾。

我国在脊柱侧凸的康复治疗方面起步较晚、水平较低，很多患者在轻度时没有得到早期发现和及时治疗，最终发展到中度甚至重度。如果能早期发现，及时进行合理的康复治疗，大多数脊柱侧凸患儿能获得很好的效果，延缓或避免病情进展。我们的经验显示，早期密集型康复治疗可使患者在生长发育停止时（男性 22 岁、女性 20 岁）Cobb 角 <30°。

脊柱侧凸多见于青春前期和青春期，这个年龄段的孩子需要上学，很难长期在医院进行康复治疗，大多只能在医生指导下进行长期的家庭康复训练，需要家长和孩子付出极大的努力。因此，家长的配合、鼓励、督促和坚持至关重要。

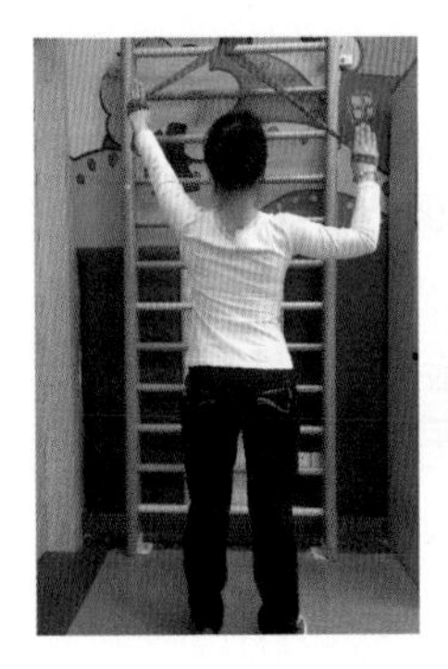

牵引和牵伸

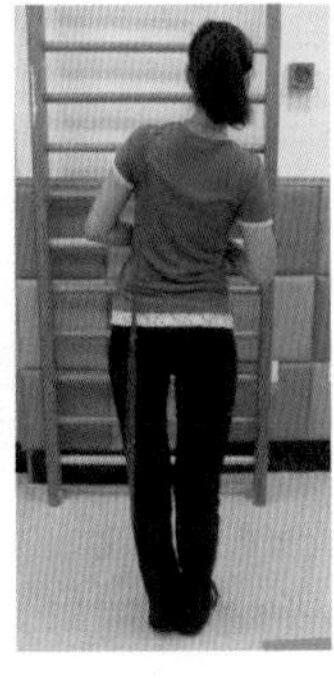

家庭康复体操

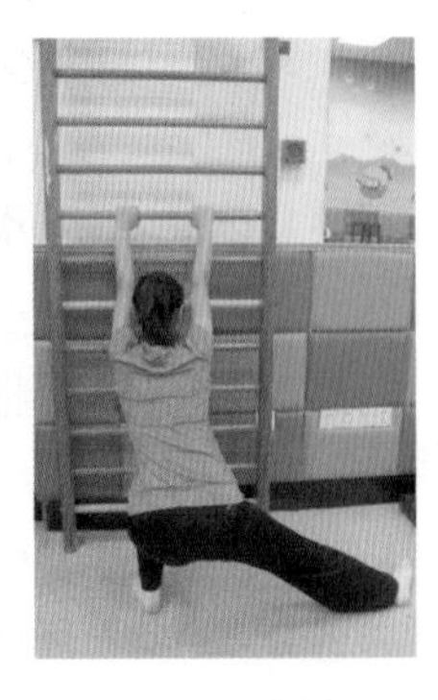

自我矫正

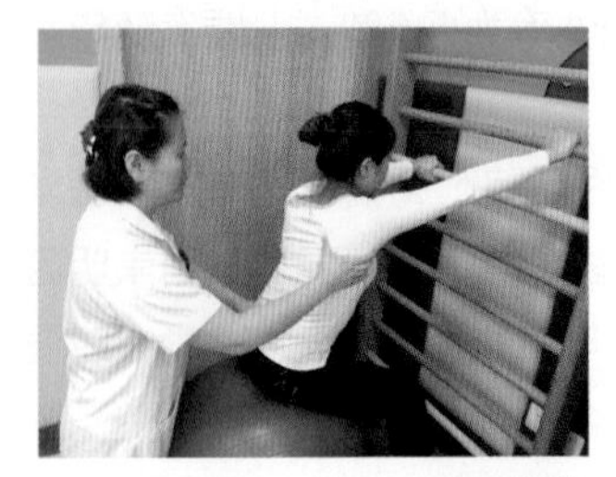

呼吸训练

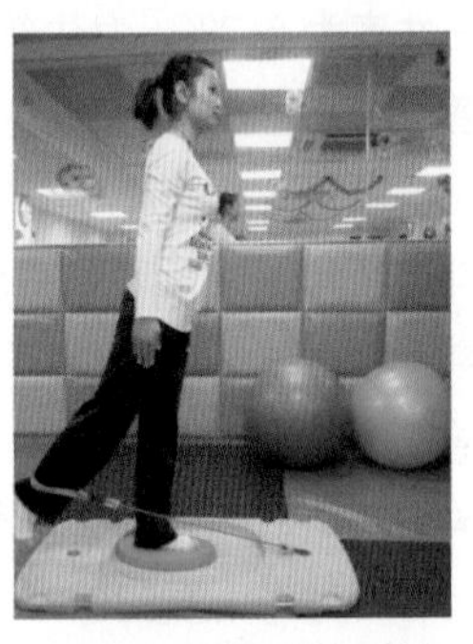

本体感觉训练

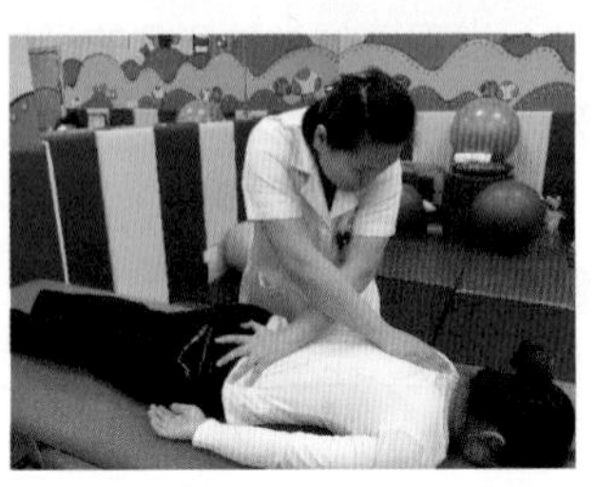

手法治疗

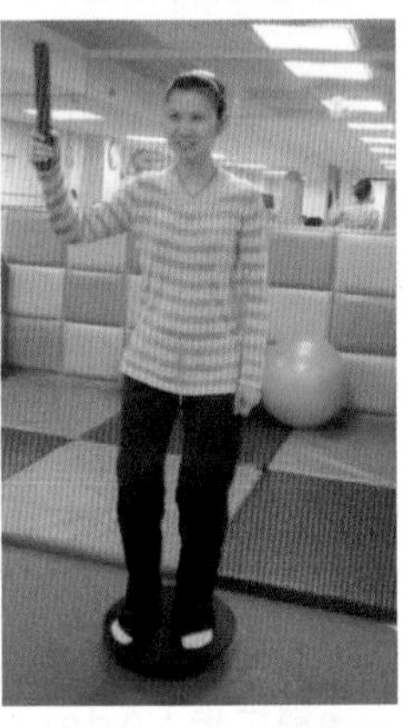

平衡训练

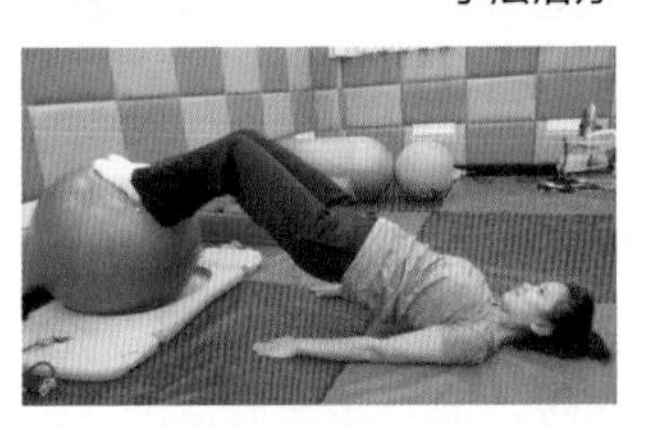

核心肌力训练

预防：重姿势、多运动、早发现

大众医学：脊柱侧凸可以预防吗？对于中小学生来说，怎样做有助于脊柱健康？

罗春燕： 对于中小学生来说，注意姿势、多锻炼、均衡营养、充足睡眠等，都有助于脊柱的正常发育。正确的站立姿势应该是头颅、躯干和脚的纵轴在一条垂直线上，挺胸、收腹、颈部伸直，两臂自然下垂；听课时，坐姿应保持挺胸收腹，下肢要摆放得规矩端正，两脚不要摆得太开，不要跷“二郎腿”；书写时，应注意一尺（眼与书本距离保持在一尺左右）、一拳（胸口离桌沿一拳）、一寸（握笔时，食指离笔尖一寸）；配备与身高相适应的桌椅；避免书包过重及长期单肩背书包；避免久坐，课间应离开座位活动一下，做作业时也应每隔 40 分钟左右起来活动活动；运动可以增强脊柱旁肌肉、韧带的力量及身体柔韧性，促进骨骼发育，平时应多锻炼，多参加户外运动。脊柱侧凸筛查阳性而未达到诊断标准的孩子，更应注意上述问题，同时要定期随访。

目前，特发性脊柱侧凸病因不明，缺乏针对性的预防措施，因此健康教育、定期体检非常重要。只要学校定期组织学生体检、家长重视孩子健康并了解辨别脊柱异常的方法，就能早期发现异常，及时诊治，避免病情进展。PM

冠心病通常被认为是引发心绞痛的“罪魁祸首”。很多人知道，一旦出现心绞痛，立即舌下含服硝酸甘油或消心痛可帮助缓解。但有一类特殊的“心绞痛”，它并非由冠心病引起，服用硝酸甘油非但不能缓解病症，还可能加重病情，甚至会引起恶性心律失常等严重心血管事件。这类“服药加重”的心绞痛，其实是由“心肌桥”引起的。

“服药加重”的心绞痛：心肌桥

复旦大学附属中山医院心内科　黎音亮　沈雳（副主任医师）

什么是心肌桥

心脏是人体最重要的器官之一。它夜以继日地规律跳动着，像一台永不停息的“泵”，这台“泵”的能量来源于冠状动脉供血。当冠状动脉供血不能满足心肌需求时，心肌会缺血，发生心绞痛；持续而严重的心肌缺血会引起心肌坏死。

冠状动脉及其分支通常走行于心外膜下的心肌表面，但部分人的冠状动脉及其分支的某个节段走行于心肌纤维之间，被心肌纤维像“桥”一样覆盖着。这段被心肌纤维覆盖的动脉称为壁冠状动脉，这段心肌纤维就是冠状动脉心肌桥（简称心肌桥）。心脏收缩时，心肌桥压迫被覆盖的壁冠状动脉，引起冠状动脉管腔狭窄甚至闭塞，导致心肌缺血，出现心绞痛。

“服药”会加重心肌桥危害

大部分心肌桥是良性病变，患者可无任何症状；部分心肌桥患者的症状与冠心病的临床表现相似，患者一般在做影像学检查时被发现。心肌桥的危害与它的位置和解剖结构有关：表浅型心肌桥对冠状动脉压迫小，冠状动脉被挤压段狭窄程度小于50%，心肌缺血不明显，患者可无胸闷、胸痛症状；纵深型心肌桥对冠状动脉压迫明显，冠状动脉被挤压段狭窄超过50%，甚至超过80%，可产生明显的心肌缺血症状，甚至导致严重的心血管事件。

硝酸甘油能缓解心绞痛，是因为它能扩张因粥样硬化而变狭窄的冠状动脉。但心肌桥患者服用硝酸甘油，反而会加重心绞痛，甚至诱发心肌梗死。一方面，硝酸甘油扩张了冠状动脉，而被心肌纤维挤压的一段冠状动脉因无法对抗心肌收缩力而不能扩张，相对于未受挤压段冠状动脉的狭窄程度加重，心肌缺血加重；另一方面，硝酸甘油导致心率反射性加快，减少了冠状动脉舒张期供血。因此，心肌桥患者应避免使用硝酸甘油类药物。

如何辨别心肌桥

出现心绞痛症状时，根据服用硝酸甘油是否能缓解症状，可初步辨别心肌桥。准确的诊断心肌桥的方法有冠状动脉CT血管造影（简称冠脉CTA）、冠状动脉血管内超声、冠状动脉造影。

心肌桥的影像学表现为：冠状动脉CT血管造影可见节段冠状动脉走行于心肌纤维下，心脏收缩时管腔受压狭窄，心脏舒张时管腔形态恢复正常；冠状动脉血管内超声可见紧邻冠状动脉血管壁存在“半月形”无回声区域；冠状动脉造影可见节段冠状动脉在心脏收缩时受压变狭窄，成线状、串珠状等形状（图1），心脏舒张时管腔形态恢复正常（图2）。

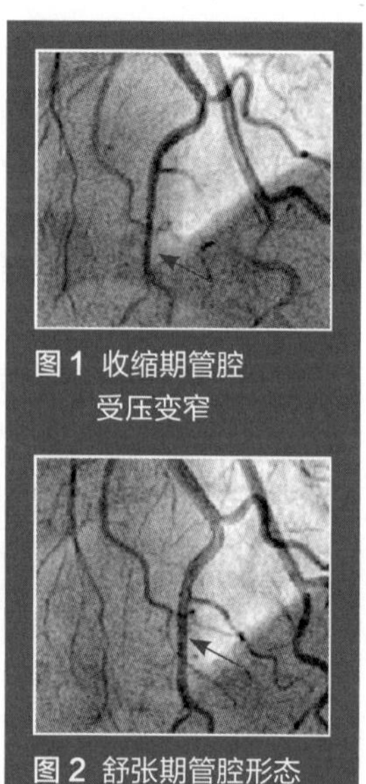

图1 收缩期管腔受压变窄

图2 舒张期管腔形态恢复正常

有症状的心肌桥应治疗

大部分心肌桥是良性病变，患者可不出现症状，一般无须治疗。可引起心肌缺血症状，甚至导致严重心血管事件的心肌桥患者，应积极接受治疗。首选的治疗方法是服用减慢心率、降低心肌氧耗的药物，如β受体阻滞剂或非二氢吡啶类钙离子拮抗剂。β受体阻滞剂可减慢心率、降低心肌收缩力，改善收缩期冠状动脉受压程度，增加冠状动脉供血，降低心肌氧耗，改善心肌缺氧。不能耐受β受体阻滞剂的患者可使用非二氢吡啶类钙离子拮抗剂。服药无法缓解的心肌桥患者，可谨慎选择冠状动脉支架植入、外科心肌桥松解术、冠状动脉搭桥手术等治疗方法。

有症状的心肌桥患者应保持健康的生活方式和良好的心态，避免剧烈活动和大悲大喜；坚持药物治疗，控制血压、血脂和血糖；发生心绞痛时，应立即停止活动，静止休息，若心绞痛持续不能缓解，须及时就医。PM

“营养从娃娃抓起”，这是社会进步至今应运而生的新观念。从小培养孩子健康的饮食观及营养观，关乎他们一生的身体健康。尤其是学龄儿童，生长发育迅速，是急需能量、营养素的阶段，也是饮食行为和生活方式形成的关键时期。

2017年初，《中国学龄儿童膳食指南（2016）》正式发布，指引我国学龄儿童均衡膳食、合理营养。本刊特邀指南修订专家委员会主要执笔人之一马冠生教授解读指南的核心内容，指导家长从小“食育”孩子，让其健康成长、受益终身。

“营养从娃娃抓起”：

解读《中国学龄儿童膳食指南（2016）》

北京大学公共卫生学院营养与食品卫生系教授　马冠生

学龄儿童指6岁到不满18岁的未成年人，他们生长发育迅速，对能量和营养素的需要量相对高于成年人，合理膳食、均衡营养格外重要。2016年新发布的《中国居民膳食指南（2016）》适用于2岁及以上人群，2017年发布的《中国学龄儿童膳食指南（2016）》是在《中国居民膳食指南（2016）》的基础上，通过对学龄儿童营养与健康状况的现状分析，探究了合理膳食、饮食行为与健康的关系，新增5条核心推荐，使其更全面及详细地为学龄儿童提出膳食建议。

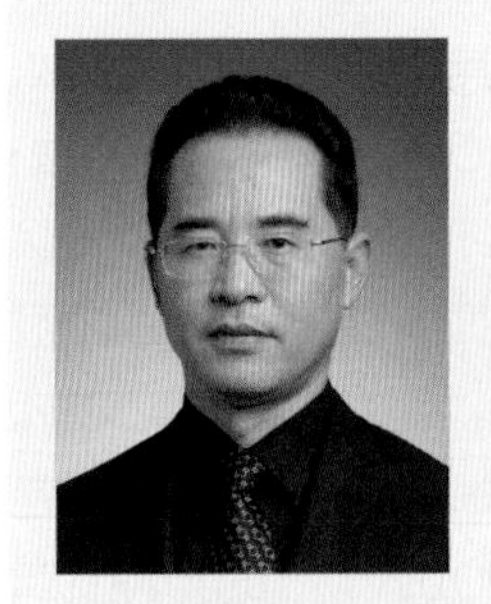

专家简介

马冠生　北京大学公共卫生学院营养与食品卫生系主任、教授、博士研究生导师，中国营养学会副理事长，国家食物与营养咨询委员会委员，国务院妇女儿童工作委员会妇女儿童问题专家，全国农村义务教育学生营养改善计划专家委员会委员，中国科协首席科学传播专家。

5条建议，让孩子“自觉吃好饭”

1 认识食物，学习烹饪，提高营养科学素养。

我国学龄儿童人群的营养科学素养普遍较低，缺乏营养知识，就餐环境不良。例如，有些家长会在进餐时对孩子进行教育批评、强迫进食，或允许孩子边吃边玩、边吃饭边看电视。

提高学龄儿童膳食营养素养，有助于其建立正确的饮食态度，形成健康的饮食行为。研究发现，中小学生营养素质越高，营养知识越好，营养态度就越积极，饮食行为也就越健康。国内多项研究均表明，通过营养干预或宣教，可使儿童及青少年的营养知识水平明显提高，营养态度明显改善，对其建立正确的营养行为有明显促进作用。

家长可以让孩子从认识食物开始，了解食物和营养知识，学会选择和合理搭配食物，从而养成健康饮食行为；给孩子提供机会，让他们尽可能多地参与食物的选择、购买、加工、烹调，由此加深对食物的认识，学习更多食物与营养相关的知识和技能。家长应为孩子营造轻松快乐的就餐环境，如不在就餐时批评孩子、不把食物作为奖罚工具等。

2 三餐合理，规律进餐，培养健康饮食行为。

学龄儿童的消化系统结构和功能处于发育阶段，三餐合理有助于其健康成长，否则不仅会影响其能量和营养素的摄入，还会增加超重、肥胖的发生概率。

● **三餐定时定量**　一日三餐应定时定量，两餐间隔4～6小时，进餐时细嚼慢咽。食物应多样化，主食搭配蔬菜、畜禽肉类、鱼虾类、蛋类、大豆类及其制品、奶类及其制品等，并做到清淡饮食。早餐提供的能量应占全天总能量的 25% ~ 30%，午餐占 30% ~ 40%，晚餐占 30% ~ 35%。

虽然我国学龄儿童中无法达到一日三餐规律进食的比例并不高，但仍有不少孩子不吃早餐或早餐营养质量较差（如食物种类单一等）。研究证实，营养充足的早餐所维持的稳定血糖水平与认知能力成正相关。所以，儿童更应保证每日早餐规律及营养充足，包括谷类、畜禽肉蛋类、奶类或豆类及其制品、新鲜蔬菜及水果等食物。午餐在一天中起着承上启下的作用，要吃饱吃好。晚餐要适量。不用糕点、甜食或零食代替正餐，水果和蔬菜不能互相替代，不用果汁代替水果。

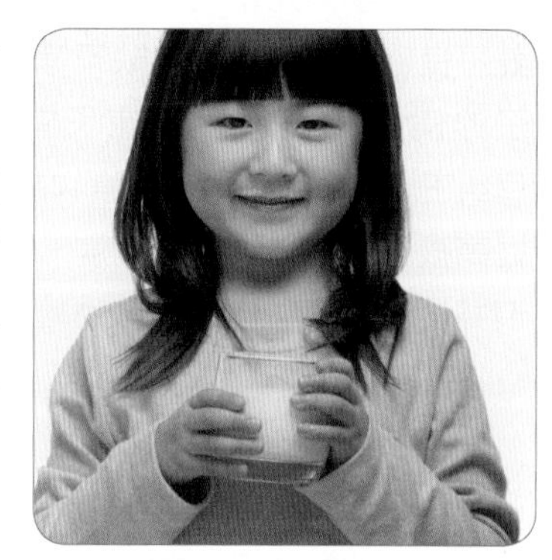

● 一生不“断奶” 我国学龄儿童膳食钙摄入不足，仅达到推荐摄入量的 40% 左右，农村学龄儿童的钙摄入量更低。这与我国居民奶及奶制品的消费水平低有关。2012 年，我国人均乳品年消费量仅为 25.3 千克，仅 39.2% 的儿童及少年摄入乳及乳制品的频率达到每天 1 次及以上。

奶类的钙含量和生物利用率较高，是钙的良好食物来源。经常摄入奶制品，有利于儿童的骨骼发育。儿童青少年期的钙营养状况对成人峰值骨量的高低起着决定性作用。所以，学龄儿童应每天至少摄入奶或奶制品 300 毫升，可选择鲜奶、酸奶、奶粉或奶酪；经常吃富含维生素 D 的海鱼、蛋黄等食物；经常进行户外活动，接受阳光的沐浴，以促进体内维生素 D 的活化及钙的吸收利用。

● 舍弃快餐 我国学龄儿童快餐食用率较高，且比例不断上升。2009 年，一项在 7 个城市开展的调查显示，65.0% 的小学生、58.5% 的初中生和 53.6% 的高中生每月消费至少一次西式快餐，而每月消费大于 5 次的比例分别为 13.0%、11.8% 和 9.6%。多数快餐在制作过程中用油及盐等调味品较多，能量较高，而维生素、膳食纤维的含量较少。国内外研究均显示，长期食用高盐、高糖和高脂肪的快餐，是诱发超重、肥胖的因素之一。

学龄儿童要控制快餐食用率，尽量选择含蔬菜、水果较丰富的食品，少吃含脂肪、食盐或添加糖较多的食品和饮料。如果某一餐食用了比较多的高能量食品（如油炸食品），其他餐次就要适当减少主食和动物性食物的食用量，增加新鲜蔬果的摄入量。

3 合理选择零食，足量饮水，不喝含糖饮料。

我国城市学龄儿童吃零食、喝饮料的行为较普遍，还存在饮酒现象。调查显示，北京、上海、广州、成都儿童的零食消费比例一直在 98% 以上，6 ~ 11 岁、12 ~ 17 岁的学龄儿童每周至少喝 1 次饮料的比例分别为 32.9% 和 42.3%，均比 2002 年明显增加。城市中学生曾饮酒比例高达 51%，其中 28% 在 10 岁以前就尝试过饮酒。

● 会吃零食才健康 合理选择零食可以作为日常膳食的有益补充。家长应为孩子选择清洁卫生、营养丰富的食物作为零食，如新鲜蔬果、坚果、奶及奶制品、大豆及其制品等。油炸、高盐或添加糖含量高的食品不宜作为零食，更不能代替正餐，如糖果、冰激凌、含糖饮料、薯片、虾条、干脆面、油炸食品、太咸或太甜的食物、街头食品（如烤羊肉串）、方便面等。没有生产日期、无质量合格证、无生产厂家信息的“三无”产品不能选购。零食量以不影响正餐为宜，两餐之间可以吃少量零食。吃饭前后 30 分钟、睡觉前 30 分钟不宜吃零食，也不要边看电视或边玩边吃零食。吃零食后，要及时刷牙或漱口。

● 随时补足水 学龄儿童身体的含水量和代谢率较高，与成年人相比，易发生水不足或缺乏。研究表明，儿童饮水不足会损害其认知能力，对体能产生负面影响。足量饮水可以促进儿童健康成长，提高学习能力。

学龄儿童每天应少量多次、足量喝清洁的饮用水，首选白开水。6 岁儿童每天应饮水 800 毫升；7 ~ 10 岁儿童每天应饮水 1 000 毫升；11 ~ 13 岁男生每天应饮水 1 300 毫升，女生每天应饮水 1 100 毫升；14 ~ 17 岁男生每天应饮水 1 400 毫升，女生应饮水 1 200 毫升。在天气炎热、出汗较多时，应少量多次增加饮水量，不能等到口渴后再喝水。

● 少喝含糖饮料 含糖饮料中的酸性成分会导致龋齿，过量摄入含糖饮料会增加肥胖发生风险。学龄儿童应不喝或少喝含糖饮料，更不能把饮料当水喝。选择饮料时要看清营养成分表，尽量选择“碳水化合物”或“糖”含量低的饮料。

● **不让孩子偷喝酒** 儿童的发育尚未完全，对酒精的耐受力低，容易发生酒精中毒及脏器功能损害。饮酒还会导致学龄儿童产生暴力或攻击他人的行为。因此，学龄儿童应禁止饮酒。家长应避免在儿童面前饮酒，还应加强对儿童聚会、聚餐的引导，不让他们饮酒。学校应开展预防酒精滥用的宣教活动，加强对学生心理健康的引导。

4 不偏食节食，不暴饮暴食，保持适宜体重增长。

虽然我国学龄儿童的营养健康状况不断改善，但却面临着营养不良和超重肥胖的双重挑战。一方面，营养不良依然存在。2014年，我国7～22岁城市男生及女生、乡村男生及女生的低体重检出率分别为15.4%、23.0%、17.7%、24.4%，钙、铁、维生素A等营养素不足或缺乏情况普遍存在。另一方面，城市学龄儿童中超重、肥胖检出率持续上升。2014年，7～22岁城市男生及女生、乡村男生及女生的超重及肥胖率分别达到33.0%、19.2%、25.3%、16.1%。

我国学龄儿童还存在偏食、节食、暴饮暴食等不健康的饮食行为。调查发现，56.8%的学龄儿童有偏食行为，60.28%有挑食行为，约5%有进食障碍（包括过度节食导致的神经性厌食症），5%存在暴饮暴食行为。

● **增加"小豆芽"的营养** 家长应在保证孩子能量充足摄入的基础上，给营养不良的学龄儿童，增加鱼、禽、蛋、瘦肉、豆制品等富含优质蛋白质的食物摄入量，让他们经常食用奶及奶制品，每天吃新鲜的蔬菜和水果，保证一日三餐定时定量，纠正偏食、挑食和过度节食等不健康饮食行为，并保证适量的体育锻炼。

● **控制"小胖墩"的饮食** 超重、肥胖的学龄儿童患高血压、高血糖、血脂异常和代谢综合征的比例明显高于正常体重儿童，且易延续至成年期。研究显示，约83%的学龄儿童期超重会持续至成年期。超重或肥胖的学龄儿童，要在保证正常生长发育的前提下，调整膳食结构，控制总能量摄入，减少高脂肪、高能量食物的摄入，合理安排三餐，避免摄入零食和含糖饮料。重度肥胖儿童应进一步限制高能量食物摄入，如油炸食品、肥肉、糖、奶油制品等。在饮食调整的同时，还应配合行为矫正，监测体重变化。肥胖儿童应逐步增加运动频率和强度，养成运动的习惯，减少久坐时间。需要强调的是，学龄儿童正处于生长发育的旺盛时期，不能过度控制体重，必须以保证健康生长发育为前提。

● **对食物应"一视同仁"** 挑食、偏食不利于学龄儿童生长发育，会引起营养不良、贫血和维生素缺乏等。对于孩子的偏食、挑食行为，家长应早发现、早纠正。宜调整食谱，增加食物的多样性，提高孩子对食物的接受程度，让孩子认识并尝试吃各种各样的食物，避免形成食物偏好。

● **保证体重适宜增长** 学龄儿童应避免过度节食，或采用极端、不科学的减重方式控制体重；应根据膳食需要合理安排三餐；应形成正确的体形认知，避免盲目减重。家长一旦发现孩子因过度节食导致营养不良或身体不适，应及早带其就医，在医生指导下进行治疗。

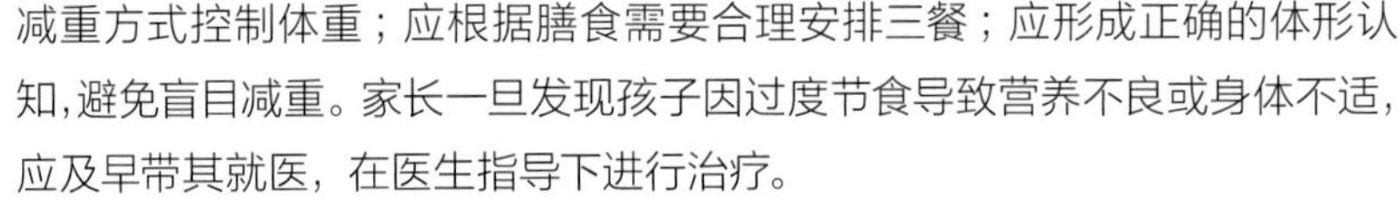

● **避免暴饮暴食** 暴饮暴食会增加消化系统负担，损害相应功能，也增加超重和肥胖的发病风险。学龄儿童应避免暴饮暴食，定时进餐，形成并遵循进餐规律。低年龄儿童可以用较小的餐具进餐。家长应及时了解孩子暴饮暴食的原因，不要让孩子把暴饮暴食当作解决问题的工具，可以让其用听音乐、与朋友交谈等方式缓解负面情绪，避免其在负面情绪下进食。

5 保证每天至少活动60分钟，增加户外活动时间。

我国学龄儿童存在身体活动不足、静坐及视屏时间长、近视率高、睡眠不足的现象。调查发现，15.1%和58.5%的学龄儿童在学习日和周末的视屏时间超过每天2小时，77.6%的13～17岁学龄儿童睡眠时间不足。

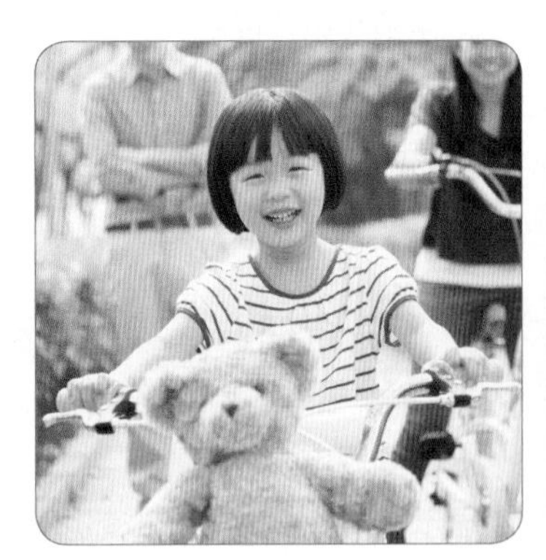

● **走出去，动起来** 充足的身体活动对提高儿童身体健康状况有重要意义。调查显示，身体活动水平与体重呈负相关，与心肺功能、肌肉爆发力和肌耐力呈正相关。充足的身体活动，特别是负重运动，可显著增加骨骼强度；户外活动可促进学龄儿童心理健康，减少抑郁症的发生风险，还可改善维生素 D 的营养状况，延缓近视的发生发展。

学龄儿童应每天累计进行至少 60 分钟中高强度的身体活动，以有氧运动为主，每次持续 10 分钟以上，每周至少进行 3 次高强度的身体活动（如长跑、游泳、打篮球等）、3 次抗阻力运动和骨质增强型运动（如俯卧撑、仰卧起坐及引体向上等）。运动强度、形式及部位宜多样化，合理安排有氧和无氧运动、关节柔韧性活动、躯干和四肢大肌肉群的抗阻力训练、身体平衡和协调性练习等。

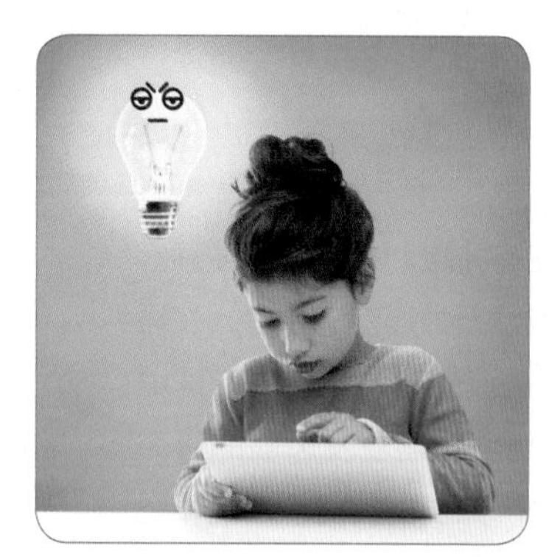

● 少静坐，少看视屏 长时间静坐，特别是电子设备的使用会影响学龄儿童身体和心理健康。调查显示，每增加 1 小时看电视的时间，男生和女生的肥胖发生风险分别增加 22% 和 28%。看视屏的时间长是引起抑郁的独立危险因素，也是产生焦虑情绪的危险因素，还会延迟睡觉时间，缩短睡眠时间。

家长应让学龄儿童了解久坐不动和长时间看视屏带来的危害，提醒他们每坐 1 小时就要进行身体活动；不在卧室摆放电视、电脑，减少使用手机、电脑和看电视的时间。每天看视屏的时间不应超过 2 小时，越少越好。

● 睡足觉，睡好觉 充足的睡眠对学龄儿童的身心健康有积极影响。研究表明，每天超过 7 小时睡眠可以减少初高中学生吸烟、饮酒、药物滥用的概率，提高其社会心理健康水平。小学生应每天保证睡眠 10 小时，初中生 9 小时，高中生 8 小时。

多彩“算盘”，平衡膳食

为了更形象地展示《中国学龄儿童膳食指南（2016）》的核心推荐内容，根据儿童平衡膳食模式的合理组合，搭配和食物摄入基本份数，我国营养学专家制定了“中国儿童平衡膳食算盘”，适用于中等身体活动水平的 8 ~ 11 岁儿童。算盘用色彩来区分食物类别，用算珠个数示意膳食中食物的份数。

算盘分 6 层，从上至下依次为油盐类，大豆、坚果、奶制品，动物性食物（包括畜禽肉、蛋类、水产品类），水果类，蔬菜类，谷薯类。橘色算珠代表谷薯类，每天应摄入 5 ~ 6 份；绿色代表蔬菜，每天摄入 4 ~ 5 份；蓝色代表水果，每天摄入 3 ~ 4 份；紫色代表动物性食物，每天摄入 2 ~ 3 份；黄色代表大豆、坚果及奶制品，每天摄入 2 份；红色代表油盐，每天 1 份。图中儿童跨水壶跑步，是鼓励儿童喝白开水，不忘天天运动，积极锻炼身体。

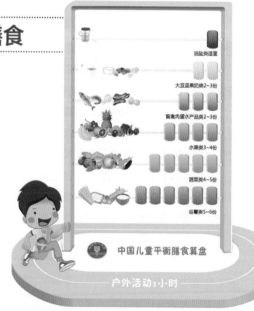

家长投入，孩子受益

家长在孩子学习营养健康知识、建立饮食行为方面起着至关重要的作用。

● 以身作则 家长应学习和掌握营养知识，改变自身不健康的饮食行为，用言传身教、有意识地培养儿童选择健康食物的能力；尽可能多地和孩子一起就餐，利用各种机会对孩子的食物选择进行提醒、引导和指导。

● 亲身体会“粒粒皆辛苦” 家长可以和孩子一起到农村，让孩子在耕种、采摘、收割等体验中，了解食物的生长过程，体验种植的辛苦、收获的喜悦，使他们懂得选择营养健康的食物，珍惜食物，与大自然和谐相处。

● 家 – 校 – 社会合力 家长应积极参与学校及社区等机构组织的营养健康教育活动，与孩子一同增长营养知识，培养良好的饮食习惯。PM

乳腺癌患者生活方式13问

形成并保持健康的生活方式，有助于乳腺癌患者提高治疗效果，改善预后。《大众医学》2017年3月刊邀请专家对《中国乳腺癌患者生活方式指南》进行详细解读，受到了读者的欢迎。同时，很多读者也提出了自己的疑惑，本刊从中选出了一部分具有代表性的问题，请专家予以解答。

上海市疾病预防控制中心肿瘤防治科主任医师　郑莹

1 问：乳腺癌患者可以饮酒吗？

答：乳腺癌患者不宜饮酒。

许多研究发现，酒精摄入会增加多种原发癌症的风险，如口腔癌、肝癌、咽癌、喉癌、乳腺癌、食管癌和大肠癌等；已经被诊断为癌症的患者，饮酒会增加患第二原发癌症的风险。酒精能增高外周血液的雌激素浓度，理论上会增加乳腺癌复发风险。目前已经发表的酒精与乳腺癌复发风险的研究结果，有一半证实了酒精会增加复发危险。有一项研究发现，对于超重和肥胖的妇女而言，酒精的危害更甚。因此，乳腺癌患者不宜饮酒。

2 问：乳腺癌患者补充抗氧化剂能预防其他癌症吗？服用维生素、矿物质补充剂能获益吗？

答：果蔬富含抗氧化剂，或能降低某些癌症风险。正常情况下服用膳食补充剂没有益处，反而可能有害。

人体组织氧化作用带来的损害在癌症进展中十分重要，因此有些理论认为，从食物和膳食补充剂中摄取抗氧化剂可帮助预防癌症。水果和蔬菜富含抗氧化剂（包括维生素C、维生素E、类胡萝卜素等），可能有降低某些癌症发生风险的作用。由于乳腺癌患者是第二原发癌症的高危人群，因此每天宜摄取不同种类的富含抗氧化剂的食物。目前，临床实验并未证实服用含抗氧化剂的膳食补充剂有降低癌症发生风险的作用，因此患者宜从水果和蔬菜中摄入抗氧化剂。

在化疗和放疗过程中，抗氧化剂可能对癌细胞具有潜在的修复作用，从而影响治疗效果。因此，在没有更新的研究证据时，乳腺癌患者在治疗期间不宜服用大量含抗氧化剂的膳食补充剂。

至于维生素和矿物质，乳腺癌患者应从每天的食物中获取，不必服用膳食补充剂。只有经医生确诊为营养素缺乏，才需要服用必要的膳食补充剂。目前，越来越多的证据显示，当人体营养素充足时，服用膳食补充剂不仅没有益处，反而可能带来健康损害。

3 问：低脂肪饮食可以降低乳腺癌复发危险吗？

答：低脂饮食可降低早期乳腺癌患者的复发风险。

脂肪摄入与乳腺癌生存关系的研究很多，但还没有十分一致的结果。低脂饮食确实能够降低早期乳腺癌患者的复发风险，特别是雌、孕激素受体阴性的患者。对于乳腺癌患者来说，脂肪摄入增加带来的热量增多，会增加超重和肥胖的风险，从而增加乳腺癌复发以及罹患其他癌症的风险。

不饱和脂肪酸（n-3脂肪酸和单不饱和脂肪酸）降低癌症风险的证据有限。反式脂肪广泛存在于人造奶油、烘焙食品和零食点心中，其与癌症的关系目前还没有足够证据，但过量摄入会增加心脑血管疾病风险，应尽量避免摄入。

4 问：膳食纤维能提高癌症患者生存率吗？

答：能。

膳食纤维可降低血脂水平，预防心脑血管疾病，改善肠道功能，降低癌症复发风险。乳腺癌患者宜多食用富含膳食纤维的食物，如豆类、蔬菜、全谷类食物、坚果和水果等。

5 问：乳腺癌患者可以吃肉吗？

答：应少吃红肉、加工肉和高温烹调肉类。

许多流行病学研究证实，红肉、加工肉会增加大肠癌和胃癌的发生风险，高温烹调（煎、炸、烤）肉类（特别是脂肪含量高的肉类）会产生致癌物。虽然目前还没有证据证实红肉和加工肉会提高乳腺癌患者的复发风险，但乳腺癌患者仍应尽量少吃红肉、加工肉和高温烹调肉类。

6 问：超重、肥胖会增加乳腺癌患者复发风险吗？

答：乳腺癌患者应保持健康体重。

超重和肥胖增加癌症复发风险、降低癌症生存率的证据越来越多。超重和肥胖会增加几乎所有癌症的发生风险，减轻体重会带来诸多益处。乳腺癌患者更应保持健康体重。

7 问：乳腺癌患者应食用有机食品吗？

答：没有证据显示有机食品能降低癌症复发风险。

有机食品是指生长过程中没有使用杀虫剂或基因修饰，以及来源于没有使用过抗生素或生长激素的禽蛋鱼肉制品。一般认为，有机食品减少了对农业化学品的暴露，更加有利于健康，其营养成分也比非有机食品更佳。但是至今为止，没有流行病学证据证实有机食品能够延缓癌症进展、降低癌症复发风险。

8 问：乳腺癌患者治疗和康复期间应该进行体育锻炼吗？

答：规律运动可帮助乳腺癌患者降低复发风险。

癌症患者在治疗期间增加体育锻炼和体力活动不仅是安全的，也是可行的，能改善身体功能，提高生活质量。中等强度的运动能改善癌症患者的疲劳虚弱状态，改善焦虑情绪，增强心血管功能和肌肉力量，改善身体成分。患者在接受化疗和放疗期间，可以适当降低原有运动的强度，缩短运动时间，尽可能保持身体活动力，以便在治疗结束后尽快恢复原有运动强度。

很多研究结果表明，乳腺癌患者维持较高的运动水平，可以降低复发风险，获得较好的生存率。运动还可预防心脑血管疾病、糖尿病和骨关节疾病等。乳腺癌患者应选择一种“动力十足”的生活方式。

需要注意的是，某些特殊情况下运动应谨慎：贫血者应在症状改善后再考虑锻炼；免疫缺陷者应避免到公共场所运动；正在接受放疗的患者不要去公共游泳池游泳，以免照射部位皮肤发生感染；发生骨转移或患有关节炎者，应选择适当的运动方式，避免运动伤害。

9 问：多吃豆制品对乳腺癌患者有好处吗？

答：豆类食物对乳腺癌患者是安全的，而且有潜在好处。

大豆和大豆制品是天然的优质蛋白质来源，也是很好的肉类替代品。目前的证据显示，对于乳腺癌患者来说，豆类食物是安全的，不会增加癌症复发和转移的危险，而且还有潜在的与内分泌治疗药物（三苯氧胺）的协同作用。

10 问：多吃糖会促使肿瘤生长吗？

答：糖摄入过多带来的肥胖可能会影响肿瘤预后。

糖本身并不会提高癌症进展的风险，但是，糖（包括蜂蜜、白糖、糖浆以及饮料中含有的糖）摄入过多会增加总体热量摄入，使体重增加，从而影响癌症预后。因此，乳腺癌患者应限制糖的摄入，尽量少喝含糖饮料、少吃含糖食物。

11 问：蔬菜和水果能够降低乳腺癌复发危险吗？

答：富含蔬菜、水果的膳食结构能降低乳腺癌复发率，提高生存率。

有研究证实，富含蔬菜、水果的膳食结构能降低乳腺癌复发率，提高生存率。蔬菜、水果种类繁多，现在还无法证实哪些蔬菜、水果中的哪些成分具有保护作用，所以乳腺癌患者应尽量多吃水果、蔬菜，尽量增加品种。《中国居民膳食指南》建议：“增加蔬菜和水果的摄入种类和数量，推荐我国成年人每天吃蔬菜300~500克、水果200~400克，深色蔬菜最好约占一半，并注意增加薯类的摄入。”

12 问：把蔬菜、水果榨成汁喝更有利于营养吸收吗？

答：喝蔬果汁有助于对某些营养素的吸收，但也损失了很多营养素。

咀嚼和吞咽困难的患者，可将蔬菜、水果榨汁食用。蔬菜、水果榨汁食用，有助于人体对某些营养素的吸收，但与蔬菜、水果本身相比，蔬果汁中不但膳食纤维含量大大减少，而且大量饮用含糖量高的水果汁又会增加总热量，不利于体重控制。因此，正常情况下，直接吃蔬菜、水果比榨汁更健康。

13 问：素食能减少乳腺癌复发吗？

答：尚未有研究证实。

素食能否减少乳腺癌复发，尚未有研究证实。不过，素食减少了饱和脂肪酸的摄入，增加了膳食纤维、维生素等的摄入，对乳腺癌患者是有益的。PM

腔内修复+“原位开窗”：“巧心思”解决“大危机”

复旦大学附属中山医院血管外科　王利新　符伟国（主任医师）

生活实例

胸腔里有颗“定时炸弹”

张先生平时性格开朗乐观，虽已年近八十，但一贯身体健康，平时几乎不去医院看病。周末，张先生去公园锻炼，突然感到背部剧痛，浑身冷汗，家里人马上送他去医院检查。真是不查不知道，一查吓一跳，CT扫描显示张先生的胸腔里长了一个最大直径10厘米、长30厘米的动脉瘤。医生告诉张先生家人，由于动脉瘤巨大，非常危险，就像一个定时炸弹，随时有破裂致死的风险，建议他们赶快去上级医院诊治。

在家人的陪伴下，张先生先去了某知名三甲医院心外科就诊。专家查看CT片后连连摇头，说这个动脉瘤太大，患者年纪又大，恐怕承受不了开胸手术的巨大创伤，建议去血管外科看能否有机会接受微创腔内修复术。

经多方打听，张先生一家人慕名来到中山医院血管外科就诊。经全科讨论分析，中山医院告知张先生家人：患者的动脉瘤巨大，必须尽快手术。但是，由于动脉瘤累及左锁骨下动脉，传统的腔内修复技术无法处理，而中山医院血管外科可以应用“独门武器”——原位开窗针，在完全修复瘤体的同时，在支架上开窗，保留左锁骨下动脉。

传统腔内修复技术有“短板”

腔内修复技术是近十年来出现的一种治疗主动脉瘤的新方法。对于普通的主动脉瘤，医生只要将带有人工血管膜的金属支架植入血管腔内，固定在瘤体两端健康的血管壁上，就像在病变血管内架设一座密封的桥，使血流经支架流向远端，不再冲击瘤壁。与传统开胸手术相比，腔内修复技术创伤小、出血少、恢复快。不过，进行腔内修复有一个必要条件，即在病变血管的两端分别要有至少2厘米的健康血管作为支架的固定区域，否则“桥”无法固定，血液仍会流到瘤腔内，导致手术失败。

张先生的情况更为特殊，由于其胸主动脉病变长达30厘米，故支架覆盖的范围很大。而供应脊髓的血管起源于病变胸主动脉，如果封堵了胸主动脉瘤，将会牺牲很大一部分的脊髓血供，术后发生截瘫的风险较高。同时，动脉瘤还累及一根开口在主动脉弓上的重要血管——左锁骨下动脉，它是脊髓的另外一支重要供血动脉。如果要完全修复病变，支架将不可避免地堵塞左锁骨下动脉开口，患者术后发生截瘫的风险更高，而且还会影响小脑系统和左手臂的供血。正因为如此，一直以来，累及主动脉弓的胸主动脉瘤是微创腔内修复技术的难点，甚至是禁区。

新技术“另辟蹊径”开创“新天地”

为了既能有效处理病变，又不影响左锁骨下动脉，中山医院血管外科团队为张先生设计了“腔内修复+原位开窗”的手术方案：先在胸主动脉瘤内植入人工血管内支架完全覆盖病变，然后在正对左锁骨下动脉开口处的支架上“开窗”，再将一枚小口径血管支架经“窗口”从左锁骨下动脉释放至原先的人工血管内支架管腔内部，使血液能够通过这枚小支架流入左锁骨下动脉，保留左锁骨下动脉的血供。

“独门武器”助力手术成功

手术时，医生先在张先生腹股沟处穿刺，完成3枚人工血管内支架的植入，彻底封堵了主动脉瘤体。随后，手术

专家简介

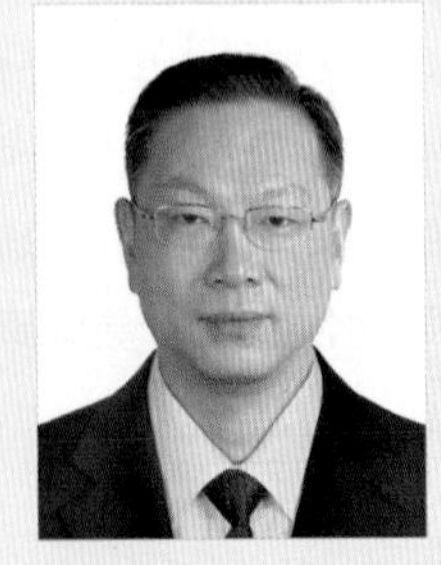

符伟国　复旦大学附属中山医院血管外科主任、教授、主任医师、博士生导师，复旦大学血管外科研究所副所长，中华医学会外科学分会血管外科学组委员，亚洲血管学会委员，国际腔内血管外科学会委员，中华医学会医学工程学分会血管外科与组织工程专业委员会委员。擅长主动脉扩张性疾病的腔内修复治疗和手术治疗。

特需门诊：周一下午

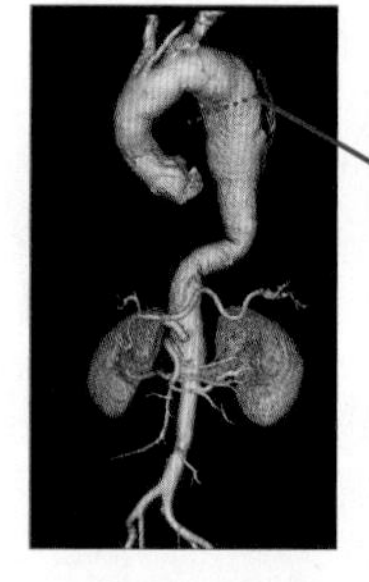

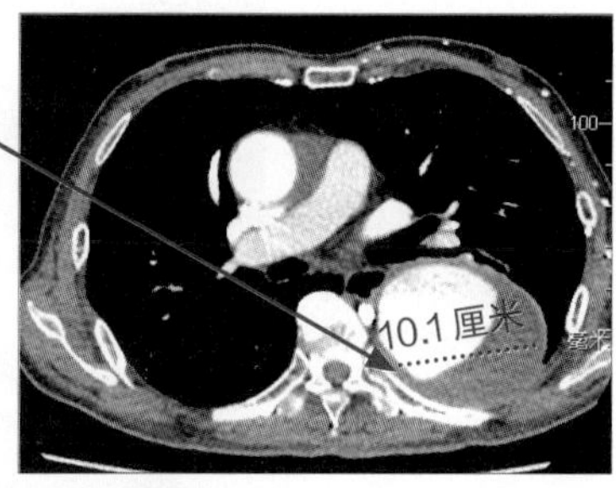

▲ 图1：术前显示瘤体巨大

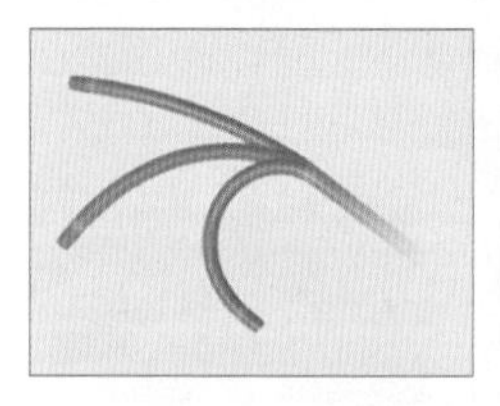

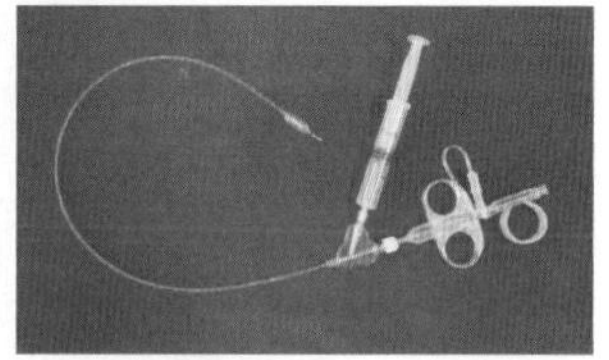

▲ 图2："独门武器"——Fu-star 可调鞘和可调穿刺针

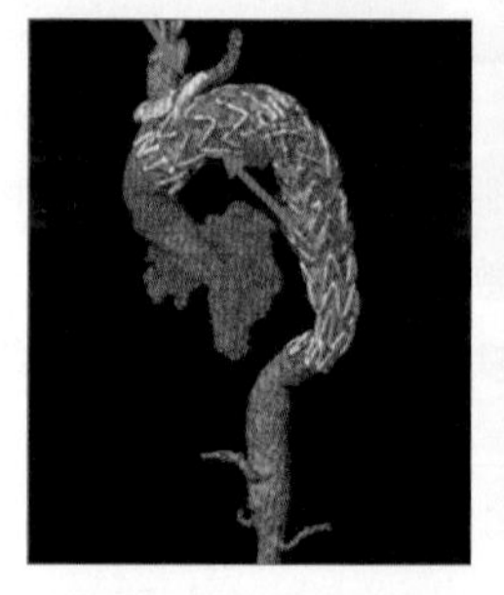

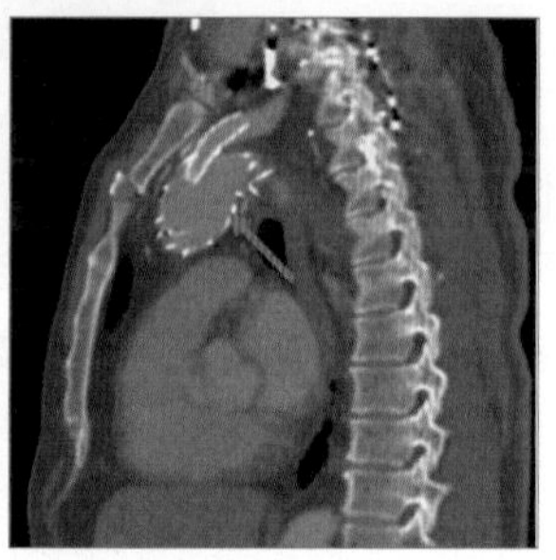

▲ 图3：术后检查显示瘤体修复完全，左锁骨下动脉支架通畅

团队再次穿刺张先生的左肘窝，导入中山医院血管外科的"独门武器"——"Fu-star 可调控鞘"和"可调穿刺针"。数分钟内即完成了"原位开窗"操作，最后顺利植入另外一枚小口径支架，恢复了左锁骨下动脉的血供，解决了大问题。术后第二天，张先生就已经能像正常人一样下床活动了。家属感叹这种新型的腔内修复技术实在是太神奇了。

"Fu-star 可调控鞘"的特点是头端角度可任意调整，保证其管腔内的穿刺针能垂直对准支架；可调穿刺针的特点是针尖前进的距离可调，保证穿刺针能有效刺破支架上的血管膜进入腔内，又不损伤对侧血管壁。同时，穿刺针的头端附有球囊，可以进行固定，保证穿刺的稳定性和进针处位于左锁骨下动脉的中心。两者组合应用，可以帮助医生迅速、精准、有效建立通路和恢复分支血管的血供，理论上能处理任何累及主动脉弓的病变，极大地拓宽了微创腔内修复治疗的适应证，能使更多原先受解剖条件限制、无法接受传统腔内修复手术的患者受益。PM

延伸阅读

哪些人易得主动脉瘤？

最常见的导致主动脉瘤的原因是动脉粥样硬化。因此，高血压、高脂血症、糖尿病患者，以及吸烟者易患动脉瘤。其次是遗传因素，如马方综合征和埃杜综合征等，患者血管壁质地变差，可在很年轻的时候便发生动脉瘤。第三是感染因素，如梅毒和结核等，均可导致血管壁质地变差，发生动脉瘤。

主动脉瘤分哪几种？

主动脉根据发生的位置，可分为升主动脉瘤(图1A)、主动脉弓动脉瘤(图1B)、降主动脉瘤(图1C)和腹主动脉瘤。

在主动脉弓上，有三根供应手臂和颈部的血管，分别是无名干动脉、左颈总动脉和左锁骨下动脉。这三根血管都是非常重要的，无名干动脉和左颈总动脉在腔内修复过程中必须保留，否则会导致大脑一侧完全缺血等严重后果；左锁骨下动脉也应该尽力保留，以免影响上肢的供血。

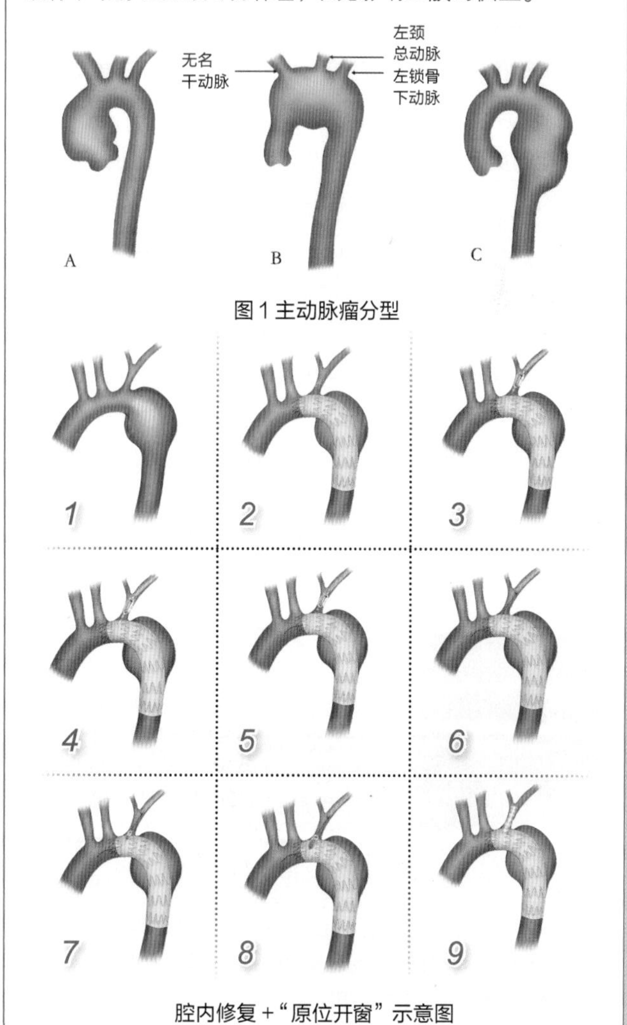

图1 主动脉瘤分型

腔内修复+"原位开窗"示意图

生活实例

王阿姨是一位时髦的老年“手机族”，平时喜欢用手机上网购物、视频聊天，微信也用得很熟练。王阿姨还喜欢用平板电脑看电视剧，一看就是好几个小时。有了这些视频终端，王阿姨的老年生活过得越来越充实，可眼睛却不舒服了。近来，她总觉得眼睛很疲劳，平板电脑看了不到十几分钟，眼睛就又酸又胀，还特别怕光。看过医生后才知道，这是干眼症引起的视疲劳。

老年“手机族”真的不“养眼”

复旦大学附属眼耳鼻喉科医院眼科主任医师　龚岚

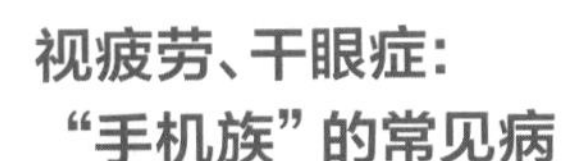

视疲劳、干眼症：“手机族”的常见病

“视疲劳”是指人用眼过度，超出了眼睛能承载的负荷，导致用眼后或用眼时出现暂时性的视物模糊、眼胀、眼干等眼部不适，部分人还可能出现头痛、恶心、呕吐等全身不适。视疲劳与长时间近距离工作或阅读、老花眼、干眼症、屈光不正等关系密切。因此，视疲劳往往伴随其他眼科问题存在，并非一种独立的疾病。

干眼症是泪液异常引起的一种眼科疾病，也是老年人的常见眼病。患者往往因缺乏泪液或泪液蒸发过强，出现眼部不适症状，并发生眼表损伤。干眼症的常见症状包括眼部干涩、烧灼感、异物感、畏光等，部分患者可能因眼部干燥而对外界刺激敏感，表现为“迎风流泪”。干眼症发生后，患者眼睛的泪膜完整性受到破坏，视觉功能和视觉体验能力下降，更易引起视疲劳。

老年“机不离手”，更伤眼

随着手机、平板电脑等视频终端的日益普及，越来越多的人在长时间使用视频终端后，出现了眼睛酸涩、胀痛、视物模糊等眼部不适症状，这种现象在老年人中很常见。

人体泪液的质量和分泌量会随年龄的上升逐渐下降，老年人本就是干眼症的高发人群，而长时间使用手机等视频终端更易导致干眼症的发生。此外，老年人眼部调节功能下降（俗称老花眼）会影响视觉质量，本来就易发生视疲劳，长时间看手机无异于“雪上加霜”。

老年人，要学会“养眼”

老年人在使用手机时，应避免长时间用眼，并保持充足的睡眠，注意眼睛的休息。存在干眼症的老年人，应在医生的指导下，缓解干眼症状：缺乏泪液的患者可以使用人工泪液或泪点栓塞，滋润眼部环境；泪液质量下降的患者可以每日进行规律的眼睑热敷按摩，或者定期进行强脉冲光治疗，促进眼部相关腺体的分泌，改善泪液质量。有老花眼的老年人在使用手机时，应佩戴合适的老花眼镜。

王阿姨在眼科医生的指导下，规律使用了一段时间的人工泪液，并配了一副漂亮时髦的老花眼镜。最重要的是，她使用手机一段时间后，都会记得休息，也不再熬夜看电视剧了。如今，她眼睛的种种不适都已消失。PM

专家简介

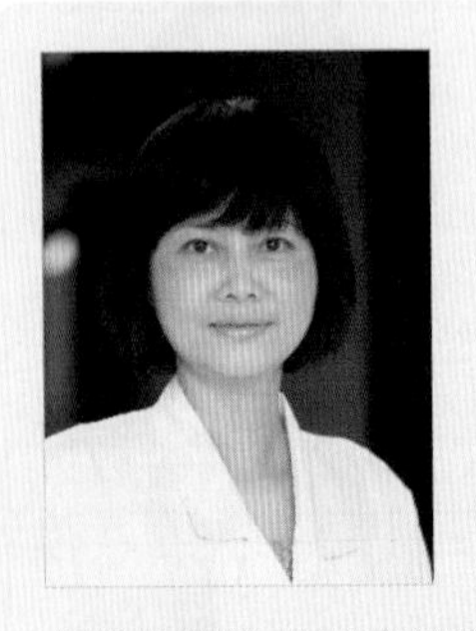

龚岚 复旦大学附属眼耳鼻喉科医院眼科主任医师、激光整形科主任、眼科眼表疾病学科副主任、博士研究生导师，上海市医学会眼科分会防盲组委员。擅长诊治干眼症、角膜疾病、过敏性角结膜炎等眼表疾病。

特需门诊：周一上午，周四全天

老年人是肺炎高发人群。据统计，60岁以上老年人肺炎发病率为25%，死亡率高达20%，占老年人死亡原因的第4位。虽然年龄本身可能不是引起老年肺炎发病和死亡率增加的最重要危险因素，但会使老年人处于危险状态。因为随着机体的老化，呼吸系统解剖和功能发生改变，可导致老年人全身和呼吸道局部的免疫功能降低，肺的净化系统衰退，病原体容易在肺内“立足”、生长、繁殖，从而导致感染发生，且多数病变发展迅速，甚至发生难治性的严重肺炎。

春季 提防老年性肺炎高发

上海交通大学医学院附属瑞金医院呼吸科　时国朝（主任医师）　陈 虹

老年性肺炎高发与五大因素有关

❶ **口腔内正常菌群改变**　不注意口腔卫生、罹患牙龈炎、口腔干燥、唾液减少、唾液中保护性免疫球蛋白减少等，均可导致口腔正常菌群发生改变。此外，老年人常服的药物也会引起唾液分泌减少，如三环类抗抑郁药、利尿剂、止吐药、抗组胺药等。

❷ **吞咽、咳嗽反应降低**　老年人呛、咳等上呼吸道保护性反射减弱，吞咽与声门关闭动作常不协调，易将反流的胃内容物（含细菌和胃酸）误吸入气管内，而引起吸入性肺炎。

❸ **气道廓清能力降低**　随着年龄增加，肺组织失去弹性、呼吸肌肌力降低、咳嗽反应减弱，以及病原体易在老年人上呼吸道定植和繁殖等，均可导致气道廓清能力减弱。有基础疾病的老年人，如慢阻肺、帕金森病等，更容易发生肺炎。

❹ **肺泡防御能力降低**　老年人体内吞噬细胞的吞噬能力、趋化性，以及中性粒细胞的杀菌作用等非特异性免疫反应低下，而通过淋巴细胞实现的特异性免疫反应更差。从肺泡防御角度而言，老年患者对受细胞免疫制约的病毒、真菌、原虫及细胞内寄生菌（如结核杆菌、军团菌和衣原体等）的抵抗力均降低。

❺ **肺外因素**　罹患多种全身性疾病，各器官功能衰退，或处于营养缺乏状态等因素，也是导致老年性肺炎高发的因素。脑卒中后遗症、胃食管反流病、糖尿病等全身性疾病，以及低蛋白血症和低锌血症与老年性肺炎密切相关。

此外，反复住院的老年人，服用免疫抑制剂、抑酸剂者，也会增加肺炎和下呼吸道感染的发生率。

落实九大措施，防患于未然

❶ 增强体质，保持口腔清洁。每日早晚刷牙，或使用漱口液清洁口腔。

❷ 积极参加户外活动，注意保暖。

❸ 预防上呼吸道感染。70%的老年性肺炎发病前，都有上呼吸道感染史。感冒流行期间，老年人应减少外出，外出时应戴口罩，不要去人群密集的地方。一旦感冒应该积极治疗，防止肺炎发生。

❹ 保持室内空气新鲜，温度适宜。定期开窗通风，老年人的房间温度应保持在22～24℃，湿度宜控制在50%～70%。

❺ 平衡膳食，加强营养。老年人宜选择高蛋白质、低脂饮食，多吃新鲜蔬菜和水果，以及富含维生素A和维生素C的食物；适当限制食盐的摄入量，每人每日食盐量不超过6克。

❻ 尽量避免长期卧床。长期卧床易发生坠积性肺炎。必须卧床的老年人应定时翻身拍背，床头抬高30～45度。有误吸风险的老年人，进食时应将固体食物和流质分开。

❼ 养成良好的生活习惯，不吸烟，不酗酒。

❽ 积极治疗原发病，特别是糖尿病、心脑血管病。

❾ 适时注射流感疫苗和肺炎球菌疫苗。尽管接种疫苗并不能保证不患流感和肺炎，但接种疫苗可以起到一定的预防作用。老年人接种疫苗可减少高达60%的严重疾病和并发症，以及80%的死亡率。一般地说，肺炎疫苗只需接种一次，身体虚弱者应在首次接种5年后补种一次。每年9～10月份，可注射流感疫苗。

虽然老年性肺炎症状多不典型，但易发生危重症，且并发症和合并症较多，治疗难度大。老年人一旦出现发热、咳嗽等不适症状，应立即去医院诊治，尽量做到早诊断、早隔离、早治疗。PM

每年四月的第二个周六，是“全国爱鼻日”。今年，我们一起来聊聊“鼻塞”。鼻是呼吸道的门户，承担着重要的生理功能。鼻塞，即经鼻通气不畅，可表现为持续性、间歇性、交替性或进行性加重的鼻塞，患者一般会感觉鼻腔有异物堵塞感。几乎每个人都发生过鼻塞的问题，鼻塞也或多或少会给人们的身体及情绪带来一定影响。由于鼻塞十分常见，所以被很多人认为是“小事一桩”。然而，事实却并非如此。鼻塞的原因很多，严重程度也不一样，需要根据病因采取相应的治疗方法。

全国爱鼻日：聊聊“鼻塞”这件“小事”

上海交通大学附属第六人民医院
耳鼻咽喉头颈外科　林 海　张维天（副主任医师）

最常见：鼻炎和鼻窦炎

鼻炎和鼻窦炎的主要病变部位在鼻腔黏膜。起病初期，鼻塞主要是由于黏膜水肿引起。由于鼻腔内的空间是固定的，黏膜水肿势必会造成鼻腔空间变小，患者就会感到鼻塞。随着病变加重，黏膜由水肿逐渐变为肥厚，鼻塞症状就会加重，甚至出现持续性鼻塞。

急性鼻炎的鼻塞症状发展很快，通常在数日内达到高峰，一周左右可自行消退，可伴发热、头痛、头昏等全身症状。检查可发现鼻黏膜弥漫充血、肿胀，有大量水样分泌物，后期分泌物可转为脓性。急性鼻炎患者应注意休息，多饮水，必要时去医院就诊，在医生指导下使用减充血剂喷鼻，可减轻黏膜充血、肿胀，减轻鼻塞症状。

慢性鼻炎是发生在鼻腔黏膜和黏膜下层的慢性炎症，分为慢性单纯性鼻炎和慢性肥厚性鼻炎。慢性单纯性鼻炎多呈间歇性或交替性发作，症状“日轻夜重”，局部使用麻黄素或糖皮质激素，效果较好。慢性肥厚性鼻炎患者存在鼻黏膜，甚至骨膜和鼻甲骨增生，多由慢性单纯性鼻炎发展而来。患者不仅有持续性鼻塞，还因为鼻通气不畅，空气中的各种气味进不了嗅区，多伴有嗅觉减退。此外，部分慢性鼻炎患者鼻甲后端黏膜肥厚，影响通向中耳的咽鼓管，还常伴有耳鸣和听力减退。部分慢性鼻炎患者虽然擤出的鼻涕不多，但鼻涕常向后流入咽部，患者会不断做擤涕及吸涕的动作。早期患者可应用血管收缩剂改善症状，鼻腔黏膜肥厚者可能需要进行下鼻甲部分切除术或下鼻甲骨黏膜下剥离外移术。

过敏性鼻炎患者多有打喷嚏、流清水涕、鼻痒等症状，可常年性发作，也可季节性发作。过敏性鼻炎患者可伴有哮喘，尤其是小儿。常见的过敏原是尘螨或花粉，找出过敏原并尽量避免接触，可减少过敏性鼻炎的发作。局部使用喷鼻激素或服用抗组胺药物效果较好，患者可以根据病情需要单用或者联用。

萎缩性鼻炎患者的鼻塞症状主要是由于鼻腔内脓痂阻塞，或鼻黏膜萎缩、神经感觉迟钝所致，可伴有鼻腔黏膜干燥、鼻涕带血等症状。可以采用薄荷油滴鼻液润滑鼻腔、口服维生素及鼻腔冲洗等措施改善症状，严重者需进行手术治疗。

慢性鼻窦炎患者多伴有黄脓鼻涕，严重者伴头痛、头昏、记忆力下降与嗅觉减退等。鼻窦炎伴鼻息肉者，鼻塞往往更严重。症状轻者，可选择局部应用喷鼻激素、服用大环内酯类抗生素或黏液促排剂；鼻塞严重者，往往需要接受鼻内镜手术。

最危险：鼻肿瘤

鼻腔、鼻窦肿瘤引起的鼻塞多为进行性，部分伴有鼻出血。根据肿瘤性质，需采用手术、放疗或化疗。若鼻塞伴耳闷、颈部肿块、回吸涕中带血，还应排除鼻咽癌可能。

易忽视：鼻中隔问题

鼻中隔偏曲引起的鼻塞多为单侧，可伴有鼻出血或头痛，严重者需要进行鼻内镜手术，矫正偏曲的鼻中隔。PM

“鼻塞非小事，原因很复杂。除上述原因外，腺样体肥大、鼻腔异物等，也会引起鼻塞。鼻塞患者应及时去医院就诊，进行相关检查，及早确诊病因，及早治疗。”

上期谈到“三鱼两药”中的孔雀石绿危害问题，本期介绍水产品中硝基呋喃的问题。硝基呋喃类药物是一类人工合成的广谱抗菌药物，它们都具有5-硝基呋喃的基本结构，常用的有呋喃唑酮、呋喃西林、呋喃妥因和呋喃他酮等。因其价格较低且抗菌效果好，曾一度被广泛应用于畜禽及水产养殖业，对鱼虾类的肠炎、赤鳍病、溃疡病等因细菌、真菌和一些原虫引起的疾病都有较好疗效。

“三鱼两药”危害之二：硝基呋喃

马志英

硝基呋喃禁用于食用水产品

鉴于硝基呋喃对动物的致癌性已经明确，国际癌症组织将其与人类致癌的关系确定为第3类(对动物致癌，但无证据表明对人类致癌)。为慎重对待这种已肯定对动物致癌的化学物质，科学评估食品中硝基呋喃类及其代谢物可能会对人体健康带来的危害，从风险管理的角度出发，各国禁止将硝基呋喃用于食用水产品等食物中。早在2002年，我国农业部就规定硝基呋喃类药物为饲养过程中禁止使用的药物，在动物性食品中不得检出。2010年我国卫生部发布的《食品中可能违法添加的非食用物质名单(第四批)》中，明确将硝基呋喃类药物呋喃唑酮、呋喃他酮、呋喃西林、呋喃妥因列为非食用物质。因此，在水产品养殖、流通、销售等过程中使用硝基呋喃类药物为违法行为。

硝基呋喃可作为人类药物

虽然国际上全面禁止在畜牧及水产养殖生产中使用硝基呋喃类药物，但它们仍然被用作人类的处方药。其中，呋喃唑酮就是大家熟悉的药物——“痢特灵”(呋喃唑酮)，可用于治疗细菌性痢疾、霍乱、贾第虫病等；呋喃西林可用于治疗皮肤感染等。

大剂量或长时间应用硝基呋喃类药物会对畜、禽、水生养殖等食用动物产生毒性作用。同时，水产品以及食用动物中硝基呋喃低剂量长期暴露，会增加人类对该类药物的耐药性。硝基呋喃类药物在生物体内代谢迅速，但其代谢产物能与蛋白质结合并且相当稳定，会随动物粪便、尿液或其他排泄物进入环境，带来负面影响。因此，我们应正确认识硝基呋喃的危害，既不要把食品中检出硝基呋喃严重夸大成等同于“致癌”，也不要因硝基呋喃可作为人类用药，而认为在水产品等食用动物中使用也无所谓。食用动物体内硝基呋喃类药物残留对人类健康危害既有剂量关系，又有长期积累的时间关系，还需进一步科学评估。

硝基呋喃仍被违规使用，消费者难识别

虽然硝基呋喃类药物已被禁用，但由于其低廉的价格和良好的治疗效果，仍然在水产品中被违规使用。从近期国内各地的检出情况分析，检出硝基呋喃类药物残留物超标的水产品有大菱鲆(多宝鱼)、乌鳢(黑鱼)、鳜鱼、鲈鱼、鲫鱼、草虾等，甚至还有海参、贝类等海产品，在水产育苗(尤其是虾苗)中也有发现。因此，硝基呋喃类药物残留仍是我国目前水产品质量安全监管的重点。最近，国家各部门开展的“三鱼两药”专项整治中，“两药”中的硝基呋喃就是重点之一。

消费者一般难以辨别水产品中是否有硝基呋喃类药物，因此大家应注意当地的食品药品监管等部门发布的信息，及时了解有关监测结果，特别对检出阳性的水产品种类及其销售商、生产商加以关注。应通过正规渠道购买水产品，同时注意饮食多样化，不要偏食某一种水产品，这样既能做到营养均衡，又可把风险分散。PM

专家简介

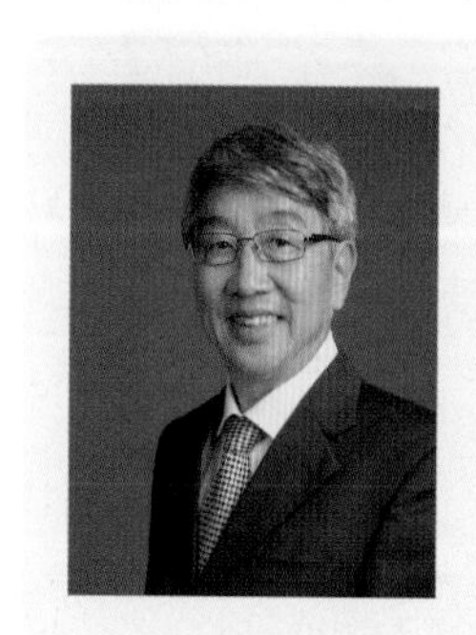

马志英　上海市食品研究所技术总监、教授级高级工程师，上海市食品学会食品安全专业委员会主任，上海市食品协会专家委员会主任。长期从事食品生化、食品工艺和食品安全领域的科研工作，主持完成十多项国家和省部级重大科研项目。

喝茶，究竟喝的是什么

第二军大学附属长海医院临床营养科　蔡东联

饮茶之道源远流长

中国是世界上最早发现茶树、利用茶叶和栽培茶树的国家。茶树的起源至少已有六七万年的历史，茶被人类发现和利用，有四五千年的历史。

依照《诗经》等有关文献记录，在史前时期，“茶”泛指诸类苦味野生植物性食物原料，自从发现了其他价值，它才有了独立的名字——“茶”。在食医合一的历史时代，茶的止渴、清神、消食、除瘴、利便等药用功能不难被发现，古史传说“神农尝百草，日遇十二毒，得茶而解之”即为佐证。

如今，“柴米油盐酱醋茶”，传统的茶文化与人们的社会生活密切相关。在百忙之中泡上一壶浓茶，择雅静之处，自斟自饮，可以消除疲劳、涤烦益思、振奋精神，也可细啜慢饮，达到美的享受。当然，现代科技的发展更深入揭示了茶的价值，将其应用拓展到现代医学范畴。

茶的精髓在“多酚”

众所周知，饮茶有利于健康，但茶的营养成分究竟是什么，茶的保健功能究竟有多大，如何科学饮茶才能达到效果？科学研究为你一一揭示。

1. 世界卫生组织认为：茶为中老年人的最佳饮料。据测定，茶叶含有茶多酚（特别是绿茶含茶多酚最多）、10多种维生素，还有蛋白质、咖啡因和脂多糖等近700种成分，有助于调节生理功能，发挥多方面的保健和药理作用。

2. 早在20世纪80年代，世界各国科学家通过研究证明，茶中精华就是茶多酚。茶多酚通过升高高密度脂蛋白胆固醇的含量来清除动脉血管壁上胆固醇的蓄积，同时抑制细胞对低密度脂蛋白胆固醇的摄取，从而有助于降低血脂，保护心脑血管。茶多酚调节血脂的作用在于它能与脂类结合，抑制脂质斑块的形成；同时，它能促进高密度脂蛋白逆向转运胆固醇，从而起到调节血脂、预防心脑血管病的作用。此外，茶多酚还有清除自由基的作用，有助于延缓衰老。

科学让茶保健更有效

要想通过饮茶达到好的保健效果，必须遵循长期坚持的原则。茶虽好，并非人人都适合。因为茶会影响铁、钙、锌等矿物质的吸收，尤其是贫血患者、小孩、孕妇等都不适合。长期饮茶者，钙也会过多流失，容易导致骨质疏松。此外，浓茶中含咖啡因较多，容易使人兴奋、血压升高，因此，高血压病患者不宜喝浓茶。长期吃药的患者也不能饮茶，因为茶对药物吸收有影响。那么，有没有更好的方法，既可以获取茶多酚，又能避免其他物质的干扰呢？如今，通过高科技手段可以从茶叶中提取茶多酚，同时还能去除茶叶中的咖啡因及刺激肠道的成分，加工成方便服用的片剂或胶囊，让茶保健变得更简单、更安全、更有效。PM

中国是大豆的故乡，也是许多发酵豆制品的发源地。大豆发酵食品不仅滋味鲜美，而且营养丰富。其中，腐乳和臭豆腐因其独特的风味，深受大众喜爱。

别具风味的发酵豆制品

上海市营养学会　蒋家騉

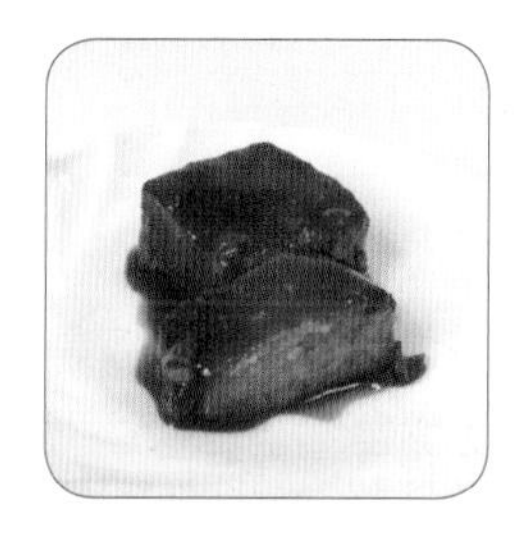

腐乳

腐乳是以大豆为发酵基质，经微生物作用形成的食品，在我国已有上千年的历史。腐乳经发酵后，去除了大豆中对人体不利的胰蛋白酶抑制物和溶血素，产生了多种具有香味的有机酸、醇、酯和氨基酸，维生素含量也大大提高。

腐乳所含的蛋白质可以与动物性食品相媲美，且不含胆固醇；所含大豆多肽有抗氧化、降低胆固醇等功效；由于微生物的作用，腐乳的维生素 B_2 含量仅次于乳制品，比豆腐还高 6~7 倍；维生素 B_{12} 含量仅次于动物肝脏；维生素 B_1、烟酸的含量高于一般食品；大豆异黄酮具有抗氧化活性，对乳腺癌和前列腺癌有预防和治疗作用。

不过，腐乳的盐和嘌呤含量较高，不可多食，尤其是高血压、痛风、肾病患者更应注意。

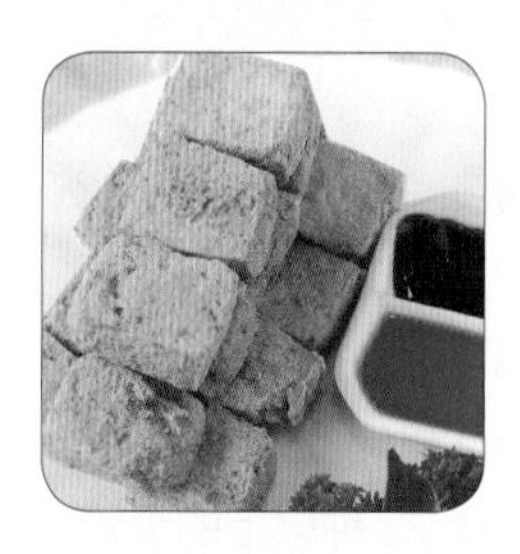

臭豆腐

臭豆腐是一种极具特色的发酵豆制品，北方和南方的做法不一。北方的臭豆腐选用黄豆，先做成豆腐，再把豆腐浸入放有冬笋、香菇、豆豉、曲酒的卤水中，浸至表面生出白毛、颜色变灰为止。南方的臭豆腐是将压板豆腐切成 2.5 厘米见方的块，放入霉苋菜梗等配制卤中浸泡，直至表面变为黑灰色。

臭豆腐之所以“闻着臭”，是因为豆腐在发酵、腌制和后发酵过程中，蛋白质在蛋白酶的作用下分解，产生甲胺、腐胺和色胺等胺类物质及硫化氢，这些化合物具有刺鼻的臭味。而臭豆腐之所以会“吃着香”，是因为蛋白质分解后，会产生具有鲜美滋味的氨基酸，特别是油炸后，多数臭味物质挥发，食用时更觉香鲜。

臭豆腐含有豆腐特有的营养成分，蛋白质含量与肉类相当，还含有丰富的大豆异黄酮和钙质，脂肪含量很低，因此被称为中国的“素奶酪”，营养价值甚至比奶酪还高。臭豆腐中的植物乳酸菌在肠道中的存活率比乳酸杆菌等动物性乳酸菌高，抑制肠道腐败菌等有益作用的持续时间更长；臭豆腐中维生素 B_{12} 含量较高；蛋白质分解为各种氨基酸，容易消化，又产生了酵母等物质，可增进食欲。

不过，臭豆腐在制作过程中会产生一定的腐败物质，还可产生致癌物亚硝胺，操作不当还易受到细菌污染。因此，从安全角度考虑，还是少吃为妙。吃臭豆腐时，应配合吃些富含维生素 C 的新鲜蔬果。PM

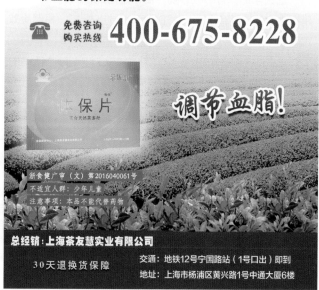

每个人都有自己的饮食观，它概括了一个人的食物喜好、口味特点与饮食风格。一个人的饮食观大约在十几岁时就已自然形成，但未必每个人都有自己的营养观，因为它并非自然形成，而是在饮食观的基础上，本着对科学的信任，对合理营养不断理解与追求的结果。饮食观与营养观，是统一而非对立的，前者是基础，后者是升华。每个人的饮食观都应受到尊重，而建立合理的营养观，则是渴望健康者的必然追求。

我认为，我是一个有营养观的人。相较于饮食观，我的营养观初现与形成大约要晚一二十年。大学营养学专业背景使我的营养观有了雏形，而二十多年临床营养工作实践则使它真正形成并融入、改变了我的生活。

我的营养观

北京协和医院临床营养科主任医师　于 康

1 敬畏食物

敬畏食物是我营养观的基础。应该说，除了空气，再没有一样东西如食物（包括水）般伴随我们终生。一个人，以 80 岁寿命计算，一生所摄入的食物（包括水）总量高达 60 余吨，一生吃饭次数高达 80 000 余次。中国人所说的“民以食为天”，西方人所讲的“You are what you eat（你即是你吃的结果）”，都在说明食物对人的重要作用。据不完全统计，约 60% 或更高比例的疾病（包括恶性肿瘤等）的发生、发展与饮食相关。可以说，食物在很大程度上改变着我们的健康走向。

上大学时，老师教导我，食物是活的，是有生命的，是有个性的。工作后，我在日本看到，小学生被教育要尊重食物，尊重从事食物烹调、制备和研究的人；我在意大利看到，食物制备者被人们称为艺术家；我在丹麦看到，选择自己所喜欢的食物被当作“天赋人权”而得到最高保护。

在新版《中国居民膳食指南（2016）》中，特别强调“杜绝浪费，兴新食尚”，实际上就是反映了尊重食物、节约食物的重要思想。只有真正对食物怀有敬畏感，才能真正静下心来了解、研究、熟悉食物，才能真正理解和享受食物带给我们的美味与健康。

2 食物多样化

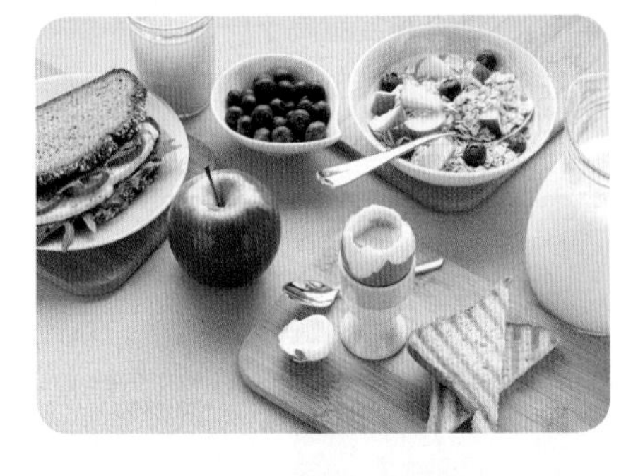

食物多样化，是我营养观的一个重要内容。我知道这样一个道理：没有一种食物能完全满足一个成人每日的营养需求。只有食物多样化，才能真正实现平衡膳食“全面、均衡、适度”的六字方针，将健康效应发挥到最大，将食品安全风险降低到最小。

食物多样化有无具体标准？《中国居民膳食指南（2016）》给了我们一个明确的答案，即每日进食 12 种以上的食物，每周进食 25 种以上的食物。

我对自己的要求是，每日进食食物种类要超过 20 种。这并非难事，关键在于用心安排，形成习惯。追求食物多样化，可以从早餐开始。我每日的早餐就能有 5 种以上的食物，包括至少 2 种主食（如全麦面包、燕麦粥等）、鸡蛋、牛奶（或豆浆、酸奶）、至少 2 种以上蔬菜，有时还有豆腐、鲜榨果汁等。午餐和晚餐的食物种类安排，我遵循一个非常简单的原则：一周内每日不重样，一天内每餐不重样，不仅符合营养原则，更愉悦心情。

专家简介

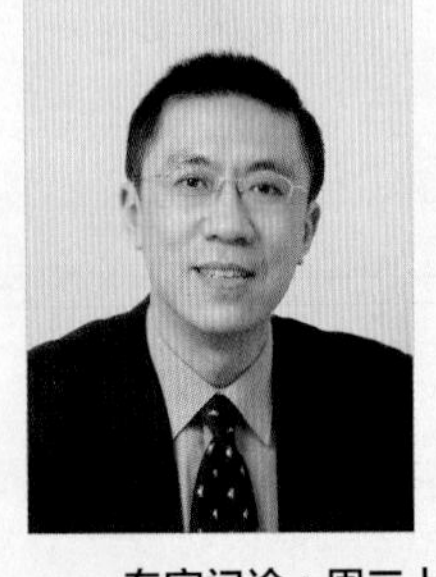

于 康　北京协和医院临床营养科主任医师、教授、博士生导师，《中华临床营养杂志》副总编，北京医学会临床营养学会副主任委员，国家卫生计生委营养标准委员会委员，中国医师协会健康管理及健康保险专业委员会常务委员，中国营养学会理事，北京营养师协会副理事长。擅长肥胖症、糖尿病、高脂血症、痛风症、肾脏疾病等肠内营养支持和营养治疗、营养风险筛查及营养评定等。

专家门诊：周三上午，周四上午（国际部）

③ 结合“DASH饮食”和“地中海饮食”

国际上有两个被公认为“健康膳食模式”的饮食类型，一个是“阻断高血压膳食（Dietary Approaches to Stop Hypertension，DASH）”，另一个是有名的“地中海饮食”。

我的膳食模式是上述两种膳食模式的结合。原则是取长补短，为我所用。具体包括十大原则：①主食粗细搭配，粗粮达到每日主食总量的一半以上；②每日新鲜蔬菜达到生重500克或更多，另加新鲜水果1个；③红肉隔日50克，每周吃鱼3次（以清蒸鱼为主）；④每日牛奶1袋（250毫升）、煮鸡蛋1个；⑤用橄榄油，每日用量不超过3汤匙（30克）；⑥尽量少盐，很少吃咸菜、榨菜；⑦多饮水，偶尔喝一杯红酒；⑧每餐不过饱；⑨极少吃油炸、烧烤类食物；⑩能回家吃饭，就不在外就餐。这些看似有些“复杂”的饮食习惯，我仅用三个多月就实现并习惯了。

④ 适量喝咖啡

我的营养观的一个重要变化，是从不喝咖啡到爱喝咖啡。咖啡的健康功效已逐渐被人们认识。2015年，美国农业部公布的膳食指南更是明确了“咖啡可作为健康食物和生活方式的一部分”。适量饮用咖啡（每日200~400毫升）对健康的益处（如可能降低糖尿病、部分恶性肿瘤发生风险等）远大于其可能造成的风险（如增加钙流失等）。

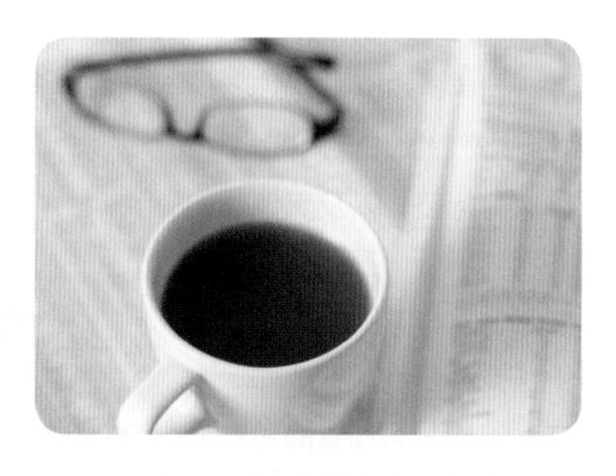

多年前，基于对“咖啡可导致骨质疏松”的片面认识和对咖啡的不耐受（饮用咖啡后出现心慌、头晕），我对咖啡敬而远之。多年后，基于对咖啡健康效应的全面理解和对咖啡耐受性的逐步改善（适量饮用后无不适感），我对咖啡越来越喜爱，逐步成为“咖啡迷”。当然，“咖啡迷”也有原则：①每日饮用咖啡不超过2杯（每杯200毫升，每日饮用量不超过400毫升）；②尽量不空腹饮用咖啡；③饮用现磨咖啡而非速溶咖啡；④不加或少加糖。

⑤ 关注体重组成

体重是和呼吸、心跳、血压一样重要的生命指征。每个人都应关注和判定自己的体重状况。要全面判定自己的体重状况，需从三方面入手，即实际体重、体脂总量和体型（体脂分布）。单靠“体重”判断“胖瘦”往往是片面的。

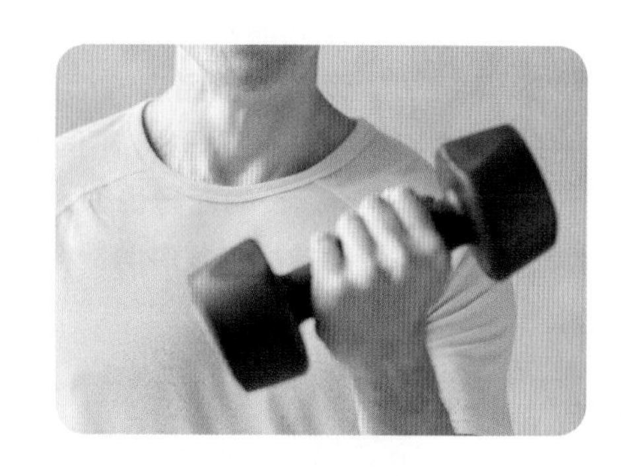

作为营养工作人员，管理好自己的体重是必需的。然而，何谓“管好”？从外观看，我的身高1.82米，体重72~74千克，可以说非常“标准”。但2008年，我自测体脂比例达到了体重的28%（成年男性体脂应控制在体重的25%以下），意识到这可能源于我长期忽视体育运动及饮食控制尚不到位。虽然当时我的体重仍保持在所谓的“合理水平”，体型也是人们看到的“标准外观”，但我知道这是典型的“隐性肥胖”。于是，我为自己量身定制了一个营养和运动计划：每日快走1小时（10分钟走1200步，连续走30分钟为一单元，每日走两个单元）加20分钟抗阻训练（自己设计的哑铃操），同时适当控制油脂、动物性食品、高能量食物的摄入量。虽然过程不易，但2个月后，我成功将自己的体脂比例由体重的28%降至22%，并形成了一整套符合自己习惯和特点的营养和运动习惯。我一直保持这一体脂比例至今，我现在的体重状况是实际体重、体脂总量和体型（即体脂分布）均正常的真正的标准体重。PM

“我的营养观很可能无法直接套用于他人，但如果可以给追求合理营养与平衡膳食的朋友们一些有益的提示，便已达到我撰写此文的初衷了。”

食品标签是向消费者传递信息，展示产品特征和性能的一种形式。预包装食品应该都有标签，就像人穿不同颜色、款式和品牌的衣服一样，不同的食品由于原料、性质、营养价值不同，标签的差异也很大。也正因如此，市场上才能有多彩多姿的食品包装供消费者选择。

食品标签六大“看”点

国家食品安全风险评估中心　韩军花

食品标签上的文字，不必处处在意

根据我国国家标准《预包装食品营养标签通则》（GB28050-2011）的要求，预包装食品的标签上应该标示食品名称、配料表、净含量和规格、生产者和（或）经销者的名称、地址和联系方式、生产日期和保质期、贮存条件、食品生产许可证编号、产品标准代号、营养标签，以及其他需要标示的内容。同时，国家对食品标签上所有内容如何标，甚至字体大小等都有要求。

消费者选购食物时，对食品标签上的文字并不需要都仔细研究，如“生产者和（或）经销者的名称”“地址和联系方式”，一般只有在食品有问题或维权时才可能用到；“食品生产许可证编号”代表企业已经获得了生产该类产品的资质，是满足监管需要的内容；“产品标准代号”是指企业所执行或遵循的产品标准号，可以是国家标准号，也可以是企业根据国家标准要求在政府部门备案的企业标准号，一般也仅在产品监管时才需要使用；“净含量和规格”非常简单，告诉消费者一个包装里有多少东西，或里面有几个小包装，每个包装多重等，大家一眼就能看明白。而以下六大食品包装上的信息非常关键，值得研究一番。

第一，食品名称

我国国家标准要求，在食品标签的醒目位置应清晰地标示反映食品真实属性的专用名称。有些企业在设计标签时，将图片设计得跟其他产品非常类似。例如以下这个例子，左图是调制乳，右图是乳饮料，乍看十分相似。但若消费者仔细看一下侧面的食品名称，就会发现两者截然不同。同样，果汁与果味饮料也有显著区别，消费者也需要认真看一看食品名称。

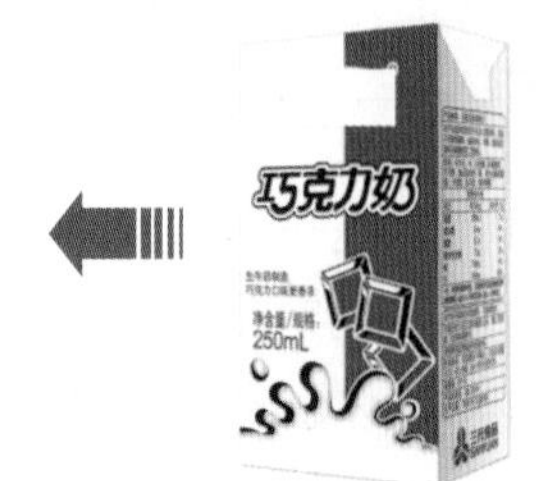

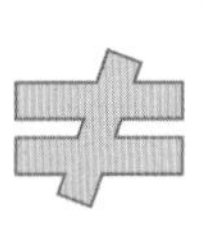

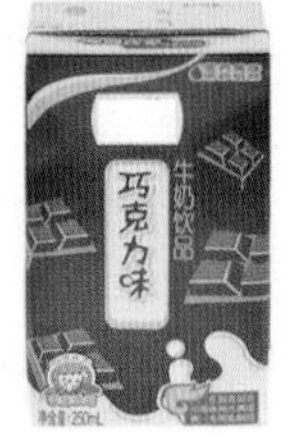

第二，配料

食品配料表可以区分不同的食品，也是鉴别食品属性的重要证据，消费者在选购食品时应看仔细。国家标准对配料的标注主要有三个要求。

● “递减”原则

各种配料应按制造或加工食品时加入量的递减顺序排列，即排在首位的是主料（加入量不超过2%的配料列出时可以不按递减顺序排列）。

● 标示所有原料原则

复合配料要标示其原始配料。如果直接加入食品中的复合配料已有国家、行业或地方标准，且加入量小于食品总量的25%时，不需要展开标示。

● **食品添加剂必须标示原则**

无论食品有哪些添加剂，都必须明确地标示。

清楚上述三个原则，看配料表就不再是难事。再来看上述调制乳和乳饮料的例子。配料表中的各个原料是按加入量从高到低排列的，国家标准要求调制乳的含乳量不可低于80%，所以配料表上“乳”一般会排在第一位；而含乳饮料中，“水”一般会排在第一位。难怪有人调侃，调制乳是在乳中加水，而乳饮料是在水中加乳。

不喜欢添加剂的人，只要看配料表就能知道哪些食品中添加剂较多，选择时可以避免。目前我国允许使用的食品添加剂有2000多种，主要包括色素、甜味剂、增稠剂、稳定剂等，如“柠檬黄”“胭脂红”等一般是色素，“甜蜜素”“阿斯巴甜”“甜菊糖”等多是甜味剂，带“胶”字的物质多为增稠剂、稳定剂等。

第三，生产日期和保质期

日期是食品标签的重要信息。生产日期是指食品成为最终产品的日期，也包括包装或灌装日期，即将食品装入（灌入）包装物或容器中，形成最终销售产品的日期。保质期指食品在标签指明的贮存条件下，保持品质的期限。

虽然生产日期和保质期读起来简单，但其内涵还可深挖。例如某个产品，商家从国外进口了大包装，在国内分装，其生产日期是分装时形成销售产品的日期。所以，有时候标签上标示的日期并不是产品实际“生产”出来的日期。

保质期看起来简单，但需要注意的是，即使在保质期内的产品，也要看食物是否在标示的贮存条件下存放。如发现标签要求冷藏的食品，却被放在常温处，最好不要购买。

第四，贮存条件

一般标签上贮存条件的表述方式包括：“常温保存”（或冷冻、冷藏、避光、阴凉干燥处保存），“XX-XX℃保存”“请置于阴凉干燥处”“常温保存，开封后需冷藏”“温度：≤XX℃，湿度：≤XX%”。这些储藏条件都是生产企业根据产品特性、是否容易腐败变质等因素综合确定的，用以保证产品质量。消费者购回食品后，需按标签上标明的方式贮存，才能保存到食品保质期。

第五，营养标签

营养标签是预包装食品标签上向消费者提供食品营养信息和特性的说明，包括营养成分表、营养声称和营养成分功能声称，是食品标签上最重要的部分，能够反映食品的营养信息，指导消费者选择。看懂和学会使用营养标签，比相信那些不靠谱的“广告”要强得多。

● **营养成分表**

营养成分表是一个表格，一般在标签背面，有的用三线表表示，有的用背景色差展现一个表格，有的是横版，有的是竖版，呈现形式不一。别看这个表格不大，但“五脏俱全”，包含食品营养成分名称、含量和占营养素参考数值（NRV）百分比。它是营养标签必须展示的内容，也是各种声称的前提和基础。毫不夸张地说，营养标签的灵魂就是营养成分表。下表为某种饼干的营养成分表。

营养成分表

项目	每100g	NRV%
能量	2023kJ	24%
蛋白质	9.0g	15%
脂肪	22.7g	38%
碳水化合物	60.6g	20%
钠	204mg	10%

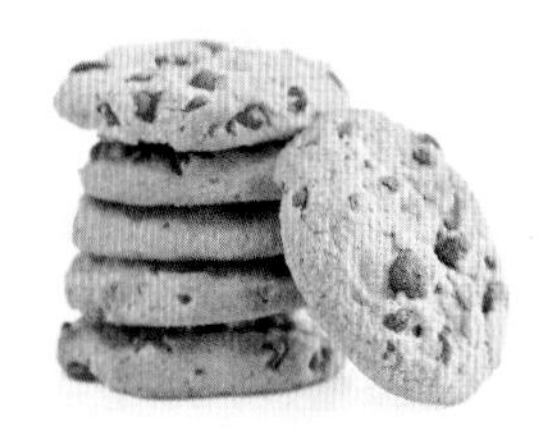

左列为能量和各营养成分的名称。由于能量、蛋白质、脂肪、碳水化合物、钠与我国居民的主要营养相关问题（营养缺乏和营养过剩）以及慢性代谢综合征（如高血压、糖尿病、高脂血症等）密切相关，所以我国标准要求必须将这5种成分标示在营养成分表中，我们称之为强制标示的“1+4”。其他成分，如钙、铁、维生素A等由企业根据产品特点自愿标示。

专家简介

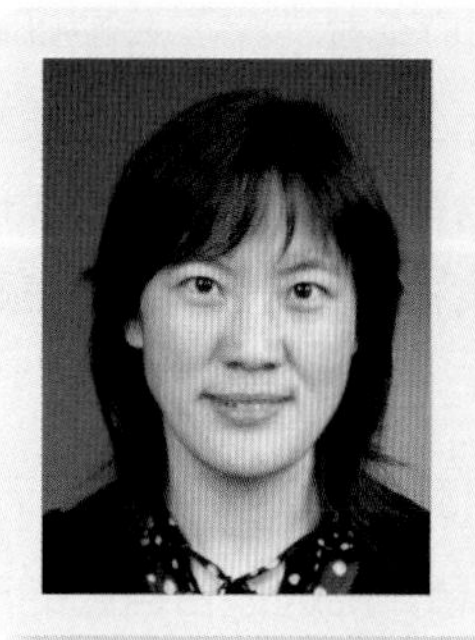

韩军花 国家食品安全风险评估中心研究员、应用营养一室主任，中国营养学会理事、标准法规工作委员会副主任，营养和特殊膳食食品国际法典委员会中国代表团团长兼发言人。主要负责营养和特殊膳食食品国家标准的研究和管理工作，作为主要起草人参与多项重要标准起草工作。

营养成分表中间列标示的数值为能量和各营养成分对应的含量数值，一般以每100克、每100毫升或每份的含量来表示。

表中最右列为该产品中各营养素的含量占其营养素参考值的百分比（NRV%）。由于各营养素在自然界食品中的含量不一样，人体需要量也不一样，一般消费者很难从数字表面看出食品中某一个营养素的高低。如某坚果的脂肪含量为45克/100克，这对人体来说是高是低，消费者可能无法确切了解。可如果以百分含量来表示，就很好理解了。如上述坚果的脂肪含量为45克/100克，经计算占脂肪营养素参考值（NRV）的百分比为75%。这意味着，吃100克该坚果，约能满足一名成人一天脂肪需求量的75%（由于每个人的身高、体重、体力活动水平等不同，需求量稍有差异，此处只是估计数值），若再吃其他脂肪含量高的食物，就要适当控制了。这一比值转换是通过各个营养素的营养素参考值（NRV）得出的。NRV是专用于食品标签，比较食品营养成分含量多少的一组参考数值，由我国营养学家们根据我国居民的营养素参考摄入量而制定，如蛋白质的NRV值是60克，钙的NRV值是800毫克，等等。

很多消费者会有这样的疑问：企业在标签上标注的蛋白质、脂肪等含量的数值可信吗，如何知晓数值的对错。这大可不必担心。我国标准中要求，食品标签上营养成分的数值可以通过原料计算或产品检测获得，企业必须有可靠的依据才可以在标签上标注，有些原料比较简单的食品，企业会通过配料的营养成分计算或直接采用我国权威营养成分表中的数据来列出。如今，公民意识和监管力度都大大提高，企业一般不敢也不会胡乱标示。

• 营养声称

营养声称是基于营养成分表中的含量数值达到我国规定的一定要求后，用消费者更加明白的语言，对营养成分含量水平的通俗化描述，有助于消费者快速选择，如能量水平、蛋白质含量水平等，包括含量声称和比较声称。日常生活中我们常见的“高钙”豆粉、“脱脂”乳粉、“含丰富维生素C”的饮料、“低胆固醇”等都属于含量声称；“减少脂肪”“加钙”等属于比较声称，即通过与同类产品的比较而得出的声称。

营养声称不是所有食品都可以标示的，只有符合我国国家标准《预包装食品营养标签通则》（GB28050-2011）中要求的条件才可以标示相应的声称。例如，虽然牛奶本身钙的含量较高，但并非所有的牛奶都可以标示“高钙”奶，只有每100毫升牛奶中的钙含量大于等于120毫克时，才可以标示该营养声称。低于该数值而做声称，就是不合格的声称。同样，我国对于“低脂”“不含反式脂肪酸”“富含维生素C”等也有相应的要求。

• 营养成分功能声称

某营养成分可以维持人体正常生长、发育和正常生理功能等作用的声称，称为营养成分功能声称。它是在营养成分含量达到某一特定条件的前提下，描述该成分在人体内的正常生理功能。这种声称对消费者是一种科普教育，也是对食品营养作用的概括和总结，如“维生素A有助于维持暗视力”“钙是骨骼和牙齿的主要成分，可维持骨密度”等。

第六，“致敏”信息提示

部分人会对某类食物或食物中的某些成分产生异常免疫应答，从而引发过敏反应，我们称之为食物过敏。虽然食物过敏只影响小部分人群，却可能造成较大危害。据统计，常见的易引起过敏的食品包括奶类（牛奶、山羊奶等）、坚果类（杏仁、胡桃、花生、榛子和腰果等）、豆类（大豆、豌豆、蚕豆等）、蛋类、海产品（虾、贝壳类）等。有家族过敏史或既往有过敏经历者在购买食品时，更应留意食品标签，避免摄入相应的食物及成分。

加工过的预包装食品，由于部分食品已与原型食品完全不同，所以消费者应注意辨别预包装食品配料表或标签上的过敏原信息。我国标准鼓励预包装食品以适当方式标示过敏原信息。通常在配料表中用易识别的配料名称直接标示，如牛奶、鸡蛋粉、大豆等；也会在邻近配料表的位置加以提示，如“含有……”。若配料中没有加入某种致敏物质，但同一车间或同一生产线上生产含有该致敏物质的其他食品，邻近配料表的位置也可能会标示“可能含有……”“此生产线也加工含有……的食品”提示致敏物质信息。既往有食物过敏史的消费者在购买预包装食品时，应注意以上信息。PM

“随着市场经济的发展和商品的激烈竞争，食品标签在促进公平交易、引导消费购买等方面起着重要作用。消费者学会抓住食品标签上的关键信息，挑选适合自己的产品，才能对自己的健康负责。”

风情小食，吃出老故事与细心思（七）

豌豆黄

天津中医药大学第一附属医院营养科
夏焱 李艳玲（主任医师）

老故事

豌豆黄是一道传统的北京小吃。每到农历三月三，北京人就会吃豌豆黄。据传，一年春末，慈禧太后食欲不振，急坏了大总管李莲英。他连忙派人四处搜罗民间小吃，正巧得知春夏时节有一种叫作豌豆黄的小吃，就找了一位沿街叫卖的小贩，为慈禧太后献上豌豆黄。没想到慈禧看到这小吃，顿时有了食欲，吃完更是赞不绝口。后来，这位小贩进宫担任厨师，对民间的豌豆黄进行了改良，使其更精致、细腻。这道传统小吃也一直流传至今。

细心思

豌豆黄一般由干豌豆、白糖、水制成，配料十分简单。配料中的豌豆并不是黄豆，而是豆科植物豌豆的种子。豌豆含有丰富的蛋白质、膳食纤维、维生素A等营养成分，脂肪含量较低。从中医角度来讲，豌豆味甘性平，归脾、胃经，具有和中下气、通乳利水、解毒等功效，适合中焦不足所致纳呆食少、体倦乏力及产后乳汁缺少者服用。原本民间流传的豌豆黄中还有红枣，但为了使口感更加细腻香甜，改良时去掉红枣，加入了更多的白糖。

虽然豌豆黄好吃又有营养，但也不宜多吃，否则易引起消化不良、腹胀等不适。消化功能不佳及糖尿病患者应尽量少食。市售豌豆黄可能会为了减少豌豆的使用量而加入部分琼脂，如果想吃到理想中豌豆黄的味道，我们可以尝试在家自己制作。

自己做

自制豌豆黄可以加入红枣、枸杞子等食材，既减少白糖用量，又有一定的养生保健作用。

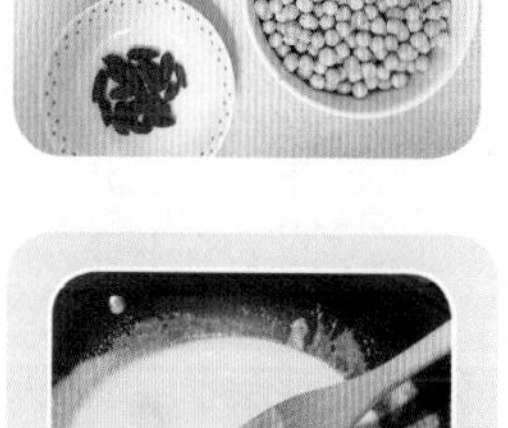

原料

干豌豆250克，白糖40克，枸杞子6克。

制法

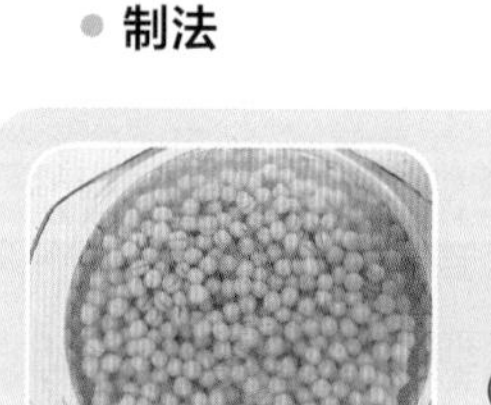

① 干豌豆洗净，加清水浸泡过夜后，将豌豆皮逐一剥下（如用市售脱皮干豌豆，可不用剥皮）。

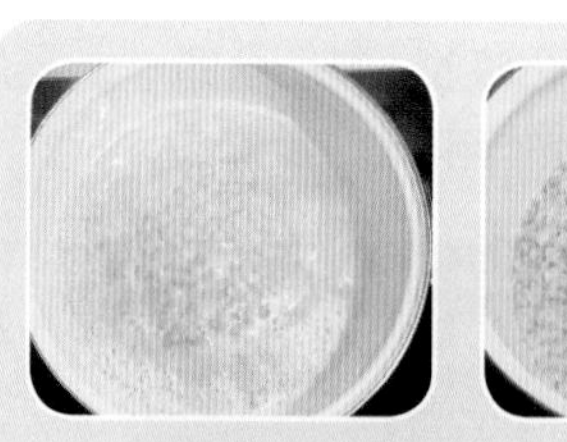

② 去皮豌豆放入锅中，加清水。大火煮开后用小火再煮20分钟，直至豌豆可以轻易碾成泥状。

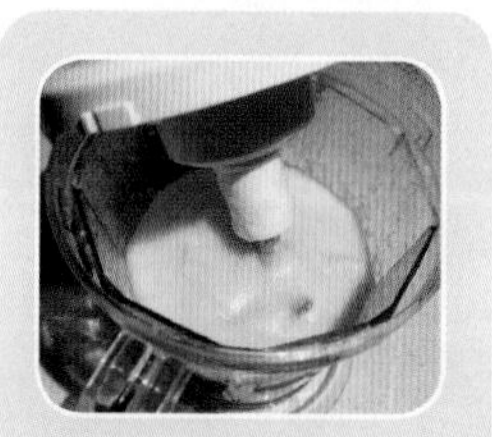

③ 把煮好的豌豆和少量煮豆水倒入搅拌机，打成豆泥。

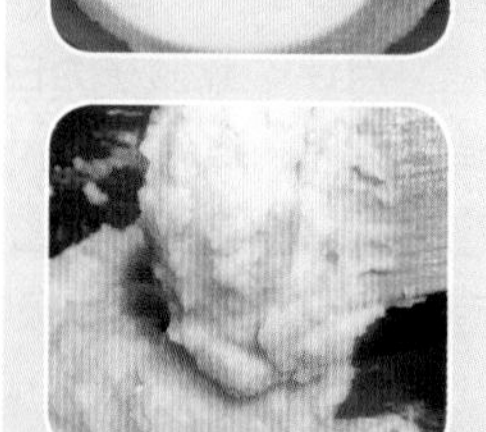

④ 豆泥放入炒锅中，加白糖，大火翻炒至铲起的豆泥不会轻易掉落为止。

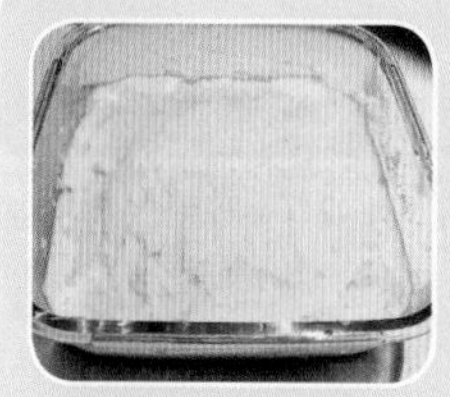

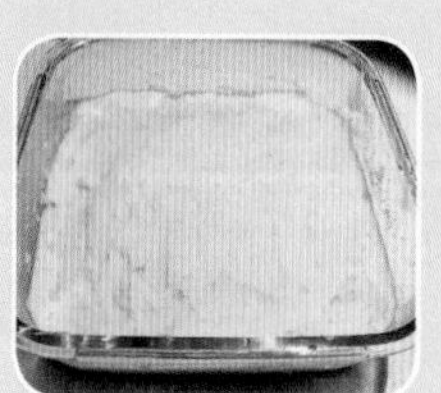

⑤ 将豆泥放入模具（或玻璃饭盒）中，表面抹平，放入冰箱冷藏4小时。取出后切块，撒上枸杞子。

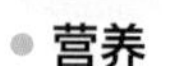

营养

这道豌豆黄可供10人食用，约含4443.2千焦（1061.5千卡）能量、51.5克蛋白质、2.9克脂肪及207.3克碳水化合物。蛋白质、脂肪和碳水化合物分别占总能量的19.4%、2.5%和78.1%，比例较适宜。这是一道美味、易做，又健康的养生佳品。PM

高脂血症是引发高血压、心血管病的一个重要危险因素。患者在饮食上要注意控制总能量、脂肪和胆固醇的摄入量，保持理想体重；多食豆类食品及新鲜蔬菜，保证摄入充足的膳食纤维、维生素和矿物质；常食具有降脂作用的食物，如大蒜、洋葱、大豆、香菇、黑木耳、海带、山楂、决明子、玉米、香蕉等。

食养慢性病（二） 高脂血症

菜品制作/李纯静（营养师）
菜品设计、点评/上海中医药大学副教授、高级营养师　孙丽红

莱菔子煮黄豆

做法： 黄豆洗净，泡发一晚。黑木耳泡发，撕成小片。葱切段，姜切丝。莱菔子用水煎取浓汁备用。油锅中放入黑木耳、姜丝、葱段，炒香后捞起。将黄豆放入锅内，加水煮至熟烂，加盐调味，捞起装盘，浇上莱菔子汁，撒上黑木耳、姜丝和葱段，淋上适量麻油。

点评： 莱菔子为白萝卜的种子，是一味药食两用的食材，可消食除胀、降气化痰，适合高脂血症见饮食不消、脘腹胀痛、痰壅喘咳者食用。大豆富含蛋白质，易被人体消化吸收，其所含的豆固醇可减少胆固醇吸收，常食有一定的降血脂作用。

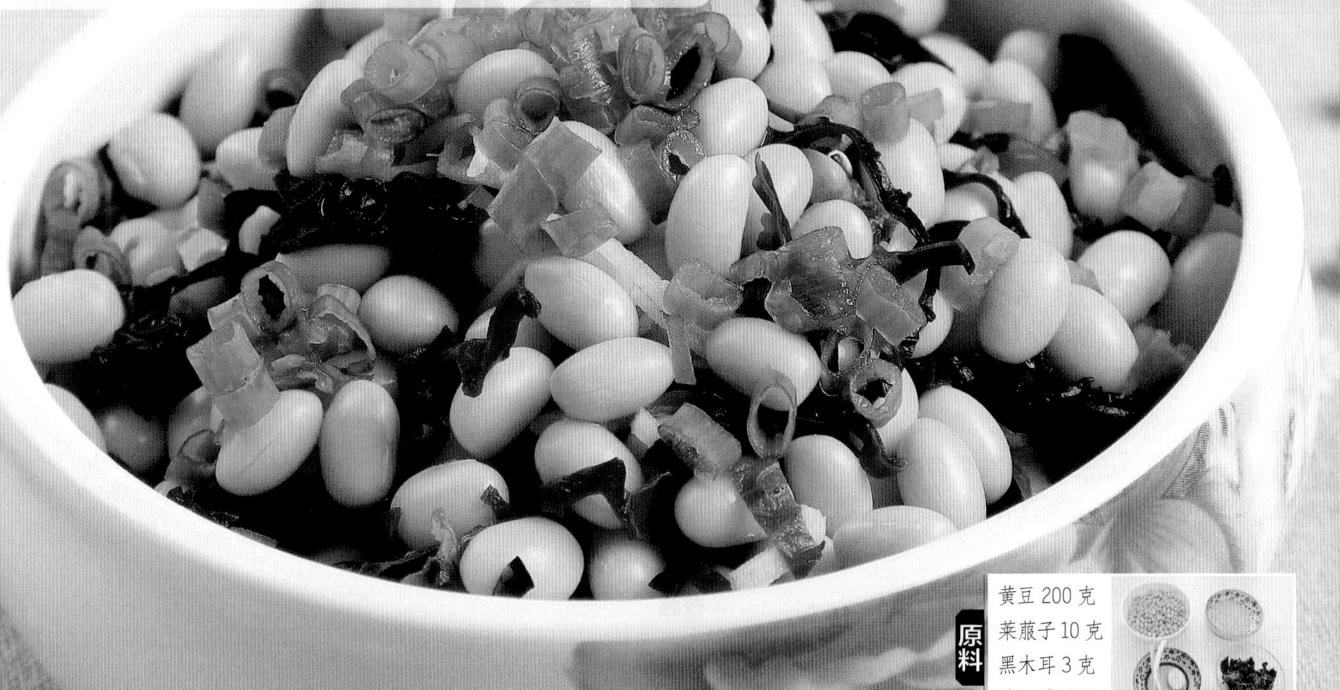

原料
黄豆 200 克
莱菔子 10 克
黑木耳 3 克
葱、姜适量

蒜叶炒香干 ▶

做法： 大蒜去根、洗净、切段，香干切片。油锅内放入香干煸炒后，倒入大蒜翻炒。炒到大蒜快熟时，加适量生抽、盐、白糖，翻炒几下即可出锅。

点评： 本款菜肴适合高脂血症伴肥胖、脂肪肝者食用。凡肺、胃有热，症见口臭、有黄痰、便秘、鼻易出血者，不宜食用。常食大蒜可在一定程度上降血脂和预防动脉硬化。香干是加工豆制品，所含有的卵磷脂可减少胆固醇在血管壁积聚，常食可预防心血管疾病。

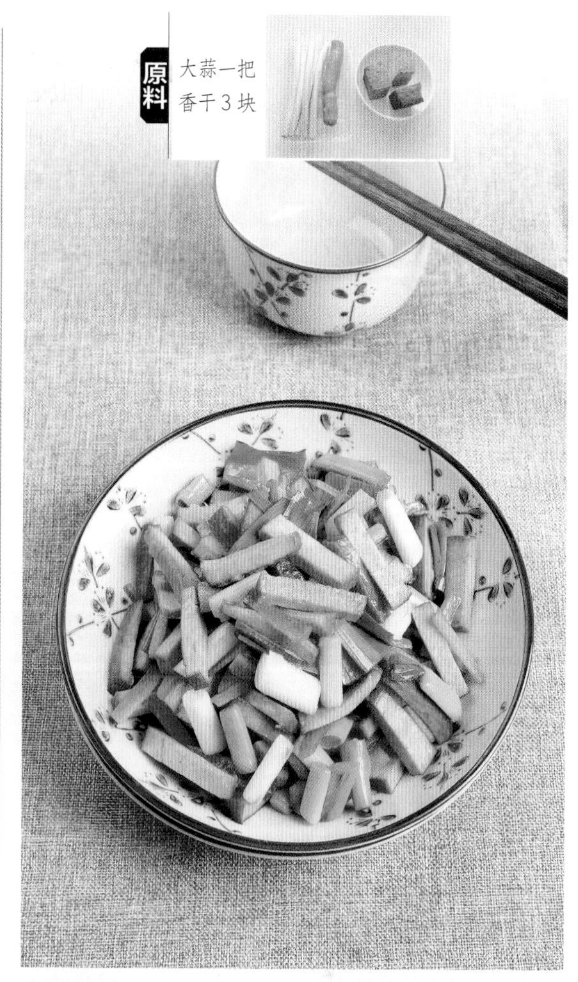
原料
大蒜一把
香干3块

荷叶糯米蒸排骨 ◀

做法： 糯米和荷叶提前浸泡8小时。香菇用温水泡发，洗净后切丝。排骨洗净，切成小块，用姜片、生抽、料酒、盐、糖等腌制2小时后，与糯米和香菇丝混合均匀。将荷叶用清水洗净，摊开，放入混合好的排骨、糯米和香菇，包裹起来，放入蒸锅蒸约1小时。

点评： 本款菜品含有糯米，既可作为菜肴，也可作为点心食用，适合高脂血症见体形虚胖，尤其是有腹部脂肪肥厚、乏力、运动后易喘、四肢酸软乏力等症的患者食用，脾胃虚寒、大便溏薄者应慎食。荷叶是常用的降脂减肥食材，有助于去油腻、降低血脂，其利湿作用可去除体内痰湿。香菇所含的酪氨酸等物质，也有一定的降血脂作用。需注意，选材时应用瘦排骨，并适量享用。

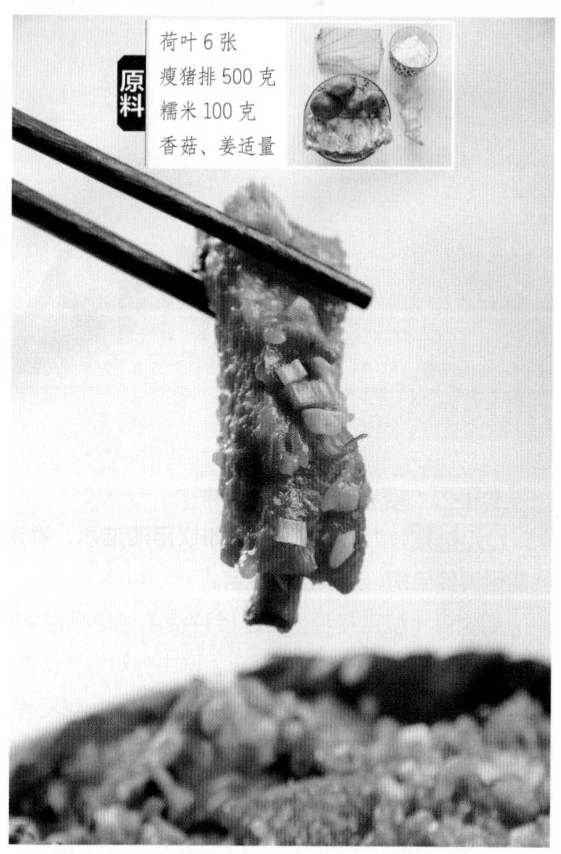
原料
荷叶6张
瘦猪排500克
糯米100克
香菇、姜适量

山楂决明粥（饭）▼

做法： 将决明子炒至微有香气，取出，待凉后与山楂一同煎汁，去渣取汁，放入粳米煮粥，粥将熟时加入适量冰糖，煮一二沸后即可食用。也可用山楂决明子水加粳米焖一锅饭食用。

点评： 决明子自古是医家常用之品，有清肝明目、润肠通便之功。山楂可消食积、散瘀血。常食此粥或饭可助消化、降血脂，适合高脂血症伴肥胖、冠心病者。PM

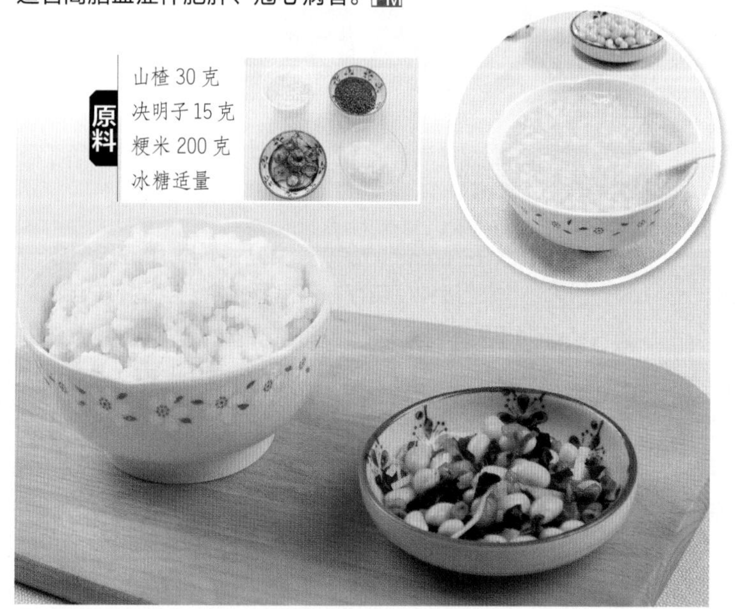
原料
山楂30克
决明子15克
粳米200克
冰糖适量

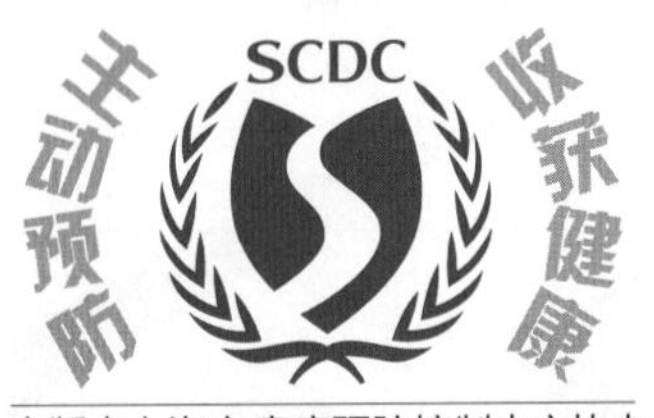

本版由上海市疾病预防控制中心协办

自从 200 年前琴纳开始研制天花疫苗以来，疫苗的免疫覆盖率快速上升，疫苗可预防疾病的总发病率下降明显，大部分国家基本上已没有疫苗可预防疾病导致的死亡、残疾和疾病。然而近年来，疫苗的益处正慢慢地被公众遗忘或忽视，其安全性更受关注，与疫苗有关的负面事件常常成为传播疫苗错误消息的“沃土”。为了帮助大家更好地认识疫苗，我们针对几种常见的疫苗认识误区加以分析。

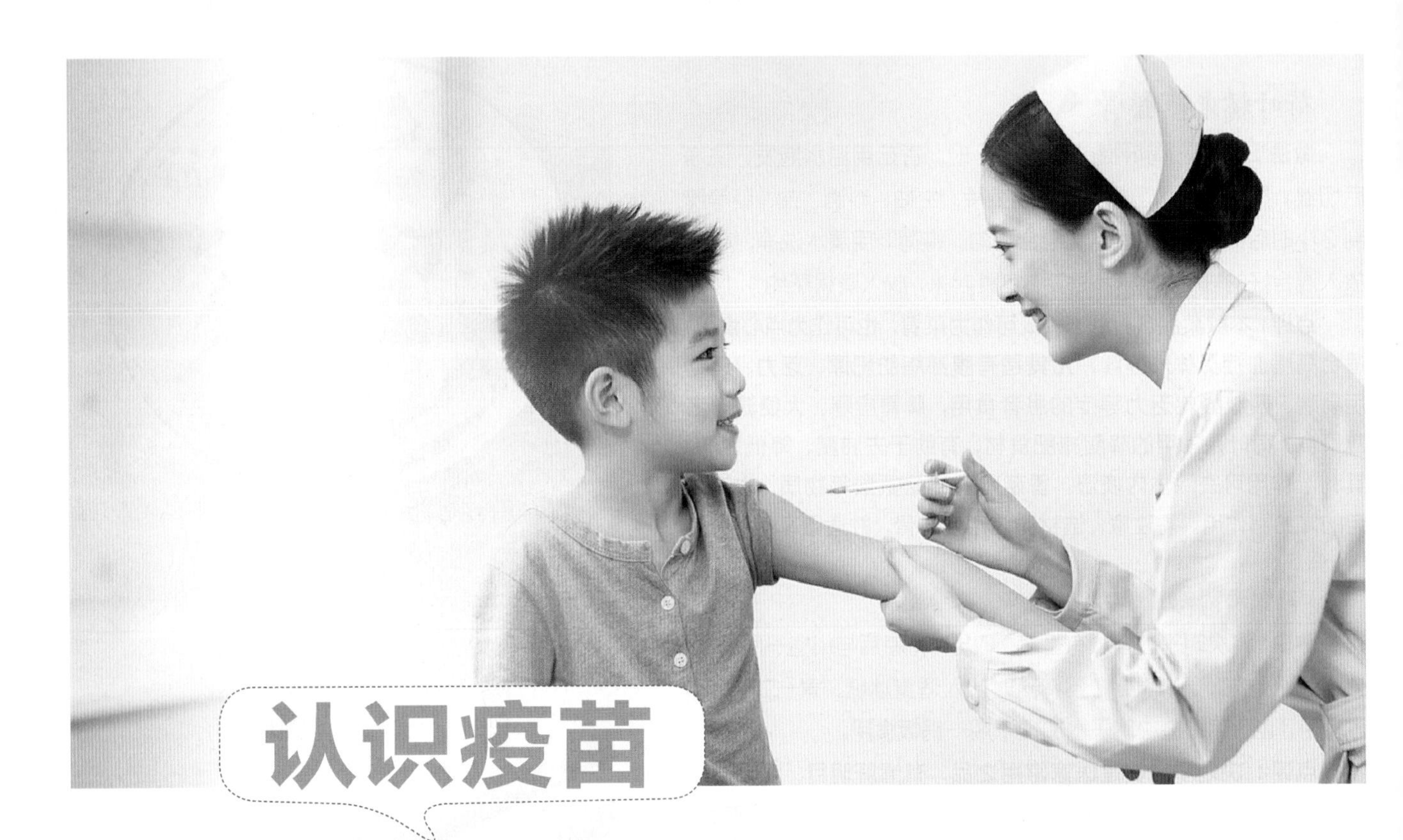

认识疫苗 别陷入这5大误区

上海市疾病预防控制中心免疫规划所主任医师　胡家瑜

误区1：疫苗不需要接种了

常见观点：“只要讲卫生，如饮用清洁水、勤洗手等，就能远离传染病，无须接种疫苗。”

如果停止疫苗接种，通过接种疫苗可以预防的疾病会卷土重来。由于接种率的下降，人群中针对病原体的特异性抗体水平也随之下降，易感人群会迅速累积，可使传染病得以迅速传播，一些已经不常见的疾病（如脊髓灰质炎、麻疹等）可能死灰复燃，重新流行。

误区2：疫苗不安全，接种后不良反应多见

常见观点：“接种疫苗存在不良反应，疫苗是不安全的。”

疫苗对于人体是异物，由于疫苗的生物学特性和人体的个体差异（健康状况、过敏性体质、免疫功能不全、精神因素等），有少数接种者会发生不良反应。

什么是安全？安全就是“免于危险”或“没有危险”的状态。生活中绝对的安全是不存在的，大到开车、乘飞机，小到吃饭、洗澡，都有可能会发生危险。安全是相对的，疫

苗收益大于风险，接种疫苗能保护人们免于罹患某些疾病，不接种疫苗会有更多的疾病、残疾和死亡发生。

2011 年 3 月世界卫生组织宣布：经评估验证，中国疫苗监管系统符合国际标准。从疫苗产品的注册管理、监督检查、生产质量管理规范，到疫苗批签发、经营质量管理规范，再到不良反应报告和监测，我国已建立了一系列制度，确保疫苗安全质量“无缝”监管。

误区3：第二类疫苗没必要接种

常见观点：“第二类疫苗是自费且自愿接种，没必要接种。”

我国《疫苗流通与预防接种管理条例》规定，疫苗分为第一类疫苗和第二类疫苗。第一类疫苗是政府免费向公民提供、公民应当依照政府的规定受种的疫苗，第二类疫苗是由公民自费并且自愿受种的疫苗。

第二类疫苗是对第一类疫苗的重要补充。有些第二类疫苗针对的传染病对人们威胁很大，如流感、水痘、肺炎等，患病后不仅会对个人健康造成很大危害，也会增加经济负担。公众可以根据感染疾病的风险、家庭经济承受能力、身体素质等情况选择。

在特殊情况下，有些第二类疫苗非打不可。比如，狂犬病是由狂犬病病毒感染引起的人兽共患中枢神经系统传染病，是迄今为止人类病死率最高的急性传染病，一旦发病，死亡率高达 100%，但通过接种疫苗是完全可以预防的。一旦被可疑动物咬伤，必须马上接种狂犬病疫苗。

此外，有些第一类疫苗是经过减毒的方法制作的（如脊髓灰质炎减毒活疫苗、甲肝减毒活疫苗），而第二类疫苗使用将病毒完全灭活的工艺生产，属于灭活疫苗，安全性相对高。存在免疫功能不全、免疫缺陷、先天性疾病的儿童，可以选择接种第二类疫苗替代第一类疫苗。

误区4：成人不需要接种疫苗

常见观点：“接种疫苗是儿童的专利，成人不需要。”

随着儿童麻疹疫苗接种率的提高，麻疹发病呈现年龄后移的流行病学特征。在上海，麻疹成年人发病占了很高的比例。这是因为，部分人小时候疫苗没打全，体内没有相应抗体，容易发病。对于成年人而言，如果小时候没有接种预防麻疹、腮腺炎、风疹、水痘的疫苗，也没得过这些疾病，那么现在还是应该接种这些疫苗。

由于经常接触患者的血液、体液、分泌物，医务人员暴露于疾病的风险高于普通人群，是一些传染病的高危人群。医务人员一旦得病，又有可能将疾病传染给患者，增加院内感染和社区传播的风险。因此，医务人员应接种各类疫苗，特别是乙肝疫苗、麻腮风疫苗和流感疫苗等。接种疫苗有两个重要作用，一是保护自己，二是保护周围的人。

哮喘、心脏病、肺部疾病患者，吸烟者，免疫功能低下者，以及老年人，一旦感染流感病毒或肺炎球菌，往往容易出现并发症，甚至威胁生命。因此对他们来说，接种肺炎疫苗和流感疫苗就非常重要。

误区5：有特殊健康问题的儿童不能接种疫苗

常见观点：“早产，罹患先天性心脏病、肝胆疾病、肾病、神经系统疾病、呼吸道疾病、胃肠病、风湿病、慢性感染、免疫功能异常等，是接种疫苗的禁忌证，存在以上问题的孩子不能接种疫苗。”

有上述情况的孩子是各种病原体感染的高发人群。一方面，他们经常处于医疗环境，感染机会比常人更多；另一方面，他们的免疫功能通常较常人低下。由此可见，他们更需要接种疫苗来预防相应的疾病。如果没有特定的禁忌证，都应接种疫苗。先天性心脏病、肾病、呼吸道疾病和糖尿病患儿，有必要接种流感疫苗和肺炎疫苗；慢性肝病患儿，应考虑接种甲肝疫苗和乙肝疫苗；免疫功能低下的孩子，接种灭活疫苗是安全的，但产生的免疫反应可能较弱，常常需要加强接种。

不过，有些疾病的确是接种疫苗的禁忌证，接种前需要咨询专业人员，进行风险和益处的评估。PM

关注上海市疾病预防控制中心，了解更多疾病防控信息。

专家简介

胡家瑜　上海市疾病预防控制中心免疫规划所疫苗可预防疾病监测与评价科主任、主任医师，上海市预防医学会流行病学分会、免疫规划分会委员，上海市疾病预防控制标准化技术委员会委员，上海市感染性疾病科临床质量控制中心专家委员会委员。长期从事预防接种、传染病预防工作。

运动是好事 但要防“过劳”

苏州大学体育学院教授　张秋霞

运动性疲劳：一种生理现象

运动性疲劳是指由于运动过度而引发身体工作能力下降的现象，是人体运动到一定阶段出现的一种正常生理现象。运动性疲劳会降低神经肌肉控制和稳定能力，过度疲劳还会对机体产生不良影响，引起各种运动损伤，甚至影响身体健康。

哪些人易发生运动性疲劳

随着生活节奏日益加快，工作压力不断增大、竞争日趋激烈，一些人虽无明显疾患，却常常感到疲劳。这些人如果从事运动锻炼，很容易出现运动性疲劳。据研究，老年人、体弱者、过度的脑力或体力劳动者、过度用眼者，以及有肥胖或消瘦、睡眠问题、心理问题、营养不良等的人，都属于易发生运动性疲劳的“高危人群”。

不同运动方式，疲劳原因不同

因运动方式的不同，运动性疲劳常常产生不同的症状：如激烈运动后常出现肌肉酸痛、周身乏力和工作能力下降；棋牌类运动后常出现头昏脑涨和反应迟钝；等等。在体育锻炼和运动竞赛中，身体疲劳和心理疲劳是密切联系的，故运动性疲劳是身心的疲劳。

4个方法，判断运动性疲劳

测定运动中的心率　心率是评定运动性疲劳的简易指标之一。一般常用基础心率、运动后即刻心率和恢复期心率判断疲劳程度。基础心率是指清晨、清醒、起床前静息状态下的心率，一般相对稳定。如果大运动量训练后，经过一夜恢复，基础心率较平时增加 5~10 次 / 分以上，可认为疲劳尚未恢复，有疲劳积累现象。若在完成同样定量负荷时，每次运动后即刻心率越来越快，表示机体功能下降，有疲劳累积现象。定量负荷运动后，心率恢复时间延长，也表明机体已处于疲劳状态。

● **观察法**　在锻炼中观察自己的反应，若出现烦躁、面色苍白、眼神无光、打哈欠、反应迟钝、协调性降低、注意力不集中和运动能力下降等症状，即使只出现了部分症状，也有运动量过大的嫌疑，可断定为运动性疲劳。此时应及时调整运动量，防患于未然。

● **主观感觉**　主观体力感觉等级是判断疲劳的重要指标。运动时，来自肌肉、呼吸和心血管方面的刺激，都会传到大脑皮质而引起感觉系统应激。如果自己感觉不想运动了，就应适可而止。

● **肌肉僵硬度**　当骨骼肌出现疲劳时，肌肉收缩能力和放松能力均下降，往往导致肌肉不能充分放松，僵硬度增加。日常锻炼时，可通过对肌肉僵硬度的监测，确定自己是否处于疲劳状态。

此外，还有肌力测试、生化指标检测、肌电图、心电图和脑电图等较为复杂的运动性疲劳判定方法。

4个方法，调节好运动性疲劳

适度的运动性疲劳是一种生理现象，若能施以合理的恢复手段，可及时消除运动性疲劳，并促使功能的恢复和提高。已处于运动性疲劳状态者，可采取以下手段消除运动性疲劳。

● **睡眠和热水浴**　睡眠对人体功能的恢复非常重要，可使精神和体力得到充分恢复。热水浴可加速身体的血液循环，提高对营养物质和代谢废物的运输效率，对消除机体疲劳有明显作用。

● **变换活动部位和调整运动强度**　有实验研究发现，在右手握测力器至疲劳后，以左手继续工作来代替安静休息，能使右手恢复更迅速、更完全。快跑之后以慢跑或行走代替安静休息，也能更快消除疲劳。

● **整理活动**　在运动后做一些加速机体功能恢复的放松练习，可以减少肌肉的延迟性酸痛，有助于消除疲劳。切忌大强度运动后不做整理活动。如长时间快跑之后站立不动，血液在下肢淤积，可能会造成上肢和头部的暂时性贫血，甚至出现“重力性休克”。

● **医疗手段**　在大强度和大运动量负荷锻炼之后，采用按摩、理疗、吸氧和针灸等医学手段，能更好地起到消除疲劳的作用。训练前后做肌肉拉伸，跑步后让同伴赤脚轻踩下肢，对加速恢复都有较好效果。此外，一些中医药手段和营养性手段也是加速机体恢复的有效途径。PM

预防吸入性过敏原（尘螨、花粉、真菌等）导致的过敏性疾病，减少或避免过敏原是最直接有效的办法。比如，孩子对宠物皮毛过敏，只要家里不再养宠物，孩子病情就可能明显好转。但有些过敏原并不那么容易避免，如最常见的吸入性过敏原——尘螨。尘螨个头微小，肉眼几乎看不到，主要栖居在床单、枕头、被褥之中，以人体脱落皮屑为食，其排泄物及尸体分解产物是室内灰尘的重要组成部分，是一种吸入性强的致敏物质。如果孩子对尘螨过敏，很难通过减少或避免过敏原进行有效预防。

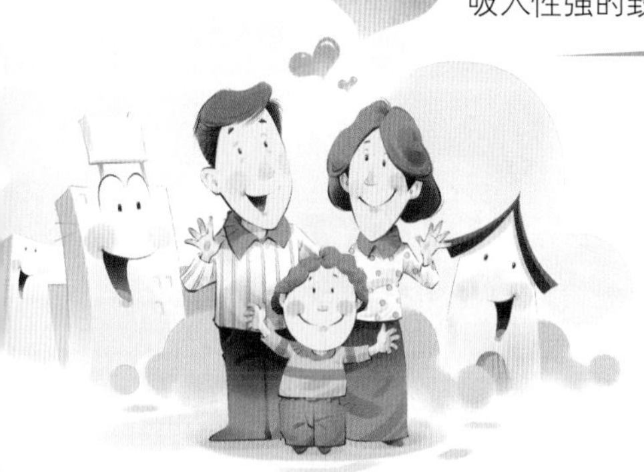

脱敏治疗 帮宝贝减轻过敏

文/复旦大学附属儿科医院呼吸科主任医师　王立波

如果无法有效减少或避免环境中的过敏原，那么减少机体对过敏原的敏感度就成了第二种防治手段。脱敏治疗又称特异性免疫治疗，可通过不断给过敏机体注射或口含相应过敏原，逐渐提高机体对过敏原的耐受性，从而减轻机体过敏症状，减少用药。脱敏治疗可用于过敏性哮喘、过敏性鼻炎及过敏性结膜炎的防治，其近期疗效和远期疗效已得到世界卫生组织的认可。

脱敏治疗，主要针对尘螨过敏

脱敏治疗针对的过敏原有一定限制，疗效比较肯定的有尘螨、花粉、真菌等。由于导致儿童过敏性疾病的主要过敏原是尘螨，故目前脱敏治疗多针对尘螨过敏。有的孩子对多个过敏原过敏，针对其中的主要过敏原进行脱敏即可。在进行脱敏治疗之前，需要结合临床症状进行过敏原检测，明确患儿对尘螨过敏，且过敏程度较高。

两种途径，可打针可吃药

脱敏治疗有皮下注射和舌下含服两种途径，皮下注射比较常用。

虽然反复注射会给孩子造成一定恐惧，到医院注射也需耗费许多时间成本，但皮下注射采用的都是标准化的过敏原制剂，有规范的注射流程和不良反应处理措施，安全性及有效性可以得到最大限度保证。

舌下含服比较便捷，且没有注射痛苦，也避免了患儿反复跑医院之苦。但目前国内舌下含服制剂的标准化程度还有待于进一步改进，特别是脱敏制剂保存问题，直接影响治疗的有效性和安全性。

两个阶段：先诱导后维持

脱敏治疗分为诱导阶段和维持阶段两部分。诱导阶段是从低过敏原浓度（起始浓度）逐渐增加到高过敏原浓度（维持浓度）的过程。维持阶段是反复使用同一浓度（维持浓度）过敏原以维持疗效的过程。标准化脱敏治疗的诱导阶段一般为3~4个月，每周注射一次；维持阶段长达3年以上，每1个月或一个半月注射一次。

疗效有限，仅能辅助治疗

脱敏治疗的效果已得到广泛肯定，特别是针对尘螨引起的儿童过敏性鼻炎和哮喘。但单纯脱敏治疗效果有限，在哮喘的完全控制方面比不上药物治疗；而脱敏治疗停止后，部分患儿会复发。因此，目前脱敏治疗仅仅作为辅助治疗方法，用以减轻临床症状、减少药物使用。PM

温馨提示：

脱敏治疗的不良反应主要是过敏反应。若注射局部出现红肿、瘙痒等不良反应，可服用抗过敏药；若发生哮喘急性发作、喉水肿及过敏性休克等全身不良反应，需要紧急处理。目前的脱敏治疗制剂标准化程度较高，操作流程规范，全身不良反应极少，即便出现了，也能及时得到治疗，这也是脱敏治疗最好在医院进行的一个原因。为了能够及时发现全身过敏反应，皮下注射脱敏治疗仅用于5岁以上儿童，且注射后必须在医院观察半小时。

“我的脸上为什么有这么多皱纹？”这是62岁的黄老师反复追问我的问题。黄老师是中学物理老师，因为教学成绩突出，过了退休年龄仍工作在一线。

只看面容，你一定认为他是一名户外工作者：皮肤黝黑，额头、眼角皱纹粗且深，从鼻翼沟到口角再到下颏缘的一对法令纹很深，就像括弧一样把嘴围在中间。

我告诉他，年龄是“脸上皱纹多”的原因。可是黄老师显然不满意这个答案，他撩起衬衣，露出光滑的腹部对我说：“我的腹部和脸的年龄一样，可为什么没有皱纹呢？”

我的脸上为什么有这么多皱纹

中国医学科学院北京协和医学院整形外科医院主任医师　何乐人

专家简介

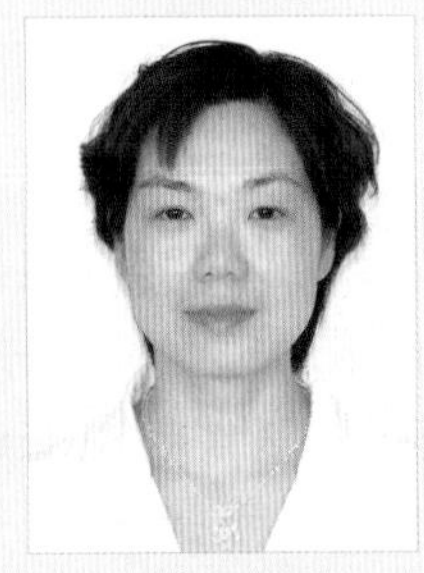

何乐人　中国医学科学院北京协和医学院整形外科医院主任医师、教授、博士生导师。擅长耳整形再造及美容外科，在耳郭再造、耳畸形修复、眼睑整形、脂肪抽吸与注射方面有丰富的临床经验。

专家门诊：周三下午（东院），周四上午（西院）

同是皮肤，为何“脸粗腹嫩”

这个问题不可笑，也许很多人都有类似的疑问。让我们以学习物理的精神来探究一下“为什么脸上长满皱纹，而腹部却白嫩光滑”吧。

● **看部位**　脸在外，腹在里。从出生起，脸总是外露着，白天黑夜、刮风下雨，极少有机会把脸包起来。而腹部却总被包着，或松或紧，或厚或薄，总有衣服罩着，极少露出来。于是，造成脸部和腹部皮肤差异的答案呼之欲出——光。光是促使皮肤老化的重要原因。目前的研究结果显示，紫外线可使皮肤角质层增厚、着色、干涩、变脆。紫外线亦可使基底层的黑色素细胞产生更多的色素，加深皮肤颜色。因此，过度日晒使人肤色深、不透亮、粗糙。

● **看功能**　丰富的表情由面部表情肌带动皮肤显露出来。一颦一笑、一怒一嗔，表情肌日日拉着皮肤参与“主人”的各种交流需求，皮肤自然衰老得较快。反观腹部皮肤，只需安安静静地待在衣服里，并不需要做各种舒缩，自然不容易皱。

● **看材质**　面部皮肤要突显五官结构的精致玲珑，所以很薄很细。而腹部皮肤只需要保护内脏就可以了，所以相对厚得多。就像丝绸和粗布，哪个更经得起岁月的揉搓呢？

自我维护，减少脸部皱纹

只说原因是远远不够的，怎样进行自我维护，让脸部皱纹少一些更值得探究。

● **有意识地爱护皮肤**　在阳光暴晒的时候，应该尽量减少户外活动；如不能避免，也应注意遮阳，出门前涂防晒品。另外，应尽量减少在电脑屏幕前的时间等。

● **减少不必要的面部表情**　不是不可以笑，只是蹙眉撇嘴、挤眉弄眼这些表情能改就改。有些人正是因为不必要的表情做多了，导致眉间川字纹一短一长、一深一浅。

● **注射除皱**　无论怎么注意，皱纹还是会长出来，或早或晚。现在有应对措施“除皱针”，简单、安全、有效。此外，自体脂肪注射也可以起到不错的除皱效果。注射美容，应在专业医师指导下进行。

● **心情愉悦**　拥有好心情，体内分泌的激素会让你容光焕发。PM

Tips：抗衰老化妆品是否有效？

比较公认的护肤步骤大抵是清洁、营养修饰、隔离。皮肤产生的代谢物、空气中的各种污染物、涂抹在脸上的各种化妆品等，都不是皮肤细胞想要的。如果不把它们彻底清除，皮肤细胞当然不高兴。因此，清洁是第一步，而且非常重要。

护肤品具有保护皮肤、减少水分流失、润泽皮肤表层的作用，有一定减轻细纹的作用。然而，并不是越昂贵的护肤品越有效，而应根据自身情况合理选择。况且，护肤品中的添加剂越复杂，发生过敏等副作用的概率也越高。

宫颈癌是中国女性第二大最常见恶性肿瘤，人乳头瘤病毒（HPV）是导致宫颈癌的主要原因。迄今已发现HPV有100多种亚型，根据其对女性的健康威胁，可分为高危型及低危型。低危型HPV易导致生殖道疣，如外阴、阴道尖锐湿疣，主要表现为外阴、阴道有凸出的疣状物，并伴有瘙痒。高危型HPV易导致生殖道癌前病变及恶性肿瘤，主要是外阴癌、阴道癌和宫颈癌，尤以宫颈癌常见。70%～80%的宫颈鳞癌与HPV16、18型的持续感染相关。

感染HPV女性之四大焦虑

同济大学附属第一妇婴保健院妇科主任医师　郭晓青

HPV主要通过性交传播，但性交不是导致传播的唯一方式，密切接触、口交等也可传播。吸烟、初次性生活年龄过早（＜16岁）、性伴侣多、无保护性生活、多产等是感染HPV的重要危险因素。

鉴于HPV感染与宫颈癌的发生关系密切，大部分女性被检出HPV感染后，都会比较焦虑。

焦虑1：感染了HPV，以后肯定会得宫颈癌

虽然宫颈癌发生的主要原因是HPV感染，但感染HPV并不一定会导致宫颈癌。首先，HPV感染十分普遍，高达90%以上的女性一生中都曾感染过HPV，但绝大多数感染在短期内会被机体清除。其次，目前发现HPV有100多种亚型，但只有20余种亚型容易导致宫颈癌，最常见的是16和18亚型。持续感染高危型HPV，将会增加宫颈癌前病变和宫颈癌的风险。此外，从HPV感染发展到宫颈癌是一个较长的过程，需5～10年。患者只要定期进行宫颈细胞学检测和必要的阴道镜检查，及时发现宫颈癌前病变，就能采取相应的治疗，阻止其向宫颈癌发展。

焦虑2：不管付出什么代价，一定要把HPV清除

对于HPV感染，目前还没有特效的抗病毒药。单纯HPV感染，没有合并宫颈细胞学异常者，一部分专家认为只需观察就够了，不需要对HPV的携带状态进行治疗；有少部分专家认为，可以使用诸如干扰素之类的抗病毒药物帮助清除病毒。不论是否采取抗病毒治疗，发现HPV感染后，定期进行宫颈细胞学检查很有必要。

焦虑3：HPV感染是性病，别人会不会认为我私生活很混乱？

HPV感染很常见，就像“感冒”一样，高达90%以上的女性一生中都会感染HPV。而且，HPV也不只有性传播这一种传播方式，所以不必有上述担心，也不必因此而猜疑伴侣有出轨行为。

焦虑4：HPV疫苗能预防宫颈癌吗？若已感染HPV，打疫苗还有用吗？

HPV疫苗现有2价、4价和9价三种。2价疫苗针对导致宫颈癌的主要亚型HPV16和HPV18，理论上可以预防70%左右的宫颈癌。4价疫苗可以覆盖HPV16、HPV18、HPV6和HPV11亚型，HPV6和HPV11这两个亚型可导致生殖道尖锐湿疣等病变，所以接种4价疫苗可以同时预防生殖道疣。9价疫苗则是增加了5种新的HPV类型，包括HPV31、33、45、52和58，可以覆盖更多的致癌HPV亚型。目前2价疫苗已通过我国食品药品监督管理总局认证，可用于临床。

接种以上疫苗，可预防相应亚型的HPV感染及其继发的宫颈癌和癌前病变，对于已经发生的感染是不具有治疗作用的。接种最好在性生活开始之前，最合适的年龄为9～26岁。有性生活之后，接种疫苗预防效果有所降低，但若未感染过相应病毒，仍有一定的预防作用。HPV疫苗并不能完全预防宫颈癌，接种后并非可以高枕无忧，仍需定期进行筛查。PM

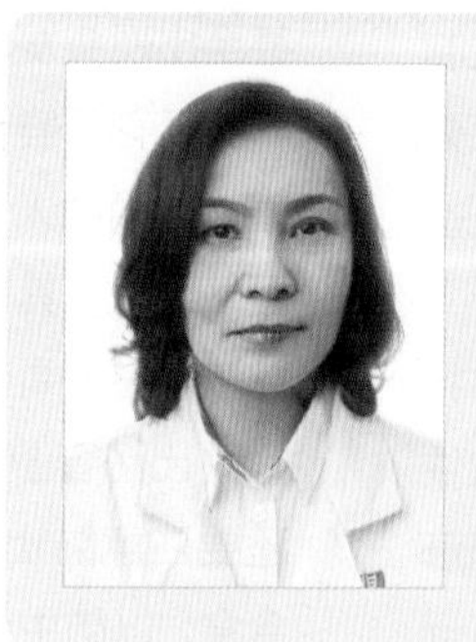

专家简介

郭晓青　同济大学附属第一妇婴保健院妇科副主任、主任医师、博士生导师，中华医学会妇科肿瘤学分会委员。擅长宫颈癌、子宫内膜癌、卵巢癌、子宫肌瘤、卵巢囊肿等妇科良恶性肿瘤的诊治，以及宫颈癌筛查等。专家门诊：周一、周四上午（东院），周二、周三上午（西院）

春游季 别让两大“诱惑”损健康

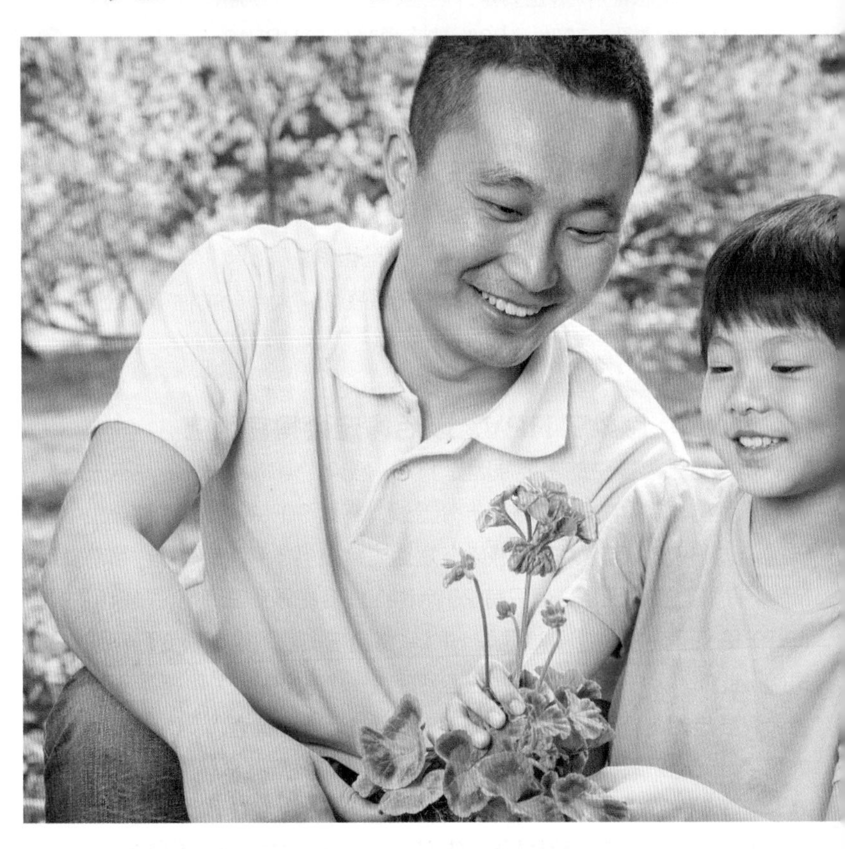

诱惑一：百花

华中科技大学同济医学院附属协和医院
皮肤性病科教授　冯爱平

春暖花开，很多朋友喜欢结伴出游，到有花草的地方去看看。但如果赏花不当，方法和时间不对，就有可能出现一些问题，如头晕、眼花、打喷嚏等。过敏体质的人接触花粉后，有些会诱发或加重过敏性鼻炎，出现打喷嚏、流清水样鼻涕等症状，可伴有鼻、眼、耳等处瘙痒，还可能出现呼吸困难、荨麻疹、湿疹等；有些会出现接触性荨麻疹，全身起风团、瘙痒；有些会诱发或加重面部皮炎，出现面部发烫、烧灼感或瘙痒等。

过敏体质者，赏花需慎重

春游赏花，应先做好功课，了解不同花卉的特性，以及自己的体质是否适合与其接近，接近的方式和观赏的时间都要控制好。外出时要准备好遮阳工具，必要时可戴上口罩，或采取适当的隔离措施，避免直接接触引发过敏。

过敏体质者春游赏花一定要慎重，特别是对花粉过敏者，如过敏性鼻炎、过敏性哮喘患者。有面部过敏、特异性皮炎、湿疹等疾病的患者，赏花要做好防护措施，宜远距离观赏，不要近距离接触；对坚果和某些果蔬过敏或不耐受的人也要小心，因为坚果和某些花草存在交叉过敏反应，赏花也可能会诱发过敏反应。

赏花，宜控制时间、保持距离

有些花很漂亮，但不能观赏太久或“亲密接触”（触摸或采摘）。如：郁金香会释放一种生物碱，如果长时间流连于郁金香花丛中，可能会产生不适，甚至出现头发、眉毛等脱落现象。因此，观赏郁金香的时间宜控制在2小时内；一品红花色鲜艳，但枝茎的乳白色汁液沾染皮肤，会引起皮肤红肿痛痒；含羞草美丽动人，但含有有毒的含羞草碱，过多接触会使人毛发脱落；月季花香气迷人，其散发的浓郁香气会使少数人感到胸闷气短、呼吸困难；兰花香味浓，过多闻其所散发的香气，会因过度兴奋而失眠……

出门春游之前，最好带些抗过敏药物，尤其是容易过敏的人。赏花时，还要注意防止昆虫叮咬，不要采摘花朵，更不要轻易用花瓣泡水喝或直接含食，以防中毒。游玩后，应及时清洗手、脸等部位。

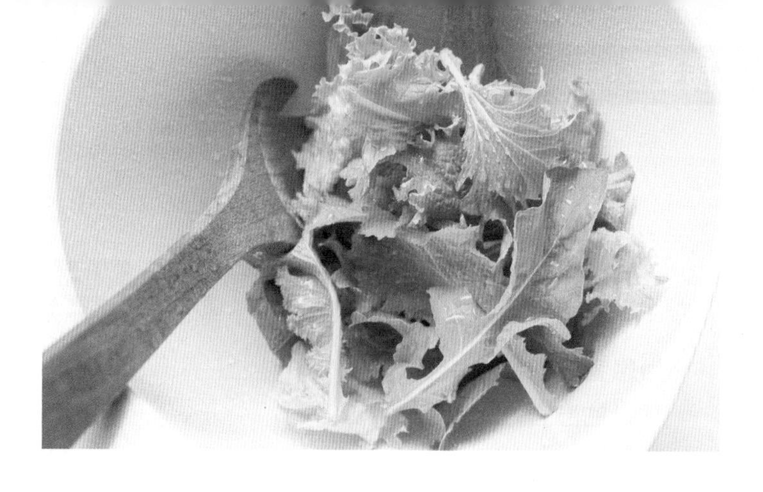

诱惑二：野菜

✍东南大学公共卫生学院营养与食品卫生学系
副教授　王少康

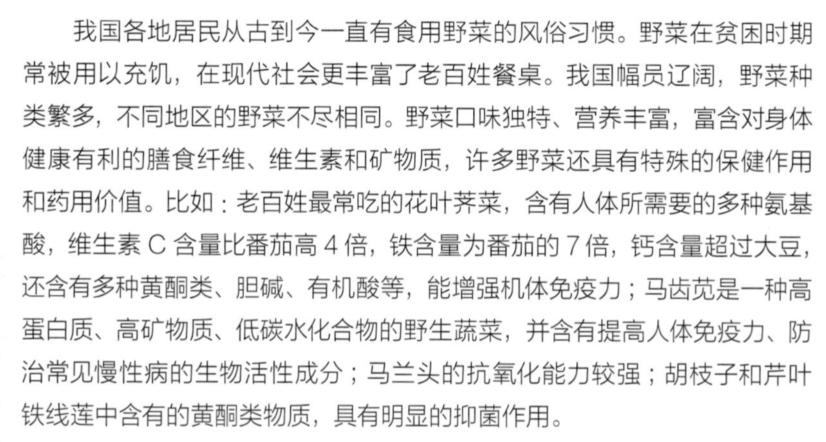

我国各地居民从古到今一直有食用野菜的风俗习惯。野菜在贫困时期常被用以充饥，在现代社会更丰富了老百姓餐桌。我国幅员辽阔，野菜种类繁多，不同地区的野菜不尽相同。野菜口味独特、营养丰富，富含对身体健康有利的膳食纤维、维生素和矿物质，许多野菜还具有特殊的保健作用和药用价值。比如：老百姓最常吃的花叶荠菜，含有人体所需要的多种氨基酸，维生素 C 含量比番茄高 4 倍，铁含量为番茄的 7 倍，钙含量超过大豆，还含有多种黄酮类、胆碱、有机酸等，能增强机体免疫力；马齿苋是一种高蛋白质、高矿物质、低碳水化合物的野生蔬菜，并含有提高人体免疫力、防治常见慢性病的生物活性成分；马兰头的抗氧化能力较强；胡枝子和芹叶铁线莲中含有的黄酮类物质，具有明显的抑菌作用。

野菜生长在自然环境中，不少人以为其不受农药、化肥的污染，硝酸盐和亚硝酸盐含量也低于人工栽培的蔬菜，于是有人春游时喜欢将公园、山坡、路边等处的野菜采回家吃。殊不知，事实并非如此。

野菜常存在重金属、农药污染

自然环境中生长的野菜并非无污染，它们是否受到污染以及受到哪些污染，与其生长环境密切相关，而环境污染会降低野菜的质量和食用安全性。靠近居民区的野菜可能会受到人畜粪便、生活垃圾的污染，存在寄生虫、微生物、致病菌污染的可能。未经处理或处理不达标的工业三废（废气、废水、废渣）、汽车排放的废气、燃煤产生的烟尘及煤渣、居民生活垃圾等释放到环境中，会污染水、空气和土壤，与土壤中的重金属和其他有毒物质一起，污染野菜。

工业污染的主要问题是重金属超标，自然生长的野菜，生长比较缓慢，生长期比较长，存在对重金属污染物的富集现象，重金属污染问题常常较严重。2013 年，有专家对浙江省 8 个地区的马兰头、荠菜、水芹等 90 个野菜样品进行了汞、镉、铅、砷含量的测定，发现检出率均在 90% 以上，砷检出率高达 100%，铅超标率最高（达 56.7%）。近年来，也有专家采集了南京不同地区的几种野菜，测定了其中铅和镉的含量，结果发现城区、停车场附近、企业附近和公路两侧的野菜中铅含量严重超标，近郊八卦洲、江心洲的野菜中镉严重超标，而远郊田地的野菜铅和镉含量较低。由于重金属在人体内具有累积性，长期食用被重金属污染的野菜可能会导致慢性中毒。

远郊田地的野菜离工业区比较远，重金属含量较低，但要注意农药污染的问题。春天来了，田间林地的病虫害越来越多，农民喷洒农药治理病虫害时可能会直接或间接污染野菜，造成野菜中含有农药。

野菜中毒事件时有发生

在我国，吃野菜造成的食物中毒时有发生。2003 年 4 月，北京市密云县有 11 人误食毛茛科乌头属北乌头营养体的地上部分（包括茎和叶），出现恶心、呕吐、全身麻木等症状，1 人因抢救无效死亡。2014 年 5 月，四川省雅安市有 8 人因误将藜芦当作山野菜牛尾巴食用，出现胃部不适、口唇发麻、头晕、恶心、呕吐等中毒症状。近年来，时有误食曼陀罗、山茼蒿等有毒野生植物引起中毒甚至死亡的事件。2015 年我国卫生计生委突发公共卫生事件管理系统共收到毒蕈及有毒动植物引起的食物中毒事件报告 68 起，中毒 1045 人，死亡 89 人，原因主要是误采误食。

采摘野菜，“踩点”很重要

并非所有的野菜都能达到“绿色食品”的要求，因此采摘野菜应慎重，重在尝鲜，不宜多吃。

首先，采摘者必须具备辨别野菜的能力，能正确掌握所采野菜的典型特征，不要采不认识、不熟悉的野菜，防止误采误食，避免食物中毒事件的发生。

其次，要对野菜的生长环境进行严格考察，采摘点应远离工业区，最好不要在城区、停车场附近、工厂附近和公路两侧等卫生环境比较差的区域采摘野菜，应尽量选择远郊清洁的田间、林地。采摘时，应掌握采摘点的基本情况，确认其周围过去和现在均无污染源，空气、水、土壤等无污染现象，同时观察周围植物有无施用农药的痕迹，如大量害虫集体死亡、杂草大片枯死、周围庄稼或树木生长得异常茂盛等。PM

医生也会生病，也会成为患者，但是成为自己专业学科的患者，却是另一种滋味和体会。

男科医生患了“男科病”以后

北京协和医院泌尿外科教授　李宏军

难以治愈的龟头炎

患者晓伟是因为不能生育来门诊的。做过相关检查后，我发现他的精液质量差。随后，他一直在门诊通过药物调理。在一次复诊中，晓伟不经意间提起阴茎头疼痛的问题，说阴茎头特别敏感，导致他都有些害怕过性生活了，而且这种情况已经存在一段时间了。他尝试买些药膏涂，完全无效，他还求治于其他一些医生，也没有得到改善。晓伟还说，他曾在家里的强光线下，自己拿着放大镜观察了阴茎头，发现其表面有细密的血丝样改变。他一再强调：他感觉极不舒服，甚至连性生活都不能完成。

晓伟的毛病听起来似乎很简单，我以往也治疗过许多类似的疾病，无非是阴茎头炎（俗称“龟头炎”），局部涂抹一点对症治疗的软膏就好了。没有想到的是，让他涂抹了抗生素软膏、抗真菌软膏、抗过敏软膏等，均告无效，症状似乎没有一点改善。最后，患者失去了耐心，转诊去皮肤科诊治阴茎头炎了。

自己成了自己的患者

前一阵子，由于小区内增设了一家健身房，　我报名参加了健身——毕竟身体是工作的本钱。每日健身后，大汗淋漓难免，一次淋浴会让人感觉非常放松、舒适。我对此乐此不疲，除非万不得已，几乎从来不错过。但是，在健身3个月以后的某一时段，我也出现了和患者晓伟一模一样的症状，阴茎头痛，而且局部的确有血丝样表现，感觉很不舒服。这让我也切身体会到了患者的痛苦。我也尝试了各种治疗的办法，但和晓伟一样，没有什么效果。这时我的感受是：医生如果把患者的疾病都亲身体验一下，一定会有助于医生攻克疾病，并且深切理解患者的艰难处境！

一个周末，因为公务外出开会，连续几天没有去健身房，烦恼的阴茎头疼痛现象居然消失了，观察一下局部，血丝也不见了。我仔细地将前因后果想了一下，逐渐理清了头绪，似乎与健身有关，又似乎与健身后的洗澡有关，最有可能的诱因是洗涤用品。男人一般都比较粗心，选择洗浴用品比较随意。我比较喜欢透明皂，因为去油脂和去污效果好，当然刺激性也不小。会不会是透明皂的问题呢？

在以后的健身过程中，为了验证我的猜测，虽然每天运动后都要洗澡，但我坚持每隔2天才彻底清洗一次阴茎部位，而且特别注意不要过度清洗。结果，此后就再也没有出现过前述的尴尬情况。

改进行为方式，患者的病也好了

思考之后，我发现道理也很简单。阴茎头是人体最为敏感的部位，皮肤娇嫩自不在话下，很难经得起严重摩擦等强刺激，对化学品的刺激也难以适应。在与全身皮肤“同等对待”的前提下，首先发生问题的就是阴茎皮肤。实际上，人体的皮肤会分泌一些保护性的油脂，频繁清洗，尤其是使用刺激性的洗涤用品，极易将皮肤表面的油脂保护层破坏，使得皮肤容易干裂，容易感染，甚至导致机会性致病菌入侵，出现皮肤发炎的现象。过度清洗，对于那些皮肤本身就很干涩的人来说更加不利。尤其是一些男性，特别注意对阴茎部位的清洁，而这种额外的关照，会让阴茎皮肤受损，最终可导致发炎，引起疼痛。

事实上，运动后坚持洗澡，洗去浑身的汗液是合理的，但是不能过分清洗。一般地说，清水洗澡效果就很好了，可间断使用少许刺激性小的洗涤剂，尤其注意不要过分清洗阴茎头等局部。洗涤用品的选择也很有讲究，一定要选择对皮肤刺激性小、中性的洗涤用品。

再次见到晓伟，是在一次复诊精液检查时，他的阴茎头炎居然还没有好。经询问，原来晓伟也很热衷于健身，几乎每天都洗淋浴，也会把阴茎部位彻底清洗。当我把自己的这次体验告诉晓伟后，他觉得非常有道理，说一定按我指导的去做。不久传来了好消息，没有用任何药物，他久治不愈的阴茎头炎彻底好了！PM

淋病，会不会无药可治

✍中国医学科学院皮肤病医院　李 赛　苏晓红（主任医师）

淋球菌耐药离我们多远

淋病奈瑟菌（淋球菌）是常见的性传播疾病——淋病的致病菌。淋球菌耐药是自20世纪30年代抗生素用于淋病治疗以来，感染者和医生们不得不周期性面对的问题。历史规律显示，每间隔10~20年，在单药治疗的国家和地区便会出现对当时使用的抗生素耐药的淋球菌，并迅速在全球范围内播散，致使该药物不得不退出淋病治疗领域。

淋球菌自身基因组的高频变异及所处的复杂微生物环境是其强大的耐药进化能力的分子基础。淋球菌几乎利用了所有已知的耐药机制：产生抗生素灭活酶，改变抗生素作用靶点，增加抗生素外排并减少内流等。而抗生素的不规范使用和人群性行为模式的改变也为淋球菌耐药菌株的出现和播散提供了便利条件。

继磺胺类、青霉素、四环素、喹诺酮类抗生素惨遭被耐药淋球菌“淘汰”的厄运后，目前被普遍使用的广谱头孢菌素正面临着相同的威胁。头孢曲松（一种肌注的广谱头孢菌素）250毫克或大观霉素2克是我国现行指南推荐的无并发症淋病的治疗方案。虽然大观霉素治疗淋病失败的病例在我国仅有个案报道，迄今尚未见头孢曲松治疗失败的淋病病例报道，但我院性病门诊及国内多个监测哨点近年来的耐药监测数据均提示，淋球菌对头孢曲松的敏感性呈下降趋势。

可以预见的是，若缺乏新的可安全有效用于临床的防治方案，淋球菌必将突破目前的药物防线，“无法杀灭”的淋球菌将会成为巨大威胁。

淋球菌耐药有多可怕

从个体角度讲，淋球菌耐药所导致的持续带菌状态，可能使感染在局部蔓延或血行播散，导致附睾炎、精囊炎、播散性淋球菌感染等近期并发症，以及不孕、慢性盆腔炎、异位妊娠等远期生殖系统不良事件。此外，作为促进艾滋病病毒（HIV）感染的独立危险因素，淋球菌感染时程的延长无疑会增加HIV感染的风险。

从群体角度讲，淋球菌耐药使得传染源的消除成为空谈。青霉素高度耐药淋球菌株的出现曾直接导致了淋病小规模的社区流行。目前，全球有5株头孢曲松高水平耐药淋球菌株被确认，所幸尚未发现这些菌株区域内或国际间播散的迹象。值得注意的是，其中两种耐药菌株分别分离自女性性工作者和男男性行为者，高传播频率人群的耐药菌携带提示了潜在的传播风险。如果耐头孢曲松菌株流行，将大大增加淋病的医疗成本。

如何应对淋球菌耐药

判定并妥善处理淋球菌耐药导致的治疗失败是耐药防控的关键，也是感染者及其性伴最为关心的问题。治疗后（培养法3天后，核酸扩增试验2周后）再次出现淋球菌阳性结果的患者，应进行详尽的病史回顾，排除因再次接触感染、其他药物干扰、注射操作不当等原因导致的治疗失败。如不存在上述情况，并已留存治疗前（后）菌株，可进一步行药敏试验和基因型分析。两次菌株基因型一致且至少后续分离株对治疗药物的敏感性减低，可判定为可能的耐药所致治疗失败病例。此时应予以高度重视，尽可能参考药敏结果调整复治方案，重复以上的随访判愈流程，直至淋球菌被完全清除。

值得强调的是，症状缓解或持续并不能作为判断治疗成功与否的依据。一者，一些感染者虽然存在淋球菌的持续感染，但却没有症状表现（处于带菌状态），比如女性患者及咽部感染淋球菌的患者；再者，尿道炎症状无明显缓解有可能是由未治愈的合并感染所致，并非淋球菌本身未被清除。

淋球菌感染者应遵照医生的治疗建议，接受规范的治疗，避免自行超处方用药；应及时与医生交流病情，并按约定时间随访，配合完成取材、相应的病原体检查及性伴追踪；在治愈前，应严格避免性接触。PM

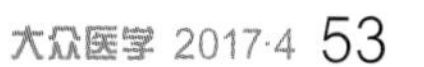

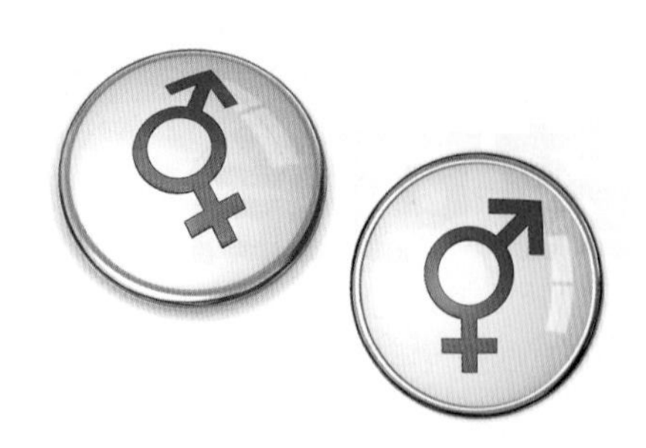

戒“网瘾”注意男女有别

武汉市心理医院
董艳菊 缪绍疆（副主任医师）

那天来咨询室求助的是一男孩子，说他沉迷于网络游戏，面临高考，自己知道应该好好学习，也想改掉爱玩游戏的毛病，但尝试了很多方法，都没有成功，为此感到很苦恼。这是典型的问题性网络使用的例子。

实际上，由于现在是“网络社会”，很少有人能够长时间离开网络。而问题性网络使用是指个体长时间和高强度地使用网络，导致不可抗拒地延长使用时间，由此对个体的心理状态、家庭生活、社会功能等方面产生消极影响。

问题性网络使用在青少年中较为常见，具体表现有以下两方面：①心理苦恼。存在问题性网络使用行为的青少年会表现出学业困难，为此感到担心、痛苦、烦躁或情绪低落，同时也会伴有焦虑或抑郁等不良情绪体验。②生理不适。长时间、不合理地使用网络会导致视力下降、肩背肌肉劳损、睡眠剥夺以及免疫功能变弱等问题。

名词解释

问题性网络使用，俗称“网络成瘾”或“网瘾”。但问题性网络使用是否真的构成成瘾行为，目前还有争议，故称之为问题性网络使用更加科学。

问题性网络使用有性别差异

男性和女性在问题性网络使用上既有相同之处，也有不同。研究显示，从时间上来看，男性和女性在平均每天（包括工作日和周末）的上网时间上不存在差别；但在网络使用偏好、意志控制水平及问题性网络使用的人数方面，则有着显著差异。

首先是网络使用偏好上的差异。女性在网络使用中更热衷于娱乐、搜索、网络课堂、个人主页或空间、购物消费等，而大多数男性热衷于网络游戏活动。其次是意志控制水平方面的差异。相比男性，女性在网络使用上的意志控制水平更高。第三是大多数问题性网络使用的个体为男性，而女性较少。

虽然男性和女性在总体网络使用时间上没有差异，但男性的问题性使用更多，这可能是因为男性的网络使用在内容上具有更多的排他性和不可抗拒性。从参与一个较为激烈的网络游戏中离开，比从观看一个娱乐节目中离开难度会更大，因为前者的参与度更高，给个体的刺激和“回报”也更大。

问题性网络使用往往只是“表象”

现实生活中，的确有一些青少年会在网络上花费较多时间和精力，影响了正常的学习和生活。但这并不意味着没有网络，这些青少年就能够如家长、老师、社会所期望的那样去学习和生活。网络使用问题是一个结果，没有网络，也会有其他事物成为青少年逃避现实或与现实相对抗的方式。

因此，处理和对待青少年网络使用问题，实际上是一个如何来理解青少年的问题。早些年，老师和家长会对少男少女的交往如临大敌，觉得一旦早恋天就会塌下来，但随着时间发展，整个社会对早恋的态度已经要温和很多，社会也认可了堵不如疏的道理。问题性网络使用和早恋其实类似，家长自己对网络的使用很多时候并不少于孩子，只是他们能够克制，不至于影响工作和生活。

男孩女孩“戒网瘾”方式不同

由于问题性网络使用存在性别差异，家长的引导也应有所不同。同性家长对孩子可能会有更多的作用，即“榜样作用”。父亲作为儿子的榜样，让儿子学习如何成为一个男人，一个强大的、有担当的男性；母亲作为女儿的榜样，让女儿学习如何成为一个女人，一个强大的、有自我价值感的女性。这对预防和消除问题性网络使用有好处。

男孩多数玩的是大型的竞技类网络游戏。家长首先可以去了解具体网络游戏的内容，能够和孩子进行讨论；其次需要理解孩子的内心世界，即他们对自由、对幻想世界的需要。女孩多是观看一些影视，玩一些娱乐小游戏，以及网上聊天，家长同样需要了解她们的内心世界。女孩子的情感更细腻，有更多幻想内容，包括青春期的惆怅、孤独、迷茫等，家长需要耐心、细致。PM

随着人们优生优育观念的增强，处于备孕期的夫妇会疑惑：男方健康状况较差、亚健康或者患有某种慢性病（不是传染病或可遗传的疾病），会不会影响优生优育（子代健康）？

健康状况不佳 会否影响优生

南京医科大学附属妇产医院泌尿男科
副主任医师　潘连军

新的医学理论提示：有影响

众所周知，胚胎是精卵结合的产物，精子为胚胎提供了50%的遗传物质。精子质量的好坏不仅决定了男女双方是否可以顺利受孕，对受孕后胚胎的质量，甚至子代的健康状态也产生重要影响。能否受孕属于精子的早期效应，而受孕后对胚胎质量乃至子代健康状态的影响属于精子的晚期效应。现代医学的“健康与疾病发育起源”理论学说指出：除了遗传和环境因素，如果生命在发育过程的早期（包括胎儿和婴幼儿时期）经历不利因素（子宫胎盘功能不良、营养不良等），将会增加其成年后患肥胖、糖尿病、心血管疾病、肿瘤等慢性疾病的风险，这种影响甚至会持续好几代人。该理论现在已扩展到配子时期，即孕前精子或卵子的状态也会对子代产生上述影响。

目前认为，其机制主要与表观遗传有关。所谓的表观遗传，是指携带遗传信息的基因序列并没有发生改变，但是基因的活性却发生了变化。在人的基因中，有一部分是有害基因，有的导致肿瘤，有的导致糖尿病，有的导致肥胖等，但这类基因只要处于静止、不活动的状态，不会给健康带来不良影响；只有当这类基因被激活、处于活动状态时，才会导致相关疾病的发生。表观遗传研究的正是可以对基因的活性进行调控的一种遗传方式。简而言之，有没有致病基因不关键（谁都有），关键是致病基因处于什么状态（活动还是静止）。致病基因处于活动状态，意味着疾病易于发生。

男方健康如何影响子代健康

身体健康状态对精子浓度、活力、形态等都有明显影响。当健康状态不佳，如疲劳、困倦，或有慢性疾病时，反映精子质量的指标，如精子活力、正常形态精子百分比、精子DNA完好程度等往往出现明显异常。临床上经常遇到这种情况：做精液检查时，如果前几天有熬夜、加班等情况，检查结果往往不正常；而经过充分休息，身体恢复后再次检查，指标可以恢复正常。此外，欧洲大样本的回顾性研究分析表明，精子质量的好坏与男性寿命相关，即精子质量越好的男性，越长寿，而精子质量越差，则意味着寿命减少。换言之，男性的精子质量是身体健康状态的晴雨表。在身体处于疲劳状态下，不仅不容易受孕，不健康精子受孕的概率也会增加，不利于优生。

再看一下精子质量与子代健康的关系。一方面，精子质量差的时候，DNA有损伤的精子比例会增加，而DNA损伤的精子受孕后，除导致胎儿发育停滞、自然流产概率增加外，还与胎儿畸形以及出生后多种疾病，如儿童期肿瘤、骨骼疾病、精神疾病等有关。另一方面，根据“健康与疾病发育起源”理论，受孕前的精子（或卵子）具有预知适应反应能力，并可将相关信息遗传给下一代甚至第2代、第3代。

2014年，著名的《细胞》杂志封面文章报道，交配前1天或2天，在雄性果蝇的饮食中增加糖类物质，可以通过使胚胎糖代谢相关基因活性发生变化，导致出生的子代果蝇出现肥胖。这说明受孕前的精子受到高糖这一信息刺激后，误以为子代也会处于高糖环境中，从而调控了精子中与糖代谢相关基因的活性，并通过表观遗传机制传递给子代，从而导致子代的肥胖。

流行病学调查研究显示，人类肥胖的发病也存在类似表观遗传学效应。表观遗传学研究领域的相关专家曾推测，身体健康状态或环境暴露，可能会影响到精子相关基因表观遗传学调控机制，从而可能会使成年后心血管疾病、肿瘤等慢性疾病的发病率增加。

总之，无论是饮食、营养状态、环境因素，还是身体健康状态，都可作为信息通过表观遗传机制，以精子或卵子为载体传递给下一代，从而影响到子代的健康。备孕夫妇应让身体接受有利于健康的信息，如合理饮食、均衡营养、适度运动、心绪平静、避免有害环境暴露，让身体和心绪处于平稳的良好状态，不把不良信息传递给下一代。PM

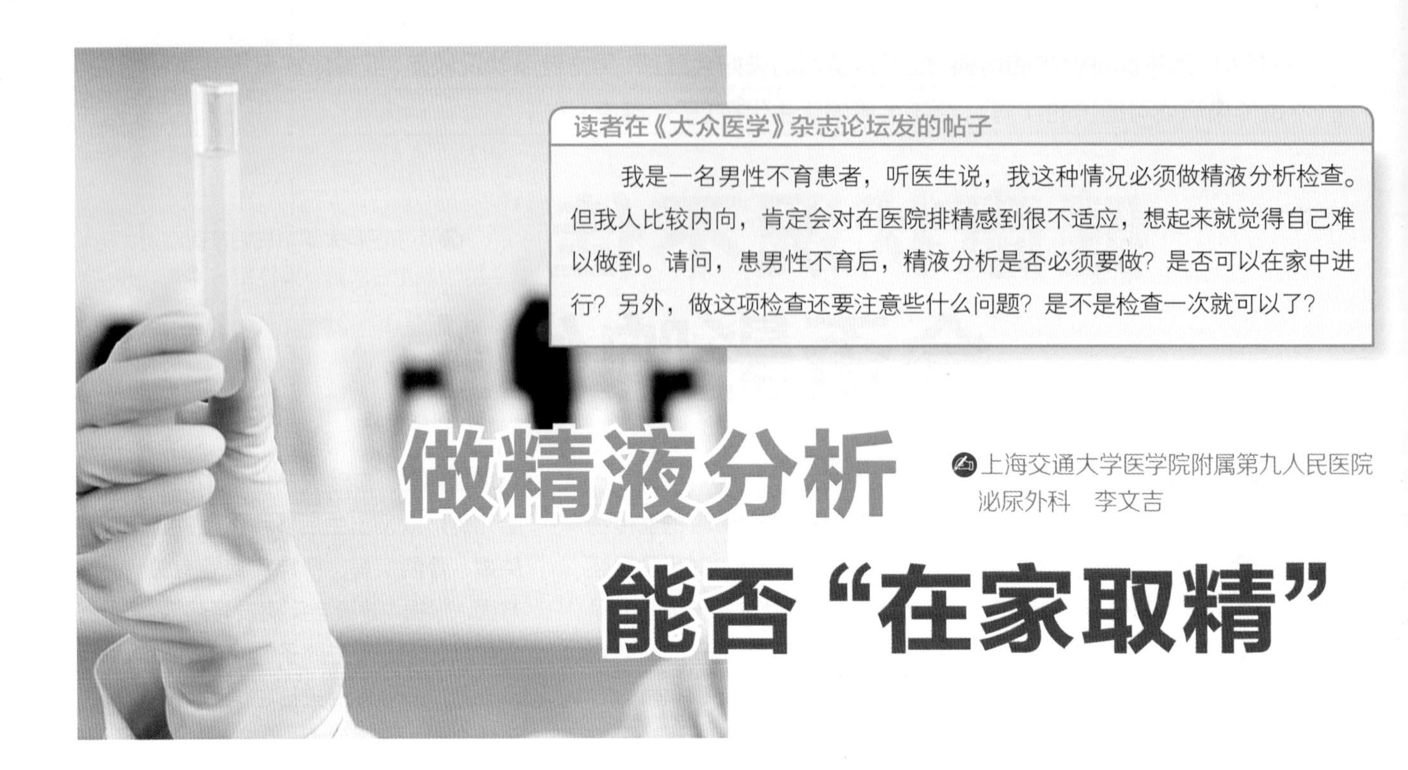

读者在《大众医学》杂志论坛发的帖子

我是一名男性不育患者，听医生说，我这种情况必须做精液分析检查。但我人比较内向，肯定会对在医院排精感到很不适应，想起来就觉得自己难以做到。请问，患男性不育后，精液分析是否必须要做？是否可以在家中进行？另外，做这项检查还要注意些什么问题？是不是检查一次就可以了？

做精液分析 能否“在家取精”

上海交通大学医学院附属第九人民医院泌尿外科　李文吉

精液分析是指对患者排出的精液从外观和显微镜下进行一系列检测，是评估男性生育力最基本、首要的检查项目。如果检测结果异常，常提示生育能力减退。检测指标包括精液量、精液外观、液化程度、精子总数、精子密度、精子活力、精子存活率、精子形态等。其中，与生育力关系最密切的是精子总数与活力，而精子形态学检测对预测体外受精－胚胎移植的成功率有重要参考价值。所以，男性不育患者这项检查是必须要做的。

取精后，必须保证及时送检

正常情况下，精液液化时间为排精后15~20分钟，液化后的精液成分和pH值会发生变化，长时间放置精液，势必会影响精子活力。因此，精液分析应在取得精液后1小时内进行，遇到精液不完全液化或完全不液化时，也不应超过2小时。另外，精液液化和精子活力还会受温度影响。因此，精液应在医院检查室就近采集，如患者不能适应、无法在医院取精，可在家或医院附近旅店等采集精液，尽快送检。

取精液时，要将全部精液完整地收集。精液射出时，最初排出的前精清亮而黏稠，主要起润滑尿道的作用，精子含量很少；其次排出的是精液的主要部分，精子数量及质量最高；最后射出的是后精，精子数量极少，质量也很低。因此，取精液时应对准精液收集容器，将全部精液完整地收集。需要提醒的是，在家或旅店取出精液后，必须在30分钟内送至医院；如遇冷天，应将标本贴身保温，使精液湿度保持在25 ~37 ℃。

做精液分析，需适度禁欲、多次检查

精液分析检查前，需要禁欲3~5天。排精前禁欲时间的长短可引起精液量及精子密度的明显改变，影响精液检查的结果。通常在排精后4天内，出现明显的精子数量增加。有报道称，排精后的前4天，精子密度以每天25%的幅度上升，精液量和精子总数随着禁欲时间的延长而增加，但精子活力和形态不受影响；4天后，精子数量增速变慢；超过7天时，精子密度反而变小，长期禁欲更可出现死精子及异常精子数量增多。因此，一般主张禁欲3~5天做精液检查。WHO（世界卫生组织）建议禁欲时间为2~7天，禁欲时间短于2天或长于7天，对精液质量影响较大，一般不采用。

精液量、精子密度、精子活力等参数受平时健康水平、休息好坏、饮酒等多种因素影响。因此，每次精液分析结果有可能不一样，甚至相差甚大，不能以一次精液分析结果做出评价，需要进行2~3次精液检查，才可以对生精的基本功能有一个适当的评价。为了准确比较同一患者不同的精液标本，精液采集前的禁欲时间必须保持一致。精液参数差异较大的患者，尤其近期有感染、发热、劳累者，需在身体状态恢复后再查。发热达39℃以上者，因对睾丸生精功能影响较大，宜2~3个月后再复查精液。PM

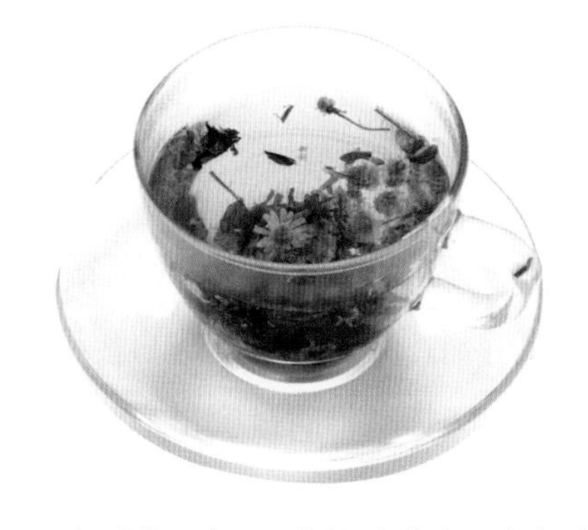

春季护咽话药茶

上海中医药大学附属岳阳中西医结合医院闵行分院耳鼻咽喉科　火英明　刘福官

春暖花开之际，气温变化大，空气中花粉含量高，许多人出现咽部不适症状：咽干、咽痛、异物感、喉咙痒、刺激性咳嗽。病情严重应去医院就诊，求助于医生；如果症状较轻，不妨试试护咽药茶，简便有效。

清热利咽茶

● **茶饮组方**：防风 5 克，金银花 6 克，玄参 6 克，甘草 3 克，桔梗 6 克。

● **制法服法**：先冲去中药饮片的浮尘，加入适量清水，烧开煮沸，去渣滤液。每次饮药茶 1 杯（250 毫升），每天 3 ~ 5 杯。

● **功效主治**：疏风清热，消肿利咽。适用于身热汗出、咽痛、咳嗽有黄痰等症状者。

● **注意事项**：疗程一般 2 周为宜；咽痛伴畏寒无汗、咳痰清稀者禁用。

润肺利咽茶

● **茶饮组方**：百合 9 克，石斛 6 克，麦冬 9 克，甘草 3 克，玄参 3 克。

● **制法服法**：先冲去中药饮片的浮尘，加入适量清水，烧开煮沸，去渣滤液。每次饮药茶 1 杯（250 毫升），每天 3 ~ 5 杯。

● **功效主治**：养阴降火，润肺利咽。适用于咽干、干咳痰少等症状者。

● **注意事项**:疗程一般 1 ~ 2 个月为宜。脾胃虚寒、大便稀溏者慎用。

益气利咽茶

● **茶饮组方**：黄芪 15 克，白术 9 克，炙甘草 6 克，橘皮 6 克，柴胡 3 克。

● **制法服法**：先冲去中药饮片的浮尘，加入适量清水，烧开煮沸，去渣滤液。每次饮药茶 1 杯（250 毫升），每天 3 ~ 5 杯。

● **功效主治**：健脾益气利咽。适用于咽喉不利或有痰黏着感，口干不欲饮或喜热饮，乏力等症状者。

● **注意事项**：疗程一般 1 ~ 2 个月为宜。

解郁利咽茶

● **茶饮组方**：柴胡 3 克，薄荷 6 克，白芍 6 克，茯苓 6 克，甘草 6 克。

● **制法服法**：先冲去中药饮片的浮尘，加入适量清水，烧开煮沸，去渣滤液。每次饮药茶 1 杯（250 毫升），每天 3 ~ 5 杯。

● **功效主治**：疏肝理气，散结解郁。适用于心情郁闷、烦躁，有咽喉异物感，吞之不下，吐之不出者。

● **注意事项**：疗程一般 1 ~ 2 个月为宜。

梅核气花茶

● **茶饮组方**：绿萼梅 6 克，佛手花 6 克，合欢花 3 克，厚朴花 3 克，白菊花 3 克。

● **制法服法**:沸水冲泡，代茶饮。每次 1 杯（300 毫升），每天 3 ~ 5 杯。

● **功效主治**:理气利咽，散结除痰。适用于有咽喉异物感，自觉喉间多痰，咳吐不爽，时轻时重者。

● **注意事项**：疗程一般 1 ~ 2 个月为宜。

随着气温逐渐升高，人体代谢旺盛，成人每天需要摄入 2 升以上的水分。春天常喝护咽茶饮，既护咽，又正好补充了水分，有利于肝脏对各种有毒物质进行分解和代谢。养生护咽还要注重精神情绪的调理，保持心胸开阔、情绪乐观，以使肝气顺达，气血调畅。此外，还需要注意饮食有度，忌过食辛辣肥甘；注意颈部保暖，避免流感等呼吸系统疾病；增强体质，适当进行体育锻炼；戒除烟酒，保持良好生活方式。PM

专家简介

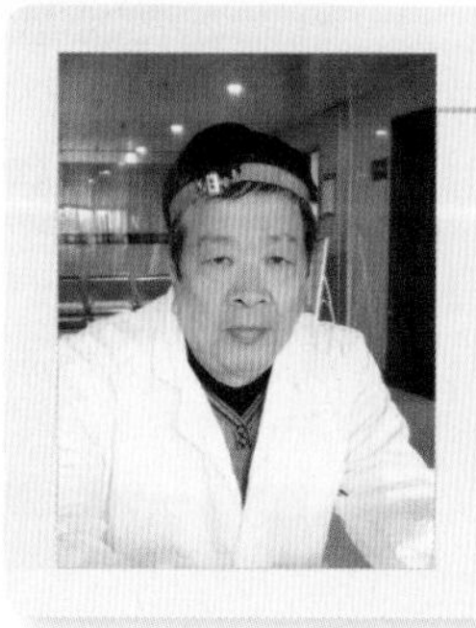

刘福官　上海中医药大学附属岳阳中西医结合医院闵行分院耳鼻咽喉科主任医师，上海市中医耳鼻咽喉科分会副主任委员。擅长喉咳、耳鸣、耳聋、声带白斑等耳鼻咽喉科病症的中西医结合治疗。

专家门诊：周四上午

腰椎间盘突出症（腰突症）是由于腰椎间盘变性、纤维环破裂、髓核突出刺激或压迫神经根、马尾神经所表现出来的一系列临床症状和体征。患者最常见的症状为疼痛，可表现为腰背痛、坐骨神经痛，典型的坐骨神经痛表现为从臀部、大腿后侧、小腿外侧至跟部或足背的放射痛。据统计，约95%的腰椎间盘突出症患者有不同程度的腰痛，80%的患者有下肢痛。特别是腰痛，它不仅是腰椎间盘突出最常见的症状，也是最早出现的症状之一。

按摩+运动 远离"腰突症"

上海中医药大学附属岳阳中西医结合医院推拿科主任医师　孙武权

久坐伤腰

造成腰椎间盘突出的原因很多。以前认为，其最常见的原因是腰部过度负荷，如重体力劳动、举重运动或弯腰在提重物时，使椎间盘内压力大大增加，造成纤维环破裂。近年来，许多腰突症患者并没有上述劳损经历，而是有一个共同特点，即长期久坐、缺乏运动，如程序员、学生、司机等容易得此病。久坐会造成椎间盘髓核及纤维环所需的营养供应障碍，代谢产生的废物也不能及时排出，因代谢不正常造成组织变性，髓核失去水分，弹性降低，椎间盘纤维环内层由内向外逐渐形成裂隙，髓核组织从这些裂隙中逐渐突出。在此基础上，如果遇到使椎间盘压力瞬间增大的因素，如过度负荷或受凉，甚至咳嗽、打喷嚏，也会造成纤维环外层纤维破裂，导致椎间盘突出或脱出。此外，长期震动或颠簸也易造成椎间盘突出，这也是驾驶员和机械操作者好发腰突症的另一个重要原因。

自我按摩

❶ **掌擦腰骶部**　以双手相互摩擦，待双手有温热感后，分别置于腰部两侧，上下掌擦腰骶部，以透热为度。

❷ **按揉腰眼穴**　双手握拳，用拳背拇指指掌关节紧按腰眼穴，双手同时做旋转用力按揉，以酸胀为宜。

❸ **按揉腰部肌肉**　双手拇指张开、四指并拢置于身后，四指按揉腰椎两侧肌肉，从上至下，3～5次。

❹ **叩击腰骶部**　双手握拳，置于身后，用拳心轻轻叩击腰部两侧，从上至下，速度稍快，3～5次。

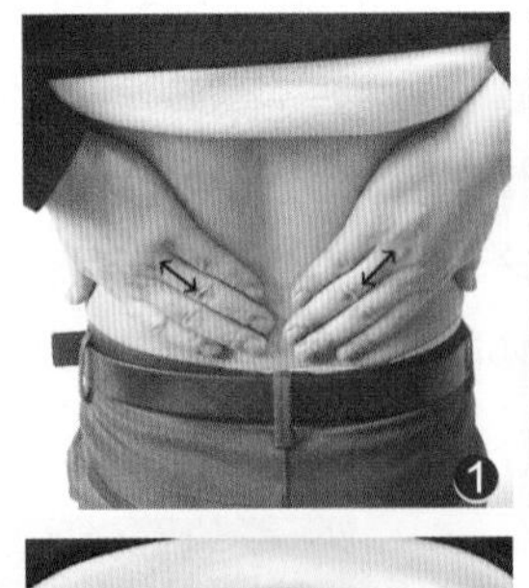

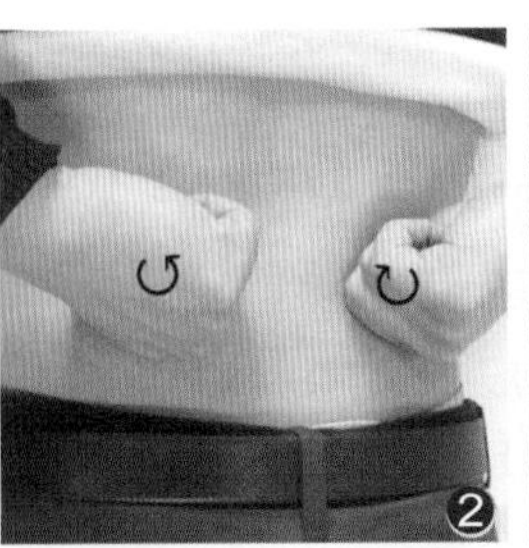

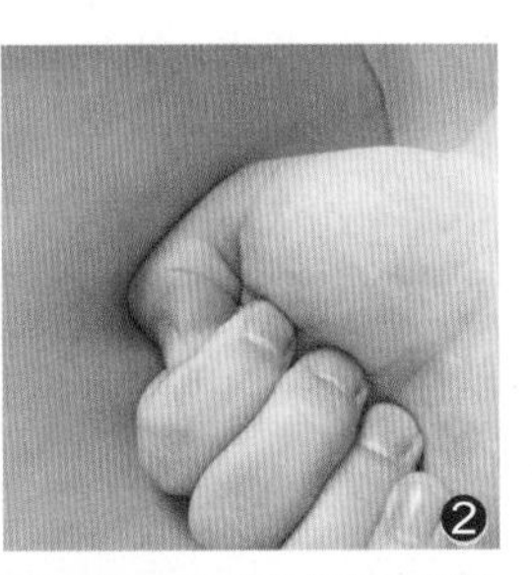

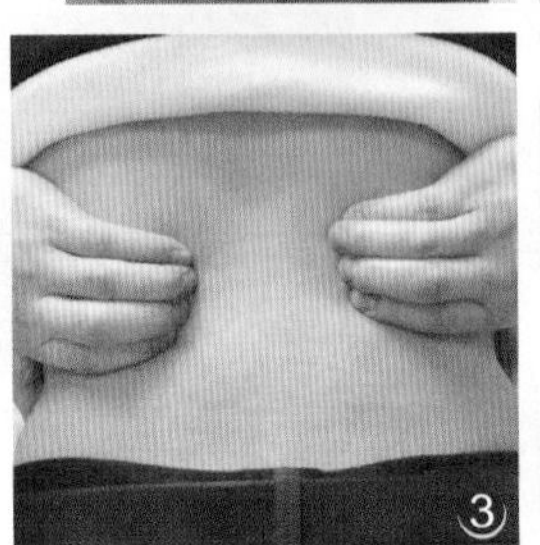

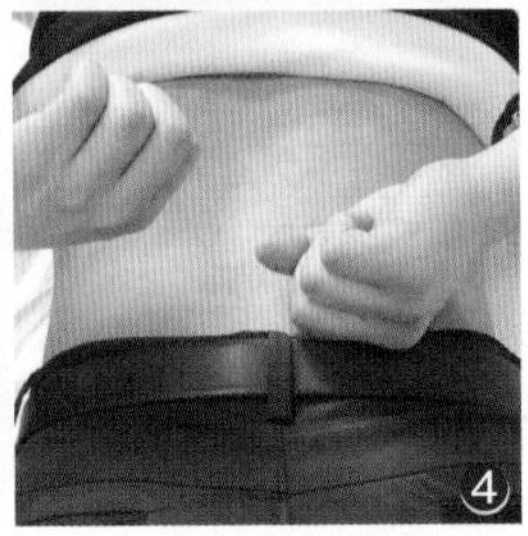

1. 掌擦腰骶部
2. 按揉腰眼穴
3. 按揉腰部肌肉
4. 叩击腰骶部

运动疗法

❶ **腰部活动** 双脚打开与肩同宽，双手自然置于身体两侧，缓慢左右转动腰部至最大活动范围，并维持数秒，左右各 5 次。腰部缓慢后伸，至最大限度时维持数秒，并缓慢恢复站立位。

❷ **飞燕式腰背肌功能锻炼** 俯卧于床上，可适当将胸部垫高，双手置于身体两侧，双腿伸直。挺胸抬头，头部及胸部离开床面。膝关节伸直，双下肢用力向上离开床面，持续 3 ~ 5 秒，或以能承受为宜，配合呼吸，然后慢慢放松至俯卧位。10 次为 1 组，可视自身情况调整。

❸ **五点支撑** 仰卧于床上，去枕屈膝，以双肘、双足、颈项部为支点，腹部及臀部向上抬起，持续 3 ~ 5 秒，或以能承受为宜，配合呼吸，然后慢慢放松至仰卧位。10 次为 1 组，可视自身情况调整。

❹ **游泳** 是一种可以在不增加腰椎负荷的情况下进行全身（包括腰背肌）均衡锻炼的方法，适用于腰椎间盘突出的各个阶段。当然，在急性发作期，若疼痛剧烈，已经明显影响活动时，则以休息为主。

❺ **跑步** 可以延缓椎间盘退变进程，增强椎间盘弹性。以慢跑为宜，每周 2 ~ 3 次，每次半小时左右。跑步只适于未发病或发病经过治疗后处于稳定期的患者。如果处于发病期，则不宜跑步，首选游泳。

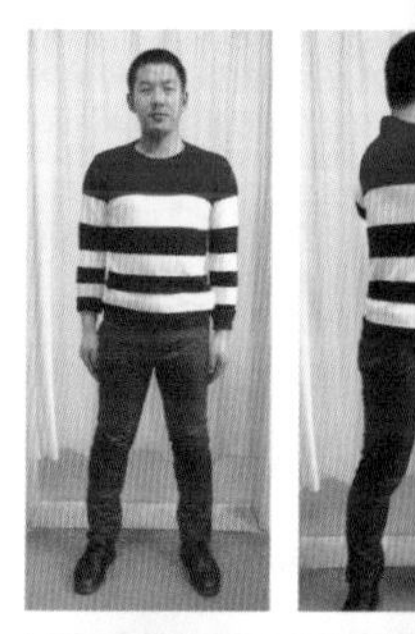
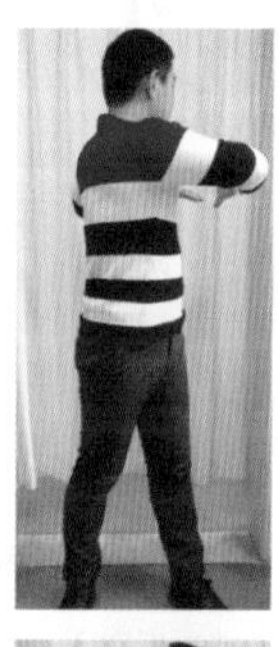
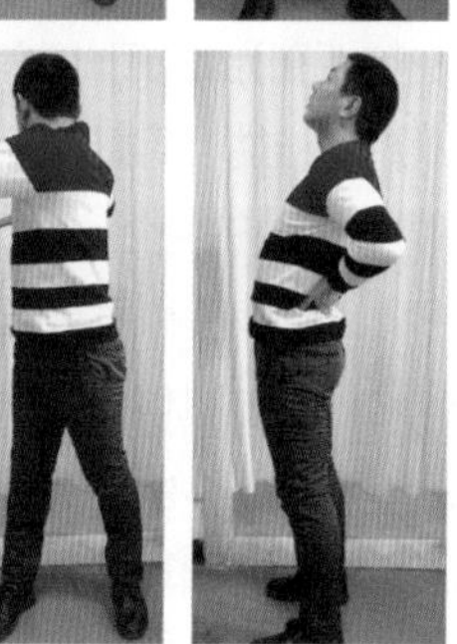
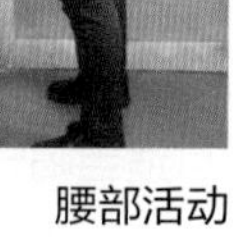

腰部活动

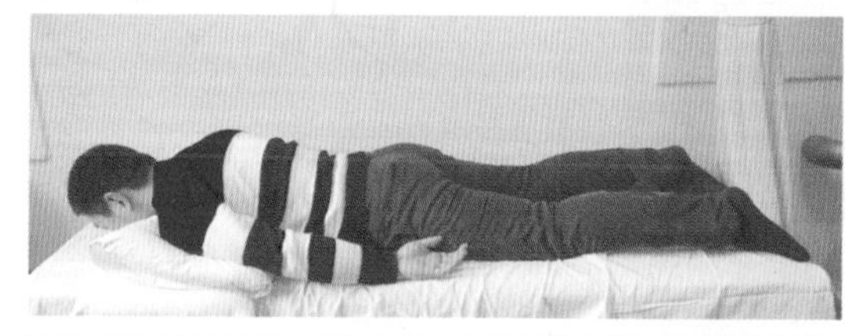
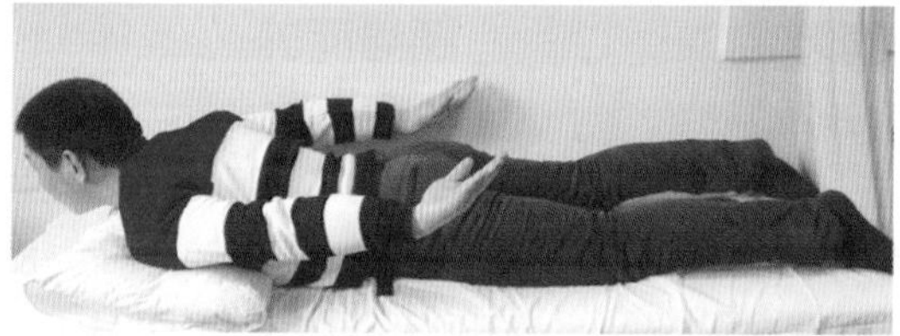
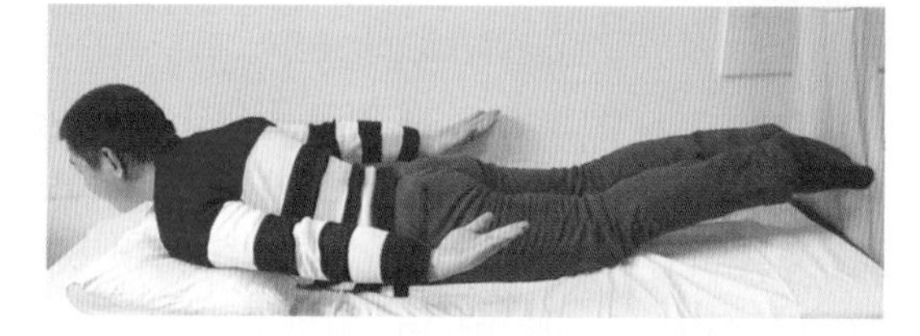

飞燕式腰背肌功能锻炼

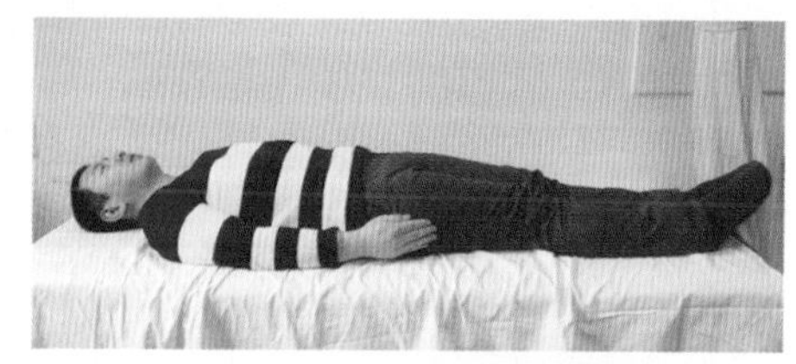
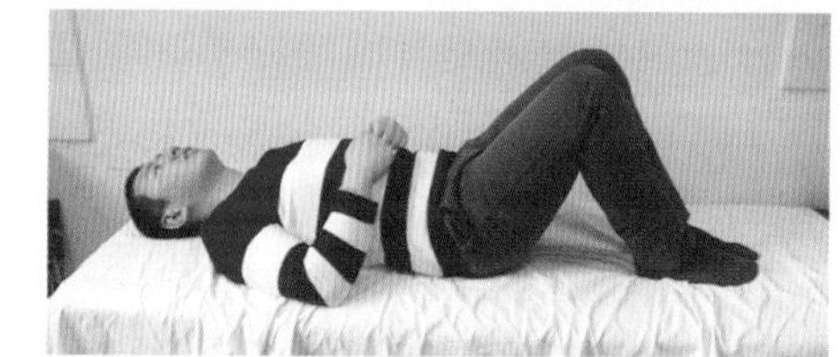
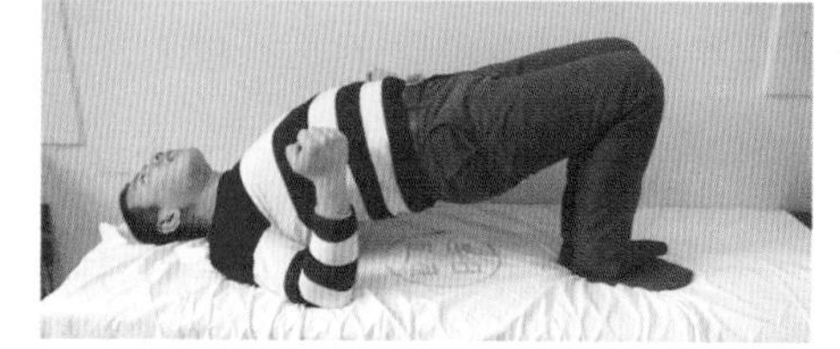

五点支撑

日常调护

腰突症患者平时应保持良好的坐姿。伏案工作时，应注意桌椅高度，定期改变姿势。连续坐一小时，就应起身活动十分钟。从事需要长期弯腰工作者，应定时伸展腰部，做挺胸活动。如需弯腰取物，应采用屈髋、屈膝下蹲方式。睡眠时床不宜太软，腰突症患者最好睡硬板床，如木板床或较硬的棕垫床。坚持做腰背肌及腹肌功能锻炼，增强脊柱的内在稳定性。长期使用腰围者，更应加强锻炼，防止肌肉萎缩带来不良后果。PM

专家简介

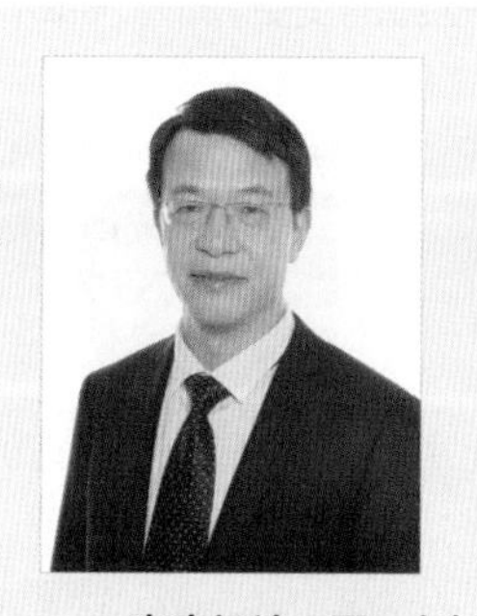

孙武权 上海中医药大学附属岳阳中西医结合医院推拿科主任、主任医师，上海市中医药研究院推拿研究所临床研究室主任，中华中医药学会推拿分会秘书长，世界中医药学会联合会小儿推拿专业委员会副会长，中国民族医药学会推拿分会副会长，上海市中医药学会推拿分会副主任委员，丁氏推拿流派主要传承人，海派儿科推拿讲师团团长。

专家门诊：周一上午

民间有句耳熟能详的养生谚语：“冬吃萝卜夏吃姜，不用先生开药方。”可能有人会疑惑：春夏之际，气候温热，阳气旺盛，不是应该消暑降温吗，为何食温性的姜？秋冬季节，寒冷阴气凝聚，不是应该温补抗寒吗，为何食用寒凉的萝卜？其实这句俗语正是《黄帝内经》中“春夏养阳，秋冬养阴”的绝妙体现。

春夏养阳 秋冬养阴

上海中医药大学附属曙光医院治未病中心　张晓天 吴晶晶

“春夏养阳，秋冬养阴”源于《素问·四气调神大论篇》：“夫四时阴阳者，万物之根本也。所以圣人春夏养阳，秋冬养阴，以从其根，是故圣人不治已病治未病。”说的是顺从自然界阴阳变化规律，像古之圣人一样在春夏之时养护阳气，于秋冬之际顾护阴液，这样才能做到未病先防，益寿延年。

顺时而养

“春夏”并非是传统意义的从立春开始到立秋，《黄帝内经》言“冬至一阳生”，指从冬至开始就要注意顾护阳气的生长升发。同理，“夏至一阴生”，夏至日之后，阴气开始旺盛，阳气开始消减，故严格说来，“秋冬养阴”是指夏至日到冬至日之间，要护藏阴精，使精气内聚，以润养五脏。

人体像大自然一样要经历春生、夏长、秋收、冬藏的变更，养生也应该“法天则地，随应而动”，顾四时而适寒暑。从冬至起适当食用温补之品，注意衣被保暖，免伤阳气。冬天虽然室外气温较低，但也要尽量避免久居室内，要挑选阳光充足的日子进行适当的户外锻炼，有助阳气升发，为来年春天做准备。同样，从夏至起要注意顾护人体阴液，避免过度汗出，伤津耗气。秋冬气候干燥，宜食用润燥生津之品以养阴液。

顺势而养

凡具生长、向上、运动特性的称为阳，而具收敛、向下、静止特性的称为阴。顺其性则为养，逆其性则为伐。因此“养阳”并非简单地进温补药食，而是顺应“阳”的特性，即温煦、升散，当升则升，以护养阳气；“养阴”亦是顺应“阴”的特性，即收敛、安静、滋润，当降则降，并注重保护精血津液等物质基础。

春夏之时，万物生发，宜早起多动。此时机体代谢旺盛，如长期处于空调房内，则汗孔闭合，将阳气郁闭于内，逆其升散之性。如过食寒凉，则易损伤脾胃阳气，出现疲乏无力、腹痛腹泻、食欲不振等症状；此时可适当喝一点生姜汤，以散寒助阳。秋冬气候寒冷干燥之时，切忌取暖过度，过食肥甘，易内生痰热，助阳伤阴。萝卜性平微寒，入肺、胃二经，具有清热解毒、生津止渴、健胃消食等功能。此时食用，可消积滞、化痰热、下气贯中，使阴平阳和。PM

专家简介

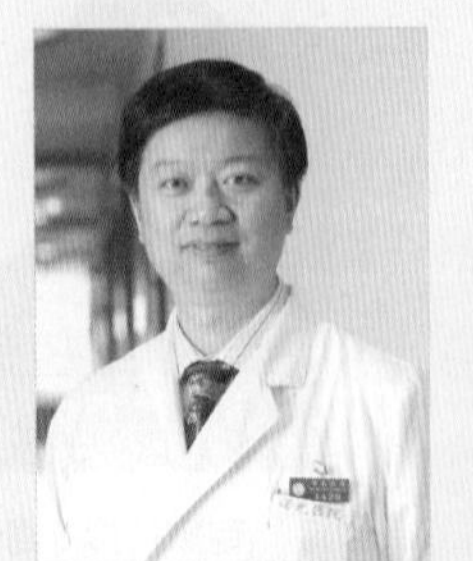

张晓天　上海中医药大学附属曙光医院治未病中心主任、主任医师，中华中医药学会亚健康分会副主任委员，上海市中医药学会亚健康分会主任委员，老年病分会常务委员，膏方分会常务委员，中华中医药学会健康工作委员会副秘书长。擅长治疗中风后遗症、高血压病、脑动脉硬化等心脑血管疾病，以及对各种慢性疾病、亚健康及延缓衰老的调理。

专家门诊：周一、周三、周四上午（东院），周四下午（西院）

近年来受雾霾等因素影响，慢性咳嗽的发病率呈现增高趋势。患者一般到呼吸内科诊治，但一部分人的治疗效果却并不明显，几经周折，才在耳鼻咽喉科被诊断为上呼吸道咳嗽综合征。

咳嗽不止，原来是鼻部疾病

上海中医药大学附属岳阳中西医结合医院耳鼻咽喉科
李 明 火英明

65岁的王老太，鼻塞、流鼻涕、咳嗽、头痛，吃了两天的克感敏片，感冒症状缓解。之后一个多月里，她反复咳嗽，偶有脓涕，吃了两周的咳嗽药水（药名不详）也不见好转，就去附近一家医院呼吸科就诊。经过检查，王老太肺部并没有异常情况。结合病史及症状，医生建议她去耳鼻咽喉科看一下。在做了鼻内镜检查和鼻窦CT之后，医生诊断她患有鼻窦炎、上呼吸道咳嗽综合征。王老太很纳闷，上呼吸道咳嗽综合征是什么病？咳嗽不停怎么与鼻窦炎有关呢？

什么是上呼吸道咳嗽综合征

上呼吸道咳嗽综合征是指由于鼻部疾病引起分泌物倒流鼻后和咽喉等部位，直接或间接刺激咳嗽感受器，导致以咳嗽为主要表现的综合征。一般情况下，有鼻炎、鼻窦炎、鼻息肉或慢性咽炎病史的患者较易发生慢性咳嗽。有鼻炎伴腺样体肥大的儿童，也可出现咽部异物感、咽喉灼痛、声音嘶哑等症状。这些耳鼻咽喉科疾病是引起慢性咳嗽最常见病因之一，频繁剧烈的咳嗽对患者的工作和生活造成了严重影响。

鼻部疾病为何会引起咳嗽

人体呼吸道是一个上下相连的器官，只是人为地分为上、下呼吸道，鼻部疾病势必会影响整个呼吸道的健康。上呼吸道咳嗽综合征引起慢性咳嗽的机制较复杂，除了鼻黏膜的炎症刺激咳嗽受体、鼻后滴漏和鼻黏膜炎症导致下呼吸道受损外，呼吸道高反应性也是导致慢性咳嗽的原因。上呼吸道感染会引起一过性的咳嗽敏感性增高，如再接触到刺激因素(吸烟、过敏等)可导致咳嗽高敏状态持续存在，从而引起咳嗽迁延不愈。

久咳不愈要找原因

咳嗽久治不愈的患者需要明确引起咳嗽的原因。已确诊为鼻炎、鼻窦炎、鼻息肉等引起的咳嗽者，治疗关键在于消除病因，尽早去耳鼻咽喉科规范治疗鼻部疾病。镇咳治疗主要针对咳嗽较严重的患者。痰多的患者宜先进行祛痰治疗。其他治疗手段还包括抗生素治疗、对症治疗以及中医药治疗等。

中医药“标本兼治”

咳嗽患者如果未及时治疗，可能造成病情迁延或加重，留下夙根，有演变为慢阻肺、肺心病等器质性疾病的可能。中医中药治疗慢性咳嗽有一定的优势。中医将咳嗽分为外感咳嗽和内伤咳嗽，针对不同的咳嗽证型，选用不同的治疗方法。外感咳嗽有风寒、风热之别，治疗上也相应地有温肺散寒和宣肺清热的差异。若久咳不愈，疾病由表入里，则为内伤咳嗽，多有虚实夹杂之弊，治疗当祛邪止咳，兼以扶正。患者还可以选择冬病夏治穴位敷贴、冬令膏方进补、针灸等多种中医特色疗法，对慢性咳嗽的防治都有不错的效果。

日常调护

冬春季为呼吸道疾病高发季节，患者出门应尽量戴口罩，并做好防寒保暖工作，尽量远离过敏原。雾霾天气应减少出门，降低慢性咳嗽发生率。适当的体育锻炼，戒除吸烟、饮酒等不良生活习惯，也有助于减少慢性咳嗽的发生。PM

专家简介

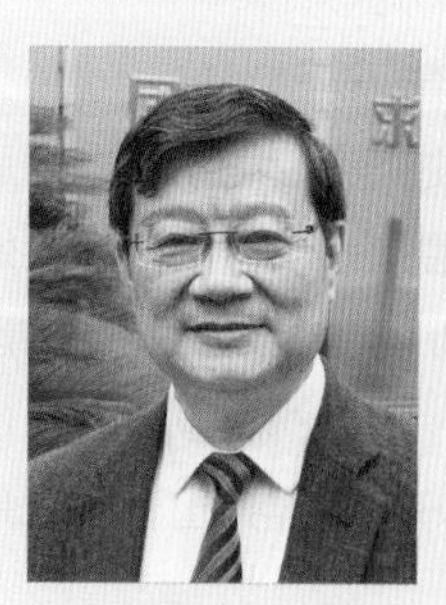

李 明 上海中医药大学附属岳阳中西医结合医院耳鼻咽喉科主任、主任医师、教授，中国中西医结合耳鼻咽喉科专业委员会常委、秘书长，上海市医学会耳鼻咽喉头颈外科顾问。对耳鼻咽喉科疑难病的诊治有丰富临床经验。

专家门诊：周一、周四下午，周五全天闵行分院谷雨是二十四节气的第六个节气。每年4月19日至4月21日，太阳到达黄经（太阳经度）30°时，谷雨节气开始。古人之所以将这一节气定义为“谷雨”，是取“雨生百谷”之意。谷雨亦是春季最后一个节气，此时雨水增多，空气中的湿度逐渐增大。随着气温升高，人体内热和湿气相结合，易形成湿热，诱发哮喘、花粉症、支气管炎、消化不良、慢性腹泻等。因此，谷雨养生应遵循自然节气的变化，针对气候特点进行调养。

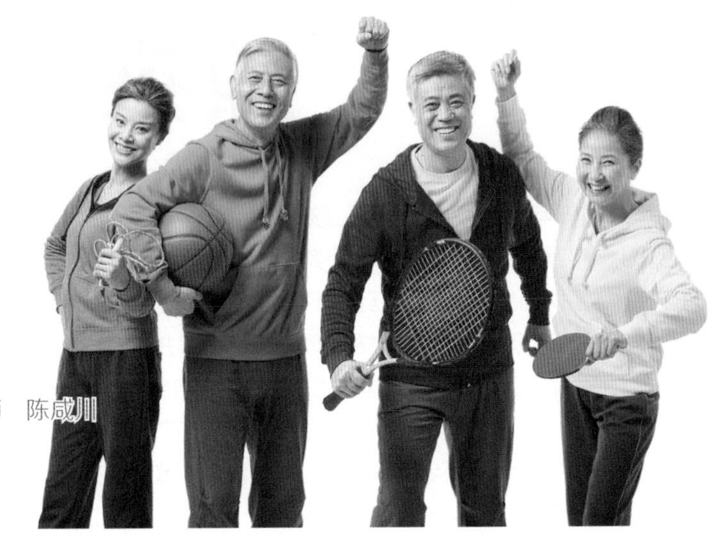

谷雨养生 安然入夏

上海中医药大学附属岳阳中西医结合医院老年科主任医师　陈咸川

温差大，降雨多

谷雨节气后，寒潮天气基本结束。这时，除青藏高原和黑龙江最北部温度较低外，我国大部分地区的平均气温均在12℃以上。由于谷雨时节正处于由春到夏的过渡阶段，雨水、大风天气常交替出现，故谷雨时节也是一年中温差最大的时期，时而出现较高温度，时而又会有强冷空气南下。从谷雨起，各地的降雨量开始明显增多，空气湿度逐渐增大，过于潮湿的空气会让人产生不适感。此外，由于天气转暖，人们的户外活动增加，也易发生过敏性疾病。

养生四招，预备入夏

谷雨时节，心脾之气逐渐旺盛，肝旺气伏，正是补益身体的大好时机。无论运动、饮食、情绪等都应符合节气特点，为安然度夏打好基础。

● **养阳多晨练**　“一年之计在于春，一日之计在于晨。”谷雨时节阳气渐长，阴气渐消，不宜过度疲劳和紧张，切忌遇事忧愁和焦虑，甚至大动肝火。早晨是采纳自然之气的好时机，活动为“养阳”中重要一环。我们可选择静中有动的运动，如打太极拳、慢跑等，增加出汗量，起到“除湿”效果。但不要过度出汗，以免阳气外泄。三五好友结伴外出春游也是不错的选择。

● **药膳健脾胃**　谷雨一过，夏季将至，心脾之气逐渐旺盛，是补气的好时机，可适时进食健脾补肾的食物。如山药玉米粥，选山药80克，玉米50克，大米150克煮粥，可健脾助运；赤豆薏仁粥，选赤豆50克，薏苡仁、大米各100克，可达健脾化湿之功；玉米须大枣黑豆粥，选玉米须、大米各100克，芡实、大枣各50克，黑豆60克，可健脾益肾利湿。谷雨时节，肝旺气伏，还可用黄芪、枸杞子、菊花泡茶饮用，可起到健脾疏肝清热之效。

● **保暖忌动怒**　俗语云“春天猴子脸，气候随时变”。谷雨期间，虽气候转暖，但早晚多有忽冷忽热时，感染性疾病的发病率明显增加，支气管炎、支气管扩张等易旧病复发或病情加重。此时应注意添衣保暖，保持居室空气流通及环境清洁，杜绝病菌滋生。此外，还应注意情绪稳定，切忌发火动怒，以免肝火伤及脾胃。

● **按穴来“泻火”**　春夏之交，阳气升发。肝火旺盛者可通过穴位按摩来泻火。行间穴位于足背第一、二趾间，按之可泻心火。太冲穴位于足背第一、二趾夹缝向上（脚背方向）4厘米的凹陷处，是人体的“出气筒”，按之可将人体郁结之气排出。可自太冲穴往行间穴方向推揉，找到最痛点按压，有助于泻发肝火。PM

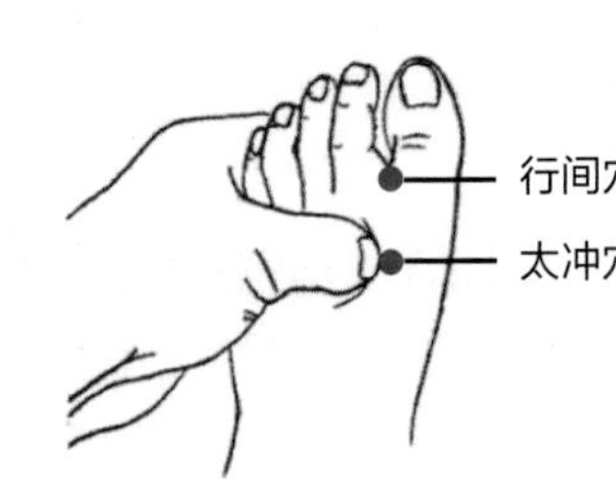

中医素有“药食同源”之说，醋由粮食发酵酿造而成，从居家必备的调味品，到老少皆宜的保健佳品，再到中医中药，最终形成中国特有的醋文化。谈起醋，可写上好几篇，它的功效在临床、民间均有建树；它用于中药炮制，历久弥新；在现代，它与患病率日益增长的骨质疏松症又牵扯出新的“纠葛”。

简谈醋的“功名成就”和“今世纠葛”

上海中医药大学附属龙华医院骨伤科
王拥军（教授） 李晨光（副研究员）

功效篇

醋味酸性温，根据中药“四气五味”理论，药物偏性可以损有余而补不足，酸为肝所喜，醋作为中药有行气止痛、软坚散结、收敛固肠、解毒醒酒等作用，配伍还可以引药入肝。现代中医人传承创新，开发出更多醋的品种和用法，如内服、外敷、醋制、熏蒸、离子导入等。

❶ 健胃

自古以来，醋均被认为具有增加食欲、促进消化的作用。我国历代医学文献中多有记载，如唐代陈藏器著《本草拾遗》、清代王士雄著《随息居饮食谱》等均称醋能开胃、消食。我国民间亦有“醋茶”治消化不良的做法，因为醋中的醋酸和大量氨基酸等，可刺激大脑神经中枢，使消化器官分泌大量消化液；促进唾液中的淀粉酶分泌，增进食欲，刺激胃肠蠕动，促进食物消化。

❷ 防治腹泻

腹泻主要是由于误食了被病菌污染的食物而引起的，民间多用“醋”来治疗。如服食“姜蒜醋”治腹泻；用火烧砖，将醋喷在热砖上，或将洒了醋的毛巾盖在热砖上，趁热坐在上面，用于治疗腹泻。醋防治腹泻、下痢在我国的古医籍中早有记载，如：《罗氏会约医镜》称，醋能治肠滑泻痢；《本草纲目》载，用盐醋煎服治疗霍乱吐泻；《严氏济生方》中凡治腹泻、下痢，均以药醋糊胃丸。近年来，常有用食醋治疗腹泻、痢疾并取得不错疗效的报道。治疗方法很多，如以红茶或花茶10克，用沸水冲泡，然后加入食醋少许，每日热服一次，有涩肠止泻的作用。

❸ 熏蒸杀菌

醋具有一定的杀菌抑菌作用。实验研究证明，将食醋在室内熏30分钟，对甲型链球菌、卡他球菌、肺炎双球菌、白色葡萄球菌、流感病毒等呼吸道致病微生物有杀灭作用，对引起流行性脑脊髓膜炎、麻疹、腮腺炎等病的病原体也有抑制效力。

醋对绿脓杆菌、发癣菌等多种细菌、真菌有强杀灭力，在中医临床上被广泛用于防治外科、皮肤科的多种疾病，足癣醋熏法就是其中一种。

炮制篇

醋制是中药炮制的重要方法，其作用是改变中药的气味归经，即改变中药的理化性质，降低其毒性或副作用，还可矫味矫臭、增强药物的疗效，确保临床用药安全有效。

传统的醋制法包括先拌醋后炒，先炒药后加醋及火炼醋

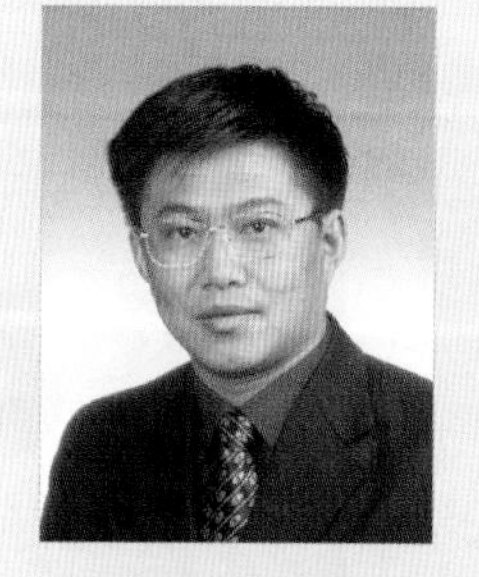

专家简介

王拥军 上海中医药大学附属龙华医院副院长、骨伤科主任医师、教授、研究员、博士生导师、博士后导师，上海中医药大学康复医学院院长、脊柱病研究所所长，国家重点学科及上海市医学重点学科（中医骨伤科学）带头人，中华中医药学会整脊分会副会长，中国中西医结合学会脊柱医学专业委员会副主任委员，中国康复学会颈椎病专业委员会副主任委员。擅长治疗颈腰椎疾病、脊柱肿瘤、骨质疏松症、骨退行性病变及骨肿瘤等。

专家门诊：周三下午　特需门诊：周一上午

淬法。最后一种多用于矿物类及质地坚硬类药物，经火炼醋淬后，药物质地变酥脆，易于粉碎和煎出有效成分，提高药材的疗效。最有名的一种醋制中药是醋制延胡索。现代研究表明，临床常用于治疗痛证的延胡索经醋制后，其中的生物碱与醋酸可结合成易溶于水的醋酸盐，煎熬时易溶出，可提高延胡索的有效利用率，加强止痛药效。

纠葛篇

骨质疏松症的发病率逐年增高，据估计，我国50岁以上人群中约有6944万人患有骨质疏松症。有人认为，醋会溶解骨骼中的钙，所以吃醋甚至醋外用都会导致或加重骨质疏松症；有人却认为，用醋不仅不会导致骨质疏松症，反而可以对其进行治疗。真相如何，且听解析。

❶ 醋会导致“骨松”吗

醋虽为酸性，但因人体有强大的体液缓冲系统，只要不过量服用，不必担心醋会破坏人体酸碱平衡。更没有证据表明“吃醋是骨质疏松症的危险因素”。骨质疏松症患者，只要没有消化道溃疡等禁忌证，就可以正常食用醋。

同样道理，醋外用不会影响人体酸碱平衡，也不会导致骨质疏松症。

❷ 醋可以治疗“骨松”吗

醋作为食物或药物，不仅不会导致骨质疏松，适量的醋还可以促进钙的吸收利用率。因为醋可与食物中的钙产生化学反应，生成既溶于水又易被人体吸收的醋酸钙。

此外，骨质疏松症患者往往并发多种骨关节退行性疾病，如骨关节炎、颈腰椎病等。采用相对安全且痛苦少的醋离子导入疗法，用醋与中药配方做离子导入治疗，可形成局部酸性环境，改变细胞膜的通透性，使药物缓慢渗透入组织，同时让患处的一些炎症病理性产物从机体内缓慢排出，消除局部不良的刺激因素，配合直流电还可起到改善局部血运和消炎镇痛的作用。PM

我出生于浙江绍兴一个医学世家，祖父张爱白是当地西医名医，后响应号召学了点中医。受其影响，我1965年从上海第一医学院（现名为复旦大学上海医学院）毕业，从事耳鼻喉科工作后，不满足于手术为主的治疗方法，先后三次脱产学习中医，在全国首届名老中医学术继承研究班结业后，正式拜中医喉科老前辈张赞臣教授为师，成为他的关门弟子。1997年，我自己也获得了名老中医学术继承研究班导师资格。

回顾半个多世纪来所走过的中西医结合道路，我深感中医药宝藏的无穷魅力。多年来，我们针对西医疗效还不够好，甚或尚无适当疗法，而中医治疗具有相对优势的一些专科疑难病症，持续探索，提高疗效，更好地解决百姓疾苦。

一、嗅觉障碍

西医认为，嗅神经一旦受损，要恢复嗅觉功能是很难做到的。从全国各地来就诊的患者多是久治不愈，存在不同程度的嗅觉功能减退甚至全部消失（失嗅）。少数患者闻到“怪气味”（异嗅），或无客观嗅素刺激而闻到某种气味（幻嗅）。这些现象，临床上统称为“嗅觉障碍”。

我们通过问诊及 5 种自制的嗅液试剂测试，可做出初步判断。治疗上，先给患者递减式口服糖皮质激素，若嗅觉有所恢复，则加服中药以保持嗅觉；若激素无效，则采用鼻翼旁迎香穴药液注射，或针刺鼻腔内鼻丘部等方法。初步观察发现，嗅觉障碍并非不治之症。

二、顽固病例

顽固性鼻出血、慢性鼻窦炎、过敏性鼻炎、慢性咽炎、喉性顽咳等，这些常见的“小毛病”反复发作，给患者带去许多烦恼和负担。

先师创制了专治咽部急性炎症的“金灯山根汤”和专治慢性咽炎的“养阴利咽汤”，疗效非常好。1993 年，这两款验方被制成了院内制剂，深受患者欢迎。我以黄芪等补肺气、仙灵脾等温补脾肾、蝉蜕祛风，总结出专治过敏性鼻炎的“扶正止鼽汤”，疗效显著，补充了西药疗效短暂、停药后易复发的不足。

专家简介

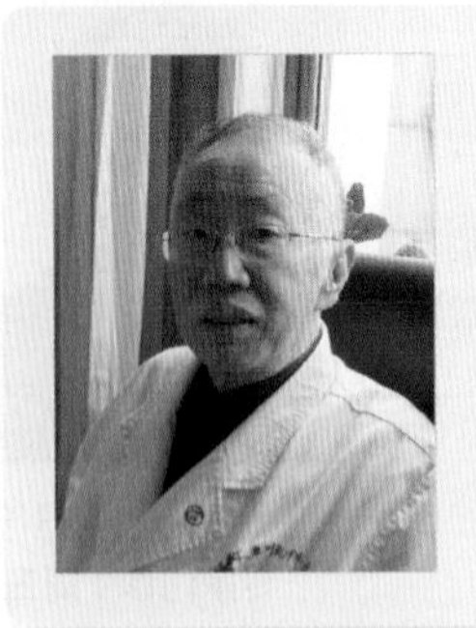

张重华 复旦大学附属眼耳鼻喉科医院终身教授、博士生导师，曾任中华中西医结合学会上海分会耳鼻喉科主任委员，中华医学会和上海中医药学会耳鼻喉科主任委员，中国医学生物工程学上海分会常务理事。

耳鼻咽喉“弹丸之地”中西医结合大有可为

口述/张重华
整理/许 蕾

对顽固性鼻出血，西医常用填塞、收敛、烧灼等对症疗法，见效较快，但多未能除根。中医认为，血从鼻出反映了心、肺、脾等内部脏腑失调致血液妄行，通过辨证求因、审因论治，局部清热凉血、益气活血，整体平肝解郁等，标本兼治，止血疗效比较稳定持久。多次手术治疗失败的病例，配合中医内服外治，多能显著提高疗效。

对神经性耳聋、耳鸣，眩晕，五官部位的冷痛等病症，现代医学尚无满意的疗法，治疗较为棘手。而中医除辨证施治煎服饮片外，还可采用针灸、气功、推拿、按摩、导引、拔火罐、药物穴位注射或埋线、膏药贴敷等多种方法综合治疗，取得疗效。

三、肿瘤

中医药有减轻肿瘤放化疗的不良反应、减少复发等长处。此外，我们从“治未病”的指导思想出发，选择本科较常见的癌前病变——声带白斑及鼻内翻性乳头状瘤进行防治。这两种病都属良性，但有恶变倾向，且手术后容易复发。

声带白斑多发于长期大量吸烟者，以发声嘶哑及声带表面白斑堆积为主要表现。先师有一张治疗该病的验方“咽喉清斑汤”，其中有一味经验药——煅人中白（以人尿的白色沉淀物炮制而成），具有清热降火、止血消瘀的功效。辨证处方服用中药的声带白斑患者，半数以上病变可有不同程度消退，免除手术之苦。

鼻腔及鼻窦内翻性乳头状瘤的外形与鼻息肉相似。手术前后加服中药，能起到预防恶变及减少复发的作用。我们的验方“消瘤汤”中，重用黄芪等补气（扶正），夏枯草、米仁等软坚散结（消瘤）。进一步的实验研究表明，补气扶正可提高人体免疫功能，增强免疫细胞的吞噬能力，使引发肿瘤的人乳头瘤病毒得到抑制。

四、情志性疾病

耳鼻喉科疾病患者中有不少人兼有“郁症”。近年来媒体报道的耳鼻喉科“伤医”事件较多，与本科患者常伴有不同程度的情志失调不无关系。从中医观点分析，情志障碍可致气滞，进一步引发血瘀，导致胸满胁痛、易怒欲哭、感觉异常等多种症状，日久造成脏腑功能紊乱、身心失调，互为因果，迁延难愈。为什么耳鼻喉科病患者容易发生情志问题呢？这可能与患者鼻腔通气度的异常有关。由于鼻甲组织被过多切除、损伤或消融，造成鼻腔宽大、过度通气，影响氧气交换，导致大脑情志活动中枢的功能紊乱，从而继发异常行为。

先师多次强调：五官局部病变需从全身调整。中医治“病”之外更重治“人”，整体考虑、身心同治，正是中医治病的优势所在。面对久治不愈、过度执着，或者主诉感觉与客观检查结果明显不符的患者，深感悲观绝望、生不如死的患者，我们在专科用药之外，还配合辨证处方，给予调节神志的中药煎剂，并进行耐心、有针对性的语言疏导，常能收到更好的疗效。

结语

中西医分属不同的医学体系，但两者并不对立，可取长补短。中西医结合的立足点主要应在中医，不能以是否符合西医的理论来衡量中医的价值。要找准中西医的结合点，发扬中医的优势和特色。评价效果要客观，要按照适合中医特点的循证医学原则和方法检测疗效，先证实疗效，再探明机制。 PM

关注“大众医学”微信公众号，回复“张重华”，阅读张老在本刊发表的科普文章《膳方治鼻渊，亦需因人而异》《从人指甲入药说说特殊中药是“宝”还是“废”》。

医患关系的处理对于医护人员、患者，乃至全社会都很重要。在医疗行为中，医患双方的目的其实是一致的，都是希望患者可以尽快康复。当彼此站在对方角度观察、思考时，就会多一分理解，少一分误会，令战胜疾病的信心和效果加倍。

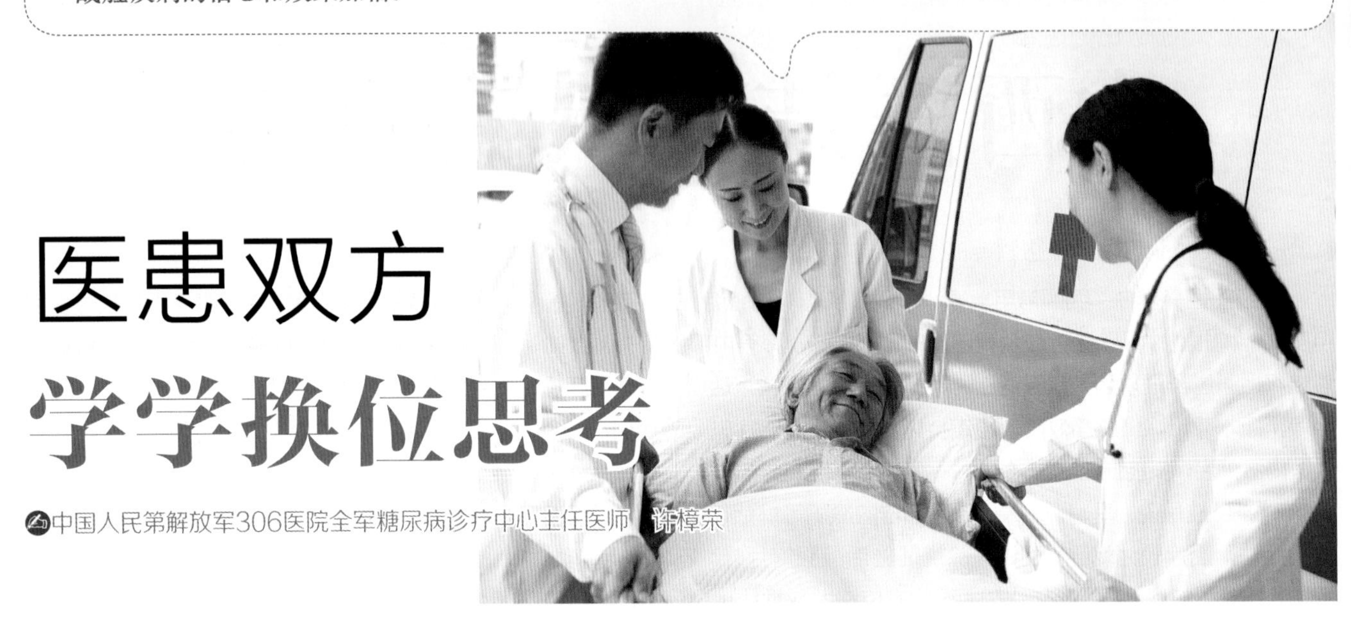

医患双方 学学换位思考

中国人民第解放军306医院全军糖尿病诊疗中心主任医师 许樟荣

如果我是医护人员，我会……

● **繁杂琐事，你我共担** 我接诊时，也许没有用过分热情的言语，但诊疗时一定留心患者的状态。不会头也不抬地让患者自述病情，不加理会。为外地患者开具详细且费用较高的大检查之前，我会询问患者能在本地停留几日，再根据患者的日程安排检查；针对医药费用报销问题，尽可能帮助患者解决经济困扰，如开具详细的诊断证明，帮助患者获取医疗资助，等等。以上举动，患者都可以感受到并给予善意的回应。医疗行为必须双方共同努力才可获得成功，不能把繁杂的后续工作都交给患者处理。

● **我建议，你选择** 在说服患者接受自己的诊疗建议时，我会设身处地站在患者的立场，多以“如果我是患者”“如果我是患者家人”的角度考虑，为患者制订最合理的诊疗方案。由于治疗方案的最终执行者是患者本人，如调整生活方式、坚持饮食运动、定期随访等工作在糖尿病、高血压等与生活方式密切相关的疾病防治中很重要，所以让患者选择自己能够接受的诊疗方案才是最适合他的方式。我会本着尊重患者的态度，逐渐说服其接受。如果患者实在不能接受，可以退而求其次，并在后续随访中让患者认识到最佳方案的优势，让他们从内心真正接受。当患者认可我所制订的治疗措施是为他着想时，依从性自然会提高；若患者处处质疑医生的行为，哪怕再完美的诊疗方案，患者的执行力也会大打折扣。

● **重视科普** 科普工作在医患沟通中占重要地位。很多患者对疾病的发生发展、医院的体系等不了解，对就诊流程也是雾里看花、摸不着头脑，难免会对治疗有所误解。当现实与期望落差很大时，就容易与医生发生冲突。我会向患者耐心地解释病情，让其有理性地期待并遵医嘱执行；指导患者了解就诊、复诊流程，让其逐渐了解疾病及医疗内容。

如果我是患者，我会……

● **把医生当老师** 医生虽是专业人士，但精力有限，也无法了解每位患者对于自己疾病的了解程度。在可能的情况下，我会把医生当作老师，留心听医生如何解释，并主动提出自己的问题，打消心底的疑虑。我不会将从网络或其他渠道了解的知识与医生争论，既浪费时间，又会令医患双方难以深入讨论。

● **生病不忘理智** 我会冷静考虑自己的经济条件、承受能力、疾病的预后情况等，选择一个对自己而言最合理、最能接受的综合治疗方案。即使发生了不愉快的事情，我也不会在医院闹事，更不会干扰医院正常的工作环境。因为医院是救死扶伤的场所，关系着很多人的生命与健康。我会通过法律程序来解决医疗纠纷。

● **理解万岁** 在现实生活中，医护人员是普通的工作者，和我们的家人、同事、邻居一样，有自己的喜怒哀乐。由于工作性质与生命息息相关，他们肩负的压力和责任比普通工作重得多，每天都在为拯救生命而工作和学习着。我会对他们多一分理解和体谅。

在看多了被某些媒体过度渲染的医生的冷漠和患者的愤怒后，下面这两则真实的小故事可能会带给大家一些启发。

第一则故事是我亲身经历的。多年前，我朋友妻子的姐姐从江西来京探亲，突然摔倒在马路上，被送至一家三甲医院，确诊为主动脉夹层破裂。主治医生告诉患者家属，挽救这位患者最有效的途径是立即转诊到阜外医院。我帮助他们联系了当时阜外医院的孙立忠教授。当患者转诊到阜外医院时已是晚上，孙立忠教授团队连续工作7小时，终于救活了这名患者。主动脉夹层破裂抢救成功的概率是很低的，这位患者被及时送到大医院的急诊科，又被及时转送到阜外医院，是十分幸运的。救死扶伤是医护人员的使命与天职，但是能否成功地挽救生命取决于多种因素，如疾病本身的严重性、复杂性，患者自身的基本条件，等等。医生并非万能，科学也有局限，希望患者和家属理解并体谅。

第二则故事发生在人满为患的北京大学人民医院急诊科。故事的主角是一位年轻的急诊科医生和他的父亲。这位父亲从山东济南去北京办事，恰好儿子当天值夜班，他想办完事后到医院与儿子见一面再走。父亲到了医院急诊科，看到诊室前排着长队。为不打扰儿子，他在医院的长廊里坐着等待。谁知等了很久，急诊患者仍络绎不绝，诊室长队没有丝毫缩短。父亲担心儿子太累，去窗口挂了一个号。此时已是凌晨，忙了一夜的年轻医生接过一张挂号条，边奋笔疾书写着上一位患者的病历，边习惯性地问："您哪里不舒服？"当他抬起头准备接待这位患者时，听到一个熟悉的声音："儿子，我没有不舒服。我就是想让你歇会儿，喝口水。"他发现眼前的这位"患者"正是自己的父亲！父亲把一杯水放在桌上，儿子不禁湿了眼睛。这则故事前一阵在微信朋友圈被疯传，因为它太真实了，就发生在我们身边，近到离我工作的医院仅几站路的距离。亲爱的患者朋友，如果你到医院就诊，请耐心些，没有一位医护人员会故意做错事、怠慢谁；看见忙碌的医护人员，请你不要像看到敌人一样，他们只是一群有梦想的人，他们的梦想就是让患者生活得更好。我的一位朋友说："医生抢救患者失败的时候，就像是死了一次。"医患之间本应是世界上让人温暖、值得信任的关系。让我们一起维护它，不仅为了当下，更为了我们的未来和后代。PM

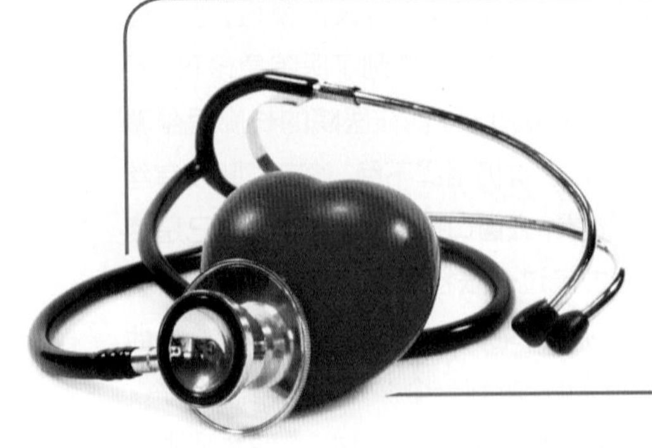

我们这些行走在阳光下的正常人，心里都怀揣着很多美丽的梦想；而那些躺在ICU（重症监护室）病床上、挣扎在生死线上的患者，他们的想法是那样的简单：活下来，并且离开这个叫作ICU的地方。

很多人都觉得，医院的重症监护室冰凉苍白，没有暖意，因为这里见多了生死，习惯了离别。殊不知，这里其实比别处更多见关怀、善良与温柔。因为工作在这里的医护人员都对生命充满了尊重与珍惜。

ICU里的温情故事

文/复旦大学附属中山医院重症医学科　潘文彦　诸杜明

重温站立的感觉

那天，监护室里与往日一样忙碌。躺在监护室病床上已有两个月之久的老人，尽管已被病魔折磨得十分虚弱，但他的神情却是那么开心。他用颤抖的手使劲攥着手中的笔，歪歪扭扭地在写字板上写着：“今天（2016年12月26日），我在医生、护士的帮助下站起来了，像以前的我一样站起来了，我感到很幸福。”接着，他又写道，当初刚进监护室时，因为对家人的思念及对其他陆陆续续康复离开监护室的病友们的羡慕，自己的情绪非常低落，逐渐丧失了信心和勇气，是白衣天使们有着读心术般的观察力，每天都会来到他的床边，扶起他，为他拍背，和他聊天，让他重拾战胜病魔的信心。

对于ICU里的病人而言，就算是想多见点阳光，多呼吸点室外的空气，都是多么奢侈的愿望。正因为如此，我们要付出比其他人更多的爱心、耐心、细心与责任心，更多的理解与包容，不求回报，只求奉献。每当病人向我们竖起大拇指，每当我们看见他们微笑的那一刻，我们就会有一种发自内心的幸福感。

为她唱响的生日歌

她是一位不满18岁的小姑娘，各种注射药物的管子遍布她的四肢，全身的肿胀让正值妙龄的少女面目全非，病危通知书数次下达。孩子的父母流着泪恳求医生，能否让她的生命延长到1月7日——那天是小姑娘18岁生日。姑娘很坚强，从转入ICU那天起，无论打针、穿刺还是血透，从不喊一声痛。她的父母对我们每一位医护人员都非常尊敬，每一次操作后，都会微笑着道上好几遍感谢。等姑娘18岁生日那天，为她唱响生日歌，成了我们大家的共同心愿。终于，少女如愿撑到了她生日那一天。在ICU工作这么多年，我们为不少病人唱过生日歌、吹过蜡烛、切过蛋糕。但那天，当生日歌唱起时，很多人再也无法控制自己激动的情绪，声音也随之颤抖起来。在场的每个人眼里都含着泪水，孩子的叔叔、婶婶眼里也闪着泪光。吹灭蜡烛后，小姑娘低声地问婶婶：“爸爸妈妈呢？”此刻，空气凝固了。我们心里知道，孩子的父母害怕在那种情境下难抑泪水，选择在ICU门外等着。生命垂危的小姑娘是不幸的，但她也是幸运的。她有着视她如珍宝的父母，有着白衣天使们的守护。

生死边缘的抉择

深夜，ICU电话铃突然响起，急诊室要转来一位重症病人。医护人员立即有条不紊地开始做接诊的准备工作。病人转入ICU后，医护人员持续抢救了大半夜，无奈病人终因自发性脑干出血被宣布为脑死亡。爱子心切的父母忍不住大声痛哭起来。过了一会儿，病人的母亲叫住了医生，跪下说道：“医生，我要我的儿子活着，我要把他那些有用的器官捐献出来。”这是多么伟大的母亲啊！父亲站在一旁，默默点头，表示赞同。母亲继续说道：“儿子已经走了，人不在了，再留下什么都是虚的。我们尝到了失去亲人是什么滋味，希望我们的选择能让一些人不要再承受这种痛苦……”在场的医护人员被他们的义举深深感动，向二位老人和他们那逝去的儿子鞠躬致敬。PM

类似的感人故事，几乎每天都在监护室里发生着。监护室的工作辛苦而繁忙，一举一动牵动着病人的安危，我们在任何时候都不敢有丝毫懈怠；同样，病人和家属一个肯定的举动，就足够温暖我们的心，消除我们所有的疲倦和委屈。

精油按摩，能保养卵巢？

复旦大学附属妇产科医院副主任医师　邹世恩

不少美容院都有一系列卵巢保养项目，尤其是精油按摩，据说可达到调节女性生殖内分泌功能、延缓卵巢衰老的功效。那么，我们先假定这个命题是真的，再来看看精油是怎样起作用的。

精油按摩，相当于局部给药

我们熟知的给药途径主要有 4 种：肠内给药（口服、直肠给药等），肠外给药（主要是静脉、肌内和皮下注射），气道给药（吸入气体或挥发性药物），局部给药（主要针对黏膜、皮肤和眼部，涂、贴、滴药）。将精油用于下腹部或其他部位的皮肤，是一种局部给药方式。精油的主要成分有很好的脂溶性，的确可以通过皮肤被人体吸收。

被吸收的精油，到达卵巢的很少

精油透过皮肤，主要进入皮下组织中的毛细血管，流向静脉系统。静脉血液要先流入右心房、右心室，经过肺循环，携带足够的氧气，再通过左心室泵向动脉系统，然后才有可能流向卵巢。由此可见，到达卵巢的精油成分很少。

此外，有人指望按摩师可以按摩到卵巢，而实际上，妇科医生通过妇科检查也经常碰不到卵巢，因为它躲得太深了！

精油保养卵巢，黄粱美梦而已

女性对卵巢保养有两个方面的期望，一是保护卵巢功能，二是延缓衰老。

先说延缓衰老。医学是有办法的，就算卵巢早衰或绝经了，也可通过性激素补充治疗来替代卵巢自身产生的激素缺乏。而精油是不含性激素成分的，除非其中被添加了激素（那更可怕，药物成分和剂量都无法控制）。

再说保护卵巢功能。卵巢功能包括生殖和内分泌两方面，都有赖于卵泡的发育成熟。可以说，保护卵巢功能，就是要保护卵泡。而卵泡是不可再生的资源，会自行消耗，目前还没有明确的证据证明哪种药物可以有效减少卵泡消耗。

所以，对于精油按摩保养卵巢，别想太多！

阴道冲洗，洗洗更健康？

复旦大学附属妇产科医院副主任医师　邹世恩

女性的阴道好比一座城池，城里居民众多，宛若一个小小的江湖，平日有赖于武林盟主的威慑，大伙儿相安无事，保持着生殖道的健康。若盟主势弱，地位受到挑战，江湖动荡，就会发生各种炎症，影响女性健康。

“江湖”稳定，“盟主”功不可没

已有的研究发现，正常女性阴道寄居着超过 50 种微生物，包括乳酸杆菌、双歧杆菌、大肠杆菌等各类细菌，以及原虫、病毒、支原体和白假丝酵母菌等。

这么多细菌、病毒，如果它们在阴道里兴风作浪，那还了得！所以，这些阴道“居民”就“推选”乳酸杆菌做“武林盟主”，因为乳酸杆菌“人多势众”，实力强大。乳酸杆菌“兢兢业业”，非常称职地维持着阴道微生态的稳定。它们在雌激素影响下，能够利用糖原不断生产乳酸，调节阴道的pH值，还能分泌过氧化氢（H_2O_2）等多种抗菌物质，相当于给“居民们”定了规矩。不守规矩的不良分子，只有死路一条！

有了“盟主”的强势，才有了阴道微生态的稳定，才有了女性生殖器官的健康。

“盟主”地位，时常受挑战

乳酸杆菌的“盟主”地位容易受到各种挑战。比如，生育期女性性生活活跃，有的还有不少性伴侣，有的怕阴道不干净经常冲洗，有的长期使用抗生素，这些习惯和行为都容易打击“盟主”，使江湖动荡、阴道发炎。

阴道冲洗，人为制造“动荡”

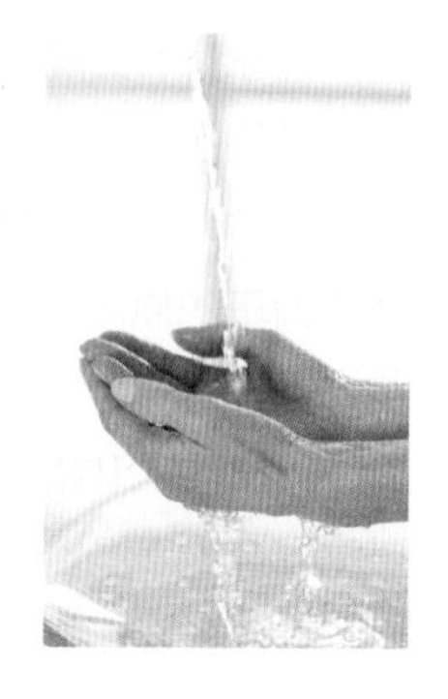

“洗洗更健康”绝对是骗人的。洗多了，不仅会误杀“盟主”，还会破坏阴道 pH值，人为制造“江湖动荡”。维护乳酸杆菌的“武林盟主”地位，保持阴道微生态稳定，保护女性生殖道健康，要靠良好的生活习惯和卫生习惯。PM

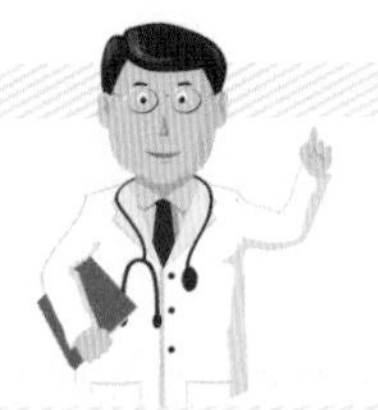

大众导医

网上咨询：popularmedicine@sstp.cn

专家门诊时间以当日挂牌为准

问：肝脓肿治疗后会不会复发

我父亲患有肝脓肿，住院做了介入治疗，现准备出院。此病会复发吗？日后生活中应该注意哪些问题？

浙江 王女士

上海交通大学医学院附属仁济医院消化内科副主任医师华静：体温正常、脓腔基本消失、血常规白细胞计数基本正常的患者，出院后仍需继续口服抗生素一段时间，以保证敏感抗生素足疗程应用（总疗程应达到4～6周）。据报道，伴有胆道疾病的细菌性肝脓肿患者的累计复发率约为23.8%，明显高于隐源性肝脓肿（2.0%）和伴有糖尿病的细菌性肝脓肿（4.4%）患者。因此，基础疾病的治疗对预防肝脓肿复发具有重要意义。比如，伴有胆道结石的患者，应积极治疗，避免胆道梗阻和胆管内细菌感染；伴有糖尿病的患者，应积极控制血糖水平。

日常生活中，患者应保持饮食清淡、营养均衡，适当增加优质蛋白质及维生素摄入，以增强抵抗力；避免劳累、受凉、感冒，预防感染；注意体温变化，若有发热、腹痛等情况，应及时就诊。

专家门诊：周四上午、周五下午（东院）

问：家有肺结核病人怎么办

我母亲最近被诊断为肺结核，治疗方面应该注意哪些问题？我女儿还小，家庭预防方面又应该怎么做呢？

安徽 张女士

上海市疾病预防控制中心结核病艾滋病防治所副主任医师沈鑫：首先，你母亲应前往结核病诊疗定点机构进行治疗，并按照医生制定的治疗方案认真执行。其次，你母亲应注意增强营养，多食用高蛋白质、高热量、高维生素的食物，增加在室外开阔环境活动的机会，并保证充分休息。第三，家属应关心照顾患者，给予心理支持，帮助她建立战胜疾病的信心。家庭预防方面，患者接受规范治疗是最好的预防措施。平时应保持室内通风，对患者的居住场所、衣物、被褥、餐饮具等，可用阳光照射、煮沸的方式进行消毒，孩子应与患者分室居住。

问：口眼干燥与干燥综合征是一回事吗

我最近经常感觉口干、眼干。朋友说她母亲患有干燥综合征，主要症状也是口眼干燥。口眼干燥与干燥综合征是一回事吗？

北京 刘先生

北京协和医院中医科教授董振华：口眼干燥症与干燥综合征症状相似，但它们并不是一回事。口干症很常见，原因主要有生理性和病理性两种。生理性口干的原因有唾液腺萎缩、睡眠时张口呼吸、精神因素、药物影响等；病理性口干的原因有糖尿病、尿崩症、甲亢、干燥综合征等。干眼症是角结膜干燥症或干燥性角结膜炎的俗称，常见症状为眼部干涩和异物感，也是一种多因素疾病。长时间读屏、长途驾驶、戴隐形眼镜、患过敏性结膜炎、服用某些药物等均可引起泪液减少或质量下降，导致干眼症。

干燥综合征是一种以侵犯外分泌腺体为主的慢性炎症性自身免疫病，中老年女性多见，口眼干燥是其重要临床症状。由于免疫性炎症病变导致唾液腺和泪腺被破坏，唾液和泪液分泌减少，表现为明显的口干和眼干。唾液缺乏严重者需频频饮水，进食固体食物困难，常并发龋齿、口腔念珠菌感染；泪液缺乏则表现为欲哭无泪，视力下降，可并发眼内感染，甚至发生角膜溃疡、穿孔或永久性失明。此外，该病还会引发全身多系统损害。

由此可见，口干症和干眼症可以单独出现，也可以是某些全身性疾病的局部表现。如果怀疑口干、眼干是因某些疾病引起的，应及时去正规医院就诊。

专家门诊：周二下午、周三上午、周四全天（东院）、周五上午（西院）

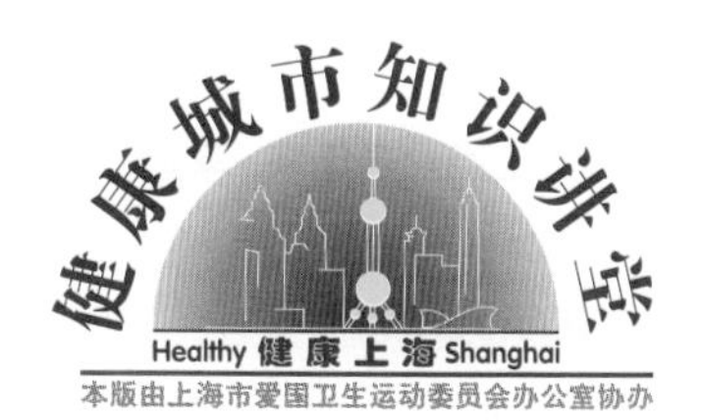

69岁的尹秀文是上海市长宁区绿园一村健康自我管理小组的成员。2015年3月，健康自我管理小组开展创建无烟家庭活动，组员们都在控烟倡议书上签了字，唯独她没签，成了“落后分子”。

很多人认为，签字只不过是一种态度和形式，但尹秀文却不这么想。她说：“既然签字，就必须要做到，但我家有三杆‘大烟枪’——我的爱人和两个儿子，我实在没有创建无烟家庭的‘底气’。我爱人每天一包烟，碰到儿子来看我们的时候，吸烟量更多。他们三人聚到一起，边吸烟边聊天，烟灰缸经常满满的，弄得家里乌烟瘴气。我知道吸烟的害处，可是不敢多劝他们，一是不起作用，二是怕孩子们以后不常来。”虽然当时没签字，但那次签名活动坚定了她实施“家庭无烟行动”的决心。苦苦思索了几天，她想出了几个办法，决定试试看。

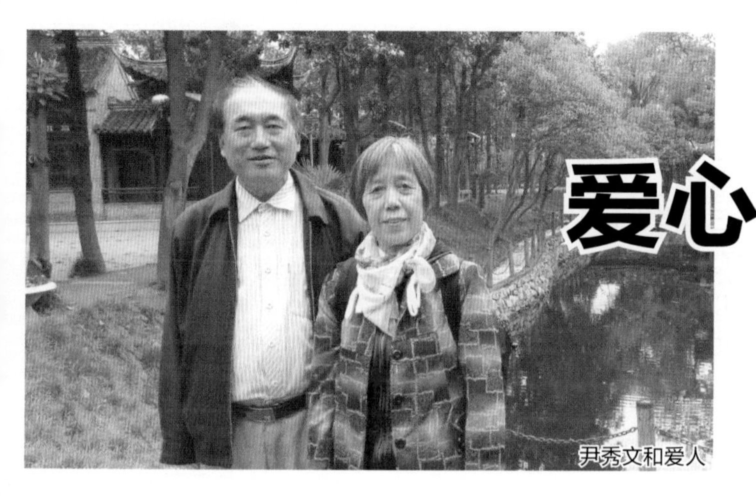
尹秀文和爱人

爱心与智慧 改造老烟枪

本刊记者 王丽云

办法1：开窗、开机排烟

不管什么天气，每当爱人和儿子在家里吸烟，尹秀文就打开窗户、抽油烟机和排风扇，通风排烟。对此，“烟枪们”很反感，但不占理的他们也无可奈何。

办法2：鼓动孙辈开劝

尹秀文有一个孙子、一个孙女，他们是全家的宝贝。心知自己劝阻吸烟收效不佳，尹秀文就想请孙子、孙女帮着劝。她对孩子们说：“你俩帮奶奶一个忙好不好？爸爸和爷爷老是吸烟，你们觉得呛不呛？你们帮奶奶管管他们，让他们少吸点烟，好不好？”

她的提议得到了孙子、孙女的积极响应，两个小朋友马上就“领命上岗”了。“你们三个人都在这吸烟，我好呛啊！”“爷爷，你身上的烟味好熏人啊，我都不敢靠近你啦！”“爷爷，你再吸这么多烟，我以后就不来了！”“爸爸，你刚吸了一支烟，这会就别再吸了嘛！”孩子们的软硬兼施胜过奶奶的千言万语，特别是尹秀文的爱人刘先生，面对孙女的要求，立马“乖乖听话”。

办法3：建立统一战线

刘先生喜欢唱歌，经常参加合唱团活动，尹秀文一向鼎力支持，无怨无悔地做好后勤服务工作。为了得到爱人对她“创建无烟家庭”的支持，她动之以情、晓之以理，反复劝说，终于建立了统一战线，相互支持。在爱人忍不住或习惯性想吸烟的时候，她常常适时奉上水果和零食，或者拉着他一起出去散散步，帮他战胜烟瘾。

在尹秀文的“策划”和全家人的共同努力下，“烟枪们”“节节败退”，吸烟阵地从客厅转移到厨房，再转移到洗手间，最后转移到走廊和楼下，家中再也闻不到烟味了。经过一年左右的时间，尹秀文的爱人基本不吸烟了，只是下楼扔垃圾时偶尔吸一支，大儿子吸烟量也比以前大大减少，小儿子已经成功戒烟了！对此，全家人都很高兴，刘先生也开心地表示，现在咳嗽少了、嗓子舒服了、精神好了，唱起歌来更带劲了！

退休前从事航天工作的刘先生有一股浩然正气，谈到控烟经历，他颇有感触：“有人说戒烟需要强大的毅力，我还是很有毅力的，只是以前不重视，没有发自内心的动力。前年去国外旅行，看到发达国家规定室内都不能吸烟，我很受触动，加上爱人和孩子的劝说，我开始下定决心控烟。事实证明，这件事并不难。控烟对个人、家庭和国家都有好处，每个人都是国家的一个细胞，从我做起，国家就会越来越好！”PM

20年前，上海中医药大学附属岳阳中西医结合医院皮肤科是一个很小的科室。如今，由李斌“掌舵”的岳阳医院皮肤科是国家中医药管理局“十二五”中西医结合皮肤病重点学科和上海中医药大学中医皮肤科博士点。多年来，李斌的患者南来北往，源源不竭。他似舵手，数十年如一日扬帆逐浪，在浩瀚“医海”中求索，为患者抚平病苦。

请跟随记者走入他的诊室，目睹这位皮肤病领域资深专家的门诊实况，探知他在万顷碧波中的行医路。

李斌：“医海”行舟抚病苦

本刊记者　寿延慧

他“诊病”快、“看病”慢

跟随李斌门诊大半天，记者最大的感触是他“诊病快”。多数患者的皮肤问题，李斌看一眼、想一会儿，就心中有数。数万病例经验的累积，让他在诊断病情时，一针见血。

可接下来，他的问诊、看病速度却很慢，不仅要细看舌苔、细诊脉象，还要细问患者的病况和生活琐事：“晚上睡得好吗”“工作忙吗”“带孩子很辛苦吧”“你今天气色不错”……抱着让患者安心、放心、开心的初衷，他治疗开方时，总是慢条斯理。

不得不佩服，李斌的每一位患者都很“听话”，不是一味点头迎合，而是打心底里信任他们眼前这位始终微笑相对的医生。

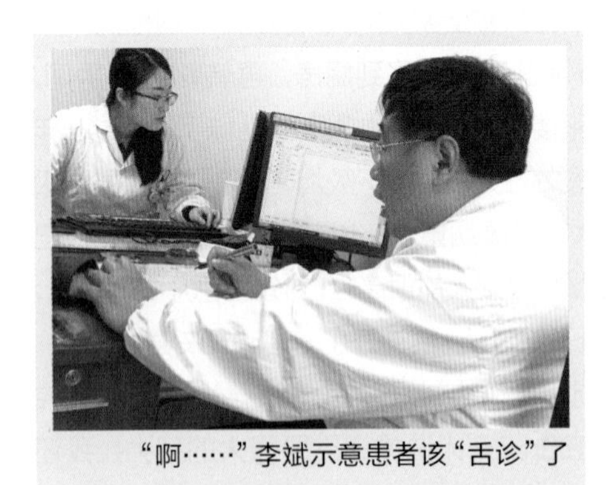
“啊……”李斌示意患者该“舌诊”了

他的患者有选择权

“你愿意吃中药吗？”

“好啊。”

“那我给你开些中药汤剂，你回家自己煎煮服用，好吗？”

“自己煎啊，太麻烦了。”

“自己煎煮的中药，药效比较好。”

“可以不要自己煎吗？我平时没时间。”

“好，那就代煎吧。我再给你开些西药，巩固疗效。”

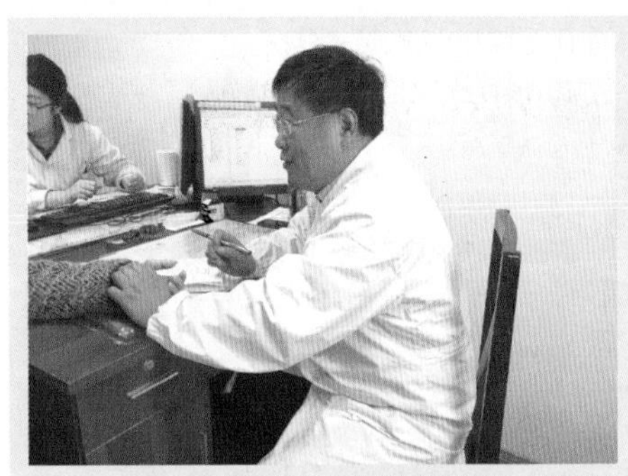
大半天门诊，李斌始终笑容相对

“西药会不会有副作用？”

“你不自己煎煮中药，我担心药效跟不上，所以给你开些西药。不要惧怕吃西药，中西药结合治疗的效果很好的。”

“那好，听你的。”

这样的对话，记者在李斌的诊室听过数次。李斌给多数患者选择权，同时也纠正他们对治疗的误解。前来岳阳医院看病的患者，多数想用中药治疗疾病，不愿意用西药。李斌经常向患者解释：“西药并没有你想象中那般可怕，相反，中西医联合，往往可以收到不错的效果。不信，你试试？”

如果可以采用几种治疗方法，李斌通常会让患者选择他们“喜欢”的方式，尽量为患者推荐“物美价廉”的。例如，可以自行制作的三草油（将生甘草、夏枯草、茜草等中药在葵花籽油中浸泡后，用文火煎熬而成），2元一包的麦饭石粉（主治皮肤感染性疾病的药石，供泡澡用），等等。

对于害怕中药苦味的患者，李斌不会勉强他们“硬”服，而是温和地说：“我将苦味药减量，给你加了些‘好吃’的中药。你回家吃吃看，这帖药不苦。”辛、甘、酸、苦、咸，中药有五味（尚有淡、涩两味，淡附于甘，涩乃酸之变味），汤药多味苦，却可以在“善解人意”的医生笔下发生变化，让患者不为中药难喝而愁眉苦脸。

他赠患者“小妙方”

几乎每一位就诊的患者，都能从李斌那里得到一个“小妙方”。

50岁的李先生从李斌这里获得的“妙方”是：“熬夜对你的荨麻疹病情

影响大。可以适当吃些芝麻、核桃；记得早些睡觉，别熬夜。”

40多岁的张先生因皮肤过敏前来就诊，他获得的“妙方”是：“洗澡时水温不要过高。”李斌一语中的，张先生正巧喜欢用较烫的水来洗澡，每每洗完，总觉皮肤又红又痒。

30多岁的王先生因银屑病前来就诊，他拿到的“妙方”是：“用好药渣。”李斌建议他自己煎煮中药。药渣别浪费，用纱布包裹，再煎煮出药液来泡澡，可使药物透过皮肤、孔窍、腧穴等吸收，发挥其疏通经络、调和气血、解毒化瘀、扶正祛邪的作用。

60多岁的王婆婆患的是老年瘙痒症，她获得的“妙方”是：“不要过度疲劳，要保持大便通畅。”中医认为，肺主皮毛，肺与大肠相表里，所以便秘既是瘙痒发生的原因之一，也是加重瘙痒的诱因。李斌提醒她，多食蔬果，保持大便通畅，有助于减轻瘙痒。

40多岁的银屑病患者顾女士经李斌治疗后，皮损已明显好转。李斌反复嘱咐不注意忌口的她：“不要乱吃海鲜，不要饮酒，可以适当运动，多和朋友出去散散心。”李斌告诉记者，饮食调护是治疗银屑病不容忽视的重要一环。临床上不少患者病情稍有改善，即恣食海鲜腥发、膏粱厚味、醇酒炙热之品，以致损伤肠胃，酿湿生热，外发肌肤，病情陡然加重。银屑病的发生还多与感冒、发热、精神压力有着密不可分的关联，所以患者应怡情畅志，才有利于病情康复。

这些“妙方”是李斌对患者的特别关照，也体现了他潜移默化改变患者生活习惯的良苦用心。他说，多数皮肤病，医生诊治是第一步，下一步以及之后每一步应该由患者来完成。

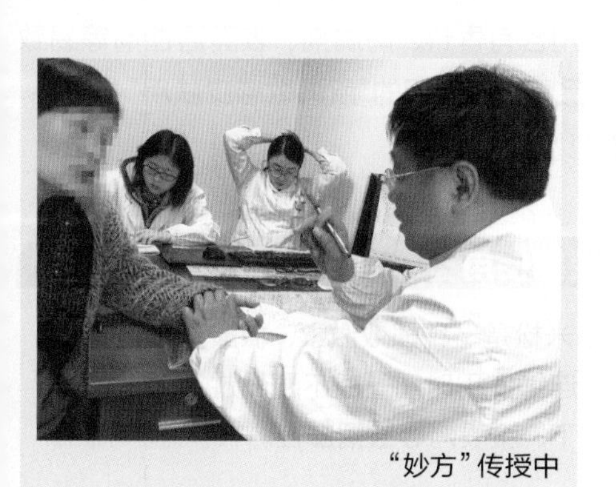
“妙方”传授中

专家简介

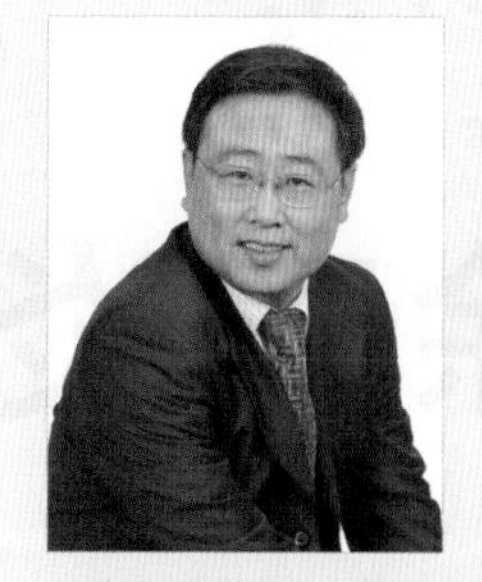

李斌 上海中医药大学附属岳阳中西医结合医院皮肤科主任、主任医师、教授、博士生导师，上海中医药大学皮肤病研究所常务副所长，上海市优秀学术带头人，上海市医学领军人才，“十三五”国家规划教材《中西医结合皮肤病学》主编，中国中西医结合皮肤性病专业委员会候任主任委员，中华中医药学会皮肤科分会副主任委员，世界中医药学会皮肤科分会副会长，上海市中医药学会皮肤科分会主任委员，上海市药理学会皮肤药理专业委员会执行主任委员，上海市中医学会美容分会名誉主任委员，上海市医学会科普分会副主任委员。擅长治疗银屑病、湿疹、痤疮、荨麻疹、色素斑、慢性皮肤溃疡、血管炎、痛风、性病等中医外科和皮肤科疾病。

特需门诊：周一、周五上午（青海路门诊），周二上午（甘河路门诊）

他的患者受尊重

每次开诊，李斌的诊室总有两三位学生跟随学习，他将学生的发展看作中医事业的延续和传承。记者发现，李斌对学生采用的是“循循善诱”教导法，一字一句平易亲切，他显然不是“严师”。唯有这一刻，他温和的语气中才透露一丝严厉。一位心急的患者撩开衣服，欲给李斌的学生拍照记录腹部皮疹情况。李斌急忙制止：“将患者带去有帘子的内诊室，才可看诊、拍照、记录。我多次强调，千万要记得！”其实，当时诊室并无其他患者。有人认为，反正是给医生看的，周围也没有不相干的人，无所谓。李斌却“有所谓”，他对保护患者隐私甚为重视，认为这是他们应受到的尊重，不可因为任何环境和对象而有丝毫改变。

原是上午的门诊，医院午休时间已过，门口仍有大批患者等候。面对赶来加号的患者，李斌欣然应允，不曾皱一下眉头。一旁跟随学习的医生说：“李主任经常看诊到下午两三时，从不拒绝加号，因为他念及很多人远道而来，不想让他们白跑一趟。不看完门诊，他是不会吃午饭的。”

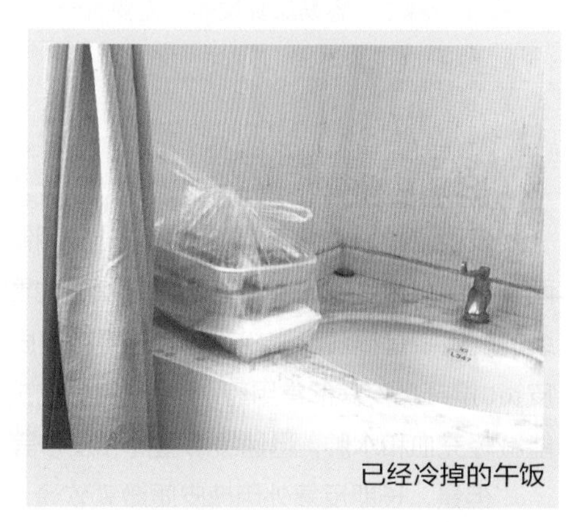
已经冷掉的午饭

去年年末，李斌摘得第十届“中国医师奖”，这是中国医师行业最高荣誉奖项，他是唯一获奖的皮肤科医师。面对殊荣，李斌却感“惭愧”：“医生的能力、水平很重要，但更重要的是勤勤恳恳、踏踏实实地为老百姓服务，我做得还不够。”PM

不要一过敏就涂皮炎平

复旦大学附属华山医院皮肤科
副主任医师　严淑贤

生活实例

近几年，每到春季，小王脸上就开始发红、发痒、脱屑，有时还发出一粒粒小疹子，伴瘙痒。刚开始，在邻居大妈指点下，她去药房买了一支皮炎平乳膏，涂了2~3次，皮疹消退。后来，小王只要出现皮肤过敏，就涂皮炎平。只是皮炎平似乎不像刚开始使用时那么有效了，要涂好多天，皮疹才会消退。

今年春天，小王脸上的皮肤特别敏感，状况不断，皮炎平也用得更频繁了。一次春游后，小王面部一下子红肿起来，刺痒、灼热的情况让她无法忍受，可即使她满脸涂满皮炎平，红肿也没有缓解，还有所加重，甚至出现少许黄色结痂。她赶紧去医院皮肤科就诊，医生告诉她，由于她长期反复外用“皮炎平”，她已经患上“面部激素依赖性皮炎”。

医生给小王做了皮肤专业检测，发现小王面部皮肤过敏与阳光中的紫外线和护肤品中的香料有关。医生告诉她，如果她能在发病初期及时到医院就诊，找到发病原因，注意防晒，停用含有香料的护肤品，而不是长期、反复使用含糖皮质激素的皮炎平，就不会有后续面部皮肤受损等情况发生。

小王赶紧停用含有香料的化妆品和皮炎平，并在医生指导下口服抗过敏药，并使用了一些帮助皮肤屏障修复的手段。她面部的红肿逐渐消退，但脸上的红血丝依然清晰可见，还遗留了一些隐隐的淡褐色斑。遇到环境气候的变化，面部皮肤有时还会有不适感。医生告诉她，面部激素依赖性皮炎的治疗十分棘手，容易反复发作，需要有一个相当长的治疗和恢复期。

滥用皮炎平：当心激素依赖性皮炎缠身

皮炎平是一种含有糖皮质激素的外用制剂，其外包装有两种颜色，红色装的皮炎平是复方醋酸地塞米松乳膏，绿色装的皮炎平是糠酸莫米松凝胶。外用糖皮质激素制剂是治疗皮炎、湿疹类疾病的常用药物，具有良好的抗炎、抗过敏作用，能减轻充血和水肿，迅速缓解瘙痒和皮疹等临床症状。

但是，长期反复外用糖皮质激素软膏，容易引起皮肤萎缩、变薄，毛细血管扩张，色素斑、多毛、反应性痤疮、皮肤老化等不良反应。面部出现上述症状时，称为“面部激素依赖性皮炎”。面部激素依赖性皮炎主要表现为外用糖皮质激素后，原发皮损消失，但停药后又会出现炎性损害，需反复外用糖皮质激素，才能控制症状。反复外用糖皮质激素会逐渐加重病情，导致皮肤萎缩、变薄，毛细血管扩张，色素斑等症状。

春季皮炎：忌擅自使用皮炎平

春季是一个易发生敏感性皮肤病的季节。春天的阳光，不冷也不热，但紫外线指数却悄悄攀升；春季户外活动增多，许多植物开花授粉，花粉是诱发湿疹和荨麻疹的重要过敏原；春笋因植物蛋白含量高，也易诱发皮肤敏感；苋菜、荠菜、马兰头等时鲜野菜含有较多的光感性物质，会加重光敏性疾病。

春季皮炎发生后，要尽快找到发病原因，切忌擅自使用皮炎平。皮炎平并不能治疗所有皮肤病，滥用会带来很多问题。一旦患上激素依赖性皮炎，患者要积极治疗。目前，激素依赖性皮炎主要通过口服药物、冷敷、外用温和医学护肤品，帮助皮肤屏障功能的恢复等方法进行治疗，逐步缓解症状。由于激素依赖性皮炎患者在日晒或遇热后，症状会加重，故患者必须注意防晒，如晴天外出戴帽、撑伞等，所处环境忌热、忌燥，忌食辛辣刺激的食物，停用含有香料、防腐剂、表面活性剂等易致敏成分的护肤产品和来源不明的“所谓敏感皮肤用”护肤品，避免彩妆。PM

皮炎平可短期使用

醋酸地塞米松是一种弱效激素，糠酸莫米松是一种中效激素，连续使用时间一般不要超过2周，尤其是在面部、腋下、腹股沟等皱褶部位。

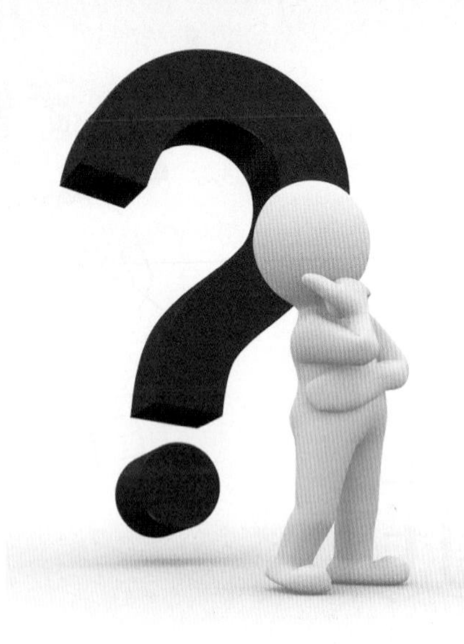

前些日子，网上一则“甘草可抗癌，但降低生育力”的帖子，引发了众多网友的关注。甘草及其制剂是人们常用的药物，真的会影响生育力吗，需要注意些什么？本文就来说一说。

甘草会降低生育力吗

四川大学华西药学院教授　徐 正

甘草是临床上最常用的中草药之一，其主要有效成分为甘草甜素、甘草次酸及黄酮类化合物。目前，甘草制剂有复方甘草片、复方甘草合剂、甘草甜素片、甘草甜素注射液等。近年来，药学家们还开发出单一成分的西药制剂，如复方甘草酸单铵注射液。该药主要用于急、慢性肝炎引起的肝功能异常。

对生育力影响极低

网帖称：“甘草中的甘草次酸可减少与性激素体内合成有关的基因表达，导致雌激素减少，引起生育困难。”甘草中的甘草次酸含量为3%～4%，而甘草甜素片或注射液中甘草次酸含量高很多。甘草及其制剂中含的甘草次酸具有植物雌激素作用。植物雌激素是植物中具有弱雌激素作用的化合物，能够通过雌激素拮抗作用，减少乳腺癌和宫颈癌的发生。

植物雌激素是一把双刃剑，用好了，可以抑制生殖器官癌变；用得不好，可以影响人体的激素系统，影响生育等。曾有动物实验表明，将甘草及其制剂用于雄性小鼠，可抑制睾酮水平。在20世纪90年代，曾报道一例儿童服用甘草甜素片导致性早熟，两例非哺乳期妇女应用甘草甜素注射液后出现“泌乳”症，停药后症状消失。在我国，正式报道的由甘草引起的植物雌激素相关不良反应仅寥寥数篇，直接影响育龄男女生育的报道还未见到。可见，这方面的副作用发生率十分罕见，不必担心。

不要超剂量服用

很多人以为甘草无毒，且可解毒，因而用量较大，甚至超过了国家药典规定的每天2～10克的剂量。相关报道表明，长期大剂量使用甘草及其制剂，可引起水肿、低血钾、升高血压、损害心脏、过敏反应等。患者在服用甘草及其制剂时需特别注意。应该说，常规剂量使用甘草及其制剂是安全的。

当然，无适应证不要随意服用，更不要长期大剂量服用。研究指出，甘草次酸每日最大用量应低于300毫克，甘草用量应低于每日5克。治疗慢性肝炎时，使用复方甘草酸单铵注射液不能超过三个月。对于备孕中的男女而言，为避免甘草中植物雌激素的干扰，最好不轻易使用甘草及其制剂，尤其是含甘草次酸较多的甘草甜素片或注射液。PM

什么是植物雌激素？

早在20世纪40年代雌激素被发现后，人们就注意到许多植物成分也有弱雌激素的作用，称之为植物雌激素。很多植物（包括中药），如大豆、苜蓿、葛根、补骨脂、当归、银杏等，都具有雌激素样作用。人们在还未能工业化生产雌激素药物时，曾用这些植物制剂或化合物（如己烯雌酚）来代替雌激素用于治疗疾病。这些植物雌激素，加上人工合成的有雌激素作用的化合物，统称为环境雌激素。

由于环境雌激素进入人体后可能干扰体内正常的激素系统，产生新的健康问题，人们现在已不用它们来代替雌激素使用。比如，能释放出环境雌激素双酚A（双酚基丙烷）的塑料制品，就不能用于制作奶瓶。环境雌激素对男性生育力降低的问题，现在也已经引起了相关学者的重视。

生活实例

一日，张大妈外出淋了小雨，回家后感觉怕冷，鼻塞，直流清涕，自己摸摸头不发烫，身上也没出汗。第二天，她开始咯稀白痰，口不渴也不苦，喉咙也不痛。她知道自己感冒了，想起家中的小药箱里还有上次感冒时没吃完的双黄连口服液，立马取出喝了2支。喝了3天的双黄连口服液后，张大妈的感冒症状不但没有好转，反而更严重。张大妈很纳闷：同样是感冒，上次喝了双黄连口服液，没两天感冒就好转了，这次怎么就没有效果呢？

双黄连口服液 风寒感冒者不适用

复旦大学附属华山医院中医科
陈曦 傅晓东（副主任医师）

双黄连口服液是一种感冒类非处方中药制剂，主要成分为双花（即金银花）、黄芩、连翘，取这三种中药名的第一个字，叫作双黄连。双黄连口服液既有广谱抗菌、抗病毒作用，又有增强机体免疫功能及解热消炎作用，应用较广泛，疗效较肯定，治疗呼吸道感染效果显著。

双黄连口服液可疏风解表、清热解毒，主要适用于风热感冒者，临床表现为外感风热引起的头痛身痛、恶寒发热、喉痛咳嗽、口苦口干等诸症。

风寒感冒者：适得其反

双黄连口服液的3味中药成分：金银花性寒味甘，气味芒香，既可清风温之热，又可解血中之毒，适用于温病发热、斑疹、咽痛；黄连味苦性寒，泻心中之余火，清肠中湿热，适用于心火旺盛、肠胃湿热及湿热瘟毒；连翘性凉味苦，清心泻火，去上焦各种热症，适用于温病初起、头痛、发热、烦渴，以及热毒郁结引起的痈疮肿痛、丹毒、斑疹等。现代药理研究表明，黄芩中的黄芩苷、金银花中的绿原酸、连翘中的挥发油等，对流感病毒均有抑制作用。三药相配，有疏风解表、清热解毒之功，适用于风热感冒所致的发热、咳嗽、咽痛等症。

风寒感冒表现为恶寒重，发热轻，无汗，鼻塞，流清涕，口不渴，咯稀白痰。这恰恰与双黄连口服液的适应证相反，故风寒感冒者不宜使用，否则，不仅无法缓解感冒症状，还可能导致不良反应。

关注三点注意事项

❶ 金银花中所含的绿原酸及异绿原酸不仅具有抗病毒、抗菌作用，还有致敏作用，可能引起过敏反应。过敏性体质者用药前应告诉医生自己的过敏史，包括食物、药物过敏史和过敏性疾病等。

❷ 服用双黄连口服液期间，患者应注意忌烟、酒，以及生冷、辛辣、油腻食物。双黄连口服液不宜与其他滋补性药物同时使用，以免引起不良反应。

❸ 孕妇，高血压、心脏病、肝病、肾病等慢性病患者，或正在接受其他治疗的患者，均应在医生指导下服用。双黄连口服液为含糖中成药，糖尿病患者应谨慎服用。

需要提醒的是，使用双黄连口服液三天后，若症状无改善，或出现发热、咳嗽加重，并伴有其他症状，如胸闷、心悸等时，患者应及时去医院就诊。PM

双黄连口服液与双黄连注射剂，有哪些不同？

双黄连口服液和双黄连注射液的组成成分和功能主治差不多，只是制剂的形式不同，一个是口服溶液，一个是注射制剂。

1. 双黄连口服液的用法、用量为：口服，每次20毫升（2支），每日3次；小儿酌减或遵医嘱。

2. 双黄连注射液的用法、用量为：静脉注射，每次10～20毫升，每日1～2次；静脉滴注，每次每千克体重1毫升，加入生理盐水或5%～10%葡萄糖溶液中；肌注一次2～4毫升，每日2次。

老年人使用降压药 警惕三错误

随着生活方式的改变和人均寿命的延长，高血压的患病率越来越高，服用降压药的老年人也越来越多。怎样合理、规范地使用降压药？当然是听从医嘱，按照医生的建议服药，以免发生用药错误。

复旦大学附属中山医院老年病科副主任医师 马 慧

错误一 擅自加药

生活实例 王阿姨今年72岁，最近她被诊断为高血压，医生给她处方了厄贝沙坦。服药1个月后，王阿姨的血压降至145/90毫米汞柱，医生让她继续原来的治疗。王阿姨经常看医学科普文章，知道正常血压一般不应超过140/90毫米汞柱。正好老伴在服用氨氯地平，王阿姨便自作主张每天加服一粒氨氯地平。过了一段时间，王阿姨的血压降到110/80毫米汞柱，但她经常感觉头晕不适，便去医院就诊。医生详细询问情况后，告诉王阿姨：她的头晕不适可能与血压在短时间内波动较大有关，嘱咐她不要随意加药。又过了一段时间，王阿姨的头晕不适缓解。

专家解析：国内外越来越多的医学证据表明，与中青年高血压患者不同，老年高血压患者的血压适宜控制在140～150/90毫米汞柱以下。因为老年患者大多数有血管硬化，血管弹性变差，如果血压降得过低，可能会引起重要脏器，如心脏、大脑、肾脏的供血不足，反而造成损伤。王阿姨正是因为擅自加药导致血压在短时间内快速降低，造成脑供血不足，引发头晕。对于老年高血压患者来说，平稳适度降压，更加适宜。

错误二 擅自加量

生活实例 67岁的王老伯患高血压5年，平时每天服用非洛地平一片，血压控制得不错。近期，他发现血压有所升高，便来到医院就诊，询问医生是否可以每天服用2片非洛地平。医生告诉他：目前常用的降压药有血管紧张素转化酶抑制剂(ACEI)、血管紧张素Ⅱ受体拮抗剂(ARB)、钙离子拮抗剂(CCB)、利尿剂、β受体阻滞剂、α受体阻滞剂六大类，非洛地平属于钙离子拮抗剂。如果血压控制不佳，应首先考虑加用另外一种降压药，比如ACEI类降压药或者ARB类降压药，而不是将原来服用的药物加量使用。

专家解析：如果一种降压药剂量已经用足，降压效果仍不理想，不宜再增加药物剂量。因为单纯将原先服用的药物加量使用，降压效果不一定加倍，而副作用会大大增加。更明智的做法是在医生指导下加用另一类降压药。循证医学证据表明，联合使用不同种类的降压药，通过不同的机制来发挥降压效果，可以降低每种药物的使用剂量，减少副作用，增加降压效果。这一点对老年高血压患者尤其重要，因为老年患者的高血压用单一药物往往很难控制，常需不同种类的降压药联合治疗。

错误三 拒绝利尿剂

生活实例 张阿姨患高血压病好多年，经常听高血压防治科普讲座，平时还注意收集高血压治疗和预防方面的相关知识。最近，张阿姨在自测血压时发现血压增高，从之前的140/70毫米汞柱升高到160/70毫米汞柱。张阿姨目前服用的降压药为缬沙坦80毫克(每天一次)和氨氯地平5毫克(每天一次)，医生建议她加用利尿剂氢氯噻嗪半片(12.5毫克，每天一次)。张阿姨顾虑重重，因为她听说服用利尿剂可能会导致低血钾，还可能引起血液中尿酸浓度增高，希望医生换药。

专家解析：张阿姨的血压以收缩压增高为主，这是老年高血压病的常见特点。老年人动脉硬化，动脉壁弹性降低，血管壁缓冲能力降低，导致收缩压升高，舒张压降低。此时，加用少量利尿剂，会有很好的降压效果。研究证实，缬沙坦和小剂量利尿剂同服，可以取长补短，不仅降压效果增加，两者的不良反应均会减少，用药安全，对血钾的影响很小。更何况，利尿剂价格便宜，几乎不增加患者的经济负担。

老年患者的降压治疗有其自身特点，一定要合理选择和使用降压药，特别强调治疗方案的个体化，以免发生用药错误。PM

日常生活中，不少人遇到自己或家人感冒发热，只是当个小病处理一下，或者吃点感冒药，缓解症状。那么，对于免疫功能低下的肝病患者来说，感冒了怎么办，能吃药吗，怎样合理用药？本文将围绕这个主题进行解答。

肝病患者 慎重服用感冒药

复旦大学附属华山医院教授 尹有宽

一、慢性乙肝稳定期患者

慢性乙肝患者发生感冒，若不影响正常生活，可多饮水、适当休息，感冒会逐步自愈。如果病情严重，有发热、流涕、打喷嚏、鼻塞等卡他症状，可以像普通人一样服用感冒药，如泰诺、日夜百服宁、新康泰克、白加黑等。由于这些感冒药均通过肝脏代谢，长期用药会增加肝脏负担，故此时最好早用药、早停药，以减轻肝脏负担。

慢性乙肝患者感冒时饮食最好以清淡为主，不吃刺激性食物，不可劳累过度、剧烈运动、酗酒等。

特别提醒

如果慢性乙肝患者感冒时白细胞总数正常，不可擅自使用抗菌药物，以免抗菌药物对肝脏功能造成进一步损伤；若白细胞总数超标，则需根据个人情况遵医嘱酌情使用抗生素。

二、发病期乙肝患者

发病期乙肝患者感冒时用药，一定要谨慎。一旦用错药，可能会导致非常严重的后果。

❶ **无卡他症状** 无显著咳嗽、流涕等卡他症状者可不必吃感冒药，但应多喝水，保证充足的睡眠，或服用红糖姜水及中成药辅助治疗，部分患者可自愈。

❷ **卡他症状明显** 仅有转氨酶轻中度增高且无黄疸的乙肝患者，可以参照稳定期慢性乙肝患者用药。转氨酶重度增高或有黄疸者，如卡他症状明显，可在发病后立即服用 1～2 次感冒药，切忌拖延。若出现发热、黄痰等细菌感染，应及时治疗，以免进一步加重肝脏负担。

如果患者有发热、黄脓痰，应及时到医院就诊；如果白细胞高于正常数值，考虑有继发细菌感染，可在医生指导下使用抗菌药物，同时应复查肝功能等。

特别提醒

发病期乙肝患者在使用感冒药期间，切忌随便停服抗乙肝病毒药物。这类药物需长期服用，擅自停药容易造成乙肝病情反复，甚至加重病情。

三、肝硬化患者

❶ **出现高热** 肝硬化患者感冒后，若没有发热，症状不太严重，不一定要用感冒药，可多喝水、多休息，服用红糖姜水或葱白水治疗感冒。若有高热，可使用消炎痛栓肛塞。直肠给药较口服易吸收，生物利用度高，且避免了口服制剂的胃肠道反应，同时可减少药物对肝脏的影响。

❷ **卡他症状严重** 卡他症状严重者应立即服用感冒药，及时服药者一般 1～2 次即可缓解。需要提醒的是，许多解热镇痛药会对肝脏造成负担，加重失代偿性肝硬化患者的病情，患者会出现肝功能损害、黄疸等症状。因此，肝功能不全患者应谨慎选用感冒药。

若患者出现发热不退、面色红、鼻塞不通、鼻流浓涕、咳嗽有痰等，应立即到医院全面检查，医生会根据具体病情进行对症治疗，以减少不必要的肝硬化并发症出现。PM

特别提醒

反复感冒与发热，容易诱发肝功能异常，引起肝细胞损伤，加速肝硬化病情的发展，甚至发生失代偿性肝硬化。所以，肝硬化患者出现感冒时要尽早处理，不要延误病情。

《大众医学》
创刊 70 周年预热：写下你和《大众医学》的故事

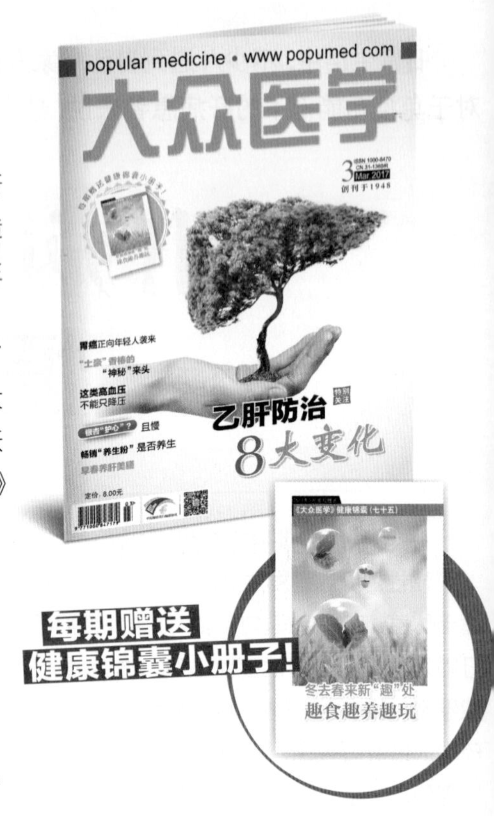

2018 年，《大众医学》杂志将迎来创刊 70 周年的重要时刻。这本创刊于新中国成立前、壮大于改革开放后、从创刊之日起就肩负着“让医学归于大众、造福大众”的崇高使命的著名刊物，在见证并经历了中国医学科普事业从萌芽到生机勃发、百花齐放的光辉历程的同时，也收获了亿万读者的拥护与信赖。

在过去的岁月里，《大众医学》一手牵着作者，一手牵着读者，携手走过了 70 年。其间，一定有很多故事，等我们去发现。即日起，本刊正式启动“我与大众医学”征文活动。欢迎广大新老读者、作者，通过电子邮件、信件等途径踊跃投稿，写下您与大众医学的故事。优秀作品将刊登在 2017 年 7 月起《大众医学》杂志上开设的创刊 70 周年特别专栏——“我与大众医学”中，稿酬从优。

赶紧写下您与《大众医学》的故事吧，我们期待着！

投稿地址：上海市钦州南路 71 号 1503 室《大众医学》编辑部

邮政编码：200235

电子邮箱：popularmedicine@sstp.cn

来稿请注明“我与大众医学”征文，并注明地址、邮编、联系电话等信息，以便我们能及时联系到您。

新闻记者证公示

根据国家新闻出版广电总局《关于开展新闻记者证 2016 年度核验工作的通知》要求，我单位认真进行新闻记者证年度核验工作，现将我单位持有新闻记者证人员名单进行公示，接受社会监督（上海市新闻出版局举报电话：021-63339117）。

姓　名	记者证号
王丽云	K31136955000001
熊　萍	K31136955000002
黄　薏	K31136955000004
应小雄	K31136955000006
刘　利	K31136955000007
贾永兴	K31136955000008
许　蕾	K31136955000005

敬告读者

每一个月，《大众医学》都会带给您权威、实用、最新的保健知识。出版前，每篇文章都经过严格审查和内容核实。我们刊出这些文章，并不是要取代看病就医，而是希望帮助大家开阔眼界，让自己更健康。

由于个体差异，文章所介绍的医疗、保健手段并不能适合每一位读者，尤其是在诊断或治疗疾病时。任何想法和尝试，您都应该和医生讨论，权衡利弊。

您可以通过以下方式，进一步了解有关专家信息：

1. 登陆《大众医学》网站 www.popumed.com，打开“专家门诊”，在“看病找专家”中键入专家姓名，了解专家专长、联系办法等信息。

2. 发电子邮件至 popularmedicine@sstp.cn 或写信向编辑部咨询。

3. 通过 114 查询相关医疗机构电话，向挂号室或咨询服务台，了解专家近期门诊安排，就近就医。

敬告本刊作者

1. 本刊稿件一律不退，敬请自留底稿。从稿件投到本刊之日起，三个月后未得录用通知，方可另行处理。如需退稿（照片和插图），请注明。

2. 稿件从发表之日起，其专有出版权、汇编权和网络传播权即授予本刊，同时许可本刊转授第三方使用。本刊支付的稿费包含信息网络传播的使用费。

3. 根据需要，本刊刊登的稿件（文、图、照片等）将在本刊或主办本刊的上海科学技术出版社的网页或网站上传播宣传。

4. 本刊作者保证来稿中没有侵犯他人著作权或其他权利的内容，并将对此承担责任。

5. 对于上述合作条件若有异议，请在来稿时声明，否则将视作同意。

“三减三健”防病保健康

作者简介

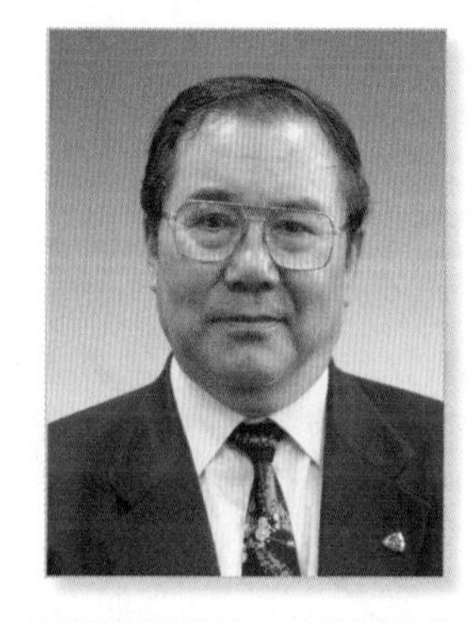

杨秉辉，复旦大学上海医学院内科学教授、博士生导师，中华医学会全科医学分会名誉主任委员，中国首席健康教育专家。

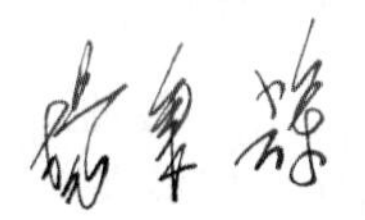

近日发布的《中国防治慢性病中长期规划（2017~2025年）》指出，建立健康的生活方式对防治慢性病非常重要，人们必须积极主动采取健康的生活方式，特别推荐“三减三健”，即减油、减盐、减糖、健康口腔、健康体重与健康骨骼。

减油，准确地说是减少脂肪类食物的摄入。脂肪类物质中最为大家所熟知的是胆固醇。胆固醇，尤其是低密度脂蛋白胆固醇（即所谓坏胆固醇）是导致动脉粥样硬化的元凶，而动脉粥样硬化可导致各类心脑血管病。关于“减油”，我国民众还存在一些误区。比如，去年曾一度出现“无须再限胆固醇”的错误观点，幸而目前已被澄清。还有些人认为，植物油多食用无妨。但事实上，植物油中也含饱和脂肪酸，食用过多也可导致动脉粥样硬化；而且在高温条件下，植物油中的脂肪酸可形成影响人体健康的“反式脂肪酸”，故植物油的摄入也应加以限制。烹调用油每人每日摄入量应少于25克。

减盐，就是要减少盐的摄入量。我国民众口味素重，多以为“淡即无味”。盐摄入过多是我国高血压发病率高的重要原因；盐还会损伤胃黏膜的保护层，我国胃病发病率颇高与此有关，甚至胃癌、食管癌的高发亦与进食腌制食品过多有关。每人每天盐摄入量要低于6克（我国居民每人每日实际食盐量多在10克以上）。

减糖，首先要控制甜食与含糖饮料的食用。其次，淀粉类“主食”的控制也不能疏忽，因为淀粉类食品也会在体内转化为脂肪。如今人们体力消耗减少，饭量过大可导致肥胖等一系列问题，最终损害健康。提倡吃饭“七分饱”是有道理的。

健康口腔，是指要重视口腔保健，因为口腔是消化道的起点，食物的消化自口腔开始。人体的许多疾病在口腔会有反映，而许多口腔疾病也会影响人体健康。关注口腔健康应该持续终生。新生儿时期关注鹅口疮问题，儿童青少年时期应关注龋齿的预防、牙列的整齐，而成人的牙周病、牙龈炎问题，老人的缺牙、义齿问题，等等，皆须给予足够重视。

健康体重，是指要保持合理的体重，而超重与肥胖往往是发生高血压、糖尿病、脂代谢紊乱、动脉粥样硬化的“先兆”。我国民众超重、肥胖者越来越多。究其原因，不外乎“多吃少动”。所以，要保持健康体重，必须注意控制饮食、多做运动。

健康骨骼，是指维护人体骨骼健康，避免骨质疏松。许多人患腰椎病、颈椎病，固然与久坐、低头等诱因有关，但其基础问题仍在于骨；许多老人腰背佝偻，其病因在于骨；老人易于骨折，甚至因之卧床不起，其病因亦在骨。中国人饮食中普遍缺钙，经年累月，骨质疏松在所难免，解决之法是营养加锻炼。首先要多饮奶，因牛奶中所含之乳酸钙不但丰富且易吸收。其次，加强体育锻炼，尤其有大肌肉群参与的锻炼，更能增加骨骼血液循环，于骨健康颇为有利，应大力推广。

“三减三健”的提法虽然并非健康生活的全部内容，但突出了我国当前健康生活中的某些问题，指明了努力的方向，民众应该努力达成这一目标。PM

中国邮政发行畅销报刊

Contents 目录 2017年5月

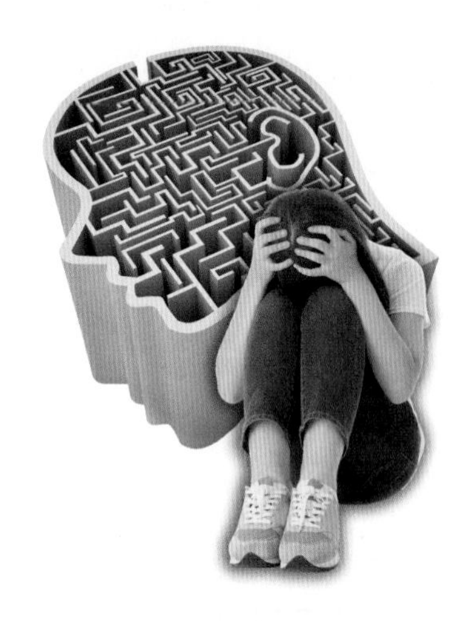

特别关注

父母必读：青春期7大“成长烦恼”巧化解

十几岁的孩子，正处于身体和心理快速发育和发展的时期。在这一时期，孩子会面临来自各方面的变化和挑战。由于自身的不成熟，他们往往在面对各种问题时不知如何应对或应对失策，并可因此而造成心理问题、行为问题。其实，孩子成长中的烦恼是难以避免的：孩子脾气发生变化、情绪起伏大，在学习中遇到挫折，还有追星、早恋、同学关系紧张……家长如何才能读懂孩子在成长中的心事呢？如何才能帮助他们顺利、健康地成长呢？

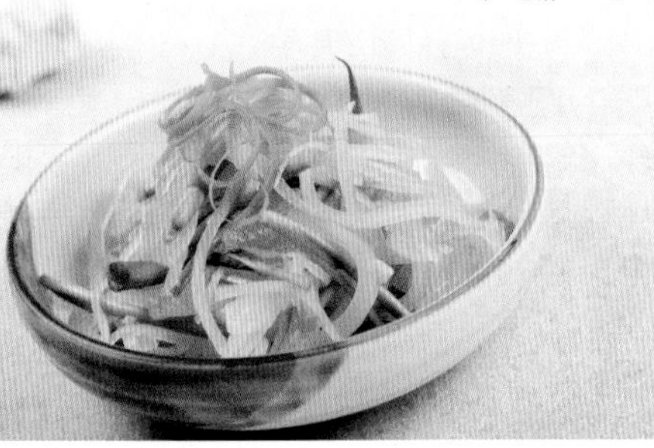

本期部分图片由东方IC和达志图片提供

本期封面图片由达志图片提供

扫描二维码
关注大众医学

大众医学
微信二维码

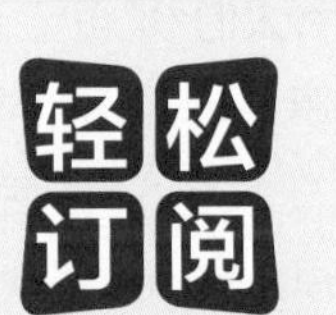

轻松订阅

★ 邮局订阅：邮发代号 4-11

★ 网上订阅：www.popumed.com（《大众医学》网站）
http://item.zazhipu.com/2000399.html（杂志铺网站）

★ 上门收订：11185（中国邮政集团全国统一客户服务）

★ 本社邮购：021-64845191 / 021-64089888-81826

★ 网上零售：shkxjscbs.tmall.com（上海科学技术出版社天猫旗舰店）

创刊于1948年　第三届中国政府出版奖期刊奖提名奖　新中国60年有影响力的期刊
上海市著名商标　全国优秀科技期刊一等奖　中国期刊方阵　中国百强报刊

大众医学®（月刊）

2017年第5期 da zhong yi xue

名誉主编 胡锦华
主　编 温泽远
执行主编 贾永兴
编辑部主任 黄 薏
文字编辑 刘 利 熊 萍 王丽云 寿延慧 屈晓慧 秦静静
美术编辑 李成俭 陈 洁

主　管 上海世纪出版股份有限公司
主　办 上海世纪出版股份有限公司 科学技术出版社

编辑、出版 《大众医学》编辑部
编 辑 部 (021) 64845061
传　真 (021) 64845062
网　址 www.popumed.com
电子信箱 popularmedicine@sstp.cn
邮 购 部 (021) 64845191 (021) 64089888转81826

广告总代理
上海科学技术出版社广告部
上海高精广告有限公司
电话： 021-64848170
传真： 021-64848152
广告/整合营销总监 王 萱
副总监/新媒体营销 夏叶玲
业务经理 杨整毅 丁 炜 张 磊 林素萍

发行总经销
上海科学技术出版社发行部
电话： 021-64848257 021-64848259
传真： 021-64848256
发行总监 章志刚
发行副总监 潘 峥
业务经理 张志坚 仝 翀 马 骏

编辑部、邮购部、广告部、发行部地址
上海市徐汇区钦州南路71号（邮政编码200235）

发行范围 公开发行
国内发行 上海市报刊发行局、陕西省邮政报刊发行局、重庆市报刊发行局、深圳市报刊发行局
国内邮发代号 4-11
国内统一连续出版物号 CN31-1369/R
国际标准连续出版物号 ISSN 1000-8470
国内订购 全国各地邮局
国外发行 中国国际图书贸易总公司（北京邮政399信箱）
国外发行代号 M158
印　刷 上海当纳利印刷有限公司
出版日期 5月1日
定　价 8.00元
广告经营许可证号 3100320080002
80页(附赠32开小册子16页)

杂志如有印订质量问题，请寄给编辑部调换

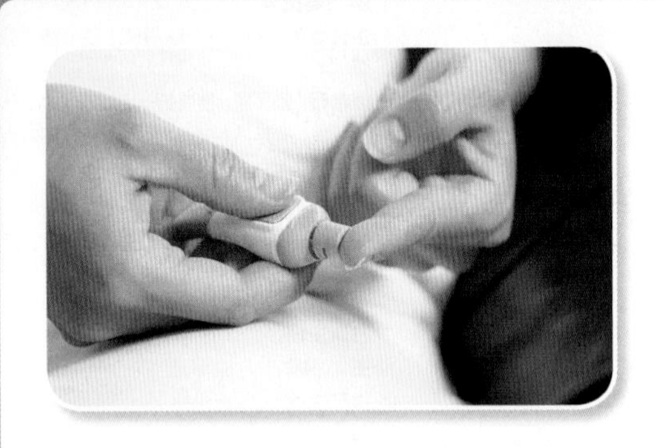

糖尿病患者肿瘤患病风险增加

上海交通大学医学院附属瑞金医院对25万余人进行研究，发现糖尿病患者中恶性肿瘤患病率显著高于糖尿病前期及糖耐量正常人群。目前的研究结果表明，男性糖耐量正常人群所有恶性肿瘤患病率为1.02%，糖尿病前期人群为1.05%，糖尿病患者为1.45%；女性分别为1.86%、2.17%、2.87%。男性糖尿病患者中患病率增高的肿瘤是结直肠癌、肺癌、膀胱癌和肾癌，女性糖尿病患者中患病率增高的肿瘤是乳腺癌、子宫内膜癌、结直肠癌和卵巢癌。随着患病时间增加（如10年以上），上述肿瘤的患病风险增加更显著。专家分析，糖尿病和某些癌症相关，部分原因可能是糖尿病和癌症有共同危险因素，如高龄、肥胖、饮食问题和缺乏体育锻炼。而糖尿病和癌症之间直接关联的可能机制是高胰岛素血症、高血糖和炎性反应。坚持健康饮食，加强体育锻炼，控制体重，可减少糖尿病和某些癌症的风险和结局。同时，糖尿病患者应听取医生建议，做适当的癌症筛查。

上海“新交规”实施：“安全行车”是第一要务

3月25日，新修订的《上海市道路交通管理条例》正式实施，其中特别强调了安全驾驶和乘车的内容。根据这份规定，驾驶机动车上道路行驶，不得有拨打接听手持电话、浏览电子设备等妨碍安全驾驶的行为。驾驶机动车在等红灯时，同样处于驾驶机动车上道路行驶的状态，同样不得拨打接听手持电话、浏览电子设备。确实需要使用手机时，应当依法将车辆妥善停稳后再使用。关于使用安全带（座椅）的特别规定包括：①不得安排未满十二周岁的未成年人乘坐副驾驶座位；②驾驶家庭乘用车携带未满四周岁的未成年人时，应配备且正确使用儿童安全座椅。③机动车驾驶员必须使用安全带，机动车乘坐人在配有安全带的座位就座时，应当使用安全带。

上海：室内场所全面禁烟

3月1日，被称为“最严控烟令”的《上海市公共场所控制吸烟条例》正式实施。其中规定，上海市的室内公共场所、室内工作场所、公共交通工具内全面禁烟，对违反规定的单位和个人处以罚款。除了室内，一些室外场所也禁烟，包括：托儿所、幼儿园、中小学校等以未成年人为主要活动人群的公共场所；妇幼保健院（所）、儿童医院；体育场馆、演出场所的观众席和比赛、演出区域等。上海市控烟监测数据显示，2016年法定禁烟场所违规吸烟发生率为8.5%（2015年为13.1%），无烟蒂场所比例为83.8%（2015年为78.6%），设置烟具的场所比例为17.2%（2015年为22.2%）。2016年网吧、娱乐场所和餐饮场所违规吸烟状况都有不同程度好转，但是违规吸烟发生率仍分别达34.4%、26.7%和15.2%。2016年上海市15~69岁人群吸烟率为23.3%，下降不明显（2010年吸烟率为26.9%）。这些数据说明“控烟令”实施的必要性。市民参与劝阻吸烟，可采用“上海控烟三步法”——自己劝，请场所劝，拨打举报电话12345。

哮喘：很多人不知自己患病

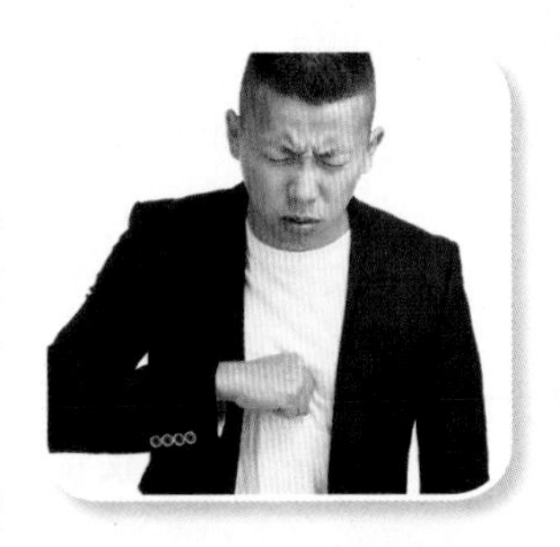

5月2日是“世界哮喘日”。北京中日友好医院呼吸科专家对10余万人进行了调查，其中1474人以往已被确诊为哮喘，另外560人则是在问卷调查时被怀疑患哮喘，去医院进行相关检查后最终被确诊为哮喘。这说明在我国人群中，还有一定比例的哮喘患者未被确诊，人们对哮喘的认知仍不足。根据最新发布的《支气管哮喘防治指南》，典型哮喘可表现为反复发作喘息、气急，伴或不伴胸闷或咳嗽，夜间及晨间多发，常与接触过敏原、冷空气、物理或化学性刺激，以及上呼吸道感染、运动等有关；临床上还存在无喘息症状及哮鸣音的不典型哮喘，仅表现为反复咳嗽、胸闷或其他呼吸道症状。调查还发现，对健康危害较大的重症哮喘在吸烟哮喘人群和老年人群中多发。吸烟可对许多药物的代谢产生影响，加速肺功能的恶化，故哮喘患者必须戒烟。

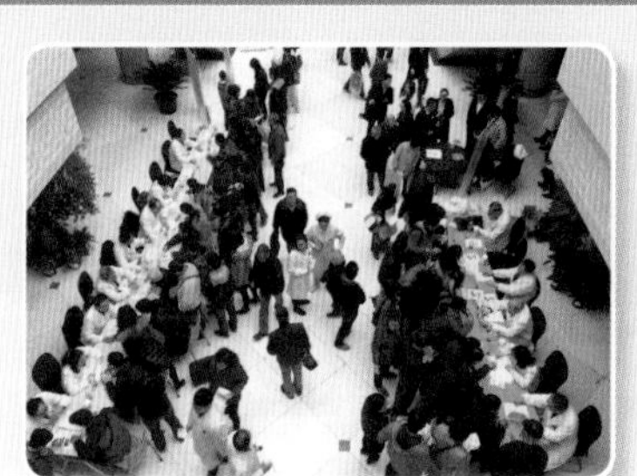
门诊大厅挤满了前来咨询的市民

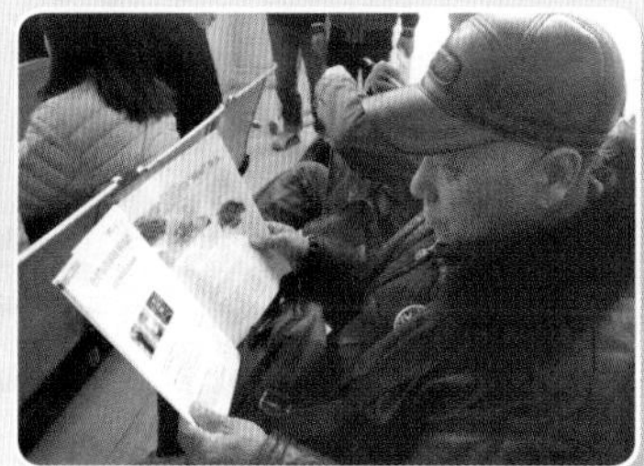
市民翻阅《大众医学》杂志

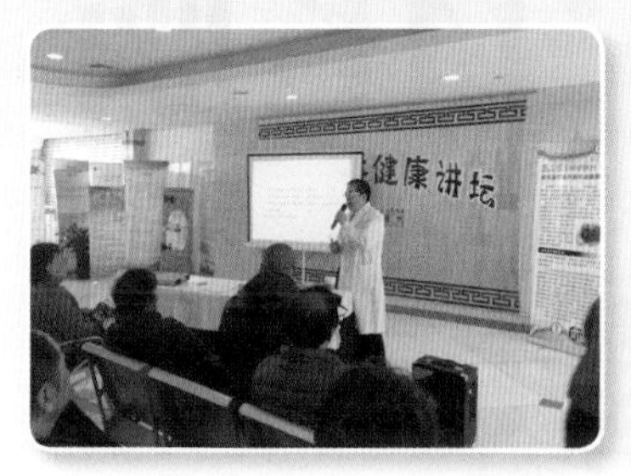

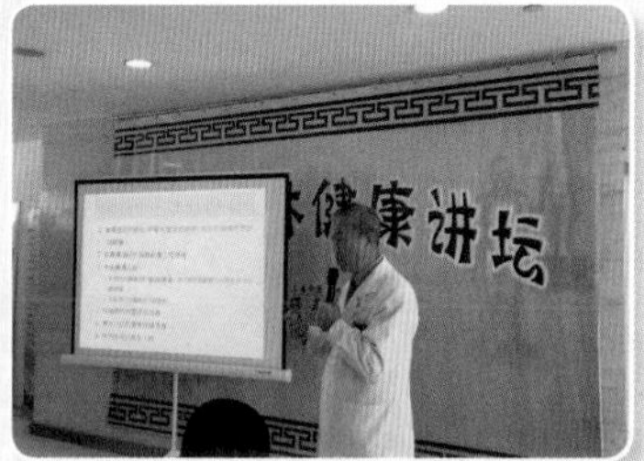

科普讲座受热捧，座无虚席

早防早治，预防肝癌

肝脏是人体的“化工厂”，担负着代谢、合成、解毒、分泌胆汁等重要任务。中国是肝病大国，乙肝、丙肝等慢性病毒性肝病，酒精性和非酒精性脂肪肝，以及自身免疫性肝病、药物性肝病等患者，数以亿计。如果不能及时发现和规范治疗，最终都可能进展为肝纤维化、肝硬化乃至肝癌，严重危害患者的健康。

每年3月18日是“全国爱肝日”，今年的主题是“早防早治，预防肝癌”。当天，由上海市医学会肝病专科分会主办，上海中医药大学肝病研究所暨曙光医院肝硬化科承办，中国中西医结合学会肝病专业委员会协办的“全国爱肝日”大型科普义诊活动，在上海中医药大学附属曙光医院东院成功举办。近20位来自本市各大医院的资深肝病专家主动放弃周末休息时间，早早来到了义诊现场，为前来咨询的市民答疑解惑，受到了广大市民的热烈欢迎。参与义诊的市民还获赠了《大众医学》杂志。

记者见闻

在义诊人群中，一位正在向刘成海教授咨询的年轻小伙子引起了记者的注意。“有备而来”的他，不仅把自己的病史、检查报告等资料分门别类地整理好，方便医生查阅，还随身带着笔记本。他告诉刘教授，别看他年纪不大，乙肝病史却已经有十五年了。他小时候打过乙肝疫苗，不知道为何还是患了乙肝，一直以来都是“大三阳”。两年前，他开始服用抗病毒药物，虽然目前病毒已经检测不到，但“大三阳”却没有转阴的迹象，他很担心自己将来会发生肝硬化，不知道该怎么办。刘教授耐心地为他分析了病情，告诉他主要应注意两点：一是他的肌酸激酶升高，要注意监测抗病毒药物的副作用；二是 e 抗原的转阴，免疫学应答还是很重要的，可以尝试加用干扰素或胸腺肽，也可以尝试中医药治疗。抗病毒治疗的根本目的是减轻炎症，延缓肝纤维化和肝硬化的发生……小伙子一边提问，一边认真地记录刘教授给他的建议，直到所有的问题都得到了满意的答复以后，他才如释重负地起身离开。小伙子告诉记者，他不是上海人，这次是特意从江西上饶赶来咨询的，果然不虚此行，不仅打消了顾虑，也对治疗有了信心。

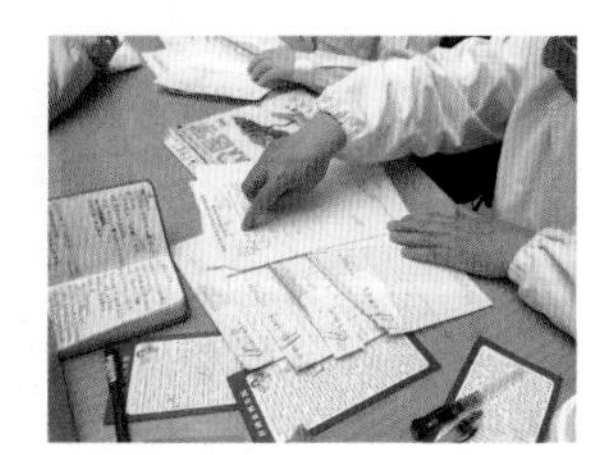
把病史分门别类地整理好，是个好习惯！

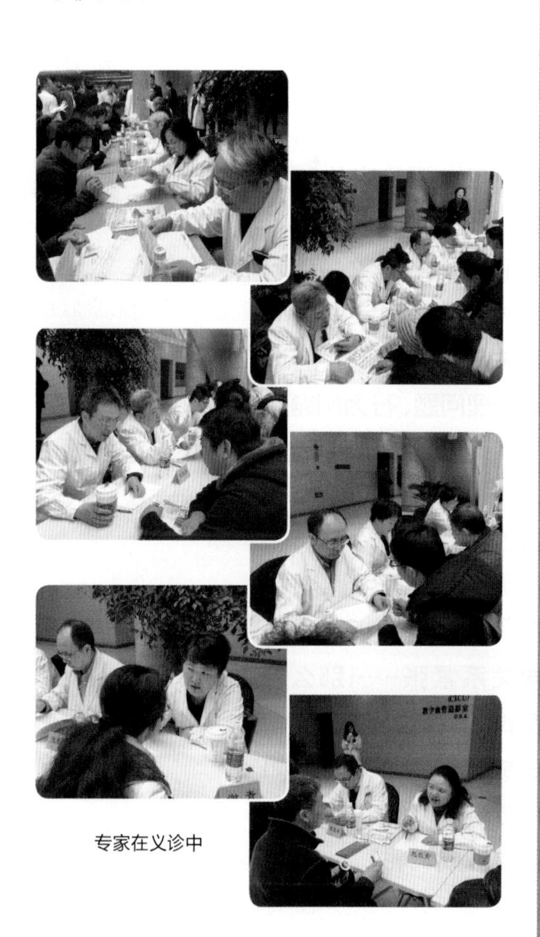
专家在义诊中

父母必读：青春期七大“成长烦恼”巧化解

策划/本刊编辑部
执行/刘 利
支持专家/苏林雁 杜亚松 刘明矾
崔丽娟 赵 敏

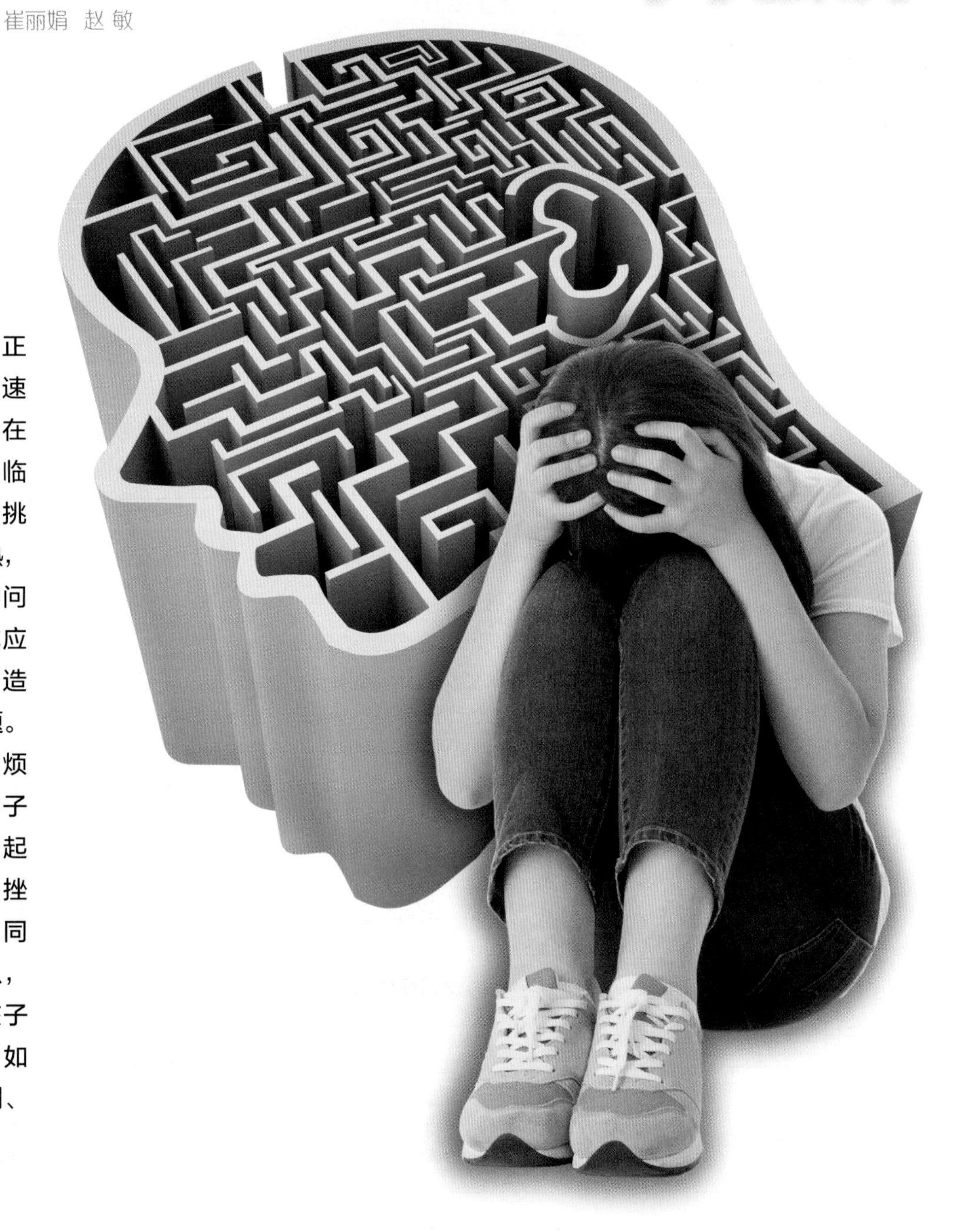

十几岁的孩子，正处于身体和心理快速发育和发展的时期。在这一时期，孩子会面临来自各方面的变化和挑战。由于自身的不成熟，他们往往在面对各种问题时不知如何应对或应对失策，并可因此而造成心理问题、行为问题。其实，孩子成长中的烦恼是难以避免的：孩子脾气发生变化、情绪起伏大，在学习中遇到挫折，还有追星、早恋、同学关系紧张……那么，家长如何才能读懂孩子在成长中的心事呢？如何才能帮助他们顺利、健康地成长呢？

孩子“不听话”：教育方式变一变

苏林雁

孩子进入青春期以后，变得不再像小时候那么听话了，他们认为父母对自己干涉过多，凡事要自己做主，对父母的要求不理不睬或动辄发脾气。心理学上将这种现象称为青少年的逆反心理。

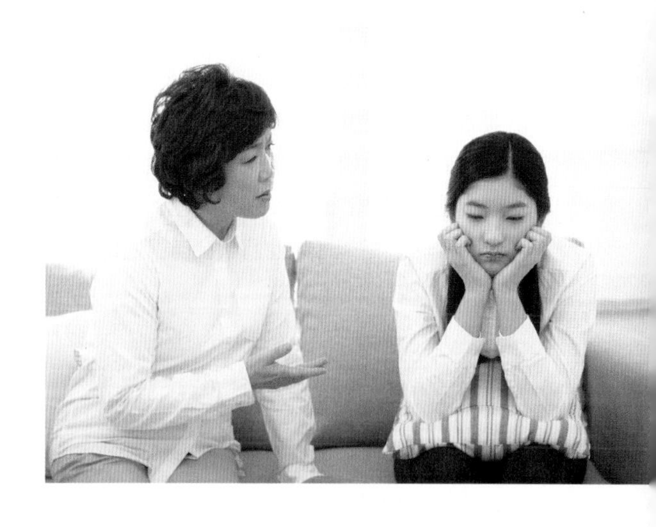

原本听话、乖巧的孩子，为什么变成了这样？其原因与青少年心理“发育”迅速而又不平衡有关。进入青春期（11~16岁）以后，青少年大脑的发育渐趋成熟，性发育也逐渐成熟，出现了“成人感”。他们思维中的判断、分析能力增强，思维方式、思维视角从童年期的正向思维，向着逆向思维、多向思维或发散思维等方面发展。他们的视野逐渐开阔，接受新事物能力强，出现成长的超前意识。他们的独立愿望日益强烈，力求摆脱对成人的依赖，要求独立自主。他们希望与父母享有平等的权利，要求父母承认他们的观点。

逆反心理是青少年心理发展过程中的正常现象。求异思维、逆反思维是创造力的源泉，积极探索有利于孩子自主性、独立性、创造性的发展；逆反的言行，某些时候既有利于抵制错误，也有利于促进青少年自身知识能力的提高与人格的完善。

心身发展的6个矛盾

但是，这时候的孩子心身发展还处于半成熟状态，在经历迅速发展的同时又充满矛盾，导致一些心理和行为的特殊变化，有时会使父母无所适从。这些矛盾表现在：

❶ 认知发展和阅历不足的矛盾：他们看待事物抱理想主义的态度，而遇到挫折又易于沮丧；

❷ 思维独立性、批判性和看问题偏激的矛盾：他们认识事物存在片面性，处理问题固执、偏激、极端化，常使人无法接受；

❸ 接受新事物与父母保守性的矛盾：由于视野的开阔，孩子掌握的知识可能超过父母的认知水平，父母不再是他们心目中的权威，他们觉得父母保守、迂腐、“什么都不知道”，和父母无共同语言；

❹ 情感丰富和不稳定的矛盾：情绪的变化反复无常、起伏不定，缺乏自我调节情绪的能力；

❺ 渴望独立与心理依赖之间的矛盾：渴望独立，但在面对具体问题和压力时，却又需要依赖父母，无法达到“心理断乳”；

❻ 行为自主性和冲动性的矛盾：要求自主，但考虑问题片面，凭冲动办事，理性不足，是非界限不清，常常惹出不少麻烦。

“不听话”孩子问题不少

青少年逆反心理可以表现为外显行为上的激烈抵抗（硬抵抗），他们不听话，和父母争执、对抗，当父母冒犯了他的“领地”，会出现烦躁、易怒、发脾气，矛盾激化时，甚至出言不逊或动手。也可以表现为“软抵抗”，一些孩子将反抗隐于内心，认为大人不理解自己的烦恼，有事不和父母说，把自己关在房间里；和同学聊得热火朝天，对父母却以冷漠相对；觉得与父母无共同语言，甚至明知父母的要求是正确的，也要固执己见。还有的孩子出现抵抗的迁移，当某些人（亲戚、老师等）的言行引发其反感时，便会排斥或否定这些人的作为，有时因情绪左右，无论对方讲的有没有道理，一概排斥。

专家简介

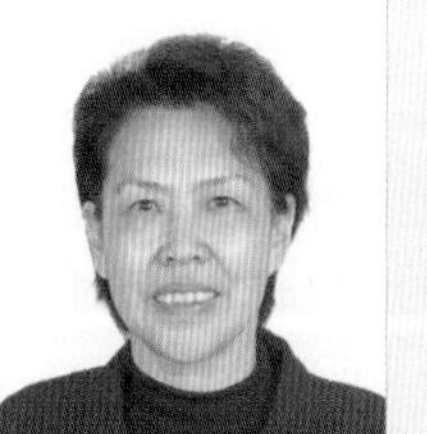

苏林雁　中南大学精神卫生研究所主任医师、教授、博士生导师，中国心理卫生协会常务理事，中国心理卫生协会儿童心理卫生专业委员会主任委员。擅长诊治儿童青少年疑难心理疾病。

逆反心理的负面效应不容忽视，轻者造成家庭不和睦，矛盾冲突激烈，重者给学习、生活带来消极影响。

改变方式，帮孩子度过逆反期

● 理解和接纳

父母要认识和理解逆反期对青少年心理发展的意义，理解青少年期多重矛盾的焦点所在，接纳孩子的改变。父母要及时调整自己的角色，将与孩子“保姆式”的关系转变为“朋友式”的关系。要正视青少年独立自主的需求，让子女保留自己的天地，只要不是原则性问题，就不要事事干涉、指点，让他们学会自己处理自己的事情。

● 改变教育方式

孩子小的时候，父母常采用“管理—服从”的教育方式，孩子很听话。孩子到了青春期以后，父母对其学业的期望、道德品质发展的担心（如担心结交不良伙伴、早恋等）会导致他们采用“唠叨”的方式来管孩子，力图用自己的生活经验和价值观来要求孩子。殊不知，这种训诫、说教的方式会引起孩子反感。父母亲应该改变沟通方式，采用平等、商量的口吻和孩子说话，善于倾听孩子的观点并试图理解他，表达应简单直接而不要讲大道理，只围绕现在的问题而不翻旧账。当孩子出现一些问题时，不要总是从坏的方面揣测孩子的想法，加以指责，而应询问孩子的感受，抓主要矛盾，忽略小事。当孩子发脾气时，父母要冷处理，不要火上浇油，待孩子冷静下来再讨论。

● 协商解决问题

当面对一些困难或分歧时，最好的解决办法是一家人坐在一起，交流各自的意见和看法，通过协商解决问题。所谓协商，就是双方都要倾听对方的想法，提出自己的意见，双方都要有所让步，找到双方都能接受的解决办法。家长可以和孩子一起制定一套家规（包括每个人的职责、家庭成员交流的态度、上网时间的管理、对学习的要求等）。

● 扩大和孩子交流的领域

青春期的孩子视野往往超过了父母，父母觉得孩子“前卫”，觉得其爱好不可理喻，甚至认为孩子喜欢的都是糟粕，予以禁止。家长想要与孩子很好沟通，就要进入孩子的内心世界，了解时尚及青少年的爱好，在理解的基础上再讨论这些事物的利弊，提供参考意见。平时利用机会和孩子平等地交流对社会、国家、世界上各种事件的看法，与子女建立共同的语言。这样才能获得孩子的信任，让他们感到父母是他们最亲的人，在遇到难以处理的危机时，能及时向父母倾诉。

> **“值得注意的是青少年期也是各种精神疾病的好发年龄，如果孩子的冲动、逆反太过分，家长应考虑其患多动症、焦虑症、抑郁症、精神分裂症的可能，带其及时就诊。”**

越来越多孩子受情绪问题困扰

从临床上的资料看，现在青少年的情绪问题呈越来越多的趋势。近30年来，因情绪问题就诊的青少年比例越来越高。20世纪80年代，看心理门诊的孩子多数是因为行为问题；到了20世纪90年代，因情绪问题就诊的青少年大概占1/3；现在这一比例会更高。2009年，我们调查发现，青少年中存在不良情绪的比例约为0.8%；而2015年调查发现，这一数据为1%。

焦虑和抑郁是青少年最常见的不良情绪，可以表现在多个方面。比如，有的孩子因情绪问题不想上学，觉得上学是件痛苦的事，甚至干脆不上学。有的孩子害怕考试，到期末考试前后，会非常焦虑。有的孩子还有回避行为，通过沉迷于电视或网络的方式回避现实，最终可能表现为“宅男宅女”。不良情绪的持续存在，可能会导致孩子在交往能力、学业上落后。

青少年的不良情绪一定要引起家长重视，因为严重的情绪问题，不仅可以导致不良后果（如影响学业），极端者甚至还可能发生自伤、自杀等行为。所以，家长、老师，都要学会识别孩子相关的表现，及时发现其存在的情绪问题。

对于普通的情绪问题，学校的心理辅导室就可以处理。目前，很多学校都设有这样的心理辅导机构，也配备了必要的器材和

专家简介

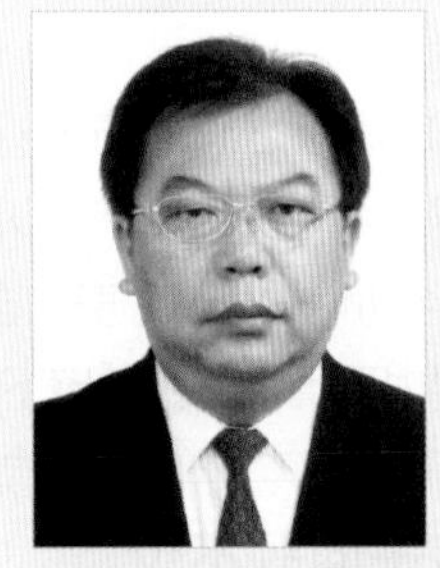

杜亚松 上海市精神卫生中心主任医师、儿童青少年精神科主任，上海交通大学医学院精神医学教研室教授、博士生导师。擅长儿童和青少年心理评估、行为和情绪障碍的干预、学习困难儿童的指导及各种心理问题的家庭治疗。

孩子情绪不佳：生理、心理都要调整

✍杜亚松

工具（如帮助孩子发泄不良情绪的器材），还可以进行团体的心理辅导。但是，如果孩子的情绪问题比较严重，达到了心理障碍的程度，家长就需要主动带着孩子到专业的心理卫生医疗机构诊治。严重者，如有自伤、自杀行为者，需要住院治疗。

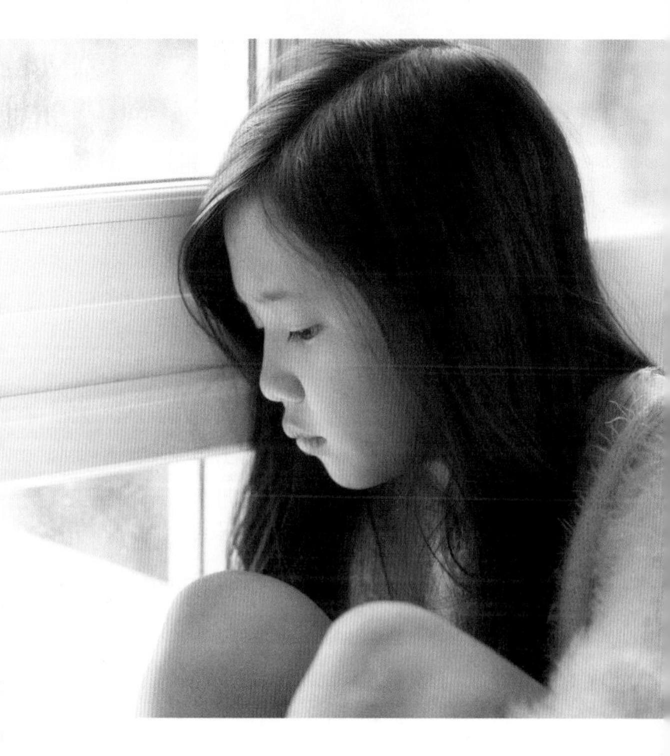

如何发现孩子的抑郁、焦虑

孩子的情绪问题（焦虑和抑郁）可有很多表现。比如：有的孩子总担心功课学不好、成绩上不去，考试来临不知如何应对；有的孩子表现为坐卧不安，听课的时候精神不集中，做功课的时候总是分神，甚至理解学习内容都存在问题；在睡眠方面，有的孩子可表现为入睡困难，或者在凌晨两三点就醒来；有些孩子则表现为嗜睡，整天懒洋洋，生活和学习没有动力；还有些孩子情绪低落，做事无动力，听课注意力不集中，也没有兴趣，还可能有躯体症状，如全身酸软、无力，感觉自己比较笨，等等，这是较典型的抑郁表现。

有情绪问题的孩子，饮食习惯也可发生变化。有这样一个真实的案例。小东和小宁都上初二，且是同桌。平时两个人关系很不错，吃午餐的时候，小宁总是抢小东饭盒里的肉吃。可是最近一段时间，小东发现小宁变了，除了比平时更加沉默外，也不再抢肉吃了。小东觉得有些奇怪，就把这一情况报告给了老师。老师了解情况后，发现小宁有较重的抑郁情绪。进一步了解后得知，小宁的父母最近在闹离婚，小宁非常不开心，甚至有轻生的念头。最后，在学校心理老师的陪同下，孩子到心理咨询中心接受诊治，使情绪问题得到了控制。小东通过同桌饮食习惯的变化，发现他存在的情绪问题，并受到了学校的表扬。就这件事而言，识别孩子的情绪问题，不仅家长和学校老师有责任，孩子也有必要了解相关知识，以便能及时发现同伴的问题。

孩子发生抑郁和焦虑的原因是多方面的，比如家庭原因（父母闹矛盾、经常争吵，甚至离婚，等等），遗传原因（孩子有这方面的易感因素），学习压力过大，以及父母对其要求过高，等等。

解决情绪问题的5个建议

❶ **孩子要学会自行排解不良情绪。**掌握一些放松的方法，如进行适当的体育运动、听听音乐、画画等。家长可以根据孩子的个人爱好让他选择适合的方式。

❷ **找到引起不良情绪的原因。**如果孩子学习压力过大，家长一定要帮助孩子减压；如果对孩子要求过高，家长要调整期望值。以笔者接触过的案例来说，很多家长都希望孩子考上上海的“四大名校”，给孩子增添了很多压力，最后导致孩子出现焦虑、抑郁。所以家长应该调整目标。很多时候，孩子的问题就是家长本身的问题，家长一定要正视。现实中，父母争吵导致孩子出现情绪问题的例子很常见，父母要自我反省并努力改变自己的行为。

❸ **改善睡眠。**很多情绪问题在经过良好的睡眠之后，往往就自行缓解了，可见睡眠是治疗情绪问题的“良药”。家长要在孩子睡眠环境（如房间的布置、灯光等）方面多花点心思，更重要的是让孩子养成规律、良好的睡眠习惯。

❹ **让孩子吃好。**均衡的营养不仅是身体健康的保证，也是保持良好情绪的重要支持。家长应该掌握孩子健康饮食的知识，做好后勤工作。

❺ **多与孩子交流。**家长应了解孩子有哪些不开心的事，在人际关系方面有哪些困惑等。通过交谈，孩子内心的不良情绪可得到有效释放。家长还可以提醒孩子，发生了不开心的事，不仅可以与家长交流，还可以与老师、同学及学校的心理辅导老师交谈。

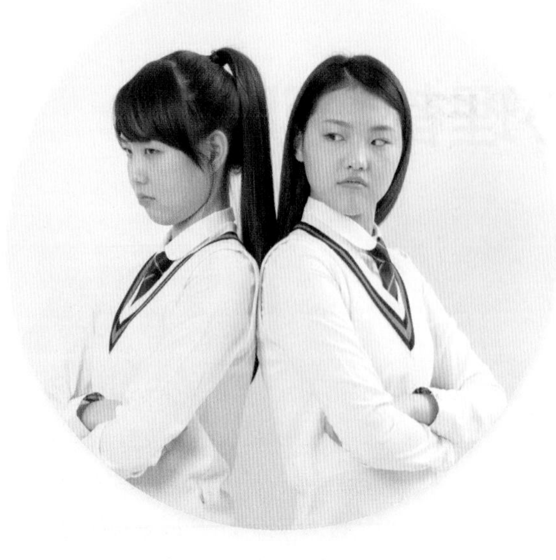

同学间闹矛盾：孩子交往也讲“艺术”

刘明矾　肖梦芹

与同学交往中遇到的麻烦

高一女孩小敏很厌恶她的新同桌，两人总是吵架，不光影响学习，也影响情绪。她私下总埋怨班主任故意把水火不相容的两人安排在一起。同桌的脾气很倔，动不动就找小敏的茬儿。可小敏自认也不是吃素的，心想：不就是吵架吗，谁怕谁！久而久之，小敏有点厌倦这种争吵不休的日子，却不知该如何停止下来。

青少年交往出问题的原因

小敏的烦恼，相信也是大部分青少年都会遇到的困扰，即我们所说的人际交往问题。人际交往是人与人之间通过一定方式进行接触从而在心理和行为上发生相互影响的过程。在交往的基础上所形成的人与人之间的心理关系，称为人际关系。是什么原因导致青少年人际关系变得紧张呢？

首先，青少年往往过分宣扬自我。现在的青少年大多是独生子女，成长中少了兄弟姐妹们的陪伴，导致他们缺乏人际交往的经验；加上长辈们的溺爱，使得他们养成了以自我为中心、争强好胜的性格。案例中的小敏和同桌之间的“战争”，正是过分宣扬自我的结果。

其次，青少年交友存在“反黄金法则”的倾向。心理学家曾针对人际交往提出过一项“黄金法则”，即你想别人怎么对你，你就先怎么样对别人。如今青少年们将之反用为“我怎么对你，你就得怎么对我”，甚至是“你怎么对我，我就怎么对你”。这种心态显然不利于健康的人际交往。

最后，青少年的依赖感太强，常在人际关系里寻求依靠。他们常常不自觉地把朋友当成一种“私人财产”，甚至要求朋友像父母一样满足自己的各种要求。有些孩子还会让朋友们远离、孤立与自己有矛盾的人，限制朋友的交往自由，这也成了人际关系恶化的一大隐患。

让孩子掌握一些人际交往的“艺术”

家长在发现孩子在人际交往中遇到问题，或者有同学、老师反映孩子存在这方面问题时，要适当干预，以免事态向更严重的方向发展。家长要教会孩子一些基本的人际交往“艺术”。虽然孩子不一定能全部领会，但即使掌握一些“皮毛”，也对促进人际交往有益。

学会欣赏 每个人都不尽相同，都有自己的优点和长处。如果孩子从小就带着发现美的眼光去欣赏他人，不仅更容易收获友情，对孩子成年后的人际交往也有益处。

懂得尊重 告诉孩子，不论他人的相貌、出身、脾性如何，都值得我们给予尊重。心理学家马斯洛认为，“尊重”是每个人内心深处的五大基本需求之一。而尊重是互相的，当你尊重别人时，才能赢得别人的尊重，人际关系才会良性互动。

接纳别人 告诉孩子，当我们面对他人时，要学会宽容。既要容人之短，又要容人之长，即原谅他人的过错，容纳他人的成功。

互换角色 当孩子与他人发生矛盾时，不妨先让他收拾一下情绪，等他静下心来，再同他交流。家长问问孩子：如果你是那个人，你会怎么样想、怎么样做呢？站在他人角度、设身处地看问题，才有利于解决人际冲突。

学会赞美 中国人比较含蓄，常常不好意思夸赞别人。其实，每一个人都有自己的长处，而每个人都希望自己的价值被肯定、被欣赏。家长可以建议孩子有意识地多说一些友善、称赞他人的话，这样做也许会在人际关系中有不少意想不到的收获。

专家简介

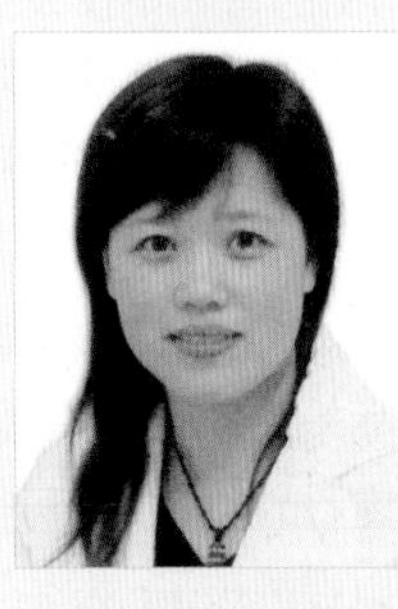

刘明矾　江西师范大学心理学院教授、博士生导师，江西师范大学心理技术与应用研究所所长，江西省高校人文社科重点研究基地心理健康教育研究中心主任，江西心理咨询师协会常务理事。擅长青少年抑郁症、焦虑障碍及其他各类常见心理问题的诊治。

孩子受挫折：看优点、调目标

文 刘明矾 周丽

学习遇到挫折后的困境

小华是一位高一学生，性格内向沉静，从小学习成绩数一数二，是同龄人学习的榜样。他还具备优秀的体育技能，曾获得省级长跑比赛的冠军。带着这些荣耀，他上了一所当地最好的高中。新的学校聚集了各个地区选拔的尖子生，他学习上的优势丧失了。而父母对他的期望很高，希望他可以考上名牌大学。他对自己的要求也十分严苛，只想着能够考上第一名，不再花时间跑步，经常熬夜学习，但收效甚微。每次临考前，他总感到自己注定失败，认为自己很无能，心情沮丧。平时上课经常走神，期末考还出现“挂科”现象，同时还出现了失眠、食欲低下的情况。

了解他的情况后，心理咨询师认为小华因为受到挫折而没有做出及时调整，出现了心理和情绪问题，已经影响到了自己的生活和学习。

挫折常来源于过高的要求

受挫折心理在青少年中是较为普遍的现象，它的产生大致可以归于社会因素、家庭因素、生理因素和个体因素。长期以来，社会和学校给孩子灌输的思想都是“考上大学是最好的出路”。有些家长“望子成龙，望女成凤”，对孩子的期望值过高，缺乏对孩子的正确引导和关爱，这些都会给青少年带来无形的压力。处于身心剧变期的他们，当无法适应和协调环境带来的改变时，就产生了胆怯、焦虑、抑郁等负面情绪，甚至可逐渐演变成心理障碍。

小华在进入一所人才济济的高中后，学业成绩不再名列前茅，家长对他寄予了很高的期望。在面对巨大的落差和父母的压力时，他无法排解自己的苦闷，开始怀疑自己，也忽视了自己体育技能的优势，最后产生了心理问题。

悦纳自己，扬长避短

青少年遇到挫折在所难免，关键是如何应对。首先应引导孩子悦纳自我。有些孩子往往过分关注自己的不足，家长在引导孩子看到自己优点的同时，可以让孩子采取“补偿法”。比如小华，虽然成绩不再出类拔萃，但体育方面却有特长，所以家长平时要多表扬孩子在体育方面的成绩，还要看到孩子的点滴进步，并给予及时的表扬，不能给孩子贴上“你真笨”这样的灰色标签。

其次，家长要帮助孩子正确与人比较。一些孩子将自己的短处与别人的长处做比较。家长要避免提及“别人家的孩子”。即使要拿孩子和别人比较，也要注意扬孩子的长，避孩子的短，增强孩子的自信心。

最后，要锻造孩子坚强的意志力。生活中，父母要以实际行动为孩子做榜样，当孩子感受到父母的坚强意志，便会模仿学习。让孩子适时参加爬山、跑步等需要耐心和意志力的体育活动，以增强孩子的毅力。偶尔给孩子制造一些“难题”，并鼓励、陪伴孩子一起克服，既提高孩子的耐挫性，又培养了亲子感情，可谓一举两得。

给孩子的5条抗挫折建议

❶ 合理认识自我 金无足赤、人无完人，每个人都有优点和缺点，正如硬币有正反面一样。在看到自己的不足时，还要看到自己的优点，把自己的优势发挥到极致。

❷ 积极地自我暗示，想象成功 当心生胆怯、自信心不足时，不妨在心底大声地告诉自己：“我一定能行！”“这没什么大不了！”积极的心理暗示可以稳定情绪，提高抗挫折的能力。同时，可以想象成功后的细节和场景，想象得越具体越能够体会到“成功”的喜悦，从而增强自己的信心。

❸ 友好地看待挫折和失败 事情本身其实无所谓好坏，当人们对事情赋予自己的评价和偏见时，就产生了苦恼和困惑。友好地看待生活和学习上的失败经历，把失败当作成功的垫脚石，抱着学习的态度享受过程带来的美好，以一颗平常心处之，反而有利于心理和人格的健康发展。

❹ 准确定位，调整目标 理想每个人都有，难的是取舍和平衡。勇于抛弃不合理的目标，目标设定应合理，应当是通过努力能够达到的。调整好目标，通过每一个小小的改变，实现量变到质变的飞跃。

❺ 善于向他人求助 求助他人是一种成熟的应对方式。如果自己缺乏力量，可以寻求长辈、朋友的帮助，让信任的人帮助自己排解困扰；或者寻求心理咨询师的帮助，从咨询师的角度分析存在的问题，促进自我反省和领悟。

孩子成“追星族”：父母脚步要跟上

崔丽娟

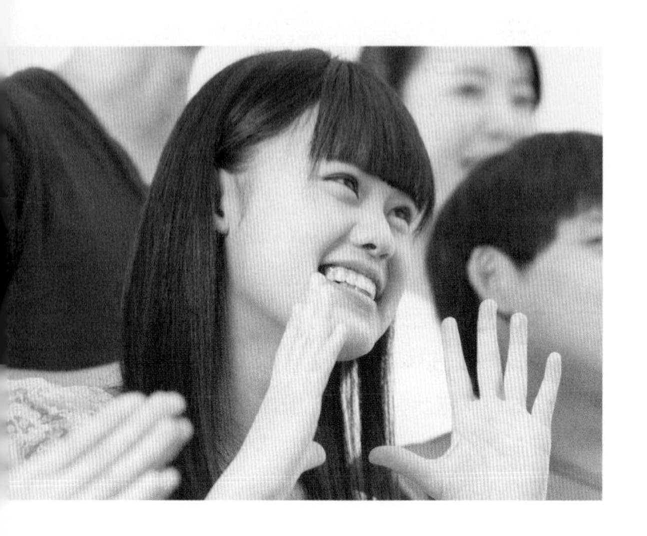

“追星”合情理，但不宜过度

十几岁的孩子自我意识逐渐增强，慢慢开始强调自我价值，这是其走向成熟的标志之一。但是，这个年龄段的孩子尚处于社会角色的“过渡期”或“暂时期”，他们不再那么依附于父母、师长，而是在慢慢“走向社会”。处于这种暂时过渡的社会角色状态，孩子会体会到不安全感，一些青少年便会通过“追星”来获得心理上的安全感。在追星过程中，孩子还能间接地通过明星的生活来体验某种社会角色，如通过明星的成功或失败体验喜悦或痛苦等。

明星还是孩子的模仿对象。更小的孩子可能会以父母师长为榜样，但伴随着成长，他们希望自己更加成熟和独立，逐渐摆脱父母的管束，从而会选择现实中没有联系的明星作为自己模仿的对象。一般地说，孩子们倾向于模仿明星的外在形象，如穿着、发型、饮食喜好等。

追星行为是青少年群体中的常见现象，家长应持有理解和宽容的态度，帮助孩子掌握追星的投入度。比如，如果孩子经常面对明星照片发呆，花过量时间研究某个明星，在课堂上心不在焉，学习成绩下降，家长就应该引起重视。家长还要注意孩子的行为要与他所处的情境要求相适应。比如，临近高考的孩子不顾学习任务重的现实而沉迷于追星，家长应该予以关心和帮助。

专家简介

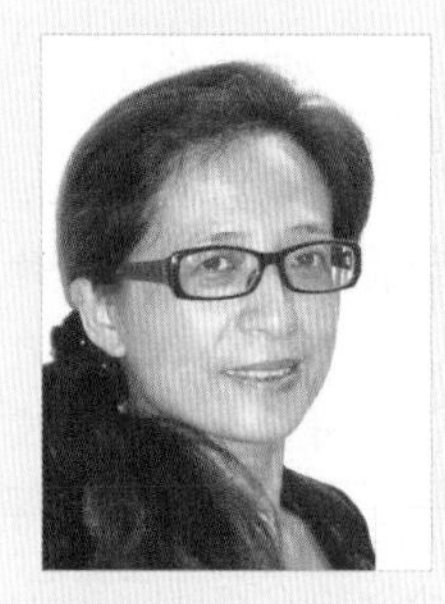

崔丽娟 华东师范大学心理与认知科学学院应用心理学系教授、博士生导师，中国心理学会社会心理学专业委员会副会长，上海市社会心理学会副会长，上海市心理学会应用心理学分会副会长。擅长社会心理学、情绪管理和压力应对等领域问题的研究、应用。

保持交流通道，预防过度“追星”

● 接纳孩子追星的行为

孩子追星，最重要的是引导，“堵”往往行不通。有些家长看到孩子追星，会训斥孩子“这个人有什么值得追捧的”。如果家长一味否定孩子的追星行为或否定明星本人，可能会引起孩子的逆反心理。孩子在青春期情绪敏感、不稳定，而在追星的过程中，他们能得到某种情感的宣泄。因此，对于孩子这方面的心理与行为，家长应尽量理解和接纳。

● 了解孩子的世界，保持沟通顺畅

家长对孩子关注的内容，包括手机资讯、电视节目、音乐、电脑游戏、网站，应尽量心里有数。这样能够使家长了解孩子的心中所想，进而有助于引导孩子客观理智地思考问题。有机会时家长也不妨对孩子的世界做一些了解，看一看孩子看的节目，浏览一下孩子感兴趣的网站，等等，从而能够与孩子尽可能信息对等地进行观点的分享、讨论和交流。

● 为亲子沟通创造适宜的环境和时机

孩子会遇到各方面问题，家长都可找个恰当的时机与其好好交谈一番，了解他的需要和想法，关于追星问题也不例外。谈话时，家长可以温和地表达自己的观点，尽可能不要批评孩子。家长的目的应是保持与孩子沟通的渠道通畅，并逐渐引导孩子的言行。创造和选择谈话的环境与时机很重要。家长应创造一个和谐融洽的环境，寻找相对轻松的时机，促使孩子与家长坦诚交流。比如，带孩子去他喜欢的餐厅用餐，或是在饭后散步时，与他交流彼此对一些现象的想法和情感，包括明星、爱情、新闻事件等。总之，对家长来说，比较适宜的做法是营造相对轻松自在的谈话环境，倾听孩子的想法，同时讲述自己的观点，保持顺畅的沟通。

● 寻求专业人员的帮助

现实生活中，过度“追星”可能会给一些孩子的心理和行为造成不良的影响，而家长可能尝试过多种解决方案，却收效甚微。在这种情况下，可以选择寻求专业心理咨询工作者的帮助。

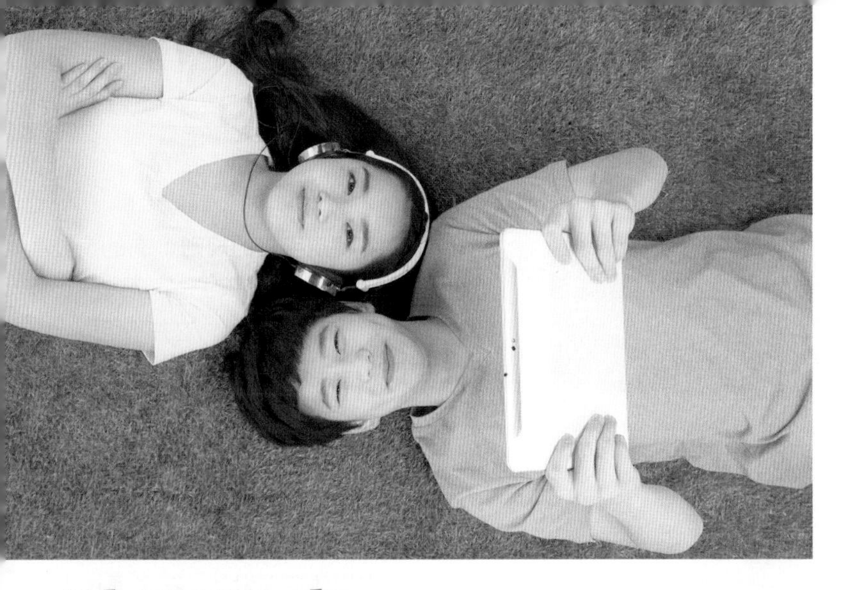

孩子早恋：等待观察也是一种策略

崔丽娟

早恋体现对性、情感和个人价值的需求

青春期青少年的“早恋”行为，也是家长非常关心的问题。当然，“早恋”这种叫法并不是最恰当的，如果称初恋，或许更为贴切。人生早期恋情不能因为其“过早”而遭到指责，反之，这种恋情有时候是单纯而且美好的。

从根本上说，早恋是爱情的一种形式，体现了个体对性和情感的需要。性及爱情需要的产生是有时间特点的，一般最早出现在青春期孩子身上。古代并没有“早恋”的说法。那时候十几岁的男女结婚生子是社会常态，性和爱情的需求自然地得到了满足，因而不存在“早恋”的情形。时至当代，尽管中小学阶段的未成年人未达法定婚龄，但是他们对性和情感的需要仍在相应的年龄阶段出现，于是形成了“性待业期”。值得注意的是，虽然早恋是性需要的表现，但不一定做出真实的性行为，双方的亲密感、接触、亲吻等也能够满足对性的需要。此外，在恋爱过程中，个体可以感受到来自对方的欣赏、尊重及爱护。

家长如何正确对待孩子的早恋

● 不简单粗暴强行“拆散”

一些家长发现孩子有早恋时，第一反应是如何让他们分开，这样做并不明智。家长要理解和接受青春期孩子正处于“性待业期”的事实，不妨回想自己处于该年龄时的情况，不可一味否定和指责孩子的行为，以免引起孩子反感。发现孩子早恋后，对待孩子的态度应尽量保持理性、柔和。面对已经早恋的孩子，最佳的方法是采取等待和陪伴的措施，让孩子感觉到父母尊重他的选择、不排斥他。虽然父母在处理这方面问题时会有些煎熬，但问题的解决在很多情况下依赖于孩子自身的成长和觉醒，而父母的作用更多是引导孩子在此过程中少走些弯路。

● 不要因为孩子早恋而“跟踪”孩子

青春期孩子由于自我意识的提高，不愿被父母管束太多，比如有些孩子在公众场合不愿和家人在一起，认为这样“丢脸”。发现孩子早恋后，如果家长以“不放心”为由跟踪孩子，往往会招致孩子的反感。其实，适当放手是一种爱，对待早恋问题也一样。家长应该像孩子学步时那样，既不对孩子过分纵容，也要让孩子自主“学步”，要掌握好其中的度。

● 让孩子尽可能不与早恋对象单独相处

如果孩子们之间的恋爱已经发生，家长要注意引导孩子把握好交往的距离与分寸，倡导积极健康的交往形式。关照孩子尽量避免与恋爱对象单独相处；对于孩子在公众场合或集体场合与恋爱对象相处，家长可以持包容的态度，因为在公开的场合，孩子自然会注意言行举止的得当。

● 疏导孩子的情绪冲动

青春期的孩子对恋情和恋爱对象有很多幻想，这种“神秘感”在一定程度上促使他们“陷入”某一段恋情，家长可适时帮助孩子消除由神秘感产生的情绪冲动。比如，一位女孩暗恋同校的一位男生。有一次这位男生有一场公开表演，女孩非常希望前去观看，在家中也无法静心学习，显得焦躁不安。母亲便决定陪女孩去看男生的表演。看到表演后，女孩强烈的情绪冲动得到了疏通和释放，渐渐平静下来后，自己提出“妈妈我们回家吧”，回家后也能安心做功课，不再坐立难安。

● 必要的性教育：责任感与自我保护

不管孩子是否已早恋，家长对孩子的性教育都十分必要。比如培养孩子正确使用安全套的意识，让孩子明白使用安全套既是对他人负责，也是避免发生伤害性后果的安全措施。虽然家长会告诉孩子性行为对身心健康、日常生活及学业的不良影响，会引导孩子控制一时的本能冲动，但本能引发激情的时刻，孩子可能难以掌控，这时，安全套的屏障作用就十分重要，不仅可以防止孩子怀孕，而且可以预防性病的传染。

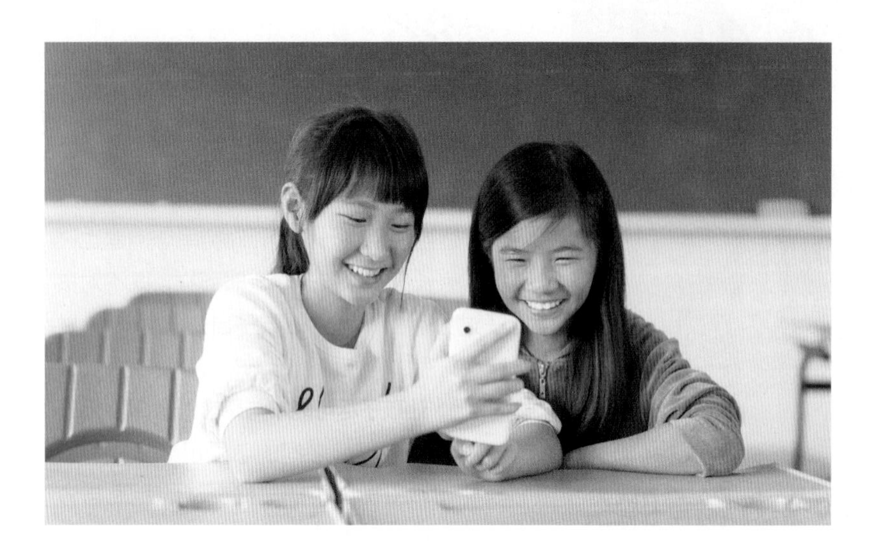

孩子迷恋手机：制订合理的行为规则

✍赵 敏

信息时代特有现象：过度迷恋手机

随着智能手机的普及，“手机成瘾”“网络成瘾”等名词已为大家所熟悉。但需要指出的是，在医学上，手机成瘾或网络成瘾并没有被作为一种心理疾病来处理。大家平常所说的“手机成瘾”，其实大多是手机或网络使用过度；而真正的“手机成瘾”会有如下表现：无法用手机上网时，会体会到强烈的渴求感，产生烦躁、不安等情绪，甚至出现心悸、头晕、冒汗等生理反应，心理状态和社会功能都严重受损。

手机和网络本身只是一种工具，是人们交流沟通的一种手段，本身是无害的。但是，如果使用手机或网络影响到了正常的生活和学习，就不能视之不管。手机过度使用通常受到家庭、学校等环境因素的影响，可能只是某个家庭问题的表现。比如父母闹矛盾，孩子不知如何应对，只好沉迷于手机，以便忘记现实中的不快；很多孩子缺乏应对生活中压力的措施，在遇到压力时，会自觉不自觉地通过用手机、上网来解决或逃避压力。用手机或上网往往是最简单和最易获得的“减压”手段。在玩游戏时，通过在虚拟的游戏场景中取得某些“胜利”，还可以从中获得一定的成就感和满足感。如果孩子在现实中缺少同伴，通过网络的虚拟世界找到能“谈得来”的朋友，也可获得心理上的满足感。

5个建议，改变过度迷恋手机的坏习惯

❶ 不要没收孩子的手机 家长切忌强硬干涉孩子上网或使用手机。一些家长喜欢控制孩子的一言一行，但强硬干涉只会增加孩子希望摆脱束缚的愿望。因为随着年龄增长，孩子会希望自己拥有“控制感”，非常不愿意被人控制。父母应该以平等的态度和孩子进行交流。

❷ 制订使用手机的规则 有的家长害怕孩子反抗而一味纵容孩子，家庭中缺乏必要的规矩，任其自然发展，这并不可取。使用网络和手机关键是控制好度，家长可以在这方面立一些规矩。比如，允许孩子上网，但上网必须在完成功课后进行，且时间不得超过30分钟，等等。

❸ 鼓励孩子多进行面对面交流 现在微信等社交媒体逐渐发达，孩子通过微信等工具沟通的越来越多，在现实中面对面接触人的机会反而越来越少。但虚拟的人际关系无法代替真实的关系，在人际交往中，面对面交往传递的信息量是手机上交往所无法比拟的。家长应该鼓励孩子走出去，在现实中与人面对面交往；或者让孩子把现实的交往和手机上交往结合起来，互相补充。

❹ 调整好生活作息 过度使用手机是一种不良生活方式，会打乱孩子生活和学习的节奏。家长可以帮助孩子逐步调整生活作息。如果孩子晚睡，要帮他养成早睡早起的好习惯；如果孩子饮食不规律，要禁止孩子在吃饭时看手机；等等。如果孩子的生活调整好了，该学习的时候学习，该休息的时候休息，该吃饭的时候吃饭，再上网调剂一下，就不存在手机过度使用的问题了。

❺ 问题严重寻求专业帮助 如孩子沉迷于手机或网络而无法学习，甚至不吃饭、不睡觉、不与人交往，则一定要干预。家长可带着孩子去寻求精神科医师或者心理咨询师的专业指导和帮助。PM

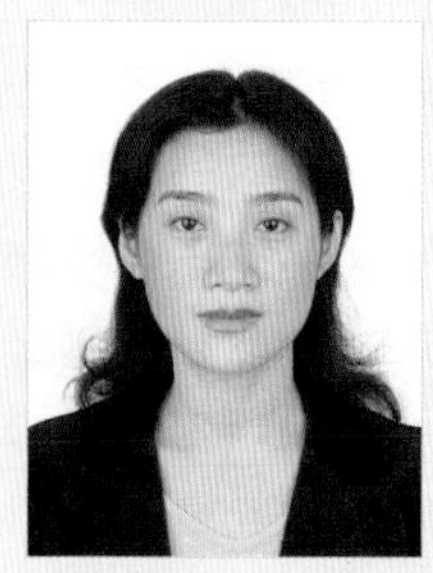

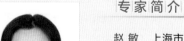

赵 敏 上海市精神卫生中心主任医师、教授、博士生导师，上海交通大学医学院精神卫生学系副主任、物质依赖学科带头人，中国药物滥用防治协会副会长，中华医学会精神科学分会委员。擅长焦虑、抑郁、成瘾行为、冲动攻击等的诊治。

第二十九届上海市肿瘤防治宣传周

2017年4月15日-21日

主办：上海市卫生和计划生育委员会

承办：上海市疾病预防控制中心

上海市预防医学会

上海市医学会

科学抗癌　关爱生命

加强健康教育，远离不良习惯

坚持运动

合理膳食

限制饮酒

适宜体重

避免二手烟

接种疫苗

停止吸烟

心理平衡

简单的方法

降低癌症危险

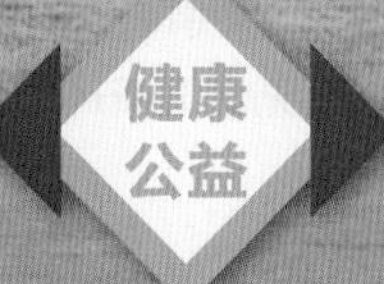

2017年3月1日新修订的《上海市公共场所控制吸烟条例》正式施行。上海“控烟令”坚持“从严从紧控制吸烟的导向”，规定室内公共场所、室内工作场所、公共交通工具全面禁烟，并进一步扩大室外公共场所的禁烟范围，确保公众免受“二手烟”危害，保护公众健康。“最严”控烟令实施后，市民反响如何，执法情况怎样，各大医院的戒烟门诊有什么变化？带着这些疑问，本刊采访了相关专家。

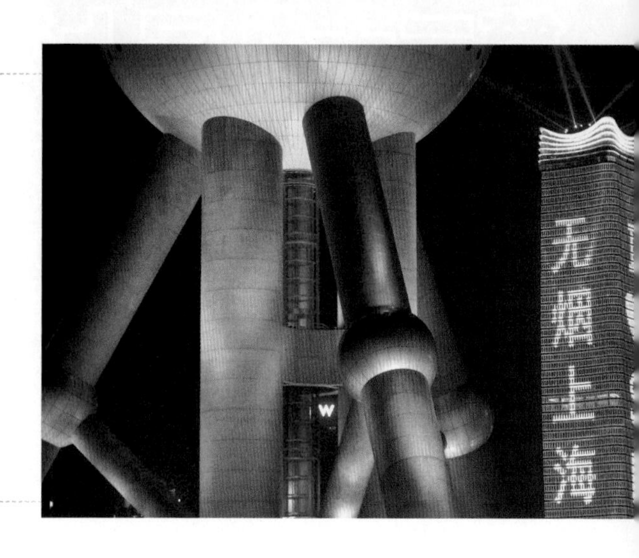

无烟上海 有你真好

本刊记者 / 王丽云
支持专家 / 上海市卫生与计划生育委员会健康促进处处长　唐 琼
上海市松江区健康促进委员会办公室控烟联络员　俞丹艳
上海市青浦区卫生与计划生育委员会健康促进科科长　周 拟
上海市奉贤区人民医院呼吸科副主任医师　刘宏炜
上海交通大学医学院附属瑞金医院呼吸科主治医师　周剑平
复旦大学附属中山医院呼吸科主治医师　王晓丹

市民反响：赞成、接受、改变……

2017年3月1日“最严”控烟令实施后，记者随机采访了一些市民。

徐女士，38岁：对“控烟令”，我举双手赞成。在公共场所吸烟影响他人健康，这种行为本就不应该发生。以前遇到这种情况也没办法，现在好了，可以理直气壮地去劝阻了。无烟上海，有你真好！

张先生，45岁：以前在家里吸烟，妻子抗议；现在到公共场所的室内也不能吸烟了，很不舒服。但是，吸烟者的确应该像爱惜家人健康那样，不影响他人健康。“控烟令”出台后，可以帮助我们管好自己，不危害他人，对大家都有好处。

刘女士，23岁：一直很讨厌烟味，经常受“二手烟”危害。现在比以前好多了，但在马路上人群密集的地方，有时还是躲不开“二手烟”，比如在地铁口附近的区域和路段，经常有人出地铁站后迫不及待地点上烟，便走边吸，这样也会影响很多人。希望今后这样的现象越来越少，无烟健康环境越来越普遍。

吕先生，52岁：最近我很尴尬，在办公室吸烟被同事说“不”了。我以前还真没意识到，不吸烟的同事对我意见这么大，他们不敢直说，现在借用“控烟令”旁敲侧击。不能自由地吸烟真的很难受，频繁走出去吸烟又很不方便，所以我准备逐步减少吸烟量。如果能成功戒烟，对人对己都是件好事。

李女士，63岁：我丈夫是杆“老烟枪”，每天两包烟，怎么劝都不听。自从“控烟令”实施后，他在外面吸烟经常碰壁，现在已经收敛了许多。看到宣传，他也更清醒地认识到吸烟危害自己和家人健康，加上最近咳嗽越来越厉害，他已经打算去看戒烟门诊了。如果“控烟令”早点实施就好了！

专家点评

唐琼：世界卫生组织《烟草控制框架公约》第八条的核心精神是防止烟草烟雾，规定室内公共场所、室内工作场所、公共交通工具全面禁烟，适当时在室外一些区域禁烟。全球180个缔约方签署的《烟草控制框架公约》，于2006年1月9日在中国生效，生效5年内应通过法律实现。从履约的角度看，我国现有18个城市正在进行控烟立法，北京、深圳、上海已经实施“屋顶下全面禁烟”。控烟修法确定了规则，虽然在短时间内不一定所有人都能做到，但是没有规矩不成方圆。上海市民特别具有契约精神，相信在不久的将来，上海一定可以做到共建共享无烟健康环境。

控烟执法：首周罚款近20万元

唐琼：3月1~7日是《上海市公共场所控制吸烟条例》修正案生效实施后的首个专项执法周。其间，各级卫生监督、文化市场行政执法、市场监管、公安治安等主要控烟执法部门有计划地对前期监督检查中发现的控烟问题场所，以及12345市民热线接到投诉较多的控烟难点领域，连续开展重点执法。对其中控烟问题突出的96家场所责令整改并立案调查，罚款共计19.71万元；当场教育并处罚违法吸烟个人38例，罚款共计2150元。

“控烟新规”生效后，市民控烟投诉骤然增多。3月1~7日，12345市民热线共接到控烟工单2483件，其中投诉举报类工单1461件，反映了新规生效后，市民群众对无烟环境的关注和需求。

俞丹艳：“控烟新规”实施后，松江区采取专项执法、部门联动、媒体跟进的方式，壮大“有法必依，执法必严”的控烟舆论声势，取得了较好的工作成效。为了更有效地开展控烟执法工作，区健促办还建立了控烟志愿者微信群和执法微信群。日常生活中，控烟志愿者发现问题会立即在群里反馈，我们马上反馈给相关执法部门，执法部门处理后，又会将处罚情况等结果反馈给我们和志愿者，形成了良性循环。

其实，执法只是手段，最终目标是为市民营造无烟的健康环境。自2017年初开始，松江区健促办就联合各部门积极开展各种形式、各类主题的宣传活动，做到广动员、广覆盖、控烟活动人人参与。比如，我们向全区各小区楼道、窗口单位、各禁烟场所发放海报16万张、禁烟标识2万张；在医疗卫生机构、大型商场、KTV、网吧等场所投放控烟公益广告；开展社会志愿者招募、糖果换烟蒂大型志愿者行动、控烟文艺作品征集展示等活动；策划拍摄《无烟松江，我支持》微视频；组建控烟培训师资，开展行业控烟培训；利用健康自我管理小组、健康单位等载体，开展控烟知识讲座、戒烟心得交流等活动，增强市民自主戒烟的意识和能力……

周拟：为了巩固控烟成效，青浦区安排了五支队伍抓长效监管：一是100名控烟志愿者；二是结合文明城区创建的区文明办市民寻访团；三是结合国家卫生区复审巩固办的第三方暗访队伍；四是卫计委聘请的第三方控烟监测队伍；五是控烟执法队伍，尤其是卫生监督部门，承担了“兜底”执法的重任。

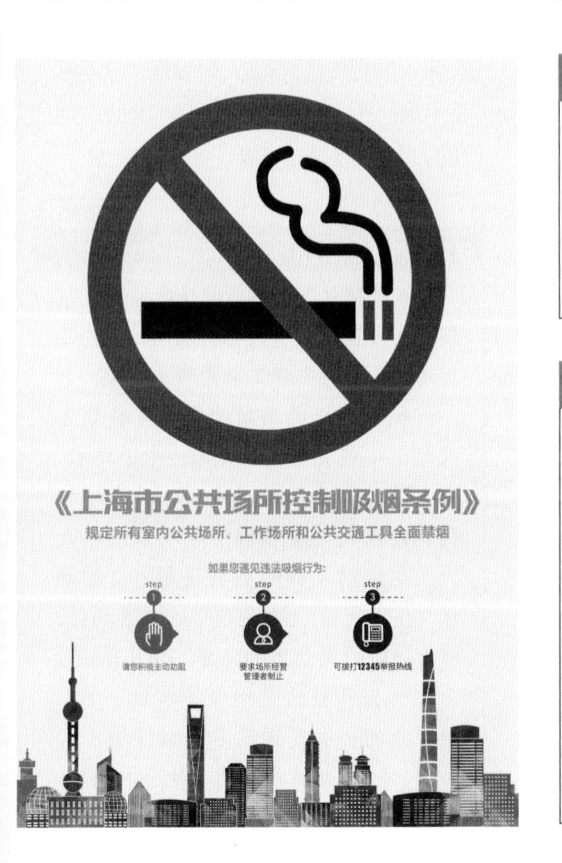
《上海市公共场所控制吸烟条例》
规定所有室内公共场所、工作场所和公共交通工具全面禁烟
如果您遇见违法吸烟行为:
step 1
请您积极主动劝阻
step 2
要求场所经营管理者制止
step 3
可拨打12345举报热线

执法案例1

娱乐场所未尽劝阻义务，被罚2000元

3月7日，松江区执法部门在一家娱乐场所检查时发现，一帮小青年在一间包厢内吸烟。经劝阻后，吸烟者马上将烟掐灭了。执法人员巡视一圈后再回到该包厢，发现他们又在吸烟。考虑到吸烟者是在校学生，执法人员对他们进行了宣传教育，但娱乐场所因设置烟具且未尽到劝阻义务，被罚款2000元。

执法案例2

在小商品市场吸烟不听劝阻，被拘三天

3月20日，谢某和妻子到嘉定小商品市场内购物。谢某无视市场内的禁烟标识，一边闲逛一边吸烟。商户徐女士上前劝阻，反遭谢某恶言相向。徐女士找来保安，保安反复劝阻，但谢某仍然我行我素。于是，保安将谢某带到保安室并立即报警。警方到场后，将谢某带回派出所询问，核实情况后，按照《中华人民共和国消防法》，对谢某处以行政拘留三天的处罚。民警表示，依据“控烟令”和“消防法”，室内公共场所禁止吸烟，特别是小商品市场、加油站等消防重点管控区域，严格禁止吸烟，在此类场所吸烟并且不听劝阻的人，将会受到更为严厉的处罚。对于自己在室内公共场所吸烟并不听劝阻的行为，谢某后悔不已：“没想到在那里吸烟的后果这么严重，打算把烟戒了。”

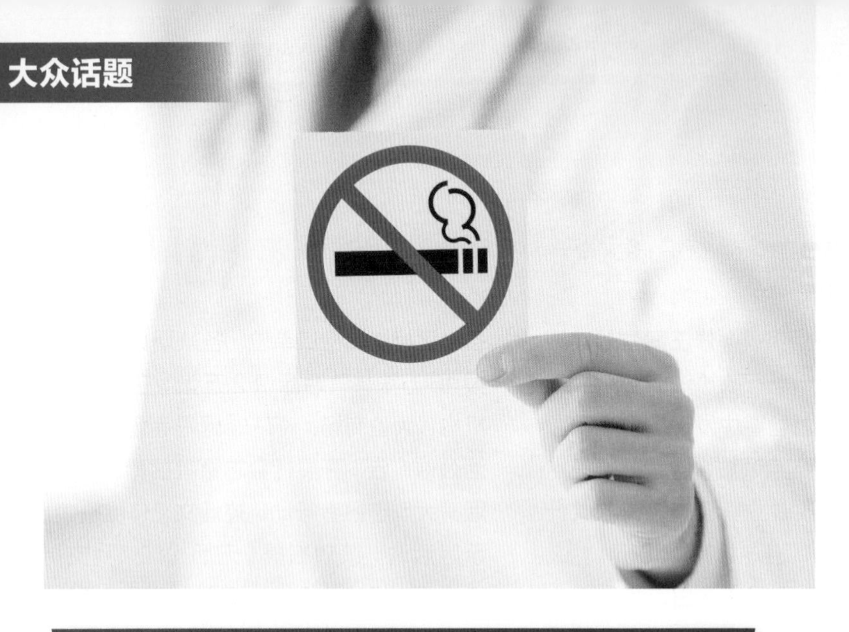

戒烟门诊：从门庭冷落到逐渐“热闹”

刘宏炜：很多人心里想着戒烟，但是缺少一个理由。不少“老烟民”往往在家里人或自己患有肺病后，才会痛定思痛、决定戒烟。然而，吸烟不仅是一种不良习惯，更是一种病——慢性尼古丁成瘾性疾病。戒烟绝非易事，100人中只有3人能靠毅力成功戒烟。但戒烟再难，也不能纵容吸烟、放弃戒烟。医学支持可以大大提高戒烟成功率。为了劝导别人戒烟，我总结出一套秘诀：有的放矢说危害、逐字逐句驳谬论、推心置腹转观念、真凭实据说烟瘾、春风化雨来戒烟。

如今，戒烟又多了一个理由——室内公共场所全面禁烟。我院自从2008年开设每周一次的戒烟门诊以来，一直门庭冷落，一个月往往只有1~3个病人。但从去年开始就不一样了，每周都有2~4个病人，最近更有增多的趋势，每周有5~10个病人。不少本来还在犹豫的朋友，现在都下决心戒烟，主动打电话给我寻求戒烟帮助，也有很多医生同事带着亲戚朋友来咨询我这个“戒烟大夫”。

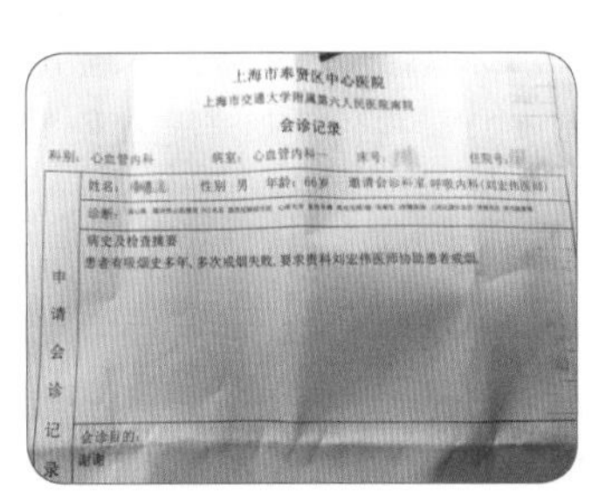

上海市奉贤区中心医院
上海市交通大学附属第六人民医院南院
会诊记录
科别：心血管内科　病室：心血管内科一　床号：　住院号：
姓名：[illegible]　性别 男　年龄：[illegible]　邀请会诊科室 呼吸内科(刘宏炜医师)
诊断：[illegible]
申请会诊记录
病史及检查摘要
患者有吸烟史多年，多次戒烟失败，要求贵科刘宏炜医师协助患者戒烟。
会诊目的：
谢谢

戒烟会诊单

3月1日下午的戒烟门诊，有一个朋友匆匆赶到戒烟门诊找我。他父亲患有肺癌，几个兄弟都因此戒烟了，但他没戒。当天，他在一家餐厅吸烟被罚了，终于下定决心即日起戒烟！虽然被罚，但他的妻子很开心：“罚得好！如果早点被罚，他就会早点戒烟了！”

在我建立的“一起来戒烟”微信群中，经常有人报喜讯：“谢谢你，刘医生！一天两包烟的我现在一支都不吸，说句心里话，有你真好！”最近，我还收到一张来自心血管科的会诊单：“患者有吸烟史多年，多次戒烟失败，要求贵科刘宏炜医师协助患者戒烟。”

周剑平：我每周三下午的戒烟门诊，以前的就诊人数一般为3~5人，每年5月31日“世界无烟日”前后会多一些。自从今年3月1日以来，来要求戒烟的人明显增多，每次就诊人数为10~20人。很多人以前也想戒烟，但没有信心，不知道有戒烟门诊，缺少戒烟的医学支持。现在，上海公共场所控烟范围扩大，烟民可以自由吸烟的空间进一步被压缩，在法律法规、健康宣教和戒烟门诊的“三方合力”下，越来越多的烟民加入到戒烟队伍中，戒烟信心大大增加。

冰冻三尺非一日之寒，戒烟成功也非一蹴而就。我相信会有越来越多的烟民愿意放下手中的烟，戒烟门诊也可以为大家提供个体化的戒烟指导。

王晓丹：3月1日起新修订的控烟条例一实施，3月2日的戒烟门诊就“热闹”不少，首次来就诊的烟民有近10人，加上随访的老病人，一共有近20人。下午4时多还有人挂号，直到快5时门诊才结束。其中一人坦陈，他在电信公司的机房工作，单位领导明确规定以后不能在室内吸烟了，他决定戒烟。坚持了大半天没吸烟，结果烟瘾难耐，浑身不舒服，感觉单靠自己的意志戒不掉，赶紧到戒烟门诊寻求帮助。

总体来看，自从3月份以来，戒烟门诊每周接诊的病人约比以前增加了20%。广泛、深入的宣传，让很多人对吸烟、“二手烟”、“三手烟”有了更科学的认识，求助戒烟门诊的人也多了起来。PM

相关链接

哪些地方不能吸烟？

● 根据《上海市公共场所控制吸烟条例》修正案，室内公共场所、室内工作场所、公共交通工具内禁止吸烟。

● 下列公共场所的室外区域禁止吸烟：①托儿所、幼儿园、中小学校、少年宫、青少年活动中心、教育培训机构，以及儿童福利院等以未成年人为主要活动人群的公共场所；②妇幼保健院（所）、儿童医院；③体育场馆、演出场所的观众席和比赛、演出区域；④对社会开放的文物保护单位；⑤人群聚集的公共交通工具等候区域；⑥法律、法规、规章规定的其他公共场所。

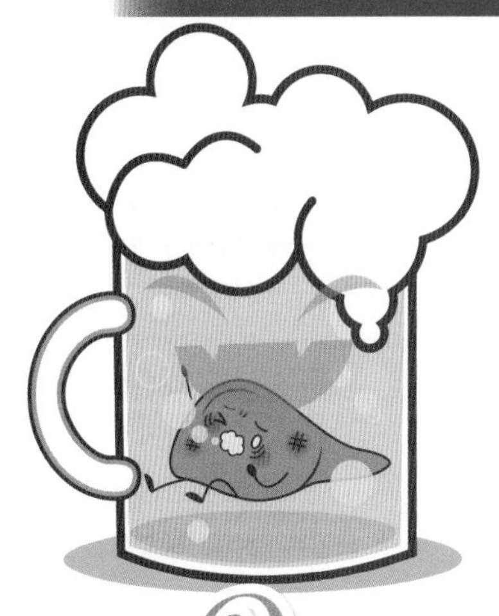

读疑者问

老同学聚会，难免开怀畅饮。令我惊诧的是，曾经的“海量”许同学，现在竟然滴酒不沾。他身高175厘米，略胖，看上去很结实，中学时代就很能喝，一次能喝一斤多白酒或十几瓶啤酒，从来没醉过。工作后因业务需要，应酬不断，喝酒很多。他说，二十多岁时，五十多度的白酒能喝二斤；三十多岁时，只能喝八两；四十岁以后，就不能超过半斤了，一般每次喝三两左右。最近，他常常觉得乏力，体检发现转氨酶升高、重度脂肪肝，吓得不敢喝酒了。他一直很纳闷：为什么年龄大了，酒量也会越来越不济呢？

年龄长了，酒量降了？

第二军医大学附属东方肝胆外科医院副主任医师　葛乃建

酒量确实与年龄有关。随着年龄增长，身体素质大不如前，再加上长期饮酒损胃伤肝，饮酒者又是“三高”的“光顾对象”，所以喝酒会越来越“力不从心”。

决定酒量的主要因素：乙醛脱氢酶

酒在人体内是如何代谢的呢？其实，人的酒量与体内两种“酶”相关，一种是乙醇脱氢酶（ADH），另一种是乙醛脱氢酶（ALDH），这两种酶主要由肝脏分泌。酒中的主要成分是乙醇（酒精）。人喝酒后，乙醇很快通过胃肠道吸收进入血液循环，进而进入肝脏，在肝脏内进行分解代谢。90%的乙醇进入肝脏后，首先会被乙醇脱氢酶分解成乙醛，再被乙醛脱氢酶氧化成乙酸，最后被氧化分解为二氧化碳和水排出体外，并释放大量热量。

当乙醇脱氢酶和乙醛脱氢酶含量较匹配时，乙醇能被很快分解，人不易醉。人体内的乙醇脱氢酶含量差异很小，而乙醛脱氢酶因民族、个体等因素差异很大。一般地说，乙醛脱氢酶的含量反映了一个人的酒量。

此外，还有10%的乙醇从基于细胞色素P450酶系的氧化途径代谢。P450酶系是底物依赖性的，也就是说，乙醇持续刺激可诱导基因表达更多的氧化代谢酶，从而表现为酒量增加，这就是所谓“练出来”的酒量。也正因为如此，有些人一段时间不喝酒后，酒量会有所下降。

酒精两大代谢途径：

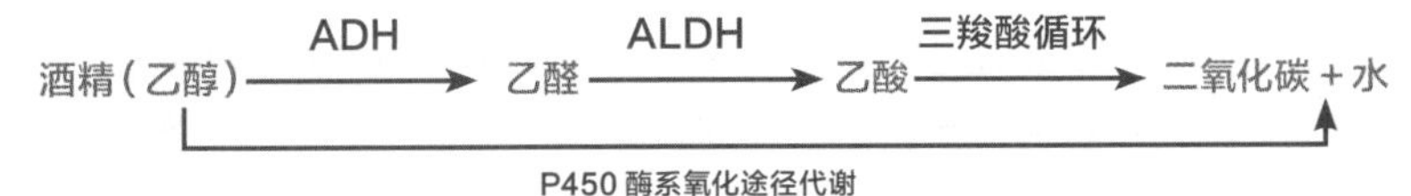

长期大量饮酒，酒量会降低

肝脏在“解酒”中扮演着重要角色。酒量低的人肝脏分泌乙醛脱氢酶较少，对乙醛的代谢能力低，若大量饮酒，会导致乙醛在体内积蓄，出现脸色发红或发青、心跳加快、头晕、呕吐等酒精中毒症状。

长期大量饮酒会让肝脏超负荷运作，而且酒精代谢过程中分解出的乙醛对肝细胞有明显的毒性作用（乙醛也是致癌物质），这两方面因素都会使肝脏解酒功能逐渐降低。长期大量饮酒导致肝脏受损，发生酒精性脂肪肝，长期发展还会导致酒精性肝炎、肝硬化，甚至可能发展成肝癌。

保护肝脏，限量饮酒

无论哪一种酒，饮酒限量都以酒精摄入量为准。正常情况下，男性每日摄入的酒精量不应超过20克，女性每日摄入的酒精量应该更少一些。酒精摄入量可通过如下公式计算：饮酒量（毫升）×酒精浓度（%）×0.8=酒精摄入量（克）。

减少饮酒对健康的伤害，除了限量，还应注意以下几方面。

- 尽量少喝高度酒，因为高度酒对肝脏等器官的损伤要大于低度酒。
- 黄酒温一温再喝伤害小，因在加热过程中，甲醇、醛、醚类等会随着温度升高而挥发掉，可减轻对肝脏的损害。
- 喝酒前吃点东西，能在胃里形成保护膜，减少酒精对胃壁的刺激。同时，酒精与食物混合在一起，可以延缓人体对酒精的吸收。很多人喝酒前会吃解酒药，其实解酒药只能缓解酒后不适，并不能减少酒精带来的肝脏损伤。PM

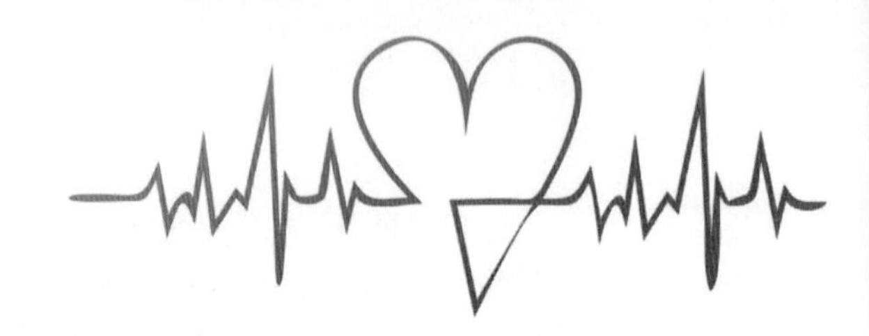

高血压患者关注你的心率

同济大学附属同济医院心内科
叶梓 刘学波(主任医师)

心率也是高血压预后的“晴雨表”

已有研究证实，人体交感神经的激活、高盐的摄入等，都会影响高血压患者的预后。心率是这些机制作用结果的一种生物标记，在预测高血压患者的预后方面有重要意义。高血压患者的心率增快一般指在非体力活动、休息状态下，心跳次数每分钟超过80次。心率增快的本质是发生了交感神经的过度激活，而交感神经过度激活在高血压的病程中起到至关重要的作用，高血压患者的心率增快往往提示其交感神经兴奋性偏高。高血压合并心率增快在工作压力大的年轻患者中较多见，有研究发现，较高的静息心率是导致全因死亡和心血管事件的独立危险因素，重视心率控制或可降低高血压患者心脑血管事件的发生率和死亡率。因此，高血压伴心率增快患者的治疗受到越来越多的重视。国内外相关指南也提出，要在治疗原发疾病的基础上，控制目标心率。

我国高血压患者心率偏快

我国高血压患者的心率普遍偏快，且单纯高血压和合并其他疾病的高血压患者的心率控制状况均较差。2015年《中国高血压患者心率现状调查》结果显示，我国高血压患者的平均静息心率为76.6次/分，在单纯高血压患者、合并冠心病的高血压患者、合并心力衰竭的高血压患者中，心率≥80次/分(多数研究将静息心率≥80次/分作为心率增快)者分别占38.2%、29%、29.3%。同时，在我国高血压患者的用药中，具有明显控制心率作用的β受体阻滞剂类药物使用率较低，在单纯高血压患者中的使用明显少于有合并症的高血压患者。据2011年发表的《亚洲高血压人群使用β受体阻滞剂的专家建议》，亚洲高血压人群的心率控制目标值应在70次/分以下，国内相关指南针对合并冠心病和心力衰竭的高血压患者推荐的心率控制目标更为严格，为55~60次/分。

“五招”应对心率增快

首先，排除甲亢、心衰、贫血等导致心率增快的继发因素。

其次，高盐饮食、肥胖、工作压力等因素均会导致交感神经的过度激活，影响静息心率。因此，伴心率增快的高血压患者应纠正不健康的生活方式，如久坐、吸烟、高盐饮食、酒精和咖啡因过度摄入等。

第三，常规的耐力训练能降低交感神经兴奋性，增加迷走神经紧张性，对降低血压和心率均有益，故心率增快的高血压患者可选择有氧运动，控制早期高血压。

第四，在医生指导下应用β受体阻滞剂类药物。作为五大类降压药物之一，β受体阻滞剂类药物(如美托洛尔、比索洛尔等)尤其适用于心率增快等交感神经反应性增高的高血压患者。

最后，个体化处理高血压伴心率增快患者中的一类特殊人群——高血压合并阵发性房颤患者。长期高血压可引起心房扩大，导致阵发性房颤发生。有研究显示，39%的高血压患者易发生阵发性房颤，而阵发性房颤会增加脑卒中等血栓栓塞性疾病的风险。阵发性房颤的确诊依赖于房颤发生时的心电图诊断，因此患者需要有意识地自我监测心率，在无明显诱因下出现心率突然增快时，应及时就医。PM

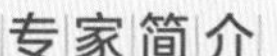

专家简介

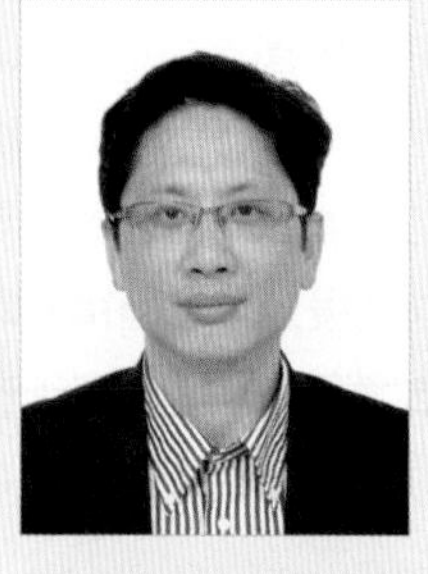

刘学波 同济大学附属同济医院心内科主任、主任医师、教授、博士生导师，中华医学会心血管病分会委员兼心血管影像学组副组长，中国医师协会心血管内科医师分会委员，上海市医学会心血管分会委员兼动脉粥样硬化学组副组长，上海市中西医学会冠心病介入学组组长。擅长血管内超声、光学相干断层扫描等冠心病诊断方法及复杂冠心病介入治疗。

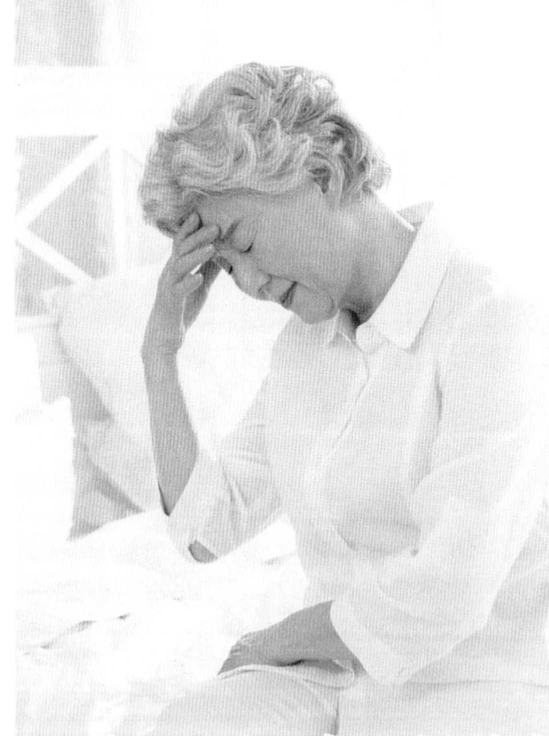

生活实例

王阿姨最近总是觉得心慌、心跳加快，活动后或者夜间睡眠不好时，症状更加明显。有时候，她又会出现头晕、乏力，甚至还莫名其妙晕倒过几次。24 小时动态心电图监测发现，王阿姨的心率就像“打摆子”，一会儿快，一会儿慢。快时心率高达 140~150 次 / 分钟，心里像揣了只暴躁的兔子；慢时心率只有 30~40 次 / 分钟，还出现过持续 4 秒的心脏停搏。医生告诉王阿姨，她这种情况在医学上被称为“快慢综合征”。在医生的建议下，王阿姨做了手术，安装了心脏起搏器，然后服用药物，控制了心跳快的问题。现在，她基本康复了，平时买菜、烧饭，甚至去跳广场舞，都没有再出现头晕、心慌、晕倒的情况，生活质量比之前明显提高了。

忽快忽慢的心跳，怎么治

上海市胸科医院心内科副主任医师　李若谷

快慢综合征，治疗很特殊

快慢综合征是指患者既有早搏、房性心动过速、房颤等快速性心律失常，同时又合并明显的心动过缓，甚至心脏停搏等缓慢性心律失常。在治疗方面，快速性心律失常需要通过抗心律失常药物来控制。然而，所有抗心律失常药物都可能进一步减慢心率，加重快慢综合征所合并的缓慢性心律失常，所以在治疗上存在矛盾。在这种情况下，需要先植入心脏起搏器，保证患者的心率在正常范围内，再通过药物来治疗心动过速。

心动过缓，首选起搏器治疗

出现心动过速，可以通过口服抗心律失常药物来治疗。那么，出现心动过缓，可以口服药物治疗吗？通常，提高心率的药物只用于紧急情况下或临时挽救生命时，均为静脉用药，无口服剂型，剂量要求极其严格，必须在严密的心电监护下使用，且可能出现恶性心律失常等严重副作用，所以不能长期应用。大量临床研究证实，起搏器治疗是目前国际上公认的治疗心动过缓的最好方法。

起搏器植入手术，成熟且安全

世界上第一台体内植入永久起搏器手术是在 1958 年完成的，距今已有 60 余年。目前的心脏起搏器体积已非常小巧，重量仅为 18 ~ 30 克。相对于外科开胸手术，起搏器植入手术并不是大手术。目前，起搏器植入手术已经很成熟，手术安全性高。手术在局部麻醉下进行，在手术过程中，患者的意识是清醒的。医生先在患者的锁骨下部位进行穿刺，然后将起搏导线通过一条静脉送入患者的心脏中，起搏器最终被埋在锁骨下紧贴皮肤的一个小囊袋里。起搏器植入手术一般需半小时至一小时，患者在术后 2 ~ 4 天即可出院，术后很快可以恢复正常生活。植入起搏器后，患者使用电器及日常工作均不受影响。高压设备、大型发电机和电动机等可能会对起搏器造成影响，患者仅需尽快远离即可。

起搏器植入后，须定期检查

起搏器主要解决患者“心跳慢”的问题，植入起搏器本身无须口服药物，但若患者还合并冠心病、高血压、快速性心律失常等病症，仍须按医生的要求服药和复查。患者植入起搏器后，医生需要定期检查起搏器的工作状况和参数是否正常。为了保证起搏器的正常工作，患者须在起搏器植入术后 1 ~ 3 个月复查一次，此后每半年到一年复查一次，接近更换期的起搏器应每 3 个月检查一次。PM

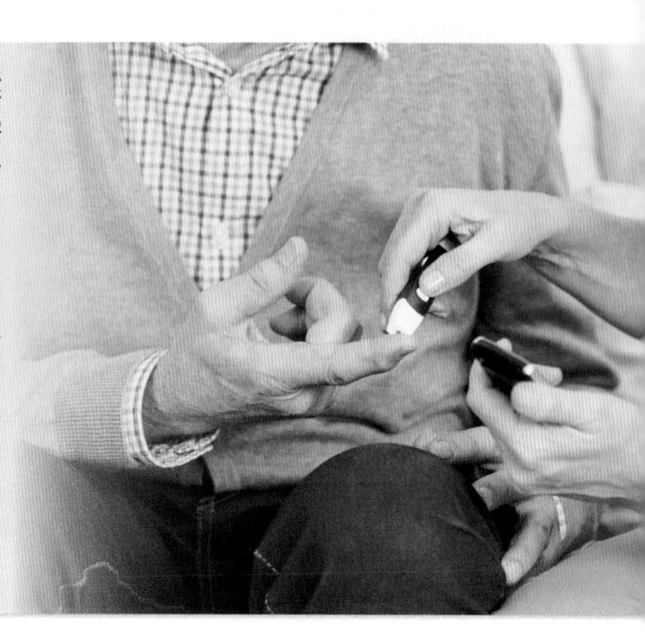

提到内分泌科，最为大家所熟悉的，莫过于糖尿病和甲状腺疾病了。实际上，内分泌科“管”的疾病，远远不止这两种。复旦大学附属中山医院内分泌科高鑫教授曾用一副对联来描述她眼中的内分泌科：红黄黑白性别难辨，高矮胖瘦毛秃不分。横批：精准分泌。

用通俗的话来说，就是所有与“激素分泌异常”相关的疾病，红（皮质醇增多症）、黄（甲状腺功能减退症）、黑（肾上腺皮质功能减退症）、白（垂体功能减退症、糖尿病肾病）、性别难辨（两性畸形）、高（巨人症）、矮（矮小症）、毛（多囊卵巢综合征）、秃（甲状腺功能减退和雄激素过多），都属于内分泌科的诊治范畴。也正因为如此，内分泌科的“故事”特别多，患者因缺乏相关知识而“走弯路”的，也特别多。从本期开始，我们特邀高鑫教授开设专栏，为大家讲述“高教授诊室”里发生的故事，也希望大家能从这些故事里学到“看病、治病、防病”的知识。

一位迟到的糖尿病患者

复旦大学附属中山医院内分泌科教授　高 鑫

今天上午门诊的第五位患者，是由家人搀扶着来到诊室的。他一只手颤颤巍巍地摸索着，直到摸到桌椅的边缘后，才在家属的帮助下坐下来。我知道，这是一位严重的视力障碍患者。经询问，我得知患者姓王，52岁，11年前因出现多饮、多尿症状而就医，空腹血糖高达16毫摩/升，在当地医院被确诊为糖尿病。曾住院治疗一周，出院后继续服药一个月。药物服完后，就自行停止了药物治疗。每当感觉口干明显时，王先生会去医院检查，血糖一直偏高（13~17毫摩/升），服用降糖药后症状消失，便不再继续治疗。就这样，他只是每年间断治疗2~3个月，药物名称也记不清了。一周前的一天早晨，王先生睁开双眼，感觉眼前一片混沌，连忙在家属的陪伴下去眼科就诊，被确诊为糖尿病增殖性视网膜病变伴眼底出血。我对家属说：“请将以往的病史资料给我看看。”“他平时不怎么看病，没有什么资料。”家属回答。“每年不是间断服过药吗？在哪里开的药，是否有记录？”我追问道。“他父亲有糖尿病，每次都是吃他父亲的药。”家属回答。

“唉，已经不是第一次遇到这样的患者了。”我一边想着，一边给他测量身高和体重。172厘米的个头，体重只有64千克。看看眼前这位口唇略显苍白、满面愁容的患者，此时再怎么说他自己不重视、看病不认真、服药不规则，都已经没用了。接着，我为了他测量了血压，收缩压172毫米汞柱，舒张压110毫米汞柱，明显高于正常。正巧他今天空腹而来，我让他做了相关化验。两个小时后，我看到了他的化验报告：中度贫血，空腹血糖12.3毫摩/升，糖化血红蛋白10.5%，尿蛋白（++），肾小球滤过率43毫升/分·1.73平方米。患者血糖控制非常差，已经出现多种糖尿病并发症——糖尿病视网膜病变、糖尿病肾病、肾功能不全。

这是一位因为高血糖长期没有得到有效控制，发生了多种糖尿病并发症的患者。他的经历，其实反映了众多糖尿病患者的几个共性问题。

专家简介

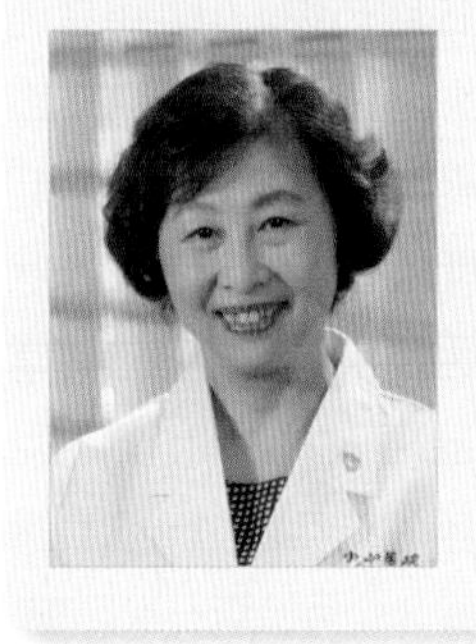

高 鑫　复旦大学附属中山医院副院长、内分泌科前任主任、教授、博士生导师，复旦大学代谢疾病研究所所长，中华医学会内分泌学分会常委、中西医结合学组组长、肝病与代谢学组前任组长，中国医师协会内分泌代谢医师分会副会长，上海市医学会内分泌学专科分会前任主任委员，上海市药学会药物治疗专业委员会主任委员。

专家门诊：每周三、四上午

问题一：服药后“三多一少”症状消失，就可以停药吗?

不是所有糖尿病患者都有“三多一少”症状。“三多一少”症状严重且明显的患者，血糖往往很高，空腹血糖常常在 10 毫摩尔/升以上。经降糖治疗以后，随着血糖下降，症状会消失，但此时的血糖不一定“达标”，患者仍需要定期随访、监测血糖、调整治疗方案，不能盲目停药。

这位患者在 11 年前就被明确诊断为糖尿病，却误以为只要症状消失，糖尿病就好了，也不需要再吃药了，不知道还要复查血糖，更不知道糖尿病需要长期治疗和随访。在初次确诊的糖尿病患者中，这种情况非常普遍。糖尿病起病隐匿，轻度和中度血糖升高，可以没有症状，但中等程度的高血糖足以引起组织器官的损伤，导致并发症的发生和发展。没有症状的高血糖主要靠测定血糖和糖化血红蛋白判断血糖水平是否得到有效控制。如果控制不达标，医生会调整治疗方案，直到血糖控制达标，并保持血糖的长期稳定。由于血糖水平是不断变化的，受饮食、运动、病情轻重的影响，故糖尿病患者需要不断测定血糖，以便医生及时调整治疗方案。

提醒：糖尿病患者务必经常测定血糖，定期到医院随访，万万不可忽视无症状的高血糖。

问题二：坚持正规治疗，能够避免并发症发生吗?

很多患者在被确诊为糖尿病时，往往拒绝服药。尽管确实有部分血糖轻度升高、刚刚达到糖尿病诊断标准的患者可以通过饮食控制、加强体育锻炼、减轻体重，使血糖得到有效控制。但是对于像王先生这样，初次检查即发现空腹血糖明显升高者，仅仅通过生活方式治疗，远不能达到理想控制血糖的目的，必须在生活方式干预的基础上，进行药物治疗，才能使血糖尽快达标。

提醒：大量科学研究证据表明，长期严格控制血糖可以明显降低糖尿病视网膜病变和糖尿病肾病的发生和发展。对新诊断的糖尿病患者而言，越早治疗，获益越多，广大糖尿病患者应珍惜早期治疗的宝贵时机。

问题三：以往的病史资料有用吗?

病史资料是大家在医院看病的病历本，也是一份疾病档案。病史对慢性病患者更有价值。随着病程延长，患者会逐渐遗忘以前的病史，药名和专业术语更是让患者难以描述。因此，病历记录非常珍贵，医生可以从这些资料中了解你的病情、检查记录、服药种类、治疗效果等重要信息，以便调整治疗方案。

提醒：每一位患者都要珍惜自己的病历本，每一次看病时，都要带上这些资料，不仅能帮助医生全面了解你的病情，还能节省看病时间。

问题四：别人的降糖药可以拿来吃吗?

王先生的父亲患有糖尿病，家里常备降糖药。王先生一旦出现“三多一少”症状，便自作主张服用父亲的降糖药。殊不知，这种“自我治疗”是非常危险的。目前，治疗糖尿病的药物很多，已经上市的降糖药包括：促胰岛素分泌剂、胰岛素增敏剂、α-糖苷酶抑制剂、肠促胰素受体激动剂、二肽基肽酶抑制剂，以及各种胰岛素和胰岛素类似物。医生会根据每一位糖尿病患者的胰岛 B 细胞功能、胰岛素抵抗程度、肝肾功能状态等，制定个体化的药物治疗方案。随意服用他人药物是非常危险的。首先，降糖药物使用不当或过量会引起低血糖，轻者会有饥饿、乏力、心慌、出冷汗等症状，严重者可以发生意识丧失、昏迷，甚至死亡。如果不清楚所服降糖药物的名称，一旦患者出现昏迷，医生很难在短时间内找到病因，会延误救治的时机。其次，患者不知道每种降糖药的作用机制，更不了解自己的疾病状态究竟适合服用哪一种药物，随意服药往往达不到预期效果。第三，药物剂量是医生根据患者疾病的严重程度和对药物的反应而确定的，且需要患者经常测定血糖，定期去医院随访，逐步调整方案和剂量。随意服药，剂量过大会增加发生低血糖的风险，剂量过小则不能达到有效降糖的目的，难以控制糖尿病并发症的发生与进展。

提醒：糖尿病的治疗是一个高度个体化的过程，适合他人的方案不一定适合自己。为了自己的安全，糖尿病患者千万不要服用他人的降糖药。 PM

比起“感冒、咳嗽、拉肚子”等常见病，“慢性肉芽肿病”似乎闻所未闻。尽管美国报道该病的发病率很低，只有1/20万~1/25万，但我院免疫科曾收治过不少来自全国各地的慢性肉芽肿病患儿。

小儿反复严重感染：提防“慢性肉芽肿病”

复旦大学附属儿科医院　孙碧君（内科基地医师）孙金峤（免疫科副主任医师）

慢性肉芽肿病是一种遗传病

多数慢性肉芽肿病（65%）为X连锁隐性遗传，是由CYBB基因突变所致。简单地说，就是患儿母亲携带了一个突变基因，如果生男孩，儿子有一半概率会患病；如果生女孩，女儿有一半概率成为像妈妈一样的突变基因携带者。

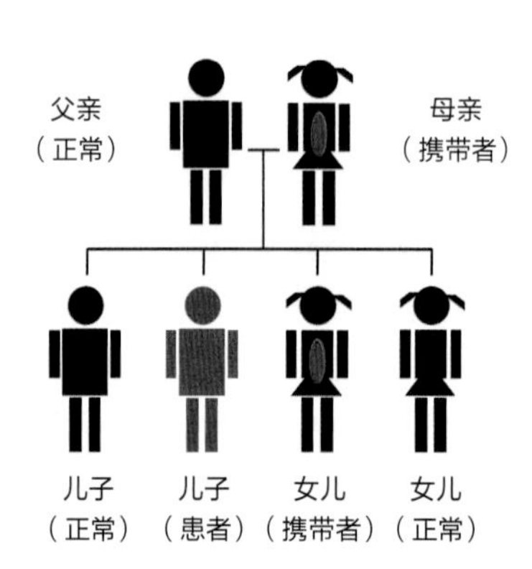

35%的慢性肉芽肿病为常染色体隐性遗传，是由CYBA、NCF1、NCF2、NCF4基因突变所致。父母如果各携带一个突变基因，所生育的孩子有1/4的概率会患病。还有一些患儿的父母没有携带突变基因，家族中也没有类似患者，可能是患儿自身基因发生了突变所致。

认识慢性肉芽肿病

如果把人体比作一个国家，那么免疫系统就是这个国家的“警察部队”，承担着保卫国家的任务（抵御外界病原微生物的入侵）。当有“坏人”（病原微生物）闹事的时候，“警察”（中性粒细胞）会第一时间到达现场，消灭“坏人”（吞噬杀灭）。慢性肉芽肿病患者的免疫功能存在缺陷，当病原微生物通过皮肤或黏膜进入人体以后，中性粒细胞虽然能够团团围住病原体，但对其“束手无策”，无法将其杀灭。久而久之，感染部位就会出现组织坏死、肉芽肿形成、淋巴结肿大。

患儿常发生严重感染

大多数患儿在出生后半年内至少会发生一次不常见或严重的感染，80%以上的患儿在出生后第二年普遍出现严重感染。最常见的引起感染的病原体包括：金黄色葡萄球菌、沙门菌属、大肠杆菌、假单胞菌属和曲霉菌属。此外还有分枝杆菌、色素杆菌属、放线菌属等不常见的病原菌。感染部位以皮肤、肺部、肛周、泌尿生殖系统常见。主要表现为：皮肤反复化脓、蜂窝组织炎、脓疱病，经久不愈；反复发生肺炎、肺门淋巴结病、脓胸、肺脓肿等，即使长期使用抗生素，病情也无法好转；发生溃疡性口腔炎、齿龈炎、肠炎、腹泻、肛周脓肿等。

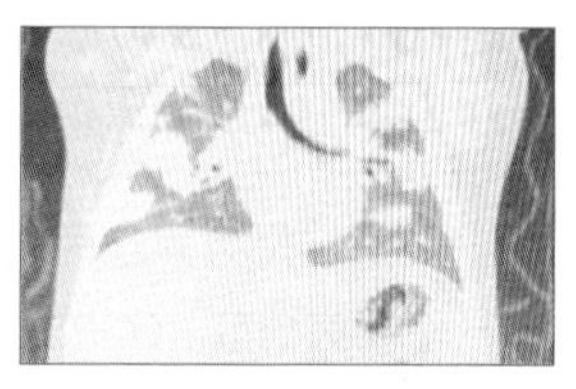

慢性肉芽肿病典型肺部X线表现：肺部多发斑片影和结节影

慢性肉芽肿病可以治疗

根据患儿的临床表现和病原学检查结果，积极选用相应的抗生素控制感染是目前治疗慢性肉芽肿病的主要方法。注射干扰素可明显降低感染发生的频率和严重程度。最新研究发现，吡格列酮可以用来治疗感染难以控制的慢性肉芽肿病患儿。进行免疫重建是目前唯一可以治愈慢性肉芽肿病的方法。具体方法包括造血干细胞移植和基因治疗两种手段。我院已成功开展了数十例慢性肉芽肿病的造血干细胞移植治疗，国内外目前尚没有基因治疗的报道。PM

“痘痘”长背后 警惕反常性痤疮

天津医科大学总医院皮肤性病科主任医师 车雅敏

诊室见闻：后背上的“痘痘”

去年夏天，门诊来了一位30岁左右的小伙子，身材稍胖，面容英俊，看起来非常健康阳光。他一脸愁容地对我说：“大夫，我这毛病好几年了，身上，特别是后背长疙瘩。开始也没当回事，最近半年严重了，还化脓流水，有时挺疼的。去过很多地方看，说是毛囊炎，中药、西药都用过，就是不见好，反反复复，越来越重。现在，我媳妇都有点嫌弃我了，说一看见我背上这么多大疙瘩心里就不舒服，弄得我也特别烦、焦虑……”

小伙子撩开上衣，他整个后背布满大大小小不下30个红色疙瘩和脓疱，小的如米粒，大的如蚕豆，有的脓疱已经破了，有的已经结痂。我发现他前胸也有一些类似损害，比后背轻些。再看他脸上，除了有点“出油”外，一点疙瘩都没有。我随即追问他：“你头上和腋窝起过红疙瘩吗？”患者回答说：“头上和腋窝都有一点点，偶尔起几个脓包，破了以后就不疼了，没拿它当回事。”

经过检查，我发现他头皮上也有几个暗红色小疙瘩，有的带脓头；两侧腋下也有以前脓包消退后留下的瘢痕和色素沉着。看到这我心里有底了：这是一例典型的“反常性痤疮”。

反常性痤疮“不同寻常”

痤疮是年轻人的常见病，主要与青春期雄激素分泌旺盛有关，也与细菌感染、免疫力下降，以及药物、饮食、情绪等因素相关。痤疮有多种临床类型，最常见的一种叫寻常性痤疮，主要发生在面部，少数波及前胸、后背，皮损以粉刺为主，包括白头粉刺和黑头粉刺，也可以有炎性的丘疹、脓疱、结节、囊肿。

除了寻常性痤疮外，痤疮还有一些少见类型，比如反常性痤疮（更科学的名称是“毛囊闭锁综合征”）。它是痤疮中最严重的一种类型，主要发生在后背、臀部和股部，表现为反复发生的红色丘疹和脓疱，多发的脓肿、囊肿破溃后可形成窦道或瘘管，愈合后变成增生性瘢痕，严重时皮损疼痛明显且伴有恶臭，给患者带来极大痛苦。这些严重的皮损也可以同时发生在大汗腺密集的皱褶部位，如腋下、腹股沟、臀部、会阴、肛周，以及头皮部位（特别是枕后）。

除了发病部位与寻常性痤疮明显不同外，反常性痤疮还有家族聚集的特点，40%左右患者有家族史，肥胖是病因之一。此外，激素异常、免疫失调、吸烟、饮食不当、情绪紧张也是反常性痤疮的诱因。年轻人若脸上痤疮不多，身上（特别是上面提到的这些部位）较多时，要高度警惕反常性痤疮。

治疗：抗生素+其他手段

反常性痤疮是一种慢性、顽固的化脓性炎症，治疗周期较长，疗效因人而异，需要在有经验的皮肤科医生指导下用药。早期急性损害患者，可短期应用抗生素；慢性病例可相对长时间口服抗生素，有条件时可进行脓液细菌培养及药敏试验，以选择最有效的抗生素。对于大多数病例而言，单用抗生素并不能达到理想疗效，还需配合应用小剂量糖皮质激素（系统或局部损害内注射）。局部应保持清洁，可外用抗生素软膏。已成熟的脓肿可切开排脓。顽固性结节、囊肿或瘢痕，可进行浅层X线放射治疗，必要时可手术切除。

预防反常性痤疮的6个注意事项

要预防反常性痤疮，在日常生活中（特别是在夏季）要注意以下几点：①注意个人卫生，不要与他人共用毛巾；②养成良好的生活习惯，作息规律，劳逸结合；③戒烟限酒；④饮食清淡，避免食用辛辣刺激性及油炸食物；⑤加强体育锻炼，增强免疫力；⑥一旦后背反复出现疼痛性的丘疹或脓疱，要尽早去医院就诊。PM

专家简介

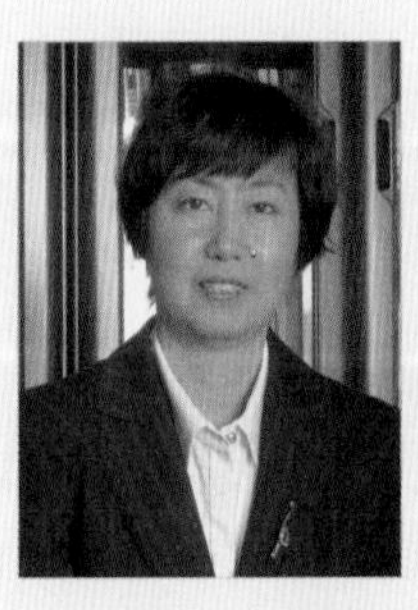

车雅敏 天津医科大学总医院皮肤性病科主任医师，中华医学会皮肤性病学分会委员，天津市医学会皮肤性病学分会副主任委员，中国女医师协会皮肤病专家委员会委员。擅长老年皮肤病、外阴皮肤病性病以及其他常见皮肤病的诊治。

生活实例

老王半年前因胃癌进行了胃大部切除术，手术顺利，术后恢复也很好。最近，老王却添了个“新毛病”：反复突发意识模糊，不能正确对答，伴大汗、乏力。每次被送医后，除血糖明显降低外，其他检查都无异常，输注葡萄糖或喂食糖水后，症状即缓解。医生告诉他，这是“倾倒综合征”，是胃肠改道术后一种常见的并发症。

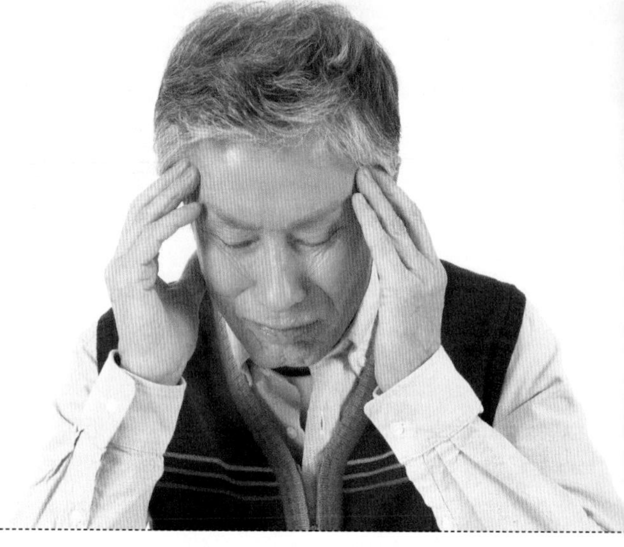

胃切除术后 当心“假低血糖”

复旦大学附属中山医院消化科
李 蕾（副主任医师）

认识“倾倒综合征”

倾倒综合征是指胃切除术后，因胃排空过速，餐后出现胃肠道不适症状和血管舒缩障碍的一组症候群，也可因胰岛受刺激出现高胰岛素血症，导致低血糖。据文献报道，25% ~ 50% 的胃切除手术后患者可能出现此征，1% ~ 5% 的患者症状较严重。

根据临床症状出现的时间早晚，倾倒综合征有早期和后期两种类型。早期倾倒综合征多于术后 1 个月内发生，表现为进食 10 ~ 30 分钟后，出现腹胀、腹部绞痛、恶心、呕吐、腹泻等胃肠道症状，以及出汗、无力、眩晕、面部潮红、心悸等血管舒缩障碍表现。症状于进食流质或高糖食物后明显，禁食后可缓解。后期倾倒综合征多于术后半年以上出现，又称迟发型倾倒综合征，表现为患者进食 2 ~ 4 小时后，出现低血糖症候群，如眩晕、无力、心悸、多汗、饥饿感、焦虑等，须与胰岛素分泌高峰延迟或糖代谢调节不稳定所致的特发性功能性低血糖症（餐后低血糖症）相区别。临床上一般以早期倾倒综合征多见，或早期和后期同时存在。

早期、后期机制大不同

早期倾倒综合征的主要发病基础是胃切除术后胃储存功能下降、胃排空过速，大量高渗特别是糖含量较高的胃内容物快速排入小肠，使血浆由血管大量渗入肠腔，造成肠管膨胀，引起腹胀、腹痛、腹泻等胃肠道症状；同时造成低血容量，并引起 5- 羟色胺、抑胃多肽、血管抑制多肽等肠道激素的释放，导致出汗、无力、面部潮红、心悸等血管舒缩障碍症状。

后期倾倒综合征的发病机制为糖类物质快速进入部分小肠，使胰岛素大量快速分泌，导致低血糖。也有报道显示，部分后期倾倒综合征由术后胰岛细胞增生所致，患者以严重的有症状性餐后低血糖和高胰岛素血症为特点，对药物治疗反应不佳。

“四招”防治倾倒综合征

❶ 调整进餐方式 ①少食多餐，细嚼慢咽。少食多餐是胃癌切除后患者的重要饮食制度，饭后仰卧半小时也可以减缓食物对肠道的压力。②干稀分食。为延长食物在胃内停留时间，进餐时只吃较干的食物，不喝水；进餐半小时以后再喝水，避免食物被快速冲入小肠。③尽量采用低碳水化合物、高蛋白质、中等脂肪膳食。④提防低血糖的发生。若出现心悸、出汗等低血糖表现，可口服补糖缓解症状。

❷ 药物治疗 抗组胺药、抗乙酰胆碱药、抗痉挛药和镇静药是常用的治疗药物。

❸ 手术治疗 倾倒综合征会随着时间的延长逐渐缓解，故手术治疗宜于饮食和药物治疗效果不佳时再考虑。手术方式包括吻合口缩小术、迷走神经切断术等。

❹ 心理治疗 焦虑、精神紧张等心理问题均可诱发倾倒综合征，使用镇静或抗精神病药物可能会缓解病情。PM

眼眶肿瘤8问

第二军医大学附属长征医院眼科 魏锐利（教授） 黄潇

这是一个“谈瘤色变”的时代，肿瘤是医生和患者共同的敌人。提起肺癌、胃癌、肠癌、白血病等肿瘤，相信大家都有所了解或耳闻。还有一些肿瘤，它们像潜伏的特务一样，鲜为人知，比如眼眶肿瘤。

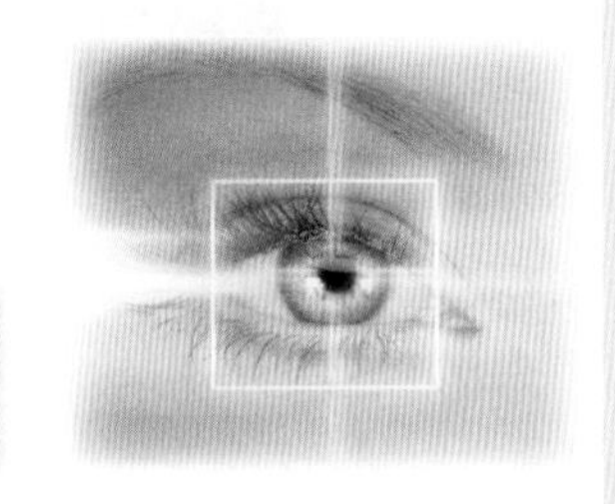

眼眶肿瘤就是眼球肿瘤吗？

解答：不是。

分析：眼球位于眼眶内，眼眶保护着眼球，眼眶内的软组织，如肌肉、脂肪、筋膜、韧带等，也保护着眼球。此外，眼眶里还有一些血管和神经，用来营养眼球，为眼球提供知觉，并控制眼球的运动。从狭义角度来说，眼眶指的是眼眶四面的骨壁。而从广义角度来讲，眼眶指的是眼眶内包含的全部组织，包括眼球，眼球外的肌肉、脂肪、筋膜、韧带、血管、神经等。因此，眼眶肿瘤包括眼球肿瘤，但不等于眼球肿瘤，所有发生在眼眶范围内的肿瘤，都称为眼眶肿瘤。

眼眶也会得肿瘤？

解答：很不幸，眼眶也会得肿瘤。

分析：可能除了头发以外，全身各个组织、器官都有罹患肿瘤的风险。眼眶肿瘤发生的原因有多种，有的是先天性的，还有一些是免疫异常引起的，有遗传的因素，更多见的是基因变异。

眼眶肿瘤有哪些？

解答：眼眶肿瘤可分两类。

分析：常见的眼眶良性肿瘤包括：海绵状血管瘤、神经鞘瘤、泪腺多形性腺瘤等。良性肿瘤通常只是膨胀性生长，逐渐长大。如果肿瘤长在眼球后面，当体积增大到一定程度，会压迫周围的神经、血管和肌肉。如果压迫了视神经，患者就会出现视力下降；如果压迫得太严重，还可能会失明。常见的眼眶恶性肿瘤包括：淋巴瘤、泪腺多形性腺癌、横纹肌肉瘤（儿童常见）等。眼眶的骨壁不是密闭的，眼眶骨壁上有很多孔、洞、沟、隙。恶性肿瘤可以向周围生长，通过这些孔隙侵犯周围的组织和器官。如果是眼眶深部的恶性肿瘤，还可以往大脑里生长，严重者会危及生命。

眼眶肿瘤有什么症状？

解答：眼眶肿瘤早期，患者几乎没有感觉。

分析：眼眶肿瘤的典型症状包括：眼球突出、眼部肿胀、头痛、头晕、视物重影或模糊。若出现上述异常情况，患者应引起重视，尽早去医院做相应检查。若眼眶肿瘤不大，没有压迫眼球，也没有压迫视神经，往往不容易被发现。若肿瘤慢慢长大，压迫了眼球，可导致眼球变形、眼底水肿和视物变形；若压迫了视神经，视力就会下降。眼眶B超、磁共振、CT等影像学检查可以帮助确诊。

眼眶肿瘤能否自查？

解答：可以。

分析：眼眶肿瘤早期症状不明显，通过简单的自我检查，或可以帮助早期发现病变。具体方法是，把双手示指放在眼球上，轻轻按压眼球，如果推压眼球时有阻力（眶压增高），说明可能有异常；也可以用手指轻轻地触摸眼眶周围，看能不能摸到肿块。

眼眶肿瘤要开刀吗？

解答：眼眶肿瘤首选手术切除，但也不能一概而论。

分析：有些眼眶肿瘤不必急于手术，如罹患眼眶良性肿瘤的幼儿，如果孩子太小、身体条件差，不宜马上手术，可以密切观察。此外，眼眶深部的良性肿瘤，若与神经、血管粘连非常紧密，一旦做手术很可能会失明，也不必急于做手术。大部分眼眶肿瘤需要手术治疗，疗效还是不错的。恶性眼眶肿瘤术后要进行后续放疗或化疗。

发现眼眶肿瘤怎么办？

解答：尽快去能做眼眶病手术的大医院进行治疗。

分析：有人形容做眼眶手术好比是“去密布高压线的地方救人”。肿瘤就是那个“人”，医生要把它从眼眶里取出来；而眼眶的重要组织，如眼球、神经、血管、肌肉等，就是“高压线”，术中若不小心碰到“高压线”，就可能导致神经断裂、肌肉损伤。眼眶肿瘤患者应去正规的、能够做眼眶病手术的大医院进行治疗，保证手术质量。PM

“冷冻消融术”精准冻杀肾肿瘤

上海交通大学医学院附属第九人民医院
泌尿外科副主任医师 徐 斌

老刘的病况

老刘7年前接受了腹腔镜下左肾癌根治术。好不容易熬过5年，本以为可以高枕无忧，却不想在一次偶然的B超检查中，被发现右肾有3个鹌鹑蛋大小的肿瘤，必须进行手术。可老刘只有一个右肾（孤立肾），肾功能也不好，手术风险大，一家人犯了愁。由于老刘右肾上肿瘤数目多、位置分散，保肾手术难度较大。保肾手术时，一般需暂时性阻断肾动脉（俗称热缺血），无论采用切除还是剜除肿瘤的方法，都要缝合创面，造成肾单位丢失，影响术后肾功能。如果出现术后肾功能不全，甚至肾衰，老刘将终身接受透析治疗。

“冷冻”消融肿瘤

我院自2012年起开展肾多发肿瘤、双肾肿瘤等各类肿瘤冷冻手术。该术式仅需合理布置冷冻刀头，就可以“冻死”肿瘤组织，而不损伤肿瘤旁正常组织。由于无须分离肾蒂（肾血管）、阻断肾动脉及切除缝合等操作，风险大大降低，术后恢复快。冷冻前常规1～2针活检即可明确肿瘤性质，对良恶性肿瘤未定的肾肿瘤患者是一个很好的选择。一般情况较差、畏惧或无法耐受全身麻醉的肾肿瘤患者，还可行局麻CT引导下的肾肿瘤冷冻手术。

我们对老刘进行了后腹腔镜下右侧孤立肾多发肿瘤的氩氦刀冷冻消融术，术中“直奔主题”，找出3个肿瘤。穿刺针分别取活检后，把冷冻针头精确刺入各瘤体，随着针头温度的迅速下降，“冰球”很快覆盖了整个瘤体表面，仅历时1.5小时就将肿瘤完全消融，手术过程几乎看不到出血。术后，患者恢复良好。复查结果显示，肿瘤已完全消融。

氩氦刀冷冻消融术适用于无法行传统手术的小肾癌患者。这类患者不能或不愿接受传统手术，合并症严重或较多、一般情况差、肾功能不全、肾癌多灶性或双侧，且肿瘤位于肾周边、最大径不超过4厘米，须尽可能保留肾单位。随着治疗经验的积累，这些传统适应证也得到进一步拓展，超过4厘米的肿瘤也可通过布置多根冷冻刀头完成冷冻手术。而肿瘤完全位于肾实质内（完全内生性）以及较晚期肾肿瘤患者不适合用该术式治疗。

揭秘“氩氦刀冷冻消融术”

冷冻消融应用高压、常温氩气及氦气，将探针（“刀”）作用于肿瘤区域，通过快速降温、冷冻、复温，彻底杀死肿瘤细胞。冷冻消融技术可在超声、CT、磁共振等影像学引导下进行，也可通过腹腔镜完成。

冷冻初期（-4～21℃），细胞外冰晶形成，细胞内渗透压上升。当温度进一步降低时，细胞内冰晶形成，细胞器和细胞膜损伤，肿瘤细胞死亡。复温时，细胞外间隙冰晶溶解，呈低渗状态，水进入细胞内破坏胞膜，同时发生再灌注损伤，导致微循环衰竭及微血管血栓，进一步促进肿瘤细胞死亡。

患者于术后3天至1周复查增强CT，表现为增强后完全无强化，即肿瘤完全消融的标志。术后第一年，患者应每隔3个月复查1次CT、肾功能等，之后每半年复查1次。若增强CT上未出现肿瘤的再次强化，即表明肿瘤没有局部复发。PM

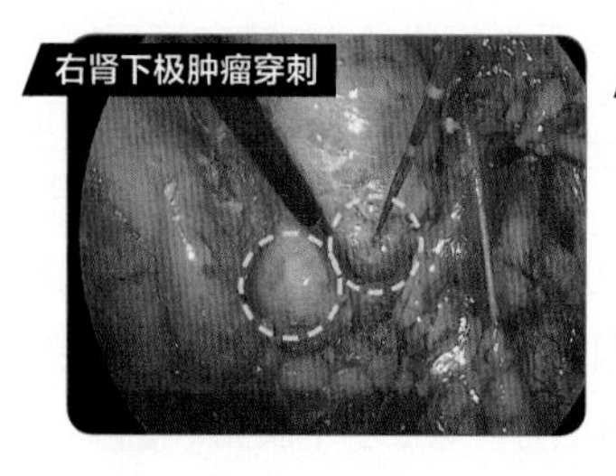
右肾下极肿瘤穿刺

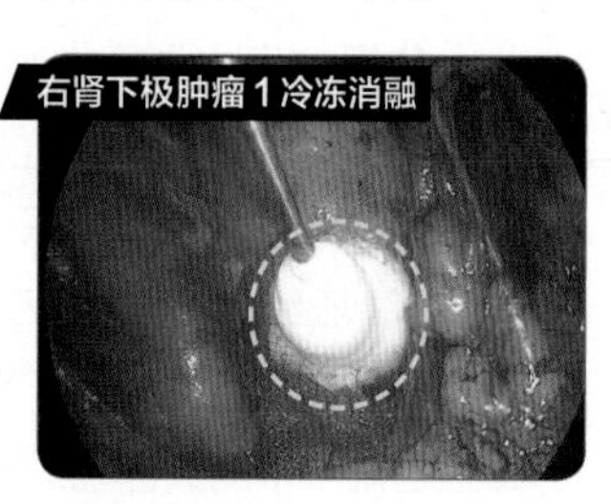
右肾下极肿瘤1冷冻消融

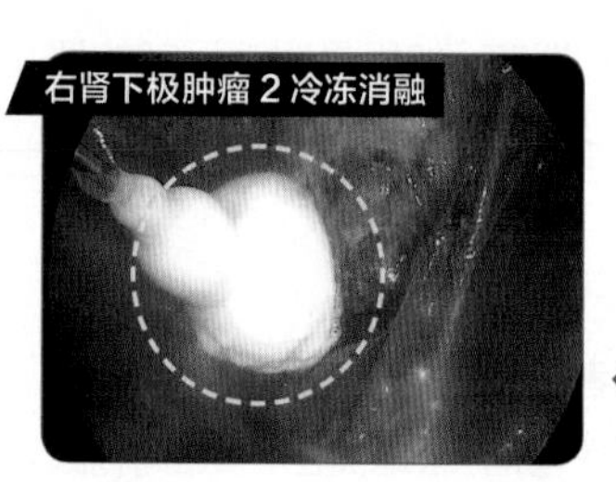
右肾下极肿瘤2冷冻消融

腹腔镜下术中穿刺活检及序贯冷冻消融

生活实例

60岁的张大爷，最近因突然出现视物重影，重重地摔了一跤。经检查，眼科医生判断张大爷的视物重影可能是右眼上斜肌麻痹所致的复视。经神经科会诊，排除颅脑病变后，眼科医生为张大爷处方了营养神经等药物，同时建议他用眼罩遮盖一只眼，暂时避免重影。6个月后，张大爷的复视症状仍未消除。于是，眼科医生为他做了矫正手术。术后，张大爷的复视症状消除。

复视：常人难以体会的痛

复旦大学附属眼耳鼻喉科医院眼科主任医师　刘 红

复视是视物重影或双影。单眼复视是指用一只眼视物时，会将单个物体看成两个；双眼复视是指单眼视物时，看到的物体是单个，而双眼视物时会将其看成两个。本文所讲的复视是指双眼复视。

主要病因：眼外肌病变

大部分复视是由于眼外肌麻痹或受限所致，少部分是神经中枢的病变所致。

❶ **眼外肌麻痹** 外伤、病变或颅脑手术累及运动神经核、神经及眼外肌，导致眼外肌麻痹。张大爷可能就是因某根小血管痉挛，导致滑车神经麻痹，产生了斜视，继而出现复视。

❷ **眼外肌受限** 外伤损伤眼眶壁，导致肌肉嵌顿、粘连；先天性神经病变导致眼外肌纤维化；全身疾病导致眼外肌纤维化（如甲状腺相关性眼病导致的复视）。

❸ **神经中枢病变** 大脑的肿瘤、炎症、血管病变等可导致大脑融合中枢无力性复视。

常见表现：视物重影、视疲劳

复视的患者常感觉视物重影或双影，会试图用力克服重影，而用力视物又会导致视疲劳，产生眼球胀痛、头痛，甚至恶心、呕吐等症状。复视患者还可能表现为各式各样的歪头：由于在麻痹肌肉的作用方向上，重影最明显，故患者常采用一种代偿头位，以尽量避开重影最明显的方位；少部分患者会将头偏向重影最明显的方位，因为偏向重影最明显的方位能产生两个相距较远的像，可以形成单眼视觉来避开复视。

有少部分复视患者并不会感觉到视物有重影或双影，只是觉得双眼视物时看不清楚，而遮盖一只眼，只用单眼视物时，就能看清楚。这可能是由于复视的干扰，导致双眼视物不如单眼视物清楚。还有的患者，有时候有复视，有时候没有复视，这种情况被称为间歇性复视。这可能是因为患者用力克服复视，使复视消失，但在长时间用力后，发生视疲劳，无法再继续克服复视，症状便再次出现。

有复视，先查病因

一旦出现复视，患者应先到斜视专科医生处就诊。医生会通过相关检查，查出是哪块肌肉、哪条神经麻痹导致的复视，并建议患者做相应的病因检查。

若查出复视病因，应先治疗原发病，待病情稳定后，再治疗复视。如病因是外伤导致的肌肉嵌顿，应由眼眶疾病专科医生解除嵌顿、修复眼眶壁，若半年后仍有复视，患者便需要接受手术治疗或戴三棱镜。若查不出病因，一般先进行营养神经等药物治疗，半年后仍有复视的患者需要接受手术治疗或戴三棱镜。在保守治疗的半年内，复视会给患者的生活带来极大不便，因空间定位困难，容易摔伤，故患者可暂时遮盖一只眼作为过渡。大部分患者在手术治疗后，复视能消除或明显减轻。PM

专家简介

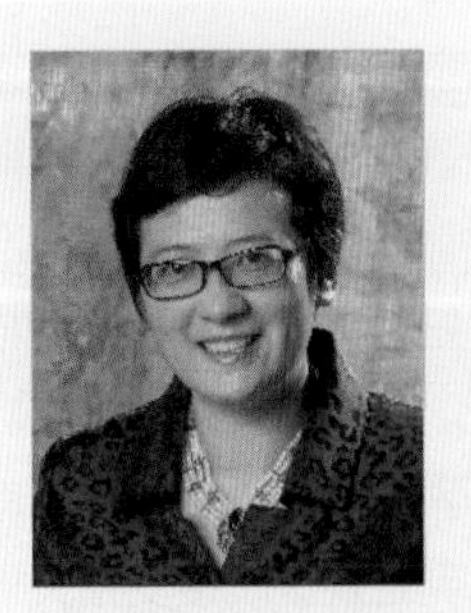

刘 红 复旦大学附属眼耳鼻喉科医院眼科主任医师、视光与斜弱视学科副主任、博士生导师，中华医学会眼科分会斜视与小儿眼病学组委员，中国医师协会眼科医师分会斜弱视与小儿眼病专业委员会委员，上海市医学会眼科分会斜弱视与小儿眼病学组副组长。擅长复视、斜视、弱视、眼肌麻痹、视疲劳、先天性眼球震颤、小儿眼病、甲状腺相关性眼病的诊治。

特需门诊：周一上午、周二上午、周三上午

生活实例

33岁的小云正在积极备孕，却在体检时发现乳房有个直径6毫米的小肿块。为了孕期不起波折，她果断选择了手术治疗，切除肿块。然而，术中病理诊断结果却如同“晴天霹雳”——乳腺癌！医生为她做了保乳手术，接下来她将接受放疗和至少5年的内分泌治疗。“我还能有孩子吗？”万念俱灰的小云很希望能给自己和家人留点儿“念想”。乳腺癌患者还能怀孕吗？这是和小云一样在备孕阶段被查出乳腺癌的年轻女性们都非常关心的问题。

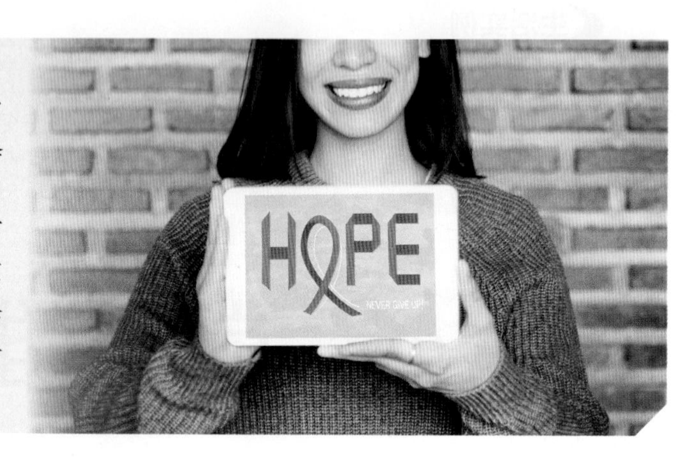

怀孕遭遇乳腺癌 要知道这些

复旦大学附属中山医院
普外科副主任医师 朱 玮

早生育、多生育，或可降低患乳腺癌风险

生育是每个女性人生中的一件大事，但随着经济的发展，女性学习、就业和工作压力增大，中国乃至全世界女性的生育年龄都在不断推迟。如果女性生育第一胎的年龄小于20岁，其患乳腺癌的概率可降低约50%，30岁之前首次生育仍有保护作用，30～34岁首次生育与未生育者患乳腺癌的概率相同，35岁以后首次生育则会增加患乳腺癌的风险。乳腺癌可从激素受体的角度分为“激素受体阳性型”和“激素受体阴性型”。年轻时早生育可以减少患“激素受体阳性型”乳腺癌的风险，但不能减少患“激素受体阴性型”乳腺癌的风险。

研究人员在挪威曾经做过一个针对170万名女性（20～74岁）的大型调查。结果发现，多胎生育可降低患乳腺癌风险；每多生育一次，患乳腺癌的风险可降低10%～13%。

妊娠、哺乳期发现乳腺肿块，须及时就诊

随着现代女性生育年龄的推迟，妊娠期发现乳腺癌的患者数量正在逐年上升。妊娠乳腺癌是指在妊娠期或者产后1年内被确诊的乳腺癌。怀孕期间乳房会经历一次再发育的过程，整个乳房会变得肿胀，为生育和哺乳做准备，此时发生的乳腺癌非常容易被延误诊断。同时，妊娠期乳腺癌的治疗与孕妇及胎儿的健康密切相关，治疗也比较棘手。因此，女性在做产检时，应同时行乳房检查（包括乳腺彩超检查）。如果女性在孕期或哺乳期发现乳房肿块，或者出现乳头溢血等情况，不能忽视，须及时到正规医院接受相关检查，排除乳腺癌可能。

乳腺癌患者可怀孕，但有讲究

在我国35岁及以下育龄期女性中，乳腺癌患者的比例高于西方国家。在这些患者中，有相当一部分人在被诊断为乳腺癌前尚未生育，或者在治疗后仍有生育二胎的需求。然而，乳腺癌的化疗、放疗、内分泌治疗等会对患者的卵巢功能有较大影响，部分患者可能会在治疗后失去生育能力。所以，乳腺癌患者若有生育计划，须与医生沟通，在化疗、内分泌治疗前，采取保护卵巢的方法，或者借助辅助生殖技术，提前取卵冻存。

很多乳腺癌患者由于害怕怀孕会促使乳腺癌复发，在生育与生存之间痛苦挣扎。国外有临床研究表明：乳腺癌患者在综合治疗完成后生育，不仅不会导致肿瘤的复发和转移，还可以改善总生存情况。国外指南建议，乳腺癌患者可在完成综合治疗2～3年后尝试怀孕。为保障自身与胎儿的安全，乳腺癌患者应在内分泌治疗停止半年以上、度过药物的洗脱期后，再选择妊娠；最好在月经规律、身体各项功能良好的基础上，与医生充分沟通后，选择合适的受孕时机。PM

患了肺癌，一定有EGFR基因突变吗

复旦大学附属肿瘤医院教授　陈海泉

EGFR基因：名声“响亮”

从组织学角度看，肺癌可以分为小细胞肺癌和非小细胞肺癌，后者又可再细分为肺腺癌、肺鳞癌、肺腺鳞癌等。超过85%的肺癌是非小细胞肺癌，超过50%的非小细胞肺癌是肺腺癌。目前，科学家普遍认为，部分肺腺癌的发生和发展与“驱动基因”突变有关。也就是说，原本正常的细胞，一旦其中的某些基因在某些关键位点发生突变，就会转变成为肿瘤细胞，最终导致肿瘤发生和发展。这类基因被人们形象地称为“驱动基因”。“驱动基因”数目众多，到目前为止，人们发现的“驱动基因”超过了100种。其中，最著名、最为大众熟悉的当属EGFR基因。

EGFR基因的中文名称叫作“表皮生长因子受体”基因，这个基因编码的蛋白质广泛分布于各类上皮细胞表面，具有调控细胞生长、增殖、分化等功能。EGFR基因的名声之所以那么“响亮”，一方面是因为50%以上的中国肺腺癌患者的肿瘤细胞存在EGFR基因突变；另一方面是因为存在EGFR基因突变的肺腺癌患者，除了常规的治疗手段（手术、化疗、放疗）外，还可以应用专门针对EGFR突变基因的靶向药物，且疗效显著。

靶向药物：并非所有肺癌患者都能用

传统的化疗药物进入人体后，除了杀灭癌细胞外，还会不同程度地损伤人体正常细胞，“杀敌一千，自损八百”。靶向药物就像它的名字一样，能够直接找到并作用于突变的EGFR蛋白，就像一颗颗有GPS定位的导弹直达目标，对正常细胞的影响非常小。由于同一个基因上的突变位点不同，对应的靶向药物也有差异，好比一把钥匙开一把锁，不能有丝毫偏差，故现在科学家已研究出针对不同的突变基因的靶向药物。

由于大多数肺腺癌患者存在EGFR基因突变，且已有针对EGFR基因突变的靶向药物，故医生都会建议肺腺癌患者进一步检测肿瘤细胞中的EGFR基因，看是否存在关键位点的基因突变。如果存在基因突变，并且是对靶向药物敏感的基因突变，在肿瘤进展或复发时，除了常规治疗外，医生还会针对性地使用靶向药物进行治疗，以提高患者的生活质量，延长寿命。

EGFR基因突变：与肿瘤的关系“不简单”

EGFR基因和肺癌的关系，绝不能简单地理解为“EGFR基因突变导致肺癌”，也不是“患了肺癌，就一定有EGFR基因突变”。EGFR基因突变只能够解释部分肺腺癌患者肿瘤的发生和发展。复旦大学附属肿瘤医院胸外科十年大数据分析表明：70%左右的肺腺癌患者存在“驱动基因”突变；在不吸烟的女性肺腺癌患者中，更有近90%的患者存在“驱动基因”突变。除了EGFR基因之外，ALK基因、ROS基因、BRAF基因等也是十分有名的“驱动基因”，也有针对性的靶向药物。

部分肺腺癌、肺鳞癌及小细胞肺癌患者，与EGFR基因突变没有直接关系，“谜底”有待揭晓。另外，并不是每个被诊断为肺癌的患者都要使用或建议使用“靶向药物”治疗。只有经过基因检测，且肿瘤符合某些生物学特性的患者，才是“靶向药物”治疗的合适人选。

根据“驱动基因”突变理论，“驱动基因”突变是后天发生的，且只发生在体细胞中，因此不会对下一代造成影响。只有发生在生殖细胞中的基因突变，才有一定概率遗传给下一代。目前针对“驱动基因”突变的检测，只在肿瘤细胞中进行，也只针对肺癌患者，并不对正常人的肺组织进行基因检测。PM

风情小食，吃出老故事与细心思（八）

茯苓饼

天津中医药大学第一附属医院营养科
吴圣楠　李艳玲（主任医师）

老故事

茯苓饼是北京传统小吃，味佳，价廉，功效多，老少皆宜，从古至今，深受大家喜爱。

茯苓饼被广为流传，是与酷爱保养的慈禧有关。据传有一年，慈禧在香山行宫养病，御医见她因年事已高，常犯“心痛病”而郁郁寡欢，调理也不得要领，便劝她向法海寺里的高寿老方丈讨个方子。慈禧差人将方丈用轿子接进宫，得方丈自己亲手制作的小圆饼数枚。吃了这小圆饼，慈禧神清气爽，三天后感觉不再心痛，次日清晨便带着随从直奔法海寺。方丈告诉她：“人生在世不求仙，五谷百草保平安。此饼乃是老衲所采茯苓所制，名曰‘茯苓饼’，有养生健身奇效。”慈禧连声称赞，并熟记在心。回宫之后，她便召集御医和御膳房名厨，让他们试做“茯苓饼”。据说，慈禧自从经常进食“茯苓饼”后，便很少犯“心痛病”了。

细心思

茯苓饼的制法，早在800年前的南宋《儒门事亲》中就有记载：茯苓四两，白面二两，水调作饼，以黄蜡煎熟。可是，这样制作的茯苓饼，并不好吃。于是，人们不断改进工艺和配方，使其口感更好。现在我们在市面上买到的茯苓饼，已经有了更多的口味。

茯苓味甘性平，归肾、脾、心经，有开心益志、健脾暖胃、利水燥湿、逐饮消痰、美白肌肤等功效，在祖国医学已有3000年的使用历史。《神农本草经》将茯苓列为上品，谓其“久服安魂养神，不饥延年”。现代医学研究表明，茯苓营养丰富，具有提高机体免疫力、抗菌、抗肿瘤等功效。茯苓饼配料平和，成分简单，味甘性平，营养成分均衡，可起到健脾宁神、和中祛湿的功效。

营养

这款茯苓饼含能量3308千焦（790千卡）、蛋白质28克、脂肪22克、碳水化合物120克，适合多数人食用，老人、儿童、身体较虚弱者皆可将其作为小零食。但凡事过犹不及，食用应适量，不要将茯苓饼当成主食食用。目前市场上常见的茯苓饼的配料中多含有蜂蜜、白糖等，糖尿病患者应适量食用，自己在家做时注意不放糖。虚寒精滑、气虚下陷者不宜常食茯苓饼。PM

自己做

茯苓饼的主要成分是茯苓和面粉（或米粉），根据个人口味喜好还可添加白糖、蜂蜜、果仁、蜜饯等。下面介绍一种较为简便的茯苓饼制作方法。

原料

茯苓粉50克，面粉10克，鸡蛋2个，植物油10克，胡萝卜30克，葱花少许，食盐适量（4人份）。

制法

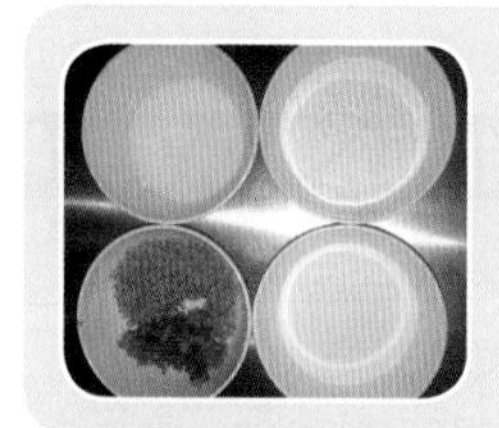

① 按量备好面粉和茯苓粉，将胡萝卜切末，葱切碎。茯苓粉和面粉放入容器内，加适量水，调成糊。

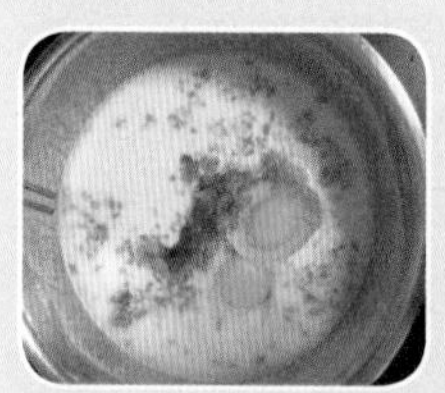

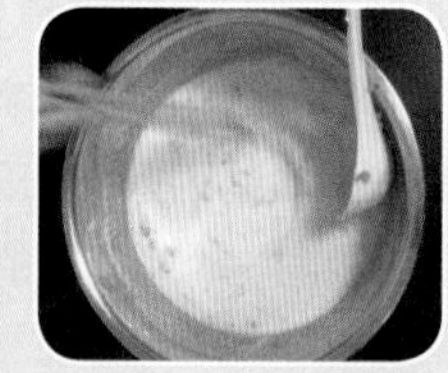

② 将鸡蛋、胡萝卜末、葱花、食盐调入糊中，搅匀。

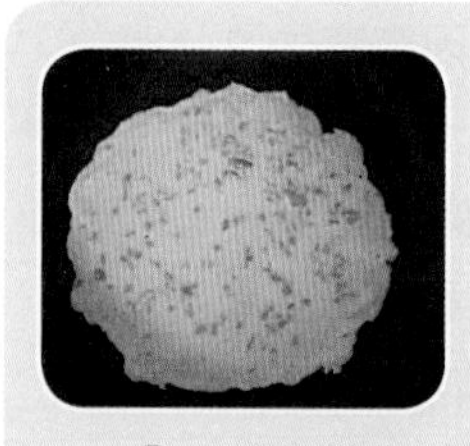

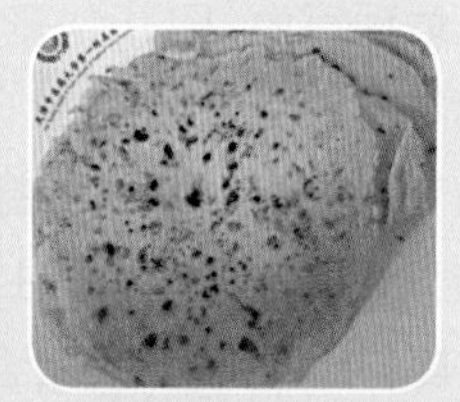

③ 平底锅烧热，倒少许油。待油6分热时，将一勺调好的糊倒入锅中，待饼略发黄时将饼翻面，几分钟后即可食用。有兴趣的朋友还可以做些造型，促进食欲。

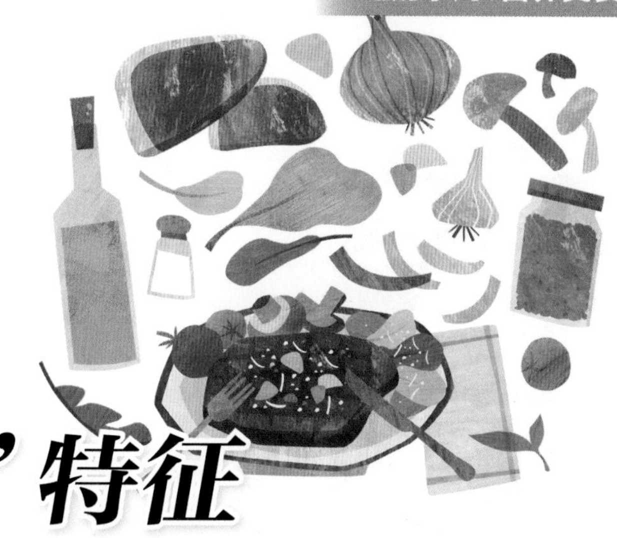

每种食物都有其特点，有些味道甜，有些形象佳，有些气味香……而以下三类食物往往因为它们的“怪”特征，被人们误会。

三大食物“怪”特征 你可别误解

同济大学附属同济医院
营养科副主任医师 吴 萍

第一类：易掉色又会染色的食物

大自然中有很多红色、紫色、黑色的食物。红色食物如红米苋、红菜头、火龙果等；紫色食物如紫甘蓝、紫洋葱、紫萝卜、茄子、紫花菜、葡萄、紫山药、紫薯等；黑色食物如黑莓、桑葚、黑米、黑豆、黑花生等。这些食物均富含易掉色又易染色的天然色素——甜菜红及花青素。吃这些食物时需小心，因为天然色素甜菜红及花青素均是水溶性的植物化学物质，在水溶液中容易出现不同程度的掉色，汁水若沾到衣服和手上，较难洗去。

为什么有些食材掉色和染色不明显，有些却很明显呢？这是因为食物品种不同，其天然色素存在的部位及溶解度也不同。例如桑葚，花青素不仅存在于细胞中，还大量存在于细胞壁间，所以吃桑葚时，手、嘴唇都很容易染上紫色。而茄子的花青素只存在于果皮中，正常清洗、烹饪并不会掉色，只有在长时间浸泡和高温下才会部分掉色。

第二类：带有黏液的食物

吃桃胶、银耳、山药、秋葵时，大家会感觉黏黏糊糊的。有人误将这种黏稠感归因于富含胶原蛋白的缘故。实际上，除燕窝、猪蹄等动物性食物含有胶原蛋白外，瓜果类蔬菜都没有所谓的“植物性胶原蛋白”。那么，这些食物中的黏液究竟是什么，有没有营养？

植物性食材中的黏液统称为植物胶，是可溶性膳食纤维，又称植物多糖。这些可溶性纤维既能溶解于水，又可吸水膨胀，具有很强的黏性。通常黏性越大，可溶性纤维含量越高。可溶性纤维存在于植物的细胞液和细胞间质中，根据部位不同，一般分为3种：①果聚糖和甘露聚糖为细胞内多糖；②果胶、半纤维素为细胞壁多糖；③树胶、黏液质为细胞外多糖。

这些黏液从食物中提取后，可添加到多种食品中，如作为增稠稳定剂添加到布丁、酸奶、冰激凌、奶酪、番茄酱中，作为保水剂添加到红肠、火腿中，作为胶凝剂加到果冻中，作为澄清剂加入啤酒中。可溶性纤维还具有医疗功效，可辅助降血脂、改善糖代谢、提高胰岛素敏感性、辅助保护胃壁，以及预防胃溃疡和胃炎。另外，芋艿黏液中还含有皂角苷，皮肤一旦接触后会感觉痒痒的，但只需在热水中洗一下，或用肥皂蘸水涂抹，就能止痒。

第三类：带白霜的食物

某些食物，如部分水果、干果、巧克力等表面有一层白霜。这些白霜是什么，对身体有害吗，食用前是否需要洗净？

● **水果** 蓝莓、甘蔗、李子、西梅、葡萄等水果的表皮通常有一层白霜，学名为“果粉”，是水果本身分泌的糖类物质，有助于减少水果的水分蒸发，还可避免水果表面因湿度过高而滋生真菌。白霜是水果新鲜的标志，可以放心食用。

● **干果** 柿饼内部的水分蒸发后，糖结晶会在柿饼表面形成白霜。白霜所含成分最多的是葡萄糖，占50%以上，味道不是很甜，可以直接吃，不必洗掉。地瓜晒干后放置于常温中时，本身含有的糖分会渗透到表面，形成白色的霜，也称地瓜霜。地瓜霜与柿饼霜一样，不是发霉变质导致的，可以放心食用。

● **蔬菜** 冬瓜、芥蓝等蔬菜的白霜是成熟度的象征。白霜越多，说明成熟度越好。

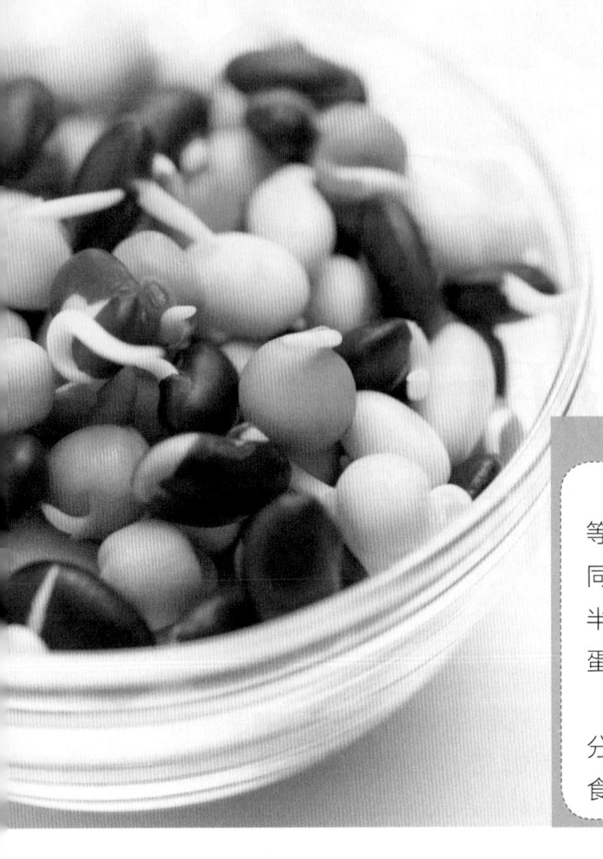

食物发芽了 还能不能吃

扬州大学食品科学与工程学院教授　钱建亚

食物为什么会发芽

经过休眠期的成熟果实或种子充分吸水润胀后，在合适的温度、湿度和氧气等条件下，萌发生成幼芽。发芽阶段，植物种子（也可以是其他部位，因种类不同而有差别）内的大量酶被激活，同时新生成多种水解酶（消化酶），如淀粉酶、半纤维素酶、蛋白酶、氧化还原酶等;在酶的作用下，淀粉被分解为糊精及葡萄糖，蛋白质分解成氨基酸，脂肪分解成甘油和脂肪酸，并产生多种维生素。

这些变化是植物为新生命体提供的营养保障，同时也可能分泌出有害有毒成分，用以保护嫩芽不受外部微生物和害虫等的侵害。所以，食物发芽后，能不能食用、有没有营养，应当分类讨论。

这些食物发芽后，营养不降反升

人们在认识到发芽可以提高食物的营养和保健作用后，有意将一些食物原料发芽后再食用。也有很多品种是在等种子发芽、长出苗后供食用的，一方面可以提高产量、提升口感，另一方面也丰富了食物选择的多样性。将植物种子萌发或发育成幼苗充当蔬菜，被称为芽苗类食品（菜）。

芽苗类食品含有丰富的维生素、氨基酸、矿物质及大量活化酶，营养价值高且均衡，可煮食，也可生吃。用于生产芽苗类的植物主要是谷类和蔬菜类。谷类种子主要做芽菜，如大豆、杂豆、大麦、小麦等。蔬菜类种子更多用于做芽苗。 以下就为各位介绍几种市场上可见的芽苗类食物，它们的营养都很丰富。

● **黄/绿豆芽** 豆芽能量低，富含B族维生素、维生素C、维生素E、膳食纤维，可防止牙龈出血、血管硬化，降低胆固醇等。中医认为，黄豆芽味甘性凉，入脾、大肠经，具有清热利湿、消肿除痹等功效，对脾胃湿热、大便秘结、高脂血症有一定治疗作用。

这也是判断蔬菜新鲜度的好方法，越新鲜的蔬菜，白霜越多。

● **巧克力** 巧克力在冰箱中冷藏后取出，在室温条件下会在表面结出一层白霜。这是巧克力中的液体脂肪（如可可）结晶后形成的，会使巧克力失去原味。

● **鸡蛋** 鸡蛋的白霜是它的保护膜，可以起到封闭蛋壳上气孔的作用，既能防止细菌进入鸡蛋内，又能防止蛋内水分蒸发，保持蛋液鲜嫩。如果将这层白霜擦掉，细菌反而“有机可乘”，增加变质风险。

● **香肠** 香肠、腊肠表面的白霜是肉里的油和盐经过风干后，透过肠衣孔渗出来，附着在表面的，称为盐碱霜，属于盐结晶。

● **海带** 干海带表面的白霜并不是真菌，也不是析出的盐，而是一种有机化合物——甘露醇。甘露醇不仅对人体没有坏处，且有利尿、消肿作用。

● **干海参** 很多海味在干制过程中，要经过一个处理步骤，就是把海味收藏于筐内，用干稻草或麻袋密封，静置数天，进行罨蒸，使海味内部水分向外扩散，使其干燥，同时甜菜枧等氮素化合物析出，干燥后便形成白粉状附在表面，这一过程称为发花。罨蒸、发花可增添海味的风味，也使其便于保存。干海参的白霜就是这样形成的。PM

绿豆芽味甘性凉，可清暑热、通经脉、利尿等。

● **大麦芽** 大麦芽含淀粉酶、蛋白水解酶、B族维生素、麦芽糖、葡萄糖等成分。啤酒就是以大麦芽为主要原料制成的。将炒熟的焦麦芽泡水饮用，还有消暑、促消化的作用。

● **黑豆苗** 中医认为，色黑者入肾，具有健脾利水、消肿下气、滋肾阴、润肺燥、制风热等功效。黑豆口感较差，以前主要被用作牲畜饲料。黑豆苗性微凉味甘，有活血利尿、清热消肿、补肝明目之功效。除含有较多的蛋白质、卵磷脂、脂肪、维生素、钙、磷、铁、胡萝卜素外，还含有较为丰富的微量元素锰、锌、铜、钼、硒等。

● **豌豆苗（龙须菜）** 豌豆性味甘平，有和中下气、利小便、解疮毒的功效。豌豆苗含有丰富的芦丁、膳食纤维、胡萝卜素、维生素 B_1、维生素 B_2，具有润泽皮肤、促进消化、改善便秘等作用。

● **松柳苗** 松柳学名山黧豆。松柳苗含有丰富的磷、钙、钾、锌、锰等元素，口味清爽脆嫩。

● **红豆苗** 《本草纲目》称赤小豆（红豆）可行水（消水肿），利气（去脚气），健脾，利小便。红豆苗除有丰富的豆类蛋白质外，其赖氨酸和B族维生素的含量也较高，维生素 B_1 含量是绿豆芽的5倍以上。红豆苗中除含有磷、镁、钙外，还含有丰富的钾。

● **蚕豆苗** 蚕豆苗含钙、锌、锰、磷脂，以及丰富的胆碱，有健脑作用。蚕豆的助消化功能很强，与其所含有的膳食纤维密切相关。需要特别强调的是，有些人进食蚕豆后会引起溶血性贫血，与体内G-6P-D（葡萄糖-6-磷酸脱氢酶）缺乏有关，医学上称“蚕豆病”。发病者主要是幼儿和男性，多为家族遗传。

● **苜蓿苗** 苜蓿苗是豆科植物中最小的一种，含有钙、磷、铁、钠、钾、镁等矿物质，维生素A、B族维生素、维生素C、维生素E、维生素K，以及多种氨基酸、酶。苜蓿苗能量低，清爽可口。但红斑狼疮患者不宜食用。

● **发芽糙米** 糙米发芽时，大量酶被激活，产生多种水解酶，如淀粉酶、半纤维素酶、蛋白酶、氧化还原酶等。发芽糙米中不仅含有丰富的维生素和矿物质，还含有多种生物活性成分，如γ氨基丁酸、肌醇、谷胱甘肽等，对人体健康有益。γ氨基丁酸可抑制谷氨酸的脱羧反应，与α酮戊二酸反应生成谷氨酸，与氨结合生成尿素排出体外，从而有效降低血氨，解除氨毒。

● **小麦草** 小麦草味甘性微寒，含有丰富的叶绿素、膳食纤维、维生素A、维生素C、维生素E、B族维生素、钙、镁、磷、铁、硒，以及超氧化物歧化酶等。小麦草的种子是专门培育的用于榨汁的品种。

● **荞麦苗** 荞麦苗含有预防高血压的芦丁，对脂肪肝、脑血管疾病、糖尿病、肠胃疾病患者有一定益处。

● **萝卜苗** 萝卜利五脏，生食润肺，熟食补脾，可消滞、清热解毒、下气宽中。民间有“十月萝卜小人参”“冬吃萝卜夏吃姜，不劳医生开药方”等谚语。萝卜苗含有丰富的维生素A和维生素C，可助消化、改善慢性胃肠病及便秘，还具美容养颜作用。

这些食物发芽后，有毒有害

以上介绍的是人们专门生产的芽苗类食物，那么厨房中的葱、姜、蒜、土豆、甘薯发芽后也能吃吗？发芽后的姜、葱、蒜虽没有安全问题，但调味成分大大减少，几乎失去调味作用，口感较差。而以下这些食物发芽后，最好还是不食为妙。

● **甘薯** 甘薯虽然发芽后不会产生毒素，但霉变腐烂时，会产生甘薯酮（苦味质）等毒素，一定不能吃。甘薯酮及其衍生物——甘薯醇和甘薯宁能耐高温，煮、蒸、发酵都不能破坏其毒性。所以，发芽的甘薯最好别吃，特别是已经发霉的甘薯。

● **马铃薯（土豆）** 土豆原本无毒，但发芽后在皮下和芽周围会产生大量龙葵素，人食用后会刺激胃肠道黏膜，麻痹呼吸中枢，还可引起脑水肿等，一般数十分钟到数小时即可出现症状。龙葵素也称茄碱，弱碱性，可溶于水，遇酸易分解，高温可解毒。已发芽的土豆食前，要挖去芽眼及周围部分，并用水浸泡，洗净。烹调时加些醋可破坏其毒性。如果土豆发芽较多，还是扔掉为好。

● **花生** 发芽的花生不能食用。因为花生发芽时易受到产毒黄曲霉污染，黄曲霉毒素有致癌作用。专门培育的食用花生芽除外。PM

专家简介

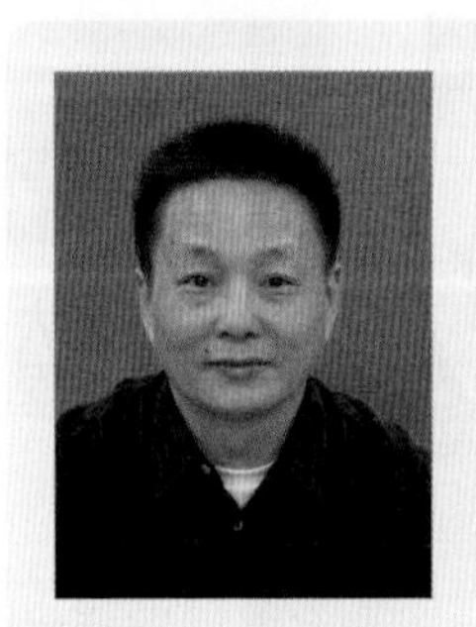

钱建亚 扬州大学食品科学与工程学院教授，江苏省食品科学与技术学会常务理事、副秘书长，中国粮油学会食品专业委员会常务理事。

古语有“宁可食无馔，不可饭无汤”，喝汤佐食、滋补是中国人历来的传统。一盅好汤，味道鲜美、营养易于吸收是必备要素。若按中医理论，改良经典汤剂，去药味而增口感，岂不妙哉？

名方改良：老方新用（一）

广东省中医院临床营养科
林淑娴 郭丽娜（副主任医师）

猪肤汤

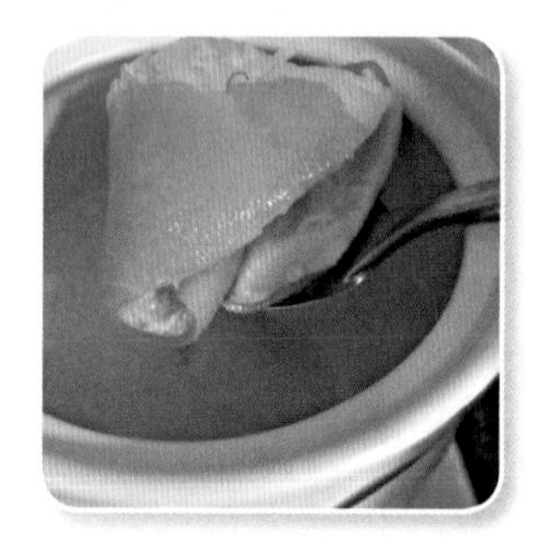

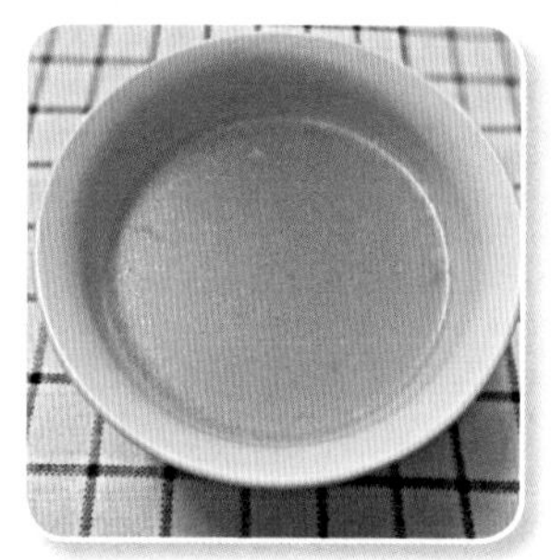

名方

猪肤汤（《伤寒论》）。本汤取自《伤寒论》原方：少阴病，下利咽痛，胸烦心满者，猪肤汤主之。文中所指的“咽痛、胸烦心满”主要是阴虚所致，阴虚而生内热，表现为“上火”症状。而文中所说的“下利”可以理解为现代人所说的腹泻。腹泻严重可伤人体津液，继而伤阴，故以猪肤汤滋阴。

改良

现代人制作这款汤时，可根据不同情况稍做更改。

❶ 若想滋阴之力更强，可多留猪皮的皮下脂肪。就如明末清初著名医学家喻嘉言所言“若以猪皮外毛根薄肤，则劣无力”。

❷ 若有代谢性疾病，如高脂血症、糖尿病、高尿酸血症者，可稍弃滋阴之力，刮薄猪皮，飞水处理，减少脂肪摄入，并减少蜂蜜用量至 25 ~ 50 毫升。

❸ 如是腹泻患者，可尽量去除猪皮的肥膏，因摄入过多脂肪会增加滑肠作用；可将米粉炒黄或放入微波炉加热至微黄再用，以增强其止泻之力。

制法

猪皮 250 克，蜂蜜 200 毫升，米粉 100 克（1 人份）。猪皮洗净，去皮下脂肪。在汤煲中加 2 000 毫升水，放入猪皮煮沸。小火煮至汤汁剩 1 000 毫升时，取出猪皮，加蜂蜜和米粉调匀，再煮约 15 分钟至有香味即可。

功效

清热润燥，滋养肺肾。

适宜人群

阴虚咽痛、口腔溃疡者，或腹泻严重致脱水者。选用此汤的患者应表现为咽痛而不红，音哑而无肿，并伴有一些阴虚症状，如烦躁、咽干、腰酸、耳鸣、失眠、舌红、少苔、脉细等。日分 6 次服用。PM

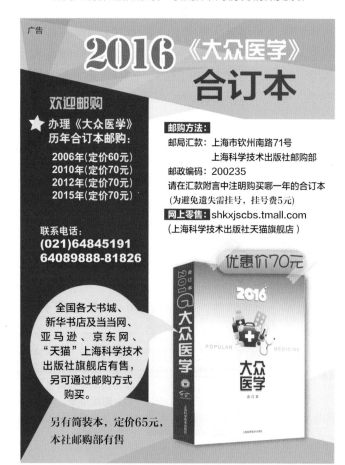

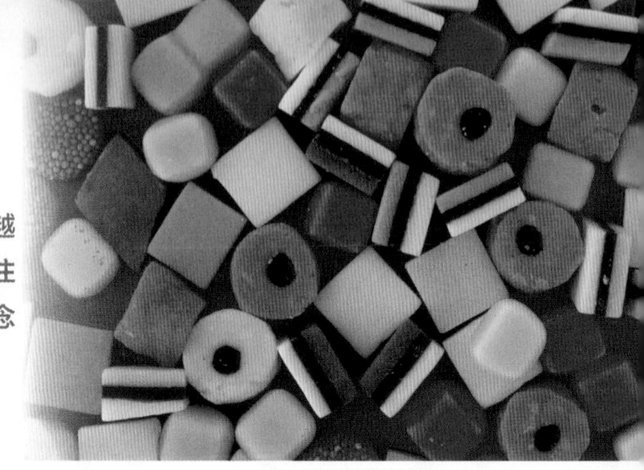

随着人们对食品安全问题的日益重视，“添加剂”成了越来越多消费者眼中的“敏感词”。平时挑选食物时，总会被标注“无添加”的产品吸引，认为它们才是最健康安全的。这种概念是否科学，我们有必要对食品添加剂“谈之色变吗”？

告别“跟风”科学看待食品添加剂

孙姗

享美食：食品添加剂来帮忙

根据我国食品安全法的规定，食品添加剂是指为改善食品品质和色、香、味，以及为防腐、保鲜、加工工艺等需要而加入食品中的天然或人工合成物质，例如我们熟知的防腐剂、色素、甜味剂等。它是现代食品生产中非常重要的一环，被称为“现代食品工业的灵魂”。没有食品添加剂，我们很难如此便捷地享受到来自世界各地的丰富美食。

要分清：食品添加剂≠非法添加剂

既然食品添加剂这么重要，为什么很多人还对它避之不及呢？这可能是源于近几年来层出不穷的食品安全事件，让许多人知道了塑化剂、三聚氰胺、苏丹红等物质，并把它们也当成了食品添加剂。其实，这些食品安全“杀手”都是非法添加物，是不允许用于食品生产和加工的，与食品添加剂完全是两个概念。很多人对此不明就里，“食品添加剂”便替“非法添加物”背了黑锅。实际上，迄今为止，还没有出现因为合理使用食品添加剂而导致的食品安全事故。

别担心：使用安全，国家严把关

食品添加剂既然被用于食品制造，安全一定是头等考量因素，国家对此有着严格的监管程序。一方面，在评判某种物质是否可以作为食品添加剂时，须进行严格的安全评估；另一方面，每一种食品添加剂在实际使用时，国家都设定了非常明确的使用范围和剂量规定，使用者只要合规使用，该食品就不会对健康产生危害。

食用色素是最常用的食品添加剂之一，其作用是改善食物色泽，增强食欲，我们常喝的汽水和果汁饮料里就有柠檬黄、β 胡萝卜素、日落黄、焦糖色等食用色素。每一种色素在不同食物中的最大使用剂量都有明文规定。以 β 胡萝卜素为例，按照我国《食品安全国家标准食品添加剂使用标准（GB2760）》规定，它在汽水中的最大使用量是 2 克 / 千克。而设定最大使用量的目的就是为了确保人体每日添加剂的摄入量不超过每日允许摄入量（ADI）。那这 ADI 值又是怎么来的呢？

ADI 的设定流程非常复杂和严格。简单地说，就是先用实验动物测试出某一食品添加剂的最大无有害作用剂量（指动物长期摄入该类添加剂而无任何不良反应的每日最大摄入剂量[1]），再取其 1/500~1/100 作为 ADI 值。这 1/500~1/100 的系数是为了平衡物种与人之间，以及人与人之间的差异[2]，以尽可能保证该数值的安全性。有了 ADI 作为高要求的食品生产规则，食品添加剂的使用剂量自然就有了更高的安全保障。所以，正规商场出售的、由正规厂家生产的产品，可放心食用，不必担心健康受损。PM

“随着生活水平的提高，吃得安全、吃得好，确实是一件非常重要的事。要真正做到这一点，消费者的科学认知水平也应不断提高，避免盲目“跟风”。”

参考资料：
[1] 孙宝国．躲不开的食品添加剂 [M]. 化学工业出版社 ,2012.
[2] 钟凯．三问食品添加剂 [J]. 家庭医药 ,2013,(11):66-67.

蔬菜是我们餐桌上不可或缺的食物，一般每人每天大约需要吃500克蔬菜。人们很关心蔬菜的安全问题，尤其担心农药残留问题。现代农业生产已经离不开农药了，餐桌上几乎找不到没有一点农药残留的蔬菜，我们只能要求蔬菜中的农药残留量在安全范围内。数据表明，近8年来全国蔬菜产品抽检合格率保持在96%以上。总体来说，蔬菜质量安全基本可控，但问题不少。

蔬菜中农药危害有多大

马志英

蔬菜中有哪些农药危害

● **使用禁用农药** 根据农药半数致死量（LD50），可将农药的毒性分为剧毒、高毒、中毒、低毒、微毒5个等级。少数菜农为了追求杀虫效果、节省成本，使用国家严禁使用的剧毒、高毒农药。目前监测发现，主要有以甲胺磷、水胺硫磷、甲基异柳磷等有机磷农药为代表的剧毒、高毒农药。这些农药虽然杀虫效果好、用量少、费用低廉，但毒性大，易导致急性中毒，残留量高，对人体健康的危害非常大。

● **限用农药超量使用** 监测发现，有些蔬菜中有国家规定限量使用的农药残留超标，常见的农药品种有毒死蜱、久效磷和氨基甲酸酯类农药（如克百威）等，大多数属中、低毒性。尽管这些农药毒性较低或半衰期较短，但长期超标摄入对人体健康的影响不容忽视。

● **施用农药的安全间隔期缩短** 农药喷洒在蔬菜上后，会逐渐挥发分解，经过一定时间后，残留农药对人的毒性会逐渐减弱。按规定，农作物经施药后，要过了安全间隔期再上市。各种农药的稳定性存在差异，不同农药对各种农作物的安全间隔期也各不相同。让人忧心的是，在蔬菜供应紧张的季节，少数不法菜农为了抢时间、卖高价，施药后短短几天就收割上市，这些蔬菜的农药残留量高，极易导致中毒事件。

什么季节“农残”较多

一般地说，夏季是蔬菜中农药残留量较多的季节。这是因为夏天气温高，蔬菜虫害增多，菜农不得不打农药。而且，夏季蔬菜生长快，往往农药还没降解，菜就被采收上市了。以鸡毛菜为例，从上海地区历年的检测结果可看出，每年7~10月，鸡毛菜的农药残留量超标率呈明显上升趋势，是“不合格率高峰期”。国内有些地区夏季蔬菜农药残留的检测不合格率甚至超过10%。

哪些蔬菜“农残”较多

夏季的叶菜类是农药残留量超标率较高的品种之一，以韭菜、青菜、鸡毛菜、芹菜、小白菜、油菜为主，还包括卷心菜、芥菜等。这些菜的叶面大，接触农药的面积也大，农药残留量相对较高。其中，油菜受农药污染的可能性最大，因为油菜上生长的菜青虫抗药性很强，普通的杀虫剂难以将其杀死，有的菜农为了尽快杀虫，会选择国家禁止使用的高毒农药。鸡毛菜等生长期短的蔬菜，菜农往往在喷洒农药后不久就采收上市，农药残留量也较高。

哪些农药残留较多

分析上海地区历年的蔬菜检测数据发现，蔬菜中农药残留超标率最高的主要是有机磷和氨基甲酸酯类农药。不同的蔬菜，超标农药的品种也不同：叶菜类（如青菜、鸡毛菜等）主要是甲胺磷、毒死蜱、克百威超标；豆类蔬菜（如毛豆、豌豆等）主要是久效磷、克百威、水胺硫磷超标；鳞茎类蔬菜（如洋葱、百合等）主要是味鲜胺超标。其中，有机磷农药毒性最大，因此要特别防范叶菜类残留农药的危害。PM

（如何防范蔬菜农药残留危害，请看下期分解。）

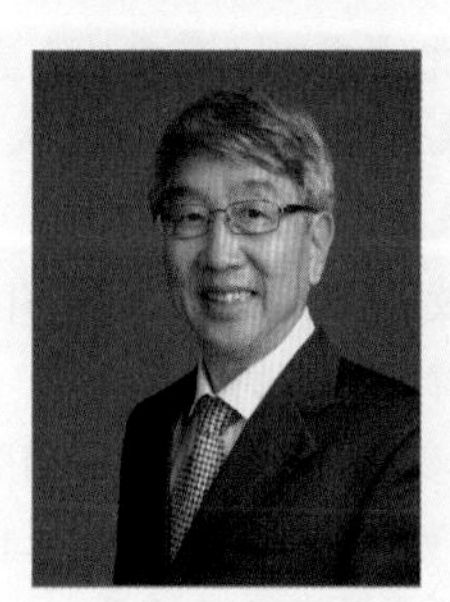

|专|家|简|介|

马志英 上海市食品研究所技术总监、教授级高级工程师，上海市食品学会食品安全专业委员会主任，上海市食品协会专家委员会主任。长期从事食品生化、食品工艺和食品安全领域的科研工作，主持完成十多项国家和省部级重大科研项目。

养生美膳（二）

菜品制作/李纯静（营养师）
菜品设计、点评/上海中医药大学附属岳阳中西医结合医院营养科副主任医师　马莉

清心祛湿美膳

每年5月是春夏交替之期，意味着春季将结束，夏季将开始。此时，养生重在“养心”，要防暑邪、祛湿邪、保护人体阳气。5月，气温逐渐升高，雨量明显增多，人易出现烦躁不安、易怒上火的症状，容易患风湿和皮肤病，故应注意调理情志、祛除心火、健脾祛湿。饮食宜清淡，以易消化、富含维生素及蛋白质的食物为主，多选择具有清热、利湿、解毒功效的食材，适当选择苦味食物。还应注意不过食生冷食物，以免损伤脾胃及阳气。

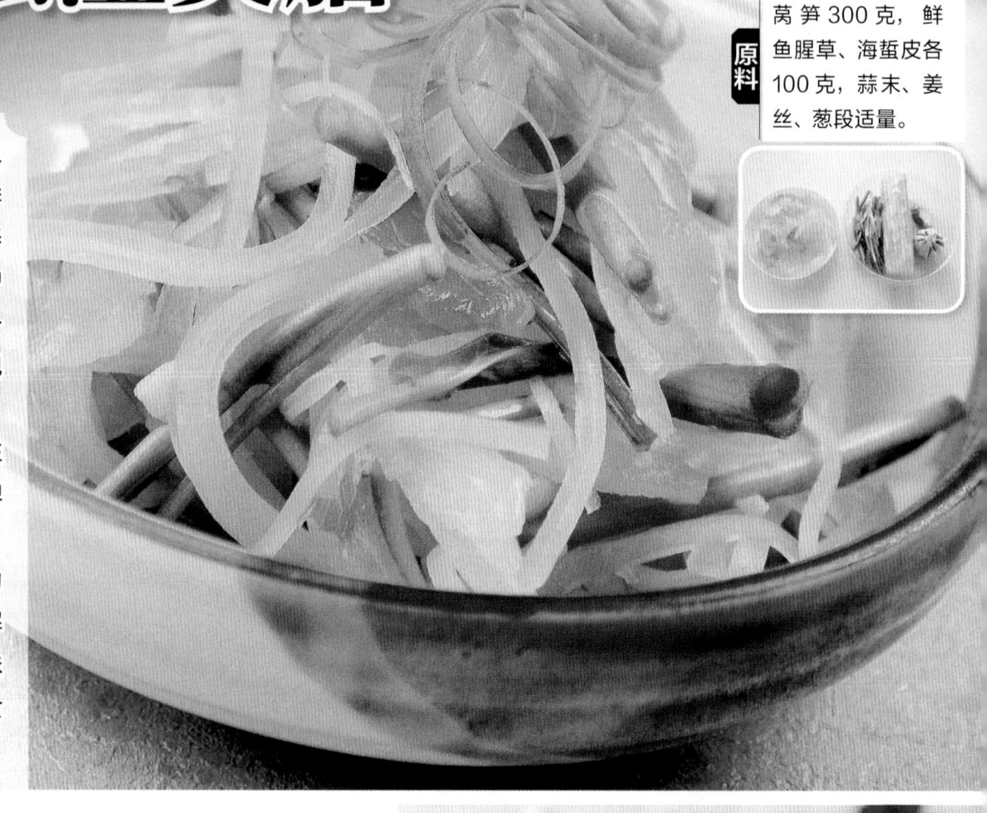

原料 莴笋300克，鲜鱼腥草、海蜇皮各100克，蒜末、姜丝、葱段适量。

滋阴百合沙参汤

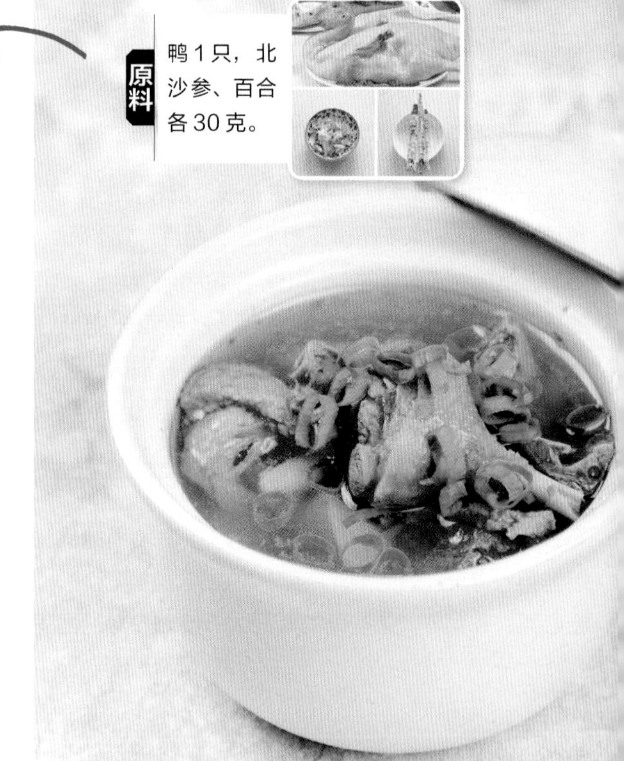

原料 鸭1只，北沙参、百合各30克。

做法： 鸭洗净，剁成块。北沙参和百合洗净。将全部食材一起放入砂锅中，加适量清水，大火烧沸后，转小火炖至鸭肉熟烂。食用前将北沙参拣出。

点评： 鸭肉、北沙参、百合三者合用，滋阴润燥、养心安神效果显著，适合常感心烦气躁、易发怒者食用。夏季饮食宜清淡，除应多食富含维生素的食物外，还需保证充足的蛋白质摄入。鸭肉是较适合夏季食用的肉类。从功效上来看，鸭肉味甘性凉，具有滋阴养胃、清热、利水消肿的作用，可改善夏季因阳火过旺引起的口干烦躁等症。从营养价值上看，鸭肉除含丰富的蛋白质外，还富含铁、烟酸、维生素 B_2 等营养素。北沙参味甘性微寒，有润肺止咳、养胃生津、滋阴润燥的功效，夏季食用可润肺强脾。百合味甘性平，可滋阴润燥、养心安神，夏季食用有利于提高睡眠质量。

莴笋海蜇丝

做法：莴笋去皮、洗净，切细丝，加少许盐腌约 20 分钟，用手挤去水分。鱼腥草去黄叶，洗净，切段。海蜇皮洗净，在开水中略汆烫，捞出沥干，切细丝。将莴笋、鱼腥草、海蜇丝放入盘中，加入蒜末、姜丝、葱段，及适量酱油、盐、醋，拌匀。

点评：这款菜肴清淡爽口，具清热解毒、祛除心火、消除水肿的功效，适合佐餐食用，尤其适合风热感冒和水肿者食用。莴笋、鱼腥草和海蜇均是适合夏季食用的食物。俗话说“天热食苦胜似补”，夏季饮食宜适当吃些苦味食物，以祛除心火。莴笋味甘、苦，性凉，入胃、膀胱经，具有利五脏、通经脉、清热化痰、解毒、利小便的功效。鱼腥草味辛性微寒，具有清热解毒、消痈排脓、利尿通淋等功效，夏季心火旺盛、烦渴燥热者皆可食用。海蜇味咸性平，具有补心益肺、滋阴化痰的作用，也是夏季优选。从营养学角度来看，这款菜肴荤素搭配、营养丰富，莴笋富含膳食纤维且高钾低钠，鱼腥草含有鱼腥草素、槲皮苷等有益人体的植物化学物质，海蜇富含蛋白质、甘露多糖、胆碱、碘、钙等。

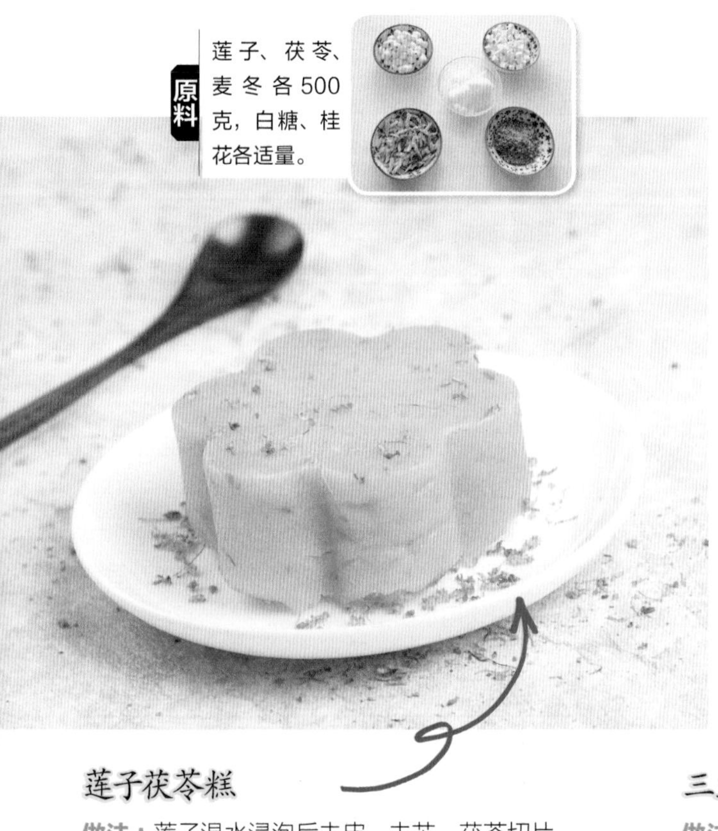

原料 莲子、茯苓、麦冬各 500 克，白糖、桂花各适量。

莲子茯苓糕

做法：莲子温水浸泡后去皮，去芯。茯苓切片，与麦冬、莲子共碾细粉，加白糖、桂花拌匀，加适量水，揉成糕坯，上笼蒸 20 分钟。

点评：这款莲子茯苓糕补益心脾、养阴安神功效明显，可作为点心食用，尤其适合脾气虚弱、心阴不足所致的消渴、心悸、食少乏力等症。茯苓具有健脾和胃、利水渗湿、宁心安神功效，是春夏潮湿季节的调养佳品。麦冬味甘、微苦，性微寒，归心、肺、胃经，具有养阴生津、润肺清心的功效。莲子除具益肾固精、补脾止泻、养心安神功效外，还含有淀粉及丰富的 β-谷甾醇、生物碱、钙、磷、铁等营养物质。

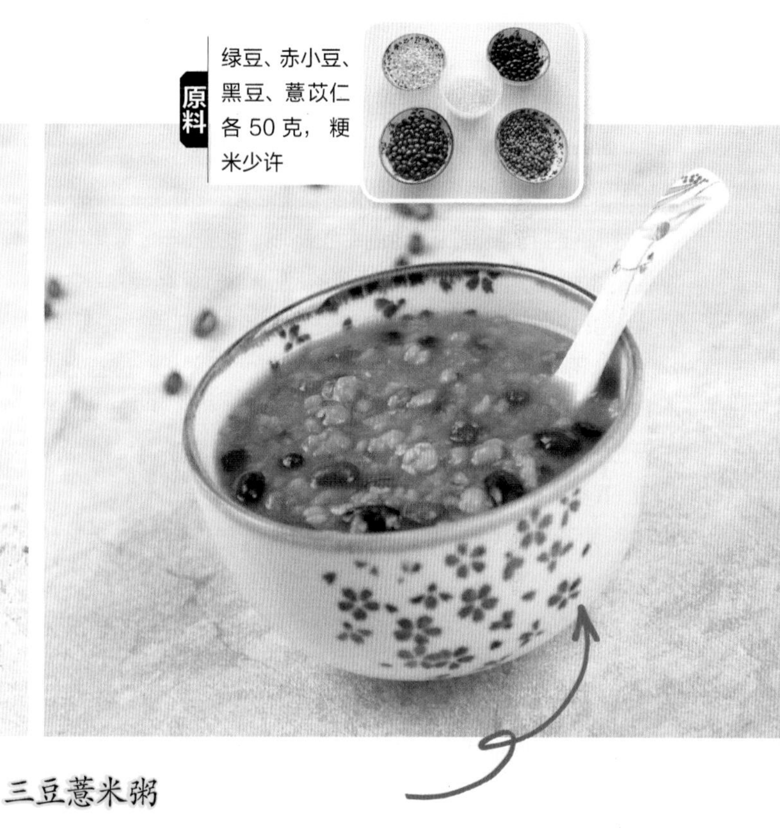

原料 绿豆、赤小豆、黑豆、薏苡仁各 50 克，粳米少许

三豆薏米粥

做法：将所有原料置于锅中，加清水适量，大火烧开后，转小火熬至豆烂、粥黏稠。

点评：夏季出汗较多，需注意补充水分及电解质；此时雨量明显增多，还应注意健脾祛湿。这款粥不仅有助于补充水分及电解质，可增加饱腹感，血糖生成指数也低，尤其适合高血压、高脂血症、糖尿病患者食用。从营养学角度看，粥中的三种豆子和薏苡仁不仅可提供丰富的蛋白质、钾、镁、钙、B 族维生素和膳食纤维等营养物质，还富含花青素、异黄酮类等保健物质。赤小豆和薏苡仁都具有较好的利水渗湿功效，尤其是薏苡仁，性微寒而不伤胃，益脾而不滋腻，药性缓和，是一味清补利湿的夏令良品。绿豆味甘性凉，具有清热解毒、消暑解渴、消肿利水的功效；黑豆味甘、微苦，性寒，可散热除烦，均是夏令消暑清热之佳品。PM

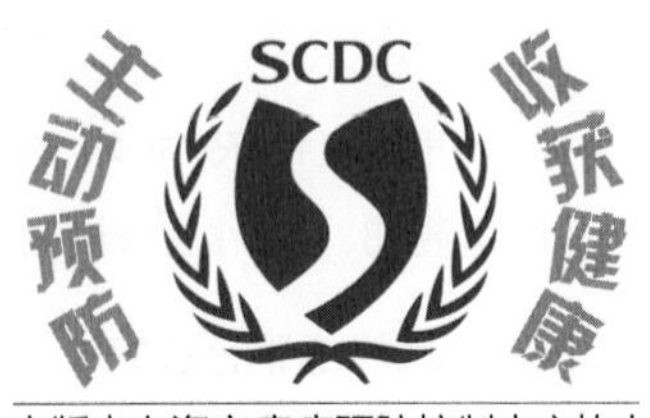

本版由上海市疾病预防控制中心协办

我国淡水资源总量为2.8万亿立方米，居世界第6位，但以13亿人计，人均水资源占有量仅为2154立方米，呈总量丰富、人均不足的特点。在2015年环保部监测的全国338个地级以上城市的915个集中式饮用水水源地中，地表饮用水水源地557个，达标水源地占92.6%，主要超标指标为总磷、溶解氧和五日生化需氧量；地下饮用水水源地358个，达标水源地占86.6%，主要超标指标为锰、铁和氨氮（水中以游离氨和铵离子形式存在的氮）。

饮用水质量 在提升

上海市疾病预防控制中心健康危害因素监测与控制所环境卫生科 钱海雷

水源地变更，提升供水质量

20世纪以来，上海中心城区饮用水供水水源地经历了数次变迁：先是因为苏州河水质逐步恶化，水厂将上游水源取水口迁到了黄浦江下游的军工路段；1978年，黄浦江下游的水质状况也让人失望，水厂的取水口被迫移至黄浦江中、上游；1987年，取水口移到了黄浦江上游临江段；1998年7月，黄浦江取水口继续上移到了松浦大桥附近。尽管水源地一再迁移，但上海并未摆脱水质恶化的阴影。取自上游的开放式、流动性原水，大多数为地表水环境质量标准中的Ⅲ~Ⅳ类水，仍然存在一定的安全隐患。

为了保障大都市供水的长期安全性，上海供水管理者认识到，应该建设大规模的水库来代替自然水源，这样不仅有利于供水质量的稳定，还能提高水资源的安全性和应急能力。1990年，上海在长江口宝山罗泾段建造了陈行水库，形成了上海第二水源地，也开辟了长江、黄浦江“两江并举”的模式，当时中心城区的水源水供水比例为长江水占20%、黄浦江水占80%。2010年，位于长江口长兴岛的青草沙水库建成并投入使用，中心城区水源水供水比例变为长江水占80%、黄浦江水占20%。

上海各郊区县的水厂大部分就地取用当地内河河道水作为水源，但这些内河河道同时又要承担通航、排污功能，水质污染日趋严重。2014年，崇明东风西沙水库实现通水；位于青浦金泽的黄浦江上游金泽水库预计将于2017年建成。这些水库的建成，将使郊区水厂通过内河河道取水成为历史，标志着上海的供水方式由江河供水转变为大型水库集中供水，供水安全性得到全面提高。

集约化供水，加强水资源管理

上海内河水质一般不能达到饮用水原水标准，而使用内河就近河道作为水源的水厂大多生产规模小，净水工艺和技术管理相对薄弱。集约化供水是指对水资源进行高效配置，实施原水统筹、水厂归并、一网调度、规范经营、优质服务的自来水供应方式。上海市政府有关部门通过不断推进郊区集约化供水，加强了水资源的统一管理，提高了水资源利用效率和效益。

上海市饮用水质量不断提升

上海市疾病预防控制中心承担着饮用水卫生质量监测的任务。对《生活饮用水卫生标准》(GB5749—2006)中常规34项检测指标的监测结果显示，近5年，上海市出厂水、二次供水和管网末梢水指标综合达标率，呈现上升后继续保持高位的趋势，饮用水质量优良。PM

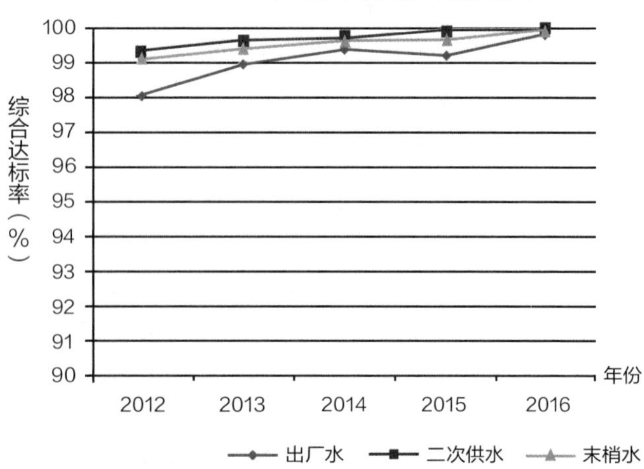

关注上海市疾病预防控制中心，
了解更多疾病防控信息。

姿势不良不仅难看，还会造成身体的各种不适，影响生活和工作，甚至导致颈椎病和腰椎病等疾病。长期姿势不良使身体的某些肌肉长时间处于收缩状态，导致肌力过强，有些肌肉则长时间被抑制和牵拉，导致肌力过弱，肌力过强与过弱相交叉即形成“交叉综合征”。“交叉综合征”包括上交叉综合征和下交叉综合征，它们是两种常见的、易导致脊椎病的姿势不良状态。

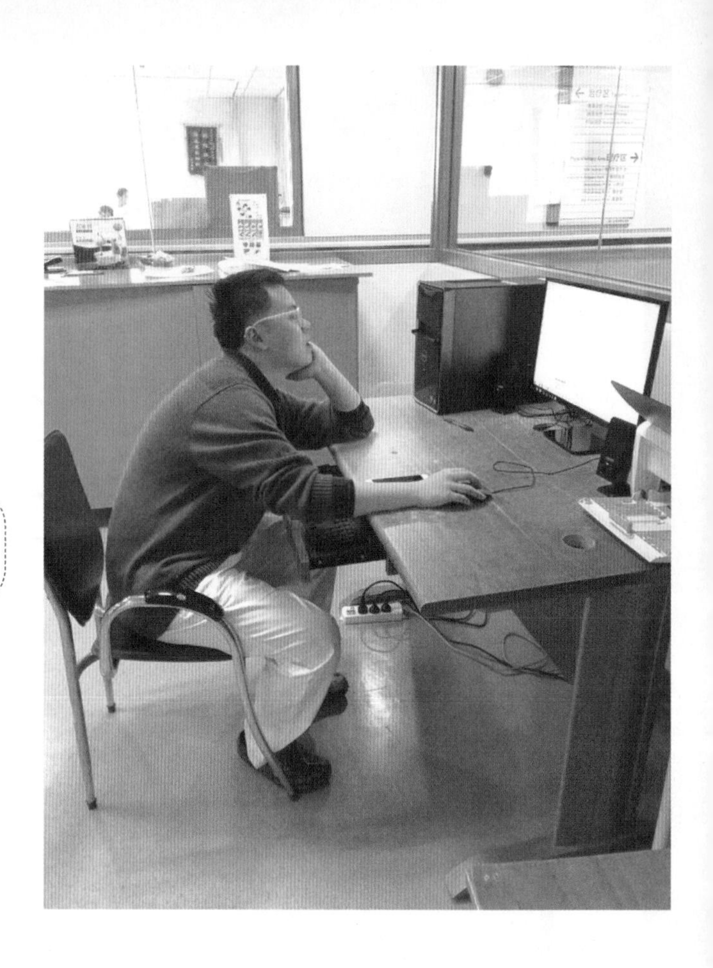

陌生又常见的姿势不良

上海中医药大学附属龙华医院康复医学科
金 晟 胡志俊（主任医师）

认识“交叉综合征”

正常人无论是站立还是坐位，姿势都应该是挺拔优美的。而有的人却呈圆肩、驼背、头部前倾的姿势，医学上将这种现象称为“上交叉综合征”。上交叉综合征常见于久坐或常进行超负荷训练的人，如长时间使用电脑者、健身爱好者、学生、外科医生、钟表修理工、绘图设计人员、驾驶员等。

还有的人行走时挺腹、撅屁股，医学上称之为“下交叉综合征”。下交叉综合征常见于有啤酒肚的人、孕妇和常穿高跟鞋的女性。因这些人行走时肚子前挺、屁股后撅，好似腰部无力支撑，所以本病又俗称“塌腰”。

“驼背”“塌腰”危害大

上交叉综合征患者体态变形、弓腰驼背，给人垂头丧气、没精打采的感觉。不良姿势导致其颈肩部肌肉过度紧张，颈椎曲度改变，容易导致颈部肌肉劳损，甚至颈椎病。严重的颈椎病会导致神经根和脊髓受压，出现手麻、下肢痉挛、行走有踏空感等症状。颈部肌群受力的改变，还会影响血管的舒缩功能，引起脑部供血不足，产生耳鸣、目眩、头痛、头晕、失眠、多梦等症状。含胸驼背可导致重心前倾，使人容易摔跤；限制胸廓扩张，影响呼吸功能；胸腔和腹腔相贴，会使内脏受挤压，引起消化系统及循环系统的功能障碍。

下交叉综合征患者由于骨盆前倾、腰椎过度前凸，腰椎间盘及腰骶关节承受的压力增大，可导致韧带及关节囊等软组织变性，引起腰骶部疼痛、腰椎不稳、小关节肥厚、椎间盘变性、腰椎间盘突出、髋骨关节炎和膝骨关节炎等。

专家简介

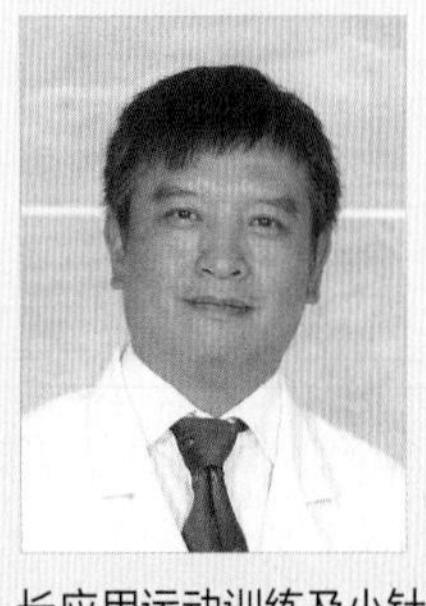

胡志俊 上海中医药大学附属龙华医院康复医学科主任、主任医师、硕士生导师，世界中医药学会联合会疼痛康复专业委员会副会长，中国中医药研究促进会针刀医学专业委员会副主任委员，中华中医药学会针刀医学分会常务委员。擅长中风后遗症、颈肩腰腿痛及骨科手术后的康复治疗，尤其擅长应用运动训练及小针刀技术进行功能恢复及疼痛的康复治疗。

纠正“交叉综合征”

“交叉综合征”是由肌肉长期的受力改变，肌力过强和过弱的肌肉相交叉所致，故进行针对性的肌肉训练，拉伸被强化的肌肉，加强被弱化的肌肉，可有效预防和纠正“交叉综合征”。

❶ 纠正“驼背”

胸大肌、胸小肌、肩胛提肌、上斜方肌是被强化的肌肉，应进行拉伸和放松训练，增加其柔韧性。

拉伸胸肌（图 1）：面对墙角，双脚离墙角约三个脚掌距离。双手高举，贴于两侧墙面，身体尽量向墙角靠拢，双脚不能离地，保持该动作 20 秒以上，此为 1 组。每天做 2 次，每次做 6 组。

拉伸颈椎两侧肌群（图 2）：取坐位，保持腰背挺直，头向一边侧屈，用手扶住头部向该侧屈方向拉伸，持续 20 秒；然后换另一侧，此为 1 组。每天做 2 次，每次做 6 组。

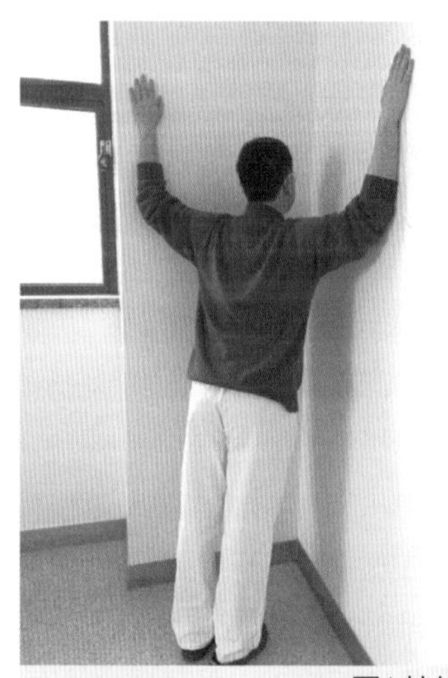

图1 拉伸胸肌

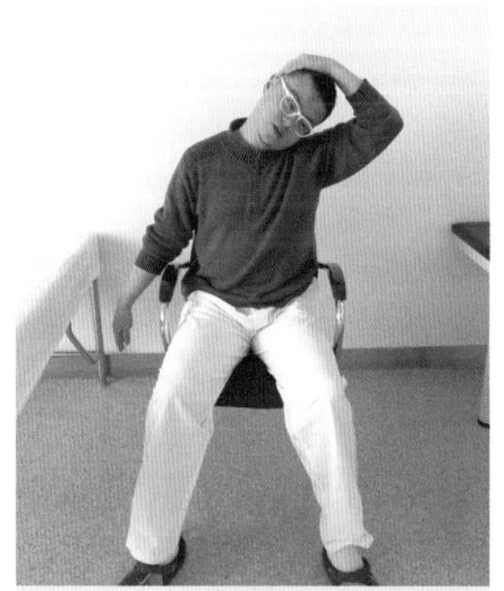

图2 拉伸颈椎两侧肌群

中斜方肌、下斜方肌、菱形肌、深层颈屈肌是被弱化的肌肉，应以增强肌力的抗阻训练为主。

训练斜方肌：俯卧于床上，头露出床边，双手负重（若肌肉力量太弱，可先不负重），依次进行 T 型训练（双手侧平举，图 3）、Y 型训练（双手斜向前举，图 4）和 W 型训练（双侧肘关节屈曲 90 度，图 5），轮流 12 次为 1 组。每天做 2 次，每次做 1 组。

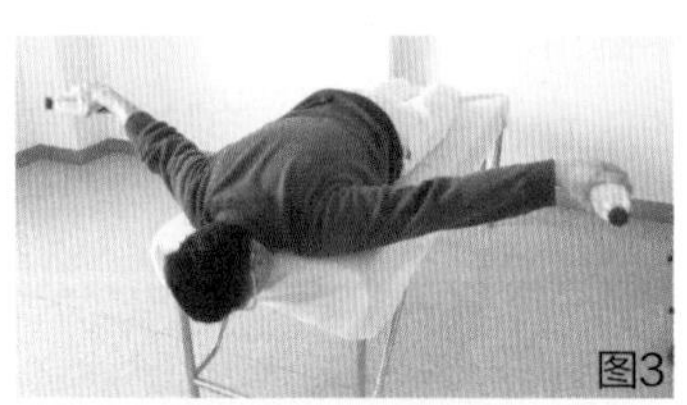

图3

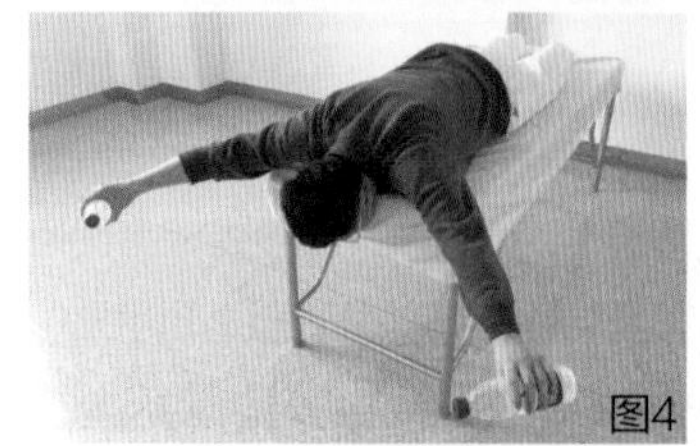

图4

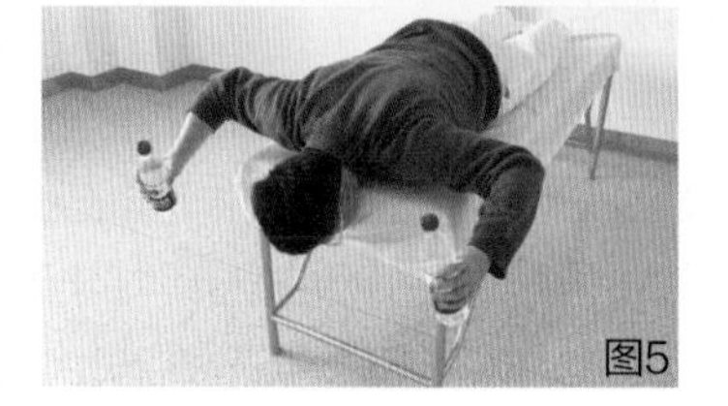

图5

图3 T型训练（双手侧平举）
图4 Y型训练（双手斜向前举）
图5 W型训练（双侧肘关节屈曲90度）

❷ 纠正“塌腰”

髂腰肌和竖脊肌是被强化的肌肉，应进行拉伸和放松训练，增加其柔韧性。

三点支撑训练（图 6）：俯卧于床上或垫上，双手将上半身全部撑起，尽量保持髋部紧贴床面，保持 20 秒以上，此为 1 组。每天做 2 次，每次做 6 组。

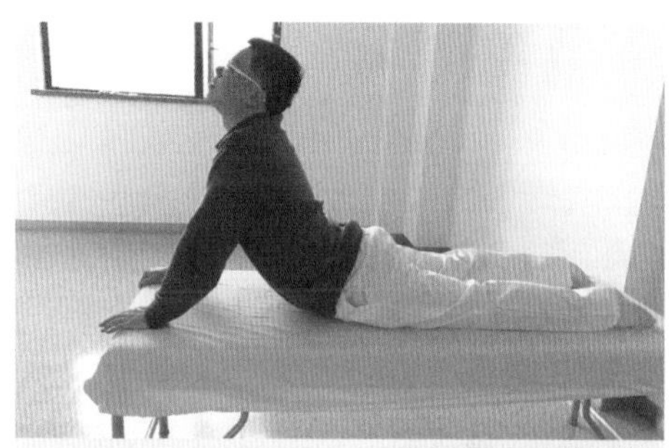

图6 三点支撑训练

腹部肌群（包括腹直肌、腹内斜肌、腹外斜肌及腹横肌）和臀大肌是被弱化的肌肉，应以增强肌力的抗阻训练为主。

平板支撑训练（图 7）：俯卧于垫上，双肘和双脚支撑身体，腰背部保持水平。若难度过大，可先用双肘和双膝盖支撑，但要保证动作标准，持续 1 分钟。每天做 2 次。

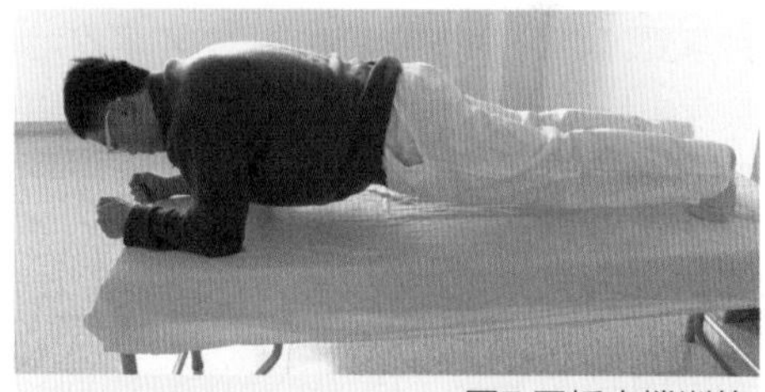

图7 平板支撑训练

桥式运动（图 8）：仰卧于床或垫上，臀部用力将肚子向上顶，使身体形成一个“拱桥”的形状，腹部与大腿保持在一条直线上，持续 5 分钟，此为 1 次。每天做 1 次。PM

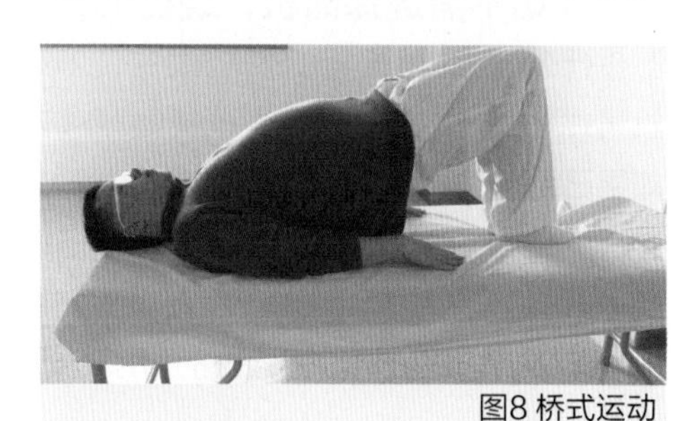

图8 桥式运动

5月31日是“世界无烟日”，今年的主题是“烟草——发展的一个威胁”。世界卫生组织指出，烟草危害个人健康，进一步影响一个国家的可持续发展；无论政府部门还是个人，都要积极行动，避免烟草带来危害。对个人来说，最提倡的就是戒烟。戒烟其实并非想象的那么难，关键是要勇于付诸行动。

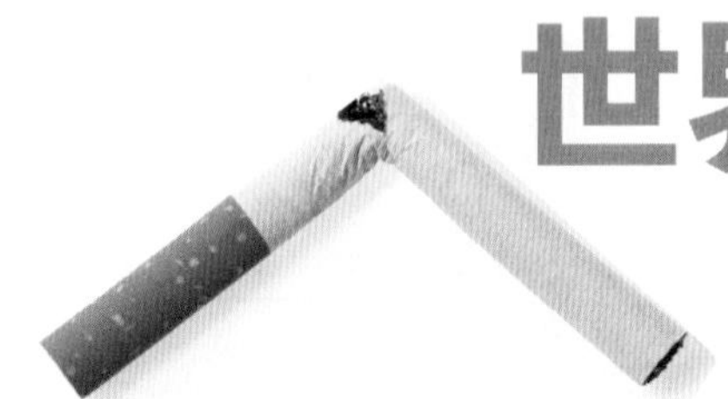

世界无烟日：戒烟从今天开始

北京大学人民医院呼吸与危重症医学科
副主任医师　谭星宇

现实中，好多吸烟者都对吸烟的害处和戒烟的好处清楚明了，也向自己和家人保证过：我会戒烟的！但随着时间的推移，戒烟的事却一拖再拖。这是怎么回事呢？

推迟戒烟，起因是错误想法和担心

首先，吸烟者对戒烟有错误的观念。比如，很多吸烟者以为戒烟意味着放弃很多东西。其实戒烟并不需要放弃任何东西。戒烟不仅不会导致生活质量下降，还能让身体更加健康，精力更加充沛，生活更加充实。很多人还认为，吸烟是一种享受。其实，很多吸烟者自己并不喜欢烟味，所谓“享受”只是吸烟这种习惯带来的，而不是香烟本身带来的。

其次，吸烟者拖延戒烟是担心、恐惧戒烟过程的漫长和痛苦。有的人担心一旦离开香烟，生活的舒适感会下降；有的人担心戒烟会导致注意力下降，会无法应对生活的压力，无法保持自信；有的人担心戒烟会使人烦躁。当然，还有人觉得戒烟无法成功，干脆不戒。其实，虽然戒烟不易，但只要下决心戒烟，这些担心和恐惧最终不会成为问题，所有的“问题”都会因为戒烟的成功而成为过去。

戒烟不需选择时机，现在就行

什么时候戒烟好呢？现在就行！不少吸烟者拿“选择时机再戒烟”作为借口，故意拖延戒烟。不妨换个方式思考。如果已经决定了这辈子迟早要戒烟，无论过程有多么困难，总有一天是要付诸行动的。吸烟是一种“毒瘾”，一种心理疾病，以后再戒烟非但不会更容易，反而会越来越难。就像一种不断“恶化”的疾病，最好的治疗时机就是现在，越快越好。

有观点认为，如果常在压力较大的时候吸烟，那最好选择在心情放松的假期戒烟，反之亦然。事实上，这并不是最有效的戒烟法。最有效的办法是刻意选择在个人认为最难戒烟的时刻戒烟。一旦向自己证明即使在这些时候都用不着吸烟，那其他时候不吸烟就轻而易举了。

利用好三周的戒烟期

打算戒烟时，最好留出三周作为戒烟期，因为尼古丁毒瘾的消退需要这么长时间。在这期间，要把戒烟作为生活的第一要务。尽可能预先安排好戒烟期的生活，以免因意外原因导致戒烟失败，如避免参加婚礼、朋友聚会等有他人递烟的场合。在开始戒烟前，不要有意减少吸烟量。

越过重新吸烟的陷阱

戒烟失败存在很多原因，最明显的是受其他吸烟者的影响。在某些特定场合，别人点起一支烟的时候，戒烟者可能非常想效仿。此时一定要提醒自己，不存在“吸一支也没事”这回事。吸烟是一种连锁反应，吸了一支，就会想吸下一支，戒烟就会失败。还要记住，吸烟者其实很羡慕有能力戒烟的人。

戒烟者面临的另一大陷阱是，某一天感觉很糟糕时，会想到通过吸烟来“忘掉不愉快”。为此，戒烟之前就要想清楚，无论对于吸烟者还是非吸烟者，生活都有高潮和低谷，生活原本就是这样。如果在烟瘾戒断期间遭遇生活的低谷，那就提醒自己，在以往吸烟时难道没碰上过更糟糕的情况吗？不要郁郁不振，要告诉自己：没错，今天感觉的确很糟糕，但吸烟只会让我感觉更糟，如果因此影响了戒烟的“大计”，心情就会更差；等到明天或后天，一切自然会好起来的。PM

貌合神离的夫妻关系

我和丈夫结婚11年，关系稳定，同进共出。在外人看来，如同一对贤伉俪，令人羡慕。实际上，我们的一切都是“例行公事”，毫无激情可言。我不会向丈夫袒露我的想法，他也不在意我的感受。我的家庭生活，就是一部缺少激情的舞台剧，让人感到窒息……

假性亲密关系 应该如何破解

中南大学湘雅二医院精神卫生研究所 李则宣（副主任医师） 黄任之

特征：表面亲近、内心疏远

许多人都有过类似的经历：与家人可以进行共同的家庭活动，却无法分享彼此的内心，心门紧闭；与朋友可以一同聚会、吃饭、做美容、健身，却无法向对方敞开心扉，畅所欲言。心理学上将这种表面上亲密，实际上却保持距离的关系称为“假性亲密关系”。

假性亲密关系是一种形式大于内容的亲密关系，是双方经过心理博弈后形成的一种防御机制，使人际关系保持一种安全距离。假性亲密关系有一个理论假设，认为亲密关系不能太过靠近，否则双方如同刺猬一样，会遭遇对方的“尖刺”而受伤。

在假性亲密关系中，暴露和分享被视为一种不好的行为，认为这是公开抛出矛盾，是对亲密关系最大的否定。为了避免出现这种状况，双方都不想表达个人的内心愿望，害怕个人的期待一旦出口，就宣告了亲密关系的破裂。只不过，这种“亲密关系”让人“总觉得缺点什么”。

假性亲密关系回避了心灵的交融，双方不是开放式地解决问题，而是压抑问题。在这样的关系中，双方的内心都是孤独的，从而造成空虚感和寂寞感。

成因：可能是婴儿期养成的“习惯”

假性亲密关系，最早可以追溯到婴儿时代。如果婴儿的看护者（父母等）疏于照料或缺乏正确的教养能力，婴儿的需要总是得不到满足，婴儿就会体验到不安全感，并会尝试着用哭闹来吸引看护者的注意力。因为父母照料不周，这些人从婴儿时期起就不习惯照料者的搂抱和亲吻。成年后，也可能会对亲密关系保持一种刻意的回避，不愿意进行深层次的交流，也厌烦别人的触碰和肌肤之亲，更嫌弃别人用亲热的口吻对话和敞开心扉。在他看来，这些都是多余的负担，会破坏个人的独立性和完整性。为了不让亲密关系破裂，他们对亲密感保持了冷淡的态度。

在亲密关系中，如果双方都有上述心态，就可能形成一种心理的潜规则——情感禁闭。双方心照不宣地达成一种心理契约：双方不需要向对方表达内心，也不用对对方的情感和感受负责。这样下去，就自然会形成假性的亲密关系。

一张心理处方：赢得真正的亲密关系

处于假性亲密关系中的人往往没有认识到交流的重要性，实际上，心灵碰撞会让双方能更好地照顾到彼此，把隐藏的问题摆在桌面解决，能促使双方更加有包容之心。心理学家为此开出了一个心理处方，具体步骤如下。

步骤一：发现问题。仔细审视自己的亲密关系，找到让自己感觉焦虑、不安和担心的部分，并写在纸上。思考一下：为什么这让自己产生了回避的心理？是担心对关系中的某个方面失去控制，还是存在无法解决的人际冲突？

步骤二：修复问题。将自己先前回避的内容归纳为需要正视和解决的问题，改正回避问题的“鸵鸟心态”，积极修复受损的亲密关系，将人际关系中的问题一一解决。比如，不信任对方、嫌弃对方较强的情感需求、不愿意自我暴露等。

步骤三：发挥优点。发掘个人内心的潜在力量，鼓动自己去改善人际关系。如果自己健谈，就积极与对方沟通。注意要有真诚的态度，这样才能取得对方的信任。

步骤四：换种方式。尝试新的社交模式，并学会用别的方式表达自己的观点，并且积极地关注他人的想法与感受。这种尝试往往会带来意想不到的收获。PM

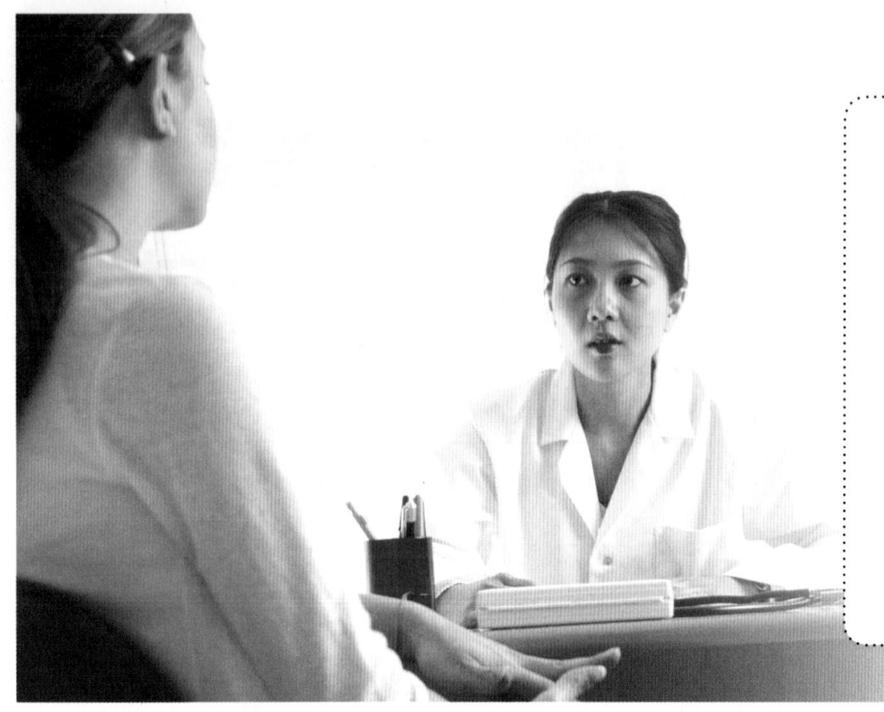

从青春期开始，每个女人就多了位“亲戚”，几乎每个月都准时来报到：来了，麻烦；不来，更麻烦。

一次月经不来，或许不需要太担心，但如果一年中月经次数少于9次，或月经周期在35天以上，就算“月经稀发”。如果以前已经有规律月经，出现连续3个月不来月经的现象，就叫作“继发性闭经”；如果以前月经就不规律，可以把诊断标准放宽到6个月不来月经。导致继发性闭经的原因很多，治疗方法各异。

各式闭经 殊途同归

复旦大学附属妇产科医院副主任医师 王凌

生活实例1

“人流”之后，月经“躲起来”

30岁的白领张女士结婚多年，因忙于工作，一直没打算要孩子。去年她意外怀孕，由于正值事业发展关键期，又考虑到还没在上海买房子，在征求双方老人意见后，决定再努力工作一段时间后要孩子。大医院人满为患，担心耽误工作的张女士图方便，到一家小医院做了“无痛人流”，休息了两三天，就投入到繁忙的工作中去了。或许是工作太忙，她并未过多留意自己的月经问题。直到有一天，办公室的小姐妹偶然提到“得去洗手间换个卫生巾了”，她才突然意识到，自从人流术后一直没来过月经，不知不觉已过了3个多月！

张女士很担心，去医院就诊，做了超声检查，发现宫腔里有积液，被诊断为“宫腔粘连”，宫颈口也有粘连，导致宫腔里的积液排不出来，需要做个小手术将粘连分离，让宫腔里的积血先排出来，然后再通过人工周期治疗来恢复月经。

专家分析

子宫内膜就像“衬布”一样衬垫在子宫腔内。月经是因为子宫内膜在性激素的作用下有规律地生长，然后剥脱出血，再生长、再剥脱出血，周而复始，正常情况下以一个月为周期。人工流产手术——刮宫，是通过负压吸引把胚胎吸出来，在此过程中会吸掉一部分子宫内膜。

子宫内膜分为两层：浅层就是周期性生长、剥脱，从而产生月经的部分，叫作“功能层”；深层不会周期性生长、剥脱，叫作“基底层”，它一旦受损，就像皮肤破损后结痂一样，产生宫腔炎症和粘连。如果“人流”手术损伤了基底层，就容易导致子宫内膜粘连，阻塞经血排出的通路，形成宫腔积血。医学上把因刮宫造成的子宫内膜损害、宫腔粘连叫作子宫腔粘连综合征。

需要注意的是，子宫腔粘连综合征除了是引起闭经的原因外，还是不孕症的病因之一。子宫内膜是受精卵这颗“种子”生长所依赖的“土壤”，人工流产术可能会破坏“土壤”，使“种子”生长受阻，从而导致不孕。

生活实例2

月经变“年经”，原来是内分泌捣鬼

20岁的大学生小李是位爱美的姑娘，总为自己脸上爱长痘痘、有点小胡子而发愁，不管用什么化妆品都没用。她又是个“吃货”，天天不离炸鸡、奶茶，爱吃巧克力和薯片，加上不爱运动，十分“难瘦”。她的脖子上总有块又黑又糙的地方，怎么洗都洗不掉。

除了上述“看得见”的烦恼，在外人看不到的地方，小李也有难以言说的苦恼：腋下、阴毛、乳晕周围的毛发过于浓密；同寝室的女同学们每月都有“好朋友”报到，就算差个三五天，但从不“爽约”，而她一年才来两次月经，以前觉得很省心，现在才意识到这是有问题的。小李赶紧去医院就诊，超声检查提示“多囊卵巢”，血液检查发现雄激素水平很高，糖耐量和胰岛素水平也出现异常。

专家分析

肥胖和胰岛素抵抗互为因果。一旦产生胰岛素抵抗，体内的胰岛B细胞就不得不分泌更多的胰岛素，才能满足组织细胞对胰岛素的需要，于是就产生“高胰岛素血症”；胰岛B细胞长期“超负荷工作”，最后不能产生足够的胰岛素，导致血糖失调。小李脖子上的皮肤又黑又粗糙，叫作“黑棘皮症”，与肥胖、胰岛素抵抗有关。长痘痘、有小胡子，是高雄激素的表现。高雄激素的产生与高胰岛素血症有一定关系。

在高雄激素、高黄体生成素的作用下，排卵稀发。没有排卵，就没有孕激素的作用，也就不能使子宫内膜产生周期性脱落。肥胖、胰岛素抵抗、高雄激素等相互影响，构成复杂的网络，共同影响月经周期，导致继发性闭经。

医生建议小李改变生活方式和饮食习惯，适度运动，服用二甲双胍（改善胰岛素抵抗）和雌、孕激素进行治疗。渐渐地，小李瘦下来了，痘痘和小胡子不见了，月经也慢慢规律了，像变了个人似的。

生活实例3

闭经、不孕，源于卵巢早衰

27岁的林林与丈夫结婚三年多了，一直没避孕，但总是怀不上。月经不怎么规律，以前几个月才来一次月经，最近已经一年多没来月经了，还常常一阵一阵地发热、出汗。她以为是工作忙、太紧张、休息不好所致，就没多在意，也并不着急。

丈夫为婚后一直没孩子纳闷，就带林林一起去不孕不育门诊就医。超声检查发现，林林的子宫内膜特别薄，卵巢、子宫都比同龄女性偏小，卵巢中没有优势卵泡；性激素化验结果显示，卵泡刺激素升高、雌激素降低。最终，林林被诊断为卵巢早衰。

专家分析

女性的“下丘脑－垂体－卵巢轴”分泌多种激素，它们相互作用、相互调节，如果其中一环发生异常，就会出问题。

下丘脑分泌促性腺激素释放激素（GnRH），作用于垂体；垂体分泌卵泡刺激素（FSH）和黄体生成素（LH），让卵巢内的卵泡生长、发育，并分泌雌激素。如果卵巢功能衰退，反应性不好，卵泡就不能正常生长发育，雌激素也会分泌不足，反过来导致FSH升高。

每次月经来潮的第一天至下一次月经的第一天，称为一个月经周期，正常为28~32天。前半段时间，子宫内膜在雌激素作用下渐渐增厚；后半段时间（约14天），因排卵后产生的孕激素作用，子宫内膜向分泌期转化，如果没怀孕，雌孕激素撤退，子宫内膜剥脱出血，形成月经。如果卵巢功能不好，没有卵子正常生长发育，不能产生足够的雌激素，子宫内膜就没法增厚，自然不会有后续的脆性增加和剥脱，也就没有正常的月经来潮。伴随月经周期的还有每个月一次的排卵，排出的卵子正好遇到了精子才能受孕。

林林一直月经稀发，排卵少，受孕机会当然少。同时，雌激素低、子宫内膜薄，就算好不容易排卵受精，形成了“种子”，也没法在那么“贫瘠的土地”上生长发育。卵巢功能衰退是一个持续性的过程，以目前的医疗技术，无法逆转，因此及时发现、及时正确治疗很重要。PM

六式太极拳：让骨关节更健康

王会儒 姚忆

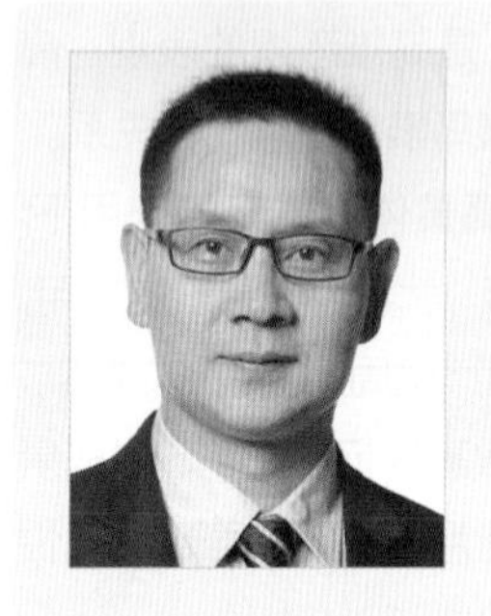

专家简介

王会儒 上海交通大学体育系副主任、教授，中国体育科学学会武术与民族传统体育委员会委员。研究方向：太极拳、瑜伽、健身气功，以及高校体育教育等。

骨关节炎属于退行性骨关节病，好发于负重大、活动多的关节，如膝、脊柱（颈椎和腰椎）、髋、踝、手等关节。以中老年患者多见，女性多于男性。国外的一项研究发现，每周3次、每次40分钟的太极拳练习，可提高步态的稳定性，增强肌肉力量，提高平衡能力，使下肢各部分肌肉之间的配合更加协调，从而增加膝关节的稳定性，减缓关节的磨损，减轻疼痛症状，改善身体功能。

虽然练习太极拳对骨关节炎患者有好处，但一定要科学锻炼，以免因练习不当而导致损伤。为了使更多人受益，我们对国内外太极拳辅助治疗骨关节炎的动作进行了提炼，使其更加简练、有效，配合练习前的6个热身动作和结束后的4个放松练习，构成了"健康骨关节六式太极拳"。整套动作以杨式太极拳为基础，左右对称，练习所需空间很小，方便居家练习。

注意事项

1. 骨关节炎患者在开始练习之前要征得医生的同意，做好练习记录，定期向医生反馈练习情况。

2. 选择适当的练习场所，穿着舒适的鞋子和服装。

3. 认真做好热身动作和放松练习。

4. 练习过程中出现疼痛加剧的情况，要暂停锻炼，及时询问医生，查明原因后，再由医生决定是否继续练习。

第一部分 热身练习

热身是练习太极拳必不可少的准备工作，对于骨关节炎患者更为重要。尤其是下肢关节，一定要活动充分。如果忽视热身动作，直接进行套路练习，可能会起到反面效果。同时，热身练习还能减少关节粘连，促进局部血液循环，缓解疼痛。

1. 甩手松腕

自然站立，全身放松，均匀呼吸，目视前方。双手向上抬起，手心相对，约与肩同高（图1）。双手向后甩出，同时略屈膝（图2）。尽量利用身体的惯性，轻松练习。8次1组，重复4组。

2. 提肩前送

左肩提起，尽量靠近耳朵，然后向前转动肩关节（图3）。右肩提起，尽量靠近耳朵，然后向前转动肩关节。8次1组，重复2组。

3. 顶髋转腰

双手叉腰，向左顶髋（图4），再向右顶髋，重复2个8拍。顺时针方向转腰8次，再逆时针方向转腰8次。

4. 撩腿后踢

自然站立，两手放于臀部，手心向外。左腿屈膝，用脚跟向臀部轻轻后撩，轻触手指或手心（图5）。右腿屈膝，用脚跟向臀部轻轻后撩，轻触手指或手心，重复2个8拍。

5. 屈膝下蹲

双手轻扶膝关节，慢慢下蹲，缓缓站立（图6），重复8次。

6. 顺逆旋膝

双手轻扶膝关节，慢慢下蹲，膝关节向内旋转4次，再向外旋转4次（图7、图8）。

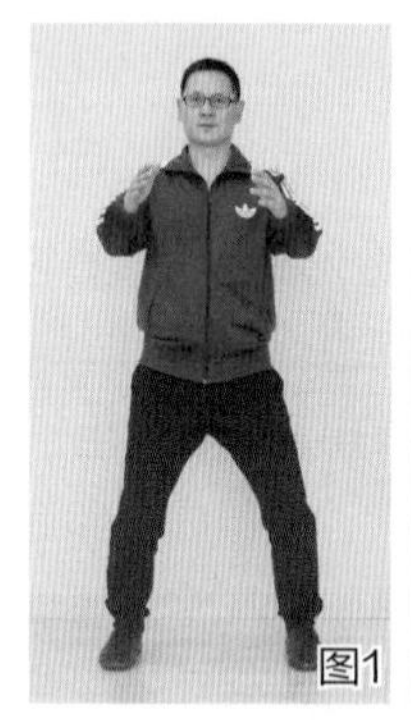
图1

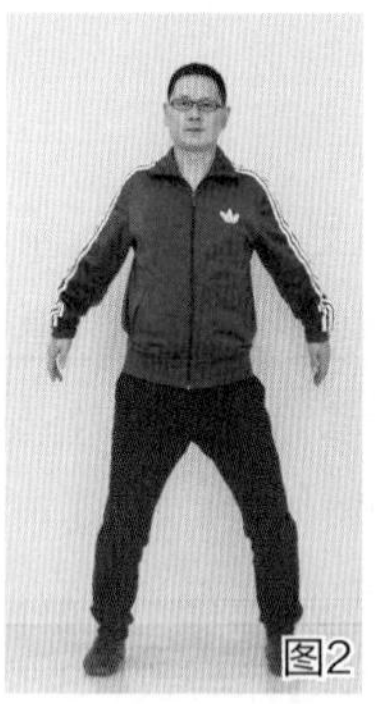
图2

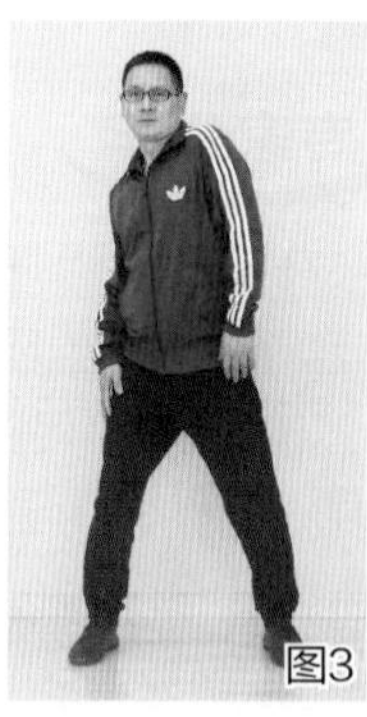
图3

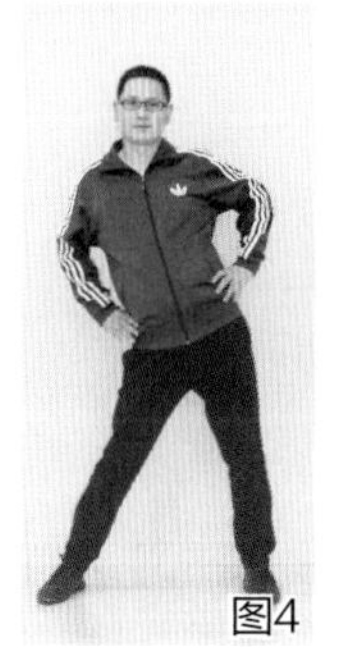
图4

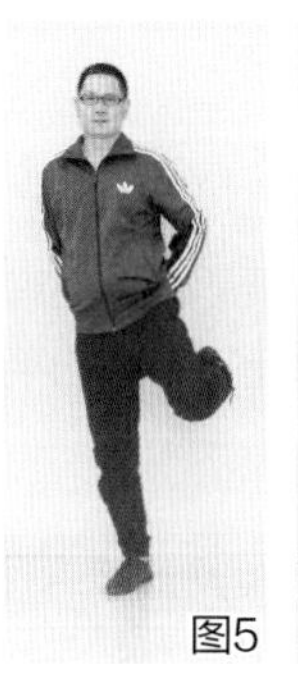
图5

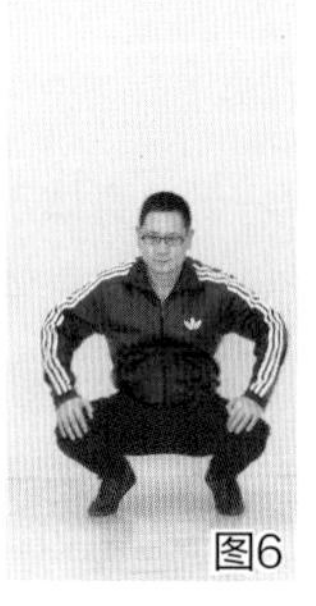
图6

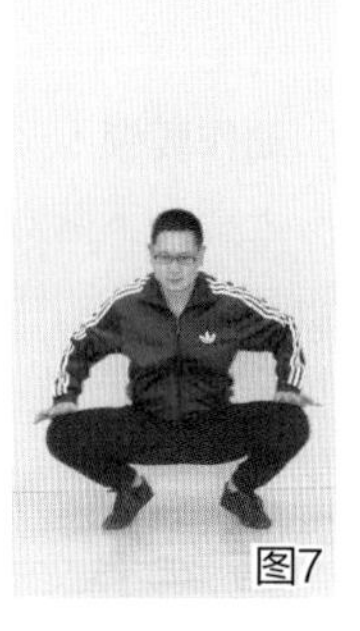
图7

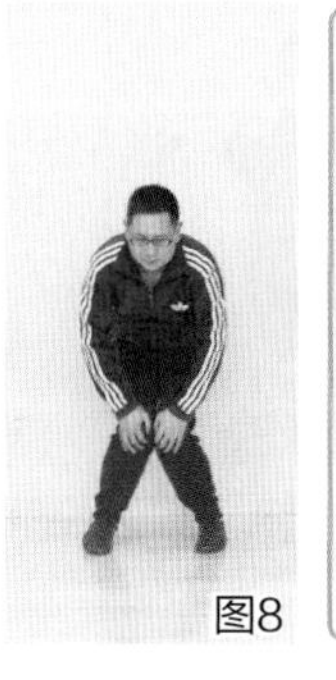
图8

动作要领：

甩手时，要利用身体的惯性，全身放松；提肩前送时，肘关节不要用力，尽量将肩关节提起，靠近耳朵，但不要勉强；撩腿后踢时，要保持身体的平衡，以免跌倒；屈膝下蹲和顺逆旋膝，动作要柔和缓慢，下蹲的幅度要量力而行，以免导致膝关节疼痛加重。

第二部分 六式太极拳

一、单手画圆

双手叉腰，两脚开立至两倍肩宽（图9）。左手向左前方伸出，指尖约略高于肩，目视左前方（图10），左腿蹬地、重心右移，左手臂沿顺时针方向画圆（图11、图12），重复8次。然后做右侧练习，动作和次数相同。

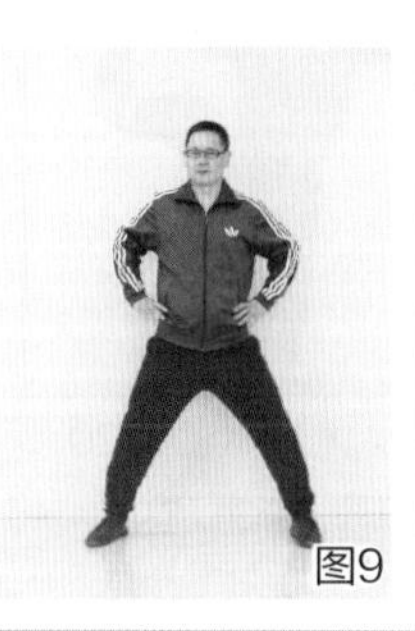
图9

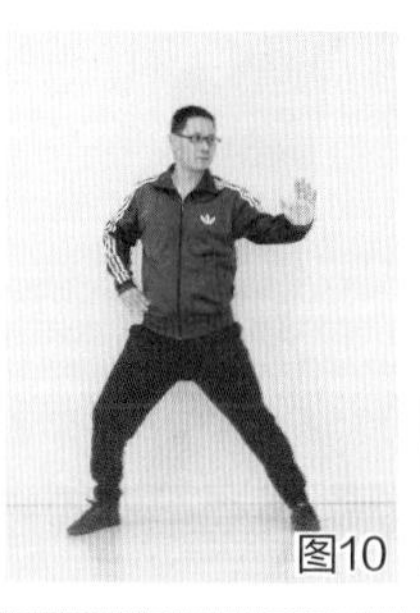
图10

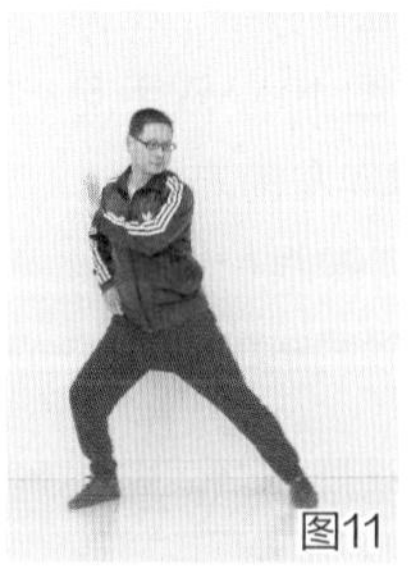
图11

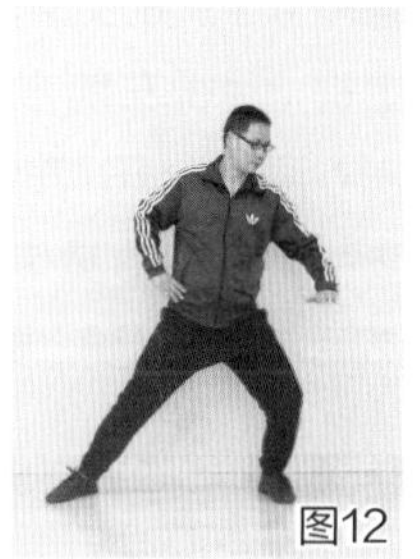
图12

动作要领：

动作与呼吸配合一致，手臂内收时吸气，外展时呼气；身体重心随着手的变化而自然变化；目光随着手臂的运动而相应变化。

二、双手画圆

左脚向左前方45度方向跨一步，双手向右前方45度方向伸出，与肩同宽、同高，目视右前方（图13）。身体以腰为轴带动手臂，顺时针方向画圆（图14），重复8次。然后做右侧练习，动作和次数相同。

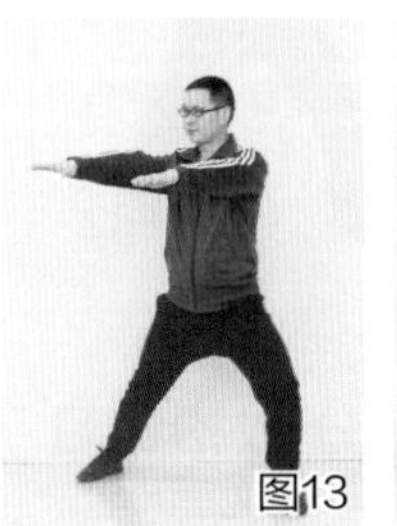
图13

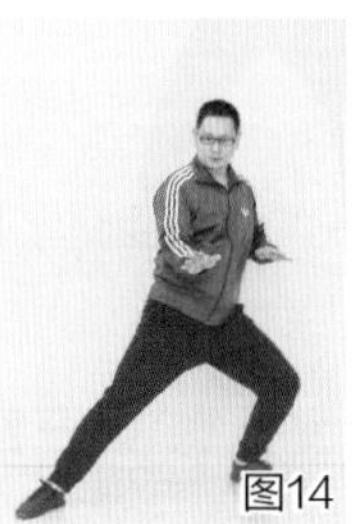
图14

动作要领：

想象自己站在游泳池里，双臂漂在水面上，身体以腰为轴带动手臂，着力点在脊柱，手臂动作顺势而为；手臂内收时吸气，外展时呼气；目光、身体重心随着手的变化而自然变化。

三、左右云手

预备式：手心向里，右手约与肩高，左手约与腹部同高，双臂呈弧形，目视前方（图15）。

左云手：身体重心右移，左脚向左平移半步，同时右手从里向外、从上向下画圆，目随手动（图16）。继续画圆，同时右脚回收半步，左手从里向外、从下向上画圆（图17）。身体重心继续左移动，左手从里向外画圆，右脚向左平移半步。做三遍云手。

右云手：右侧云手与左云手动作相同，只是方向相反，也做三遍。

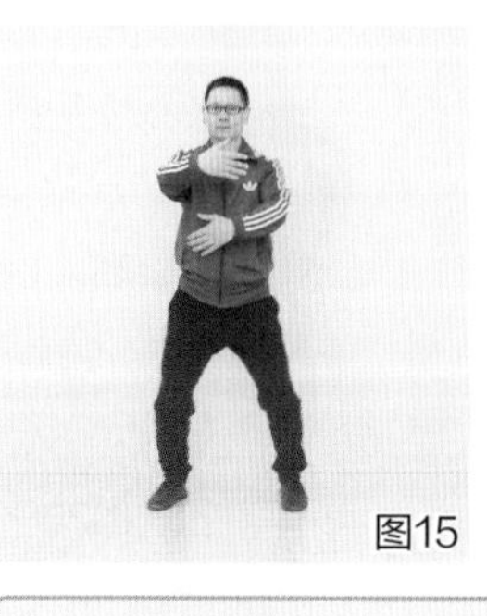
图15

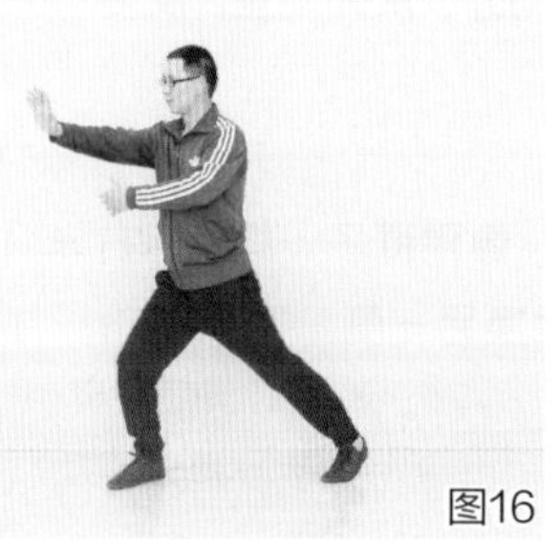
图16

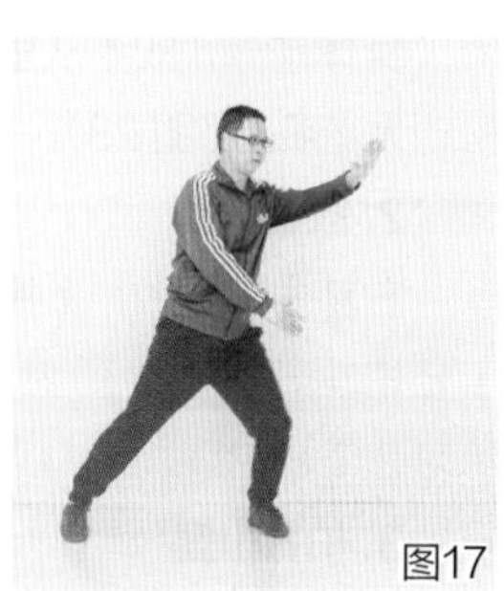
图17

动作要领：

身体保持中正，重心在同一高度平稳移动，云手与步伐变化协同一致。云手是太极拳的主要基本动作之一，通过身体左右方向的平稳移动，锻炼下肢肌肉的控制能力，缓解疼痛。

四、金鸡独立

慢慢吸气，右手下压，重心移至右腿；左臂屈肘带动左手上提，手指约与眉毛同高，同时左膝上提，保持平衡，目视前方(图18)，然后缓缓地呼气，左手左膝下落，右臂、右膝向上提起，换右侧练习。左右各做3遍。

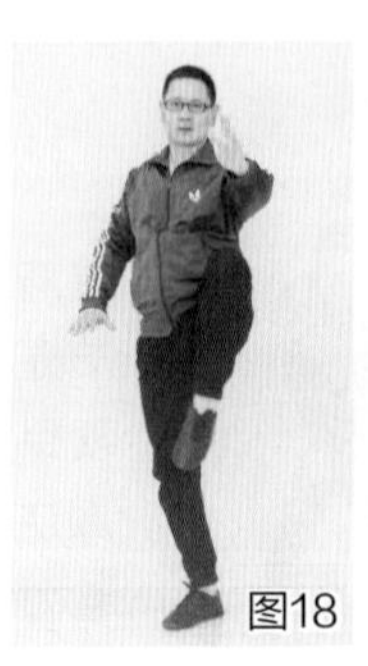
图18

动作要领：

上提与下落协调一致，身体不要歪斜。金鸡独立是太极拳的主要基本动作之一，通过身体上下方向的平衡锻炼，增强下肢肌肉的控制能力，缓解疼痛。

五、左右蹬脚

双手胸前交叉，左手在外；左膝上提，目视左前方(图19)。双手向左右画弧分开，左腿向左前方登出，脚尖勾起，力量传到脚跟(图20)。然后，做右蹬腿，要领同左蹬腿。

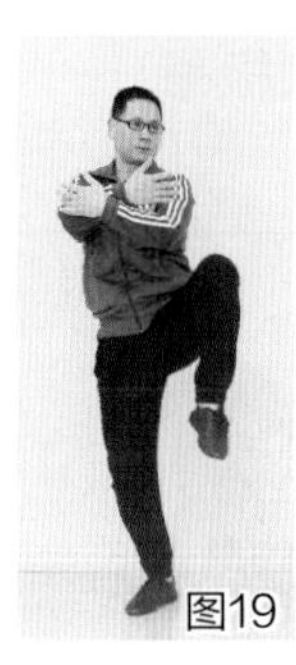
图19

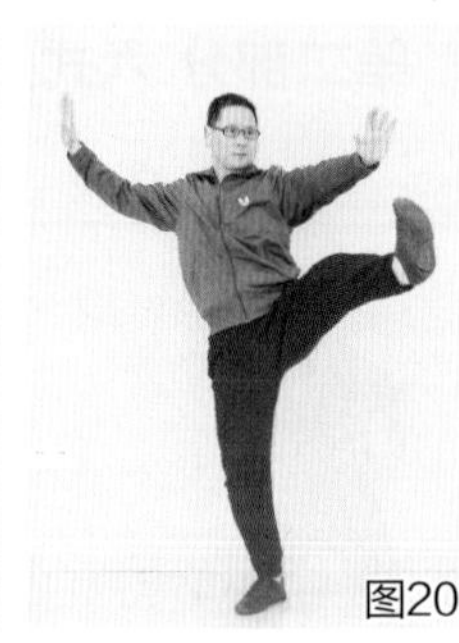
图20

动作要领：

分手与蹬腿协同一致，身体保持平衡；蹬腿时，支撑腿的脚跟不要抬起。在金鸡独立的基础上，进一步增强股四头肌、半膜肌和股二头肌的力量，使下肢的原动肌、协同肌和对抗肌之间协调配合，增加膝关节的稳定性。

六、前推后展

左手前推，右手内收，目视前方(图21)。右手外展，略高于肩；左手手心向上，手臂展开呈弧形(图22)。然后换右侧练习，要领同前。左右各做3遍。

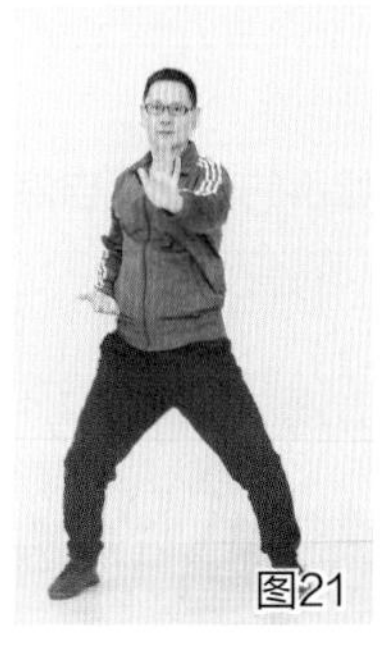
图21

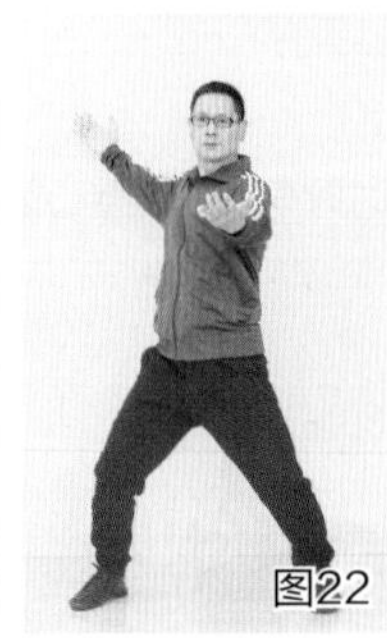
图22

动作要领：

前推与后展同步，两臂展开呈圆弧形。这是太极拳的基本动作倒卷肱的原地动作，属于放松类。把腿部动作取消，而只进行上肢画立圆的练习，是为了减轻膝关节的负荷，有利于减轻疼痛症状，促进骨关节炎康复。

第三部分 放松练习

1. 松动大腿

身体前倾，双手从里向外、从外向里，反复松动大腿肌肉(图23)。

2. 放松膝踝

左膝关节内收、上抬，像踢毽子一样，用右手轻拍左脚(图24)，然后换另一侧，要领同前，练习2个8拍。

3. 拍打小腿

左腿抬起，双手轻轻拍打小腿，放松小腿的肌肉(图25)。然后换另一侧，要领同前。

4. 彻底放松

轻轻跳跃，或者拍打下肢，彻底放松全身的关节、肌肉。PM

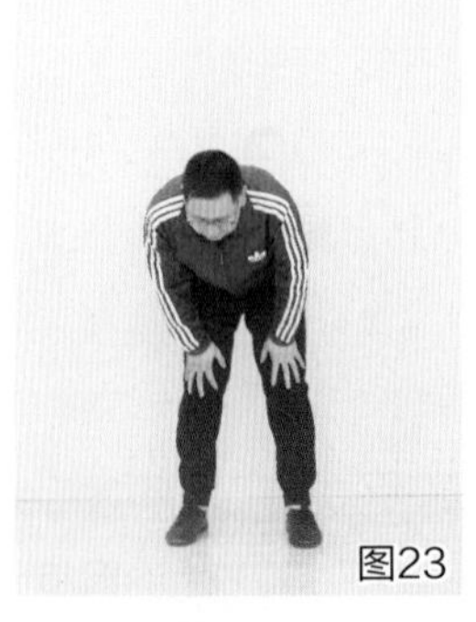
图23

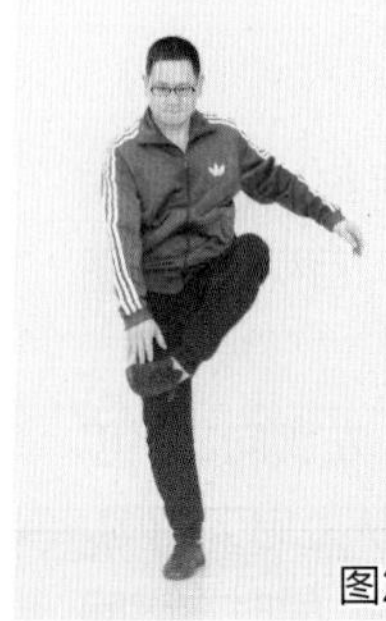
图24

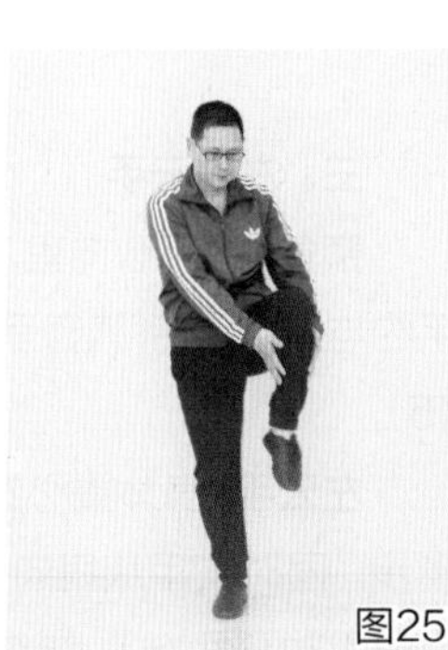
图25

扫描二维码，观看全套视频。

老年男性过性生活需量力而行

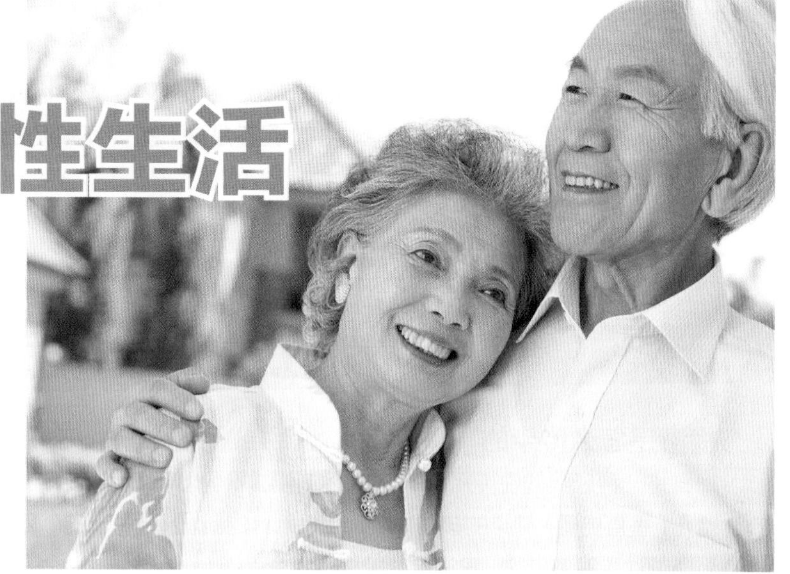

北京协和医院泌尿外科教授　李宏军

生活实例

陈教授中年丧妻，由于他与去世的妻子感情很好，况且也为了事业，就暂时没有顾及婚姻问题。退休后，陈教授赋闲在家，孤独感让他难以忍受，他决定再次步入婚姻的殿堂。再婚前，为了让妻子满意，也为了证明自己仍然“宝刀不老”，陈教授阅读了一些相关书籍，并专门购买了几片“春药”，以备不时之需。洞房之夜，他提前超量服用了“春药”。性生活一开始进行得比较顺利，后来，他开始感觉呼吸困难、浑身无力、心脏隐约疼痛。妻子见情况不妙，忙送他上医院急诊。经检查，医生诊断陈教授患有心肌缺血、心绞痛。经过一段时间的住院治疗，他才慢慢地恢复了健康。此后，陈教授再也不敢“逞强”了。

医生的话

随着年龄增长，男性各个组织脏器功能减退，这必然也会反映在性能力上。研究表明，老年男性阴茎的敏感性下降，夜间自发性勃起减少，达到高潮的能力逐渐下降，勃起功能障碍（ED）的发生率随着年龄增加而增加，性欲和性功能随年龄增大而减退。进入老年后，男人的性欲、性交频度与阴茎的勃起硬度均会有一些改变，不能与年轻时同日而语。如果老年人不愿意“自觉”遵守这个规律，就可能受到打击，受到“惩罚”。

性事上要有“自知之明”

健康状况良好的男人要保持性健康，应该保持一定频度的性生活，但老年男性性能力与青年人有明显的区别：①老年男性性敏感区的敏感性降低，阴茎勃起较缓慢，勃起后亦不十分坚挺；②老年男性性生活频度减少；③老年男性的精液量减少；④老年男性引起性兴奋所需要的感觉刺激域值增高，不一定会有性高潮，射精力量也大大减弱，且不一定射精。这些客观规律有时不可抗拒，老年男性应该有心理准备。

性生活顺其自然

老年人的性生活频度和时间应根据自身的身体健康状况和情趣，顺其自然为好。每月进行1~2次性生活，或者每2月进行1次性生活，都是可以的。长期保持一定量的性生活，有助于性功能的维持，但应该有所节制，要用性生活来点缀晚年生活，而不是把它作为生活的主旋律。

老年夫妻双方生理上发生的一些改变，会增加性生活的难度。性功能明显减退的老年男性，除了注意生活规律、饮食平衡等外，必要时还可以在医生指导下补充适量的雄激素制剂，或适当配合使用一些能让阴茎勃起的药物，提高性生活质量。需要提醒的是，无论使用何种药物和方法，都应该在专业医生指导下进行，并遵循个体化的治疗原则，尤其要防范副作用。老年男性要量力而行，千万不要因为对性的勉力强求而不顾身体健康。PM

两年前，小王在与前男友交往时染上了梅毒。经过治疗，除了梅毒血清学化验呈阳性，其他都正常。现在她已结婚一年，准备要孩子，但内心非常忐忑，既不想让丈夫知道这件事，又不知道该怎么办。结婚一年，丈夫没有被感染，是不是孩子就不会被感染？怎么样才能不把梅毒传染给孩子？

小张平时身体健康，结婚时没有做婚检。怀孕后第一次做产前检查，医生说小张梅毒化验呈阳性，全家顿时陷入慌乱之中，不知道应该怎么办。梅毒到底是怎么感染上的？孩子能不能要？

梅毒患者生育应该注意什么

第四军医大学西京医院皮肤科主任医师　马翠玲

梅毒是怎么传染的

梅毒是一种经典的性传播疾病，除少数通过怀孕母亲传给胎儿（垂直传播）感染的孩子以外，几乎所有的新发梅毒都是通过性接触感染的，日常接触极少传染。早期（一期和二期）梅毒患者传染性强。有些治疗不彻底或患病时间长的患者可能不会通过性接触传染给伴侣，但还是可能在孕育的过程中传给下一代。因此，小王虽然没有把梅毒传染给丈夫，但在怀孕前，还是应该到医院就诊，判断是不是可以怀孕。

梅毒患者可不可以怀孕

一般地说，已经明确治愈而且没有再被传染的，或者经充分治疗、复查，没有活动性梅毒临床表现，梅毒非特异血清试验长期低滴度（≤1:4）者，不需要额外治疗就可以怀孕。有下列情况者，需要治疗后再怀孕：①各期活动性梅毒；②没有治疗或不确定以前治疗是不是充分；③没有血清学治愈，治疗后（3个月）非特异性梅毒螺旋体抗体（RPR等）滴度没有按规律下降等。

事实上，梅毒患者治疗和怀孕的问题非常专业，应该找皮肤性病科医生咨询，听取医生的建议。

怀孕后发现梅毒，孩子要不要

目前已经明确，怀孕20周以内接受规范的青霉素治疗可以预防70%以上的胎儿被传染，所以怀孕后查出梅毒不是“打掉孩子”的指征。但是，梅毒在怀孕任何阶段都可以传染给胎儿，造成流产、早产、死胎、死产、胎儿畸形等问题。怀孕早期正规治疗虽然能够减少胎传梅毒的发生，但如果治疗比较晚，胎儿在母体内已经受到感染，那么治疗只能阻止其进一步恶化。而且任何治疗方案都有可能失败，即便是规范治疗，仍然不能够完全保证孩子没有问题。如果怀孕20周后诊断为梅毒，应该进行胎儿超声检查。超声检查发现胎儿已经有感染梅毒的征象，那么新生儿治疗失败的风险较高。当然，孩子即便得了胎传梅毒，出生后也是可以治疗的。怀孕后查出梅毒是否要终止妊娠应该做充分的风险收益评估，应充分考虑孕妇是不是高龄孕妇、有没有不孕症，以及家属对患儿病损的接受程度等方面的问题。所以，具体决定应在咨询专科医生后再做出。

梅毒治疗有没有特效药

目前，公认的治疗梅毒的特效药是青霉素。首选长效的苄星青霉素，便宜，使用方便，一次肌内注射240万单位，每周1次，一般注射1~3次。由于孕妇体内药代动力学有变化，苄星青霉素治疗每周1次，3次为1个疗程。为了最大限度地保护胎儿，治疗应在怀孕最初3个月、怀孕后期3个月各治疗1个疗程。怀孕过程中还要密切监测临床表现，每个月查血清滴度变化及胎儿发育等，必要时重复治疗。孩子出生后应立刻检查有没有被传染，要不要治疗。

梅毒产妇可以哺乳吗

梅毒螺旋体不会通过乳汁传播，所以产妇可以哺乳。但是如果母亲的乳房皮肤有梅毒皮疹，孩子有可能在哺乳时接触到梅毒螺旋体而被传染。已经有不少报道，照顾孩子的成人因口唇或口腔有梅毒皮疹，通过口对口喂食使孩子被感染。PM

专家简介

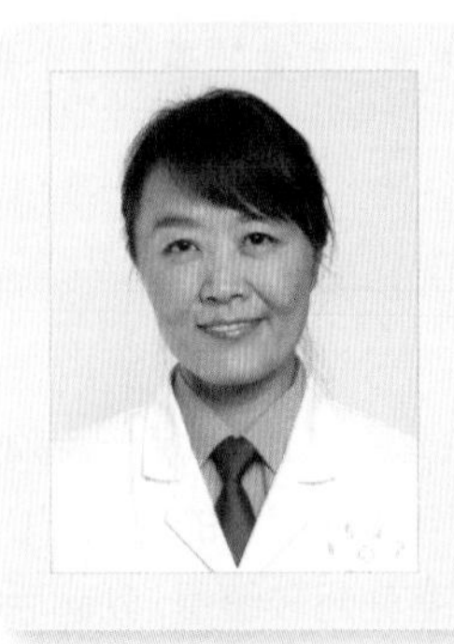

马翠玲 第四军医大学西京医院皮肤科主任医师、教授，西安市医学会皮肤病学分会副主任委员，陕西省性学会健康教育委员会主任委员。

专家门诊：周一、周二上午，周五全天

医生手记

随着全面二孩政策的实行，许多经历过剖宫产的准妈妈心里都有个问号：头胎剖宫产，二胎能否顺产？其实不必忐忑，我院自2014年推出了VBAC（剖宫产后阴道分娩）门诊，对有顺产意愿的准妈妈可进行专业评估。

以前曾听老人常说，“分娩相当于一只脚踏入鬼门关。”随着医疗水平的进步，对于低危待产的孕妇，这种说法似乎有些夸张，但对于VBAC孕妇而言，这句话依然非常贴切。

张女士是坚定的顺产拥护者，2013年生第一胎时因胎儿窘迫被迫剖宫产，多少觉得有些遗憾。怀上二胎后，她很注意控制体重、适当运动，定期接受评估，终于拿到了顺产“合格证”。宫口开4厘米时进入产房，半小时后开7厘米，但胎心如过山车一样急速下降，用药后仍不见好转。瘢痕子宫加上胎心持续减速，所有医生的心都悬了起来：胎儿窘迫？先兆子宫破裂？抑或其他？若继续试产，风险太大；若放弃试产，对张女士来说似乎有些可惜。为了确保母儿安全，医生还是当机立断，与家属真诚沟通后，准备紧急手术。经过紧张有序的转运、麻醉后，上手术台前，医生再次为张女士查宫口，发现宫口已开全，胎头在麻醉后也有下降，可经阴道分娩，但是需产钳助产。所有医生又紧张又兴奋，再次与家属沟通后，即刻行产钳助产，帮助张女士分娩一女婴。

听着婴儿清朗的啼哭声，大家都松了一口气。虽然经历了半小时的惊心动魄，又是产钳助产，但母儿平安，也算部分圆了张女士的顺产梦。一切都是值得的！

头胎剖 二胎能“顺”吗

同济大学附属第一妇婴保健院产科 卞 政 裘佳敏（主任医师）

专家简介

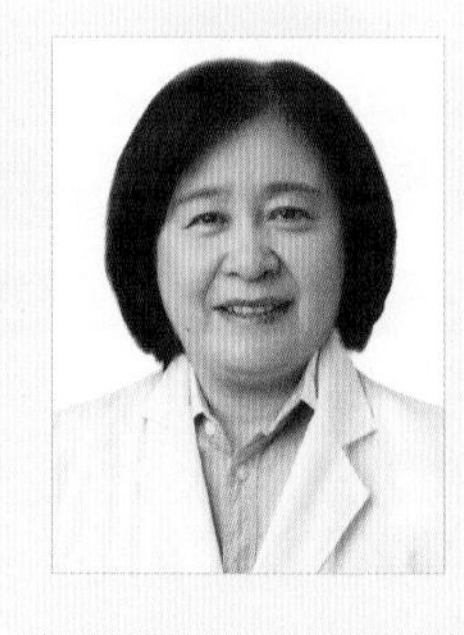

裘佳敏 同济大学附属第一妇婴保健院产科主任、主任医师。擅长围产期保健，以及妊娠高血压综合征、妊娠糖尿病、前置胎盘、产后出血等孕产期疑难杂症的诊治。

专家门诊：周一全天（东院），周三上午（西院）

剖宫产后顺产有哪些风险

● **难产** 第一次剖宫产，如果是因为骨盆问题难以顺产，或者因其他母体并发症不得不手术，第二胎可能会遇到同样的问题而需要手术。

● **子宫破裂** 第一次剖宫产手术时，子宫下段是被切开并缝合过的，即使缝合技术非常高明，这个部位的肌层仍是相对比较薄弱的，分娩时的强大宫缩或胎头与妈妈骨盆不匹配，会导致切口裂开，发生子宫破裂。子宫破裂是非常严重的产科并发症，不仅可能在一瞬间夺走胎儿生命，母亲也有生命危险。即便及时发现子宫破裂现象并即刻手术，也可能发生不可挽回的后果。

哪些情况下可尝试剖宫产后顺产

相信看到上述风险，很多准妈妈都会退缩。但实际上，只要做好风险评估，符合条件并顺产成功的妈妈也很多。在我院建卡产检的患者中，头胎剖宫产、二胎愿意尝试顺产的约占30%，顺产成功率约为90%。

符合以下条件，可尝试剖宫产后顺产。

● 分娩所在的医院有抢救VBAC并发症的能力和急救预案。

● 第一次剖宫产时手术顺利，切口愈合良好，没有产后出血及感染，手术中切口没有延裂。

● 两次分娩间隔时间大于18个月。

● 本次不存在剖宫产指征，如巨大儿、胎位不正、母体有严重产科并发症等。

● 经B超检查，确认子宫下段肌层连续。

以下情况严禁剖宫产后顺产：有子宫破裂史、子宫肌瘤剔除术穿透宫腔史、两次及以上子宫手术史，以及胎盘位于切口处。PM

温馨提示

有意愿进行VBAC的准妈妈产检时，医生会在详尽了解病史后，动态随访并评估。准妈妈们需要管住嘴、迈开腿，严格控制胎儿体重，了解VBAC的特殊性，并做好紧急手术的心理准备。产程中，医生会严密并连续监测孕妇及宝宝的生命体征。若有胎儿窘迫和先兆子宫破裂等征象，会选择即刻剖宫产，终止妊娠。

"世界这么大，我想去看看。"这句话道出了每个人的心声，旅行已成为很多人生活的一部分。对于糖尿病患者来说，能否说走就走呢，出行之前需要做哪些准备工作，旅行途中应该注意哪些问题？

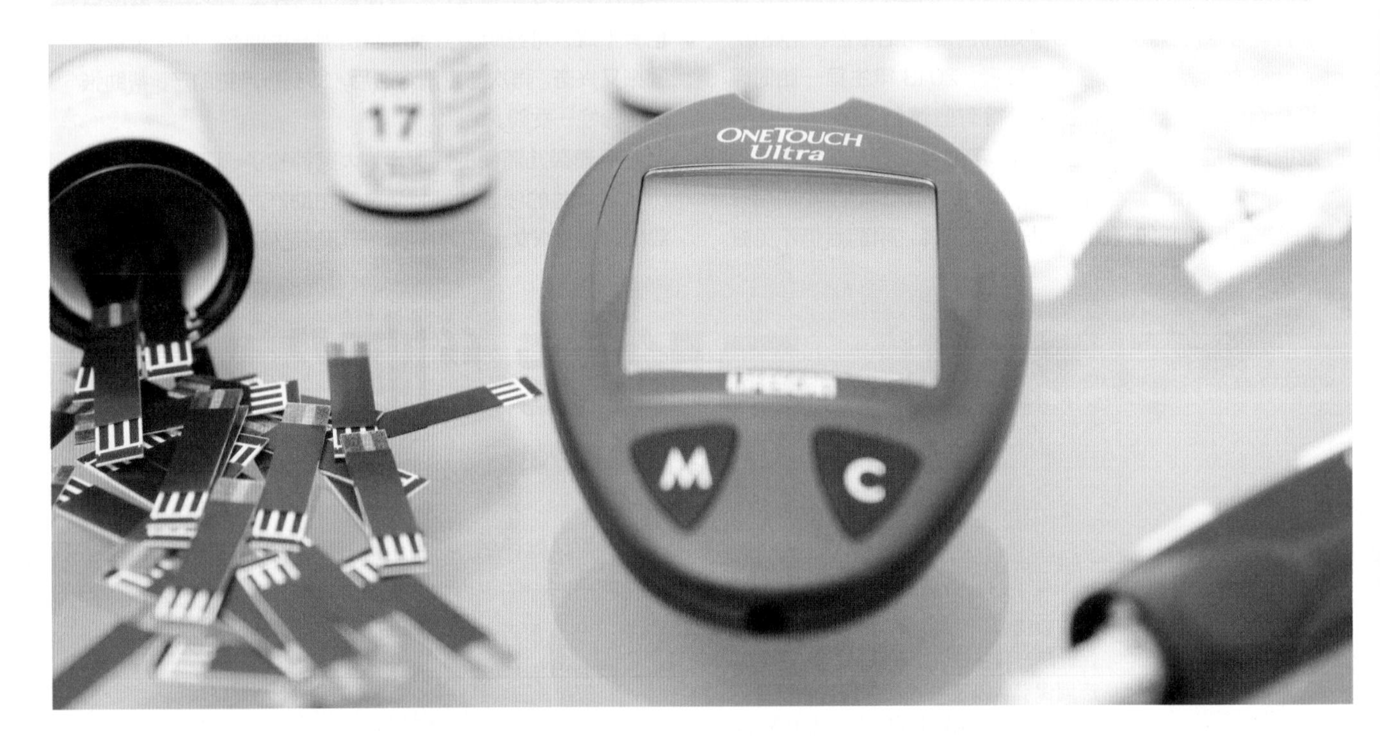

"糖友"旅行攻略

解放军306医院内分泌科主任医师　许樟荣　王玉珍

出行准备1：考量身体状况

为了能够愉快游玩，糖尿病患者在做旅行计划时，要评估自己的体能和其他指标。最好到医院检查血糖、尿常规（观察尿酮体、尿蛋白等）、糖化血红蛋白、尿微量白蛋白和眼底。可以和医生讨论自己的出行计划，征求医生的意见，学习处理突发情况的方法。注射胰岛素的病友在出国旅行前，应请医生开诊断证明，以便随身携带的胰岛素注射针剂在出入境时顺利过关。

一般地说，如果有以下情况，出行计划应延期：血糖、血压控制不佳，合并酮症；经常出现低血糖、心脏不适、心功能不全；眼底有新的、大片出血；等等。如果刚刚更改治疗方案（如从口服药物改为胰岛素注射、启用新的药物治疗），血糖还不稳定，也要推迟出行。

出行准备2：带足"旅行三宝"

● **血糖仪和试纸**　血糖试纸要备足，为血糖仪准备一个备用电池也是明智的。

● **口服降糖药物或胰岛素**　口服降糖药物要多准备数日的量，防止因天气变化或其他突发情况导致行程延长，以及药物丢失或受潮。胰岛素也要备足，一定要随身携带，妥善保存。千万不要将胰岛素放在托运行李里，因飞机货运仓温度在高空中为零下十几度，胰岛素会结冰、失效。如果夏季乘车或驾车旅行，下车时不要将胰岛素放在车内，以免车内温度升高使胰岛素变质。如果要乘飞机，不能带酒精，可以将被酒精蘸湿的棉球放在塑料袋里密封后携带。

● **小药盒** 药盒里除了平时常用的降糖药、降压药、调脂药、阿司匹林等药物外，中老年病友宜再准备速效救心丸、感冒药、止泻药、消炎止痛药，以及创可贴、纱布等。睡眠不好、晕车的病友，有必要准备安眠药物和抗晕车药物。

此外，旅行前做好“功课”十分重要。行程中若有爬山、涉水等环节，要准备速干衣物，多备一双运动鞋；夏季出游要备遮阳帽、雨伞、防晒霜等；如果需要长时间乘坐大巴，要多带一点水，以及饼干、巧克力、糖等食品，以防旅途中因活动量过大或不能及时进食而发生低血糖。

出行注意 1：坚持治疗，随时调整

许多病友觉得胰岛素治疗比较麻烦，想在外出旅行时改用口服降糖药物，回来后再进行胰岛素治疗。殊不知，这样的改变会使血糖突然升高，因为口服药物起效慢，一般 1 周左右才能达到最佳疗效。有些病友觉得每天注射四次胰岛素太麻烦，擅自改为每天两次或三次。这样做也不妥。如果想改动治疗方案，最好在出行前完成，以免导致血糖波动。

旅行时治疗的调整，是指随着进餐时间和饮食结构的变化而调整。存在时差时，很多人不知道该如何调整进餐时间。一般地说，如果已经按照国内时间进食晚餐，对于很快到来的按当地时间安排的午餐，可少吃一点，下一餐可以正常进食和用药。比如，出发前在北京打了胰岛素、吃了饭，到了欧洲或美国，按北京时间还是按当地时间注射胰岛素呢？当然是按照当地时间，因为胰岛素的注射是跟着吃饭时间走的。如果乘飞机时间过长，在飞机上进餐前还是应该注射胰岛素的。假如飞机上这餐与上一餐相隔时间太近，不妨少吃一点，这餐前不用胰岛素，在餐后 2 ~ 3 小时自测血糖，或者到当地酒店后即自测血糖。若血糖很高，可少量用一点胰岛素；若血糖不是很高（小于 10 毫摩 / 升），则可到下餐前再恢复注射胰岛素。然后，再监测血糖。基本原则是，宁可血糖稍高一点，也不要发生低血糖。观察到血糖较国内高时，在血糖监测的基础上，可逐渐增加胰岛素用量，这样比较安全。

旅途中，大家一起进餐很热闹，很容易超量。及时把控住对美食的欲望很不容易，秘诀一是慢吃饭、多吃蔬菜；二是吃完即起身离开，宁可在餐馆门口溜达等候同伴出来，也不要吃饱了还边聊边吃。对于高热量食物，如黄油、甜点，只能浅尝辄止。如果吃了较多的水果和零食，正餐时就要自觉减量。许多病友旅行回来抱怨体重增长了，其根本原因不是运动量少，而是吃多了，尤其是高脂肪、高蛋白质食物吃多了。了解自己的进食情况，最重要的方法是坚持测血糖。

出行注意 2：追求快乐，注意防护

旅游是为了换个环境生活，活动身体，休闲心情，增加乐趣。欣赏大自然的美景，常常要爬山、赶海、漫步丛林，对于老年病友来说，根据体能安排活动、量力而行很重要。如果游玩一天后感觉十分疲劳，第二天就要减少活动量。

旅途中，应注意防护：爬山时宜用登山杖协助；游泳时应注意水温，事先做好热身运动;在沙滩上散步一定要穿鞋，防止脚被贝壳划伤、被灼热的沙子烫伤。合并周围神经病变的病友由于下肢和足的感觉迟钝，赤足在夏日的沙滩上散步很容易灼伤皮肤。脚上出现小伤口别不在意，应先用碘伏消毒，然后用无菌纱布包扎，若没有纱布，至少要用干净的手帕。爬山或者长途走路后要及时检查脚部，发现水疱或破溃应及时处理。小的水疱可不必处理，但需注意休息；大的水疱可用无菌针头刺破，放出液体，然后用无菌纱布或干净手帕包住，多休息、少走路，几天后水疱就会愈合，切不可自行将水疱的疱皮撕去，以免导致感染。

糖尿病患者在外旅行，特别需要注意防止跌倒。一部分糖尿病患者，尤其是老年、病程长、有并发症的患者，常合并体位性低血压（由卧位改为站立后，收缩压下降≥ 20 毫米汞柱和 / 或舒张压下降≥ 10 毫米汞柱），卧位或坐位时血压高或者正常，站立时血压下降。这些患者由卧位或坐位突然站立时，会发生头晕、视物模糊，严重的可能跌倒。病程长的老年糖尿病患者平时应注意测量卧位、坐位和立位的血压，如果合并体位性低血压，应到糖尿病专科门诊寻求医生帮助。即使平时没有体位性低血压，起床或由坐位站起时，动作也宜放慢，尤其是早上起床时，应先坐片刻后再站起来，稍等片刻后，再正常行走，以避免跌倒。

此外，若需乘坐长途飞机，中途要离座活动、多饮水，防止出现下肢水肿，甚至血栓。笔者就曾见过一位中年人下飞机后因下肢深静脉血栓脱落而导致了肺栓塞。老年糖尿病患者乘机前，尤其是去国外长途旅行的，如无禁忌证，口服一片 100 毫克的阿司匹林有助于防止这类血管事件的发生。

旅行归来后，糖尿病患者需要调整几日。如果血糖控制不如出行前，要及时到医院就诊。如果旅行途中改变了治疗方案，旅途结束后也应及时加以调整。PM

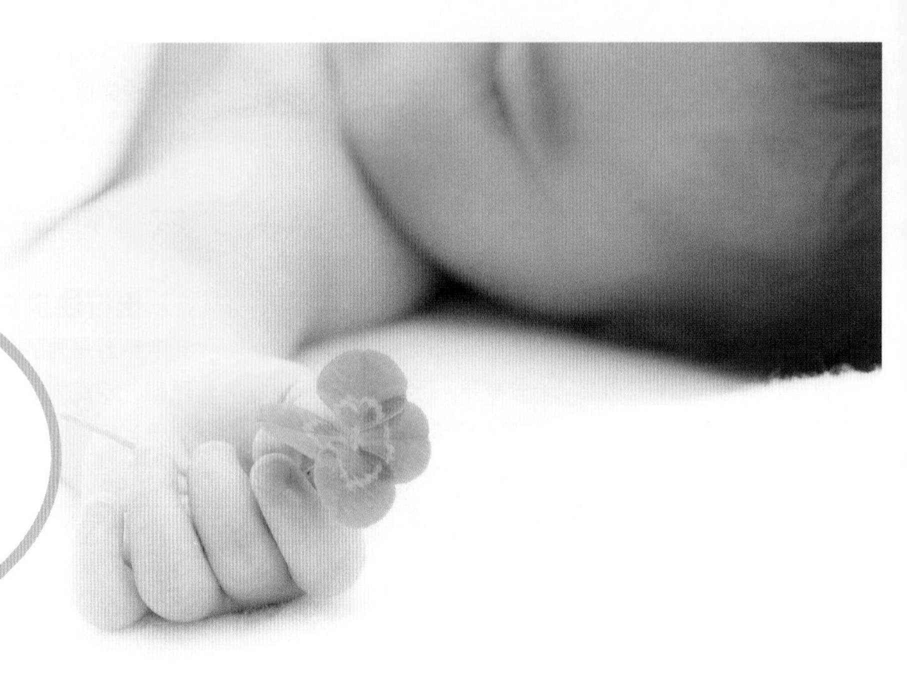

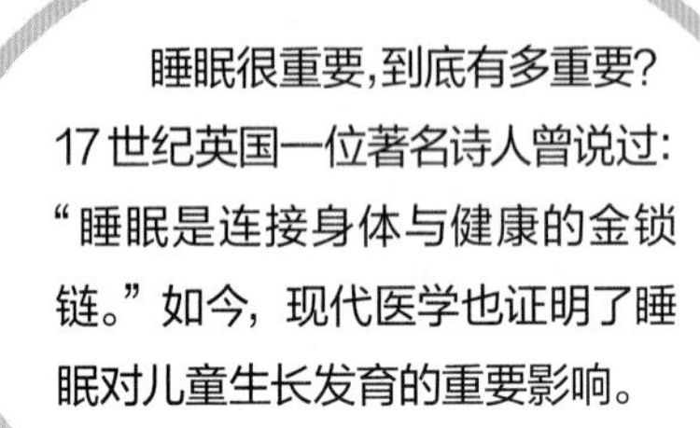

睡眠很重要，到底有多重要？17世纪英国一位著名诗人曾说过："睡眠是连接身体与健康的金锁链。"如今，现代医学也证明了睡眠对儿童生长发育的重要影响。

宝宝睡眠有多重要

上海儿童医学中心儿童睡眠障碍诊治中心心理与睡眠咨询师　王广海

宝宝睡眠好，有三大好处

● **睡得好，宝宝更聪明**　大量科学研究证实，睡眠会直接影响大脑发育及神经再生，对宝宝的认知、记忆和学习能力都至关重要。

● **宝宝睡得好，爸妈睡眠好**　宝宝睡眠会影响父母睡眠，这一定道出了不少新手爸妈的心声：自从有了宝宝，从来就没睡过整觉，晚上要起来很多次。可以说，宝宝睡不好，全家都睡不好。所以，宝宝睡眠好，爸妈就能有好睡眠、好心情。

● **睡眠习惯好，终身受益**　良好的睡眠习惯是宝宝健康和发展的基础，能让宝宝终身受益。越早让宝宝建立良好的睡眠习惯，宝宝就能越早获得好睡眠，获益也越多：小时候睡眠好、身体好、学习好、情绪好，长大了工作好、人际关系好。

宝宝睡眠，有五大关注点

● **睡眠与身高**　宝宝睡不好，会不会长不高？国外一项研究发现，出生3个月内的宝宝，白天和夜间分泌的生长激素几乎相等；3个月之后，夜间分泌的生长激素远高于白天。因此，充足的夜间睡眠对宝宝的生长发育非常重要。不过，如果宝宝短时间内睡眠不好，父母也不必太担心。另一项研究发现，夜间睡眠剥夺，也就是夜间不睡觉，会使生长激素的分泌水平下降，但第二天白天生长激素的分泌水平会反弹性增加，24小时总生长激素水平没有明显变化。这说明宝宝有很强的适应能力，几晚睡不好没关系，但如果很长一段时间都睡不好就值得担心了。

● **睡眠与肥胖**　研究表明，睡眠不足会增加肥胖的发生风险。这是因为睡眠不足会影响代谢功能，促进进食行为，减少身体活动，使能量摄入增加、消耗减少。

● **睡眠与记忆力**　成人睡不好，经常会丢三落四。睡眠不好也会影响宝宝的记忆力。研究发现，6月龄和12月龄的宝宝小睡后，更容易记住妈妈的动作，并进行模仿。

● **睡眠与情绪行为问题**　多项调查研究发现，睡眠与儿童的情绪行为问题密切相关，睡不好的宝宝更容易出现情绪不稳定、注意力不集中、多动、同伴交往问题等。

● **睡眠问题会自然消失吗**　很多父母认为，宝宝的睡眠问题会随着年龄增长而自然消失。这种可能性虽然有，但一项研究显示：如果宝宝6月龄时睡不好，则12月龄、24月龄和36月龄睡不好的风险增加2.1～5.7倍；12月龄时睡不好，24月龄和36月龄睡不好的风险增加2.4～5.6倍；24月龄睡不好，则36月龄睡不好的风险增加6.8倍。因此，宝宝有睡眠问题应及早解决。PM

痛风是尿酸盐结晶沉积于关节内引起的急性关节炎，主要是由嘌呤代谢紊乱或尿酸排泄减少所致的高尿酸血症引起的。痛风如果症状严重，应该到医院就诊。如果症状较轻，不妨试一试中医小验方，简便有效。

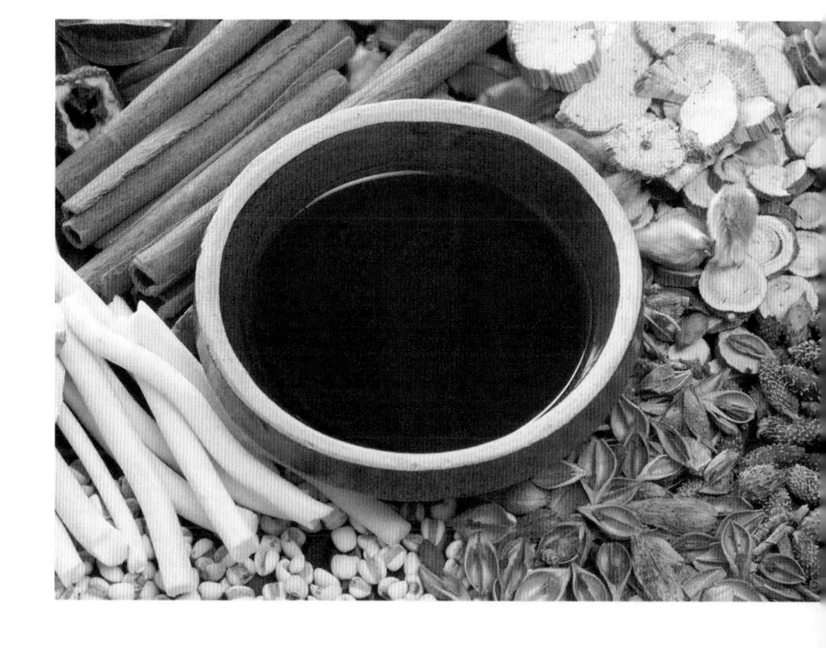

验方妙法治痛风

上海交通大学附属瑞金医院北院伤科副主任医师　胡劲松

急性发作期

【白萝卜汁】

原料：红皮白萝卜500克，蜂蜜10毫升。

制法用法：白萝卜切块，放于榨汁机内，汁成后调入蜂蜜饮用。萝卜泥可用来外敷患处，内外同治。

功效主治：清热化痰，消肿止痛。

注意事项：红肿疼痛减轻即停止食用，不可久服。

【硝黄散】

原料： 芒硝150克，大黄60克，栀子60克，桃仁30克，三七15克，红花15克，冰片5克。

制法用法：以上药味研磨成粉，以适量蜂蜜调和成糊状，外敷患处，用纱布缚一层裹好，每8小时换药1次。

功效主治：清热消肿，活血止痛。

注意事项：发生皮肤过敏者，可缩短敷药时间，或立即停药。

慢性缓解期

【赤豆苡仁粥】

原料：薏苡仁、赤小豆各60克，冰糖10克。

制法用法：将薏苡仁、赤小豆洗净，加入适量清水，小火煮1小时，至薏苡仁、赤小豆熟烂时加入冰糖即可。每日晨起服1次。

功效主治：健脾化湿利尿。薏苡仁、赤小豆有利水祛湿的作用，可促进尿酸排泄。适用于痛风发作间歇期。

注意事项：关节红肿疼痛明显，或者关节变形者不宜使用。

【四藤洗方】

原料：络石藤20克，忍冬藤20克，鸡血藤20克，海风藤20克，土茯苓20克，桑枝10克。

制法用法：以上药味放入布袋包，再放入锅内，加入适量清水，没过药包，煎水趁热外洗患处。

功效主治：清热活血，通络止痛。适用于慢性痛风关节炎，关节酸痛不适，反复发作者。

注意事项：有皮肤破溃者不宜使用。

嘌呤摄入过高或尿酸排出过低是痛风的主要病因，因此饮食控制至关重要。痛风患者应坚持低嘌呤饮食，多吃素食、牛奶、蛋类以及胶质类食物等；减少高嘌呤饮食的摄入，如各种豆制品、动物内脏、肉类、鱼类及海鲜等。同时，应多饮水，每日饮水量应不低于2000毫升，以促进尿酸排泄。PM

小儿便秘是指大便坚硬干燥，或艰涩难于排出，且排便时间延长的一种常见病症。小儿饮食不足、膳食纤维摄入较少、饮水量减少或突然改变饮食生活习惯等均能引起便秘。儿科推拿是以中医理论为指导，应用手法作用于小儿的特定部位和穴位，以调整脏腑经络气血功能，从而达到防治疾病的一种外治疗法。该疗法具有适应证广、操作方便、安全可靠等特点，对小儿便秘疗效显著。这里与大家分享一二。

推拿小妙招 缓解小儿便秘

上海中医药大学附属岳阳中西医结合医院推拿科
陈志伟（副主任医师） 张昊 毛玉琳

推拿小妙招

❶ **揉中脘** 用中指指腹着力，在中脘穴（肚脐正上方4寸处）做揉法，约200次。

❷ **摩腹** 用手掌或食（示）、中、无名（环）指三指面着力，在小儿腹部做轻微移动抚摸，约200次。

❸ **揉龟尾** 用拇指或中指指端着力，在龟尾穴（尾椎骨端）做揉法约100次。

❹ **推下七节骨** 用拇指指腹着力，自小儿命门穴（第二腰椎棘突下凹陷处）向下推至龟尾穴（尾椎骨端），约100次。

❺ **捏脊** 用拇、食（示）、中三指捏推背部，自下而上共3遍。第一遍以捏推为主；第二遍在捏推同时，捏三下提一下；最后轻轻拍打背部使肌肉放松，再捏推一遍。

❻ **按揉搏阳池** 用中指端着力，于搏阳池穴（腕横纹中点上3寸处）做揉法，约100次。PM

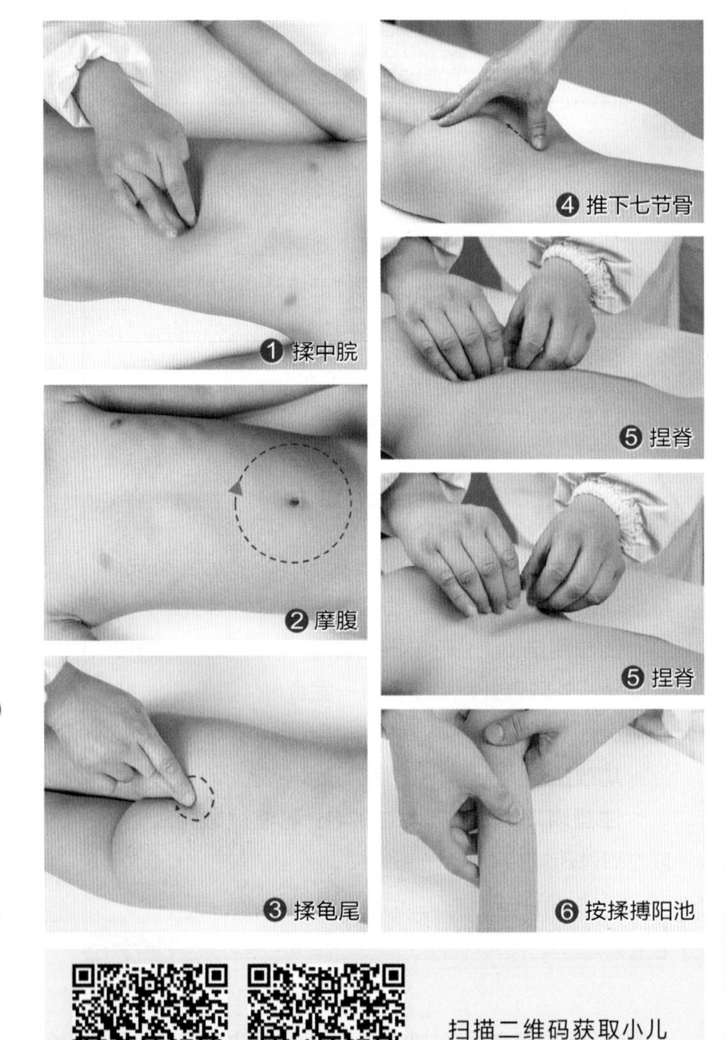
❶ 揉中脘 ❷ 摩腹 ❸ 揉龟尾 ❹ 推下七节骨 ❺ 捏脊 ❺ 捏脊 ❻ 按揉搏阳池

推拿手法注意事项

①推拿时请保持室内环境舒适温暖，谨防感冒。②手法操作前，接触患儿的手部需保持温暖且涂抹“介质”（如冬青膏、葱姜水），也可以用清水、植物油等代替。③避免在幼儿饥饿时实施推拿；在其饱食后需间隔1小时左右，才可实施腹部推拿手法。④手法操作要适度，推拿后皮肤应可见微微发红，避免产生明显的皮下出血点。⑤自行推拿效果不佳时，请及时就医。同样是便秘症状，还需排除肠道梗阻、肠套叠、新生儿巨结肠、肛门周围疾患等疾病。

扫描二维码获取小儿便秘推拿视频

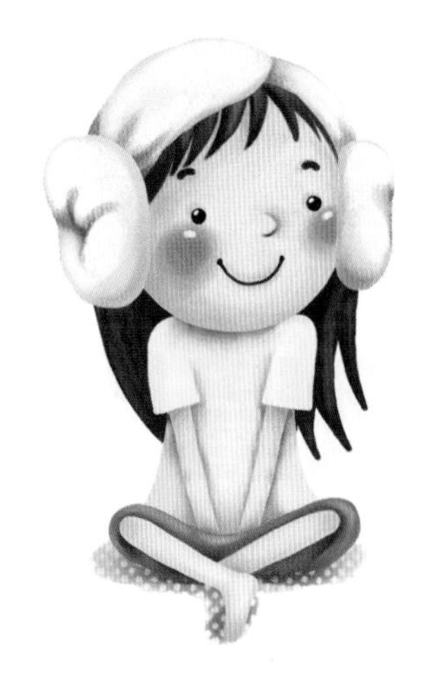

汗蒸虽好 不可贪多

上海中医药大学附属龙华医院中医预防保健科主任医师　方泓

汗蒸源于“汗法”

“汗蒸”源于中医治法中的“汗法”。早在《黄帝内经》中就有记载：汗出当根据病情衡量轻重，要平复水气，祛除体内的积水，做些轻微运动而蒸蒸汗出，令阳气渐次宣行，从而达到祛除邪气的目的。《素问·玉机真藏论》中记载：“脾风、发痒、腹中热、烦心、出黄，当此之时，可按、可药、可浴。”这是对用沐浴治病最典型的描述。蒙古人也有受风寒生病后，用新宰杀的牛羊皮，把病人包裹起来，架火薰蒸，使人出汗治病的方法。我国还有藏药蒸全身的方法，可以说，“汗法驱邪”的理论源远流长。

在现代汗蒸馆里，汗蒸是通过超强远红外线、生物光波的作用，让人体的细胞产生共振，加速血液循环。它是一种静态运动，通过调节人体生理功能，改善微循环，促进新陈代谢，改善神经系统功能，提高机体免疫力，排除人体内的有害物质，达到保健的目的。

汗蒸的两大保健功效

❶ **增加热量消耗**　众多研究表明，汗蒸疗法可增加人体的热量消耗。热量消耗主要分为静息热量消耗和活动时的热量消耗。静息状态时的热量消耗占总热量消耗的50%～60%。汗蒸时，汗蒸房内的环境温度高于人体皮肤表面温度，机体通过蒸发散热增加热量消耗。

❷ **促进血液及淋巴循环**　温度升高可使全身毛细血管扩张，加速血液循环，改善机体组织含氧量；也可加快全身淋巴循环，促进淋巴系统解毒功能，有利于体内代谢废物的清除。

汗蒸并非人人适用

汗蒸作为一种休闲保健方式，大多数人均适宜，尤其适用于基础代谢率低、四肢不温、不易出汗、关节酸痛、腰椎和颈椎疼痛、肌肉僵硬、疲劳者。但是，以下人群不宜汗蒸。

❶ 有出血倾向者，女性在月经期时。

❷ 严重高血压、心脏病患者，心脏起搏器植入术后患者，开放性肺结核或结核活动期患者，癌症晚期患者。

❸ 有传染性皮肤病，或皮肤表面有伤口、溃疡、炎症者。

❹ 高龄老人、孕妇、婴儿。

健康汗蒸“五不贪”

❶ **不贪多**　频繁汗蒸会使体内水分流失过多，导致血容量不足，可出现血压下降、头晕等情况；还可导致皮肤干燥、瘙痒、脱屑。应避免频繁汗蒸，汗蒸后要及时补充水分。如果汗蒸时感到头晕、不适，应立即中止，并及时饮用适量温水。

❷ **不贪凉**　《金匮要略》有云：“病者一身尽疼，发热，日晡所剧者，名风湿。此病伤于汗出当风，或久伤取冷所致也。”汗蒸后腠理疏松，寒湿风邪易入侵人体，应注重保暖。汗蒸后4小时内不宜淋浴，用毛巾擦干身体即可，也不要饮用冷饮或直接接触冷水。

❸ **不贪快**　饭后、饮酒后不宜立即进行汗蒸。

❹ **不贪久**　每次汗蒸以30分钟左右为宜，也可根据个人自身耐受情况，适当调整。

❺ **不贪方便**　化妆者在汗蒸前，应先卸妆。PM

专家简介

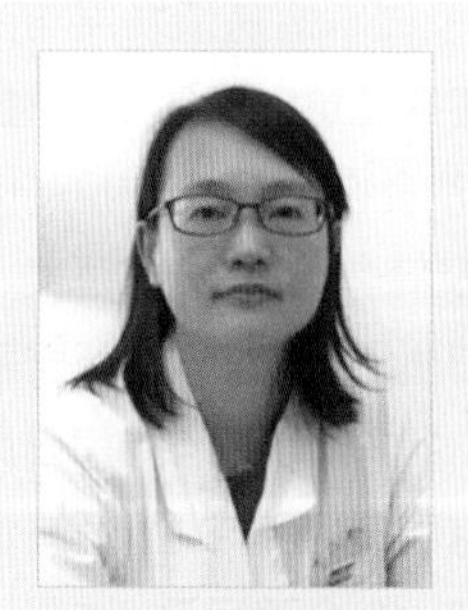

方泓　上海中医药大学附属龙华医院中医预防保健科主任、主任医师、副教授、硕士生导师，世界中医药学联合会呼吸病专业委员会、中医治未病专业委员会理事，中国中西医结合学会呼吸病专业委员会委员，中国民族医药学会热病分会副会长，上海市中医药学会络病分会委员，上海市中西医结合学会呼吸病专业委员会委员。擅长中医防治呼吸系统疾病，以及亚健康的中医调理。

专家门诊：周一下午　特需门诊：周三下午

攻补兼施治疗“痛风肾”

高尿酸血症患者因血尿酸升高，引起尿酸及其结晶沉积于肾脏，造成肾脏损害，可引发高尿酸血症肾病，又称痛风性肾病。随着经济发展带来饮食结构的巨变，高脂、高糖、高热量食物的摄入增加，致使高尿酸血症和痛风性肾病的防治成为肾脏健康领域的热点问题。

上海中医药大学附属曙光医院肾病科主任医师　高建东

认识痛风性肾病

痛风性肾病主要影响肾小管和间质，晚期多数肾小球受累，出现氮质血症，甚至尿毒症。肾外表现以关节病变最为突出，尤以足第一跖趾关节多见，可呈急性或慢性关节炎表现，不少患者以痛风性关节炎就诊时，发现肾脏已经受累。本病好发于中老年人，男性居多，女性多见于绝经后。据调查，中国高尿酸血症患者已达1.7亿人，且越来越年轻化。5%~12%的高尿酸血症患者会发展成为痛风，痛风患者40%以上可以发展为慢性肾脏病。高尿酸血症和痛风是当前危害人类健康的一种严重的代谢性疾病。

中医认为，痛风性肾病病位在脾、肾二脏，基本病机为脾肾不足，兼夹湿浊、痰瘀。大多数患者形体肥胖、年过不惑，脏气日渐衰退，若加之饮食不节、嗜食膏粱厚味或饮酒过度，久之必致脏腑功能受损。脾肾不能正常运化水液，从而聚湿生痰，痰湿内阻，血行不畅，易于导致瘀血内生，痰瘀互阻，日久滞留血脉，入脏则穷必及肾，致肾气不足，肾络痹阻。

泄实补虚　辨证施治

“急则治其标，缓则治其本”是中医治疗慢性疾病的重要原则之一。根据邪正盛衰的轻重缓急，中医在辨治过程中有所侧重。痛风性肾病急性发作期的治疗重在“攻邪”，治以清热利湿、缓急止痛为主。慢性缓解期的治疗要兼以“补虚”，治以健脾化湿、补肾壮腰为要。

利湿泄浊　湿浊内蕴是高尿酸血症产生的病理基础，故利湿泄浊法当贯穿治疗始终。患者除出现蛋白尿、血尿外，也伴轻度水肿、困倦乏力、胸闷腹胀、口中有尿味等，进餐后症状可加重，舌苔多白腻。中药可用车前子、白芥子、萆薢等，可有效降低血尿酸，同时助体内湿浊痰瘀等病理产物一并排出体外。

活血化瘀　痛风性肾病急性期宜凉血，慢性期宜化瘀散结。患者若有关节疼痛，痛有定处，屈伸不利，局部灼热红肿，步行艰难，夜间疼痛加重，可药用黄柏、苍术、威灵仙、牛膝、赤芍等。慢性期也当注意攻补适度，灵活运用。

健脾补肾　中医认为“肾为先天之本”“脾为后天之本”。痛风性肾病患者因先天不足、后天失养、饮食不节等导致脾肾亏虚，进一步引起痰浊、瘀血、湿毒蕴结，而引发本病。临床治疗当根据患者寒热阴阳证候给予养阴、温阳或固本泄浊的方剂，常用党参、茯苓、地黄、山萸肉等，强调补益后天以养先天，鼓舞正气，促邪排出。

定期复查　积极防治

若发现足第一跖趾关节红肿疼痛，或体检发现血尿酸升高，一定要及时就医。患者要定期检查血尿酸、肌酐、尿素氮、尿常规及尿微量蛋白等，以便及时掌握病情发展与变化。此外，日常生活中还需注意以下几点。①**控制饮食**：避免食用高嘌呤食物，如动物内脏、肉类、沙丁鱼、豆制品，以及高酵母饮食，如酒类、面包、馒头等；控制蛋白质摄入；宜多吃新鲜蔬果和富含维生素食物。②**多饮水**：维持每日尿量2000~3000毫升，有利于尿酸排泄；适量饮用小苏打水，可碱化尿液。③**合理运动**：过量运动会损伤关节，易引起血尿酸升高诱发痛风，应适度运动，以不感到疲劳为宜。④**防寒保暖**：尤其要注意腰部、关节局部保暖。PM

专家简介

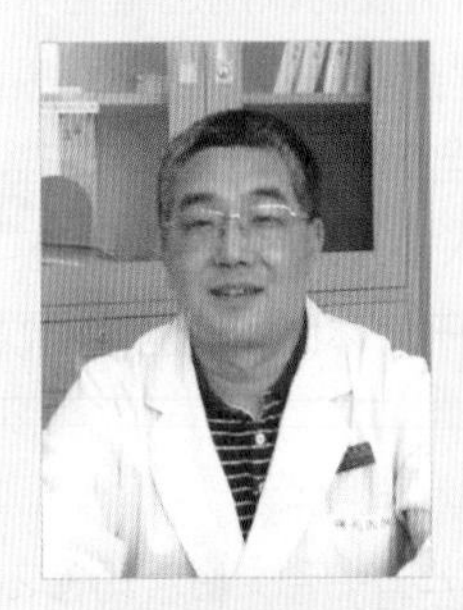

高建东　上海中医药大学附属曙光医院肾病科主任医师、博士生导师，上海市中医药研究院中医肾病研究所副所长，肝肾疾病病证教育部重点实验室（上海中医药大学）成员，世界中医药联合会肾病专业委员会理事，中国民族医药学会肾病分会常务理事。擅长中医药治疗各种慢性肾脏病，尤其在痛风性肾病、多囊肾、尿路结石、IgA 肾病等领域经验丰富。

专家门诊：周四上午（东院）

特需门诊：周一上午（西院），隔周六上午（东院）

冠心病是一种中老年常见病、多发病，属于中医胸痹范畴。在中医辨治中，大多从瘀、痰、寒、虚等角度入手，取得了不错效果。不可忽视的是，其病因“风”也至关重要。如在气候转换、寒暑更替时，患者会突然感到胸闷、心痛。这种胸痹常常具有“乍间乍盛，休作有时”的特点，每每遇到气压降低、温度变化、风向改变等情况，就容易发病。上述诱因，都属于中医“风”的范畴。看来我们的“心”，真的有点怕“风”。

怕“风”的“心”

上海中医药大学副教授 杨奕望

为什么说“心”怕“风”

《黄帝内经》最早对“风”的特性进行了概括。《素问·风论篇》曰：“风者，百病之长也，至其变化乃生他病也。”中医指的“风”分为外风与内风，既是外邪致病的先导，又是内伤杂病的诱因。“风”作为最常见的致病因素之一，性善行而数变，与风湿、风痹、风痒、中风等病证密切相关，还会引发胸痹、心痛。中医典籍中有“心痛者，风冷邪气乘于心也”“心痛引背多属风冷”等语，风邪无形，常渗透侵入心之脉络，兼夹他邪致心脉痹阻。因此，“风邪入络，脉络阻滞”也成为冠心病发作的关键病理环节。加之，中老年患者肾精亏耗、气血不足，血虚引动内风，与痰相结，合为风痰，闭阻心胸络脉，则呈现胸痹、心痛。因此，在传统活血化瘀、益气养阴等疗法基础上，配合“祛风”治疗，控制发病环节，有利于提高证治疗效。

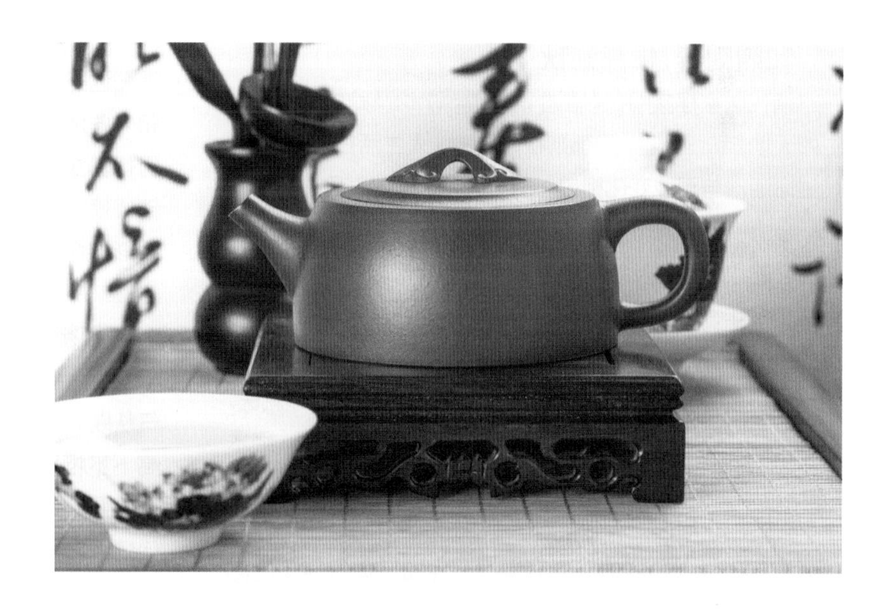

“心”病用“风”药

远古以来，人们不断想象：世间藏有“神药”可以祛风除邪。如先秦典籍《山海经》记载：“又东四百里，曰鼓镫之山，多赤铜。有草焉，名曰荣草，其叶如柳，其本如鸡卵，食之已风。”枝叶如垂柳，根木若鸡卵的“荣草”，似乎真实世界难以寻觅。但现实生活中，确有不少行之有效的祛风药物。中医治疗冠心病时，常常选用羌活、独活、防风、白芷、葛根、威灵仙等以祛风除湿散寒，亦选用川芎、延胡索、当归等血中之气药以祛风养血通络，师南宋名医陈自明“医风先医血，血行风自灭”之意。

清代内廷御医常用药茶以防治疾病，被称为清宫代茶饮。因其方小功专，服用方便，可以多服、频服，不仅被广泛用于疾病治疗和善后调理，在危重病的抢救中也不时“崭露头角”，成为清代太医院治疗疾病的特有剂型，冠心病患者不妨一试。选用川芎3克，菊花5克，山楂3克，生晒参或党参2克，灯心草1克，上述5味药材一并置于茶具内，冲入沸水，加盖焖泡15分钟后饮服。茶汁喝完再加沸水冲泡，每日2~3次。此药茶据清宫代茶饮化裁而来，祛风活血、宁心安神，补而不燥、行而不滞，药性平和醇缓，适合冠心病患者长期服用。

此外，冠心病患者在正确饮食、适量运动、调摄精神的同时，在外出活动、户外锻炼时有意识地规避风邪侵袭，预防感冒，则显得尤为重要，特别是冷暖急剧转换、气候频繁变化之季。御防风邪可使气血条畅、经脉通达，祛除风邪可使寒湿得散、痹痛缓解，平安守护冠心病患者怕“风”的“心”。PM

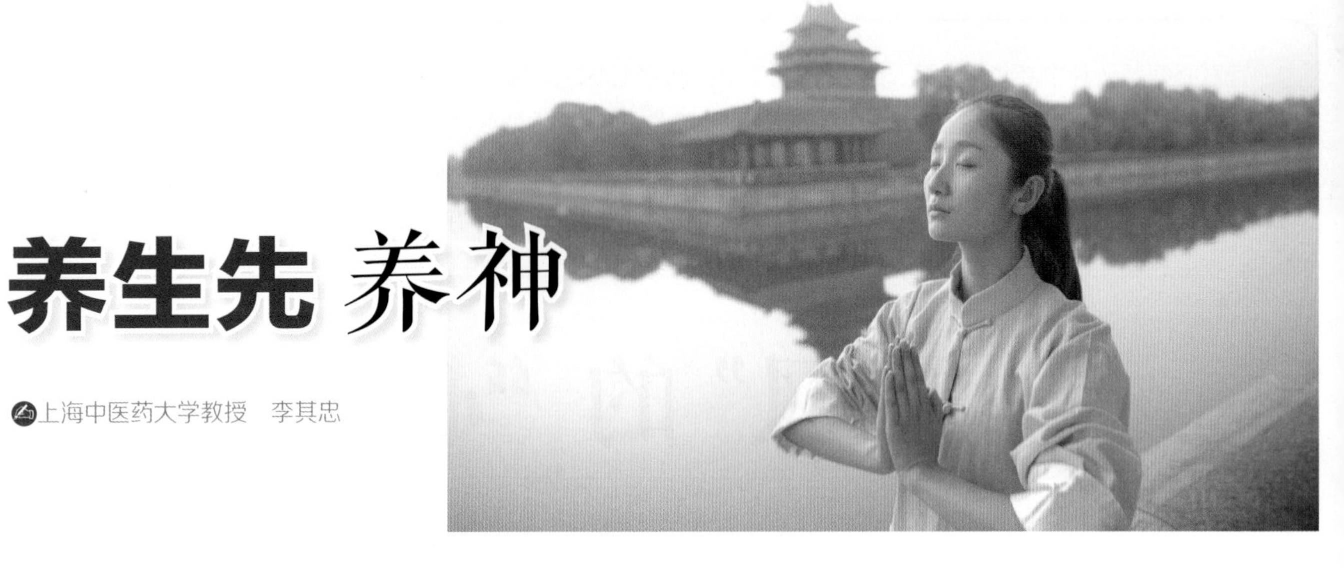

养生先 养神

上海中医药大学教授 李其忠

和煦则春 惨郁则秋

清代医家程文囿在《医述·医学溯源》论及养生时,有“人生如天地,和煦则春,惨郁则秋”之喻。人生活在时空之间,其生命活动与天地变化相应。情志和煦,则如春日之万物向荣;心情惨郁,则如秋日之草木凋零。曾有报道称:临床半数患者的致病原因及病情加重,均与精神情志有关。笔者从医四十余年,对此极为认同。日前,一位沪上名校的博士毕业生来就诊,因就职前体检发现肝脏有一不足十毫米的小囊肿,由此寝食不安,紧张焦虑,肝区不适,辗转来我门诊就医。事实上,肝囊肿十分常见,既无须治疗,也无大妨碍,经本人一番解释后,他才释然离开。

“人生如天地”,情志和泰,达观开朗,易使气机条达,气血流畅,生理功能得以充分激发,犹如万物得春天的阳光温煦而生机勃发。心情忧郁,多愁惨淡,易致气血塞阻,生命功能因此而压抑不伸,其犹如得秋令的肃杀之气而万物趋于消亡。现代研究认为,人是一个受生物学规律制约的生命有机体,更是一个有着复杂心理活动的社会成员,而心理活动的变化可导致一系列生理活动的改变。有学者认为,乐观豁达的人,其大脑皮质的兴奋与抑制相对稳定,体内的酶和一些活性物质分泌正常,有助于延缓衰老,利于健康长寿。历代养生学文献中也十分重视精神情志摄养,强调通过主动修德、调志、节欲、积精等多种途径,保全精神健康,达到形神合一的养生目的。

专家简介

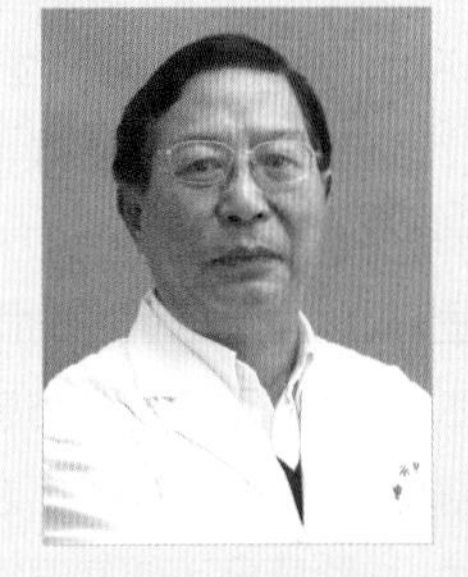

李其忠 上海中医药大学教授、博士生导师、学术委员会委员。擅长治疗肝胆脾胃疾病、急慢性喘咳病症及虚损性疾病。近年来致力于中医养生文化研究及中医养生科普创作。**专家门诊:周一下午(上海市名老中医门诊部),周四下午(曙光医院东院),周六下午(岳阳医院青海路名医特诊部)**

节欲以安神

《黄帝内经》云:“志闲而少欲,心安而不惧,形劳而不倦,气从以顺,各从其欲,皆得所愿,故美其食,任其服,乐其俗,高下不相慕,其民故曰朴。嗜欲不能劳其目,淫邪不能惑其心,愚智贤不肖不惧于物。”指的是懂得养生之道的人,理当怡情逸志,并无过分贪求;心神安定,处事不惊,临事不惧;形体作劳,量力而行,不可强为;气机顺畅,随安而乐,如此而皆得所愿。以普通食物为美食,以穿戴合身为自在,以入乡随俗为快乐,不专注于地位高低贵贱,这样才称得上是返璞归真之人。各种嗜欲都不会迷乱双眼,各种淫念都不能迷惑心灵。无论是面对愚笨或聪明,贤达或不贤达的人,对复杂的外界事物不会惧怕。唯有如此,才能符合养生正道。

俗话说:“妄想一病,神仙难医。”因欲壑难填,终日忧心忡忡,胡思乱想,使心神处于无休止的混乱之中,便会严重影响人体脏腑组织、气血阴阳的功能活动而损害身心健康。老子早在《道德经》中就指出:“祸莫大于不知足,咎莫大于欲得。”要想清心寡欲,静养心神,就应自觉、尽力地做到薄名利、慎声色、廉货财、损滋味、除妄想、去妒忌。要保持乐观的处世态度,豁达的心理状态。清代养生学专著《寿世青编》给了我们莫大启示:“未事不可先迎,遇事不宜过忧,既事不可留住,听其自来,应以自然,任其自去。”PM

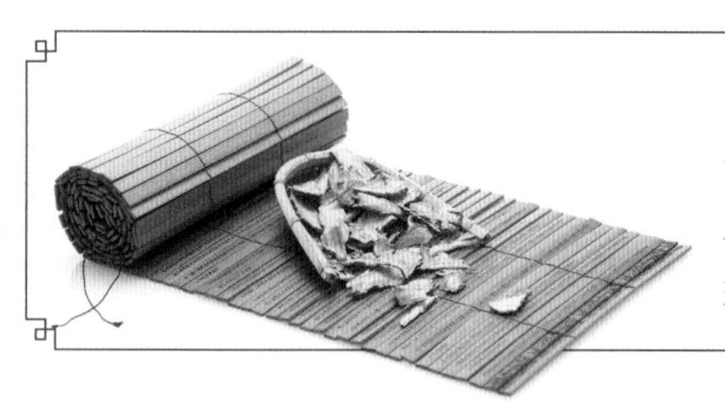

《本草纲目》记载："古人娶妻要嗣续也，当归调血为妇人要药，有思夫之意，故有当归之名。"《药学词典》说："当归因能调气养血，使气血各有所归，故名当归。"这是中药当归名字来源的说法。其实，当归有很多不为人知的功效和用途。

"妇科圣药"当归 不止"大补气血"

上海中医药大学附属龙华医院妇科
徐莲薇（主任医师） 刘慧聪

当归性温，味甘、辛，归心、肝、脾经，是人尽皆知的补血良药，古今医家常用当归大补气血。对于女性而言，当归具有调养女性气血、治疗妇科疾病的作用，被誉为"妇科圣药"。

当归一身是宝

当归的药用部分是根，有归头、归身、归尾之分。根的上端称为"归头"，主根是"归身"，支根是"归尾"，合在一起用是"全当归"。根的部位不同，药用价值稍有偏重。《医学启源》记载："当归，气温味甘，能和血补血，尾破血，身和血。"中医理论认为，全当归和血，能补血活血；归头药性上行，能止血，可治疗便血、溺血、崩中等症；归身养血，常用于滋补方剂；归尾药性下行，可以破血，常用于通闭、逐瘀的方剂。通常补血用归身，活血用归尾，和血（补血活血）用全当归。无特殊说明，一般用全当归。

当归之效，不止大补气血

● **止血** 当归有止血功效，可用于治疗妇科崩漏、流产后阴道出血等。现代临床也将当归用于脾肾阳虚型崩漏的患者，症见月经紊乱、神疲乏力、手足不温、饮食量少等。这是因为当归入脾，从健运脾气入手，与黄芪、熟地配伍，可发挥益气健脾、补血止血的功效。

● **活血** 当归具有活血、调经、止痛的功效，用于治疗女性血行瘀滞型闭经、痛经、月经延后等月经病。如调经要方桃红四物汤中，当归与桃仁、红花配伍，可活血化瘀、调经止痛，常用于月经推迟2~3个月，甚至半年以上没有行经，或月经量少，色暗或血块量多，经行腹痛者。

● **辛散温通** 当归辛散温通，具有温经散寒、祛瘀止痛的作用，可以治疗寒凝痛经。如当归生姜羊肉汤是古代医圣张仲景用于治疗血虚、寒凝腹痛的名方，其中当归补血活血、温经行滞，与热性的羊肉、生姜合用，可增强温经散寒效果。

当归的用途，不止治疗妇科疾病

● **血虚便秘** 当归不仅补血，还有润肠通便的作用，尤其适用于因血虚使大肠津液亏少而发生的便秘，现代常用于治疗习惯性便秘、老年性便秘、产后便秘等。

● **跌打损伤** 当归活血止痛，可用于血瘀型跌打损伤疼痛病症。如复元活血汤，具有活血祛瘀、疏肝通络的功效，可以治疗瘀血停滞导致的胁肋部瘀血肿痛、疼痛难忍。

● **痈疽疮疡** 当归活血行滞，可用于治疗痈疽疮疡肿毒

专家简介

徐莲薇 上海中医药大学附属龙华医院妇科主任、主任医师、博士生导师，中华中医药学会生殖医学分会常委，中国中医药研究促进会妇科流派分会常委，上海中医药学会妇科分会副主任委员、生殖医学分会副主任委员。擅长中西医结合治疗月经失调、不孕症、更年期综合征、痛经、子宫内膜异位症、子宫肌瘤、盆腔炎、宫颈炎等妇科疾病。

专家门诊：周三下午（分院），周日上午（总院）
特需门诊：周二下午（总院），周四上午（总院）

初起证，气血亏虚所致疮疡久溃不敛，以及脱疽溃烂等症。

● **风寒痹痛** 当归辛温，可治疗风寒痹痛，症见手足麻木、冷痛、抬举受限、头颈疼痛、腰酸膝冷。

● **咳逆气喘** 《神农本草经》中记载当归"主呃逆上气"，故当归还可与紫苏子、半夏同用治疗气喘。

当归进补，不止用于冬季

当归作为进补"名角"，时常在冬季被提及。很多人认为冬季才是用当归之时。实际上，若辨证得宜，用当归制成的药膳食疗，四季皆可食用。

● **当归生姜羊肉汤** 当归60克，生姜100克，羊肉350克，黄酒、调料适量。将羊肉洗净、切块，加入当归、生姜、黄酒及调料，炖煮1~2小时，吃肉喝汤。适用于阳虚、血虚导致的月经不调和痛经，症见经量少、月经推后或数月不行、经行腹痛、得热痛减及产后遍身疼痛、头晕、面色苍白、畏寒肢冷等。

● **当归补血汤** 黄芪30克，当归6克，红枣3枚，鹌鹑蛋10个。将红枣、黄芪、当归洗净，鹌鹑蛋加水煮熟、剥去外壳，黄芪、当归装入纱布袋，和红枣一起倒入锅内，加适量水，武火煮开后转文火，煮30分钟，放入鹌鹑蛋，继续煮10分钟，熄火，焖10分钟。适用于气血亏虚导致的经期或产后发热、烦躁、口渴、面色萎黄、肢体倦怠、贫血等。

● **十全大补汤** 党参12克，茯苓12克，白术12克，甘草6克，川芎6克，当归10克，白芍10克，地黄12克，黄芪10克，肉桂3克，猪肋排500克，花生仁适量，红枣3枚，葱、姜适量。将肋排剁成块，放入砂锅内，把党参等10味中药用纱布袋包好，与红枣、花生仁一起放入砂锅中，加适量清水、葱、姜，武火烧开，去除浮沫，加盐、料酒，改文火慢炖1.5小时至熟烂。去葱、姜及中药包，调味后食用。适合气血虚弱型月经量多、崩漏、继发贫血及脾胃虚弱型神疲乏力、面色萎黄者食用。

● **当归酒** 当归100克，米（或其他酿酒原料）适量。将当归水煎取汁，与米同酿。酒色如琥珀，味道甘甜。当归酒具有温经散寒、活血调经的功效，适用于血虚、血瘀导致的经行腹痛、月经量少、肢体关节疼痛活动受限等症状。

当归养血，食用仍须谨慎

虽然当归有养血、活血、和血等作用，但也不能过度或错误食用。当归性温，阴虚内热、热盛出血者禁用。当归具有润肠作用，湿盛中满及大便溏泄者要慎服。PM

治疗牛皮癣（银屑病）、红斑狼疮等慢性或严重皮肤病的经验方很多，内服、外用都有，以内服为主。中医讲究"理、法、方、药"，方子只是一个具体的环节，以理论、法则为根基，以药物为体现。有价值的经验方，都离不开审因论治、辨证论治。

一、平肝活血，熄"风"斗"牛"

四十多年前，我率领的上海市银屑病防治协作组响应国家号召，在西药之外努力寻找简便验廉的中草药。我们发现，民间有用酸梅汤治疗银屑病的偏方。在加大偏方剂量后，乌梅的用量达到30~60克，甘草用到6~9克，临床效果不错。酸梅汤有养阴凉血、清热解毒的功效，符合银屑病"血热血燥"之说。

同时，我担任组长的上海市活血化瘀协作组，从活血化瘀的理法方面，研究相关药物在子宫肌瘤、心血管疾病、肿瘤等领域的作用。因银屑病患者有很多血瘀表现，诸如皮损紫红、舌质紫暗、皮肤瘙痒、粗糙脱屑等，所以用活血化瘀方药来治疗银屑病，理法上是站得住脚的。由此，我们创制了"乌梅活血方"治疗银屑病——乌梅汤加3~5种活血化瘀中药，灵活加减。比较固定的搭配是丹参、川芎、赤芍、桃仁、红花等也常有加入。

中医认为，银屑病的发生还与"风邪"有关，风胜则痒，风性善变，故镇肝熄风也是合理法则。我们把目光瞄准以牡蛎壳、珍珠母、海浮石、灵磁石、紫石英或白石英等重镇熄风药组成的五石汤。打个比方，万里江海行空船，遇上风浪，必然大幅颠簸，甚至翻船。若装上一船石头，船是不是就可以抵御风浪，从而平稳、安全很多？五石汤配合乌梅活血方治疗银屑病，果然取得理想效果，这就是后来经十几家医院多中心临床实验证实有效的平肝活血方。为了服用更方便，平肝活血方被制成了中成药，取名"乌（乌梅）灵（灵磁石）糖浆"。近年，我们正在进行乌灵胶囊的研制工作，希望以更方便、更规范的剂型造福更多银屑病患者。

这是我要说的"第一战"。来自民间的偏方在中医理法指引下，化生出安全有效的临床经验方，进而成为中成药。数十年来，在银屑病防治领域的作用确实可圈可点。

斗“牛”战“狼”四十年

口述：秦万章
整理：许 蕾

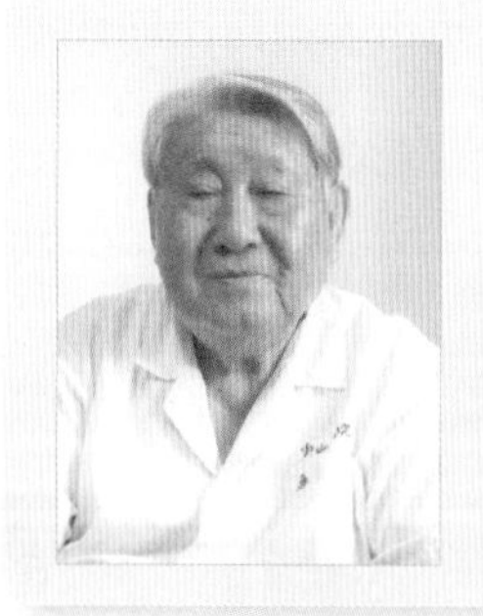

专家简介

秦万章 复旦大学附属中山医院终身教授，曾任全国及上海市中西医结合学会皮肤科专业委员会主任委员，中华医学会皮肤病学会副主委，中国中西医结合风湿病学会副主委。我国中西医结合皮肤病学开拓者，在银屑病、红斑狼疮、皮肌炎、硬皮病、干燥综合征等领域，尤其是雷公藤治疗皮肤病领域做出突出贡献。

二、“雷公”战“狼”，“气死”名医

我要说的“第二战”，是大名鼎鼎的毒药——雷公藤，在红斑狼疮治疗领域的运用。以简便验廉取胜的中医，有推崇单味药的传统，谚云“单方一味，气死名医”。

最早记载雷公藤相关功效的是《本草纲目》。雷公藤全株有大毒，以根皮的毒性最大，民间将它作为杀虫剂来防治田间虫害。近代雷公藤有价值的临床运用，最初是20世纪60年代初用于麻风病防治，后又在类风湿关节炎防治领域崭露头角。1977年以后，我开始致力于雷公藤防治红斑狼疮的研究工作。

我们最早从单味雷公藤糖浆起步，发现它治疗各型红斑狼疮都有效，而且起效很快。当时的剂型是1毫升糖浆含1克生药，每天三次口服，每次10毫升；重症患者可以加量至全天45～60毫升。特别要指出的是，我们使用的雷公藤全部来自福建武夷山区、大金湖地区的建宁、泰宁等道地药材产地，并严格执行去两层根皮、保留根心木质部的去毒炮制法。即便如此，雷公藤糖浆也必须严遵医嘱服用，擅自加量有很大风险。

为了减毒增效，我们进行了复方雷公藤制剂的研制，创制了很多有效的复方制剂，如三色片、三藤糖浆等。以三藤糖浆为例，它由雷公藤、鸡血藤、红藤三味药组成，比单味雷公藤糖浆效果好，副作用少。鸡血藤活血补血、调经止痛，红藤清热解毒、凉血活血，这样的配伍大大减轻了雷公藤在消化系统、生殖系统等方面的毒性反应。四十年来，三藤糖浆也经历了合剂、片剂的剂型改良，将来有望以胶囊剂型面市。

“大毒草”雷公藤在我们手里，也变成了很“太平”的中药，那些让人生畏的不良反应被“驯服”到可防可控。

三、保健验方，安全第一

虽然经验告诉我们，民间验方确实可贵，但我还是要提醒大家：古人的很多经验方没有经过验证，贸然使用存在很多风险。

20世纪70年代，我们曾观察过一个非常有效的银屑病民间验方，它以猪油调和雄黄等中药，外涂患处，几乎立竿见影。但是临床验证发现它毒性大，患者的尿砷量严重超标。急性砷中毒可致死，慢性砷中毒可致肝损伤、周围神经病变、肿瘤等。这个验方后来就被淘汰了。希望患者不要偏信游医的偏方，不要追求立竿见影的特效方。

慢性皮肤病患者的养生保健要以安全为前提，可以使用一些经过验证的、安全的食疗方、洗浴方。以银屑病为例，患者可以多喝酸梅汤，夏天、冬天都可以喝，急性期、缓解期喝均有辅助治疗作用。还有一款我一直推荐的双花汤，槐花、凌霄花各10～15克，每天煎服或泡茶喝。槐花和凌霄花都非常廉价。生槐花具有清热凉血、祛风止痒的功效，正是银屑病患者的佳膳，民间早有将其用来治疗银屑病的记载。凌霄花能活血凉血，已被证实对银屑病具有防治作用。PM

“多年前，我响应国家中西医结合的号召，将中西医结合思想贯穿于皮肤病临床，尤其是单味药的研究，取得了一些成绩。我认为，单味甚至单体中药蕴藏了深刻的中医智慧，希望雷公藤、丹参等中药能够在单体制药和组方方面取得突破性进展，像青蒿素一样，成为让世界瞩目的中药来源药物。”

2003 年，SARS（非典）暴发流行，卢洪洲是诊治专家组重要成员；

2006 年，全球暴发 H5N1 禽流感疫情，卢洪洲是诊治专家组重要成员；

2009 年，甲型 H1N1 流感席卷全球，卢洪洲是诊治专家组重要成员；

2013 年，卢洪洲发现全球第一例人感染 H7N9 禽流感病毒病例，并参与了诊治；

2014 年 11 月 9 日凌晨，卢洪洲随中国首批援助塞拉利昂公共卫生培训队，前往正遭受埃博拉出血热病毒肆虐的重灾区。在塞拉利昂的 65 天里，他们共培训学员 4000 多名，编写并翻译完成了《塞拉利昂埃博拉治疗中心和其他护理中心患者临床管理指南》。

2014 年，卢洪洲因为发现全球第一例人感染 H7N9 禽流感病例获得"影响中国年度科技人物"。

2015 年，卢洪洲因在援助西非国家抗击埃博拉出血热病毒工作中所做出的突出贡献而荣获"中国十大最美援外医生"称号。

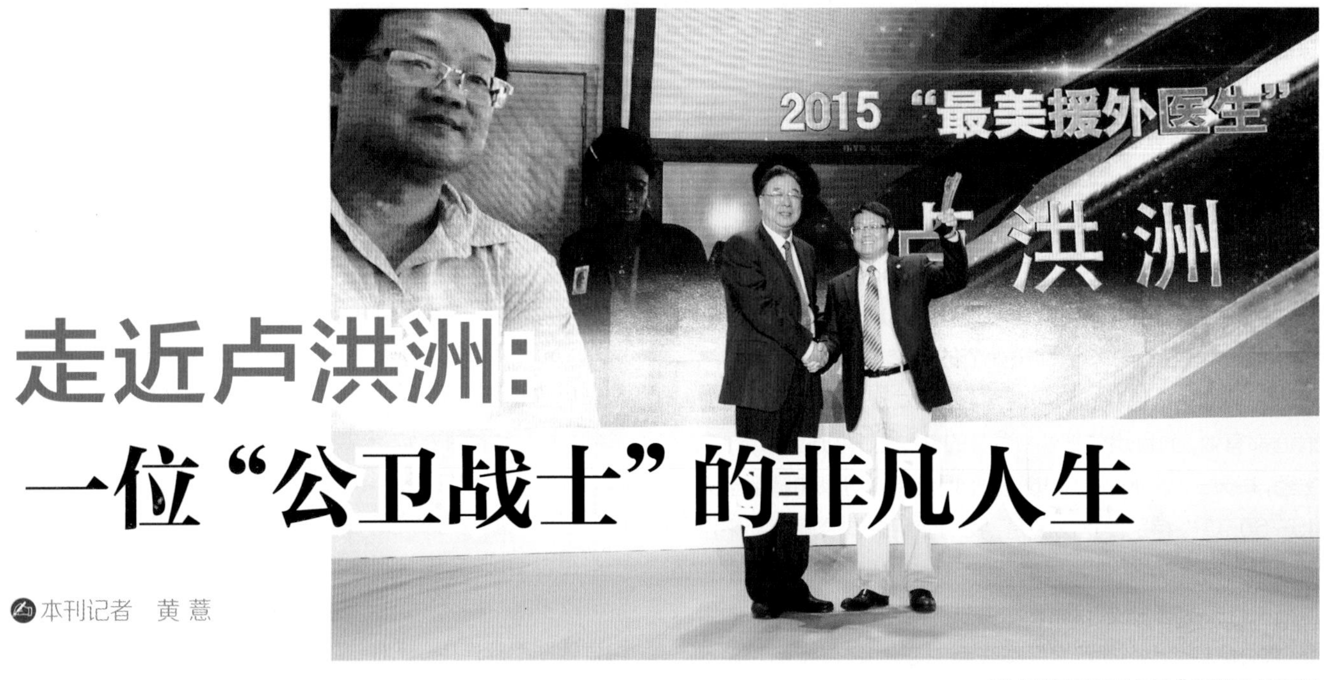

走近卢洪洲：一位"公卫战士"的非凡人生

本刊记者　黄　薏

2015"最美援外医生"颁奖典礼现场

十多年来，只要有突发公共卫生事件，卢洪洲总是义不容辞地冲在最前面。也正因为如此，人们（包括记者在内）常把卢洪洲与突发重大传染病联系在一起。近日，本刊记者有幸与卢洪洲教授面对面，倾听这位长期奋战在公共卫生第一线、为我国的公共卫生事业奉献青春与热血的感染病学专家讲述他的行医路、医患情与健康观。

渐渐地，一个热爱生活、热爱运动、充满活力，又不乏爱心、同情心和使命感的卢洪洲，浮现在记者眼前。在意料之外，却又在情理之中。

不轻言放弃：换来垂危患儿的新生

来自远方的拜年短信，延续了 12 年的医患情。

每年的大年初一，卢洪洲都会收到一条特殊的拜年短信。发短信的人，是一个远在河南的男孩的父亲。近日，记者联系到了男孩的父亲李先生，听他讲述了这段鲜为人知的往事。12 年前，李先生的儿子刚出生即被当地县医院诊断为缺血缺氧性脑病，随即转到开封市儿童医院接受治疗。入院后第二天，孩子被确诊为真菌性脑炎。医生说，这种病非常罕见，他们只在教科书上见过，没有治疗经验，建议把孩子转到上级医院进行治疗。于是，李先生夫妻俩立刻带着孩子去了北京。然而，由于孩子病情危重，治疗费用昂贵，治疗效果也不确定，北京多家大医院的专家均建议他们放弃治疗。经多方打听，李先生夫妇带着孩子慕名来到上海，向时任华山医院感染科副主任的卢洪洲教授求助。"卢教授是国内知名的感染病学专家，却一点架子都没有。看过孩子后，他说，孩子可以治，立即安排孩子住进了上海市公共卫生临床中心。经过两个多月的治疗，儿子真的治好了！”尽管已经时隔12年，但记者仍能感受到，电话那头的李先生对卢教授的感恩之情。李先生说，他们远在河南，不方便去上海探望卢教授，所以每年过年时，一定会记得给恩人拜个年。李先生还说，儿子今年已经读五年级了，身体健康，学习成绩也不错。等今年放暑假了，他要带孩子到上海来看望卢教授，让孩子见见这位曾经救过他的好医生！

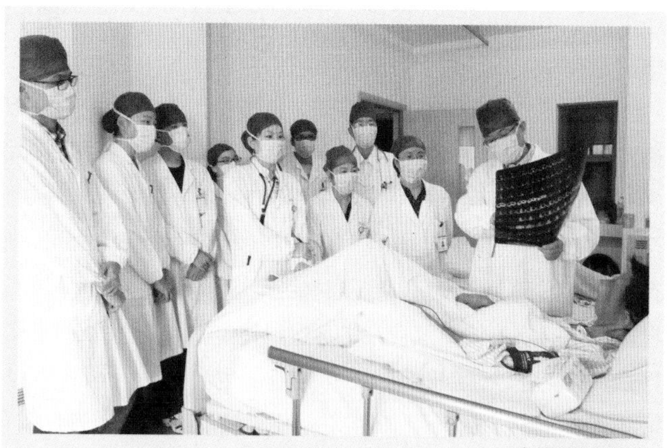
卢洪洲在查房

卢教授告诉记者，当年，李先生夫妇带着出生才17天、生命垂危的儿子来找他的时候，他并没有十足的把握能够治好这个孩子。尽管当时已经有了治疗真菌性脑炎的药物，他也已经治好过不少真菌性脑炎的病人，但病人都是成年人。抗真菌药物副作用大，新生儿的用药剂量如何控制、副作用如何应对，国内外都没有经验可循。但面对这一家三口，他没有丝毫犹豫，毅然决定冒险试一试。在患儿住院的两个多月里，卢洪洲不断查阅文献资料、权衡利弊调整治疗方案、大胆应用新药，而孩子的父母也十分信任医生、很配合医生的治疗，医患双方齐心协力，最终使孩子重获新生。

不遗漏细节：在“蛛丝马迹”中寻找真相

医生要有过硬的医术，也要有为病人着想的心。

每周五上午，卢洪洲会在复旦大学附属华山医院看感染科疑难病特需门诊。其中，“不明原因发热”的病人占了大多数。临床医生都知道，不明原因发热的鉴别诊断是最让人头疼的，需要医生有敏锐的观察力、宽广的知识面和丰富的临床经验。如果医生不仔细分析病情，简单地认为发热就是细菌感染所致，就会不断给病人用各种抗生素，不仅会延误病情，还会给病人的身体带来很大伤害。卢洪洲告诉记者，他曾经遇到过一位女大学生，因持续高热不退在多家医院诊治，用过很多种抗生素，但都没有效果。当她在家人的陪伴下到华山医院就诊时，病情已经非常严重，心脏、肝脏、肾脏都有问题，全家人心急如焚。经仔细检查，他从女孩的手上发现了“线索”：女孩的双手关节有些肿胀。又经追问得知，女孩吃饭时颞下颌关节有酸痛感（医学上称为颌跛），卢洪洲怀疑她可能患有某种自身免疫性疾病。最终，女孩被确诊为混合型结缔组织病。卢洪洲停掉了所有抗生素，让女孩口服激素治疗，没多久便控制了女孩的病情。几年来，女孩一直在门诊随访，情况良好，工作、生活均不受影响。

“抗艾”之路：防、诊、治“事事关心”

艾滋病已从绝症逐渐转变为可控的慢性病，关键在于早诊早治。

位于上海市金山区的上海市公共卫生临床中心是上海市定点收治艾滋病病毒（HIV）感染者和患者的医院。作为中华医学会感染病学分会艾滋病专业学组副组长的卢洪洲，在艾滋病的临床、科研，以及科普工作方面，均不遗余力。

卢洪洲告诉记者，尽管在39种法定传染病中，艾滋病的死亡人数仍居第一位，但随着研究的不断深入，艾滋病如今已是一种可防可控的慢性病。HIV感染者如果能够得到早期干预，及时进行抗逆转录病毒治疗，可使体内的病毒量减少至无法检出。目前，古巴、泰国、白俄罗斯和亚美尼亚已成为全球首批消除HIV母婴传播的国家，中国有望成为下一个完全切断艾滋病母婴传播的国家。也就是说，艾滋病人群像正常人一样结婚、生子，已成为现实。

“目前，有七千多名HIV感染者和患者在上海市公共卫生临床中心接受长期治疗。感染（HIV）以后，治与不治，结局大相径庭。”作为长期从事艾滋病诊疗工作的专家，

专家简介

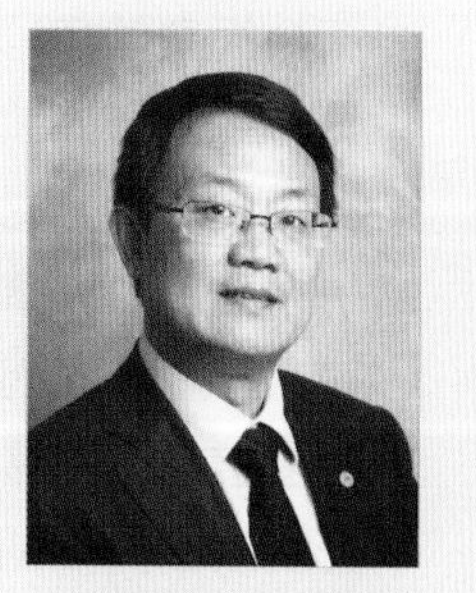

卢洪洲 上海市公共卫生临床中心党委书记、复旦大学附属华山医院院长助理、主任医师、教授、内科学博士、留美博士后、内科学和护理学博士生导师，中华医学会热带病与寄生虫病学分会主任委员兼艾滋病学组组长、感染病学分会艾滋病专业学组副组长，中国中西医结合学会传染病分会副主任委员，上海市医学会感染病学分会候任主任委员，上海市医师协会感染医师分会副主任委员。

特需门诊：周五上午（复旦大学附属华山医院）

感染病门诊：周六上午（上海市公共卫生临床中心同心路分部）

卢洪洲希望借助《大众医学》平台，再次重申艾滋病早发现、早治疗的重要性。

卢洪洲告诉记者，人在感染 HIV 以后，通常会在一个月内出现发热、关节酸痛等流感样症状，随后会进入一个 3 ~ 5 年，甚至 10 多年的临床无症状期。如果感染后没有被及时发现，也没有得到及时治疗，感染者血液中的病毒将持续存在，不仅具有传染性，其体内的免疫细胞（CD4 细胞）也会每年递减，5 ~ 8 年后，即会进入发病期；此时再治疗，即使病毒可以被清除，免疫功能也难再完全恢复。反之，如果感染者能够被及时发现，及时接受治疗，3 ~ 6 个月后，其病毒指标可转阴，不仅传染性大大降低，免疫功能也能得到最大限度的保护，可长期不发病，甚至寿命也不受影响。

卢洪洲还表示，为了给艾滋病患者提供一站式医疗服务，上海市公共卫生临床中心于 2010 年成立了艾滋病诊疗中心。病人不仅能在中心接受免费的抗病毒治疗，还可在诊疗中心接受普外科、骨科、胸外科、泌尿外科、神经外科、肿瘤科、肝胆外科、介入科、妇产科、儿科、口腔科、眼科、耳鼻喉科等医疗服务，从根本上解决了以往艾滋病患者“看病难、手术无门”的窘境。2017 年 2 月，经多学科通力合作，上海市公共卫生临床中心为一名罹患主动脉瓣、二尖瓣重度关闭不全的艾滋病患者成功实施了心脏瓣膜置换手术，这也是国内首例为艾滋病患者实施的心脏外科手术。

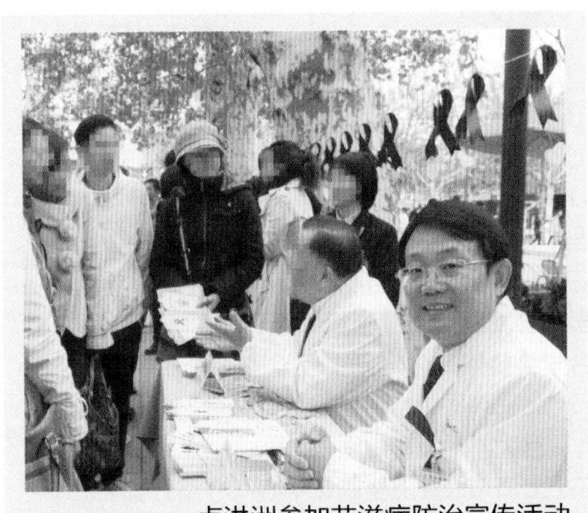

卢洪洲参加艾滋病防治宣传活动

知行合一：医生中的“运动达人”

医生应当成为健康生活方式的标杆和引领者。

卢洪洲很忙，每天早上 6 时半出门上班，晚上 12 时以后才休息。平时临床、科研、教学、管理“一手抓”，若遇到突发公共卫生事件，更是不眠不休、连续奋战。如此高强度的工作压力，没有良好的身体素质肯定是不行的。卢洪洲说，他一年四季都洗冷水澡，从中学起就养成了坚持锻炼的习惯，三十多年来从未中断。虽然现在工作很忙，但他会尽量抽空去健身房锻炼，每周平均锻炼 3 ~ 4 次，每次 1 ~ 1.5 小时，一般先在跑步机上慢跑 20 分钟，放松关节和肌肉；再练器械半小时，增强肌肉力量和柔韧性；最后再游泳 20 分钟。同时，他在饮食方面也比较重视，坚持“总量控制、种类放开、低盐、低脂、少油”。正因为如此，中年人常见的“三高”等慢性病与卢洪洲完全不沾边，再高强度的工作也压不垮他。

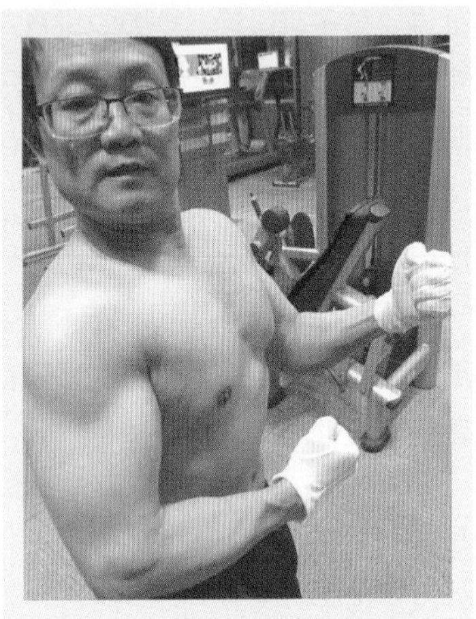

医生中的“运动达人”

卢洪洲说，现在很多医生总是教育病人要管住嘴、迈开腿，自己却未必能做得到。实际上，医生应当成为健康生活方式的标杆和引领者，应当成为大众的表率。只有这样，才能带动全民践行健康的生活方式，实现“全民健康”的目标。

奉献爱心：坚持无偿献血二十余年

医护人员应当成为无偿献血的表率和宣传员。

2015 年 6 月 14 日，第 12 个“世界无偿献血日”活动在上海中华艺术宫隆重举行。卢洪洲教授作为上海无偿献血者代表，与来自全国各地的无偿献血者代表一同接受了表彰。2017 年 2 月 28 日上午，卢洪洲与往年一样，再次参加了单位组织的无偿献血活动。卢洪洲告诉记者，他已经连续二十多年参加无偿献血活动，每次均献血 400 毫升，每年献血已经成为他的一种习惯。很多人担心献血会伤害身体，他想用自己的亲身经历告诉大家，献血不会损害健康。在卢洪洲的感召下，上海市公共卫生临床中心的很多医护人员都积极参与了无偿献血。同时，他也呼吁更多普通人能够加入到无偿献血者的队伍中来，为挽救重症患者的生命，奉献自己的一份爱心。PM

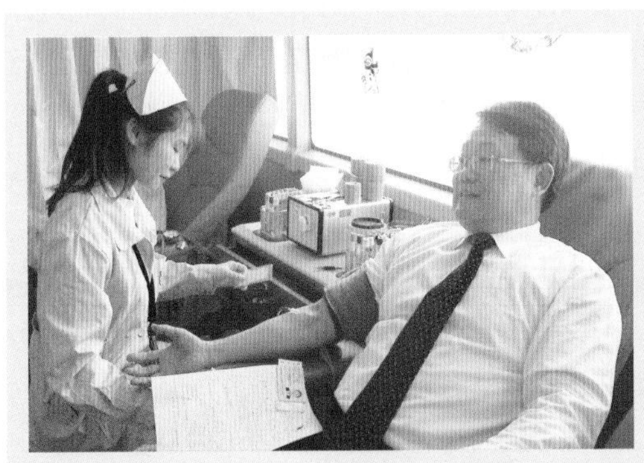

坚持无偿献血二十余年

鲁冰花开，娃娃回家

王太一（上海）

我是“鲁冰花舍”志愿者米池的儿子。

鲁冰花，寓意“母爱之花”。“鲁冰花舍”是由六位爱心人士共同发起的民间公益组织，是中华少年儿童救助基金会西部儿童救助基金下的一个正式立项项目，以短期医疗救助孤残弃婴为目标，主要救助对象以中国西部、中部和贫困地区病情较急迫、术后康复较好的先天畸形儿童为主。自2011年3月成立，共有83名来自贫困地区福利院的孩子通过“鲁冰花舍”，在上海各家医院得到医疗救助，其中33名孩子彻底康复，37名孩子进入收养家庭，29名孩子经过治疗返回福利院或其他机构进一步治疗。在为孩子治疗的过程中，“鲁冰花舍”受到无数人的帮助，其中包括上海儿童医学中心、上海儿科医院、上海第九人民医院等医院的医护人员及社会各界爱心人士。

我第一次接触“花舍”是在2014年秋冬之交。那时母亲常常出门，几小时后才回来。直到毛毛住进我们家，我才对“花舍”有了清晰的印象。

毛毛出生于2013年7月28日，我第一次见到她是在2014年12月31日，通过“鲁冰花舍”，我和家人接她回家跨年。第一眼见到她，我就被她的卷发吸引，互动一番后，我发现她和一般小孩不同。在这之前，我是不太喜欢小孩子的，我觉得他们常常哭喊、吵闹、流鼻涕和口水，要是碰到吐奶或尿布没包住屎尿，简直是噩梦。可是毛毛很讨喜，她在我们家住了5个月。家里突然有一个已经能走路、开始学说话的小孩真是十分有趣。当时念初二的我每天写日记，记录她的成长和趣事。2015年5月18日，毛毛被美国家庭收养，有了自己的父母和一个比她大一岁多的哥哥，幸福地生活着。

现在寄养在我们家的轩轩也很可爱。轩轩来自贵州，患有先天性心脏病。2015年4月15日出生，5月15日来到上海“鲁冰花舍”，当天在儿童医学中心接受检查。经医护人员的细心护理后，心脏疾病已经自愈。

在2015年秋天，我们曾接轩轩回家过，当时他还是个不会走路的小宝宝。我们是一点点看着他学会走路、跑步，尝试发音、说话的。而正式决定寄养他是在去年9月，念高一的我开始了寄宿生活，我和他相处的时间只有周末，不过他还是挺喜欢我的。如今，轩轩已经成功配对国际收养家庭，等待与未来的家人团聚。

“花舍”影响了我的家庭和我身边的人，我的老师、同学，曾经救助过这些孩子的医护人员，都曾给“花舍”捐过款，赠送过食物和衣服，给过孩子们照顾和关爱。

“花舍”里的爱心志愿者们可能做不了改变所有孩子命运这样的壮举，但他们在尽自己所能去改变更多孩子的命运，这是一件非常伟大的事情。我的高中老师中，也有这样一群年轻人，他们毕业于优秀的学校，选择去云南支教，现在回到我校教书。无论是支教的他们，还是“花舍”的工作人员；无论是社会上的爱心捐助者，还是医院里给予过我们帮助的医生、护士们，这些真真实实为社会贡献一份力量的人，令人尊敬。

“花舍”的出现，颠覆了我以前的一些想法，它让我明白精神上的支持与物质上的支持相比，同等甚至更为重要，照顾和关爱才是孩子们最能感受到并给予反馈的。我也渐渐意识到，大部分人都可以给予帮助。我以前总觉得慈善是高收入群体才需要关注的事情，其实并不是。帮助是多方面的，财产上的支援只是一部分，参加义卖、为孩子们唱歌、做宣传、送孩子打预防针，都是值得感谢和感恩的。PM

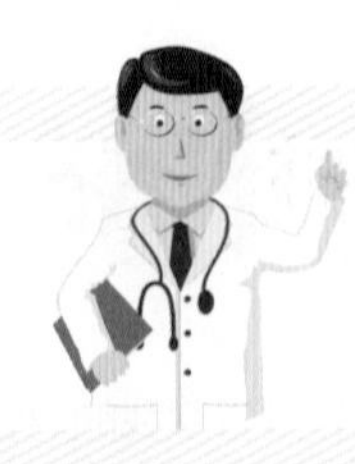

大众导医

网上咨询：popularmedicine@sstp.cn

专家门诊时间以当日挂牌为准

问：孩子不长个儿，该等还是该补

我女儿个子比同龄人矮一截，我感觉她长得太慢，想带她去医院看看。但老人认为，孩子还小，以后总会长高的，平常多吃点营养品就行了。这种观念对不对？

江苏 王先生

上海交通大学附属儿童医院内分泌科主任医师李嫔：你家老人的观念体现了大众对孩子长身高的两个常见误区。第一个误区是，孩子还小，虽然现在不长，以后总要长的。这种想法比较普遍，但这种等待心理其实是错误的。长不高的原因有很多，如果是生长激素缺乏或病理性原因导致的长不高，不及早诊治会错过最佳治疗时机，将来会影响最终身高。这个等待的“尺度”，还是应该交给儿童内分泌专科医生来把握。第二个误区是，补充营养能长高，可以让孩子多吃保健品、营养品、维生素，甚至偏方。很多人（尤其是老人）普遍认为，孩子营养品吃得越多越好，结果导致许多孩子营养过剩。实际上，孩子的日常饮食应该营养搭配合理，滥用补品会引起性早熟，使骨骺提前闭合，生长期缩短，反而导致身材矮小。

专家门诊：周四、周五下午（泸定路院区），周二全天（北京西路院区）

问：宝宝耳屎多，要不要掏出来

我是个“新手妈妈”，宝宝刚几个月。最近，我发现他耳屎比较多，想给他清理一下，又有点不敢下手。有人说不能轻易掏耳屎，否则可能会导致意外。耳屎到底该不该掏？

上海 张女士

上海交通大学医学院附属上海儿童医学中心耳鼻咽喉科主任医师陈洁：耳屎又称“耵聍”，呈弱酸性，正常情况下起着抗菌、防止异物侵入耳道等作用，一般无须清理。只有在耳屎引起宝宝明显不适的情况下，如听力下降、耳闷等，才需要将其掏出来。清理时须小心，因为宝宝配合度低，外耳道皮肤又很娇嫩，如果掏耳屎时不小心，很容易损伤外耳道皮肤，引起炎症，甚至中耳炎、鼓膜穿孔等。家长给宝宝清理耳屎时，宜选择边缘较厚、光滑的挖耳勺，或用柔软的棉签。如果宝宝耳屎积聚较多、无法清理，或宝宝有明显不适，还是去医院就诊比较放心。

专家门诊：周一、周四上午

问：口服避孕药会增加癌症发生风险吗

听说我服用避孕药避孕，闺蜜很惊讶，说吃避孕药可能会增加妇科肿瘤的患病风险。这是真的吗？

浙江 刘女士

复旦大学附属妇产科医院副主任医师诸葛听：很多人担心服用含雌激素的避孕药会增加妇科癌症的患病风险。但是，现在避孕药中的雌激素含量已经很低，而雌激素是否致癌还没有定论。研究发现：服避孕药时间越长，子宫内膜癌发生率反而越低，且停药后这种保护作用可持续15年；服避孕药5年能降低50%的卵巢癌发生率，停药后这种保护作用还可持续10年。不过，口服避孕药确实存在一些风险：35岁以上吸烟或有心血管疾病的女性，长期口服避孕药会增加静脉血栓、心肌梗死和卒中的患病风险。

一般地说，患有肝肾疾病、糖尿病、癫痫、抑郁症的女性，哺乳期、月经异常的女性，以及40岁以上的女性，不宜选择口服避孕药避孕。

专家门诊：周一全天（杨浦院区）

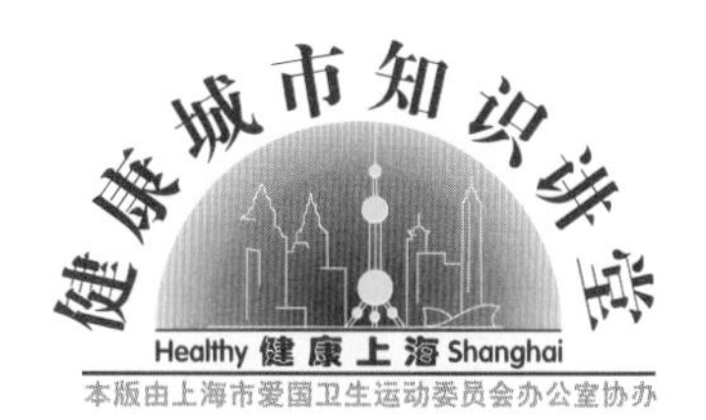

在上海市杨浦区五角场镇的黄兴绿园，有一位70岁的老先生，名叫许永昌。自从5年前戒烟后，他就尽情享受着健康晚年，不仅缠绵多年的咳嗽、咯痰渐渐消失，以前全白的头发现在竟也生出些许黑发，令他惊喜不已。

戒烟后 痰祛咳止黑发生

本刊记者　王丽云

多次戒烟，半途而废

许先生自称是个“老烟枪”，20岁左右开始吸烟，逐渐从每日半包发展到每日一包。30岁之后，许先生结婚生子，为了孩子的健康，他努力减少吸烟量，争取不在家里吸烟，也多次下决心戒烟，但都没成功。

他说：“吸烟的人都有一批‘烟友’，大家经常聚在一起，别人递烟过来，我总是不好意思拒绝；即使我不点烟，周围弥漫的那股烟味，也足以令人喉咙痒痒，让我忍不住伸手去口袋里摸烟。”因此，他每次戒烟都半途而废，最长的一次戒了一年左右，最后还是复吸了，家人对他戒烟早就失去了信心。

这次戒烟，“绝不回头”

退休后，许先生加入了小区的健康自我管理小组，控制吸烟是小组学习、活动中的一个重要话题。在控烟课堂上，社区医生找了很多资料、图片、案例，告诉大家吸烟的危害。许先生一直知道“吸烟有害健康”，但没想到吸烟的危害这么可怕，更没想到“二手烟”对家人和周围人的危害也同样可怕。他终于认识到，吸烟是不折不扣的“公害”，一定要坚决戒烟！

既然下定了决心，就要有相应的对策，许先生总结了主动和被动两方面措施。

主动方面，他根据小组学习中获得的戒烟知识，采取转移注意力、培养兴趣爱好等方法，强制自己戒除对吸烟的依赖。想吸烟的时候，就吃颗糖、看看书、洗洗东西，或者去公园散散步、与别人聊聊天、跟朋友打打乒乓球。

被动方面，许先生积极“聘请”监督员，请妻子、孩子和朋友督促。他对妻儿说：“你们要是看到我再吸烟，就把我关在门外好了！”在与朋友相聚时，他常常主动声明：“我已戒烟，请你们不要诱惑我，欢迎监督我。”实在经受不住“诱惑”，他就采取回避“政策”。同时，他还积极与正在戒烟的朋友加强联系，互相鼓励。有一次，他去一个老朋友家做客，看到朋友家里贴了好几张禁烟标识，原来那是朋友女儿为了提醒父亲不吸烟的爱心之举。自那以后，他就经常和这个朋友交流戒烟心得，相互督促。

告别烟草，迎来健康

主动、被动措施“多管齐下”之后，许先生终于彻底告别了烟草，每日散步、买菜做饭、打乒乓球，生活平淡而充实。慢慢地，他发现自己胃口好了，口臭散去了，咳嗽不见了，喉咙里的黏痰也少了，整个人精神了许多，全家人都倍感欣慰。妻子在高兴之余，不失时机地“表扬”他：“这才是晚辈的好榜样！”

戒烟后，许先生不遗余力地宣传戒烟的好处，常常劝老“烟友”戒烟，也督促吸烟的儿子尽量少吸烟、不吸烟。2014年，满头白发多年的许先生猛然发现，自己竟然长出了不少黑头发！他觉得，无论长出黑发是否与戒烟有关，至少说明自己的健康状况越来越好了。PM

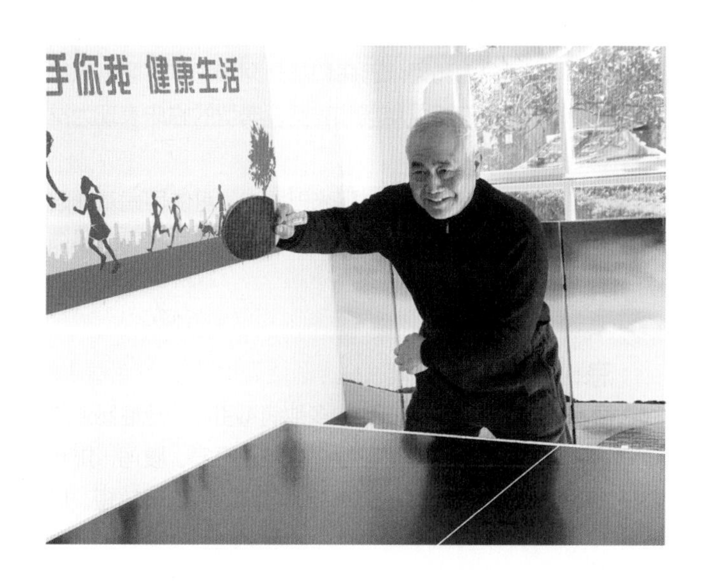

腹泻发生后，大多数人首先想到的是服用抗生素治疗。事实上，并非所有腹泻均需要使用抗生素治疗。通常，只有细菌感染性腹泻才需要使用抗生素，以控制病情，减少并发症。非感染性腹泻病因复杂，与消化系统肿瘤、炎症性肠病、甲状腺功能亢进、功能性腹泻等有关，滥用抗生素不仅不利于病情恢复，还可能导致肠道菌群失调，加重腹泻症状。

抗生素治腹泻三"宜"三"忌"

第二军医大学附属长海医院消化内科　赵安静　邹文斌

宜：可以用抗生素

❶ **细菌感染性腹泻**　它是由各种细菌引起、以腹泻为主要表现的一组常见肠道传染病。血常规出现白细胞或中性粒细胞升高，临床表现以胃肠道症状为主，轻重不一，少数可发生严重并发症，甚至导致死亡。

处理原则：针对不同病原菌，所使用的抗生素也不同。常见的引起腹泻的细菌为肠侵袭性、致病性或产肠毒素性大肠杆菌，经验性治疗用药是喹诺酮类药物，如左氧氟沙星和环丙沙星片，疗程3～5天。治疗无效或重症患者，医生会根据药物敏感实验结果重新为患者选用新的抗生素。

❷ **细菌性痢疾**　它是由志贺菌（痢疾杆菌）引起的腹泻，主要表现为腹痛、腹泻、排黏液脓血便以及里急后重等。

处理原则：细菌性痢疾具有传染性，患者通常需要隔离并进行抗菌治疗。常用抗生素为喹诺酮类药物（环丙沙星）或头孢类药物（头孢曲松）等。

❸ **阿米巴病**　由溶组织内阿米巴感染所致疾病。按照病变部位不同，可分为肠阿米巴病和肠外阿米巴病。肠阿米巴病的主要病变部位在近端结肠和盲肠，典型的临床表现为排果酱样粪便。

处理原则：治疗主要针对阿米巴原虫，可使用硝基咪唑类药物（甲硝唑、替硝唑），还可联合巴龙霉素或喹诺酮类药物治疗。

忌：不宜用抗生素

❶ **病毒性腹泻**　它是一组由多种病毒引起的急性肠道传染病，临床特点为起病急、恶心、呕吐、腹痛、腹泻、排水样便或稀便，也可有发热及全身不适等症状，病程较短。血常规一般以淋巴细胞升高为主。各种病毒所致胃肠炎的临床表现基本类似，最常见的是轮状病毒感染。

处理原则：病毒性腹泻属于自限性疾病，治疗上以休息，饮食疗法，纠正水、电解质紊乱及酸碱平衡为主，必要时可采取抗病毒治疗。服用抗生素无效，过多服用抗生素还可能导致肠道菌群紊乱，加重腹泻。

❷ **炎症性肠病**　它是一类多种病因引起的、异常免疫介导的肠道慢性炎症，有复发倾向，主要包括溃疡性结肠炎和克罗恩病。常见症状为腹痛、腹泻，常伴有黏液便、脓血便。轻者每日排便2～4次，重者每日排便可超过10次。

处理原则：主要治疗方法为控制肠道炎症，可使用氨基水杨酸（柳氮磺嘧啶）、激素（泼尼松）或免疫抑制剂（环孢素）。服用抗生素不仅无效，还有很多副作用，甚至可能耽误疾病诊治。

❸ **肠易激综合征**　它是一种以腹痛或腹部不适伴排便习惯改变为特征而无器质性病变的功能性肠病。腹泻可达每日3～5次，粪便呈糊状或稀水样。此类疾病多发生于精神压力较大的人，血常规和大便常规一般是正常的。

处理原则：以消除顾虑、缓解患者紧张心情为主，必要时可使用解痉药物（匹维溴铵）、止泻药（洛哌丁胺）、肠道微生态制剂（双歧杆菌、乳酸杆菌）等。抗生素治疗无效，且服用过多抗生素可加重患者肠道内胀气，加重腹泻。PM

特别提醒：

腹泻发生后，患者除不能滥用抗生素外，饮食上应以低蛋白质、易消化、高热量食物为主，禁食生冷、辛辣等刺激性食物，不宜饮酒、咖啡和浓茶。

尿路感染是一种十分常见的感染性疾病，80%患者为女性。在妊娠妇女中，尿路感染发病率更是高达11%。妊娠期的生理变化与尿路感染发生有重要关系。妊娠早期，在激素作用下，输尿管平滑肌松弛，输尿管扩张，尿液可以从膀胱沿着输尿管向肾脏逆流，引发感染。随着孕周的增加，不断增大的子宫压迫输尿管，加重尿液反流，诱发或加重感染。

孕期尿路感染若不及时诊治，可能并发败血症、感染性休克、急性肾衰竭等危害母体的情况，也可能会增加早产、新生儿低体重和围产期死亡的风险。所以，妊娠期尿路感染不容忽视。

孕妇尿路感染 用药避开“沙星”

复旦大学附属中山医院肾内科　龚劭敏　丁小强(教授)

“沙星”抗菌药：孕妇禁用

喹诺酮类药物是临床上治疗尿路感染的常用抗菌药物，对引起尿路感染的常见病原菌具有较好的抗菌活性。喹诺酮类药物化学名中带有“沙星”两字，如氧氟沙星、左氧氟沙星、环丙沙星、诺氟沙星等。这类药物使用说明书均标明：孕妇禁用此类药物。这是因为在动物实验中发现，喹诺酮类药物会影响胚胎的软骨发育，抑制骨骼生长，造成骨骼发育不良。虽然在人类中尚无相应的研究数据，但临床上曾有女性在孕期使用诺氟沙星、氧氟沙星等药物后，导致胎儿脊柱侧弯，四肢短小，桡骨、指骨缺失等骨骼发育不良事件的报道。因此，中国食品药品监督管理总局和美国食品药品管理局均将喹诺酮类药物列入孕妇应当避免使用的药物。

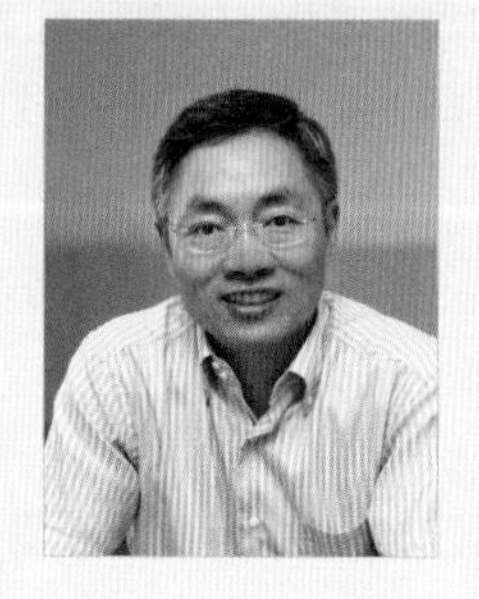

专家简介

丁小强　复旦大学附属中山医院肾内科主任，国际血液透析学会理事，中国医师协会肾脏内科医师分会副会长，上海市医学会肾脏病分会前任主任委员，上海市医师协会肾脏内科医师分会副会长，上海市肾病与透析研究所所长，上海市肾脏疾病与血液净化重点实验室主任，上海市血液透析质控中心主任。

中山医院尿路感染专病门诊时间：周五上午

遵医嘱：合理治疗尿路感染

妊娠期发生尿路感染后，患者可以使用哪些药物进行治疗呢？根据患者是否有临床症状，尿路感染可分为症状性尿路感染和无症状性菌尿。

❶ 症状性尿路感染

根据感染发生部位，可分为急性尿道炎、急性膀胱炎（两者合称为下尿路感染）和急性肾盂肾炎（上尿路感染）。妊娠期妇女发生症状性尿路感染时，临床表现和普通人群类似。

急性尿道炎、急性膀胱炎主要症状为尿频、尿急、排尿疼痛，甚至肉眼血尿。当出现腰酸、发热、恶心、呕吐、肋脊角压痛时，需警惕可能发生急性肾盂肾炎。

所有症状性尿路感染孕妇均需在用药前进行尿液培养及药敏试验，以了解致病菌对药物的敏感性。在细菌培养结果明确前，医生会经验性使用抗菌药物治疗。急性膀胱炎孕妇可选用呋喃妥因、头孢菌素、阿莫西林、磷霉素等口服治疗，疗程 5 ~ 7 天。尿白细胞转阴 5 天以上者可停药。

需要注意的是，妊娠晚期的孕妇应避免使用呋喃妥因，以免发生胎儿葡萄糖 -6-

脱氢酶缺乏。治疗完成后 1 周，需复查尿液，以评估疗效。

急性肾盂肾炎孕妇若伴有发热，还应进行血培养检查。宜先静脉使用抗菌药物，如青霉素类、头孢菌素类、氨曲南等，严重感染时可选用碳青霉烯类。若治疗后持续 48 小时无发热，可改为口服药物，疗程共 10 ~ 14 天；若治疗 24 ~ 48 小时后，患者仍反复发热，需要重新进行尿培养和泌尿系影像学检查（首选超声波检查）。尿白细胞转阴 5 天以上，且连续 2 次尿常规检查正常，才可停药。治疗完成后 2 ~ 6 周，需复查尿常规 2 ~ 4 次，以评估疗效。

❷ 无症状菌尿

无症状菌尿指患者无任何临床症状，但连续两次尿常规检查分离出相同的细菌〔细菌计数≥ 105cfu（菌落）/ 毫升〕。2% ~ 7% 的孕妇会发生无症状菌尿，多在妊娠头 1 个月。无症状菌尿患者一般无须进行药物干预，但在妊娠期妇女中，30% ~ 40% 无症状菌尿患者会发展为症状性尿路感染，严重时可并发败血症、感染性休克、急性肾衰竭，并增加早产、低出生体重儿及围生期死亡风险，妊娠期无症状菌尿患者必须进行治疗。根据尿培养结果和药敏试验，进行抗菌药物治疗。

除药物治疗外，尿路感染孕妇应当多饮水，勤排尿，保持外阴部清洁，尽量不长时间憋尿，适当活动。

孕妇在妊娠期，要重视产检中的尿常规检查，一旦发现尿白细胞超过 5 个 / 高倍视野，应进一步行尿培养检查，必要时应重复尿培养。特别是存在尿路畸形、尿路结石等高危因素的孕妇，应进行多次尿常规检查。PM

“百年老药”阿司匹林

作为医药史上的三大经典药物之一，阿司匹林已在临床应用百年，至今仍是世界上应用最广泛的解热、镇痛和抗炎药，用于治疗感冒、发热、头痛、牙痛、关节痛和风湿病等。由于阿司匹林还具有抗血小板聚集作用，还被广泛应用于心脑血管系统疾病的预防和治疗。

阿司匹林的主要成分是乙酰水杨酸，口服后在胃肠道被快速吸收，30 ~ 40 分钟后在血液中达到浓度峰值，60 分钟可起到明显的血小板抑制作用，血浆半衰期约为 20 分钟。阿司匹林的主要不良反应是胃肠道刺激，可出现恶心、呕吐、上腹部不适或疼痛等症状，甚至发生胃和十二指肠溃疡，严重时可并发消化道出血。

阿司匹林有普通片、泡腾片、肠溶片、肠溶胶囊等多种剂型。不同剂型的阿司匹林，有何区别呢?

制剂工艺上的不同

阿司匹林普通片多由乙酰水杨酸原料加上适宜的辅料，如淀粉、滑石粉、柠檬酸等，制成颗粒后再压片制备而成；泡腾片是在普通片的基础上加入泡腾崩解剂，如有机酸和碳酸钠、碳酸氢钠等，可促进乙酰水杨酸在水中快速崩解并释放，提高生物利用度，且服用方便；肠溶片和肠溶胶囊是在药物外包裹了一层肠溶衣，在酸性环境（即胃液）中不溶解，在碱性环境（即肠液）中才溶解，可避免阿司匹林对胃黏膜的刺激。

起效速度不同

阿司匹林普通片口服后在胃内已开始吸收，大部分在小肠上部吸收，吸收迅速、完全；阿司匹林肠溶片（肠溶胶囊）吸收较慢。研究表明，同等剂量的阿司匹林肠溶片（肠溶胶囊）的疗效不及普通片。这是因为肠溶片（肠溶胶囊）在中性至碱性的小肠中才被释放出来，药物吸收减少，生物利用度降低，从而减弱了血小板的抑制作用。同等剂量的阿司匹林泡腾片，由于加入了崩解剂，在水中能快速溶解释放，形成液体制剂，生物利用度升高，疗效优于阿司匹林普通片。

安全性不同

阿司匹林普通片和泡腾片对胃肠道刺激较大;阿司匹林肠溶片（肠溶胶囊）在肠道内溶解，可避免对胃黏膜的损伤，长期服用安全性相对较高。

阿司匹林：
剂型不同，有何差异

华中科技大学同济医学院附属同济医院药学部　陈 婧　方建国(主任药师)

病症不同　用药迥异

● **阿司匹林普通片**　每片含阿司匹林0.5克。常用于普通感冒或流行性感冒引起的发热，也可用于缓解轻至中度疼痛，如头痛、关节痛、牙痛、肌肉痛、神经痛、痛经。注意，阿司匹林仅能缓解症状，不能治疗引起疼痛和发热的病因，需同时应用其他药物对因治疗。阿司匹林普通片适用于需要短期解热镇痛的患者。

● **阿司匹林泡腾片**　每片含阿司匹林0.5克。适应证与阿司匹林普通片相同。由于泡腾片可使药物在水中快速崩解，适合儿童和口服不方便、吞咽有困难的老人短期服用。

● **阿司匹林肠溶片**　阿司匹林肠溶片主要用于抗血小板治疗。阿司匹林肠溶片在肠内融化，对胃刺激小，安全性显著优于普通片，适宜长期服用。

● **阿司匹林肠溶胶囊**　阿司匹林肠溶胶囊主要用于：①镇痛、解热：作用与阿司匹林普通片相同。②抗炎：为治疗风湿热常用药物，用药后可解热，使关节症状好转，并使血沉下降，但不能去除风湿热的病因，也不能治疗和预防心脏损害及其他合并症。③抗血栓：对血小板聚集有抑制作用，可防止血栓形成。阿司匹林肠溶胶囊与肠溶片相似，对胃黏膜刺激较小，适合长期服用。

谨慎服药　方法正确

❶ 服用时间

阿司匹林用于防治心脑血管疾病时，宜在早上6时~7时用药。有轻、中度高血压且同时服用阿司匹林预防心脑血管事件者，晚间服用小剂量阿司匹林，有轻度降压效果。

阿司匹林肠溶片（肠溶胶囊）必须整片（胶囊）吞服，不得碾碎或溶解后服用。肠溶片（胶囊）宜在饭前服用。若饭后服用，原本酸性的胃液在食物稀释作用下，可相对呈碱性。肠溶片（肠溶胶囊）的外层包衣在碱性环境中，可能部分溶解，使药物暴露，会刺激胃黏膜。

阿司匹林普通片用于解热镇痛时应在饭后服用，以避免对胃肠道刺激。用于退热时，连续使用不宜超过3天；用于止痛时，不宜超过5天。阿司匹林泡腾片应放入温水中溶解后服用。

❷ 服用剂量

小剂量阿司匹林有助于抗血小板聚集，避免形成血栓。宜长期用药，每日75~150毫克。

用于解热镇痛时，使用中等剂量的阿司匹林普通片即可：6~12岁儿童，一次半片（0.25克）；12岁以上儿童及成人，一次1片（0.5克）；若持续发热或疼痛，可间隔4~6小时重复用药1次，24小时不超过4次。

用于风湿热、急性风湿性关节炎、类风湿关节炎等疾病的治疗时，需要服用大剂量阿司匹林。一般每日3~6克（急性风湿热可用到7~8克），分4次口服。

❸ 服药注意事项

● 无论哪种剂型的阿司匹林均不可与具有解热镇痛作用的药品，如某些复方抗感冒药合用；不宜与抗凝血药（如香豆素、肝素）及溶栓药（链激酶）同用；不宜与抗酸药（碳酸氢钠等）同用；不宜与糖皮质激素（地塞米松等）合用，以免增加胃肠道不良反应；不宜与口服降糖药和甲氨蝶呤同用，阿司匹林可加强其作用。

● 3个月以下的婴儿、孕妇和哺乳期妇女、哮喘患者以及对阿司匹林和其他解热镇痛药过敏者禁用。

● 胃及十二指肠溃疡病活动期，消化道出血，血友病或血小板减少症，视网膜出血、脑出血、鼻出血、月经过多以及其他出血性疾病患者禁用。PM

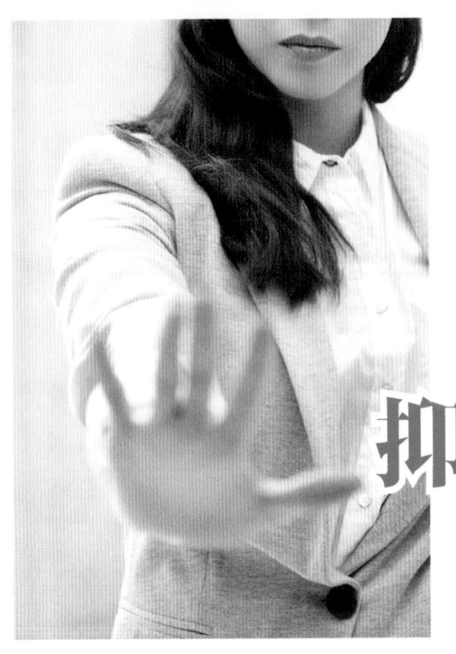

抑郁症，又称抑郁障碍，以显著而持久的心境低落为主要临床特征，是心境障碍的主要类型。抑郁症的主要治疗方式包括药物治疗、心理治疗以及物理治疗三种。临床最常用的是药物治疗。临床常用的5种5-羟色胺再摄取抑制剂药物，我们常说的“五朵金花”分别是氟西汀、帕罗西汀、舍曲林、氟伏沙明以及西酞普兰。这5种药物各有各的特点，适用于不同情况的患者。遗憾的是，由于一些患者不了解5-羟色胺再摄取抑制剂的药物特点，以致走入用药误区，引起不适。

抑郁症患者用药存在三误区

北京安定医院 米 丝

误区一 清晨起床就服药

抑郁症患者往往早晨起来时症状最明显，很多病人早上一睁开眼睛，就会感到一股强烈的无望感，觉得“糟糕的一天又要开始了”，心情尤其低落。而到了下午或晚上，经过一整天的活动，病人往往有了一些成就感和愉悦感，并且感到这一天就快过去了，心情也随之放松下来。这就是抑郁症特有的“晨重暮轻”现象。一些病人选择早上服用抗抑郁药，以缓解心境低落症状，让自己尽可能保持一天的轻松状态。事实上，大部分 5- 羟色胺再摄取抑制剂可以早晨服用，但 5- 羟色胺再摄取抑制剂中的帕罗西汀适宜晚上服用。该药主要通过改善 5- 羟色胺能系统治疗抑郁症，同时还有抗组胺作用，可以引起过度镇静、觉醒度下降和精神运动性活动降低。也就是说，如果病人早晨服用帕罗西汀，容易引起困倦，没精神，影响白天的活动。晚上服药，则可以避免这些影响，还可以起到助眠作用。如果晚饭后服用帕罗西汀，困倦非常明显，也可在睡前服用。注意，由于 5- 羟色胺再摄取抑制剂可影响精神运动性活动，服用这类药物期间，病人应避免开车。

误区二 服药期间饮酒

酒精对大脑有抑制作用，可以镇静。某些 5- 羟色胺再摄取抑制剂也有一定的镇静作用，例如帕罗西汀，如果在服用帕罗西汀期间饮酒，镇静作用会加强，加重药物不良反应。另外，酒精的代谢需要通过肝脏，5- 羟色胺再摄取抑制剂的代谢也需要通过肝脏，服药期间饮酒会加重肝脏负担。如果长期饮酒，可以引起肝功能损害或下降，药物不能被及时代谢，会导致血药浓度上升，增加不良反应发生的概率和程度。

有些患者因为心情不好而饮酒，或者借酒精助眠。酒精确实能使人暂时麻痹，帮助入睡，但是往往会导致早醒。整体来说，这种助眠并不是好事。长此以往，不仅抑郁症状得不到有效缓解，还可能逐渐发展成酒精依赖，即对酒精成瘾，反而引起更多的健康问题。正所谓，借酒消愁愁更愁，便是这个道理。

误区三 症状缓解马上停药

抑郁症是慢性疾病，容易反复发作，而药物可以控制病情，降低复发风险。因此，在症状缓解之后，病人常常还需要继续服药，进行一段时间的巩固治疗。服用抗抑郁药的病人应在专业精神科或心理科医生指导下停药，最好是经医生评估以后再逐渐减药，切忌不能自行停药，更不能骤然停药。多数 5- 羟色胺再摄取抑制剂半衰期较短，如果骤然停药，药物很快从身体内代谢出去，血药浓度突然下降，可引起撤药反应。撤药反应主要包括五个症候群：①平衡失调，如头昏、眩晕、共济失调。②胃肠道症状，如恶心、呕吐。③流感样症状，如疲劳、嗜睡、肌痛、寒战。④感觉失常，如感觉异常、电击感。⑤睡眠障碍，如失眠、多梦。躯体症状多于心理症状，最多见的躯体症状是头晕、感觉异常、嗜睡及恶心，多梦、失眠、头痛等症状也较多。临床上一般采用缓慢减药、逐渐停药的方式，使血药浓度逐渐下降，从而避免撤药反应的发生。PM

治类风关：并非人人都可用生物制剂

上海交通大学附属第六人民医院风湿免疫科主任医师 戴生明

类风湿关节炎（简称类风关）是临床常见的免疫系统功能紊乱疾病，患者全身关节肿胀、疼痛，尤其是双手关节肿胀、疼痛、僵硬，极为痛苦。在过去，80%以上的患者因关节畸形而残疾，因此，在过去该病被称为“不死的癌症”。

随着现代医学科学的发展，医生对“类风关”有了更深入的认识，尤其是新型治疗药物——生物制剂的问世，极大地改善了疾病预后，使类风关获得完全缓解(即治愈)成为可能。那么，是不是所有类风关患者都可以使用生物制剂呢?

生物制剂：靶点更精确

过去，治疗类风关的药物主要有两大类：从天然物质中提取的有效物质，例如青霉素、雷公藤；人工合成的化学小分子，例如泼尼松、布洛芬、甲氨蝶呤。这些药物因为分子量小，作用靶点不够精准，可能具有多方面的治疗作用，也可能出现多方面的不良反应。随着科技的发展，采用基因工程方法人工合成的蛋白质药物，即生物制剂应用于临床，可以直接阻断类风关的某个特定发病因子，靶点更加精确。

目前，国际上用于类风关的生物制剂至少有五大类，较常应用的主要有两大类：①阻断肿瘤坏死因子的受体融合蛋白或单克隆抗体；②阻断白介素 -6 的单克隆抗体。另外，还有清除 B 淋巴细胞、阻断 T 淋巴细胞活化、阻断白介素 -1 的生物制剂。

有优点，也有副作用

相对于传统的化学药物，生物制剂具有起效快、作用强，可以有效地控制关节炎症，减轻关节肿胀和疼痛，减少关节畸形发生的优点。不过，由于生物制剂属于蛋白质类大分子，如果口服给药会在胃内被消化分解而致无效，故该类药物只能皮下注射或静脉注射给药。

在正常人体内，少量存在的肿瘤坏死因子或白介素 -6，对机体抵御外来病原体感染、心肌功能代偿等具有保护作用。使用生物制剂完全阻断肿瘤坏死因子或白介素 -6 后，可能带来副作用。例如，肿瘤坏死因子有助于机体形成肉芽肿包裹结核杆菌，肿瘤坏死因子阻断剂可以使原来感染过结核杆菌的患者旧病复发。

多数患者可从中获益

大多数类风关患者可应用生物制剂，尤其是病情较重，经过多种口服药物治疗、病情未能得到良好控制的类风关患者。对于拟生育的患者而言，生物制剂是大分子且作用靶点明确，安全性明显高于传统化学药物。但合并恶性肿瘤、结核感染、乙肝病毒表面抗原阳性、充血性心力衰竭等疾病的患者，不适合使用生物制剂；体质特别虚弱或者长期卧床者，也不太适合。

关注三点事项

❶ 在开始生物制剂治疗前，患者需要排除隐匿的结核感染、乙肝病毒表面抗原阳性或乙肝病毒 DNA 高复制等情况。有肿瘤、心肌病、肝病、活动性感染等病史的患者应主动告诉医生，以便医生制定稳妥的治疗方案。

❷ 在治疗期间，如果合并肺炎、感冒等感染性疾病，应暂停使用生物制剂 1 ~ 2 周。在使用生物制剂期间，不可接种活疫苗。

❸ 理论上，生物制剂可以长期应用，国外已有应用 10 年以上的安全性数据。但笔者建议：类风关病情持续缓解 1 ~ 2 年后，可以停用生物制剂，用甲氨蝶呤、柳氮磺吡啶或来氟米特等药物进行巩固治疗。PM

专家简介

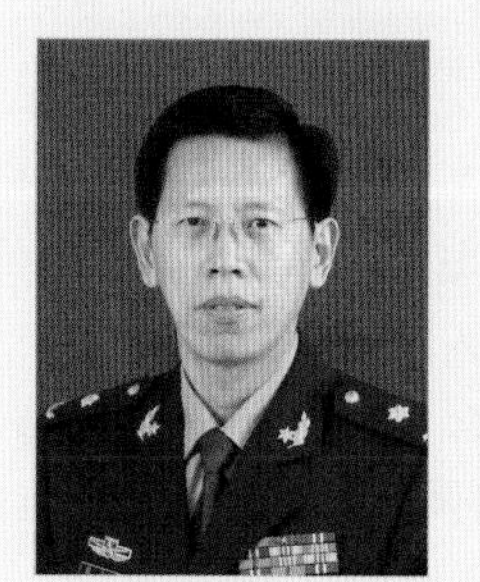

戴生明 上海交通大学附属第六人民医院风湿免疫科主任医师、教授、博士生导师，中国医师协会风湿免疫科医师分会委员，上海市风湿病学分会副主任委员。在风湿病和疑难杂症的诊治方面，积累了丰富的临床经验和深厚的学术造诣，尤其擅长类风湿关节炎、强直性脊柱炎、银屑病关节炎的诊治。

专家门诊：周二、周三、周五上午

“我与《大众医学》”征文火热进行中

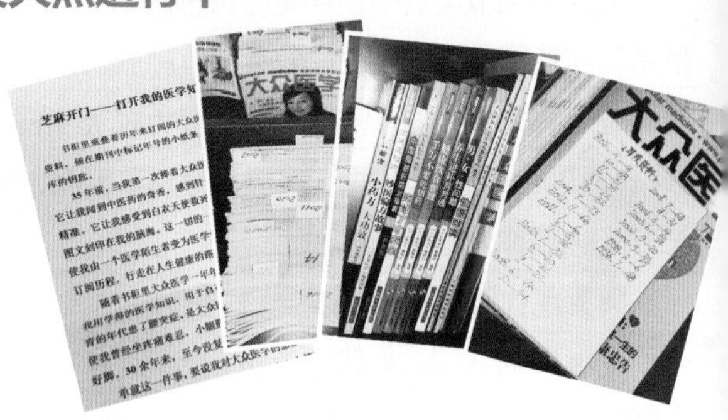

2018年，《大众医学》杂志将迎来创刊70周年的重要时刻。在上期的“编读往来”栏目里，我们刊登了“我与《大众医学》”的征文启事。没过多久，我们就收到了一些热情读者的来稿。

一位读者在信中说，他家里一直保存着多年来订阅的《大众医学》杂志，为了便于翻阅，他还做了年份标记。30多年来，他从《大众医学》里学到了不少医学常识，不仅为自己和家人谋健康，也常把健康知识分享给朋友们……

还有一位读者来信告诉我们，每年订《大众医学》杂志、每月25日等《大众医学》杂志，认真学习《大众医学》杂志上介绍的知识，已经成了他的习惯。在《大众医学》的引导下，他已经成了“半个保健医生”……

无论您是《大众医学》的老作者、老读者，还是《大众医学》的新作者、新读者，我们都希望您能把您和《大众医学》的故事、您对《大众医学》的感情和期许，通过信件、电子邮件等渠道告诉我们。优秀作品将刊登在《大众医学》创刊70周年特别专栏——“我与大众医学”中，稿酬从优。

投稿地址：上海市钦州南路71号1503室《大众医学》编辑部

邮政编码：200235

电子邮箱：popularmedicine@sstp.cn

来稿请注明“我与大众医学”征文，并注明地址、邮编、联系电话等信息，以便我们能及时联系您。

“年度订阅奖”赠送的图书，可以自行购买吗

2017年3月，我们进行了第一次年度订阅抽奖活动。50位读者幸运地获得了《大众医学》杂志送出的5本精选科普图书。近日，不少未中奖的读者致电编辑部询问如何购买相关图书事宜。为方便广大读者购书，在此一并回复大家。

《大众医学》编辑部目前共出版了13本品牌图书，包括“家庭真验方”系列图书6本、“名医伴你行”系列图书6本、“健康锦囊”系列图书1本，还有2本名家科普图书——《血管通》和《中国脂肪肝防治指南（科普版）》。

为方便读者购书，我们开通了微信购书渠道。大家只要打开微信，扫描杂志封面上大众医学官方微信二维码，关注“大众医学”微信公众号，点击页面下方的“微书城”按钮，即可进入微书城，选购您喜欢的图书。

不方便通过微信购书的读者，也可以致电本刊邮购部（021-64845191）联系购书事宜。

敬告读者

每一个月，《大众医学》都会带给您权威、实用、最新的保健知识。出版前，每篇文章都经过严格审查和内容核实。我们刊出这些文章，并不是要取代看病就医，而是希望帮助大家开阔眼界，让自己更健康。

由于个体差异，文章所介绍的医疗、保健手段并不能适合每一位读者，尤其是在诊断或治疗疾病时。任何想法和尝试，您都应该和医生讨论，权衡利弊。

您可以通过以下方式，进一步了解有关专家信息：

1. 登陆《大众医学》网站www.popumed.com，打开“专家门诊”，在“看病找专家”中键入专家姓名，了解专家专长、联系办法等信息。
2. 发电子邮件至popularmedicine@sstp.cn或写信向编辑部咨询。
3. 通过114查询相关医疗机构电话，向挂号室或咨询服务台，了解专家近期门诊安排，就近就医。

敬告本刊作者

1. 本刊稿件一律不退，敬请自留底稿。从稿件投到本刊之日起，三个月后未得录用通知，方可另行处理。如需退稿（照片和插图），请注明。
2. 稿件从发表之日起，其专有出版权、汇编权和网络传播权即授予本刊，同时许可本刊转授第三方使用。本刊支付的稿费包含信息网络传播的使用费。
3. 根据需要，本刊刊登的稿件（文、图、照片等）将在本刊或主办本刊的上海科学技术出版社的网页或网站上传播宣传。
4. 本刊作者保证来稿中没有侵犯他人著作权或其他权利的内容，并将对此承担责任。
5. 对于上述合作条件若有异议，请在来稿时声明，否则将视作同意。

慢阻肺患者要学会自我管理

|作|者|简|介|

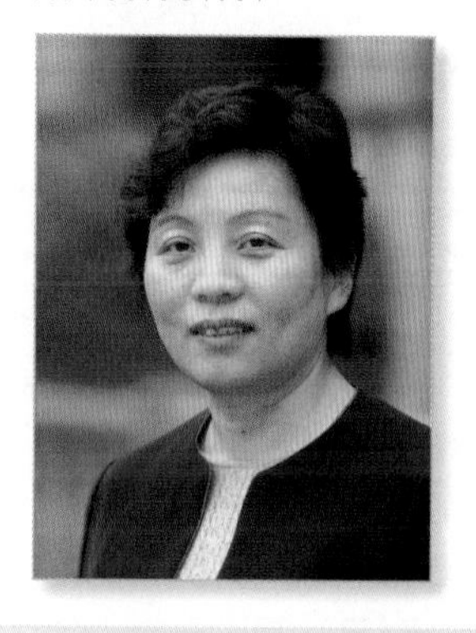

朱惠莉，复旦大学附属华东医院副院长、呼吸内科主任医师，中华医学会呼吸科分会慢性阻塞性肺疾病学组委员，上海市医学会呼吸专科分会委员、慢性阻塞性肺疾病学组组长，上海市康复学会呼吸康复专委会主任委员，中国医师协会呼吸医师分会委员。长期从事呼吸系统疾病的临床与研究工作，主攻方向为慢性气道疾病、肺癌和呼吸危重症等。

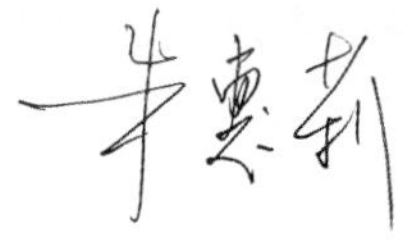

朱惠莉

据世界卫生组织报道，全世界每年约有310万人死于慢性阻塞性肺疾病（以下简称“慢阻肺”），占所有死亡人数的6%。我国40岁以上人群慢阻肺患病率为9%左右，每年因慢阻肺死亡人数逾100万。

近年来，慢性病自我管理的理念受到了医学界的推崇。众所周知，大多数慢性病都是难以完全治愈的，治疗的目的往往是控制病情、改善身心功能、提高生活质量等。要实现这一目标，患者就不能完全依赖医生，必须承担部分管理疾病的任务，积极参与到对疾病的治疗和自我保健中，培养相关能力，自己照顾好自己。这就是慢性病自我管理的含义，本质上是一种认知、行为医学的策略和方法。

已有研究表明，自我管理在慢阻肺长期治疗中起着重要作用。

首先是与治病直接相关问题的管理。患者要提高就医依从性，学会规范用药，早期识别症状，同时能识别慢阻肺急性加重迹象，及时寻求医疗建议。在生活中，患者还要戒除不良的生活习惯（如一定要戒烟）等。许多研究证实，多向医生请教、通过学习提高对疾病的认识等，能提高患者的自我管理能力。有条件的地区，还可以借助远程医疗监测等手段来提高疗效。

其次是社会角色管理。慢阻肺患者往往会存在一定的孤独感。患者应该取得社会组织、单位、邻居和家人的支持，积极参加各种社交活动，减轻个人的社交孤立感，更好地履行正常的社会角色。现在网络和信息非常发达，很容易找到各种健康教育、病友间互动讨论、医患交流、综合康复治疗的机会。患者还要多参加有益健康的娱乐活动，增加社会接触，融入正常的社交活动中，这对提高生存质量很有帮助。家庭人员的鼓励对于患者对抗疾病、完善自我管理行为非常重要。家庭成员也要多向医生请教或参加相关的培训，学习帮助患者加强自我管理的意识和技能。

最后是情绪管理。重点是减少负面情绪，如焦虑、沮丧、恐惧和绝望。大多数慢阻肺患者害怕失去正常的生理功能、生活能力及社交能力，恐惧疾病的进展和不良的后果。患者要学会自我调节情绪，要树立战胜疾病的信心，相信通过规范、有效的治疗，病情能得到理想的控制。当然，疗效的实现，离不开患者对各种治疗方案的理解和配合。

这三方面的自我管理，其实对大多数慢性病都适用。有效的自我管理，不仅能帮助患者控制慢性病的进展，还能大大提高生活质量。无论医生还是慢性病患者，都要高度重视疾病的自我管理，并在日常生活中、治疗过程中努力实践。PM

Contents 目录 2017年6月

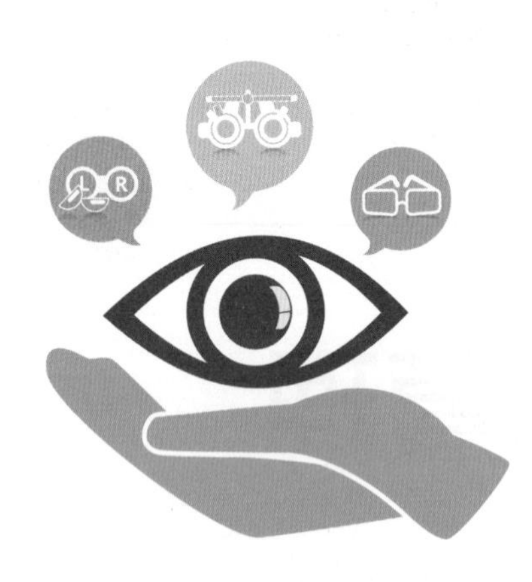

呵护视力 远离十大眼病

特别关注

近年来，随着人口老龄化和现代社会生活方式、社会行为和社会需求的改变，眼病谱也在发生着变化。

2017年6月6日是第22个“全国爱眼日”。本刊特邀复旦大学附属眼耳鼻科医院的专家们撰文，详解眼科领域的变化、常见眼病的防治策略，希望能帮助读者们更全面地了解眼病防治知识，走出认识误区，呵护好“心灵之窗”。

扫描二维码
关注大众医学

大众医学
微信二维码

本期部分图片由东方IC和达志图片提供 本期封面图片由东方IC提供

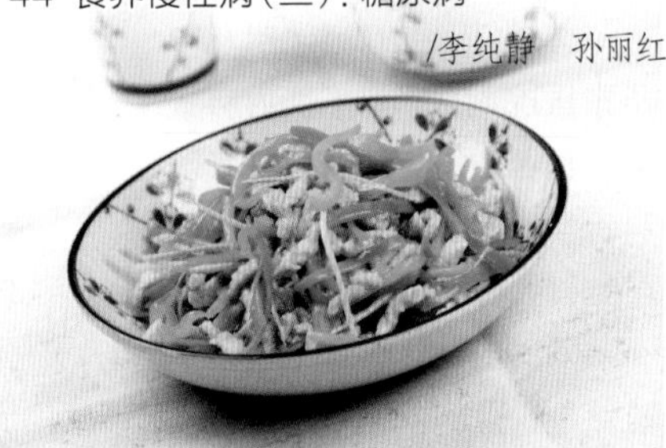

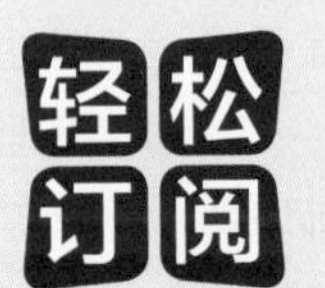

创刊于1948年　第三届中国政府出版奖期刊奖提名奖　新中国60年有影响力的期刊
上海市著名商标　全国优秀科技期刊一等奖　中国期刊方阵　中国百强报刊

大众医学®(月刊)
2017年第6期 da zhong yi xue

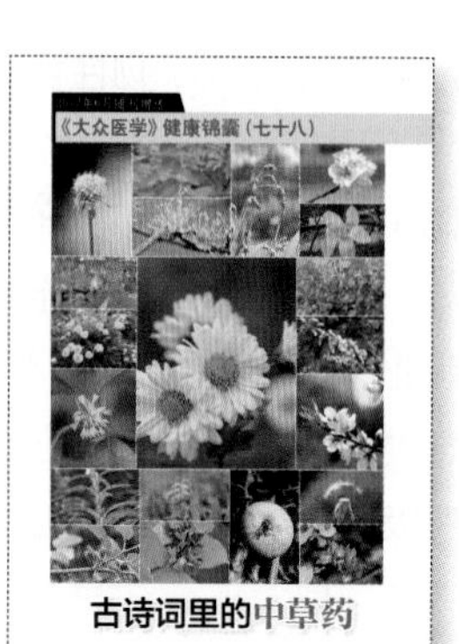

顾问委员会
主任委员 吴孟超 陈灏珠 王陇德
委 员
陈君石 陈可冀 曹雪涛 戴尅戎 顾玉东 郭应禄 胡亚美 廖万清 陆道培 刘允怡 邱蔚六 阮长耿 沈渔邨 沈自尹 孙 燕 汤钊猷 吴 旻 吴咸中 汪忠镐 王正敏 王正国 肖碧莲 项坤三 庄 辉 张金哲 钟南山 曾 毅 曾溢滔 曾益新 周良辅 赵玉沛 孙颖浩 郎景和 邱贵兴

名誉主编 胡锦华
主 编 温泽远
执行主编 贾永兴
编辑部主任 黄 薏
文字编辑 刘 利 熊 萍 王丽云 寿延慧 屈晓慧 秦静静
美术编辑 李成俭 陈 洁
主 管 上海世纪出版股份有限公司
主 办 上海世纪出版股份有限公司 科学技术出版社

编辑、出版 《大众医学》编辑部
编 辑 部 (021) 64845061
传 真 (021) 64845062
网 址 www.popumed.com
电子信箱 popularmedicine@sstp.cn
邮 购 部 (021) 64845191 (021) 64089888转81826

广告总代理
上海科学技术出版社广告部
上海高精广告有限公司
电话： 021-64848170
传真： 021-64848152
广告/整合营销总监 王 萱
副总监/新媒体营销 夏叶玲
业务经理 杨整毅 丁 炜 张 磊 林素萍

发行总经销
上海科学技术出版社发行部
电话： 021-64848257 021-64848259
传真： 021-64848256
发行总监 章志刚
发行副总监 潘 峥
业务经理 张志坚 仝 翀 马 骏

编辑部、邮购部、广告部、发行部地址
上海市徐汇区钦州南路71号（邮政编码200235）

发行范围 公开发行
国内发行 上海市报刊发行局、陕西省邮政报刊发行局、重庆市报刊发行局、深圳市报刊发行局
国内邮发代号 4-11
国内统一连续出版物号 CN31-1369/R
国际标准连续出版物号 ISSN 1000-8470
国内订购 全国各地邮局
国外发行 中国国际图书贸易总公司（北京邮政399信箱）
国外发行代号 M158
印 刷 上海当纳利印刷有限公司
出版日期 6月1日
定 价 8.00元
广告经营许可证号 3100320080002
80页(附赠32开小册子16页)

杂志如有印订质量问题，请寄给编辑部调换

近视眼：学校、家庭需“两手抓”

江苏省卫生计生委近日专门发布了防控近视相关指导意见。江苏省学生体质健康监测数据显示，江苏中小学生平均近视率为66%，大学生为90.3%（其他省市学生近视眼患病率同样很高）。这份“防控近视意见”中包含了以下要点，家长和学校都应该指导孩子执行：保持正确的读写姿势，减少近距离长时间用眼，减少使用电子视频产品；保证充足睡眠和均衡营养；及时纠正不良的用眼习惯；经常参加户外活动，积极参加有益于眼肌锻炼的体育活动（校内每天体育活动时间不少于1小时）；有意识增加望远时间和次数。学校教室采光、电光源照明、课桌椅高度等与近视眼相关的条件要符合卫生标准。学生应积极参加视力普查，以便早期筛查出屈光不正等异常或可疑眼病。

国家卫计委呼吁：要积极面对心理疾病

近日，国家卫生计生委呼吁公众：要提高健康意识，积极面对心理疾病（也称为精神障碍）。最新的全国性精神障碍现状及流行趋势调查显示：抑郁障碍患病率为3.59%，焦虑障碍患病率是4.98%；在65岁及以上人群中，老年期痴呆患病率为5.56%；酒精使用障碍患病率为1.84%，男性患病率明显高于女性。公众要充分认识到，心理疾病和躯体疾病一样都需要尽早预防，早发现，早干预。例如，一些抑郁情绪较重者，自我感觉明显痛苦，且影响到了他的社交、就业等社会功能，就应该引起重视，接受专业的帮助。公众还要有意识地关注自己的焦虑情绪，积极主动地学会一些调适情绪困扰和心理压力的方法，以便能够及早缓解焦虑情绪，避免产生焦虑障碍。老年人出现“记不住”、易忘事等表现，也要警惕老年痴呆症的可能。男性酒精使用障碍受各地饮酒习俗、居民饮酒习惯等方面影响，患者要提高这方面的健康意识。

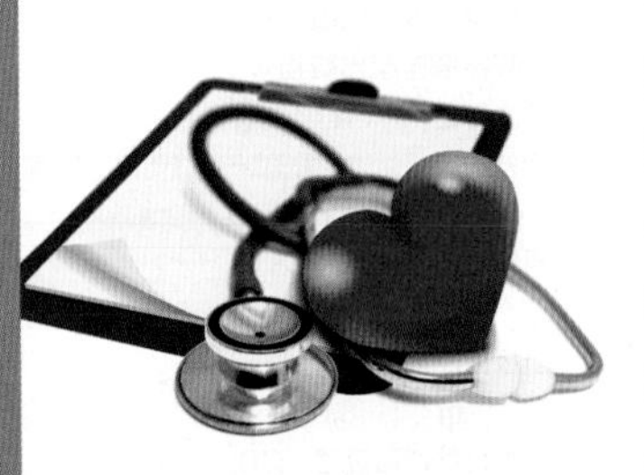

脂肪“供能比”过高：多吃植物性食物

上海市疾病预防控制中心专家对1944名15岁以上居民的饮食营养进行了监测，调查内容包括一般情况和四季的膳食情况。结果发现，年平均蛋白质、脂肪和碳水化合物供能比为16%，38%和46%。能量是一切生物维持生命活动的基础，人体的能量主要来源于食物中的三大产能营养素，碳水化合物、脂类和蛋白质。三大产能营养素摄入不足或过多可能影响健康，比例失衡也会影响健康。目前推荐的供能比为：蛋白质占10%~15%、脂肪为20%~30%，碳水化合物为50%~65%。显然，目前的膳食结构偏离了膳食中“适量脂肪”的目标。高脂肪膳食不仅会增加发生超重和肥胖的风险，还会大大增加发生心血管疾病、糖尿病等的风险。纠正高脂肪膳食并非易事，美国自20世纪70年代致力于降低膳食脂肪，当时其脂肪供能比达37%，2000年调查结果为32.8%，经过近30年的努力，脂肪供能比仅下降不到5%。研究者指出，上海市居民高脂肪膳食结构的情况需要立即采取措施。植物性食物中含有丰富的矿物质、维生素及膳食纤维，蔬菜、水果有助于降低高脂肪膳食产生的风险，居民应增加植物性食物的摄入量。

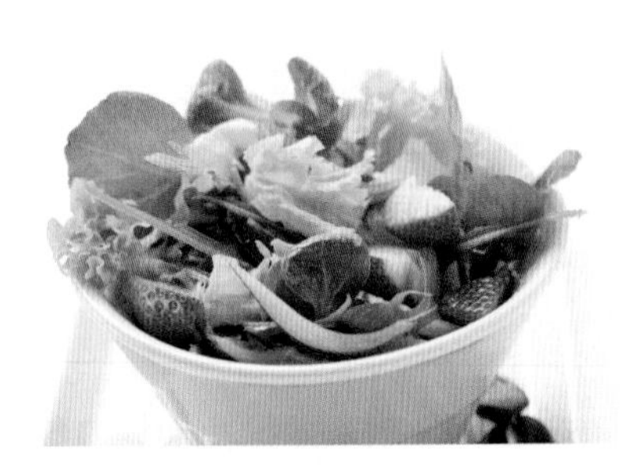

中小学生贫血多见，适量吃鸡鸭血补铁

上海市疾病预防控制中心对本市中小学生的调查显示，在2015学年，男生贫血检出率为4.87%，女生贫血检出率为9%，总检出率为6.87%。儿童青少年贫血大部分为缺铁性贫血。女生贫血率高于男生的原因可能是女生青春发育开始的时间比男生早2年左右，月经来潮后发生铁的丢失。铁丢失或消耗过多、摄入量不足等都会引起缺铁性贫血，但铁摄入不足是主要原因。贫血会损害儿童的智力发育和认知能力，降低身体抵抗力，可导致烦躁、疲劳、头晕、恶心等症状。研究者指出，铁在体内不能自主生成，必须由每日膳食提供，学生宜每月吃一两次鸡鸭血补铁。鸡鸭血中血红素铁含量高，又富含蛋白质，身体吸收利用率高。购买和食用鸡鸭血时要注意卫生，彻底烧熟煮透后再吃。平时多吃蔬菜、水果等富含维生素C的食物，可提高铁的生物利用率。此外，家长应帮助孩子改变不良饮食行为，避免偏食、挑食，多吃铁含量丰富的食物，提高铁的摄入量。

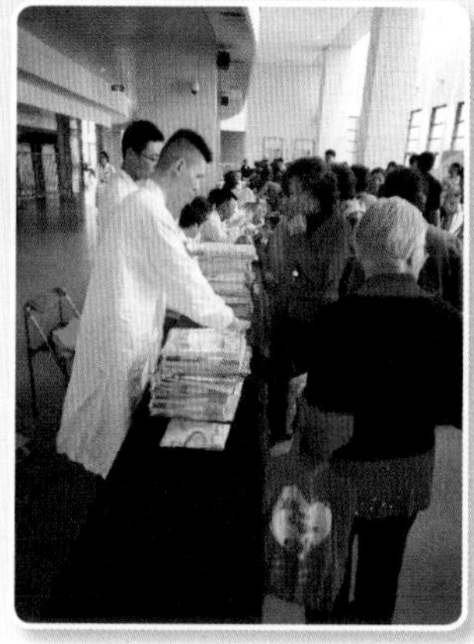

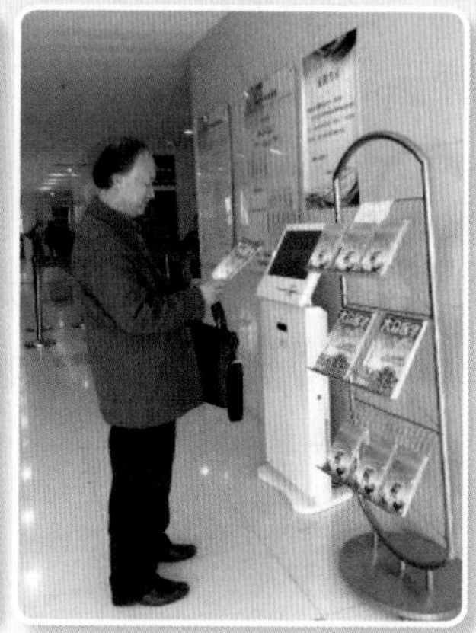

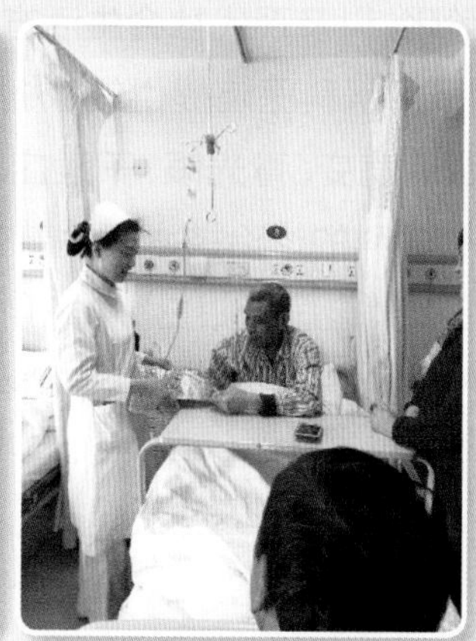

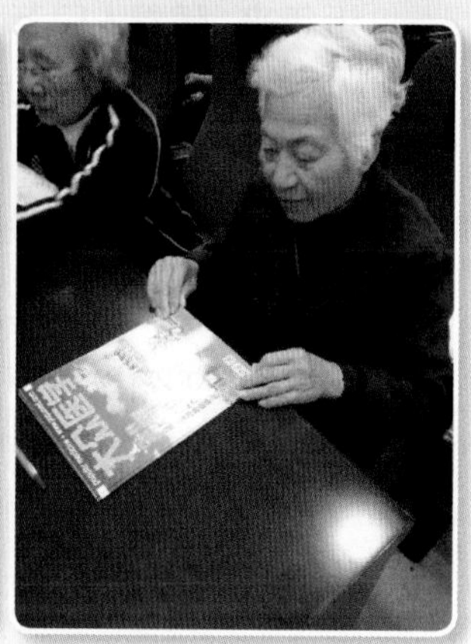

科学抗癌，关爱生命：我们在行动！

4月15～21日是全国肿瘤防治宣传周暨第29届上海市肿瘤防治宣传周，今年的主题是“科学抗癌，关爱生命——加强健康教育，远离不良习惯”。

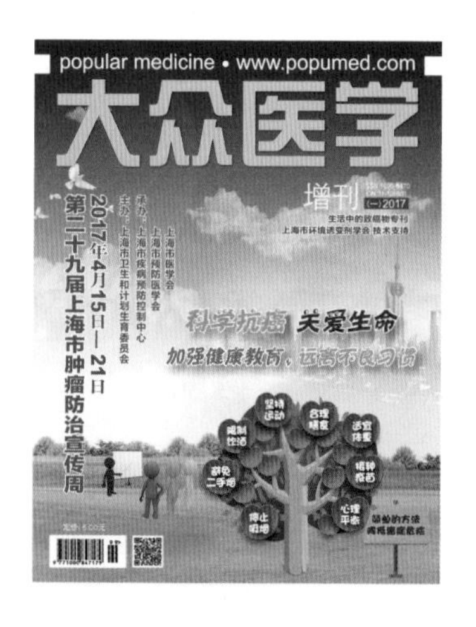

上海市疾病预防控制中心发布的最新监测数据显示：肿瘤是上海居民的第二位死因（第一位死因为心脑血管疾病），肺癌、大肠癌、胃癌、甲状腺癌和乳腺癌位列常见恶性肿瘤前五位。上海市全年登记报告的新发恶性肿瘤病例 6.6 万例，发病率为 465/10 万；全年因恶性肿瘤死亡 3.8 万人，死亡率 266/10 万。剔除人口老龄化因素影响，上海年龄标准化恶性肿瘤发病率与世界和中国的平均水平无明显差异，上海年龄标准化恶性肿瘤死亡率呈下降趋势。

为引导公众远离不良生活习惯，建立戒烟限酒、适量运动、科学减肥、规律作息、均衡膳食、快乐生活等健康生活方式，上海市疾病预防控制中心与《大众医学》杂志合作出版了一本以“科学抗癌、关爱生命”为主题的增刊，在肿瘤防治宣传周期间，通过现场活动、健康讲座和随刊赠阅等方式发放给市民，受到了广大市民的热烈欢迎。

扫描二维码

关注“大众医学”官方微信、“上海疾控”官方微信，获取更多医学科普知识。

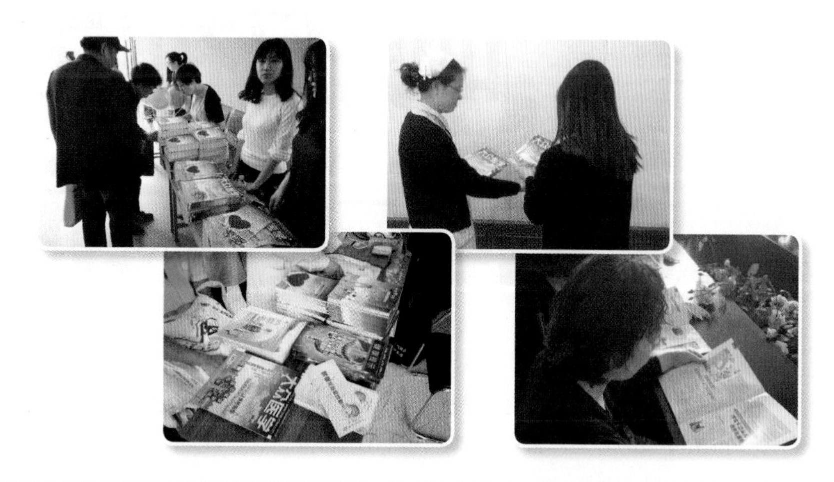

近年来，随着人口老龄化，以及现代社会生活方式、社会行为和社会需求的改变，眼病谱也在发生着变化。复旦大学附属眼耳鼻喉科医院提供的数据显示：该院2016年眼科门急诊量前十位的疾病分别是屈光不正、结膜炎、眼底病变、青光眼、干眼症、白内障、角膜炎、眼外伤、斜视和玻璃体混浊。而现代科技的飞速发展，也使眼科的诊治技术发生着变化。

2017年6月6日是第22个“全国爱眼日”。本刊特邀复旦大学附属眼耳鼻科医院的专家们撰文，详解眼科领域的变化、常见眼病的防治策略，希望能帮助读者们更全面地了解眼病防治知识，走出认识误区，呵护好“心灵之窗”。

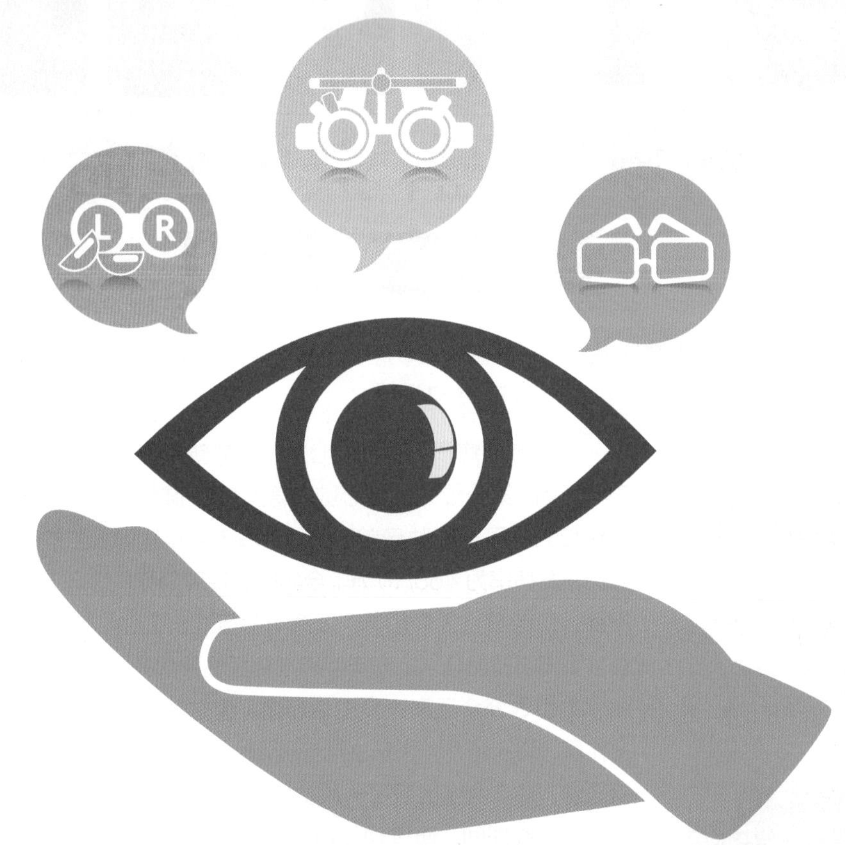

呵护视力 远离十大眼病

策划/本刊编辑部

执行/黄 薏

支持专家/孙兴怀 周行涛 王 艳 常 青 陈君毅 龚 岚 卢 奕 徐建江 江 睿 赵 晨 张勇进

时代在变，眼科领域也在变

✍复旦大学附属眼耳鼻喉科医院眼科教授　孙兴怀

疾病谱在变化

1. 人口老龄化导致年龄相关性眼病高发

当前，我国人口老龄化进程加快。2016年，60岁以上老年人口已超过2.3亿，占总人口的16.7%。上海市更甚，65岁以上户籍人口的比例已经超过18%。伴随着人口老龄化，眼睛的问题也越来越突出。年龄大了，人眼会发生“老花”（医学上称之为老视），看近处或小字会比较困难，往往需要戴上老花镜才能看清。老视常见于40岁以上中老年人，年纪越大，老视问题越突出。同时，一些常见的年龄相关性眼病也逐渐显现，如年龄相关性白内障、黄斑变性（AMD）等。前者是造成低视力和失明的第一位因素，属于可逆性致盲眼病；后者目前已成为老年人的主要致盲眼病，且病变是不可逆的。

2. 生活方式改变导致部分眼病年轻化

现代社会的发展，在给人们带来丰富的物质和精神生活的同时，也带来了不少“现代病”。生活方式改变、工作压力增加、人际关系紧张等因素，导致罹患心身疾病的人越来越多。在眼科疾病中，青光眼是典型的心身疾病。原先，青光眼多与年龄相关，40岁以上人群多见；但现在，青年人甚至在校学生，罹患青光眼的也不少。不健康的生活方式导致糖尿病等代谢性疾病的发病率明显增加，糖尿病性视网膜病变的发病率也呈明显增加趋势。这两种眼病虽说是可控可治的致盲眼病，但需要早期发现、早期干预。多年来，青光眼一直占据着不可逆性致盲眼病的第一位。近年来，糖尿病性视网膜病变已“紧随其后”。

3.“读屏时代”导致两大眼病“居高不下”

随着信息时代的到来，手机、电脑等电子产品已经成为现代人生活中不可或缺的组成部分。以眼疲劳、干涩、灼热、异物感，视力不稳定，暂时视物模糊，眼皮沉重，眼球胀痛，甚至头痛为主要表现的“视屏（频）终端综合征”越来越常见。干眼症也是与“读屏”相关的又一种更为普遍的眼病，还与室内环境、空气污染及人体内分泌代谢等密切相关。这两种现代眼病，不仅影响视觉功能，也影响身体健康和精神状况，患者会出现头昏脑涨、食欲不振、睡眠障碍、血压升高、心情沮丧、急躁焦虑等症状。

诊治技术也在变化

现代科技的快速发展也推动了眼科诊治新技术、新手段和新产品的发展，给眼病患者带来了福音。

1. 检测技术的进步

光学相干断层扫描（OCT）技术为视网膜、视神经疾病的早期诊断和鉴别诊断，以及治疗后的随访提供了精准评价。而频域OCT技术的广泛应用，为精准、快速地诊断青光眼、黄斑病变等视网膜、视神经病变提供了可能。近年来，OCT血管造影技术（OCTA）的突破，带来了无创视网膜、视神经血循环功能检测技术，不仅能观察视网膜组织内部，还能对治疗效果进行定量评价。

2. 药物治疗的进步

抗新生血管药物的问世，为年龄相关性黄斑变性的治疗带来了革命性变化。医生只需通过向患者玻璃体内注射抗新生血管药物，就可以控制疾病的进展。几分钟就能完成的操作替代了原先需要经验丰富的眼科专家花费1～2个小时才能完成的手术，不仅创伤和风险大大降低，疗效和安全性也大大提高。

药物治疗方面的新突破，也表现在青光眼的降眼压滴眼药物上。前列腺素类衍生物（PGs）的研发成功、青光眼降眼压固定复合制剂的问世，

专家简介

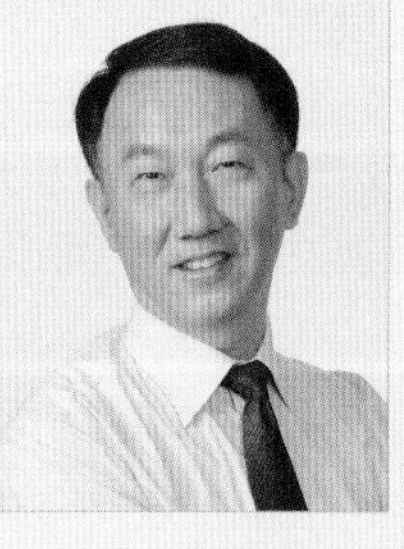

孙兴怀　复旦大学附属眼耳鼻喉科医院眼科教授、主任医师、博士生导师，国家卫计委近视眼重点实验室主任，复旦大学上海医学院眼科学与视觉科学系主任，中华医学会眼科学分会候任主任委员，中国研究型医院学会眼科学与视觉科学专委会主任委员，中国医师协会眼科分会副会长，上海市医学会眼科分会候任主任委员，上海市医师协会眼科医师分会会长。长期从事青光眼的临床及其相关研究，擅长处理各类复杂性、难治性青光眼。

高级专家门诊：周一全天、周五上午

使众多患者可以靠滴眼药水来控制原本需要手术的青光眼。

此外，针对干眼症的各类人工泪液产品，也在很大程度上缓解了眼干不适和眼疲劳症状，同时也避免了抗生素滴眼液的滥用问题。

3. 手术治疗的进步

超声乳化白内障吸出及人工晶体植入术已经成为白内障患者重见光明的主要手段，该技术已在我国普及。目前，白内障人工晶体手术只需 10 分钟左右、做 2 ~ 3 毫米的小切口（无须缝针）就能高质量完成，患者术后第二天就能看见。而微米级的黄斑前膜剥除手术，也挽救了很多中心视力损害的患者。青光眼的激光治疗（SLT）降低了长期药物治疗的不良反应，提高了治疗的依从性；人工植入物引流装置也给手术高风险的青光眼和难治性青光眼患者带来极大益处，明显减少了青光眼性盲。成分角膜移植手术（前板层、深板层和内皮）新技术不仅做到了精准治疗和手术的高成功率，还在一定程度上解决了角膜材料来源短缺问题，提高了供体材料的使用效率，可以挽救更多角膜病致盲患者。此外，飞秒激光手术进一步提高了近视患者术后的视觉质量；而人工晶体植入手术，则满足了部分不宜在角膜上进行屈光手术的高度近视患者的需求。

社会的发展带来了眼病谱的变化，科技的发展也带来了更多更好的诊治新技术。希望大家关注科学用眼、眼病预防和早期发现的相关知识。拥有一双明亮健康的眼睛，你的生活才能多姿多彩！

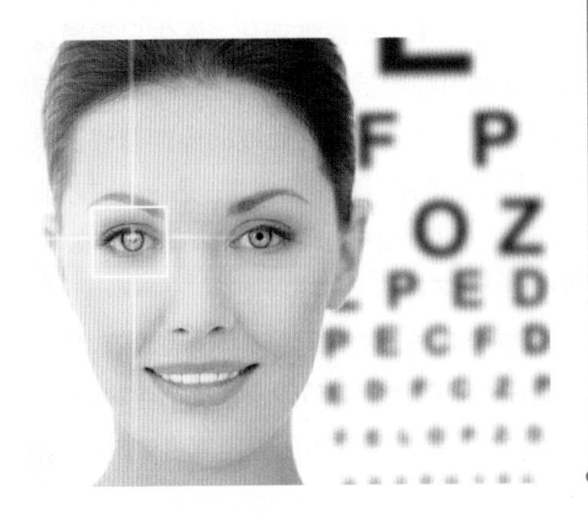

屈光不正是指远处平行光线进入休息状态的眼球后，无法准确聚焦在视网膜上的一种状态，包括远视、近视和散光。2011~2013 年上海一项大样本随机抽样调查表明：在 12 岁以下儿童中，因屈光不正导致视力不良的比例为 82%。

专家简介

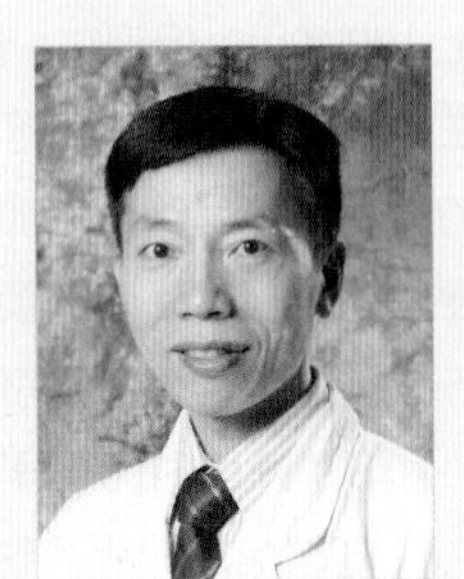

周行涛 复旦大学附属眼耳鼻喉科医院眼科教授、主任医师、博士生导师，中华医学会眼科学分会视光学组委员，上海激光医学专业委员会主任委员、眼科组组长，上海市“银蛇奖”获得者，上海市优秀学科带头人。擅长近视眼矫正手术（全飞秒 SMILE、飞秒激光、ICL/TICL、优化表层切削 LASEK/ Epi-LASIK）。

高级专家门诊：周一上午、周三上午、周五上午

青少年近视发生率随年龄增长快速增加

目前，近视是我国甚至全世界最常见的屈光不正类型。近几十年来，近视表现出低龄化、发生率逐年升高的趋势，“首当其冲”的是东亚黄种人，其次是西方白种人。2000 ~ 2015 年，中国、日本、新加坡等地的报道显示，青少年近视发生率随年龄增长而快速增加，12 岁时已达 50% 以上。即便在近视发生率较低的白种人中，12 ~ 17 岁青少年的近视比例也从 1972 年的 12% 增长到 2004 年的 31%。而在 20 世纪 60 年代，中国主要城市近视的发生率仅为 3.6% ~ 8.6%。

与此同时，高度近视的比例也“水涨船高”。2000 年中国台湾的一项研究显示，在 18 岁学生中，近视度数超过 600 度的高度近视发生率已达 21%。高度近视者出现青光眼、白内障、视网膜脱离等并发症的概率明显增加。

增加户外活动可降低近视发生率

研究表明，近视的发生与发展受遗传和环境因素的共同影响。父母一方或双方为近视的孩子，发生近视的概率分别是父母没有近视的孩子的 2.1 倍和 4.9 倍。尽管遗传因素对近视的发生有重要作用，但不足以解释为何在短短的四十年内全球近视发生率陡增的现象。因此，环境因素对近视发生和发展的作用不能忽略。目前，大多数关于环境与近视的研究有一个相似的结论：增加户外活动时间有利于降低近视发生率，且在近视发生后，也可以延缓近视进展。

一项关于悉尼和新加坡华人儿童（基因背景相似）近视发生率的对比研究显示：在悉尼，6 岁华人儿童的近视发生率为 3.23%；在新加坡，6 岁华人儿童的近视发生率为 29.14%，后者几乎是前者的 10 倍。而这两个人群最显著的差别是，前者每周户外活动时间达到 13.75 小时，而后者仅为 3.05 小时。我国广州的一项研究也表明：每天增加一节户外活动课，可使儿童近

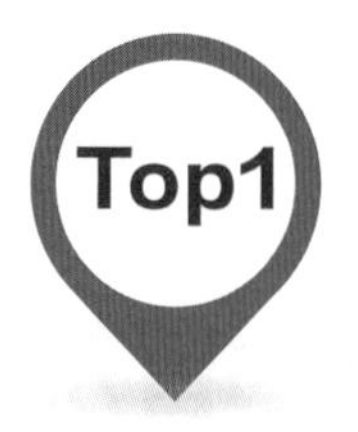

屈光不正：影响儿童青少年视力的首要原因

复旦大学附属眼耳鼻喉科医院眼科　郑 克　周行涛（教授）

视的发生率降低 9%。因此，除了作业减负之外，防控近视更重要的途径是增加儿童的户外活动时间。

防控近视的3种有效方法

1. 更多的户外活动

循证医学证明，每天 2 小时的户外活动可有效预防近视。这里说的户外活动，不仅仅局限于户外体育运动，只要儿童待在户外，不一定需要运动，哪怕是在户外阅读、写字、上课等，都可以达到预防近视的目的。可能是由于户外光照度大（是室内光照度的几百倍），而光照度是预防近视的核心要素。现在的孩子学习任务重，可能很难保持每天 2 小时的户外活动时间，家长和学校应尽可能为儿童创造更多的户外活动机会。

2. 角膜塑形镜

佩戴角膜塑形镜（俗称“OK 镜”），是通过佩戴特殊设计的硬性透气性接触镜，使角膜中央区弧度在一定范围内出现平坦和规则样改变，从而暂时降低近视屈光度数、提高裸眼视力的可逆性物理矫形治疗方法。由于佩戴 OK 镜还能延缓近视发展，故受到家长和医生的青睐。不过，角膜塑形镜有较强的医学属性，属于三类医疗器械，验配有非常严格的适应证。家长应带孩子到有资质的验配机构接受检查和验配，遵照医嘱正确使用，并定期复诊。

3. 低浓度阿托品

新加坡国立眼科中心经过多年的研究发现，低浓度阿托品（0.01%）可有效延缓儿童近视的发展。阿托品抑制近视进展的机制可能是通过直接拮抗视网膜、脉络膜或巩膜上的特殊受体而发挥作用。不过，长期使用阿托品可能会出现畏光、看近困难、接触性结膜炎、口干等不良反应。虽然 0.01% 低浓度阿托品的副作用极少，但仍有部分人会有不良反应。目前，我国用于眼科治疗的阿托品滴眼液浓度为 1%，不能直接用于控制儿童近视，希望能早日见到低浓度阿托品滴眼液（0.01%）上市。

答疑解惑

问：如何区分假性近视与真性近视?

答：假性近视主要发生在青少年，是眼球内控制看远、看近调节的肌肉（睫状肌）“疲劳”导致的，可以通过充分休息、转动眼球、眺望远方来放松疲劳的肌肉，以达到正视（“没有度数”）状态。假性近视孩子通过使用放松睫状肌的散瞳眼药水，可以达到消除肌肉疲劳的目的。通过散瞳验光，医生可以鉴别孩子到底是真性近视，还是假性近视：如果散瞳验光发现孩子没有近视度数（正视眼），就是假性近视，平时注意用眼卫生就可以了；如果有近视度数，那就是真性近视，需要在医生指导下进行治疗。无论近视是真性，还是假性，孩子都需要每半年去医院复诊，监测视力变化。

问：中医、理疗等方法可以治疗近视吗?

答：已有的近视度数只能控制，无法消除。目前被证实有效的近视控制方法主要有佩戴 OK 镜、多做户外活动、减少近距离视物等。中医治疗、理疗、眼贴等方法，尚无科学依据证明其有效。

特别提醒：手术治疗仅“消灭”近视度数，并未治愈近视

近视的病因不明，还不能完全根治。手术治疗虽然可以“消灭”近视度数，但无法从根本上治愈近视。近视手术治疗有一定的适应证：18周岁以上，连续2年每年近视度数改变不超过50度。手术方法有全飞秒SMILE手术、飞秒LASIK、LASEK、SBK等角膜激光手术和ICL V4C晶体植入手术。由于手术治疗存在一定风险，故患者应去正规医疗机构进行详细的术前检查，排除禁忌证，最大限度地避免可能的风险和并发症。患者在术后仍需注意用眼卫生，避免近视加深，影响手术效果。

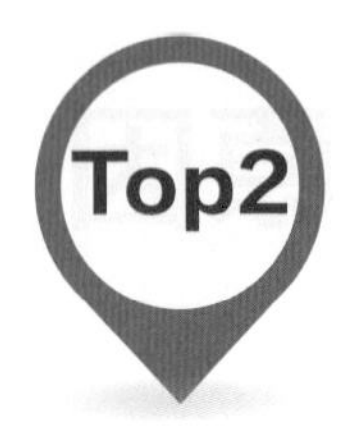

结膜炎：“感染性”在减少、“非感染性”在增加

复旦大学附属眼耳鼻喉科医院眼科主任医师　王 艳

结膜是覆盖于眼睑后和眼球前部巩膜表面的一层半透明黏膜组织。它位于眼睛表面，直接与外界环境相接触，容易受到外界理化因素和微生物的损伤而引起炎症性病变，即结膜炎。

结膜炎类型在变

根据病因，结膜炎可分为感染性和非感染性两大类。近年来，随着卫生条件的改善，常见结膜炎的发病类型也在悄悄发生着变化。曾经是严重公共卫生问题的沙眼（一种由沙眼衣原体感染引起的结膜炎），现在已经非常罕见。而由于空气污染、不良用眼习惯、宠物接触等导致的非感染性结膜炎在悄然增多。

过敏性结膜炎越来越常见

过敏性结膜炎的发病率呈逐年上升趋势，已占结膜炎总数的 15% ~ 45%，可分为季节性、常年性、春季卡他性和特应性结膜炎等多种类型。其中，季节性和常年性过敏性结膜炎最多见，占所有过敏性结膜炎的 95%。

季节性过敏性结膜炎的发病存在明显的季节性，过敏原多为空气中的花粉。当脱离过敏原后，患者的过敏症状能自行好转。常年性过敏性结膜炎的发病无季节性，过敏原可能是动物皮屑、毛发、尘螨、真菌等。患者应避免接触容易引起过敏的物质，避免接触毛绒玩具和宠物，家中应经常通风除尘，经常用热水清洗床上用品，以减少发病和减轻过敏症状。

过敏性结膜炎患者若眼痒症状明显，可以先冷敷；若症状不能缓解，可进行抗过敏药物治疗。药物治疗可以帮助患者迅速缓解症状，但不能根治过敏。

春季卡他性结膜炎多发生于儿童，主要表现为剧烈眼痒。由于其可能会引起角膜炎症，甚至产生角膜瘢痕，影响孩子的视力，故家长应引起足够重视。该病一旦发生，会呈现季节性复发或常年性发作、季节性加重的特点，且往往找不到明确的过敏原，直到患儿成年后，才会逐步停止发作。

“红眼病”：“防”比“治”重要

“红眼病”是一类急性感染性结膜炎，由细菌或病毒感染引起。发病非常迅速，多双眼先后发病，具有极高的传染性。急性结膜炎的“防”比“治”更重要。要养成勤洗手、不用手揉眼的好习惯。一旦发生“红眼病”，患者需要隔离，不与他人共用毛巾、脸盆，并需要进行适当的眼部治疗。

急性结膜炎有一定的自限性。细菌性结膜炎的病程多为 1 ~ 2 周，病毒性结膜炎的病程多为 2 ~ 4 周，基本不会对患者的视力产生损害。需要提醒的是，腺病毒感染导致的急性结膜炎患者，会在起病 7 ~ 10 天时出现角膜病变。因此，这种急性结膜炎又被称为“流行性角结膜炎”。该病的角膜病变属于局部免疫反应，虽然会在一定程度上影响视力，但在炎症消退后，角膜病变会逐渐消失。

特别提醒

很多患者认为，眼睛红就是慢性结膜炎，希望医生能给予药物治疗。其实在很多情况下，眼红是由于不合理用眼、长时间视频终端工作、缺乏睡眠、眼部化妆品刺激等因素造成，需要患者采取减少持续用眼、注意眼部卫生等措施才能缓解。

专家简介

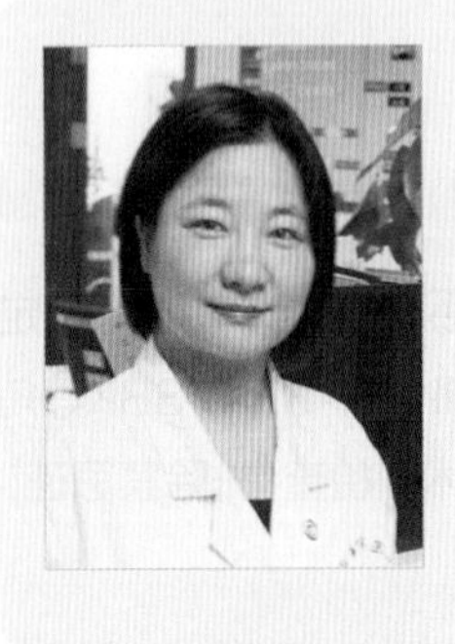

王 艳　复旦大学附属眼耳鼻喉科医院眼科主任医师、硕士生导师。主要从事角膜和眼表疾病的临床工作和基础研究，擅长角膜病、结膜病、干眼、翼状胬肉、化学伤等角膜和眼表疾病，以及泪道疾病的诊治。

专家门诊：周一下午、周二全天
特约专家门诊：周五上午
高级专家门诊：周五下午

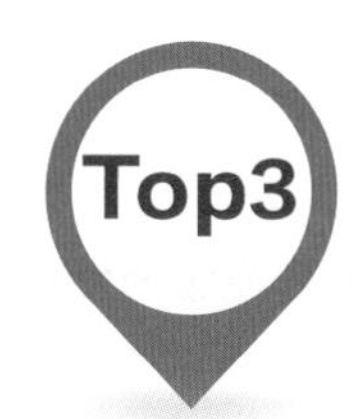

眼底病变：糖尿病“作祟”

复旦大学附属眼耳鼻喉科医院眼科主任医师　常 青

调查显示：在我国20岁以上人群中，糖尿病的发病率已上升至9.7%。照此推算，我国现有糖尿病患者近1亿人，已超过印度，成为全球糖尿病患者数量最多的国家。值得关注的是，在罹患糖尿病20年后，几乎所有1型糖尿病和60%的2型糖尿病患者都会出现不同程度的糖尿病性视网膜病变（DR）。流行病学调查显示，24.7%~37. 5%的糖尿病患者存在糖尿病性视网膜病变，且这一比例仍在不断上升。目前，糖尿病性视网膜病变已成为我国主要致盲眼病之一。

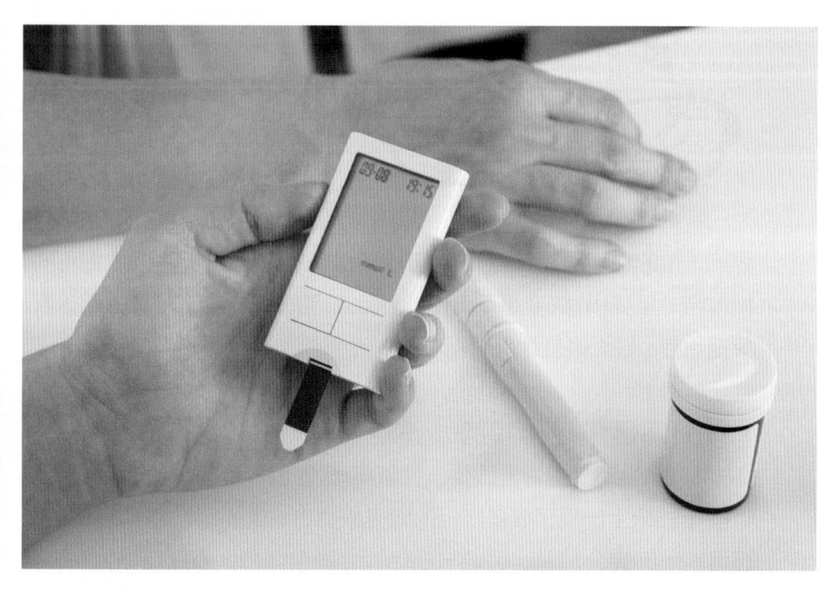

血糖控制不好，眼底“受伤”

糖尿病性视网膜病变是糖尿病的主要微血管并发症之一。血糖升高会导致血管内皮细胞功能异常，血－视网膜屏障受损，从而导致视网膜出现微血管瘤、出血、渗出、新生血管等一系列病理改变。根据是否出现“视网膜新生血管”，临床上将糖尿病性视网膜病变分为非增殖期（没有视网膜新生血管形成）和增殖期（有视网膜新生血管形成）两大类，每一类又细分为数个亚级。而造成患者视力损害的主要原因是糖尿病性黄斑水肿（DME）和增殖期糖尿病性视网膜病变（PDR）。

诊断新技术，助力“早发现”

糖尿病性视网膜病变分期主要依据散瞳眼底检查、彩色眼底照相、光学相干断层扫描（OCT）及眼底荧光血管造影（FFA）确定。

眼底荧光血管造影能更早期、更准确地发现视网膜血管病变，清楚地显示微血管瘤、毛细血管无灌注区、眼底新生血管及毛细血管渗漏等糖尿病性视网膜病变的临床病理过程，是评价糖尿病性视网膜病变眼底特征的重要诊断工具，对确定糖尿病性视网膜病变分期、指导治疗、判断预后有重要意义。

光学相干断层扫描（OCT）可以显示视网膜断面的形态结构，是一种非接触、无侵入性的诊断技术，能够观察视网膜的细微形态结构，提供量化的诊断信息，有助于糖尿病性黄斑水肿的早期诊断和临床疗效观察，对病情监测和提示预后也有重要意义。

光学相干断层扫描血管成像技术（OCTA）是近年来应用于各类眼底血管疾病诊治及随访的一项无创新兴技术。与眼底

专家简介

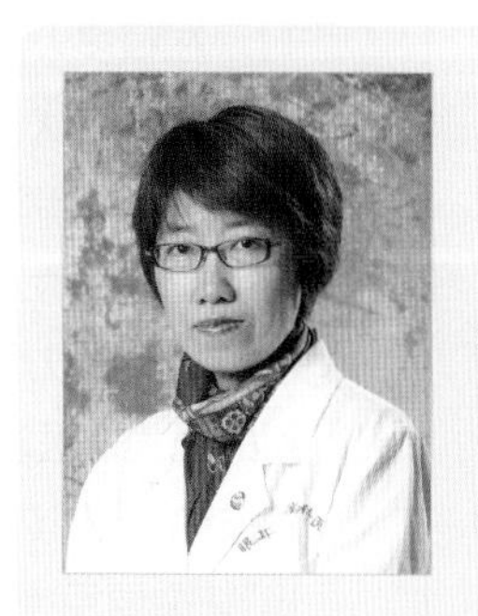

常 青　复旦大学附属眼耳鼻喉医院眼科主任医师、博士生导师，中华医学会眼科学分会眼底病学组委员，上海市医学会眼科分会玻璃体视网膜学组副组长，中国医药教育协会眼科专业常委，中国女医师协会眼科专业委员。擅长疑难眼底病的诊断和内外科治疗。

高级专家门诊：周一上午、周三上午

荧光血管造影类似，OCTA 也能够观察到大多数与糖尿病性视网膜病变相关的血管变化。

此外，若患者存在玻璃体积血或白内障等妨碍眼底检查的病变时，眼底超声是评估视网膜病变程度的重要方法。

治疗新技术，延缓病情进展

控制好血糖、血脂和血压是治疗糖尿病性视网膜病变的重要前提。

在过去的几十年里，激光光凝一直是糖尿病性视网膜病变的标准治疗方案。及时进行视网膜激光光凝治疗，对糖尿病性视网膜病变患者非常重要，可以降低视力丧失或必须进行玻璃体切割手术的风险。不过，激光光凝治疗也有一定局限性，夜盲、周边视力丧失、脉络膜渗漏、黄斑水肿加重和玻璃体积血者无法进行激光治疗。

若糖尿病性视网膜病变患者已出现新生血管并发症，如玻璃体积血、牵拉性视网膜脱离等，就需要借助玻璃体切割手术进行治疗。大多数患者在术后可以保留残余视力。

近年来，眼内注射抗血管内皮生长因子（抗 VEGF）药物已成为糖尿病性视网膜病变治疗的里程碑。大量临床试验结果显示：玻璃体腔注射抗 VEGF 药物可以提高糖尿病性视网膜病变患者的视力，同时还能延缓病情进展。不过，这些药物半衰期短，为保持视力改善效果，需要重复注射。

特别提醒

糖尿病患者应定期查眼底

不同类型的糖尿病，开始进行视网膜病变筛查的时间有所不同。一般地说，1 型糖尿病患者应在发病 5 年后开始进行眼底检查；2 型糖尿病患者应在确诊时即进行眼底检查，随后根据眼部病变情况决定随访周期。由于妊娠会加快糖尿病性视网膜病变的进展，故糖尿病患者在妊娠前和妊娠期间更应定期检查眼底。

青光眼是一组以视神经萎缩、视野缺损为特征的眼病。眼内压升高是本病的主要危险因素。在全球 40 岁以上人群中，原发性开角型青光眼的发病率约为 2%，原发性闭角型青光眼的发病率约为 0.7%。据估计，全球目前约有原发性开角型青光眼（POAG）患者 4500 万人，原发性闭角型青光眼（PACG）患者 2020 万人，因青光眼致盲的人数约为 840 万。值得注意的是，原发性闭角型青光眼的发病率具有明显的种族倾向性，因纽特人、华人及其他亚洲人种是该病的好发人群。

青光眼是“头号”不可逆致盲眼病

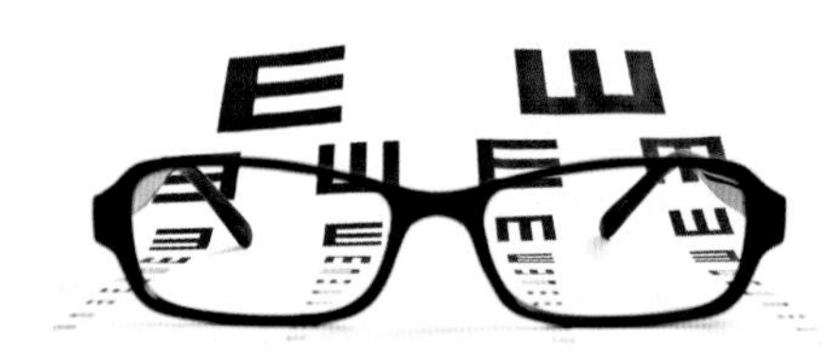

青光眼的本质是视神经萎缩，神经病变一般不可逆，故青光眼导致的视力损伤也是不可逆的。尽管白内障是世界第一位的致盲眼病，但白内障可以通过手术恢复视力，青光眼则不同，视神经一旦受损，病变是不可逆的。因此，青光眼患者应争取早期诊断、早期治疗，最大限度地保留视功能。

发病呈年轻化趋势

传统观点认为，青光眼是一种老年病，患者一般为中老年人。然而，近些年临床上出现了很多年轻的青光眼患者。青光眼发病年轻化的原因目前尚不完全清楚，可能与现代社会竞争激烈、心理压力大、过度疲劳等因素有关。

不容忽视的是，近视人群开角型青光眼的发病率显著高于普通人群。近视患者如果出现视力下降、近视度数快速加深等现象，应及时去医院就诊，排除青光眼可能。

症状有时“不可靠”，定期体检很重要

在很多人的印象中，青光眼一定会引起眼睛胀痛、头痛、视物模糊等不适症状。实际上，上述症状仅出现在急性闭角型青光眼大发作期，只是一小部分青光眼患者的表现。大部分青光眼患者并没有明确的、特征性的症状。

人的视力主要分为两部分：一部分是我们平时看书或看电视时用到的视力，医学上称之为“中心视力”，可以用视力表来衡量；另一部分被称为“周边视力”，就是眼睛能看到的视野范围，即人们常说的“余光”，需要用视野检查来衡量。青光眼与白内障、视网膜病变不同，后

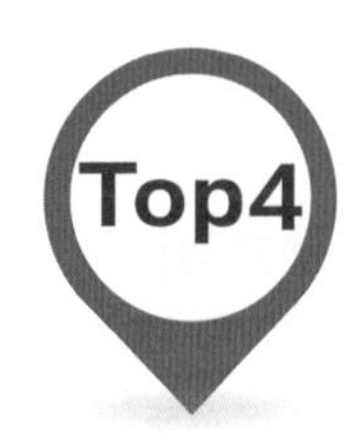

青光眼：视力的“小偷”

复旦大学附属眼耳鼻喉科医院眼科主任医师　陈君毅

两者通常以中心视力下降为首发症状，比较容易被患者察觉；而青光眼的视力损伤是从周边视力开始的，即首先损伤的是视野，直到病变晚期，才会影响中心视力，因此早期很容易被忽视。需要提醒的是，由于人是双眼同时看东西，单眼视野损伤往往会被另一只眼的视野所补偿。因此，早中期青光眼患者一般没有明显症状，往往是患者在体检时或去医院检查眼部其他问题时被偶然发现。在病变晚期，中心视力受损后，患者会主动就诊，但此时的视功能损伤已非常严重。因此，青光眼通常被称为“视力的小偷”。

为早期发现青光眼，40 岁以上人群应定期进行眼科体检，尤其是有青光眼家族史者。以往青光眼的诊断方法主要是眼压测量和视野检查。近年来的研究发现，当视神经损伤超过 40% 时，才会出现视野检查异常，故单纯以视野缺损作为诊断标准，很难发现真正的早期青光眼。近几年，多种更为先进的诊断设备应用于临床，如光学相干断层扫描技术等，使医生能够发现很多视野损伤前的早期青光眼患者。

治疗“新武器”不少

青光眼的主要治疗方法包括：药物、激光和手术。不同类型青光眼的治疗策略各不相同。原发性开角型青光眼患者可以先采用药物治疗（一般是点眼药水），如果控制不良，可以进一步考虑激光或手术治疗。原发性闭角型青光眼是由眼部结构异常导致，首先考虑激光或手术治疗，不宜长期采用药物治疗。

过去，青光眼的治疗药物种类单一，手术方式也仅有传统的小梁切除术，更没有激光治疗。近年来，随着多种药物（尤其是前列腺素衍生物等）在临床广泛应用，青光眼手术治疗的比例已大大降低；非眼压依赖的视神经保护药物也逐渐受到临床关注，不少有广阔应用前景的药物正处于临床研究阶段。选择性激光小梁成形术、微脉冲激光、激光睫状体光凝等技术，也为青光眼的治疗提供了更多选择，使很多患者免于手术治疗。而在手术治疗方面，微小切口青光眼手术（MIGS）、房水引流装置、非滤过泡依赖新术式的出现，都使青光眼手术向着更小损伤、更少并发症、更好降压疗效的方向发展。

专家简介

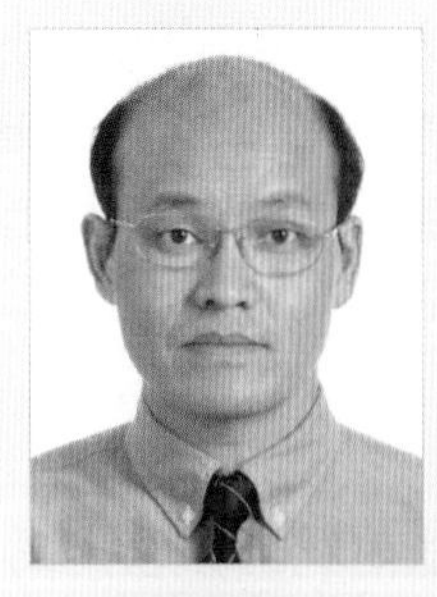

陈君毅 复旦大学附属眼耳鼻喉科医院眼科主任医师、青光眼及视神经疾病学组副主任，中华医学会眼科学分会青光眼学组委员，中国医师协会眼科学分会青光眼专业委员会委员，上海市医学会眼科分会青光眼学组副组长、青年委员会副主任委员。长期从事眼科临床诊疗工作及相关基础、临床研究；擅长各类青光眼的早期诊断，药物、手术及激光治疗。

专家门诊：周二上午。
特约专家门诊：周一下午、周二下午
高级专家门诊：周四上午

必须明确的是，药物、激光和手术只是青光眼的治疗手段，通过降低眼压来达到控制青光眼病情进展的目的。治疗后眼压能否降低到安全范围、视神经病变是否不再进展等问题，需要患者定期去门诊随访才能知道。因此，青光眼患者要定期复诊，医生会根据情况选择视野、OCT 等检查，确保患者长期保有良好的视力。

特别提醒

很多人认为，青光眼就是“高眼压”，“高眼压”就是青光眼。其实不然。临床上，部分患者虽然经多次测量，眼压始终在正常范围内，但仍然出现了典型的视神经萎缩及视野缺损症状，这类患者被称为“正常眼压性青光眼”。还有一类患者，尽管眼压总是超过正常值，但视神经及视野始终保持正常，我们称这些人为“高眼压症”。因此，不能简单地将“青光眼”与“高眼压”画等号，而应该注意是否存在特征性的视神经萎缩和视野缺损。

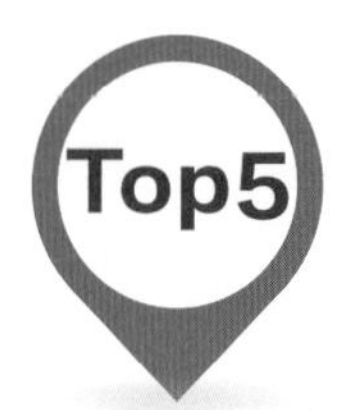

干眼症：“老年病”趋向“年轻化”

复旦大学附属眼耳鼻喉科医院眼科主任医师 龚岚

过去，干眼症主要发生在围绝经期或绝经女性，以及60岁以上的老年人。当今社会，上至中老年人，下至刚识字的小朋友，使用视频终端(手机、电脑、电视等含有电子屏幕的电子设备)的时间越来越长。因此，曾经在老年人中常见的干眼症，如今在青年，甚至青少年人群中，也较常见。

人工泪液可缓解眼干不适

干眼症目前尚无根治手段。过分焦虑会加重眼部不适感，故患者应保持乐观的心态。症状严重的患者可使用人工泪液帮助缓解眼部不适症状，避免角膜和结膜的损伤。一般地说，正规医院开具的人工泪液都是安全可靠的，使用后不会产生依赖性。患者可以在出现干眼症状时使用，但不宜长期使用。

值得一提的是，注意用眼卫生、减少各类电子产品的使用时间、保证充足睡眠等日常保健措施，往往比治疗更重要。

新疗法为重度干眼症患者带来福音

1. 泪道栓塞 人眼存在泪液的排出系统，阻塞泪液的排出管道可以延长泪液及人工泪液在眼部的停留时间，从而达到治疗干眼症的目的。该方法适用于单纯使用人工泪液治疗效果不佳的患者。

2. 强脉冲光治疗 强脉冲光(IPL)最初应用于医学美容及皮肤科的治疗。近年来的研究发现，强脉冲光对蒸发过强型干眼症也有较好疗效。目前，美国已经将强脉冲光应用于干眼症的治疗。

特别提醒

某些风湿免疫性疾病(如干燥综合征、类风湿关节炎等)也会导致干眼症，患者的角膜可能发生比较严重的损伤，需要接受综合治疗。

专家简介

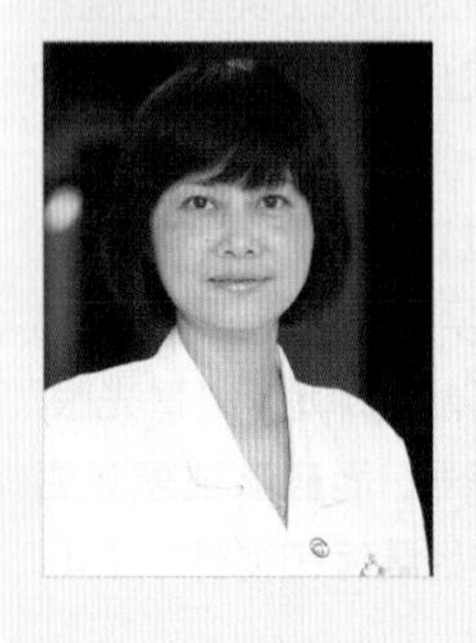

龚岚 复旦大学附属眼耳鼻喉科医院眼科主任医师、博士生导师、眼表疾病学科副主任，亚洲干眼协会委员，中国干眼专业委员会委员，上海市医学会眼科防盲组委员、激光专业组委员，上海市针灸学会眼耳鼻喉专业组委员。擅长角膜病、化学伤、干眼症、翼状胬肉、泪道疾病的治疗，以及眼表微整形。

高级专家门诊：周一上午、周四全天

“高龄”是主因

高龄是白内障发病的主要原因，女性发病率比男性高。除了与年龄相关的白内障外，还有一些其他类型白内障，如先天性白内障、外伤性白内障、药物性白内障等。高度近视、糖尿病、过多紫外线照射都容易导致白内障。其他相关因素还包括饮酒、吸烟、超重或肥胖等。

手术治疗是首选

白内障的治疗方法主要包括药物治疗和手术治疗。目前，治疗白内障的药物众多，但基本都无效，医生一般不建议患者使用。除了一些早期病例可以通过佩戴眼镜延缓病情进展外，手术是目前唯一有效的治疗方法。手术原理是去除混浊的晶状体，代之以透明的人工晶状体。手术方式为微创白内障超声乳化手术，切口小、愈合快、术后视力恢复快。

治疗理念要更新

1. 手术时间已提前

过去，一般需要等到白内障完全成熟后才能进行手术。目前，只要患者出现视力明显下降、影响工作和生活时，就可以做手术。需要提醒的是，部分医疗机构为了经济利益，把轻微的白内障患者也拉上手术台，这显然是不对的。

2. 手术方法更精准

近年出现的飞秒激光辅助白内障手术，可实现“无刀”精准制作角膜切口、标准化撕囊等操作，精准定位，不损伤周围组织，提高了手术安全性及可预测性，效果比普通超声乳化手术要好。缺点是价格高，医保不覆盖。

3. 新型人工晶状体满足个性化需求

近年来，新型人工晶状体不断问世，包括非球面人工晶状体，可矫正角膜散光

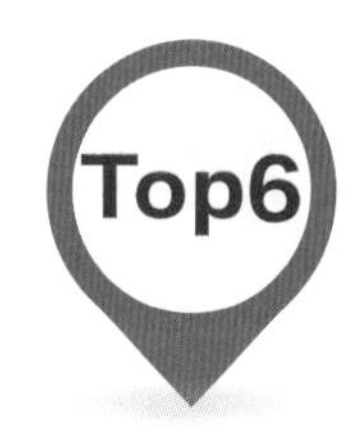

白内障：四大观念要更新

复旦大学附属眼耳鼻喉科医院眼科 卢 奕（教授） 竺向佳（副主任医师）

正常人眼的晶状体犹如照相机的镜头，是透明、可调节的，使人能够轻松地看清或远或近的物体。当晶状体由于各种原因发生混浊，导致患者出现视物模糊、视力下降等症状时，就是患了白内障。白内障除了导致视物模糊外，往往还伴有近视度数加深、色觉改变、单眼视物重影等。

目前，白内障位列致盲眼病首位，以老年人居多。据统计，在 70 岁以上老人中，白内障的患病率高达 50%，随着中国老龄化社会的到来，这一比例还将持续上升。

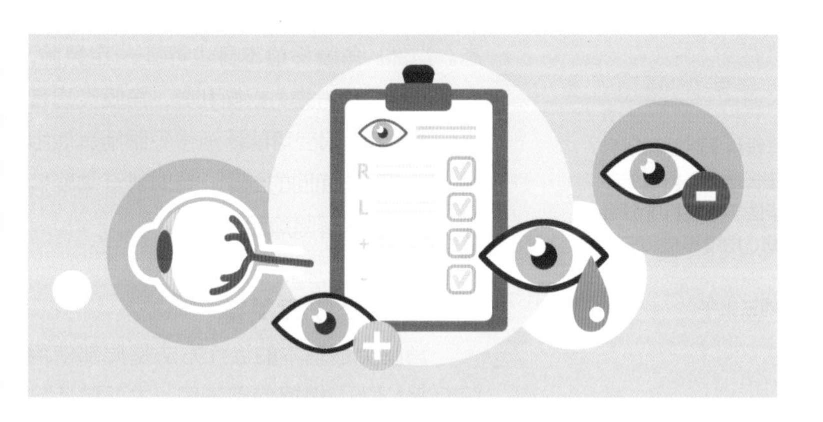

的 toric 人工晶状体，可提供远（中）近视力的多焦点、三焦点或无极人工晶状体，以及散光和多焦点结合的人工晶状体等，满足了不同患者的个性化需求。不过，这些新型人工晶状体价格较高，也存在一些副作用，如多焦点人工晶状体或多或少存在眩光或者晕光的情况。因此，患者在手术前应详细咨询手术医生。

4. 手术年龄限制越来越少

由于白内障手术时间很短，普通白内障手术通常只需 5 ~ 10 分钟，且手术基本微创、无痛，故只要患者全身情况尚可，对年龄基本没有限制。笔者曾为一位 105 岁超高龄老人实施过白内障手术。

专家简介

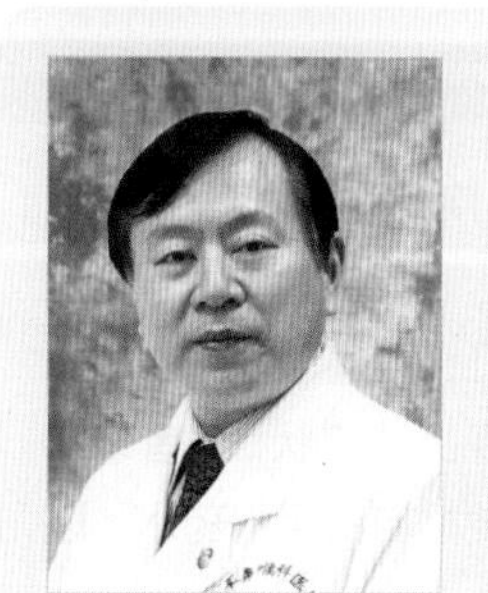

卢 奕 复旦大学附属眼耳鼻喉科医院眼科研究院院长、眼科主任，复旦大学二级教授，博士生导师，上海市领军人才，上海市优秀学科带头人，中国研究型医院学会眼科学与视觉科学专业委员会副主任委员，中华医学会眼科学分会委员，上海市医学会眼科分会副主任委员。擅长白内障及晶状体疾病的诊治。

高级专家门诊：周二上午、周四全天

答疑解惑

问：白内障手术越早做越好，还是越晚做越好？

答：过早过晚都不好。过早手术没有必要，过晚会严重影响工作和生活。在视力明显下降、影响正常生活时做手术最合适。

问：白内障摘除后，还会再长出来吗？

答：通常情况下，白内障拿掉以后，是不会再长出来的。部分患者术后再次出现视力下降，临床上称之为后发性白内障。这其实不是真正的白内障，而是晶状体后囊膜增生浑浊引起的，只要通过简单的门诊激光治疗就可以恢复视力。

问：人工晶状体有没有使用寿命？

答：正常情况下，人工晶状体可以使用一辈子。在某些特殊情况下，如小儿的人工晶状体植入、各种原因导致人工晶状体变性移位等，需要进行晶状体置换。

问：为什么换上了人工晶状体，还要戴眼镜？

答：与天然晶状体相比，人工晶状体缺乏调节力，故患者在术后往往需要戴眼镜帮助看远或看近。即使用的是多焦点人工晶状体，最好也有眼镜的辅助。

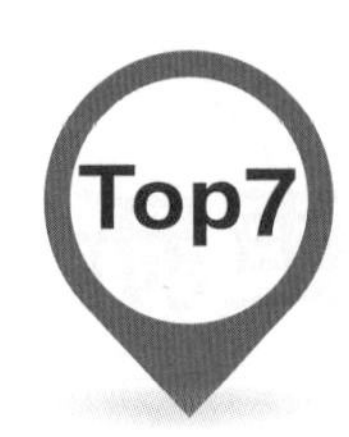

Top7 角膜炎：严重的致盲眼病

复旦大学附属眼耳鼻喉科医院眼科教授　徐建江

角膜是位于“黑眼珠”表面、有一定厚度的透明组织，是外界光线进入眼内并最终成像的必经之路。当角膜的防御能力减弱时，外界或体内各种致病因素均可以引起角膜炎症，即角膜炎。

目前，角膜炎仍是我国第二大致盲眼病。农村卫生状况差、医疗相对落后，感染性角膜炎的发病率显著高于城市。随着自身免疫性疾病的发病率不断上升，由自身免疫性疾病引起的非感染性角膜炎也在逐年增加。

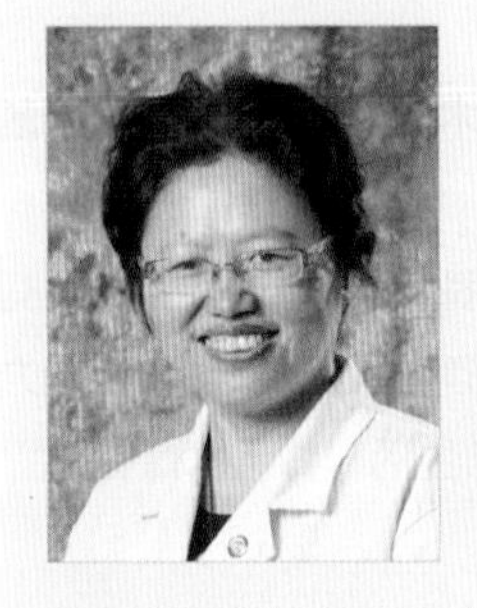

专家简介

徐建江　复旦大学附属眼耳鼻喉科医院眼科研究院副院长、眼表疾病学科主任、主任医师、博士生导师，上海市优秀学科带头人，中华医学会眼科学分会角膜病学组副组长。擅长眼表疾病、角膜移植和白内障的诊治。

高级专家门诊：周二全天、周三上午

病因有新变化

根据病因，角膜炎一般分为感染性和非感染性两大类。所谓感染性角膜炎，就是各种致病微生物感染角膜引起的炎症，如病毒、细菌和真菌。近年来，由于佩戴隐形眼镜的人数增加、诊断技术的提高，阿米巴性角膜炎比以往常见。非感染性角膜炎不是由致病微生物引起的，多继发于干燥综合征、类风湿关节炎等自身免疫性疾病。此外，邻近角膜的其他组织若发生炎症，也有可能累及角膜。

危害不容小觑

角膜一旦发炎，患者常会感觉眼红、眼痛、怕光、流泪、分泌物增多等，同时会伴有不同程度的视力下降。部分患者在照镜子观察眼睛时，会发现“黑眼珠”上出现白色病灶。

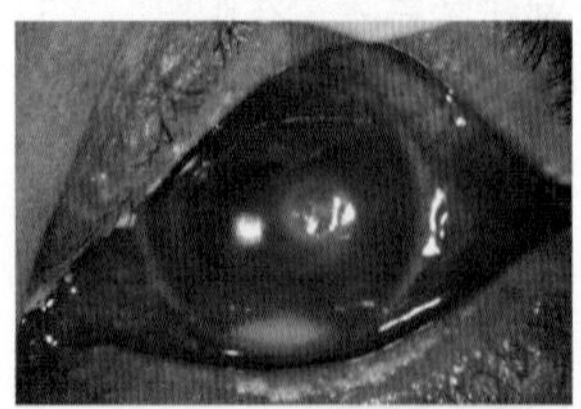

细菌性角膜炎

不同病因及严重程度的角膜炎，预后差别很大。若炎症较轻，通过治疗可使角膜恢复完全透明的状态；若病变较重，即使炎症被治愈，角膜上仍会遗留不同程度的白色瘢痕，影响视力。若视力严重受损，可以考虑通过角膜移植手术来恢复角膜透明的屈光状态。当然，角膜移植本身也存在一定风险，术前需要全面考虑，权衡利弊。角膜炎患者若延误治疗，病变可能逐渐侵犯眼睛其他组织，造成无法挽回的结果，有时甚至需要摘除整个眼球来解除痛苦。

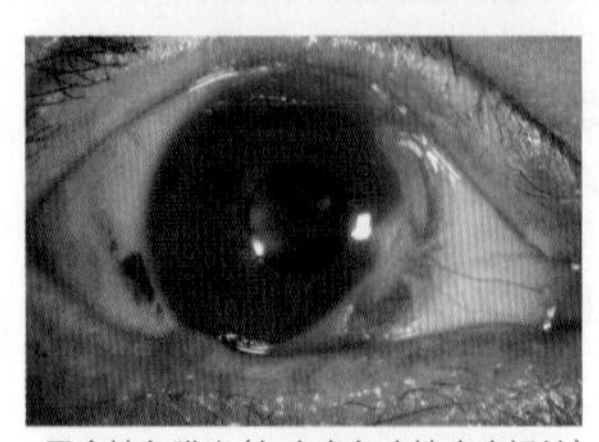

蚕食性角膜炎（与自身免疫性疾病相关）

及时治疗很关键

角膜炎最基本的治疗方法是局部使用眼药水（膏）。根据病因不同，主要包括抗病毒类眼药水、抗细菌类眼药水、抗真菌类眼药水、激素类眼药水、免疫抑制剂类眼药水等。若炎症难以通过眼睛局部治疗加以控制，可在此基础上口服或静脉用药。若全身用药仍无法控制角膜炎的发展，角膜出现变薄、溶解，甚至穿孔，就需要手术治疗。2015 年，我国自主研发的生物角膜正式投入生产，在很大程度上解决了角膜材料短缺的问题，对严重感染性角膜炎患者的治疗具有重要意义。

特别提醒

眼睛的其他疾病也可能导致与角膜炎类似的症状，如结膜炎、干眼症等均可以引起眼红、眼痛、分泌物增多等症状。一旦出现上述症状，患者切不可掉以轻心，不要擅自乱用眼药水，以免延误病情。

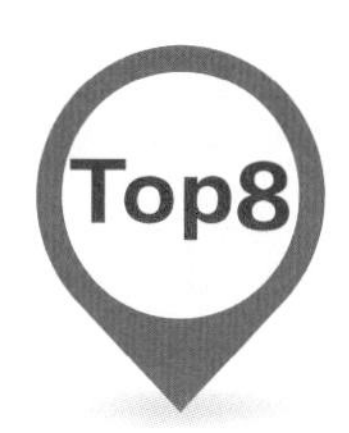

眼外伤：“突如其来”的眼睛“杀手”

复旦大学附属眼耳鼻喉科医院眼科主任医师　江 睿

眼外伤很常见，任何年龄人群均可发生，最常见于20～50岁青壮年人群。同时，眼外伤又是发病最突然、对心理冲击最大的眼病。一旦发生严重视力损害，会严重影响患者的工作和生活。

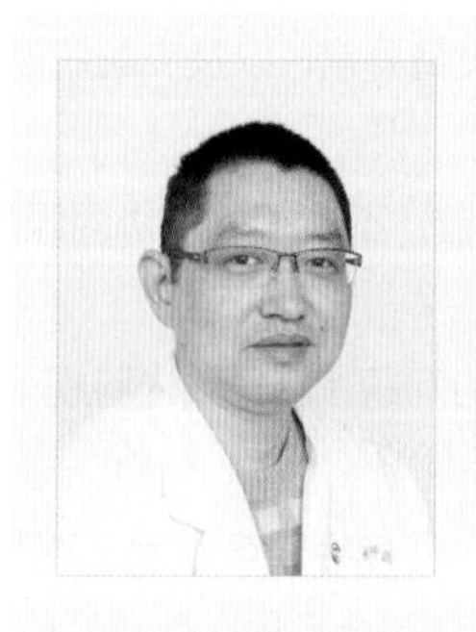

专家简介

江 睿　复旦大学附属眼耳鼻喉科医院眼科主任医师。擅长眼科疾病的诊断和治疗，尤其是眼后段疾病的诊治，对复杂性视网膜脱离和严重机械性眼外伤的处理有丰富经验。

特约专家门诊：周二全天、周四下午

高级专家门诊：周四上午

直接撞击是主因

在日常生活中，运动中的意外损伤是导致成人眼外伤的常见原因。比如，跳水、拳击等运动，会对眼球造成钝性冲击，是导致视网膜脱离的高危因素；而在球类运动中，手、肘、肩部冲撞眼部，球直接撞击眼部等，都会造成眼外伤。

老年人多因跌倒时撞击眼部而导致眼外伤。幼儿行走时的自我防护能力较弱，而大多数家具的高度刚好与幼儿眼部持平（50～90厘米），很容易撞伤。带有尖角的玩具，随意放置的刀、剪、针等尖锐物品，也容易伤到孩子。

此外，烟花爆竹、车祸等导致的眼外伤也不少见。需要提醒的是，车祸伤者无论是否直接伤及眼部，都要请眼科医生进行检查，以免漏诊。因为胸腹部挤压伤可以导致远达性视网膜病变；前额，尤其是眉弓部的撞击可以导致间接性视神经损伤；而大量失血导致的低血压可诱发缺血性视神经病变。

“宠物伤”日益增多

随着生活条件的改善，养宠物的家庭越来越多。过去鲜见的宠物导致的眼外伤，如今也逐渐多见，如眼睛被猫、犬等宠物抓伤，被鸟啄伤，等等。此外，宠物身上的寄生虫还会导致眼犬弓蛔虫病。

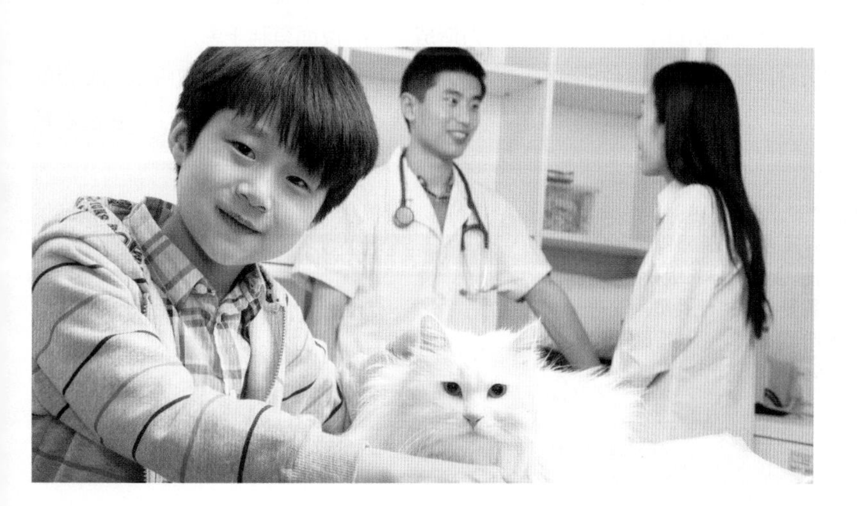

发生眼外伤，须尽快送医救治

一旦发生眼外伤，患者和周边人员都要尽量保持镇静，注意保护伤口，保持伤口洁净，切勿施加压力，尤其不要用力按压和擦拭伤口。眼部血供丰富，受伤时出血量往往较大，患者不要因此惊慌失措。如果伤口较小，一般会自行止血，切莫压迫止血，以免将眼内重要组织，甚至视网膜通过眼球的破口被挤压出眼外，造成无法挽回的后果。因化学品泼溅导致眼部化学伤者，要争分夺秒，立即用大量水冲洗，自来水也好，甚至污水也罢，只要能稀释溅入眼内的化学品，就能减轻继发性损伤。在做好上述应急处置后，所有眼外伤患者都要尽快送医救治，由专业的眼科医生来治疗。

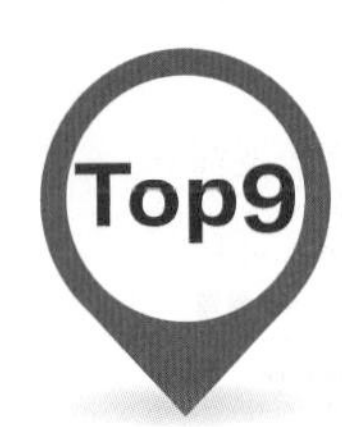

斜视：5岁前高发，治疗越早越好

复旦大学附属眼耳鼻喉科医院眼科教授　赵晨

斜视是指一眼注视时，另一眼视轴偏离平行的异常眼位，双眼不能注视同一个目标。斜视的本质是双眼视觉紊乱，不仅影响患儿外貌，还会严重影响其视觉发育。

在儿童中，斜视是仅次于近视的第二大眼病，5 岁前是儿童斜视的高发期。目前，斜视的发病率已由 30 年前的不足 0.5% 上升至现在的 2%。

病因不同，斜视类型不同

1. 先天发育异常　眼外肌解剖位置异常、发育异常，以及支配肌肉的神经麻痹，均可能引起斜视。此类斜视具有遗传性。

2. 融合功能异常　双眼单视功能发育不完善，不能很好地协调眼外肌，可导致眼位偏斜。

3. 调节异常　远视患儿存在“调节过度”的问题，可导致内斜视；近视患儿存在“调节不足”，可诱发外斜视。

4. 先天或后天视知觉障碍　先天性白内障、视神经发育异常、角膜白斑等导致视力低下或视力完全丧失时，双眼无法建立融合反射以保持眼位平行，会引起知觉性斜视。

此外，分娩时产伤，患儿头部或眼眶受压，可造成神经、肌肉损伤，导致眼外肌麻痹；婴幼儿时期颅内或全身疾病，如脑膜炎、颅内占位、全身感染性疾病等，也会导致继发眼位偏斜。

四大危害，影响患儿身心健康

1. 影响美观　斜视不仅会导致患儿产生自卑、孤僻的心理，还会对其成年之后的择业、择偶造成影响。

2. 影响骨骼发育　斜视患儿存在眼外肌麻痹，在某些视野方向会出现视物重影。为克服重影，患儿往往会采用歪头、侧脸、抬高下巴等特殊头位来补偿，医学上称之为“代偿头位”，久而久之会导致脊柱发育畸形。

3. 丧失立体视觉　斜视患儿在注视外界物体时，外界物体的成像分别落在注视眼的黄斑中心凹和斜视眼的黄斑中心凹以外的位置，从而出现复视。此时，大脑会主动抑制斜视眼的视觉输入，最终使患者丧失双眼单视与立体视功能。立体视是只有人类和高等动物才具有的高级视觉功能，是人们从事精细工作的先决条件之一。

4. 弱视　斜视患儿长期用一只眼注视，另一只眼会因为缺少视觉刺激而出现视力下降或停止发育（弱视），日后即便戴合适的眼镜，视力也无法矫正至正常。

治疗斜视，越早越好

斜视患儿应尽早接受治疗。治疗方法分为手术治疗和非手术治疗两大类。非手术治疗主要是佩戴眼镜。如果内斜视患儿戴镜半年左右，仍无法矫正眼位，则要根据检查情况，考虑手术治疗。斜视矫正手术在眼球表面进行操作，不影响角膜和屈光间质的透明性，不影响黄斑功能，不但不会对孩子的视力造成影响，反而有利于患儿视功能的建立和恢复。斜视发生越早，对双眼视觉发育的影响越大。目前主流观点认为，3 岁左右矫正斜视，预后较好。

专家简介

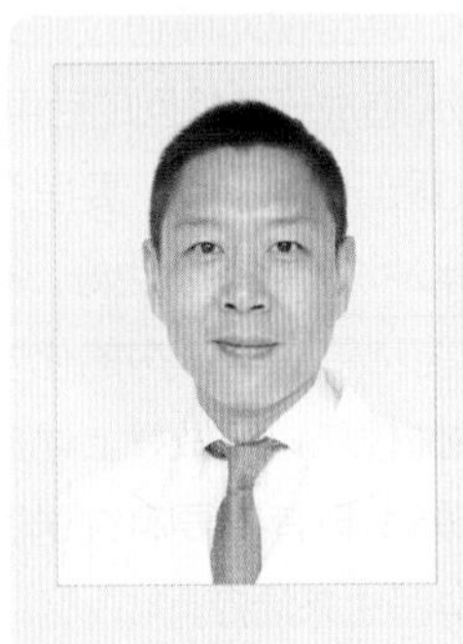

赵晨　复旦大学附属眼耳鼻喉科医院眼科副主任、小儿眼科与斜弱视学科主任，复旦大学二级教授，中华医学会眼科学分会青年委员会副主任委员、基础研究委员会委员、神经眼科学组委员。擅长常见斜视的微创、精准手术，疑难斜视的复杂手术，以及遗传性眼病的临床基因诊断。

高级专家门诊：周一上午、周三全天

特别提醒

当孩子出现眼位偏斜、歪头视物、爱“翻白眼”、爱眯眼、怕光、阅读困难、视物重影等表现时，家长应尽早带孩子去正规医院就诊，排除斜视可能。

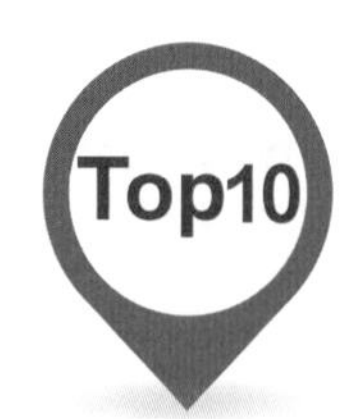

玻璃体混浊：眼前飘动的黑影

复旦大学附属眼耳鼻喉科医院眼科主任医师　张勇进

人眼是由眼球壁、前房和玻璃体腔形成的球形器官。玻璃体位于玻璃体腔内，占眼球内容物的 4/5，约 4.5 毫升，没有血管，靠周围紧邻的视网膜和脉络膜组织的血管提供营养。玻璃体是一种透明胶质，如胶冻样，含有胶原纤维和透明质酸等物质，大部分是水。从理论上说，玻璃体应该是透明的，但实际上，玻璃体完全透明的情况并不多见。当玻璃体发生浑浊时，患者会感觉眼前有蚊子一样的黑影飞来飞去，俗称“飞蚊症”。

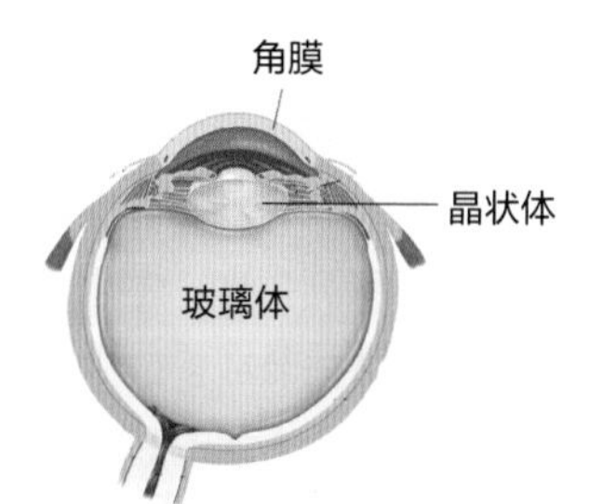

生理性“飞蚊症”无须治疗

若玻璃体附近组织的细胞、蛋白质或其他成分“游荡”到玻璃体里，在明亮的光线下，患者就会感觉有黑影在眼前飘来飘去。有的黑影是半透明的圆形（细胞样），有的黑影是半透明的管状，也有的像黑点，一个或数个不等，有些患者会感觉有“蚊子在眼前飞来飞去”。这些患者的玻璃体混浊多半没有器质性疾病，临床上称之为“生理性飞蚊症”。

眼疲劳、近视度数高是导致生理性“飞蚊症”的主要原因。随着智能手机、电脑的普及，很多人手（眼）不离机（计算机、手机），眼疲劳人群大幅增加，有“飞蚊困扰”的患者也随之增多。

大多数生理性“飞蚊症”不需要治疗。如果眼前飘动的黑影让患者感到难以忍受，也可适当口服一些药物，如我院研制的“平地木散”；如果黑影较大、常遮挡视线，医生会视情况采用激光治疗，将较大的混浊物击碎，以减轻患者的不适。

病理性“飞蚊症”须尽早干预

最常见的是玻璃体后脱离引发的玻璃体混浊，常见于 45 岁左右人群。正常情况下，玻璃体与视网膜在眼球后部和周边部都有紧密的结合。随着年龄增长，玻璃体内的胶原纤维和透明质酸等物质不断流失，本来如胶冻样的玻璃体会发生液化，部分玻璃体只有水、没有胶冻，逐渐从视网膜上脱开。玻璃体在脱离的过程中会对视网膜造成牵拉，轻者会出现“波纹样”感觉，重者有闪光感（时常伴有视网膜破裂）。如果伤及视网膜的血管，还会发生出血，患者会看到烟雾样的影子。多数人只是眼内小出血，少数患者会发生玻璃体大量出血。

需要提醒的是，尽管玻璃体后脱离多发生在 45 岁左右，但电脑、手机不离手（眼）者，近视度数高者，发病年龄可提前。虽然玻璃体后脱离被认为是一种年龄相关性的生理改变，多数人都能平安度过，但由于玻璃体在脱离过程中会牵拉视网膜，可能导致出血，甚至可能导致视网膜裂孔（可引起视网膜脱离，使视力下降甚至失明），故患者应及时去医院检查，接受治疗。一般地说，出血多者可在医生指导下口服药物治疗；发生视网膜裂孔者，应尽早进行激光封闭，防止发生视网膜脱离。

此外，还有一些病理性的玻璃体混浊可能与眼底的视网膜和脉络膜疾病有关，如糖尿病性视网膜病变、视网膜静脉阻塞、黄斑病变等。患者会感觉大量黑影飘动或突然看不见。如果是炎症造成的玻璃体混浊，应查明原因，针对病因进行治疗。PM

专家简介

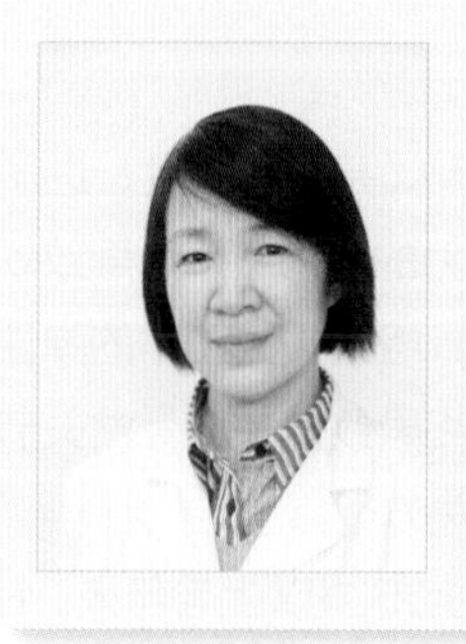

张勇进　复旦大学附属眼耳鼻喉科医院眼科主任医师、博士生导师、玻璃体视网膜疾病学科副主任，上海市医学会眼科分会眼底病学组副组长。擅长眼底疾病，如视网膜血管性疾病、黄斑变性的诊治。

高级专家门诊：周二下午、周三上午、周四下午

特别提醒

如果眼前有飘动的黑影，多半是由玻璃体混浊引起的。如果仅有少量黑影或只有半透明的影子，不用慌张，多半是“生理性飞蚊症”，患者若能抽空去医院检查，会更放心。如果眼前黑影增多，应提高警惕，及时去医院就诊。

走楼梯时，膝关节隐隐作痛；下台阶时，关节老打软，一不小心就摔跤；走平路时，膝关节疼痛不已……有这些症状的你，很有可能已经患了膝关节骨性关节炎。

膝关节是人体内最“忍辱负重”的关节，也是最容易“受伤”的部位，应当好好保护。

保护膝关节：不可不知的8个关键词

上海交通大学医学院附属仁济医院骨科教授　王　友

关键词1：软骨损伤

膝关节骨性关节炎是骨性关节炎的一种，是一种慢性、进展性疾病，主要病变是软骨损伤。由于破损软骨承受应力的能力下降，导致软骨下骨承受相对较多的应力而发生微骨折；修复后的骨组织失去正常的弹性，会引发关节软骨的进一步损伤，如此恶性循环，最终导致膝关节骨性关节炎。因其病变从关节软骨退化开始，故又称为退行性关节炎。

在膝关节骨性关节炎患者中，90%为65岁以上老年人。在60岁以上人群中，80%以上存在膝关节骨性关节炎X线征象，50%存在膝关节疼痛等临床症状，严重者可出现行走困难、关节畸形，甚至残疾，严重影响生活质量。

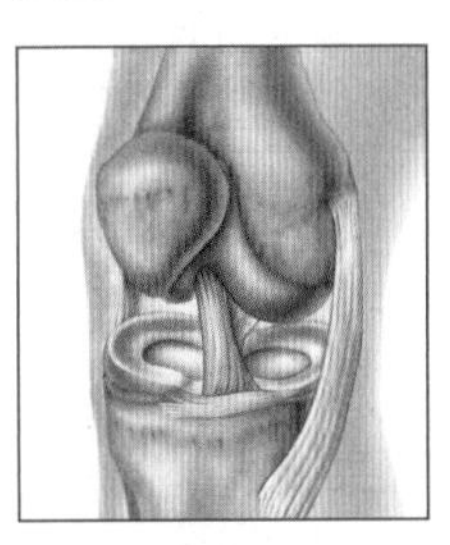

▲ 正常膝关节

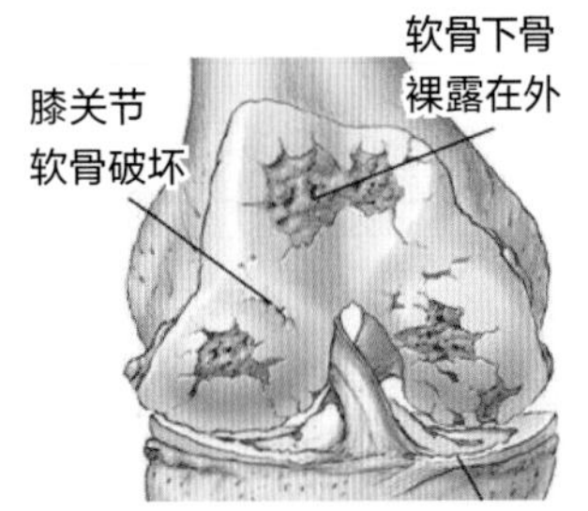

▲ 软骨被破坏，软骨下骨裸露在外

关键词2：负重

膝关节是人体下肢最重要的“负重关节”。站立或走平路时，膝关节需要承受0.5~1倍体重的压力；上楼梯时，膝关节需要承受2~3倍体重的压力；下楼梯时，膝关节需要承受体重4~5倍的压力；深蹲时，膝关节承压将增至体重的7倍。膝关节若长期过度负重，关节软骨会逐渐磨损，最终导致膝关节退变。

关键词3：肥胖

从发病原因分，膝关节骨性关节炎可分为原发性和继发性两种。原发性膝关节骨性关节炎，又称特发性骨性关节炎，多见于体力劳动者、女性、50岁以上中老年人，以及体型肥胖者。继发性骨性关节炎又称创伤性关节炎，常继发于关节畸形、关节损伤、关节炎症或其他伤病。随着年龄增长，软骨下滋养血管数量下降，软骨会发生一系列生理、生化改变。也就是说，老年人的膝关节或多或少都存在一定程度的退化。值得注意的是，在肥胖人群中，膝关节骨性关节炎的患病率明显高于体重正常人群。体重越重，膝关节负荷越大，越容易发生关节软骨磨损和退变。

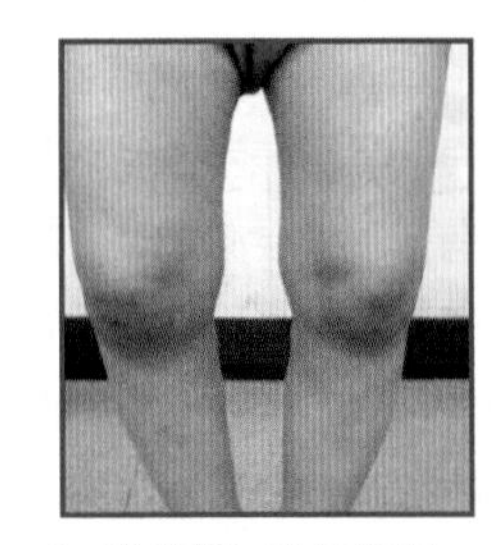

▲ 膝关节骨性关节炎典型表现：关节畸形

关键词4：运动不当

近年来，健身运动风靡全国，马拉松、健康跑报名异常火爆；朋友圈里日行数万步、屡屡占领微信运动封面的健身达人比比皆是。然而，从保护膝关节的角度看，运动量过大、运动方式不当，都有可能导致膝关节损伤，甚至发生膝关节骨性关节炎。中老年人的膝关节本身就有退变，尤应注意避免爬山、登楼、深蹲等会使膝关节负荷增加的运动，宜代之以快步走、打太极拳、游泳等运动。此外，关节应用过度（如久站、久走、久运动）、关节姿势不良（如久蹲、久坐）、膝关节受伤、长期穿不合适的鞋子（如高跟鞋）、膝关节反复受压（如长时间跪坐、盘腿坐）等，也不利于膝关节健康。

关键词5：典型症状

膝关节骨性关节炎的主要症状包括疼痛、肿胀、畸形和功能障碍。几乎所有患者都有膝部疼痛。疼痛多与气温、气压、环境、情绪有关，秋冬季节、天气变化时可加重。疼痛多位于髌股间、髌骨周围，以及膝关节内外侧。早期主要表现为活动痛，即活动关节时出现疼痛，疼痛呈间歇性。发展下去，则会出现膝关节持续性疼痛。

除疼痛外，关节肿胀、关节畸形和功能障碍也是膝关节骨性关节炎的主要症状。膝关节骨性关节炎所引起的功能障碍，可分为关节活动协调性异常及关节屈伸活动范围减少两方面。前者主要表现为关节打软、滑落感、跪倒感、错动感、关节交锁、弹响或有摩擦音等，患者在上下台阶或走不平的路时，常常会突然感觉患膝打软，有一种要跪倒的感觉。后者主要表现为关节僵硬、不稳、活动范围减少，生活和工作能力下降，等等。

关键词6：严重程度

关节间隙狭窄、软骨下骨板硬化和骨赘形成是膝关节骨性关节炎的基本 X 线特征。在病变早期、仅有软骨退行性改变时，X 线片可无明显异常表现。随着关节软骨变薄，关节间隙逐渐变窄，狭窄可呈不匀称改变。根据 X 线检查可将骨性关节炎的严重程度分为五度。

1 度：关节间隙狭窄（50% 关节软骨磨损）

2 度：关节间隙消失

3 度：轻度骨磨损

4 度：中度骨磨损（磨损造成骨丧失 0.5 ~ 1 厘米）

5 度：严重骨磨损常有关节半脱位

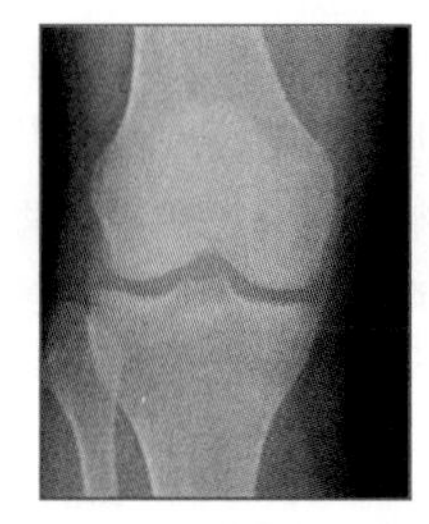

▲ 正常膝关节 X 线片

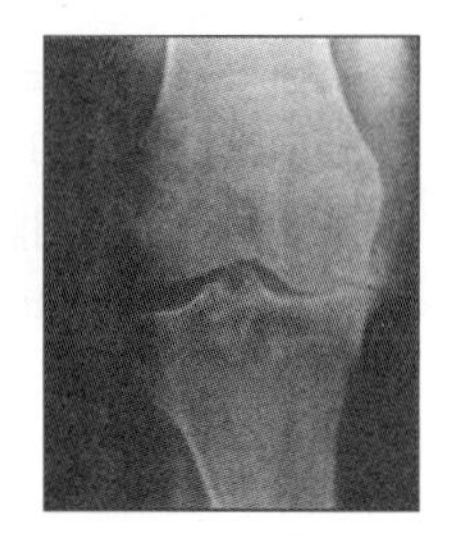

▲ 膝关节骨性关节炎 X 线片：关节间隙变窄伴骨赘形成

关键词7：日常保健

膝关节骨性关节炎患者应改变不良的生活方式和运动方式：避免久坐、久站、使膝关节长时间处于某一体位；适当活动关节，避免受累关节过度负重、劳累、受潮、受凉；避免不恰当、可能加重关节退变的运动，如爬楼、下蹲、爬山、上下台阶等。若有必要，可使用手杖、助步器、护膝、支具等，以减轻受累关节的压力，增加膝关节稳定性，减轻下肢关节的受力和疼痛，延缓关节退变进程。肥胖患者应节制饮食、适当运动、控制体重。

对膝关节骨性关节炎患者而言，散步、水中健美操、游泳、骑自行车、仰卧直腿抬高或抗阻训练、不负重的关节屈伸活动等，都是有益的锻炼。

关键词8：科学治疗

膝关节骨性关节炎的治疗主要分两类：一类是热敷、热气浴、温泉浴等非手术疗法，可在一定程度上缓解关节疼痛和肌肉痉挛，改善血液循环，减轻关节肿胀；一类是手术治疗，包括关节镜清理、截骨矫正、软骨修复和人工膝关节置换术（TKA）。

对于关节软骨严重磨损、膝关节疼痛剧烈的晚期膝关节骨性关节炎患者而言，接受人工膝关节置换术可有效缓解疼痛、稳定关节、矫正畸形、改善膝关节活动度。

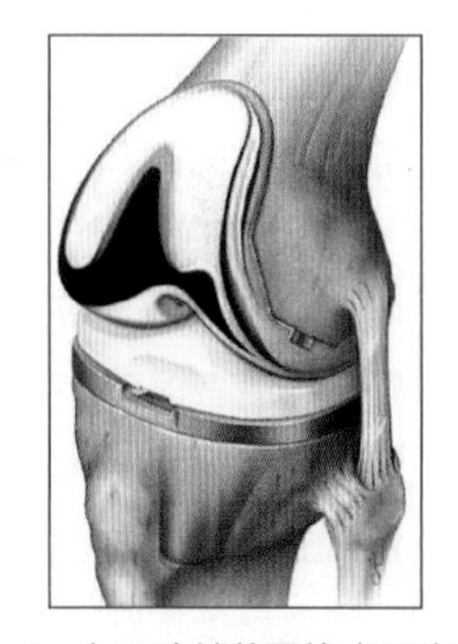

▲ 人工膝关节置换术示意图

患者在术后可以平地行走和上下楼，生活质量明显提高。值得一提的是，人工关节有一定的使用寿命，一般为 15 ~ 20 年。近年来，国内外医学科学家们一直在探索延长人工关节使用寿命的方法。在我国，由上海交通大学牵头、笔者作为项目负责人的耐磨、抗菌、生物活性固定人工关节的研发和产业化项目也在进行中，相信在不久的将来，寿命更长、抗菌性能更好的人工关节将问世，造福更多膝关节骨性关节炎患者。PM

专家简介

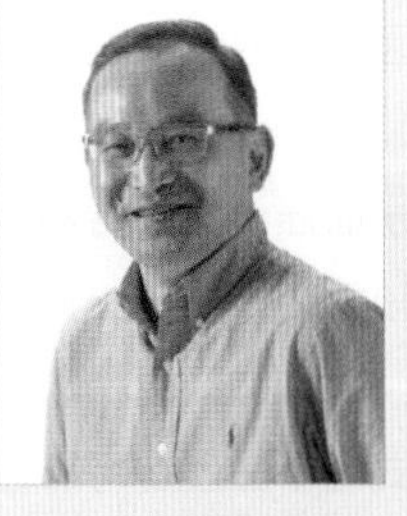

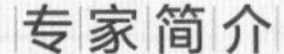

王友 上海交通大学医学院附属仁济医院骨科副主任、骨关节外科主任、主任医师、教授、博士生导师，“十三五”Peek 新型人工关节专项首席科学家，国际软骨修复学会中国部副主席，中华医学会运动医学分会常委、骨科学分会关节外科学组膝关节外科工作组副主席、医学工程学分会数字骨科学组创伤与关节工作委员会主任委员，中国老年医学学会骨与关节分会常委，中国医师协会骨科医师分会关节外科专家委员会委员，上海康复医学工程研究会理事长。擅长骨性关节炎、类风湿关节炎、关节运动损伤的外科治疗，初次和翻修髋、膝关节置换，以及膝、肩关节镜手术。

专家门诊：周五上午（东院） 特需门诊：周三上午（西院）

高血压是现代社会最常见的慢性病，我国成年人中，每5人就有1人患高血压，但我国居民对高血压的知晓率、治疗率和控制率却分别只有30.2%、24.7%和6.1%。大多数居民长期不测量血压，2/3的高血压患者不知道自己患病，大部分患者未定期监测血压，有些患者仅凭感觉用药，使控制达标无从谈起。要改变这种现状，需要准确、方便的血压测量方案。同时，这也是了解血压水平、正确诊断和治疗高血压、评估降压疗效，以及观察病情变化的重要手段。

自测血压，要注意什么

上海交通大学附属第六人民医院特需医疗科主任医师 黄高忠

测量血压常用3种方法

常用的血压测量方法有3种，即诊室血压、动态血压和家庭自测血压，它们各有优缺点。

❶ 诊室血压

通常由医护人员在诊室应用台式水银柱血压计进行测量，是较为客观、传统、标准的方法，也是医生日常诊疗活动的主要依据。缺点是可能存在白大衣效应和观察者测量偏差，不能全面反映患者日常生活状态下的血压状况。

❷ 动态血压

由全自动仪器完成，24小时内多次测量，无测量者误差，可避免白大衣效应，并可测量夜间睡眠期间的血压，能够更客观地测量血压、评估血压的短时变异和昼夜节律。缺点是技术要求和费用较高，可能会干扰患者的活动、工作和睡眠。

❸ 家庭自测血压

由患者本人或家人协助完成，因在熟悉的环境中测量，可避免白大衣效应，可评估数日、数周，甚至数月、数年间血压的长期变异和降压疗效。家庭自测血压的优点是：比诊室血压更能提高患者的参与意识和服药依从性，比动态血压更方便、廉价；易普及，可进行不同日和一日内的多次测量，减少就诊次数，更适宜在人群中推广应用；平均值的重复性好，与动态血压的相关性优于诊室血压，对高血压预后的评估价值更大。

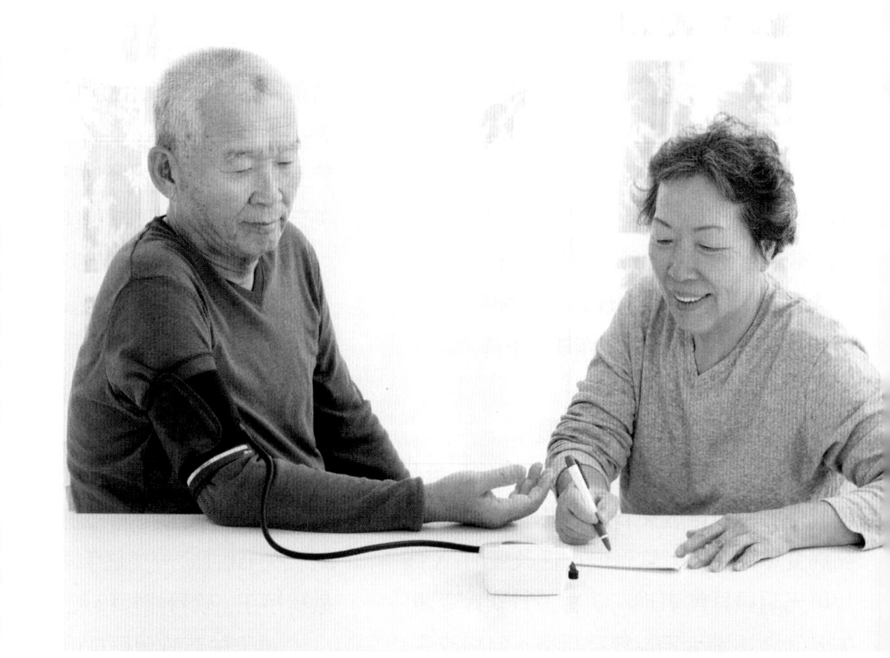

家庭自测血压常用2种血压计

水银柱血压计是目前临床使用最普遍的血压计，很多人片面地认为只有这种血压计才能准确测量血压。实际上，水银柱血压计因可能会造成严重的汞污染，在国外已趋于淘汰；且对非专业人士来说，正确掌握水银柱血压计的测量方法并非易事，即使是医生测量，也存在各种因素导致的误差和读数不够精确的问题，更不用说听力下降的老年人。

随着技术的进步，各种使用方便、价格便宜的电子血压计进入寻常百姓家庭，为家庭自测血压创造了条件。电子血压计测量较为客观，方法容易掌握，便于携带和重复测量，价格实惠，还可以测量脉搏、储存血压和脉搏数据。家用电子血压计有上臂式、腕式和指套式3种。上臂式电子血压计可靠性较好，被各国指南一致推荐；腕式电子血压计使用和携带方便，但测定结果受手腕位置及腕部解剖结构的影响较大，通常仅适用于寒冷地带或肥胖者没有合适袖带时；指套式电子血压计不推荐使用。

使用电子血压计的8点注意事项

● 测量前1小时内避免剧烈运动、进食、吸烟、饮用含咖啡因的饮料或浓茶，测量当天避免饮酒。测量前排空小便，放松精神，安静休息至少5分钟。

● 测量时，一般选择坐位（除卧床患者外），手臂与心脏保持同一水平，必要时可搁置软垫。双腿放松，自然着地，避免交叉。上臂裸露或穿着薄内衣（切忌衣服太厚，或将衣袖全部挽起堆积于上臂），放松手臂肌肉，手掌向上平伸，不要紧握拳头。排空气囊袖带内气体后，将袖带平整舒适地缚于上臂，袖带下缘距肘弯两横指，松紧度以能伸入两个指尖为宜（过紧或过松均会影响测量准确度）。测量时保持安静，不讲话，不活动。老年人，尤其是怀疑有体位性（直立性）低血压者，应同时测量仰卧位和立位血压。

● 每次测量宜选择同侧手臂（一般为右臂），以便对比。初诊患者宜测量双侧血压。左右上臂血压可有10毫米汞柱差别，常为测量误差所致；若总是某一侧手臂血压较高，宜选血压较高的那侧手臂测量；若左右上臂血压相差超过20毫米汞柱，提示可能存在血管狭窄性病变。

● 使用非全自动电子血压计时，充气时的最高压力应超过预计收缩压水平30毫米汞柱；放气时速度要均衡，每秒2～3毫米汞柱，速度过快易造成听诊误差，速度过慢可造成上肢淤血，使舒张压偏高。

● 短时间内反复测量时，宜间隔1分钟。第一次测量值往往较高，可取两次血压的平均值；若两次测量值相差超过5毫米汞柱，应再次测量，计算3次血压的平均值。

● 读数时要尽量避免“尾数偏好”（如经常读取10的倍数），应精确到更小的偶数，即取0、2、4、6、8毫米汞柱的尾数。

● 详细、如实记录每次测量的日期、时间和血压值，也可使用有数据储存功能的血压计。

● 心率很快、很慢，或完全无规律时（如房颤），电子血压计数值可能不可靠或无结果，应及时就医。

测量频率视情况而定

人体血压水平的高低存在昼夜节律，多数人早晨血压较高，晚上血压较低。若能在早上测得一天中的最高血压，在晚上测得一天中的最低血压，可全面了解血压情况。

诊断和治疗初期的患者，宜每日早晚（早餐和服降压药前，晚上睡觉前）各测量血压1次，连续测量1周后，去除第1天血压值，计算后6天的平均值。病情稳定、长期观察的患者，宜每隔3个月按前述方法观察一周血压平均值。一般随访的患者，若血压稳定，可每周选择1～2天，早晚各测量血压1次；若血压未控制、波动大，或服药不规律，宜增加测量次数，每天早晚各测1次或每周自测几次。

家庭自测血压是提高高血压知晓率的有效手段，没有高血压的家庭成员也应在家中定期测量血压。血压正常者可每年测量1～2次；诊室血压或家庭自测血压未达到高血压的诊断标准，但血压水平较高者（如≥130/80毫米汞柱），应增加测量次数，每月或每个季度测量1次。

三招应对血压测量值异常

❶ 诊断高血压需要多次测量血压，偶尔一两次的“超标”不能“定罪”。若一天中测得的血压都不在正常范围内，可再继续测量和观察2～3天，仍无改善者，应及时就医，并提供测得的血压值，供医生调整用药方案时参考。切忌血压一高就自行加药、血压一低就自行减药，以免导致用药混乱，加剧血压波动。

❷ 血压升高伴明显头痛、头晕、心慌等不适症状时，须及时就医。

❸ 以往没有高血压的患者，在家自测血压值超标时，也不要自行服药，应及时就医，由医生给出诊断和治疗建议。因为高血压的诊断不仅要了解血压是否升高，排除继发性高血压，还要对可能合并的其他心血管疾病危险因素（如糖尿病、血脂异常）和靶器官损害（如心室肥厚、肾功能损害、血管斑块）进行综合评估后，才能判断是否需要立即启动药物治疗，更有针对性地制订个性化降压方案。PM

专家提醒

精神焦虑或经常根据血压读数自行改变治疗方案的患者，不宜自测血压。血压本身的变异性和测量误差可能影响情绪，而不良情绪会使血压升高，形成恶性循环。

专家简介

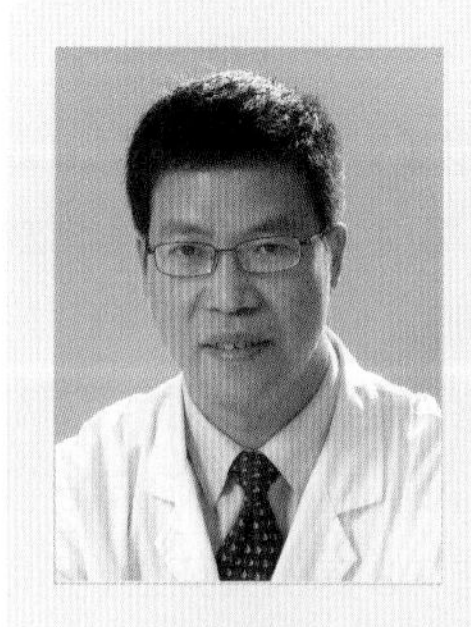

黄高忠 上海交通大学附属第六人民医院特需医疗科主任、主任医师、博士、硕士研究生导师。擅长高血压、心血管疾病的诊治。

专家门诊：周三上午
特需门诊：周一下午

生活实例

85岁的王奶奶因房颤、肥厚型心肌病，于1个月前开始服用华法林治疗。1周前，王奶奶起床活动后，突发头痛、头晕，在家忍痛坚持1天后被送诊至医院神经外科。头颅CT检查发现，王奶奶发生了小脑出血（约20毫升）。医生说，小脑出血很危险，必须在血肿压迫脑干致呼吸循环衰竭，或者脑脊液循环受阻前进行手术；然而王奶奶高龄，且使用抗凝药物后国际标准化比值（INR）达到6.0，属于手术禁忌证。为了挽救王奶奶的生命，医生首先给予药物拮抗治疗，改善她的凝血功能。经过一天的对症处理，王奶奶的凝血指标恢复正常，具备了手术的基本条件；但由于她85岁高龄，又罹患严重心脏病，手术风险仍很大。于是，神经外科医生联合麻醉科、心脏内科、心脏外科等技术团队，经过慎重讨论，仔细为她规划了手术方案。最后，王奶奶接受了神经内镜下血肿清除术，转危为安。术后当天，她就觉得头痛明显好转，术后2天便能下床行走，1周后就顺利出院了。

孔洞内见真章
——微创内镜治疗小脑出血

上海中医药大学附属曙光医院
神经外科主任医师　费智敏

小脑出血：凶险异常

我国现有脑卒中患者约700万人，每年新发脑卒中200万人，每年脑卒中死亡人数165万人，即每16秒就有一个中国人发生脑卒中，每19秒就有一个中国人死于脑卒中。脑卒中包括出血性和缺血性脑卒中。脑出血虽然只占脑卒中的20%，但其死亡率和病残率均高于缺血性脑卒中。

按照出血部位，脑出血可分为幕上出血和幕下小脑出血，不同部位脑出血的症状表现不同。幕上出血主要表现为头痛、恶心、呕吐、意识障碍，出血对侧出现不同程度的偏瘫、偏身感觉障碍、偏盲，即“三偏征”，出血严重者可危及生命。幕下小脑出血则无明显的肢体瘫痪，多表现为眩晕、频繁呕吐、剧烈头痛（尤其是枕部剧痛），可伴有眼球震颤、步态不稳、肢体共济失调、颈项强直，出血进展后可造成呼吸和心搏骤停，患者会突然死亡，十分凶险。

病因多，抗凝药过量风险大

脑出血的原因很多，如高血压、淀粉样脑血管病、动静脉畸形、烟雾病、动脉瘤、颅内静脉血栓形成、脑肿瘤、凝血功能障碍以及药物不良反应等。

近年来，接受抗凝治疗的人明显增多。常用药物主要是抗凝药物（如华法林）和抗血小板药物（如阿司匹林、氯吡格雷）。口服华法林会使脑出血的概率增加2～5倍，抗凝药物剂量与脑出血概率直接相关。华法林导致的脑出血可以持续12～24小时，且当国际标准化比值（INR）>3.0时，有2/3病例会死亡。所以，服用华法林的患者必须按时去医院监测凝血指标。单独使用阿司匹林是脑出血的弱危险因素，若联合应用阿司匹林和氯吡格雷抗血小板药物，则会增加脑出血的风险。

微创手术渐成“主流”

脑出血是绝对手术指征，手术方法包括传统开颅手术和微创手术。开颅手术创伤大、恢复时间长，故近年来，微创手术逐渐成为脑出血手术治疗的主要方法。

微创手术分为两种：软通道血肿引流术和神经内镜下血肿清除术。相比于软通道血肿引流术，在神经内镜下血肿清除术中，医生可直视手术野，血肿清除彻底，可即时解除血肿压迫，中止血肿分解产物对脑组织的进一步损伤，有利于及时恢复神经细胞的功能。PM

专家简介

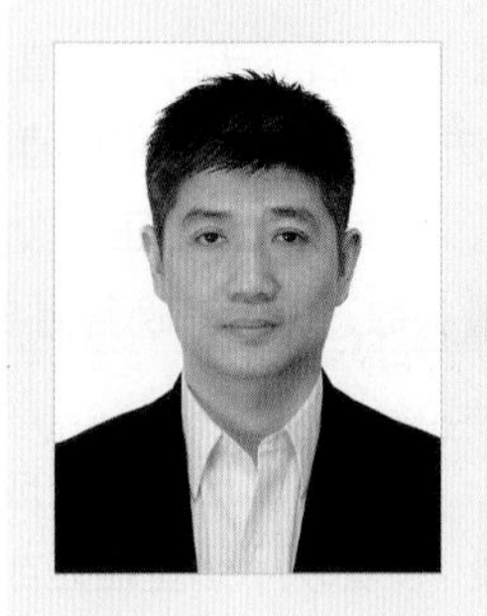

费智敏　上海中医药大学附属曙光医院神经外科主任、主任医师，中国中西医结合学会神经外科专业委员会副主任委员，上海中西医结合学会神经外科专业委员会主任委员，国家卫生计生委脑卒中防治中青年专家委员会委员、出血性外科专业委员会委员，上海市医学会神经外科学分会委员。擅长脑血管病、颈椎病诊治，内窥镜治疗垂体瘤，以及脑肿瘤的综合治疗。

专家门诊：周一下午

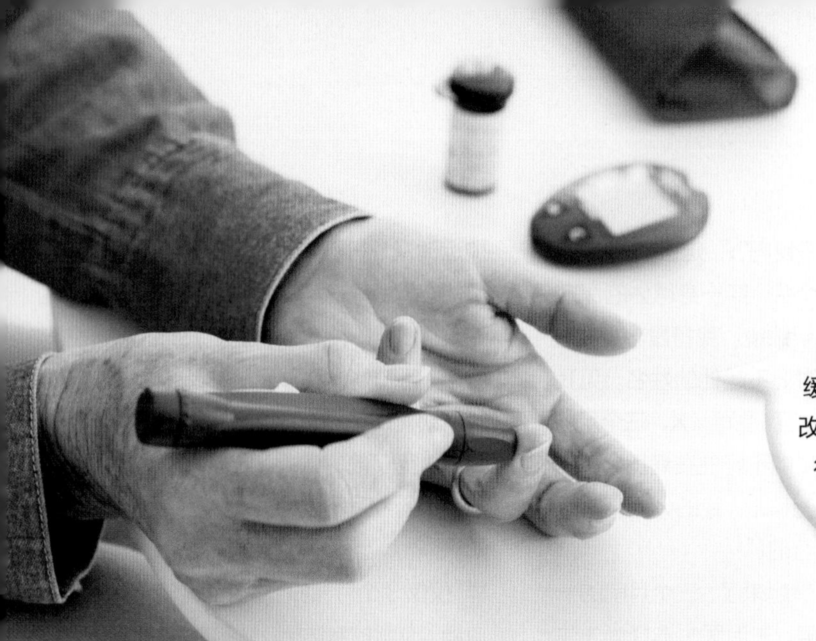

为了解血糖水平，及时发现低血糖和高血糖，制订饮食、运动及优化药物治疗方案，帮助血糖达标，预防和延缓并发症的发生和发展，以及提高自我管理能力、改善生活质量、保持心情愉快，糖尿病患者必须进行血糖监测。血糖监测的主要指标有糖化血红蛋白、空腹血糖和餐后血糖。血糖应该控制在怎样的范围才算合理呢？

细数各种血糖控制标准

上海交通大学医学院附属第九人民医院
内分泌科　隋春华　陆颖理（教授）

经典标准

在众多“指南”中，目前我国医学界比较公认的是中华医学会糖尿病学分会（CDS）发布的2013年版《中国2型糖尿病防治指南》和美国糖尿病学会(ADA)发布的2016年版《糖尿病诊疗标准》。除此之外，还有国际糖尿病联盟（IDF）、欧洲糖尿病协会（EASD）等制定的指南。前面两个指南对非妊娠成人糖尿病患者的血糖控制标准是一致的：糖化血红蛋白<7.0%，空腹血糖4.4~7.2毫摩/升，餐后血糖<10.0毫摩/升。

既然这是权威而经典的标准，那么所有的糖尿病患者都必须朝这一标准努力吗？我们知道，对于糖尿病患者，高血糖会引起来势凶猛的糖尿病急性并发症和致死、致残的糖尿病慢性并发症，而低血糖可能导致性格改变、精神异常、痴呆，或诱发心律失常、心肌梗死、脑梗死，甚至造成低血糖昏迷，昏迷过久可致死亡。血糖过高或过低造成的危害都是非常严重的，糖尿病患者的血糖应该控制在一个合理的范围内。于是，循证医学从浩如烟海的文献中收集、分析、评价糖尿病领域的研究成果，最后形成了“指南”。

不过，指南在血糖控制目标值之后往往列出了补充说明，“应根据患者不同的具体情况，选择合适的降糖目标值”。这些具体情况主要指糖尿病患者的年龄、病程长短、预期寿命、有无严重心脑血管疾病及微血管并发症、有无反复低血糖或无意识的低血糖，以及个别患者的自我要求。

分层标准

在经典血糖控制标准的基础上，根据不同患者的具体情况，选择相对严格或宽松的血糖目标值，也就是“分层达标”，可以在控制血糖、减少糖尿病并发症的同时，尽可能避免出现严重和（或）频繁的低血糖。

❶ **严格**　中青年糖尿病患者，一般病程较短，无频繁低血糖发生，无明显心脑血管疾病，预期寿命较长，血糖控制标准应当更严格：糖化血红蛋白<6.5%（尽量达到6.0%），空腹血糖4.4~6.1毫摩/升，餐后血糖<8.0毫摩/升。

❷ **略宽松**　70岁以上、病程相对较长、无严重低血糖、无严重心脑血管疾病的糖尿病患者，血糖控制标准可以相对放宽：糖化血红蛋白<7.0%，空腹血糖6.1~7.0毫摩/升，餐后血糖8.0~10.0毫摩/升。

❸ **宽松**　80岁以上、病程较长、有晚期微血管和大血管并发症、经常出现低血糖、预期寿命有限的糖尿病患者，血糖控制标准更为宽松：糖化血红蛋白<8.0%，空腹血糖7.0~9.0毫摩/升，餐后血糖8.0~11.0毫摩/升。PM

一位成功的患者

复旦大学附属中山医院内分泌科教授 高鑫

“高医生，您还认识我吗？”走进诊室的第七位患者，约一米八的个头，穿一身得体的深灰色西装，戴一副褐色框架眼镜。我打量着他，感觉确实有点眼熟，但一时记不起他的姓名。见我迟疑，他便自我介绍说：“我是尚XX，三个月前因为肥胖、糖尿病、肝功能不好住在病房，您当时来查过房。按照您给的秘方，我的体重下降了12千克！我今天是来复查的。”

听他这么一说，我想起来了：三个月前的一个周二下午，科室大查房，主治医生选择尚先生作为当天大查房的重点病人。当时，他穿着蓝白相间的病号服，面部暗红，口唇发紫，因为太胖，上衣被他圆鼓鼓的肚子撑开，在腹部画了几个大大的弧线。他告诉我，他今年48岁，最近两个月来感觉体力明显不如从前，伴口干多饮、小便增多。到附近医院检查发现，空腹血糖14.2毫摩/升，糖化血红蛋白9.3%，超声提示严重脂肪肝，肝功能检查发现血清丙氨酸氨基转移酶（ALT）明显升高（105单位/升）。拿到这个结果，他和夫人都吓了一跳，急忙到中山医院就诊。门诊医生发现他除了血糖升高、肝功能异常外，血压高达170/100毫米汞柱，血甘油三酯和胆固醇水平远远高于正常值，睡眠时打鼾严重，鼾声还经常断断续续（呼吸暂停），鉴于病情复杂，就把他收入了病房。

尚先生身高179厘米，体重105千克，BMI 32.7，已经达到肥胖的诊断标准。他患有糖尿病、非酒精性脂肪性肝炎、高血压、脂代谢紊乱、阻塞性睡眠呼吸暂停综合征，而肥胖是所有疾病的“根源”。针对他的具体情况，我们为他制订了综合治疗方案，除了控制血糖、血压的药物治疗之外，最为核心的任务是控制体重。尚先生口中所说的“秘方”，其实就是我们给他制订的饮食、运动治疗方案和自我管理技巧。

说是“秘方”，其实非常简单。我们通过记录他的每日饮食，先将他每日摄入的总热量降低600千卡（2510千焦）。等他适应之后，再逐渐调整饮食方案，将他每日摄入总热量控制在1200千卡（5021千焦）。同时建议他增加运动量，日行一万步。这其实就是大家常说的“管住嘴，迈开腿”。很多肥胖病人认为这难以做到，更难以坚持。然而，尚先生做到了。看着他向我展示的自测血糖、血压记录，饮食、运动情况记录，以及用药记录，我感觉到了他的认真和自律，也预感到他能成功！出院后3个月以来，他始终严格坚持“管住嘴，迈开腿”，雷打不动。也正因为这样，仅仅3个月，他的体重就减轻了12千克，血糖、血脂控制达标，肝功能也恢复了正常，刚测得血压为128/82毫米汞柱。站在旁边的尚夫人乐呵呵地对我说：“他现在睡觉呼噜声小了，我也能睡个安稳觉了。”

实际上，与其说是医生给了尚先生一个“秘方”，不如说是他自己找到了“秘笈”。尚先生的亲身经历，或许可以给广大肥胖和糖尿病患者一些启示。

1.“管住嘴，迈开腿”不是神话，你可以做到！

2. 体重管理的目的不仅仅是减轻体重，而是治疗肥胖相关慢性疾病。

肥胖相关慢性疾病很多，如糖尿病、高血压、血脂紊乱、非酒精性脂肪性肝病、阻塞性睡眠呼吸暂停综合征、男性性功能减退、女性多囊卵巢综合征和不孕症，以及骨关节炎、压力性尿失禁、胃食管反流病、抑郁症等。而体重降低10%～15%，可以显著降低肥胖相关疾病的发生风险。尚先生体重降低了11.4%，多种慢性病也有了明显好转。

3. 控制体重贵在坚持。

尚先生目前的健康状况良好、病情稳定，是不是可以放松呢？当然不能。如果对暂时的“成功”沾沾自喜，以为完全治好了，又回到原来的生活状态，很可能会“前功尽弃”。良好的健康状态是坚持良好生活习惯的结果，也是治疗肥胖相关并发症的基石。只有长期坚持，才能永久获益。PM

专家简介

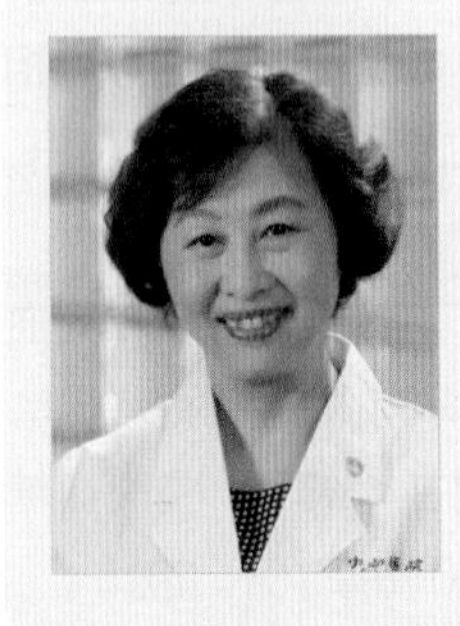

高鑫 复旦大学附属中山医院副院长、教授、博士生导师，复旦大学代谢疾病研究所所长，中华医学会内分泌学分会常委、中西医结合学组组长、肝病与代谢学组前任组长，中国医师学会内分泌代谢医师分会副会长，上海市药学会药物治疗专业委员会主任委员。

专家门诊：周三、四上午

经常有朋友问，新生儿重症监护室（NICU）到底干些什么呢？简单地说，NICU 的主要任务就是救治那些一生下来就生病的宝宝和一些早产儿。

早产儿一般是指胎龄不满 37 周的宝宝。随着产科和新生儿救治技术的提高，许多胎龄在 26~28 周的宝宝也能存活下来。

然而，由于早产儿还没有完全发育成熟就离开了妈妈的肚子，故他们出生后往往会面临各种挑战。许多家属在询问病情时都会问医生，自己的宝宝何时才能出院。事实上，早产宝宝出生后的经历就像一段“历险记”，需要“过五关”。这“五关”包括：呼吸关、循环关、营养关、感染关和神经眼耳关。值得注意的是，这五关并不一定是逐个发生的，更多时候是穿插在一起的，从而使早产宝宝的情况更为复杂和危险。其中，“呼吸关”是大多数早产宝宝都会经历的重要一关。

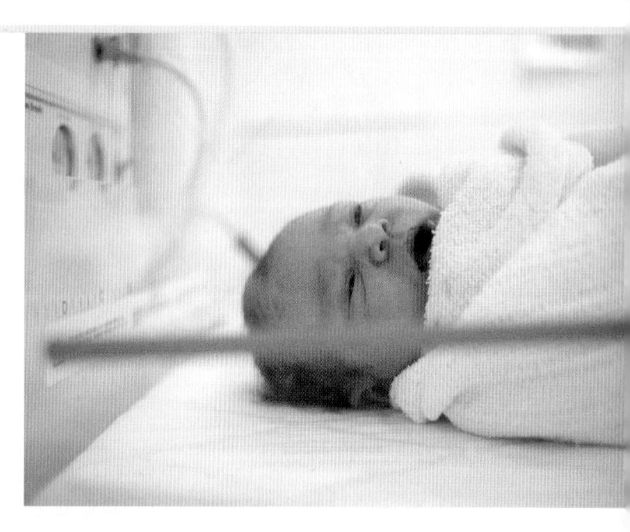

早产宝宝历险记之“呼吸关”

复旦大学附属儿科医院　王敏婕　张　澜

多重因素导致早产宝宝呼吸关“难过”

人的呼吸主要依靠呼吸中枢驱动，由呼吸肌和肺完成通气，然后在肺泡内完成气体交换。早产宝宝的肺发育不成熟，肺表面活性物质合成缺乏，导致肺泡表面张力增大（肺泡就像一个弹性不好的气球），既不易扩张，又很容易萎陷，而萎陷后再次扩张也比较困难。同时，他们的呼吸肌发育也不成熟，呼吸时更易疲劳，更易出现呼吸衰竭。在正常情况下，呼吸中枢可以根据人体内氧气和二氧化碳的情况调整呼吸。早产宝宝呼吸中枢发育不成熟，导致这种调节功能欠缺，更容易出现周期性呼吸，甚至呼吸暂停。

除与呼吸相关的系统发育不成熟外，若同时存在循环系统方面的问题（如动脉导管未闭、其他先天性心脏病）或感染，都会加重缺氧，使早产宝宝“险象环生”。

三大“武器”帮助早产宝宝“通关”

临床上，用于改善早产宝宝呼吸功能的方法主要有三种：应用肺表面活性物质、给予呼吸支持及应用呼吸兴奋剂。

由于胎龄 34 周以下的早产宝宝缺乏肺表面活性物质，故医生会将猪或牛来源的肺表面活性物质，经宝宝的气管注入肺内进行补充。出生后早期肺表面活性物质替代治疗是新生儿医学领域的重大突破之一，拯救了无数早产宝宝。

呼吸支持主要包括无创和有创两类。无创呼吸支持包括普通鼻导管吸氧、高流量吸氧、经鼻持续正压通气、经鼻间歇正压通气等。当然，这里说的“无创”并非完全没有创伤，只是相对而言，这些支持不需要在宝宝的气管内插入特殊管子来帮助呼吸，只需在宝宝的鼻子上放置鼻塞或鼻罩就可以提供氧气。正压通气还可以提供一定的压力，以维持肺泡的扩张。有创呼吸支持需要通过气管插管来实现，医生需要将一根特殊的管子放入宝宝的气管内。这根管子会与呼吸机的导管相连接，氧气和压力通过这根管子直达宝宝肺内来帮助呼吸。一般地说，无创呼吸支持主要用于病情较轻的宝宝；病情严重的宝宝往往需要有创呼吸支持，待病情好转后，可转为无创通气支持，这就是呼吸支持的“阶梯化管理”。

呼吸兴奋剂主要包括氨茶碱和咖啡因。前者已在临床使用多年。近年来，国际上更倾向于应用咖啡因，国内也逐渐开始推广使用。很多家长会问：这个咖啡因是不是咖啡里含的咖啡因？是的，就是同一种物质。咖啡因可以使宝宝的呼吸中枢更兴奋，促进他们的自主呼吸，可以在一定程度上减少呼吸支持的时间。那么，宝宝用了咖啡因，是否相当于喝了很多杯咖啡？据研究，宝宝们对咖啡因的耐受性远远超过成人，安全性还是有保障的。PM

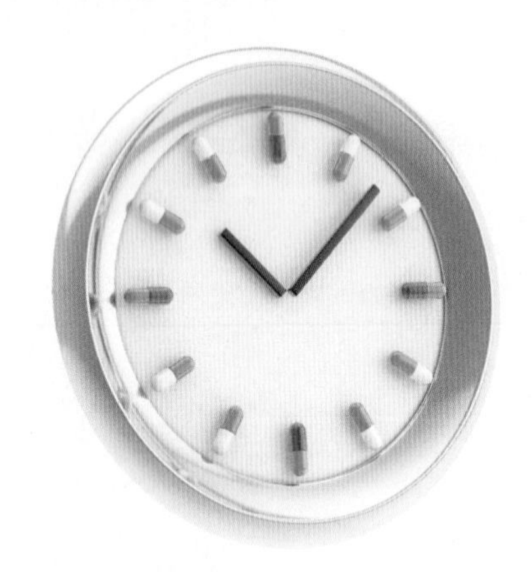

治乙肝何时能停药？

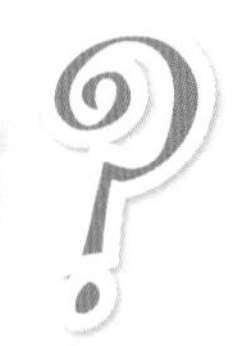

安徽蚌埠医学院第一附属医院感染病科主任医师　刘传苗
上海交通大学医学院附属瑞金医院感染科主任医师　张欣欣

患者提问 我是一名乙肝患者，今年32岁，自幼被查出乙肝“大三阳”，以前因肝功能正常一直没有治疗。一年前，我出现乏力、食欲不振等症状，检查发现ALT（丙氨酸转氨酶）升到1000多单位，HBV DNA定量在10^6国际单位/毫升，在医生建议下开始服用恩替卡韦抗病毒治疗。半年前复查，发现肝功能恢复正常、HBV DNA已转阴。像我这种情况，什么时候能停药？

专家回答 HBeAg（乙肝病毒e抗原）阳性的慢乙肝患者，应用口服抗病毒药物，在达到HBV DNA低于检测下限、ALT恢复正常、HBeAg转阴后，再巩固治疗至少3年（每隔6个月复查1次）仍保持不变，可考虑停药，总疗程在4年。延长疗程可以减少复发，停药后仍需定期复查。

患者提问 我患有慢性乙肝、肝硬化，从2003年开始口服拉米夫定抗病毒治疗，HBV DNA一直正常，也没有并发症出现，现在是不是可以停药？

专家回答 根据2015年版《慢性乙型肝炎防治指南》，病情已经进展至肝硬化的患者，需要长期抗病毒治疗，不宜停药。你的抗病毒治疗效果很好，不需要换药，应定期复查。

抗病毒治疗是慢性乙肝的根本治疗方法，符合抗病毒治疗适应证的患者都应及时接受规范治疗。目前，抗乙肝病毒药物分为两类。一类是干扰素（普通干扰素、长效干扰素），其优点是疗程相对固定，HBeAg、HBsAg（乙肝病毒表面抗原）血清转换率相对较高且应答持久，具有调节免疫和抗病毒双重功效；缺点是需要注射、价格较高、不良反应较多等（流感样症候群、骨髓抑制、精神异常等），有妊娠、精神病、酗酒、失代偿期肝硬化、甲状腺疾病等禁忌证。另一类是核苷（酸）类药物，其优点是三性——“有效性、易行性、安全性”；其缺点是疗程长且不固定、可能发生病毒耐药、停药后易复发等。目前中国市场上的抗病毒药物有拉米夫定、阿德福韦酯、替比夫定、恩替卡韦、替诺福韦酯等。对于初始抗病毒治疗的患者，2015年版《慢性乙型肝炎防治指南》优先推荐使用恩替卡韦和替诺福韦酯。

抗乙肝病毒治疗过程中，何时停药、怎么停药，是患者普遍关注的问题。

● 应用干扰素的患者

“指南”推荐的疗程为1年。如果治疗过程中有望出现HBsAg阴转，可增加疗程。有研究显示，延长PegIFN-α（聚乙二醇干扰素α）疗程至2年，可提高治疗应答率。

● 应用核苷（酸）类药物的患者

1.“大三阳”患者 总疗程至少4年，在达到HBV DNA低于检测下限、ALT恢复正常、HBeAg血清学转换（转为阴性）后，再巩固治疗至少3年（每隔6个月复查1次）仍保持不变者，可考虑停药，延长疗程可减少复发。

2.“小三阳”患者 治疗后HBsAg转阴且HBV DNA检测不到，再巩固治疗一年半（经过至少3次复查，每次间隔6个月），仍保持不变时，可考虑停药。

停药后3个月内，患者应每月检测1次肝功能、乙肝病毒血清学标志物及HBV DNA；之后每3个月检测1次，至少随访1年时间，以便及时发现肝炎复发及肝脏功能恶化。此后，持续ALT正常且HBV DNA低于检测下限者，应至少每年进行一次HBV DNA、肝功能、AFP（甲胎蛋白）和肝脏超声检查。

扫描二维码
关注“爱肝联盟”微信号

食管憩室是指食管壁的一层或全层局限性膨出，形成与食管腔相同的囊袋，发生机制尚存争议。按憩室出现部位，食管憩室可分为咽食管憩室、食管中段憩室（支气管旁憩室）和膈上食管憩室。咽食管憩室较多见，其次为膈上憩室，支气管旁憩室最少见。

罕见的食管憩室 内镜治疗也"通吃"

复旦大学附属中山医院内镜中心　李全林　周平红（教授）

临床症状因憩室情况而异

食管憩室的早期症状为吞咽时有异物感或梗阻感、胸闷、胸骨后痛等；随着憩室的增大，可出现咽下困难和食物反流；后期憩室继续扩大，可引起食管的完全性梗阻，并发憩室炎、溃疡、出血、穿孔，严重者甚至出现恶病质和食管癌变。

食管憩室是否会出现临床症状，与憩室的大小、深浅、位置、开口部位、是否存留食物及分泌物等有关。憩室本身的症状与并发症引起的症状往往难以区分。大而深的憩室易出现食物残渣潴留，合并憩室炎，导致食物反流、吞咽困难、胸骨后疼痛等症状，偶有呛咳。小而深、呈袋状的憩室易引起食物潴留，合并憩室炎或憩室周围炎，会导致异物感、吞咽不利。有的憩室很少产生症状，当伴有食管炎、食管癌、小静脉瘤及静脉曲张时，则会导致胸骨后疼痛、吞咽困难、呕血等症状，但黑便较少。

部分食管憩室，须手术治疗

咽食管憩室及膈上食管膨出型憩室通常需要手术治疗。因为这些憩室一旦形成，常会逐渐增大，使食管不易排空，引起食物存留。存留内容物分解腐败后，症状逐渐加重，常合并反流误吸，继发肺部感染等多种并发症。食管中段牵出型憩室由于病变小、症状轻，一般无须外科治疗。若情况严重，也应积极采取手术治疗。

手术方法主要包括：憩室切除术、抗反流术、微创手术和内镜手术。内镜手术治疗目的是连通憩室与食管壁，使食物可以自由通过憩室和食管腔。内镜手术创伤小、安全、手术时间短、恢复快、无皮肤损伤、症状缓解明显、复发率低、住院时间短，且治疗结果与外科手术相似，现已被广泛应用。

内镜新技术：治疗更"精准"

传统内镜治疗食管憩室时，需要将形成憩室中隔的黏膜层和固有肌层同时切开，从而使食物从憩室陷凹向外流入食管。术后穿孔是传统内镜下憩室切开术最主要的并发症，发生率高达6.5%。我们在前期开展大量隧道内镜微创手术的基础上，探索出治疗食管憩室的隧道内镜新技术——经黏膜下隧道内镜憩室中隔离断术（STESD术）。

与传统内镜切开术不同，STESD术是一种以黏膜下隧道作为手术操作空间的内镜治疗技术，它从根本上改变了传统手术的思想和手术入路，独辟蹊径，利用一条1.2米长的特制管状内镜，在食管壁的表浅黏膜层与较深肌肉层之间的夹层中，建立一条隐形"隧道"，为实施精准手术提供了良好的视野和空间，能选择性离断食管憩室的肌性中隔，同时保证黏膜层的完整性，减少了穿孔和感染的发生，术后出现食管瘘、纵隔感染等风险较小，近期以及远期疗效均较好。该方法适用于所有临床症状明显的食管憩室患者，无明显禁忌证。PM

图1 传统内镜憩室切开手术过程

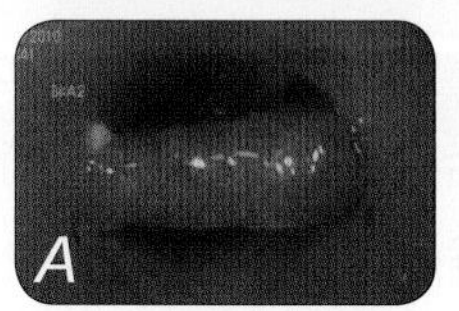

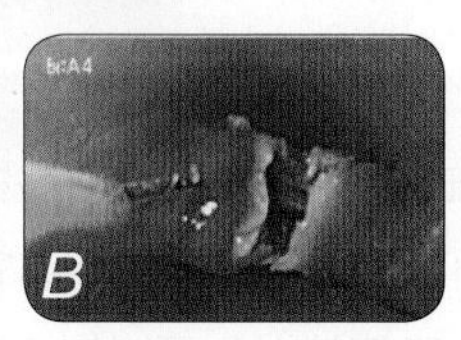

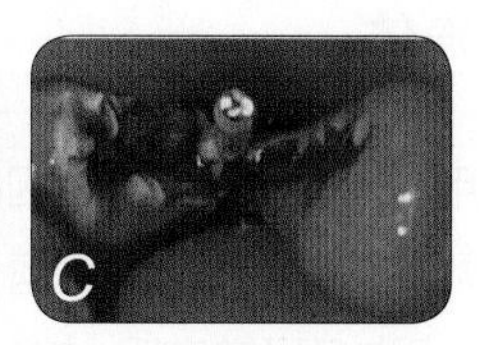

A. 胃镜下可见食管憩室　B. 内镜下针状刀切开整个憩室中隔（包括黏膜和肌肉）
C. 切开憩室中隔后，金属夹夹闭预防穿孔

图2 STESD术手术过程（部分）

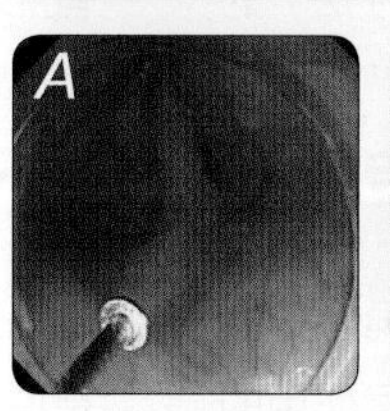

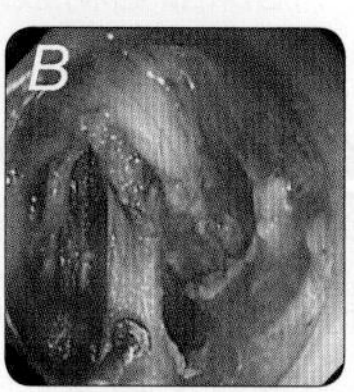

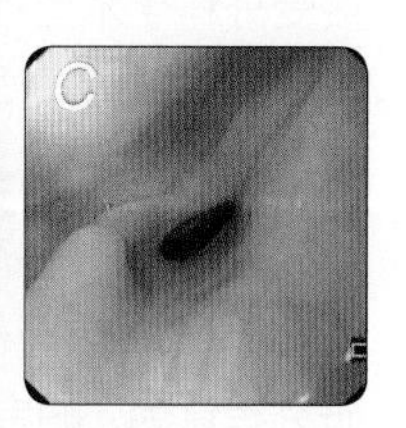

A. 距离憩室中隔3厘米处行黏膜下注射，建立隧道入口
B. 肌切开，内镜直视下完全离断中隔上的肌肉直至憩室底部
C.STESD术后2个月复查胃镜，手术区域已无明显食管憩室表现

1817年，英国医生James Parkinson首次提出“震颤麻痹”描述帕金森病。2017年是帕金森病被发现200年，也是中国帕金森病诊疗工作开展满40年。

近日，中国医师协会神经内科医师分会帕金森及运动障碍专业组组长、瑞金医院神经内科主任陈生弟教授发布了国内首个帕金森病大众调研报告：调研历时半年，覆盖了超过6000名大众受访者和超过500名非神经内、外科专业的临床医师。调研结果显示：90%的受访者不了解帕金森病，七成以上受访者对疾病的认识和治疗有明显误区。

为帮助广大读者全面了解帕金森病，本刊特邀国内三位帕金森病诊治领域的知名专家向大家介绍帕金森病的防、诊、治相关知识，希望能帮助大众走出认识误区，帮助帕金森病患者战胜疾病。

上海交通大学医学院附属瑞金医院神经内科主任　陈生弟
上海交通大学医学院附属瑞金医院功能神经外科主任　孙伯明
复旦大学附属华山医院神经内科副主任　王 坚

帕金森病：你必须知道的这些事儿

帕金森病是一种神经退行性疾病

帕金森病是一种慢性、进行性神经退行性疾病，是由于脑内黑质部位出现结构退化，不能产生神经传导物质“多巴胺”，致使脑部指挥肌肉活动的能力受限。多巴胺最重要的功能是控制人体的运动，缺乏多巴胺，人体就会出现运动障碍。不过，多巴胺的作用不仅仅是控制运动，它也被认为能够控制情绪。

帕金森病有年轻化的发病趋势

随着人口老龄化，帕金森病已经不仅仅是一个医学问题，更是一个社会问题。在55岁以上人群中，帕金森病患病率为1%；在65岁以上人群中，帕金森病患病率为1.7%。全球目前有超过1 000万名帕金森病患者，中国有超过300万名帕金森病患者，且每年新增10万名患者。与其他慢性病一样，帕金森病也有年轻化的发病趋势。

帕金森病的就诊率、治疗率不容乐观

帕金森病的发病率高，但患者的就诊率却不高，仅有40%的帕金森病患者去医院就诊，40%的患者接受了药物治疗，而接受外科手术治疗（脑深部电刺激疗法）的患者仅有0.01%。

究其原因，主要有两个方面：一个是部分地区医疗条件有限，二是人们的观念没有跟上。很多老年人觉得，年纪大了，手有点抖，走路有点颤颤巍巍、有点慢，是正常老化现象，并没有把它当作一种病。

帕金森病不会传染，也大多不会遗传

帕金森病的病因尚未完全明确。多数研究者认为，帕金森病是多因素共同作用的结果，如年龄、环境、遗传等。与很多慢性病一样，遗传因素可能在帕金森病的发病中起一些作用，但确定由遗传基因缺陷引起的帕金森病占比不超过5%。也就是说，绝大多数帕金森病不是遗传因素决定的。帕金森病目前还没有明确方法可预防，但许多研究表明，帕金森病的发生可能与接触某些环境毒素有关，如杀虫剂、农药、重金属锰等。

第五件事 帕金森病无法根治，但一般不影响寿命

扫描二维码，收看帕金森病历程和帕金森病大众调研视频

帕金森病是一种可治性疾病，但目前还无法根治。随着医疗水平的不断提高，帕金森病患者的寿命已经与正常人群相差无几。通过内科药物、外科手术及其他辅助康复手段相结合的综合治疗方法，可以减轻帕金森病患者的症状，使患者能够独立生活，保持较好的生活质量。

第六件事 帕金森病不一定都有震颤，有震颤也不一定是帕金森病

帕金森病的主要症状包括：①震颤，多为首发症状，安静时出现，紧张时加剧，入睡后消失，拇指和食指呈“搓丸样”动作；②僵直，身体及躯干僵硬，肌僵直；③运动迟缓，随意运动减少，面部表情减少（面具脸），字越写越小（小写症），直至运动不能；④姿势、步态异常，弯腰驼背、下肢拖曳、小碎步、慌张步态。需要提醒的是，虽然大多数帕金森病患者有震颤，但并非所有帕金森病患者都有震颤，有震颤也不一定就是帕金森病。其实，帕金森病最核心的症状不是震颤，而是运动迟缓，即动作慢。很多人认为，六七十岁的老年人动作慢很正常，年纪大了，动作自然慢。不过，“此慢非彼慢”。帕金森病患者的动作慢，往往是在做一些快速动作时（比如双手腕转动），一边快、一边慢，幅度小，不对称。

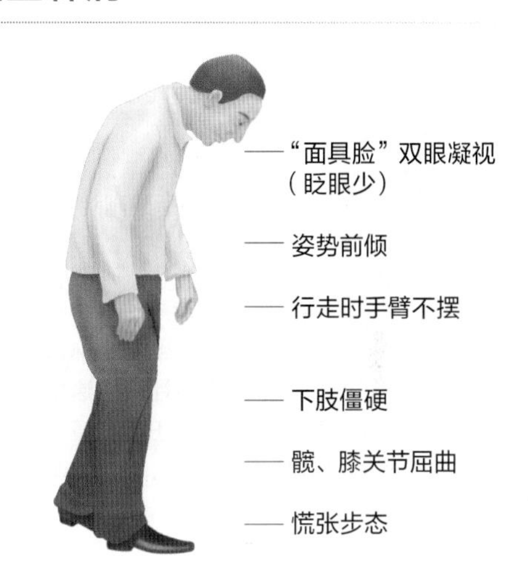
“面具脸”双眼凝视（眨眼少）
姿势前倾
行走时手臂不摆
下肢僵硬
髋、膝关节屈曲
慌张步态

第七件事 帕金森病治疗宜早不宜迟

过去，帕金森病的治疗指南并没有强调帕金森病一定要“早期治疗”。很多人也认为，只要不严重影响工作和生活，晚些治疗也可以。现在，越来越多的临床研究证实，与其他慢性病一样，帕金森病也应当早治疗，才能早获益，才能最大限度延缓功能障碍的进展。目前，国际和国内的帕金森病治疗指南已经更新，帕金森病患者一旦确诊，应尽早启动药物治疗。外科手术也是一样。过去，绝大多数患者是在药物疗效不佳、实在“无计可施”的时候，才会选择外科手术（脑深部电刺激疗法，俗称“脑起搏器”）。实际上，药物完全无效、功能障碍十分严重时，外科手术的效果也不会好。需要提醒的是，目前并无明确文献显示针灸治疗、干细胞治疗对帕金森病有疗效。

第八件事 外科手术的时机要把握好

很多人，甚至不少非神经内、外科医生，都不知道外科手术可以治疗帕金森病。脑深部电刺激疗法，是将一个刺激电极植入到患者大脑特定的神经核团（苍白球和丘脑体），通过发射电脉冲至控制运动的相关核团，调控异常的神经电活动，从而达到减轻和控制帕金森病症状的目的，还能减少药物引起的副作用。该疗法已经在临床使用超过 30 年，造福 14 万名帕金森病患者，技术已经非常成熟。不过，外科手术要取得较好疗效，手术适应证和手术时机的把握十分关键。一般地说，只有原发性帕金森病，服用复方左旋多巴曾有良好疗效、目前疗效已明显下降或出现严重副作用，严重影响生活质量，同时必须排除痴呆和严重精神疾病的患者，才适合外科手术治疗。

《中国帕金森病治疗指南》规定，罹患帕金森病 4 年以上、药物疗效明显下降、药物副作用明显，伴有严重异动症状出现时，是进行脑起搏器手术治疗的最佳时机。病程 4 年以下的患者一般不考虑手术治疗。但若用药剂量很大、药物副作用明显、无法维持正常生活的患者，即便患病时间较短，也可以考虑手术治疗。

特别需要强调的是，外科治疗需要内、外科协作完成：诊断、评估由神经医生内科医生做，手术由外科医生做，手术后随访、如何用药、如何控制脑起搏器，由神经内、外科医生共同完成。只有“内、外科合作”，才能提高手术效果。PM

十大指标“把脉”人体“血管树”

文/北京大学首钢医院血管医学中心主任医师　王宏宇

专家简介

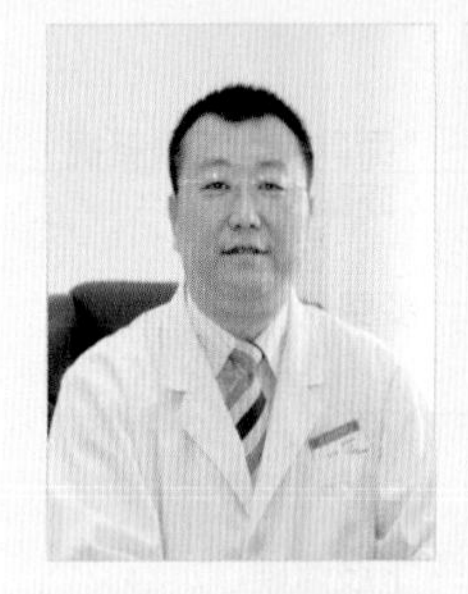

王宏宇　北京大学首钢医院副院长、血管医学中心主任、主任医师、教授、硕士研究生导师，北京大学医学部血管疾病社区防治中心主任。主要从事冠心病、高血压、血管早期病变的基础研究与临床研究，擅长心血管疾病的药物和介入治疗。

专家门诊：周二上午

血管病变：后果严重

血管性疾病包括高血压、糖尿病等引起的血管损伤病变，以及血管损伤引起的心脏、脑、肾等靶器官病变。国内外数据显示，心脑血管疾病位列发病率和死亡原因首位，且发病人群正趋年轻化。

人体血管系统主要包括动脉系统和静脉系统。动脉系统病变后果较严重，如脑血管病变会导致血管性痴呆、脑梗死等；心血管病变会导致心绞痛、心肌梗死，甚至猝死；肾动脉狭窄会导致青年人高血压；下肢血管病变会导致下肢发凉、疼痛，行走困难，下肢趾端发黑、坏疽。静脉系统病变较轻者可有下肢肿胀、静脉曲张；严重者可发生下肢深静脉血栓，栓子脱落可能造成肺栓塞，有致命危险。

十大指标评估血管病变

1 动脉血压

动脉血压是反映动脉粥样硬化的指标之一，简单易测，用水银柱血压计或电子血压计即可测得。动脉粥样硬化可使动脉管壁增厚、变硬、失去弹性，管腔变窄。患者血压可表现为收缩压升高、脉压增大等。

2 血管内皮功能检测

血管性疾病的共同病理特征是血管内皮功能障碍，它是动脉粥样硬化向严重心血管事件进展的重要“推手”。血管内皮功能障碍是可干预、可逆转的，故临床检测和干预的价值较高。检测血管内皮功能的简单方法是通过超声测量前臂肱动脉加压后血流刺激血管内皮引起的肱动脉扩张情况，即“肱动脉血流介导的血管扩张功能（FMD）”。FMD可间接反映动脉的内皮功能和弹性状况，FMD值越大，说明动脉功能和弹性越好。

3 脉搏波传导速度（PWV）

正常情况下，脉搏波传导速度随年龄增长而加快，且会在其他危险因素（如高血压、糖尿病、高脂血症、高尿酸血症和高同型半胱氨酸血症等）的作用下，影响动脉粥样硬化的进展。它反映大动脉的扩张性，脉搏波传导速度越快，说明大动脉的扩张性越差、僵硬度越高、弹性越差、动脉硬化程度越重。

注意事项：检查时不穿高领内衣和紧身裤；检查前一天禁烟、酒、浓茶、咖啡，保持心情舒畅；检查前安静休息5～10分钟。

4 心踝血管指数（CAVI）

心踝血管指数是评估动脉僵硬度的新指标，反映动脉的结构性异常，检测值较稳定，不受检测时血压水平的影响。心踝血管指数是在脉搏波传导速度基础上发展而来，两者检测适用范围相同。脉搏波传导速度与即刻血管状态关系较密切，而心踝血管指数则反映稳定的动脉病变程度，对评估动脉长期状态和治疗效果更有优势。

5 踝臂指数（ABI）

踝臂指数是脚踝血压与上臂血压的比值，主要用于评估下肢动脉有无闭塞和闭塞程度。下肢血压通常高于上肢，下肢动脉狭窄或闭塞可导致上肢血压高于下肢血压。下肢动脉硬化早期可无明显症状，但踝臂指数已经降低。踝臂指数越低，提示下肢动脉狭窄越严重。

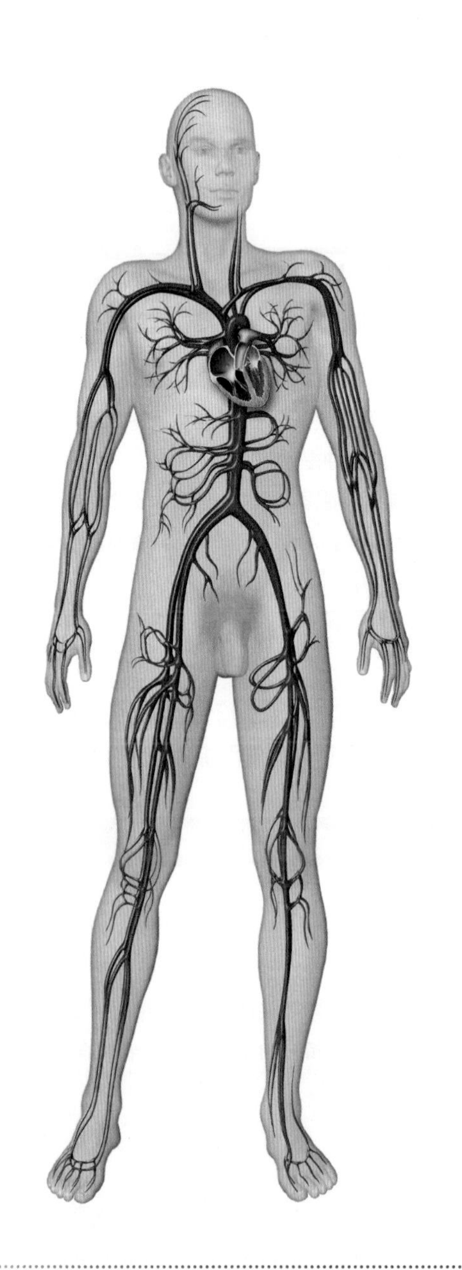

注意事项： 检查时，不穿过厚衣服、过紧内衣和裤子；天冷时，宜先在室内休息至脚温暖。

6 血管超声检查

血管超声检查无创、简单、经济，无绝对禁忌证，无X线辐射风险。检查项目主要包括颈动脉、椎动脉和锁骨下动脉超声。检查目的主要是评估血管的内-中膜有无增厚、有无斑块形成、有无血管狭窄或闭塞。血管病变早期主要表现为血管内层（即内-中膜）增厚。

7 超声心动图检查

超声心动图主要用于评估心脏的结构形态有无变化。

8 24小时动态血压监测

24小时动态血压监测能够及时发现高血压，检测数据真实可靠，尤其适用于诊室血压和家庭自测血压未发现异常的高血压人群。

注意事项： 遵医嘱用药；正确绑袖带，袖带下缘应在肘窝上2～3厘米，不可过紧或过松；压力管在任何位置都不能弯曲，睡眠时宜将仪器置于身体一侧，以免压力管弯曲；测量期间手臂自然下垂，尽量不做身体的大幅度活动，避免运动导致测量错误；睡眠或起床时，应按下“日/夜”按钮进行转换。

9 24小时心电图监测（Holter）

24小时心电图监测不仅能够全天动态监测心电图变化，还能发现心率变异及无症状性心肌缺血等情况。

注意事项： 佩戴仪器后，日常起居应与佩戴前一样，可做适量运动；电极接触不良或脱落会影响结果，检查日不能洗澡、避免出汗；记录日常活动有助于分析动态心电图结果。

10 血液学检测

主要检测血脂、血糖、尿酸、同型半胱氨酸等血管病变危险因素的水平，它们是影响血管病变进展的重要因素。

五类人群应做血管病变评估

很多人对血管病变评估的重要性缺乏认识，血管疾病患者多认为自己已经患病，无须再进行血管病变评估；普通人则认为自身并无不适，没必要做检测。其实，患者进行血管病变评估，可监测治疗后的血管状况，避免再次发病；普通人进行血管病变评估，可对血管健康状况有早期认识。无症状并不等于没发病，血管病变是持续一生的缓慢过程，从青少年时期即已开始，在青壮年时期进展，中老年时期易发生致命心脑血管事件。早期关注血管健康，检测和发现动脉血管的结构和功能性改变，并进行及时、有效的干预，建立个人“血管健康档案”，定期监测血管状况，对预防严重致死和致残性血管性疾病的发生极为有益。

目前，血管病变评估已在国内多家医院开展，主要适用人群为：①已被诊断为高血压（包括临界高血压）、高脂血症、糖尿病（包括糖耐量异常），以及有肥胖、长期吸烟、高脂饮食、缺乏运动等心脑血管疾病高危因素者；②有早发心脑血管疾病家族史（直系亲属中，男性<55岁、女性<65岁被明确诊断为高血压、冠心病、脑卒中等）者；③有长期头晕不适症状，尚未明确诊断者；④有活动后或静息状态下胸闷、心悸等心前区不适症状，尚未明确诊断者；⑤冠心病、不稳定型心绞痛、心肌梗死（急性或陈旧性）、脑卒中患者。PM

家族成员患胰腺癌 直系亲属也要“查”

复旦大学附属肿瘤医院
胰腺外科　程合　虞先濬（教授）

随着医学知识的普及，乳腺癌有明显的家族聚集性，已为大多数人熟知。但是，“癌中之王”胰腺癌也有家族聚集性，许多人就不知道了。在临床上，根据遗传背景，胰腺癌可分为两种：一种是家族聚集性，一种是散发性。

最近，有一位患者因 CT 发现胰体尾占位来我院就诊。在详细询问病史后，我们发现，患者有 3 个兄弟、3 个姐妹，大哥患胰腺癌已经去世。考虑他们可能存在胰腺癌家族聚集性，我们建议他的兄弟姐妹做胰腺薄层 CT 检查。结果，他弟弟也发现胰体尾占位病变。后来，兄弟两人先后在我院做了胰体尾切除术，术后病理证实均为胰腺导管腺癌。

那么，胰腺癌真的像乳腺癌一样存在家族聚集性？胰腺癌直系亲属应该怎样防范胰腺癌呢？

家族史是胰腺癌发病高危因素之一

同吸烟一样，胰腺癌家族史是胰腺癌发病的高危因素之一。有胰腺癌家族史的家族成员患胰腺癌的风险，随着一级亲属中胰腺癌患者数量的增加而明显增加。有 1 个一级亲属患胰腺癌者，发病风险是一般人群的 4.6 倍；有 2 个一级亲属患胰腺癌者，发病风险将达到一般人群的 6.4 倍；有 3 个或者以上的一级亲属患胰腺癌者，发病风险将达到一般人群的 32 倍。另外，有研究证实，一级亲属中有胰腺癌者，其他部位恶性肿瘤，如卵巢癌、乳腺癌、淋巴瘤和结肠癌等的发病风险也将增加。

如果家族中有 2 个一级亲属患胰腺癌，则可能存在胰腺癌聚集性。目前，家族性胰腺癌的临床诊断标准尚存在争议，大多数专家将其定义为：在一个不存在其他恶性遗传性肿瘤家族中，2 个或 2 个以上的家族成员发生有病理依据的胰腺癌，可认为是家族性胰腺癌。家族性胰腺癌是已经确定的遗传肿瘤综合征，约占所有胰腺癌的 3%。由于其发生存在垂直关系，一般认为是常染色体显性遗传。

家族性胰腺癌最早在 1973 年由 MacDermott 等首次报道。1991 年，Ghadirian 等与国际癌症研究机构合作研究发现，7.8% 的胰腺癌患者具有家族史，是对照组的 13 倍。家族性胰腺癌存在遗传现象年轻化趋势，即年轻一代，其发病年龄越早，症状越重，预后越差。

基因突变+遗传：与家族性胰腺癌发病有关

家族性胰腺癌的发病原因和机制至今仍不完全清楚。目前认为，家族性胰腺癌的发生主要是基因突变和遗传的结果。与散发性胰腺癌相比，家族性胰腺癌患者在生活习惯、饮食、年龄、性别和职业等方面，没有明显差别。随着分子遗传学的发展，许多与家族性胰腺癌相关的基因被发现。针对已知遗传变异或基因突变，采取相应的基因治疗或者靶向治疗，为改善家族性胰腺癌的预后，提供了新希望。

胰腺癌筛查：50岁左右开始

一般地说，胰腺癌筛查的起始年龄在 50 岁左右。筛查的方法包括：超声胃镜、薄层螺旋 CT、磁共振（MRI）、磁共振胰胆管造影（MRCP）、经内镜逆行胆胰管造影和血肿瘤标志物（CA199）等。

家族性胰腺癌的家族成员患胰腺癌的年龄可小于 50 岁，胰腺癌筛查的起始年龄应低于最年轻的胰腺癌发病年龄 10 岁。例如，家族中最年轻的胰腺癌患者为 45 岁，家族其他成员应该在 35 左右开始筛查。国外研究发现，6.8% 的家族性胰腺癌患者亲属在进行定期筛查时被检查出胰腺癌，同时，还发现一部分导管内乳头状黏液性肿瘤（癌前病变）和胰腺上皮内瘤变（癌前病变）。

家族性胰腺癌的家族成员是胰腺癌的高危人群，故直系亲属应做好定期随访监测工作。我院胰腺肝胆外科有专门的家族性胰腺癌备份登记处。家族中有 2 个或 2 个以上胰腺癌患者的家族成员，可以前来登记，专家将根据实际情况，制订合理的筛查措施和时间。

总之，直系亲属中有胰腺癌患者的家属应关注胰腺健康，定期体检，早期筛查。PM

肿瘤康复新理念：营养治疗

厦门市营养师协会会长、国家一级营养师　王雷军

有气无力、面黄肌瘦、皮包骨头……这是许多中晚期肿瘤患者给人的印象。据统计，40% ~ 80% 的恶性肿瘤患者存在不同程度的营养不良，体重下降、厌食、疲乏和贫血等是营养不良最直观的表现。国内一项大型研究发现，67% 的住院肿瘤患者存在中重度营养不良，71% 的患者没有得到足够的营养治疗，约 20% 的恶性肿瘤患者死于营养不良。

肿瘤患者常常担心摄入过多营养会促进肿瘤生长，有些患者甚至希望通过饥饿来饿死肿瘤。事实上，国际权威指南已经明确：无证据表明营养支持会促进肿瘤生长。相反，如果人体缺少营养，正常细胞不能发挥生理功能，肿瘤细胞却仍然在掠夺正常细胞的营养，结果“饿死”的只是患者，而不是肿瘤细胞。

由于营养知识不足，有些肿瘤患者迷信“冬虫夏草”“人参”“灵芝”等名贵药材及各种商业运作下外表光鲜的保健品，而不知道或忽视了特殊医学用途配方食品（FSMP）。实际上，对肿瘤患者而言，数万元补品的营养价值并不如几百元钱的特殊医学用途配方食品，品质不佳的保健品还可能会干扰正常治疗。

FSMP 是为满足进食受限、消化吸收障碍、代谢紊乱或特定疾病状态人群对营养素的特殊需求，专门加工配制而成的一类配方食品。该类食品必须在医生或临床营养师指导下使用，无法在零售渠道便捷购买，但它却是无法经口摄入足够营养患者的首选营养补充剂。我们以美国原装进口的怡补康为例，分析肿瘤患者需要的 FSMP 配方特点。首先，改善肿瘤患者营养状况的主要方法是增加能量和蛋白质摄入。在患者进食困难的情况下，高能量密度配方可减少摄入量。怡补康的能量密度是牛奶的 2 倍，蛋白质含量是牛奶的 9 倍，可以让肿瘤患者“吃得少、吃得好”。其次，肿瘤细胞主要通过糖酵解来供能，对脂肪的利用率低，基于这样的代谢特点，调整脂肪和碳水化合物的供能比例是肿瘤患者 FSMP 配方要点。在怡补康中，脂肪供能是碳水化合物的 1.36 倍，特别是其以单不饱和脂肪酸为主要能源，可以充分为身体供能（维持体重）、限制肿瘤细胞供能，同时又不会引起血脂升高。第三，肿瘤患者食欲下降、进食困难，要靠日常膳食实现均衡饮食非常困难，怡补康为肿瘤患者提供了全面的微量元素、维生素和膳食纤维，还特别添加了四联免疫营养素。特殊医学用途配方食品为营养吸收障碍且营养需求特异的患者配置足量、优质、易吸收的营养素。这些营养素的摄入情况直接关系着患者体质，决定着肿瘤患者的治疗效果和治疗后的抗复发、抗转移能力。

正所谓“营养不好，仙丹无效”。营养不良的肿瘤患者对放疗、化疗及手术的耐受性下降，对治疗不敏感，并发症或治疗副作用更多，术后 5 年生存率更低，生活质量下降。对肿瘤患者而言，营养治疗不容忽视。美国的一项研究显示，与未口服 FSMP 的肿瘤患者相比，口服 FSMP 的肿瘤患者缩短了 21% 住院时间，节省了 22% 住院费用；口服 FSMP 能够改善肿瘤患者的体重丢失，减少并发症，提升治疗效果，改善生活质量。因此，中国抗癌协会肿瘤营养与支持治疗专业委员会主任委员石汉平教授等多位临床肿瘤专家均呼吁，应将营养支持治疗作为肿瘤患者最基本的治疗手段。国家卫生计生委食品司副司长张志强也在“国民肿瘤营养行动计划研讨会”上表示，肿瘤患者营养已经作为一项国家计划正式纳入《健康中国 2030 纲要》。PM

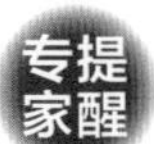

“没有手术的血腥，没有放化疗的损伤，没有生物治疗、靶向治疗的昂贵。营养疗法如和风拂柳，营养疗法似甘雨润物。营养潜入体，沁人细无声。悄悄地送患者以希望，静静地给病人以尊严。”借用石汉平教授这段关于肿瘤营养定位与价值的诗意描述，祝愿所有肿瘤患者营养合理，康复在望！

风情小食，吃出老故事与细心思（九）

金橘茶

天津中医药大学第一附属医院营养科
刁英飞　李艳玲（主任医师）

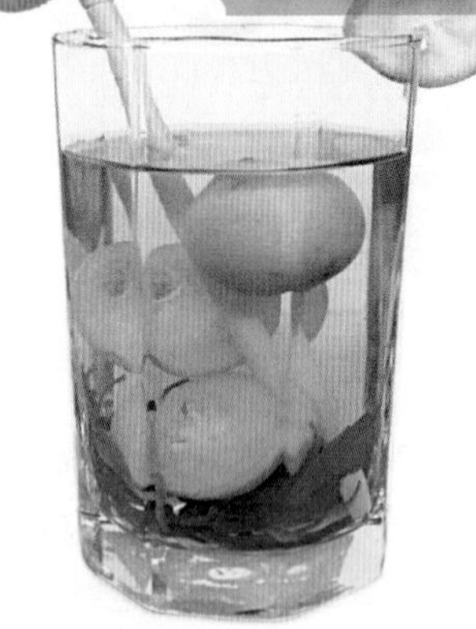

老故事

金橘茶又名纳橘茶，相传与明清时期收复台湾的郑成功有关。当时，郑成功目睹闽台两地瘟疫盛行，御病无方，心急如焚，便把军中贮备的柚子做成茶，分送给当地老百姓，没想到这种柚子茶成了祛病的“良药”。老百姓为了感谢郑成功，便将该茶称为“成功茶”。后人将“成功茶”的加工工艺改进简化，用温性的金橘替代凉性的柚子，于是就有了“金橘茶”。

细心思

金橘有止咳化痰、消食醒酒的作用。冲泡绿茶饮用时，淡则甘平无味；浓则涩而苦，有人难以接受。若在绿茶中加入金橘汁，金橘汁的酸甜可以调和绿茶的苦涩味。金橘果肉弃之可惜，制作金橘茶时可以一并放入，既可饮茶水、食果肉，又兼具二者相加的功效，且口味酸甜。

绿茶因未经发酵工艺，保留了鲜叶里较多的天然物质，如茶多酚、咖啡因、叶绿素等，维生素损失较少，从而形成了绿茶“清汤绿叶，滋味收敛性强”的特点。绿茶不仅有提神清心、清热解暑、消食化痰、解毒醒酒等功效，对某些疾病，如心脑血管病、癌症等，有一定的药理作用。

金橘味甘性温，富含维生素 C、金橘苷、维生素 P 等成分。80% 的维生素 C 都存在于果皮中，具有抗氧化、促进胶原蛋白合成、提高机体免疫功能等生理作用。金橘的果皮较甜，果肉偏酸，但果肉富含维生素 P，俗称芦丁，由生物类黄酮、芸香素和橙皮素构成，具有维持血管抵抗力、降低其通透性、减少其脆性等作用。

自己做

市场上的金橘茶有很多不同的做法，往往会加入冰糖、白糖、水果汁等用来调味，糖分和能量较高，不利于健康。下面给大家介绍一款原汁原味、低能量金橘茶。

• 原料

金橘（2 颗，约 40 克），绿茶（2 克），蜂蜜 15 毫升，热水 300 毫升。

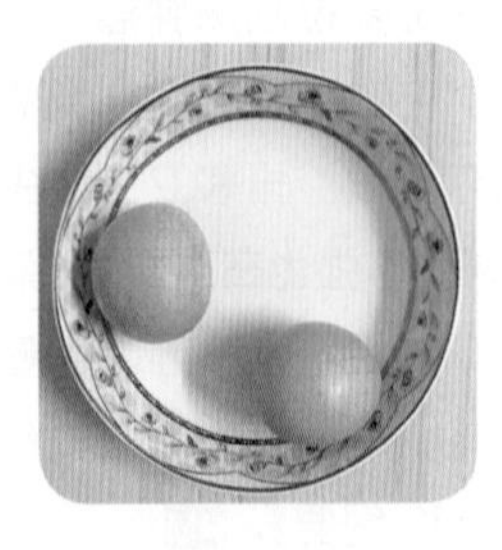

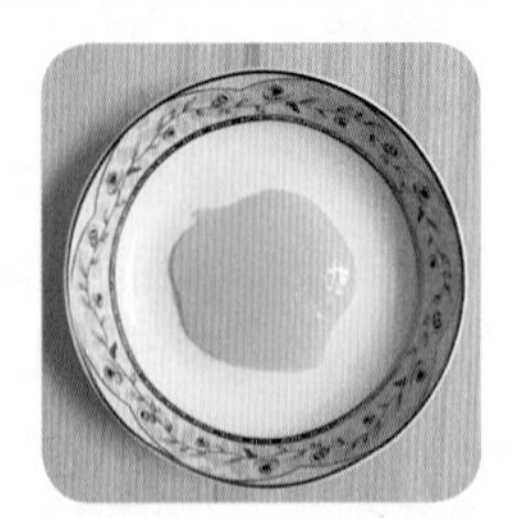

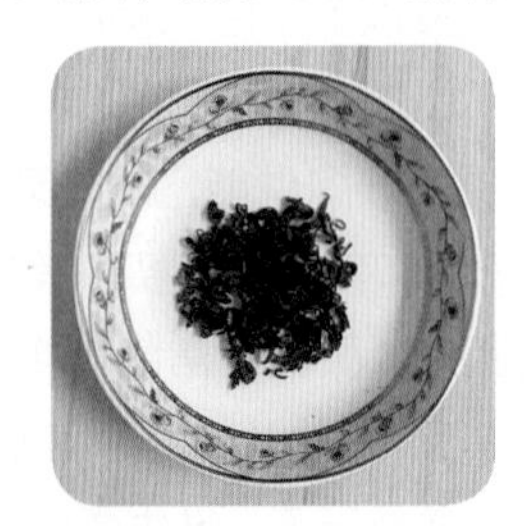

• 制法

1. 绿茶用开水冲泡 2 ~ 3 分钟，于室温放凉后待用。
2. 金橘一切为二，一半挤汁，一半待用。
3. 将金橘和金橘汁一并倒入绿茶水中，加适量蜂蜜调味即可饮用。夏季也可放入冰箱冷藏，或加适量冰块饮用。

• 营养

上述一人份金橘茶（300 毫升）含能量 326.5 千焦（78 千卡）、蛋白质 1.1 克、脂肪 0.4 克、碳水化合物 17.8 克，仅加入适量蜂蜜调味，能量较低，可酌情适量饮用。虽然金橘茶是一款大众饮品，但不适合脾胃虚寒、便溏腹泻者饮用。PM

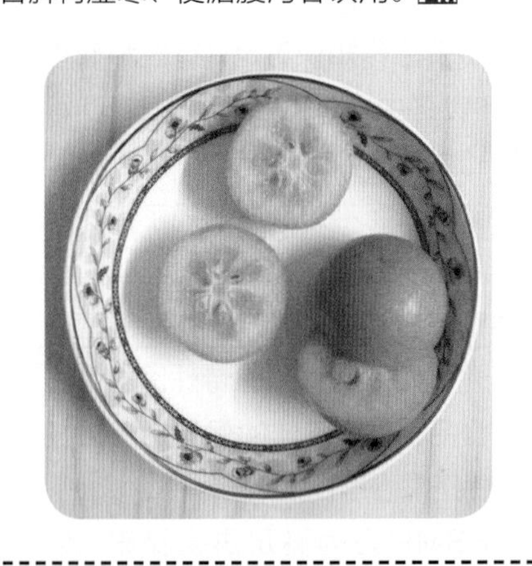

早晨时间宝贵，很多人因赶时间来不及吃早餐，更别提能在家喝上一碗现煮的粥了。如何在宝贵的早上，快速做好一份营养丰富又易于消化的主食？今天，我向大家介绍快速将米饭制成营养粥的方法。如果你已备好米饭，并有新鲜蔬菜、红枣、核桃、枸杞子、山药、红薯、燕麦片等，就可以做成以下四碗可口的营养粥。

快手制作营养早餐粥

扬州市营养学会副理事长　蒋 放

① 山药粥

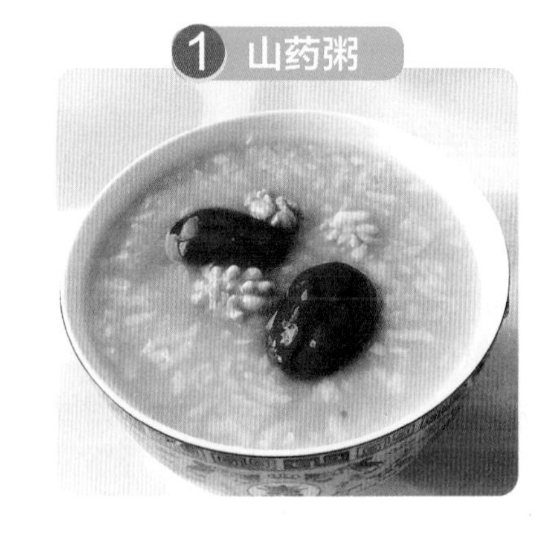

煮制时间：15 分钟

原料: 红枣3个/人,核桃2个/人,枸杞子一把，山药、米饭各适量。米饭与山药的量根据实际情况调整。若米饭多,山药少放;若米饭少,山药多放。

步骤： ①锅中倒入冷水，放红枣，点火。②山药洗净、去皮，切成米粒大小。③水烧开后放入米饭、山药、核桃、枸杞子，大火煮沸后转小火，煮约15 分钟即成。

口味： 红枣与枸杞子不仅为粥增色，还有淡淡的甜味。核桃煮在粥中依然能保留脆感及坚果特有的香味。山药含有超过 20% 的淀粉，支链淀粉含量较高，使其又黏又糯，可将米汤变黏稠。

营养： 这碗粥的食材有 5 种，包含谷类（米）、蔬菜（山药）、坚果（核桃）、干果（红枣、枸杞子），营养丰富，又能轻松补充能量、维生素、矿物质及水分。

适合人群： 老少皆宜。

② 燕麦粥

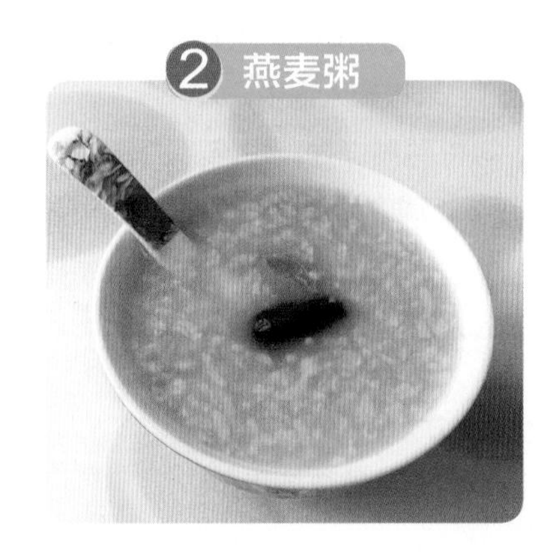

煮制时间：8 分钟

原料： 白果 6 颗 / 人，葡萄干 6 粒 / 人，燕麦及米饭各适量。视米饭多少决定燕麦的量。

步骤： ①水烧开后，将饭、白果、葡萄干下锅。②煮沸后放入燕麦片，改中火，焖 3 分钟后关火。

口味： 这碗粥呈现柔和的麦色，白果有弹性，葡萄干带丝丝甜味，粥滑溜爽口。

营养： 口感黏稠的燕麦葡聚糖含量高，有降低血胆固醇、控制血糖、预防便秘的作用。葡萄干（含糖 70%）可当糖用，却比糖更有营养。葡萄干煮熟后，除了损失一些维生素 C 外，其他营养成分与新鲜葡萄相差不多。白果属于坚果类，可提升早餐的营养价值。

适合人群： 老少皆宜，尤其是“三高”人群。

③ 红薯粥

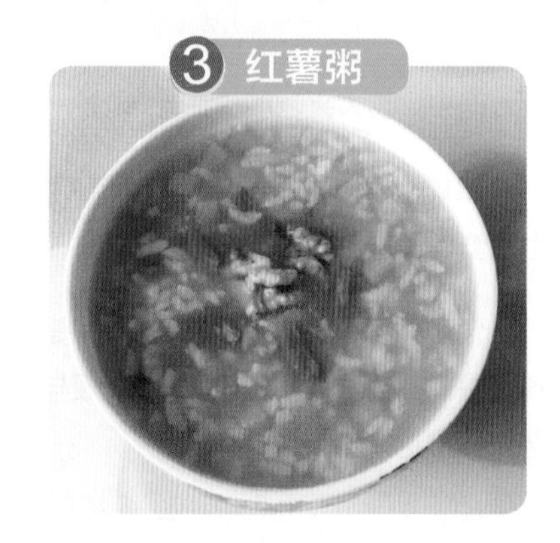

煮制时间：10 分钟

原料: 枸杞子 1 把，核桃 2 个 / 人，藕粉适量，米饭与红薯适量。

步骤： ①水烧开后，放入切成丁的红薯煮沸。②加入饭、核桃、枸杞子，煮沸。③改中火煮约 5 分钟，倒入调好的藕粉，搅拌 10 秒后关火。

口味: 这是一碗“颜值”很高的粥，颜色丰富，还有藕粉勾薄芡，好似大厨做的一道羹。

营养： 用薯类替代部分白米，符合中国居民膳食指南推荐的“每天吃

50～100克薯类”。红薯高钾低钠，有利于控制血压；膳食纤维含量高，可预防便秘；维生素C含量是苹果的6倍多，且因为有淀粉的包裹，使其更耐热，煮熟后损失少。核桃更为这碗粥丰富了膳食纤维、适量脂肪及特有的营养素。

适合人群：老少皆宜，尤其适合深受便秘之苦的人。胃酸过多、胃溃疡和腹胀者应避免食用。

4 菜粥

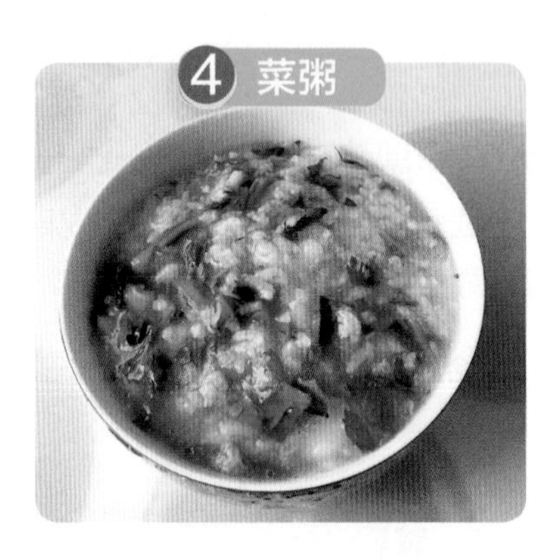

煮制时间：10分钟

原料：茼蒿（或其他蔬菜）50克/人，香菇4个/人，米饭适量。

步骤：①提前一晚泡发香菇。②烧水，将香菇切丁。水开后将香菇丁、米饭倒入锅中，大火烧开。③将茼蒿洗净、切碎，放入锅中，改大火，加少许盐调味。④煮沸后关火，加少许麻油即可。

口味：茼蒿、香菇分别有蔬菜和菇类的独特香味，即使不放盐，也很鲜美。这款粥较稠，喜欢吃稠一些粥的人可多尝试。

营养：蔬菜的加入，解决了早餐易缺维生素、矿物质的问题，达到餐餐有蔬菜的要求。同时，米饭与蔬菜混合有利于保持血糖稳定，膳食纤维也能得到补充。

适合人群：老少皆宜。PM

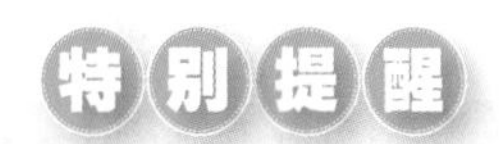

★ 营养粥≠营养早餐

营养早餐必须包含三大要素，即主食、蛋（或肉、奶）、蔬菜（或水果）。虽然营养粥比白粥有营养，但只是主食部分，人们还需要从蛋、肉、奶、水果、蔬菜中补充其他营养素。所以，营养粥不是营养餐，这四款用米饭做成的营养粥，最好能搭配一个鸡蛋，如果配番茄炒鸡蛋，就更好了。

★ 米饭不可用碗里剩下的饭

如能用新鲜米饭自然再好不过，若时间紧张，也可用前一天晚上留下的剩饭。但如果这碗剩饭是你“碗里吃剩下的”，就不能用来煮粥。剩饭必须密封（至少用碗盛装，保鲜膜封严实）后，及时放入冰箱冷藏。

“不识庐山真面目，只缘身在此山中”，这句脍炙人口的绝句，在人们的生活中可谓“屡试不爽”，但应用在一日三餐中，恐怕还是第一次。如今，随着生活水平的提高，餐桌上的美味佳肴、生猛海鲜，令人眼花缭乱。人们开始纠结：面对诸多“山珍海味、麟肝凤髓”，该如何选择？个中的营养与口味又该如何取舍？

总量控制，种类放开

笔者从事营养与食品安全教学和研究工作30余年，曾经在外求学和工作11年。离开上海期间，我仍不时牵挂着浓油赤酱的“八宝酱鸭”“蟹粉豆腐”“毛蟹年糕”“红烧划水”“锅烧河鳗”“糖醋小排”，以及清淡甜酸的“荠菜冬笋”“水晶虾仁”“芙蓉鸡片”“四鲜烤麸”等诸多传统本帮菜，每每返回上海出差或探亲，总忍不住大快朵颐一番。

对于一名非营养专业的消费者而言，在外就餐大多首先考虑各类菜品的色、香、味，选择饭店及其菜品都以网络上的优、良、差评为依据。可是，人们对菜肴相关营养的认知则有很大差异。因为营养学是一门学术性很强的学科，如果要将其与人体健康相关联，则覆盖的专业范围更广，如化学、物理、分析化学、生物化学、食品学、农学（种植养殖等）、医学（生理学、病理学、药理学、毒理学等）及临床相关学科等。人们可以随意表达对营养与健康的观点，但由于个体知识层次和专业角度的不同，缺乏系统全面的营养专业知识，且常被碎片化、随意性的错误信息所左右，见解就会大相径庭，甚至误传误导，以讹传讹。

例如，经典的本帮菜红烧肉，口味酥香软糯、肥而不腻、入口即化，深受广大食客的青睐，但有些消费者担心其脂肪含量太高，会导致肥胖，不敢“越雷池半步”。更有甚者认为，吃肥肉会发胖，不想胖就不能碰肥肉。

营养与美味如何"左右逢源"

复旦大学公共卫生学院
营养与食品卫生教研室教授　厉曙光

其实，大可不必如此绝对化地看待问题。

从营养学角度来解读，人体需要三大产热（能）营养素——蛋白质、脂肪和碳水化合物。当摄入的能量过剩时，脂肪是人体内主要的能量储存形式。换言之，摄入过多的蛋白质、脂肪和碳水化合物（各种主食）都可能转变为脂肪，储存于人体内，导致人们通常说的男性"将军肚"和女性"水桶腰"。但这样的结果并不能全部归咎于红烧肉。如果从定量角度来分析，"红烧肉"可能蒙受了"不白之冤"。在亲朋好友团圆相聚、觥筹交错之际，偶尔吃一块红烧肉不会犯"肥胖"大忌。

理解了"数量"概念以后，只要做到适量摄入，就既能尝到美味，又可满足合理营养，"左右逢源"，自得其乐。当然，已处于肥胖状态或是"三高"者另当别论，不仅需要控制每日摄食的总量，还应在专业人员指导下制定个性化的食谱，以便有效控制血压、血脂和血糖。

随着年龄的增加、对营养研究的深入，以及自身健康保护意识的增强，我会本能地抑制随心所欲、暴饮暴食的冲动。普通消费者也可以通过不断学习，渐渐在"营养与美味"这一难题中找到答案。

儿童青少年：口味事小，营养事大

以儿童青少年的日常膳食为例，其中就存在"营养与口味"的误区和盲区。孩子处于生长发育期，需要大量蛋白质、常量元素、微量元素和维生素等营养素的补充。由于各种蔬菜烹饪后的口味不如鸡、鸭、鱼、肉、蛋等富有色、香、味，故孩子大都会挑荤剔素、喜荤厌素。对孩子宠爱有加的家长往往不愿拗着孩子的口味，以苹果、香蕉、梨等水果替代蔬菜，希望以此来补充维生素。殊不知，这仅是家长的一厢情愿而已。

维生素C是人体需要量最大的维生素，每天需100～200毫克，儿童青少年通过适量摄入水果来补充维生素C固然无可厚非，但水果并不能完全取代蔬菜。这不仅是因为每日水果摄入量有限，更因水果中的维生素C含量并不如人们想象得那么丰富。

水果	每100克的维生素C含量（毫克）	蔬菜	每100克的维生素C含量（毫克）
苹果	2~6	菠菜	32
梨	3~10	白菜	47
香蕉	3~4	花椰菜	61~82
桃	3~12	萝卜	14~24
橘	20~30	鸡毛菜	21~48
西瓜	4~7	小青菜	38~61

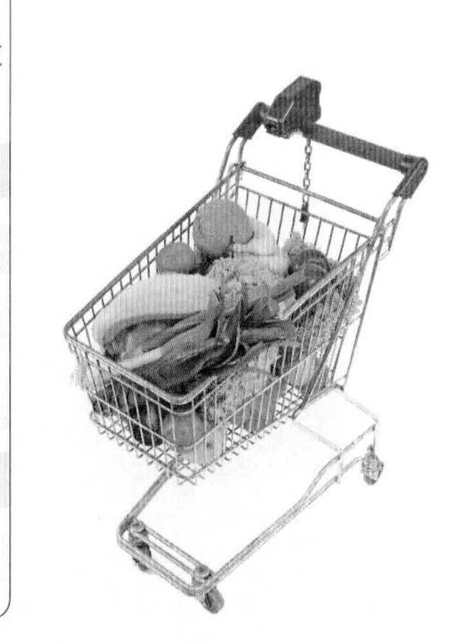

显而易见，蔬菜中维生素C的含量远高于一般水果中的维生素C含量，所以蔬菜才是维生素C的重要来源。当然，蔬菜较之水果的营养价值并不单单局限于维生素C，其矿物质、膳食纤维等营养素含量也很丰富，对人体健康大有裨益。

因此，无论是保证儿童青少年摄入足够的维生素C，还是矿物质、膳食纤维等营养素，家长们都不能因"口味"一事之小而忽视"营养"兹事体大。只有培养儿童青少年良好的饮食习惯，为其建立科学的营养观念，方能兼顾"营养"与"口味"，真正保护孩子的健康和未来。PM

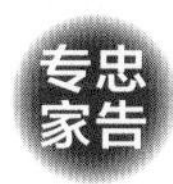

"营养"与"口味"看似矛盾对立、难以取舍，实则相辅相成，消费者可以学习和掌握一些基本的营养学知识和概念，科学辨识两者间的关系，合理品尝美食。这也是本人撰写本文的本意。

茶之精华 调节血脂的秘密

祖辈常说，喝点茶能解油腻，喝茶能使人长寿。
现代人常言，喝点茶能调血脂，喝茶有益健康。

上海交通大学附属第一人民医院
营养学博士　伍佩英

体内油脂过多是现代人的通病，也是心血管病发生的根源。近年来，心血管病的发病率逐年升高，已成为我国居民致死、致残的“头号健康杀手”。科学研究证实，氧化应激是导致心血管系统损害的重要原因之一，可直接导致心肌损害和动脉粥样硬化。因此，抗氧化食物和药物成了研究重点。在众多的抗氧化剂中，“茶”这种古老而神奇的植物脱颖而出。

抗氧化剂是自由基的“克星”

自由基是人体患病、衰老和死亡的直接参与者，对人体健康的危害非常大。研究表明，人体在长期的进化过程中形成了一套抗氧化自我防御体系，使自由基的生成与清除处于动态平衡中。不过，由于受到环境和年龄等因素的影响，人体合成抗氧化物的能力逐渐下降，越来越难满足自身抗氧化所需，需要补充外源性抗氧化剂来维持平衡。研究表明，茶叶中含有的茶多酚是一种纯天然的超强抗氧化剂，具有三大抗氧化作用——抑制自由基产生、直接清除自由基和激活人体清除自由基体系，主要表现在调节血脂、预防心脑血管疾病、调节免疫功能、延缓衰老等方面。

“双向调节”有助预防高脂血症

人体内有两种胆固醇，一种是“坏胆固醇”，一种是“好胆固醇”。“坏胆固醇”（低密度脂蛋白胆固醇）很容易被自由基氧化，附着在血管壁上，形成粥样斑块。日积月累，血管壁上的斑块越积越多，斑块一旦破裂，血小板就在此凝聚、堆积，进而形成血栓。“好胆固醇”（高密度脂蛋白胆固醇）既能清除动脉壁上堆积的胆固醇，又能抑制细胞对“坏胆固醇”的摄取，有利于预防动脉粥样硬化。茶多酚具有双向调节作用，既可以抑制“坏胆固醇”的生成，又可以增加“好胆固醇”的含量。

血栓是导致动脉粥样硬化和冠心病的重要因素。茶多酚对红细胞变形能力具有保护和修复作用，且易与凝血酶形成复合物，阻止纤维蛋白原变成纤维蛋白，防止血栓形成。另外，茶多酚还能有效降低血浆及肝脏中的胆固醇含量，促进脂类及胆汁酸排出体外，从而有效防止血栓形成。

螯合沉淀清除过剩重金属

研究表明，茶多酚分子可与一个离子（如铅、锡、铁等）络合，形成螯合物，清除体内过剩的重金属离子。冠心病患者往往会出现铁过剩问题，若能及时排除过剩的铁，可保护心脏。茶多酚可与铁螯合，并以螯合物的形式排出体外，从而保护心脏。如今，人们可以通过高科技手段将茶多酚配伍银杏叶、枸杞子、维生素等成分，同时去除咖啡因及刺激肠道的成分后，加工制成方便服用的片剂或胶囊，使调节血脂和日常保健变得更简单、更安全、更有效。PM

古语有“宁可食无馔，不可饭无汤”，喝汤佐食、滋补是中国人历来的传统。一盅好汤，味道鲜美、营养易于吸收是必备要素。若按中医理论，改良经典汤剂，去药味而增口感，岂不妙哉？

名方改良：老方新用（二）

广东省中医院临床营养科
林淑娴　郭丽娜（副主任医师）

山药薏仁汤

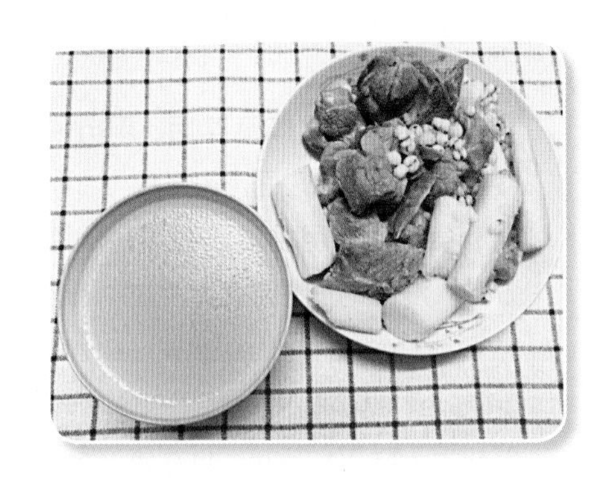

名方

珠玉二宝粥（《医学衷中参西录》）

改良

本汤改编自张锡纯《医学衷中参西录》中的珠玉二宝粥。原方使用生山药和生薏苡仁等份，再加有柿霜的柿饼，熬煮成粥。原方之意为，单用山药，久服过于滋腻；单用薏苡仁，久服清热祛湿过甚，而两者等份并用，可久服而无弊。柿霜凉润肺阴，柿饼甘补脾气。但用柿饼煲成汤口感欠佳，且仅为辅助之用，故此方去之。或可直接加入柿霜粉（可通过市场或网络购得），汤品的口感应该不错。况且原方中写道“若果有白净柿霜尤胜于饼”，故可在汤煲好后，加入一点柿霜粉，拌匀即可。

山药是张锡纯治疗虚证咳嗽很喜欢使用的一味药，他认为山药既能滋阴，又能利湿；既能滑润，又能收涩；可补肺、补肾，兼补脾胃，故多方中均有使用。例如，很多人感冒后仍会咳嗽一段时间，精神不振，或干咳或有痰，这时就很适合尝试这个方子。湿度较大的季节，健康人用此汤祛湿保健也是不错的选择。

若使用干的怀山药，可与薏苡仁等量使用。此汤可一日两次服用，适合久服。

制法

新鲜山药250克，薏苡仁30克，猪腿肉250克（2～3人份）。新鲜山药去皮、切片，薏苡仁洗净。猪腿肉洗净，切块，焯水。将所有原料放入汤煲中，加水1500毫升，煮沸后转小火煲1～1.5小时，加盐调味即可食用。

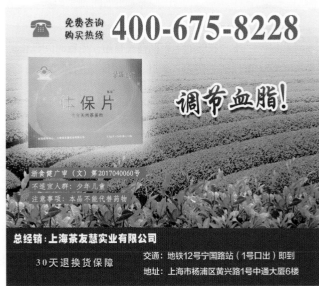

适宜人群

肺脾阴虚而致咳嗽、不欲饮食者。

功效

益气养阴，健脾渗湿。PM

减少蔬菜农药残留，主要靠种植生产的源头控制，消费者也可以采用一些简易可行的方法，归纳起来为："选""测""储""除""浸""烫"。

防范蔬菜"农残"六字攻略

马志英

1. 选

选季节 一般地说，夏季是蔬菜中农药残留量超标的"高危季节"；冬季蔬菜虫害少，农药使用也较少。

选品种 油菜、鸡毛菜、韭菜、茼蒿、小白菜、卷心菜、芥菜等叶茎类蔬菜农药残留较高，宜选择虫害较少、农药施用较少、相对安全的蔬菜。有些蔬菜具有抗虫性，会散发昆虫不喜欢的气味，如香菜、洋葱、大蒜、大葱等；有些根茎类蔬菜虫害也较少，如土豆、萝卜、山药、芋艿、花生、冬笋、竹笋等；南瓜、冬瓜等瓜类菜有防虫"护甲"，农药施得也少，但黄瓜例外。

2. 测

单凭眼看、鼻闻、手摸，无法判断蔬菜中农药是否超标。现在有一种农药残留速测卡（市场有售），可快速测出蔬菜中有机磷和氨基甲酸酯这两类用量较大、毒性较高的农药残留情况。这种方法被蔬菜批发市场和有关食品监管部门用于蔬菜"农残"的快速检测和筛查，虽然不精确，但用于初步判断还是有一定作用的。

菜叶有虫眼，说明农药少？

这种说法不靠谱。"菜叶有虫眼"有两种可能性。一种可能性是：由于没打农药，这些菜长了虫，一直到收割上市还没打过农药，"农残"确实低。但另一种可能性更大：菜农发现了虫害后，补打农药杀虫，蔬菜"农残"可能比没有虫眼的蔬菜还要大，因为打药时间离收割上市时间近。此外，被虫咬过的菜，农药更容易渗入组织内部，农药残留更严重。

3. 储

不同农药的半衰期有长有短，随着时间延长，大部分农药能够缓慢分解，毒性随之降低。因此，较耐储藏的蔬菜，如毛豆、豇豆、番茄、大白菜等，储存一段时间后再食用，可减少农药残留量。

4. 除

蔬菜表面的农药残留相对较多。能去皮的蔬菜，如黄瓜、番茄等，最好去皮后再食用；切韭菜时，可将根部多切掉些；对叶菜类，清洗前应除去根、外叶和老黄叶；肉眼可见异色斑点的蔬菜，一定要扔掉。

5. 浸

烹调前，一定要将蔬菜清洗干净。先用水冲洗掉表面污物，再用清水浸泡，可以去除部分农药残留。

第一步：挑拣蔬菜后，用自来水将其冲洗干净，去除表面污染。

第二步：用水浸没蔬菜，浸泡 15~20 分钟。浸泡时间并非越长越好，浸泡 15 分钟与 60 分钟，对农药残留的去除效果相差不多。浸泡时加入少量安全的果蔬清洁剂，有利于去除农药残留。近年来"农残"超标率最高的有机磷和氨基甲酸酯类农药在碱性条件下易降解，可在浸泡水中加石碱（碳酸钠），加速这些农药的降解。1 千克水加 10 克左右碳酸钠（小苏打也可以），将蔬菜在碱水中浸泡 5~15 分钟即可。

第三步：浸泡蔬菜时用过果蔬清洁剂或石碱的，一定要用清水冲洗多遍，把清洁剂和碱水冲洗干净，烹调前再用净水冲洗一遍。

6. 烫

氨基甲酸酯等农药受热后分解加快，因此可通过加热去除部分农药。烹调鸡毛菜、芹菜、菠菜、小白菜、菜花、豆角等之前，可在清洗、浸泡的基础上，用开水漂烫 2~5 分钟，既能去除较多农药残留，又能去除硝酸盐等有害物质。PM

专家简介

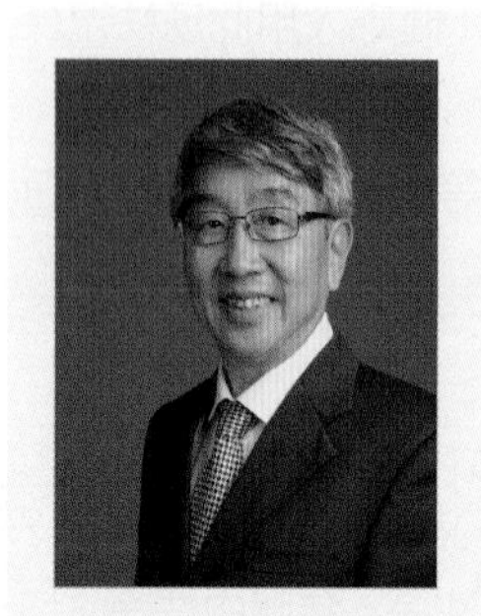

马志英 上海市食品研究所技术总监、教授级高级工程师，上海市食品学会食品安全专业委员会主任，上海市食品协会专家委员会主任。长期从事食品生化、食品工艺和食品安全领域的科研工作，主持完成十多项国家和省部级重大科研项目。

寻找正宗美国
开心果标志

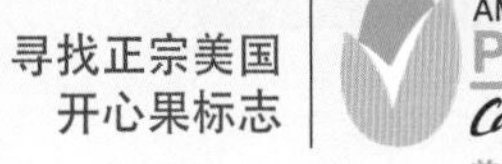

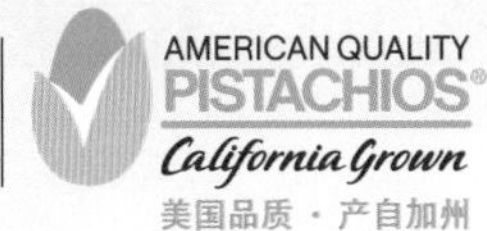

GO AHEAD. CALL ME A HEALTH NUT.

我是健康发烧友。

我的丈夫托德和我都喜欢探险。从在伯利兹潜水到准备迎接我们第一个孩子的诞生，我从未感到过生活乏味。为了保持精力旺盛，我睡眠充足，经常运动，并保证饮食均衡，每天都吃蔬菜，精益蛋白产品，水果和开心果之类的坚果。我们希望孩子长大后能像我们一样喜欢探险，也像我一样喜欢开心果。

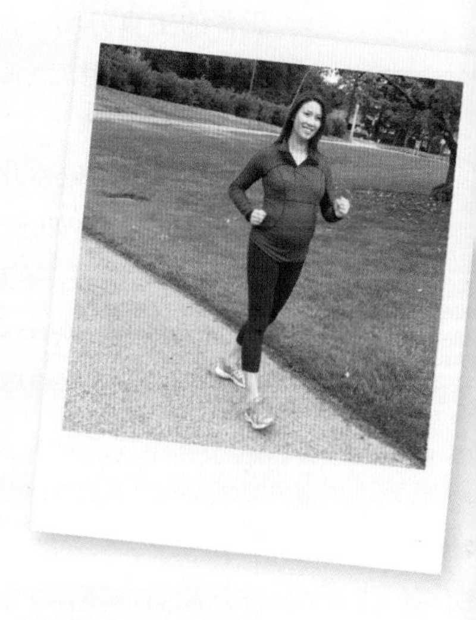

克里斯蒂娜 · 欧阳
准妈妈
传媒专业人士

请访问
AmericanPistachios.cn

生活中不可或缺的美味之一，让人流连忘返。

真实照片未经处理

The POWER of PISTACHIOS®

食养慢性病（三）

糖尿病

在糖尿病的治疗中，饮食营养治疗是必不可少的。患者要注意合理安排餐次，每日三餐定量、定时。如果餐后血糖控制不理想，可以选择分餐法，将正餐的主食分出一部分在两餐之间食用。烹调方法宜以蒸、烩、煮为主，少用煎炸。如食用碳水化合物含量高的食物，如水果、干果、土豆、红薯、芋艿、粉丝等，应相应减少主食量。此外，还有一些药膳食疗方可供参考。

原料

牛蒡（根）20克
瘦猪肉50克
青椒100克

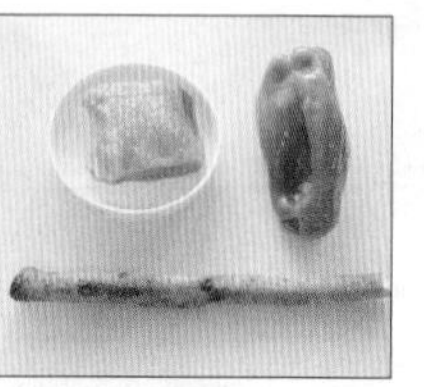

牛蒡青椒炒肉丝

做法： 牛蒡去皮，切丝，泡在盐水中备用。瘦猪肉、青椒分别切丝。肉丝中加入少许生抽、香油，与淀粉拌匀，腌制10分钟。锅中加入适量油，将肉丝滑炒至变色，捞出备用。锅中加入香油，放入牛蒡丝和青椒丝，加少许生抽翻炒，焖1~2分钟，最后倒入滑好的肉丝拌匀。

点评： 中医认为，牛蒡具有清热解毒、疏风利咽的功效。现代研究证实，牛蒡含菊糖、纤维素、蛋白质、钙、磷、铁等人体所需的多种营养成分，其胡萝卜素含量比胡萝卜高150倍，蛋白质和钙的含量也很丰富。牛蒡所含的菊糖是一种天然果聚糖，虽有甜味，但不能被人体转化为葡萄糖，不会升高血糖，适合糖尿病患者食用。作为一种膳食纤维，菊糖还可促进肠道蠕动，润肠通便。

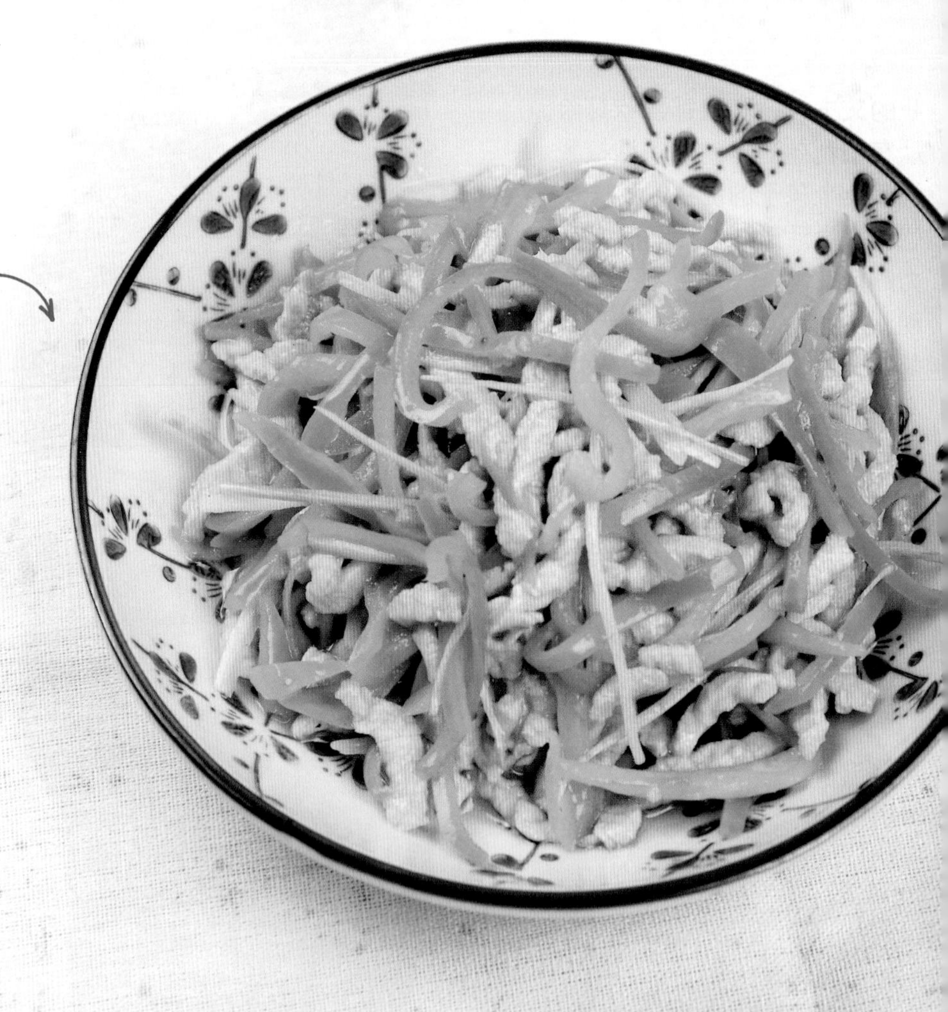

菜品制作/李纯静（营养师）
菜品设计、点评/上海中医药大学副教授、高级营养师　孙丽红

原料

山药250克

胡萝卜、黑木耳、西芹、黄瓜、蒜适量

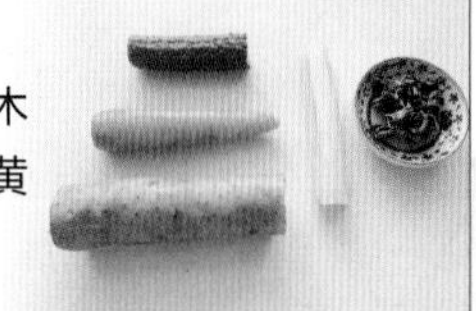

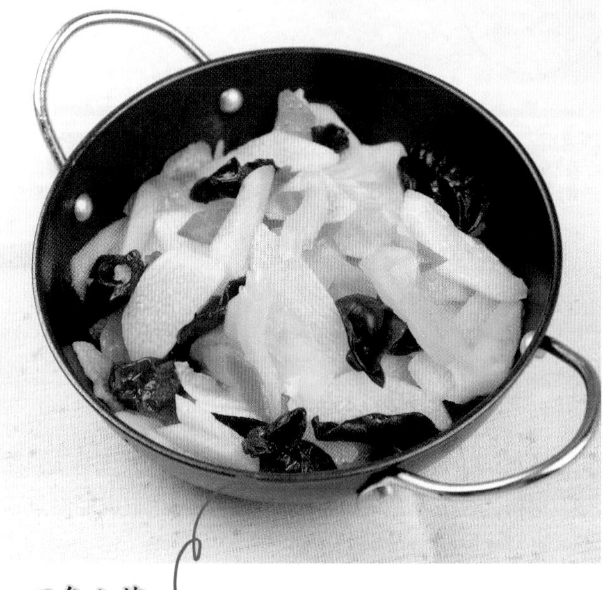

五色山药

做法： 山药去皮，切片，入开水汆烫，盛出。胡萝卜、西芹、黄瓜洗净，分别切片。黑木耳洗净、撕成小块，蒜切片。将胡萝卜、黑木耳放入热水中烫至将熟，加入西芹汆烫，盛出备用。锅中倒入适量油，放入蒜片爆香，加入汆烫过的所有材料和黄瓜，快速翻炒，加盐、香油即可。

点评： 山药是老百姓常食的药食两用之品，具有滋养强壮、助消化等功效，对于脾虚腹泻、糖尿病、小便短频、消化不良等都有积极作用。现代研究认为，山药可控制餐后血糖升高，山药中的黏蛋白可包裹肠内的其他食物，减缓糖分吸收，抑制餐后血糖快速上升，避免胰岛素分泌过量，控制血糖。黑木耳中的多糖成分可以减轻一些化学物质对胰岛B细胞的损伤，改善受损细胞功能。

原料

鸽子1只

玉竹50克

姜适量

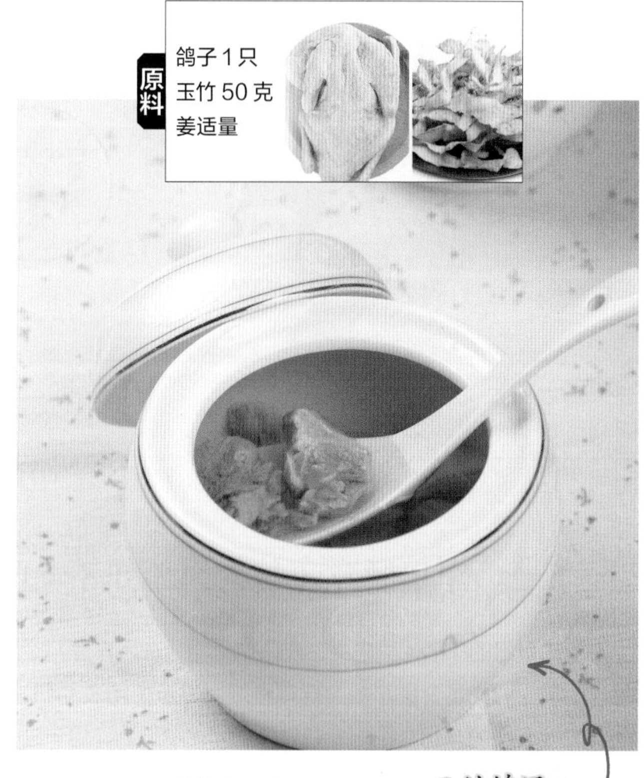

玉竹鸽汤

做法： 鸽子去毛、内脏，切块。姜切片。锅中倒入适量油，放入鸽子，不断翻炒，加玉竹、姜片，加水炖煮1~1.5小时，加盐调味。

点评： 这款汤适合糖尿病见口渴多饮、口干舌燥、燥热、多尿者食用。玉竹具有养阴润燥、清热生津等功效，主治热病伤阴、虚热燥咳等症。研究发现，玉竹具有降血糖、调血脂、抗脂质过氧化作用，可在一定程度上改善糖尿病的糖脂代谢紊乱。

原料

面粉500克

葛根粉200克

酵母6克

清水750毫升

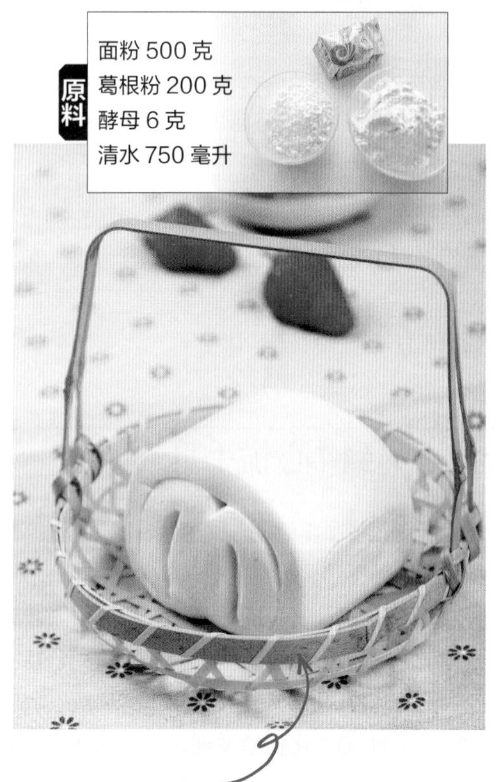

葛粉馒头

做法： 面粉和葛根粉放入盘中，加酵母拌匀，倒入清水搅拌，用手揉至表面光滑，发酵至2倍大。将发酵好的面团搓成长条状，切成等份大小的面剂，制成圆形馒头面坯，静置15~20分钟。锅中倒入冷水，将发酵好的馒头面坯放入蒸笼，蒸约25分钟。

点评： 葛根常用于热病口渴、阴虚消渴、脾虚泄泻等症，常食有助于增强体质、提高免疫力。历代用葛根来治疗糖尿病的方剂也不少，如张锡纯的《医学衷中参西录》中的玉液汤即用葛根来治疗消渴病。葛粉是一种营养丰富、老幼皆宜的保健食品，被称为“长寿粉”。除可用于制作各类点心外，葛粉还可用开水冲服。在馒头等点心中加入葛根粉，可增加植物清香，使其更有弹性。这款主食的摄入量须计入全天的总能量中，替换平日食用的主食，并根据血糖控制情况确定食用量。PM

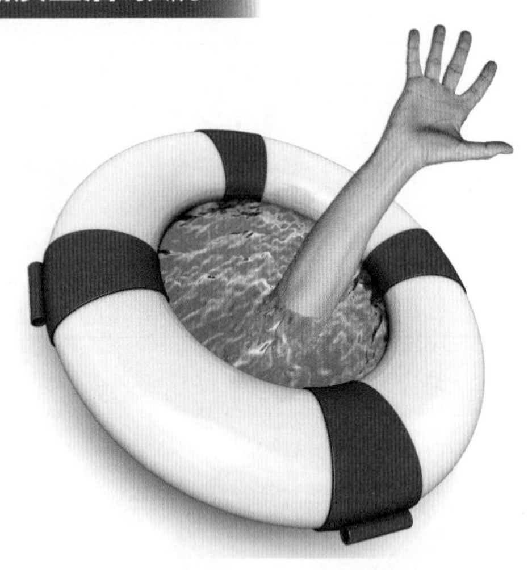

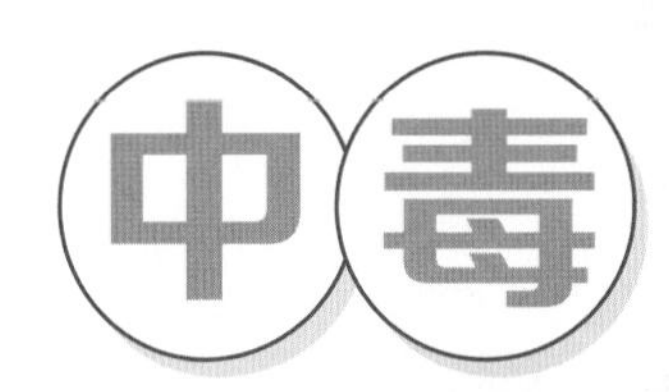

中毒离你有多远

山东大学齐鲁医院中毒与职业病科
宁 琼 菅向东（主任医师）

故事1：车里睡觉不熄火，不知不觉已中毒

一个冬日的午后，吴先生感觉困倦，便想在汽车里打个盹。于是，他找了个停车场，把车停好后，未关闭发动机，开着暖风，紧闭车窗，不一会儿就睡着了。没想到，这一睡就是3个小时。醒来以后，吴先生出现头晕不适、无法行走、说话不利索等症状。

吴先生急呼120，被救护人员送至医院急救。检查发现，血压高达200/120毫米汞柱，血清肌红蛋白1142.8纳克/升，颅脑CT平扫未见异常，动脉血气分析提示pH7.05、血乳酸15.2毫摩/升，被诊断为中毒性脑病、乳酸性酸中毒。经吸氧、纠正酸中毒，配合血液灌流治疗1周后，吴先生康复出院。

专家点评：长时间开车劳顿后，有些车主会在车里睡一觉。天气炎热或寒冷时，常常会开着空调、紧闭车窗。殊不知，这样做是非常危险的。发动机在工作时，燃油燃烧不完全，会产生高浓度的一氧化碳，在怠速停驶、空调运转、车窗紧闭的状态下，发动机排出的一氧化碳会在车厢内逐渐积聚，导致车内人员发生一氧化碳中毒。吴先生虽然还未发生一氧化碳中毒，但是已严重缺氧，病情危重，如果不及时治疗，后果将不堪设想。

特别提醒

在车内休息时，一定要将发动机熄火、开窗。如果发现有上述中毒情形，应迅速将中毒者转移到空气新鲜的地方，并保持呼吸道通畅；症状严重者应及时送医院救治。

故事2：一碗羊肉汤，喝到“心慌手麻”

张女士下班后在单位附近一家羊汤馆喝了羊肉汤，回家后就开始出现头晕、心慌、手颤、手麻等不适。起初，她并未在意，以为休息一下就好了。第二天，她听说有几位同事也出现了类似症状，且都在同一家羊汤馆喝过羊肉汤，于是便到医院就诊。当时，手颤的症状已经消失，但仍有轻度手麻，医生查体发现她心率快，约110次/分，血生化检查发现，血液中盐酸克仑特罗含量为0.05微克/毫升。张女士既往无哮喘、甲亢、心脏病等疾病史，最终被诊断为“瘦肉精中毒”。经对症治疗后，张女士的症状逐渐好转。

专家点评：平常所说的“瘦肉精”，化学名叫盐酸克仑特罗，属于拟肾上腺素类药物，是一种作用极强的β_2受体激动剂，曾用于治疗支气管哮喘，因其对心脏的副作用大，现已被弃用。20世纪80年代初，美国一家公司意外发现，它能促进猪的骨骼肌（瘦肉）蛋白质合成，减少脂肪沉积，可明显增加“瘦肉率”。因此，在作为饲料添加剂销售时，盐酸克仑特罗的商品名叫“瘦肉精”“肉多素”等。人体对“瘦肉精”敏感，食用后会出现头晕、恶心、手脚颤抖、心悸等症状，甚至发生心搏骤停、猝死，尤其对心律失常、高血压、青光眼、糖尿病、甲亢等患者，“瘦肉精”危害极大。

特别提醒

如果进餐以后出现不适症状，特别是吃了相同食物的人也出现类似症状时，应及时就医，以免错过最佳诊治时机。

故事3：渴不择饮，喝“水”丧命

一天，周先生口渴难耐，又忘了带水，忽然发现汽车副驾驶座上放着一瓶“矿泉水”，顺手拿过来拧开瓶盖就咕咚咕咚喝下去。顷刻间，周先生感觉这个“矿泉水”味道不对劲，但由于口渴至极，已经咽下去一大口，他连忙把口中未咽的液体都吐出来了，还溅到了脸上。很快，周先生感到喉咙里像着火一样难受，心知喝错水了，立即赶往医院就诊。

医生询问病情后，判断周先生可能误喝了别人用矿泉水瓶装的“固化剂”，其主要成分是甲醇、丙酮和双氧水。经洗胃、对症输液治疗后，周先生病情仍不见明显好转，一直不能进食，吃啥吐啥。化验显示，肝功能异常（丙氨酸转氨酶 84 单位 / 升，天冬氨酸转氨酶 81 单位 / 升），电解质紊乱（血钠 126 毫摩 / 升，血氯 96 毫摩 / 升），胰腺也受损（淀粉酶 196 单位 / 升，脂肪酶 413 单位 / 升）；上消化道造影显示食管上段肿胀、狭窄。因食管黏膜肿胀，周先生完全靠静脉输液补充营养。

迫于经济压力，眼看病情稍稳定一点，周先生就要求出院了。一周后，周先生再来医院时，身体状况非常糟糕，最终因全身多脏器功能衰竭而死亡。

专家点评：医院时常会接诊误服药物、毒物的病人，有误服装在不相干的盒子里的药品的，有儿童误把大人服用的药物当作“糖豆”吃的，有误服矿泉水瓶装的消毒液等毒物的，各式各样。

特别提醒

不要用矿泉水瓶存放别的化学液体，不喝开盖的矿泉水。家中有小孩的居民，一定要把药物放在儿童不能触及的地方，平时养成不乱放药品的习惯。一旦出现误服药物或毒物等情况，要及时去医院治疗。

故事4：治皮肤病，反致严重皮肤病

被皮肤病困扰多日的王女士，在得知同事因皮肤病服用中药治愈后，也开始中药治疗。服药数月后，她身上开始出现红斑，并伴大疱样改变，她以为这是身体在排毒，因此并未去看医生，而是继续服药，直至头面部及全身出现严重的红斑伴皮肤溃烂，才意识到不正常。因未及时就医，王女士的病情愈来愈重，昔日的时尚白领女性变得面目全非，全身溃烂，生活完全不能自理。

年迈的父母带着王女士辗转到我科就诊，我们发现王女士的皮肤损伤类似于Ⅱ～Ⅲ度烧伤，损伤面积达 70%，右侧眼睑粘连、视力低下，是中毒性表皮坏死松解症的表现。在全身大换药配合激素、补液、利尿、解毒等治疗后，王女士的症状得到了改善。

专家点评：中毒性表皮松解坏死症，通常由致敏药物（磺胺类、解热镇痛类、镇静安眠或抗癫痫药物等）引起，是药疹中最严重的类型之一，死亡率高。典型发病过程为：先出现疼痛性局部红斑，很快蔓延，随后在红斑上发生松弛性大疱或表皮剥离，轻度触碰或牵拉可导致大面积剥离；表皮发生大面积剥离时，可伴有疲乏、寒战、肌痛和发热；严重时可因体液、电解质失衡和多脏器合并症（如肺炎、胃肠道出血、肾小球肾炎、肝炎、感染）而导致死亡。PM

特别提醒

中草药一向被人们认为副作用少、安全性高。但近年来，一些中草药的毒副作用逐渐被认识，如肝毒性、肾毒性、血液系统损害、皮疹等。因此，大家在服用中草药时也要留意其副作用，如果出现不适，应立即就医。

专家简介

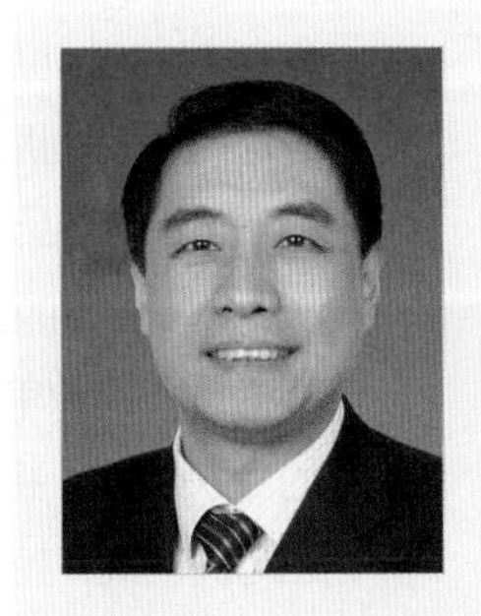

菅向东 山东大学齐鲁医院急诊科副主任、中毒与职业病科主任、主任医师、博士生导师，中国医学救援协会灾害救援分会常务理事，中国中西医结合学会灾害医学专业委员会常务委员，中国毒理学会理事、中毒与救治专业委员会副主任委员，中国研究型医院学会心肺复苏专业委员会副主任委员，山东省医师协会灾难医学与应急救援医师分会主任委员，山东省微量元素科学研究会环境与职业医学分会主任委员。

专家门诊：周一、周二、周四全天

生活实例

又到了春暖花开的季节，陈老伯脱下厚重的棉袄，开始每天锻炼身体：上肢贴壁“爬墙”、转肩、打羽毛球……几天以后，陈老伯出现了肩膀酸痛。他以为是缺乏锻炼引起的，便增加了运动强度。不料几天后，陈老伯肩膀酸痛越发严重，右上肢活动也受限，不仅羽毛球打不成了，连端茶倒水都很吃力，更不要说提重物了。他到医院就诊，医生告诉他，因为运动过度，他的“肩袖”损伤了。

运动不当 当心“肩袖损伤”

同济大学附属第十人民医院骨科主任医师　程 飚

认识肩袖损伤

肩袖是肩关节周围四块肌肉的复合体，起自肩胛骨，其肌腱由肩胛下肌、冈上肌、冈下肌和小圆肌的肌腱共同组成，止于肱骨头的大小结节，呈袖套状包绕肱骨头。这些肌腱的撕裂被称作“肩袖损伤”。

肩袖损伤多见于中老年人，主要表现为疼痛伴肩关节无力，或肩关节不能主动外展、上抬、内旋和外旋。夜间安静状态下，疼痛更加明显。部分患者因肩袖撕裂导致疼痛，不敢运动，还会继发肩关节粘连。肩袖损伤分急性损伤和慢性劳损两种。急性损伤常见于猛提重物、摔倒时用肩部支撑、外来暴力牵拉等，如在公共汽车上手扶拉杆站立，突遇急刹车时用力拉杆以保持身体平衡，就可能造成肩袖撕裂伤。慢性劳损常见于曾经摔伤、拉伤过肩关节，用力提拉重物后，以及长期过度使用上肢。

不当运动易“伤肩”

随着全民健身运动的流行，因急性创伤和反复劳损导致的肩袖损伤患者越来越多。导致肩部负荷过大或动作过猛的运动均易造成肩袖损伤，如打羽毛球和游泳。打羽毛球时，肩关节外展，肩峰下间隙内的组织很容易遭受磨损和撞击，导致组织发生炎性反应，使间隙内压力增高，容易引发“肩峰下撞击综合征”。肩峰下撞击综合征若治疗不及时，会慢性加重，最终导致肩袖损伤。游泳时，不正确的游泳姿势和运动量过大都可能导致肩袖损伤，俗称“游泳肩”。

有些老年人喜欢利用健身器材锻炼身体，单杠或吊环中的转肩、举重抓举时的突然背伸等动作，都易损伤肩袖。经常进行网球、棒球、排球、攀登等需要上肢举过头顶类的运动，日积月累，也容易造成肩袖损伤。

科学运动防“伤肩”

肩袖损伤的预防比治疗更重要，热衷健身运动者尤其是广大中老年人，要科学运动，在锻炼时须注意：

❶在正式运动前，先做肩关节“热身”活动，缓慢、有控制地做上臂旋转动作，帮助拉伸和锻炼肩袖肌肉，预防损伤。

❷在运动过程中，运动者要关注自身状况，有意识地“感受”肩部的反应。一旦出现疼痛和其他不适，应及时停止运动，采取必要的保护措施，或及早进行治疗。

❸避免过度运动和疲劳时运动。如在做完胸部和背部的运动后，就不宜再进行肩部的过多训练。运动一段时间后，应适当休息与放松，缓解肌肉疲劳，防止身体因局部负担过重而出现运动损伤。

❹适当加强易损伤部位的肌肉练习。如：以肩部为圆心，做单手画圈动作，可充分锻炼肩部周围的四块肌肉。将有一定重量的物品置于肘部，平举至与肩同高，持续1～2分钟为1组，每次做5组，可有效加强肩部肌肉力量。PM

专家简介

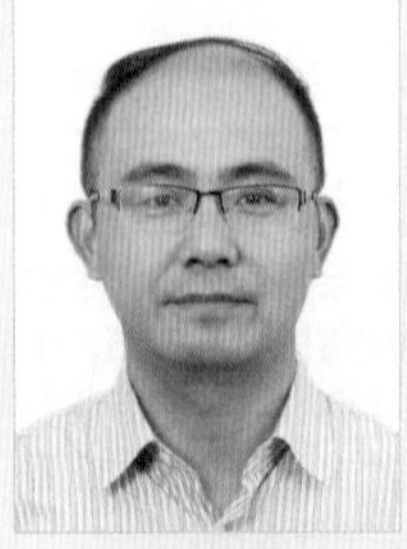

程 飚　同济大学附属第十人民医院骨科副主任、关节镜外科主任、主任医师、教授、博士生导师，中华医学会骨科学分会关节镜学组委员，上海市医学会运动医学专家委员会副主任委员。擅长膝关节退变、半月板损伤、膝关节交叉韧带损伤后关节镜下微创修复，肩关节疾病关节镜下诊治等。

专家门诊：周二上午
特需门诊：周一下午、周四下午

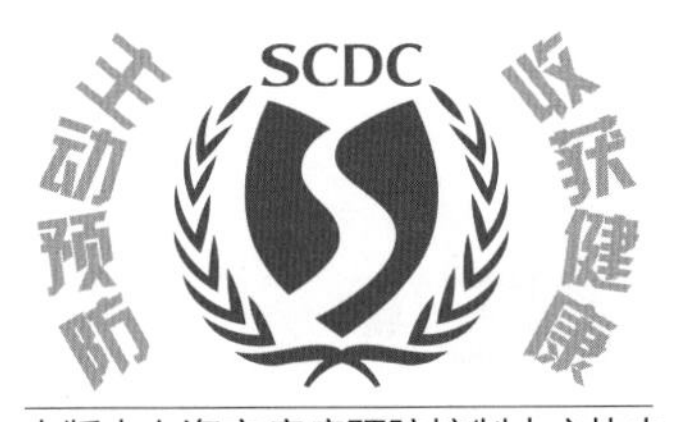

本版由上海市疾病预防控制中心协办

默默无“蚊”从我做起

上海市疾病预防控制中心病媒生物防制科
主任医师 冷培恩

环境越来越好，为何蚊虫不见少

夏日炎炎，蚊虫叮咬惹人烦。市民常问：现在环境卫生状况越来越好了，为什么还有那么多蚊虫呢？

蚊虫繁殖离不开水，雌蚊吸血后，卵巢发育，继而将卵产在各种积水中。尽管现在环境越来越好，但是环境中可供蚊虫孳生的积水依然存在，比如居民和单位室内外闲置的缸、罐、瓶、花盆托盘，以及幼儿园、游乐场内供孩子游戏用的废旧轮胎等，都会有积水存在。人们不易发现的地面雨水井和地下室集水井，也是蚊虫的重要孳生地。

上海市曾对黄浦区 3 个绿地和 35 个不同类型居民区的 564 处地面雨水井进行过调查，结果发现：34.22% 的雨水井有积水；有积水的雨水井中，74.09% 有蚊虫孳生；85 个有蚊虫孳生的雨水井中，77 个孳生有白纹伊蚊（白纹伊蚊白天叮咬吸血，攻击性强，可传播登革热、黄热病、寨卡病毒病等疾病）。另一项调查发现，在所选的 101 个地下车库中，存在集水井或地下明沟的车库有 92 个，有蚊虫孳生的集水井有 59 处，孳生阳性率为 64.13%。

如何减少蚊虫孳生，让生活默默无“蚊”

1. 清除积水 清除各种积水，丢弃闲置的缸、罐、瓶，或将其倒置，随时倾倒花盆托盘内的存水。

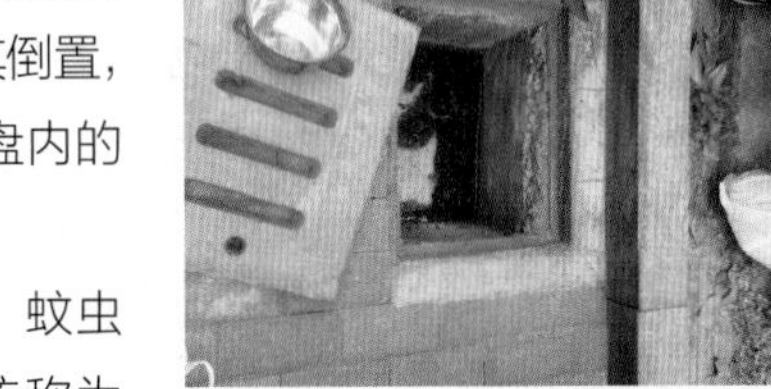

2. 消灭蚊幼 蚊虫的卵、幼虫、蛹统称为蚊幼。蚊虫的卵在水中孵化，幼虫和蛹都在水中生活，向地面雨水井和地下室集水井投放灭蚊幼剂，可有效控制蚊虫孳生。上海市爱卫办自 2016 年起已组织开展此项工作。

3. 防蚊、驱蚊 积水不可能完全清除，蚊虫依然会存在，生活中需要采取防蚊、驱蚊措施。

- 纱门、纱窗、蚊帐能够很好地防蚊，蚊香也是很好的驱蚊产品。使用蚊香驱蚊时，应将蚊香放在人的上风向，房间应保持适当通风。

专家简介

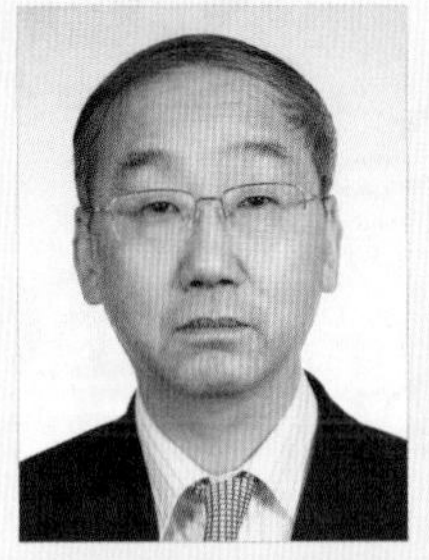

冷培恩 上海市疾病预防控制中心病媒生物防制科主任、主任医师，上海市预防医学会病媒生物预防与控制专业委会主任委员，中华预防医学会媒介生物学及控制分会副主任委员，全国爱卫会爱国卫生专家委员会病媒生物防制分委会委员，国家卫生标准委员会病媒生物控制标准委员会委员，中国卫生有害生物防制协会专家委员会委员。

- 蚊虫较多时，可以用电蚊拍捕杀蚊虫，也可以用灭蚊气雾剂喷杀蚊虫。使用气雾剂灭蚊，对着蚊虫轻按一下即可，不必连续喷雾。大多气雾剂易燃，使用时应避免明火，以防爆燃。

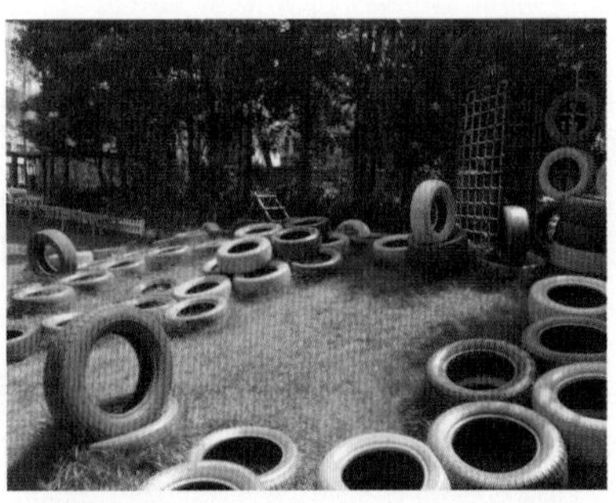

- 在室外活动时，应尽可能穿长袖衣裤，以减少皮肤暴露。可以在裸露的皮肤上涂抹或喷洒驱蚊剂，每隔 2～3 小时涂抹 1 次。PM

特别提醒：

购买盘式蚊香、电热片蚊香、液体蚊香、气雾剂、驱蚊剂等具有驱蚊灭蚊功能的杀虫剂产品时，需要认准农药登记证（“WL”表示临时登记证，有效期 1 年；“WP”表示正式登记证，有效期 5 年）、生产许可证和企业标准号，从正规途径购买。

关注上海市疾病预防控制中心，了解更多疾病防控信息。

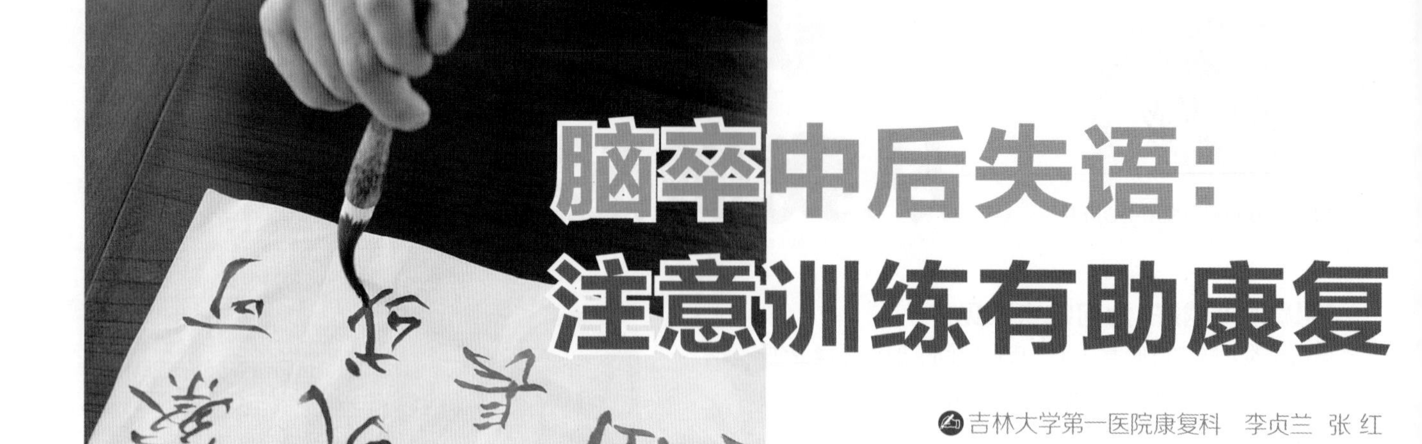

脑卒中后失语：注意训练有助康复

吉林大学第一医院康复科　李贞兰　张　红

脑卒中后，失语较常见

失语症是脑卒中后常见症状，是由于语言中枢的病变而发生的不同程度的听、说、读、写损害，主要表现为口语与书面语言的理解困难，识别图片和物体困难，以及口语、书面语和手势语交流障碍，等等。

根据临床表现，失语症分为8个类型：完全性失语、运动性失语、经皮质运动性失语、感觉性失语、经皮质感觉性失语、传导性失语、命名性失语和丘脑性失语。不同类型的失语临床表现不同。比如：运动性失语以口语表达障碍为主，理解能力相对保留，主要表现为患者能听懂家人及医务人员的指令，但是不能通过口语来回答问题或只能通过简单的字、词或姿势语与人沟通；感觉性失语与运动性失语症恰好相反，表现为理解力有严重障碍而口语表达相对流利，但口语表达内容无实质性的意义，很难与人有效地交流。

失语症引起的交流障碍不仅影响患者的日常生活，影响其心理健康，而且由于患者在康复治疗过程中不能与治疗师进行及时有效的沟通，还会影响其康复疗效和恢复进程。感觉性失语患者接受康复训练时，不能理解治疗师的指令配合治疗，不但影响康复疗效，而且容易造成患者不积极配合治疗的错觉。因此，脑卒中后失语症患者在进行肢体功能康复的同时，也应重视语言交流能力的康复。

注意力训练能改善语言功能

近年来，用于治疗失语症的训练方法很多，多以对症治疗为主，疗效不尽理想。语言是大脑在识别感知任务的同时对其进行加工的过程，是一种特殊的认知过程。认知影响语言功能，而良好的注意力是所有认知的基础。注意力对语言的作用逐渐受到关注。近年来的研究证实，脑卒中失语症患者存在注意缺陷，失语症患者进行注意力训练，可使语言功能得到改善。功能影像学在脑功能方面的研究证实了语言功能和注意控制的关系：语言中枢主要位于额叶和颞叶，注意控制与额叶、颞叶、顶叶、丘脑之间的纤维连接有关。

失语症患者进行注意训练是十分必要的。我们在临床治疗中观察到，失语症患者进行系统、有针对性的注意训练，可有效提高对指令的理解能力和反应速度，以及口语的表达能力。

如何训练患者的注意力

目前，在医院进行的注意力训练主要是利用计算机辅助系统，包括注意选择、维持、警觉、转移及注意力分配的训练。患者可在康复科接受专业的语言功能和注意功能的评估，由专业人员制定治疗方案，并在专业人员的指导下进行家庭治疗。在家庭治疗中应注意以下几个方面的问题：

❶ **环境的选择**　给患者提供一个小且安静的空间，随着患者注意力的提高，可逐渐过渡到复杂环境。

❷ **训练方法的选择**　根据注意力缺陷的不同程度进行针对性训练，可选择连线训练、简单游戏训练等，或选择患者感兴趣并能够完成的项目，如画画、练字等。

❸ **训练强度的选择**　训练任务由简单到复杂，训练时间每次20~30分钟，每日1~2次。

❹ **及时调整方案**　患者在治疗中若存在问题，应及时与专业人员沟通，以便适时调整治疗方案。PM

6月26日是“国际禁毒日”，戒毒专家提醒公众，尤其是年轻人，要远离不良习惯、远离毒品。

吸食大麻 事出有因

上海市精神卫生中心 张蕾 宝家怡 杜江

在朋友影响下，她开始吸食大麻

一位15岁女孩在家长陪同下来到戒毒所。家长说孩子是学音乐的，在酒吧听摇滚乐，和不良少年们一起抽大麻。女孩住院戒毒时，笔者在病房与女孩谈话后，发现家长的描述有些粗暴，事实并非想象的那样简单。

以音乐来打开话题后，笔者渐渐了解到：这位女孩一直以来都有些特立独行，喜欢小众的音乐，想要当一个文身师，与同学保持平淡的交往，与有共同兴趣的人深交。她并不是“叛逆、刺头儿、迷惘”那样的孩子，而是会考虑他人的感受。比如，她会主动打破聊天中的沉默，也很有礼貌。慢慢地，我们理解了她是用冷酷的外表来对抗世界，但是内心却渴望与人交流。

她把吸食大麻的详细经历告诉了我们。一次，在看完一场演出之后，女孩与朋友一起去了她的工作室，朋友拿出大麻给大家尝试，她们将大麻叶子卷进香烟中吸食。女孩说大麻的感觉还不如烟的味道，吸食大麻只是朋友在一起的活动之一……此前她不知道这么做会伤身体，她并没有瘾，以后也不会再吸。

特别提示：青春期的孩子，希望能找到理解自己的人，哪怕这些“同路人”有这样或那样的不良习惯。女孩在与那些有吸食大麻不良嗜好的同龄人成了“好友”后，在他们影响下也开始吸食大麻。这提示家长要重视孩子的交友圈子，一旦发现孩子与有不良嗜好者交往，要及时制止。

渴望关爱可能是深层原因

在与我们的交谈中，女孩透露她与父母关系不好，彼此的交流方式都很简单粗暴，她甚至不愿意提及他们。她说姨妈整个家庭里最亲近她的人，但也会对她有一些不理解和不支持。比如，姨妈支持女孩当文身师的梦想，但不赞同她自己文身。

综合分析后不难发现，所谓“毒瘾”可能并不是她成瘾的主要原因，更多的是她心理上的“瘾”，是那种害怕孤独、渴望朋友的“瘾”。女孩想要文身的“梦想”或许让父母难以接受，但这未尝不是她希望父母关注自己的一种表现。

特别提示：青春期的孩子有强烈的独立性和自觉性，同时又有依赖性和幼稚性。在这个“多事之秋”，父母不能漠视孩子的存在，更不能因为不理解孩子而与其对立。爱是最好的保护，父母的倾听往往是给孩子最好的关心。青春期的孩子好奇、冲动、自制力差，容易染上不良嗜好。目前，新型毒品滥用具有低龄化的发展趋势。家长的监管与教育对于青少年远离毒品至关重要，而常常被家长所忽略的正是对孩子的理解、与孩子的交流。对物质的依赖和滥用，其背后往往是情感方面的缺失。

正确处理空虚无聊的情绪

通过详细交谈，我们还了解到：这位女孩并没有从吸食大麻中得到快乐，而只是把它作为无聊空虚时的一种慰藉。

特别提示：一些孩子会出现“无聊”的消极情绪。其实，对抗这种情绪有很多种方法。比如，可以在操场上挥洒精力，或把注意力放在学习、阅读、看电影这些兴趣爱好上，还可以找亲朋好友倾诉，这样就能避免通过吸食毒品等不良方式来“打发无聊”。PM

Tips：吸食大麻危害健康

大麻是一种精神活性物质，吸食一定剂量会导致心率加快、血压降低，影响知觉、注意力和短时记忆。一次过量使用会损害认知发育，影响联想和再认过程，精神活动则表现为动作协调、注意力分配等受损，大麻中毒还会增加驾车的事故风险。长期吸食大麻对认知功能的损害不可逆，损害程度与使用时间成正比。此外，大麻还会引发肺部炎症，使某些精神障碍症状加重。

随着“二孩”政策的放开，很多年龄较大的夫妇在考虑“再生一个”；有些中年人再婚后，虽然年纪不小了，也有生育的想法。可最近网上流行一种说法：“年龄较大的父母生出来的孩子得自闭症的概率较高。”这到底是否属实？

自闭症：父亲高龄生育也增加患病风险

中南大学湘雅二医院教授　苏林雁

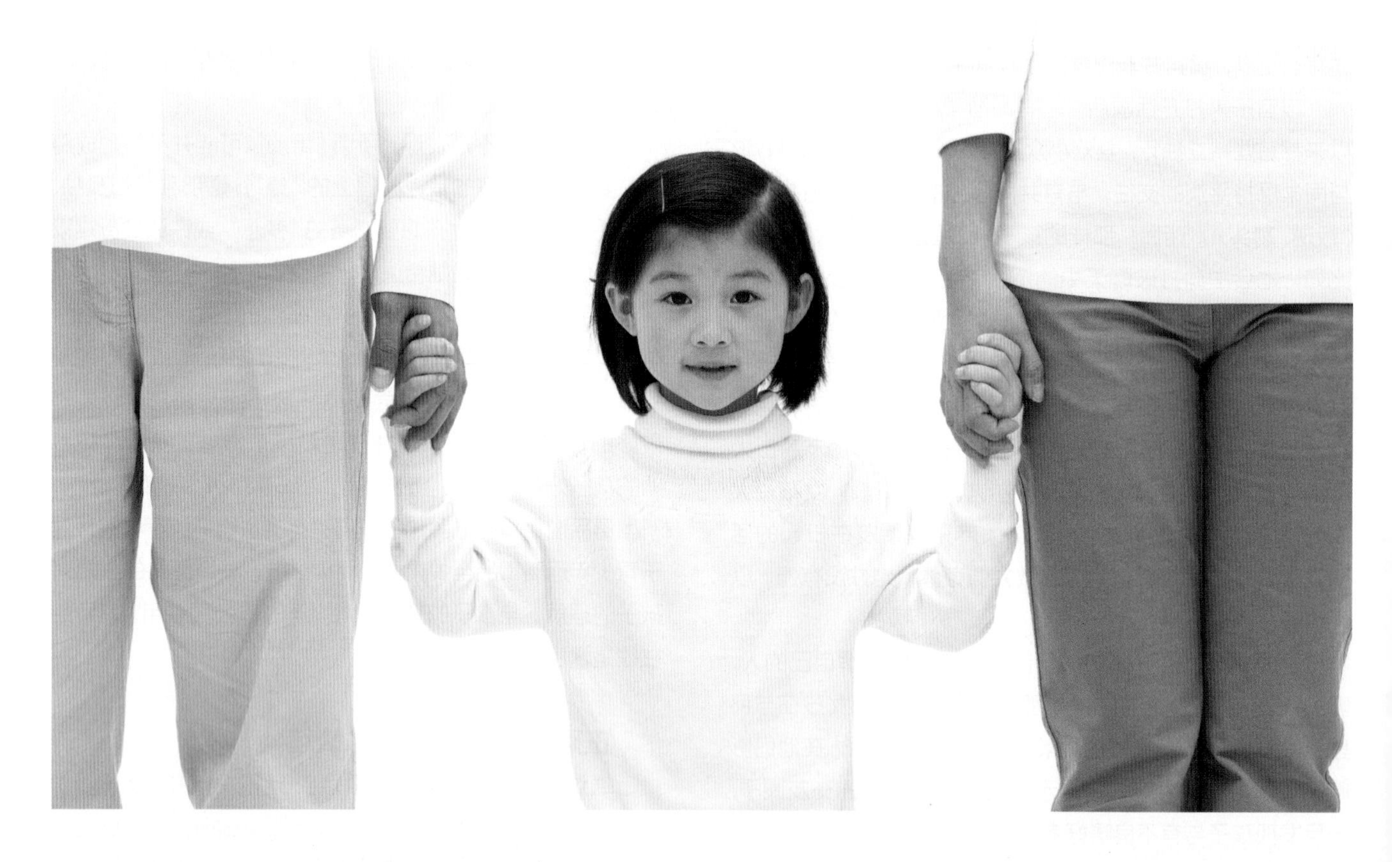

识别自闭症：社交障碍和刻板行为

自闭症常起病于三岁前，男孩比女孩多见。精神卫生学家把自闭症的表现归纳为三个核心症状：社会交往障碍、语言交流障碍及刻板重复的行为。2015 年美国新出版的诊断标准则把主要症状归纳为两个核心症状，即社会交往障碍和刻板重复的行为（其中包括语言方面的问题）。

在社会交往方面，自闭症患儿在婴儿期就表现出目光空洞、飘忽、注意涣散，与人缺乏眼对眼的凝视，而更注意一些无生命的小物品。这些孩子极少以微笑来应答别人，对母亲的逗弄、拥抱缺乏情绪反应，也很少用“咿呀”发声来回应别人。自闭症患儿对周围环境和其他孩子的活动不感兴趣，常常独自玩耍。别人和他打招呼没有反应，他想接近别人时，只会用推、拉、抱等不适当的方式表达，因此交不到朋友。他们不会玩想象性游戏，例如用棍子当作枪向“敌人”扫射、模仿“光头强”的砍树动作等，也不理解游戏规则。在与人交往时，不能一问一答地交流，常自言自语说一些从广告里学来的词汇，也不会用手势、目光、姿势、表情等非语言方式表达自己的想法，不会通过观察别人面部表情和身体语言理解别人的意思。高功能自闭症患儿有与人交往的愿望，但与人接近的方式奇特、怪异和不适宜，例如重复问一个问题，把交谈内容集中在他们自己的狭窄的兴趣方面，不管别人爱听不爱听。

自闭症儿童常出现一些刻板、重复的动作。例如，将手置于胸前凝视、拍手或摇摆身体、自身旋转、反复蹦跳、用脚尖或脚跟走路，这些动作无目的性，会让人觉得十分怪异。有的患儿重复地摆放玩具、物品；有的孩子长时间保持固定的兴趣，如连续几小时观看旋转的自行车车轮、电扇，反复试探物体的平衡性。他们坚持“相同性”，走路要走相同的路线，坐同一个椅子，吃同样的东西。他们抗拒环境中细微的变化，墙上换了一幅画、沙发的方向变动了、妈妈戴了一副眼镜，都会使他们感到极度不安而哭吵不休。语言方面，他们常模仿别人的话，例如问他几岁了，他回答“你几岁了”；从电视里学来一句话，可以重复说很多遍，或自言自语把一些不相干的词语搭配在一起说。有的患儿刻板地反复讲同一个小故事，或反复问同一个问题，并要求别人以同样的方式来回答。例如，患儿重复提问：“为什么阿凡提要倒骑毛驴？”并一定要别人回答“因为毛驴没有尾巴”。“高功能”自闭症患儿可以表现为执着地钻研某一事物或某学科，如有的患儿会记忆列车时刻表；还有的喜欢历史，着迷于哪个皇帝哪年即位，哪年退位，见同学就问“你知道康熙哪年当皇帝的吗”，固执地讲给同学听，不论别人愿意不愿意听。部分自闭症患儿还会出现冲动、自伤行为，毁物，不怕危险地攀高、乱跑，等等。

自闭症与父亲高龄也有关系

目前，自闭症的确切病因仍未能找到。目前认为自闭症是一种神经发育障碍，涉及遗传和环境因素的相互作用。

研究发现，遗传因素在自闭症的发病中起了重要的作用。近年通过全基因组连锁分析、全基因组拷贝数变异等研究发现了许多易感或致病基因。功能性磁共振研究发现，自闭症患者大脑的社会认知网络功能异常，患者对人面部基本表情认知的能力不足，对复杂情感或情境中情感的认知存在困难，提示可能存在大脑特定部位的发育异常。免疫系统异常也可能与自闭症有关。

专家简介

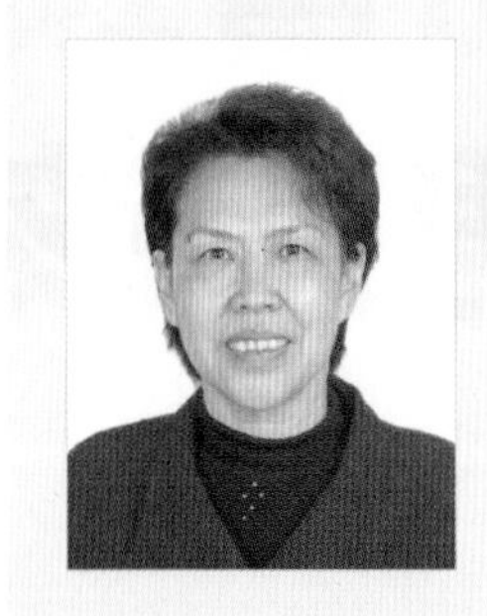

苏林雁 中南大学精神卫生研究所主任医师、教授、博士生导师，中国心理卫生协会常务理事，中国心理卫生协会儿童心理卫生专业委员会主任委员。擅长诊治儿童青少年疑难心理疾病。

围产期不利因素（孕期头3个月病毒感染、服药）、先兆流产、出生时窒息或治疗不孕症等均可能损害患儿中枢神经发育而致病。丹麦最新研究表明，不只高龄产妇会增加生下自闭症患儿的机会，父亲年龄大，也有可能增加生育自闭症患儿的风险，这可能与精子、卵子老化有关。英美科学家调查了约13.2万名20世纪80年代在以色列出生的青少年后发现：小孩出生时父亲的年龄在15~29岁，孩子患自闭症的概率只有0.6‰；父亲年龄在30~39岁之间，孩子患病概率上升到0.9‰；而父亲40~49岁者，孩子患自闭症的概率猛增到3.2‰；50岁以上的父亲的孩子患病概率则为5.2‰。可见，随着父亲的年龄增加，生下自闭症儿童的概率会越来越高。

自闭症治疗：不可病急乱投医

目前，自闭症没有特效药物或其他一蹴而就的治疗方法，教育训练与行为干预仍是主流的干预措施。结构化教育训练、应用行为分析、人际关系发展干预、“地板时光”疗法、社交故事疗法、音乐疗法等多种方法都可以采用，早期干预，家庭、学校、医疗和社区应有效合作，以达到训练模式和策略的持续性。

网络上流传的各种疗法，如分泌素、大剂量维生素B_6合并镁剂、二甲基甘氨酸、大剂量维生素C和叶酸、神经营养类药物、驱汞治疗、免疫治疗、膳食治疗、海豚疗法等等，疗效尚不确切。家长们为孩子选择治疗方法时，切不可病急乱投医，要了解培训机构的资质、经验，所采取的治疗方法是否有科学证据证明有效，对孩子有无伤害，等等。前两年网上流传的奇葩疗法：你喜欢撞墙，我就把你的头往墙上撞；让孩子大热天穿棉衣行军；等等。孩子在恐惧下短时间可能会压制自己的行为，但孩子所受到的伤害却会使他们抗拒治疗，严重者甚至会付出生命的代价。PM

预防宫颈疾病 男人该做什么

北京大学第一医院妇产科
江 路 陶 霞(副主任医师)

生活实例

时隔12年 再次感染HPV

杨女士今年42岁，在12年前的一次妇科体检中发现宫颈薄层液基细胞学检查(TCT)异常、人乳头瘤病毒(HPV)阳性。在进一步进行阴道镜检查中，杨女士被发现患有重度宫颈上皮内瘤变(CIN3)，其后接受了LEEP手术(宫颈电热圈环切术)，手术很成功。

多年来，杨女士一直坚持定期随访。去年年初，因检查发现HPV16型阳性，活检提示宫颈高度鳞状上皮内瘤变(HSIL)，她再次接受了LEEP手术。虽然不像第一次患病时那么无所适从，但她很难接受：自从第一次手术后，她一直非常注意，也一直密切随访，为什么恼人的HPV又出现了呢?

HPV是一种球形小DNA病毒，主要侵袭人体的皮肤和黏膜，生殖道是最常见的感染部位之一。HPV有200多种基因型，根据致癌风险大小，分为低危型和高危型两大类。低危型主要包括 HPV6、11型，常导致生殖器疣；高危型主要包括 HPV16、18、31、33、45、52、58等，与多种恶性肿瘤的发生密切相关，如宫颈癌、阴道癌、外阴癌、肛门癌和口咽癌等。HPV具有高度的接触传染性，无保护性行为可能引起HPV相互感染，直接皮肤接触、间接物品接触也可能导致病毒传播。

HPV感染普遍存在，男性也不例外

我国女性 HPV 感染率约为16.8%，70%~80%的女性一生中至少感染过一次 HPV，感染的平均持续时间为8~12个月，大部分 HPV 感染会在一定时间内自行消退。高危型HPV持续感染往往需要经历相当长时间，并在其他因素的协同作用下，才会导致宫颈癌前病变，甚至宫颈癌。

男性同样普遍存在HPV感染。已有的报告显示，男性HPV感染率高达76%；多数研究认为，至少20%的男性存在HPV感染。男性感染低危型HPV，可引起生殖器疣；感染高危型HPV，则与肛门癌、阴茎癌的发生密切相关。男性生殖器周围比较干燥，不太适合HPV生长，因此即使有HPV感染，病毒量也比较少，加之从男性生殖器周围采集样本比较困难，常常容易漏诊。

预防宫颈疾病，男性不能置身事外

人类与宫颈癌进行了长达两个世纪的抗争，目前提出了以女性为主体的宫颈癌三级预防体系，包括一级预防(接种HPV疫苗)、二级预防(定期进行宫颈癌筛查)和三级预防(进行宫颈癌前病变的治疗)。那么，在宫颈疾病特别是宫颈癌的预防中，男性可以做些什么呢?

首先，接种HPV疫苗并不是女性的专利，为了保护自己及性伴侣，男性也有必要接种HPV疫苗。与女性一样，男性适宜接种的年龄也是9~26岁。自从2006年美国批准四价HPV疫苗在临床使用以来，美国超过60%的适龄女孩接种了HPV疫苗，适龄男孩接种比例超过50%。

其次，性生活中正确使用避孕套能有效阻断HPV交叉感染，对双方都能起到保护作用。

第三，女性进行宫颈细胞学检查前、阴道镜检查前后和LEEP手术前后，往往需要禁止同房一段时间，需要男性的理解、支持和配合。男性不仅应该遵医嘱配合女性暂停性生活，还应在精神上给伴侣以支持。

此外，男性在另外一些高危因素的预防中也发挥着重要作用。有确切证据表明，宫颈癌前病变和宫颈癌的发生与吸烟有关。因此，不吸烟，不让自己的伴侣吸二手烟，也是一种对爱人的保护。PM

专家感言

人类与宫颈病变、HPV的斗争是一个长期的过程。在这个过程中，绝不能靠女性单打独斗，所有男同胞都应该认识到：预防宫颈疾病，特别是HPV感染，是所有人共同的任务。

医生手记

在大多数人眼中，消化性溃疡是长期饮食不规律的产物，一般成人才会发生。但事实并非如此，儿童也可能患消化性溃疡，且常常在期中、期末考试前后比较高发。

让我们来看看这个病例。12 岁男孩腹痛 10 天，黑便 4 天，有时有脐周不适感，无呕吐、反酸症状；平时饮食不规律，经常不吃早餐；就读于私立中学，竞争压力非常大，每天晚上做作业到 23 时，周末还要上各种补习班，父母对他期望很高。检查发现：他患有中度贫血，大便隐血阳性，胃镜检查提示十二指肠球部溃疡。

孩子怎么会得胃肠溃疡

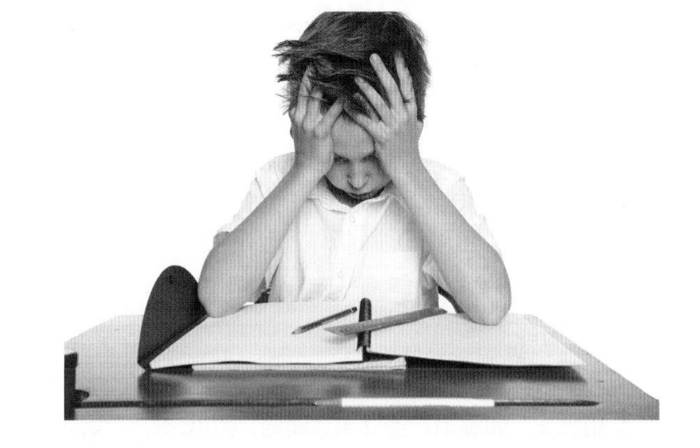

上海交通大学附属儿童医院消化科副主任医师　肖咏梅

孩子患消化性溃疡，症状多不典型

消化性溃疡主要是指胃、十二指肠黏膜及其深层组织的局限性缺损。青少年儿童消化性溃疡临床症状不典型，疼痛比较弥散，多在脐周，与进食无关，以十二指肠溃疡多见，男孩多于女孩，常有明显的家族史。

十二指肠溃疡好发于球部，偶尔位于球部以下的部位（称球后溃疡），多为单发，也可多发。主要表现为反复发作性脐周及上腹部胀痛、烧灼感，饥饿时或夜间多发，可持续数分钟至几小时。严重者可出现呕血、便血、贫血，甚至穿孔，穿孔时疼痛剧烈并放射至背部或左右上腹部。也有的患者仅表现为贫血、粪便隐血试验阳性。

压力大易“扰乱”消化系统

溃疡的形成是由于对胃和十二指肠黏膜有损害作用的侵袭因子（酸、胃蛋白酶、胆盐、药物、微生物及其他有害物质）与黏膜自身的防御因素（黏膜屏障、黏液重碳酸盐屏障、黏膜血流量、细胞更新、前列腺素、表皮生长因子等）之间失去平衡的结果。一般认为，与酸有关的因素对十二指肠溃疡的意义较大，而组织防御因素对胃溃疡有更重要的意义。

青少年是一个比较特殊的群体，特殊的学习、生活环境决定了他们在溃疡病的诱发因素上与成年人有所不同。精神压力大、饮食不当、服药、幽门螺杆菌感染是青少年患消化性溃疡最常见的诱因，其中以学习压力大、精神紧张、不良饮食习惯最多见。

消化系统是对心理因素最敏感的靶器官，过度紧张、疲劳、不良情绪等可引起大脑皮质功能失调，使自主神经系统和神经内分泌系统发生变化，进而影响胃肠道功能。

❶ **自主神经系统**　交感神经兴奋，胃肠蠕动减弱，胃十二指肠黏膜血管收缩缺血，黏膜糜烂、坏死，促进溃疡形成；迷走神经兴奋，刺激胃壁细胞和 G 细胞分泌大量胃酸，使胃、十二指肠充血的黏膜脆性增加，容易遭到破坏。

❷ **神经内分泌系统**　通过下丘脑-垂体-肾上腺轴，使促肾上腺皮质激素和皮质酮水平进一步升高，促进胃酸和胃蛋白酶分泌，减少胃黏液分泌。当攻击因子与防御因子失衡时，就有可能产生溃疡。

减轻压力、科学饮食，“养护”消化系统

日常生活中，家长应为孩子营造宽松的学习环境，经常关心孩子是否处于精神紧张状态，有无因压力过大、不协调的人际关系或学习生活中的挫折而造成的焦虑、抑郁等不良情绪存在。如果孩子有不安全感、焦虑感、紧张感等负性情绪，家长应帮助孩子缓解精神压力、调整休息时间、保证充足睡眠。青少年最好在22时前入睡，不仅可以避免夜间胃酸分泌过高，还能缓解精神紧张和疲劳。

饮食方面，家长应帮助孩子养成规律饮食、营养均衡、细嚼慢咽、少吃甜食的好习惯，避免吃完夜宵就睡觉、嗜生冷食物、暴饮暴食、吸烟等不良习惯。PM

随着城市化进程的不断发展，通过山野徒步旅行放松身心、释放压力、领略自然风光，已逐渐成为不少都市人的一种新兴时尚。“漫游”于前不着村、后不着店的山野之间，吃什么、喝什么？一般情况下，只能自备“路餐”了。而准备“路餐”，适宜、健康、安全都得兼顾。

徒步山野 路上怎么吃

东南大学公共卫生学院营养与食品卫生学系副教授　王少康

路餐必备食物清单

● **主食** 外出旅行时，机体消耗的能量远超平时，“路餐”的能量一定要充足，可选择压缩饼干、面包等。

● **蔬果** 可以带一些水分含量高的新鲜蔬菜和水果，如黄瓜、圣女果、葡萄、西瓜、苹果、橘子、梨、火龙果等。个头较小的水果，可清洗后装入保鲜袋；个头大、不易携带的水果，可将其切块后装入保鲜盒。

● **零食** 坚果（如核桃、板栗、花生、松仁等）、真空包装的肉类（如牛肉干、鱼片干等）有助于补充蛋白质等营养素。尽量少带膨化食品、火腿肠、方便面等，这些食品不利于健康。

● **糖果** 糖尿病患者或容易发生低血糖的人，可准备一些糖块、巧克力等，用以迅速补充能量，防止低血糖。

一般情况下，“路餐”很难做到食物种类多样化，蛋白质、脂肪、碳水化合物等宏量营养素比较容易满足，但维生素、矿物质等微量营养素较易缺乏。如果出行时间较长，可携带适量营养素补充剂，视膳食情况适当补充，以保持良好的身体状态。

水，重中之重

徒步旅行时，机体水分、矿物质流失较多，及时补水至关重要，首选白开水、矿泉水或低糖运动饮料。

《中国居民膳食指南》推荐：轻体力活动的成年人每天至少饮水1500~1700毫升，如果温度升高或活动量增加，水的摄入量也应适当增加。徒步旅行时，应在保证基本饮水量的情况下，根据实际天气、路程和时间等酌情增加饮水量。不要等到口渴时再饮水，因为人体感到口渴时已经处于缺水状态了。为防止频繁小便，不要一次性饮水过多，可遵循少量多次的原则。如果在严寒天气出行，宜使用保温杯携带饮用水。高温天气徒步时，不要喝冰水，以免刺激胃肠道，导致胃肠功能紊乱。

山间清泉能喝吗

不少人认为，山间的泉水、溪水清洁无污染，可以“边走能喝”。实际上，现在大部分旅游景区的水源都存在不同程度的污染，山野的泉水、溪水不宜直接饮用。在危急时刻，只有泉水、溪水可补充水分时，应选择清澈的水源，有条件的，应将水过滤或煮沸后再饮。

野花、野果能吃吗

徒步旅行途中，各种野花、野果常常引人驻足、令人垂涎。一般地说，不应随意品尝野花、野果，除非对所要品尝的野花、野果比较熟悉，且判定周围环境无污染，否则很难确定其是否无毒无害。

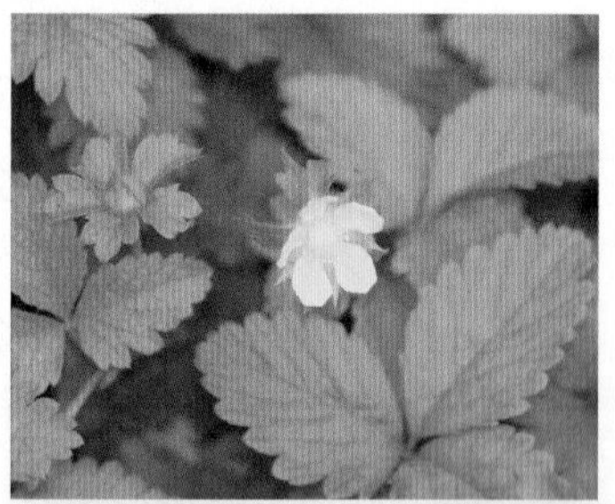

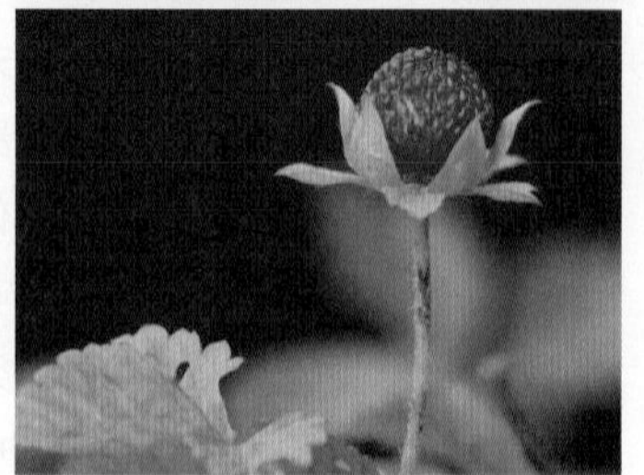

我国地理环境复杂，气候多样，野花、野果资源非常丰富，较常见的野花有金银花、牵牛花、婆婆纳、荠菜花、蒲公英、二月兰、曼陀罗、紫苏、彼岸花等，常见的野果有覆盆子、桑葚、蛇莓、南烛、桃金娘、地稔、拐枣、杜梨、野葡萄、马兜铃、相思子、麻风果、蓖麻子等。其中，牵牛花、彼岸花、曼陀罗、马兜铃、相思子、麻风果、蓖麻子是不能直接食用的。据报道，2007年海口23名小学生误食麻风果出现头晕、腹痛、恶心、呕吐等中毒症状；2012年福建22名小学生因食用蓖麻子出现呕吐、腹痛等中毒症状。PM

读者给《大众医学》杂志的一封信

我是一位男性青年，因为早泄的问题和妻子闹得很不愉快，采取了很多方法都没有明显效果。最近一次就诊，医生问我有没有睾丸坠胀不适或疼痛，我说有一些症状。进一步检查后发现，我患有精索静脉曲张，医生说早泄可能与此病有一定关系。精索静脉曲张真的会导致早泄吗？应该如何治疗？

早泄与精索静脉曲张有关吗

南京医科大学附属妇产医院泌尿男科
副主任医师　潘连军

精索静脉曲张是男性常见病

精索静脉曲张是指阴囊内精索蔓状静脉丛迂曲扩张，在阴囊内形成软的血管团块，是男性常见病。成年男性患病率约15%，原发性男性不育人群患病率高达35%。精索静脉曲张发生的主要原因是：精索静脉管壁发育缺陷、管壁变薄、缺乏弹性或静脉瓣膜缺陷，从而导致静脉血倒流。该病有一定的家族史，父亲患有精索静脉曲张，儿子患病概率会明显增加。

精索静脉曲张多数情况下没有症状，少数人可以出现阴囊或腹股沟部位疼痛、坠胀不适或阴囊潮湿、发热，久站、骑车或运动后症状可加重。精索静脉曲张主要影响睾丸的生精功能和内分泌功能。前者表现为精子数量、活力下降，精子畸形率增加，严重者可以无精子产生；后者主要表现为睾酮水平下降。

精索静脉曲张与早泄有一定关系

过去认为精索静脉曲张与性功能关系不大。但近年来国内外有研究发现，精索静脉曲张与早泄有关。例如，国外一项研究纳入了2448例成年男性，结果发现有精索静脉曲张者早泄的患病率明显高于没有精索静脉曲张者。

有睾丸坠胀不适或疼痛症状的精索静脉曲张患者更易发生早泄，因为睾丸坠胀不适或疼痛可影响射精反射，使射精更容易发生。此外，精索静脉曲张可导致前列腺淤血，降低前列腺局部抵抗力，导致前列腺的炎性病变反复发作、不易治愈，而现有医学资料已经证实，慢性前列腺炎是早泄的独立危险因素。

确有必要，可做手术

精索静脉曲张多数为原发性，病因不明（继发性少见，要针对病因治疗），治疗方法包括一般治疗、药物治疗和手术治疗。控制烟酒、饮食清淡、避免增加腹压的运动，能一定程度上改善精液质量。物理疗法包括降温疗法和阴囊托法等。

手术是精索静脉曲张常用治疗手段，方式有多种，其中以显微镜手术效果最好。国内学者报道了精索静脉曲张手术对患者阴道内射精潜伏期（评价早泄的常用指标，一般认为阴道内射精潜伏期正常在1分钟以上）的影响。该研究纳入了112例精索静脉曲张伴睾丸疼痛、坠胀不适的患者，对其进行精索静脉曲张显微外科手术治疗。结果发现，无论术前是否存在早泄，术后患者的射精潜伏期明显延长，尤其是术前存在早泄的患者，射精潜伏期延长更显著。

国外一项研究将精索静脉曲张伴有早泄的患者分为两组，一组做精索静脉曲张显微外科手术治疗（73例），另一组不做手术（56例）。结果发现，手术组术后有41.1%的患者早泄情况获得改善，PEDT评分（早泄诊断工具评分，分数越高代表早泄越严重）由术前的15.56分降低到 11.37分，而未手术组在相同的观察期内，早泄改善率仅为5.3%。类似的研究都表明，精索静脉曲张显微外科手术可以改善部分患者的早泄症状。

我们在临床实践中也观察到，精索静脉曲张显微外科手术后部分患者性功能获得改善，射精时间较术前延长。但需要指出的是，早泄的病因及发病机制复杂，目前尚未完全搞清楚，手术后早泄能否真正获得改善，是需要认真考虑的问题。一般地说，精索静脉曲张手术主要针对有睾丸萎缩或精子质量下降的不育患者。精索静脉曲张患者伴有睾丸疼痛、坠胀不适症状，且同时合并早泄时，如果保守治疗无效，可以考虑接受手术治疗。PM

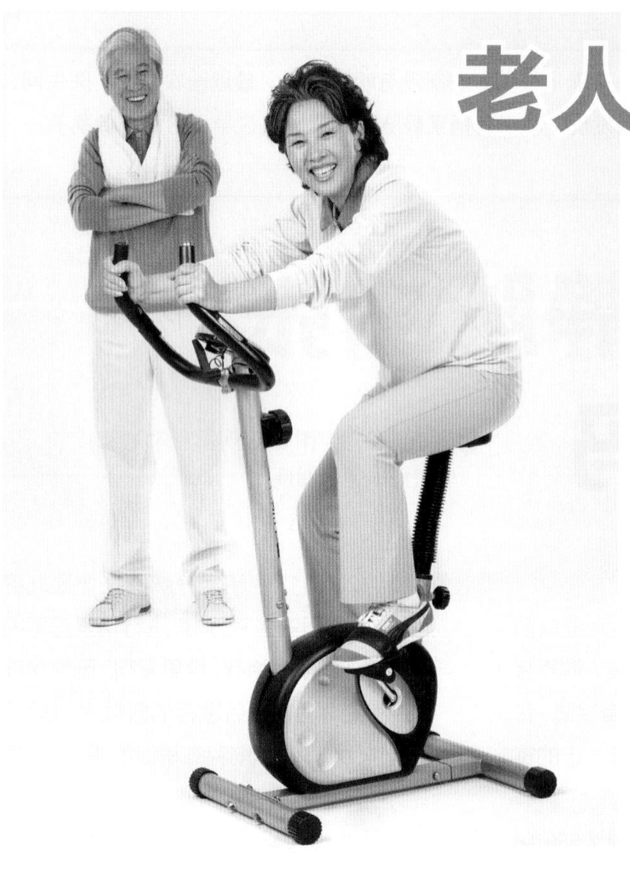

老人转向防跌倒 锻炼下肢不可少

大连理工大学体育教学部　曹玲（副教授）　时文霞

转向时跌倒危险大

据世界卫生组织报道，全球65岁及以上的老年人每年跌倒的发生率达28%~35%，并且随年龄增长明显上升。据统计，在日常生活中，40%~70%的跌倒对老年人身体造成伤害，5%~15%的跌倒会造成骨折、脱臼、软组织损伤、脑部损伤等，其中髋关节骨折发生率较高。值得注意的是，老年人在日常行走中，转向时跌倒所导致的髋关节骨折发生率大约是直线行走时的7.9倍。由此可见，行走中转向不当是造成髋关节骨折的危险因素之一。

了解常用的转向方式

运动学专家将转向动作分为跨步转向和旋转转向两类。跨步转向其实和普通的直行动作基本相同，就是向支撑腿对侧进行的转向，在即将发生转向时，双足均起到旋转轴作用；而旋转转向则是向支撑腿侧进行的转向，是以一侧足作为旋转支撑的。根据支撑腿在转向时脚是否有移动，旋转转向又可分为轴移转向和交叉转向。轴移转向时，支撑腿发生移动；而交叉转向时，无支撑腿移动，但两腿可呈交叉状。

从运动学和动力学的角度认识和理解转向时各参数的区别（表1），有助于分析转向动作，降低转向过程中发生危险的可能性。

肌肉力量和平衡能力下降易跌倒

一般地说，采取哪种转向方式，由转向角度以及个人习惯、身体功能等因素决定。研究发现，大多数转向主要在76°~120°，机体为确保平衡会产生动作调整，大多数人采用的是跨步转向，重心保持在支撑点之间，与直行步态相类似。而大角度转向或快速转向（比如身后有人叫时的转身动作）时，往往会采取旋转转向的方式，对下肢肌肉力量、关节活动能力及平衡能力等有更高要求。

采取旋转转向的方式时，老年人易发生跌倒。比如，轴

表1　转向参数的区别

转向参数	跨步转向	旋转转向	
		交叉转向	轴移转向
旋转方向	支撑腿对侧	支撑腿侧	
重心移位	支撑面内	支撑面外，偏移转向侧	
旋转轴	双脚	单脚	
转向模式	主动	被动	主动
支撑腿移动	无	无	有
对肌肉力量的要求	低	高	更高
双脚间距离	宽	极窄	窄
下肢关节活动范围	小	大	更大

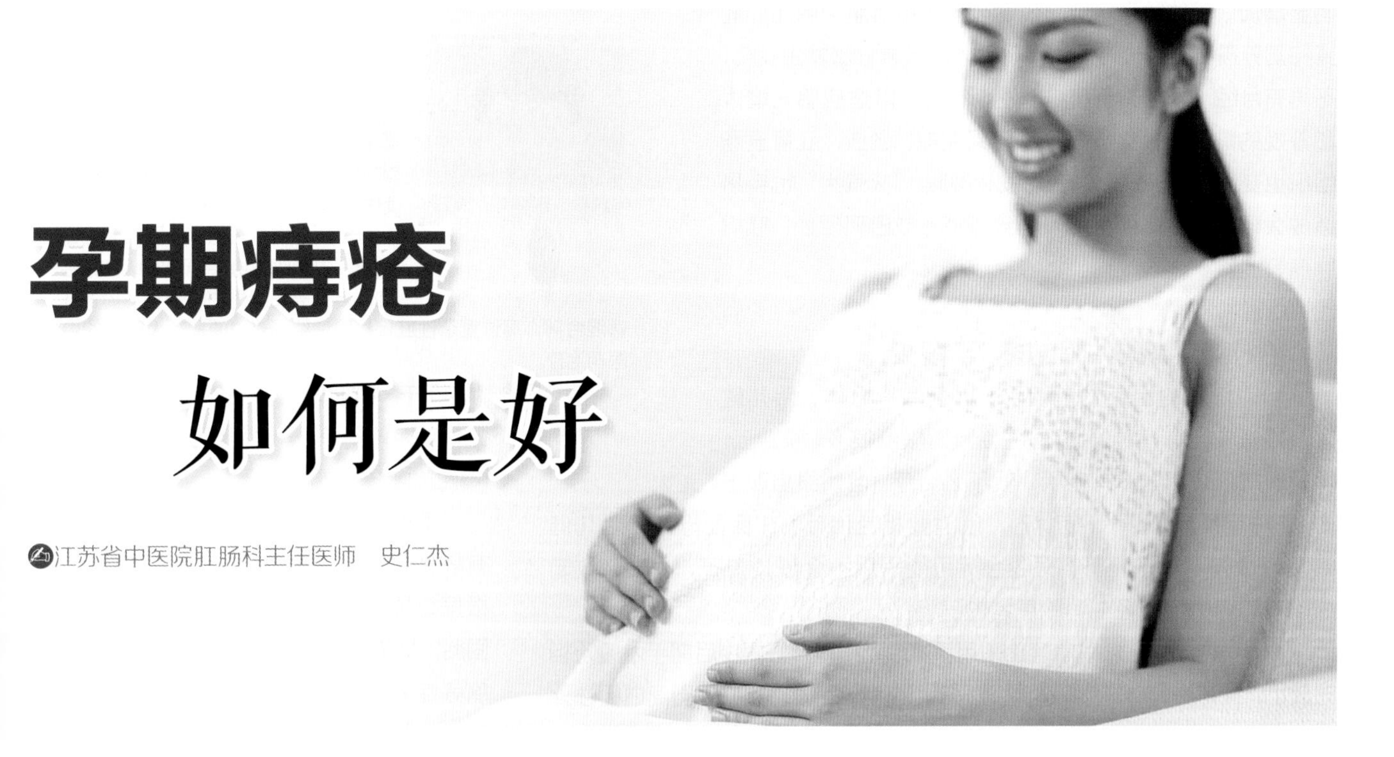

孕期痔疮如何是好

江苏省中医院肛肠科主任医师　史仁杰

女性怀孕后非常容易发生痔疮，主要源于“肚子大”和“火气大”。“肚子大”指女性怀孕后子宫逐渐增大，压迫盆腔内的器官，其中最易受压的是直肠及其血管。直肠受压后排便费力，是导致痔疮发生的重要原因；直肠的血管受压后，血液回流困难，容易郁结在下方，形成内痔和外痔。

“火气大”指孕妇容易“上火”，最直接的原因是代谢

移转向时，支撑腿可以发生挪动，老年人腿部肌肉力量不足，易发生腿的抖动，而另一侧腿离支撑腿很近，很容易发生绊倒。交叉转向时，两腿发生交叉，也易绊倒。

伴随年龄的增长，肌肉力量的下降主要发生在下肢的股四头肌和踝关节背屈肌等。下肢力量是保证老年人日常行走的基础，下肢肌力减弱直接影响老年人的移动能力，也是导致平衡能力下降的主要原因。老年人平衡能力下降，姿势摆动加大，而踝关节运动却没有显著变化，重心的移动范围变小，往往利用挪步及变窄步幅来保持转向时身体的平衡稳定，造成脚跟着地、屈膝、踝关节动作等转向中运用到的动作变缓慢，再加伸髋不充分、抬腿高度不够等，发生绊倒的风险增大。

预防跌倒：肌肉锻炼 + 跨步转向

为了预防和降低老年人转向时跌倒，除了要加强下肢肌肉力量的锻炼以外，还要加强踝关节力量的训练。下面介绍两种适宜老年人训练的方法，既方便易学，又可以有效提高肌肉力量和改善平衡能力。

1. 靠墙静蹲练习　两腿开立，两脚间的距离比肩稍宽，身体靠墙，双膝弯曲下蹲。双膝弯曲角度根据个人身体情况和肌肉力量决定。大腿肌力弱者，轻度屈膝即可，这时半蹲位置较高；随着锻炼的进行，大腿肌力增加，再增加屈膝角度。练习静蹲时，最好避开疼痛角度，不要勉强。每次下蹲持续的时间视个人体质确定，腿部有轻微的发酸、发困时，就可以立起来。两次下蹲之间休息 1 分钟，周而复始，30 分钟为一次练习，每天练习 1~3 次。

2. 单足或双足提踵　即提起脚后跟的练习。练习次数可以根据自身踝关节的情况确定。可先从 20 次开始，每次坚持 5~10 秒，休息 2 分钟左右，重复练习，重复 3~4 次。

从理论上分析，跨步转向是最安全、更简单的转向方式。为了预防和减少老年人转向时的跌倒，老年人在加强运动改善下肢肌肉力量的基础上，有意识地采用跨步转向。PM

明显增加。母体除了自身的代谢，还要担负腹中胎儿的能量和营养需要，产热增加；怀孕后体内激素分泌发生变化，不再有月经，骨盆关节和肌肉逐渐松弛，以适应胎儿增大和分娩的需要；骨盆脏器组织容易充血、淤血，肛管直肠组织也变得松弛、脆弱，容易发炎肿胀。“火气大”也容易造成大便干结、排便困难，导致痔疮，或出现便血、肛门肿痛等症状。

专家简介

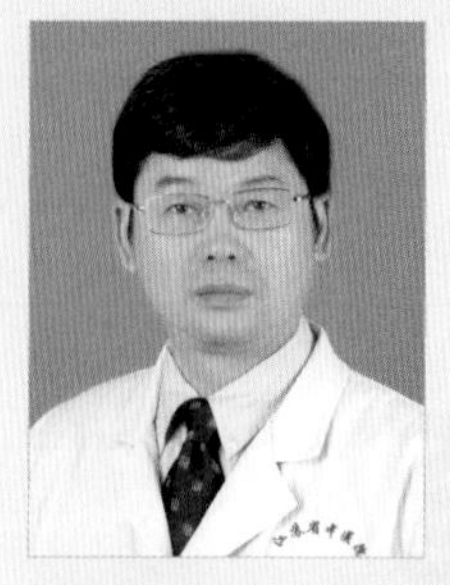

史仁杰 江苏省中医院肛肠科副主任、主任医师，南京中医药大学博士研究生导师，中华中医药学会肛肠分会常委，中国中医高教肛肠分会副会长，江苏省中医药学会肛肠分会副会长，中国医师协会中西医结合分会肛肠专家委员会副主任委员。擅长环状混合痔、高位复杂性肛瘘、慢性结肠炎、便秘、大肠癌的中医药治疗。

专家门诊：周二下午，周四上午

治疗孕期痔疮：限制多，手段少

孕期痔疮的治疗比较棘手。出于保护母体、胎儿健康及妊娠安全等多种原因，医生治疗时限制很多。原则上，孕妇患痔疮，如果没有症状，就不必治疗。但如果出现出血、痔核脱出、疼痛等症状时，就需要相应治疗。在保证母体、胎儿健康及妊娠安全的前提下，医生会尽可能采用不会造成流产、早产、致畸的手段和药物，减轻或消除患者的病痛。

● **手术治疗** 妊娠早期禁止采用手术治疗痔疮，妊娠中后期手术风险相对较小，在痔嵌顿、坏死等紧急情况下可以考虑手术。局麻下剥离血栓性外痔等小手术也可以考虑。

● **药物治疗** 最好不用药，即使用药，也要用明确可以在孕期使用的内服药和外用药。孕妇须向妇科或肛肠科医生咨询。虽然外用药相对内服药安全度稍有增加，但大多含有孕妇禁用的成分，孕妇忌用。太宁栓（复方角菜酸酯栓）是可用于治疗孕妇痔疮的外用药，主要用于治疗痔疮出血。

中药治疗也应慎之又慎

有人认为，中药无副作用，无论内服或外用，都可安全治疗孕期痔疮。其实，这一说法并不正确。中药虽大多是自然界生长的草木类植物，但仍有一定的偏性、毒性。中医就是利用中药的偏性或“毒”性来纠正疾病的偏性。孕妇患病后，只要针对病因治疗，即使所用药物药性峻猛，也不致坠胎。可若用药不当或随便使用，就可能出现副作用，甚至出现不良后果，补药也不例外。所以，中药有无副作用，全在于是否正确使用。孕期痔疮若用中药治疗，一定要在专业中医师指导下使用。

特别提醒

目前有很多中药、中成药，特别是一些非处方药、保健品或保健食品，看似无害，似乎什么人都可以服用，实则不然，特别是一些宣称有“排毒”“通便”作用的中药或中成药，如排毒养颜胶囊、通便茶、肠清茶等，基本上都含有孕妇禁用或慎用的药物，如大黄、番泻叶、芦荟、番泻果实等。此外，治疗便秘的麻仁丸、一清胶囊、清宁丸等都含大黄，治疗痔疮的痔根断（片）含番泻果，还有含红花等具有活血化瘀作用的中药，都有引起流产的风险。含冰片、麝香、酒精等成分的外用中药，如痔疮膏、痔疮栓、熏洗剂、灌肠剂等，也有导致流产的风险，孕妇应禁用。

不过，有些中草药对于治疗孕妇痔疮有较大优势。中草药组方灵活，中医师可根据每位孕妇的特点开方用药，既能保胎、固胎，又可兼顾治疗痔疮的出血、水肿、疼痛等症状。中药外用药是中医的特色，一般疗效都不错，在组方时如果避免使用刺激性药物，就能用于治疗孕妇痔疮。很多大、中型中医院均有自制的痔疮外用药，如本院的痔瘘熏洗剂、黄芩油膏用于治疗孕妇的痔疮肿痛、出血、脱出的疗效和安全性均较好。

孕期痔疮，防患于未然

妊娠期用药有很多禁忌，故对于孕期痔疮，最好的方法是预防。

● **饮食“三要三不要”** “三要”指要多饮水，要多吃新鲜蔬果，要多吃粗纤维食物。“三不要”指不要喝酒，不沾辛辣，不要吃刺激性食物。

● **养成良好排便习惯** 养成定时排便、不久蹲厕所的习惯。定时排便习惯形成后，就不容易发生便秘，可减少痔疮发生。不久蹲厕所，肛门静脉淤血的情况会大大改善，减少肛管静脉发生曲张的概率，从而预防痔疮发生。

● **适量运动** 适量的体力活动可增强体质，促进肠蠕动，防止便秘，预防痔疮。

● **适当坐浴** 适当坐浴可促进肛门直肠的血液循环，有利于预防和治疗痔疮。PM

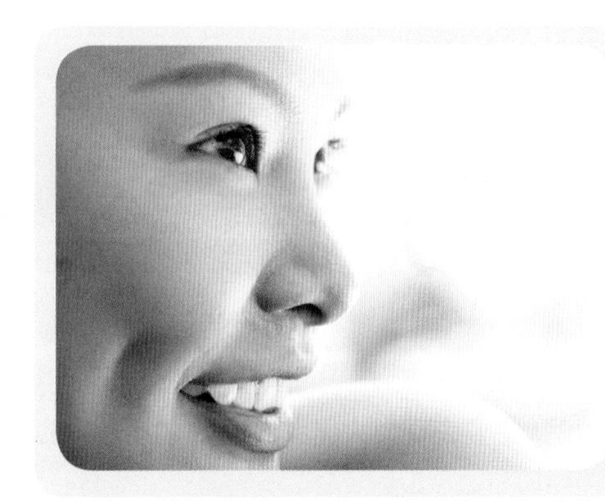

小敏今年23岁，是个活泼可爱的姑娘，追求时尚爱打扮，还配了一副“美瞳”（隐形眼镜），让自己的眼睛看上去更大更有神。最近一段时间以来，小敏的眼睛老是有异物感，就好像眼里进了沙子一样。于是，她到医院就诊，医生检查后给出的诊断是“结膜结石和慢性结膜炎”。小敏很惊讶，她知道有“胆结石”“肾结石”，可从来没有听说过“结膜结石”，难道眼睛也会长结石吗？

眼睛也会长“结石”吗

上海中医药大学附属岳阳中西医结合医院眼科主任医师　王一心

认识“眼结石”

结膜结石（眼结石）实际上在眼科是很常见的，它是存在于眼睑（俗称眼皮）内表面结膜上的一种黄白色颗粒，由脱落的上皮细胞和变性白细胞凝固而成，少则散在几粒，多则可呈簇状或排状，质地较硬。结膜结石如果在结膜内，一般没有什么感觉；但是如果结石突出于结膜表面，摩擦眼球，就会产生异物感。

“难兄难弟”：“眼结石”与慢性结膜炎

结膜结石是如何产生的呢？我们还是从结膜说起吧。结膜是覆盖于眼睑内和眼球表面的一层半透明组织，含有丰富的血管和神经，容易充血、出血，对异物非常敏感。由于结膜大部分暴露于外界，易受到外界环境的刺激和微生物的感染而致病，最常见的就是结膜炎。结膜结石多在慢性结膜炎的基础上产生。

慢性结膜炎一般是指病程超过3周的轻微充血性结膜炎，不同于急性结膜炎，慢性结膜炎患者的眼分泌物（俗称眼屎）很少或无。慢性结膜炎的病因有感染性、过敏性和刺激性三大类。慢性感染主要是结膜的急性、亚急性炎症没有彻底治愈转化而来，或者为结膜及睑缘的轻度感染。过敏主要是对眼药或化妆品（眼部浓妆）过敏，特别是一些伪劣化妆品。长期受化学、物理刺激或眼疲劳（长时间看电脑和电视）等也会引起慢性结膜炎，化学刺激可见于多种眼药水、化妆品；物理刺激可见于倒睫、灰沙、风、干热等，包括现在常见的雾霾。有的是综合性的刺激，如佩戴“美瞳”时，“美瞳”本身的物理刺激和护理液的化学刺激等都可对结膜和角膜带来影响。

如何防治“眼结石”

结膜结石的症状主要是眼睛的异物感，还可以有慢性结膜炎的自觉症状，如眼痒、眼干涩、不易睁开、易流泪、晨起分泌物稍多等，但多只有1~2种症状。结膜结石对眼睛视力一般没有影响，但要警惕慢性结膜炎对眼睛造成的损害。对眼睛异物感明显且突出于结膜表面的结石，可在表面麻醉下予以剔除。对慢性结膜炎可针对性地进行治疗，首先应去除致病原因，包括眼药水和化妆品的正确合理使用；改善工作及生活环境，避免灰尘烟霾的刺激；消除各种不良习惯，不要熬夜追剧；慎戴美瞳和其他角膜接触镜（隐形眼镜）等。PM

专家简介

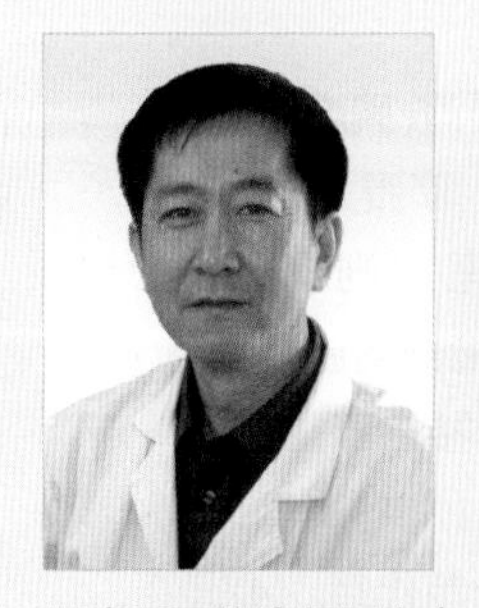

王一心　上海中医药大学附属岳阳中西医结合医院眼科主任医师、副教授、硕士研究生导师，上海市中西医结合学会眼科专业委员会副主任委员，上海市中医药学会眼科分会副主任委员。擅长眼科显微手术，对各种类型白内障、青光眼、泪道疾病和屈光不正的诊断和治疗。

专家门诊：周三、周五上午

推拿小妙招 缓解小儿腹泻

上海中医药大学附属岳阳中西医结合医院推拿科
冯燕华（副主任医师） 王成 程波

中医如何认识小儿腹泻

小儿“脾常不足”，脾胃功能较差，若因饮食失调、喂养不当，使脾胃受损，易出现腹泻，主要表现为大便次数增多，粪便溏薄，甚至稀薄如水样，尤以2岁以下小儿易发。

小儿腹泻中医分型

分型	表现
寒湿泻	大便清稀，泡沫多，色淡，伴肠鸣腹痛，小便清长
湿热泻	大便泻下稀薄，急迫暴注，色黄褐，味臭，小便短赤
伤食泻	大便量多，稀薄，杂有残渣和乳块，气味酸臭，伴食欲不振、脘腹胀满、呕吐、矢气
脾虚泻	久泻不愈，大便水样，次数频多，食入即泻，大便色淡，时轻时重，面色萎黄
脾肾阳虚	大便水样，次数频多，泄泻无度，完谷不化，面黄神萎，肢软无力，四肢发冷

推拿小妙招

❶ **补脾经** 用拇指指腹着力，在小儿拇指螺纹面做旋推，约300次。

❷ **摩腹** 用手掌掌面或食（示）、中、无名（环）指指面着力，在小儿腹部做逆时针抚摩，约200次。

❸ **揉脐** 用掌根或中指端着力，在小儿的脐部做揉法，约200次。

❹ **揉龟尾** 用拇指端或中指端着力，在小儿龟尾穴（尾椎骨端）做揉法，约100次。

❺ **推上七节骨** 用拇指指腹着力，自小儿龟尾穴（尾椎骨端）向上推至命门穴（第二腰椎棘突下凹陷处），约100次。

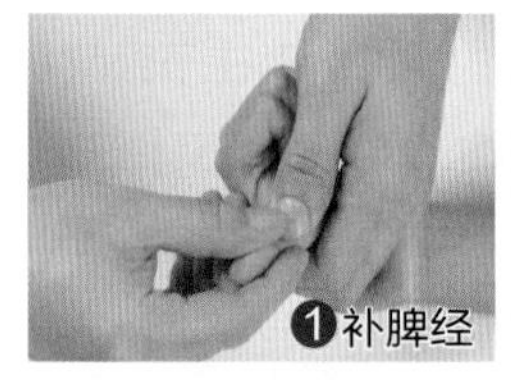
❶补脾经

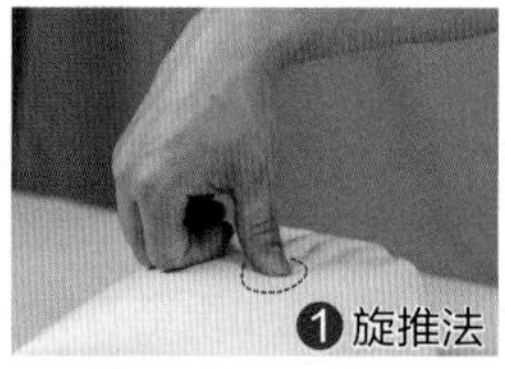
❶旋推法

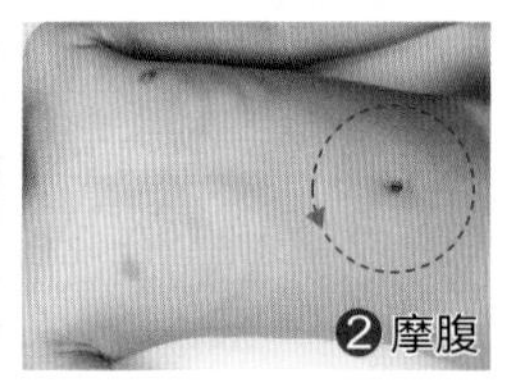
❷摩腹

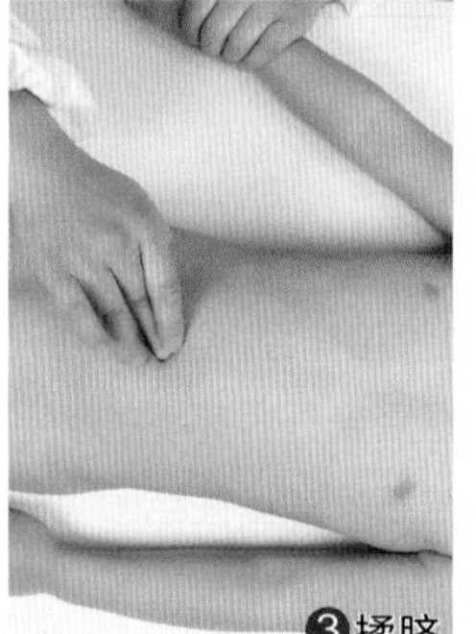
❸揉脐

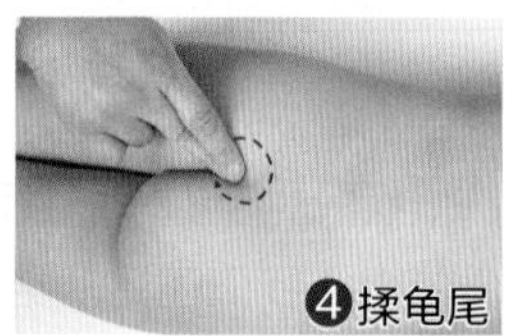
❹揉龟尾

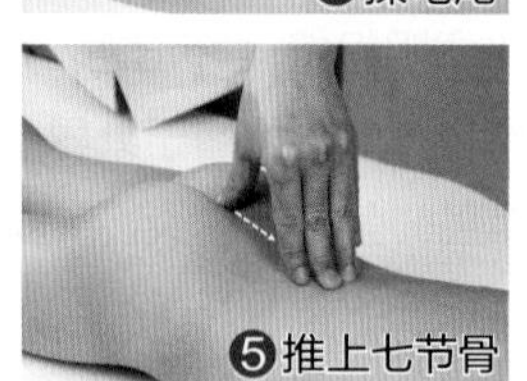
❺推上七节骨

扫描二维码获取
小儿腹泻推拿视频

推拿手法注意事项

①小儿腹泻泻下清稀（寒湿泻、脾虚泻、脾肾阳虚），手法操作以补脾经、摩腹为主；如大便黏腻，色黄而臭（湿热泻），则以揉脐为主。②推拿时保持室内环境舒适温暖，谨防小儿感冒。③手法操作前，接触患儿的手部需保持温暖且涂抹“介质”（如冬青膏、葱姜水），也可以清水、植物油等代替。④自行推拿效果不佳时，请及时就医。

日常调护

①腹泻期间，婴幼儿易发生体液丢失，应及时补充水分。如出现尿少、口渴、唇干等，可能有轻度脱水，可适当服用口服补液盐。②腹泻期间，宜进食清淡、易消化的食物，如山药粥、蛋花粥等，尽量避免食用豆类、牛奶等产气易腹胀食物。母乳喂养的宝宝，腹泻时可适当减少奶量，缩短喂奶时间，并延长喂奶间隔。由于母乳中的脂肪有滑肠作用，母亲在喂奶前应多喝水，以利于母乳稀释，便于宝宝消化。已经开始添加辅食的宝宝腹泻时，应暂停新的辅食，以保护宝宝脆弱的肠胃。恢复期也应渐进性添加辅食，从半流质（米汤、菜汤）到软食（稀饭、面条），最后逐步变为普通饮食。PM

现代社会，随着生活节奏的加快、作息规律的紊乱以及各种身心疾病的影响等，“聪明绝顶”的脱发人士越来越多。从医学角度分析，脱发的种类很多，原因也各不相同，如雄激素性脱发（即脂溢性脱发）、斑秃（俗称“鬼剃头”）、神经内分泌性脱发（如产后脱发）以及药物性脱发（如放、化疗后）等。如果各种原因造成的脱发没有破坏毛囊，那么头发还可以再生；毛囊一旦被破坏，萎缩，甚至消失，那就“生发无望”了。从中医学理论上看，“肾华在发，发为血之余”，即头发的生长依赖于先天肾中之精及后天气血濡养。若先天不足，肾精亏虚，或后天失养，精血耗伤，湿热积滞，毛发失去滋养，即可导致发焦毛枯，毛发不生。在此，我们介绍几个促进头发生长的小验方，有脱发困扰且毛囊尚未被破坏的患者不妨一试。

生发小妙方 应对“发际线”危机

上海中医药大学附属岳阳中西医结合医院皮肤科 华圣元 王一飞（副主任医师）

1.双叶方——头发油腻易脱落

组方：参叶15克，生侧柏叶15克，菟丝子15克，赤芍15克，红花6克，骨碎补15克。

制法：以上中药加入60度白酒500毫升，浸泡1周后，去渣备用。

用法：以棉签蘸药酒涂于患处，每日早晚各1次。

按语：参叶、生侧柏叶可祛风寒，除湿毒，清除头皮油脂；菟丝子、骨碎补有补肾强精之功效，佐以赤芍、红花活血通经。适用于因痰湿、风毒合并肾气不足引起的头发脱落。

2.海艾汤——斑秃

组方：艾叶、菊花、薄荷、防风、藁本、藿香、甘松、蔓荆子、荆芥各10克。

制法：以上药物加水1000毫升，煎至300毫升，连渣倒入敞口容器内。

用法：先用热气熏面，待温度适宜，蘸洗脱发头皮。

按语：适用于血虚肌肤失养，风热乘虚攻注，毛发脱落成片，皮肤光亮，痒如虫行的斑秃患者。

3.旱莲草散——头发毛躁枯槁

组方：干菊花10克，蔓荆子15克，干柏叶10克，川芎15克，桑根10克，白芷15克，细辛10克，旱莲草根茎、花叶各5克。

制法：以上药物加入蒸馏水1000毫升，最后加入甘油适量，配制成药水。

用法：每天洗1次，1剂可洗2次，每次洗10~15分钟。

按语：干菊花、蔓荆子、干柏叶、川芎、白芷、细辛等相配伍，可祛风活血解毒，桑根、旱莲草等滋阴养血，有助于头发生长。

4.四物汤加味——产后脱发

组方：制何首乌20克，当归10克，川芎5克，白芍10克，熟地黄15克，菟丝子10克。

制法：以上药物加入黑芝麻、黑豆、银耳适量为引，煎水服用。

用法：每日早晚各服用1次，至脱发停止，诸症悉退。

按语：方中熟地黄、当归补血养阴，川芎、白芍养血柔肝，何首乌养血益精，菟丝子补肾益精，再入黑芝麻、黑豆、银耳为引以加强补肾之效。以上诸药合用，共奏益气生血补肾之功。

除了药物治疗以外，脱发患者在日常生活中还应注意以下几点。①合理饮食：多食新鲜水果、蔬菜，及时补充铁质和植物蛋白，尽量不吃辛辣刺激性食物。②护发有道：每周洗头3次以上，辅以头皮按摩，可减少头发脱落。③保持良好的生活习惯，保证充足的休息和睡眠时间。④保持良好情绪：积极乐观的生活态度，有助于缓解脱发进程。PM

去腐提脓、拔核生新的独门"密器"

口述/上海市中医医院皮肤外科主任医师 李萍
整理/许蕾

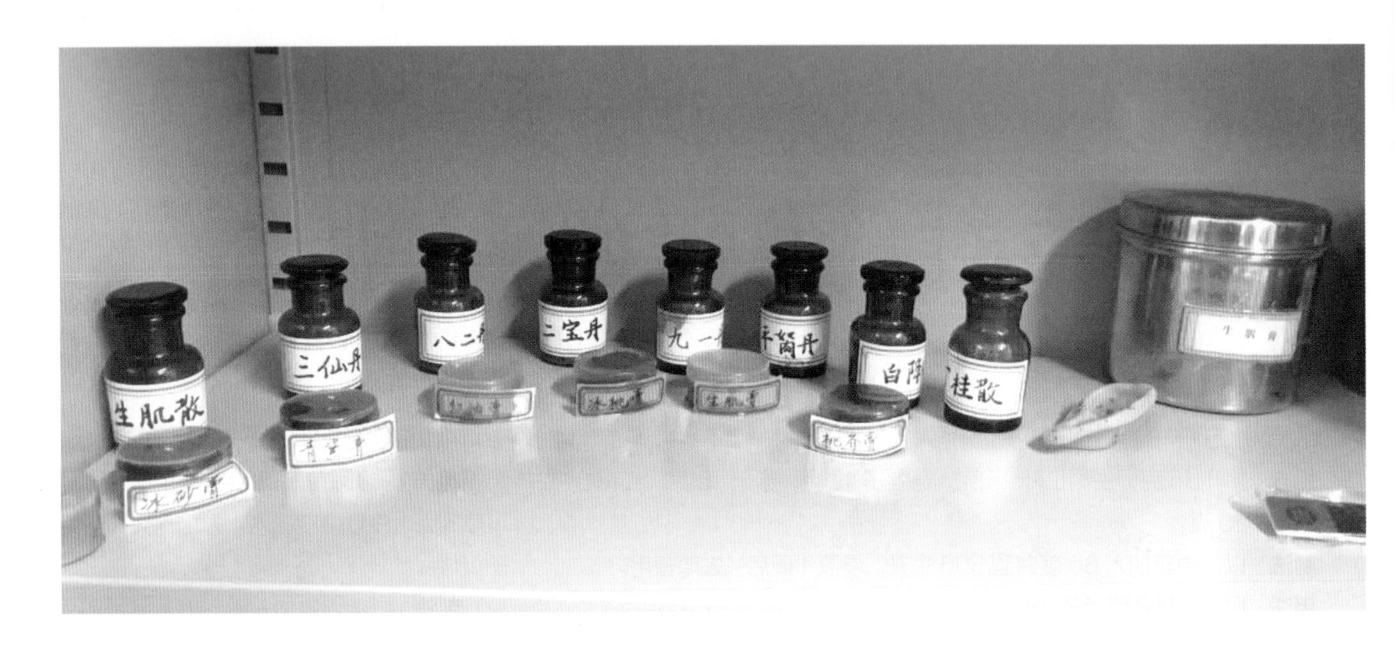

冰砂膏、桃芥膏、冰桃膏、复方南瓜藤软膏、生肌散、三仙丹、大风子膏、黄连液……

每当捧起这些宝贝,我就会想到它们身后的那些名老中医——上海市名中医王翘楚,已故的民间老中医陈兴之、上海市名中医朱松毅。他们代表的是不同时代、不同境遇的中医人,却在中医经验方的传承和发展中功不可没。

陈兴之&王翘楚:黑药膏

大名鼎鼎的"黑药膏",是民间老中医陈兴之的家传秘方,由一位付不起诊金的修锅匠送给陈兴之的老师,主要药物为南瓜藤炭、芒硝等,专治附骨疽(相当于现代医学的急慢性骨髓炎)。20世纪70年代,时任上海市卫生局中医处处长的王翘楚受上海市卫生局委派,经过一系列考察,证实了此方的疗效。王老经过艰苦的努力和协调,将陈兴之纳入中医卫生系统,黑药膏也得以奉献给国家,进行推广和科研,造福更多的患者。

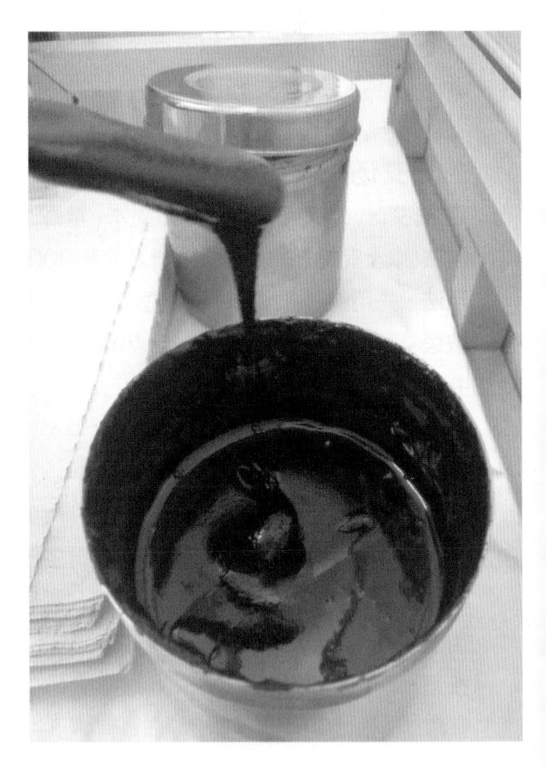

今天,我们已为"黑药膏"申请了发明专利,并将它命名为复方南瓜藤炭软膏。时代在变,复方南瓜藤炭软膏的适应证也有所改变。除了骨髓炎,它在疮疡、脓肿、丹毒、静脉炎、"老烂脚"等的临床治疗上发挥了很大作用。我们的研究证实，复方南瓜藤炭软膏的抑菌作用并不明显，它通过调节免疫反应，促进创面脓液的渗出，使脓液中溶菌酶含量增高、吞噬细胞增殖，从而达到抗感染的目的。

黑药膏价格低廉，消散红肿热痛快、皮肤过敏反应轻、无油腻感、黏附性好、便于清洁，深得患者和业界好评。不过由于它收敛作用强、药性干燥，对干性皮肤和皮薄、发亮、欲溃的患者不适用，也不宜用于头面部和多毛发的部位。

朱松毅：冰砂膏、桃芥膏、冰桃膏、白降丹

冰砂膏是我院朱松毅老中医的家传秘方，由冰片、青黛、月石、腰黄、芙蓉叶、熟石膏加凡士林调和制成。与复方南瓜藤炭软膏相比，它比较油腻而滋润，适用于干燥且周围组织有广泛充血水肿的病灶，上述不适用南瓜藤炭软膏的患者，可改用此膏。冰砂膏清热凉血、解毒消肿之效很强，比市售外科敷药（金黄膏、鱼石脂膏等）疗效好，起效也快。

2011年，有名仅4月大的女婴，右侧颈部急性淋巴结炎切开引流后创口愈合，但僵块不消，不久即复发，颈部结块如鸭蛋大，伴高热，反复应用多种抗生素无效。朱老给予疏风清热、托毒透脓汤方口服，外用冰砂膏四天后，肿块即有脓熟迹象，切开排脓后，以药线引流，再外敷冰砂膏，换药三天脓尽。后继续以白玉丹、冰砂膏等治疗十天，僵块消失。

朱老从医六十余年来，使许多辗转缠绵的外科顽疾获得痊愈。他态度谦和，治学严谨，不仅奉献出家传秘方，还无私地教导学生和患者。如冰砂膏适用于红肿热痛的急性炎症，若结块不红、微痛或不痛者（如乳腺增生病）则不宜用，可选用针对半阴半阳证的冰桃膏；腱鞘囊肿及纤维瘤等属于阴证，可使用桃芥膏。疔疮、脑疽、发背等症脓成前，切忌针挑、手挤，也不宜过早切开，尤其是年老体弱者，否则可能致邪毒内陷，攻入脏腑，出现逆症。引流后，也不要心急而大力挤脓，而应用药线引流。这些宝贵的经验既保证了临床疗效，也切实地减轻了患者的痛苦。

朱老家传的白降丹也是一绝。20世纪70年代，朱老因运用白降丹贴敷拔核治疗颈淋巴结核名噪一时，并首创采用针刺麻醉对颈部肿块进行病理活检，止痛有效率达98%。痈、瘄核（慢性淋巴结炎）、瘰疬（结核性淋巴结肿大如珠串）等病症屡治不愈、迁延日久者，经朱老精心医治，迅即告愈；对已成脓者，采用祛腐提脓、生肌收口之法，效亦显著。

陈兴之：大风子膏

大风子膏是中医外科传统外用药，用于治疗多种疮疡疾病。历史上，大风子膏的组方很多，宋代骆龙吉所著《增补内经拾遗》、明代薛已所著《疮疡机要》、明代薛凯所著《保婴撮要》等，均有不同记载。

陈兴之总结先贤经验，研制出了更易获药源的大风子膏，主药为大风子、冬丹等，并于20世纪70年代将其贡献给了上海市中医门诊部。后我院药剂科在其组方中增加了药物，将冬丹改成黄丹以增强疗效，并按照现代医学的制剂要求，对其药物比例及制剂工艺加以改良，将大风子膏成功申请为院内制剂并应用至今。

大风子膏的功效主要为除湿止痒，主要用于治疗过敏性皮炎及各类湿疹。临床应用证实，大风子膏疗效确切，尤其对肥厚性、瘙痒性皮炎效果特别好，儿童也可使用。目前，我们正在进行大风子膏治疗慢性湿疹、特应性皮炎的临床再评价研究，以求进一步验证其疗效与安全性。

我科除了这几样“看家宝”，还有很多“宝贝”在患者中口口相传。常常有顽固疮疡、急性扭伤、淋巴结肿大、甲状腺结节、乳腺增生等患者慕名而来，点名要开某某膏。他们不知道，传说中的“神药”都有适应证，没有包治百病的仙丹。上述黑药膏、冰砂膏、大风子膏如此，其他也一样。比如桃芥膏，适合结块不红不痛者；四虎膏，适合表皮不红不痛之结核；冰桃膏，适合半表半里之肿块；青黛膏、黛柏膏适合疮口周围皮肤有湿疹者；疮面渗出多时敷黄连液；红油膏适合疮口仅有少量脓腐者；若疮口脓清、肉芽增生，则要用生肌玉红膏；祛腐提毒用二宝丹，去腐生新则用三仙丹，生肌收口用生肌散……

先辈的经验如此丰富而宝贵，值得我们去继承和发扬。可惜的是，依据现行的中药新药审批制度，大多数外科经验方只能作为院内制剂在有限的区域内流传。“互联网+”时代，信息的传递如此之快，给了假药、劣药冒头的机会，网上各种来历不明的“祖传膏药”十分畅销。

希望有关部门能制定切实的中药经验方抢救、保护和研发措施，患者和家属们不要轻信连成分都不清楚的“祖传秘方”，不要随便邮购网上药物，以免小病治成大病，大病拖成不治。PM

随时沉浮 顺时养生

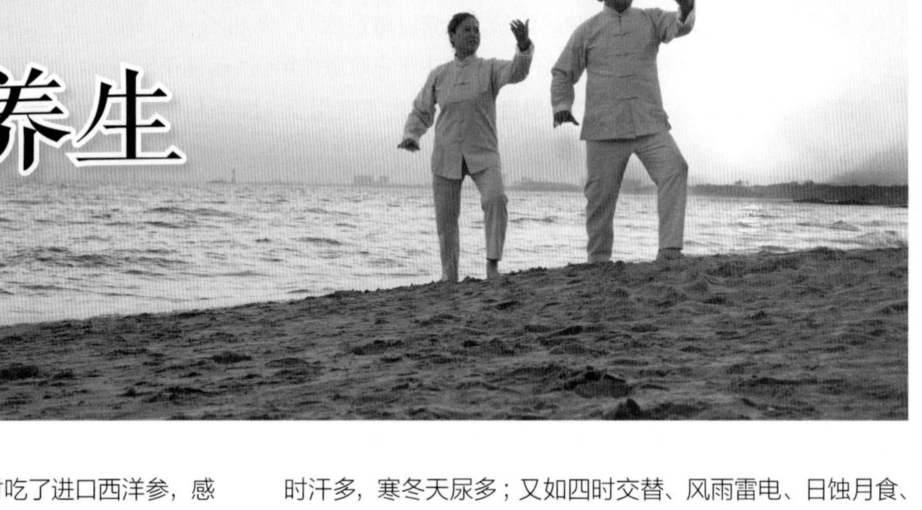

上海中医药大学教授 叶 进

某年冬天，一位患者问我：夏天时吃了进口西洋参，感觉精神挺好，内火也轻了，于是一直连续吃到现在，没想到作用越来越差，且明显怕冷，不知何故？察其人，面白无华，舌淡苔白；摸其手，冰凉。很显然，在阳气应该内藏的冬季，身体处于寒凉状态之人，服用清热养阴的西洋参，不合时宜！中医养生，很重要的一条就是：顺时！

如今，为了健康和长寿，大家都很重视保养。在日常生活中，注意调节情绪，积极运动，合理饮食，保证睡眠，冬令进补，等等。可是尽管如此，仍有人因对养生知识片面理解，最终事与愿违，常常生病，甚至过早衰老或离世。

什么是养生的核心理念呢？答曰：随时沉浮，顺时养生。这个"时"，一指天时。《老子》说："人法地，地法天，天法道，道法自然。"古人崇尚"天人合一"的思想，认为人体对大自然各时段的诸多变化都会有所感应而发生变化。如炎夏时汗多，寒冬天尿多；又如四时交替、风雨雷电、日蚀月食、潮汐地震等，都会引起身体和精神的种种变化。人必须效法"天地"，顺应其变化，随时沉浮，才能维持身体的稳定，健康长寿。《黄帝内经》说得好："智者之养生也，必顺四时而适寒暑。"清楚地表明，顺应四时是养生的基本大法。冬季挥汗如雨，乱吃西洋参、冰激凌；夏天不出空调房，猛服红参、鹿茸，皆属违反自然规律，势必伤害身体。

这个"时"，二指时代。人所处的环境随着时代变化而变化。养生的理念和方法当然也应该与时俱进。如散步、练拳等以往随处可行的养生运动，在雾霾天、马路边是不行的，不得不择时择地。"恬淡虚无"的心态和行为方式在现今激烈竞争的社会也必须有所调整。饮食方面，在继承优良传统的基础上，还要具备现代营养及食品卫生知识。此外，我们还必须认识到，随着社会的发展，养生保健已经不仅仅是个人的理念和行为，而成了全社会的一个重要工程。健康理念的倡导，居处环境的改变，污染的控制，饮食安全的保障，养老设施的添置，等等，都不是个人所能解决的。与人的健康和生活相关的各个方面，都因时代的变化而提出了新的要求，需要我们从整体上实施相应的对策。

如果不具备"随时沉浮，顺时养生"这一理念，仅仅在吃什么、穿什么、住哪里、走多少路等环节上对身体做一种形式上的呵护，而不懂得应该根据人所处的时间、环境的变化不断做相应的调整，到头来仍然无法逃脱六淫（风、寒、暑、湿、燥、火）及七情（喜、怒、忧、思、悲、恐、惊）等致病因素对身体的伤害。PM

专家简介

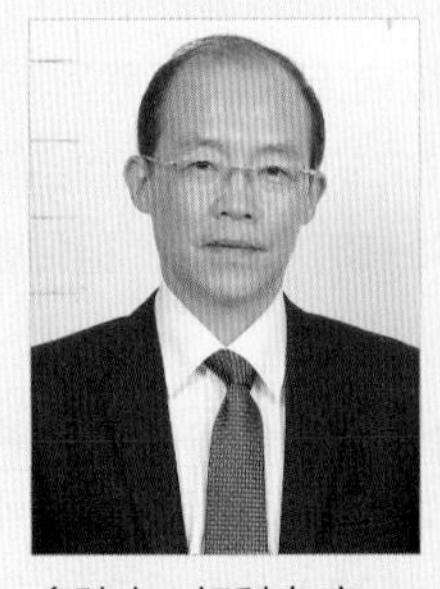

叶 进 上海中医药大学教授、博士生导师，中华中医药学会仲景学说分会常委，世界中医药学会联合会内科专业委员会常委，中华中医药学会亚健康分会常委、中医文化分会常委、方药量效分会常委、中医感染病分会名誉副主任委员。擅长用中医药治疗脾胃病证及多种内、妇科杂病。

专家门诊：周四下午（岳阳医院青海路名医特诊部）

“弄假成真”的饮食谣言

中国农业大学食品学院　兰晓芳　范志红（副教授）

谣言一：胡萝卜必须过油炒

真相：蒸制才是烹调胡萝卜的最佳方法

分析：胡萝卜富含胡萝卜素，可在人体内转化成维生素A，对维护皮肤、视力健康和正常免疫功能都是必需的。胡萝卜素只溶于油脂而不溶于水，常被认为必须经过油炒，才能被人体吸收。其实，胡萝卜素的吸收过程发生在小肠，只要进入小肠的食糜里有脂肪，就足够使胡萝卜素被吸收了。

实际上，油炒胡萝卜算得上是“最不友好”的烹调方式。胡萝卜素在油炒的高温下不断和空气中的氧气接触，使其氧化而损失营养价值。同时，正因胡萝卜素易溶于油脂，如果放油较多，会让很大比例的胡萝卜素溶在油里，最后粘在锅上、留在盘上，并未进入人体。

烹调胡萝卜的最佳方法应是蒸制。胡萝卜的细胞壁厚，在充分制熟后可让细胞壁变软，细胞膜通透性改变，有利于胡萝卜素在胃肠中释放，又不会摄入过量的油脂。只要我们在食用胡萝卜前后吃一些含有少量脂肪的食物，它们就可以与胡萝卜素形成乳化微球，从而被人体有效吸收。

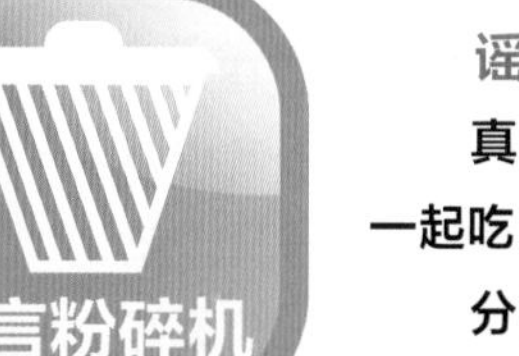

谣言二：饭菜最好彻底放凉后再放冰箱

真相：饭菜隔绝空气后冷却到不烫手，就可放入冰箱

分析：虽然滚烫的食物放入冰箱后，会导致冷藏室的整体温度升高，为冰箱中的嗜冷菌提供生长繁殖的条件，但食物在室温下放置的时间越长，微生物的“基数”就越大，越不安全，而且现在冰箱的制冷效率大大提升，只要不是太烫的饭菜且密封好后再放入冰箱，都不会对冰箱的正常功能产生太大影响。

聪明的做法是，将煮熟后的饭菜用保鲜盒分装，隔绝空气，待饭菜冷却到不烫手时，再放入冰箱冷藏，这样可以最大限度地降低菜肴中微生物的繁殖速度，也限制了亚硝酸盐的生成。再次食用之前充分加热，可以保障食用安全。

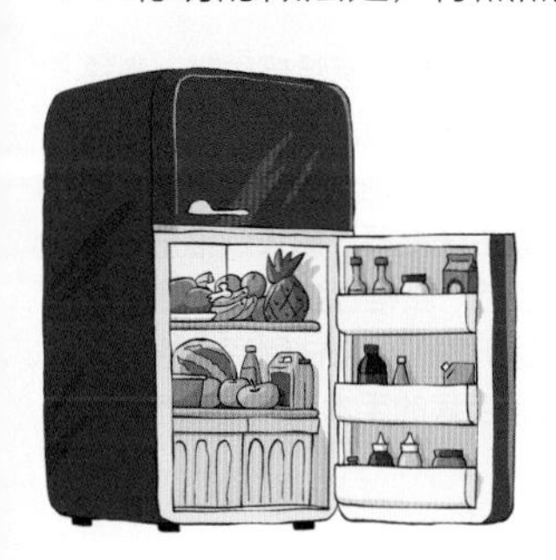

谣言三：空腹不能喝牛奶

真相：虽然消化率略有降低，但空腹喝牛奶比饿肚子好

分析：牛奶中的蛋白质含量一般为3.2%左右，还含有约4.5%的乳糖和3.5%的脂肪。只要是能够正常消化乳糖的人，牛奶中的乳糖就会被优先分解供能，脂肪也能起到供能作用。所以，空腹喝牛奶并不会浪费很多蛋白质，否则就没法解释婴幼儿空腹喝牛奶却正常成长这一事实了。

有些人空腹喝牛奶后出现腹胀、腹泻，是由于他们本身“乳糖不耐受”造成的，与体内乳糖酶的缺乏有关。只要搭配吃一些其他食物，如馒头、面包等，少量多次地饮用牛奶，便可减轻这种不适反应。若仍不适应，也可以选择发酵后的酸奶或奶酪制品代替牛奶。

谣言四：豆浆、鸡蛋不能一起吃

真相：只要豆浆、鸡蛋都煮熟，就可放心一起吃

分析：生大豆含有“胰蛋白酶抑制剂”，会妨碍人体对蛋白质的消化吸收，但它不耐受长时间加热，打浆后煮沸10分钟以上，就会失去至少90%的活性。若加热的温度不够、时间过短，则不能使胰蛋白酶抑制剂失去活性，会降低蛋白质的消化吸收率。目前市场上的豆浆机都是先加热到90℃以上，然后边打浆，边煮浆，时间长达18～20分钟，绝大部分胰蛋白酶抑制剂活性已经丧失，不会影响蛋白质的消化吸收。日常生活中，煮熟的豆浆无论搭配水煮蛋、茶叶蛋、荷包蛋，都是很好的营养组合。

“豆浆和鸡蛋不能同食”的前提是：豆浆没有煮透，胰蛋白酶抑制剂大多没有失活；鸡蛋没有熟，生鸡蛋中含有的“生物素结合蛋白”妨碍蛋白质的吸收。

需要注意的是，豆制品的食用量应合理，豆浆不宜过浓（豆：水=1:20较合适），更不能把浓豆浆当水喝。每人每天宜摄入30～50克大豆，如一杯200毫升不浓的豆浆（10克黄豆加20倍水）搭配50～100克水豆腐，或一大碗300毫升较浓的豆浆（30克黄豆加10倍水）。PM

患者信任是医生第一动力

江苏省中医院骨伤科主任医师　陈 刚

老刘是安徽人，我读硕士时的同学，我们住在一个宿舍里，关系好得很。研究生毕业后，他被分配到南京某三甲医院普外科工作。前一段时间，老刘到我家做客，带来一张安徽老家亲属的CT片，称这位亲戚腰腿痛多年，不能走远路。我看完片子，给他的结论是：腰椎管狭窄症，症状重，需要手术。第二天，老刘打来电话，称亲属下周想来住院手术，我答应了，可心里其实没底：周五、周六两天早晨，都有患者前来要求住院，一位来自福建，一位来自安徽阜阳，由于当时没有床位（加床都没有），被推迟到下周一。下周再加上老刘的亲戚，该如何是好？

周一早晨，福建和阜阳的患者先到，科室医生想办法将他们收治入院——一个房间加两张床。老刘亲属一家三口来诊室后，我仔细询问了老奶奶的病情，实话实说："您所患的是腰椎管狭窄症，这是老年病、常见病，手术效果较好，我们处理这种疾病有经验，您放心。不过这两天床位实在紧，安排不出。您可否先到旅馆住1~2天，后天早晨再来，我想办法解决。我们科室的手术患者住院时间较短，一般一周内就可出院。这两天，您可以看看南京的风景，放松放松，您看好吗？"他们欣然接受了我的建议，老奶奶的女婿说："我们相信您，您说怎么办就怎么办。"

我们科室颈椎、腰椎手术周转很快，每位患者的平均住院时间不到10天。所以老奶奶周三一早来，就被收治入院了。我为她安排了常规检查，决定次日手术。

周四，我为老奶奶手术，手术采用局部麻醉，切口小，术中C臂机定位，双侧侧隐窝减压（切除增生的骨刺和黄韧带），椎间盘未动。不到一小时，手术结束。缝合切口后，我问她："双脚动一动，感觉怎么样？"老奶奶说："能动，我觉得现在就可以走路了！"等我换完手术衣回到病房，见老奶奶正坐在床上吃饭。我嘱咐道："一会儿麻醉药劲儿过了，切口会有些痛，可以用镇痛药。"她点头致谢。

周五查房时，我看到她已经可以上厕所，并且离床走动了。周六查房，我让她在病房走廊里自己行走，她一口气来回走了6趟，原来的腰腿痛消失了，只余切口轻微疼痛。我查看手术切口，恢复良好，没有渗出和炎症反应。我对她说："您可以出院，回家休养了，再继续吃几天药即可。"老奶奶问："我可不可以坐长途车回安徽老家？""等切口完全不疼了就可以坐车，只是一次时间不能过长，最好是私家车，这样可以自己掌握时间。半月后，可以恢复日常活动，不过三个月内要避免弯腰负重。"老奶奶和她家属一一记下。周六下午，我接到老刘爱人的电话，称老人感觉很好，下午已办好出院手续，先到老刘家住几天，然后就回家。

总结这次手术，有三个特殊之处：①这次手术采用的是局部麻醉，虽然局麻安全、经济、反应小、恢复快，但必要时需加神经根封闭，需要患者的配合和理解。②术中没有处理椎间盘。腰椎管狭窄症患者一般均存在椎间盘膨隆，实际上只要对小关节和韧带的增生部分减压，不做椎间盘切除，就可以有效解除症状，还可以不破坏腰椎的稳定性，术后患者很早就可以开始活动。但在一般情况下，医生会同时处理椎间盘，有的是因为对病理认识不清，有的则是担心术后复查CT或MRI时，患者看到椎间盘仍保持原样，会不理解，易造成矛盾。③术后当天，患者就可以起床活动，真正做到超早期康复。实际上，按照国家卫计委制定的腰椎手术临床路径，只要生命体征平稳，无出血、贫血等并发症，症状改善，切口没有问题，就达到出院标准。腰椎术后的早期离床活动，与远期椎间盘病变无直接关系，但真正做到超早期康复的单位很少，主要是因为医生观念陈旧及患者不理解、不接受。追根究底，还是医生的权威性和医患之间的信任问题。

正是因为老奶奶一家人对我十分信任，才使得这次治疗格外纯粹、简洁。让患者花最少的钱，得到最佳治疗、最快恢复，是我一直追求的目标。PM

专家简介

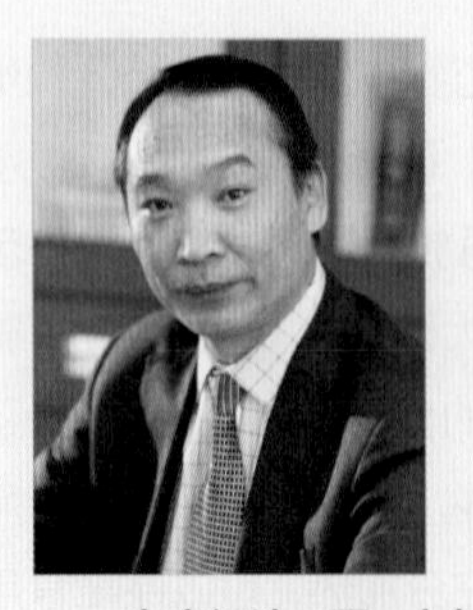

陈 刚 江苏省中医院骨伤科、脊柱外科主任，主任医师，中国中西医结合学会江苏省骨科微创学会主任委员、脊柱病学会副主任委员。擅长颈椎病、腰椎间盘突出症、腰椎管狭窄症、腰椎滑脱、脊柱骨折脱位、脊柱侧弯、脊柱结核及肿瘤等疾病的手术和微创治疗。

专家门诊：周一上午

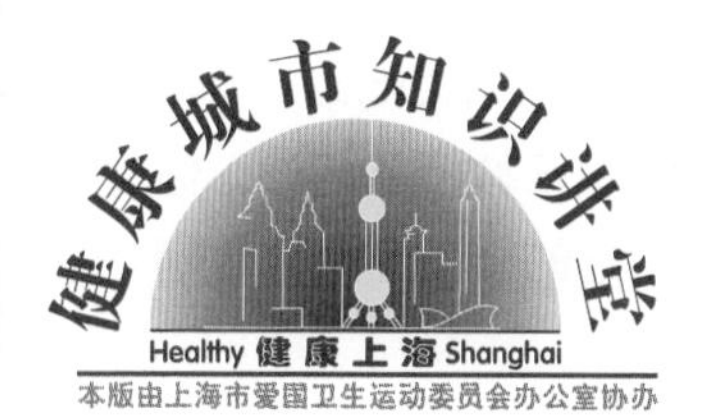

上海市杨浦区延吉七村的居民刘煜芳今年71岁，从17岁开始吸烟，这一吸就是50年。50年中从未想戒烟的他，在深刻认识到烟草危害后决定要戒烟，"一瞬间"就戒了，至今未再吸一支。

吸烟五十年 戒烟"一瞬间"

本刊记者　王丽云

吸烟大半生，老来"多病缠"

1963年，17岁的刘煜芳到部队当兵，在"大环境"的影响下开始吸烟。慢慢地，吸烟量越来越大，几十年里基本保持在每天一包半。

步入中年后，随着年龄增长，刘先生逐渐出现咳嗽、咳痰等症状，医生、家人、亲戚、朋友都劝他戒烟，还给他支招，介绍了不少有助于戒烟的方法。但他觉得吸烟没那么大危害，根本就没把别人的劝告放在心上，只要症状略有好转，就外甥打灯笼——照旧。

其后，刘先生的身体越来越差，慢性支气管炎、冠心病等疾病陆续找上门来，爬个楼梯、多走点路就会心慌、气喘。退休后，多病缠身的刘先生已经成了医院的"常客"。

只要有决心，戒烟并不难

2010年退休后，刘先生到所在小区居委会任职，并于2012年加入小区的健康自我管理小组。小组日常学习中，有一项内容是控制吸烟。通过几次学习，以及参加各种形式的控烟宣传活动后，刘先生对吸烟的危害有了深刻认识，了解到吸烟不仅危害自身健康，还危害他人、影响环境。在健康自我管理小组其他组员的劝说、医生的叮嘱和公德心的谴责，以及对吸烟危害的正确认识下，刘先生终于下定决心戒烟!

决定戒烟后的第一件事，就是高调发布"戒烟告示"。刘先生对亲朋好友"广而告之"，明确表示自己要戒烟了，欢迎大家监督。特别是对以前经常一起吸烟的那些"烟友"，他都有言在先："以后谢绝敬烟，请不要引诱我！"

第二件事是"大扫除"，他把家里、办公室里所有与烟有关的物品全部清除，如烟、烟灰缸、打火机等。碰到吸烟的人，他会主动避开，以免勾起吸烟的欲望。

第三件事是控制自己，培养兴趣爱好，转移注意力。决定戒烟后，刘先生就给自己"更新"了作息日程，增加了喝水、运动、聊天等项目。每当烟瘾发作时，他就深呼吸、多喝水、多运动，或者找人聊聊天，以此来对抗烟瘾。除了健康自我管理小组，他还参加了"气功养生队"。大家每天一起做做健身操，不仅锻炼了身体，还能相互交流，收获愉悦心情。刘先生坦言："知道我在戒烟，健康自我管理小组的成员经常给我打气、加油，对我身体上的变化总是加以鼓励和称赞，每次见面都说我精神比以前好多了。这些都让我觉得不是自己一个人在与烟瘾作战，他们给了我坚持下去的信心和勇气！"

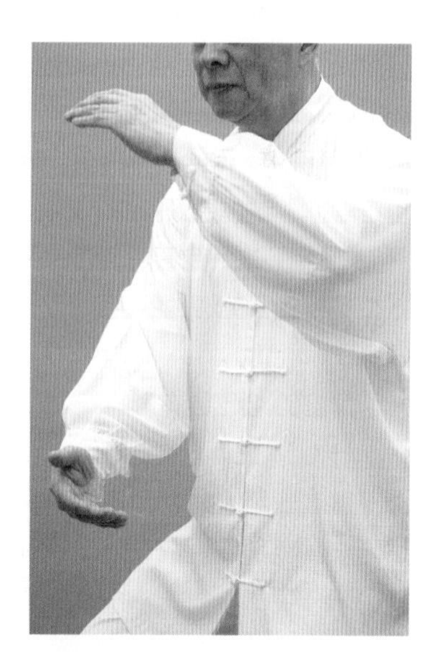

戒烟成功后，健康大促进

戒烟后，刘先生逐渐适应了没有烟草的生活，慢慢体会到不吸烟也能过好每一天，真正感受到了"天下无难事，只怕有心人"的道理。

近几年，刘先生的身体素质明显提高：咳嗽、咳痰少了，老毛病也不那么频繁发作了，精神足了，心情好了，体重从以前不到50千克上升到60千克（标准体重）。

除了身体的变化，他还觉得与人交往比以前更和谐了——身上没了烟味，别人也不再对他"敬而远之"了。现在，上海市公共场所室内全面禁烟，他感觉"无烟一身轻"，心里很踏实，劝说别人戒烟也理直气壮了。PM

老年科门诊，你能想象的大致是步履蹒跚、面目憔悴的老者，带着满腹的忧愁与焦虑前去就诊，患者有说不完的病史与需求，医生有解答不完的疑问和麻烦。而在上海龙华医院老年科顾耘教授的门诊，你看到的却是与想象中截然不同的景象。这位荣膺“上海最美女医师”称号的医者，用她的善良温柔之心指引着无数前来就诊的老年患者。

“最美女医师”化忧为乐记

本刊记者 寿延慧

用药“减负”，力求精简

顾耘写下的每一份病史都几乎占满一页病历。高血压、糖尿病、高脂血症、骨质疏松症、动脉粥样硬化、腰椎间盘突出症……几乎每一位来就诊的老人都有以上数种问题。

“顾医生，你给我开的药，我吃完了，胃口变好了，大便也正常了。”这位是顾耘的老患者，患有糖尿病。

“不错。来，我看看舌苔……没有之前这么暗红了。”顾耘微笑相迎，查看她的舌象变化后说，“这次我给你减去几味药。”

“减药？会不会有影响？”

“你上次主诉的胃口不佳、大便不畅问题已经改善了，还舍不得这些药？”顾耘和患者都笑了起来。虽有多年旧疾，也无法根治，但患者在顾耘的细心调理及鼓励下，对自己的健康充满信心。

这位80多岁的初诊患者主诉近期好出虚汗、大便稀薄，十几年来都要依靠安眠药才能勉强入睡。他有几十年的高血压病史，可血压控制得并不好，因为他经常忘记服药，饮食习惯也不佳。见患者的舌苔厚腻，顾耘建议他服药2周后再来复诊。患者着急地问：“顾医生，你给我多开些药吧，给我补补。”

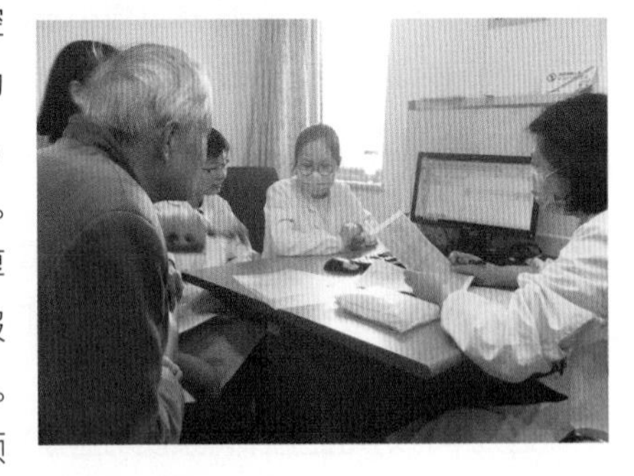

“你现在的舌苔厚腻，不适合吃补药。2周后，我再给你慢慢调理，别着急。降压药一定要按时服用。饮食习惯要改变，烟、酒最好戒掉，甜、油少食。”听了顾耘详细的讲解，患者的情绪慢慢平复，频频点头。再看顾耘的药方，虽不洋洋洒洒，却已体贴地包含了调理高血压、失眠等“核心”问题的中药。

送走一位患者、迎接下一位患者的间隙，顾耘对一旁随诊的学生说：“中药‘王国’有‘君臣佐使’，在处方中发挥不同作用；历代医书中也有取之不竭的方子供你们熟记。但在临床中，不同的患者，病症千变万化，用哪个方子、如何做加减，需要慢慢累积经验，尤其是老年病，以多脏器功能衰退、多种慢性病并存为特点，我们要做一名‘全科医生’，不能只见‘局部’，不见‘整体’。在用药上，应尽可能精简，切忌面面俱到。如果有一味药能兼顾几种病症，我通常会选择它。用药精专，才能药力集中、药到病除。”

同担烦愁，着眼未来

中国的父母都有为子女操心的特点，爷爷奶奶辈的长者更要为孙辈操心。顾耘门诊中的很多老年患者就有这种甜蜜的负担。“顾医生，我儿媳妇生了二宝，我忙着带孩子，很久没来你的门诊了。”这位70多岁的患者匆匆忙忙走进诊室。

“恭喜你，又当奶奶了！最近哪里不舒服？”顾耘关切地问。

“不知是不是带孩子太累了，我最近睡眠不太好，经常失眠，还老做梦。胃口也不好，总觉得心神不宁。我怕家里人担心，没和他们说，第一个想到的就是来找你。”

“二便怎么样，有没有气短、气促？说说详细情况。”于是，患者开始诉说她近期的烦恼，夹杂家务事、孙辈事和近期身体的状况。顾耘边听边问她“每晚可以睡多久，具体哪里不舒服”，然后挑重点记录在病历本上。等患者絮叨完，顾耘再细看她的舌象、为她切脉：“你近期有些阳虚，可能因为劳逸失度引起，试着多休息。我再给你开些健胃安神的中药。”

“没办法，累归累，可看到孙子还是很开心的。”

“身体照顾好，将来才能陪孙子一起玩啊。”

“这倒是哦。谢谢你啊，顾医生。”

老年患者的生活重心逐渐转移到孙子、孙女后，难免会忽略身体。其实，他们对长寿也十分渴望，顾耘时常提醒这些幸福的奶奶、爷爷们，身体是“陪伴”的本钱，要珍惜。

又一位老年患者走进诊室，热情地和顾耘打招呼。患者说，她刚来就诊时，连路都走不动，由家人搀扶着才勉强来到医院，食欲不振、气短、精神萎靡……顾耘诊断为瘀血证，开始为她治疗、调理，患者依从性很高，定期到顾耘门诊调理，几月坚持下来，已经完全看不出当初的萎靡样。她的听力不好、表达不清，顾耘靠近患者，稍稍大声地重复问诊与交流。虽然患者常常词不达意，一旁随诊的学生歪着头不明所以，但顾耘总能立刻明白她的意思。患者笑着说："我说得太多，耽误你的时间了。每次来，我总是忍不住想和你多说说话。"

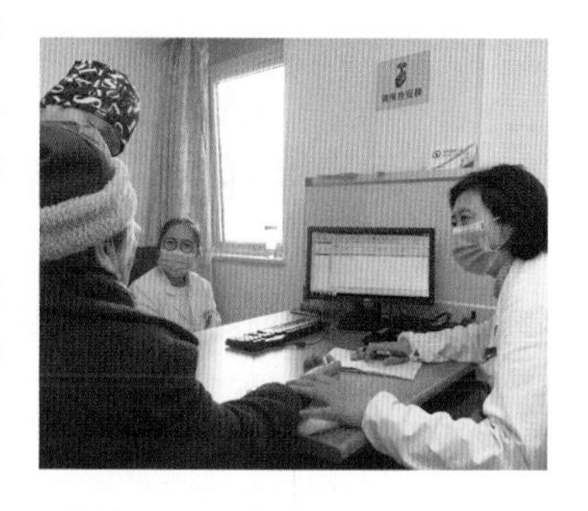

老年患者通常听力不好，表达力、理解力和行动力相对较差，病史多且杂。常年与老年患者打交道，顾耘已深谙他们的"语言"与思维模式。她经常会提高音量、放慢语速、不断重复、认真聆听，从患者看似杂乱无章的主诉中抽丝剥茧，找出"主要矛盾"。她为学生讲解道："为老年患者诊病，问诊固然很重要，但望诊、切诊更不容忽视，因其能客观反映患者的真实病况，避免被误导。如果可以解决根源问题，最好。但有些病症很复杂，有虚有实，如暂不能解决，就要想办法针对他们的主诉，缓解令其最不舒服的症状，提高生活质量。"

探索指引，至精至微

在临床上，顾耘注重"治未病"思想，将以"补肾填精"为主的抗衰老方法应用于老年科疾病的防治，带领科室从动脉粥样硬化入手，开展了一系列研究，探索从根本上减少心脑血管疾病发生、发展的方法。历经 20 多年，她运用"补肾填精法"治疗高脂血症、动脉粥样硬化，并与内科通用的化痰、活血、软坚等不同治法相比较，证实该法在调脂柔脉的同时，还可调节免疫、内分泌功能紊乱。近年来，顾耘创制了以补肾益气为治则的医院协定处方"软脉煎"，临床应用效果良好，惠及很多患者。

老年患者虽然合并多种慢性病，但与其他人群相比，依从性更高。顾耘建议患者自己煎煮中药服用。遇到首次就诊后需要自煎中药的患者，顾耘会拿出事先准备好的"煎药注意事项"，为他详细讲解："方中枣仁、柏子仁需要打碎后，再与其他中药一同用温开水浸泡 2 小时以上。以小碗盛装的话，煎成大半碗为宜，晚餐后 1 小时服头煎（第一次煎煮）中药，次日下午 3 点左右服二煎（第二次煎煮）中药。如时间允许，可以将中药浸泡过夜，次日现煎现服。龟板、鳖甲、龙骨、牡蛎、铁落、珍珠母等药材因为质地较硬，有效成分不易被煎出，可以先煎或用沸水浸泡半小时后再与其他药物同煎。砂仁、蔻仁、降香、檀香、生大黄等气味芳香或不能久煎的中药，要待其他药煎煮完毕前 5 分钟再放入，或闻及香味即停火。"患者对煎药的疑问，如："煎药前要不要将药材洗干净，中药和西药可以一起吃吗？"顾耘也会一一解答："一般中药不需要清洗，因会减少药材的水溶性成分，降低药效。如果药材有泥沙等，快速冲洗下即可。中药和西药错开一小时服用。"

顾耘的复诊患者几乎都有很好的就诊习惯。他们会将病历准备得详尽又整齐，带好近期服用的药物、检查报告等。这位前来复诊的患者，将自己多年来的病史、服药情况整理成档并打印出来，有些检查结果按时间顺序制成表格、标注重点，让她的主治医生一目了然。

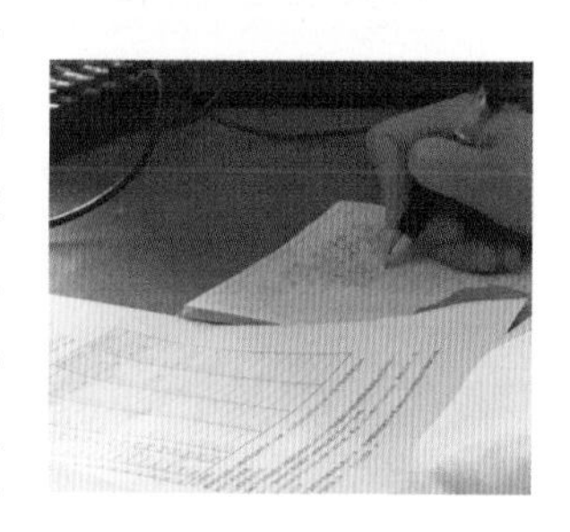

还有一位 70 多岁、痰湿严重的老年患者，顾耘提醒他："虽然我给你开的白术、佩兰、薏苡仁等中药可以起到化湿作用，但关键还是你要改变不良生活习惯，否则中药也化不完你不断产生的湿气，少食辛辣，慢慢戒烟、戒酒，能做到吗？"一句看似柔性的劝说，患者连连说道"我回去就改"。一旁陪同看诊的女儿称奇："我和我姐劝了我爸很多次，他都不听。您一说，他立刻点头。"患者对女儿说："顾医生的话，我当然要听。她是为我好啊，我相信她！" PM

专家简介

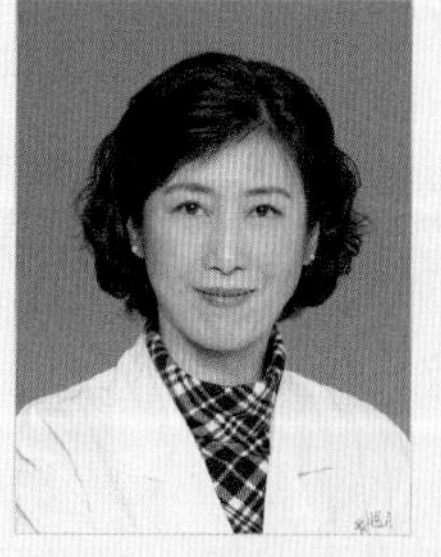

顾耘 上海中医药大学附属龙华医院大内科兼老年科主任、主任医师、教授，世界中医药联合会老年病专业委员会副会长，中华中医药学会老年病分会副主任委员，全国阿尔茨海默病防治协会中医药专业委员会主任委员，上海市老年学学会老年中医药专业委员会副主任委员，上海中医药学会老年病分会副主任委员、瘀证研究分会副主任委员。擅长诊治心脑血管及其相关疾病（如动脉硬化、眩晕症、冠心病、中风、高血压、高脂血症、糖尿病、痛风）、老年认知功能减退、慢性虚损及功能性疾病（如更年期综合征、失眠、便秘）等。

专家门诊：周一上午（总院）　特需门诊：周二上午（总院）

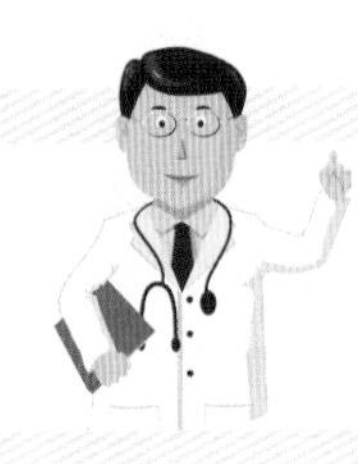

大众导医

网上咨询：popularmedicine@sstp.cn
专家门诊时间以当日挂牌为准

问：父母个子高，孩子个子一定高吗

我儿子今年8岁，身高与同龄人相比偏矮。我和丈夫个子都挺高的，孩子将来也不会太矮吧？

浙江 王女士

上海交通大学附属儿童医院内分泌科主任医师李嫔：遗传虽然是影响身高的重要因素，但对于正常发育的孩子来说，遗传因素对最终身高的影响占70%左右，后天因素也会影响孩子的最终身高。如果孩子存在性早熟、生长激素缺乏等病理状态，身高会明显偏离遗传身高，造成矮小。因此，当发现孩子停长、缓长时，家长一定要高度重视，及时带孩子去医院就诊，切不可疏忽大意。

专家门诊：周五下午（泸定路院区）

特需门诊：周四下午（泸定路院区），周二全天（北京西路院区）

问：高纤维饮食是否有助于控制血糖

我最近被诊断为糖尿病，开始重视饮食调整。听说多吃高纤维食物可以帮助降血糖，糖果和蛋糕等甜食绝对不能吃，这种说法正确吗？

江苏 张先生

上海交通大学医学院附属第九人民医院老年病科副主任医师蔡文玮：高纤维饮食（每天膳食纤维摄入量超过50克）的确有助于降低血糖水平。新鲜水果蔬菜、全麦面包和饼干、豆类等高纤维食物消化速度较慢，“转化”为葡萄糖进入血液的速度就较慢，因而有助于控制血糖水平。高纤维饮食还有助于降低胆固醇水平，增强饱腹感，控制体重。不过，糖尿病患者并非绝对不能吃糖果、蛋糕等甜点，少量吃点无妨，但要算入每日总热量。比如，吃一小块蛋糕后，就要少吃一点其他主食。

专家门诊：周一上午，周三下午

问：不吸烟为何会得肺气肿

我今年73岁，去年体检，胸部CT检查结论为：两肺散在性肺气肿，肺大疱，右上肺局部支气管稍扩张；纵隔及腹腔内散在淋巴结钙化。今年体检，胸部CT检查结论与上述相同。我是女性，从不吸烟，家中也没有人吸烟，怎么会得肺气肿及肺大疱？是否与我曾经的肺结核病史有关？现在的主要症状是走路多或上楼梯时气喘，咽喉不太舒服，并不咳嗽。请问：需要什么治疗？有没有办法可以使肺大疱消失？

上海 任女士

复旦大学附属中山医院感染病科主任医师潘珏：肺气肿是指终末细支气管远端（呼吸性细支气管、肺泡管、肺泡囊和肺泡）的组织弹性减退、过度充气膨胀，导致肺容量增大，并伴有肺泡壁和细支气管破坏。各种原因导致肺泡腔内压力升高、肺泡壁破裂、互相融合，就会形成肺大疱。如果把肺泡比作“气球”，肺气肿就像“气球”过度充气膨胀，肺大疱就像多个膨胀的“气球”相互融合成一个“大气球”。肺的结构发生改变后，当正常肺组织不能完全代偿损坏的肺组织时，就会出现走路气喘等症状。你应及早就诊，进行肺功能检查，判断肺功能受损程度，根据具体情况用药治疗。这种病叫慢性阻塞性肺病，简称“慢阻肺”，是一种不可逆的疾病，已损坏的肺结构及肺功能不可修复，治疗只能延缓肺功能下降的速度。

“慢阻肺”是多种因素协同作用引起的，吸烟是最常见、最主要的危险因素，但并非不吸烟者就与其“不沾边”。被动吸烟（二手烟）、肺部感染（如肺炎、肺结核等）、环境污染（大气污染、燃料烟雾暴露）、遗传因素等都可能是“慢阻肺”的诱因。

专家门诊：周一下午，周三、周四上午

低血压指血压<90/60毫米汞柱，伴或不伴不适症状，如头晕、头疼、乏力、怕冷、消化不良等，严重时可发生昏厥，可由生理性因素或病理性原因造成。值得重视的是，长期慢性病理性低血压的老年人，易发生脑梗死、心肌梗死和老年痴呆，严重影响老年人的生活质量，预后不良。

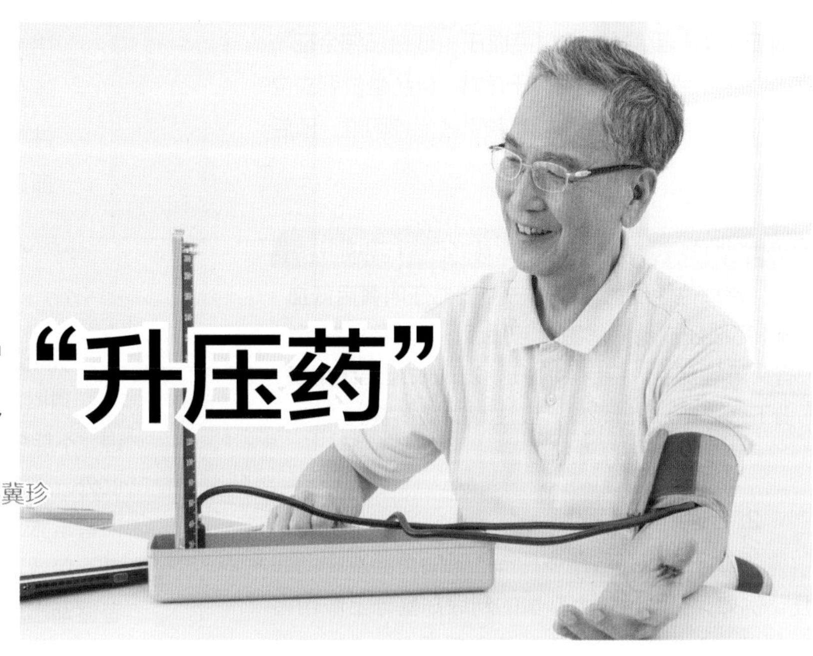

血压过低 有没有特效“升压药”

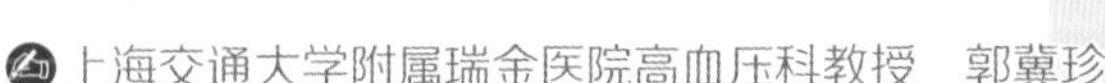

上海交通大学附属瑞金医院高血压科教授　郭冀珍

生理性低血压

生理性低血压多见于部分体型瘦弱的年轻妇女，或从事较大体力劳动者或运动员，对这类人群而言，低血压不是病。虽然他们的血压偏低，但人体各脏器尚未出现明显的缺血、缺氧状态，不影响正常生活。有的人有时会有轻微症状，如早起乏力，早餐后感到头晕、精神不振，饮茶或咖啡或早餐后平卧休息片刻后，症状可缓解。由于低血压引起血流缓慢，故这些人常感四肢冷、麻木、皮肤苍白等。与体质差、身体虚弱有关，有的低血压患者有家族史。

1. 没有特效“升压药”

从中医理论看，低血压是脾肾阳气亏损所致，应温脾肾、升阳气，尤其是在冬季和夏季。夏天气温升高、血管扩张，低血压症状会更明显；冬季，体质差、四肢冷、麻木等症状会加重。可适当食用人参（生晒参、红参）、红枣、黄芪、五味子、灵芝等。但是俗话说“药补不如食补”，患者应注意合理营养、不偏食、荤素搭配，常吃大枣、桂圆、莲子、枸杞、核桃等食物。冬季可适当多吃牛羊肉。每天喝适量（50～100克）葡萄酒或黄酒也是有益的。研究发现：女性饮酒比男性更能降低动脉僵硬度。

2. 晨起饮温开水或咖啡

有人认为，低血压患者应每天早起饮盐水。当然，早起饮少量0.9%生理盐水并没有什么大的危害，但若每天晨起摄入300毫升生理盐水，相当于摄入了2.7克左右的盐，约占世界卫生组织（WHO）提出的每天盐摄入量（5～6克）的一半。低血压患者虽然不宜过度限盐，但也不宜摄盐过多。低血压患者平时可养成早起多饮咖啡和茶的好习惯，有助于提高中枢神经兴奋性，改善血管收缩功能，甚至有利于升高血压，改善临床症状。

3. 适度体育锻炼

长期坚持运动，对生理性低血压、高血压患者都有益。生理性低血压患者常心脏收缩功能降低，全身动脉壁紧张度下降，这种下降在坚持运动后会得到改善。但运动不要过量。一般运动时，收缩压会升高约20～30毫米汞柱，停止后，血压会比运动前降低。下蹲运动会压迫下肢血管，突然站起后，可造成突然下肢血管血流量增加，心排血量减少，血压下降，脑供血不足，故生理性低血压患者尽量不要选择下蹲过久的运动。

病理性低血压

1. 治疗原发疾病

正常人从卧位到起立时，或饱餐后，依靠自主神经的相互调节，周围血管会马上收缩，维持一定的心输出量，使血压处于稳定状态。但一些长期高血压的老年患者常出现不同程度的窦房结、主动脉弓、颈动脉窦压力感受器功能减退，发生退行性病变，使自主神经调节功能下降，也会出现不同程度的低血压。高血压和糖尿病是“姐妹病”，常同存于老年人中。长期高血糖、高血压的患者，心脏自主神经会发生明显病变，出现严重体位性或餐后低血压。最严重的是一种“高血压－低血压综合征”，表现为：平睡时血压明显高于正常，但从坐位到立位逐步下降，甚至不能站立，这种患者治疗困难，预后极差。

高血压、糖尿病患者：需警惕餐后低血压

除体位性低血压还有一种低血压叫餐后低血压：高血压或糖尿病患者若餐后，尤其是早餐后，有头晕等症状，应自测血压，发现收缩压比用餐前下降≥ 20 毫米汞柱，应注意少量多餐。

2. 合理用药

高血压患者在服用多种降压药后可能发生低血压。例如，在服用较大剂量的利尿剂基础上服用替米沙坦，会发生过度降压的低血压反应；少数初发老年高血压患者服用短效硝苯地平片，也会发生低血压反应。老年人，当血容量不足时，服用大量利尿剂(如氢氯噻嗪、呋塞米)，偶有低血压发生。少数高血压患者首次服用 β 受体阻滞剂，如心得安（普萘洛尔）、美多心安（美托洛尔）会有低血压反应。比较常见的还有服用 α 受体阻滞剂，如特拉唑嗪的“首剂综合征”。因此，通常首次服用剂量宜减半，睡前服，起夜时动作宜慢。此外，酒精与某些药物会发生相互不良反应，如服用沙坦类、硝酸类药物后饮酒，会出现血管过度扩张的低血压反应。PM

坚持监测血压

无论是生理性低血压，还是病理性低血压，患者首先必须掌握自我监测血压的技巧。清晨起床时，若感到头晕、站不稳，应马上自测血压。体位性低血压需要靠自己来发现，可以在清晨未起床时，先自己测量卧位血压，后在起床直立 3 分钟内再测量血压，若 3 分钟内血压下降 > 20/10 毫米汞柱，可认为有体位性低血压。有早餐后头晕加重者，应测量餐前及餐后血压。若有明显异常，应去医院检查原因，及早治疗原发病，如采取措施控制血压、血糖等。

确实，民间关于降压药损害肾脏的说法由来已久，而且非常顽固。这里说的“肾脏”，不但指我们常说的分泌尿液的肾脏，也暗含男性性功能之意。降压药真的会伤“肾”吗？高血压患者应该采取哪些措施保护“肾脏”呢？

降压药：不仅降血压，还能“保护肾功能”

肾脏通过形成尿液将人体内废物排出，如果肾脏功能减退，不能将多余的水分排出体外，就会导致水肿和血压升高。此外，肾脏还能分泌一些升高血压的物质，其中最重要的是血管紧张素Ⅱ，它可以收缩外周血管，导致血压升高。血压升高导致肾脏所受到的压力增大，引起肾脏小血管硬化，患者逐渐出现蛋白尿和肾功能损害，使肾脏排出水和废物的能力进一步降低，从而导致血压进一步升高。

高血压与肾脏损害相互影响，形成恶性循环。高血压病情越严重，病程越长，肾脏受到的伤害也越大。所以，控制血压是保护肾功能（“保肾”）的最根本的措施。许多年轻人担心降压药的副作用，希望通过体育锻炼、少吃盐来降低血压。这当然是正确的，生活方式调整是所有高血压患者都应该做到的，但单纯的生活方式改变，降压幅度有限。目前认为，血压在 160/100 毫米汞柱以上的患者，常需要服用降压药，才能使血压降低到正常范围。

那么，降压药是否会伤害肾脏？不同的降压药，对肾脏的影响有什么不同呢？

肾功能正常：肾脏功能正常时，降压药不会伤害肾脏。服用任何降压药，只要能够把血压水平降下来，都会对肾脏有保护作用。对于大多数高血压患者而言，降压药是“保肾”的。

肾功能减退：肾脏已经有不同程度损伤的高血压患者，选择降压药有一些讲究：①有蛋白尿的高血压患者，首选的降压药是“沙坦”类和“普利”类，这两种药物是慢性肾脏病患者的首选用药。伴轻度蛋白尿的高血压患者早期使用这两类药物，把血压降到目标值，可使尿蛋白消失。②水肿比较严重的高血压患者，可以选择利尿剂。③肾功能损害比较严重，血肌酐水平已经超过 265 微摩 / 升者，需要在医生指导下选用降压药。“地平”类药物常常是严重肾病患者首选的降压药，服药后还需定期复查肾功能。

降压药：“伤肾”，还是“保肾”

北京大学人民医院心内科副主任医师　王鸿懿

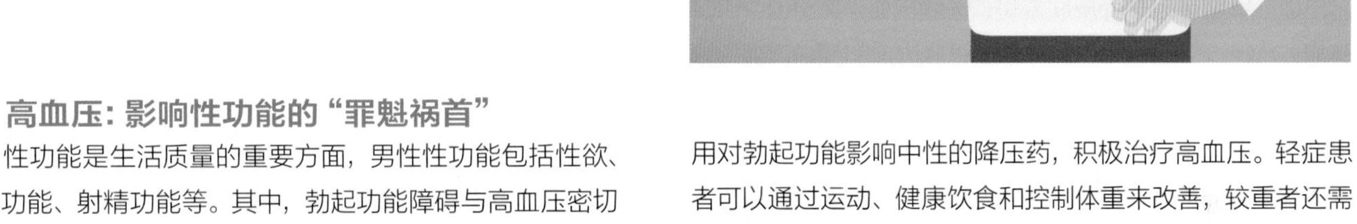

高血压：影响性功能的“罪魁祸首”

性功能是生活质量的重要方面，男性性功能包括性欲、勃起功能、射精功能等。其中，勃起功能障碍与高血压密切相关。调查显示，在有勃起功能障碍的人群中，约40%患有高血压；而在男性高血压患者中，约15%合并勃起功能障碍。遗憾的是，由于患者常常羞于启齿，医生在高血压的治疗中往往忽视这个问题。

那么，高血压患者为什么容易发生勃起功能障碍呢？一方面是心理因素，一些高血压患者精神负担较重，总是担心自己的血压过高，引起性功能异常；另一方面是器质性原因，是指动脉粥样硬化引起生殖器官血管功能减退。研究表明，多种导致心血管疾病的因素，同样是勃起功能障碍的危险因素，比如年龄、吸烟、高脂血症、肥胖、糖尿病和高血压。所以，勃起功能障碍经常被看作动脉粥样硬化的证据，是心血管疾病的“前哨症状”。高血压患者勃起功能障碍也被认为是由于高血压导致动脉粥样硬化，使阴茎动脉血流减少造成的。降低血压、改善动脉粥样硬化是治疗男性性功能障碍的主要措施。

国内外指南对防治高血压患者勃起功能障碍有一些推荐：心理性勃起功能障碍患者，首先要通过心理治疗，纠正心理性因素，减轻心理负担；器质性勃起功能障碍患者应选用对勃起功能影响中性的降压药，积极治疗高血压。轻症患者可以通过运动、健康饮食和控制体重来改善，较重者还需要口服治疗勃起功能障碍的药物。

目前常用的五大类降压药物，哪些对性功能有不良影响，哪些又可能有好处呢？

❶ **钙离子拮抗剂**：也就是常说的“地平”类药物，对勃起功能无不良影响。

❷ **血管紧张素转化酶抑制剂**：也就是常说的“普利”类药物，对勃起功能无不良影响，甚至可能有改善作用。

❸ **血管紧张素受体拮抗剂**：也就是常说的“沙坦”类药物，对勃起功能无不良影响，反而有一定的促进和改善作用。

❹ **β受体阻滞剂**：对勃起功能有影响。但目前常用的药物大多为β_1受体选择性阻滞剂，对勃起功能的影响不大。

❺ **利尿剂**：对勃起功能影响较大。

总之，无论对肾脏功能，还是对性功能的影响，都是高血压本身在作怪。只要降低了血压本身，就会对肾功能和性功能有好处。当然，为了尽可能减少某些降压药对性功能的影响，在选择降压药时，医生会依据个体化原则，根据患者实际的血压水平、合并的其他疾病，以及其肾功能情况作综合考虑。PM

生活实例

谢阿姨是一位风湿性心脏病患者，六年前置换了人工机械二尖瓣和主动脉瓣，术后一直服用华法林抗凝。一周前，她冒雨外出受了凉，当晚就出现发热，去附近地段医院就诊，被诊断为急性上呼吸道感染，医生给她开了复方新诺明，并嘱咐其回家好好休养。

三天后，谢阿姨体温基本降至正常范围，但刷牙时却出现牙龈出血，两侧小腿皮肤上冒出许多细小红点。谢阿姨很担心，又去医院就诊。医生告诉她，她服用的复方新诺明可增强华法林的抗凝作用，导致凝血时间明显延长。幸好她及时发现，否则可能会引发明显的出血征象。

服华法林需“用心”

复旦大学附属中山医院心脏超声诊断科主任医师　程蕾蕾

华法林是目前临床上使用最广泛的口服抗凝药，起效缓慢而持久，能有效防止血栓形成与发展。但是，华法林的有效治疗窗很窄，剂量要求非常苛刻：剂量稍微大一点儿会引起出血，早期可表现为皮肤瘀斑、牙龈出血、鼻出血、伤口渗血、月经过多等，严重时可导致眼底出血和颅内出血，威胁生命；用药剂量稍微少一点，又达不到治疗目的，不能有效预防血液凝结在机械瓣膜的瓣叶上，有时血液凝结而成的血块甚至会卡住瓣叶，使瓣膜失去正常开闭功能。因此，每位服用华法林的病人都必须定期监测凝血指标。

定期监测凝血功能

服用华法林时，初始剂量一般为每天一片，增减量为四分之一片。服药初期，在剂量稳定前，也就是尚未确定个体化用药剂量前，最好在服药后3天监测一次凝血功能，此后每周监测一次。待药物剂量确定之后，可逐步延长复查间隔期，每隔一个月到两个月复查一次。需要注意的是，目前国内市售的华法林有国产的，也有进口的，剂量有所不同。无论服用哪一种，最好不要轻易更换，因为换药有可能导致抗凝效果波动。如果必须更换，则需要在专科医生指导下进行，在换药后的一周内化验凝血指标，直至化验值达到治疗范围。

凝血功能检测指标有很多种。最简洁明了的是国际标准化比值，英文缩写是INR。只要从指尖或静脉采取少量血液，检测血液凝固时间，就能给出INR值。健康成年人INR值大约为1.0。INR值越高，血液凝固所需时间越长。对于心脏置换了机械瓣的病人而言，在服用华法林期间，应将INR控制在2.0～3.0。

防范药物、食物引发的出血风险

华法林的剂量稳定之后，还需要注意的是，有些药物会与之发生相互作用。华法林进入人体后，位于肝脏内的酶能够将其代谢分解。不同的人，酶的浓度和效力不同，服同样剂量的华法林，对凝血功能的影响也不一样。有些药物能对肝脏内华法林的代谢酶产生影响，从而增强或者削弱华法林的药效。比如，磺胺类药物、阿司匹林等，会增强华法林的抗凝作用，而口服避孕药、镇静催眠药则会降低其药效。谢阿姨服用的复方新诺明是一种磺胺类药物，能抑制华法林在人体内的代谢，增强抗凝作用。所以，服用华法林者若需要服用其他药物，应密切监测凝血时间，以免发生出血。

除药物作用外，有些食物也会影响华法林的药效，如柚子、西柚汁和芒果等会增强华法林药效，而菠菜、白菜、动物肝脏、茶水等会削弱华法林药效。不过，只要不过多食用这些食物，一般无大碍。PM

漏服华法林，怎么办？

华法林的服用时间应固定。如漏服华法林，应在忘记服药后4小时内补服；若超过4小时，则不应补服，第2天继续正常用药即可。不能因为忘记服药而在第2天加倍用药。如果漏服数天，必须按照重新开始服药处理，且必须立即复查凝血指标，并在随后数天定期复查，直至达到治疗目标。

看病、吃药、打针，一直是许多人熟悉的治疗模式，而“雾化治疗”对很多人而言,可能还相当陌生。近期有传言称“雾化就是滥用抗生素，比输液更伤害身体”。雾化治疗真的是吸入抗生素吗?

雾化治疗是吸入疗法的一种，它通过特定的装置，将水分和药液形成气溶胶的液体微滴或固体微粒，方便患者吸入并沉积于呼吸道和肺泡，以达到湿化气道、治疗疾病、改善症状的目的。由此可见，雾化治疗仅仅是一种药物进入人体的方式，就像输液、口服一样，并非特定让患者吸入某一种抗生素，或某一类药物。也就是说，医生除了给患者雾化吸入抗生素外，有时还会依据病情，为患者选用不同的药物。

雾化治疗：吸入的不单单是抗生素

复旦大学附属中山医院呼吸科主任医师　洪群英

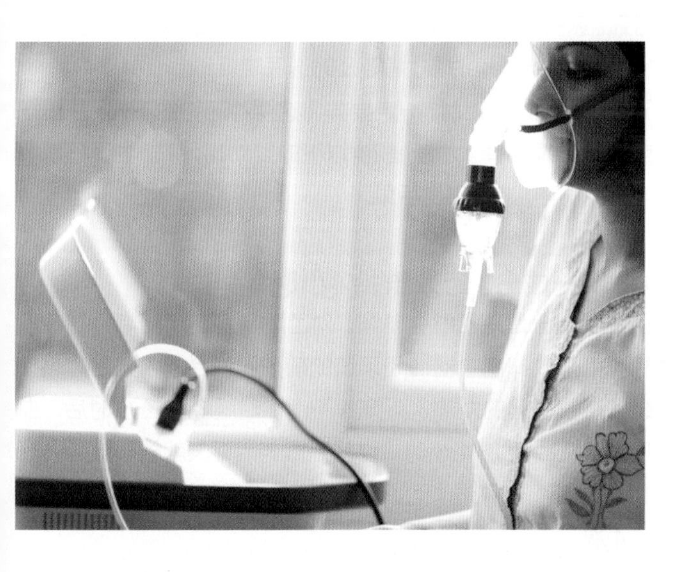

雾化治疗：起效更快、副作用更小

雾化治疗与吃药、打针相比，存在一定优势。首先，雾化可将药物直接送达患者的呼吸道和肺部,相对于口服药物，起效更快。其次，由于药物直接作用于靶器官，不需要通过血液循环，全身吸收少，用药剂量少，副作用减少，全身不良反应小。显然，认为“雾化比输液更直接、更伤害身体”的观点是不正确的。另外，由于雾化治疗不需要患者刻意配合，适用于儿童及重症患者。

呼吸道是雾化吸入后药物到达的部位，因此雾化吸入疗法是治疗呼吸系统相关疾病较为理想的给药方法，如哮喘、急性会厌炎、急性喉炎等患者，在全身用药同时，联合吸入高剂量的激素，也是非常重要的治疗方法。当然，雾化治疗并非适合所有呼吸道疾病患者。

雾化吸入：不止抗生素一种

雾化吸入的药物，除抗生素外，还有糖皮质激素、支气管舒张剂、祛痰药等。

抗生素　临床上用于雾化吸入的抗生素有氨基糖苷类的阿米卡星、庆大霉素、妥布霉素，β-内酰胺类的氨曲南、头孢他定、黏菌素，抗真菌药物两性霉素β等。抗生素雾化吸入多用于长期有铜绿假单胞菌感染的支气管扩张症，以及多重耐药菌感染的院内获得性肺炎患者。

糖皮质激素　雾化吸入糖皮质激素可以有效减轻气道炎症和气道高反应性，控制咳嗽、气喘等症状，国内已有布地奈德和丙酸倍氯米松可用于雾化吸入。在临床上，常有人谈激素色变。其实，布地奈德和丙酸倍氯米松均为新型糖皮质激素，局部抗炎作用强，激素用量仅为全身几十分之一，且可迅速被肝脏分解代谢，几乎不产生全身副作用。美国食品和药物管理局（FDA）批准该类雾化吸入激素可用于4岁以下儿童，故家长不必恐慌。

支气管舒张剂　支气管舒张剂可以扩张气管、支气管，主要用于支气管异常收缩（痉挛）时。常用的药物有β_2受体激动剂（如特布他林和沙丁胺醇）、胆碱能受体拮抗剂（如异丙托溴铵）等。

祛痰药　祛痰药可以稀释痰液，使之容易排出，主要药物有雾化剂型的盐酸氨溴索和N-乙酰半胱氨酸。需要指出的是，一般不推荐将注射针剂用于雾化吸入。

需要强调的是，非雾化制剂的药物无法达到雾化颗粒要求，无法通过呼吸道清除，可能在肺部沉积，从而造成肺部损伤，故患者切忌自作主张擅自用药。笔者就曾在临床遇到过为追求疗效，自行将胶囊中的粉末雾化吸入，最终造成不可逆的弥漫肺部炎症患者。

防范不良反应四措施

尽管雾化治疗副作用小，但并不代表雾化就不会出现不良反应。雾化治疗相关不良反应主要包括感染、气道高反应等。儿童用药尤其应注意安全性。雾化吸入过程中，部分患者可出现口干、恶心、胸闷、气促、心悸、呼吸困难等不适，部分可能与药物的直接作用有关，部分可能与过度通气等有关。另外，长时间吸入糖皮质激素后，患者可能出现声嘶、溃疡、咽部疼痛不适、口腔念珠菌病等。因此，采用雾化吸入疗法，患者需要关注以下事项：

❶ **做好准备工作** 雾化吸入半小时前尽量不要进食，避免雾化吸入过程中，气雾刺激气道，引起呕吐。开始雾化前，患者要清除口腔内分泌物及食物残渣，尽可能咯清痰液，以利气溶胶在下呼吸道和肺内沉积。

❷ **逐渐适应** 吸入药液的浓度不能过大，吸入速度由慢到快，雾化量由小到大，逐渐适应。若患者频繁咳嗽，应暂停吸入药物，待呼吸平稳后，再开始吸入。治疗过程中，患者还应防止药物进入眼睛，引起眼部不适。

❸ **家属协助** 卧床患者应取舒适体位，雾化后，痰液稀释，可刺激患者咳嗽，家属应及时帮患者翻身、拍背，协助排痰;心、肾功能不全及年老体弱者应注意防止湿化或雾化量大造成的水肿。

❹ **清洗设备** 每次雾化吸入后，用生理盐水或温开水漱口，以防止药物在咽部聚积。雾化治疗结束后，储存药液的雾化器及呼吸管道、雾化面罩等应及时消毒，每人一套，专人专用。

总之，雾化吸入疗法是治疗呼吸系统相关疾病较为理想的给药方法，雾化吸入相关药物和相关雾化装置的规范使用，可有效改善临床疗效。PM

统计显示：将近1/4的用药错误是搞混药名所致

家有宝贝，难免会碰到感冒发热的情况，故许多家庭都会备用儿童退热、感冒药——泰诺、泰诺林。泰诺、泰诺林是治疗宝贝感冒的常用药物，在名称上只差一个字，是不是随便选一个就可以？其实，这一字之差还是有很大的不同的，家长们可千万看清了。“国家用药错误报告项目”统计显示，将近 1/4 的用药错误是因搞混药名所致，其中，有一些可能造成严重的不良事件。

泰诺林和泰诺都属于非处方药，不需要医生处方就可购买，两者的安全性比较可靠。家中宝贝刚开始有发热时，家长可以自行给药、观察，只有在宝贝高热不退、精神萎靡时，才需要及时送医院就诊。

家长在选用泰诺林、泰诺时，一定要弄清这两种药物的不同，并根据宝贝的年龄或体重正确选择。尤其是2岁以下的婴幼儿，家长更须谨慎，以免误用泰诺林或泰诺，造成不良后果。

泰诺林：单一成分，药效维持4小时

泰诺林的主要成分是对乙酰氨基酚。对乙酰氨基酚是最常用的非甾体解热镇痛药，可有效抑制中枢神经系统的前列腺素合成，具有解热镇痛作用，能缓解感冒引起的发热、头痛等不适。口服 0.5~2 小时后，血药浓度达峰值，半衰期为 2~4 小时。也就是服药后不久就能起效，并可维持 4 小时以上。若高热不退，可间隔 4~6 小时重复用药 1 次，24 小时内不要超过 4 次。

90%~95% 的对乙酰氨基酚在肝脏代谢，主要代谢产物为葡萄糖醛酸及硫酸结合物，并由肾脏排出体外。新生儿、肝肾功能异常的儿童须谨慎用药。1岁以下婴儿病情变化快、肝肾代谢能力弱，家长不宜自行用药，应在医生指导下用药。

建议：依据患儿体重，确定剂量

儿童用泰诺林是红色包装，红色液体。有两种规格，15 毫升一瓶的泰诺林对乙酰氨基酚混悬滴剂，或 100 毫升一瓶的泰诺林对乙酰氨基酚口服混悬液。家长可以按照宝贝的年龄，或者体重选择剂量。推荐后一种方法，也就是按宝贝体重选择剂量。泰诺林滴剂可以直接滴入宝贝口中，也可以滴入适量温开水中，摇匀后口服。家长一定要按照推荐剂量，认真用滴管或量杯准确量取药量。

泰诺、泰诺林 家长要分清

上海交通大学医学院附属新华医院儿童与青少年保健科主任医师 盛晓阳

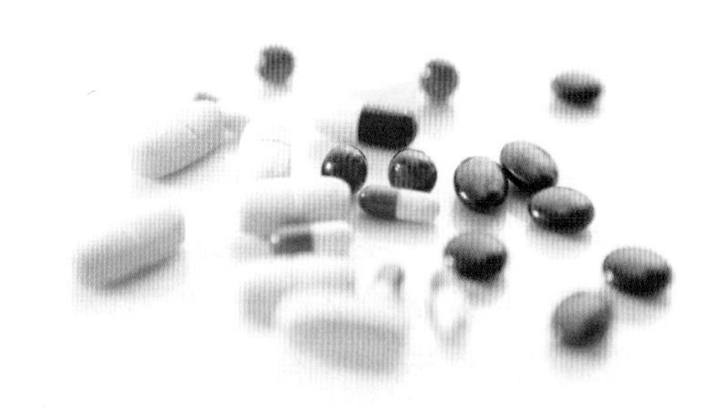

泰诺：复方制剂，2岁以下婴幼儿慎用

泰诺是复方制剂，含4种成分，除对乙酰氨基酚外，还有盐酸伪麻黄碱、氢溴酸右美沙芬和马来酸氯苯那敏，以及各种辅料。盐酸伪麻黄碱为拟肾上腺素药，可收缩上呼吸道毛细血管，消除鼻咽部黏膜充血，减轻鼻塞；氢溴酸右美沙芬可抑制大脑咳嗽中枢，产生镇咳作用；马来酸氯苯那敏为抗组胺类药，有抗过敏作用，可缓解流泪、打喷嚏、流涕等。由于泰诺在退热同时，可以缓解咳嗽和鼻塞等其他感冒症状，故有家长认为，泰诺既能退热，还能治疗咳嗽、鼻塞，比使用泰诺林更划算。

事实上，使用泰诺时，对乙酰氨基酚实际服用量会减少，故退热效果也有所下降。此外，泰诺中的盐酸伪麻黄碱有轻微兴奋作用，氢溴酸右美沙芬可引起嗜睡、易激动、食欲下降、便秘等，马来酸氯苯那敏可导致嗜睡、口渴等。也就是说，相对于泰诺林而言，泰诺的不良反应有所增加。2岁以下的婴幼儿肝肾代谢功能还不完善，使用复方制剂泰诺后，更容易发生嗜睡、乏力以及食欲不振等各种不良反应。婴幼儿的表述能力差，使用复方制剂容易掩盖疾病真相，故应慎用。

建议：同样年龄或体重的婴幼儿，泰诺的使用剂量须稍低

儿童用泰诺是绿色包装，红色液体，100毫升一瓶。泰诺中的对乙酰氨基酚浓度与泰诺林混悬液一致，但同样年龄或体重，泰诺的使用剂量须稍低。2岁以下儿童应在医生指导下使用。

事实上，儿童感冒大多是由病毒感染引起，目前还没有效果好、不良反应少的抗病毒药物，只能依靠宝贝自身的抵抗力来应对。大多数宝贝的感冒经历5~7天可自愈。各种退热药、感冒药，只能起到暂时缓解宝贝不适的作用，切不可滥用。PM

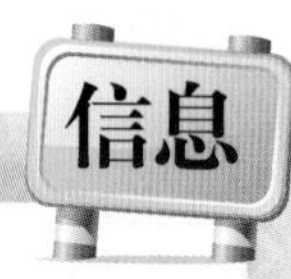

骨质疏松怎么办

在我国50岁以上人群中，50%女性和30%男性存在骨质疏松，且年龄越大，患病风险越高。很多人应对骨质疏松的方法还停留在补营养、吃钙片上。上海交通大学附属第六人民医院章振林教授建议，当出现身高变矮、驼背、腰背疼痛、行走乏力等症状时，尤其是绝经女性和老年男性，应尽早去医院进行骨密度检查。骨质疏松症患者可以在充分补钙和维生素D的基础上，在医生指导下服用抗骨质疏松药物。为方便患者规范治疗，在中国疾病预防控制中心指导下，由中华医学会骨质疏松和骨矿盐疾病分会、默沙东（中国）等机构支持下，全国有43个城市、163家医院成立骨质疏松诊疗中心，如中国医学科学院北京协和医院、北京积水潭医院、北京大学人民医院、上海交通大学附属第六人民医院、复旦大学附属华东医院、上海交通大学附属第一人民医院等。

治疗男科疾病：民族医药具有鲜明特色

近日，中国民族医药学会男科分会成立大会在上海举行。中国民族医药学会男科分会会长、上海中医药大学附属岳阳中西医结合医院戚广崇教授表示，要利用好民族医药的宝贵资源，为广大男性提供优质的医疗服务。虽然男科属于相对新兴的学科，但近年来关注男性健康呼声越来越高。目前男性健康面临诸多挑战，比如男性生育能力下降，老年男性患前列腺增生甚至前列腺癌的人数日益增多，中老年男性面临男性更年期等。民族医药有其独特的理论，处方用药方面各具特色，在治疗男科疾病方面独具特色和优势。不同地区特有的生态环境和气候条件造就了各地特有的药材，如内蒙古的肉苁蓉、黄芪，新疆的雪莲、罗布麻，西藏的红花、冬虫夏草、红景天，云南的三七、天麻，广西的八角茴香、血竭，宁夏的枸杞子、甘草等。这些药材取材天然，副作用相对较小，不少药材价格低廉，在男科病的治疗及男性养生保健方面具有较好效果。

多位院士联袂推荐好书：阅读《血管通》，你也将成为“血管通”

近年来，以动脉硬化、冠心病、外周血管病为代表的血管系统疾病的发病率呈逐年上升趋势，已成为威胁大众健康的重要原因之一。如果说，结核病是昔日贫穷病的代表，那么血管病已日渐成为今日“富贵病”的典型，并日益呈现出高发病率、高致残率和高致死率的“三高特点”。

血管系统是所有物质代谢的“基地”，血管病的发生、发展与动脉硬化有着非常密切的关系。以前，我们往往认为血管病好发于“三老”人群，即老领导、老知识分子和“老板”。如今，血管病正向“第四老”人群——老百姓发展，日趋“全民化”。当然，血管病并非中国有，世界各国血管病的发病率都呈快速上升趋势。

由第二军医大学附属长海医院血管外科主编，《大众医学》编辑出版，详细介绍血管健康保健知识、血管外科常见疾病的诊治方法、指导病人科学理性就医的畅销科普图书——《血管通》自2013年出版以来，累计销量已高达4万余册，深受众多权威医学专家和广大读者的好评。

黎介寿院士评价

黎介寿教授（中国工程院院士、著名普通外科学专家）：血管病是一种常见病，主编《血管通》一书的景在平教授告诉了人们该怎样预防和治疗，确实是一本值得医务人员和群众一读的好书。

夏照帆教授（中国工程院院士、著名烧伤外科学专家）：《血管通》凝结了一批优秀血管外科医生的创新智慧，可谓新添一景、图文并茂，生动形象地介绍了血管疾病的发生机制，普及医学保健知识。

葛均波教授（中国科学院院士，著名心血管病专家）：周围血管疾病的大众科普亟待推进，景在平教授团队编写的《血管通》填补了国内空白，深入浅出，系统科学地解释了血管疾病，是值得广大群众和医务工作者阅读的一本优秀读物。

陈左宁教授（中国工程院院士、中国工程院副院长）：数十年来，景在平教授团队潜心研究，勇于创新，不断用精湛的医疗技术治愈患者，用开拓的科研精神攻坚克难，用强烈的社会责任感向普通大众进行科学普及，及时与全社会共享最新科研成果。《血管通》是景在平教授团队精心编写的科普作品，内容全面系统，语言科学严谨，一定能给读者留下深刻的印象。

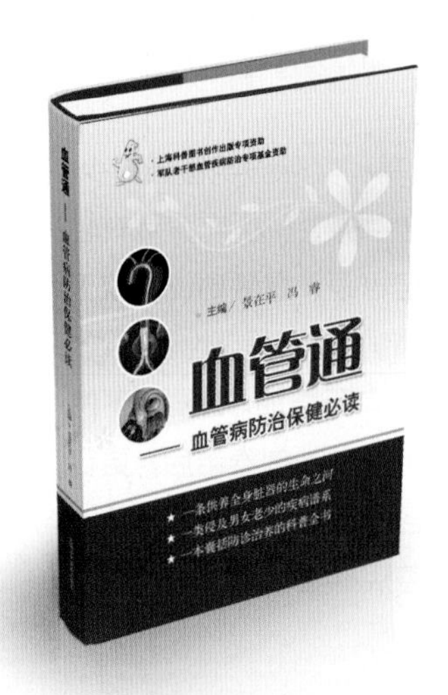

主编景在平教授寄语：

生活中，每一个人都要“血管通”
这本书，每位作者都是“血管通”
读完这书，您也将成为“血管通”

扫描二维码，
进入大众医学微书城，购买《血管通》

敬告读者

每一个月，《大众医学》都会带给您权威、实用、最新的保健知识。出版前，每篇文章都经过严格审查和内容核实。我们刊出这些文章，并不是要取代看病就医，而是希望帮助大家开阔眼界，让自己更健康。

由于个体差异，文章所介绍的医疗、保健手段并不能适合每一位读者，尤其是在诊断或治疗疾病时。任何想法和尝试，您都应该和医生讨论，权衡利弊。

您可以通过以下方式，进一步了解有关专家信息：

1. 登陆《大众医学》网站 www.popumed.com，打开“专家门诊”，在“看病找专家”中键入专家姓名，了解专家专长、联系办法等信息。
2. 发电子邮件至 popularmedicine@sstp.cn 或写信向编辑部咨询。
3. 通过114查询相关医疗机构电话，向挂号室或咨询服务台，了解专家近期门诊安排，就近就医。

敬告本刊作者

1. 本刊稿件一律不退，敬请自留底稿。从稿件投到本刊之日起，三个月后未得录用通知，方可另行处理。如需退稿（照片和插图），请注明。
2. 稿件从发表之日起，其专有出版权、汇编权和网络传播权即授予本刊，同时许可本刊转授第三方使用。本刊支付的稿费包含信息网络传播的使用费。
3. 根据需要，本刊刊登的稿件（文、图、照片等）将在本刊或主办本刊的上海科学技术出版社的网页或网站上传播宣传。
4. 本刊作者保证来稿中没有侵犯他人著作权或其他权利的内容，并将对此承担责任。
5. 对于上述合作条件若有异议，请在来稿时声明，否则将视作同意。

脑卒中防治
需医患共同努力

作者简介

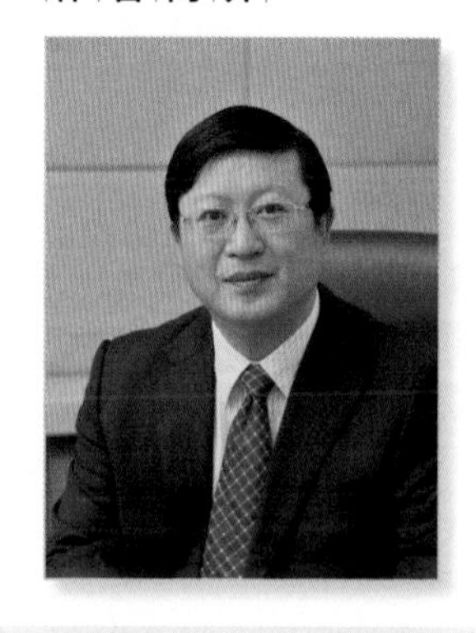

周嘉，上海中医药大学附属曙光医院副院长、胸心外科主任医师，中国医师协会中西医结合医师分会心胸外科专家委员会副主任委员，国家中医药管理局十二五重点学科中西医结合外科学科带头人，上海市中西医结合学会胸外科专业委员会主任委员，上海市医师协会中西医结合医师分会副会长。

脑卒中是一种严重威胁生命和健康的疾病，近年来发病率呈上升趋势，引起了全社会的关注。国家卫生计生委等公布的调查数据显示，2012年中国居民心脑血管疾病死亡率为271.8/10万，是我国居民第一位死因，其中脑卒中死亡率为140.3/10万（我国居民每年因脑卒中死亡人数近200万）。为此，国家卫生计生委等制定目标：到2020年，要把脑卒中发病率增速降到5%以下，心脑血管疾病死亡率下降10%。

控制好脑卒中并非容易的事，必须依靠医患双方共同的努力。

首先，医者必须创造条件，为患者治疗和康复提供最好的条件。众所周知，脑卒中患者如未得到及时有效的治疗和康复，即便生命得以挽救，也会留下不可逆的伤残、后遗症。为此，国家近年来提倡各地医院成立专门的脑卒中救治中心（也称“脑卒中中心”），以便更专业、高效、及时地为患者提供救治服务。上海目前已成立了11家市级的脑卒中临床救治中心，对脑卒中高风险人群进行治疗性干预，并对脑卒中患者进行急救和康复治疗。我们医院便是其中之一。医院整合了神经内科、神经外科、心胸血管外科、心内科、内分泌科、康复科、针灸科、推拿科、检验科、超声科、放射科等多学科力量，以提升脑卒中救治的效果，使患者得到更好的康复，最大限度地保留身体的功能，获得更高的生活质量，并预防脑卒中的再次发生。

防治脑卒中，既要用好西医手段，也要发挥中医优势。西医方面，开展急性脑梗死静脉溶栓、脑血管支架置入、颅内动脉取栓等治疗，可有效提高脑卒中抢救成功率；为颈动脉严重狭窄的脑卒中高危患者施行颈动脉斑块剥离、颈动脉内支架植入等手术，可防止脑卒中发生。在用好现代医学手段的同时，运用中药、针灸、中医康复等手段，可进一步降低脑卒中死亡率与致残率。如超早期运用小续命汤祛风通络治疗急性脑梗死，运用生地大黄汤凉血止血活血治疗急性脑出血，给予补阳还五汤等活血化瘀治疗后遗症，运用药棒叩击综合疗法特色技术促进患者肢体功能恢复等。

防治脑卒中，除了医方的努力，患者也有很大的责任。患者及家属要了解脑卒中急性发作的症状，一旦出现警示症状，要及早就医。高血压、糖尿病、血脂异常、超重和肥胖等是脑卒中发病的重要危险因素。调查显示，2012年，我国18岁及以上居民高血压患病率为25.2%，糖尿病患病率为9.7%，高胆固醇血症患病率为4.9%，肥胖率为11.9%，超重率更是高达30.1%。这些都与不良的生活方式（如不良饮食习惯、过量饮酒、吸烟、身体活动不足等）息息相关。所以，建立良好的生活方式非常重要。尤其是脑卒中高危人群，一定要听从医生意见，积极采取措施进行干预，控制血压、血糖、血脂，改变不良生活习惯（戒烟限酒），积极参加健身运动等。PM

Contents 目录 2017年7月

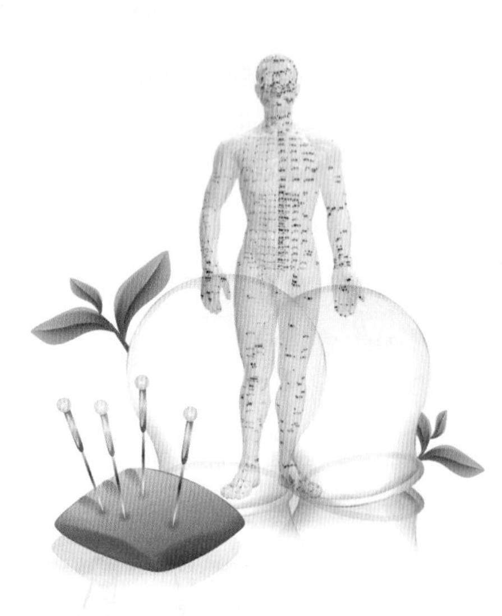

特别关注 冬病夏治 一场健康盛宴

冬病夏治是中医“治未病”思想的具体体现，指的是在夏季，对一些冬季容易发生或加重的虚性、寒性疾病，进行预防性治疗，具有治疗范围广、治疗方法多等特点。临近三伏天，各大中医院相关科室的冬病夏治门诊已门庭若市，一场健康盛宴正在进行中。冬病夏治是否人人适宜？冬病夏治有哪些“门道”？本刊特邀请权威专家，对适合冬病夏治的疾病及常用的冬病夏治方法进行重点介绍，让读者朋友不仅仅是赶一场热闹，更真正收获健康。

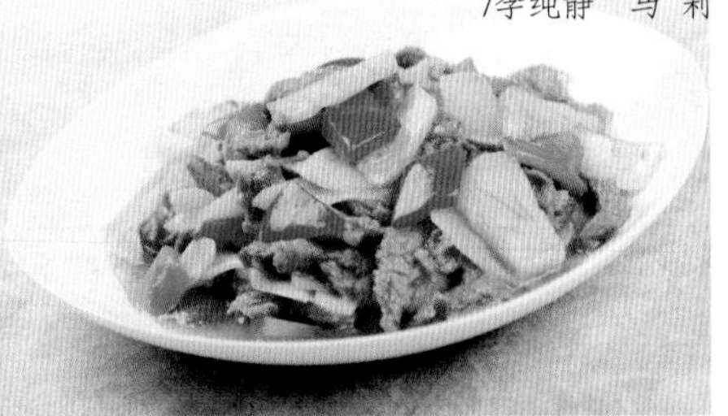

本期部分图片由东方IC和达志图片提供 本期封面图片由达志图片提供

扫描二维码 关注大众医学

大众医学 微信二维码

创刊于1948年　第三届中国政府出版奖期刊奖提名奖　新中国60年有影响力的期刊
上海市著名商标　全国优秀科技期刊一等奖　中国期刊方阵　中国百强报刊

大众医学®（月刊）

2017年第7期 da zhong yi xue

健康锦囊

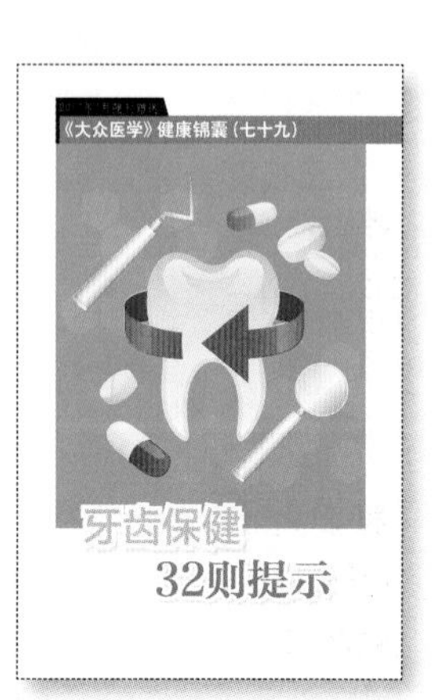

主　管　上海世纪出版股份有限公司
主　办　上海世纪出版股份有限公司　科学技术出版社

编辑、出版　《大众医学》编辑部
编 辑 部　(021) 64845061
传　真　(021) 64845062
网　址　www.popumed.com
电子信箱　popularmedicine@sstp.cn
邮 购 部　(021) 64845191　(021) 64089888转81826

广告总代理
上海科学技术出版社广告部
上海高精广告有限公司
电话：021-64848170
传真：021-64848152
广告/整合营销总监　王　萱
副总监/新媒体营销　夏叶玲
业务经理　杨整毅　丁　炜　张　磊　林素萍

发行总经销
上海科学技术出版社发行部
电话：021-64848257　021-64848259
传真：021-64848256
发行总监　章志刚
发行副总监　潘　峥
业务经理　张志坚　仝　翀　马　骏

编辑部、邮购部、广告部、发行部地址
上海市徐汇区钦州南路71号（邮政编码200235）

发行范围　公开发行
国内发行　上海市报刊发行局、陕西省邮政报刊发行局、重庆市报刊发行局、深圳市报刊发行局
国内邮发代号　4-11
国内统一连续出版物号　CN31-1369/R
国际标准连续出版物号　ISSN 1000-8470
国内订购　全国各地邮局
国外发行　中国国际图书贸易总公司（北京邮政399信箱）
国外发行代号　M158
印　刷　上海当纳利印刷有限公司
出版日期　7月1日
定　价　8.00元
广告经营许可证号　3100320080002
80页(附赠32开小册子16页)

杂志如有印订质量问题，请寄给编辑部调换

健康生活方式靠行动

近日，国家卫生计生委等制定了《全民健康生活方式行动方案（2017~2025年）》，强调要把“合理膳食、适量运动、控烟限酒、心理健康”等内容付诸实践。这份方案倡导“每个人是自己健康第一责任人”，建议人们应该做到：①合理膳食，个人、家庭要经常使用控油壶、限盐勺、体质指数速算尺等健康支持工具，主动减盐、减油、减糖，合理膳食。②适量运动，积极参加健身操（舞）、健步走、太极拳（剑）、骑行、跳绳、踢毽子等简便易行的健身活动。③戒烟限酒，主动寻求戒烟咨询和服务，减少酒精滥用行为。④心理健康，强调培养自尊、自信、自强、自立的心理品质，提升自我情绪调适能力，保持良好心态。

硫黄熏蒸玫瑰花会危害健康吗

玫瑰花具有行气解郁、活血止痛功效，很多人（尤其女性）喜欢用之泡茶喝。有人爆料：市面上用来泡茶的干玫瑰花，八成被硫黄熏过，长期喝有致癌风险。近日，国家食品药品监督管理总局就此进行了解读：①硫黄是我国允许使用的食品添加剂，对食品具有漂白、防腐等功能。硫黄允许用于熏蒸水果干类、蜜饯凉果、干制蔬菜等。但玫瑰花茶不允许使用硫黄进行熏蒸。②二氧化硫是否会对人体造成伤害由摄入量决定：少量摄入（如体重为60千克左右的成年人每天摄入不超过42毫克）不会造成危害；摄入过量，就会破坏消化道和呼吸道，使器官的黏膜受损，并产生恶心、呕吐等胃肠道症状。长期过量摄入二氧化硫则会引起慢性中毒。③硫黄熏蒸有漂白、增色、防虫的作用，被其熏蒸的食品的色彩可能“过于鲜艳”。正常玫瑰花冲泡时不会有太深的颜色。如果玫瑰花茶喝起来舌头有刺激感、辣味或异味，可能是用硫黄熏过的，不宜饮用。

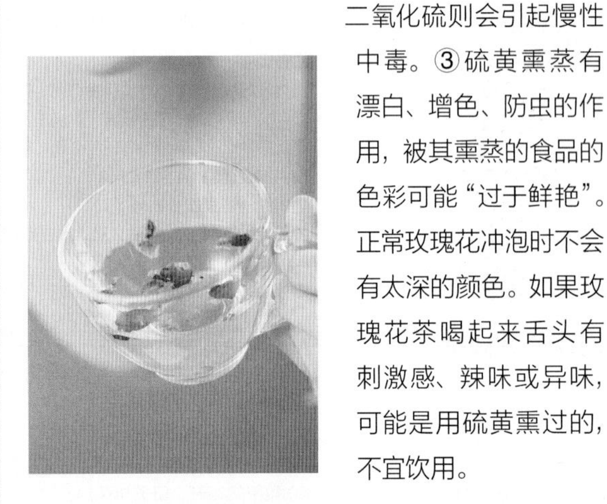

幼儿玩手机可影响睡眠

英国的研究人员调查了700多名3岁以下幼儿的家长，发现3/4的孩子每天都使用触摸屏电子设备。其中，6~11个月的孩子一半有此习惯；而25~36个月的孩子，几乎全部都接触过电子屏幕。那些每天接触手机或平板电脑的孩子晚上睡眠时间缩短，孩子平均每多玩一小时手机等设备，睡眠时间就少约15分钟。研究者指出，幼儿每天有10~12小时处于睡眠状态，15分钟时间似乎不多；但幼儿处于人生早期发育阶段，每一分钟的睡眠都很重要。目前，关于电子设备对儿童健康影响的研究比较滞后，家长应谨慎对待，规定幼儿每天使用电子设备的时间，睡前一小时内应禁止使用。

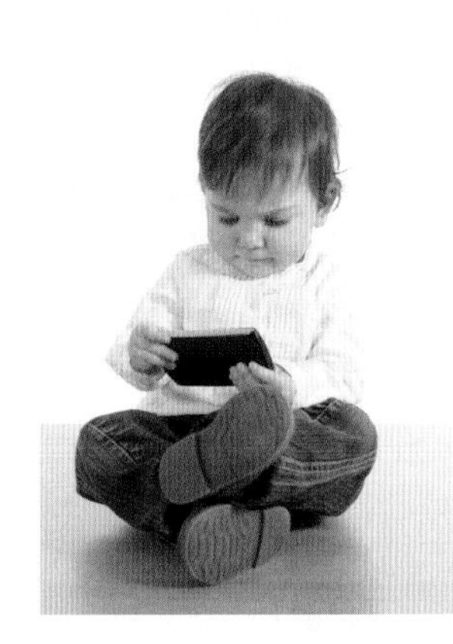

中国营养学会评出10种“中国好谷物”

中国营养学会近日从20多品类谷物中评选出10种“中国好谷物”：①全麦粉，与精白面粉不同，全麦粉保留了富含多种营养素的胚芽、糊粉层和麸皮，富含膳食纤维、矿物质、B族维生素、维生素E、类胡萝卜素、酚酸类、植物甾醇、生物碱等有益成分。②糙米，是去掉谷壳后，未经碾磨或仅进行轻度碾磨的非精加工大米，含有更多B族维生素、维生素E、矿物质、膳食纤维，营养价值高。③燕麦米或燕麦片，燕麦（包括莜麦）中蛋白质、可溶性膳食纤维的含量为谷物之最。④小米，与大米相比，其含有更多维生素E和膳食纤维，富含胡萝卜素和维生素B_2。⑤玉米，常吃玉米能补充膳食纤维和微量营养素。⑥高粱，富含维生素B_1、烟酸、维生素B_6、铁等。⑦青稞，产自中国青藏高原，富含膳食纤维和维生素，有益于维持肠道健康、调节血脂、预防心脑血管疾病。⑧荞麦，富含赖氨酸、膳食纤维、维生素B_1、烟酸、维生素E、铁、锰、锌等，对改善血脂和血管功能有益。⑨薏仁，含较多蛋白质、膳食纤维、B族维生素和维生素E。薏仁与大米一起熬粥或用于煲汤，都有利于营养平衡。⑩藜麦，原产于南美洲，近年来开始在中国种植。富含赖氨酸、酚类、黄酮类、皂苷类、胆碱及植物甾醇等，长期食用有助于预防多种代谢性疾病。

冬病夏治 一场健康盛宴

冬病夏治是中医“治未病”思想的具体体现，指的是在夏季，对一些冬季容易发生或加重的虚性、寒性疾病，进行预防性治疗，具有治疗范围广、治疗方法多等特点。临近三伏天，各大中医院相关科室的冬病夏治门诊已门庭若市，一场健康盛宴正在进行中。冬病夏治是否人人适宜？冬病夏治有哪些“门道”？本刊特邀请权威专家，对适合冬病夏治的疾病及常用的冬病夏治方法进行重点介绍，让读者朋友不仅仅是赶一场热闹，更真正收获健康。

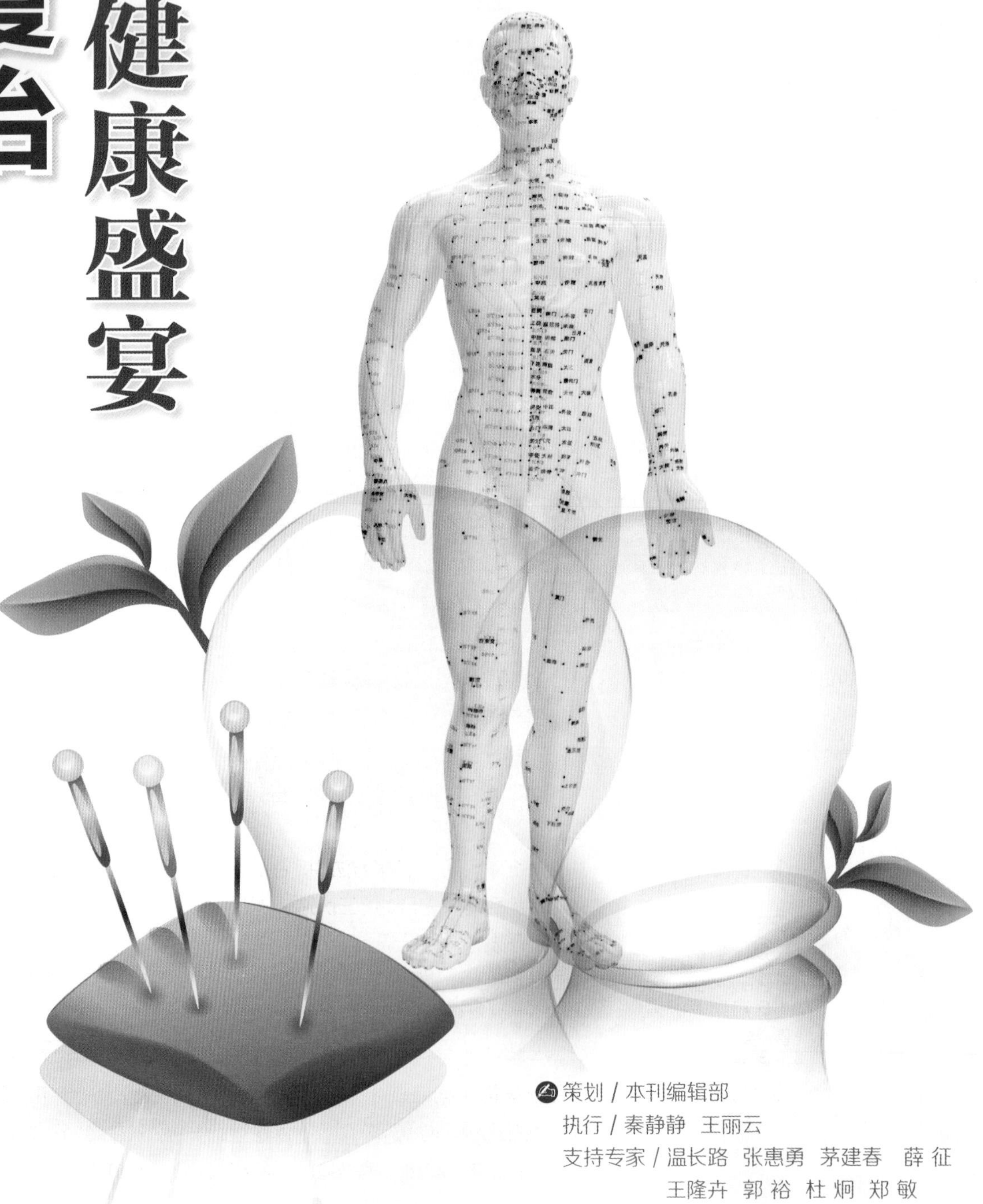

策划 / 本刊编辑部
执行 / 秦静静 王丽云
支持专家 / 温长路 张惠勇 茅建春 薛征 王隆卉 郭裕 杜炯 郑敏

冬病夏治 未雨绸缪

中华中医药学会 温长路（教授）

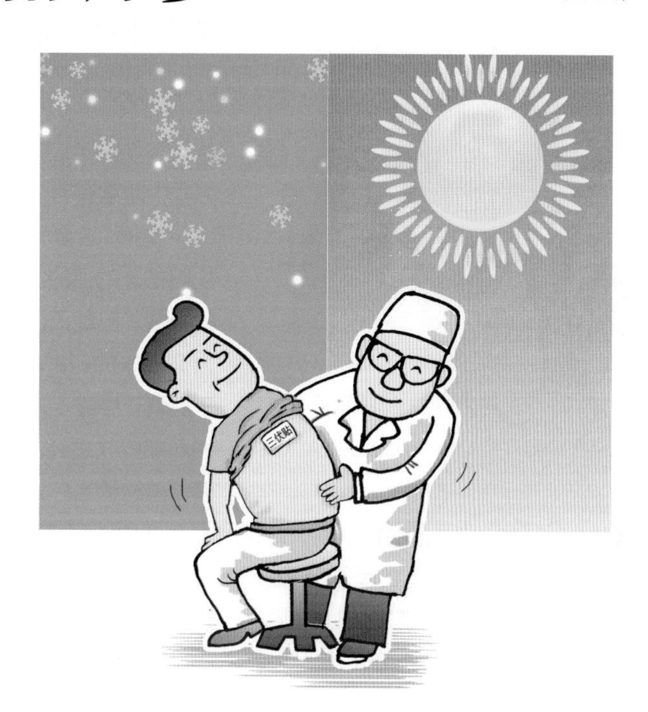

何谓冬病夏治

冬病夏治是中医的特色疗法之一，是在疾病未发之时采取的积极防治措施。它根据《黄帝内经》中“春夏养阳”“长夏胜冬”的原则发展而来，在夏季自然界及人体阳气旺盛之时，用于治疗冬季易于发作的疾病。冬病为何要选择在夏季进行治疗？这是因为冬季气温较低，自然界寒湿之气较盛，而人体却阳气不足，抵抗力低下，致使一些疾病乘虚而入。到了盛夏之时，人体阳气旺盛，气血条达，经络通畅，许多冬季较常见的疾病发作减少，此时正是扶正培本、扶助阳气、祛除寒气的有利时机，可以帮助部分体质虚寒的患者充实阳气，增强抵抗力，使疾病得到缓解或痊愈。

没有适应证 不必“凑热闹”

冬病夏治疗法临床应用广泛，已经被大量实践证明有疗效的疾病包括：呼吸系统疾病，如咳嗽、哮喘、慢性支气管炎、慢性阻塞性肺病、反复感冒等；风湿免疫性疾病，如关节疼痛、肢体麻木、风湿性关节炎等；消化系统疾病，如慢性胃炎、慢性肠炎、消化不良等；妇科疾病，如慢性盆腔炎、痛经、经行泄泻、不孕症等；儿科疾病，如哮喘、咳嗽、支气管炎、体虚易感冒、脾胃虚弱等；耳鼻咽喉科疾病，如过敏性鼻炎、慢性鼻窦炎、慢性咽喉炎等，尤其适合体质虚寒人群及老幼虚弱之体。

随着生活水平的提高，预防保健意识的加强，中医冬病夏治的概念也逐渐深入人心。每到三伏天，一些中医院的相关科室像赶庙会般热闹，其中不乏许多跟风而来的患者。冬病夏治虽然临床适应证广，但并不能包治百病，对很多热性、实证疾病是不适用的，所以大家要理智对待，切忌盲从。

治疗方法多 最具代表性是“三伏贴”

冬病夏治的方法很多，如穴位敷贴、穴位注射、艾灸、埋线、刮痧、拔罐、药浴，或内服膏方、汤药等。具体到每个人、每种疾病，究竟适合使用哪种方法，或是否采取多种方法配合使用，要由医生经过周密诊断后决定，因人因时因地制宜。

在冬病夏治的诸多方法中，最具有代表性的是在“三伏天”进行的穴位敷贴，老百姓把它称为“三伏贴”。它来源于清代医家张璐所著《张氏医通》的白芥子发疱疗法，通常用麻黄、白芥子、甘遂等辛温散寒的药物，治疗一些虚寒性疾病。此外，也会选择透皮作用较好的药物，如薄荷、樟脑、冰片、肉桂、丁香、川芎、黄连、甘草、白酒和醋等，以增强治疗效果。有人把“三伏贴”理解为“一贴灵”，这是不现实的。冬病夏治大多针对的是慢性疾病，敷贴一般需连续治疗3年，甚至更长时间。还有人“恨铁不成钢”，要求增加敷贴的药量、时间和次数，这也是不正确的。敷贴时间不是越长越好，也不必盲目追求“发疱”（敷贴时，局部皮肤充血、产生水疱）。

专家简介

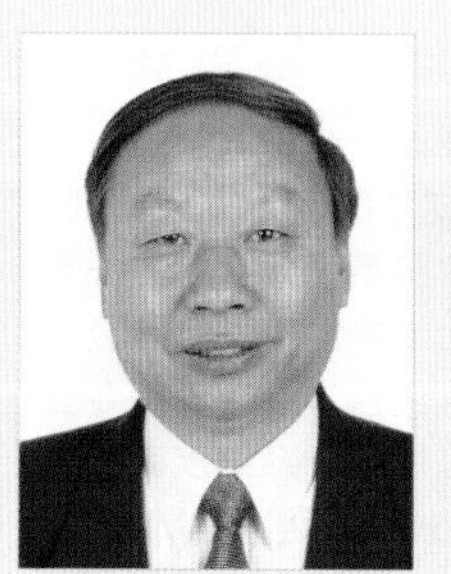

温长路 主任医师、教授，享受国务院特殊津贴专家，中华中医药学会常务理事、学术顾问，国家中医药管理局中医药文化建设与科学普及委员会专家。擅长脾胃病及部分疑难杂症的中医治疗。

三伏天 调治慢性咳喘病

上海中医药大学附属龙华医院肺病科主任医师 张惠勇

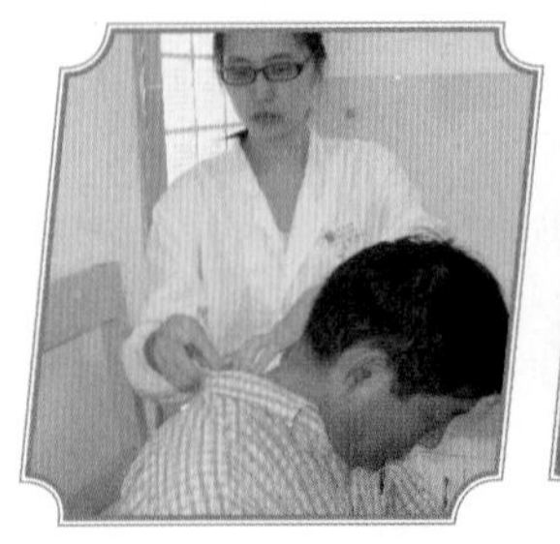
咳喘敷贴

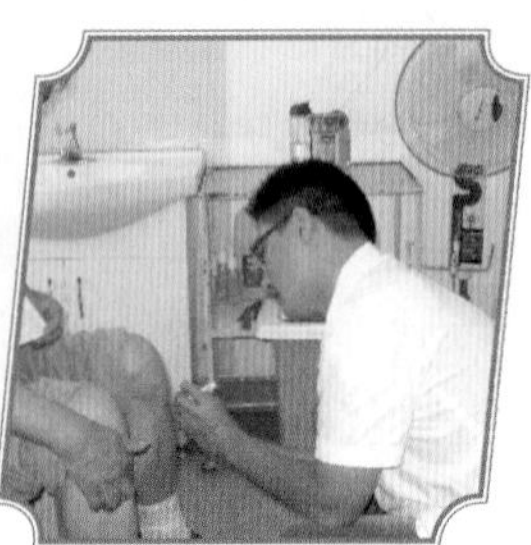
咳喘穴位注射

哪类咳喘适合冬病夏治

冬病夏治是一种因时制宜的反季节疗法，在炎热的夏季趁疾病还没有发作时进行治疗，等到了冬天，疾病发作就可以减少或者症状减轻。一些慢性咳喘的呼吸系统疾病，如支气管哮喘、慢性阻塞性肺疾病、慢性支气管炎等，通常在寒冷时节反复发作，病程较长，缓解期患者也多有体虚怕冷、全身阳气不足的症状表现。在夏季借助阳气生发之时，人体有阳气随之旺盛、体内凝寒之气易解的趋势，使用补虚助阳、温里散寒的药物，可以达到扶阳祛寒的目的。另一方面，也可以为秋冬储备阳气，使人体到了冬季阳气充足，阴精敛藏而不外泄，从而达到调整阴阳，提高抗病能力的目的。此外，冬病夏治也适用于体虚易感冒、反复肺部感染或肺气亏虚的亚健康人群，以及过敏性鼻炎、过敏性哮喘等敏感人群。当然，并非所有的慢性喘咳患者都适合冬病夏治，如体质偏热、阴虚火旺，或处于感染的急性期，有发热、咯血等症状者，都不适宜冬病夏治。

慢性咳喘如何冬病夏治

慢性咳喘疾病的冬病夏治以穴位敷贴和穴位注射为主。腧穴具有丰富的神经末梢、毛细血管，是一条特殊的给药通道，而“三伏天”是一年之中人体皮肤温度、湿度最高，腠理最为疏松，毛孔最为开放之季，非常有利于外用药物的吸收，从而发挥最佳疗效。

根据“春夏养阳”的原则，冬病夏治一般选用温补肾阳的药物，以达到扶阳祛寒的目的。穴位敷贴以我院“阳虚哮喘敷贴方”为例，其主要成分为熟附块、巴戟天、补骨脂等，研为细末，用姜汁调制成稠糊状，做成直径约为2厘米的药饼，固定于天突（位于颈部，前正中线胸骨上窝处）和大椎（位于后背正中线上，第七颈椎棘突下凹陷处）两穴，一般贴4~6小时即可取下。如局部皮肤发红、瘙痒，可适当缩短时间。如有发疱、溃破，要先处理好创面，再继续治疗。

穴位注射疗法，以我院喘可治注射液为例，其主要成分为巴戟天和仙灵脾，选穴双侧足三里穴（外膝眼下四横指，胫骨边缘处）注射。穴位敷贴与穴位注射可同步进行，每周治疗2~3次，间隔2~3日，12~18次为一疗程。虽说“三伏天”是一年之中最热的时候，但治疗不必拘泥于这三四十天，只要是夏季气温较高的时候，治疗都可以达到同样的效果。以上海为例，一般梅雨季节结束、气温开始走高时就可以进行治疗。除了穴位敷贴和穴位注射以外，艾灸、拔罐或内服中药汤剂和夏季膏方也都是不错的方法。

日常调护不可少

慢性咳喘病患者在治疗期间应慎食寒凉、肥甘滋腻之品。若大量进食寒凉之品，易致中阳受损，脾胃虚弱，甚至损及一身之阳气，影响治疗效果。若食用大量肥甘厚味和刺激性食物，如海鲜及油炸、辛辣食物等，容易损伤脾胃，导致阳气不运。夏季气温虽高，但也要注意温度适宜，切勿贪凉，夜间不要在室外露宿，电风扇和空调不能长时间吹，在空调房里尽可能避免外露太多皮肤，可戴丝巾或穿有领子的衣服，以免寒湿之气蓄积于体内；洗头、洗澡水温要适宜，尤其是大量出汗以后，不能冲凉水澡，以免损伤阳气。

专家简介

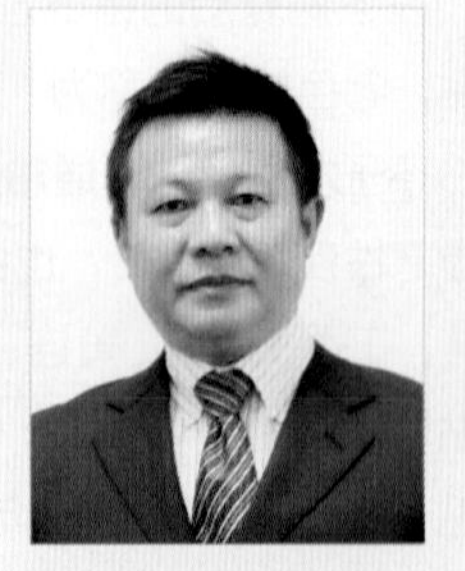

张惠勇 上海中医药大学附属龙华医院肺病科主任医师、博士生导师，中华中医药学会肺系病分会副主任委员，中国哮喘联盟专家组成员，上海中医药学会呼吸病专业委员会主任委员，上海中西医结合学会呼吸病专业委员会副主任委员。长期从事急慢性呼吸系统疾病的防治及中医临床规范化研究，尤其擅长慢性阻塞性肺疾病、支气管哮喘、支气管扩张、间质性肺病、肺部恶性肿瘤、肺部感染等疾病的中医药预防和治疗。

专家门诊：周二下午，周三、周四上午

温通经络 治疗风湿正当时

上海中医药大学附属龙华医院风湿病科主任医师 茅建春

辨证施治效倍增

风湿病是一组以侵犯关节、肌肉、骨骼、血管及结缔组织或软组织为主要表现的难治性慢性疾病，其中多数为自身免疫性疾病。中医认为，其发病与风寒湿痰瘀等邪气痹阻经络骨节，致使机体气血阴阳失调有关，具有遇寒、遇风、遇湿、遇劳加重，冬重夏轻的特点，并常伴有气血不足、阳气亏虚等表现。三伏天是一年中自然界和人体阳气最旺盛的时期，此时顺应时令，借助外阳而温通人体阳气血脉，祛湿散寒，活血通络，可以病缓治本，纠正偏虚偏寒性体质，从而在风湿病的治疗或预防复发中达到事半功倍的效果，也就是我们常说的“冬病夏治”。哪些风湿病适合冬病夏治呢？因外伤、感受风寒或长期慢性肌肉劳损而导致的局部关节肌肉发凉，遇风受寒加重的关节肿痛、肢体麻木，类风湿关节炎、强直性脊柱炎、骨性关节炎、肩周炎以及妇女产后身痛，等等，都可以进行冬病夏治。

专家简介

茅建春 上海中医药大学附属龙华医院风湿科主任医师，中华中医药学会名医学术思想研究分会常委、风湿病分会委员、免疫学分会委员，上海中医药学会风湿病分会常委，中西医结合学会风湿病分会委员。

专家门诊：周三上午，周五下午

对症“外治”疗效佳

风湿病冬病夏治的外治法主要有穴位敷贴、熏洗、针灸等。穴位敷贴疗法即选用温阳祛湿、活血止痛药物敷布于相应腧穴，通过外用药物直接刺激穴位，或利用透皮吸收技术，使局部药物浓度高于其他部分，以达到温通经络、温阳益气、补肾散寒、活血通络等目的。

熏洗疗法是利用药物煎汤或将药物粉碎后用纱布包好趁热在皮肤或患处进行熏蒸、淋洗的治疗方法(一般先用药汤蒸气熏，待药液降温时再洗)。此疗法是借助药力和热力，通过皮肤、黏膜作用于机体，促使腠理疏通、脉络调和、气血流畅，从而达到预防和治疗疾病的目的。具体可根据体质、病情等因素，选用不同的方药。

俗话说：“冬养三九补品旺，夏至三伏行针忙。”针灸对各类风湿病也有较好效果，可以通过经络腧穴调整脏腑气血功能，调动人体内在的抗病能力，从而达到扶正祛邪、防治疾病的目的。

平心静气保安康

盛夏天气炎热，冬病夏治过程中，患者需要饮用较平常多的温水，促进体内毒素排出，应忌食生冷，避免饮浓茶、过饥过饱。有些患者在治疗后会有轻微汗出，切忌贪凉，此时毛孔大开，风寒湿邪容易进入体内，要特别注意保护腕、肘、肩、膝等部位。回家以后不要马上洗澡，从治疗结束到洗澡最好间隔 2 小时以上，洗澡水温不宜过低。治疗过后宜保持平心静气，切忌大怒大劳。平时可以参加户外运动，但运动量不宜过大，可以散步、打太极拳等，每天坚持锻炼 30 分钟左右，活络筋骨，保持气血流通，有利于驱邪外出。

清补膏方调整体

除穴位敷贴、熏洗、针灸等外治法外，内服夏季膏方对风湿病也有较好疗效，不仅可以治疗关节疼痛等局部症状，还可以针对体质较弱、精神不济、易患感冒、胃肠功能紊乱等全身不适进行调节。与冬令膏方不同，夏季属火，人体阳气外浮，内部阴气暗伏，故夏季膏方旨在“清补”，以凉补、保津、益气为主。

延伸阅读

产后身痛 三伏治疗更适宜

产后风湿是妇女产后(包括流产、小产)的常见病之一，患者往往各项实验室检查指标正常，但症状较为严重，如怕风、恶寒、动则汗出，甚至全身疼痛，缠绵难愈，俗称“月子病”。这是因为妇女素体多虚，产时耗气伤津；或虽素体不虚，但因产后表虚不固，易于感邪，尤以风、寒、湿邪为多，痹阻于肢体关节，导致经络不通、气血运行不畅；抑或是产后失血伤津，气血不荣，经脉失养，发为疼痛，冬季加重。在阳气最旺的三伏天进行治疗，可以有效祛除体内的沉寒痼疾，利于疾病痊愈。

小儿体质差　敷贴来帮忙

上海中医药大学附属中医医院儿科主任医师　薛 征

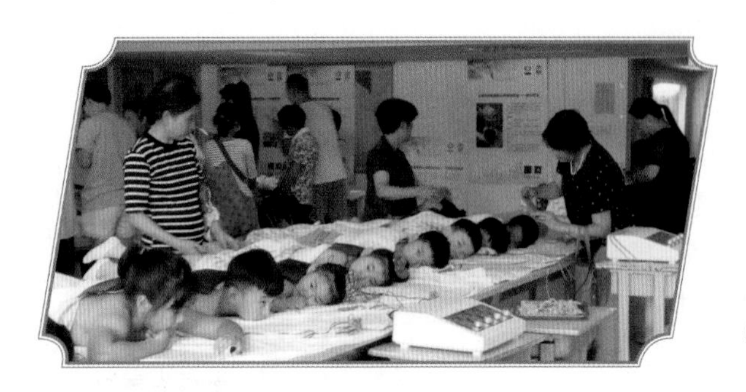

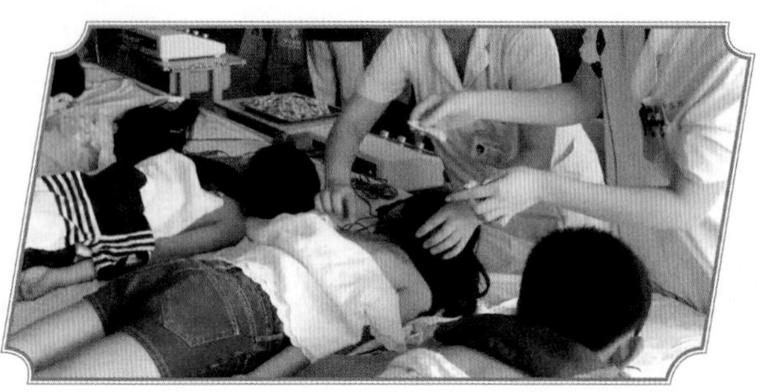

有些孩子体质较差，与同龄儿童相比，更容易患呼吸系统和消化系统疾病。针对这类孩子，家长不妨考虑采用中医冬病夏治的敷贴方法来调节小儿免疫力，预防疾病。

敷贴擅长治疗哪些病

小儿脏腑娇嫩，容易患肺系和脾胃系疾病。肺系疾病常冬春季节高发，而脾胃系疾病多见于进食生冷之后，中医将此归结为“肺脾虚寒，阳气不足”，穴位敷贴可起到较好的防治效果。常见的肺系疾病包括反复感冒、慢性咳嗽、慢性支气管炎、支气管哮喘、过敏性鼻炎、慢性鼻炎及慢性鼻窦炎等，主要表现为鼻塞流涕、咳嗽、喘息等症状。脾系疾病则包括小儿疳积、慢性胃肠炎、溃疡病、慢性腹泻等，表现为反复腹胀、腹痛、腹泻、呕吐、厌食等症状。

穴位敷贴怎么做

穴位敷贴是冬病夏治的常用治疗方法，属中医外治法。小儿皮肤嫩薄，毛细血管丰富，贴敷时药物更容易通过皮肤吸收，且穴位敷贴操作简单，治疗时无痛苦，非常适合用于儿科疾病的治疗。穴位敷贴可通过中药的刺激作用、经络的传导作用和夏季自然界阳气的温煦作用来调节机体免疫力，增强小儿体质。

穴位敷贴的传统治疗方法是将中药按一定比例研为细末，用生姜汁或醋调制成干湿适中的稠糊状，做成直径约为2厘米、厚度约为0.5厘米的药饼，贴敷于患儿定喘（背部第七颈椎棘突下，旁开 0.5 寸）、肺俞（背部第三胸椎棘突下，旁开 1.5 寸）、膏肓（背部第四胸椎棘突下，旁开 3 寸）穴上，一般贴敷 3~4 小时，可根据患儿的具体情况缩短或延长治疗时间。现代医学通过药物离子导入技术，可将敷贴时间缩短至 20 分钟。穴位敷贴一般每周治疗 2 次，连续治疗 3 周（共 6 次）为一个疗程，每年可做两个疗程，一般连续做 3 年。

小儿穴位敷贴注意事项

穴位敷贴期间，应密切观察小儿的反应，若见小儿出现发热、灼痛感、痒感等，应适当缩短敷贴时间。敷贴后，要观察患儿皮肤情况，如见其皮肤起疱，应注意保护好创面，避免其抓破皮肤，引起感染，可涂抹碘伏进行创面消毒。瘙痒症状剧烈时，可涂抹适量炉甘石洗剂。感冒、发热（体温超过 38℃）或敷贴局部皮肤有破溃者，宜暂停敷贴。敷贴期间，患儿饮食要清淡，避免进食冷饮、海鲜、辛辣刺激食物及温热发物，如羊肉、狗肉、鸽子肉、黄鳝等。敷贴治疗当天不宜游泳，避免贪凉，不要过度吹电风扇或在过冷的空调房中停留，更要避免空调冷风直接吹到敷贴部位。

专家简介

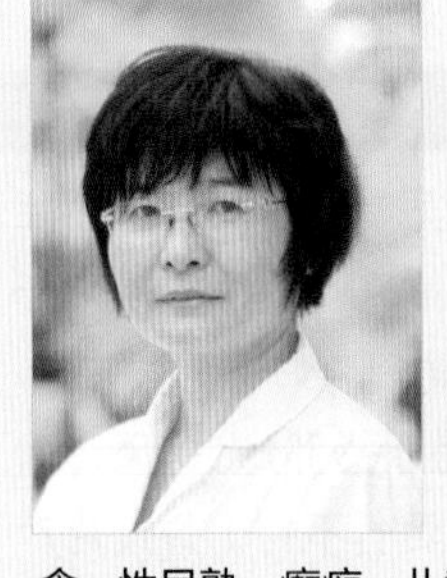

薛征　上海中医药大学附属中医医院儿科主任医师、教授。长期从事儿科临床、教学及科研工作，擅长哮喘、反复呼吸道感染、厌食、性早熟、癫痫、儿童多动症、抽动症等。

专家门诊：周三全天，周五上午，周六全天

夏治“驱寒” 不做“冰美人”

上海中医药大学附属市中医医院妇科主任医师 王隆卉

很多女性经常会手脚冰冷，小肚子也时常感到阴冷隐痛，特别是经期会出现痛经、经血色暗、血块多、腹泻等不适，部分女性还因此严重影响了生活及工作。这就是我们常说的“冰美人”。

“冰美人”的烦恼

“冰美人”多是由于体质或过食寒凉、过度思虑等原因引起女性阳气不足所致。有些人天生体质虚寒、阳气较弱，经常四肢冰冷、脸色苍白，以及冬天怕冷、夏天耐热，等等。部分人是后天因素，比如：有的女性常年居住在寒冷地带；有些女性（特别是年轻女性）贪凉饮冷、露脐露腰、席地而坐等；还有就是夏天来了，喜欢长时间吹较冷的空调，长年累月，阳气必受其损；有些人过劳、过思，工作压力大，时间一长必然损伤脏腑阳气；还有一些女性，为了快速瘦身用一些“猛药”或非正常手段减重，身体在短时间内丢失了大量的能量物质，寒邪很容易乘虚而入。一旦成了“冰美人”，会引起一系列阳气不足的疾病，在妇科疾病中多见痛经、经行泄泻、月经稀发、闭经、盆腔炎、不孕症等。

专家简介

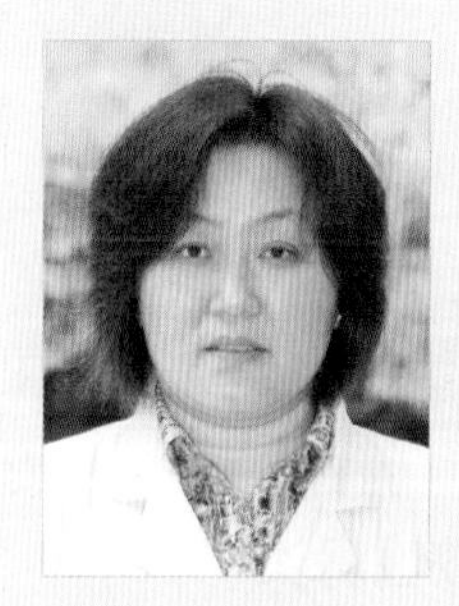

王隆卉 上海中医药大学附属市中医医院妇科主任医师。擅长以中医、中西医结合治疗盆腔炎、内膜异位症、更年期综合征、不孕症等。

专家门诊：周二、周五全天

“冰美人”也能“夏治”

对于冬病夏治，人们比较熟悉的是哮喘、“老慢支”、久咳不愈等内科病患。其实，凡是与寒邪侵袭或者体质虚寒有关的疾病，都可以尝试冬病夏治，比如许多妇科疾病，可内服夏季膏方，也可采用针刺、灸法、拔罐、穴位注射、穴位埋线、中药熏蒸等外治法。其中，最具特色的是穴位敷贴。夏季阳气生发，腠理开泄，特别三伏天是自然界阳气最旺、阴气最弱的时期，选择温热辛散的药物进行穴位敷贴，人体之阳气通过经络穴位、药物导入、充分得天阳之助，能最大限度地以阳克寒，驱散体内的阴寒之气，使“冰美人”病情减轻、少发病甚至不发病。

日常调护配合冬病夏治

除了治疗外，“冰美人”在生活中还有很多需要注意的方面。首先要保暖避寒，春夏之交不要过早暴露双腿、双脚，穿裙子时最好要穿厚羊毛袜打底，注意脚部保暖，以防“寒从脚下生”。夏天在空调房内，上衣尽量穿长一点，护住腰腹，“要风度不要温度”是不可取的。不要坐在湿地或冰凉的石椅上，以免寒邪入侵。其次，中医有“动则生阳”之说，意思是运动可以改善体质，每天应保证半小时以上的运动时间。平日多用热水烫脚，刺激足底的经络和穴位，使身体处于温暖状态。当然饮食调摄也很重要，多食用温热的食物，如洋葱、韭菜、大蒜、生姜、核桃、大枣、花生、桂圆、羊肉、猪肝、酒酿、红糖等，能温中、助阳、散寒，对调理“冰美人”体质十分有益；另一方面，性寒食物应少吃，如绿豆、苦瓜、海带、冬瓜、香蕉、梨、西瓜、柿饼、大部分海鲜等。

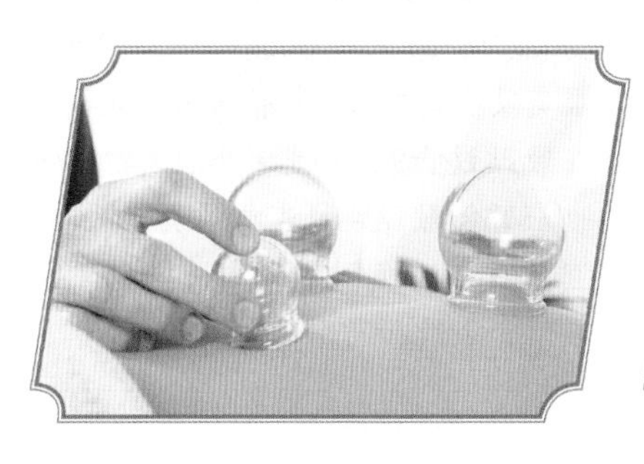

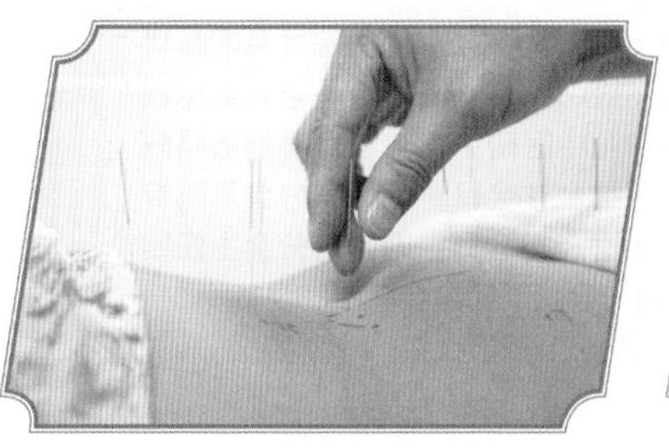

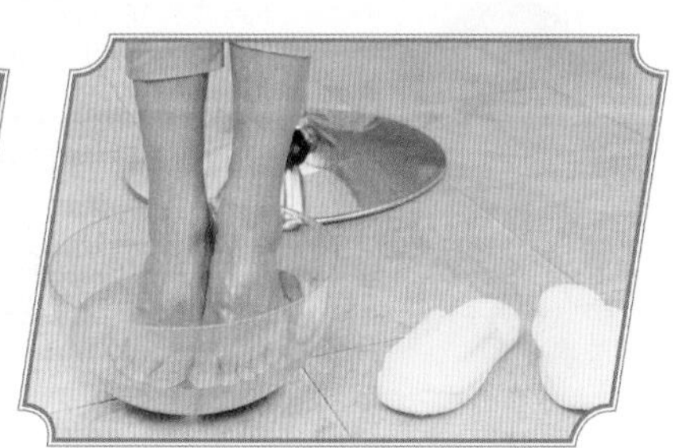

过敏性鼻炎 把握“夏治”好时机

上海中医药大学附属市中医医院耳鼻咽喉科主任医师 郭 裕

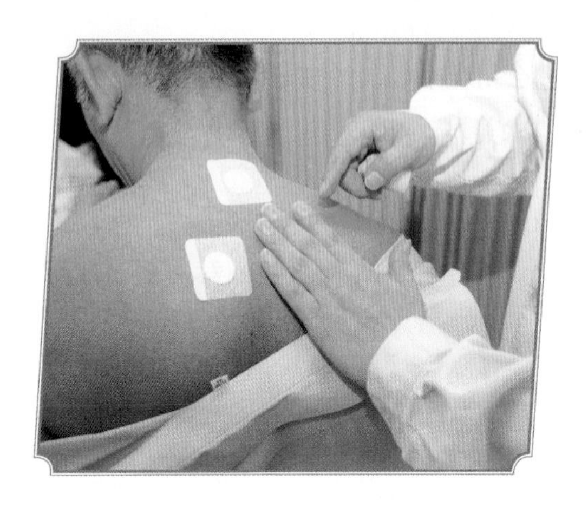

“夏治”过敏性鼻炎

过敏性鼻炎发病率达15%~25%，换言之，每4~5个人中就有1个过敏性鼻炎患者。其临床表现多种多样，早期以连续打喷嚏、鼻周及眼周瘙痒、流清涕为主；再发展以鼻塞、持续性鼻腔分泌物增加为主；严重者可诱发支气管哮喘、鼻窦炎、鼻息肉、嗅觉障碍、中耳炎等，且常与过敏性结膜炎合并发生。对儿童而言，过敏性鼻炎是诱发哮喘的重要因素，且频繁地揉眼搓鼻，也使患儿注意力无法集中。过敏性鼻炎的发生原因很多，遗传因素为首要因素，尤其是儿童过敏性鼻炎。根据遗传学统计显示：如果父母一方有过敏性鼻炎，儿童约有29%的机会患过敏性鼻炎；如果父母双方都有过敏性鼻炎，儿童罹患过敏性鼻炎的机会提高至47%。其次是环境因素，我们生活的环境中有各种各样的过敏原，如花粉、尘螨、动物皮毛等，令人防不胜防。第三是心理因素，情绪或精神压力也会导致过敏。

中医认为过敏性鼻炎的病机为阳虚气弱、本虚标实、邪客肺系。“急则治其标，缓则治其本”是中医治疗慢性疾病的重要原则。冬春之季过敏性鼻炎发作之时，多以治标为主，旨在控制喷嚏、流涕、咳嗽等症状，无法从根本上消除病因。到了夏季，影响其发病的气候因素比较少，症状通常比较轻，可以针对阳虚气弱之根本原因，扶正固本，以提高机体的免疫能力。过敏性鼻炎虽在夏季少有发作，但其宿根常存体内，利用夏季自然界阳气旺盛、人体阳气浮越之时，对阳虚患者用升阳药，可更好地发挥扶阳祛寒、扶助正气作用，并可为秋冬储存阳气。阳气充足则冬春之季不易被寒邪所伤，有利于减少过敏性鼻炎的发作。

穴位敷贴讲究多

治疗过敏性鼻炎的敷贴疗法多以白芥子、延胡索、甘遂、细辛、生姜作为基本处方，可结合临床表现及地域特点等进行加减。配伍加减常用的药物有麝香、麻黄、肉桂、小茴香等。白芥子、延胡索、甘遂和细辛采用道地药材，且均用生药。生白芥子可以加强其他药物的透皮吸收作用。由于白芥子外用可使皮肤发热、发红，甚至起疱，可以适当调整白芥子在药物中的配伍比重，既保证临床疗效，又可保障用药安全性。肺俞是冬病夏治穴位贴敷的基本穴位，主要配伍穴位有膻中、大椎、天突，临床应用中可以结合中医辨证论治选用肾俞、脾俞等穴位。一般在每年夏季，农历三伏的初、中、末伏的第1天进行敷贴治疗。每周1~2次，直至三伏天结束。连续敷贴3年为一疗程。疗程结束后，患者可以继续进行敷贴，以巩固或提高疗效。

穴位敷贴注意事项

成人每次贴敷时间为4～6小时，儿童贴敷为2～4小时。如出现局部皮肤发红、微痒，可随时揭去。皮肤有破损、对贴敷有过敏者不能进行敷贴。因敷贴的药膏中含有芳香辛窜药物，有滑胎之弊，因此怀孕妇女不宜敷贴。其他如肺结核、支气管扩张、急性咽喉炎及感冒发热的患者也不适宜敷贴。在敷贴过程中，如患者出现发热症状，也应暂停敷贴。夏季气候炎热，衣着宜凉爽，避免过多汗出。敷贴期间，应禁食冷饮和油炸食物。

专家简介

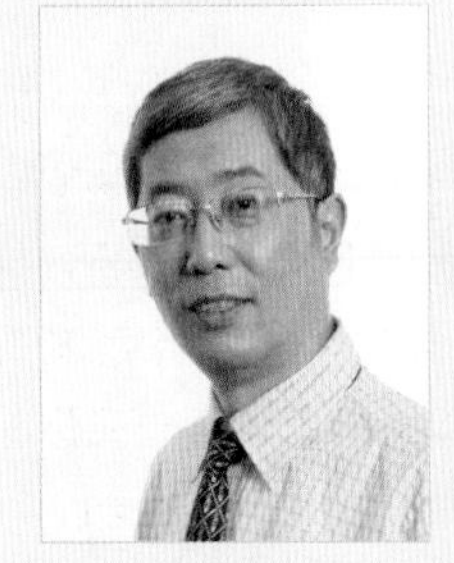

郭 裕 上海中医药大学附属市中医医院耳鼻咽喉科主任医师、教授、学术带头人，中华中医药学会耳鼻咽喉科分会副主任委员，中国中医研究促进会耳鼻咽喉科分会副会长，中国中西医结合学会耳鼻咽喉科分会耳鸣专业委员会委员，上海中医药学会耳鼻咽喉科分会主任委员，上海市中西医结合学会眩晕病分会副主任委员。

专家门诊：周一、周三、周五上午

揭开督灸的神秘面纱

上海中医药大学附属曙光医院骨伤科主任医师　杜 炯

专家简介

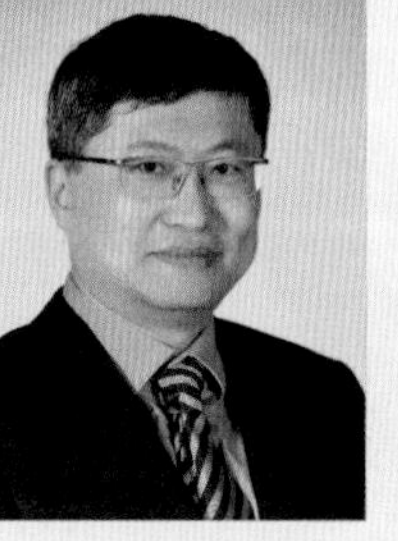

杜炯　上海中医药大学附属曙光医院骨伤科主任医师、教授。擅长内外合治，内以辨证服汤药，外以手法、针刺、导引等进行骨伤科常见病（如肩、肘、髋、膝、踝关节慢性病损及骨坏死等）的治疗。

专家门诊时间：周一上午、周四下午（曙光西院）

什么是督灸

灸法在我国已有数千年的历史，早在《黄帝内经》中就有"针所不为，灸之所宜"的提法。《医学入门》也有"药之不入，针之不到，必须灸之"的论述。近年来，灸法凭借安全简便的操作及良好的临床疗效，被广泛应用于内、外、妇、儿、五官等各科中。

督灸是指在督脉的脊柱段上（从大椎穴至腰俞穴）施以"隔药灸"，治疗疾病的一种特殊艾灸法。督脉为阳脉之海，总督一身之阳气。治疗中除了要用到针对各种疾病的督灸粉之外，生姜泥和艾炷是必备的治疗材料。生姜辛温走窜，艾叶苦辛性温，能理气血、逐寒湿、暖子宫，以其灸火，能透诸经而除百病。因此，督灸的治疗作用是多方面的，涵盖药物、经络、腧穴、艾灸、发泡等多种疗法的综合优势，治疗效果会强于传统艾灸，可益肾通督、温阳散寒、壮骨透肌、通痹止痛。三伏天自然界阳气最盛，人体腠理疏松，百脉通畅，是进行督灸治疗的最佳时机。

督灸能治疗哪些疾病

督灸治疗作用广泛，适用于由寒、湿、瘀邪导致的颈、肩、腰、腿等关节疼痛及脊柱相关性疾病，尤其擅长治疗强直性脊柱炎引起的疼痛。此外，也可调节人体亚健康状态，对平时有怕冷、手脚冰凉等寒性症状者治疗效果尤佳，可增强免疫力，消除疲劳感，减少感冒等疾病的发作。女性宫寒、痛经及更年期时出现潮热、失眠等症状，经过督灸治疗后，也会有所改善。男性前列腺疾病及因肾阳亏虚导致的尿频、排尿不畅等也可进行督灸治疗。

督灸疗法并不是人人适用，有糖尿病、高血压、肝肾慢性疾患者，孕妇、哺乳期妇女及崩漏患者，有皮肤破损或感染、出血性疾病及过敏体质者，均不适合进行督灸治疗。

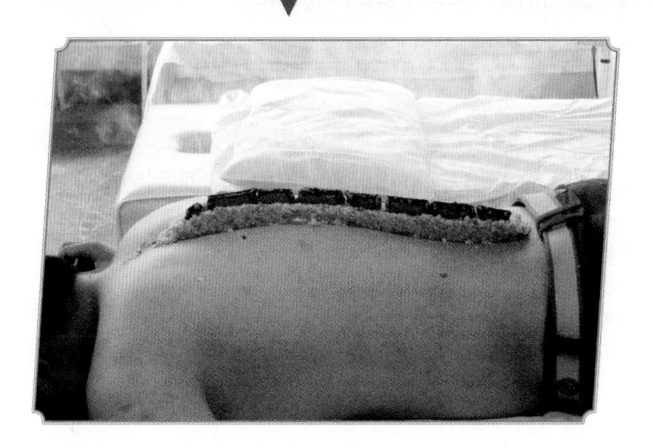

如何进行督灸治疗

督灸疗法的操作与传统艾灸相比，较为复杂。首先，令患者裸背俯卧于床上，以75%酒精棉球沿脊柱自上而下常规消毒3次。接着，取督脉大椎穴至腰俞穴的脊柱部位，针对不同疾病，铺上对症的督灸粉；然后将桑皮纸覆盖在药粉上面，桑皮纸的中央对准督脉，再将姜泥铺于桑皮纸上；最后在姜泥上放置锥形艾炷，1壮灸完后再换1壮，共灸3壮。待其燃烧完毕，移去姜泥，轻轻揩去灸后药泥及艾灰。每次治疗1.5~2小时，每周1次，3次为1疗程。督灸不宜过于频繁，每次治疗间隔时间不应少于1周，间隔时间过短容易出现身体疲乏、头晕等症状。

督灸的技术特点是发疱，灸疗后局部皮肤红润，一般4~6小时后慢慢起小水疱。发泡之初应注意保护水疱，第二天以消毒针头或1寸毫针放掉水疱中的液体。切勿抓、挠或涂抹药物。灸痂一般3~5天脱落。患者在治疗前一周及治疗过程中应注意调节饮食，以清淡素食为主，忌食生冷、肥甘、辛辣刺激之品及饮酒，以免降低疗效或发泡过大。督灸治疗后，有些人可能会出现腹泻等不良反应，一般可自行缓解；如症状加重，请及时就医。

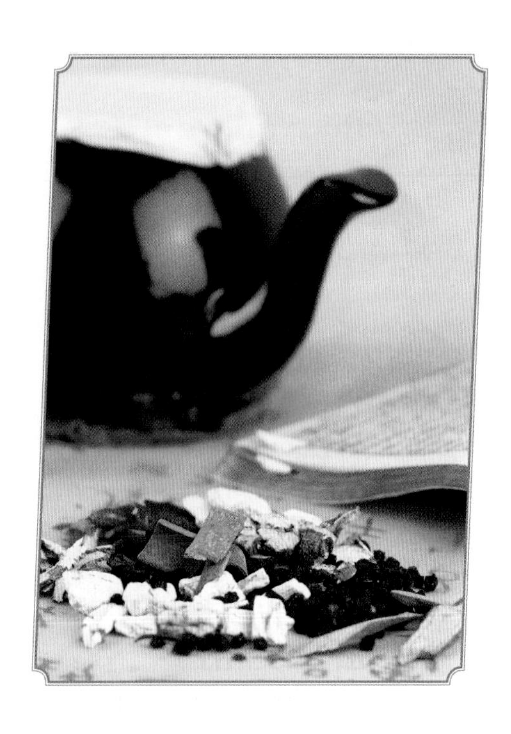

夏季膏方知多少

上海中医药大学附属岳阳中西医结合医院内分泌科主任医师　郑 敏

夏季也能吃膏方

大部分人认为，膏方和冬令进补密切相连。事实上，中医理论认为："春养生气，夏养长气，秋养收气，冬养藏气。"其中，夏养长气，包括冬病夏治的各种手段，也体现在膏方进补上。夏季膏方，顾名思义是适合在夏季服用的调补膏方。夏季膏方适用于易疲劳、易感冒、睡眠不实、工作压力过大的中青年亚健康人群，也适用于老年人和阳气不足的慢性病患者。部分患者在服用冬季膏方后，发现随着时间的推移疗效有所衰减，此时也需要"接力进补"，服用夏季膏方，以巩固疗效。夏季多暑多热，人体容易阳气外泄，膏方也需要根据季节特点，结合个人体质，进行个性化调补。

"救偏却病"忌蛮补

名医秦伯未说："膏方非单纯补剂，乃包含救偏却病之义。""补"不是简单地运用补益药物，而是通过调节患者脏腑功能，重建阴平阳秘的状态，达到"补益"的目的。比如，夏季用膏方调治糖尿病，以气阴两虚，甚至阴阳两虚者最为适宜。对于虚实夹杂有并发症者，则既要注重气血阴阳的调补，更要顾及痰瘀湿毒的清化，以求固本清源，通畅气血，调和阴阳。夏季膏方中收膏胶类的选用，当以性凉之龟甲胶、鳖甲胶为佳。参类药材的选用，则以西洋参、生晒参为主，少用红参。膏方须控制总热量和脂肪的含量（尤其是超重或肥胖者），应限制芝麻、核桃等食物的使用，可以木糖醇代糖类以矫味。血糖波动、病情未有效控制及有急性并发症的患者，应暂停服用膏方。

很多人担心夏季吃膏方出现腹胀、胸闷、上火等不良反应。实际上，医生在开膏方时会注重"辨病""辨证"相结合，一般以凉补、保津、益气的药物为主，冬季膏方中常用的温补药材会适当减少。夏季气候多暑热夹湿，湿气太重，肠胃功能就容易受损。因此，患者在正式吃膏方前，可先用开路方调理好肠胃功能，以有利于后续膏方的吸收消化。此外，患者平时应多吃具有化湿降浊作用的蔬菜，如冬瓜、番茄、丝瓜等。

服用膏方要忌口

服用膏方期间，不宜同时喝咖啡，以免兴奋过度，产生头昏脑涨等上火症状，即中医所说补益升阳太过，阴阳失衡。不宜同时饮茶，茶叶中含有大量鞣酸，遇到补膏中的蛋白质会起化学反应，生成不溶解的沉淀物，影响人体对营养物质及其他有效成分的吸收，降低服用膏方的效果。也不宜同时吃萝卜。大多数膏方中含有参类成分，参类能大补元气，而萝卜则能破气耗血，两者相克，作用相反，会抵消参类的补气功效。

夏季天气炎热，患者应注意掌握膏方正确的服用与贮存方法。①用药时间与剂量：每天服1汤匙，开水冲服，空腹服用效果更好，服药1周后可增至早晚各1汤匙。所用汤匙须保持洁净，避免生水进入盛药容器，每次开盖时间要短，以防外界杂质污染。②贮存方法：夏季气温较高，膏方用药时间较长，可将盛药容器放入冰箱冷藏，防止霉变。如果膏面发霉变质，或口感有异味，不能再继续服用。PM

专家简介

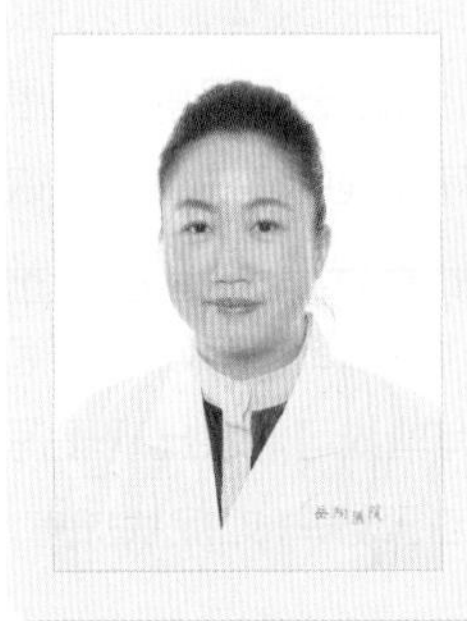

郑 敏　上海中医药大学附属岳阳中西医结合医院内分泌科主任医师，上海中西医结合学会内分泌代谢病分会常委，上海市中医药学会糖尿病分会委员，上海市中西医结合代谢综合征重点病种学科建设继承人。擅长运用中西医结合调治糖尿病及糖尿病并发症、甲减、桥本甲状腺炎、甲状腺肿瘤术后、更年期综合征等。

专家门诊：周一下午，周三上午

未来3~5年 心血管领域的6大热点

中国科学院院士　葛均波

过去的100年，世界范围的疾病谱发生了明显变化，心血管病从相对无关紧要的疾病转变为人类主要疾病和死亡原因。20世纪初，心血管病死亡仅占总死亡人数的10%。然而到了21世纪初，心血管病死亡人数在发达国家和发展中国家分别占总死亡人数的50%和25%。《2015中国心血管病报告》指出：我国心血管疾病占居民死亡构成，农村为44.6%，城市为42.1%，平均每5例死亡中就有2例死于心血管疾病。

近年来，心血管领域高新技术的发展日新月异。然而，新技术的发展并未能遏制心血管病的高发态势，也没能阻挡冠心病成为我国居民首要死因的迅猛势头，我国心血管疾病防治领域的软实力仍然不足。面向全社会的服务体系（如慢性病管理系统、预防体系、康复体系等）仍未得到充分重视，从防到治，再到病后康复、随访的综合管理系统亟须建立和完善。与发达国家相比，我国心血管疾病的急救系统仍较落后，急性心肌梗死患者紧急血运重建的时间有待进一步缩短。未来3～5年里，心血管领域的临床研究热点极有可能集中在以下六个方面。

专家简介

葛均波　中国科学院院士，复旦大学附属中山医院心内科主任、主任医师、教授、博士生导师，上海市心血管病研究所所长，中华医学会心血管病分会主任委员，中国医师协会心血管医师分会候任会长，上海市医学会心血管病分会名誉主任委员。

1 新型抗栓药物“正在路上”

以阿司匹林联合一种血小板二磷酸腺苷（ADP）受体拮抗体为基础的双联抗血小板药物治疗一直是冠状动脉介入治疗后的重要治疗手段。如何在保证有效抗血小板活性、减少缺血事件发生的同时，降低出血并发症的发生，确保抗血小板作用快速起效、避免失效，将继续成为未来一段时间的研究热点。随着房颤患病率的不断升高，如何保证有效、安全的抗凝治疗，合并冠心病的房颤患者如何联合口服抗凝药物及抗血小板药物，将成为该领域的研究热点。

2 降胆固醇，仍是“硬道理”

胆固醇理论认为，胆固醇是动脉粥样硬化斑块的主要成分，没有胆固醇就没有动脉粥样硬化斑块，也就没有动脉粥样硬化性心血管病（ASCVD）。只要将胆固醇降至足够低的水平，就可以显著降低ASCVD事件的发生率。他汀类药物是迄今为止临床研究证据最为充分的降胆固醇药物，因而在今后一段时间内，他汀类药物的核心地位不会被动摇。新型降胆固醇药物，如胆固醇吸收抑制剂、PCSK9抑制剂，尽管已经被证实具备充分、有效降低胆固醇的作用，但是否能转化为显著的心血管临床获益尚需更多的数据来证实。因此，这些新型降胆固醇药物只是作为他汀类药物的替代或补充，在他汀治疗基础上应用，或用于不能耐受他汀类药物治疗的患者。尽管如此，新型降胆固醇药物的出现，已经在一定程度上结束了“唯他汀独尊”的理念，为降胆固醇治疗提供了更多选择，也进一步完善了胆固醇理论与血脂异常防治策略。

3 新型支架和药物球囊“指日可待”

随着经皮冠状动脉成形术（PCI）的完善与提高，复杂病变（包括左主干病变、多支病变）、慢性闭塞性病变等传统PCI禁区正被逐个攻破。随着血管内超声（IVUS）、冠状动脉光学相干断层成像（OCT）和冠脉血流储备分数（FFR）的普遍应用，精确评价冠脉病变性质、功能，优化PCI治疗将继续成为热点。生物可降解支架被称为冠脉介入治疗的第四个里程碑，而药物球囊能克服支架植入的先天缺陷，故以生物可降解支架为代表的新

解读全球首个心血管健康指数
——“中国心血管健康指数”

本刊编辑部

2017年5月26日，复旦大学附属中山医院心内科主任、中国科学院院士葛均波教授在“2017东方心脏病学会议”开幕式主题发言中，正式公布了全球首个国家层面发布的反映全国及省级心血管健康指数的“中国心血管健康指数”。葛均波院士表示，中国心血管健康指数（CV index）旨在通过建立我国人群心血管健康的综合指数，反映全国各地区人群整体心血管健康状况，了解心血管病的流行和发展趋势，评价心血管病防治水平，为相关决策提供科学依据，力争早日看到心血管疾病发病率和死亡率双降“拐点”的到来。该指数将为改善国人心血管健康提供基线数据，为科学的防治工作提供重点方向，为科学的财政投入决策提供依据。

中国心血管健康指数省份排行（港澳台地区暂无数据）

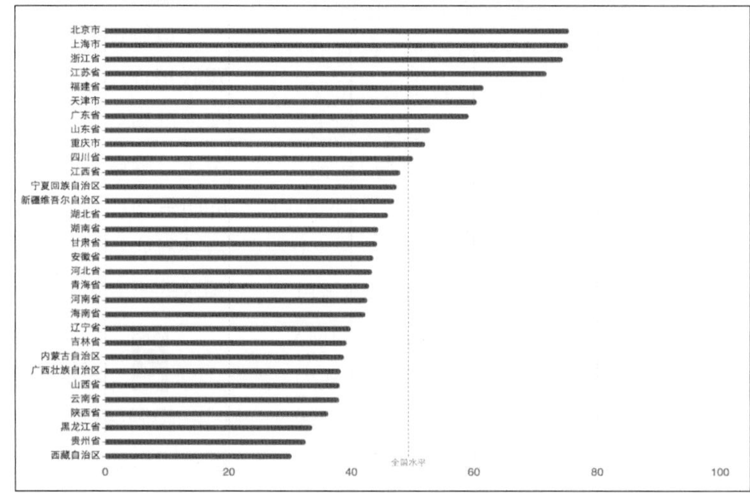

型支架平台和药物球囊将成为冠脉介入领域的持续热点。

4 房颤治疗，节律控制渐成“主流”

对于房颤治疗，心率控制还是节律控制是学术界一直以来争议的话题。随着抗心律失常药物的研发、房颤导管消融技术的不断改进与提高，以及导管消融治疗房颤临床研究结果的不断公布，以导管消融治疗为基础的房颤节律控制的优势已逐渐显现。

5 微创瓣膜置换，“渐入佳境”

外科手术是严重心脏瓣膜病变患者的首选治疗手段，但对于高龄、合并多脏器疾病、心功能较差的患者而言，进行外科手术风险大、病死率高。心脏瓣膜病微创介入治疗为这些患者提供了一种全新的治疗选择。在未来一段时间内，以经导管主动脉瓣置换术、经导管二尖瓣修复术、经导管肺动脉瓣置入术、经导管三尖瓣修复术等为代表的经皮瓣膜介入治疗将持续成为该领域的研究热点，并将朝着精细化的方向发展，造福广大患者。

6 心衰形势严峻，综合治疗是希望

随着老龄化社会的到来，作为多种心脏疾病共同转归的心力衰竭，将成为我国未来十年面临的非常严峻的问题。血管紧张素转化酶抑制剂/血管紧张素受体拮抗剂、β受体阻滞剂和醛固酮拮抗剂作为心力衰竭治疗的“金三角”已经维持十余年没有更新，而以血管紧张素受体/脑啡肽酶抑制剂为代表的新型药物，以及以同步化治疗为代表的新型辅助植入型器械，将成为心力衰竭综合治疗的新突破和新希望。PM

5大维度，52个指标：确保科学性与全面性

中国心血管健康指数包括心血管疾病流行情况、危险因素暴露情况、危险因素防控情况、心血管病救治情况和公共卫生政策与服务能力 5 大维度，并在此基础上细化为 52 个指标，如总血管病早死概率，冠心病、脑卒中早死概率，心肌梗死、脑卒中患病率，吸烟率，身体活动不足率，盐摄入水平，蔬菜水果摄入不足率，超重率，肥胖率，高血压、糖尿病、高脂血症患病率，PM2.5 浓度，高血压、糖尿病、高脂血症的检测率、知晓率、治疗率和控制率，成功戒烟率，心血管病救治能力、救治过程、救治结局，公共卫生政策，卫生费用，居民健康素养水平，防治体系建设等。再通过层次分析法和专家调研，最终确认每项指标的权重。各项指标的筛选均遵循科学性、代表性、全面性、可获得性 4 大原则。PM

中国心血管健康指数：
北京“拔头筹”

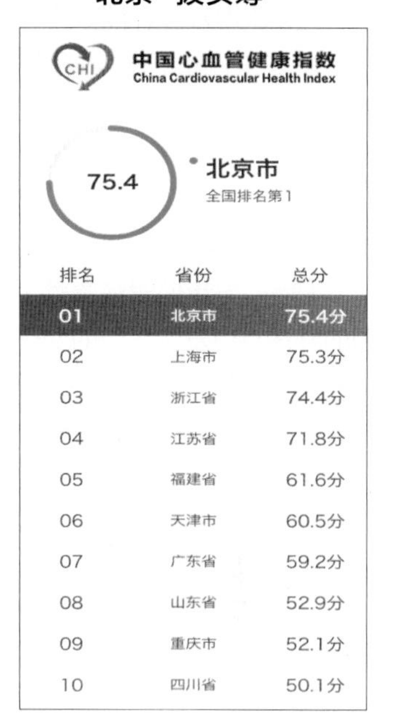

CHI
中国心血管健康指数
China Cardiovascular Health Index
75.4
北京市
全国排名第1
排名 省份 总分
01 北京市 75.4分
02 上海市 75.3分
03 浙江省 74.4分
04 江苏省 71.8分
05 福建省 61.6分
06 天津市 60.5分
07 广东省 59.2分
08 山东省 52.9分
09 重庆市 52.1分
10 四川省 50.1分

细分指标“排排坐”

心血管病流行：浙江、福建、广东“很严重”

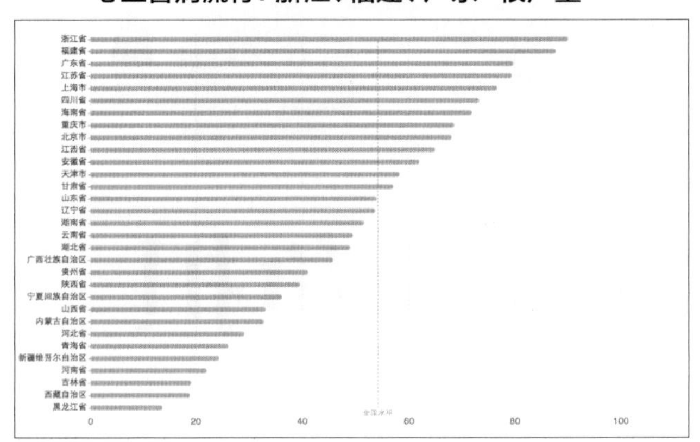

危险因素暴露：广西、江西、云南“很糟糕”

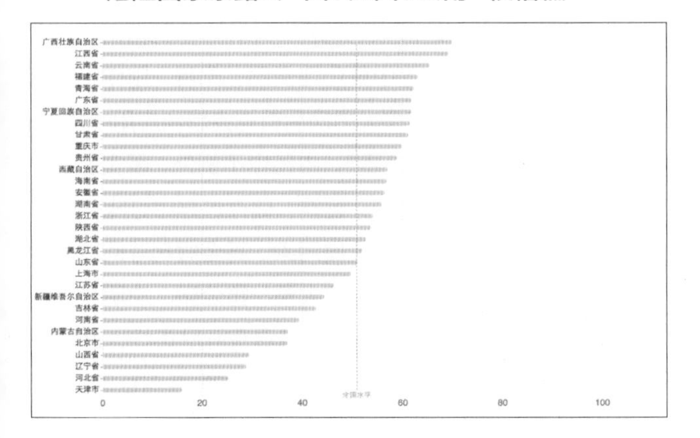

心血管病救治：北京、上海、浙江“效率高”

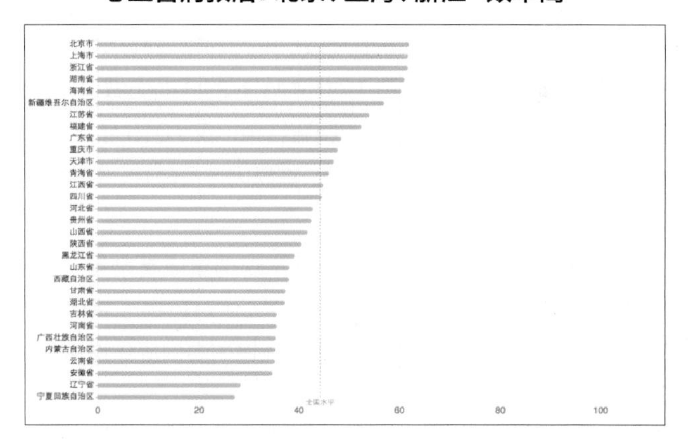

危险因素防控：北京、上海、江苏“做得好”

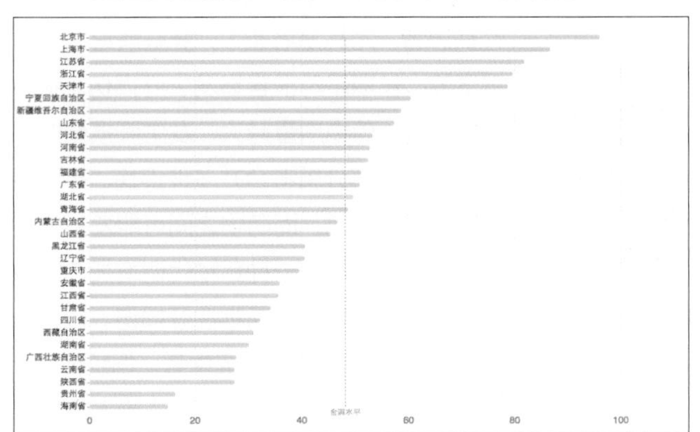

公共卫生政策与服务能力：上海、北京、江苏“排前三”

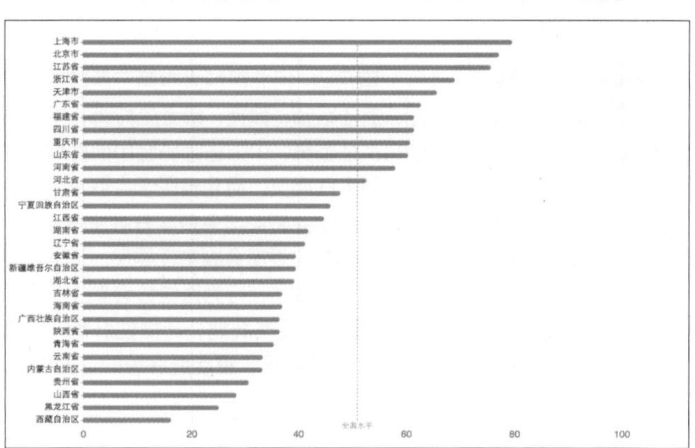

作为人体最大的消化器官，肝脏担负着解毒、代谢、分泌胆汁、参与免疫防御等重要使命，可以说是人体内的“大型化工厂”。中国人肝脏的“负担”一直很重：在我们这个肝病大国中，慢性乙型肝炎病毒感染者达9 300万，慢性乙型肝炎患者约为2 000万，慢性丙型肝炎病毒感染者约为1 000万。

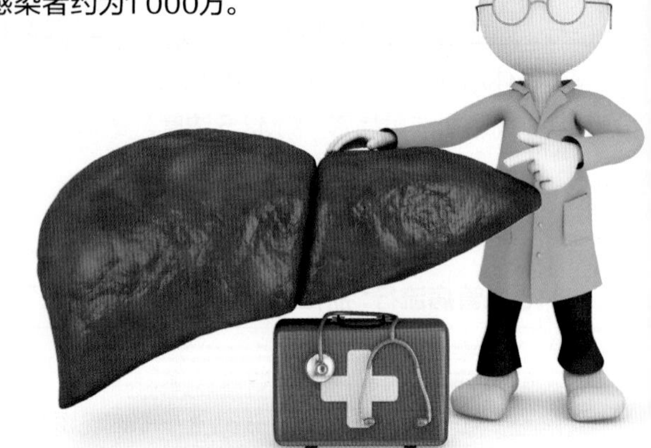

多年来，为肝脏“减负”这场“攻坚战”，打得不容易。尤其是2004年以来，我国在乙肝、丙肝的治疗方面取得了重大进展——更新了治疗理念和策略、提出了“慢乙肝治疗路线图”、创立了抗病毒联合抗肝纤维化治疗模式，乙肝的控制率显著提高，丙肝的直接抗病毒药物（DAA）治愈率达95%以上。

然而，当我们对病毒性肝炎的控制取得阶段性成果的同时，我国的肝病特点发生了新的变化。由于人们生活方式的改变，肝脏又开始变得“不堪重负”。新增的“负担”都与吃喝有关——吃出来的药物性肝损伤、脂肪肝越来越多，喝出来的酒精性肝病越来越重。

新时期 肝脏三大新负担

河北医科大学第三医院中西医结合肝病科教授 南月敏

新负担1：药物性肝损伤

在诸多肝病中，近年来增长最快的是药物性肝损伤。中华医学会肝病学分会药物性肝病学组专家牵头对药物引起的肝损伤做过一次回顾性研究，涵盖我国大陆地区303家医院的调查结果，仅2015年3月底至12月底，就纳入近3万例药物性肝损伤病例，其病因涉及药物、保健品及环境毒物，尤其是不合理用药。

药物性肝损伤是指人体暴露于常规剂量或高剂量药物后，因药物本身或其代谢产物对肝脏的直接毒性，或人体对药物或其代谢产物产生过敏等而导致的肝脏损伤。近年来，药物性肝损伤病例逐年增多，越来越受到重视，原因是多方面的。

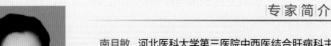

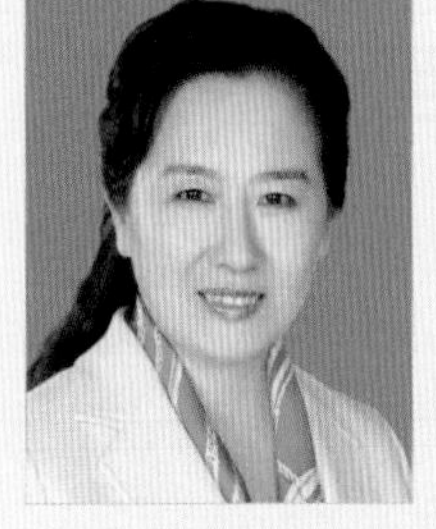

南月敏 河北医科大学第三医院中西医结合肝病科主任、主任医师、教授、博士生导师，中华医学会肝病学分会副主任委员，中国医师协会中西医结合分会肝病专家委员会副主任委员，河北省医学会肝病学分会主任委员，河北省免疫学会感染与免疫学分会主任委员，河北省急救医学会消化专业委员会副主任委员，河北医师协会肝病学医师分会主任委员、行为医学分会副主任委员。擅长急慢性肝炎、脂肪肝、酒精性肝病、自身免疫性肝病、药物性肝病，以及各种原因所致的肝硬化、肝腹水、肝性脑病、肝脏肿瘤、重症肝病等的诊断治疗。

专家门诊：周一全天

第一，中草药使用存在误区。据统计，在引起肝损伤的药物中，中草药占首位。多数人认为中草药纯天然、无毒、副作用比西药少，许多人患病后首先会想到应用中草药。“是药三分毒”，中药也不例外。事实上，中药材在种植、运输、储存过程中可能存在农药超标、重金属污染，甚至假药等问题，加之许多中药（如大黄、雷公藤、决明子、何首乌、木通等）本身具有肝脏毒性，这些都加重了肝脏这一人体最大解毒器官的负担，容易引起肝损伤。

第二，慢性病患者长期用药。许多慢性病患者，尤其是老年人，肝脏解毒能力本就下降，长期用药很容易发生肝损伤。服药时间越长、药物剂量越大，发生肝损伤的风险就越大。部分患者合并多种疾病，需要同时服用多种药物，而药物之间可能发生相互作用，易导致其中一种药物代谢增加、血药浓度增高，更易引起药物性肝损伤。

第三，不合理应用抗生素。据统计，我国医院（尤其是基层医院）抗生素不规范使

扫描二维码
关注“爱肝联盟”微信号

用率达 50%，由此而引起的药物性肝损伤和细菌耐药问题比较多见。

第四，饮食、环境毒物是“隐形杀手”。一些不明原因肝损伤患者，在除外病毒性肝炎、自身免疫性肝病和遗传代谢性肝病后，应警惕这种肝损伤很可能是由各种保健品、食品添加剂、生活或工作环境毒物等“隐形杀手”引起的药物性肝损伤。

此外，由于个体差异，遗传、代谢因素或对药物成分过敏也可以引起药物性肝损伤，后果往往比较严重，不仅不可预测，还可能诱发自身免疫性肝病，使病情迁延，甚至发生急性肝功能衰竭，危及生命。

专家观点

要预防或尽可能减少药物性肝损伤，在日常生活中应做到以下几点：没病不要乱吃药，有病应在医生指导下正规用药，用药前要充分了解药物说明书的内容，用药过程中发生不适要及时就诊。

新负担 2：脂肪肝

脂肪肝是指由各种原因引起的肝细胞内脂肪堆积过多的病变。可以说，它是一种疾病，有时也是其他疾病的一种合并现象。引起脂肪肝的原因很多，常见的有肥胖、药物、妊娠等。

肝脏脂肪堆积与体重呈正相关，肥胖是引起脂肪肝的最常见原因，30% ~ 50% 的肥胖者合并脂肪肝。这类患者多合并高血压、高脂血症、高血糖、高尿酸等代谢异常，脂肪肝是代谢综合征的肝脏表现。改变生活方式，如合理饮食、规律运动、减少体重和腹围是治疗的根本。在此基础上，合理应用调节脂代谢和保护肝细胞膜的药物，有利于肝脏恢复正常。

服用某些药物也会引起脂肪肝，常见药物有四环素、糖皮质激素、调脂药等。

妊娠期脂肪肝多发生在妊娠后期，发病急，进展快，有较高的母婴死亡率。治疗妊娠期脂肪肝，原则是及时终止妊娠和保肝治疗。

此外，糖尿病、慢性丙型肝炎、肝豆状核变性早期、长期胃肠外营养等，都可能引起脂肪肝，有效治疗原发病可减轻肝脏脂肪变。

专家观点

如果体检发现脂肪肝，首先要明确病因，进而针对病因消除致病因素。必要时，需进一步进行肝脏 CT 检查或肝活检病理学检查，明确肝脏病变程度，及时干预治疗。干预过程中，应根据病情每 1 ~ 3 个月进行一次肝功能、血脂、血糖、肝脏超声等检查。

新负担 3：酒精肝

众所周知，饮酒伤肝。长期大量饮酒（折合酒精量，男性≥ 40 克 / 天，女性≥ 20 克 / 天，连续 5 年以上）可引起酒精性肝病。

酒精性脂肪肝是酒精性肝病的早期阶段。如果患者能及时戒酒，肝脏可完全恢复正常；如果仍继续长期大量饮酒，可发展成酒精性肝炎、酒精性肝纤维化和酒精性肝硬化，甚至肝癌。由于个体差异，饮酒引起肝损伤的程度与饮酒量、饮酒年限、酒精饮料品种、饮酒方式、性别、种族、肥胖、肝炎病毒感染、遗传因素、营养状况等有关。

酒精性脂肪肝的临床症状无特异性，可无明显不适，也可有右上腹疼痛、乏力、食欲不振等。严格戒酒后，多数预后良好。轻度脂肪肝，若无临床症状且肝功能正常，在戒酒 1 个月后，肝内脂肪减少；中度脂肪肝或重度脂肪肝，有临床症状且肝功能异常者，需严格戒酒，并辅以保肝护肝药物治疗，需数月甚至一到两年，脂肪肝才可能消失。如果发展到酒精性肝纤维化、酒精性肝硬化阶段，病情往往难以逆转，需要进行相应治疗，以延缓病情进展。

专家观点

酒精性肝病的预防，重在消除病因，即戒酒。如果实在不能避免饮酒，宜饮低度酒，饮酒速度宜慢；避免空腹饮酒、多种酒混饮，饮酒前应进食少量食物或牛奶等以减少酒精吸收；饮酒后可多饮水或果汁等，以促进酒精的代谢和排出。PM

爱肝护肝小建议：控制体重，不饮酒，不乱用药物或保健品，减轻肝脏负担；合理膳食，调节情志，适度锻炼，不过度劳累、熬夜，促进肝脏修复；定期维护，监测肝功能、肝脏超声；一旦出现肝损伤，尽快合理检查、规范治疗。

减肥得子

复旦大学附属中山医院内分泌科教授　高 鑫

医生手记

今天门诊非常喜庆。小周在婆婆陪同下给我送来了红红的喜蛋。一个月前，她顺利产下了一个3.15千克重的儿子。

小周是去年因不孕症来就诊的一名肥胖患者，体重高达106千克，结婚3年，一直没有怀孕。婆婆和妈妈为此事非常着急，无形中给小周带来不少压力。小周告诉我，她从13岁进入青春期开始便食欲大增，体重迅速增加。身高1.63米的她，20岁时的体重已经高达90千克。她也曾经下决心减肥，节食、针灸、火罐都试过，短期内虽有些效果，但难以长期坚持，体重很快反弹。更让她烦恼的是，自12岁月经初潮以来，月经周期一直不正常，2~3个月行经一次，有时半年都不来一次月经。“医生说我患有多囊卵巢综合征，不知还能怀孕吗？”小周急切地问我。然而，我很难在短时间内回答她的问题。经仔细询问病史、翻阅她在其他医院做的各种检查以后，我确认多囊卵巢综合征的诊断是明确的，这是小周不孕症的主要原因。经检查，我发现小周的体质指数高达40，属于重度肥胖，还伴有高血糖、高血压和脂肪肝，是一名伴严重代谢紊乱的肥胖患者，而多囊卵巢综合征引起的不孕症与严重肥胖有着密不可分的关系。

既然严重肥胖是“主要矛盾”，我决定用减重治疗来解决根本问题。根据小周肥胖的严重程度，且存在高血压、高血糖、高血压、多囊卵巢综合征多种代谢异常，加之她用多种减肥方案均告失败的事实，非常符合进行减重手术（又称代谢手术）的治疗条件。于是，我将这个方法介绍给小周夫妇，让他们回家认真考虑。一周以后，小周夫妇二人再次来到诊室，向我表达了希望接受手术治疗的强烈意愿。之后，我院内分泌科、外科代谢手术专科组成的多学科医疗小组在为小周做好充分的术前准备后，为她实施了胃减容手术。术后第一个月，小周就恢复了月经周期，之后体重逐渐减轻了50千克，最近又顺利地当上了妈妈。

专家简介

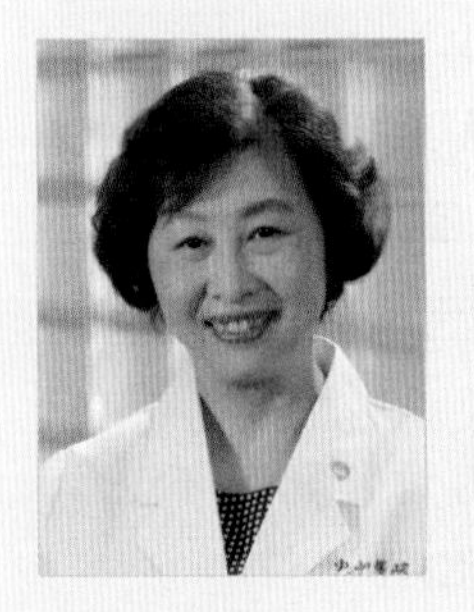

高 鑫 复旦大学附属中山医院内分泌科教授、博士生导师，复旦大学代谢疾病研究所所长，中华医学会内分泌学分会常委、中西医结合学组组长、肝病与代谢学组前任组长，中国医师协会内分泌代谢医师分会副会长，上海市医学会内分泌学专科分会前任主任委员，上海市药学会药物治疗专业委员会主任委员。

专家门诊：周三、周四上午

认识减重手术

减重手术是指通过外科手术达到减少膳食摄入量、减轻体重、改善肥胖相关并发症（如糖尿病、高血压、血脂异常、睡眠呼吸暂停综合征）的治疗方法。

目前主要的减重手术方式包括：胃束带、袖状胃切除术和胃旁路术。近5年来，袖状胃切除术因减重效果好、手术时间短、术后不良反应少，已成为许多国家最常采用的术式。

哪些人宜做减重手术

减重手术有着严格的要求，年龄必须在16～65岁，并至少满足以下两个条件中的一个：BMI ≥ 32.5；27.5 ≤ BMI < 32.5千克/平方米，并患有2型糖尿病，经改变生活方式和药物治疗难以控制血糖，且至少存在其他2个代谢综合征组分（如脂肪肝、高脂血症等）或存在合并症。

肥胖为何会引起不孕

肥胖妇女患不孕症的比例明显高于体重正常妇女，且不孕症的比例随着肥胖程度的增加而增加。简而言之就是，越胖越不容易怀孕。肥胖引起的神经内分泌失调会导致卵巢排卵功能障碍甚至不能排卵，从而引起生殖能力降低和不孕症。多囊卵巢综合征是引发肥胖育龄妇女排卵障碍和不孕的最常见疾病。肥胖患者存在高胰岛素血症、高雄激素血症，可抑制排卵；脂肪组织分泌的多种激素，如瘦素、抵抗素、脂联素之间的失衡及性激素代谢紊乱可引起下丘脑－垂体－性腺轴反馈调节异常，也可导致卵泡成熟和排卵障碍。因此，肥胖的不孕症患者应进行积极的减重治疗。PM

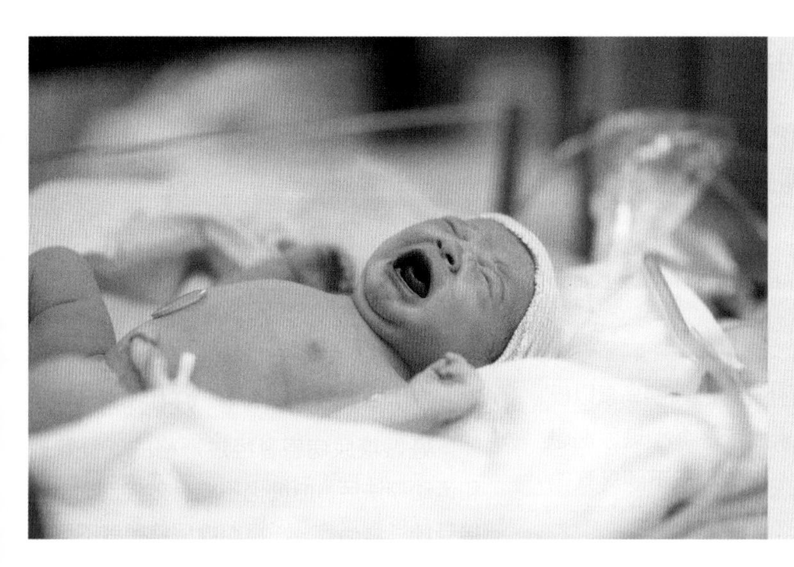

胎儿的血液循环与母体的血液循环是融为一体的，称为“母胎循环”。宝宝出生后，随着脐带被剪断、自主呼吸开始，其血液循环也开始“独立运作”了。早产宝宝的心肺发育不成熟，最常遇到的“关卡”是动脉导管未闭。

动脉导管是位于主动脉与肺动脉之间的一根管道，是母胎循环阶段十分重要的管道。在正常情况下，这根管道往往会在宝宝出生后一周内“合上”，两个月后完全“堵死”。如果动脉导管未能及时闭合，就会导致一系列问题，使宝宝处于危险之中。

早产宝宝历险记之循环关

复旦大学附属儿科医院　王敏婕　殷荣

“导管未闭”隐患大

导致动脉导管未闭的主要原因包括早产、肺部疾病、遗传等。刚出生宝宝的肺动脉压力较高，动脉导管内的血流由肺动脉流向主动脉，或双向流动。两个月以后，宝宝的肺动脉压力逐渐减低，此时若动脉导管仍未闭合，主动脉内的血液会持续流向肺动脉，使宝宝发生肺部充血、水肿，甚至出血。同时，充血的肺部还是细菌的“理想居住环境”，大大增加宝宝发生肺部感染的风险。与此同时，由于主动脉内的部分血液流入了肺部，其供应全身组织器官的血量减少，会影响脑、肾、肠道的供血，导致脏器损伤，甚至坏死。

治疗方法有三种

一是保守治疗，控制宝宝的液体摄入量，保持其内环境的稳定。由于过多的液体会导致宝宝血容量增加，进入宝宝肺内的血量也随之增加，会加重肺充血症状，故医生会根据宝宝的血压和尿量情况尽可能限制液体摄入量。如果宝宝病情严重，医生还会给予一定的呼吸支持，以保证其肺内的压力，使动脉导管分流减少，维持其内环境的稳定。一些“幸运”的宝宝通过内科保守治疗就能使动脉导管自然关闭。

二是药物治疗，主要是布洛芬和对乙酰氨基酚。这两种药物可以促进动脉导管闭合，但用药期间可能会产生一些副作用，如抑制血小板功能、使宝宝尿量减少、影响宝宝的胃肠道消化功能等。

三是手术结扎动脉导管，由于手术存在一定风险，且突然切断动脉导管血流可能会导致一些已经“习惯”分流的宝宝一下子难以适应。因此，医生会根据早产宝宝的具体情况，反复权衡利弊，选择最恰当的治疗方法。PM

特别提醒

早产宝宝在闯“循环关”的时候，有时还会碰到一个隐藏的大危机，虽然不常见，但很难攻克，它就是休克。最常见的导致早产宝宝休克的原因包括感染、心功能不全和低血容量。早产宝宝的心脏发育不成熟，当他们的心脏面对一些应激反应时，如负荷过重、严重肺动脉高压、心律失常等，就会出现“跳不动”的情况。针对休克宝宝，医生主要采用一些药物来应对，如促进心脏跳动的药物（强心药）、促进血压升高的药物（升压药物）和改善肺动脉高压的药物（舒张血管药物）等。

在抗击糖尿病的战斗中，胰岛素功不可没，它该何时“上战场”，需要医生像将军一样灵活指挥。

胰岛素何时该“出马”

上海交通大学附属第六人民医院主任医师　魏丽

“出马”时机1：1型糖尿病

1型糖尿病患者自身胰岛素分泌绝对缺乏，需要补充外源性胰岛素以模拟生理性胰岛素分泌方式。“基础＋餐时”强化胰岛素治疗是1型糖尿病患者的首选治疗方案，包括每日多次胰岛素注射（4次）和持续皮下胰岛素输注（胰岛素泵治疗）。

“出马”时机2：初发2型糖尿病

以前，2型糖尿病首选口服降糖药物治疗，只有到口服降糖药物效果不佳或无效时才使用胰岛素。也就是说，胰岛素曾是2型糖尿病患者的最后治疗方案。后来的研究发现，对于早期血糖过高的患者，使用口服降糖药（胰岛素促分泌剂）治疗，会增加胰岛B细胞负担，加速其凋亡或衰竭。大量研究表明，在2型糖尿病初期进行短期胰岛素强化治疗后，胰岛B细胞功能明显改善，50%的患者血糖得到迅速控制，并在以后一段时间内仅通过生活方式管理就能维持血糖浓度稳定。其原因是，短期胰岛素强化治疗可以通过迅速降低血糖，减轻糖毒性和脂毒性对胰岛B细胞的损害，提高机体胰岛素敏感性，使体内的糖脂代谢迅速恢复正常，使患者获得非常明显的短期和长期临床益处。中国糖尿病诊治指南指出，新诊断的2型糖尿病患者，若糖化血红蛋白（$HbA1_C$）>9.0%，均需进行短期胰岛素强化治疗。

“出马”时机3：口服药疗效不佳的2型糖尿病

2型糖尿病患者服用降糖药不能很好地控制血糖时，可加用或改用胰岛素治疗。

当患者还有一定的分泌胰岛素功能时，可在服用降糖药的基础上，于晚餐前或临睡前注射一次中效胰岛素或长效基础胰岛素，以提高基础胰岛素水平，更好地控制血糖。

上述治疗方案无效的患者，可改为每天早晚各注射一次预混胰岛素。根据血糖水平，可以合并使用口服降糖药，以使三餐后血糖和夜间血糖得到有效控制。

若糖尿病患者胰岛功能衰竭，经上述治疗不能很好地控制血糖时，需要进行胰岛素强化治疗。具体方案是：于早餐、中餐和晚餐前各注射一次短效胰岛素，于临睡前再注射一次中效胰岛素。这种治疗方法虽然注射胰岛素的次数增多了，但更符合生理性胰岛素的分泌规律，可以更好地控制血糖，防止并发症发生。

“出马”时机4：妊娠糖尿病

妊娠糖尿病患者经过严格的饮食管理和运动疗法后，血糖仍不能有效控制时，应接受胰岛素治疗。妊娠期糖尿病患者不可以使用口服降糖药，以免对胎儿造成不利影响。胰岛素是大分子蛋白，不通过胎盘，妊娠期应用不会对胎儿造成不良影响，是治疗妊娠糖尿病的理想药物。

“出马”时机5：糖尿病合并急性并发症和严重慢性并发症

2型糖尿病患者合并急性代谢紊乱，如酮症酸中毒、高渗性非酮症糖尿病昏迷、乳酸酸中毒等，需立即接受胰岛素静脉输注治疗。

2型糖尿病患者合并急性应激状态（如急性严重感染、肺结核、大手术、外伤等）、发生慢性严重并发症（如眼底病变、肾脏病变）时，也需使用胰岛素。PM

专家简介

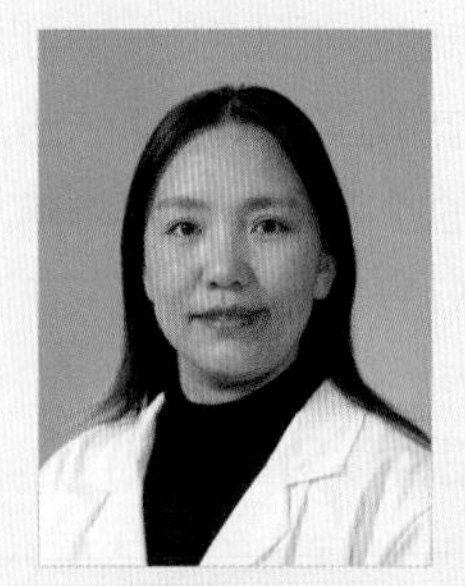

魏丽 上海交通大学附属第六人民医院东院内分泌科主任、主任医师、博士生导师，上海市医师协会内分泌代谢医师分会委员。擅长肥胖、糖尿病、甲状腺疾病、多囊卵巢综合征等的诊治。

专家门诊：周一下午（本院）　周二上午（东院）

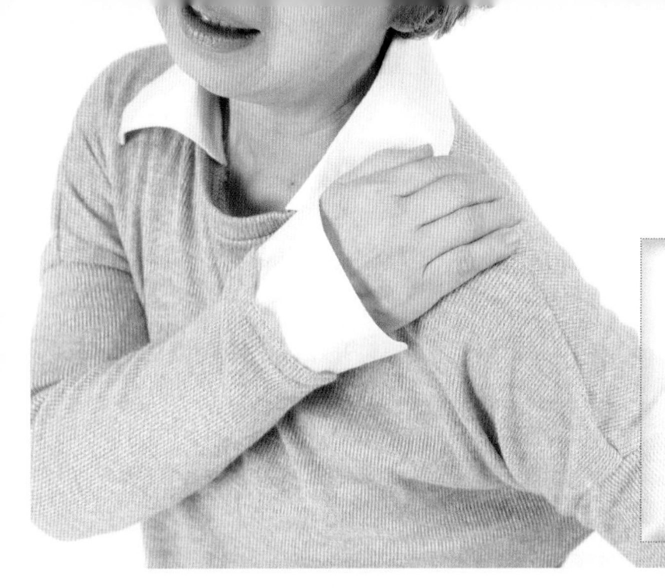

生活实例

75岁的李奶奶，半年前出现活动后左肩关节疼痛，肩部活动明显受限。她想通过锻炼缓解不适，不料肩痛越来越严重，不得不去医院就诊。李奶奶的左肩磁共振检查显示：左侧肩袖慢性肌腱炎，伴部分撕裂。她被诊断为“肩袖损伤”，入院完善相关检查后，接受了肩关节镜下肩袖修复术。术后，李奶奶的肩痛症状显著减轻，肩关节功能也恢复良好。

强忍肩痛 并不“肩强”

同济大学附属第十人民医院骨科主任医师 程飚

肩袖损伤，治疗须及时

“肩袖”是袖套状包绕在肩关节周围的肌肉群，肩袖的肌腱撕裂伤被称作“肩袖损伤”，以肩关节疼痛、无力、活动受限为主要临床表现。肩袖损伤不同于肩周炎，没有自愈性，“置之不理”或盲目锻炼只会使病情加重。随着病情的长期发展，受损肩袖组织的撕裂会越来越严重，周围肌肉也会萎缩，甚至会发生肩关节脱位。这时，由于肌肉萎缩变性，即使做手术也很难将撕裂处有效缝合，肩关节也难以复位，治疗效果大打折扣。故肩袖损伤一旦确诊，患者应及早接受治疗，并进行系统性的康复训练。

轻中度可“保守”，重度须手术

轻中度的肩关节疼痛和活动受限，可先进行局部封闭、理疗、服药、针灸、拔火罐、康复训练等保守治疗；保守治疗2～3周无效者，应进行全面、详细的检查，明确诊断，尽早针对病因治疗。严重的肩袖损伤（如有较大撕裂或明确的结构性病变），或者慢性肩袖损伤保守治疗无效者，须及时进行手术。手术治疗目的是阻断病理过程、解除疼痛、恢复肩关节功能。

治疗肩袖损伤的手术方法较多，关节镜下手术是目前较常用的方法。关节镜下手术治疗肩袖损伤主要有3种术式：肩峰下减压成形和肩袖修补术、肩关节病灶清创和小切口辅助下肩袖修复术、单纯肩关节镜下清创术。关节镜下手术虽然难度较大，但视野广，创伤小，不切开关节，保留了三角肌在肩峰上的附着点，患者可早期进行肩关节功能锻炼，有利于早期恢复到理想的关节功能，提高生活和运动质量。

康复训练不可少

肩袖损伤后，患者无论接受保守治疗，还是手术治疗，都须进行系统的康复训练。接受保守治疗的患者，宜在医生指导下，制订一份包括柔和的牵拉练习和力量训练的家庭康复训练计划，如避免反复损伤、恢复正常的力量和灵活性、纠正不良的工作和运动习惯等，可取得良好的效果。

肩袖修复术后患者，康复训练必须考虑被修复组织的恢复时间，因为干预时机是否合适会影响关节活动度，以及肌力和功能的恢复。通常，患者在手术当天即可进行持续的被动活动；术后第2天可在感觉舒适的范围内，尝试主动活动；手术后6周，可进行三角肌的力量训练，若无明显不适，还可加入肩带肌肉练习；术后3个月应避免体育运动，直到关节活动度和肌肉力量完全恢复。

康复训练须注意：①术后6周内一定要佩戴护具，待损伤部分愈合后，可以进行手法牵拉及肌力训练，继而进行恢复性训练，逐渐恢复日常生活和体育运动。②患者应主动积极地进行康复训练，以保证手术效果。③出院后要定期随访。

专家提醒

中老年人的肩关节疾病较复杂，肩关节疼痛不是一种孤立的疾病，还可能是某些潜在疾病（如糖尿病、颈椎病、冠心病、肺癌等）的特殊表现。中老年人出现肩关节反复疼痛症状时，应及时就诊检查，以免延误治疗。

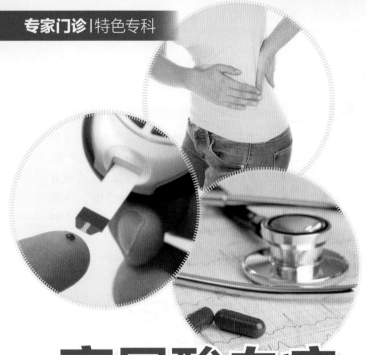

尿酸由饮食摄入和体内分解的嘌呤化合物在肝脏中产生，约2/3尿酸通过肾脏排泄，其余由消化道排泄。正常情况下，人体内尿酸的生成和排泄保持平衡，凡导致尿酸生成过多和（或）排泄减少的因素均可导致高尿酸血症。近年来，随着人们生活方式和饮食结构的改变，我国高尿酸血症的患病率持续上升，患病年龄呈年轻化趋势。目前，高尿酸血症已成为仅次于糖尿病的第二大代谢性疾病。

高尿酸血症：不可不知的三大危害

在正常情况下，机体的尿酸代谢处于平衡状态。若环境或遗传因素使尿酸代谢平衡失调，就会引发高尿酸血症。高尿酸血症多无明显不适，很容易被忽视，很多患者是在体检时才被发现有血尿酸升高。日常饮食情况下，非同日两次空腹血尿酸水平高于420微摩/升，可诊断为高尿酸血症。高尿酸血症的危害不容小觑，它不仅可引起痛风，更是肾脏疾病、心血管疾病和内分泌代谢性疾病等的“帮凶”。众多研究证实，血尿酸水平升高与高血压、冠心病、糖尿病等疾病的发生密切相关，血尿酸水平越高、持续时间越长，并发症越严重。因此，对高尿酸血症应及早干预。

危害一：肾脏“首当其冲”

复旦大学附属华山医院肾病科　关楠　郝传明（主任医师）

高尿酸血症是肾脏病的独立危险因素

临床上，5%～15%的高尿酸血症患者会发展为痛风。痛风是尿酸盐沉积于骨关节等部位引发的急慢性炎症和组织损伤，患者常有家族史。血尿酸升高时，尿酸盐沉积在肾脏，可导致慢性尿酸盐肾病、急性尿酸性肾病和尿酸性肾结石。肾脏疾病会影响尿酸排泄，导致继发性高尿酸血症，而高尿酸血症又会导致或加重肾脏疾病。高尿酸血症已被证实是慢性肾脏病的独立危险因素。

● **慢性尿酸盐肾病**　起病隐匿，进展缓慢，好发于40岁以上男性和绝经后女性。早期可表现为轻度腰痛、夜尿增多、水肿、蛋白尿等，晚期可出现肾小球滤过率下降和慢性肾功能衰竭。

● **急性尿酸性肾病**　常见于肿瘤放化疗后，因大量尿酸生成而引起急性肾损伤。急性尿酸性肾病若能得到及时干预，病变通常可逆，重在预防。

● **尿酸性肾结石**　多见于40岁以上男性，主要表现为腰痛和血尿，若发生慢性结石梗阻，可能进展为慢性肾功能衰竭。大多数尿酸结石经药物治疗后可痊愈；若药物治疗无效，往往需要进行外科手术治疗。

防治肾损害：早期监测、早期干预

对血尿酸水平进行早期监测和干预可以预防肾损害的发生，并延缓其进展。有证据表明，即使是无症状的高尿酸血症患者，接受降尿酸治疗也可减少肾损害的发生。已经进展至慢性肾脏病，甚至终末期肾衰者，除采取降尿酸治疗外，还需要启动肾脏疾病“一体化”治疗方案，包括降血压、维持钙磷平衡、防治贫血等，必要时应进行规律透析治疗。需要注意的是，痛风反复发作，尤其是已有肾功能损害的患者，应在医生的指导下用药，以免因长期反复应用某些药物（如解热镇痛药）而加重肾脏损伤。

危害二：血糖“岌岌可危”

复旦大学附属中山医院内分泌科主任医师　林寰东

高尿酸血症与2型糖尿病密切相关

高尿酸血症与糖代谢紊乱存在密切的联系。高尿酸血症可增加2型糖尿病的发生风险，约25%的糖尿病患者合并高尿酸血症，是普通人群的2～3倍。血尿酸水平超标时，尿酸盐沉积于胰岛组织，会损害胰岛B细胞功能，诱发和加重胰岛素抵抗，引发糖代谢紊乱，最终可导致糖尿病。研究显示，血尿酸水平每升高1毫克/分升（60微摩/升），糖尿病的发生风险增加17%。

高尿酸血症还可增加糖尿病慢性并发症的发生风险。尿酸盐结晶沉积于动脉血管壁会损伤血管内膜，使血管平滑肌增生，微循环障碍，导致视网膜病变。高尿酸血症可促进体内炎性反应，影响肾脏微循环，导致糖尿病肾病的发生和发展；可通过加重氧化应激反应，促进和加重2型糖尿病患者的神经病变；可加重胰岛素抵抗，促进血管紧张素Ⅱ的生成，导致2型糖尿病患者发生高血压或原有的高血压难以控制；还可增加大血管病变的发生风险。此外，高胰岛素血症或严重的糖尿病肾病、肾功能不全等都会使肾脏排泄尿酸减少，造成糖尿病患者血尿酸水平升高。高尿酸血症与糖尿病相互影响，形成恶性循环。

合并代谢紊乱者须重视糖尿病预防

有学者认为，高尿酸血症是2型糖尿病的早期预测指标。高尿酸血症常伴随肥胖、高血压、血脂紊乱等代谢异常，胰岛素抵抗是这些代谢异常共同的病理基础。因此，合并肥胖、高血压、高脂血症等代谢紊乱的高尿酸血症患者是糖尿病的高危人群，也是糖尿病预防的重点人群，应通过限制每日总热量摄入、低嘌呤饮食、减轻体重、积极控制血压、纠正脂代谢紊乱等措施，控制血尿酸水平，预防糖尿病的发生。

危害三：心脏“在劫难逃”

复旦大学附属中山医院心内科副主任医师　戴宇翔

高尿酸血症是心血管病的独立危险因素

高尿酸血症是心血管疾病的独立危险因素，且与许多传统的心血管病危险因素（如老年、男性、高血压、糖尿病、高脂血症、肥胖、胰岛素抵抗等）相互作用，共同参与心血管疾病的发生、发展及转归。

● **高血压**　血尿酸水平是高血压发病、长期血压变化及预后的独立预测因子。血尿素氮每增加60微摩/升，高血压发生风险增加15%～23%。

● **冠心病**　血尿酸水平升高，男性和女性冠心病患者的死亡率均显著升高，女性更为显著。高尿酸血症是女性全因死亡和冠心病死亡的独立危险因素。

● **心力衰竭**　血尿酸水平升高与慢性心力衰竭的严重程度相关。心力衰竭越严重，血尿酸水平越高，这可能与心衰时机体炎性反应增强、氧化代谢受损有关。血尿酸水平是慢性心力衰竭患者心功能损害程度和临床转归的客观评价指标，合并高尿酸血症的慢性心力衰竭患者往往预后不佳。急性失代偿性心力衰竭患者的血尿酸水平与短期预后（院内死亡）和长期预后（心源性死亡和心衰再次入院）均相关。

预防心脏损害“三措施”

由于高尿酸血症会增加高血压、冠心病及心力衰竭的发生风险，导致不良预后，故所有高尿酸血症患者均须高度警惕心血管疾病的发生并采取预防措施。

❶ 及时进行生活方式干预，如控制嘌呤摄入量、多饮水、戒烟限酒、适量运动、控制体重。

❷ 密切关注血压，定期随访心电图、心脏超声等检查，警惕高血压和心功能不全发生；若同时合并糖耐量异常、糖尿病和脂代谢紊乱等冠心病危险因素，须进一步完善检查（如冠状动脉CT），排除冠心病。

❸ 血尿酸水平在420～540微摩/升的无症状高尿酸血症患者，可暂时不服药，先进行生活方式干预，定期随访血尿酸水平。血尿酸水平高

于540微摩/升者，无论是否有症状，均应立即开始降尿酸药物治疗。合并高血压、心力衰竭、冠心病、糖尿病、血脂异常者，一旦血尿酸水平高于480微摩/升，应开始降尿酸药物治疗。使用黄嘌呤氧化酶抑制剂（别嘌醇和非布司他）、苯溴马隆等降尿酸药物均可降低心血管事件发生率。别嘌醇和非布司他在降尿酸的同时，还能改善血管内皮功能，减少氧化应激，调节心肌能量代谢，改善心脏血流动力学、功能及结构，降低收缩压和舒张压，从而进一步降低心血管事件发生率。

用药“三注意”

❶ **利尿剂** 利尿剂是心力衰竭的重要治疗药物，但长期使用利尿剂（尤其是噻嗪类利尿剂）会降低肾脏的尿酸清除率，诱发或加重高尿酸血症。心力衰竭患者宜首选非噻嗪类利尿剂，避免使用噻嗪类利尿剂。

❷ **降压药** 氯沙坦钾具有促尿酸排泄作用，可优先考虑使用；合并缺血性卒中者宜选用氨氯地平。

❸ **阿司匹林** 阿司匹林对尿酸代谢的影响具有剂量特异性。大剂量阿司匹林（>3克/天）具有促进尿酸排泄的作用；中等剂量阿司匹林（1～2克/天）会影响肾脏对尿酸的排泄，造成血尿酸水平升高。冠心病患者使用的是小剂量阿司匹林（0.075～0.15克/天），仅轻度升高血尿酸水平，不需要停药，但应监测血尿酸水平，同时应多饮水。

“两招”应对高尿酸血症

复旦大学附属华山医院肾病科 关楠 郝传明（教授）

“基础招”：改善生活方式

改善生活方式是高尿酸血症最重要、最基础的干预措施。

● **低嘌呤饮食** 人体内20%尿酸来源于食物。痛风患者应选择低嘌呤饮食，严格限制动物内脏、海鲜、肉汤等高嘌呤食物的摄入，多摄入新鲜蔬菜、水果等富含维生素的食物，避免酒精类饮料（啤酒、黄酒等）的摄入。

▼ **高尿酸血症饮食建议表**

饮食建议	食物种类
鼓励食用	蔬菜；低脂、脱脂奶及其制品；鸡蛋
限制食用	牛肉、羊肉、猪肉、富含嘌呤的海鲜；糖、甜点、调味盐（酱油和调味汁）；红酒、果酒
避免食用	果糖饮料；动物内脏；黄酒、啤酒、白酒

● **大量饮水** 心、肾功能正常者应多饮水，维持每日尿量2000～3000毫升，增加尿酸排泄。可饮用牛奶及乳制品，避免饮用浓茶、咖啡，以及可乐、橙汁、苹果汁等含果糖饮料。水果富含钾及维生素C，可降低痛风发作风险，高尿酸血症患者宜食用含果糖较少的水果，如樱桃、草莓、菠萝、西瓜、桃等。

● **规律运动** 每周至少进行150分钟（每天30分钟以上、每周5天）中等强度【运动时心率在（220-年龄）×(50%~70%)】的有氧运动。避免剧烈运动和突然受凉，以免诱发痛风急性发作。

● **控制体重** 肥胖增加高尿酸血症患者发生痛风的风险，减轻体重可有效降低血尿酸水平。高尿酸血症患者应将体重控制在正常范围（体质指数18.5～23.9千克/平方米）

“加强招”：降尿酸药物治疗

高尿酸血症患者在非药物干预疗效不佳时，应在医生指导下接受药物治疗。临床常用的降尿酸药物包括抑制尿酸合成（别嘌醇、非布司他）和促进尿酸排泄（苯溴马隆）两大类，需根据病因、合并症及肝、肾功能合理选择。接受降尿酸药物，尤其是促尿酸排泄药物治疗的患者，应将尿液碱化，使尿pH值维持在6.2～6.9，以增加尿中尿酸的溶解度，主要药物为碳酸氢钠、枸橼酸盐制剂等。

在药物治疗过程中，血尿酸水平是调整用药的主要参考，患者的自我管理及定期复查至关重要。

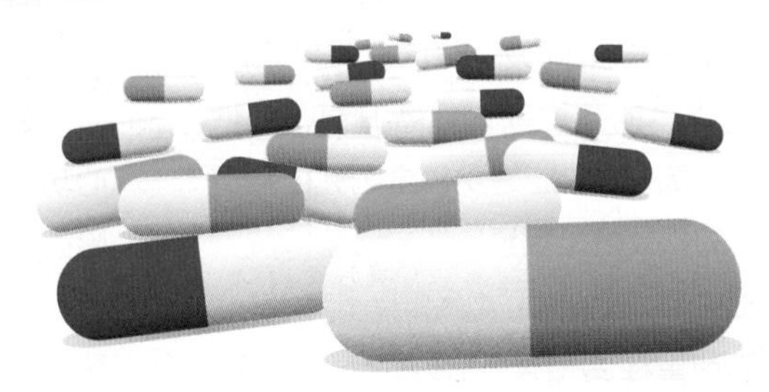

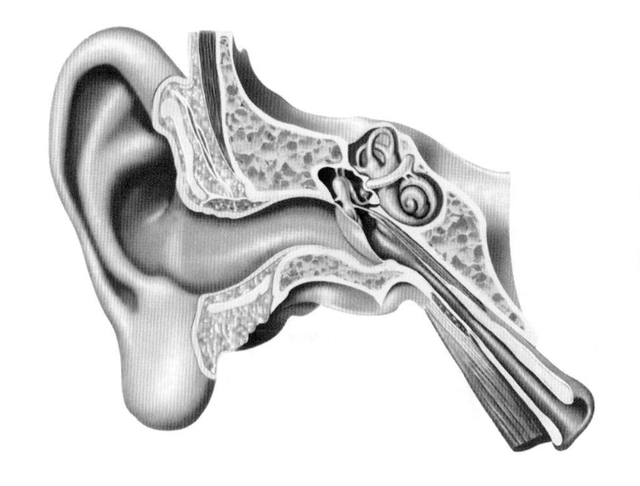

耳聋治疗新技术展望

复旦大学附属眼耳鼻喉科医院耳鼻喉科教授　迟放鲁

听力障碍患者可以通过佩戴助听器或植入人工耳蜗，提高或者恢复听力。由于助听器和人工耳蜗都有“外挂装置”，影响美观，故人们都在期待更加先进的技术和产品诞生。

全植入式人工耳蜗：部分问题有待解决

笔者认为，最有可能进入临床应用的技术是将人工耳蜗全部植入体内，这种技术的应用预计还需要10年左右。全植入人工耳蜗取消了外挂装置，麦克风也被植入体内。植入在耳道或中耳内部的麦克风接受声音后，将声波转变为电信号传递到植入在头皮下的芯片，芯片再将信号按频率分配到植入耳蜗的电极上。不过，植入式麦克风要解决两个问题：一是噪声；二是麦克风可以感受到心跳声、呼吸声，以及皮肤与衣服的摩擦声，往往会令植入者难以忍受。而全植入人工耳蜗需要解决的难点是植入式可充电电池的容量和体积。尽管目前已经有应用于心脏起搏器的可植入体内的充电电池出现，但人工耳蜗需要体积更小、容量更大的电池，充电性能至少维持10年以上。目前这样的产品还未出现。因此，全植入人工耳蜗要达到商品化的要求，还有一段距离。

干细胞和毛细胞再生：仍处于动物实验阶段

近年来，科学家们一直在探索用干细胞来治疗耳聋。然而，外源性的干细胞导入内耳后，大部分都变成了胶质细胞，难以形成听觉毛细胞。因此，诱导自身毛细胞再生的研究成为耳聋治疗的热点。目前，科研人员将动物鼠内耳在体外进行培养，已经可以将内耳的其他细胞诱导分化成听觉毛细胞，但这种再生的毛细胞排列紊乱无序，没有功能。进一步的研究需要诱导这些再生的毛细胞进一步成熟，成为有功能的听觉毛细胞。同时，这些听觉细胞需要按照频率的规律进行排列组合，以便能够感受到不同频率的声音；需要与听觉神经连接，以便将感受到的听觉信号传输到中枢；还需要与周围的支持细胞连接，使听觉毛细胞能感受声波的震动。而所有这些研究还在动物实验阶段，在人类听觉细胞培养中，还无法实现毛细胞分化和再生。

耳聋基因：可检测，还无法干预

最新研究发现，在一种特定基因缺陷引起耳聋的实验鼠中，导入相关的基因，纠正基因缺陷，可以使实验鼠恢复听力。但在大部分动物实验中，目前还不能通过基因治疗来治疗耳聋，而这种基因导入的方法对全身的影响尚不清楚。

人类现在可以通过基因检测了解70%听力障碍新生儿的耳聋基因。但这些检测结果只能预测，不能预防。基因检测结果异常只能提示父母，如果母亲将来再怀孕，胎儿发生耳聋的概率是多少。目前比较有前景的基因干预方法是将有已知耳聋基因缺陷的卵子取出，进行基因导入，再通过人工受精形成胚胎，最后植入母体内，以纠正耳聋基因缺陷。已经出生的耳聋患儿，还无法进行基因干预。PM

“如果耳聋患儿在6岁以前没有接收到声音，大脑听觉皮质不发育，听觉神经就会逐步萎缩。因此，患儿应尽早佩戴助听器或植入人工耳蜗。”

专家简介

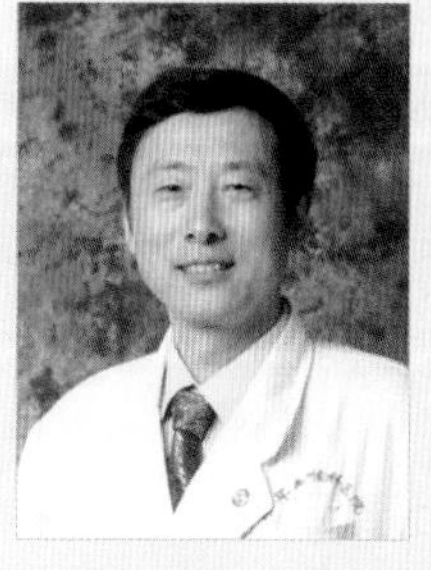

迟放鲁　复旦大学附属眼耳鼻喉科医院耳鼻喉科耳神经颅底外科主任、教授、主任医师、博士生及博士后导师，上海市听觉医学临床中心主任，上海市领军人才，中国中西医结合学会耳鼻喉科专业委员会主任委员，上海医师协会耳鼻喉科医师分会会长。擅长人工耳蜗植入、听觉重建等治疗，从事全植入式人工耳蜗和内耳毛细胞再生的研究。

特需门诊：周一上午、周二下午

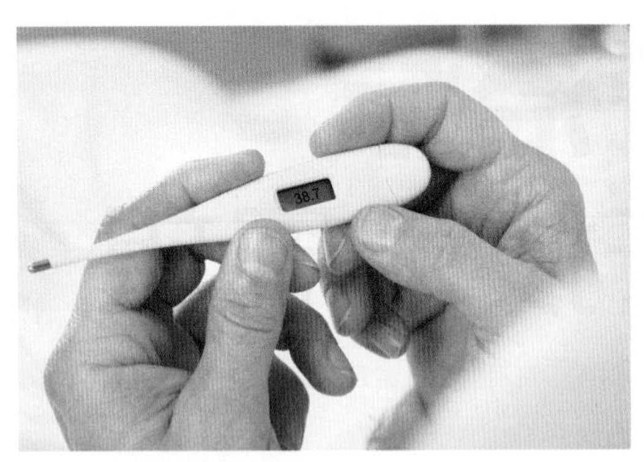

对于"发热"您了解多少

复旦大学附属中山医院急诊科　邵 勉　施东伟（主任医师）

什么是发热

正常人的体温一般为 36~37℃。体温超过 37.3℃，称为发热；体温超过 39℃，称为高热。临床上，通常以口腔温度的测量值为标准。若测量腋下体温，则需在测量值上加 0.5℃。发热是常见的临床症状，患者的症状表现通常与体温高低、导致发热的病因有关。低热时，患者不一定有明显不适，随着体温升高，会逐渐出现倦怠、疲乏、口干、头痛等症状。导致发热的最常见病因是感染，如呼吸道感染、胃肠道感染、尿路感染等。

发热不一定要看急诊

发热时，需要看急诊还是门诊，或者只需要在家简单处理，取决于病情的严重程度。有人认为，发热时体温高，则病情重；体温不高，则病情轻。这种观点是不准确的。其实，在判断病情严重程度时，评估引起发热的原因比发热时体温的高低更重要。大多数人发热的常见原因是普通感冒。普通感冒由病毒感染引起，医学上称为"自限性疾病"，不治疗也能痊愈，症状通常表现为鼻塞、流涕、打喷嚏、咽痛等，一般持续 7~10 天。为缓解症状，普通感冒患者可服用解热镇痛类药物（如泰诺、百服宁等），若家中备有此类药物，可在家简单处理。

发热不一定要用抗生素

很多人一发热，就要求医生开点"头孢"消炎。头孢霉素是一类抗生素，抗生素只对细菌感染有效，对病毒感染无效。因此，医生只有在怀疑发热是细菌感染导致时，才会考虑使用抗生素。普通感冒是病毒引起的上呼吸道感染，使用抗生素对治疗并无帮助。还有人会问，怀疑病毒感染时，是否应该服用抗病毒药物呢？实际上，由于抗病毒药物对普通感冒的治疗效果并不理想，且大多数普通感冒患者本就能自愈，故也不推荐服用。但是，咽痛症状明显的患者需要排除化脓性扁桃体炎。与普通感冒不同，化脓性扁桃体炎由细菌感染引起，需要使用抗生素。此外，尿路感染和多数肠道感染引起的发热，也多由细菌感染引起，也要使用抗生素。血常规报告中，白细胞计数和中性粒细胞比例对诊断细菌性感染有一定参考价值。若白细胞计数和中性粒细胞比例明显升高，则细菌感染的可能性较大，需要使用抗生素。

发热不一定要"吊盐水"

很多发热患者常常希望"吊盐水"（静脉输液）。当医生问患者为什么想"吊盐水"时，他们往往回答"吊盐水好得快"。真的是这样吗？从医学角度上说，这种观点有些道理。发热时，患者往往会出现不同程度的脱水，需要补充水分；补充水分还能加快毒素代谢，有利于病情尽快恢复。胃肠道功能正常的患者，只要多饮水就能达到补充水分、加快毒素代谢的目的，且饮水比"吊盐水"安全。发热合并上吐下泻的患者，胃肠道吸收功能受到影响，此时才需要"吊盐水"，且效果更好。

特殊情况发热要重视

✔ 体温超过 41℃的超高热患者须紧急就医，控制引起超高热的病因。

✔ 出现意识改变、呼吸困难、血压下降、尿量减少的发热患者，病情非常严重，须紧急就医。

✔ 合并多种慢性疾病的老年人，或者免疫力低下的患者（如接受放化疗的肿瘤患者、服用糖皮质激素或其他免疫抑制药物的患者），一旦感染，病情往往进展很快，须警惕发热。

✔ 刚刚接受手术、出院后不久的患者，出现发热也要重视。

✔ 长时间发热（发热时间大于 3 周）的患者，发热病因并不一定是感染，可能是血液系统疾病或风湿免疫疾病，需要到医院就诊，进一步查明原因。PM

“磁性相吸”新技术：提升肿瘤疗效

方圆

肿瘤已成为导致我国居民死亡的第一大疾病杀手，医学界一直在不断寻求各种解决之道，以缓解肿瘤带来的危害，延长肿瘤患者的生存时间。北京裕和生物技术有限公司的研究者们经过多年研究和实践，提出了采用生物纳米磁性靶向技术治疗肿瘤的办法，以提高肿瘤化疗效果，减轻药物对正常组织的副作用。在此基础上，该公司还研发出多种生物纳米磁性靶向抗肿瘤药物的制备方法，为肿瘤患者提供了更好的治疗方案，给他们带来了更多的希望。

磁性靶向技术，实现药物“精确到达”

分子靶向药物是通过抗原、抗体结合来治疗肿瘤的。但在血流作用下，分子靶向药物不一定都能进入癌细胞，部分药物可能会被吞噬细胞吞噬，或被肝、肾代谢。如何让靶向药物准确进入癌细胞中发挥作用，是裕和团队的主要研发方向。裕和首席技术官蔡亚欣研究发现，利用“磁性互吸”的特征，让肿瘤部位具有磁性，靶向药物也具有磁性，两者互相吸引，就能使药物更精准地进入癌细胞，使高浓度药物集中在癌细胞内，这样既可以杀灭癌细胞，也可以避免损害正常细胞，可以达到更好的疗效。生物纳米磁性靶向治疗技术以纳米磁性粒子为药物载体，利用磁粒特殊的超顺磁性能，在外磁场推动下，使药物具有准确的靶向性，可直接作用于肿瘤细胞，提高药物到达癌细胞的精准度。

磁性靶向制剂一般是核壳结构，主要由三部分组成：一是具有导向作用的磁核，二是具有亲和性、生物相容性的壳层，三是包裹于粒子内部或与壳层高分子结合的药物。在外加磁场作用下，载体携带药物在患者体内定向移动，具有使用简便、可增加病变部位药物浓度、降低药物副作用、提高药效等优点，可以很好地发挥靶向药物的疗效，并有效降低对正常细胞的副作用。

制备方法更新，药效更显著

在生物纳米磁性靶向治疗技术基础上，蔡亚欣研发出生物纳米磁性靶向抗肿瘤药物的制备方法，包括叶酸分子靶向磁性纳米药物的制备方法、酶响应型磁性纳米粒的制备方法、靶向磁性载药脂质体的制备方法等。

叶酸分子靶向磁性纳米药物的制备，是利用叶酸受体表达分布的肿瘤特异性、高效的转运潜能和与叶酸高亲和力的特性，实现其作为靶向药物载体进行抗肿瘤分子靶向治疗的目的。叶酸分子靶向磁性纳米药物包括内核和外壳，内核是携带抗癌药物的高分子材料改性的磁性纳米颗粒，外壳是pH敏感的化学键偶联的叶酸分子和高亲水材料。以磁性纳米粒为核，通过高分子材料携带抗癌药物（如顺铂），外壳采用偶联叶酸分子的高亲水材料（如聚乙二醇）通过pH敏感的化学键（如腙键）连接，构建叶酸受体靶向和磁靶向的双重靶向纳米抗癌药物，利用其靶向转运、pH敏感释药、细胞内化疗的特征，可避免抗癌药物对非靶器官的损伤。另外，在外加磁场作用下，磁性纳米粒会提高肿瘤细胞内温度，加速其死亡或凋亡，这种集磁、热、化疗于一体的综合治疗可实现对肿瘤细胞的靶向杀伤和放射增敏，有望在提高疗效的同时，减轻局部和全身副作用，改善肿瘤患者的生存质量。这种基于叶酸靶向磁性纳米药物的综合治疗模式适用于叶酸受体阳性的肿瘤，如肺癌、食管癌、乳腺癌、结直肠癌、胃癌、肝癌等。

目前，生物纳米磁性靶向抗肿瘤药物的制备方法已经转化为多种新型抗肿瘤药物，并应用于临床，可提高肿瘤治疗的效果，有效减轻患者的痛苦，延长患者的生存时间。PM

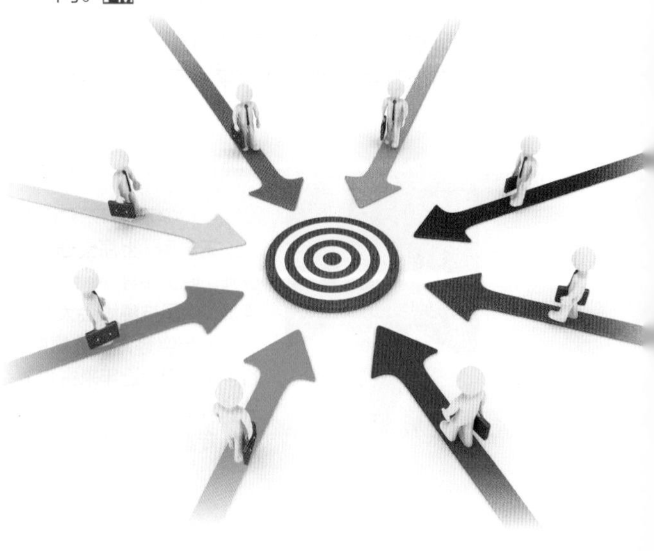

医生手记

63岁的姜女士患大肠癌已经7年了。7年来，她一直与疾病顽强地斗争着，甚至已经接受了这样一种生活状态——与肿瘤“长期相处”。

刚退休就因大便带血被查出患有“乙状结肠癌”的姜女士，生活一度跌入低谷，情绪糟糕到了极点。幸运的是，医生很快为她做了根治手术，并告诉她总体预期乐观。接受规范化疗后，她过上了幸福的退休生活。然而，3年后的一次复查发现，她的肿瘤复发了。经过医生努力，她再次进行了根治性手术切除。从那之后，她就开始了与这一疾病的“漫长斗争”：陆续发生卵巢转移、腹腔淋巴结种植和盆底腹膜复发，经历了放疗、化疗、靶向治疗，病情终于得到了比较好的控制，后来又接受了腹腔减瘤手术联合温热灌注化疗。

姜女士不仅没有被疾病打垮，反而越来越坚强、淡定。这些年，她一直保持着乐观的心态，身体状态也调整得不错，偶尔还与家人一起外出旅游。

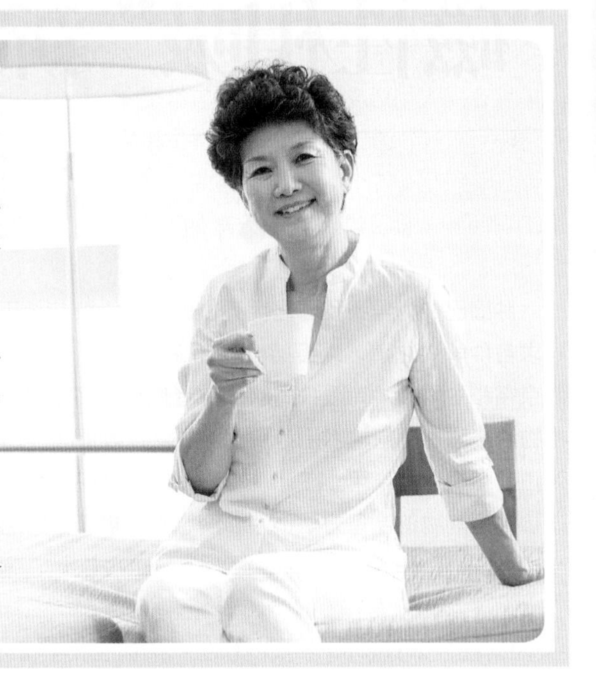

与肿瘤“长期相处”

上海交通大学附属第六人民医院普外科主任医师　王志刚

像姜女士这样的大肠癌患者在临床上并不少见。近年来，我国已进入大肠癌高发地区行列，并以年均4%的增幅攀升。近十年，多学科诊疗模式（MDT）的推动、诊疗规范的推广、手术技术和器械的进步、化疗和靶向药物的发展、射频等各类局部治疗技术的普及，使我国大肠癌的治疗水平有了显著提高。尽管如此，我国大肠癌的治疗仍然面临巨大挑战，主要原因包括：多数首诊病例病期较晚，局部晚期和四期大肠癌比例高；直肠癌发病比例高，中低位直肠癌比例高，对保肛和保留肛门功能的要求高；大肠癌远处转移比例高；卫生经济发展水平、医保政策的地区差异大。以上挑战主要集中在一些临床治疗比较困难的病例。基于此，笔者在国内率先提出复杂肠癌的概念，以及复杂肠癌治疗中必须建立“慢病管理”的理念。

所谓复杂肠癌，主要是指以局部晚期、复发转移为主，在临床治疗中存在一定困难的肠癌病例。复杂肠癌的诊治，更依赖多学科团队的共同努力，无论医者还是患者，都需要建立“慢病管理”的理念。

专家简介

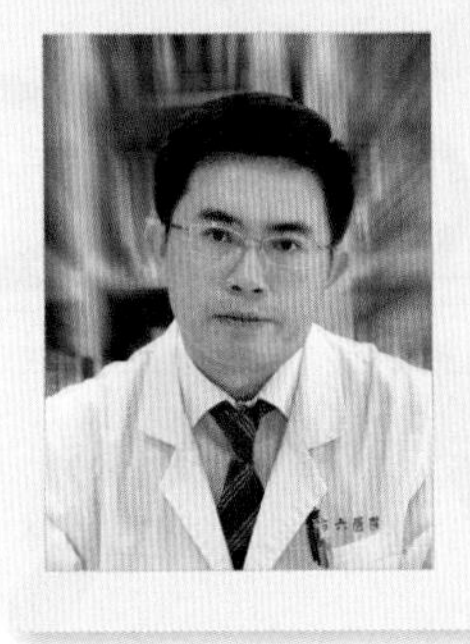

王志刚　上海交通大学附属第六人民医院普外科主任医师、博士生导师，中国医师协会结直肠肿瘤专业委员会委员，中国抗癌协会大肠癌专业委员会青年委员。擅长胃癌、大肠癌等胃肠肿瘤的经典根治手术和腹腔镜微创外科手术治疗，近年来主攻复杂肠癌多学科联合诊治，开设并领衔复杂肠癌多学科诊治整合门诊。

专家门诊：周一上午，周三下午

与肿瘤的斗争，是一场持久战

肿瘤是一种慢性病，任何所谓的“根治”，只是相对于影像检查结果而言的。约60%大肠癌患者术后会出现复发和转移，是因为癌细胞可以在早期就进入血液循环，或者脱落到腹腔，像种子一样，在合适的时机生根发芽。从这个意义上讲，肿瘤治疗就是一场持久战。

与晚期大肠癌斗争的过程，常常是一场“多兵种、多武器”的持久战。医生和患者都应认识到，这个斗争是长期的，甚至是终身的，必须面对现实，制订阶段性治疗目标，攻克一个个“阵地”，或者“敌我”长期相持。从“慢病管理”的理念出发，有利于多学科团队科学地制定临床决策，有助于患者理性、客观地面对疾病，配合治疗，树立信心。

不同阶段，不同“武器”协同作战

在与肿瘤斗争的不同阶段，需要运用不同的“武器”协同作战。治疗大肠癌的“武器”似乎很多，如手术、放疗、化疗、靶向治疗、介入治疗、射频治疗等。但实际上，在治疗的某个阶段，可选择的“武器”并不多。对这些“武器”的选择和应用，还要兼顾患者的年龄、体力、耐受性，考虑如何为下一步治疗创造条件，而治疗的结果又往往难以精准预期。因此，对肿瘤患者的长期治疗和管理过程中，常常需要动态调整治疗方案，正如战役中的排兵布阵，不同兵种的单用、联用、序贯，以及治疗代价等，都需要根据具体情况综合权衡取舍。而且在技术层面，还有很多问题没有答案，比如，化疗加靶向治疗，两种方法如何序贯、如何把握时间间隔，才能最有利于协同作用的发挥？

近年来，规范化治疗的推广对我国结直肠外科医师的临床决策影响深远，如直肠癌的新辅助放化疗、肝转移病灶切除、低位直肠癌前切除术的保护性造口等问题，在很多肠癌诊治中心得到广泛认可，但仍然存在颇多争议。在规范化的同时怎样兼顾个体化？如何选择可能从这些治疗中获益的人群？这些都是关键问题。

复发、转移，是持久战中的一环

目前，大肠癌患者 5 年生存率徘徊不前。究其原因，一方面是发现较晚，另一方面是复发、转移较多。近年来，大肠癌术后肝转移的治疗效果得到明显改善，但像姜女士这种腹腔、盆腔的转移，治疗起来比肝转移更加棘手，是目前治疗的最难点。不少医生和患者想当然地认为这是癌症终末期的表现，于是对此进行姑息性治疗。

而实际上，肿瘤的复发和转移并不意味着“战斗”的结束，治疗复发和转移也是持久战中的一环，不应轻言放弃。经过积极治疗和干预，很多患者能获得非常好的疗效。

对姜女士这种相对局限在腹腔某一区域的种植，我们团队进行了更加积极的治疗，即采用“腹膜肿瘤细胞减灭术”，然后再配合温热灌注化疗。所谓细胞减灭术，就是把有肿瘤病灶的壁腹膜和脏腹膜整体切除，力争切除腹腔所有的病灶。有时为了达到根治性切除，不惜联合脏器切除。根据病灶部位、大小及其与血管、肠管的关系，对不同病灶采取不同的清除手段，我们称之为“三光政策”：切光、掀光、剥光。国际几个著名肠癌治疗中心的数据表明，若能达到根治性切除，治疗效果非常好，患者 5 年生存率达 40%。这在很大程度上改变了晚期大肠癌的治疗理念。温热灌注化疗，是通过引流管将恒温 43℃、4000 毫升含有化疗药物的液体在腹腔内持续循环 1 小时，过滤掉腹腔内的肿瘤组织。研究表明，温热灌注化疗可以直接“清剿”种植在腹膜上的癌灶和腹腔中游离的癌细胞，比静脉应用化疗药的效果要好得多。

平衡原则，贯穿全程

在大肠癌“慢病管理”的过程中，自始至终都需要把握“平衡”原则，包括生存预期和生活质量的平衡、局部控制和全身治疗的平衡、治疗风险和效益的平衡、规范化和个体化的平衡、生理创伤和心理承受能力的平衡、卫生经济学考量和家庭经济承受能力的平衡等。在这一系列的权衡中，涉及伦理、患者意愿、家属预期、风险承受能力、经济承受能力等，单纯从医学角度考量显然是不全面的，还需要诸多哲学思辨。PM

专家感言

“如何科学地统筹复杂肠癌治疗中的各种手段，最大限度地改善患者的生存和生活质量，是永无止境的课题。提升对大肠癌这一疾病的全面认识和对病情的全程把控，才能实现肿瘤规范化、个体化、合理、适度的治疗。复杂肠癌治疗的理念充满哲学与医学思想的交融，既有方法论，也有辩证法；既有对生存的追求，也渗透着人文的关爱。”

风情小食，吃出老故事与细心思（十）

核桃酪

天津中医药大学
第一附属医院营养科
夏焱 李艳玲（主任医师）

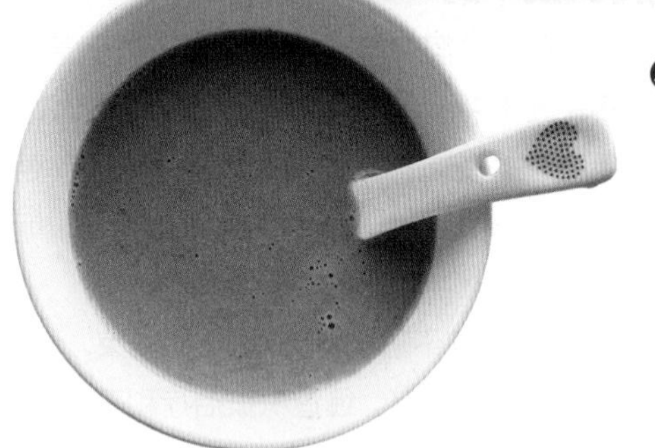

老故事

核桃酪是一款历史悠久的北京小吃。相传，慈禧太后喜食此物，到了晚年，头发依然乌黑亮泽。

梁实秋先生在《雅舍谈吃》中也记录过这道小吃："把米浆、核桃屑、枣泥和在一起，在小薄铫里煮，要守在一旁看着，防溢出。很快就煮出了一铫子核桃酪。放进一点糖，不要太多。分盛在三四个小碗（莲子碗）里，每人所得不多，但是看那颜色，微呈紫色，枣香、核桃香扑鼻，喝到嘴里黏糊糊的、甜滋滋的，真舍不得一下了咽到喉咙里去。"

核桃酪虽在做法上比较繁琐，但因味道香甜可口，让人垂涎三尺，一直流传至今。

细心思

核桃又名胡桃，据载最早是由汉代张骞从西域引入。核桃味甘性温，入肾、肺、大肠经，具有补肾、温肺、润肠等功效。从营养学角度来说，核桃富含蛋白质、不饱和脂肪酸、维生素E、膳食纤维等营养成分，对预防动脉硬化、缓解疲劳有一定作用，故有"万寿子"的美称。

核桃酪中还有红枣和糯米。红枣味甘性温，归脾、胃经，具补中益气、养血安神的功效。糯米味甘性温，入脾、胃、肺经，可健脾养胃、止虚汗。

饮用核桃酪益处颇多，但核桃的脂肪含量较高，核桃酪中又有糯米，故不宜过量饮用，以免摄入过多脂肪，导致消化不良。便溏腹泻者不宜食用。

自己做

核桃酪的制作方法较为复杂。我们在家中自己制作时，可将传统的白糯米用营养价值更高的血糯米替代一部分，糖尿病患者可以不加白砂糖或蜂蜜，用适量木糖醇等甜味剂代替。

原料

糯米50克，血糯米50克，大枣（干）100克，核桃仁100克，蜂蜜（或木糖醇）10克（以上为四人份）。

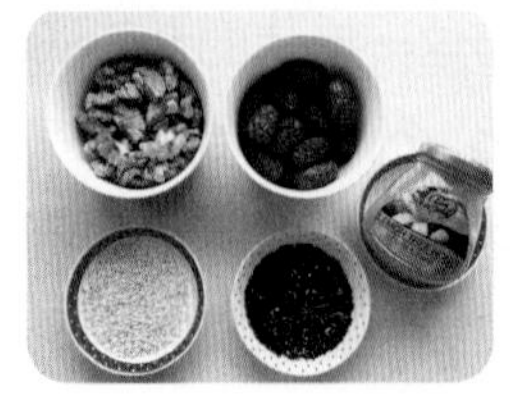

制法

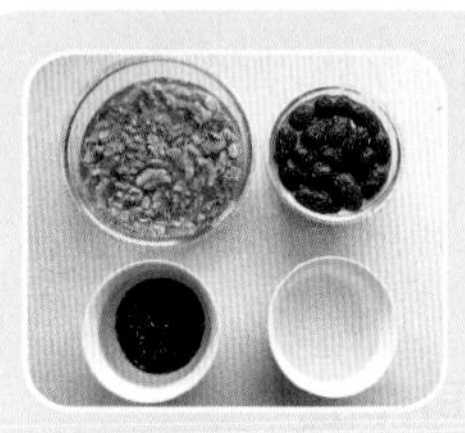

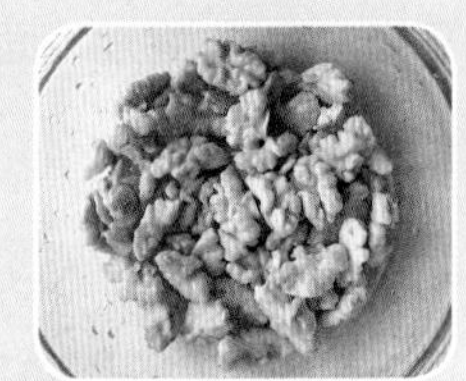

1. 两种糯米洗净后，浸泡1小时。
2. 核桃仁用热水浸泡1小时，剥去外衣。

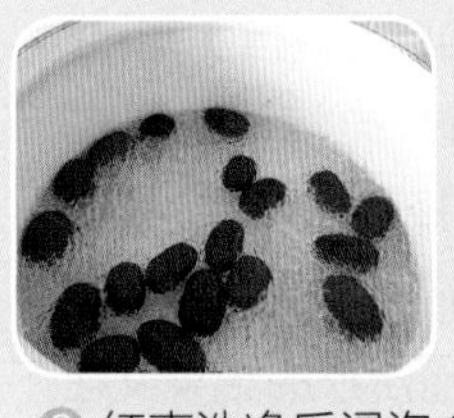

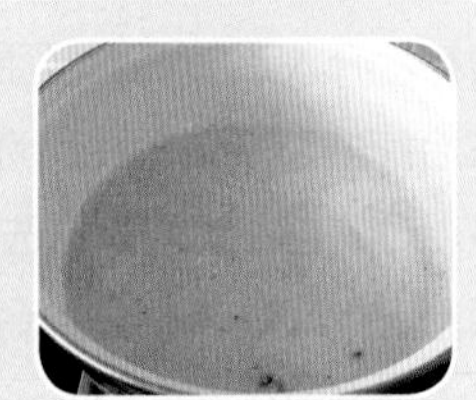

3. 红枣洗净后浸泡30分钟，入锅加清水煮20分钟，煮枣水留下备用。
4. 将煮好的红枣去皮、去核，碾成枣泥。
5. 将去皮的核桃仁、泡好的糯米分别放入搅拌机，加适量水，打成浆。
6. 将核桃仁浆、糯米浆、枣泥入锅，倒入煮枣水，用小火煮至浓稠。
7. 加入适量蜂蜜或木糖醇即可。

营养

核桃酪丝滑香糯，色香味俱全，营养丰富，一人份可提供能量1447.26千焦（345.75千卡），其中蛋白质约占总能量的7.1%，脂肪约占39.5%，碳水化合物约占53.3%。日常适量饮用，不失为一款养生佳品。

生活实例

赵阿姨旅游时采回一些“牛肝菌”。谁知食用约半小时后，她就出现反复呕吐、腹泻、胸闷不适，家人立即陪赵阿姨到医院就诊。在预检过程中，医护人员发现赵阿姨精神萎靡，脉搏微弱，血压无法测出，立刻将其送入抢救室救治。经一系列检查后，医生发现赵阿姨存在食物中毒后导致的多器官功能障碍、代谢性酸中毒、凝血功能异常、横纹肌溶解症、麻痹性肠梗阻，随即将其转入重症监护室进一步行血液净化等治疗。

小心披着美丽外衣的毒蘑菇

复旦大学附属华山医院危重病科　冯圣捷　楼浩明（副主任医师）

蘑菇属于真菌植物，富含氨基酸、植物蛋白、维生素等营养成分。常见可食用的品种包括松茸、牛肝菌、鸡油菌、见手青、青头菌、竹荪等，但如果误食有毒的蘑菇或烹饪方法不当，会导致中毒。几乎每年都有因误食毒蘑菇中毒致死的病例。

蘑菇中毒的原因

- **有毒蘑菇与可食用蘑菇外观相似**　毒蘑菇之所以常被误食，很大原因是在蘑菇家族中，部分有毒蘑菇和可食用蘑菇外观相似，难以分辨，有毒蘑菇常混杂在可食用的蘑菇中，有时连采菌人也难以辨别。例如，有毒的鹿花菌和可食用的羊肚菌外观相似，有毒的鳞柄白毒鹅膏菌和可食用的白林蘑菇相似，等等。
- **烹饪环节出现失误**　如果蘑菇没有被炒熟煮透，食用后可能发生中毒。
- **食用被污染的蘑菇**　一些蘑菇虽属无毒菌类，但若其所生长的地方存在污染，食用后也会导致中毒。

蘑菇中毒的四种表现

蘑菇中毒症状常因患者的进食量及毒蘑菇的品种不同而表现各异，临床上主要分为四型。

胃肠炎型	几乎所有蘑菇中毒均首先表现为轻重不等的胃肠炎。潜伏期0.5~1小时。主要症状为恶心、呕吐、腹痛、剧烈腹泻、头晕、头痛，严重者可伴消化道出血、脱水，甚至休克。
神经精神型	潜伏期1~6小时。除胃肠炎外，还有副交感神经兴奋症状，如多汗、流涎、流泪、瞳孔缩小等。少数病情严重者可出现头昏、谵妄、幻觉、惊厥、抽搐、昏迷、呼吸抑制等表现，甚至出现被害妄想，导致自杀或杀人行为。
溶血型	潜伏期6~12小时。除胃肠道症状外，还有溶血性贫血、黄疸、血红蛋白尿、肝脾肿大等，严重者可出现急性肾功能衰竭。部分病例出现血小板减少、皮肤紫癜，甚至呕血或便血。
中毒性肝炎型	潜伏期6~48小时，主要表现为肝肿大、黄疸、肝功能异常，严重者伴全身出血倾向，常并发DIC（弥散性血管内凝血）、肝性脑病，还可发生中毒性心肌炎、中毒性脑病或肾损害等，病情凶险。如未能得到及时治疗，死亡率可达50%~90%。

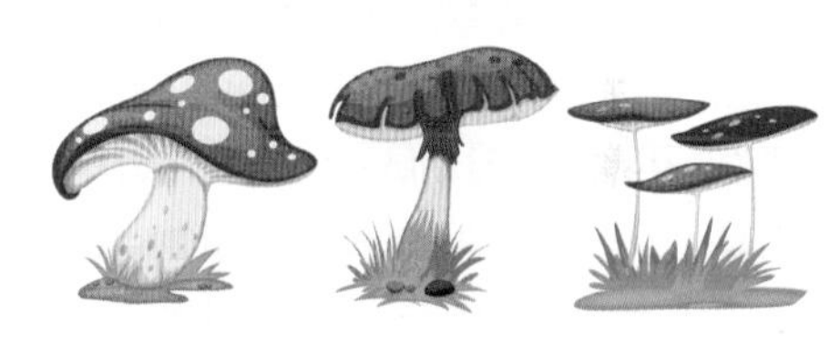

中毒后的救治方法

怀疑误食毒蘑菇者，应第一时间携带菌菇样品就医，确认食用菌菇与发病的时间间隔。常用的救治方法包括清除尚未吸收的毒物（催吐、洗胃、导泻、灌肠）、血液净化疗法（适用于中重度中毒患者）、解毒剂治疗、对症支持治疗等。

经过常规治疗后，中毒者胃肠道症状好转，但内脏损害可能已经开始，这一阶段称为“假愈期”。患者应继续观察治疗，稍有大意就会造成不可挽回的结果。

采食蘑菇，请三思

对不认识或无法确定是否有毒的野蘑菇，不要贸然采摘食用。过于老熟、鲜艳的野蘑菇，不宜采食。对市场上卖的野蘑菇，也不能放松警惕，尤其是自己没吃过或不认识的野蘑菇。

食用确定无毒的野蘑菇前，应先洗净，在沸水中煮3~5分钟，弃汤后再炒熟煮透。有些毒蘑菇中的毒素与乙醇反应会加重中毒症状，为防万一，进食蘑菇时最好不要饮酒。PM

高脂血症不易被察觉，知晓率仅25%。

高脂血症——无声的杀手

第二军医大学附属长海医院　王 莹

于无声处听“惊雷”

高脂血症是人们概念中的“三高”之一。只是，这一“高”不易被察觉。高脂血症早期和轻度阶段几乎没有任何症状，其致病是一个非常缓慢的过程，常常从青壮年，甚至幼儿时期就开始了。因为缺乏不舒服的感觉，高脂血症往往不能被及时发现，知晓率仅 25%，有人称之为“无声的杀手”。

高脂血症是导致心脑血管疾病的“元凶”，直接损害是加速全身动脉粥样硬化，因为全身的重要器官都要依靠动脉供血、供氧，一旦动脉被粥样硬化斑块堵塞，就会导致严重后果。大量研究资料表明，高脂血症是脑卒中、冠心病的独立且重要的危险因素。此外，高脂血症也是促进高血压、糖耐量异常和糖尿病的重要危险因素。高脂血症还可导致脂肪肝、肝硬化、胆石症、胰腺炎、眼底出血、失明、周围血管疾病、跛行和高尿酸血症等。如果眼底动脉硬化闭塞，将导致视力下降、失明；如果肾动脉硬化，将导致肾功能衰竭；如果下肢动脉硬化闭塞，会出现肢体坏死、溃烂等。

常规治疗分两步

根据不同情况，高脂血症患者一般会在医生指导下接受调脂治疗。第一步是非药物治疗。高脂血症患者应通过日常生活调节来降低血脂，既要限制饮食、减少摄入，又要加强运动、增加能量消耗。此外，还须注意低糖、低脂、高纤维素饮食，限制饮酒。第二步是药物治疗。由于人体内的胆固醇，30% 通过饮食吸收，70% 由肝脏合成，故一些患者无论怎样控制饮食和加强运动，都无法控制高脂血症。此时，可适当服用药物进行治疗，包括中药和西药。中药调脂的有效率在 30% 左右。调脂西药的种类繁多，药理作用各异，医生会根据患者血脂异常类型及合并疾病的种类因人施治。他汀类药物是常用的调脂西药。值得一提的是，由于他汀类药物对肝、肾功能有一定影响，故在用药期间须定期复查肝、肾功能。

辅助调脂新思路

除常规治疗外，高脂血症患者还可选择一些抗氧化剂作为辅助治疗，如茶多酚。经研究，作为茶中精华的茶多酚具有很多保健作用。茶多酚有助于升高高密度脂蛋白胆固醇，抑制细胞对低密度脂蛋白胆固醇的摄取，达到辅助调节血脂的作用。同时，茶多酚有助于增强人体抗动脉硬化的能力，保护心脑血管。茶多酚还有助于调节人体脂肪代谢。血清胆固醇、甘油三酯升高会使血管内壁沉积脂肪，血管平滑肌细胞增生，最终导致动脉粥样硬化等心血管疾病。茶多酚有助于抑制斑块增生，抑制动脉粥样硬化。

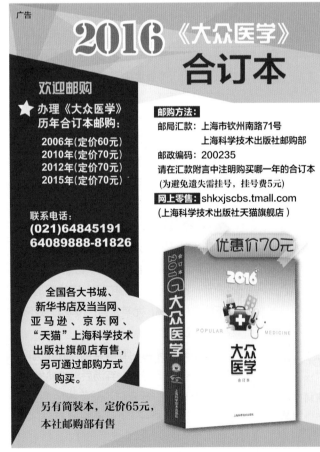

如今，通过高科技手段将茶多酚配伍银杏叶、枸杞、维生素等营养成分，同时去除咖啡因等成分，加工成方便服用的片剂或胶囊，使日常调脂保健变得更简单，更安全。PM

古语有“宁可食无馔，不可饭无汤”，喝汤佐食、滋补是中国人历来的传统。一盅好汤，味道鲜美、营养易于吸收是必备要素。若按中医理论，改良经典汤剂，去药味而增口感，岂不妙哉？

名方改良，老方新用（三）

广东省中医院临床营养科
林淑娴 郭丽娜（副主任医师）

清凉润燥汤

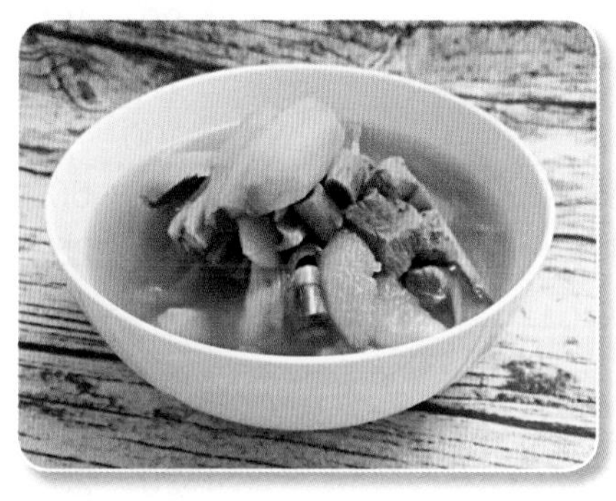

名方

五汁饮（《温病条辨》）

改良

清凉润燥汤改良自《温病条辨》中的五汁饮。原方有梨、荸荠、鲜芦根、鲜麦冬、莲藕，均属甘寒清润之品，且都为鲜品，富含汁液，能起到较好的清热养阴、生津止渴、退热除烦的作用。

改良方去鲜麦冬，因鲜麦冬微苦，口味不佳。鲜芦根若不便购得，可以去中药店买干品。平素习惯煲汤的人可以加少量瘦肉以滋阴；也可以不加瘦肉，将原料直接煮水或榨汁服用。

方中芦根味甘性寒，可清泄肺胃热邪，生津除烦，解毒止呕。梨、荸荠、莲藕均为常见的蔬果，有清热化痰、生津润燥的作用，三者搭配功效加强。对于热邪或燥邪灼伤肺胃津液所致口渴心烦、肺热燥咳等症，这款汤的食疗效果较好。

原料

梨1个，荸荠200克，鲜芦根50克（干品分量减半），莲藕200克，瘦肉200克（可放可不放）。

制法

将梨去皮，去核，切大块；荸荠洗净、去皮后，对半切开；芦根洗净；藕去皮、去节，切块备用；瘦肉洗净，切大块。将所有食材一同放入瓦煲内，加入适量清水，大火滚沸后改中小火煮30～60分钟，调味后即可食用。

适宜人群

热邪或燥邪伤津液所致烦热口渴、肺热燥咳、身热心烦等症。

功效

清热润燥，养阴生津。PM

“一手”掌握每日饮食

中国疾病预防控制中心营养与健康所
刘佳 何梅(研究员)

2016年，国家卫生计生委、中国营养学会发布了新版《中国居民膳食指南(2016)》。为使居民更好地理解膳食营养、结合生活实践、把握数字化的食物摄入量，新版膳食指南特别提出“食物标准分量”的概念，力求使其相对“量化”和“形象化”，达到食物定量的效果。除了阐述各类食物分量的多少，还结合了“手掌示意图”，便于大众理解和应用。

常见食物标准分量(以可食部计)

食物类别		克/份
谷类		50~60
薯类		80~100
蔬菜类		100
水果类		100
畜禽肉类	瘦肉(脂肪含量 <10%)	40~50
	肥瘦肉(脂肪含量 10%~35%)	20~25
水产品类	鱼类	40~50
	虾贝类	
蛋类(含蛋白质7克)		40~50
大豆类(含蛋白质7克)		20~25
坚果类(含油脂5克)		10
乳制品	全脂(含蛋白质2.5%~3.0%)	200~250毫升
	脱脂(含蛋白质2.5%~3.0%)	200~250毫升
水		200~250毫升

用手测量每日饮食量

生活中，我们可以利用手掌的不同状态、动作及部位来掌握常见食物的分量，并控制每日食物摄入量。

谷薯类

按照膳食宝塔推荐量，每人每天应摄入谷薯类食物(谷类、薯类、杂豆类)250~400克，即5~8拳。其中，全谷物及杂豆类50~150克，薯类50~100克。谷类食物以馒头和米饭为例，一份面粉(50克)蒸出的馒头重70~80克，一份大米(50克)相当于110克米饭，约为一个拳头大小。薯类以红薯、白薯为例，一份薯类食物约为一个拳头大小。

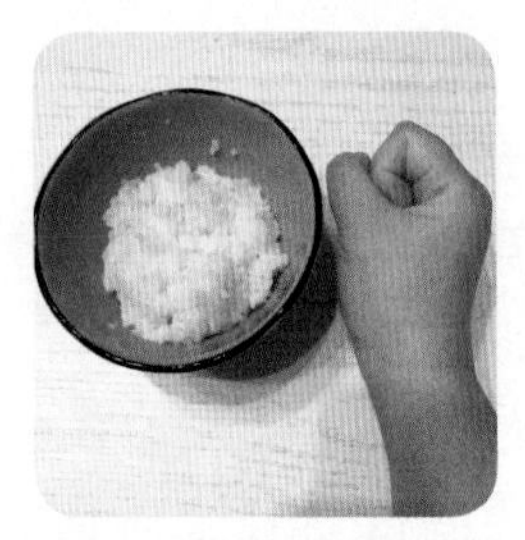

110克米饭(50克大米)

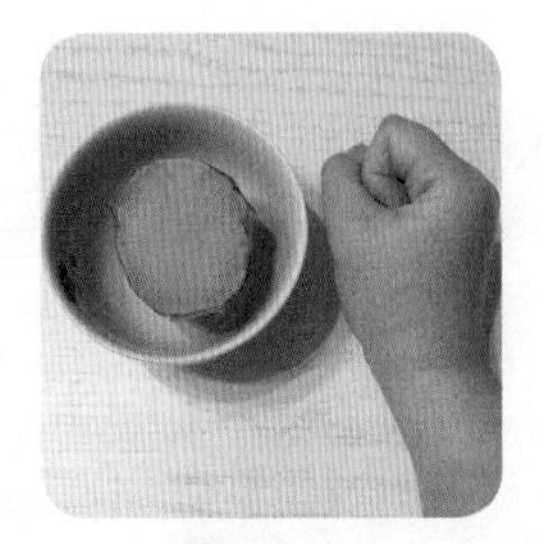

80克红薯

蔬菜类

每人每天应摄入蔬菜300~500克，即3~5把/捧(双手)。一把/捧蔬菜约重100克。

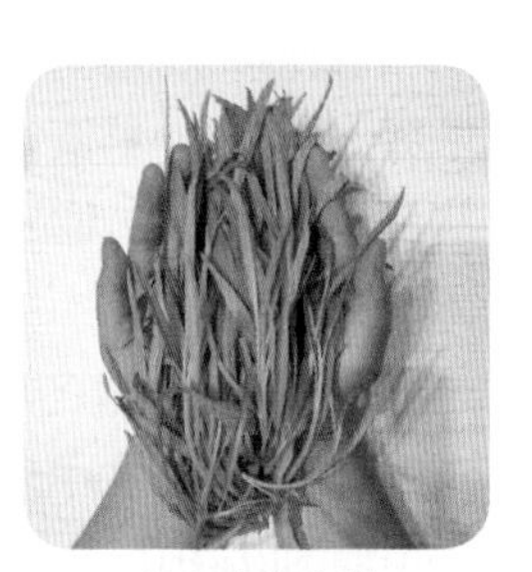

100克空心菜

水果类

每人每天水果的推荐摄入量为200~350克。1个中等大小的苹果、梨的可食部重量约为200克，每天可食用1~2个。1根香蕉的可食部重量约为100克，每日可食用2~3.5个。

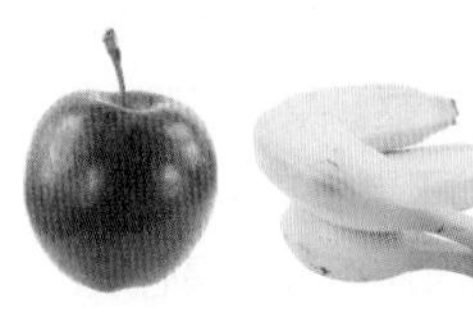

1个苹果　2根香蕉

畜禽肉

每人每天畜禽肉的推荐摄入量为40~75克，可用一个手掌心(不包括手指)的大小及食指厚度来衡量。一个掌心的畜禽肉约为50克(厚度相当于食指的厚度)。

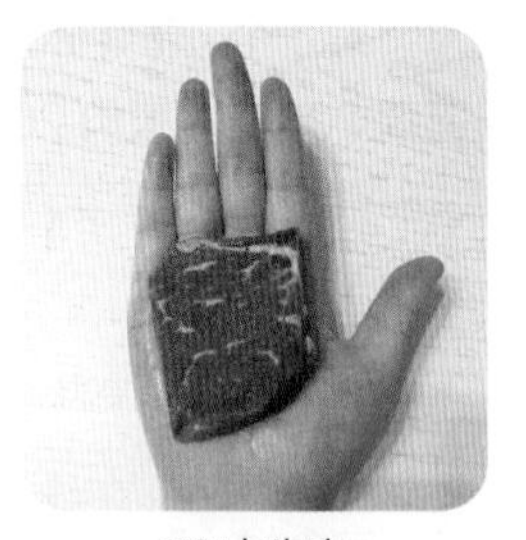

50克牛肉

水产品

每人每天水产品的推荐摄入量为40～75克。常见的水产品包括鱼、虾、蟹和贝类。以鱼肉为例，可用掌心衡量分量。一个掌心的鱼肉可食部重量约为50克。

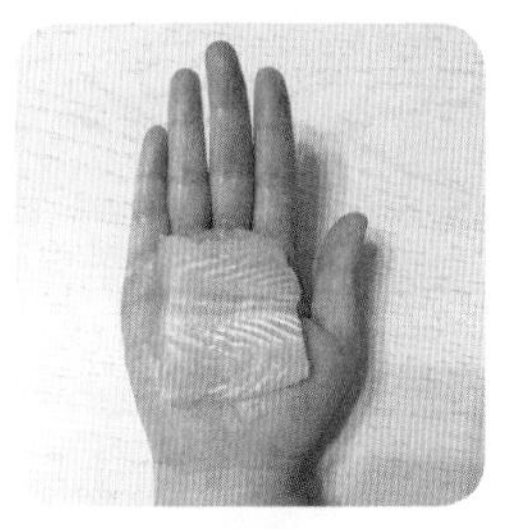

50克鱼肉

蛋类

每人每天蛋类的推荐摄入量为40～50克，每日食用1个即可。

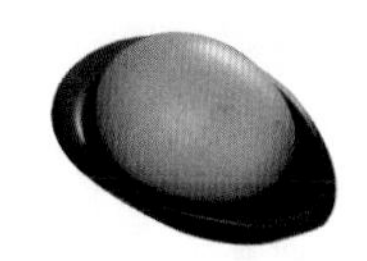

1个鸡蛋

大豆及坚果类

每人每天大豆及坚果类的推荐摄入量为25~35克，可用“单手捧”来估算分量。每天可食用一捧（单手）大豆（20克），加上一小捧坚果（10克）。

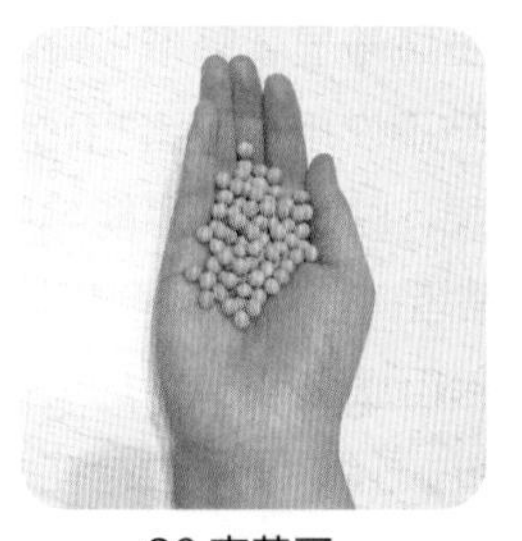

20克黄豆

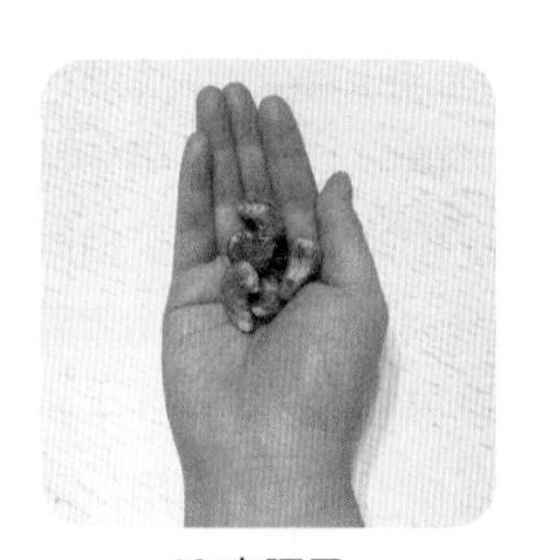

10克腰果

奶及奶制品，水

乳制品、水等液体食物，可用一个200毫升大小的杯子衡量，每日1.5杯奶（300毫升）、8杯水（1500～1700毫升）。

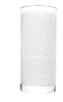

200毫升牛奶

“学会用手估量每种食物的摄入量后，我们以一名中等体力劳动者的一日膳食为例：每天应摄入的食物种类及分量分别为5~8拳谷薯类、3~5把/捧（双手）蔬菜、1~2个中等大小水果、1掌心大小禽畜肉1块、1掌心大小鱼肉1块、1个蛋、1捧（单手）大豆、1小捧（单手）坚果、1.5杯奶、8杯水。”

答疑

★ 用谁的手掌

手掌衡量膳食的方式适用于多数身体比例匀称的成年人。女性手掌相对较小，膳食摄入量相对也少；男性手掌相对较大，但其膳食需求量也较多。因此，每个人用自己手掌衡量膳食，即可满足自己的膳食需求。手掌特大或特小的人，手掌衡量膳食的方法可根据自身条件做适当调整。手掌衡量膳食的方式是根据自身条件来“量化”食物，便于理解和实践，并不拘泥于特定手掌的大小。

★ 特殊人群，适当调整

膳食宝塔的推荐摄入量主要针对中等体力劳动的健康人群，轻体力劳动者或重体力劳动者应适当减少或增加主食的摄入量。特殊人群，如孕妇、乳母、婴幼儿、儿童、老年人等可根据各自的生理特点做适当调整。

素食者的膳食，除动物性食物外，其他食物的种类与一般人群膳食类似。为了弥补因动物性食物缺乏造成某些营养素不足，素食者的食物种类应多样，适当增加谷类食物的摄入量，每天宜摄入谷类250～400克，尤其应多吃全谷物（120～200克）。也就是说，一般人群膳食宝塔推荐的5～8拳主食（谷薯类）中，素食者应摄入一半的全谷物。大豆、坚果富含优质蛋白质和多种有益成分，应适当增加，大豆每天应摄入50～80克（其中包括5～10克发酵豆制品），坚果每天宜摄入20～30克。即每天摄入大豆2.5～4捧（单手），坚果2～3小捧（单手）。

★ 糖尿病及肥胖患者的膳食

糖尿病患者应控制碳水化合物的摄入量，减少主食、含糖量高的水果（苹果、香蕉、冬枣等）及加糖食物（如糖果、汽水、可乐等）的摄入量。主食可用粗粮替代，如燕麦、玉米面等富含膳食纤维的食物。可适当食用苦瓜、洋葱、柚子、南瓜等有助于降血糖的食物。

肥胖患者应控制碳水化合物和脂肪的摄入量，减少主食和肉类的摄入量；动物性食物以鱼、虾等水产品，禽类和瘦肉为好；减少烹调油的用量；限制甜食、含糖饮料；适当增加蔬菜、水果、豆类等富含膳食纤维、维生素和矿物质的食物，并适当增加奶类的摄入量。

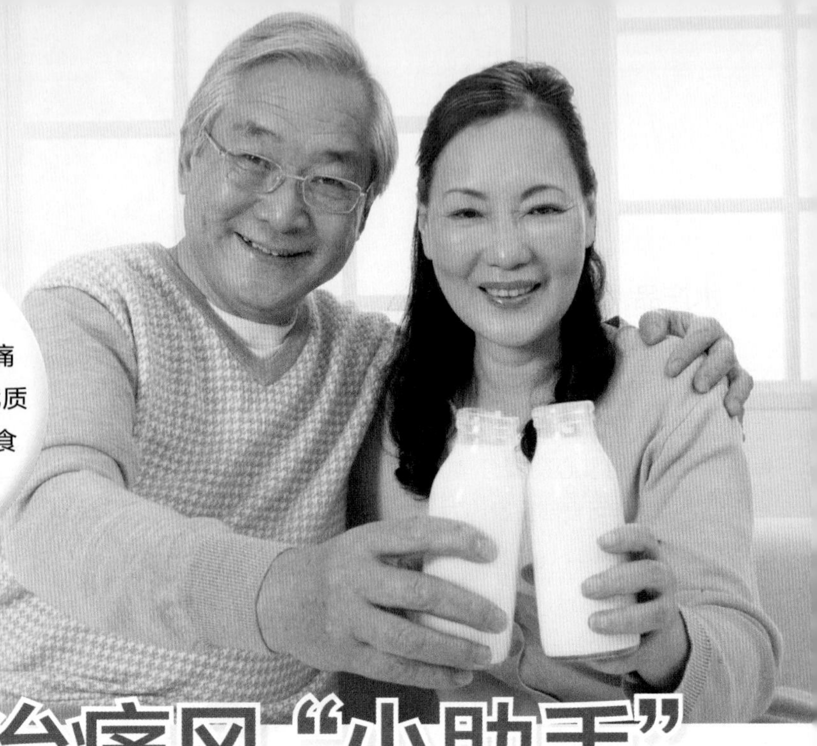

牛奶对痛风患者的意义，不断被医学界刷新，说它是防治痛风的“小助手”恐怕不为过。因为牛奶的嘌呤含量低，有助于痛风患者控制饮食中的嘌呤摄入量，还能提供优质蛋白质，防止部分痛风患者因长期过度控制饮食而造成营养不良。下面就让我们来了解这位“小助手”的具体功能及它是如何防治痛风的。

牛奶，防治痛风“小助手”

扬州大学医学院附属医院营养科副主任医师　赵绮华

“应助”资格：低嘌呤，高蛋白

痛风是一种代谢性疾病，简单来说就是嘌呤的代谢产物——尿酸生成过多或排泄障碍，导致血尿酸升高。所以，痛风患者应控制高嘌呤食物的摄入，如动物内脏、海产品、红肉类、肉汤等。

幸好，有些食物的嘌呤含量低、蛋白质含量高、吸收利用率又高，例如鸡蛋、牛奶及奶制品。正常成人的蛋白质营养供给标准是每千克体重1~1.5克蛋白质，优质蛋白质占2/3以上。对于严格控制肉类的痛风患者，营养师在制定饮食计划的时候，一定会强调鸡蛋、奶及奶制品的足量补充。

“助手”功能：有助于降尿酸

大量实验室及人群研究表明，奶类饮食对痛风的预防作用并不仅是因为它的低嘌呤特点，还因为它可以降尿酸。牛奶降低尿酸的原因，可能源于奶类中多个营养元素的协同作用，包括维生素D、酪蛋白、乳清蛋白、乳清酸、钙等。牛奶中的蛋白质含量为3%~3.5%，其中80%为酪蛋白、20%为乳清蛋白，均具有促尿酸排泄作用。乳清酸可与尿酸竞争肾小管的尿酸/阴离子转运通道，从而减少尿酸的重吸收。

“帮助”详情：奶类选择，喝奶时机

奶类那么多，痛风患者应该怎么选、喝多少量呢？再精细化一点，什么时间喝奶最佳？

● **奶类选择**　多项研究证实，无论短期还是长期摄入奶制品，特别是脱脂牛奶及低能量的酸奶都会降低尿酸水平。全脂奶制品则与尿酸水平未表现出相关性，可能与其含有饱和脂肪酸有关。

一项为期3个月的随机、对照、双盲试验，以研究奶制品预防痛风的作用。结果显示：每天饮用2杯以上脱脂牛奶的男性与每天饮用低于2杯者相比，尿酸水平及痛风的发生风险显著降低；每隔一天饮用1杯酸奶与不饮用酸奶者相比，也得到了相同的结果。由此推测可能与牛奶中的乳清蛋白、酪蛋白等促进尿酸排泄有关，另外牛奶中的糖巨肽和G600均有抗炎的作用，可能通过减轻单钠尿酸盐在关节的炎性反应来减少痛风急性发作。

《中国居民膳食指南（2016）》建议，正常成年人每天奶及奶制品的摄入量在300克左右。那么，250毫升或300毫升低脂或脱脂奶，是痛风患者的适宜选择。

● **喝奶时机**　早中晚都行，最好饭后饮，可以先吃点富含淀粉的食物后再喝奶，使牛奶在胃中有较长的停留时间，更有利于营养素的全面吸收和利用。

● **注意事项**　奶类的能量不低，摄入量并不是越多越好。市面上有一些加工奶类饮品并不属于以上提到的奶及奶制品范畴，如水果复合奶饮料，其果糖含量较高，会影响尿酸代谢。适量饮用奶类对痛风患者是好的，适量摄入水果对痛风患者也是好的，但“果奶”并不是奶类与水果的简单混合，痛风患者应谨慎选食。PM

夏天来了，减肥热潮又将掀起。很多人采取减少主食摄入或“主食替代法”来减少碳水化合物的摄入，试图达到减肥目的。那么，减少主食摄入是否明智，又有哪些优质主食可以替代传统米面类主食呢？

优质主食排行榜

中国农业大学食品学院副教授　范志红

刻意减少主食摄入隐患多

低碳水化合物饮食确实可以在短期内使体重快速下降，但这种优势只能在短时间内表现，不是让人长期保持苗条的理想方法，且可能对健康有多种损害。如果摄入主食过少，而以鱼肉蛋类替代，易引发低血压、疲乏、酮症、高尿酸血症、痛风、骨质疏松、肾结石等问题；若摄入主食过少，又没有增加动物性食品和豆制品，或仅增加一点蔬菜，易造成蛋白质摄入量严重下降，以及多种维生素和矿物质缺乏。在主食和动物性食物摄入过少的女性中，有部分人因为蛋白质营养不良、铁供应不足而出现贫血、闭经，还有些人会出现失眠、记忆力明显下降、大脑思维能力不如以前等。这些都是主食摄入过少带来的副作用。

适当减量，变换“花样”

减肥期间，主食摄入量的确需要适当减少，但不意味着一口不吃。体力活动较少的女性，可以每天吃150克粮食（50克粮食大约相当于半碗米饭），并在主食的食材上做相应变化。吃同样多的淀粉和能量，把主食的食材换成豆类、粗粮和薯类，效果就会大不一样。一系列研究表明，用淀粉豆类替代一部分精白米面，可以大大提高饱腹感。例如，喝一大碗白米粥，2小时不到就会觉得饿；而喝同样一碗红豆燕麦粥，却能坚持4小时。吃一个100克白面粉做的白馒头，不容易饱；而吃一个80克全麦粉做的全麦馒头，饱腹感就会比较强。从营养素角度来说，豆类、粗粮做的主食，所含的维生素B_1、维生素B_2、钾、镁等营养素也更多。

本来就摄入过多主食的，特别是甘油三酯水平超标、脂肪肝患者等，更应注意控制精白米面的摄入量。一方面可以用粗粮、豆类、薯类来替代部分精白主食；另一方面也应多吃蔬菜，增加饱腹感。

优质主食排行榜

推荐几款优质主食，减肥者可以用其替代部分传统主食。在日常生活中，这些优质主食加上少量糙米、全麦粉、玉米粉等，就能组合成丰富多彩、营养丰富，又不易发胖的主食了。

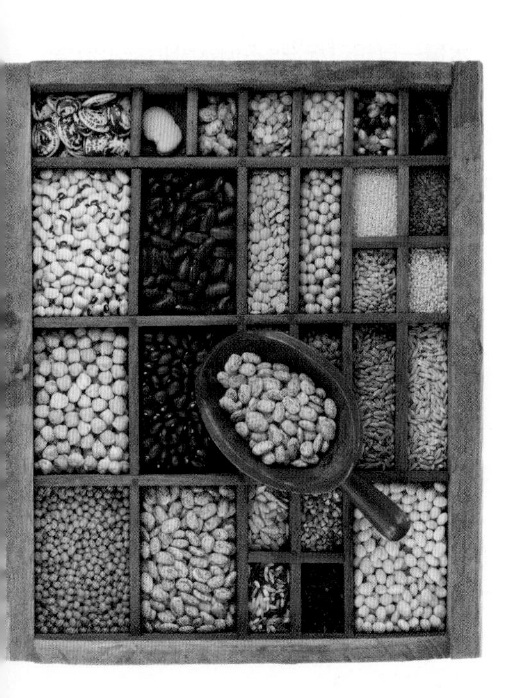

A级减肥主食 红小豆、芸豆、干豌豆、干蚕豆、绿豆、鹰嘴豆等富含淀粉的豆类。	这类豆子饱腹感较强，消化速度较慢，食用后血糖升高平缓。此外，豆子一般用来煮粥或煮汤，如果不加糖，很难吃太多，有助于控制摄入量。这类豆子的蛋白质含量高，减肥期间将其替代部分传统主食较为理想，可帮助预防蛋白质不足造成的种种问题。
B级减肥主食 燕麦、荞麦、莜麦面、小麦粒、大麦粒、黑米、小米等粗粮。	燕麦和莜麦是B级减肥主食中的最佳选择，其饱腹感大大超越白米白面，维生素和矿物质含量也是精白米面的数倍。需要注意的是，大部分市售全麦面包、全麦馒头的精白面粉含量多、全麦粉很少，甚至只有几片麸皮点缀，起不了减肥作用。

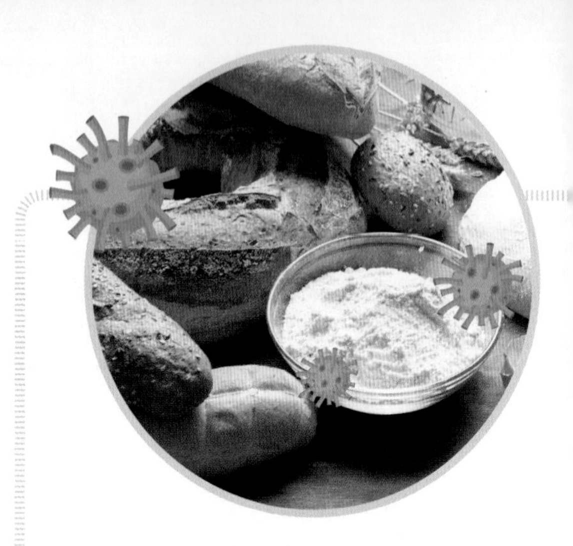

C级减肥主食	
土豆、红薯、山药、芋头、莲藕、嫩蚕豆、嫩豌豆等各种含淀粉的薯类或蔬菜。	这类主食的特点是饱腹感强，在同样淀粉量的情况下，比白米白面含有更多的维生素和钾，且还含有传统主食中没有的维生素C。需要注意的是，这类主食烹调时不宜加油、加盐，须蒸煮食用，才能起到减肥效果。如果将其当成菜肴或零食，只会增肥。

“红灯主食”：少吃或不吃

需要避免的主食	
各种甜面包、甜饼干、甜点心、膨化食品、蛋卷，以及含油的烧饼、油条、油饼、麻团、炸糕等。	添加油、盐、糖的主食都会促进食欲，能量较高，维生素和矿物质含量低，不利于减肥。

需要减少的主食	
白馒头、白米饭、白米粥、白面饺子、白面包子、年糕、糯米团、米粉等。	这类主食的饱腹感较低，维生素含量较少，餐后血糖上升速度较快，不利于控制食欲。

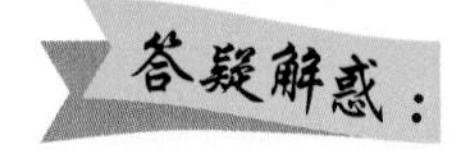

★ **南瓜比米饭能量低，可以替代传统主食吗？**

解析：南瓜虽然比米饭的能量低，但不能当主食。首先，绝大多数南瓜的碳水化合物含量不足10%，用南瓜替代主食，碳水化合物不够，能量太低，等于变相节食。其次，南瓜的蛋白质含量较低，很难替代主食每天所提供的蛋白质（通常每天20~30克）。如果在晚餐时适当食用一些蒸南瓜，再减少三分之一的主食，倒是可以采用的方法，既减少了能量摄入，又增加钾、维生素C、胡萝卜素、果胶的摄入量，有利于预防便秘和肥胖。

★ **最近流行用低能量的魔芋豆腐减肥，是否可行？**

解析：魔芋豆腐是魔芋多糖和水形成的凝冻，能量低，淀粉含量少。它是可溶性膳食纤维，主要起到填充性作用，不能提供身体所需营养素。长期将魔芋豆腐当主食食用，会造成蛋白质摄入不足和代谢率下降的问题。不过，这并不意味着魔芋豆腐不能为减肥做贡献。例如晚餐时，可以将米饭从100克（生米重100克，一小碗）减少到50克（生米重50克，半小碗），增加100克魔芋豆腐，同时再额外增加25克肉或蛋，用来弥补因减少50克米饭所损失的蛋白质（4克）。这样蛋白质供应不减少，也得到了能量和饱腹感，对减肥还是有帮助的。PM

2017年3月，上海一家“网红”面包店被曝使用过期面粉，做好的面包也被放在发霉的帆布上，引发社会高度关注。2017年4月底，相关犯罪嫌疑人因涉嫌生产、销售伪劣产品被检察部门批捕。

过期面粉有什么风险

制作面包的面粉是有一定加工精度、含筋量和等级要求的小麦粉。根据小麦粉的国家标准，主要的质量要求有水分、脂肪酸值、气味、口味等，还有质量安全指标（主要是真菌毒素等污染物）的限量要求。我国相关标准规定，小麦粉的水分不能超过13.5%~14%。面粉容易吸附空气中的水分，如果采用密封性能差的布袋或纸袋包装面粉，在储存期间，面粉的含水量会不断升高。含水量一旦超过标准，不但水分指标不合格，还会带来其他一系列的质量问题。因此，面粉原料生产企业会根据产品情况制定保质期，一般为6~12个月。

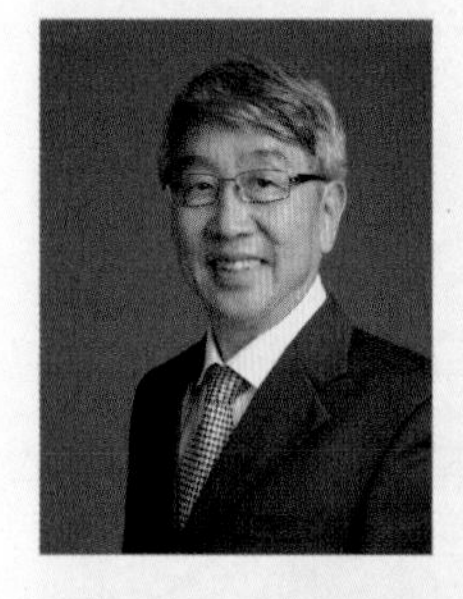

专家简介

马志英 上海市食品研究所技术总监、教授级高级工程师，上海市食品学会食品安全专业委员会主任，上海市食品协会专家委员会主任。长期从事食品生化、食品工艺和食品安全领域的科研工作，主持完成十多项国家和省部级重大科研项目。

从"网红"面包店的过期面粉谈起

马志英

过期面粉的常见问题主要有理化、生物和感官指标不合格，严重的可以看到面粉颜色发黄、吸潮结块、发霉、生虫等。有的过期面粉不一定能在外观上看到变化，但经检验分析可发现问题，水分超标是最常见的情况。面粉含水量一旦超标，会继发多种其他安全问题，其中最大的危害是霉变。只要温度适宜，含水量较高的面粉很容易发生霉变。有的霉变明显，可有霉斑、结块等现象，比较容易被发现；有的霉变没有发生色变、出现霉斑等表面变化，往往闻上去也没有异味，但可能已经产生了真菌毒素，肉眼不易察觉，实则更危险。

真菌毒素有什么危害

真菌毒素是真菌在其所污染的食品中产生的有毒代谢产物，可通过饲料或食品进入人和动物体内，对人和动物产生急性或慢性毒性，损害肝脏、肾脏、神经组织、造血组织及皮肤组织等。黄曲霉毒素、玉米赤霉烯酮、脱氧雪腐镰刀菌烯醇（又名呕吐毒素）这3种毒素是目前污染最为普遍、对人和动物健康影响最为严重的真菌毒素。其中危害最大的是黄曲霉毒素，它的毒性远高于氰化物、砷化物和有机农药，当人体大量摄入时，可发生急性中毒，出现急性肝炎、出血性坏死，严重者出现水肿、昏迷，甚至抽搐而死。人体微量持续摄入黄曲霉毒素，可造成慢性中毒，导致纤维组织增生等。最可怕的危害是它具有强烈的致癌性，使人和动物发生肝癌，被称为肝癌的"祸首"，也能诱发胃、肾、直肠、乳腺、卵巢等部位的癌症。因此，世界卫生组织癌症研究机构将黄曲霉毒素划定为I类致癌物。

黄曲霉毒素是一组化学结构类似的化合物，主要有B1、B2、G1、G2、M1、M2等形式，其中B1的毒性及致癌性最强，被称为真菌毒素中的"毒王"。黄曲霉毒素多存在于霉变的粮食及其制品、坚果中，如发霉的花生、玉米、大米、棉籽、杏仁、榛子、无花果等，在发霉的面粉、家庭自制的发酵食品（如面酱等）中也曾查出过黄曲霉毒素。国家相关标准规定：玉米、花生仁、花生油中黄曲霉毒素B1不得超过20微克/千克；大米、其他食用油中黄曲霉毒素B1不得超过10微克/千克；小麦粉和其他粮食、豆类、发酵食品中黄曲霉毒素B1不得超过5微克/千克。如果奶牛吃了被黄曲霉毒素污染的饲料，黄曲霉毒素B1会在其体内转化成M1，牛奶中也可能含有黄曲霉毒素。相关标准规定，牛乳及其制品中黄曲霉毒素M1不得超过0.5微克/千克。

霉变食品都含真菌毒素吗

发霉面粉等霉变食品不一定都含有真菌毒素，因为只有少数真菌菌株会产生毒素。产毒素的真菌在一定的温度、湿度等条件下，生长到一定程度，才会产生毒素。

真菌分有益和有害两种。腐乳、酱油等发酵食品是利用不产毒素的有益真菌制作的，它们也可能有"发霉"的现象，但没有毒素。当然，我们平时发现食品霉变后，因无法判断里面是什么真菌，故一定不能再吃了。尤其是梅雨季节，温度和湿度十分有利于真菌生长，特别需要防范食品中的真菌毒素。

怎样防范可能含真菌毒素的食品

首先，表面看不到霉变的食品不一定没有真菌毒素。有些农作物被收割时就可能含有真菌毒素；有的食品虽然表面上看不到霉斑，但可能其中的真菌毒素已经超标了。因此，要通过正规合法的销售渠道购买粮食和米面制品，不要购买来路不明的粮食制品。勿因价格便宜而购买、食用已发黄、霉变，以及气味、颜色不正常的大米和面粉。

其次，不要一次购买过多的粮食类食品，一般以购买半个月的消费量为宜。尤其在夏天多雨季节，应有必要的防霉、防虫措施，将粮食类食品储存在低温处，可在其中放些花椒等天然无毒的香辛料。如有条件，可将粮食存放在密闭容器里，再放上食品用脱氧剂，能有效防止粮食霉变。

第三，黄曲霉毒素的结构相当稳定，裂解温度高达280℃，烧煮加热根本无法将其破坏。被黄曲霉毒素污染的食品只能销毁处理，别无他法。PM

阳历7月正值小暑、大暑节气，是一年中最热的时候，也是一年中阳气最盛、湿气最旺的时期。我们应注意祛湿及保护阳气，饮食宜清淡，注意补充水分、维生素和矿物质，多吃祛暑利湿、清热解毒的食物，不可过食生冷，以免脾胃受寒。夏季心火旺盛，心火克肺金，饮食上还应适当减苦增辛，以养肺气。

养生美膳（三）

祛暑生津美膳

菜品制作/李纯静（营养师）
菜品设计、点评/上海中医药大学附属岳阳中西医结合医院营养科副主任医师　马 莉

子姜菠萝炒牛肉

做法：牛肉洗净，切片，用少许盐、淀粉腌制。菠萝去外皮，切片，用沸水稍汆烫备用。子姜洗净，切片。青椒、红椒、洋葱分别洗净，切片。锅中倒入油，先放入洋葱、青椒、红椒煸炒，再放牛肉、子姜、菠萝片同炒，加适量醋、白糖、盐调味即可。

点评：俗话说，冬吃萝卜夏吃姜，不劳医生开药方。夏季厌食多与人们避热贪凉所导致的脾胃受寒有关。生姜味辛性温，入肺、脾经，具有发汗解表、温中止呕、温肺止咳、解毒的功效，夏天适当吃姜可温胃、散寒、去暑。菠萝味甘酸性平，入胃、肾经，有生津和胃、消肿去湿、清暑解渴的功效，适合夏季身热烦渴者食用。在食肉类或油腻食物后，吃些菠萝还可解腻、助消化。子姜、菠萝与牛肉同炒，使菜肴营养更加丰富，可生津和胃、祛暑除湿、促进食欲。

原料

牛肉150克
子姜200克
菠萝200克
青椒、红椒、洋葱各20克

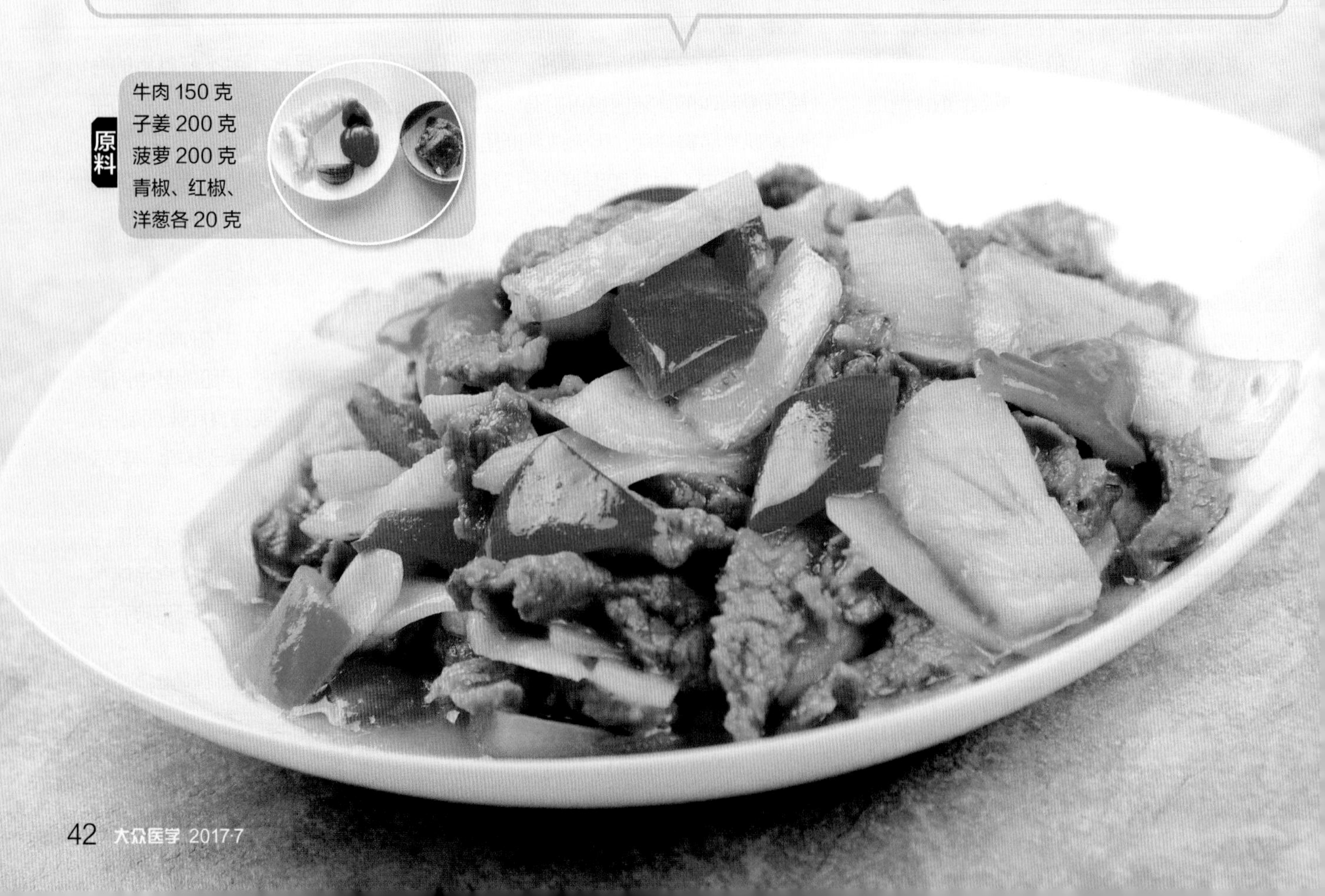

鸡汤豌豆泥

做法：将豌豆洗净，加半碗鸡汤，放入搅拌机，打成豌豆泥。豌豆泥加另半碗鸡汤，煮沸后加盐调味。

点评：夏季出汗较多，易丢失津液，应注意补充水、电解质及维生素，多选择具有生津止渴功效的食物。豌豆富含B族维生素、胡萝卜素、钙、磷、钾、镁、锌等多种维生素及矿物质，加入鸡汤制成豌豆泥，味道鲜美，可促进食欲，有助于补充因出汗丢失的营养素。从中医角度来看，豌豆味甘性平，具有补中益气、健脾和胃、生津止渴、利小便、止泻痢等功效，夏天食用可生津液，治疗胃热烦渴。豌豆还有通乳功效，对妇女产后乳汁不下也有较好的食疗作用。

山楂甘麦汤

做法：将山楂、甘草、麦芽放入砂锅中，加适量水，煮沸10分钟后放入荷叶，立即盖上锅盖离火，焖5分钟后，去渣取汁饮用。

点评：传统的消暑汤不仅可祛暑，还有生津止渴、促食欲的功效，山楂甘麦汤就是其中之一。山楂消食健胃、行气散瘀、降脂减肥，甘草清热解毒、润肺止咳，麦芽行气消食、健脾开胃，荷叶清暑利湿、升发清阳、凉血止血，四者合用具有消暑解渴、健脾消食的作用，对于暑天食欲不振有较好的防治作用。

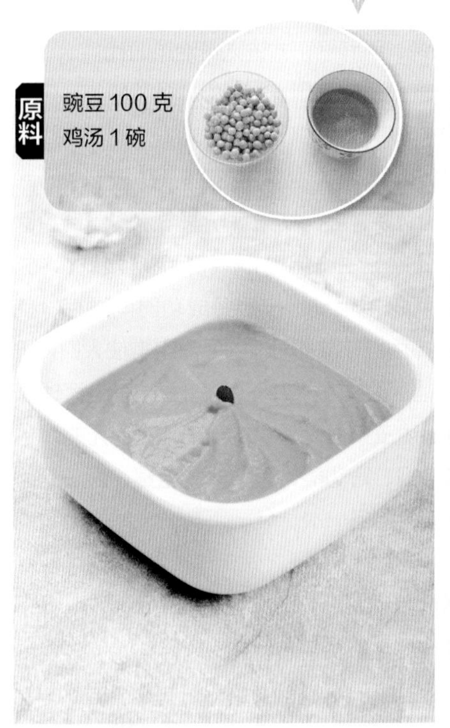
原料
豌豆100克
鸡汤1碗

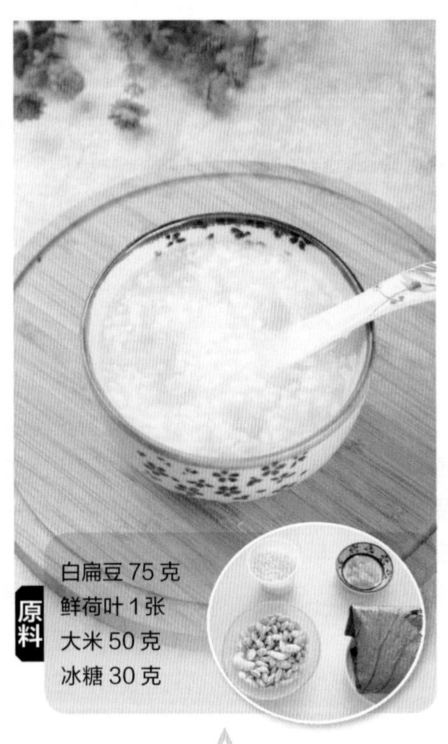
原料
白扁豆75克
鲜荷叶1张
大米50克
冰糖30克

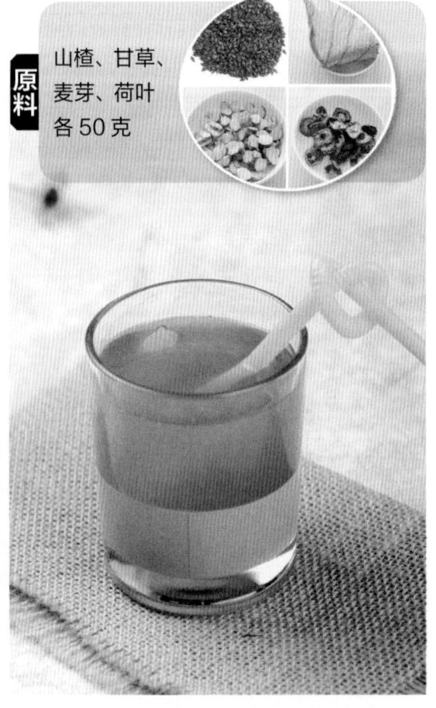
原料
山楂、甘草、
麦芽、荷叶
各50克

扁荷粥

做法：大米洗净，浸泡，待用。水煮白扁豆至沸，放入浸泡好的大米，煮至白扁豆黏软，放入冰糖及鲜荷叶，再煮20分钟成粥，挑出荷叶食粥。

点评：盛夏潮湿闷热，易引起暑湿困脾，使人萎靡不振，食欲也大大减退。白扁豆富含蛋白质、碳水化合物、膳食纤维、B族维生素，以及钾、钙、镁、磷等矿物质，与鲜荷叶一起煮粥可以替代部分主食，也有助于补充B族维生素和矿物质。从中医角度来看，白扁豆味甘性微温，归脾、胃经，具有健脾化湿、和中消暑的功效。荷叶味苦性平，入心、肝、脾经，具有清暑利湿、升发清阳、凉血止血等功效。两者合用可清暑解热，适用于暑热所致头昏脑涨、咽干口渴、身心疲倦、纳呆食少等症。此外，荷叶富含生物碱、黄酮、有机酸等多种植物化合物，具有降血脂的作用，故此粥也适合“三高”患者食用（糖尿病患者应去除冰糖）。PM

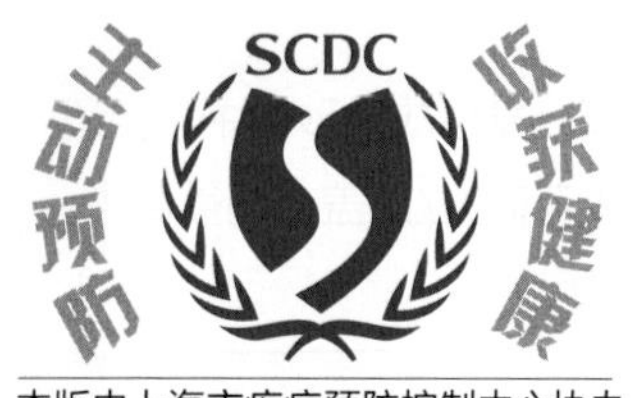

本版由上海市疾病预防控制中心协办

病毒性肝炎是由多种肝炎病毒引起的以肝脏病变为主的传染病，主要分为甲、乙、丙、丁、戊等五型。据估计，在上海1400万户籍人口中，乙肝病毒、丙肝病毒感染者约为100万人，其中30%左右会成为慢性肝炎患者。而在病毒性肝炎患者中，前往医疗机构寻求帮助的只占总数的10%~15%，大部分患者因为各种原因未做检查和治疗，甚至对自己的病情毫不知晓。我们希望广大肝炎患者朋友能走出疾病带来的心理阴影，前往各级医疗机构寻求帮助。在战胜病毒性肝炎的路上，我们一直致力于提供更好的服务。

寻找肝炎患者：你在哪里

上海市疾病预防控制中心肝炎防治科　陈恺韵

1.向“亲爱的树洞先生”说出你的心愿

如果你因肝炎而感到苦闷却不知向谁倾诉，可以通过“上海疾控”微信公众号，参与网络活动“亲爱的树洞先生”。该活动作为上海市疾病预防控制中心开展的“肝愿：慢性病毒性肝炎大众教育”项目的重要部分，旨在希望社会各界行动起来，共同抗击肝炎、关怀肝病患者及家属。我们欢迎患者和家属通过匿名语音留言的方式在树洞平台上畅所欲言，说出内心深处的难处与需求，让我们听到你的声音。你的愿望，让“肝愿”为您实现。

2.免费接种乙肝疫苗

若你是乙肝高危人群（医务工作者，乙肝病毒感染者的配偶、性伴、子女或密切接触者，经常接受输血或血液制品治疗者，进行血液透析和器官移植者，静脉注射毒品者，等等），可接受成人乙肝疫苗免费接种服务，以更好地保护自己。

3.治疗费用大幅下降

乙肝治疗的经济负担曾是许多家庭的重担。2016年5月经国家药品价格谈判，慢性乙肝的一线治疗药物替诺福韦酯月均药品费用从1500元降至490元。自2017年1月1日起，上海对替诺福韦酯集中采购后试行医保支付，医保患者的替诺福韦酯月均药品费用只需自负200元。

4.丙肝治愈触手可及

对丙肝而言，虽目前没有疫苗可以预防，但经过有效的抗病毒治疗，可以彻底清除体内病毒，降低肝硬化和肝癌发生率，大大提高生存率。我国目前的主要治疗方案为干扰素联合利巴韦林（PR）治疗。2017年4月，口服直接抗丙肝病毒药物联合治疗方案在中国获批，该方案对于基因1b型丙肝患者（中国最常见的丙肝病毒基因型），治愈率可达91%～99%。可以说，丙肝已正式进入可治愈时代。

5.丙肝患者免费体检

为了更好地服务丙肝患者，上海市疾病预防控制中心联合复旦大学附属华山医院、上海交通大学医学院附属瑞金医院、复旦大学附属公共卫生临床中心，将启动“爱肝公益”丙肝患者免费体检和服务活动。按报名成功时间顺序，前400名HCV RNA（丙肝核酸）阳性的上海市常住人口，可以获得为期一年的社区卫生服务中心家庭医生签约管理服务，并免费获得由上述三家医院提供的价值1000元的体检服务，内容包括血常规、肾功能、丙肝核酸定量、丙肝基因分型和肝脏弹性扫描检测各一次。

6.免费签约管理

上海市正在试行慢性肝炎患者签约管理服务，签约的患者家庭可以享受到社区卫生服务中心提供的免费体检、病程监测管理、疫苗免费接种、延伸处方、健康咨询、消毒指导等服务。目前，全市已有28个试点社区（扫码查看）可免费为慢性肝炎患者家庭提供签约管理服务，慢性肝炎患者或家属可随时向社区医生寻求帮助。

7.加入公益队伍

为响应世界卫生组织2030年消灭病毒性肝炎的号召，上海市疾病预防控制中心将在2017年世界肝炎日开展专家义诊、免费检测、专家课堂等活动。在这一系列活动中，我们将面向全市招募“爱肝公益人”，期待各界人士积极响应，在消灭肝炎的路上，分享您的力量。PM

提防 重症手足口病

广东省疾病预防控制中心主任医师　孙立梅

手足口病流行，0~2岁婴儿“风险最高”

手足口病是婴幼儿的常见病及多发病。在我国，手足口病有明显的季节性，春夏季是主要流行季节，部分地区在秋季还出现疫情回升；南方省份流行季节高峰时间略早于北方。

绝大部分手足口病患儿表现为手、足皮疹和口腔疱疹，甚至患儿的膝盖、臀部及肛门周围也有红点样皮疹，部分患儿可有发热，一般经过对症治疗，大部分患儿可痊愈。个别患儿若出现呕吐等消化道症状，以及嗜睡、惊厥等神经系统症状，为手足口病重症病例。如果手足口病重症患儿得不到及早诊断和治疗，延误救治时机，患儿预后不良，将给家庭成员带来极大的经济和精神负担。因此，在手足口病流行的季节，家长要把提防重症手足口病作为重点，避免手足口病可能带来的不良后果。

手足口病重症和死亡病例主要发生在5岁以下儿童，以1岁组最高，然后依次为2岁组、0岁组、3岁组、4岁组和5岁组，6岁以上也有个别重症病例。

EV71：重症手足口病的“元凶”

手足口病发生的原因是婴儿感染了肠道病毒。目前有20多种肠道病毒感染可以导致手足口病，其中以肠道病毒71型（简称EV71）、柯萨奇A组16型等病毒较为常见。这些病毒主要通过接触病人的粪便、呼吸道分泌物（如打喷嚏喷的飞沫等）和疱疹液及被其污染的物品传播。病人和隐性感染者均可排出病毒，成为传染源。

我们经多年监测后发现，约60%手足口病重症病例是感染了EV71所致，而手足口病死亡病例中感染EV71的比例高达90%。因此，EV71感染与手足口病重症及死亡的发生息息相关。EV71感染导致的手足口病在全年均可发生，因各地气候、地理位置特点、各省份发病高峰期等而略有差异；通常在1月、2月和12月发病水平较低。

早防、早治：应对重症手足口病

EV71感染导致的手足口病比其他类型的手足病更易发展为重症。其预防的方法，首先，儿童及其家庭成员要形成良好的卫生习惯：勤洗手，打喷嚏或咳嗽时用手绢或纸巾遮住口鼻，随后将纸巾包裹好丢入有盖的垃圾桶内；不要共用毛巾或其他个人物品；家居环境及物品经常清洁和消毒。其次，要具有隔离观念，孩子外出玩耍时避免与患病儿童密切接触；自己孩子生病时，尽量在家休息，不要接触其他小朋友，以免将病毒传染给别人。第三，可以通过接种肠道病毒71型灭活疫苗来预防EV71感染。

手足口病发病时，往往先出现发热症状，手掌心、脚掌心出现斑丘疹和疱疹（疹子周围可发红），口腔黏膜出现疱疹或溃疡，疼痛明显。当孩子出现上述症状时，应该警惕患手足口病，及早就医。一般经过对症治疗，大部分手足口病患儿可痊愈。如果患儿出现呕吐等消化道症状，以及嗜睡、惊厥等神经系统症状，说明孩子有可能是重症手足口病，家人应该及时送其到医院诊断和治疗，以免延误救治时机。PM

信息

社会办医创新发展论坛举办

近日，由中国非公立医疗机构协会与国药励展公司主办，健康报社等机构支持、协办的第四届医疗健康与社会办医创新发展论坛在上海举办。中国非公立医疗机构协会副会长兼秘书长郝德明、副会长赵书贵等领导，以及来自全国非公立医疗机构的管理者、投资者、行业政策制定者、专家学者、医疗健康产业界的代表参加会议。未来，中国非公立医疗机构协会将在改革中不断解决存在的问题，充分发挥行业协会服务指导与自律管理的作用，加快促进社会资本与医疗卫生需求的精准对接，加快提升非公立医疗机构社会信用与服务能力。

乳腺癌“保乳”不是梦，无痛性乳房肿块要当心

近日，第四届中国乳腺外科手术学高峰论坛在上海交通大学医学院附属新华医院举行。新华医院普外科副主任、乳腺外科学科带头人韩宝三教授表示，随着手术技术的提高，以及精准放疗、辅助化疗及先进药物的应用，乳腺外科手术的理念已经更新。手术范围越大越好、切得越干净越好，给患者身心带来巨创，完全忽视乳腺形态和功能的手术将逐渐成为历史，取而代之的是在完整切除肿瘤的同时，最大限度地保留乳腺的形态和功能。为了让更多女性及时了解自己乳房的情况，早期发现乳腺癌，韩宝三教授发起了一个完全基于梦想和情怀的公益协作组，自2013年1月起在全国开展“与美丽同行”乳腺健康科普全国巡讲。韩宝三教授提醒广大女性，每个月进行乳房自我检查，有助于早期发现乳腺肿块。有条件者，可每年进行一次彩超检查或钼靶检查；有乳腺良性病变和乳腺癌家族史的女性，应增加检查频率。无痛的乳腺肿块，质硬、表面不光滑、与周围组织界限不清、不易被推动的，恶性可能性大，应引起重视。

牙齿的磨损是一种非龋性和外伤性的牙体硬组织的进行性丧失，从牙齿萌出开始就一直存在，包括生理性的牙齿磨损和病理性的牙齿磨损。生理性的牙齿磨损无须特殊治疗，而病理性、快速进行性的牙齿磨损则需采取及时的预防措施和科学、合理的修复治疗。

酸蚀性牙齿磨损是一种常见的病理性牙齿磨损，俗称为酸蚀症，是指化学和机械因素作用导致的牙齿硬组织快速丧失，而非细菌因素所致的牙齿组织的缺损。笔者在临床工作中发现：近十年来因牙齿酸蚀影响美观和功能而要求进行美学修复的患者人数明显增多。

6类人要当心 牙齿酸蚀

南京市口腔医院暨南京大学医学院附属口腔医院
教授　骆小平

自身防御功能不足者

一些临床研究调查表明，牙齿硬组织的发育差别会导致牙齿表面抗酸能力的不同，一些患者的牙齿易被酸侵蚀，而另一些人的牙齿则不易被侵蚀。另一方面，唾液的质和量对防止牙齿酸蚀起到重要作用。唾液不仅可以稀释、中和食物中的酸，唾液中的蛋白还是牙齿表面形成获得性保护膜的主要成分，在防止酸侵蚀的同时，还可使软化的牙釉质再钙化。引起唾液量减少的情况有干燥综合征（女性多见）、鼻咽癌放疗后唾液功能降低，以及一些抗抑郁药物的应用等。此外，一些神经性暴食症患者因饮食过度，唾液来不及中和食物中的酸性产物，导致酸性物质在牙齿表面形成“酸性膜”，牙齿会在酸的作用和过度的机械摩擦下发生全牙列重度磨损。

饮食习惯不良者

如果酸性饮料或食物长时间与牙齿表面接触，软化的牙釉质在受到机械摩擦作用后极易损失。图2是一位19岁的患者，两年前沉迷于游戏厅，一边打游戏，一边喝碳酸饮料，导致全牙列严重酸蚀。图3A是一位自幼有严重不良咀嚼习惯的患者，吃饭时前牙唇部裹食时间较长，导致上颌前牙唇侧牙釉质和下颌前牙切端釉质的磨损。图3B是她的牙齿在未做任何的预防措施，还保持原有咀嚼习惯的情况下，六年后随访时见到的酸蚀性牙齿磨损继续发展的情况。患者上颌两个中切牙齿切端明显变短，唇面牙釉质变薄，前牙遇冷风和冷水会酸痛。

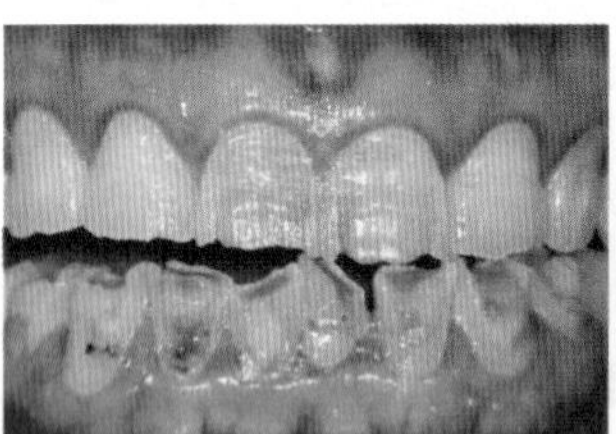
图1　干燥综合征患者发生牙齿酸蚀

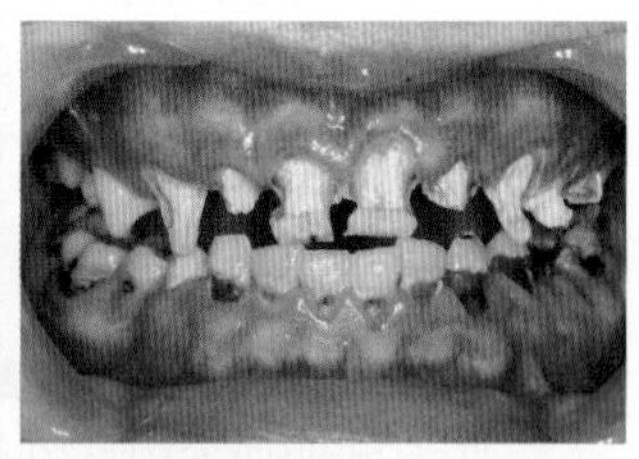
图2　19岁患者因长期喝碳酸饮料导致全牙列酸蚀

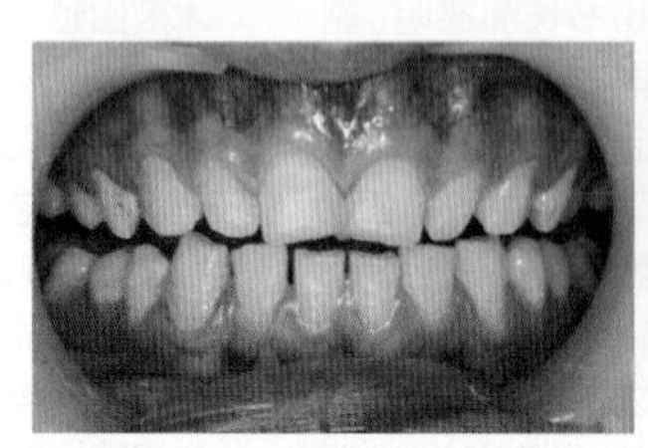
图3A　上下前牙发生酸蚀

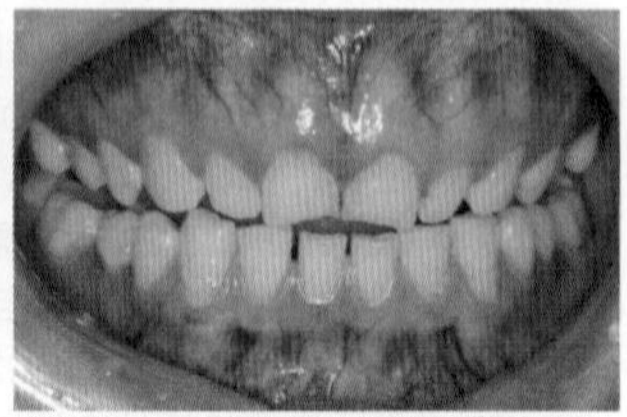
图3B　上颌的两个前牙明显变短，唇侧牙釉质变薄

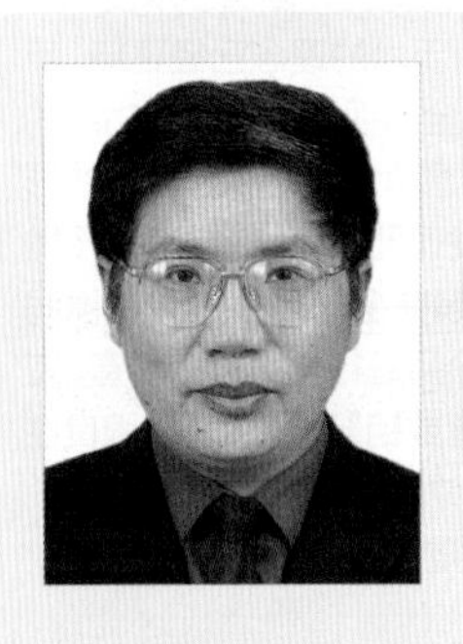

专家简介

骆小平　南京大学医学院附属口腔医院副院长、修复科主任、教授、主任医师，中华口腔医学会口腔修复学专业委员会常委。擅长前牙的美学修复和牙列磨损的咬合重建。

胃食管反流病患者

胃食管反流是导致牙齿表面发生脱矿软化的常见原因。胃酸的主要成分是盐酸，对牙釉质的侵蚀作用较大。发生酸蚀的牙齿与患者睡眠时的头位姿势密切相关。如仰头睡觉的患者，上颌牙齿及双尖牙腭侧、磨牙咬合面易发生酸蚀（图4A）；趴着睡觉的患者，前牙的唇侧牙面易发生酸蚀；侧卧位睡觉的患者，牙齿发生酸蚀的部位与侧卧位一致，习惯左侧卧位睡觉者，左侧牙齿酸蚀更严重（如图4B）。

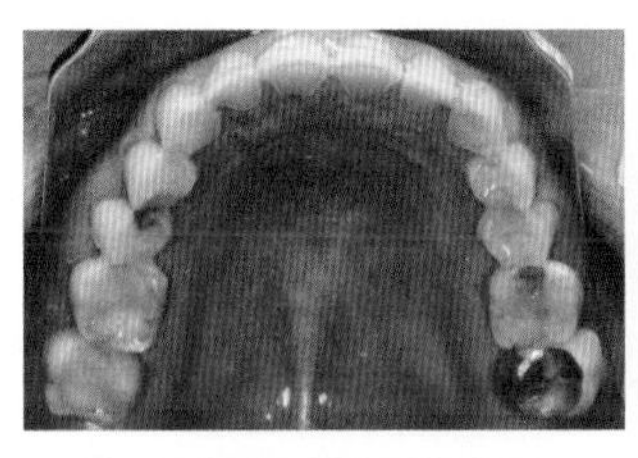

图4A 经常仰卧位睡觉的酸蚀症患者口内牙齿

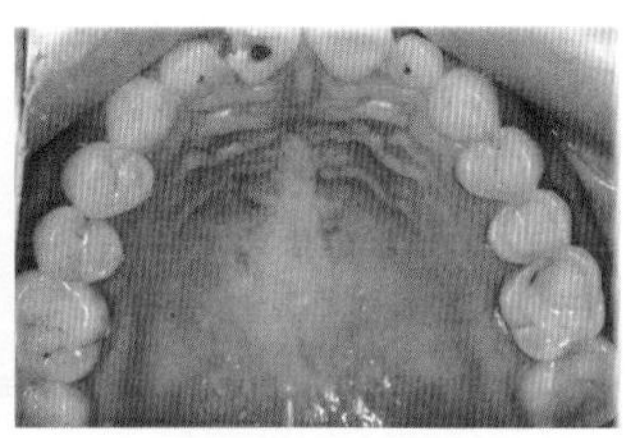

图4B 患者经常左侧卧位睡觉，其左侧后牙因酸蚀而发生的缺损明显比右侧严重

常服酸性药物、喜咀嚼酸性食物者

一些药物本身是酸性的，口服或咀嚼后，如果不及时漱口,也会导致牙齿酸蚀。图5是一位年轻女性慢性肾病患者，因治疗肾病时口服枸橼酸钠溶液且未在服药后及时漱口，从而导致全口牙列的酸蚀性缺损。长期咀嚼维生素C，喜欢将酸梅、苹果等放嘴里长时间咀嚼的人，发生下颌磨牙酸蚀的可能性也会增加。

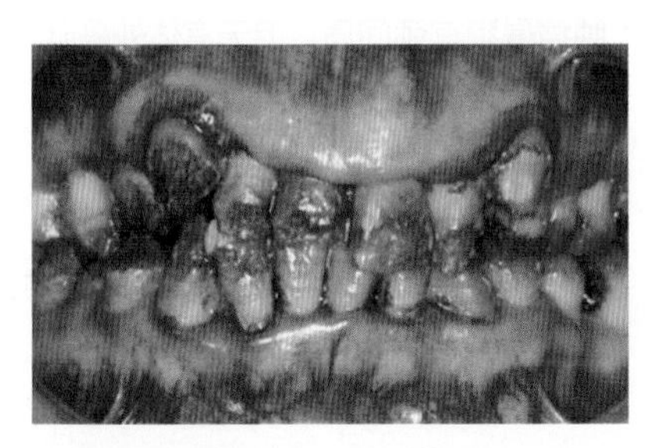

图5 慢性肾病患者因长期口服枸橼酸钠导致牙齿酸蚀

口腔卫生不良者

通常，刷牙对牙齿表面结构是没有损伤的，但是暴露在酸性产物下的松软牙齿组织，是比较容易被刷牙去除的，而这些松软的牙齿组织在较短时间内难以自身再矿化。图6是患者在“坐月子”期间，受传统旧习影响，吃山楂、喝酸奶不漱口，一个月不刷牙，牙齿表面发生脱钙现象，同时伴有明显的牙龈炎症。

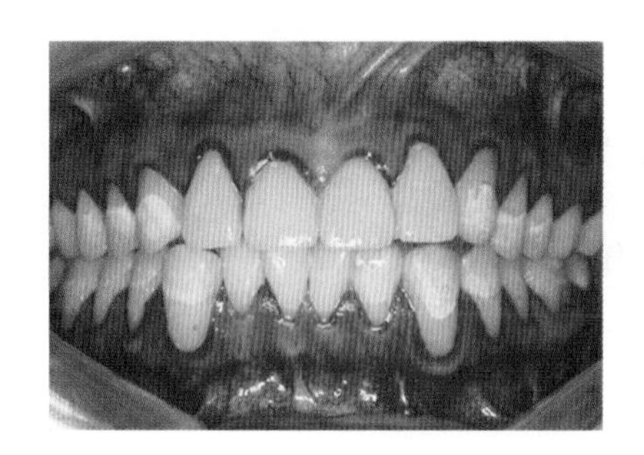

图6 口腔卫生不良导致全牙列轻度脱钙现象

某些职业从业者

从事某些职业者因工作、环境等因素，较易发生牙齿表面硬组织快速丧失（即酸蚀）。比如红酒的品酒师，长期在含有氯的游泳池训练（牙齿长期暴露在含氯的池水中）的运动员、暴露在酸性气体环境下的电池厂工人，都可因职业关系而发生牙齿酸蚀。图7是一位有三年品酒经历的品酒师，因需口含红酒时间较长而导致前牙的唇侧颈部轻度酸蚀，并有轻度缺损。PM

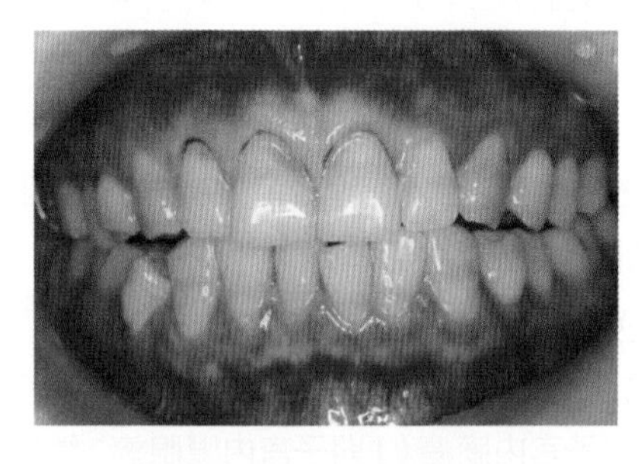

图7 品酒师前牙轻度酸蚀

如何预防酸蚀性牙齿磨损

要预防酸蚀性牙齿磨损，首先要找出导致牙齿酸蚀的酸的来源——是内源性的酸，还是外源性的酸。患者就诊时，牙科医生会详细询问病史，个人的饮食习惯、口腔卫生习惯、职业情况，同时会仔细检查牙齿酸蚀部位和程度，给予患者必要的科学指导。

如果是外源性因素占主导的酸蚀症，患者应减少酸性食物和饮料的摄入量，减少酸性物质与牙齿表面接触的时间。因胃食管反流导致的内源性酸蚀症患者，睡眠前应避免吃刺激性食物，减少酒精和醋的摄入，睡觉时可佩戴牙列保护套或将枕头垫高，必要时可口服药物来减少胃酸的分泌。有引起唾液量减少疾病的患者，如干燥综合征、鼻咽癌放疗术后等患者，应多饮用矿泉水、绿茶，以及富含钙的饮料。

读者咨询：

我母亲患有子宫内膜癌，刚做了手术。根据病理检查结果和我母亲的情况，有的医生建议做放疗，有的医生建议放疗加化疗。到底该怎么选？

子宫内膜癌术后放化疗怎么选

山东大学齐鲁医院妇产科教授　张师前

子宫内膜癌与子宫颈癌、卵巢癌并称为女性生殖系统三大恶性肿瘤，近年来发病率呈上升趋势。子宫内膜癌患者大多为绝经后女性，平均发病年龄为60岁，75%的患者年龄在50岁以上，也有约5%的患者年龄在40岁以下。高危因素有肥胖、不育、多产、多囊卵巢综合征、高血压、糖尿病等。子宫内膜癌最多见的病理类型是腺癌，一般发展比较缓慢，主要表现为不规则阴道流血及阴道排液增多；相对少见的类型包括浆液性乳头状腺癌、透明细胞癌、癌肉瘤等。

子宫内膜癌治疗方案的制定，要根据肿瘤累及范围、组织学类型，结合患者年龄及全身情况综合考虑，也就是通常说的个体化原则。如果患者可以耐受手术，手术是最主要的治疗方法。手术治疗的目的是切除病变子宫及可能存在的转移病灶，进行规范的手术病理分期，确定病变范围与预后相关因素，从而合理选择术后辅助治疗方案。

低危患者术后无须放化疗

低危型子宫内膜癌（Ⅰ期子宫内膜腺癌、组织学分级为高分化或中分化、子宫肌层浸润<1/2、无淋巴脉管间隙浸润）患者，一般术后不需要进行放疗、化疗等辅助治疗。

高危患者酌情选择放化疗

放射治疗是治疗子宫内膜癌的有效方法之一，分为腔内照射和体外照射两种。盆腔外照射放疗是高危型子宫内膜癌患者的标准疗法，能够最大限度地增加盆腔放射控制率。Ⅰ期高危和Ⅱ期子宫内膜癌患者，手术后接受辅助放疗可获益；Ⅲ期和Ⅳ期子宫内膜癌患者，可以通过手术后联合应用放疗和化疗，提高疗效，改善预后。单纯放疗仅适用于有手术禁忌证或原发肿瘤无法手术切除的晚期患者。不适合手术的Ⅰ期子宫内膜癌患者，放疗的两年局部控制率可超过90%。

相对来说，子宫内膜癌属于化疗敏感性疾病，常用的化疗药物有顺铂、紫杉醇、环磷酰胺等，可单独或联合应用，也可与孕激素类药物合并应用。化疗是晚期或复发子宫内膜癌患者的综合治疗措施之一。初始治疗后阴道或盆腔淋巴结复发的患者，以及有全身复发高危因素者，可以考虑联合放疗和化疗。

术后随访很重要

75%~95%的复发性子宫内膜癌发生在术后2~3年内，也可出现远期复发，患者需要长期随访。随访内容包括详细的病史、盆腔检查、阴道细胞学涂片、胸部X线摄片、血清CA125检测等。一般术后3年内，每3个月随访1次；3年后，每6个月随访1次；5年后，每年随访1次。

Tips：子宫内膜癌的分期

目前，子宫内膜癌的分期采用国际妇产科联盟（FIGO，2009年）修订的手术病理分期。

Ⅰ期：肿瘤局限于子宫体。

ⅠA：肿瘤浸润深度< 1/2 肌层

ⅠB：肿瘤浸润深度≥ 1/2 肌层

Ⅱ期：肿瘤侵犯宫颈间质，但无宫体外蔓延。

Ⅲ期：肿瘤局部和（或）区域扩散。

ⅢA：肿瘤累及浆膜层和（或）附件

ⅢB：阴道和（或）宫旁受累

ⅢC：盆腔淋巴结和（或）腹主动脉淋巴结转移

ⅢC1：盆腔淋巴结阳性

ⅢC2：腹主动脉旁恶性淋巴结阳性伴（或）不伴盆腔淋巴结阳性

Ⅳ期：肿瘤侵及膀胱和（或）直肠黏膜，和（或）远处转移。

ⅣA：肿瘤侵及膀胱和（或）直肠黏膜

ⅣB：远处转移，包括腹腔内和（或）腹股沟淋巴结转移

影响子宫内膜癌预后的高危因素：年龄> 60岁、低分化癌、子宫肌层浸润深度≥ 1/2、淋巴脉管间隙浸润、子宫下段或宫颈腺体浸润、肿瘤直径> 2厘米。 PM

常有患者问："我平时非常注意卫生，怎么还会得乳腺炎？""我一发现乳房结块就马上请开奶师来推拿了，为什么还会发炎？""我一直在吃医生开的药，怎么还会化脓？""左侧乳腺炎刚好，为什么一个月不到右侧又发炎了？"……

如今，虽然生活水平明显改善，卫生意识和卫生条件显著提高，但是急性乳腺炎患者却并未减少。有的患者虽经积极治疗，却仍然逃脱不了手术、回奶的结果。这是为什么？

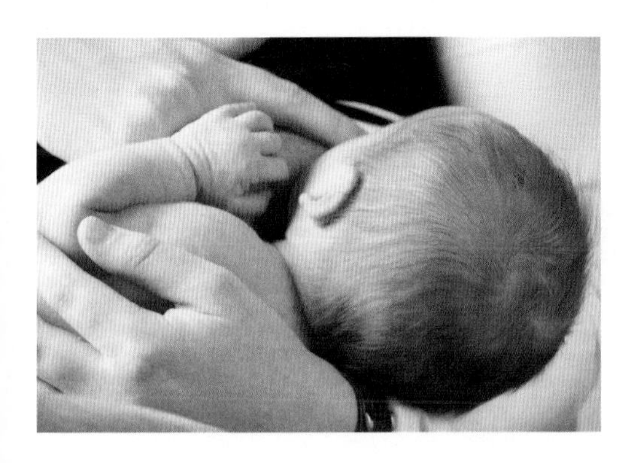

正确哺乳 预防乳腺炎

上海中医药大学附属龙华医院中西医结合乳腺科　陈莉颖　秦悦农（教授）

哺乳方式不当，急性乳腺炎高发

在询问哺乳方式的过程中，我们找到了急性乳腺炎发病率居高不下的主要原因。

有的患者因哺乳初期不能忍受乳房疼痛，没有真正做到疏通乳管（俗称开奶），时间长了形成乳房结块。即使及时请开奶师上门服务，此时可能已经出现局部发炎，再经用力揉搓，炎症范围反而会扩大。有的患者听说"乳汁不排空容易得乳腺炎"，每次哺乳后都尽量排空乳汁，结果反而刺激乳汁分泌，一旦不能按时排乳，就会导致乳房结块。有的患者因每天疲于排乳，没有得到充分休息，导致抵抗力下降，出现乳汁淤积。有的患者患急性乳腺炎后，非常紧张焦虑，反而加重病情。还有的患者白天正常哺乳，晚上因担心休息不好而改为用奶粉喂养，一觉睡醒，发现乳房结块了。

正确哺乳，远离急性乳腺炎

不正确的哺乳方式很可能导致急性乳腺炎，学习正确的哺乳方式十分重要。近年来，人们对产后护理和育儿知识尤其重视，新妈妈们可以通过许多途径了解母乳喂养知识，然而诸多不同说法往往让人无所适从。到底什么才是正确的哺乳方式呢？其实，母乳喂养就如同分娩一样，是一个女性正常的生理过程，无须过度关注，应顺其自然。

首先，母乳喂养的时间就是孩子"吃饭"的时间。月子里，婴儿饮食还不规律，可"按需喂养"；出了月子，婴儿饮食逐渐规律，应"按时喂养"，起初一般两小时喂一次，随着孩子长大，间隔时间逐渐延长。需要注意的是，"按时"不仅指白天，晚上同样如此。有的宝宝三个月以后可以一觉睡到天亮，不再吃夜奶，妈妈在临睡前应尽量将乳汁排空；如果白天喂养间隔时间比较短（如6小时以内），晚上最好能按时排乳，以免乳汁淤积形成"奶结"，或者因排乳减少而导致乳量减少。

其次，乳汁要不要排空？不少新妈妈常常很困惑：乳汁太多了，怎么也排不干净。其实，不论婴儿吮吸还是乳房按摩，对乳房都是一种刺激，都可促进泌乳素分泌。也就是说，乳汁越吸越多；减少刺激，乳汁就会越来越少。因此，如果哺乳后还有较多乳汁，可进行手法排乳，无须排空乳房，只要使双乳不觉得胀满就行了，这样不但可以疏通乳管，而且能使乳量逐渐适应孩子需要。反之，如果乳房松软、乳汁不足，则应该适当多哺乳，定时给予乳房刺激、排空乳房，以使乳汁逐渐增多。有的妈妈抱怨宝宝吃奶时间不规律，常常吃一会儿就睡着了，没多久醒了又要吃，结果乳头总是被吸破。这种情况往往与乳管不通畅有关，宝宝吃奶费力，不久就累得睡着了，实际上并没吃饱，因此一会儿又要吃。妈妈可在哺乳之前进行乳房按摩，乳管通畅了，宝宝容易一次吃饱，就不容易把乳头吸破了。

最后，哺乳期保持情志舒畅十分重要，家属也应多加体谅和支持。过度紧张、焦虑可明显影响乳汁的"质"和"量"，也可能诱发乳腺炎。发生乳腺炎后，不要过度担心，保持好心情对治愈疾病很有帮助。PM

生活实例

去年9月的第2周，在门诊室，医生指着B超报告单告诉昊昊妈妈："昊昊已经有轻度脂肪肝了。"这位妈妈几乎不相信自己的耳朵："怎么可能？他还只是个二年级的孩子呢！""肥胖并发脂肪肝很常见，你先别着急，通过调整饮食、加强运动，轻度脂肪肝大多是可以逆转的。"见她着急的样子，医生赶紧安慰她。

昊昊是医生本周接诊的第二名肥胖儿童。两个"胖墩"有着惊人的共同点：二年级学生，暑假后不知不觉发胖了，暑假大多数时间窝在家里玩电脑、看电视，"孵"着空调，吃吃喝喝，快开学了再把作业赶一赶。家长的态度一般是，孩子上学后挺辛苦的，暑假就让他放松放松吧！"我们天天看着，没觉得孩子有多胖，直到开学了，孩子被同学笑话，老师也提醒了，我这才带孩子过来看看。"昊昊妈妈叹着气说。

暑假：拒绝宝贝"发福"

上海交通大学附属儿童医院儿童保健科　郑小斐　陈津津（主任医师）

大家都明白这样简单的道理：当摄入的能量超过身体消耗时，多余的能量就会转化为脂肪储存在体内，体重因此慢慢增加。对儿童来说，3～7岁及12～17岁是超重或肥胖的高发期。

在儿童单纯性肥胖的病因中，除能量摄入过多、活动过少及遗传因素外，还有一点不容小觑，那就是不良饮食和行为习惯，如边看电视（或玩电脑）边吃零食、吃饭狼吞虎咽、饮食不均衡（特别是蔬菜水果摄入过少，而油炸食品、甜食等摄入过多）。

那么，如何预防孩子肥胖，特别是在生活、作息容易"脱缰"的暑假？

合理规划暑假生活

暑假长达两个月，家长应和孩子一起对暑假进行详细的合理规划，并督促孩子遵守。

安排丰富的运动

家长应该给孩子提供丰富多彩的体育活动的机会，如以身作则带孩子一起运动、帮孩子报名参加体育兴趣班、带孩子外出游玩等。

控制看电视时间

越喜欢看电视的孩子，越容易超重，也越不喜欢参加体育活动，这是美国疾病预防控制中心历经数年的一项大规模调查得出的结论。看电视会消磨掉许多原本可以进行户外活动的时间，而且电视里持续不断的食品广告也会刺激孩子养成吃零食的不良习惯。边看电视，边吃零食，对预防肥胖来说是一场灾难。因此，家长必须控制孩子看电视（包括上网）的时间，最好控制在每天2小时以内。

保持正常饮食，适当安排家务

饮食安排上，除了继续保持与上学期间一致的均衡饮食和餐次外，家长还要给孩子动手参与准备食物的机会。家长应鼓励孩子加入买菜、洗菜到食谱制定的各个环节，这样不仅可以增加孩子的营养知识，帮助他们建立健康的饮食习惯，还能培养孩子做家务的兴趣，让他们的暑假生活忙碌起来，不至于整天无所事事，变成电视或电脑前的"沙发土豆"。说到做家务，收拾整理房间也是很好的选择。PM

特别提醒

可能有些家长会说："我自己就胖，孩子胖也正常，随我。"固然，遗传基因会导致一些人更容易发胖，但肥胖是遗传基因与生活方式相互作用的结果，千万不要因为自己肥胖而理所当然地接受孩子的肥胖。家长对待肥胖的态度至关重要。实际上，家长若能持之以恒地培养孩子养成健康生活方式，自己也身体力行地做好楷模，不但会让孩子受益终身，自己的肥胖状况或许也将有所改变。

医生手记

不久前，我们接诊了一名6个月大的患儿。患儿半月来无明显诱因出现点头现象，伴双上肢向前屈曲，呈环抱状态，无口唇发绀，发作后有哭吵；点头现象成串出现，每串7～8次，每次持续1秒左右，每日发作2～4串；5个月时会抬头，目前坐不稳。患儿于当地医院接受了电解质、血糖、血氨、乳酸、头颅磁共振等检查，未见明显异常；脑电图检查发现异常，被诊断为“婴儿痉挛症”。医生建议进行抗癫痫治疗，家长很紧张，遂至我院就诊。就诊时，患儿父母围绕“癫痫”问了许多问题。进行充分沟通后，家长选择使用ACTH（促肾上腺皮质激素）抗癫痫治疗。治疗3天后，患儿痉挛发作被控制住。

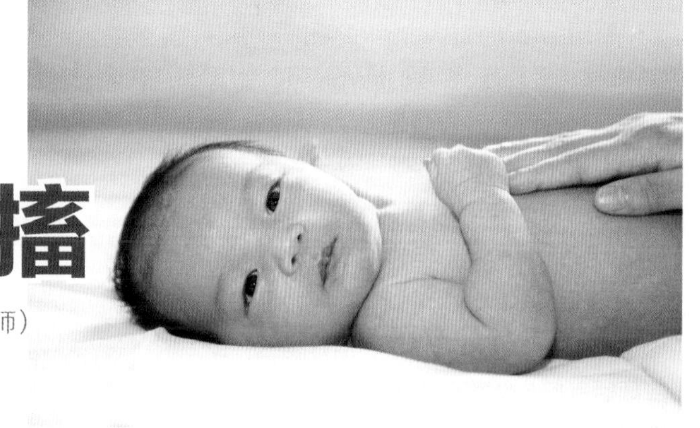

有些癫痫 发作时并不抽搐

上海交通大学附属儿童医院癫痫中心　成鸿毅　陈育才（主任医师）

发作时没有四肢抽搐，怎么会是癫痫

抽搐是癫痫的常见症状之一，但并不是癫痫独有的症状，不能把抽搐与癫痫等同起来。不少癫痫患儿并不出现抽搐，有的表现为上课时反复发呆、走神，自己不能回忆，有时被误认为注意力缺陷；有的表现为丧失原来已具备的语言能力，不能理解别人的话，不听大人的话，自言自语，容易被误认为精神病。因此，并非没有抽搐就不是癫痫。

癫痫一定是遗传来的吗

癫痫包括遗传性和非遗传性两大类：一类有家族史，是遗传来的；另一类是后天疾病造成的。在癫痫患者中，如果父母、兄弟姐妹或亲戚中多人患有癫痫，自己也患有癫痫，基本可以判断是遗传来的。某些类型的癫痫容易出现遗传倾向，如颞叶癫痫、进行性肌阵挛性癫痫；有些癫痫可能是隐性遗传，家里人没有癫痫，但会通过隐性基因把疾病遗传给孩子。一些遗传性癫痫可通过基因检测明确病因。

专家简介

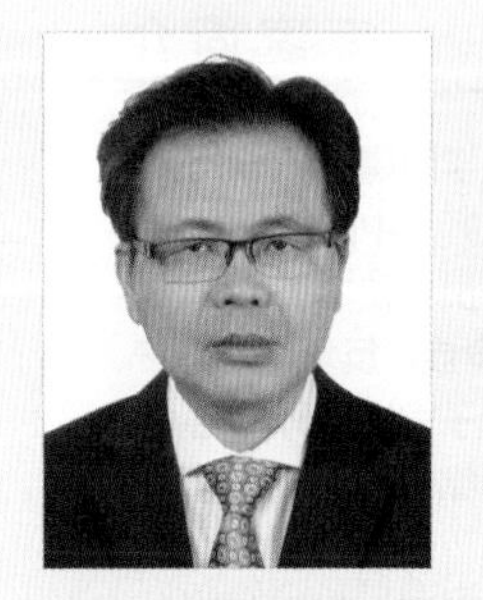

陈育才　上海交通大学附属儿童医院癫痫中心主任、神经内科主任、主任医师，上海市医学会儿科专科分会神经学组委员，上海抗癫痫协会常务理事。擅长小儿癫痫、神经遗传疾病、神经免疫性疾病等的诊治。

专家门诊：周三、周六全天，周五上午（泸定路院区）；周四下午（北京西路院区）

癫痫是否会影响患儿认知发育

癫痫对患儿的认知影响是多种因素综合作用的结果，包括起病年龄、病因、发作类型、发作频率、严重程度、治疗相关因素、社会心理因素等。癫痫对认知是否有影响、有多大影响，必须根据个体特点进行全面分析。

首先，癫痫发病年龄与认知损害密切相关。一般地说，发病越早，对认知的影响越大。若在新生儿期起病，约50%有后遗症。

其次，不同病因引起的癫痫，对认知损害的影响也有不同。各种重症脑炎、脑膜炎、外伤、先天性遗传代谢缺陷、脑变性病及先天性脑发育异常等原因引起的继发性癫痫，大部分可致智力障碍；而特发性癫痫，如儿童良性癫痫伴中央颞区棘波、儿童失神癫痫等，对抗癫痫药物反应良好，对患儿认知无明显影响或影响比较轻微。

第三，癫痫儿童的认知损害还与癫痫灶的部位密切相关。

大脑皮质不同部位的癫痫病灶，会引起不同类型的认知功能障碍。

需要强调的是，癫痫对患儿的认知影响主要取决于脑损害程度，引发癫痫患儿认知低下的重要原因是原发病，故积极寻找病因尤为重要。如果得不到及时、正规治疗，患儿的认知功能可能会发生不可逆的损害。

癫痫能否痊愈

各国临床研究表明，新诊断的癫痫患者，如果接受规范、合理的抗癫痫药物治疗，70%~80% 患者的发作是可以控制的，其中 60%~70% 的患者经 2 ~ 5 年的治疗可以停药，如青少年失神癫痫、儿童良性癫痫伴中央颞区棘波等。但起病年龄小、症状性或隐源性癫痫及癫痫性脑病等预后不良。

小儿癫痫若诊断正确、治疗得当，多数预后良好。少数经正规抗癫痫药物治疗难以控制发作的患儿，如有外科治疗的适应证，应尽早手术治疗，以避免反复发作加重脑损伤。

长期治疗有副作用吗

目前，药物是治疗儿童癫痫的首选方法，除部分癫痫患儿能针对病因进行治疗外，多数患儿均需长期使用抗癫痫药物治疗。传统抗癫痫药物主要包括苯巴比妥、卡马西平、丙戊酸、苯妥因，近年来有一些新型药物上市，如托吡酯、奥卡西平、拉莫三嗪、左乙拉西坦等，给患儿和医生提供了更多选择机会。

所有抗癫痫药物都可能产生不良反应，但大部分不良反应是轻微的。为了减少药物对认知功能的不良影响，应尽可能采用单药治疗、适当的起始剂量和加量速度，并进行血药浓度监测，使血药浓度在治疗范围内处于持续稳定的水平。总体治疗目标是以单一药物的最低有效剂量达到完全控制癫痫发作的目的，并有效降低不良反应发生率，提高患儿生活质量。PM

1.确定怀孕

月经规律、有性生活史的育龄女性，一旦月经过期 10 日以上，应疑为妊娠。若伴有恶心、呕吐、乳房增大变软、尿频等表现，妊娠可能性增加，但最终确诊需进行相关检查。目前常用的检查项目包括妊娠试验和超声检查。

妊娠试验通过测定血清或尿中的绒毛膜促性腺激素 (HCG) 来判断是否怀孕，血清 HCG 较尿 HCG 敏感性更高。一般情况下，当血清 HCG 达 5 ~ 10 国际单位 / 升时，血清 HCG 定性试验即可呈阳性；而当尿中 HCG 达 20 ~ 50 国际单位 / 升时，尿 HCG 定性试验才呈阳性。因此，会存在血清 HCG 试验呈阳性但尿 HCG 试验仍呈阴性的情况。由于测定血清 HCG 需要到医院进行，故测定尿 HCG 是最常用的妊娠定性方法，可使用早孕试纸自行测定。

经阴道彩超检查也是诊断早期妊娠的重要检查，在妊娠 4.5 ~ 5 周（自末次月经第一天算起）时，可探测到妊娠囊；在妊娠 5 ~ 6 周时，可探测到卵黄囊；最早能在妊娠 6 ~ 7 周时，探测到胎儿心脏活动。

当妊娠试验阳性，或者经阴道彩超检查探测到妊娠囊或胎儿心脏活动时，即可确定怀孕了。

2. 判断是否为宫内妊娠

确定怀孕后，更重要的是要确定是否为宫内妊娠。

当出现附件区（下腹部）疼痛，伴有阴道滴血、流血情况，或有宫外妊娠高危因素者，常须通过经阴道超声检查来鉴别是否为异位妊娠。

由于在妊娠 5 周后或血清 HCG 达到 2000 国际单位 / 升以上时，经阴道超声检查才能探测到妊娠囊，故在妊娠 5 周前可通过持续检测血清 HCG 辅助诊断。异位妊娠者，血清 HCG 上升

专家简介

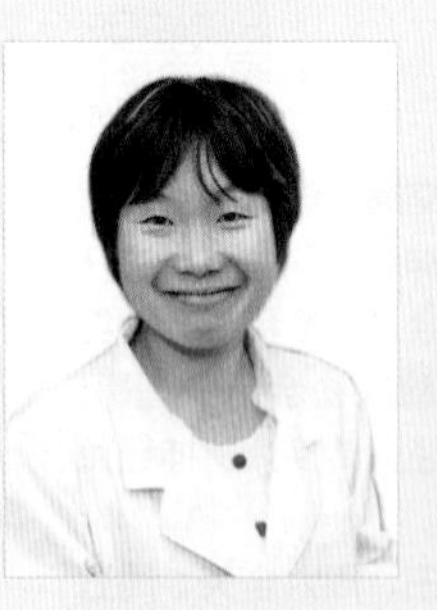

王凌 复旦大学附属妇产科医院主任医师、硕士生导师，中国中西医结合学会妇产科专业委员会秘书长。擅长中西医结合治疗不孕症、反复自然流产、围绝经期综合征、子宫内膜异位症、卵巢早衰、多囊卵巢综合征、经前期紧张症、月经失调等。

专家门诊：周二全天（黄浦院区），周四全天（杨浦院区）

孕早期进行相关检查，可以帮助确定怀孕、判断是否为宫内妊娠、预测胚胎成活力、估计孕龄、诊断和处理早期流产等。

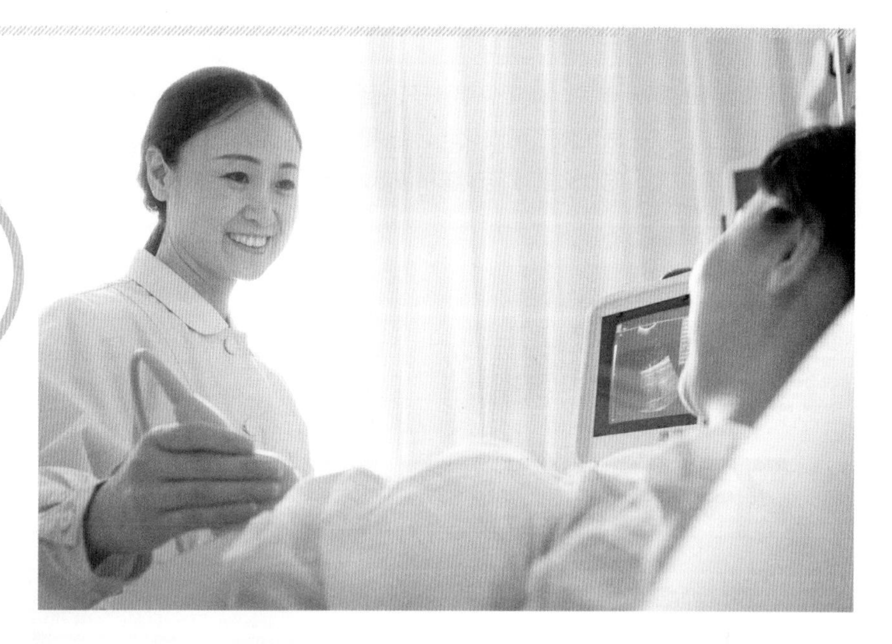

怀孕初期该做哪些事

复旦大学附属妇产科医院主任医师 王 凌

速度往往低于正常宫内妊娠者，或者达到一定水平后呈下降趋势，但下降速度远低于自发流产者。有时候，异位妊娠者血清 HCG 也会达到 10 万国际单位 / 升以上，或者在超声检查时能看到胎心。

由于孕妇通常不知道受孕的确切时间，因此医生可根据孕妇血清 HCG 来判断什么时候可以进行经阴道超声检查帮助诊断。当血清 HCG 超过可分辨区（正常宫内妊娠经阴道超声检查可见妊娠囊时的血清 HCG 区域，一般为 200 ~ 3510 国际单位 / 升，不同文献报道不同）时，超声检查仍未见妊娠囊，则不能排除异位妊娠的可能。不过，多胎妊娠者产生 HCG 较多，可能在 HCG 达到可分辨区时进行超声检查仍不能探测到妊娠囊。

经阴道超声检查探测到胚囊后，还需鉴别是真胚囊还是突起的蜕膜回声形成的“假胚囊”。如果经阴道超声探测到子宫内膜增厚但未见胚囊，而在子宫旁探测到肿块，肿块内可见胚囊、胚芽、原始心管搏动，就可确诊异位妊娠。

3.预测胚胎成活力

连续测定血清 HCG 值，观察其动态变化，能预测胚胎的成活力。正常宫内妊娠的女性，在胚胎植入 30 天内，血清 HCG 值每 29 ~ 53 小时会翻倍；7 ~ 12 周达到峰值，为 6 万~ 9 万国际单位 / 升（有的达 10 万以上），之后呈下降趋势。虽然个体间血清 HCG 存在差异，但在妊娠早期 HCG 升高速度是相似的，故在妊娠 10 周之内动态监测 HCG 具有参考意义。

经阴道超声检查也有助于判断胚胎成活力。如果血清 HCG 已经呈下降趋势，而经阴道超声检查还没有发现胎心，通常提示不良妊娠结局。

如果经阴道超声检查尚未看到胎心，只要血清 HCG 值还在上升过程中，就应该继续观察，择期复查，不能心急。因为有时候尽管从末次月经来看孕周已经不小了，但由于种种原因（心理压力大、生活方式不健康、多囊卵巢综合征、胰岛素抵抗等）导致排卵较晚，胚胎实际孕周较小，胎心出现也相对较晚。

4. 估计孕龄

确诊宫内妊娠后，应确定孕龄，这对后期产科情况处理十分重要。月经周期规则的妇女常用末次月经估算孕龄。由于排卵时间有时候会有差异，因此采用末次月经计算孕龄并不是精确的方法。经阴道超声检查可用于估计孕龄，并且随着妊娠进展，测量可信度增加。妊娠 6 ~ 11 周时，可根据胎儿头臀长度估计孕龄（一般误差在 7 日内）；妊娠 12 ~ 20 周时，可通过测量胎儿双顶径、腹围、头围等多项指标来估计孕周（误差在 10 日内）。PM

读者给《大众医学》杂志的一封邮件

我和妻子结婚几年了，最近想要孩子，但妻子一直没有怀孕。她去医院检查过，没有发现明显的问题，医生建议我也去做一下检查。我去医院做了精液化验，结果有异常。请教专家，像我这种精液报告不合格的，到底还有没有生育的希望，成功的概率有多大，吃什么药才能改善精液状况呢？

精液质量不合格该怎么办

上海交通大学医学院附属第九人民医院泌尿外科
李文吉　王 忠（教授）

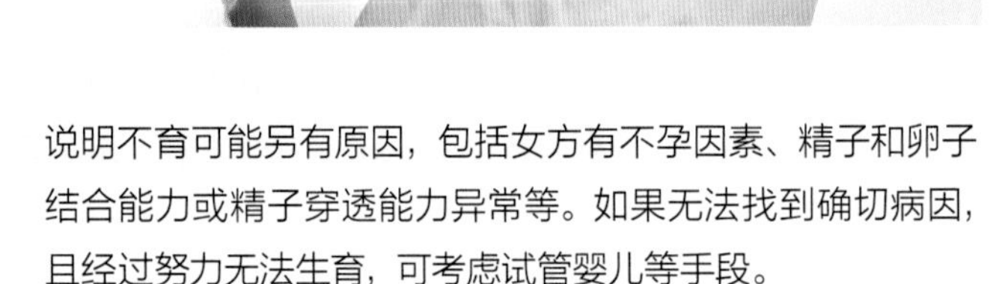

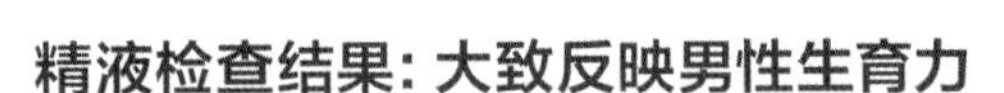

精液检查结果：大致反映男性生育力

在门诊或网络上，经常会有病友咨询精液质量是否达标等问题。不少患者因为某个指标轻微异常而感到沮丧、焦虑；许多病友会拿着精液分析报告来门诊咨询，希望医生能根据报告确定怀孕概率的大小。

遗憾的是，单纯根据精液分析报告不能判断妻子怀孕的概率，只能大致推测男性生育能力。生育涉及男方的精子总数、密度、活力、完整性，精子与卵子结合的能力，女方的生育能力等多种因素。精液分析结果正常未必一定能生育，比如有的夫妻，男方精子和女方卵子质量都没有问题，却不能生育，可能是由于一些免疫因素或其他尚未被认识的因素造成精子和卵子结合障碍。同样，精液不正常也未必一定不能生育。比如有的男性，精子密度低于参考值，但由于其精子的活动力强、畸形率低，或妻子的生育能力强，也可能使妻子成功受孕。无精症患者自然生育概率是零，但只要睾丸有生精能力，且能够通过睾丸或附睾穿刺、睾丸切开取精，利用辅助生殖技术，妻子就有怀孕可能。当然，男性精液常规各个参数越差，妻子怀孕概率也越低。

治疗精液异常要有针对性

绝大多数精液异常患者都会问医生可以吃什么药，或者已经辗转很多医院，用了多种药物。其实，这种“病急乱用药”的方式并不可取。那么，应该如何对待精液分析报告？精液异常应该如何治疗呢？

如果精液分析报告结果正常，而患者存在不育的情况，说明不育可能另有原因，包括女方有不孕因素、精子和卵子结合能力或精子穿透能力异常等。如果无法找到确切病因，且经过努力无法生育，可考虑试管婴儿等手段。

如果精液分析报告结果异常，应让医生分析和查找精液异常的可能原因。首先，要排除干扰因素（如休息不好、饮酒等）等对精液分析结果的影响；为了保证结果的准确性，一般要做 2~3 次精液检查。在排除上述因素后，要分析各项指标异常的原因。比如，精液量少于 0.5 毫升，为无精液症，常见于不射精或逆行射精等；若为 0.5~1.5 毫升，系少精液症，常见于前列腺炎、精囊炎、不完全性逆行射精和精囊发育不全等。精子密度 $< 15\times10^6$/ 毫升为少精子症，可见于睾丸生精功能低下、精索静脉曲张、有害金属和放射性损害、射精管道不完全性梗阻、精囊缺陷、染色体异常等。精子存活率下降常见于前列腺炎、精囊炎、精索静脉曲张、某些内分泌疾病（如垂体功能低下、甲状腺功能低下）等。

找到精液分析报告异常的原因后，应针对病因进行治疗，并在此基础上接受增强睾丸生精功能及改善生殖道微环境的药物治疗，提高精液质量。30%~40% 的不育男性虽然精液分析异常，但找不到确切的病因，称为特发性不育。特发性不育患者一般先接受医生的经验性治疗。笔者对男性不育患者采取病因治疗、增强睾丸生精功能及改善生殖道微环境的药物治疗，取得了较为满意的疗效。经过半年到一年正规治疗后，仍没有确切疗效者，宜通过辅助生殖技术来达到生育的目的。PM

测一测：你的性格孤僻吗

上海健康职业技术学院　陈建萍
上海师范大学心理系教授　傅安球

与人交谈是人际交往的重要形式之一，有助于我们发展和维持与他人之间的关系，既能满足我们社会交往的需求，也有助于深化自我认识、强化自我肯定。但生活中，有些人喜欢独来独往，对与人交往缺少热情和活力，不愿主动与他人交谈或交流，甚至对他人怀有厌烦、戒备和鄙视的心理，显得“很不合群”，这种状况在心理学上称为“孤僻”。孤僻不但影响人际交往与社会适应，还常会引起苦闷、压抑、沮丧等消极情绪而影响身心健康。

以下测试有助于你了解自己是否乐于与人交谈，是否存在孤僻的状况：

❶ 你是否只有面对那些经过千挑百选的朋友时，才敢大胆地吐露自己的心事与秘密？
A. 强烈肯定 B. 有时 C. 绝对否定

❷ 在与一群人交谈时，你是否经常发现自己驾驭不住自己，在东想西想那些与交谈话题无关的事情？
A. 强烈肯定 B. 有时 C. 绝对否定

❸ 别人问你一些复杂的事，你是否常常觉得“跟他多讲几句没什么意思”？
A. 强烈肯定 B. 有时 C. 绝对否定

❹ 你是否觉得那些太过于喜欢表达自己感受的人是肤浅和不诚实的？
A. 强烈肯定 B. 有时 C. 绝对否定

❺ 你是否常避免坦诚表达自己的感受，因为你认为别人根本不会理解你？
A. 强烈肯定 B. 有时 C. 绝对否定

❻ 你是否觉得需要独立的时间、空间，一个人静静的，才能清醒并且整理好自己的思绪？
A. 强烈肯定 B. 有时 C. 绝对否定

❼ 与一大群人或朋友在一起时，你是否经常甚感隔膜、孤寂或失落？
A. 强烈肯定 B. 有时 C. 绝对否定

❽ 当一些你不太熟悉的人对你倾诉他的生平遭遇以求同情时，你是否会觉得讨厌甚至对自己的想法不加掩饰？
A. 强烈肯定 B. 有时 C. 绝对否定

❾ 当有人与你交谈或讲一些事情时，你是否常常觉得兴趣索然，很难聚精会神听下去？
A. 强烈肯定 B. 有时 C. 绝对否定

评分方法：

请将以上问题的选择换算成得分，选 A 得 3 分，选 B 得 2 分，选 C 得 1 分，并计算出总分。

结果分析：

9～14 分：你与别人交谈不成问题，你非常懂得交际。与人交往中，较易产生一种轻松、热烈的气氛，彼此也会非常投机。

15～21 分：你可能比较乐于跟别人交朋友。如果与对方不太熟识，一开始你可能会很内向，不过时间久了，你便乐意常常搭话。

22～27 分：你有些孤僻，你只有在极需要的情况下才会与人交谈。你不会以交谈来发展友情，除非对方愿意主动频频与你接触，否则你便始终处于孤独的个人世界。

对21分以上者进一步的建议：

1. 试着主动与人交往

人只有在交往中才能被人理解、被人接受，才能认识别人、悦纳别人，才能使自己逐渐开朗起来、活跃起来。如果始终自我封闭、自我禁锢，只会在心理上越来越远离他人，以致与他人格格不入，越来越显得孤僻怪异，使人敬而远之。因而一定要主动、积极地创造各种条件与人交往。例如主动与人打招呼，主动参与别人的聊天，主动与人探讨问题，等等。久而久之，与人交往成为习惯，就会逐渐摆脱孤僻。

2. 主动参与各种活动

参与各种活动有助于扩大交往面，并体验活动中的乐趣，这样既有助于人际交往，又有助于培养积极情绪，使自己变得更乐于交际，也更善于交际，从而使孤僻在不知不觉中消失。例如积极参加一些文娱活动、体育活动，以及生日聚会、旅游等社交活动。PM

到海边游玩，沙滩散步，享受阳光和海泳是很惬意的事，但防晒、防风、防沙工作要做好，尤其是防晒。

海边游玩 做足防晒功课

华中科技大学同济医学院附属协和医院皮肤性病科教授　冯爱平

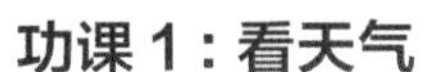

功课1：看天气

阳光照射，加上地面和海水反射的光线，使海边的紫外线特别强，在海边游玩很容易被晒伤。去海边游玩前，要注意查看天气预报，根据季节、天气、温度、湿度、有无大风等，做好相应的防晒准备。比如，早晚气温相对较低时，除四肢涂抹适度的防晒霜外，重点是靠衣服、帽子、墨镜等遮盖防晒，黑色、红色、紫色等棉质衣服，有助于抵抗紫外线的作用；如果风大，可准备伞、纱巾等，以减少海风和风沙的刺激；即使没有太阳，也要做好防晒措施，紫外线同样可致光损伤。白天，尤其是正午或阳光强烈时，要尽量避免阳光直射，或尽可能减少在阳光下的逗留时间。

功课2：看肤质

去海边游玩，最好选择防晒系数较高的防晒霜，如果长时间待在海边或者潜水、游泳，一般可选择SPF50的防晒霜。

防晒霜SPF值越高，所含化学成分与油脂越高，给肌肤带来的问题也就越多。敏感肌肤或容易过敏的人，面部不宜涂抹SPF值过高的防晒霜，最好选择物理防晒霜，或使用物理防晒方法，如戴帽子、墨镜等。

油性肌肤或中性肌肤的人，最好选择清爽的防晒霜或防晒喷雾；干性肌肤的人，宜选择润肤性较好的防晒霜，以起到保湿、防晒作用。皮肤白的人往往皮肤干燥，涂防晒霜要厚一些，还要配合毛巾、衣服等遮盖防晒。

一般情况下，面部出汗较多，防晒霜不宜涂太厚，可同时配合其他防晒措施，四肢皮肤可以多涂一些。

功课3：看年龄

小孩皮肤薄嫩，老人皮肤干燥，小孩和老人在海边游玩时，除了要加强物理防晒措施外，还要尽可能减少在海边游玩或戏水的时间，并注意多饮水，多涂润肤保湿霜，配合适度防晒霜。年轻肤白的女性同样要注意。

功课4：正确使用防晒霜

应在出门前20分钟涂抹防晒霜。若出汗较多，需每小时补涂一次防晒霜。可能的话，最好随身携带使用方便的防晒喷雾。下水游泳后，最好先用淡水将身体冲干净，擦干后再补涂防晒霜，否则肌肤表面的水分也会吸收紫外线，更容易被晒黑。

功课5：晒后勿忘修复

海边游玩后，最好用温水或凉水冲澡、泡澡，擦干后及时涂上润肤保湿霜或精油等。如果忘了防晒，在晒后12~72小时内一定要做好修复工作。可用冰毛巾敷肌肤15分钟，再涂上保湿霜或润肤油等。PM

Tips:

防晒和吃也有关。含叶绿素高的蔬菜（雪菜、莴苣、茴香、苋菜、荠菜、芹菜、萝卜叶、菠菜、香菜、油菜、芥菜等）及无花果、柑橘、柠檬、芒果、菠萝等属于光敏性食物，食用后更容易被晒黑、晒伤。此外，过多海鲜或高蛋白质饮食会增加肠胃负担，降低机体和皮肤的抵抗力，增加皮肤光过敏和日晒伤的机会。

爱发脾气 有办法改变吗

中南大学湘雅二医院精神卫生研究所
李则宣（副主任医师） 黄任之

生活实例

欧阳女士容易发脾气，丁点大的事，她"一点就着"。虽然她为人善良，但她的火爆脾气却引起了大家的非议。邻居和同事觉得她爱发脾气，老公抱怨她不够温柔，儿子也嫌弃她"太过强势"。欧阳女士的内心非常憋屈，认为自己为别人、为家庭做了很多事，却被埋怨，内心十分迷茫。她也想过改正自己的脾气、多克制，但就是做不到，一遇到自己看不惯的事，就忍不住了。

心理医生的话

爱发脾气的人情绪爆发很快，情绪反应特别强烈。为何不能做到控制情绪呢？心理分析的理论认为，一个人出生后，如果在早期的母婴关系中没有得到足够的爱，则无法自己抚平由挫折带来的负性情绪。这会严重阻碍个体的心理成长，让自己没能力走向成熟和自立，只能用变相的喊叫方式（发脾气）来"索取他人关爱"。但这显然很难让别人接受和识别，于是发脾气者得不到正确的心理回应，不得不重新这么做（反复发脾气），导致恶性循环。爱发脾气者的内心其实很孤寂，他们渴求爱却又担心得不到爱。

了解情绪的引爆点

拿出一张纸，写下让自己情绪发狂的十件事。梳理每一件事的背景，通过一些提问来理清思路。比如，这事发生在什么时间、什么地方？是什么场景，有哪些人在场？哪一个动作或哪一句话戳中了自己的"痛点"？以前是否有过类似的事情，最早一次发生时，对方做了什么或说了什么？

通过上述情绪分析，慢慢摸出自己发脾气的规律，找到那些可能触发自己情绪的人、事、物或语言等，同时也会对自己的情绪失控有更加理性的认识。

六个步骤，控制好情绪

● **步骤一：停下** 当发现自己的情绪要爆发了，立刻停止与人不友好的对抗行为（比如怒目而视等），以打电话、抽烟、补妆或上洗手间的名义，离开现场。如果不方便离开，可以暂时闭上眼睛或盯着一个远处的景物，冷却自己的情绪。

● **步骤二：呼吸** 不要说话，做深呼吸十次，让自己的心情镇定下来。如果发现自己呼吸急促，心跳依然很快，则多做几组深呼吸，直到呼吸平稳为止。

● **步骤三：观察** 个人的情绪由不同身体部位"承载"：有人脾气上来后，会感觉头痛；有人会觉得胃部难受，胃痛和痉挛；有人会觉得胸口憋闷，呼吸困难；有人会感觉喉部哽咽，难以发声……可以感受一下，情绪上来后，自己最不舒服的部位在哪里，了解自己的情绪承载位置。

● **步骤四：抚慰** 将手放在不舒服的部位，温柔按摩，慢慢调整自己的呼吸，想象一股暖流从口腔进入，逐渐到达不舒服的地方，暖流让那个位置的肌肉逐渐变软，不舒服的感觉逐渐消失，取而代之的是身心的通泰。

● **步骤五：对话** 尝试着和自己不舒服的部位对话。问问自己：发脾气的原因是什么？情绪不好会不会给自己身体造成伤害？自己情绪方面有什么诉求？可以告诉自己：情绪的爆发，其实不是外界刺激惹到我们，而是不曾被看到的旧伤又一次被剥开了，从而让人感到很不舒服。

● **步骤六：学习（新的表达方式）** 要明白，发脾气于事无补，只是表达自己的一种方式。要掌握新的表达方式，如向高情商者请教，或注意观察别人健康而成熟的社交技巧。通过不断的学习，让自己的社交方式越来越成熟。减少人际冲突后，负性情绪的产生就会减少，保持内心满足自在，就不再乱发脾气了。PM

TIPS

如果发脾气严重，且难以改变，可以求助于专业的心理咨询师，通过心理分析、心理治疗等方式，改变不良的情绪表达方式。

夏季到来，很多“清凉”中药常被用作夏日消暑的药食两用品，或泡茶、煮汤，或煮粥、炒菜。食用这些“清凉”中药时，是否有我们不曾留意之处？

用对清凉“六宝” 清爽一夏

山西省中医院教授　冯 明
配图/上海中医药大学　曹海峰

专家简介

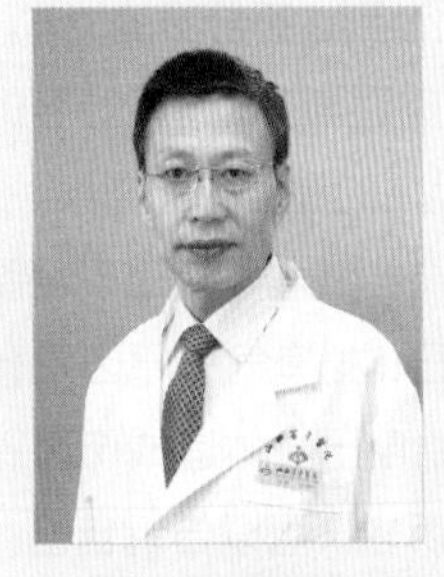

冯 明　山西省中医院（山西省中医药研究院）副院长、主任医师、教授，国家中医药管理局中医药文化科普巡讲团成员，中国气功学会常务理事，山西省医师协会中医分会副会长，山西省卫生厅中医药文化建设与科学普及专家，山西药膳养生学会专业委员会副主任。擅长发热、感冒、失眠多梦、咳嗽气喘、胃痛腹胀、消化不良、泄泻便秘、头痛眩晕、汗出异常等疾病的诊治。

专家门诊：周二、周五上午

一、薄荷

中医认为，薄荷味辛性凉，具有散风热、清头目、利咽喉、透疹、解郁的功效。

● **代茶饮最佳**　夏季头疼脑热者，摘几片薄荷叶搓一搓，外敷印堂、太阳穴等穴位，有一定疗效。薄荷宜代茶饮，不宜用来煮粥或熬汤，因其主要有效成分是薄荷油，气味辛香、易挥发，大火久煎后，药效容易丢失。若煎煮的中药中有薄荷，医生会特别嘱咐薄荷“后下”。

● **要看清品种**　如今，很多人会在家中种一盆薄荷，或者看到野外有类似薄荷的品种，便随手摘来泡茶或做甜品。然而，薄荷品种不少，如非杂交的薄荷、田野薄荷、留兰香薄荷、苹果薄荷、科西嘉薄荷、普列薄荷，杂交的苏格兰薄荷、胡椒薄荷、葡萄柚薄荷等。薄荷、留兰香薄荷、胡椒薄荷是常见的可食用薄荷，其中留兰香薄荷安全性最高，摘下洗净后，可直接泡茶喝。然而，有些薄荷却不适合食用，如普列薄荷是专门用于提炼薄荷脑的品种，对人和动物均有毒性，不可食用。普列薄荷的植株匍匐生长，叶片呈亮绿色，多开淡紫色小花，大家要注意鉴别。

特别提醒

薄荷虽是常用的药食两用之品，但其味辛性凉，非人人皆宜。阴虚血燥之人、平时好出汗者、肺气虚易感冒者，应慎用薄荷；脾胃虚寒、腹泻便溏者，不可过多或长时间食用薄荷。

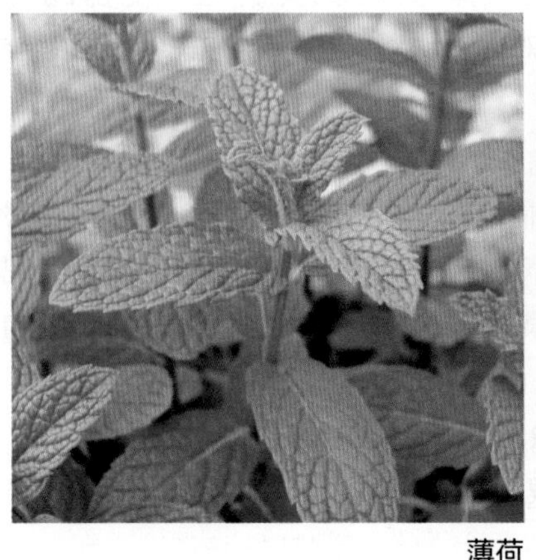
薄荷

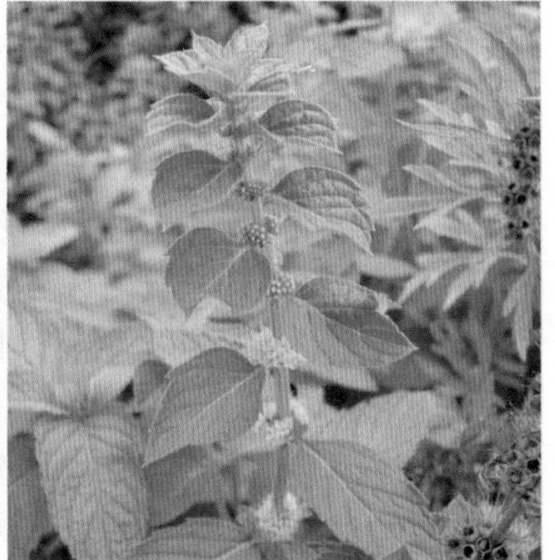
皱叶留兰香

二、莲子心

莲子心味苦性寒，具有清心安神、交通心肾、涩精止血之效。

● **多作“配伍”用** 莲子心性味苦寒，多作为配伍用，不宜久服、多服。黄白色的金银花、红色的枸杞子搭配绿色的莲子心，清热解暑且赏心悦目。莲子心泡水喝，适用于心火旺盛、焦虑烦躁、失眠遗精、血热吐血者。

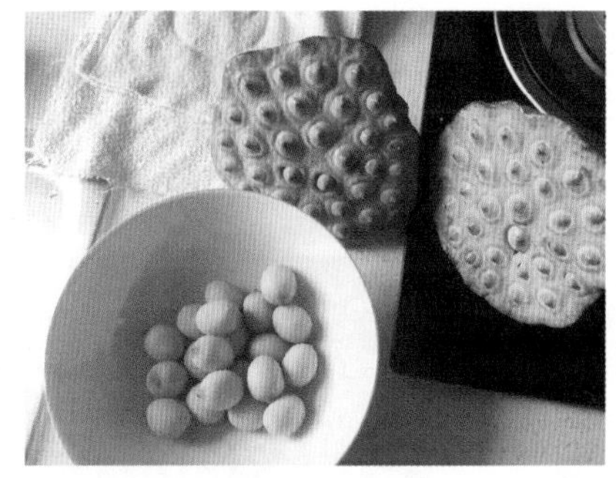
莲子

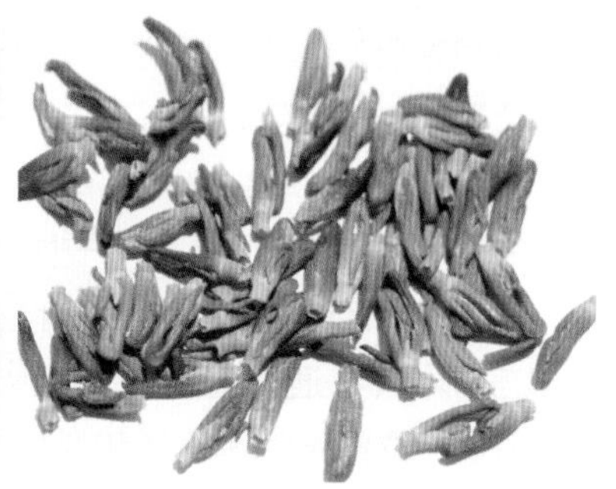
莲子心

特别提醒

即便是夏天，脾胃虚寒、大便溏薄者也不宜用。

三、罗汉果

罗汉果味甘性凉，有清肺利咽、化痰止咳、润肠通便之效。

● **有白痰、舌苔白滑者不宜** 罗汉果泡水当茶饮，味甘且利咽，深受教师、歌手、播音员喜欢。然而，罗汉果并非适合所有人食用。《岭南采药录》记载“罗汉果理痰火咳嗽”，常有白痰、舌苔白滑者，是不宜用罗汉果的。

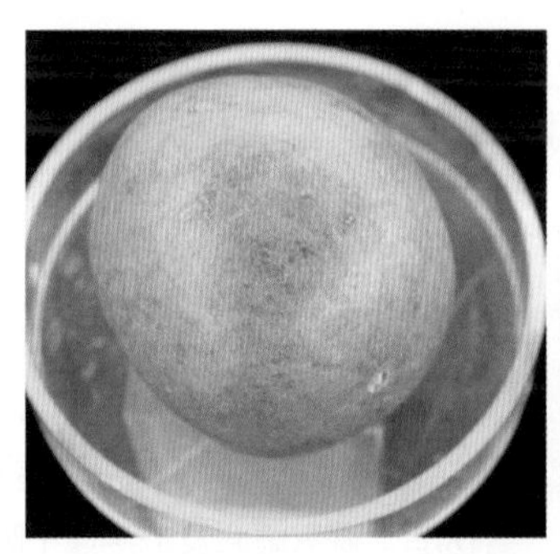
罗汉果

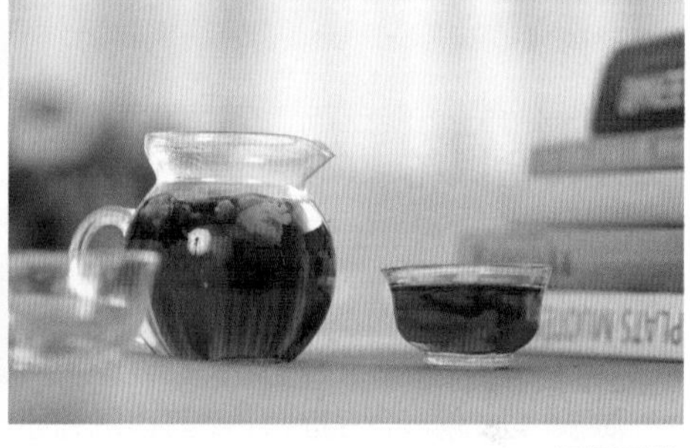
罗汉果茶

特别提醒

罗汉果尚有润肠通便之效，但仅适用于肠燥便秘者，寒湿便秘或大便溏薄者不宜服用。

四、乌梅

乌梅味酸、涩，性平，具有生津止渴的功效。现代研究发现，乌梅对多种呼吸道、消化道致病菌有不同程度的抑制作用。乌梅还有抗过敏的作用，是中医名方“过敏煎”（由防风、银柴胡、乌梅、五味子加减组成）的主药。

● **古老的酸梅汤配方** 相对于花叶类的中药，由梅近成熟果实炕焙而成的乌梅泡水较难出味，所以一般须煮汤饮用。用乌梅加糖，做出一大碗酸梅汤，冰镇后饮用，可用于解暑。向大家推荐一款古老的酸梅汤配方，源于清宫御茶坊，由生津止渴的乌梅，化瘀散瘀的桂花，消食开胃的山楂，清热解毒、补中益气的甘草，益气润肺的冰糖一并熬制。大家可根据自己的体质、症状，在此基础上进行适当加减，痰多者可加陈皮理气化痰，上火者可加绿豆清热，心情不好时可加玫瑰花疏肝解郁，也可加洛神花养颜、消斑。

特别提醒

因酸梅汤有酸收、止泻的作用，故外感、实热积滞、便秘者不宜服用。不能用镀锌或铜制容器盛放酸梅汤，以免容器中的锌或铜溶解于酸性液体中。

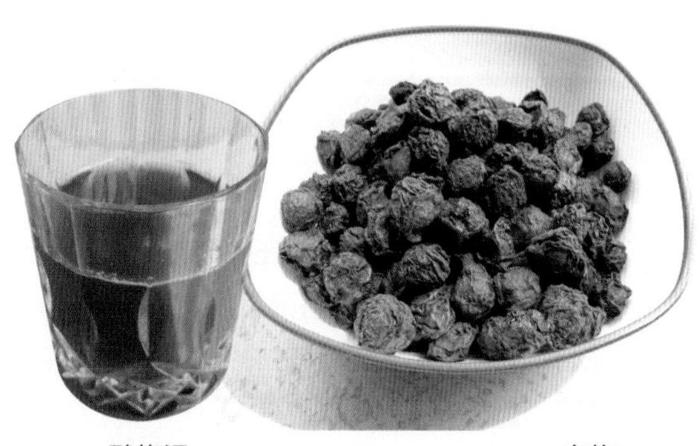
酸梅汤　　乌梅

五、绿豆+百合

绿豆是众人皆知的防暑去火之品。绿豆和百合是非常适合用来煮粥、熬汤的一组食材。绿豆味甘性寒，有清热解毒、消暑之功。百合味甘性微寒，有养阴润肺、清心安神之效。

● **绿豆和百合更配** 按中医理论，“肺为华盖，象天幕，通调水道，主肃降”（肺在体腔脏腑中位置最高，有覆盖和保护诸脏抵御外邪的作用。肺气只有在清肃下降时，才能保持其正常的功能活动，使水道通调、代谢平衡）。百合色白润肺，如甘露雨水凉润大地，绿豆清心胃之暑热，两者搭配，一清热一润补，共凑养阴清热、消暑清心之用，可谓补泄同施、功倍于常。

特别提醒

脾胃虚寒、大便溏薄或常有白痰者，不适合食用。

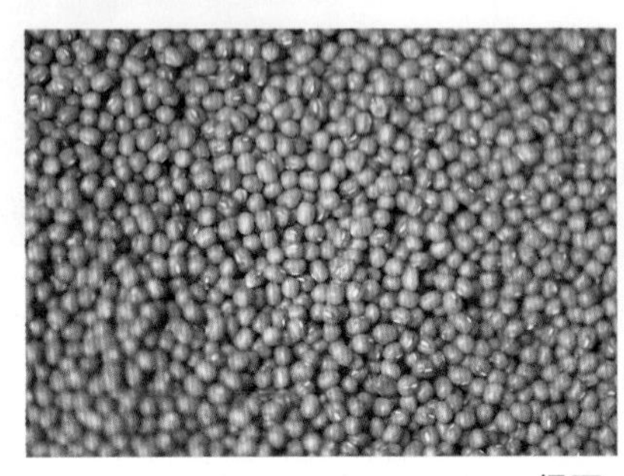
绿豆

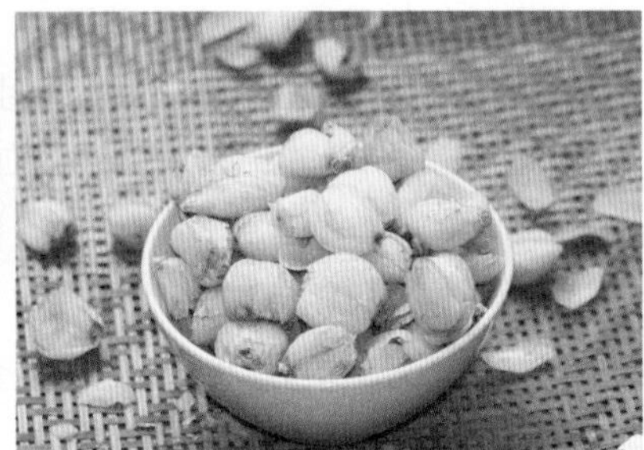
百合

六、金银花

金银花是“疮家圣药”，具有清热解毒、疏散风热的功效。其质地轻清，味甘性寒，不似黄连、黄芩、黄柏、栀子等清热解毒药苦寒，做茶、汤、粥、菜皆宜。现代药理研究显示，金银花具有广谱抗菌作用，有一定的抗炎及解热作用。临床上常用金银花治疗痈肿疔疮、热毒血痢和温热病，祛暑解热对金银花而言是“小菜一碟”。

● **宜“后下”** 金银花常与菊花、竹叶、麦冬、枸杞子、莲子心配伍，可以直接泡水，代茶饮。需注意的是，金银花的有效成分中有挥发油，不宜大火久煎。若用金银花熬汤或煮粥，宜后下。

特别提醒

很多人自家种植金银花，采摘炒菜或泡茶喝。若当天食用没有问题，要保存备用，则须晒干、防潮，以免变质。

金银花药性偏寒，不宜长期服用。有上火症状时，可适当选用，15克之内为宜。脾胃虚寒及疮疡属于阴证者忌用，女性月经期间禁用，体弱者不可多服。

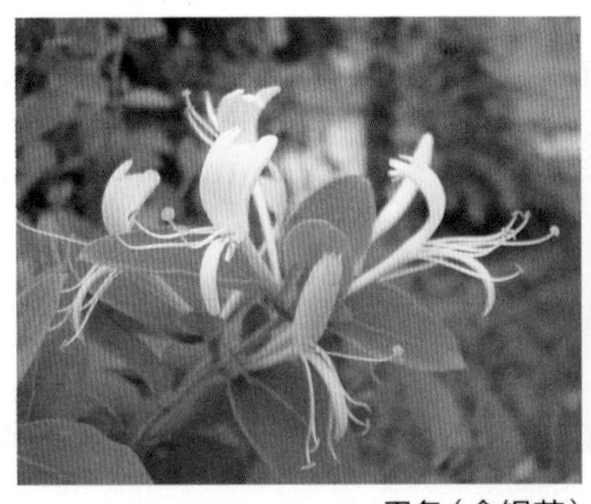
忍冬（金银花）

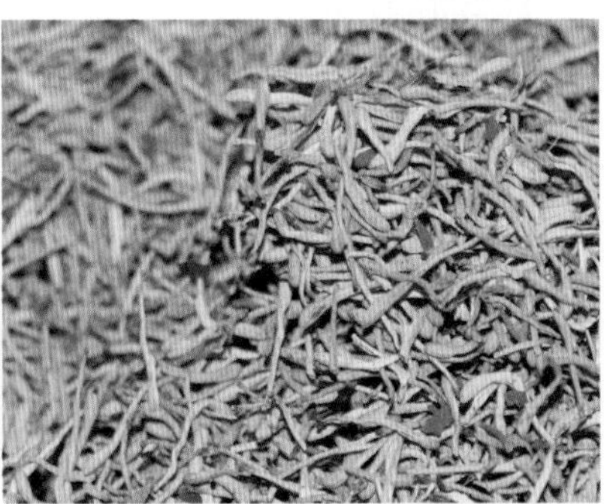
金银花（干品）

总结

夏日消暑的药食两用中药还有菊花、金莲花、竹叶、桑叶、胖大海等。中医曾认为，夏天开的花，大多有祛暑作用，可做茶、汤、粥、菜食用。临床上，中医师常因人、因地、因时适当配伍益气生津之品，如西洋参、太子参、麦冬、枸杞子等；或祛湿之品，如扁豆花、厚朴花、赤小豆、薏苡仁、香薷、紫苏叶等，还要注意保护胃气，尽量做到色、香、味、效俱全。平时服用时，最好在医生指导下使用。PM

夏日战“痘”计

夏季来临，气温升高，人体代谢增快，油脂分泌旺盛，痘痘困扰也随之而来。痘痘学名痤疮，是一种毛囊、皮脂腺的慢性炎症，主要发生在颜面及胸背等多脂区域。

✍上海中医药大学附属岳阳中西医结合医院皮肤科
李 苏 李 斌（主任医师）

痘痘家族盘点

“青春痘” 青春期是人生中最美好的一段时光，但是“青春痘”出其不意的“造访”却让本该恣意飞扬的青春蒙上了一层阴影，对青少年的心理和社交都产生很大影响。进入青春期后，体内的雄激素，特别是睾酮分泌旺盛，会引起皮脂腺增生并分泌过多油脂。油脂若不能及时排出，会造成毛囊堵塞，痤疮杆菌大量繁殖，皮肤发炎、发红，形成粉刺、丘疹、脓疱、结节等。此时，切记不要用手挤压，应注意皮肤清洁。

“姨妈痘” 一般在女性月经前1~2周出现。此时雌激素和黄体酮分泌量会有一定程度降低，体内激素水平失衡，失去“克制”的雄激素会刺激皮脂腺分泌，造成毛囊堵塞，诱发痘痘。“姨妈痘”一般好发于额头、下巴，月经过后多数会消退。除此之外，“姨妈痘”与不良情绪也有很大关系，保证充足的睡眠和愉悦的心情，适当食用补铁、补血的食物，如大枣、莲子等，能有效改善皮肤暗沉，增加皮肤弹性，减少痘痘发生。

“压力痘” 随着生活节奏的加快，工作压力的增加，痘痘已不再是青春期的“专利”。成年人长期熬夜、睡眠不足、精神高度紧张都会给痘痘“可乘之机”，感情压力、生活压力、环境压力都有可能引发痘痘。“压力痘”是痘痘家族中的一支“新生力量”。一般会在短时间内发于全脸、两颊或太阳穴处。对于“压力痘”，调理胜于治疗。适当释放压力，合理安排好自己的生活和工作，适量运动，保持乐观的心态是一剂良药。

战“痘”三部曲

● **做好清洁** ①选择正确的清洁用品。痘痘一般是由于皮脂腺分泌过盛造成的，所以洁肤用品一定要选择清爽型、低刺激性的。②在水温控制上，使用与体温差不多的温水最好，一定不能用热水。因为热水冲洗会迅速带走皮肤中大量天然保湿因子。③避免过度清洁，每天早晚洗脸两次即可。不要觉得是因为脸不够干净才会有痘痘，过分清洗会破坏皮肤角质层中的天然保湿因子，对皮肤不利。

● **管住手和嘴** 千万不要用手挤压痘痘。有很多人喜欢到美容院或自己用粉刺棒挑出脸上的粉刺。殊不知，这样做容易产生皮下囊肿，更不易消退。更为严重的是，如果没有掌握好方法，不但很可能会在脸上留下瘢痕，而且面部血管丰富，如果挤压不当，还有可能导致细菌通过伤口进入血液，引发诸如脑膜炎、败血症等严重并发症。尤其是面部从双侧内眼角至嘴唇周围的区域，医学上称之为“危险三角区”，该区域内的痘痘更不可随意挤压，以防发生不良反应。

长了痘痘以后，还要“管住嘴”。首先要忌食高糖食物，高糖会使机体新陈代谢旺盛，皮脂腺分泌增多；其次要忌食辛辣、热性食物，这些食物会刺激机体，导致痘痘“春风吹又生”；第三要忌食腥发之物，如海鱼、虾、蟹等，以免因过敏而导致痘痘加重。

● **日常调护** 皮脂腺也具有“生物钟”规律，如果夜间没有正常入睡，就会延长皮脂腺的活动周期，刺激皮脂过量分泌，导致痘痘发生。因此，平时要养成良好的作息习惯。70%的痤疮患者存在着不同程度的便秘，解决便秘问题也是防治痘痘的重要环节。此外，还要保持愉快的心情。痘痘会影响患者的面部美观，持久存在的皮损也会给患者造成较大的心理压力，甚至导致抑郁、焦虑、自信心丧失等心理障碍。这些心理障碍同时也会影响机体内分泌系统，加重皮损形成。PM

专家简介

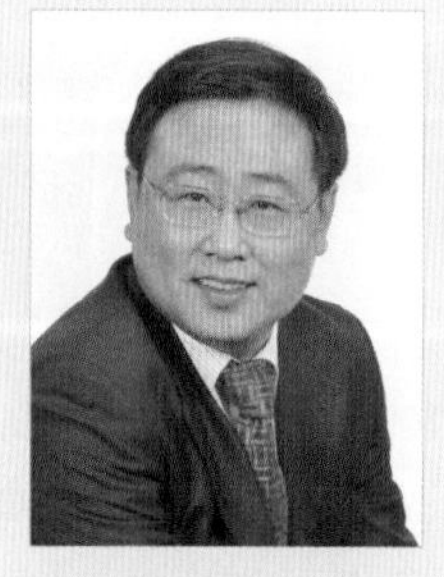

李 斌 上海中医药大学附属岳阳中西医结合医院皮肤科主任医师、博士生导师，中华中医药学会皮肤科分会副主任委员，上海中医药学会皮肤病分会主任委员，世界中医药联合会皮肤科分会副会长，中国民族医药会皮肤科分会副会长。擅长银屑病、湿疹、痤疮、荨麻疹、色素性疾病、慢性皮肤溃疡等疾病的中医药防治。

专家门诊：周二上午，周一上午（青海路名医特诊部）

锻炼+推拿 远离“五十肩”

上海中医药大学附属岳阳中西医结合医院推拿科
程 波 吕 强（副主任医师）

盲目锻炼 适得其反

很多朋友都曾听过“五十肩”一词，它是一种以肩部疼痛和肩关节活动受限为主要临床表现的疾病，因好发于五十岁左右中老年人群，故被称为“五十肩”。但并非五十岁左右发生的肩部疼痛都是肩周炎。广义的肩周炎包括肩峰下滑囊炎、冈上肌腱炎、肩袖撕裂、肱二头肌长头肌腱炎、喙突炎、“冻结肩”、肩锁关节病变等多种疾患；狭义的概念仅指“冻结肩”。老百姓比较熟悉的“五十肩”多属于“冻结肩”的范畴，美国肩肘外科医师学会将其定义为引起盂肱关节僵硬的粘连性关节囊炎，初期主要表现为肩关节周围疼痛，后期疼痛虽然消失，但遗留肩关节各个方向主动和被动活动度降低症状。通常认为“冻结肩”有一定自愈倾向，但自然病程长达6个月至3年，甚至更长。因此，一旦肩关节疼痛难以缓解且有加重趋势，患者应及时就医。

很多人出现肩关节疼痛，就自认为患了“冻结肩”，在家中自行锻炼。有一部分人经过锻炼后，症状并未好转，甚至越练越加重。其实，许多疾病都可导致肩痛，锻炼方法也因人而异。如果盲目锻炼，只会适得其反。比如，因肱二头肌长头肌腱炎导致的肩痛，在做“爬墙”运动时会加重；因肩袖撕裂导致的肩痛，在做肩关节外展或甩臂时会加重；因钙化性肌腱炎导致的肩痛，在肩关节频繁大幅度外展时会加重。所以，当出现肩关节疼痛或活动受限时，应经过医生诊断，才能进行针对性的锻炼。

“五十肩”三阶段自我锻炼法

明确肩关节疼痛的病因后，接下来就要确定何时开始锻炼及如何选择相应的锻炼方法。可以根据疼痛的情况选择相应的锻炼方法。

❶ **肩部疼痛非常严重，活动完全受限** 此阶段患者的疼痛症状较重，功能障碍往往是由于疼痛造成的肌肉痉挛所致，宜进行止痛治疗，尽量避免活动，可以配合做些热敷等理疗，使局部炎症反应逐渐吸收。

❷ **肩部疼痛减轻，可轻微活动** 此阶段患者疼痛症状开始缓解，说明局部炎症反应开始消退，可以做轻微活动，但应避免大幅度活动肩部，可以做一些发力较少、轻柔的动作。如弯腰晃肩法（弯腰伸臂，做肩关节环转运动），动作由小到大，由慢到快。或甩臂运动（患者站立位，做肩关节前屈、后伸及内收、外展运动），动作幅度由小到大，反复进行。锻炼目的不是为了增加关节的活动度，而是为了放松之前因为疼痛而导致的肌肉痉挛，因此动作幅度或力度无须很大，以感觉舒适，不引起明显疼痛为度。

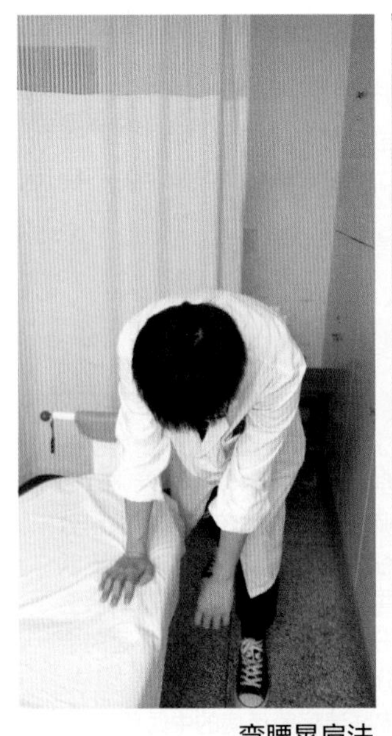

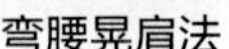

弯腰晃肩法

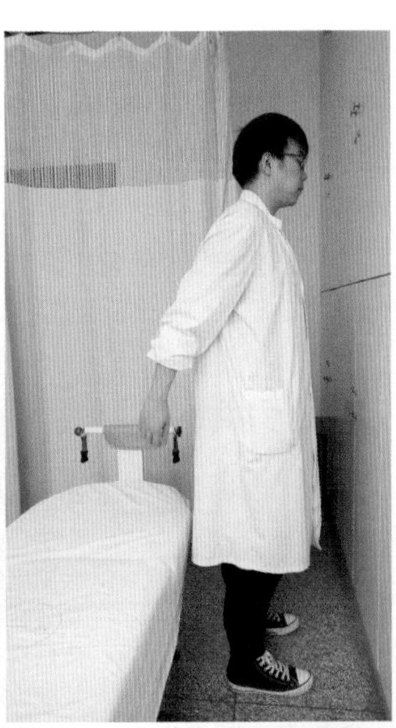

甩臂运动

❸ **肩部疼痛已不明显，能够做对抗性运动** 此阶段患者做发力动作时，肩关节疼痛症状已不明显，主要困扰是肩关节活动受限。治疗的重点应以恢复关节运动功能为主，以达到解除粘连，扩大肩关节活动范围的目的。如爬墙运动（面对墙壁，用双手或单手沿墙壁缓慢向上爬动，使上肢尽量高举，然后再缓缓向下回到原处），反复数次。或者体后拉手（双手向后，由健侧手拉住患侧腕部，渐渐向上拉动），反复进行。还有外旋锻炼法（背靠墙而立，握拳屈肘，手臂外旋，尽量使拳背碰到墙壁），反复数次。

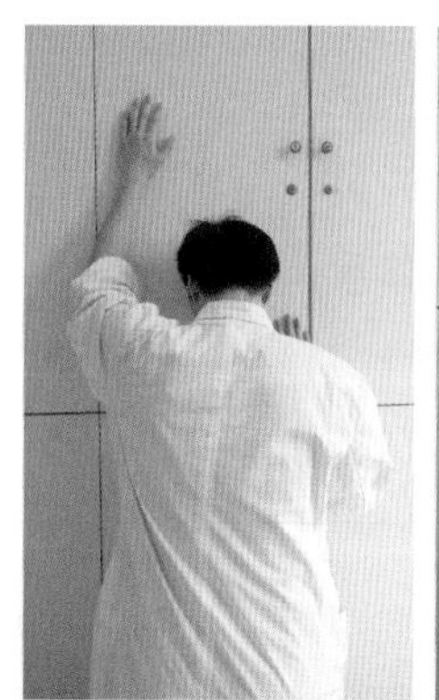
爬墙

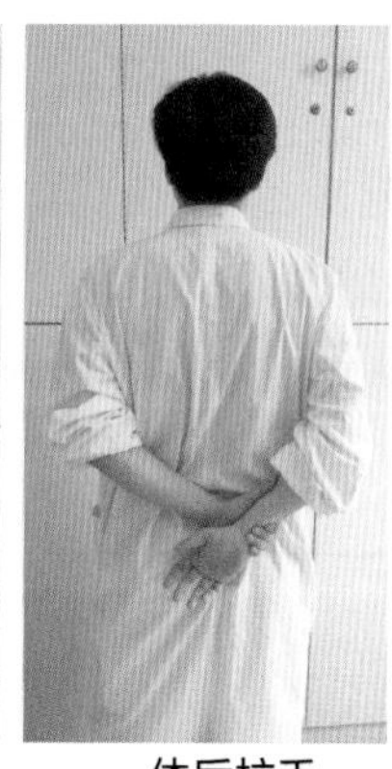
体后拉手

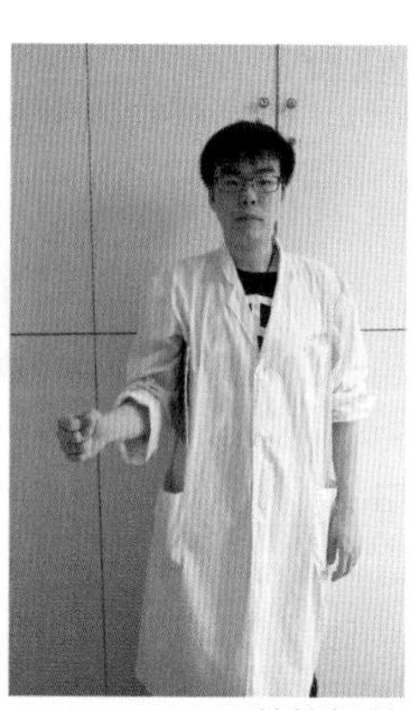
外旋锻炼

四步推拿法 远离“五十肩”

由于患者在自我锻炼过程中很难做到肌肉放松，不能进行有效的关节活动。如果觉得锻炼效果一般，不妨在家人的帮助下，进行中医四步推拿疗法，对“五十肩”进行针对性治疗。

❶ **肩关节肌肉放松** 患者取坐位，在患者肩部做揉法或拿法，使局部肌肉放松，以达到疏通经络的目的。

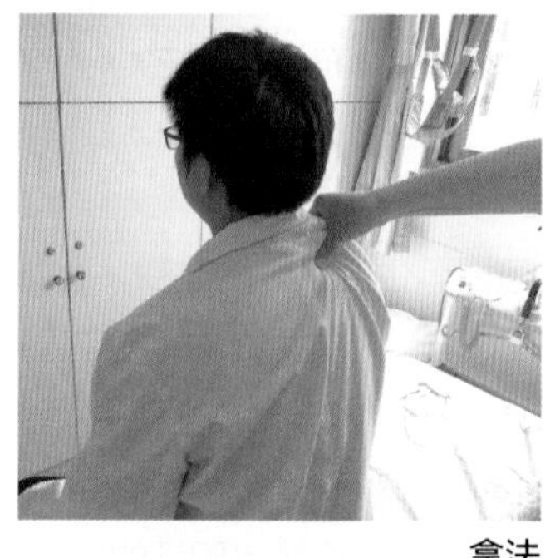
拿法

❷ **肩关节被动运动** 站在患者后方，做肩关节各个方向的摇法，以恢复肩关节的正常活动度。

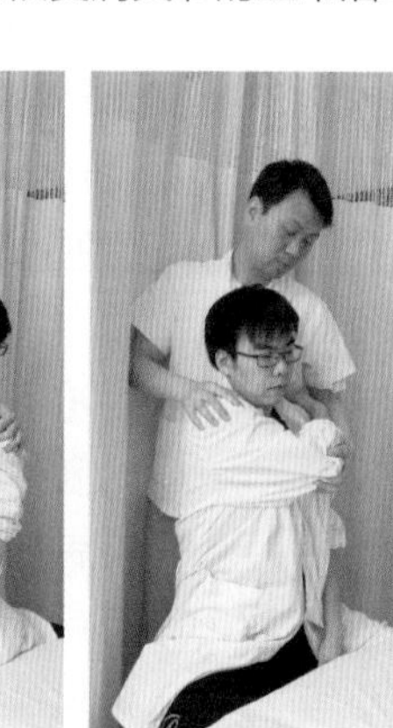

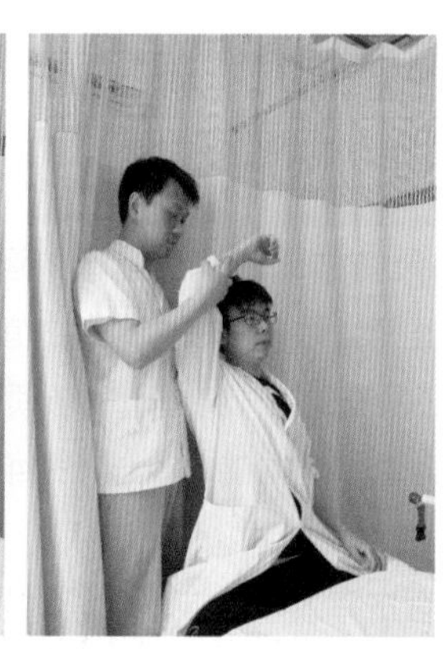
摇法

❸ **缓解肩关节疼痛** 环揉肩关节，双手分别置于患肩前后做环旋揉动，以缓解疼痛。接着以两手夹住患侧手臂，相对用力，做相反方向的快速搓动，同时上下往返移动。

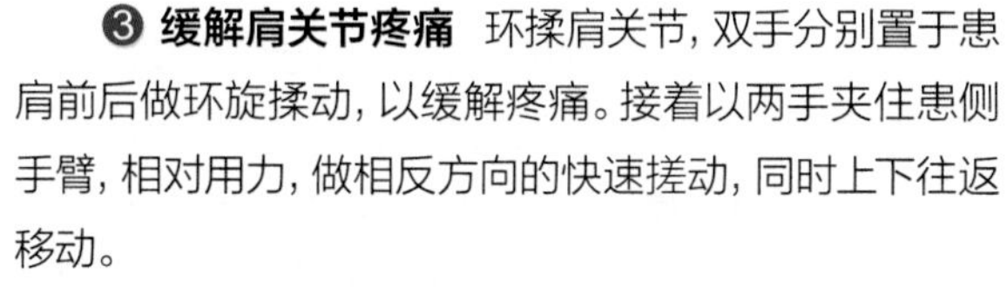

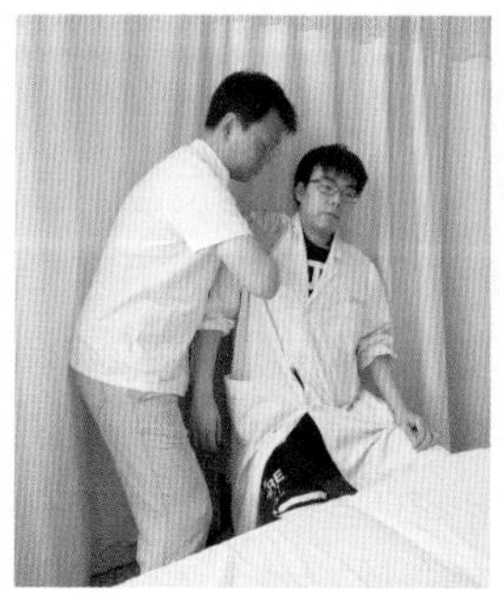
环揉肩关节

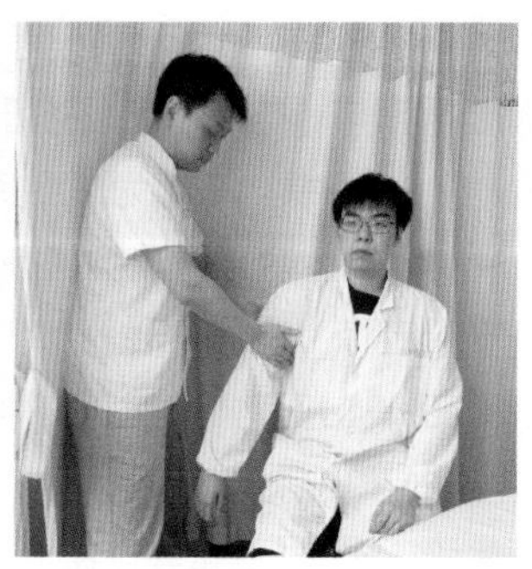
搓法

❹ **肩关节抖法** 站在患侧，双手握住患者手指或手腕，先使患侧上肢外展，在牵引的情况下做连续、小幅度、均匀、快速的上下抖动。PM

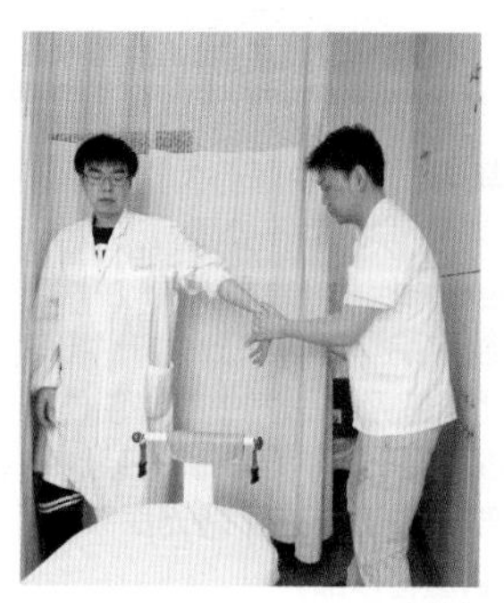
抖法

扫描二维码获取
“五十肩”自我锻炼视频

《黄帝内经》是中医学理论的奠基之作，位列中医四大经典之首，以黄帝、岐伯、雷公对话和问答的形式，阐述医学理论、养生延寿之道。在《素问·灵兰秘典论》一篇中，黄帝问岐伯：人体五脏六腑，可有高低贵贱之分？岐伯将人体比作一个国家：心为君主，肺为丞相，肝为将军……五脏六腑，各司其职，并着重强调"心者，五脏六腑之大主也""主明则下安""主不明则十二官危"。一个国家，如果君主明智顺达，下属也会安定有序，国家繁荣昌盛，《黄帝内经》以此来说明心之健康的重要性。

心者 五脏六腑之大主也

上海中医药大学教授 李其忠

心主血脉 心主神志

中医学认为心的主要功能，一是主血脉，二是主神志，故心的病变也主要表现在心脉与心神两个方面。后世医家将心主管血脉的功能，称为"血肉之心"；而将主宰神志的功能，称为"神明之心"。

心主血脉，主要是指心具有推动血液在脉道中运行的生理功能。心主血脉的功能正常，取决于三个条件：首先是脉道必须通畅，其次是血液必须充盈，再次是心气必须充沛。心脏的正常搏动，是以心气为直接动力的，故心气是维持心主血脉功能的最重要因素。

心主神志，主要是指心有主宰人体精神、意识、思维等活动的生理功能。中医学中的"神"有广义和狭义之分。广义的神是指整个人体生命活动及其外在表现，如形象、面色、眼神、言语、应答、肢体活动姿态等，即通常所说的"神气"。狭义的神，即心所主管的精神、意识、思维活动。古代中医学受客观条件所限，虽对精神、意识、思维活动与大脑（脑髓）的密切关系有明确记述，但因中医藏象理论的特点之一是"详于脏而略于腑"（脑为奇恒之腑之一），故将精神、意识、思维活动归属于五脏，尤其归属于心的功能。所以中医对"心"的论述，不仅仅局限于现代医学"心脏"的功能，我们平常所言的心理健康、心身医学等的"心"，均属"神明之心"。

专家简介

李其忠 上海中医药大学教授、博士生导师、学术委员会委员。擅长治疗肝胆脾胃疾病、急慢性喘咳病症及虚损性疾病。近年来致力于中医养生文化研究及中医养生科普创作。**专家门诊：周一下午（上海市名老中医门诊部），周四下午（曙光医院东院），周六下午（岳阳医院青海路名医特诊部）**

心脉怕堵 心神忌忧

随着现代生活节奏、饮食习惯等生活方式的改变，心血管疾病的发病率呈现逐年上升的趋势。在中医看来，高血压、冠心病、高脂血症等均与心主血脉功能异常有关。其中，心脉瘀阻最为常见，主要表现为心悸、胸闷、气短，甚者心绞痛、心肌梗死。中医方剂学中有许多针对心脉瘀阻证的名方，现代中成药中也有复方丹参滴丸、麝香保心丸、冠心苏合丸、速效救心丸等良药。已罹患心脉瘀阻证者，可按医嘱服用，以稳定病情，缓解发作。中医认为过食肥甘，易产生痰浊，阻塞脉络；饮食过咸，易致水湿潴留，凝涩脉道。所以平时应注意饮食清淡，避免膏粱厚味，可适当食用山楂、玫瑰花、黑木耳、洋葱、生姜、大蒜、黄酒等药食两用之品，以利心脉。

情志异常与心神关系最为密切，《黄帝内经》有"悲哀愁忧则心动"之论，具体表现为失眠多梦、心神不宁、反应迟钝、健忘、精神委顿，甚至昏迷癫狂等症状。中医临床多用养心安神、宁心定惊、清心开窍等治疗方法，如中成药枣仁安神胶囊、天王补心丹等具有养心安神、清心宁神等作用，对失眠多梦、心神不宁等证有良效。平时也可适当食用百合、莲子、桂圆、牛奶、鸡蛋、蜂蜜等食物，以安心神。PM

入夏之后，天气逐渐炎热，暑湿之气日盛。许多人会自觉烦热乏力、食欲减退。如果不慎“中暑”，还会出现高热、呕吐等症状。此外，高温湿热的环境，也容易滋生蚊虫，对健康造成危害。中医认为，夏季养生应该以清热消暑、健脾除湿为重方。下面就为大家介绍一些家庭防暑降温方法。

自制防暑驱蚊佳品

上海市针灸经络研究所　李明哲

自制凉茶

❶ **竹叶清心茶** 将淡竹叶15克、甘草10克洗净，加水1000毫升，煎煮10分钟后，加入薄荷3克，煮沸片刻，过滤取汁，凉后代茶饮。有清心除烦、清解暑湿之效，适用于夏季暑热、口渴、烦躁、小便黄且少。

❷ **陈皮开胃茶** 将陈皮切成小块，放入茶壶中，冲入沸水，盖焖10分钟，滤出残渣，放入适量白糖，稍凉后即可饮用。夏季常饮此茶，既能消暑解渴，又能理气化痰、健脾祛湿。如果食用过多油腻之品后，导致脾胃不适，也可喝杯陈皮茶进行调理。

❸ **桑菊明目茶** 将桑叶、白菊花、甘草各10克洗净后，加水1000毫升，煎煮10分钟，凉后即可饮用。不仅能预防和治疗夏季暑湿感冒，对肝火旺盛或用眼过度导致的双眼干涩也有很好的疗效。

自制香囊

❶ **驱蚊除湿香囊** 将藿香、佩兰、苍术、白芷、细辛、陈皮、石菖蒲、艾叶打成粉末，选用适量放入无纺布内袋，将内袋扎紧放入香囊，随身佩戴。幼儿使用时，每种中药粉1~3克为宜；成人使用时，每种中药粉3~5克为宜。若放入太多，可能会引起不适感。

❷ **预防暑湿感冒香囊** 将丁香、藿香、木香、荆芥、防风、柴胡、羌活、桂枝、黄芪打成粉末，选用适量放入无纺布内袋，将内袋扎紧放入香囊，随身佩戴。幼儿使用时，每种中药粉1~3克为宜；成人使用时，每种中药粉3~5克为宜。

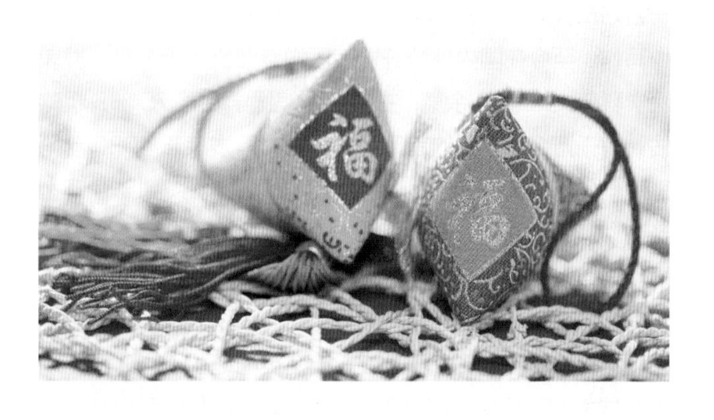

自制药枕

❶ **祛痰化湿药枕** 将佩兰、黄芩、荷叶、藿香各50~100克，冲洗干净，晒干，打成绿豆大小的粗粒，装进小纱布袋里，作为枕芯放入枕套中。此药枕可以清热、消暑、除湿，对体胖痰湿体质者最为适宜。

❷ **安神助眠药枕** 将夜交藤200克、合欢花60克以及酸枣仁、柏子仁、五味子各30克，冲洗干净，晒干，打成绿豆大小的粗粒，装进小纱布袋里，作为枕芯放入枕套中。此药枕可以养心安神，缓解盛夏之时心烦不寐等证，经常使用能明显改善睡眠质量。

俗话说：“戴个香囊袋，不怕五虫害。”将中草药放于香囊和药枕中，可以预防和治疗疾病。但是香囊和药枕中的药物只能使用一年，来年必须更换。夏季人体容易出汗，中药也容易发霉，滋生细菌。因此香囊和药枕应保持干燥，经常晾晒，防止霉变。此外，有过敏病史的人在自制香囊或药枕时应谨慎，先从小量用起，若发现不适，应立刻停用。PM

我与《大众医学》结缘的60余载

浙江大学医学院附属妇产科医院教授
石一复

未学医时，我就已经接触并喜欢上了《大众医学》杂志，经常到书报摊购买阅读。起初仅是读者的我，喜见该刊有丰富的医学科普知识。做医生后，我更深感《大众医学》杂志的内容、文章表述方式对我的专业、诊治思考、医患交流、科普宣传等很有帮助和借鉴，从中举一反三、由点到面、由表至内，对我的医术、教学、科研等均有启迪和开拓思路的作用。更重要的是，《大众医学》杂志让我摒弃了当初轻视医学科普的想法，让我看到了医学科普的重要性。

1961年，我毕业于浙江医科大学(现浙江大学)，成为一名妇产科医生。1971年起，我陆续为医疗、教学、科研工作写作，至今在国内外公开发表医学专业文章近千篇，发表医学科普文章400余篇，主编和参编医学专著75部，粗略估计有千万余字。我的首篇医学科普文章发表于1980年第3期《大众医学》杂志上，名为《从骆驼避孕谈到节育环》。当时《大众医学》杂志刊用我的文章，对我真是莫大的鼓舞。同年第10期《大众医学》杂志，又刊登了我撰写的《闲话试管婴儿》一文，该文是当时尚属紧跟国际前沿的医学科普文章。因为世界首例试管婴儿于1978年在英国诞生，当时国内尚无此技术(国内首例试管婴儿于1988年诞生)。我以科普的形式向国内读者介绍该项技术，也对我后来成为辅助生殖技术团队的负责人起到积极作用。此后，我陆续撰写了一些通俗易懂的妇产科相关医学史、医学故事、现今应用及发展等科普文章，发表于《大众医学》杂志上，如《产钳的兴衰》《子宫切除的前前后后》等；结合自己的科研写了《雌激素贴片》《宫颈HPV感染与宫颈癌》等文；针对妇产科的常见病、多发病，普及白带、宫颈炎、避孕等知识。粗略统计，我先后在《大众医学》杂志上发表了40篇左右的医学科普文章。

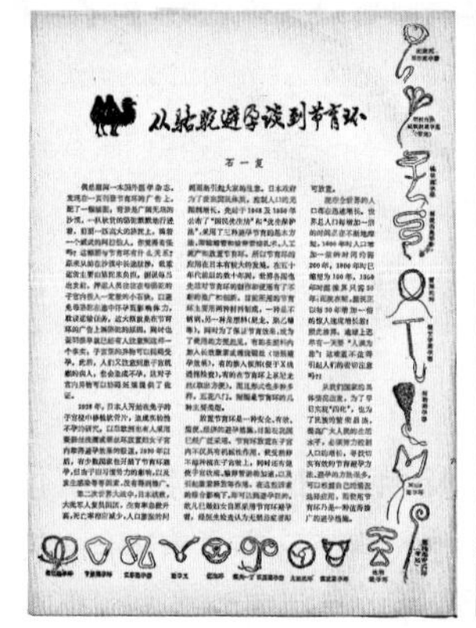
从骆驼避孕谈到节育环

石一复

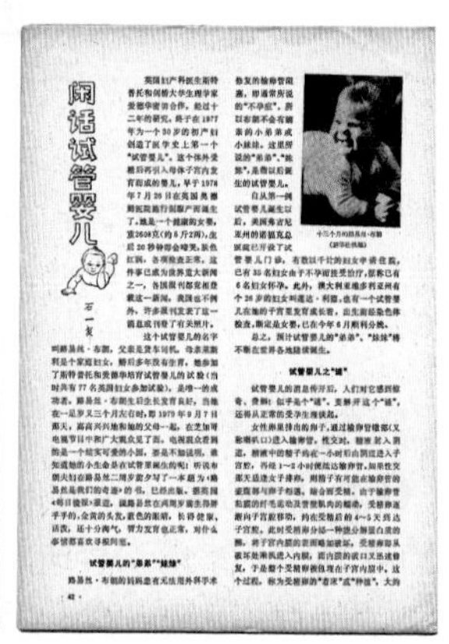
闲话试管婴儿

石一复

我要衷心感谢《大众医学》编辑部对我的厚爱，让我体会到：医学科普与医疗、教学、科研关系紧密；医学科普对大众普及医学知识，令其相信科学、破除迷信及伪科学至关重要；医学科普与科研论文写作之间可以相互借鉴及转换；对待医学科普，应尽可能“下里巴人”贴近大众，而非“阳春白雪”高高在上；每位医生都能做好医学科普，千万不要眼高手低；医学科普对医患沟通有积极作用，可以减少医患矛盾。为此，我经常和我的博士、硕士研究生们说，作为医生，要综述、论文、科普三结合，做科普要动脑、动口、动笔，用脑构思科普内容，用口向大众宣讲，用笔书写科普文章，且要与时俱进，不可吃老本。

如今，我已步入耄耋之龄、倚杖之年，虽已脑钝、腕弱、眼花，却始终在临床第一线工作，也未曾搁笔，每年仍有专业书和医学科普作品发表，虽多属平庸之作、精品几无，但若能对同行或大众有所裨益，我深感欣慰。如有错误之处可作反面教材，让人少走弯路。写作也能促使我不断求知和学习，对预防老年痴呆有益。

与《大众医学》杂志结缘的60余载，让我成长、进步，让我成为《大众医学》的读者、作者和专家顾问团成员，也让我与读者有互动的机会。PM

专家简介

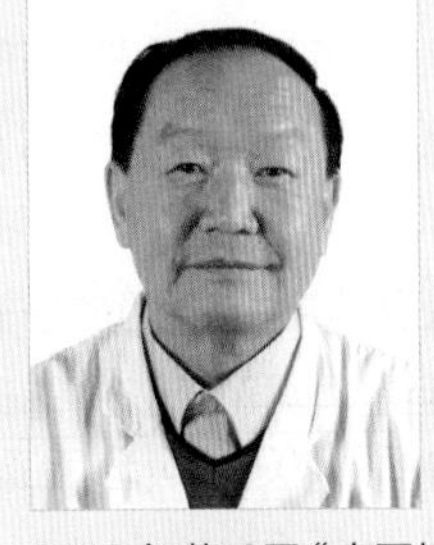

石一复《大众医学》顾问，浙江大学医学院附属妇产科医院主任医师、教授、博士生导师，曾任浙江大学医学院附属妇产科医院院长、浙江大学医学院妇产科学研究所所长、妇产科学教研室主任，中华医学会妇产科学分会常委，中华预防医学会妇女保健学会常委，浙江妇产科学会主任委员，我国著名妇产科专家学者，2012年获首届“中国妇产科医师奖”。擅长妇科肿瘤、妇科疑难杂症、不孕不育等的诊治。

专家门诊：周一上午

我的医学知识宝库

黄方培（四川）

我的书柜里叠放着历年来订阅的《大众医学》杂志，为了便于随时翻阅、查找资料，我在每本杂志中插入标记年份的小纸条，它们就像是一把把打开医学知识宝库的钥匙。

35年前，当我第一次捧着《大众医学》杂志，便被其中刊载的中西医文章所吸引。她让我见识到了西医的精准创新、中医的发展传承，让我看到“白衣天使”们救死扶伤的仁心仁术，文章中的丰富配图也令我印象深刻。慢慢地，我由一个对医学完全陌生的人变为医学爱好者。自那之后，我每年都订阅《大众医学》杂志，在她的陪伴下，行走在健康的路上。

随着书柜里《大众医学》杂志的增多，我的医学常识也逐渐积累。我用从《大众医学》杂志里学到的医学知识，为自己、家人和朋友的健康“保驾护航”。年轻时，我患有“腰突症”，坐时疼痛难忍、小腿胀麻、走路跛行。我跟着杂志中专家介绍的方法坚持锻炼腰背肌功能，渐渐地，腰臀部的疼痛、麻木症状减轻了。30余年来，症状未再复发。

我的妻子患有高血压，得益于《大众医学》杂志里心血管科专家介绍的高血压的有效治疗方法，使她在治疗过程中没走弯路，没被游医、假药迷惑。我们始终坚信专家的告诫——高血压是终身疾病，降压是硬道理。妻子坚持服药，血压一直处在稳定状态。

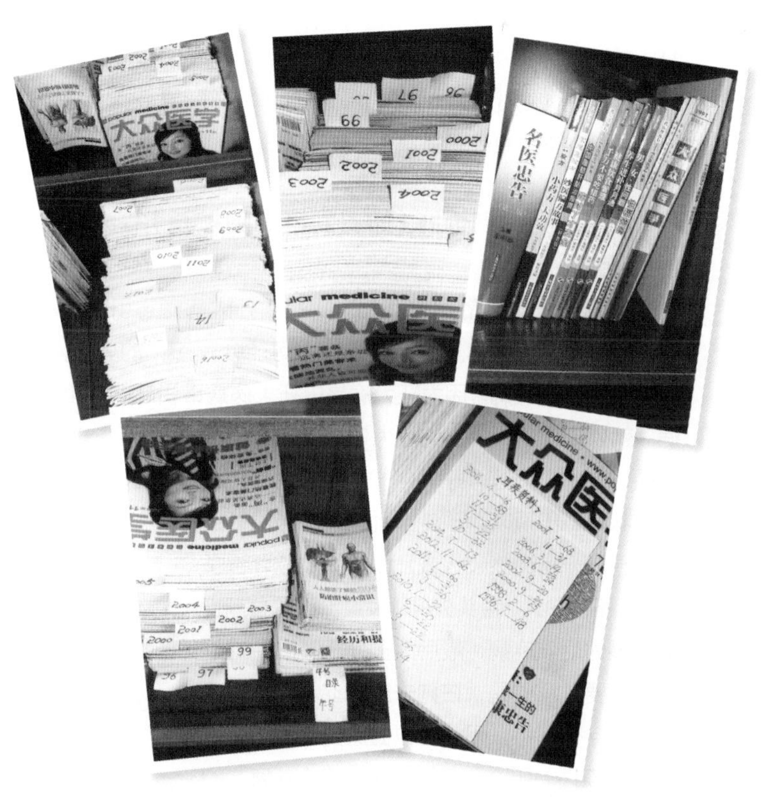

读者家中收藏的《大众医学》杂志

我有一位亲戚，最近常出现耳鸣、听力下降症状，因此心情烦躁、遇事爱发火、与人交谈答非所问。他的家人再三劝他去医院配助听器，可他总是不愿意，他认为“耳背是长寿的表现，戴助听器只会损伤听力”。我听说后，立即在《大众医学》杂志里找出27篇关于耳鸣、耳聋的文章，27位国内三甲医院的耳鼻喉科专家用通俗形象的方式进行讲解，我把这些文章给我的那位亲戚看，这才驱散了他心头的迷雾，让他真正明白正确使用助听器不仅不会伤耳，还有益于听力。顽固的他终于开窍，走出家门，去医院接受治疗，还验配了助听器。如今，他心情愉快，与人交流顺畅。

我还有一位朋友，曾因肿瘤需要做手术，我翻出《大众医学》杂志，从中找到几十篇国内著名医院专家撰写的肿瘤相关文章，将其复印成册送给朋友，不仅给他的肿瘤治疗、康复提供参考，还增强了他术后康复的信心。我们都对《大众医学》杂志感激不尽。

我发现，每当自己、家人、朋友患病，我都能在《大众医学》中找出相关资料，看专家如何从科学的角度，用生动浅显的语言、形象活泼的比喻、富含仁心的表达，阐述病理、病因、治疗方法，以及用药、饮食的告诫与提醒，系统阅读下来，犹如听了一场场专家讲座，使我对疾病有更多的了解和认识，从而对治病不再迷茫，对健康充满信心。

“芝麻开门”是民间故事中的一句咒语，只要一念咒语，宝库之门即开。于我而言，只要打开《大众医学》杂志，我的心里就会涌起一股“芝麻开门”般的欣喜，因为她会带领我走入一个丰富的医学知识宝库。PM

狂犬病的传言与真相

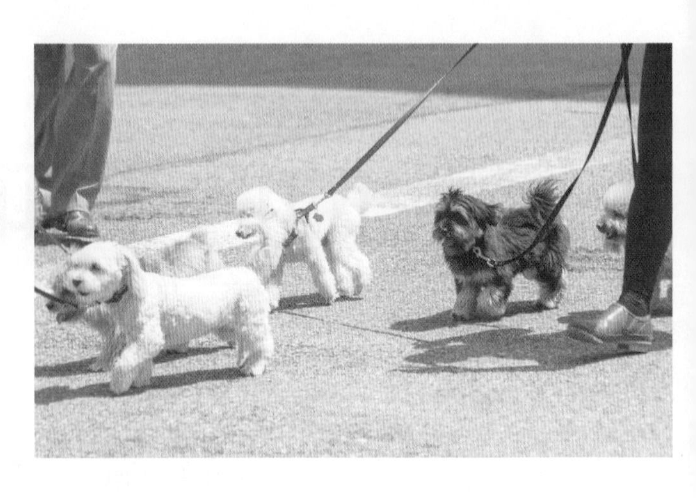

上海市疾病预防控制中心主任医师　胡家瑜

传言：狗受到惊吓（如看到其他狗被杀）等会发生狂犬病。

真相：狂犬病俗称“疯狗病”，是由狂犬病病毒引起的人兽共患急性传染病。狗受到惊吓后，可能会有“疯”的表现，但不等同于狂犬病，因为狂犬病是由狂犬病病毒引起的传染病。就表现来讲，真正的狂犬病，在其发病初期，狗会出现垂尾、进食少、无精打采、对主人冷淡等；约2天后，进入兴奋状态，出现吠声改变或乱窜，行走时低头夹尾直走，常突然咬人或乱咬其他动物、吞食异物、不认熟人、舌头外伸、大量流涎等；之后，可发展为后肢麻痹，最后大多死于呼吸中枢麻痹。需要注意的是，在狗未出现症状前，其唾液中就含有病毒，因此看似健康的狗，也可能具有传染性。所以，不管狗是否有“发疯”的表现，被其咬伤、抓伤后，一定要及早注射疫苗。

谣言粉碎机

传言：被猫抓伤不需要注射疫苗，但被老鼠咬伤要打疫苗。

真相：野生动物和家畜是狂犬病主要的传染源。狂犬病的传染源，99%与患此病的狗、猫及野生动物有关。在发展中国家，狗、猫等家养动物是狂犬病的主要传染源；而在发达国家，狗的狂犬病已被控制，野生动物，如狐狸、狼、臭鼬、浣熊及吸血蝙蝠逐步成为传染源。感染狂犬病病毒的动物咬伤人后，其唾液所含病毒会经伤口进入人体；除咬伤外，抓伤及舔伤人后，病毒也可经损伤黏膜处进入人体。因此，被猫、狗等宠物咬伤后，必须及早注射狂犬病疫苗。世界卫生组织的最新技术报告明确认定：老鼠属于啮齿动物，不是狂犬病的宿主，故被老鼠等啮齿类动物咬伤一般不用接种狂犬病疫苗。

传言：我家的狗已经注射过疫苗，人被它咬伤或抓伤后就不用注射疫苗了。

真相：狗、猫等动物需要每年定期接种正规且合格的兽用狂犬病疫苗，才能有效预防动物狂犬病的发生。但这只是预防狂犬病的第一个重要环节。人被注射过兽用狂犬病疫苗的动物咬伤后，同样还是要注射狂犬病疫苗。这是因为，接诊医生无法对每一只动物接种兽用疫苗后的免疫结果进行评价。

传言：被狗等动物咬抓伤后，要到医院急诊科治疗。

真相：被动物咬抓伤后，应及早到专门的犬咬伤门诊或疾病预防控制机构注射狂犬病疫苗。各地狂犬病疫苗的接种都是由各省市卫生计生委统一安排的。如上海市每个区都有一家或一家以上的犬咬伤门诊，24小时服务，全年无休。被动物咬伤后，患者可第一时间打电话给各省市卫生计生委进行咨询，或拨打12320热线咨询。PM

专家简介

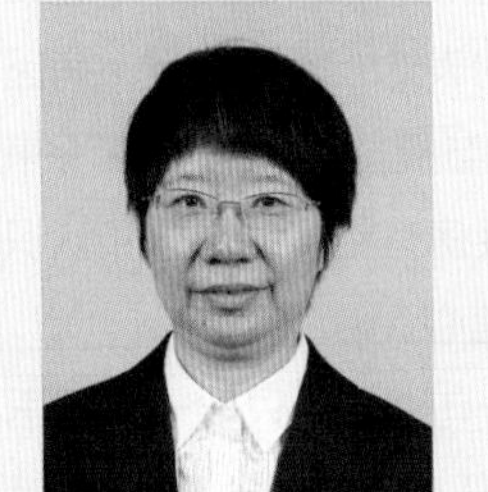

胡家瑜　上海市疾病预防控制中心免疫规划所疫苗可预防疾病监测与评价科主任、主任医师，上海市预防医学会流行病学分会、免疫规划分会委员，上海市疾病预防控制标准化技术委员会委员，上海市感染性疾病科临床质量控制中心专家委员会委员。长期从事预防接种、传染病预防工作。

急诊科践悟：
我要做一名好医生

陈灏楠（辽宁）

以前，有一位医生对我说："急诊室是最能看到医患关系状况的科室，因为你会遇到各种各样的人。"他还说："医生即使每天工作很累，也要多理解患者和家属的心情。换位思考后你会发现，大家都不容易。"刚开始在医院实习的那几天，我便看到了急诊室的百态，开始理解那位医生对我说的话。

初来乍到时，我和其他几位实习医生常常感到不知所措，特别是看到急诊科收到120送诊的危急患者时那种忙碌的场面，总觉得自己是多余的，帮不上忙，承受不起这份与时间赛跑的工作。但在老师们的鼓励和帮助下，我渐渐地爱上了这个忙碌、充实又充满情怀的科室。

急诊工作的繁重与忙碌，我在实习的第一天就深深体会到：一位患者心脏骤停，两位医生轮流为他做心肺复苏，持续半小时，满头大汗，按压动作却不敢有丝毫减慢。中午，我替带教老师买了外卖，他刚刚打开餐盒，见一位患者被推进急诊室，赶紧放下餐盒，奔向患者。一直到下班，他都没有时间吃上那盒饭。早上8时，我到医院上班的时候，昨晚值夜班的医生还在跟着查房、交接班，快到九点时才离开，我看到了他们满脸的疲惫……

急诊科大概是医生与患者纠纷最多的地方。记得有一次，一位父亲带着高烧39.5℃的女儿来到急诊室。孩子对青霉素、头孢菌素都过敏，心率快，肺部呼吸音粗。医生为她开了血常规、肝肾功能、心电图等检查。父亲一看要做这么多项检查，冲医生大喊："你这什么大夫，我女儿就发个高烧，你开这么多检查……你信不信我让你明天就干不下去……你电话号码多少……"医生和护士在一旁极力解释："请冷静一些，我们所开的每一项检查都是必要的。"可是，患者家属的责骂声并没有因此减少半分。作为旁观者，我理解医生的用意，也明白患者家属的焦急。在之后的实习中，我渐渐发现，医生和患者如果能换位思考、相互理解，就可以避免很多误会。

实习时，我也看到这样的场景：一位上消化道出血的老人因呕血、黑便，全身都是脏的。我的带教老师没有丝毫迟疑，为他耐心检查。老人用非常虚弱的声音说了句"谢谢医生"，老师对他点头微笑。一句"谢谢"，温暖人心；一个微笑，传递希望。不论是医护人员还是患者，温馨的医疗环境、和谐的医患关系是彼此共同的希望。

我询问实习后毅然决定留在急诊科的学长、学姐："你们为什么会选择留在急诊科？"他们不约而同地提到了两个字——情怀。是啊，我在急诊科实习的每一天，医生和护士几乎没有一刻休息。或许你会觉得这里的节奏快得让人喘不过气，我却爱上了急诊抢救室。这里有伤病和痛苦，有生死边缘的选择与挣扎，也有爱、坚强和美好，它触动着我心底最柔软的部分，让我懂得生命为何是世上最珍贵、最值得尊敬的奇迹。待我正式成为一名医生时，我想用患者听得懂的语言解释病情，想取得他们的尊重和信任，想竭尽所能尽一名医生的义务与责任。PM

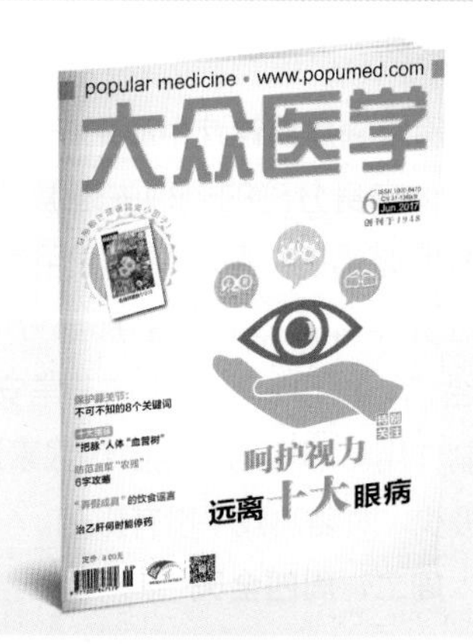

"医患之声"征文启事

无论你是医生，还是患者，如果你曾经在行医或就医过程中遇到过感动事、愤怒事、困惑事、纠结事、委屈事，或者对如何提高就医效率、改善医患关系等问题有所感悟，可踊跃投稿。稿件一经录用，稿酬从优。

投稿方式：

1.上海市钦州南路71号《大众医学》编辑部"医患之声"栏目（200235）

2.电子邮箱：popularmedicine@sstp.cn（请注明"医患之声"栏目投稿）

3.传真：021-64845062（请注明"医患之声"栏目投稿）

为方便联系，请投稿作者注明具体地址、邮编和联系电话。

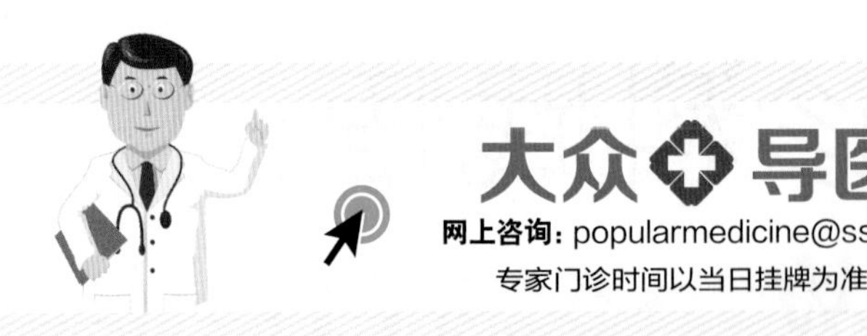
大众导医
网上咨询：popularmedicine@sstp.cn
专家门诊时间以当日挂牌为准

问：药物会影响儿童听力吗

我女儿上幼儿园一年来，经常生病，吃了不少药。听说有些药会导致耳聋，具体有哪些？

上海 黄先生

上海交通大学医学院附属上海儿童医学中心耳鼻咽喉科主任医师陈洁：大部分常用药物在一定剂量内使用是安全的，但是有些药物对耳朵可能有毒性，会导致宝宝听力下降。已知的耳毒性药物有近百种，常用的有氨基糖苷类抗生素（链霉素、卡那霉素、新霉素、庆大霉素等）、大环内酯类抗生素（红霉素等）、水杨酸类解热镇痛药（阿司匹林等）、抗疟药（奎宁、氯奎等）、襻利尿剂（呋塞米、依他尼）等。其中，氨基糖苷类抗生素的耳毒性最为常见。

专家门诊：周一、周四上午

问：避孕药能治月经不调吗

近半年来，我月经不太规律，月经量比以前多，经期也比以前延长一两天。到医院看病，医生给我开了避孕药。我很好奇，难道避孕药也能治月经不调？

江苏 李女士

复旦大学附属妇产科医院副主任医师诸葛听：口服避孕药可以改善许多与月经周期相关的症状，如月经不规律、经血量过多、经期过长或过短、痛经等。其作用机制是，服用短效避孕药后，其所含有的孕激素和雌激素代替了女性自身分泌的孕激素和雌激素，在抑制排卵的同时，可以调节月经周期，从而减少或避免月经不规律、经血量过多、经期过长或过短、痛经等症状的发生。

专家门诊：周一全天（杨浦院区）

问：双眼内下斜，手术矫正效果不理想怎么办

我患有高度近视，因双眼内下斜分别接受矫正术，手术很顺利。但好景不长，术后一年又发生内下斜，现在右眼的“黑眼球”已经被遮盖了一大半，还能再进行手术矫正吗？

安徽 朱女士

同济大学附属同济医院眼科主任医师毕燕龙：眼球处于眼眶中，眼球的转动由上方的上直肌和上斜肌、下方的下直肌和下斜肌、内侧的内直肌、外侧的外直肌支配。高度近视的人，眼球前后径增大，眼球可能会从结构较为疏松的外上方凸出，继而造成眼内斜。传统的眼内斜矫正术术式为内直肌离断加外直肌固定，如果再将较为薄弱的上直肌、外直肌连扎，将有助于眼球回归正位。术后，患者还需要每天进行眼部肌肉训练，使薄弱的眼部肌肉更强大，“管”住眼球。

专家门诊：周一下午，周四上午

问：孕产期治疗甲减会影响宝宝吗

我最近参加体检，发现患有甲状腺功能减退。医生说需要长期口服左旋甲状腺素治疗。我原本打算近期怀孕，现在有点担心，孕期、哺乳期服药对宝宝有无不良影响？

山东 刘女士

山东省济南医院糖尿病诊疗中心主任医师王建华：甲状腺激素是人体自身分泌的一种生理激素，是确保胎儿正常脑发育所必需的。甲减患者服用左甲状腺素钠片只是为了补充身体原本缺乏的那部分甲状腺素，只要替代剂量合适，对孕妇及胎儿均非常安全，不会有致畸及其他副作用。哺乳期服用甲状腺素治疗甲减，进入乳汁的量极少，对婴儿几乎没有影响。

专家门诊：周二、周四全天

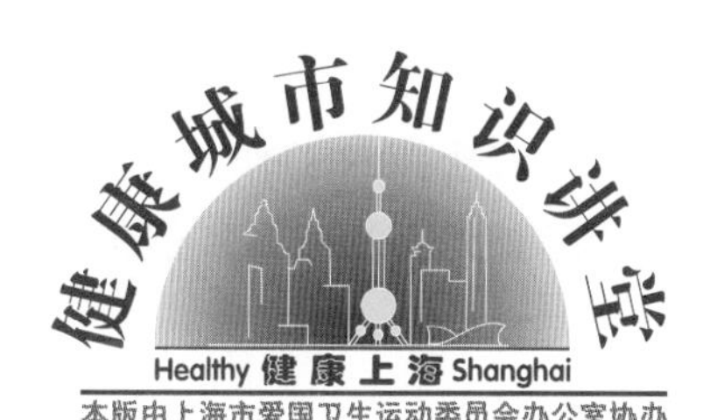

控烟行动“劝、帮、带”

本刊记者　王丽云

上海市奉贤区南桥镇正阳二居委健康自我管理小组的成员张惠英，自从参加健康自我管理小组活动后，学到了不少健康知识和技能，不仅很好地控制了自己的高血压，还成功帮老伴戒掉了长达半个世纪的烟瘾。

张惠英今年72岁，在女儿的提议下，2015年2月加入了健康自我管理小组。在居委会的关心和社区医生的指导下，张惠英逐步了解到很多健康知识和技能，如什么是健康的生活方式、高血压患者应该如何注意饮食和运动、做菜如何控制盐和油的用量、怎样运动才能不损伤关节、冠心病患者日常生活中应注意哪些问题、吸烟对身体有哪些危害、被动吸烟对健康的影响……与很多注重健康和生活质量的老年人一样，张惠英积极将学到的知识应用到实际生活中，从调整饮食、运动、心态入手，不仅将自己多年偏高的血压控制到了理想范围，还帮老伴戒了烟。

劝导戒烟有武器

张惠英老伴今年79岁，从28岁开始吸烟，平均每天一包多，吸了半个世纪。多年来，张惠英一直很反感烟味，无数次劝老伴戒烟。由于她只知道“吸烟有害健康”，但说不出更多的所以然，结果总是演变成了“唠叨”和“耳旁风”，老伴的烟瘾依然如故。参加健康自我管理小组后，张惠英对吸烟和被动吸烟的危害有了深入了解，再劝说老伴戒烟时，如同配备了精良“武器”，有了说服力。张惠英动之以情、晓之以理，加上女儿的支持，老伴终于答应戒烟。

帮助戒烟有方法

对很多人来说，戒烟很难一蹴而就。刚开始，张惠英对老伴的要求是逐渐减少吸烟量，不能在家里吸烟。但老伴烟瘾很大，管不住自己，除了外出扔垃圾、到公园散步时顺便吸烟，还经常偷偷在厨房吸烟，有时候躲到楼梯口去吸。张惠英发现情况后，积极做好“后勤保障”工作，家中常备口香糖、瓜子等零食，好让他烟瘾难耐时转移“目标”。同时，关注健康的张惠英还与时俱进玩起了微信，经常将有关健康生活、烟草危害、控烟方法、戒烟窍门之类的文章转发给老伴，并适时送上支持与鼓励。

这些方法挺管用，渐渐地，张惠英发现老伴再也不在家里吸烟了。自从实现家中无烟后，困扰张惠英多年的慢性咽炎好转了，喉咙不痒了。几个月之后，老伴也尝到了减少吸烟的甜头：咳嗽大大减少，支气管炎明显好转。朋友、邻居看见他，都夸他气色越来越好。

近一年后，2016年初，张惠英老伴彻底戒烟了，取而代之的是越来越健康的生活方式，每天早上、下午、晚上都出去散步，经常与朋友一起聊天、交流，身体越来越棒，心情越来越好。

宣传控烟有动力

张惠英老伴戒烟不仅让夫妇俩的身体状况得到了很大改善，也成了儿子和女婿的榜样，更让他们在宣传控烟时有了动力和底气。他们经常现身说法，主动向亲戚、朋友、邻居宣传烟草危害和控烟益处。PM

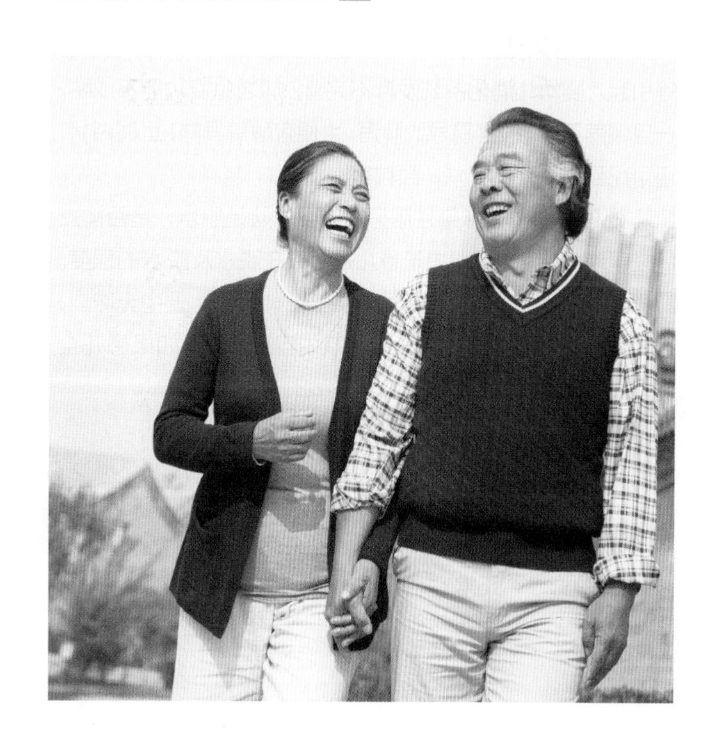

根据世界卫生组织（WHO）的统计，腹泻是儿童临床常见病，每年约有10.5亿5岁以下儿童发生腹泻，严重者可因脱水、电解质紊乱及并发症死亡。自从1978年世界卫生组织和联合国儿童基金会建议采用口服补液盐（ORS）作为治疗脱水的首选疗法后，5岁以下儿童急性腹泻的死亡人数从每年的450万下降到180万。尽管取得了如此巨大的成绩，但在发展中国家，急性腹泻仍然是儿童死亡的主要原因之一。

口服补液盐 应对腹泻家中常备

复旦大学附属儿科医院中西医结合研究室
刘俊朝 俞 建（教授）

找出腹泻的原因

引起儿童腹泻的原因很多，主要分感染性和非感染性两大类。

❶ **感染性腹泻** 病原体主要是病毒和细菌。前者以轮状病毒多见，腹泻一般发生在秋季；后者以大肠杆菌多见。感染性腹泻会出现黏液便和脓血便。

处理策略：若确诊为细菌感染性腹泻，应在医生指导下合理使用抗生素和口服补液盐（ORS）治疗。若确诊为病毒感染，则以对症治疗为主。注意，并不是所有腹泻都是由细菌感染引起，所以在治疗腹泻时不可一概而论。抗生素使用不当，会破坏肠道内的正常菌群，导致肠道菌群失调，使腹泻迁延不愈。

❷ **非感染性腹泻** 非感染性腹泻主要由喂养、护理不当等引起。婴幼儿消化系统发育不完善，加之免疫功能不成熟，一旦喂养不当，很容易导致腹泻，大便有酸臭异味，呈稠糊状，还可见到未消化的奶块、颗粒等。

处理策略：非感染性腹泻的主要危险是脱水，是否需立即去医院救治，主要取决于患儿是否存在脱水及脱水的程度。如果患儿一般情况良好，腹泻次数在4次以下，大便中无脓血、黏液，没有脱水表现，家长可在家中自行处理；如果患儿全身反应严重，呕吐、腹泻不止，需及时去医院就诊。

需要强调的是，对大多数家长而言，仅凭借患儿大便性状无法判别病因，故一旦发现患儿大便性状发生改变，或大便次数比平时增加2次以上，应及时留下大便，以便就医时进行大便常规检查，不宜自行使用抗生素和止泻药。

判断患儿脱水程度

判断急性腹泻儿童脱水程度的简单指标是体重变化。也就是说，体重减少是判断脱水的最好参考。家长可根据腹泻患儿的体重变化粗略判断脱水程度：轻度脱水，体重减轻小于5%；中度脱水，体重减轻在5%～10%；重度脱水，体重减轻大于10%。

如果家长不知道患儿腹泻前的体重，常需要借助患儿的其他表现进行评估，如指端毛细血管充盈延迟、皮肤弹性减少、呼吸频率改变等。如果患儿频繁腹泻同时伴呕吐，常是脱水加重的表现。

2008年，国际上制定了1～36月龄小儿急性腹泻脱水评估评分标准。该标准主要根据小儿整体情况、眼、黏膜、眼泪四个方面进行评估，具体评估方法见下表。

小儿脱水评估标准表

	0分（无脱水）	1分（轻度脱水）	2分（中重度脱水）
外貌	正常	口渴，烦躁，嗜睡，易激惹	昏睡，无力，肢冷，汗多，昏迷
眼眶	正常	稍凹陷	明显凹陷
口腔黏膜	湿润	口黏	口干
眼泪	有	减少	无泪

积分评估方法：0分为无脱水，1～4分为轻度脱水，5～8分为中度脱水。注意，外貌、口腔黏膜、眼眶、眼泪每项都有评分，计算的是总分。如患儿有昏睡、无力、肢冷、汗多、昏迷、眼眶明显凹陷、口干、无泪，总分即达8分。

家长在明确急性腹泻患儿存在脱水症状后，应尽早给予ORS，及时纠正急性腹泻引起的脱水，减少患儿门诊、急诊及住院治疗的次数。需要提醒的是，家长在判断急性腹泻患儿病情轻重时，需要注意年幼儿童的体表面积更大，机体代谢率更高，更易出现脱水。

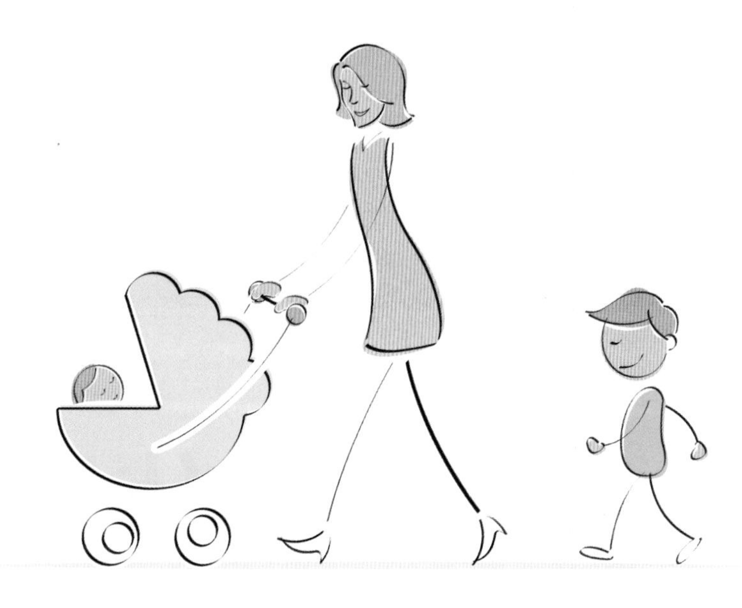

下列情况，不适合采取ORS治疗

急性腹泻患儿若呕吐严重，无法进食，或严重脱水出现休克、肠梗阻、肠套叠等并发症，应及时去医院就诊。

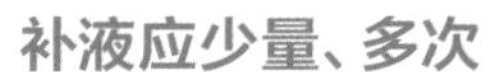

补液应少量、多次

对于轻中度脱水、能够进食、无严重呕吐的患儿，家长可分次、少量给患儿口服ORS。因为大量口服ORS，患儿可能不耐受，出现呕吐或拒服。世界卫生组织建议：小于2岁的儿童，每次腹泻后口服50～100毫升ORS，每日总量为500毫升左右；2～10岁的儿童，每次腹泻后口服100～200毫升ORS，每日总量为1000毫升左右；大于10岁的儿童不限量，频繁服用。原则是“丢失多少补多少，腹泻一次补一次”。

如果无法获得准确的体液丢失量，可按照轻度脱水50毫升/千克体重，中度脱水100毫升/千克体重进行ORS补充，在4小时内服完。继续补充量应根据腹泻次数来决定，一般每次大便后，补充ORS 10毫升/千克体重。家长可按照5毫升/5分钟给患儿口服ORS，使其逐渐适应ORS的口味，少量、多次服用。

要“进食”不要“禁食”

在口服ORS过程中，不需要限制患儿营养供给。急性腹泻时适当进食，有利于患儿肠道黏膜修复。遗憾的是，急性腹泻儿童常常摄食不足。肠道细胞主要通过肠腔获取营养，禁食会导致肠道细胞修复延迟。因此，不应为减少腹泻次数而严格禁食。口服补液开始后，患儿宜每4～5小时进食一次。患儿腹泻期间，妈妈宜继续给宝宝哺乳。PM

口服补液盐新配方：更有效、更合理

1975年，世界卫生组织（WHO）和联合国儿童基金会（UNICEF）共同推出了标准配方的ORS，可用于霍乱弧菌、大肠杆菌、轮状病毒等感染引起的腹泻。多年的应用已证明，ORS治疗儿童和成人因感染性腹泻引起的脱水是有效和安全的。随着时代的发展，人们逐渐认识到，目前腹泻主要由病毒引起。对于病毒引起的腹泻，标准的ORS配方中钠（Na）浓度偏高，低张溶液对急性病毒性腹泻引起的脱水治疗更有效。因此，2002年世界卫生组织公布了ORS新配方，成分为：氯化钠2.6克，枸橼酸钠2.9克，氯化钾1.5克，葡萄糖13.5克，加水到1000毫升。新配方的葡萄糖含量降低，渗透压降低，能够有效减轻急性腹泻患儿的排便、呕吐症状，减少静脉补液的概率。

Tips:

能量饮料及果汁饮料不能替代ORS

给予急性腹泻患儿补充的液体应是低张溶液，含能量的饮料及果汁饮料不能替代ORS，具体区别见下表：

溶液	碳水化合物（毫克/升）	钠（毫摩/升）	钾（毫摩/升）	氯（毫摩/升）	碳酸氢盐（毫摩/升）	渗透压
ORS(1975)	20	90	20	80	30	311
ORS(2002)	13.5	75	20	65	30	245
苹果汁	120	0.4	44	45		733
可口可乐	112	1.6			13.4	650

云南白药俗称“万应百宝丹”，是人们较为熟知的疗伤药，于1902年由云南名医曲焕章研制，具有止血、活血化瘀、抗炎、增加机体免疫力、促进伤口愈合等功效。

云南白药是非常经典的中成药，但它同样存在不良反应，如过敏反应、心律失常、溶血反应等，严重者甚至可能出现过敏性休克，危及生命。可见，云南白药虽好，使用时仍须谨慎。

过敏体质者 慎用云南白药

上海交通大学医学院附属瑞金医院药剂科
副主任药师　石浩强

好药也有不良反应

有研究者对云南白药所致的不良反应进行统计分析后发现，主要原因为患者用药剂量过大、用药时间过长，或人体对该药的某些成分过敏。统计结果还表明，在云南白药引发的不良反应中，约16%的患者出现了过敏性皮疹，还有过敏性休克的报道，且外用或内服均有。2000年，曾有一例外敷少许云南白药致过敏性休克的报道。另有研究证实，长期使用云南白药会对心血管系统造成损害，对泌尿系统也有一定伤害，甚至有出血倾向和死亡个案。究其原因，其成分中的草乌、三七、重楼等颇受专业人士的怀疑，还有一些人将矛头指向了云南白药的救命丹——保险子。

什么是保险子？

打开云南白药的瓶盖，大家会发现有一个红色颗粒“躺”在盖里，这就是保险子，俗称救命丹。保险子虽小，但价值较粉剂高。保险子为急救所用，药性比较强烈，通常用于严重跌打损伤或内伤出血等情况，颇有些“重病用猛药”的意思。轻伤或其他病症者不必服用，有些患者甚至不能服用，滥用可能引发不良反应。

过敏体质者须慎用

为了提高云南白药的使用安全性，大家应按常规剂量、短时间使用。过量使用云南白药可能会引起中毒反应，故患者用药时应遵照医嘱，不可擅自加大剂量。由于云南白药存在引发过敏性休克的可能性，故过敏体质者需谨慎使用。使用云南白药后发生过敏反应者，今后应避免再次使用。虽未有大样本数据证明青霉素过敏与使用云南白药过敏存在关联性，但在云南白药所致的不良反应中，有较多的患者存在青霉素过敏史，故青霉素过敏者使用云南白药时，更应权衡利弊。

用药方法讲究多

云南白药原是一种中草药，现在除散剂外，还开发出片剂、胶囊剂、酊剂、膏剂、气雾剂。云南白药可内服，亦可外用。刀、枪、跌打损伤出血者，可用温开水送服；瘀血肿痛与未流血者，可用酒送服。妇科疾病者，如痛经、闭经、月经不调等，可用酒送服；月经过多或非月经期大量出血者，应用温开水送服。跌打损伤严重者，可先服一粒保险子，轻伤及其他病症者则不需要服用保险子。云南白药外敷还可治疗肋软骨炎、婴儿脐炎、软组织损伤等。PM

保险子的使用方法：

1. 内伤出血　可用温水或黄酒送服1粒保险子，是否需要连续服用保险子，应由医生依据病情、病程决定。

2. 外伤瘀血　可用白酒将保险子适量化开，涂在瘀血部位，不仅具有较好的活血化瘀作用，还有较好的镇痛作用。

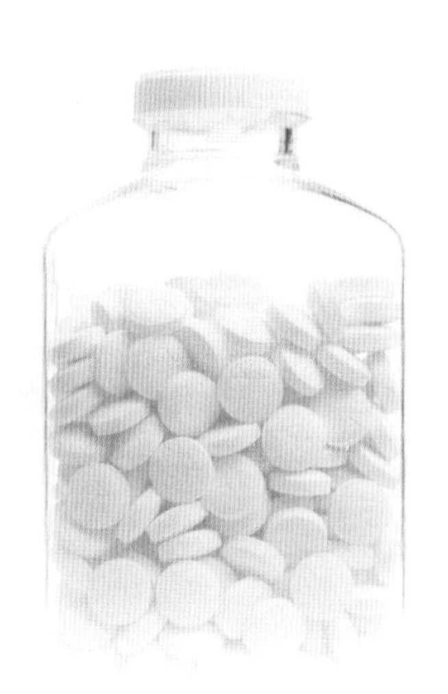

蒙脱石散 不宜与抗菌药物合用

上海交通大学附属第一人民医院 陈蓉 陆伦根(教授)

生活实例

周末，天气炎热，王大妈做了一桌子好菜给家人吃，自己也多吃了些。不料当天下午，她就开始出现肚子疼、腹泻症状。无奈，王大妈只好在家人陪伴下来到医院。医生询问王大妈的病史和症状后，处方了蒙脱石散给她。王大妈看见处方单上的诊断为“急性胃肠炎”，心里犯了嘀咕：我这是炎症，为啥不给我开“消炎药”？

于是，她又来到家附近的社区医院，要求医生给她开点消炎药。社区医生看过王大妈的就诊记录后，发现医生已经给她处方了蒙脱石散，就告诉王大妈，服用该药时，最好不要同时服用抗菌药物，且轻度的急性胃肠炎并不需要服用抗菌药物。

蒙脱石散是一种止泻药，具有很强的吸附功能，止泻效果显著。但蒙脱石散不宜与抗菌药物同时应用，否则会影响抗菌药物的疗效。

蒙脱石散：治疗腹泻常用药

蒙脱石散为天然双八面体蒙脱石的微粒粉剂，具有层状结构和非均匀性电荷分布，对消化道内的病毒、细菌及其产生的毒素、气体等有较强的固定、抑制作用，可使其失去致病作用，进而将其排出体外。此外，蒙脱石散对消化道黏膜还具有很强的覆盖保护能力，可以修复并提高黏膜屏障对攻击因子的防御能力，起到扶植肠道正常菌群、减少肠道敏感性的作用。蒙脱石散不被吸收入血，不良反应少，孕妇也可以服用，是目前治疗腹泻的常用药物。

与抗菌药联用：影响药物吸收

正是因为蒙脱石散的作用机制，所以它不能与口服抗菌药物同时使用。一方面，口服进入肠道的抗菌药物可能被蒙脱石散吸附固定，随着肠道蠕动被排出体外；另一方面，蒙脱石散在肠道形成了保护膜，会影响抗菌药物在肠道的吸收，使其达不到应有的血药浓度。因此，蒙脱石散与抗菌药物同时服用，会妨碍抗菌药物进入人体血液循环，达不到理想的抗菌效果。患者可先服用抗菌药物，待2小时后，再服用蒙脱石散。

蒙脱石散与其他药物合用时，也应间隔2小时

蒙脱石散同样也会影响其他药物的吸收，比如腹泻时常用的肠道益生菌等。因此，蒙脱石散与其他药物合用时，也必须间隔2小时。

警惕：长期服用，易致便秘

蒙脱石散的安全性较好，急性腹泻时，患者应立即服用；胃炎、结肠炎患者应饭前服用；食管炎患者应饭后服用。蒙脱石散止泻效果显著，长期或大剂量服用可能导致便秘，故不宜长时间应用。只要腹泻停止，就应停药。PM

蒙脱石散使用方法和注意事项

口服，成人每次1袋(3克)，一日3次；1岁以下儿童每日1袋，分3次服；1～2岁儿童每日1～2袋，分3次服；2岁以上儿童每日2～3袋，分3次服。

服用时，将蒙脱石散倒入半杯温开水(约50毫升)中混匀，快速服完。治疗急性腹泻时，首次剂量应加倍。

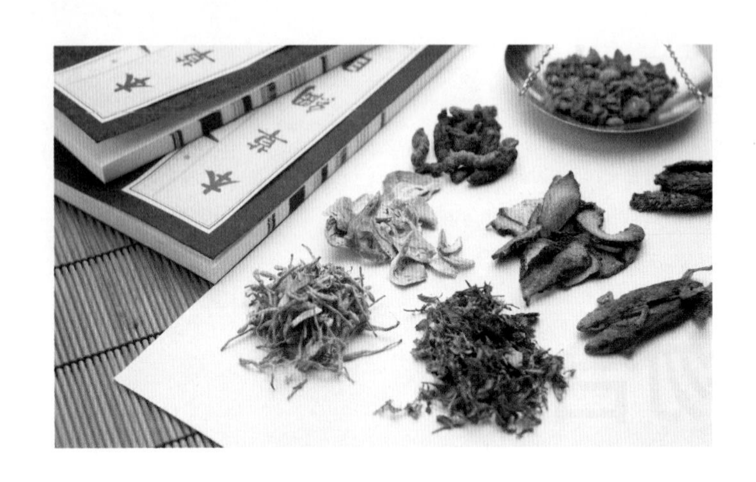

降脂中药 会用才安全

山东省中医药研究院研究员 孙 蓉

随着生活水平的不断提高，人们的日常饮食越来越丰富，一些“富贵病”，如高脂血症的发病率也越来越高。治疗高脂血症的药物很多，一些患者担心长期服用调脂西药可能引起肝肾损害等副作用，于是转而求助于“无副作用”的降脂中药。

的确，降脂中药在高脂血症的治疗中功不可没，山楂、荷叶、绞股蓝、苦丁、决明子、制何首乌等均被广泛应用于高脂血症治疗中。另外，还有许多治疗高脂血症的中成药，如血脂宁。需要注意的是，降脂中药并非绝对安全、无副作用。

降脂中药　化浊降脂

血脂宁是由山楂、荷叶、决明子、制何首乌粉碎加炼蜜制成的大蜜丸，具有化浊降脂、润肠通便之功效，主要用于痰浊阻滞型高脂血症，症见头重体困、胸闷肢麻、纳呆脘痞、大便干燥、舌质暗苔白腻、脉弦涩或弦滑。方中山楂为君药，消积降脂、活血散瘀；荷叶为臣药，利湿化浊、醒脾升清，助君药健脾化痰降浊；决明子、制何首乌滋补肝肾、益精明目、通便降脂，共为佐药。诸药相合，共奏化浊降脂、调肠通便之功。现代药理研究表明，血脂宁通过降低血清胆固醇、甘油三酯和低密度脂蛋白胆固醇，升高高密度脂蛋白胆固醇，发挥降血脂作用。

血脂宁组方中均是安全性较高的中药，山楂、荷叶、决明子被列入我国卫计委公布的“药食同源”名单中，制何首乌也被列入可用于保健食品的物品名单中。

长期用药：仍须关注副作用

血脂宁真的绝对安全、无副作用吗？事实并非如此。近年来，方中决明子、何首乌的副作用引起了越来越多的关注，毒性研究也逐渐深入。

1. 决明子　生决明子直接服用可导致腹泻；长期饮用决明子茶，可引起胃肠道病变或难治性便秘、女性月经不调。毒理研究表明，长期服用决明子可引起肾、结肠、直肠、肠系膜淋巴结、睾丸等靶器官的病理改变。

2. 何首乌　何首乌的肝毒性已被证实，许多患者在服用何首乌的单方或复方制剂后出现黄疸、疲劳、厌食、小便色深等症状。何首乌可导致试验动物急性毒性损伤和肝损伤。

在临床应用中，血脂宁还可引起恶心、呕吐、腹胀、腹痛、腹泻、转氨酶升高等不良反应。在服药过程中，患者出现上述不良反应要立即停药，并到医院检测肝功能。需长期服用血脂宁的患者应定期进行肝功能监测。

牢记：几点注意事项

患者在服用降脂中药期间，应关注以下几点事项：①应在医生准确辨证后服用降脂中药。②严格按照说明书用法、用量服药，严禁超剂量服药。③严重胃溃疡、胃酸分泌多的患者禁用或慎用；孕妇慎用。④服药过程中，饮食宜清淡，忌食生冷油腻、辛辣食物，忌喝浓茶。⑤服药6～8周后应去医院复查血脂水平，如血脂较用药前无明显下降，或血脂下降未能达标，则不宜继续服用本药，应在医生指导下调整用药。

总之，降脂中药并不是我们通常认为的绝对安全、无副作用，高脂血症患者应在医生指导下合理应用降脂中药，万不可人云亦云，盲目滥用。PM

专家简介

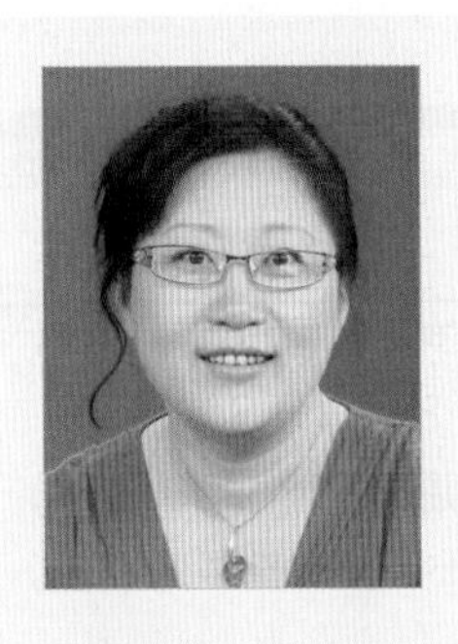

孙蓉　山东省中医药研究院研究员、博士研究生导师。从事中药药理研究评价与新药发现、中药毒理学研究与安全用药工作30年。

生活实例

老孙有慢性胃炎病史，曾有幽门螺杆菌感染，经“四联疗法”治疗后，幽门螺杆菌转阴。近一年来，老孙偶尔感到胃痛、反酸，看电视上说某铋剂可治疗幽门螺杆菌感染、老胃病，老孙买来服用，一服大半年。近日，老孙时常感到轻微头痛、头晕，还有些失眠、记忆力下降。医生在详细检查并询问服药史后，建议他进行血铋浓度检查，以排除“铋性脑病”。老孙及家人不理解：这种药不是常用药吗，怎么会引起脑病呢？

连续服用“铋剂”不宜超过8周

复旦大学附属中山医院消化科副主任医师　李　蕾

近几十年来，铋剂已被广泛用于治疗消化性溃疡、根除幽门螺杆菌(Hp)、预防和治疗腹泻等，尤其在根除幽门螺杆菌的治疗中，铋剂作为“四联疗法”中的一员，在业界已达成共识。

目前，临床上常用的铋剂主要为胶体铋剂，包括枸橼酸铋钾、胶体果胶铋、次水杨酸铋和复方铝酸铋四种。

长期用铋剂：须检测血铋浓度

铋剂对胃黏膜具有保护作用。铋剂被人体吸收后，主要分布于肾、脑、肝、脾和骨骼，对这些器官有一定毒性作用，有潜在的用药风险。研究证实，大剂量、长期使用铋剂可引起神经毒性等严重不良反应。许多西方发达国家已明令禁止铋剂的临床应用。服用常规剂量的铋剂，体内的铋含量很低，出现毒性作用的可能性较小。大剂量、长期应用铋剂可引起不可逆的锥体外系损伤及肾衰竭。

1973年，铋性脑病首先在澳大利亚被发现，后来陆续在法国和西欧也有报道。1979年，法国有945例铋性脑病的报道，其中72例死亡；在澳大利亚，有超过1000例铋性脑病的报道。法国和澳大利亚的数据评价显示，大剂量(重金属铋摄入>1.5克/天)、长期使用(数月到数年)时，必须注意铋中毒风险。临床证实，铋性脑病发生时，血铋水平为100微克/升，故当患者血铋水平达到50～100微克/升时，须高度警惕。铋性脑病可表现为轻微头痛、头晕、失眠等，个别患者可出现周期性瘫痪、抑郁、乏力及轻度踝部阵发性痉挛现象。

根除Hp治疗：连续使用铋剂不宜超过3周

为减少和避免铋剂的不良反应，现在临床已经不再将铋剂单独作为黏膜保护剂使用。使用铋剂一般不宜超过常规用量和延长疗程。对铋剂过敏者、严重肾功能不全者、孕妇禁用铋剂；对阿司匹林、水杨酸药物过敏者及体温升高者亦不宜服用铋剂；低钠、低血糖、持续24小时以上的腹泻、肝肾功能不全患者应遵医嘱，慎用铋剂；哺乳期妇女使用铋剂，应暂停哺乳。

服用铋剂者，连续用药不宜超过8周，24小时内不宜超过4次。在根除幽门螺杆菌的治疗中，连续使用铋剂不宜超过3周。由于铋剂与四环素、丙磺舒、甲氨蝶呤、华法林等药物可能发生相互作用，不宜合用。与质子泵抑制剂合用时，铋剂应先于质子泵抑制剂给药。因为质子泵抑制剂会抑制胃酸分泌，导致枸橼酸铋钾的吸收增加3倍，可能增加铋中毒的风险。

铋剂过量：及时停药、规范处理

针对铋剂过量者，医生会采取相应措施：①洗胃，重复服用活性炭悬浮液及轻泻药，同时监测血、尿中铋浓度及肾功能；②铋性脑病患者应在医生指导下服用地塞米松和金属络合剂；③血铋浓度过高伴肾功能损害者，医生会采用2-巯基琥珀酸或2-巯基丙磺酸络合疗法治疗，肾功能衰竭者需进行血液透析。PM

阿司匹林是一种常见的解热镇痛药，具有良好的解热镇痛作用，可用于治疗感冒、发热、头痛、牙痛、关节痛、风湿病等。小剂量阿司匹林可以抑制环氧合酶，从而抑制血小板聚集，降低冠状动脉或脑血管内血栓形成风险。但是，它也抑制了保护胃黏膜的前列腺素等成分的合成，导致胃肠道黏膜损伤、出血。

阿司匹林是一把双刃剑，在保护心脑血管的同时，还可能会"伤胃"。那么，如何才能让阿司匹林不"伤胃"呢？

掌握七个方法 阿司匹林不"伤胃"

北京协和医院 李娅 刘晓红(教授)

"伤胃"四大特征

阿司匹林"伤胃"特点：

❶ **四类人更易出现胃肠道损伤** 据2009年美国胃肠病协会发布的指南，有下述情况的人更易于出现胃肠道损伤：①65岁以上老年人；②有消化道溃疡病史；③合并幽门螺杆菌感染；④采用双联抗血小板治疗，或同时服用其他非甾体类抗炎药、抗凝药或糖皮质激素治疗的患者。

❷ **多数患者无上腹痛等症状** 尽管部分患者可伴有上腹痛、烧灼感、腹胀、反酸等消化道症状，但多数患者无上腹痛等不适症状，而是由于黑便、大便隐血阳性或贫血就诊，胃镜检查发现胃、十二指肠黏膜有糜烂或溃疡形成。

❸ **胃溃疡更多见** 阿司匹林相关的消化道溃疡多位于胃和十二指肠，胃溃疡更多见。溃疡还可引起多种并发症，如消化道出血、穿孔、梗阻，甚至死亡。

❹ **胃肠损伤风险与治疗剂量时间有关** 阿司匹林相关胃肠损伤风险与治疗剂量和治疗持续时间有关。服用剂量越大，服用时间越久，越易出现消化道黏膜损害。

防范七大措施

❶ **严格把握阿司匹林应用指征** 患者在使用阿司匹林预防心血管疾病前，需经医生综合评估心血管获益和胃肠道损伤风险，然后，决定是否可以长期服用阿司匹林。

❷ **选择肠溶剂型** 肠溶阿司匹林外覆耐酸包衣，可以防止药片在胃内溶解，等到达碱性环境中的小肠后再缓慢释放，被小肠吸收。这样可以减少阿司匹林对胃十二指肠黏膜的直接损伤，减轻胃肠道不良反应。

❸ **小剂量应用** 研究证实，服用阿司匹林剂量在每天75～325毫克时，对心血管事件的预防效果相同，但小剂量服用(如81毫克/日)导致胃肠道损伤的风险则小。

❹ **肠溶阿司匹林宜空腹服用** 空腹服用阿司匹林，可以缩短药物在胃内停留时间。如在餐中或餐后服用，不仅会延长阿司匹林在胃内停留时间，还可能导致肠溶阿司匹林与碱性食物混合，提前于胃内崩解释放，增加消化道不良反应的风险。

❺ **使用胃药预防胃肠道损伤** 65岁以上老年人，有胃十二指肠溃疡病史者，采用双联抗血小板治疗或同时服用其他非甾体类抗炎药、抗凝药或糖皮质激素治疗者，可在医生指导下服用抑酸药物预防胃黏膜损害。

❻ **检测并治疗幽门螺杆菌感染** 幽门螺杆菌感染可以加重阿司匹林造成的胃黏膜损害。故在开始阿司匹林治疗之前，患者应进行幽门螺旋杆菌检测，如果没有杀菌治疗的禁忌证，可行根除幽门螺杆菌治疗。

❼ **观察大便颜色和性状** 长期服用阿司匹林的老年人平时应注意观察大便颜色和性状，一旦发现大便黑褐色，应及早就诊。建议每隔3个月检测1次大便隐血，及早发现胃肠道出血。PM

胃病患者长期服用阿司匹林，需定期随访

胃病患者需在医生指导下制订阿司匹林服用方案，并定期随访，以及时发现阿司匹林严重不良反应，并评估胃病性质和严重程度。随访的内容包括：评估皮肤黏膜出血倾向，检查血常规、尿常规、大便隐血、肝功能、肾功能、凝血功能，必要时行胃镜检查。

本刊将举办“世界肝炎日”微义诊活动：知名肝病专家在线答疑!

7月28日是已故诺贝尔奖得主巴鲁克·布隆伯格的诞辰日。为纪念这位乙肝病毒发现者，世界卫生组织从2011年起将每年7月28日定为“世界肝炎日”。目前，全球约有20亿人感染乙肝病毒，每年约有65万人死于乙肝病毒感染导致的肝衰竭、肝硬化和肝细胞癌，故乙肝防治依然是世界性课题。今后，随着疫苗接种和抗病毒治疗的普及，乙肝等病毒性肝炎将逐步减少，而以酒精性脂肪肝、非酒精性脂肪性肝病为代表的非传染性肝病的防治将成为未来肝病防治的一大重点。与此同时，因长期使用药物或药物滥用导致的药物性肝损伤也越来越常见。为帮助广大读者了解正确的肝病防治策略，帮助广大肝病患者摆脱肝病迁延不愈的困扰，本刊旗下“爱肝联盟”微信公众平台将举办为期一周的“世界肝炎日”大型微义诊活动，特邀5位知名肝病专家在线答疑。

活动时间：2017年7月24日~7月30日

活动形式：扫描二维码，关注“爱肝联盟”微信公众号，在线提问。

提问方式：专家名+问题+联系方式(手机号或电子邮箱)

回复方式：“爱肝联盟”微信公众号统一回复

微义诊专家：

非酒精性脂肪肝：范建高教授(上海交通大学医学院附属新华医院消化内科主任)

病毒性肝病：陈军教授(中南大学湘雅二医院肝病中心副主任)

药物性肝病：杨永峰教授(南京市第二医院副院长、肝病科主任)

肝病的中医治疗：刘成海教授(上海中医药大学附属曙光医院肝病研究所所长)

酒精性肝病：王炳元教授(中国医科大学第一附属医院消化内分泌科主任)

不方便使用手机，也想参加微义诊怎么办?没关系，写信、写邮件给编辑部，我们会帮助大家将问题提交给专家，并及时回复。

写下您与《大众医学》的故事

2018年，《大众医学》杂志将迎来创刊70周年的重要时刻。2017年4月，本刊正式启动了“我与大众医学”征文活动。截至目前，我们已经收到不少读者、作者的投稿，一封封手写的信函，饱含着大家对《大众医学》的深厚情谊。本期，我们如约开设了“我与大众医学”专栏，让我们一起来回味、感受这本老刊、名刊的独特魅力吧!同时，我们依然欢迎我们的老作者、老读者踊跃投稿，写下您与《大众医学》的故事!

投稿地址：上海市钦州南路71号1503室《大众医学》编辑部

邮政编码：200235

电子邮箱：popularmedicine@sstp.cn

来稿请注明“我与大众医学”征文，并注明地址、邮编、联系电话等信息，以便我们能及时联系到您。

别让健康被慢性病“打了折”

作者简介

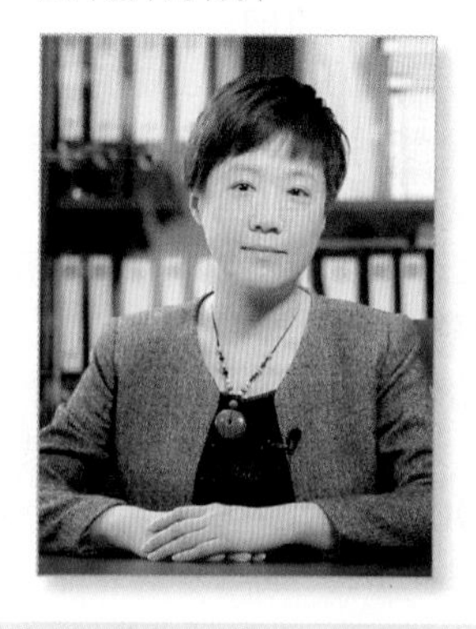

吴凡，上海市疾病预防控制中心主任，上海市预防医学研究院院长、博士、主任医师。作为上海市疾病预防控制和公共卫生突发事件处置的专业人士，她带领团队创新性地开展疾病预防工作，保障了城市的公共卫生安全。近年来承担或完成了多项国家级项目，入选上海市领军人才计划，荣获中国女医师协会五洲女子科技奖、上海市科技进步一等奖等奖项。

吴凡

近年来，中国的人均期望寿命不断延长，2016年上海居民平均期望寿命为83.18岁，已经达到欧美发达国家水平。然而，目前仍有很多传统的和新的健康问题不断涌现，众多健康危害因素交织其中，影响了我国人民健康水平的进一步提高。正因为如此，《“健康上海2030”规划纲要》将2030年上海居民健康期望寿命目标定为72岁。所谓健康期望寿命，是处于健康状态的平均年数。

上海居民目前的平均期望寿命已经达到83岁，而2030年的健康期望寿命目标却只有72岁，两者存在11年的差距。是什么让我们的健康寿命“打了折”？

从理论上说，所有疾病都会使健康“打折”。但对上海人而言，慢性病给健康寿命打了一个最大的“折扣”。2016年，上海居民因慢性病死亡占总死亡人数的比例为91%。全国的情况与上海类似，高血压、糖尿病等慢性病的患病率均呈快速上升趋势。1959年我国成人高血压的患病率为5.11%，目前已高达24.4%；1980年我国成人糖尿病的患病率为0.8%，现在已高达12.3%。

那么，控制慢性病能够帮助延长健康寿命吗？答案是肯定的。中国疾病预防控制中心慢病中心“健康中国2030慢性病早死概率”预测研究显示：到2030年，若能使运动不足率降低10%、吸烟率降低30%、血压降低25%、胆固醇降低20%、BMI（体质指数）停止上升、空腹血糖停止上升，可大幅降低我国居民因慢性病（包括心脑血管疾病、肿瘤、糖尿病和慢性阻塞性肺病）导致的死亡数。也就是说，控制这些危险因素，就能有效预防慢性病的发生和死亡，延长健康寿命。

如何控制慢性病的高发态势？笔者认为，这需要个人、政府和社会的共同努力。俗话说，上工治未病，不治已病；良医者，常治无病之病，故无病。“健康上海2030”也提出，要把“以治病为中心”转向“以健康为中心”。广大人民群众应当提高健康意识和健康素养，加强健康自我管理，形成健康的生活和行为方式，增强对自身健康的投资意识。政府应将健康融入所有政策，增加对健康领域的投入，建立公共卫生系统，并覆盖全民健康。近年来，上海市政府出台了一系列健康促进政策和法规，如《2030可持续发展中的健康促进上海宣言》《“健康上海2030”规划纲要》《上海市预防和控制慢性非传染性疾病中长期规划》《上海市公共场所控烟条例》等，也实施了不少公共卫生服务和政府实事项目，如社区居民大肠癌筛查，老年人免费接种肺炎疫苗，老年人免费体检，高血压、糖尿病、脑卒中筛查，慢性病社区管理和诊疗，等等，为提升上海市民的健康水平做了不少努力。社会组织可在普及健康生活方式、优化健康服务、完善健康保障、建设健康环境等方面做些工作。

每个人都是自己健康的第一责任人，“我的健康，我负责”。从我做起，携手共建、共享健康上海、健康中国！PM

Contents 目录 2017年8月

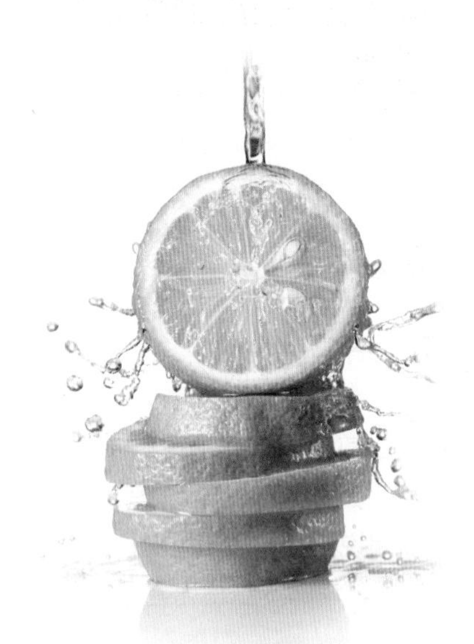

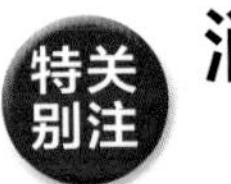

消夏饮食新滋味

夏天来了，烈日当头如何过？我国自古有"消夏"之说，早已形成一种休闲文化。"散发乘夕凉，开轩卧闲敞""浮甘瓜于清泉，沉朱李于寒水"，古人消夏如此惬意，令人羡慕不已。

如今，夏天越来越热，人们心情越来越烦躁，对饮食越来越提不起兴趣，似乎只有喝凉水、吃西瓜才能得一时畅意。如何才能健康消夏？我们请专家出谋划策，听听他们对夏日健康饮食的提点、对儿时夏日滋味的回忆，让我们一起将夏天过得有滋有味、意趣盎然。

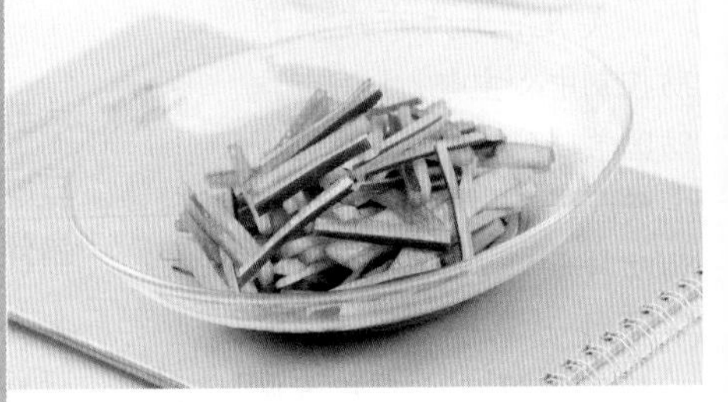

本期部分图片由东方IC和达志图片提供 本期封面图片由达志图片提供

扫描二维码 关注大众医学

大众医学微信二维码

创刊于1948年　第三届中国政府出版奖期刊奖提名奖　新中国60年有影响力的期刊
上海市著名商标　全国优秀科技期刊一等奖　中国期刊方阵　中国百强报刊

大众医学®（月刊）
2017年第8期 da zhong yi xue

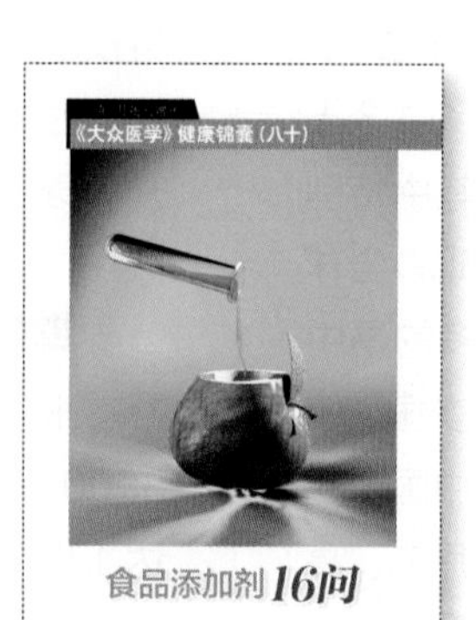

主管 上海世纪出版股份有限公司
主办 上海世纪出版股份有限公司 科学技术出版社

编辑、出版《大众医学》编辑部
编辑部 (021) 64845061
传真 (021) 64845062
网址 www.popumed.com
电子信箱 popularmedicine@sstp.cn
邮购部 (021) 64845191 (021) 64089888转81826

广告总代理
上海科学技术出版社广告部
上海高精广告有限公司
电话：021-64848170
传真：021-64848152
广告/整合营销总监 王萱
副总监/新媒体营销 夏叶玲
业务经理 杨整毅 丁炜 张磊 林素萍

发行总经销
上海科学技术出版社发行部
电话：021-64848257 021-64848259
传真：021-64848256
发行总监 章志刚
发行副总监 潘峥
业务经理 张志坚 仝翀 马骏

编辑部、邮购部、广告部、发行部地址
上海市徐汇区钦州南路71号（邮政编码200235）

发行范围 公开发行
国内发行 上海市报刊发行局、陕西省邮政报刊发行局、重庆市报刊发行局、深圳市报刊发行局
国内邮发代号 4-11
国内统一连续出版物号 CN31-1369/R
国际标准连续出版物号 ISSN 1000-8470
国内订购 全国各地邮局
国外发行 中国国际图书贸易总公司（北京邮政399信箱）
国外发行代号 M158
印刷 上海当纳利印刷有限公司
出版日期 8月1日
定价 8.00元
广告经营许可证号 3100320080002
80页(附赠32开小册子16页)

杂志如有印订质量问题，请寄给编辑部调换

资讯 分享

《中国糖尿病膳食指南》发布

调查显示，我国糖尿病及糖尿病前期的患病率分别达 9.7% 和 15.5%。糖尿病与膳食营养关系密切，饮食治疗至关重要。为此，中国营养学会最近发布了《中国糖尿病膳食指南（2017）》。其中强调，糖尿病患者要进行规范、持久的日常自我营养治疗，以提高生存质量、降低糖尿病及其并发症负担，最终提高整体健康水平。这一指南主要针对 2 型糖尿病患者，主要内容包括以下 8 个方面：①吃、动平衡，合理用药，控制血糖，达到或维持健康体重；②主食定量，粗细搭配，全谷物、杂豆类占 1/3；③多吃蔬菜，水果适量，种类、颜色要多样；④常吃鱼、禽，蛋类和畜肉适量，限制加工肉类；⑤奶类、豆类天天有，零食加餐合理选择；⑥清淡饮食，足量饮水，限制饮酒；⑦定时定量，细嚼慢咽，注意进餐顺序；⑧注重自我管理，定期接受个体化营养指导。

我国肥胖儿童数量居世界首位

一项大型国际性研究项目分析了 195 个国家和地区的超重与肥胖问题调查数据。结果发现，全球超过 20 亿人超重或肥胖，即全球约 1/3 人口受超重或肥胖相关健康问题的困扰。其中特别值得关注的是儿童的肥胖问题。研究发现，全球有 1.08 亿儿童肥胖，肥胖儿童数量最多的是中国，达 1530 万人；儿童肥胖率最高的是美国，接近 13%。研究指出，近年来中国等发展中国家的儿童肥胖率不断增加，这意味着儿童糖尿病、高血压和慢性肾病等一系列疾病的发病率也在增加。目前，高热量食品的价格越来越低，越来越容易买到，广告也越来越多，而人们的运动量却越来越少。专家指出，只有坚持健康的生活方式，才能预防肥胖和超重。

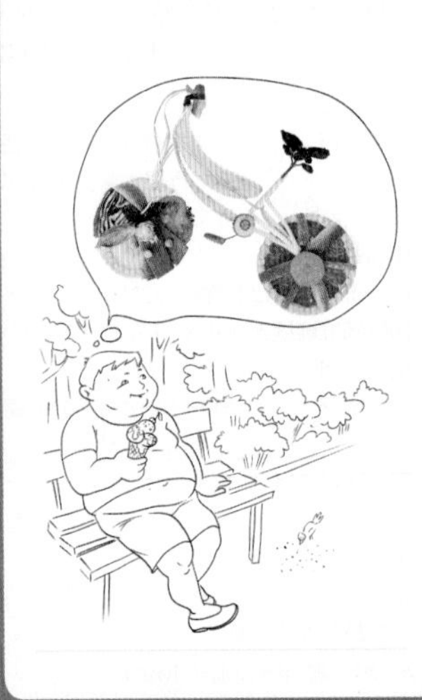

利用科技创新，提升健康水平

科技部等在最近制定的国家科技创新规划中指出，卫生与健康的科技创新，要以增进健康为导向，要推动“以疾病治疗为中心”向“以健康提升为中心”转变。威胁健康的风险因素有很多，只有针对这些因素“对症下药”，才能提高个人和全民健康水平。这份规划中提出了以下几类需要控制的健康风险因素：①生活方式因素，如吸烟、饮酒、营养不良、睡眠不佳、不健康心理等。其对健康影响深远，需要提前、及早干预。②环境因素，包括自然环境中有害的生物、化学和物理因素。干净、未受污染的环境是健康的有力保证。③食品药品安全因素，“病从口入”，食品和药品方面的问题会直接导致健康损害。④生物因素，如传染病等。⑤职业病因素，一些职业会导致相关健康损害，如尘肺病、职业性肿瘤等。这份规划特别强调，要利用科技创新来提高健康水平，如利用大数据等更好地实现个性化的行为或心理干预、营养均衡，利用新型运动健身器材有力提升健身效果。

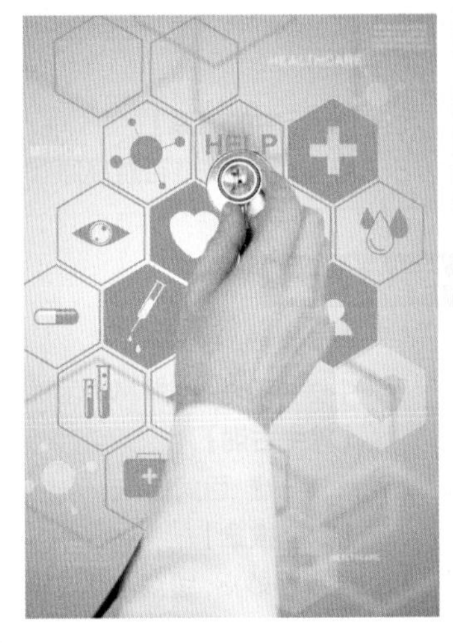

世界卫生组织：每年 120 万青少年死亡完全可防

根据世界卫生组织最近发布的一份报告，世界上每天有 3000 多名青少年因可以预防的原因而死亡，每年死亡总人数达 120 万人。道路交通伤害、下呼吸道感染、自杀、腹泻和溺水居青少年死因的前 5 位。道路交通伤害是 10~19 岁青少年的首要死因，每年使大约 11.5 万名青少年死亡。10~14 岁女性青少年的主要死因是肺炎等下呼吸道感染，往往因不清洁燃料引起的室内空气污染所致。出血、败血症、难产等妊娠并发症和不安全堕胎并发症则是 15~19 岁女孩的首要死因。自杀和自残每年造成约 6.7 万人死亡，大多发生在年龄较大的青少年中。为此，世界卫生组织倡导积极采取干预措施，包括：提高青少年的交通安全意识，驾驶机动车强制要求佩戴安全带或头盔；学校进行全面的性行为教育；使青少年掌握心理健康知识；调高限制饮酒年龄；使用清洁的烹饪燃料，减少室内空气污染；安全饮水，讲究个人卫生。

夏天来了，烈日当头如何过？我国自古有“消夏”之说，早已形成一种休闲文化。“散发乘夕凉，开轩卧闲敞”“浮甘瓜于清泉，沉朱李于寒水”，古人消夏如此惬意，令人羡慕不已。

如今，夏天越来越热，人们心情越来越烦躁，对饮食越来越提不起兴趣，似乎只有喝凉水、吃西瓜才能得一时畅意。如何才能健康消夏？我们请专家出谋划策，听听他们对夏日健康饮食的提点、对儿时夏日滋味的回忆，让我们一起将夏天过得有滋有味、意趣盎然。

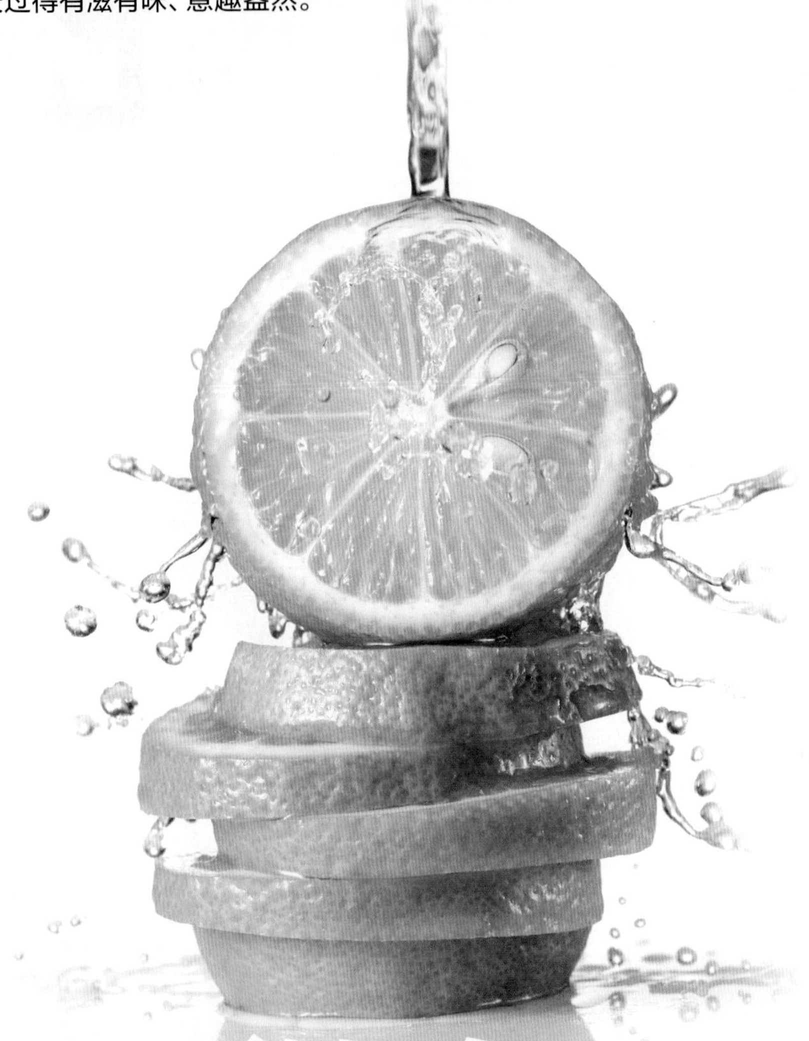

消夏饮食新滋味

策划/本刊编辑部
执行/寿延慧
支持专家/郭红卫 唐大寒 马志英 张 玮 史欣德 马冠生

“生命之源”夏日更可贵

复旦大学公共卫生学院营养与食品卫生学教研室教授　郭红卫

骄阳似火，面对市面上许许多多新品种的“水”，如何选择、饮用，才更解渴、更健康?

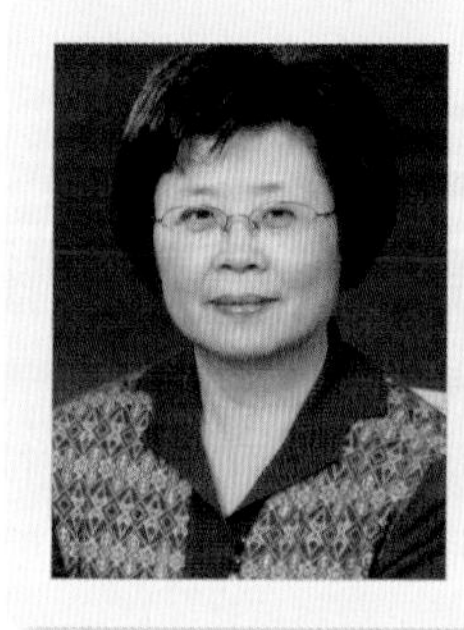

专家简介

郭红卫　复旦大学公共卫生学院营养与食品卫生学教研室教授、博士生导师，中国营养学会常务理事，上海市营养学会理事长，上海市学生营养与健康促进会副会长。

夏日，饮水量需增加

水是人体的组成成分。在成人体内，水的比重约占70%，新生儿体内的水高达体重的80%～90%。人或许可以几天不吃饭，但不可以一天不饮水。当人体内的水分失去10%时，生命就会有危险；当失水达到20%～22%时，就会致命。

人体每日通过皮肤蒸发、汗腺分泌、肺的呼吸、粪便及尿液排出的水分为2000～2500毫升。因此，我们每天需要摄入2000～2500毫升水，用以弥补所丢失的水分。除了食物中提供的水分外，我们需要通过饮水来补充，成人每日饮水量为1500～1700毫升。但是，在气温升高的夏季，由于出汗多，皮肤丢失的水分增多，饮水量需要有所增加，可根据出汗的程度调整饮水量。

少贪凉，不急饮

天气炎热，人们贪图凉快，喜饮凉水甚至冰水。虽然夏季喝冰水很爽，但对胃肠道刺激较大。在高温环境下，胃肠道蠕动减弱，唾液、胃液等消化液分泌减少，消化功能变弱，人们会出现厌食、食欲减退等现象。如果胃肠黏膜突然遇冷，会使毛细血管收缩、平滑肌痉挛，引起肠胃不适，甚至腹泻。

夏日饮水的温度不能太热，也不能太冷，最适宜的温度是10～30℃。口渴时，很容易一口气喝下大量的水。这样喝水易迅速稀释血液、增加心脏负担，也会吞咽大量空气，引起打嗝或腹胀。况且，口渴意味着身体已经缺水了，所以莫待口渴再喝水。我们可以给自己制定一个“喝水计划表”，固定时间喝等量的水，并注意喝水速度不要过快。

大量出汗，水中加点盐

每100毫升汗液约含氯化钠300毫克。大量出汗时，除丢失水分外，还会丢失电解质(矿物质)，主要是钠和氯离子。夏季大量出汗时，如果一味喝太多白开水，会稀释血液中的电解质，导致低钠血症。此时，我们不仅需补充水分，还需补充钠、氯等离子，可以在水中加点氯化钠(食盐)。

随汗液流失的还有矿物质、维生素、氨基酸，所以大量出汗时，也可以喝些绿豆汤、酸梅汤、柠檬水、茶水，既能消暑降温，又可补充维生素、矿物质。

含糖饮料、运动饮料，没必要喝

如今，市面上有很多含糖饮料，很多人喜欢将其冰镇后饮用。众所周知，大多数饮

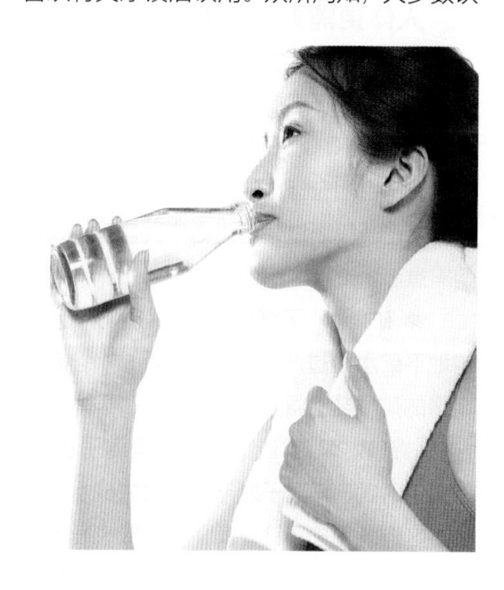

料含糖量高、能量高，会让我们在不经意中摄入较多能量。而且，饮料中的糖会残留在牙齿上，在细菌作用下产生酸性物质，长此以往，易损伤牙齿。

运动饮料含有一定量的糖、维生素和矿物质，适合在运动过程中或运动强度较大时饮用。但如果只是普通流汗，那盲目补充运动饮料反而会有不良影响，如运动饮料中的糖会导致能量摄入增加，钠盐等矿物质会增加机体负担，等等。因此，由于气温升高造成的体内水分和盐分丢失，普通补水就可满足需要，不需要饮用运动饮料。

“固体水”，也要补

每天足量饮水才能让身体保持健康。人体水的来源，除饮用水外，还有食物，尤其是蔬菜、水果中水分含量较高，如黄瓜、生菜、番茄的含水量分别达96%、95%、94%。此外，蔬果还富含各种抗氧化剂、多种矿物质、糖类、脂肪、蛋白质、B族维生素等，对增强人体免疫力、预防衰老、抵御疾病都大有益处。当你觉得嘴巴寡淡无味时，可以多吃些黄瓜、番茄、苹果等水分、营养素含量较多的蔬果。

不过，需要注意的是，瓜果含有较多单糖、双糖，故不能用瓜果替代饮用水来补水。

各式各样的水，人体更需要哪一种

● **白开水** 白开水一般是将自来水煮沸后的水。自来水是指自来水厂将所取的天然水源（地表水、地下水）净化、消毒后生产出来的符合相应标准的供人们饮用及生活使用的水，一般通过管道进入市民家庭，饮用前需煮沸。

● **矿泉水** 天然矿泉水是采用未受污染的地下矿水经过滤、灭菌灌装而成，含有一定量的矿物盐、微量元素。由于矿泉水一般含钙、镁较多，常温下钙、镁呈离子状态，但煮沸时钙、镁离子易与碳酸根生成水垢析出，这样既丢失了钙、镁，又造成感官上的不适，所以矿泉水宜冷饮或温饮，不宜煮沸饮用。

● **纯净水** 纯净水指不含杂质的水，也称净水或纯水。纯净水是以符合生活饮用水卫生标准的水为原水，通过电渗析法、离子交换法、反渗透法、蒸馏法及其他适当的加工方法制成，密封于容器内，可直接饮用。纯净水虽不含任何添加物，但也去除了原水中含有的矿物质。

● **蒸馏水** 蒸馏水是指蒸馏、冷凝的水，蒸二次的水称为重蒸水，蒸三次的水称为三蒸水。简单地说，将水沸腾后液化成的小水滴收集在一起，就是蒸馏水。蒸馏水在制作过程中会丢失矿物质。

● **碱性水** 普通的水一般为中性（pH=7），碱性水就是pH>7的水。碱性水有益健康的说法尚缺乏科学证据，不能当真。

人体需要的饮用水是清洁、无污染、口感舒适、含有适量矿物质的水，最好饮用白开水。

延伸阅读：DIY冷饮，解暑又健康

炎热的夏天，冷饮清凉爽口、解暑消热，但贪饮可能会引发胃痉挛、腹痛等。食用冷饮需注意：①适量，大量冷饮入肚，会导致食欲下降、影响胃肠道消化。②适时，不宜在饭前和饭后立刻食用冷饮。饭前食用易引起食欲下降；饭后食用会导致胃肠道消化液分泌减少，降低消化道免疫功能。③食用冷饮要慢，速度不能太快。

除了购买冷饮外，自制冷饮不失为一个好方法：一来可以根据自己的口味和喜好制作；二来可以适当降低糖分，减少糖的摄入量，更有利于健康；三来可以减少食品添加剂的摄入。当然，在制作过程中，需要保证卫生。

● **红豆冰山**

原料：红豆，炼乳，冰块，白糖，樱桃。

做法：红豆加糖，煮熟至没有多余水分时，放凉。将冰块放入刨冰机中，刨成雪花状，装入碗中。将红豆置于冰上，加入炼乳，顶部放一颗樱桃。

● **西瓜冰棒**

原料：西瓜，蜂蜜，柠檬汁。

做法：挖出西瓜瓤，去籽，打成汁，加入适量蜂蜜和柠檬汁（柠檬汁也可不加），倒入冰棒模具内，放入冰箱冷冻。

● **鲜橙汁红茶**

原料：袋装红茶，鲜橙，冰块，凉开水。

做法：杯中放入红茶包，用开水冲泡（浓些为好），取出茶袋，放入冰块。将鲜橙切一薄片，其余去皮，加少量凉开水，制成果汁。杯中放入冰块，将鲜橙汁加至杯子的一半高度，再加入冰红茶，上面铺上鲜橙片作为装饰。

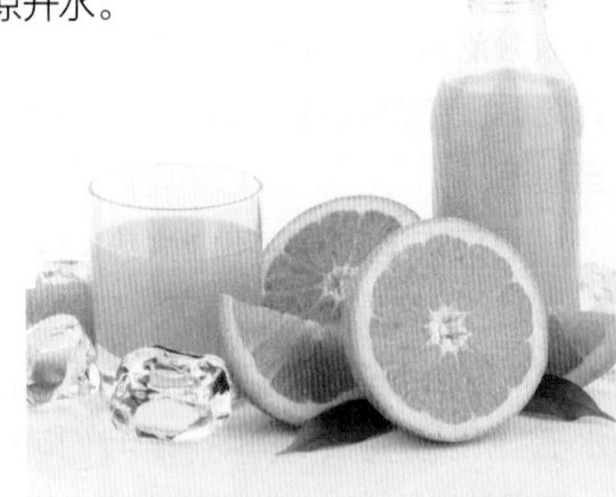

缤纷瓜果“聪明”享用

中南大学湘雅二医院营养科教授　唐大寒

夏天，是一年中最炎热的季节，也是大量瓜果上市的时候。瓜果不但营养丰富，而且可以补充水分。不过，夏季选食水果也有一定的窍门，如果你不够“聪明”，就很难从琳琅满目的瓜果中选食适合自己的那几款。

夏季瓜果丰富

夏季常见的瓜果包括桃、樱桃、李子、杏、鲜枣、葡萄、桑葚、沙棘、柠檬、荔枝、龙眼、芒果、菠萝、木瓜、香蕉、杨梅、枇杷、哈密瓜、甜瓜（香瓜）、西瓜，以及既可生吃又可烹饪的瓜类蔬菜，如番茄、菜瓜、黄瓜等和根茎类的荸荠、莲藕等。

瓜果是合理膳食不可缺少的一类食物，其主要成分为水，除能提供糖类、蛋白质等营养素外，还含有丰富的矿物质，如钙、磷、铁、镁、钾、钠、碘、铝、铜等，以及维生素C、B族维生素等水溶性维生素。此外，瓜果还含有有益人体健康的各种有机酸、芳香物质、色素及植物化学物质等。

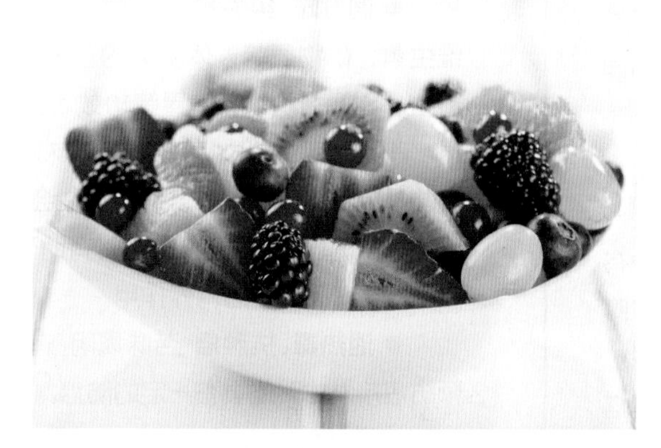

对健康而言，某些重要的营养成分是无法用其他食物替代的，故我们应该根据不同地区、季节、经济状况和饮食习惯，每天摄取2～3种或更多种类的瓜果类食物。食用量应达到《中国居民膳食指南（2016）》推荐的成年人每天200～350克。然而，据2016年相关调查资料显示，我国居民平均每天水果实际摄入量仅为40.7克，成为我国居民现阶段的饮食缺陷之一。

防暑保健，选食最佳瓜果

农业科学技术的发展使各种天然食物的季节性越来越不明显，但在炎热的夏季，如果有针对性地选食某些瓜果，不仅能享受其美味，还可帮助我们安然度夏。

烈日炎炎，补水是头等大事。瓜果一般含有80%以上的水分，有些甚至达到95%以上（菜瓜、黄瓜等）。与普通饮用水不同，存在于瓜果类食物中的水是具有生命力的，也就是通常所说的活性水。这种水属于小分子团水，渗透性好，溶解力强，在代谢过程中不但能给细胞带来活力，而且能及时有效地带走体内代谢废物，因而能改善体质。瓜果所含有的维生素C可以增强机体对热环境的耐受力；钾对缓解疲劳、乏力症状及预防中暑都有所帮助；瓜果中的植物化学物质，如胡萝卜素、生物类黄酮等，有调节免疫功能和清除体内自由基的作用。如果将这些有利因素综合起来，就能形成夏季选择瓜果类食物的重要参考和指导。

依据上述有利于防暑保健的原则，并结合相关资料数据，夏季理想又常见的瓜果排名如下，供参考（排名越靠前越理想）：

番茄、沙棘、鲜枣、芒果、木瓜、杨梅、菜瓜、甜（香）瓜、黄瓜、李子、西瓜、葡萄、荔枝。

会选，也要会吃

● **合理搭配**　任何天然食物没有绝对的

专家简介

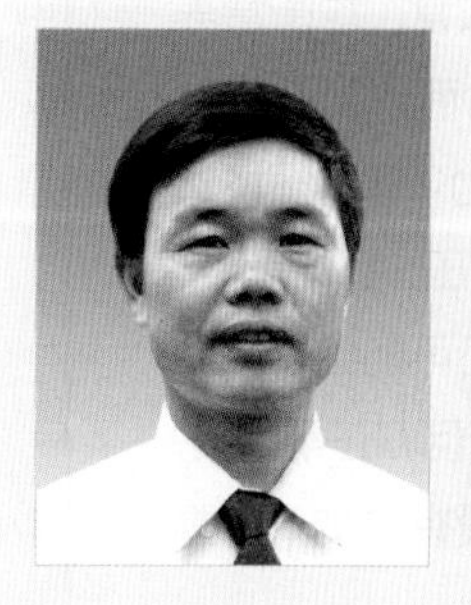

唐大寒　中南大学湘雅二医院营养科主任医师、教授、高级药膳食疗师，湖南省临床营养质量控制中心主任，湖南省营养学会副理事长，湖南省药膳食疗研究会副会长。擅长危重病人的营养支持治疗、糖尿病及慢性肾功能不全病人的饮食治疗、肿瘤病人的营养与免疫治疗。

"好"或"坏"，不要为了防暑保健而偏食瓜果类食物。正确的做法是将其列入食谱，进行合理搭配。

● **清洁卫生** 夏季是各种微生物滋生的旺季，食物易发生腐败变质。除保证瓜果新鲜外，食用前还应将瓜果清洗干净，并保证接触瓜果的容器、刀叉、食具等清洁卫生。切开后的瓜果应及时食用，不宜久放。

● **因人而异** 选择瓜果品种要因人而异，对某种水果过敏者，一定要避免食用。糖尿病患者要根据病情决定是否食用，或选择低血糖生成指数的水果，同时应严格限量。胃病患者，不要食用酸度较高和难以消化的水果。中医辨证为脾胃虚寒者，应避免食用西瓜、香蕉、梨等寒凉性瓜果。冰镇西瓜或其他果汁可能会导致胃肠功能紊乱，甚至发生腹泻，故应限量食用。

● **别空腹吃** 高温环境下，人们的消化功能减退，空腹食用水果会进一步削弱消化功能而影响正常进食。尤其是个别水果，如空腹食用柿子有可能导致胃石症，空腹大量食用荔枝可能发生荔枝病，等等。

● **去核去籽** 食用带核、带籽的水果时，应先去核、籽，否则误食后不仅加重消化负担，还会增加患胃石症的风险。

水果可减肥，但要用对方法

夏季，是许多爱美女士减肥的大好时机，其中有些人钟爱"水果减肥"。瓜果能量较低，且进食后饱腹感较明显，对减肥者来说，确实是一类较为理想的食物。利用水果减肥的正确做法是：控制食物总量并合理搭配；先进食能量较低的水果或蔬菜，再依次进食主食、肉类食物。这样可以让能量较低的食物填满大部分胃部空间，使能量较高的食物减少摄入，从而减少一日总能量摄入。

然而，现在很多减肥者的"水果减肥"法，是在一段时间内只吃瓜果，不吃其他食物。这样做虽能达到快速减肥的目的，但这种偏离合理饮食、均衡营养原则的减肥方法，以牺牲健康作为代价而达到减轻体重的目的，除了会出现营养不良、抵抗力下降、环境适应能力下降外，还可能出现体质性低血压、月经紊乱，甚至停经等内分泌功能失调，少数人还可能出现肌肉萎缩、皮肤干燥等症状。此外，一旦减肥者回归正常饮食，由于其长期养成的不健康饮食习惯并没有改变，体重会很快反弹，甚至比之前更甚。

→ 近几年，一到夏天，"苦菜"便流行起来，成为夏日餐桌上的"新宠"。"苦菜"一般属于药食两用的植物，既可入药治病，又可成为食用蔬菜。它特别适合炎炎夏日食用，因其具有清热解毒、祛除暑湿的作用，合理食用对身体颇有益处。

"苦菜"的贡献

● **补心气、泻心火** 心火旺者易口舌生疮，红肿疼痛难忍，吃点苦味食物（如莲子心、苦瓜等）可降心火、养心阴。心气虚者，因苦入心，故吃苦味食物可补心气。同时，苦味食物具有一定的醒脑作用，让人有放松的感觉，有助于缓解夏日烦躁情绪，清心静气。

● **调五味、纠失衡** "苦菜"含有生物碱、氨基酸、苦味素、维生素、矿物质等人体所需的营养成分，具有抗菌消炎、解热祛暑、提神除烦、健胃等功效。当我们在夏季出现味觉减退、消化功能障碍时，苦味可刺激味蕾，增进食欲。一般而言，苦味是人所不喜的口味，所以往往会因少食苦而致五味失衡、代谢异常。夏季适当吃些"苦"，有助于调整糖代谢，对糖尿病、脂肪肝患者有一定的调养作用。

● **泄热毒、抗肿瘤** 苦味属阴，有疏泄作用，能泄热、通便，预防疮疖发生，还具有一定的防癌、抗癌作用。

"苦菜"亮相

● **苦菜** 苦菜的入药名曰败酱草，有些臭味，味苦性寒，具有清热凉血、解毒的作用。《本草纲目》中记载："苦菜调十二经脉，安心益气，轻身耐老，强力明目。"苦菜含有丰富的胡萝卜素、维生素C、钾、钙等，可以预防和治疗贫血，具有消暑、明目、解毒、杀菌（治疗感冒、痢疾、胃肠炎、溃疡性结肠炎等）作用。

● **苦瓜** 苦瓜味甘苦，富含蛋白质、脂肪、糖、钙、钠、铁、胡萝卜素、硫胺素、核黄素、苦瓜苷等，具有清热解毒、明目的作用，适用于中暑发热、牙痛、泄泻、痢疾、便血者，对血糖具有一定的调节作用。

● **鱼腥草** 鱼腥草味辛、苦，性寒凉，归肺经，具有除清肺热的作用，除可治疗感冒、咳嗽外，还具有清热、止痢、解

清热“苦菜”祛暑“新宠”

上海中医药大学附属龙华医院感染科
主任医师　张 玮

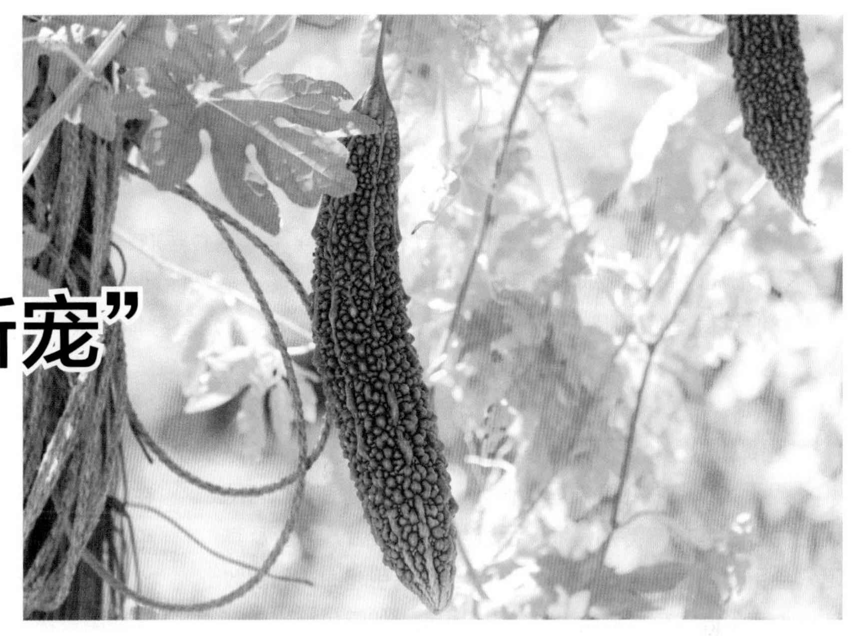

毒的作用，适用于痢疾、痔疮便血、脾胃积热、下肢浮肿者。现代药理学实验证明，鱼腥草能抗菌、抗病毒、利尿、提高机体免疫力、预防感冒。

● **蒲公英**　蒲公英又名婆婆丁、黄花地丁等。蒲公英是一种营养丰富的蔬菜，主要含有蛋白质、脂肪、胡萝卜素、核黄素、钙、磷、铁等营养成分。蒲公英味甘、苦，性寒，入肝、胃经，具有清热、解毒、止泻、利胆、保肝、健胃、降血压等作用。

● **芹菜叶**　芹菜叶的胡萝卜素、维生素 B_1、维生素 B_2、烟酸、维生素 C 含量远远高于芹菜茎，具有健胃、利尿、降血压、镇静、补铁、补钙、调经等作用。

食“苦菜”方法多，但非人人适宜

“苦菜”可以生食、凉拌、炒食、蒸食、煮汤、熬粥、做泡菜、打汁，虽适合夏天，但不可天天食用，以每周食用 1～2 次为宜。根据五行理论，夏季属火，火在五味中对应苦味，夏季适量吃“苦”对身体有好处，但大开“苦”戒、无所节制、一次食用过量或过频食用，可引起恶心、呕吐等症状。所谓“过寒败胃”，“苦菜”不适合所有人食用，以下体质者应少吃。

● **体质虚寒者**　表现为容易疲劳，面色欠华，胃口不佳，畏寒喜热，性格内向，喜静少动，容易感冒，等等。

● **脾胃虚弱者**　中医所说的脾胃虚弱包含脾胃气虚、脾阳虚、胃阴虚。脾胃气虚主要表现为气短、乏力、头晕、胃胀、胃痛、呃逆、食少、便溏、腹泻、面色萎黄等；脾阳虚主要表现为胃腹冷痛，食生冷油腻即腹痛、腹泻、大便稀溏等；胃阴虚主要表现为口干、容易饥饿、胃脘隐痛不适、口舌生疮等。

● **慢性肺疾肺虚表现者**　症见咳喘、气短、声音低怯懒言、自汗、畏风、易感外邪、乏力、面白神疲、腰膝酸软、胸闷气短、精神不振、头晕、目眩、失眠健忘、食欲不振等。

● **月经期女性**　女性月经期不宜多吃苦味食物，因苦味食物多为寒性或凉性，经期过度食用，可使经脉凝涩、血行受阻，进而导致经行不畅、痛经、闭经等妇科疾病。特别是体寒伴痛经的女性朋友，哪怕在非经期，也应少吃苦味食物。

食物和药物有差异，并不能完全替代药物治疗疾病。夏天食用苦味食物可以给人清凉感，但过犹不及，过度食用会损伤脾胃功能，导致体质偏差，得不偿失。古代医家孟诜曾提出：“久食之，发虚弱，损阳气，消精髓。”因此，调养功效再好的食物，也需适量、适时，适合自己的体质。

专家简介

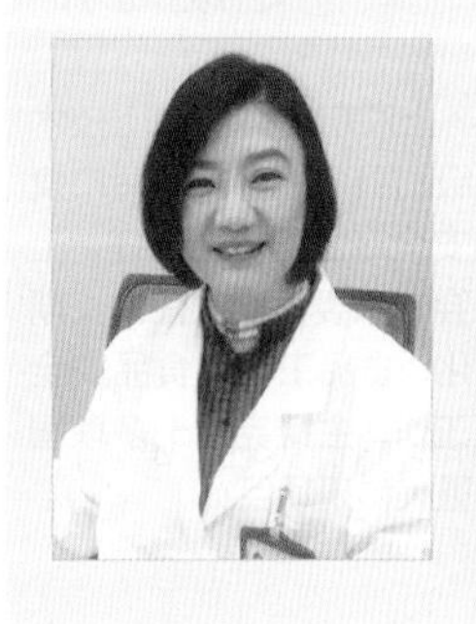

张 玮　上海中医药大学附属龙华医院感染科主任、主任医师、教授，上海中医药大学特聘教授。中华中医药学会感染病学分会副主任委员、肝病学分会副秘书长，上海市中医药学会感染病学分会主任委员、内科学分会副主任委员兼秘书长。

留个心眼 安享海鲜美味

上海市食品研究所教授级高级工程师 马志英

夏季，有人认为是享受海鲜美味的大好季节，喝着啤酒、吃着海鲜简直绝配；有人喜欢生食三文鱼、牡蛎，凉爽滑口；有人喜欢吃石斑鱼和贝类，鲜美、有滋味……然而，面对各式各样的海鲜诱惑和形形色色的烹饪加工方法，我们可得留个心眼，否则，稍不小心就会吃出病来，危害身体健康。

健康危害1：细菌性食物中毒

夏天是食物中毒高发季，很大一部分原因是吃了有问题的海鲜引起的，特别是海产品被细菌污染后，细菌及其毒素会引起细菌性食物中毒。此外，细菌易引起海产品腐败变质，产生很多有毒物质，也会引起中毒，如巴鱼等青皮红肉鱼类及海蟹等，因细菌污染而变质后，会引发过敏性组胺中毒。

细菌中的致病菌是水产品最常见的生物性危害。据统计，在夏季海产品的致病菌污染检出率中，副溶血性弧菌居首位，平均检出率高达90%以上，其中以墨鱼、海蟹为最高，其次是带鱼、大黄鱼等。我国沿海地区每年7～9月是副溶血性弧菌食物中毒的高发期。副溶血性弧菌中毒起病急，主要症状为腹痛、呕吐、腹泻及水样便，重症患者因脱水发生休克，少数患者可出现意识不清、痉挛等。若抢救不及时，可导致死亡。

防范支招：烧熟煮透，适当加醋

副溶血性弧菌是一种海洋细菌，因其嗜盐，又称嗜盐菌，广泛生存于海产品中，在带鱼、墨鱼、海虾、海蟹、海蜇等海产品中的检出率较高。若烹调这些海产品时未烧熟煮透，食用后就容易腹泻。所以，应尽量不吃“醉蟹”“生海胆”“酱油腌海鲜”等不加热烹调的海鲜。生吃三文鱼片和牡蛎时，要保证原料新鲜、卫生。任何海鲜，只有在非常新鲜的状态下才适合做成清蒸、白灼之类的菜肴。冰鲜海虾体内还有很多耐低温的细菌，死亡后蛋白质分解快，放置时间稍长，细菌就会增加，蛋白质随之变性，产生胺类物质，无论如何都达不到活虾的口感、风味和安全性，也不适合白灼。不过，冰鲜海虾可以高温烹炒或煎炸，也能呈现美味。

副溶血性弧菌对酸敏感，在普通食醋中5分钟即可被杀死。它对热的抵抗力也较弱，80℃以上烹煮2分钟也可被杀死。因此，预防副溶血性弧菌中毒的最好方法是将海产品烧熟煮透，适当加醋，并注意生熟分开。

海鲜是夏季兼顾营养和美味的必选食物，只要注意安全防范，每周可以吃2～3次，每人每次吃150克左右，可以选择小黄鱼、海鲈鱼、三文鱼、金鲳等食用，少吃金枪鱼、旗鱼、鲨鱼等大型肉食性海鱼。

专家简介

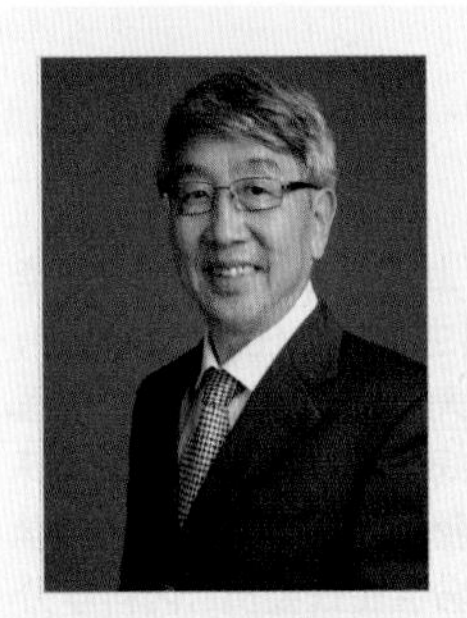

马志英 上海市食品研究所技术总监，教授级高级工程师，上海市食品学会食品安全专业委员会主任，上海市食品协会专家委员会主任。长期从事食品生化、食品工艺和食品安全领域的科研工作，主持完成十多项国家和省部级重大科研项目。

健康危害2：生物毒素中毒

除了细菌性食物中毒外，夏天也是生物毒素中毒的高发季节。近年来，雪卡毒素和贝类毒素的中毒事件较多。

● **雪卡毒素** 近年夏季，我国南方一些城市频频出现进食“老虎斑”等珊瑚鱼类致雪卡毒素中毒的事件。雪卡毒素是一种神经毒素，人进食含雪卡毒素的鱼肉或汤后，会出现头晕、恶心、呕吐、腹痛、腹泻等症状，严重者可导致脱水、休克，甚至因呼吸麻痹而死亡。中毒者会对温度感觉倒错，即手触热物有冷感，放入凉水中有热感或“电击样”感。

因雪卡毒素对鱼本身不会引致任何病症，故不能从鱼的外形、肉质、味道来判断其是否有毒，用煮、冰冻、熏，以及用盐、醋、酒等腌制方法都不能清除其毒素。

● **贝类毒素** 夏天的蚬、青口、蚝、扇贝、带子等双壳贝类容易含有毒素，吃了被毒化的贝类和烹煮毒贝的汤汁就会引起中毒。常见的贝类毒素包括麻痹性贝毒、腹泻性贝毒、神经性贝毒和健忘性贝毒等。比较常见的贝类有织纹螺，俗称海螺蛳、麦螺或白螺，广东、浙江、福建沿海较多。它所引起的是麻痹性贝类毒素中毒，一般几分钟到几小时后，中毒者唇、舌、喉头、面部、手指有麻木感，还会发展到四肢末端和颈部，并伴恶心、呕吐等，最后出现呼吸困难，重症者常在 2 ~ 24 小时因呼吸麻痹而死亡。国家有关部门已明确禁止销售经营织纹螺。此外，易含麻痹性贝毒的贝类还有日月贝、巨蛎、文蛤、贻贝（青口）和扇贝等。

防范支招：尽量避免，遇险送医

尽量少食珊瑚鱼及其卵、肝、肠、头、皮。当进食后发现有上述中毒症状时，应避免喝酒、吃花生或豆类食物，并立即到医院诊治。

目前对贝类毒素中毒尚无有效的解毒剂，故最有效的防范方法是预防，即不要吃织纹螺和不知名的海螺，特别是夏天到海岛和沿海地区旅游时，不要随便吃贝类海鲜。一旦中毒，应立即就医，尽早接受催吐、洗胃、导泻等治疗，以去除毒素。

健康危害3：寄生虫感染

不少人认为，海鲜污染少，不像淡水养殖的水产品易长寄生虫，大热天冰镇着生吃甚是舒爽，再佐以芥末、酱油、醋等调料，配一杯白酒，即使有寄生虫也基本被“赶尽杀绝”了。然而，事实并非如此。许多海鲜同样有寄生虫感染，生食可导致寄生虫病。以一向喜欢吃海鲜刺身的日本人为例，正因过多生吃或吃未完全煮熟的海鲜，异尖线虫病发生率逐渐升高。

海鲜中的虾、蟹、螺等产品，包括各种鱼类，很可能有各种寄生虫，生吃或吃糟醉类的海产品风险很大，烹制不熟可能杀不死寄生虫的囊蚴，而芥末、酱油、醋等调料及白酒的杀虫效果极有限。由于寄生虫所处的生长阶段不同，对人体的危害也有所不同。感染寄生虫后，一些患者会出现头、躯干、四肢的知觉异常，如烧灼感、麻木、疼痛等；有些患者会出现视力障碍、失明等症状。

防范支招：加热烹调，戴手套清洗

吃了感染寄生虫的海鲜后，短时间内不会有腹泻等急性症状，容易被忽视而延误就诊。感染初期，吃药就可驱除寄生在人体内的一些成虫，但寄生虫的幼虫一旦进入脑、肝、肺或心脏等处，很难治疗。因此，夏天吃海鲜最好烧熟煮透，不能一味追求鲜嫩而随便生吃。在寄生虫病高发期与高发地区，应尽量不食或少食贝类海鲜。一旦发现自己经常咳嗽、肝区疼痛、皮肤下有一些可以移动的肿块，应及时到医院检查。

此外，清洗虾、蟹、螺类海产品时，一定要戴手套，因为这些海鲜中可能有活的寄生虫，会通过皮肤钻入人体内。

健康危害4：海鲜+啤酒易引发痛风

夏季，不少人开启了“啤酒＋海鲜”的夜宵模式，因痛风发作而就医的人数也开始增多。痛风是由于嘌呤代谢紊乱导致血尿酸增高而引起组织损伤的一种疾病。海鲜中贝壳类（蛤蜊、扇贝等）、肢节类（虾、蟹等）所含嘌呤较高。酒精中的乙醇使体内乳酸增加，而乳酸会抑制肾小管对尿酸的排泄，并促进嘌呤分解，使血尿酸升高。啤酒含有大量嘌呤成分，更是火上浇油。

防范支招：换一种饮料配海鲜

高尿酸血症及痛风患者切忌边喝酒边吃海鲜，一般人也不要吃海鲜时开怀畅饮啤酒。痛风患者每天应至少喝 2000 毫升白开水，特别是出汗后，应立即补充水分，帮助排出体内过量尿酸。夏季应减少或避免进食嘌呤含量较高的食物，以及易引起血尿酸升高的沙丁鱼、鳕鱼、白鲳鱼等海鲜，同时摄取充足的新鲜蔬果。

如果吃海鲜时一定要搭配饮料，可以适量喝些鲜榨果蔬汁，如西瓜汁、番茄汁、黄瓜汁、胡萝卜汁、橙汁等，不仅有利于防范痛风等疾病，还可补充夏季必需的维生素等营养成分。

清凉饮 儿时记忆今犹在

中国中医科学院研究生院教授　史欣德

天气越来越热，我不由得想起小时候去上海外婆家过暑假时，每天都要去店里喝一碗清凉饮品，那是我儿时夏天的最爱。虽已过去50多年了，但我对那碗清凉饮品仍记忆犹新。

从事中医工作这么多年，现在回想起来，那碗清凉饮品不仅好喝，配方还非常符合中医养生原理，不知出自哪位高人之手，真心感谢他！后来，我组建了家庭，生育了孩子，夏天生活工作所在的城市再也没有这种饮品出售，我便自己配齐食材，做给家人喝，让他们也体会我儿时夏天的幸福感。现在将这种清凉幸福感传递给大家，并在此基础上延伸其他清凉饮品供选用。

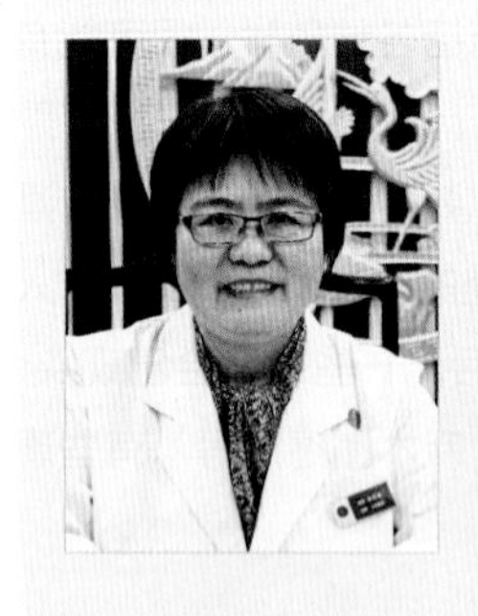

专家简介

史欣德　中国中医科学院研究生院教授，国家中医药管理局科技开发交流中心名老中医学术传承临床应用基地特聘专家。曾任国家教委、国家中医药管理局医史文献重点学科方剂文献方向学术带头人，江苏省中医学会肺系专业委员会副秘书长，首届全国百名中医科普专家。

“幸福”绿豆糯米饮

原料：绿豆100克，糯米200克，绵白糖适量，食用薄荷油一小瓶（也可用新鲜薄荷叶替代）。

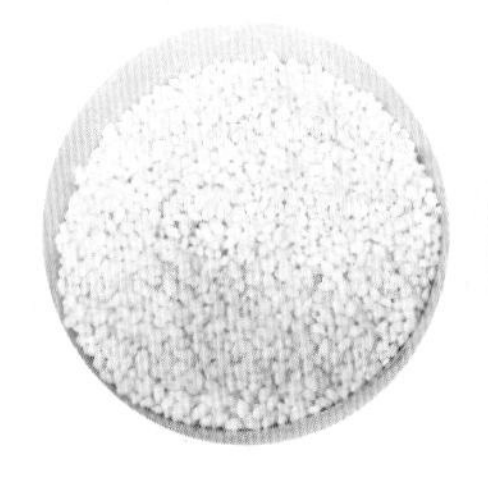

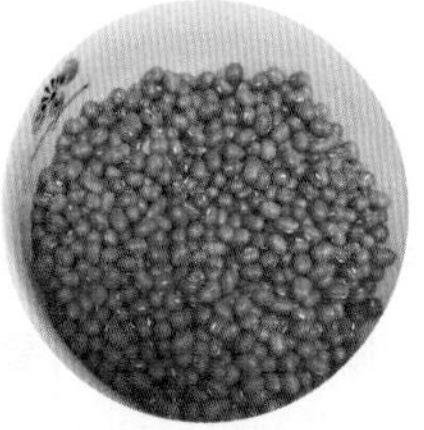

制法：绿豆、糯米分别淘洗干净，放入容器中，加入清水，水没过绿豆、糯米约0.5厘米。浸泡4～5小时，将水倒掉，分别将浸泡过的绿豆、糯米倒在蒸锅的屉布上蒸熟，倒入容器中待用。

吃法：取蒸熟的绿豆、糯米各一匙，放入小碗中，加绵白糖适量（以自己的喜好为准）、食用薄荷油1～2滴（或放入几片新鲜薄荷叶），冲入冰镇过的白开水（常温的也可），搅匀后即可享用。

功效：与绿豆直接烧煮后冰镇的绿豆饮不同的是，用这种方法制得的绿豆汤，汤色清白，绿豆与糯米酥而不烂、清爽可口、有嚼劲，加上白糖的甘甜、薄荷的清凉，炎热的夏天吃一碗，顿感暑热全消。

从中医角度来看，其配方也非常科学。绿豆具有清热解暑、利湿、止渴除烦、解毒等功效。不过，绿豆药性较寒凉，脾胃虚寒者食之易引起胃痛。薄荷味辛性凉，可发散风热、清利咽喉，还可疏肝理气、消炎利胆，对风热引起的咽喉痛、胆热引起的胃脘食道灼热疼痛均有良好的治疗作用。糯米味甘、性偏温，具有补中益气、健脾止泻之功效，正好可以抵消绿豆、薄荷的寒凉之性，与味甘的白糖一起保护脾胃，使绿豆饮清凉而不伤胃。不过，寒凉体质者应慎食以上饮品，判断的方法是：讨厌绿豆或薄荷的味道，就不要喝了。

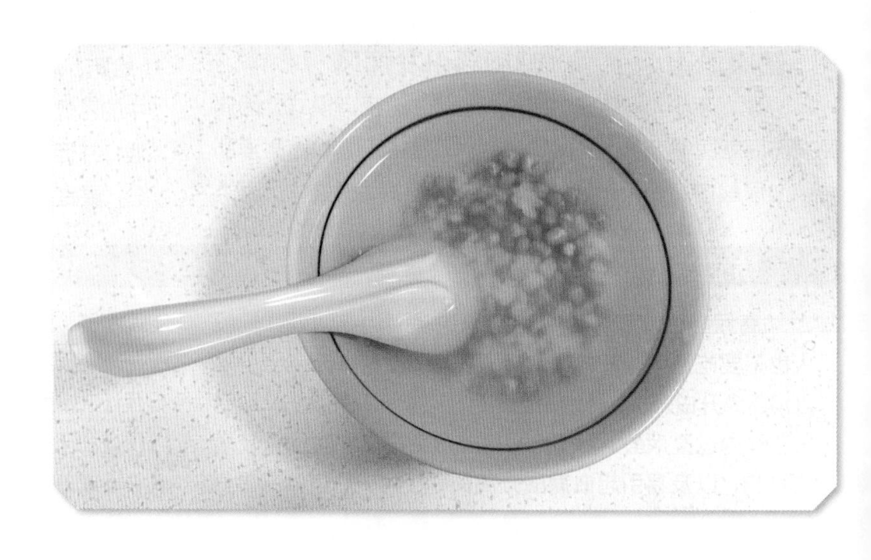

“止渴”绿豆二皮饮

原料：绿豆 50 克，冬瓜皮 100 克，西瓜皮（只取绿色部分）100 克。

制法：绿豆、冬瓜皮、西瓜皮洗净，放入锅中，加冷水 1000 毫升左右，大火烧开，水开后再煮 3 ~ 4 分钟关火。喜甜者，可加适量冰糖同煮。待凉后当茶随量饮，也可冰镇后饮。

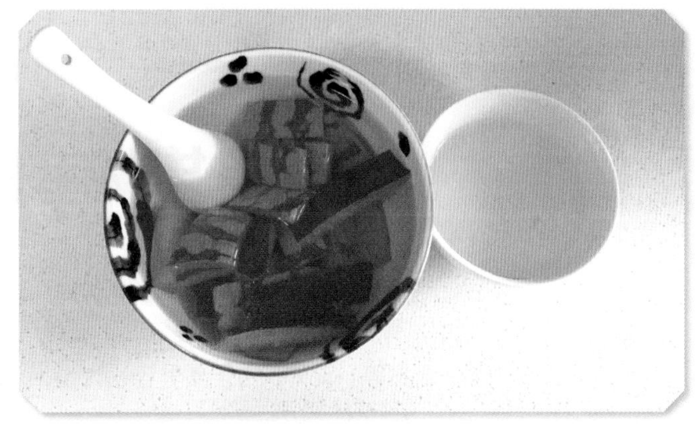

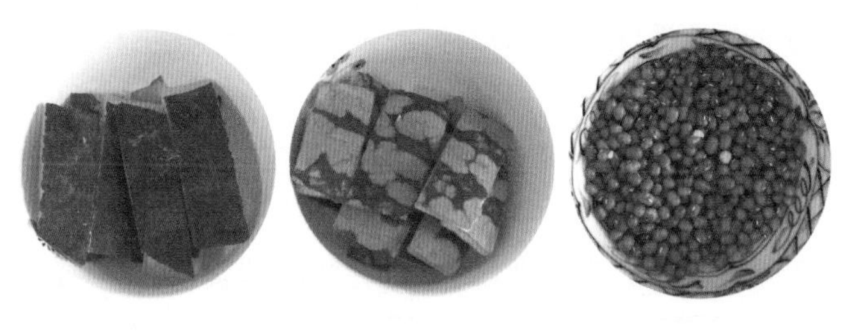

功效：绿豆清热解暑、除烦止渴，冬瓜皮利水消肿，西瓜皮清暑热、利水消肿。夏季暑热多兼湿，湿度经常超过 60%，使人感觉闷热难当、烦渴多饮、头重胸闷、下肢肿胀。此饮品不但能清解暑热、止渴除烦，还能利水消肿。夏天容易浮肿、口渴者，不妨经常制备一些，以代茶饮。

“祛湿”绿豆苡仁饮

原料：绿豆 50 克，薏苡仁 50 克，食用薄荷油一小瓶（也可用新鲜薄荷叶替代）。

制法：将绿豆、薏苡仁洗净，放入锅中，加冷水 1500 毫升左右，大火烧开，水开后再煮 5 ~ 8 分钟后关火。喜甜者，可加适量冰糖同煮。待凉后加入 2 ~ 3 滴薄荷油，当茶随量饮，也可冰镇后饮，清甜可口，味道更好。

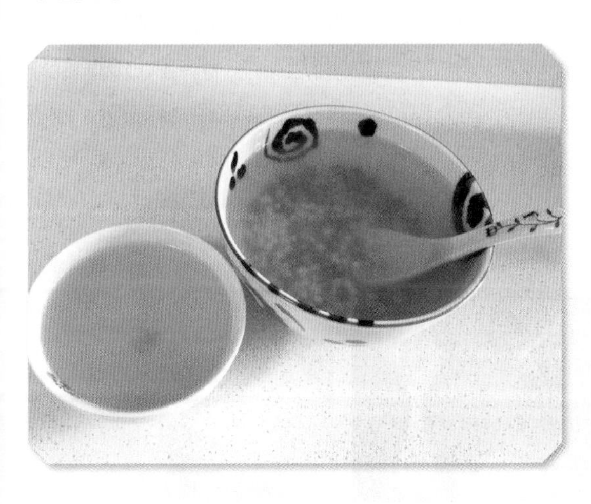

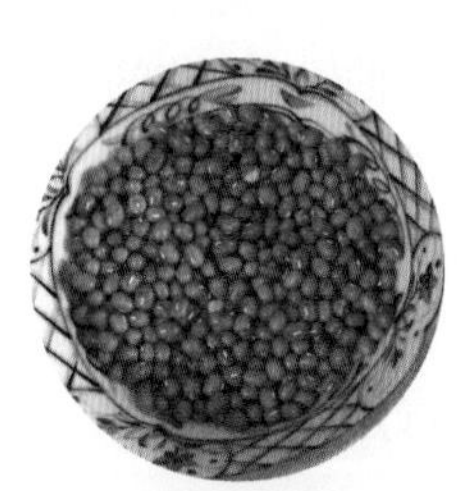

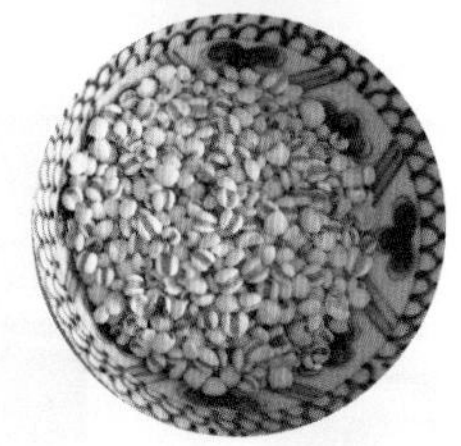

功效：绿豆清热解暑、除烦止渴。薏苡仁味淡性凉，具有利水渗湿、健脾止泻、除疣解毒等功效。夏天出汗多，常不能及时擦干，腋窝下、女性的乳房下常会生出许多疣状物，虽然不痒不痛，但若不及时处理，很难消退。此外，夏季小儿易长痱子、热疖，绿豆与薏苡仁对皮肤热毒、湿热均有很好的治疗作用。

特别解说

1. 为什么以上三款夏日清凉饮的“主角”都是绿豆？

因为绿豆是夏季最好的清凉解暑食物，一般家中常备，购买也方便，大家可以用其搭配其他原料，自制清凉饮品。其他清热中药，如金银花，市售已有金银花露；鲜荷叶不方便购得，制作后味道不佳；干荷叶虽药店有售，效果却一般。于是，我着重挑选三款绿豆饮品，材料容易购得，制作也简单。

2.“冷饮损伤脾胃阳气”一说正确吗？

“冷饮损伤脾胃阳气”的说法较流行，因此很多人夏天不敢吃冰凉冷饮。关于这个问题，笔者认为，应该客观辩证地看待，即因人因时而异，不能一概而论。小儿、年轻人，包括部分老年人，阳气旺盛者，夏季可以适当食用冷饮，判断的标准是：内心非常想喝冷饮，且饮后无不适。当然，需要控制饮用量，不可过度。阳气不旺者，特别是脾胃阳虚者、食冷即胃不适者，不仅不能喝冷饮，也不宜食用含绿豆的夏季食品。

一“老”一“小”暑期健康“趣食”

北京大学公共卫生学院营养与食品卫生系教授 马冠生

在高温环境中，胃肠道蠕动减弱，唾液、胃液等消化液分泌减少，消化功能减退，特别是老年人和小孩，容易出现食欲不振、厌食等。此外，由于夏季容易大量出汗，钠、钾、钙、镁等矿物质丢失较多，人体对蛋白质、钠、钾、钙、镁、铁、维生素C、硫胺素、核黄素、维生素A和水的需要量增加。为保障高温环境下的营养需要和食品安全，儿童和老人在夏季应特别注意饮食。

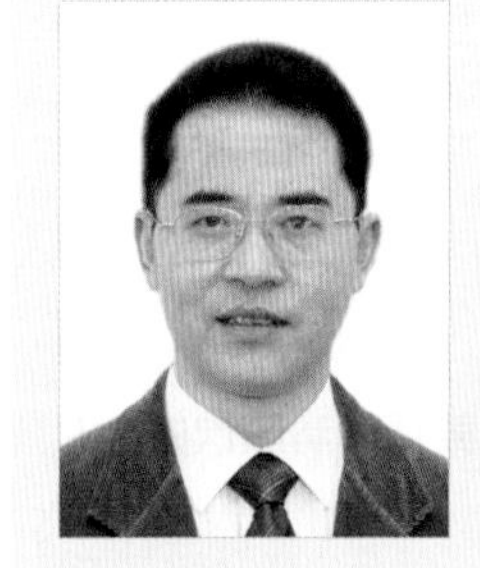

专家简介

马冠生 北京大学公共卫生学院营养与食品卫生系主任、教授、博士生导师，中国营养学会副理事长，国家食物与营养咨询委员会委员，全国农村义务教育学生营养改善计划专家委员会委员，贫困地区儿童营养改善试点项目专家组组长，中国科协首席科学传播专家。

食欲不振的老人：少食多餐，“有趣”饮食

● **清淡为主，少食多餐** 老年人消化液分泌和胃肠蠕动逐渐减弱，容易在夏季出现食欲下降和早饱现象，造成食物摄入量不足和营养缺乏。因此，老年人的夏季饮食要以清淡为主，摄入充足种类的食物，并做到少食多餐。早餐宜有1～2种主食、1个鸡蛋、1杯牛奶，另有蔬菜、水果。午餐和晚餐宜有2种以上主食，1～2种荤菜及蔬菜，1种豆制品。

● **食物种类，不可减少** 为平衡营养，老年人应尽量摄入各种食物，如有可能，每天应摄入12种左右食物。吃足量的肉，如鱼虾、禽肉、猪牛羊等优质蛋白质含量丰富的肉类。天天喝奶，每天吃大豆及其制品，也有利于获得优质蛋白质。每餐的量可少一点，重要的是增加食物种类和餐次，如在两餐之间加餐，可以多吃些牛奶、豆制品及新鲜的水果、蔬菜。

● **变换花样，促进食欲** 许多老年人一到夏天就吃不下饭，对大鱼大肉更是毫无胃口，这时可以通过一些烹饪技巧提高老年人的食欲，重燃他们对食物的兴趣。例如，利用食物天然的色彩，巧妙搭配；做些凉拌菜，但要注意生熟分开；肉类食物可以切成肉丝或肉片后烹饪，也可剁成肉糜制作成肉丸食用；鱼虾类可做成鱼片、鱼丸、鱼羹、虾仁等。除色香味美外，还应注意口感尽量细软，温度适宜，多采用炖、煮、蒸、烩、闷、烧等烹调方法，少煎炸和熏烤。

老人食谱推荐

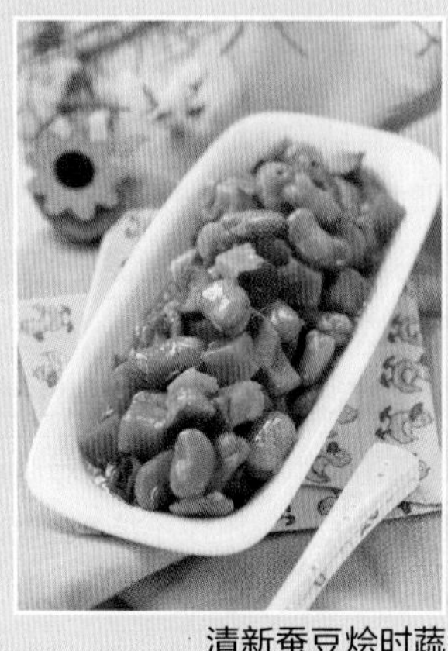

清新蚕豆烩时蔬

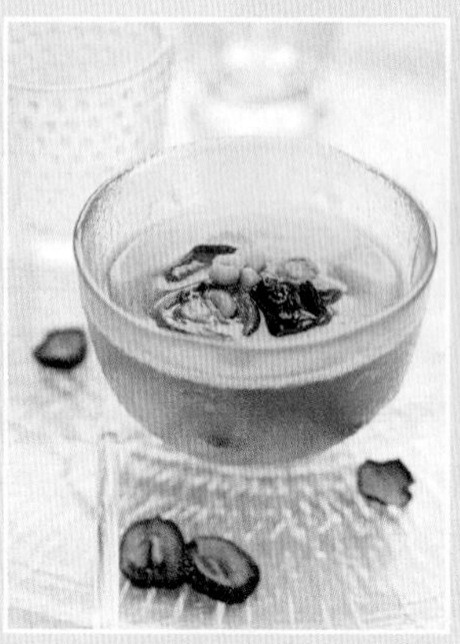

山楂莲叶排骨汤

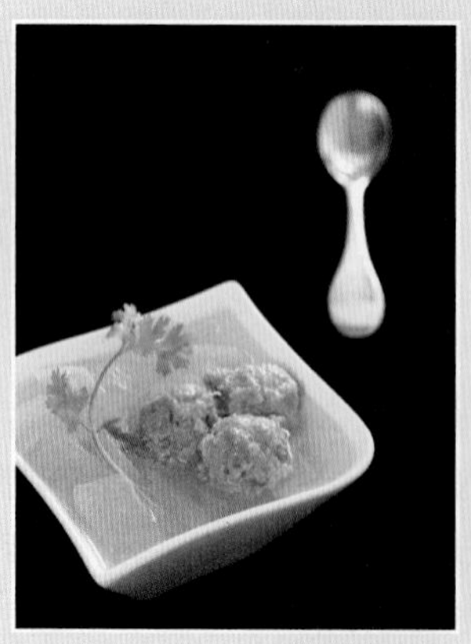

冬瓜汆丸子

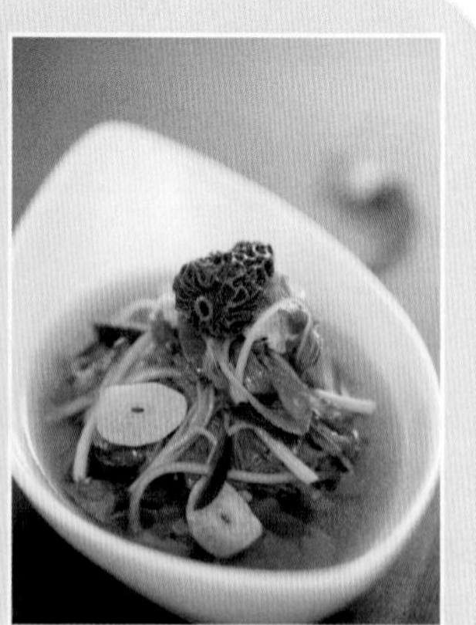

红枣羊肚菌煮苋菜

“节约型”老人：冰箱保存食物，误区要更正

有些老年人比较节约，夏天会将吃剩下的食物全都放进冰箱，他们认为食物放进冰箱就“万事大吉”、不会变质。其实，这里存在一个误区：受过细菌污染的食品放入冰箱后，低温并不能把细菌冻死，只能抑制其繁殖，细菌仍然活着，把食物取出、放在室温环境中，细菌很快又会生长繁殖。

科学的贮存方法是将熟食放在冰箱上层，生食放在下层。蔬菜等生食要洗净或装入塑料袋后放进冰箱，防止交叉污染。除罐头食品外，一般食品的存放时间不宜超过一周。保存熟食时，最好用带盖的盒子。水果应完整保存，吃剩的水果应置于容器内保存或用保鲜膜覆盖，再放入冰箱。

儿童夏日饮食首要大事：保证安全

在夏季高温、高湿环境中，各种致病微生物繁殖加速，食物易腐败变质，家长在为孩子购买食物及之后的加工、储存等各环节都要注意。不仅是儿童，成人也不应去卫生条件差的路边摊点、大排档等就餐。

● **不吃或少吃生冷食物** 夏天天气炎热，很多儿童喜欢喝冷饮，吃冰激凌。由于儿童的胃肠道功能尚未发育健全，黏膜血管及有关器官对冷饮的刺激尚不适应，过多食用会出现腹胀、恶心、呕吐、消化不良等症。若冷饮质量不合格，还可造成细菌性胃肠疾病。因此，儿童应尽量少吃冷饮，多喝些凉白开或自制的绿豆汤、红豆汤，多吃应季瓜果等。

● **不吃隔夜菜** 对于放暑假在家的孩子，很多家长会在前一天烧好饭菜放在冰箱中，让孩子放进微波炉里加热后吃。然而值得注意的是，冰箱储存食物的时间不宜过久，因为它只能暂时抑制细菌繁殖，不能彻底杀死细菌，所以最好不要让孩子吃隔夜的饭菜。家长不妨每天早起半小时，在上班前用新鲜原料做好饭菜，用保鲜膜包好，再放进冰箱内冷藏，中午让孩子加热一下食用。

对付食欲不振孩子的“利器”：营养知识+烹饪诀窍

● **善用诀窍，巧思搭配** 夏天，家长可以利用烹饪菜肴的小诀窍，多变换花样，增加儿童的食欲，提高其对营养的吸收率。例如，早餐可以准备馒头、瘦肉粥、菜包、肉末蔬菜面条等，午餐和晚餐可荤素搭配，尽量每天变换菜式，做到全面营养。在菜肴中，可以适当添加食醋和蒜泥，既可起到开胃、利消化的作用，又有助于预防肠道传染病。

● **足量汤水，多吃蔬果** 气温高，人的出汗量大，需注意补水。不要等到口渴时才喝水，要定时喝水、少量多次。儿童适合饮用的“水”包括白开水、茶水、柠檬水、绿豆汤等，也可以每餐喝点菜汤、鱼汤、鸡汤等。如果运动时出汗较多，可适当选择运动功能饮料。

水果、蔬菜含有80%以上的水分，是身体水分的重要来源。常吃水果可以为人体补充丰富的膳食纤维、维生素和矿物质。儿童的餐食最好能顿顿有新鲜蔬菜、天天有新鲜水果，如黄瓜、番茄、菜瓜、苦瓜、凉瓜、菱角、西兰花、西瓜、圣女果、梨子、阳桃等。

● **清淡饮食，少食油腻** 酷暑盛夏，儿童消化功能减弱，食欲下降，厌食油腻，宜进食不油腻、易消化的食物，少吃煎炸、辛辣刺激和香料过多的食品，烹调方法宜多用蒸煮。夏季，人体新陈代谢旺盛，往往要消耗较多的蛋白质，需适量补充，但最好少吃较肥腻的猪、牛、羊类红肉，宜适当多吃些鸡、鸭、鱼、虾、豆制品。PM

本文8款菜肴的具体做法，请关注“大众医学”微信公众号，回复“夏日美食”获悉。

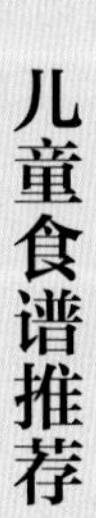

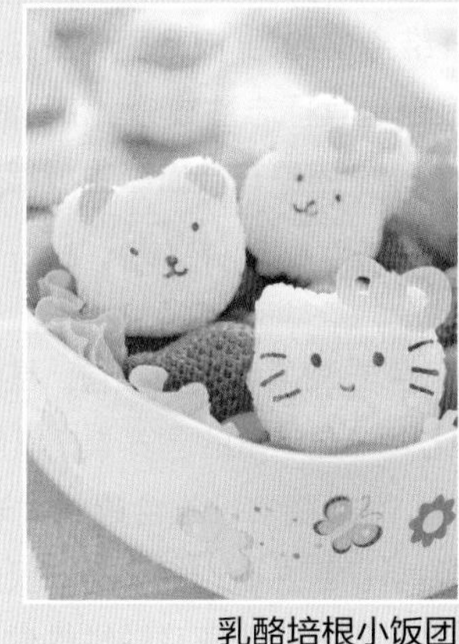
乳酪培根小饭团

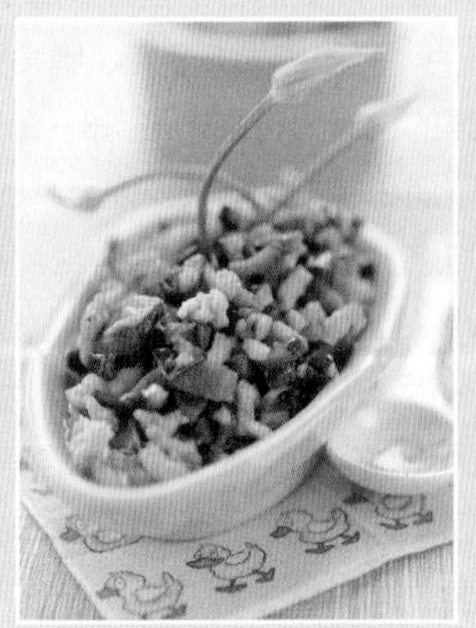
香菇鸡肉茸

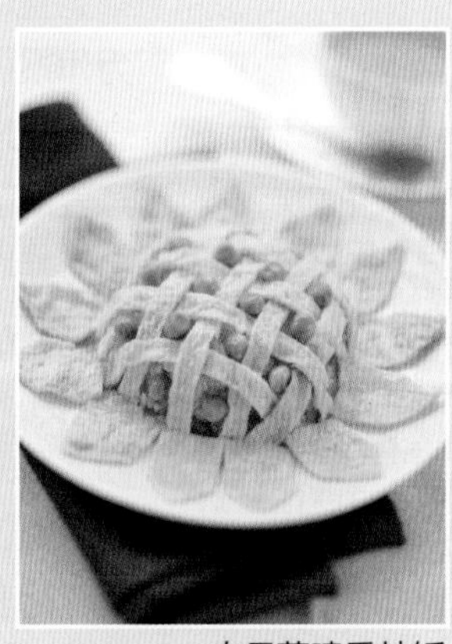
向日葵喷香炒饭

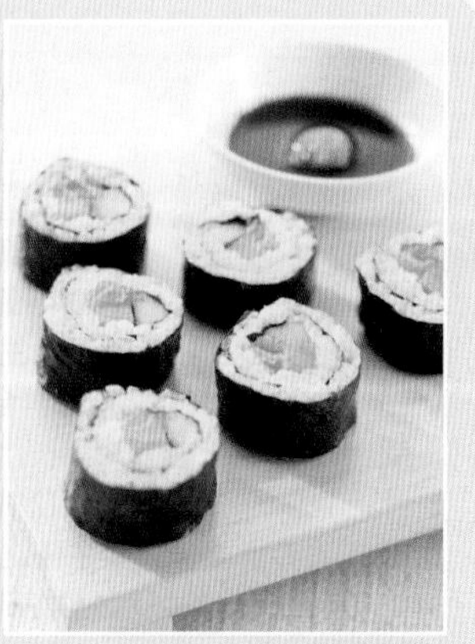
三文鱼寿司

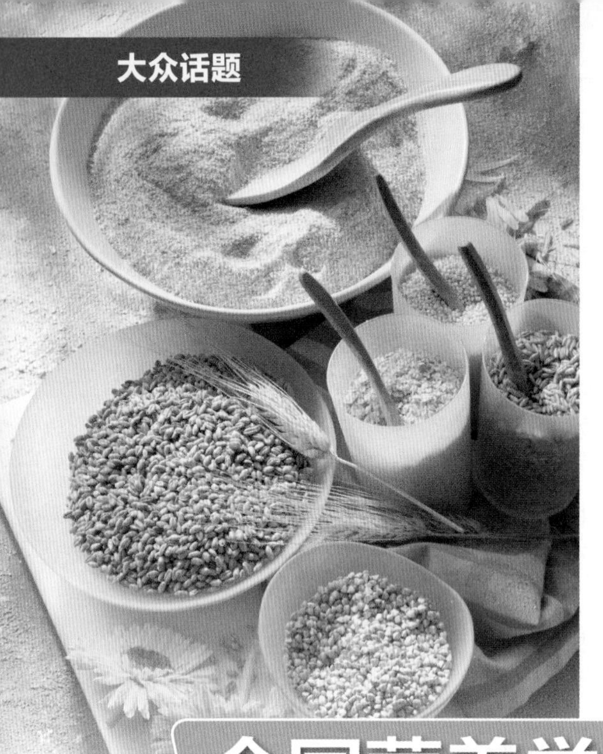

“全谷物，营养+”是今年“全民营养周”的主题。谷类食品，尤其是全谷物，被营养学家推荐作为餐盘中的“主角”。近日，中国营养学会公布了“十大中国好谷物”的甄选结果。在“茫茫”谷物“大海”中，共有10种被全国营养学家一致评选为营养丰富且适合中国人食用的全谷物。

不仅是我国，全世界的营养专家都在提倡吃全谷物。这十种“好谷物”有何特别之处，可以得到营养专家的一致认可？我们又该如何吃好、吃香全谷物，使其为健康、美味服务？

1. 全麦粉
2. 糙米
3. 燕麦米/片
4. 小米
5. 玉米
6. 高粱米
7. 青稞
8. 荞麦
9. 薏米
10. 藜麦

全国营养学家“盖章”：十大中国好谷物

中国疾病预防控制中心营养与健康所研究员 翟凤英

十大“好谷物”各显神通

● 全麦粉

与精白面粉仅保留胚乳不同，全麦粉几乎保留了小麦的全部营养成分，包括胚芽、糊粉层和麸皮。全麦粉含有丰富的膳食纤维、矿物质、B族维生素、维生素E、类胡萝卜素、酚酸类、植物甾醇、生物碱等。用全麦粉及其简单加工产品（如全麦面包、全麦馒头等）替代部分精制谷物，可以获得更多有益于健康的营养成分。

● 糙米

糙米是指去除谷壳后，未经碾磨或仅进行轻度碾磨的稻（大）米。与精米仅保留富含淀粉的胚乳不同，糙米还保留了富含多种营养成分的胚芽、糊粉层和部分谷皮，其B族维生素、维生素E、矿物质、膳食纤维含量更高，可作为每日多样化膳食的组成成分，部分替代精米。有色稻米（如黑米）更是保留了具有抗氧化作用的植物活性物质，如花青素。

● 燕麦米/片

燕麦（包括莜麦）是一类营养丰富的谷物。无论是燕麦粒还是燕麦片，都完整保留了燕麦的全部营养。每100克燕麦（或燕麦片）的蛋白质含量约为16.9克、脂肪约为6.9克、膳食纤维含量约为10.6克，蛋白质、可溶性膳食纤维的含量为谷物之最，β-葡聚糖是其标志性成分。和其他谷物相比，燕麦属于消化较慢、易获得饱腹感的谷物，还具有低血糖生成指数、低血糖负荷等特点。

● 小米

小米古称稷或粟，也称谷子，为黄色或浅黄色细小颗粒，是中国北方及西北居民传统的主食之一。小米含有比大米更丰富的营养素，其脂肪含量是大米的3.9倍，维生素E含量是大米的7.9倍，膳食纤维含量是大米的2.3倍，富含胡萝卜素和维生素B_2。小米的钾钠比高达66：1（大米仅为27：1），铁含量为大米的2.2倍，经常食用有助于预防高血压及缺铁性贫血，可以部

专家简介

翟凤英 中国疾病预防控制中心营养与健康所研究员、博士生导师，中国营养学会原常务副理事长，中国营养学会原秘书长，中国烹饪协会美食专业委员会原主任。从事营养工作40余年，建立并拓宽公共营养领域，组织制定营养立法草案。

分替代精米白面作为日常主食食用。

● 玉米

玉米名为玉蜀黍，也称罗谷、棒子、苞谷、玉茭、苞米等。20 世纪 80 年代以前，玉米一直是中国东北、西北和中部地区的主粮。与其他谷物一样，玉米富含人体所需的多种营养素，其中维生素 B_1、维生素 B_2、维生素 B_6、β-胡萝卜素和膳食纤维的含量均高于稻米和小麦，带胚芽的玉米可为人体提供必需脂肪酸（亚油酸）及维生素 E，其所含的黄体素、玉米黄质等也是有益于健康的植物活性物质。常吃玉米是弥补目前膳食纤维摄入不足和微量营养素缺乏的有效措施。

● 高粱米

高粱米也称蜀黍、芦稷、茭子，是我国传统五谷之一，属于全谷物。从色泽上来看，高粱米有黄色、红色、黑色、白色、淡褐色。从口感上区分，高粱米可分为粳性和黏糯性两种。高粱米是一种营养较为丰富的谷物，每 100 克高粱米约含蛋白质 10.6 克，并含有多种维生素和矿物质，其中维生素 B_1、烟酸、维生素 B_6、铁等达到了营养素参考值（比较食品营养成分含量多少的参考标准，根据我国居民膳食营养素推荐摄入量和适宜摄入量而制定）的 20% 以上，和其他粮谷类食物配合食用，可进一步提高营养价值。

● 青稞

青稞指产自中国青藏高原的无稃（裸粒）大麦，又称稞大麦、元麦，是中国藏族居民膳食中最主要的谷物。青稞富含多种人体必需的营养素，具有高膳食纤维、高维生素的营养特征，其 β-葡聚糖平均含量约 5.25%，享有“世界上 β-葡聚糖含量最高谷物之一”的美誉。青稞的淀粉成分独特，含有 74%～78% 的支链淀粉。青稞中，丰富的营养素和有益于健康的活性成分，对维持肠道健康、调节血脂、预防心脑血管疾病有积极作用。

● 荞麦

荞麦起源于中国，是种植历史悠久的谷物。与一般谷物不同，荞麦的蛋白质主要为清蛋白和球蛋白，赖氨酸含量丰富，与米面等谷物同食，可实现蛋白质互补。荞麦的膳食纤维含量远高于精制米面，也是维生素 B_1、烟酸、维生素 E、铁、锰、锌等营养素的良好来源。荞麦的代表性功能成分主要为黄酮类的芦丁，苦荞中芦丁含量尤其丰富，对调节血脂和改善血管功能有一定益处。

● 薏米

与大米相比，薏米含有更多（1.7～4.1 倍）蛋白质、脂肪和膳食纤维，更多（2～3 倍）B 族维生素和维生素 E，更多（1.5～2 倍）矿物质（如钙、磷、钾、镁和铁等）。薏米所含的蛋白质中，支链氨基酸、芳香族氨基酸的含量远高于大米、小麦等谷物。北方人常将薏米与大米一同熬粥，南方人则喜用薏米煲汤，这是营养学上蛋白质互补和谷物多样化膳食的最好实践。

● 藜麦

藜麦原产于南美洲安第斯山区，是印加土著居民的主要食物，被 FAO（联合国粮食及农业组织）确认为唯一能满足人体基本营养需要的单体谷物，亦被推荐为人类的“全营养食品”。近年来，藜麦在中国开始种植。藜麦含 14.12% 的蛋白质，必需氨基酸构成与乳类相当，其中赖氨酸（属于限制氨基酸，若缺少或不足，会使蛋白质合成受到限制）含量是小麦、玉米的 2 倍以上；膳食纤维含量为 7%，高于一般谷物；富含酚类、黄酮类、皂苷类、胆碱及植物甾醇等植物活性物质。长期食用藜麦有助于预防各种代谢性疾病。

答疑解惑

❶ 每人每天全谷物的推荐摄入量是多少？

成人每人每天平均应摄入谷薯类 250～400 克，其中全谷物和杂豆类共 50～150 克，占一天主食的 1/4～1/3，才能达到健康效益。全谷物有助于降低血脂、血糖，预防某些肿瘤，缓解便秘，减少能量摄入，其摄入量与慢性病发病率呈负相关。长期食用全谷物是预防与膳食相关慢性病的有效措施。

❷ 人人都适合食用全谷物吗？

全谷物营养丰富，一般适合所有人食用。不过，胃肠不好的老年人要注意烹调方法。为适应老年人的消化特点，可以将全谷物煮成较软的饭、烧成杂粮粥、做成杂粮面的发糕后再食用。

❸ 日常食用的主食可以全部由全谷物替代吗？

《中国居民膳食指南（2016）》推荐“食物多样，谷类为主，粗细搭配”，即提倡吃多种多样的食物，这样既可满足口感，又保证各种营养素的摄入。胃肠功能好的青壮年，选择全谷物和杂粮作为主食是没有问题的。老人和儿童应粗细搭配，按全谷物、粗杂粮占总主食量的 1/4～1/3 原则搭配，以满足多种营养素的供给。

什么是全谷物

全谷物是指谷物在加工过程中仅脱去籽粒外面的谷壳而保留全部天然营养成分的谷粒；或虽经碾磨、粉碎、压片等处理，但仍保留了完整谷粒所具备的谷皮、糊粉层、胚芽、胚乳及其天然营养成分的谷物。

全谷物的每一层都拥有不可替代的营养物质。例如：谷皮是谷物的粗糙外层，含有大量膳食纤维，谷粒50%以上的矿物质都存在于谷皮层中；胚芽含有大量维生素、微量元素、不饱和脂肪酸、抗氧化物等。营养学研究发现，全谷物含有丰富的B族维生素、维生素E，铁、锰、锌、钙、硒等矿物质，脂肪酸、低聚糖以及植物甾醇等植物化学物质，等等。

● 全谷物和精致谷物的区别

与精致谷物相比，全谷物保留了天然谷物的全部营养成分，含有更多的B族维生素、矿物质、膳食纤维和植物化学物质。精致谷物在过度加工的过程中，谷皮、糊粉层、胚芽（谷胚）常被分离成废弃的米糠麦麸，营养物质大量丢失，最后只保留了含有淀粉和少量蛋白质的胚乳，营养价值远低于全谷物。

● 全谷物≠粗粮

在我国传统饮食习惯中，一直只有“粗粮”的说法，很少有人听过“全谷物”的概念，抑或有人会将全谷物与粗粮画上等号。实际上，全谷物和粗粮不同。粗粮是我国的传统主食，如玉米、高粱米、小米、青稞、大麦、荞麦、薏米（薏苡仁）等，含有大量的维生素、矿物质和膳食纤维。大部分粗粮都属于全谷物，因其都没有经过过度加工，保留了谷粒原有的营养价值。但是，有些粗粮在加工过程中被去除了胚芽、种皮（如玉米碎），不能称为全谷物。此外，莲子、芡实等的淀粉含量较高，也可作为全谷物食用。

专家提醒

除了煮饭烧粥，全谷物还能这样吃

要说全谷物的缺点，多数人可能认为它口感不好。如果将全谷物和杂粮混合，制成杂粮粥、多米饭等，或将全谷物与蔬菜一起做成蔬菜粥、凉拌菜、蔬菜薄饼等，就能改善其口感。以下推荐几种谷物食谱供参考。

全麦鸡蛋煎饼

准备150克全麦粉（也可换成玉米粉或小米粉）、2个鸡蛋、2根香蕉、少许葡萄干或桂圆干。将全麦粉放入碗中，香蕉去皮、切碎、放入碗中，打入鸡蛋，慢慢加水，搅成糊状。锅中放少许油，倒入面糊（可分4次倒入），摊成圆饼，表面撒上剪碎的葡萄干或桂圆干，翻面煎熟。

玉米面糊饼

准备适量玉米面、韭菜、鸡蛋、虾皮。玉米面中加入适量温水，搅拌均匀。韭菜洗净，切碎，备用。鸡蛋打散，在锅中摊成蛋饼，用锅铲切成碎块，放入韭菜、虾皮，加少许盐、植物油和芝麻油，炒匀，盛出备用。锅中倒入少量油，将玉米面摊成饼状，铺上备好的韭菜馅料，用小火慢慢煎熟。

杂粮饭

准备适量小黄米、黑米、碎玉米、大米、绿豆、红豆。绿豆和红豆提前浸泡2小时。将各种米淘洗干净，与泡好的豆一起放入电饭锅内，加适量水，煮熟。

除此之外，大家还可用自己的营养知识，辅以得当的烹饪方式，发挥想象力，做出美味又营养的全谷物食品餐。例如：燕麦可以和黄豆搭配，做成口感爽滑的燕麦豆浆；全麦面粉可以和南瓜搭配，做成色泽亮丽的南瓜馒头；糙米可以和核桃搭配，做成营养丰富的糙米核桃酪；燕麦可以和紫米、黄豆搭配，做成紫米燕麦豆羹，等等。PM

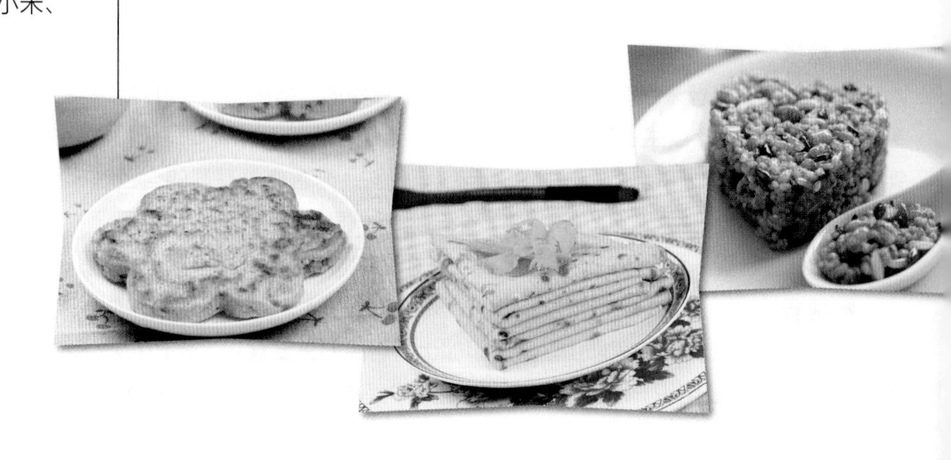

过敏性紫癜是一种儿童常见的系统性小血管炎。绝大多数过敏性紫癜起病较急，孩子或家长首先看到的是皮肤出现红色、大小不等、针尖大小的出血点，按之不会褪色，开始为鲜红色或暗红色，逐步变成紫色，并可融合成片。紫癜多出现在四肢皮肤，如大腿、小腿、踝关节周围，呈对称性分布；少数患儿的紫癜可出现在上肢、胸背部等；部分患儿可表现为持续性腹痛，少数患儿会出现消化道出血等并发症。近年来，过敏性紫癜发病率呈逐年升高趋势，多数患儿病情较轻，预后良好。

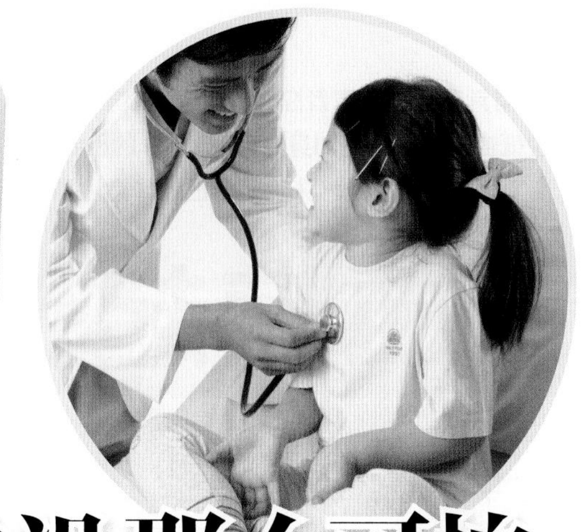

过敏性紫癜：并没那么可怕

复旦大学附属儿科医院风湿科　史 雨　孙 利（教授）

多见于2~6岁幼儿

过敏性紫癜可发生于所有年龄段儿童，多见于2～6岁，70%患儿在8岁以下，90%患儿在10岁以下。该病好发于秋冬、冬春等季节变换时，多见于呼吸道感染后，男孩稍多于女孩。

该病的病因及发病机制尚未完全阐明。多数与各种感染（感冒、扁桃体炎、肺炎、腹泻、尿路感染等）相关，少数与药物过敏（如青霉素、磺胺类药物、预防接种等）或食物过敏（如鱼、虾、蛋、奶等）相关，导致机体发生免疫反应，并产生了一种医学上叫作“免疫复合物”的物质，沉积在小血管壁上，引起炎症反应。

皮肤紫癜，只是症状之一

过敏性紫癜是一种全身小血管炎。也就是说，这种病不仅仅是皮肤表面存在紫癜，其他小血管丰富的地方，如消化道、关节、肾脏等同样可以发生血管炎。因此，它是一种全身性的风湿性疾病。

过敏性紫癜不仅表现为皮肤紫癜，也可以侵犯其他部位而导致不同症状。

❶ 腹痛

患儿可出现恶心、呕吐、呕血、腹痛、腹泻、黏液便、便血等。其中，腹痛最常见，常为阵发性绞痛，位于脐周、下腹或全腹。发作时可因腹肌紧张及明显压痛，被误诊为外科急腹症。

特别提醒：如果孩子发生不明原因持续腹痛，家长要记得检查孩子的下肢有没有紫癜。如果患儿先出现腹部症状，皮肤紫癜不出现，可能需要消化科进行内镜检查以帮助确诊。

❷ 关节肿痛

1/3～2/3的过敏性紫癜患儿会发生关节红肿、疼痛，多发生于膝、踝、腕、肘等大关节，部分患儿甚至会出现关节腔积液。关节肿胀消退后，不留后遗症。

特别提醒：急性关节肿痛的患儿家属要仔细看看孩子双下肢有没有紫癜。

❸ 肾脏表现

由于肾脏毛细血管丰富，故紫癜侵犯肾脏的情况也较为常见，医学上称为过敏性紫癜性肾炎。根据损伤程度不同，可表现为血尿、蛋白尿，甚至肾功能衰竭。肾炎可出现于疾病的任何时期，但以紫癜发生后一个月多见。如果确诊过敏性紫癜后六个月内无尿液异常，肾脏受累的可能性相对较小。

特别提醒：过敏性紫癜患儿在度过急性期以后，务必定期进行尿液检查，以免漏诊肾炎，耽误了治疗时机。

及时诊治，预后良好

过敏性紫癜患儿应尽早去专科医院的风湿科就诊，在医生指导下做相应检查，明确紫癜的性质和原因。已被确诊为紫癜性肾炎的患儿应适当卧床休息，接受抗感染治疗，进食清淡易消化食物，必要时禁食。若有严重关节、消化道、肾脏或其他重要脏器（如胰腺、睾丸等）受累，则需要住院治疗，在医生指导下规范使用激素控制病情。患儿应坚持随访，必要时进行肾活检。规范、合理、及时的治疗对预后非常重要。如果不及时治疗，或病急乱投医，极少数肾炎患儿会进展为尿毒症。

一旦孩子患了过敏性紫癜，家长不必过度惊慌，因为多数儿童过敏性紫癜在接受正确治疗后，可以恢复健康，不留后遗症。PM

常常有糖尿病患者抱怨，自己的血糖如同安了弹簧一般起伏不定；有些患者甚至形象地比喻，自己的血糖在“跳舞”。且不说低血糖和高血糖对身体有害，这样的剧烈波动本身也会对血管内皮造成损伤，很容易导致眼底出血和肾脏损害。

不少患者觉得很冤枉：明明已经非常注意生活方式和用药了，为啥血糖依然如此捉摸不定呢？

血糖起伏不定9大原因

复旦大学附属华山医院内分泌科副主任医师　吴　晞

“平衡机制”决定血糖

要搞明白血糖“起舞”的原因，得先从维持血糖平衡的机制说起。

健康人的血糖一般是比较平稳的，波动很小，因为人体有很多细胞、神经和组织会对血糖浓度进行快速调节，如胰岛B细胞（分泌胰岛素，降低血糖）、胰岛A细胞（分泌胰高糖素，升高血糖）、交感神经和肾上腺髓质（分泌儿茶酚胺，升高血糖）、肾上腺皮质（分泌皮质激素，升高血糖）、垂体（分泌生长激素，升高血糖）等。此外，血糖还受到饮食（升高血糖）和运动（降低血糖）的影响。

简单地说，人体血糖就像一个同时开着进水管（升血糖）和出水管（降血糖）的水池，如果进水量和出水量相同，则水面平静，血糖平稳；如果进水量和出水量差异很大，水面就会波澜起伏，血糖也就开始“跳舞”了。

纠正“平衡失调”，血糖不“起舞”

了解了血糖的平衡机制，就可以基本归纳出常见的血糖波动原因和应对措施。

原因1：饮食控制不满意

有些患者不注意控制饮食量，不明白饮食计算和控制方法，导致餐后血糖飙升。

应对措施：详细了解控制饮食的方法，初步学会计算饮食和调整进餐，有效缓解因进餐导致的餐后血糖波动。

原因2：运动过度或时机不对

有些患者过度期盼通过运动来降低血糖，饮食量又不足，运动后容易出现低血糖。

应对措施：避免空腹运动，运动前后要加强血糖监测，运动时应随身携带糖果等能纠正低血糖的食物。

原因3：药物和饮食配合不当

促进胰岛素分泌的药物及短效胰岛素，若使用不恰当，会导致胰岛素高峰和食物所致的血糖高峰不匹配，从而引起血糖忽高忽低。

应对措施：请医生调整药物方案，遵医嘱正确服用药物、使用胰岛素，使体内胰岛素高峰与血糖高峰匹配。

原因4：饮酒

酒精热量高，其当量热值相当于碳水化合物（米饭等）的1.75倍。而且，酒精在体内经过肝脏代谢，需要先耗能，转化为乙醛、乙酸，然后再分解产生大量热量。这样的转化过程，首先会消耗体内部分葡萄糖，同时会刺激肝脏本身分解糖原提供葡萄糖，但后期产能阶段又无法消耗过多葡萄糖，从而导致血糖发生先低后高的波动。

应对措施：糖尿病患者应时刻记住，不管是白酒、红酒，还是啤酒、黄酒，都含有酒精，在体内都会有这样的转化过程。因此，能不喝酒就不喝，这样才能有效避免酒精引起的血糖波动。

原因5：“苏木杰现象”

这种现象是指人体出现低血糖后，会动用很多升糖激素使血糖恢复正常。糖尿病患者体内的这种机制有时候会过度“反应”，甚至在没有发生明显低血糖时就开始启动，从而使血糖迅速抬升。

应对措施：平稳、安全降糖，使血糖“软着陆”，避免剧烈、过度、强效的降糖手段，如剧烈运动、降糖药物剂量过大等。

原因6：低血糖矫枉过正

经历低血糖时，糖尿病患者常常通过直接服用葡萄糖或快速升糖食品来纠正低血糖。如果掌握不好进食量，很容易矫枉过正，导致血糖大幅波动。

应对措施：糖尿病患者应掌握低血糖处理的“双15”原则：出现低血糖后，先进食15克碳水化合物（如5块饼干、2片切片面包、1/4个馒头、一大勺蜂蜜、两块方糖、半杯雪碧等）；安静休息15分钟后，测血糖。如果血糖依然没有

扫描二维码
关注“爱肝联盟”微信号

爱肝护肝 莫入4大误区

河北医科大学第三医院
中西医结合肝病科主任医师 南月敏

误区1:

肝功能异常，说明得了传染性肝炎

多年来，人们一听说肝炎，就认为有传染性；一旦发现肝功能异常，就认为得了传染性肝炎。因此，当被查出肝功能异常时，很多人常常会有沉重的心理负担，害怕被同事、朋友知道。其实，引起肝脏功能受损的原因很多，包括病毒感染、药物或毒物、酒精、肝脏循环障碍、重症细菌感染（如败血症）、寄生虫感染、肝脏肿瘤、自身免疫性疾病、遗传代谢性疾病、胆道或胰腺疾病等。其中，仅病毒性肝炎有传染性，其他原因造成的肝损伤并没有传染性。

误区2:

转氨酶升高，说明病情非常严重

转氨酶是肝功能检查中非常重要的一项指标，也是反映肝脏损伤最敏感的指标。转氨酶主要存在于肝细胞内，是人体代谢过程中必不可少的“催化剂”，当肝细胞发生肿胀、炎症、坏死时，哪怕只有1%的肝脏细胞受损，转氨酶也会释放到血液中，使血清转氨酶升高。但是，转氨酶升高的程度与肝脏受损的严重程度并非呈正比。判断肝脏损伤程度，需要结合反映肝脏损伤程度和肝脏储备功能的胆红素、白蛋白、胆碱酯酶、凝血酶原时间等指标综合考虑，必要时还要进行肝脏组织学检查。

误区3:

乙肝患者转氨酶轻度升高，不用抗病毒治疗

慢性乙型肝炎患者出现转氨酶轻度升高，并不一定表示肝脏没什么问题。特别是年龄偏大和乙肝病毒感染时间长的患者，其中部分患者可能已进展至肝硬化阶段。我国2015年版《慢性乙型肝炎防治指南》明确提出，对于丙氨酸转氨酶（ALT）持续处于1~2倍正常值上限、年龄大于40岁者，宜行肝脏穿刺检查或无创性检查，明确肝脏纤维化情况后，再决定是否进行抗病毒治疗。

误区4:

乙肝病毒转阴后即可停抗病毒药

一些慢乙肝患者应用一段时间口服抗病毒药物后，肝功能恢复正常，HBV DNA转阴，就认为病情已得到控制，或由于经济原因，擅自停用抗病毒药物，这是非常危险的。停药后，轻者病情出现反弹，肝功能指标骤然异常，经及时抗病毒、保肝治疗可恢复；重者出现乙肝病毒耐药，病情持续进展，甚至发生肝衰竭，危及生命。2015年版《慢性乙型肝炎防治指南》强调长期抗病毒治疗的必要性。口服抗病毒药物总疗程至少4年，且停药后应密切监测肝功能和HBV DNA等指标。PM

达到安全范围，则继续上述“双15”步骤，直至血糖恢复正常。

原因7： 焦虑、愤怒等不良情绪

如果经常处于焦虑、抑郁或愤怒等不良情绪，体内升糖激素分泌会增多，从而引起血糖蹿升。

应对措施：糖尿病患者应当经常提醒自己，尽量保持心情愉悦、舒畅。

原因8： 并发胃轻瘫

有的患者发生胃轻瘫这种特殊的糖尿病并发症，出现胃口不好、恶心、呕吐等症状，如果影响饮食和服药，就容易导致血糖大幅波动。

应对措施：请医生根据饮食情况调整药物剂量或治疗方案。

原因9： 合并其他疾病

如果合并甲状腺功能亢进症、皮质醇增多症、肢端肥大症、胰腺癌等疾病，会引起激素分泌紊乱，直接导致血糖大幅波动。

应对措施：进行相关检查，明确病因后进行相应治疗。PM

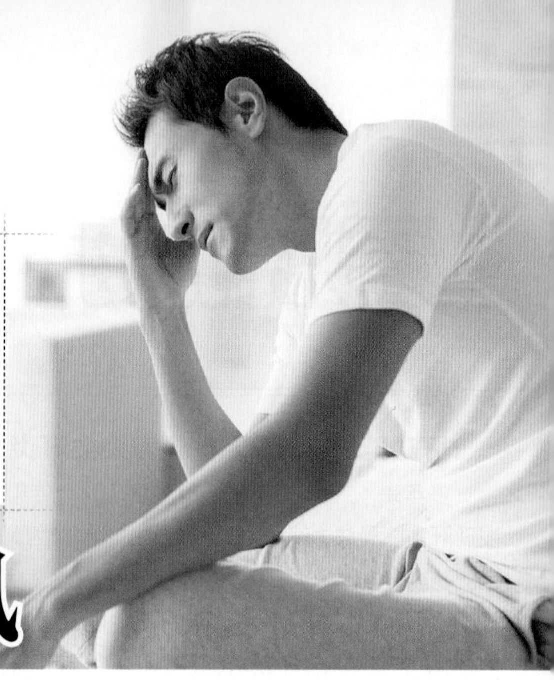

近年来，随着生活方式改变，中风（脑卒中）发病呈明显年轻化趋势。据统计，10%~20%的脑卒中发生于45岁以下的年轻人。脑卒中分为缺血性脑卒中（脑梗死）和出血性脑卒中（脑出血），临床以脑梗死更为多见。与老年人相比，年轻人脑卒中的病因和发病机制更为复杂。

年轻人也会中风

上海交通大学附属第一人民医院神经内科　宋小燕　吴云成（主任医师）

病因比老年人更复杂

● 早发性动脉粥样硬化

近年来，早发性动脉粥样硬化引起的年轻人缺血性脑卒中越来越多。究其原因，可能与血脂代谢异常、高血压、糖尿病、肥胖、吸烟、酗酒、缺乏运动、工作压力大、不健康饮食等动脉硬化危险因素在年轻人中越来越多见有关。大样本的研究数据显示，在49岁以下脑梗死患者中，血脂异常者占60%，吸烟者占44%，高血压患者占39%。由于许多危险因素都是可控的，有上述危险因素者，尤其是有心脑血管疾病家族史者，定期去脑血管病专科门诊进行筛查，有助于早期发现问题，及早干预，降低发生脑梗死的风险。

● 心源性脑卒中

心脏来源的栓子可以经血液循环进入脑动脉，造成颅内血管栓塞，进而引起缺血性脑卒中。心源性脑卒中占年轻人缺血性脑卒中总数的20%～30%。栓子通常来自心瓣膜病和心内膜病等心脏结构性病变，包括风湿性心瓣膜病、感染性心内膜炎、扩张型心肌病、先天性心脏病（卵圆孔未闭等）和心脏肿瘤（心房黏液瘤多见）。值得注意的是，心律失常也可以导致血栓形成，房颤最常见，也可见于病窦综合征。这部分患者在发生脑卒中前往往没有任何症状，而一旦发病，病情往往比较严重，常遗留严重后遗症。病因不明的脑梗死患者（也称隐匿性脑卒中）需要进行24小时甚至更长时间的心电监测以寻找原因，尤其是阵发性房颤患者。

● 脑小血管病变

常见于相对年长的患者，以及高血压、糖尿病患者。

● 非动脉硬化性因素

年轻人脑卒中的血管病变还涉及免疫、感染、遗传等诸多方面。在非动脉粥样硬化因素中，动脉夹层最多见。动脉夹层的发生可能是基因与环境共同作用的结果，可发生于颅外或颅内动脉，可自发，也可继发于外伤；可能是较严重的外伤，也可能是轻微的外力作用，如脊椎推拿、咳嗽或打喷嚏。

Moyamoya病，又称烟雾病，是一种病因不明的慢性进展性、炎症性颅内血管狭窄或闭塞性疾病，部分患者为先天性，但也可能与后天获得性因素有关，一部分青年人烟雾病与动脉粥样硬化相关。烟雾病的临床表现差异很大，儿童和青年患者反复出现不明原因的短暂性脑缺血发作、脑梗死、脑出血，且无传统血管危险因素证据时，应排除此病。

纤维肌性发育不良也是一种累及全身动脉的原因不明疾病。根据累及动脉的不同，可表现为非特异性的头痛、头晕、颈痛、脑缺血事件、搏动性耳鸣等，动脉造影可帮助诊断。

与感染有关的血管炎，包括大动脉炎、变态反应性疾病和特异性感染等；遗传性疾病，包括伴皮质下梗死及脑白质病的常染色体显性遗传性脑动脉

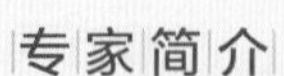

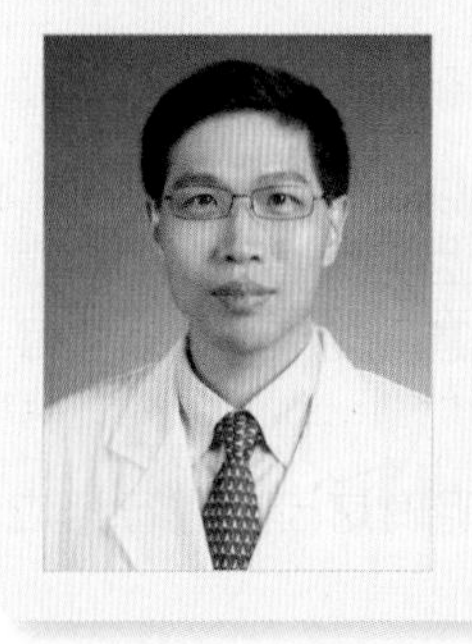

专家简介

吴云成　上海交通大学附属第一人民医院神经内科主任、主任医师、教授、博士生导师。擅长脑血管病、血管性痴呆、血管性抑郁、帕金森病和运动障碍疾病、阿尔茨海默病及记忆障碍疾病、不安腿综合征和睡眠障碍的临床诊治。

特需门诊：周一上午、周四上午（北院），周二上午（南院）

鲜为人知的脑白质病变

复旦大学附属中山医院青浦分院神经内科副主任医师　姜玉龙

生活实例

王阿姨因头晕到医院就诊，磁共振检查提示她的大脑存在多发性缺血灶。医生告诉王阿姨，大脑多发性缺血灶是一种与年龄相关的脑白质病变。王阿姨从来没有听说过“脑白质病变”这种病，顿时慌了神，不知道这病严不严重，该怎么治疗。

医生的话

脑白质病变的发生与年龄因素密切相关，年龄越大，发病率越高。近年来，随着CT和磁共振的广泛应用，被查出患有脑白质病变的中老年人越来越多。国外有报道称，在60~70岁人群中，87%的人患有脑白质病变；在80~90岁人群中，95%以上患有脑白质病变。

脑白质是神经纤维聚集的地方，由于该区域比细胞体聚集的大脑表层颜色浅，故名“脑白质”。脑白质主要起传导作用，就像是许多电线分布在大脑深部，负责传导脑电活动。脑白质病变的发病机制尚未研究清楚，目前认为可能与缺血、遗传因素和血脑屏障被破坏有关。目前确定的危险因素包括年龄和高血压，其他可能的危险因素包括性别、糖尿病、缺血性脑卒中史和高同型半胱氨酸血症。

在脑白质病变早期，患者往往没有任何症状，多是由于其他原因去医院就诊，经头颅影像学检查才被发现。严重的脑白质病变患者往往有注意力不集中、记忆力下降、反应能力下降和性格改变等表现。再发展下去，患者会出现走路不稳、说话不流利、进食呛咳、不认识亲人、外出后不认识回家路，最后会发展为痴呆。脑白质病变与脑梗死最主要的区别在于起病的方式。脑梗死往往是急性起病，症状迅速到达高峰。脑白质病变多隐匿起病，患者无明显不适症状，多是在头颅磁共振或CT检查中被发现。

脑白质病变较轻者，应注意控制血压、血糖、血脂，戒烟戒酒，加强锻炼。病变严重或有反应迟钝、走路不稳、二便控制差的患者，需要在医生指导下接受营养神经、改善脑血循环等药物治疗。PM

病、线粒体脑肌病伴乳酸酸中毒和卒中样发作等，也是导致年轻人脑卒中的原因。一般地说，如果青年脑卒中患者合并眼、皮肤、听力等其他系统病变时，应考虑遗传疾病可能。

还有一部分患者的发病与血液高凝状态有关。如抗磷脂综合征，以习惯性流产、血小板减少、网状青斑、反复静脉血栓及抗磷脂抗体阳性为特征，患者普遍具有首次发病年龄轻、合并其他危险因素少、易复发和多灶性等特征。此外，各种原因所致的高黏血症也可导致缺血性卒中的发生，如红细胞增多症、骨髓异常增生综合征等。

偏头痛，尤其是有先兆的偏头痛与年轻人缺血性卒中有关。在合并应用大剂量血管收缩剂、口服避孕药和吸烟等情况下，发病风险大大增加。

多数就诊不及时

相对于老年人，年轻人往往对脑卒中的“预警症状”不重视，没有及时就诊，从而错过最佳治疗时机。脑血管病的最大特点是起病急，发病时间可以精确到分钟。脑血管堵塞以后，缺血区每分钟约有190万个神经细胞死亡。所谓“时间就是大脑”，越早接受治疗，脑细胞供血越早恢复，预后就越好。

目前，缺血性脑卒中的最佳治疗方法是溶栓，包括静脉溶栓和动脉溶栓（取栓）。需要强调的是，这种特异性治疗有严格的时间窗，静脉溶栓要求在发病3小时以内，80岁以下患者最迟不能超过4.5小时；动脉溶栓（取栓）也是越早越好。我国脑梗死患者溶栓的比例较欧美国家低很多，除患者就医延迟外，还与患者对溶栓治疗认识不足、医院就诊流程复杂有关。

如果自己或身边的人出现“言语含糊，嘴巴歪斜，手脚没力”，应立即拨打120急救电话，并记下确切发病时间。请牢记：静脉溶栓，黄金4.5小时。PM

肝功能异常 脂肪肝“作祟”

复旦大学附属中山医院内分泌科教授 高鑫

在肥胖患者中，非酒精性脂肪肝的比例高达70%～80%。2017年6月12日在线发表于《新英格兰医学杂志》的一项研究显示，全球肥胖流行情况越来越严重，到2015年，约有6亿成年人和1亿儿童为肥胖。中国儿童肥胖人数世界第一，保守估计我国有肥胖青少年1000万人，青少年脂肪肝患者700万～800万人。

青少年非酒精性脂肪肝的危害与成人脂肪肝类似：不仅会增加糖尿病、高血压、心血管疾病的发生风险，导致性腺功能低下（女性出现月经紊乱、继发闭经、不孕；男性出现性功能减退、精子数量减少和质量下降）、严重打鼾（夜间睡眠呼吸暂停，大脑缺氧，白天容易打瞌睡），还会引起肝脏本身的损伤（如脂肪性肝炎和肝纤维化）。在这六个病人中：两个女孩均有月经紊乱，被确诊为多囊卵巢综合征；四个男孩中，两个已经达到糖尿病诊断标准，两个已经存在糖耐量异常（糖尿病前期），其中一个男孩已经有血压升高。值得一提的是，部分肥胖青少年还会出现不同程度的心理障碍，如自卑、抑郁倾向、学习成绩下降等。

家长们关心的第二个问题是：“影响高考吗？”不良的健康状况无疑会不同程度地影响学习。一个男孩的妈妈说，她儿子晚上睡觉鼾声如雷，白天上课打瞌睡。我发现，这孩子即使在诊室就诊时，也是哈欠连连、无精打采。可想而知，平时学习状态不佳，怎么能在高考时正常发挥呢？肝功能异常是一种表象，根本原因是严重肥胖。这几个孩子除了肝功能异常外，已经出现了糖尿病、糖尿病前期、多囊卵巢综合征、睡眠呼吸暂停等多种肥胖相关并发症，我提醒家长们要引起重视，尤其要重视对孩子体重的管理，减轻体重是重中之重！

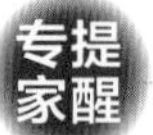

医生手记

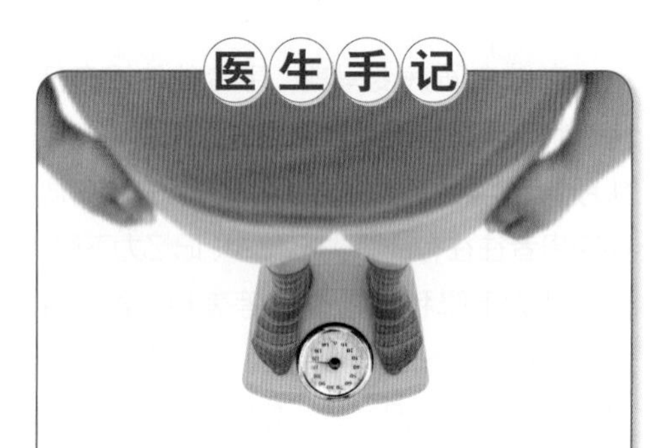

五一假期后的第一个门诊，患者比往常多了不少，其中还有六位十八九岁的孩子，由父母或爷爷奶奶、外公外婆陪同就诊。他们来看病的原因几乎相同，都是高三学生，4月份参加了体检，被发现有肝功能异常（转氨酶升高）。家长们很担心，以为孩子患了肝炎，担心会传染，更担心会影响高考。经询问，我发现这些孩子都接种过乙肝疫苗，没有饮酒史，也没有进食不洁食物。从家长带来的资料看，孩子们的肝炎病毒指标均为阴性。不过，他们有一个共同点——肥胖。经计算，这几个孩子的体质指数(BMI)都在35千克/平方米左右，有一个孩子的BMI高达44千克/平方米。按照国际采用的肥胖标准BMI≥30千克/平方米，这几个孩子都明显超过这个标准。家长们说，孩子出生时体重并不超标，七八岁时体重明显增加，到青春期时迅速增加。我发现，这些家长普遍认为孩子胃口好、长得快是健康的标志，对肥胖的危害认识不足。

经过相关检查和评估，这几个孩子被确诊为非酒精性脂肪肝，且病情不轻，肝脏脂肪含量高达40%～55%（正常<5%）。由于没有病毒性肝炎的证据，故其肝功能异常是非酒精性脂肪性肝炎引起。我告诉家长，非酒精性脂肪性肝炎不是病毒性肝炎，没有传染性。

专家提醒 肥胖程度不同、伴随的肥胖并发症各异，每一个肥胖患者的治疗方案应该是个体化的。建议肥胖患者去有肥胖体重管理专业的医院和科室进行诊治。随着体重减轻，肝功能损害、糖代谢异常、高血压等将会得到改善。

专家简介

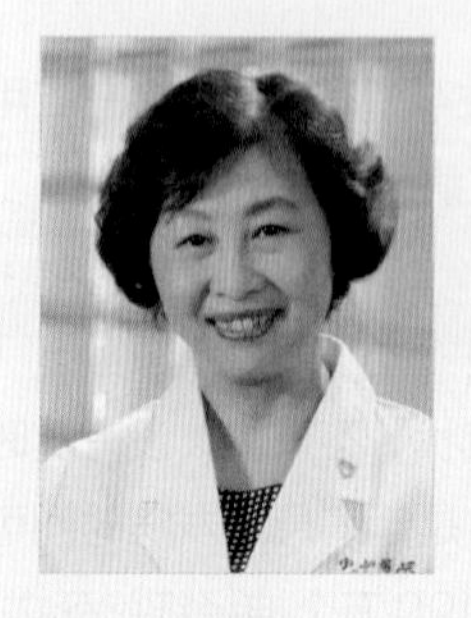

高鑫 复旦大学附属中山医院内分泌科教授、博士生导师，复旦大学代谢疾病研究所所长，中华医学会内分泌学分会常委、中西医结合学组组长、肝病与代谢学组前任组长，中国医师协会内分泌代谢医师分会副会长，上海市医学会内分泌学专科分会前任主任委员，上海市药学会药物治疗专业委员会主任委员。

专家门诊：周三、周四上午

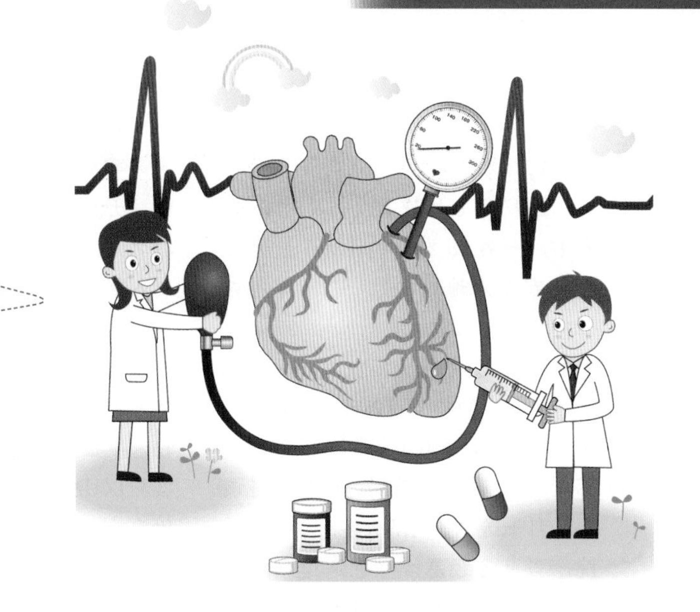

高血压病是最常见的心血管疾病之一，我国现有高血压患者超过两亿人。在大多数情况下，高血压难以被完全治愈，只能有效控制。对高血压患者而言，在医生的指导下服用降压药物，定期测量血压，定期随访，将血压控制在合适的水平，是一门必须长期坚持的“必修课”。同时，高血压患者也要掌握应对血压波动（尤其是血压异常升高）的急救要领。今天，我们就来谈谈高血压患者可能会遇到的一种危重症——“高血压急症”的应对策略。

不可不防的 高血压急症

复旦大学附属中山医院急诊科副主任医师　汤罗嘉

什么是高血压急症

高血压急症是指血压重度升高，即收缩压超过180毫米汞柱和（或）舒张压超过120毫米汞柱，同时合并心、脑、肾、视网膜等靶器官急性损伤的表现，如呼吸困难、胸背部不适或疼痛、意识障碍、活动障碍、视觉异常、剧烈头痛、恶心、呕吐等。高血压急症是危重症，患者必须立即接受相应治疗，以免导致更为严重的后果。如果患者仅有血压重度升高（超过180/120毫米汞柱），而没有上述靶器官受损表现，或者仅有轻度头痛、头胀或头晕，临床上称之为高血压亚急症。

可以简单地理解为：高血压急症是“血压重度升高＋有靶器官损害”，高血压亚急症是“血压重度升高＋无靶器官损害”。高血压亚急症比高血压急症更常见，危重级别也低一些。

快速降压不可取

针对血压重度升高的患者，急诊科医生通常需要通过询问病史、进行一系列检查（如CT、心电图、血生化检查、尿常规检查等），排除是否存在靶器官损害。在此期间，患者应尽可能保持平静，切勿要求医生将血压快速降至正常范围。因为对大多数患者而言，快速降压可能会加重心、脑、肾等重要脏器的供血不足，导致继发性脑缺血或心肌缺血。

保护重要脏器的功能是处理高血压急症的首要任务。通常，医生会采取缓慢降压的措施，争取在数天内稳步控制升高的血压。在急诊，医生往往会让患者临时口服一些利尿剂或短效降压药（如呋塞米或卡托普利），并观察数小时，使血压缓慢下降。部分患者可能需要静脉输液降压。

经急诊处理、情况得以改善的患者，应及时去心内科门诊随访，在医生的指导下调整治疗方案，同时应查找是否存在导致血压突然升高的继发性因素。少数患者可能因并发严重脏器损伤，尚需在医院进一步接受心电监护、血压监护、手术等诊治。PM

特别提醒

高血压患者平时应遵医嘱服用降压药物，不可擅自停药。测得血压明显升高时，应保持镇定，休息十分钟后复测血压。若血压仍明显升高，或出现胸闷、胸痛、视物模糊、恶心、呕吐等症状，应及时去医院就诊，避免擅自使用可能导致血压骤降的药物，如含服短效硝苯地平片。在医院接受静脉输液降压时，切忌在输液过程中因“心急”自行加快滴速，以免导致血压骤降。特殊人群，如孕妇、存在多种基础疾病的年长患者、急性肾小球肾炎患者等，发现血压突然升高，尤其是比平时明显升高时，应及时去医院就诊。

真实的故事

2017年6月12日上午8时45分左右，一名26岁的年轻男子毫无征兆地在上海地铁9号线列车车厢内晕倒、不省人事，地铁工作人员、民警等迅速赶赴现场施救。一位学过心肺复苏术的热心市民及时为其进行了胸外按压，争取了宝贵的抢救时间。不久，120急救人员到达现场，将该年轻男子送到了同济大学附属东方医院。当患者经急诊绿色通道到达医院抢救室时，已神志不清、面色紫绀，经紧急气管插管、呼吸机辅助呼吸、开通深静脉通路补液等紧急抢救之后，患者的呼吸、心跳逐步平稳，转入重症监护室继续接受治疗。进入重症监护室以后，该患者虽然心跳和呼吸已恢复，但仍处于昏迷状态，不停抽搐。为减少心搏骤停后的脑损伤，重症监护室马少林主任决定对其实施以目标体温控制为中心的脑保护治疗方案，将体温控制在36℃，以减轻脑水肿；在呼吸机保持氧气供给的同时，应用药物改善脑代谢、适当镇静、控制抽搐、纠正酸中毒和电解质紊乱。次日下午，在经过30余小时的抢救后，患者逐步恢复了意识。经过几天观察，患者被转入心内科接受进一步检查，以明确猝死原因。

无独有偶，2017年2月16日，上海地铁2号线陆家嘴站内一名29岁女白领也突发心搏骤停，经东方医院半个多月的持续抢救和治疗，最终康复出院。

身强力壮、平素健康的年轻人为何会突然发生心搏骤停？年轻人该如何远离猝死？听听专家的说法。

心脏性猝死：年轻不是“保护伞”

同济大学附属东方医院心内科主任医师　李莹

健康年轻人，为何突然倒下

绝大多数心脏性猝死发生于器质性心脏病患者。欧美国家的统计数据显示：80%的心脏性猝死是由冠心病及其并发症引起的，其中75%有心肌梗死病史；各种心肌病引起的心脏性猝死，占5%～15%，包括肥厚型心肌病、扩张型心肌病、致心律失常性右室心肌病等，这是35岁以下猝死患者的主要病因。在没有器质性心脏病病史的人群中，尤其是年龄在40岁以下的年轻人，发生猝死的主要原因是遗传性心律失常病，也称为离子通道病，如长QT综合征、Brugada综合征、儿茶酚胺依赖性多形性室速、短QT综合征等。这类患者平时无症状，发作时出现恶性室性心律失常，猝死率极高。

近些年来，随着生活水平的提高，血脂高、血压高、血糖高成为“流行病”，我国动脉粥样硬化性疾病发病率持续升高，低龄化趋势明显，年轻人发生心肌梗死已屡见不鲜。同时，生活节奏快、工作生活压力大、经常加班、缺乏运动、熬夜、作息不规律等，也使年轻人的健康“危机四伏”。

猝死前，“预警信号”并不明显

心脏性猝死可分为4期，分别是前驱期、终末事件期、心脏骤停期和生物学死亡期。

前驱期是指在猝死前数天至数月，部分患者有胸痛、气短、心悸等非特异性症状，但大多数患者没有明显症状。

终末事件期是指从心血管状态出现急剧变化到心脏骤停前的一段时间。由于猝死的原因不同，这一期的临床表现各异。典型表现是突发严重胸痛、急性呼吸困难、心悸或眩晕。若心搏骤停是瞬间发生的，可无任何预兆，患者直接出现意识丧失。部分患者在猝死发生前数小时或者数分钟内，可出现异常的心电活动，如多形性室早、室速，最终出现室颤，进而发生心搏骤停。

心搏骤停后，心脏不能有效收缩，不能把血液泵出，患者无脉搏，测不到血压，表现为意识丧失、局部或全身抽搐、呼吸间断、叹息样呼吸，随后出现呼吸停止，皮肤苍白，瞳孔散大，大小便失禁。心搏骤停后4～6分钟，大脑会出现不可逆损害，数分钟后过渡到生物学死亡期。因此，在患者发生心搏骤停后立即实施心肺复苏和尽早除颤是挽救患者生命的关键。

筑四道防线，“拦截”心脏性猝死

从目前的数据看，心脏性猝死的院外生存率低于 5%，是一种高致死率的急症，需要引起全社会的重视，应当让更多的居民接受专业的心肺复苏培训，并在公共场合配备自动体外除颤仪（AED），以提高患者的生存概率。

要避免和减少心脏性猝死的发生，大家首先应当养成常规体检的好习惯，“三高”患者应及时去医院就诊，在医生指导下将这些危险因素对心脏、血管的损害程度降到最低。其次，要保持健康的生活方式，坚持低盐、低脂饮食，作息规律、不熬夜，坚持参加运动，控制体重，戒烟限酒。第三，若体检发现心电图异常，应及时去心内科就诊，必要时做进一步检查，及时发现心律失常等隐患。第四，有晕厥病史或有心脏性猝死家族史者，应咨询医生，必要时行基因检测，明确是否存在离子通道病。该病引起的猝死大多发生于年轻人。心脏骤停幸存者、存在基因突变、经电生理检查证实有恶性心律失常的高危患者，应在药物治疗的基础上植入“植入式心脏复律除颤器（ICD）”。ICD 可以在十几秒内自动识别室速、室颤并及时除颤，是目前防治心脏性猝死的最有效方法。

现场抢救，争分夺秒

一旦发现有人猝死，应当做到忙而不乱，立即实施抢救。

❶ 识别心脏骤停 首先判断患者是否有反应、有无脉搏和呼吸，判断应在 10 秒钟内完成。若判断患者无反应，应立即开始心肺复苏。

❷ 呼救 在不延迟实施心肺复苏的情况下，请周围人拨打 120 急救电话，并寻找自动体外除颤仪（AED）。

❸ 初级心肺复苏 也称为初级生命支持（BLS），包括胸外按压、早期除颤、开通气道、人工呼吸。新版《心肺复苏指南》中明确了单一施救者的施救顺序：施救者应该持续实施单纯的胸外按压，直到参加过培训的施救者赶到，按压频率为每分钟 100~120 次。如果施救者有能力进行人工呼吸，应在进行 30 次胸外按压后，做 2 次人工呼吸，并在专业急救人员到达前重复实施。其他施救者应尽快找到 AED，并按照提示将电极片固定于患者胸前，打开电源，按照 AED 的语音指示进行急救。AED 会自动识别患者是否存在恶性心律失常，如果需要电复律，AED 会语音提示施救者“切勿接触患者，准备进行除颤”。每次除颤后，施救者应该持续做胸外按压和人工呼吸。其间，AED 会完成再次评估，语音提示施救者“切勿接触患者，准备进行除颤”或“请进行心肺复苏”；施救者应按照语音提示持续施救，直至专业救护人员到达现场。

❹ 高级生命支持 高级生命支持（ALS）是在基础生命支持基础上，应用辅助设备、特殊技术等建立更为有效的通气和血运循环，包括气管插管、除颤转复心律、建立静脉通道并用药、心脏起搏等，由专业医护人员实施。同时也包括后续基础疾病治疗和脏器保护。PM

专家简介

李莹 同济大学附属东方医院心内科主任医师、医学博士。擅长心律失常的诊治，心脏起搏器、植入式心脏复律除颤器（ICD）、三腔起搏器（CRT）的植入。

专家门诊：周二全天

院内心脏骤停 (IHCA) 与院外心脏骤停 (OHCA) 生存链

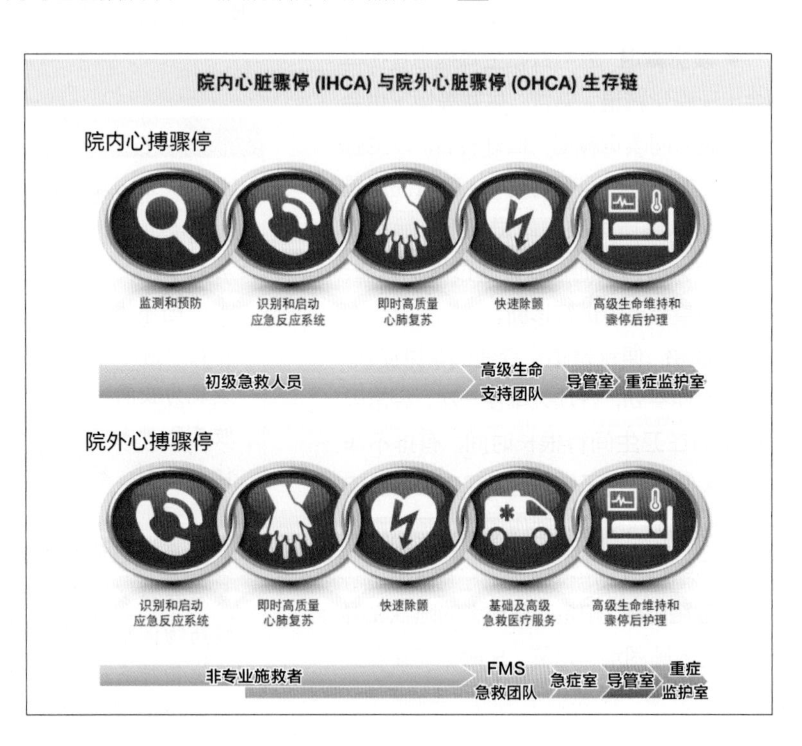

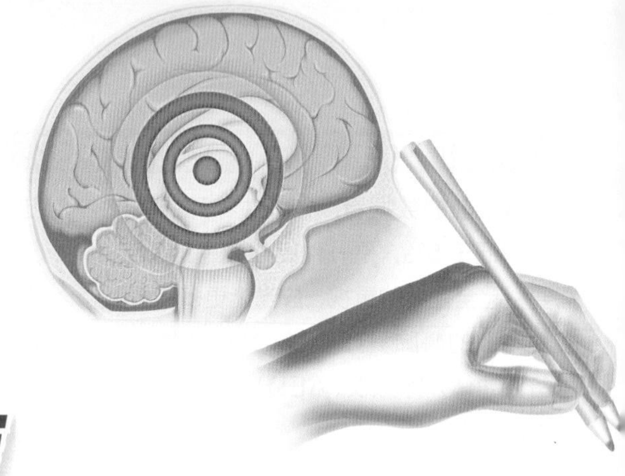

帕金森病是中老年人的常见病。随着社会的日益老龄化，帕金森病已越来越多地出现在我们身边。据统计，我国有250多万帕金森病患者，其中47%的患者从未得到任何治疗，也有很多患者对帕金森病的治疗有误解或期望过高。作为一名经常与帕金森病患者接触的医生，我有些话想对他们说。

对战帕金森病 医生心中四“最”

上海长海医院神经外科
主任医师 胡小吾

最担心：未及时发现“隐秘”症状

提起帕金森病，大家印象深刻的莫过于肢体上的抖、僵、慢（运动症状）。其实，帕金森病还伴有多种多样的非运动症状，如嗅觉丧失、便秘、失眠、多梦、抑郁、焦虑等。它们常出现在运动症状之前，贯穿始终，且比运动症状隐蔽，容易被忽略或误诊为其他疾病。如能及早发现、及早诊断和干预这些非运动症状，就能避免其愈演愈烈，直至严重影响患者的生活质量。

● **嗅觉减退** 近半数帕金森病患者在早期会出现嗅觉减退。感冒、鼻塞等情况也会导致一段时间嗅觉减退，但好转后，嗅觉就会恢复。如果一直闻不到气味，就应注意是不是帕金森病所导致的嗅觉减退，尽早就医。医生会结合其他症状，通过嗅觉检查、影像学检查等手段进行诊断。

● **便秘** 便秘是帕金森病的常见症状，表现为大便费劲，好几天排便一次，经常因为排便而在卫生间待很长时间，有排不净感，但大便不一定干结。这是患者排便肌肉乏力、全身活动缓慢和动作僵硬、肠道蠕动受影响所致。

● **睡眠障碍** 帕金森病患者的睡眠障碍常表现为入睡困难、易醒、早醒，或经常梦到生动的梦境，在睡眠中喊叫、手脚乱动、踢打、踢被子等，甚至从床上滚落下来，医学上称为“快动眼期睡眠行为障碍”，可以出现在帕金森病运动症状之前数年。

● **精神症状** 坐立不安、注意力不集中、抑郁、情绪低落、焦虑等精神症状是帕金森病患者常见且较早出现的非运动性症状，可以表现在震颤等运动症状之前。患者的典型主诉为疲乏、无力、情绪不好、总是高兴不起来、记性差、反应慢。有的患者因焦虑、抑郁而去看精神心理科，之后发现动作越来越慢，经检查被确诊为帕金森病。非帕金森病专业的医生不一定了解情况，对于帕金森病的精神症状，单纯抗抑郁治疗并不能起效。有抑郁情绪的患者，一旦有抖、僵、慢等运动症状，要联想到帕金森病。

帕金森病患者出现非运动症状，该如何改善？

已出现便秘的帕金森病患者，可增加饮水量，多进食富含膳食纤维的食物，以缓解便秘症状。常用的抗胆碱能药、多巴胺类药物可能引起便秘，患者可在医生指导下减少抗胆碱药剂量或服用通便药物。

帕金森病患者的睡眠障碍，如果是由于夜间病情加重所致，患者可在睡前加服左旋多巴控释剂。若夜间存在不安腿综合征（主要临床表现为夜间睡眠时，双下肢出现极度不适感，迫使患者不停地移动下肢或下地行走，从而导致严重的睡眠障碍），可在睡前加用多巴胺受体激动剂。经调整抗帕金森病药物后仍无法改善睡眠的患者，可选用镇静安眠药。

患者因使用抗胆碱能药、金刚烷胺、司来吉兰、多巴胺激动剂、复方左旋多巴等药物引起精神症状，可在医生指导下逐渐减量或停用。经药物调整后无效或因症状重无法减停抗帕金森病药物的患者，可加用抗精神病药物，如氯氮平、喹硫平等。

最无奈：脑起搏器并非万能

帕金森病患者从患病之日起就饱受疾病的折磨，容易病急乱投医。当服药不能很好地控制帕金森病症状时，很多患者可能会尝试各种各样的“偏方”，希望能治好帕金森病，结果却往往事与愿违。有的病友得知可以通过脑起搏器（即脑深部电刺激，DBS）进行治疗，便希望通过手术彻底“治好”帕金森病。然而，令大家失望的是，虽然DBS是目前帕金森病的最佳手术治疗方法，可它同样“治不好”帕金森病，只能缓解帕金森病的症状，疾病本身仍然会随着时间延长而逐渐进展。

细细分析，帕金森病其实可以不用“治好”。这是帕金森病本身的特点决定的。首先，帕金森病和其他疾病存在本质上的区别。帕金森病本身并不是致死性疾病，不会导致死亡，可能导致死亡的是吞咽困难、肢体僵硬等引起的并发症，其中肺部感染居首位。只要解决这两个问题，帕金森病对生命的威胁也就随之消除了。其次，帕金森病属于老年疾病，平均发病年龄为65岁左右，病程通常为15~20年。假如患者65岁患病，初期1~2年症状较轻微，可以不治疗。等到症状明显时开始药物治疗，临床上称为“蜜月期”；根据各人的不同“蜜月期”，治疗效果可持续5~6年不等。之后接受DBS治疗，以减轻症状、消除药物副作用、减少药量，患者可以进行简单的活动，生活基本能自理。我们可以推算，患者可以将这种状态维持到近90岁高龄。这样的话，帕金森病是否“治愈”，是不是也就不那么重要了？

最急切：多关爱帕金森病患者

如果你有家人不幸得了帕金森病，应帮助他们正确认识帕金森病。认识得越早、越清楚，他们的恐惧感就会越少，就越能配合医生进行科学正规的治疗，以延缓疾病发展。家人应多关爱帕金森病患者，具体可以从衣食住行几方面入手。

● **衣** 衣服要穿宽松、吸汗的，尽量买带拉链或者扣子较少的衣服，方便穿脱。

● **食** 饮食均衡对帕金森病患者非常重要，患者平时应多喝水，多吃蔬果，适量吃豆制品，限量吃肉，每天晚上喝一杯牛奶。

● **住** 随着疾病加重，中晚期患者慢慢丧失自我照顾能力，生活上需要家人更多的协助和支持。家人应尽可能在居家设计上给患者一些方便，例如：在卫生间适当的地方装一些扶手，让患者可以自己上厕所；准备一把平直靠背、带扶手的椅子给患者坐；有平衡障碍、容易摔倒的患者，家里的木地板最好平整一点，或铺上地毯；尽量不用吊顶设计，因为患者需要空间感。

● **行** 得了帕金森病，人自然会缺乏动力，不爱动，也忽视运动。这时候，关节就像生锈的螺丝一样被“固定”住，身体素质也会变得越来越差。长时间少动，身体姿势和关节都会变形，最后变得不会动。患者应坚持锻炼，家人可以多陪同，选择散步、做体操、朗读、唱歌、游泳、打太极拳等简单易行的活动，让患者各部位的肌肉关节动起来，但要注意安全。卧床的患者，家人可以帮他做一些被动运动，活动关节。

最想说：患者不必过度悲观

我经常遇到一些患者，反复问我“我究竟是不是得了帕金森病”，每次我告诉他“是的”，他就会说“我被判死刑了”，非常沮丧。对于这种无助和绝望，我非常能够理解，因为目前还没有一种方法可以根治帕金森病。

其实，帕金森病患者不必过度悲观，因为帕金森病的病情进展不快，也不直接危及生命，目前内科药物和外科手术治疗都已取得较大进展。我的许多患者已有二十年病史，仍可生活自理、运动自如。目前，全球有成千上万的科研人员正在研究帕金森病，我们相信，总有一天该病会被攻克。帕金森病患者要树立起战胜疾病的信心，融入社会、融入家庭，尽可能地享受生活乐趣，提高生活质量。PM

专家简介

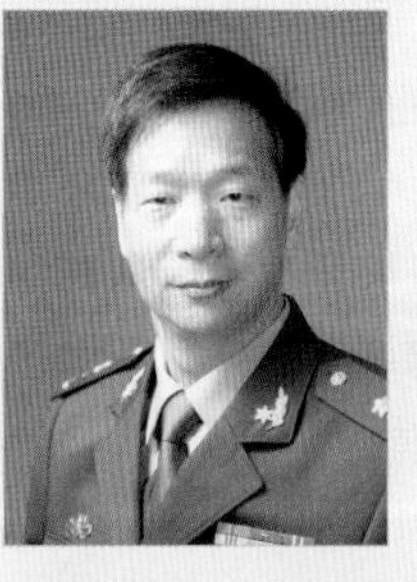

胡小吾 上海长海医院神经外科主任医师、教授，第二军医大学帕金森病专病诊治中心负责人，中华医学会神经外科学分会功能神经外科学组副组长，上海市医学会神经外科学分会功能神经外科学组副组长，中国抗衰老促进会神经系统疾病专业委员会常务委员。擅长帕金森病、脑肿瘤及脑外伤的神经外科治疗。

专家门诊：周四全天

神奇的“莫扎特效应”

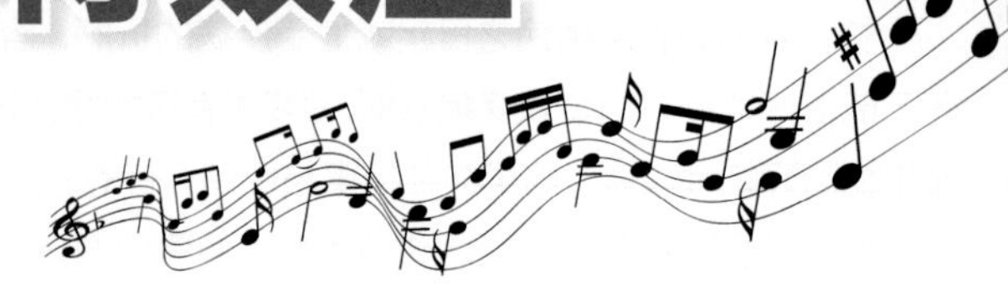

✍复旦大学附属中山医院神经内科
丁 晶（主任医师） 罗雯怡

什么是音乐治疗

目前，癫痫的治疗方法主要为抗癫痫药物治疗，部分患者可选择手术、迷走神经电刺激等治疗措施。然而在现有的治疗方法下，部分患者仍有反复发作或合并情绪、精神行为、记忆等异常。越来越多的研究试图寻找癫痫的辅助治疗方法，音乐治疗便是其中一种无创、非药物的治疗选择。音乐治疗兴起于20世纪40年代的美国。根据美国音乐治疗协会（AMTA）的定义，音乐治疗是经过临床和循证医学研究验证的一种治疗方法，是获认证的专业人员通过音乐干预，对患者进行个体化的治疗。经过漫长的发展，音乐治疗在多个精神心理领域取得了一定效果。自20世纪70年代起，逐渐有将音乐应用于癫痫治疗的报道。“听曲也能治病”，或许不是梦想。

什么是“莫扎特效应”

莫扎特是家喻户晓的奥地利古典主义作曲家，创作了多部举世闻名的钢琴奏鸣曲、协奏曲、歌剧等。他的大多数音乐作品都是欢快、灵动、精致而美好的。“莫扎特效应”在加利福尼亚大学1993年发表的研究中被首次提及。研究者发现，大学生在听了莫扎特A大调钢琴协奏曲（编号K448）后，空间推理能力显著提高，智商也提高了8~9分。此后，莫扎特的音乐被用于治疗认知障碍、多动症、疼痛和癫痫等多项研究中，引发了“莫扎特效应”研究的热潮。

“莫扎特效应”能否减少癫痫发作

癫痫发作是大脑神经元高度同步化异常放电所引起的反复发作性、短暂性的脑功能失调。发作时可检测到棘波、尖波、棘慢复合波、尖慢复合波等异常脑电图表现，称为痫样放电。早在20世纪70年代，科学家就发现莫扎特的音乐可能减少癫痫患者的脑电图痫样放电，减少癫痫发作频率和发作持续时间。1998年，Hugh等人首次报道了癫痫患者在聆听莫扎特A大调钢琴协奏曲后，脑电图痫样放电显著减少。随后越来越多的研究发现，莫扎特的音乐能使伴中央颞区棘波的良性癫痫、痴笑发作等慢性癫痫患者的病情有所缓解。在急性难治性非惊厥持续状态的癫痫患者中，音乐治疗也能使痫样放电显著减少甚至消失。近几年，莫扎特A大调钢琴协奏曲更是在美国、意大利、中国台湾等多项治疗儿童癫痫患者的研究中被证实有显著疗效。因而有学者提出，“莫扎特效应”可以作为癫痫的辅助治疗方法。

莫扎特的音乐真有如此奇效？台湾学者在动物研究中发现，失神癫痫发作的大鼠在听莫扎特A大调钢琴协奏曲后，癫痫发作次数和痫样放电次数均有超过50%的下降。

有学者认为，镜像神经元连接了听觉和大脑皮质运动区，从而使听觉刺激能调控大脑神经元的放电。此外，多巴胺通路也是音乐治疗机制的研究热点，音乐刺激能增加多巴胺的释放，上调并激活多巴胺D_2受体；后者具有神经保护作用，能降低癫痫发作。还有研究假设，音乐能激活副交感神经系统，可降低神经元的兴奋性，改善癫痫病情。音乐带来的多种效应，或许解释了它在临床的神奇效果。

值得注意的是，并非所有癫痫患者都能从音乐中获益。在癫痫“大家族”中，有一种少见的音乐性癫痫。它是反射性癫痫的一种，其发作是由音乐诱发的。发病机制可能在于不同类型多巴胺受体的激活。多巴胺D_2受体的激活具有抗癫痫作用，而多巴胺D_1受体激活则会降低致痫阈值，从而诱发癫痫。因此，癫痫患者在采用音乐治疗前，应由专业医生明确癫痫类型，排除音乐性癫痫，并在专业医生指导下进行治疗。

其他音乐可减少癫痫发作吗

目前研究最多的是莫扎特A大调钢琴协奏曲。有学者发现，莫扎特C大调钢琴奏鸣曲（编号K545）也能改善癫痫患者的预后。通过计算机分析，科学家们还发现，海顿、李斯特的音乐与莫扎特的音乐结构最相近，可能也有类似的效应，但目前尚未有临床研究予以验证。一项有趣的研究发现，将莫扎特A大调钢琴协奏曲反向演奏，会加重癫痫患者的病情。研究者们因此猜测，和谐、规整、令人放松的音乐可能对癫痫患者有益，过于激烈、嘈杂的音乐则不适合癫痫患者。PM

甲状腺癌 并非良性结节演变而来

上海交通大学医学院附属瑞金医院内分泌科
王卫庆（主任医师） 叶 蕾

新发现：良性结节不会演变成甲状腺癌

由于担心甲状腺良性结节会演变成甲状腺癌，很多患者不得不选择手术治疗，甲状腺结节手术量因此日益攀升。然而，真有那么多患者需要开刀吗？结节的早期诊断是不是造成了过度治疗呢？

多年来，科学界一直怀疑甲状腺良性结节并不是最常见的甲状腺乳头状癌的前身，但是缺乏强有力的证据。我们团队的最新研究提供了直接证据，证实甲状腺良性结节与甲状腺癌在遗传进化过程中是完全不同的。甲状腺癌更倾向于从正常甲状腺直接发展而来，而不是人们通常所认为的，先变成良性结节，再进一步演变成甲状腺癌。因此，患者在确诊良性结节之后，不必过分担心它会演变成甲状腺癌，只要适度随访观察即可。这一发现也为避免良性结节的过度治疗提供了科学依据。

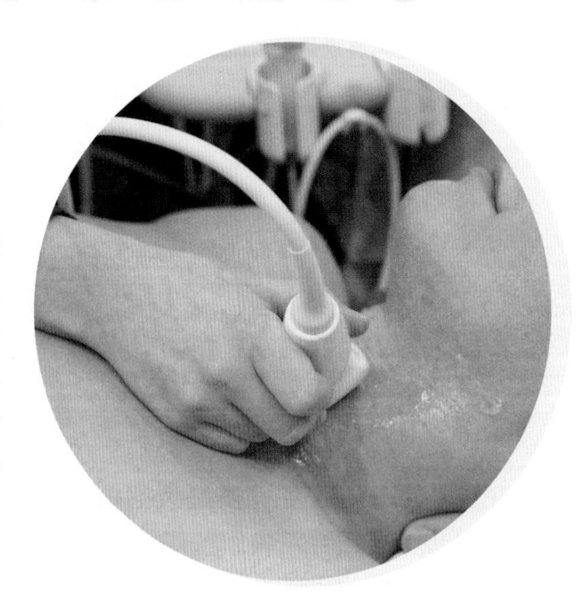

突变基因检测：鉴别结节性质更精准

数年来，科学家一直认为良性结节的发生主要与环境有关，忽视了基因变异在其中的作用。我们团队经过三年多的研究发现，高达 24.3% 的良性结节具有 *ZNF148* 、*SPOP* 和 *EZH2* 等基因突变，而甲状腺癌却完全没有这样的突变；相反，80% 的甲状腺癌存在 *BRAF* 基因突变，而良性结节没有 *BRAF* 突变。因此，当良性结节与甲状腺癌鉴别困难的时候，应当引入突变基因检测。如果查出存在 *ZNF148*、*SPOP* 和 *EZH2* 这三种突变基因之一，那么结节是良性的概率非常大，无须过度治疗，适度观察是最佳选择；如果发现结节存在 *BRAF* 基因突变，那几乎可以肯定是甲状腺癌，需要积极治疗。突变基因检测可以提高诊断的准确率，减少不必要的检查与治疗，尤其是手术。也就是说，良性甲状腺结节与甲状腺癌的诊断应该从目前的形态学诊断进入分子诊断阶段。

发现结节，先判断性质

甲状腺结节患者应去医院做 B 超和甲状腺功能检查，必要时行细针穿刺检查与分子诊断。做检查是为了发现恶性甲状腺结节，即甲状腺癌。幸运的是，绝大多数甲状腺结节都是良性结节，只有少部分是甲状腺癌。另外，少部分甲状腺结节患者可以同时合并甲状腺功能异常，如甲亢或甲减。降钙素是甲状腺髓样癌的标志物，也应同时检测。

B 超是判断甲状腺良性结节与甲状腺癌最敏感的影像学手段，准确率优于 CT 或磁共振。因此，所有甲状腺结节患者都应进行 B 超检查，检查内容包括结节大小、数量、位置、边界、钙化、血流，以及周围淋巴结情况等。甲状腺癌的 B 超特征包括低回声、垂直位生长、边缘不规则、边界不清晰、微钙化与病理性淋巴结肿大等。结节大小在判断良恶性时的意义并不是很大。

可疑恶性结节，尤其是直径大于 1 厘米的可疑恶性结节，需要进行 B 超引导下的细针穿刺检查，进一步明确良恶性。

需要强调的是，B 超引导下的细针穿刺检查是目前鉴别甲状腺结节良恶性的最好方法，不必担心穿刺后会引起恶性细胞播散。

有些患者认为，既然穿刺不能保证 100% 准确，不如直接手术切除，治疗比较彻底。实际上，甲状腺是人体重要的内分泌器官之一，其分泌的甲状腺激素是人体发育、生命活动所必需的，切除甲状腺势必会造成甲状腺功能减退（甲减）。虽然目前人工合成的甲状腺激素可以代替绝大部分甲状腺功能，但患者仍有诸多不适；再加上手术与麻醉风险等，因此应严格把握手术适应证，只有恶性结节或体积很大、对局部造成压迫的良性结节才需要手术治疗。PM

生活实例

唐女士50多岁，几个月前出现口腔溃疡。她认为口腔溃疡是小毛病，没当回事。谁知过了两个星期，溃疡还没有好，唐女士埋怨自己年龄大了，身体修复能力变差了，就去药店买了些药用，情况有所缓解。可没过多久，口腔溃疡又再次复发，而且越来越严重，后来都影响到了进食。不得已，她急忙到医院就诊。医生检查时发现她身上有水疱，经进一步检查后，诊断她患有寻常性天疱疮。

医生的话

天疱疮（寻常型天疱疮）是一类病情严重的自身免疫性疾病，40~60岁人群多见。据调查，约50%的天疱疮患者最初的病变出现在口腔，颊黏膜和咽部最常见，表现为持续性、痛性糜烂或溃疡，明显影响进食。口腔损害出现后3个月至1年，患者身上会出现松弛性的水疱和大疱，多分布于胸背部、面部、头部、腋窝、腹股沟、臀部等。水疱和大疱多出现在正常皮肤表面，少数出现在水肿性红斑上，水疱和大疱易破，并形成糜烂面，多数患者没有瘙痒。

天疱疮若不加治疗，病情会逐渐发展，可出现感染等症状，严重者可危及生命，因此一定要早期诊断，积极治疗。

口腔溃疡难愈：竟是天疱疮作怪

北京协和医院皮肤科教授　晋红中

"尼氏征阳性"，多是天疱疮

当患者出现持续不愈合的口腔溃疡，身上出现松弛性、易破的水疱和大疱，水疱和大疱破溃后形成顽固性糜烂等，应考虑天疱疮可能。按压水疱顶部，疱向四周扩散；用手指推压水疱周围的正常皮肤出现皮肤松解；撕开水疱部位的皮肤，正常皮肤也会受累（"尼氏征阳性"），应高度怀疑天疱疮。患者应进一步做局部皮损的组织病理和免疫荧光检查，以明确诊断。

要有长期治疗的思想准备

天疱疮的主要治疗目的是控制病情、促使皮损和黏膜尽快愈合、减少治疗的不良反应和提高患者的生活质量。系统性应用激素是一线治疗方案，控制病情一般需要数周，皮损完全消退需要数月，疗程需要两年或更长时间。

治疗分为初始治疗阶段和维持治疗阶段。初始治疗阶段是指从开始治疗到病情得到控制、激素开始减量的时间，一般为2~4周，但需要结合具体病情由医生决定是否减量。初始治疗非常关键，如果治疗不充分，在激素减量过程中易复发。中重度患者宜早期应用免疫抑制剂，与激素治疗联合应用。糖尿病、高血压、骨质疏松症患者，更需早期联合用药。

判断天疱疮病情控制的标准是：无新发水疱出现，原有水疱逐渐干涸。天疱疮完全消退的标准是：无新发或陈旧性皮损至少2个月。若每日新发皮损超过3个，且在一周内不能自愈，或已经控制病情的患者出现皮损增大，提示病情复发。

三点注意事项

首先，患者要认识到，天疱疮是一种严重的皮肤病且短期内无法完全治愈，因此要有进行长期治疗的思想准备。其次，尽管较大剂量激素有一定的不良反应，但激素仍是目前主要的治疗方法。患者应在医生的指导下，足量、足疗程使用激素控制病情；病情控制后可减量，直至最小剂量，但仍需维持治疗相当长的时间；患者切忌自行减药、停药，以免疾病复发。第三，治疗过程中，为减少激素等导致的不良反应，可适当补充钙、钾，还需注意定期测血压、血糖等指标。PM

专家简介

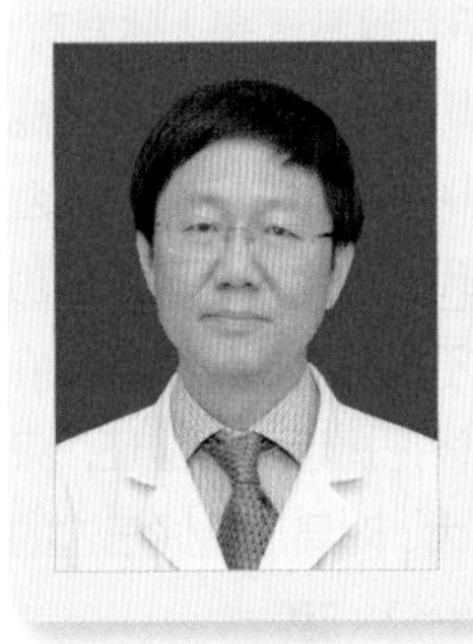

晋红中　北京协和医学院皮肤性病学系主任、教授、主任医师、博士生导师，中国医疗保健国际交流促进会皮肤病学专业委员会主任委员，中国医师协会皮肤科医师分会常委，中华医学会皮肤性病学分会委员。擅长红斑狼疮、皮肌炎、大疱性疾病、血管炎、银屑病等免疫性疾病的诊治，血管瘤、太田痣、雀斑等色素性疾病的激光治疗，性传播疾病的诊治，以及皮肤病理诊断，等等。

注射过乙肝疫苗还会患肝癌吗

复旦大学附属中山医院
肝癌研究所教授 任正刚

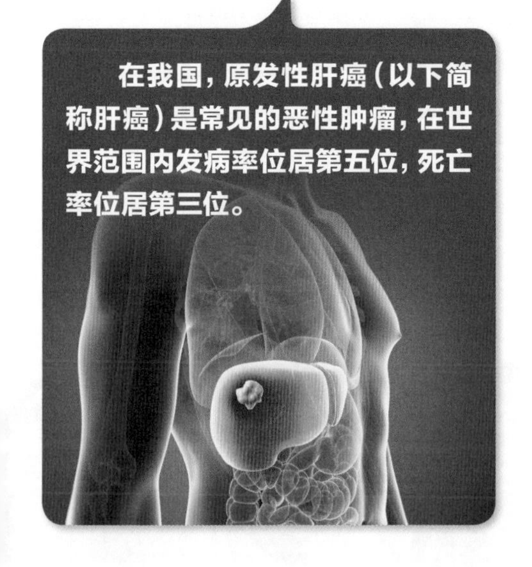

在我国，原发性肝癌（以下简称肝癌）是常见的恶性肿瘤，在世界范围内发病率位居第五位，死亡率位居第三位。

尽管自20世纪90年代起，人们开始普遍接种乙肝疫苗，但从全球的肝癌发病趋势上看，发病率尚未有所下降。肝癌的防治仍然任重而道远。

不过，近十年来，肝癌的预后较过去有了较大的改善。上海市疾病预防控制中心统计表明，全市范围内，肝癌的死亡率较过去有明显下降，说明肝癌防治工作已见成效。

乙型肝炎：引起肝癌的主要病因

肝癌的病因主要是乙型肝炎和丙型肝炎，其他的发病因素包括黄曲霉毒素B_1、酗酒、非酒精性脂肪肝等。我国肝癌的主要病因是乙型肝炎，超过80%的肝癌由乙型肝炎引起；3%~5%的肝癌由丙型肝炎引起。乙型肝炎或丙型肝炎会造成肝细胞损伤，病毒本身的因素或其他致癌因子的攻击，可引起肝癌的发生。研究证实，乙肝病毒整合到肝细胞基因中，可造成基因的不稳定；肝细胞在复制过程中，可激活致癌基因，导致抑癌基因失活，从而引发肝癌。活动性肝炎和肝硬化过程中，炎症反应亦可促进肝癌的发生和发展。

除了乙型肝炎和丙型肝炎外，其他的发病因素可作为致癌因子或协同因子，引起或促进肝癌的发生。例如，黄曲霉毒素B_1是很强的致癌因子，实验和流行病学调查证实，黄曲霉毒素B_1与肝癌的发生存在因果关系；酗酒和抽烟作为协同因子，可进一步增加肝炎患者发生肝癌的危险性。

接种乙肝疫苗：并不能完全消除肝癌隐患

20世纪90年代，我国在肝癌高发地区广泛开展乙肝疫苗计划免疫工作，使肝炎发病率显著降低。20年后的今天，我们已经观察到肝癌高发地区青少年肝癌发病率下降。也就是说，乙肝疫苗的接种有望在10~20年后使我国肝癌的整体发病率下降。

但需要注意的是，接种乙肝疫苗并不能完全消灭肝癌。一方面，乙肝疫苗接种并不能保证所有接种者不会患肝炎。接种乙肝疫苗后，正常人群中会有5%~10%不产生抗体。也就是说，乙肝疫苗的保护率仅为90%~95%，极少部分人仍然会感染乙型肝炎病毒，可能发生肝癌。另一方面，引起肝癌的其他因素，如丙型肝炎、酗酒、非酒精性脂肪肝等患者也可能发生肝癌。

防肝癌：牢记四项措施

预防肝癌主要是针对肝癌的病因进行一级预防，如防治肝炎，建立健康的生活方式。在防治肝炎方面，乙肝疫苗的接种无疑最为重要。

❶ **接种乙肝疫苗** 注射乙肝疫苗是预防乙肝的有效方法。乙肝疫苗的保护率为90%~95%，对少数人可能无效。乙肝病毒表面抗体滴度会随着时间的推移而降低。接种过乙肝疫苗的人，仍要定期体检，筛查乙肝。

❷ **预防丙肝** 丙肝目前尚未有可靠的疫苗，阻断感染途径对预防丙肝尤为重要。例如：加强血源的管理，包括应用更加敏感的方法检测血液制品，杜绝血源性感染；医疗过程中严格执行消毒隔离制度，杜绝交叉感染；日常生活中避免共用剃须刀和牙具等用品。

❸ **建立健康的生活方式** 健康的生活方式对于预防肝癌也很重要，如合理饮食、适当锻炼、避免酗酒、戒烟等。黄曲霉毒素B_1主要存在于被黄曲霉菌污染的食物，如大米、大豆、花生等。应避免食用霉变的食物，食品加工环节也要加强食品安全管理，避免黄曲霉菌的污染。

❹ **高危人群定期筛查** 肝癌高危人群，如慢性肝炎、肝硬化患者应定期接受甲胎蛋白和超声检查，至少每年2次，以便早期发现肝癌。肝炎患者应积极有效地治疗肝炎，阻止肝硬化发生，降低肝癌的发生风险。PM

清胰化积方：让胰腺癌患者活得更长

复旦大学附属肿瘤医院中西医结合科教授 刘鲁明

清胰化积方：抑制胰腺癌干细胞自我更新和增殖分化

胰腺癌是一种恶性程度很高、诊断和治疗都很困难的消化道恶性肿瘤，5年生存率始终徘徊在5%左右（晚期胰腺癌罕见5年生存者），缺乏有效治疗手段，临床疗效至今仍不理想。复旦大学附属肿瘤医院中西医结合科刘鲁明教授领衔的课题组，前期通过文献梳理、证候调研、临床验证等环节，明确胰腺癌中医病机为“湿热蕴结”，确立了“清热化湿”的诊疗法则，创立了治疗基本方“清胰化积方”。

通过探索并明确清胰化积方中的有效成分作用点，刘鲁明教授领衔的课题组初步证明了使用清胰化积方的胰腺癌患者长期带瘤生存的关键机制——抑制胰腺癌干细胞自我更新和增殖分化，为临床用药指明了方向，增强了临床疗效，提高了辨证论治的精准度。该项目成果荣获2016年上海市科技进步一等奖。

——编者

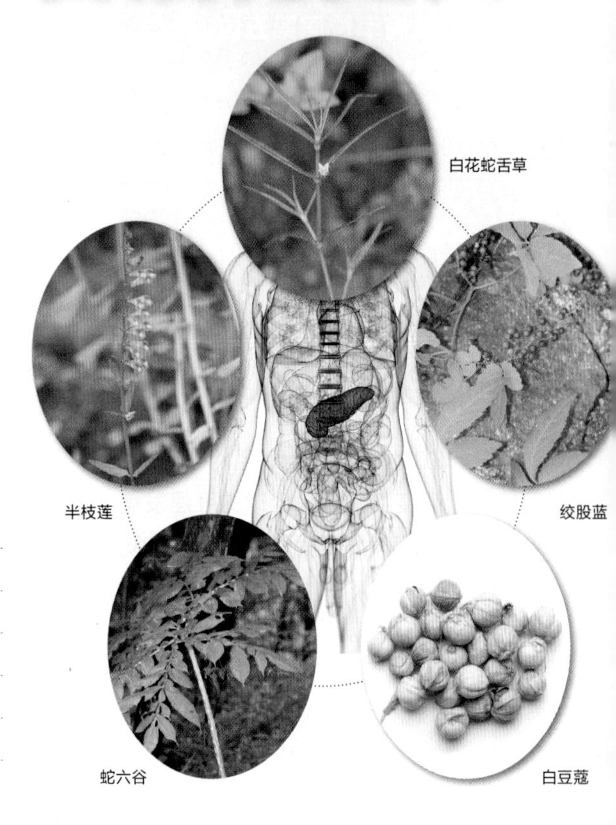

供图/上海中医药大学 曹海峰

胰腺癌是一种恶性程度极高的消化系统肿瘤，预后极差。近十年来，胰腺癌在中国的发病率逐年递增。尽管诊断技术较以往有了很大进步，但胰腺癌患者在被发现时能接受手术的概率仍只有20%左右。即使行根治性手术切除的患者，5年生存率也不佳。更为可怕的是，有一部分行根治性手术切除的患者出现早期复发转移，生存时间少于1年。如何才能改善胰腺癌患者的生存质量，达到提高患者5年生存率的目的呢？

中医药：在“带瘤生存”治疗模式中特色鲜明

现代医学既往长期以“无瘤生存”为目标，采用手术、放疗、化疗等手段，拟彻底切除肿瘤或清除体内所有肿瘤细胞。然而事实证明，治疗的结果往往是肿瘤的造血系统、免疫功能受到严重破坏，残留的肿瘤细胞得以存活，进而复发转移，甚至出现“病未愈、人先亡”的悲剧。在众多肿瘤尚无法根治的情况下，能否把肿瘤转变成能够控制、不会致命、患者可以与之共存的慢性疾病呢？“带瘤生存”的治疗模式由此被医学界引入。

“带瘤生存”，即努力使人体和肿瘤处于一个相对平衡的状态，也就是尽量使肿瘤细胞处于“静止”或“休眠”状态。在这种状态下，患者一般状况良好，可以独立生活甚至工作，病情在一定时期内稳定并趋于好转，生存质量得到提高，生存时间得以延长。长期临床实践表明，中医药在“带瘤生存”的治疗模式中特色鲜明，具有极大的优势。此外，值得一提的是，目前，虽然胰腺癌的新药临床试验追求客观有效率、无瘤生存等，但也开始重视对带瘤生存和总生存期的评价，这与中西医结合治疗胰腺癌的长期带瘤生存的观点相一致，与中医“整体观”的临床治疗理念不谋而合。

肿瘤是有生命的邪气，体阴而用阳。肿

瘤对局部和全身的影响存在着显著的不均衡性，局部多实多热，全身多虚多寒。过度使用清热解毒、活血化瘀等攻伐类药物，可使本体更虚；贸然使用滋阴温阳的药物，则可使肿瘤滋生更为旺盛。即滋阴壮其体，温阳助其用。注重中医养生，防治胰腺癌的发生、发展，治疗上应局部与全身分阶段、择时机共同治疗，通过局部治疗减轻肿瘤负荷，再通过中医调理气机，增强人体正气，改变机体状态，尽量使肿瘤不生长。

整体+局部：延长中晚期胰腺癌患者带瘤生存期

由于中药治疗根除癌灶及杀灭癌细胞的近期作用较弱，需要一段较长的时间才能显现疗效，故我们提出：对手术无法切除的胰腺癌患者应采取整体和局部相结合的中西医综合治疗模式，在治疗初期宜先采用放化疗为主、中药为辅的治疗方法，对肿瘤细胞进行“快速打击”后，再以中药长期维持，充分发挥两种治疗方法的优势，延缓疾病进展，提高远期疗效。

为寻找影响中晚期胰腺癌预后的因素，并确定有效的治疗模式，我们进行了单因素分析，发现肿瘤分期、肝转移、CA19-9≥500单位/毫升、阻塞性黄疸、消瘦、消化道出血、区域性动脉化疗、胰腺肿瘤三维适形放疗、清胰化积中药治疗这些因素对预后的影响具有显著性意义。清胰化积中药与动脉灌注化疗、放疗联合治疗晚期胰腺癌具有协同作用，可以延长患者生存期，改善临床受益率，并可能提高治疗有效率，且不增加放化疗不良反应。可以说，这是一种安全、有效的晚期胰腺癌治疗方案。

清胰化积方：使患者1年生存率达25.0%

清胰化积方由半枝莲、白花蛇舌草、蛇六谷、绞股蓝、白豆蔻组成，其中，半枝莲清热解毒、化湿消肿为君，白花蛇舌草、蛇六谷化痰散结为臣，绞股蓝扶助正气为佐，白豆蔻化湿和胃、行气宽中为使，全方共奏清热解毒、化湿散结之功。研究证明，以清热、化湿为主要治法的清胰化积方具有抗胰腺癌及抗胰腺癌肝转移、抑制血清中促炎症因子的作用，以清胰化积方为基础，辨证与辨病相结合论治晚期胰腺癌，可取得显著疗效，缓解症状，改善生存质量，延长生存时间。

研究证实，以清胰化积方为主综合治疗的患者，1年生存率为25.0%，3年生存率为14.1%，5年生存率为8.4%；晚期患者口服中药联合放化疗，生存期明显延长，且不良反应少。此方法疗效明显优于国内外类似研究，且治疗费用低，具有重大的临床意义。

总之，中医药治疗以其独特的疗效在肿瘤治疗中的地位越来越突出。通过辨证论治使机体活动达到新的平衡——“带瘤生存”，这常常是中医药取得较好疗效的表现，也体现了中医治疗肿瘤“以人为本”的特色。同时，中西医结合治疗胰腺癌的研究，强调高效、实用、综合、全面，从拾遗补阙开始，向综合全面发展。可以预言，中西医结合抗胰腺癌研究将呈现越来越热的局面，中西医药结合在胰腺癌治疗中的作用亦将逐步明确。PM

专家简介

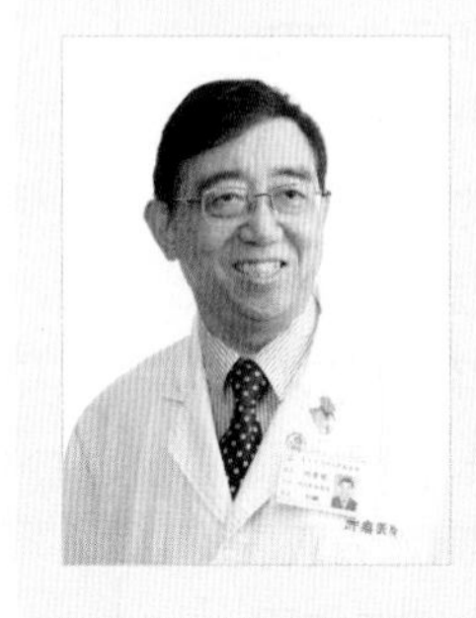

刘鲁明 复旦大学中西医结合肿瘤研究所所长、教授、主任医师、博士生导师，上海市名中医，复旦大学附属肿瘤医院国际中医肿瘤中心主任，美国德州大学安德生癌症中心整合肿瘤学部客座教授，中国抗癌协会传统医学专业委员会副主任，中国医师协会中西医结合肿瘤专家委员会主任，上海市抗癌协会传统医学专业委员会主任。

“中药－微环境－肿瘤”模式，为中西医结合治疗胰腺癌奠定理论基础

最新研究表明，胰腺癌是一个由外源性刺激或内源性基因变异所致的病理变化过程，我们应从宏观、微观以及整体观念来理解。宏观表现为中医的证候，而其微观和客观层面则表现为肿瘤所处的微环境变化及其所引起的机体内环境变化。为此，我们确立了中医证候——微环境——肿瘤表型的对应关系，为胰腺癌的中西医结合个体化治疗提供重要线索；同时，我们进一步完善胰腺癌中医药作用模式，在传统“中药－肿瘤”直接作用模式基础上，提出“中药－微环境－肿瘤”间接作用模式，为发展胰腺癌中西医结合治疗奠定了必要的理论基础。

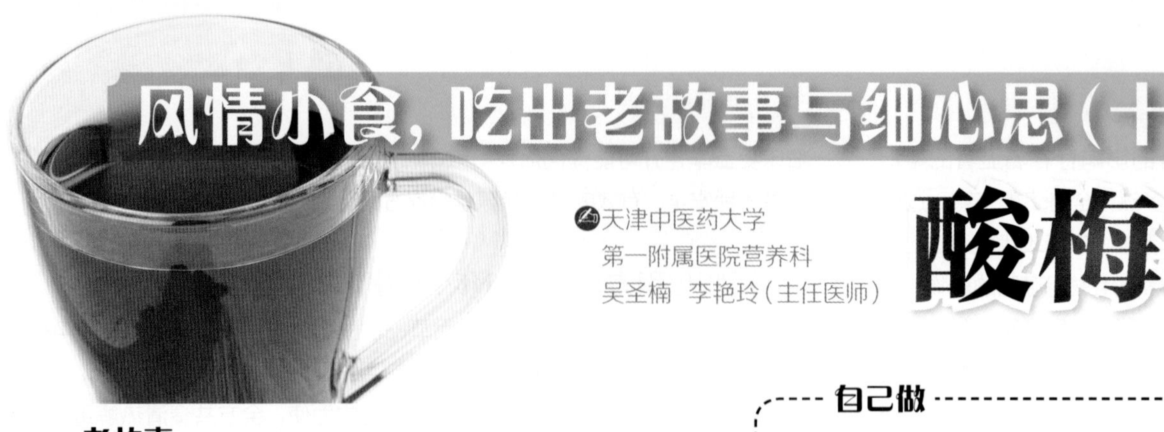

风情小食，吃出老故事与细心思（十一）

酸梅汤

天津中医药大学
第一附属医院营养科
吴圣楠　李艳玲（主任医师）

老故事

我国早在商周时期就有用梅子做饮料的记载。夏日常饮的酸梅汤最早由乌梅汤发展而来。《本草纲目》记载："梅实采半黄者，以烟熏之为乌梅。"乌梅配白糖，加水煎煮，成为简单的乌梅汤。现在的酸梅汤，据传是在乾隆皇帝的要求下，由御膳房对原满洲常用的乌梅汤方子进行改良得来，深受乾隆皇帝喜爱，经常茶前饭后饮用。后来，酸梅汤在宫中流行起来，并逐渐传到民间，因其配料简单、煎煮方便、解热祛暑，深受老百姓喜爱。

细心思

酸梅汤一般包含乌梅、甘草、山楂、桂花、冰糖几味中药，可消食合中、行气散瘀、生津止渴、收敛肺气、除烦安神。烈日炎炎，饮一杯乌梅汤，舒服又保健，岂不美哉！

乌梅，味酸、涩，性平，入肝、脾、肺、大肠经，具有敛肺、涩肠、生津、安蛔、消食、散瘀等功效。在酸梅汤中，乌梅主要发挥其解油腻的功效。现代医学表明，乌梅富含有机酸，其中苦味酸、苦扁桃苷具有杀菌、清热、镇痛的作用。甘草，味甘性平，入心、脾、肺、胃经，具有泻火解毒、补中益气、调和药性之功。在酸梅汤中，甘草主要起到去火、解油腻的作用。现代医学表明，甘草含有多种生物化学物质，对咽喉肿痛等有一定的缓解作用。山楂，味酸性温，入肝、脾、胃经，具有化瘀而不伤新血、行滞气而不伤正气的特点，对积食、泻痢腹痛、食欲不振有一定的治疗作用。桂花，味辛性温，入肺、大肠经，具有化痰、散瘀、温中散寒的功效。在酸梅汤中，桂花主要发挥清热解毒、滋养肌肤的功效。将桂花加到饮料中，还有增加香气、提升食欲的作用。冰糖，可以缓冲乌梅的酸味，使汤汁酸甜可口，还可清热去火、快速补充糖分。

营养

酸梅汤主要提供水分和糖分。这样一份酸梅汤含糖 45 克，提供能量 753 千焦（180 千卡）。需要注意的是，很多朋友喜欢把酸梅汤冰镇后大口饮用，殊不知，这样做会对胃肠道造成损伤。另外，血糖代谢异常的朋友需少放或不放冰糖和蜂蜜。PM

自己做

自己制作酸梅汤，安全简便，经济实惠。一次制作，一家人可以喝一天。

原料

乌梅 6～7 颗，甘草 7～8 片，山楂 2～3 片，冰糖 5～6 块（约 30 克），桂花适量，蜂蜜少许（15 克左右为宜），纯净水 3000 毫升（以上原料为 3～4 人份）。

制法

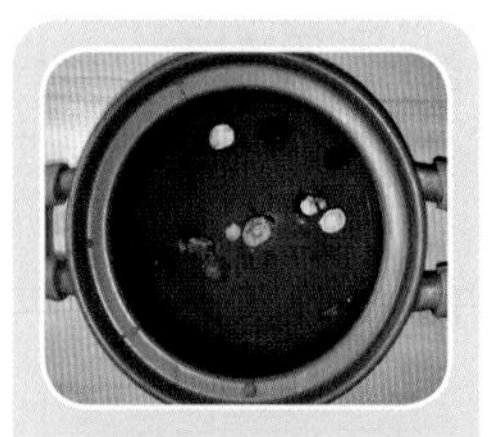

① 将乌梅、甘草、山楂洗净。

② 将乌梅、甘草、山楂、冰糖放入砂锅中，浸泡 2 小时。

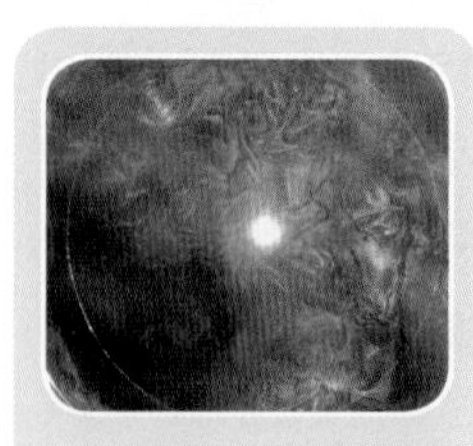

③ 加入 3000 毫升纯净水，用大火煮开后，转小火煨 2 小时。

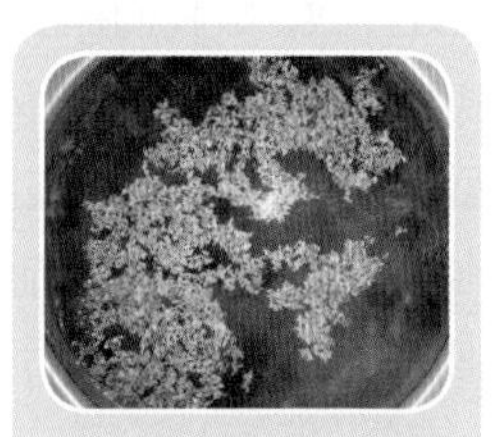

④ 捞出乌梅、甘草、山楂，放入桂花，焖 5 分钟。

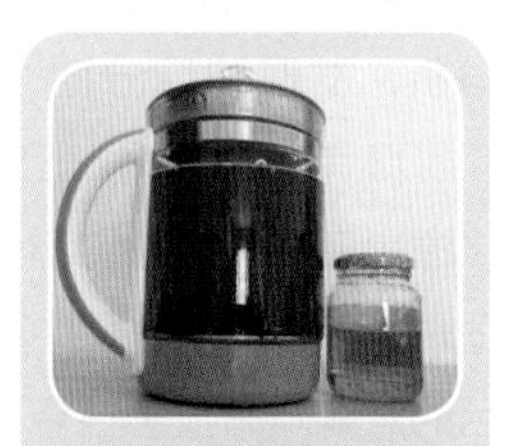

⑤ 捞出桂花，待酸梅汤降温后根据个人口味调入蜂蜜饮用。

⑥ 可将尚未喝完的酸梅汤保存起来，一天内多次饮用；或放入冰箱冷藏保存，饮用时需恢复室温。

致歉声明：
本刊2017年第5期第32页中，茯苓饼原料中的面粉应为100克。特此说明。

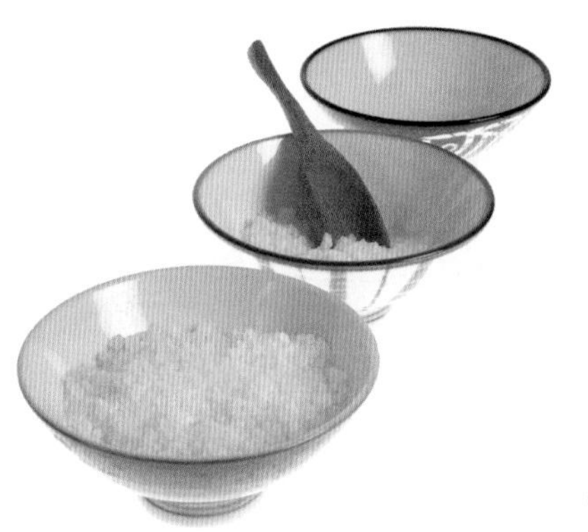

时代在进步，社会在发展，就连食盐的种类也与日俱增。超市里一眼望去，海盐、湖盐、岩盐、井矿盐，还有加碘、加钙、低钠盐，让人眼花缭乱。面对品种如此丰富的“花式”盐，很多人挑选时都会很纠结：这些食盐之间有明显区别吗？各有哪些特点？我们又该如何挑选？

挑选“花式盐”听谁的

上海长海医院临床营养科
施文彩　王冠丹　郑璇（副主任医师）

选不选加碘盐，听国家和医生的

中国幅员辽阔，曾经因各地自然条件和饮食习惯影响，碘缺乏病泛滥。自1994年全国普及加碘盐以来，我国对碘缺乏病的防控取得了显著效果。然而，近年来，对加碘盐是否合理的争议不断，“沿海地区不能补碘”的说法一度盛行，甚至有传言把甲状腺疾病的病因归到加碘盐上。对此，国家食品安全风险评估专家委员会做出了解答：我国沿海地区居民的碘营养状况总体处于适宜和安全水平，加碘盐并未造成碘摄入过量。

近年来，国家对加碘盐、无碘盐的问题有了更灵活的政策。不同类型、不同病程的甲状腺疾病患者对碘的需求不同，应根据自己的具体情况咨询医生，遵医嘱选择不同种类的食盐。

用不用低钠盐，听临床营养师和医师的

还记得去年一条“低钠盐＝送命盐”的消息刷爆了朋友圈吗？那一阵，网络上都是关于低钠盐的议论，事实到底如何呢？

低钠盐又称钠钾调和盐，含有60%~70%的氯化钠，其余用钾盐替换。对健康人来说，在控制钠盐的前提下，适当补充钾盐有助于降低患心血管疾病风险。但对于肾衰竭患者来说，由于体内调节“钾平衡”的机制失调，使用低钠盐确实有导致患高钾血症的风险。所以，是否使用低钠盐，可以咨询临床营养师或医师。

健康人挑“花式盐”，听自己的

随着人民日益增长的物质文化需求，食盐的品种越来越丰富，超市货架上的盐琳琅满目。我们该如何理性挑选食盐？

海盐、湖盐、岩盐、井矿盐

这类盐是我们俗称的“大粒盐”，主要用来腌制食物，只不过来源上有分别，所以有了这么多名字。相对于海盐、湖盐，岩盐、井矿盐所含杂质少，更纯净。另外，随着现代工业的发展，海洋和湖泊污染日益严重，而岩盐、井矿盐的原料不受影响。所以，岩盐、井矿盐的品质比海盐、湖盐更好一些。

精制盐

精制盐是以大粒盐为原料，通过加工，提高其氯化钠含量，又称为细盐。单纯从营养角度来说，市售精制海盐、精制湖盐、精制岩盐和精制井矿盐的主要成分都是氯化钠，并没有太大区别，健康人可根据个人喜好大胆选购。

「特种」盐

这类盐是以精制盐为基础，添加、减少或去除某种矿物质制成，如加碘盐、无碘盐、低钠盐、加硒盐、加锌盐、加钙盐、加铁盐等。不过，2012年卫生部修订了《食品营养强化剂使用标准》，食盐不再被允许添加除碘以外的营养强化剂。

「高档」盐

超市里还有一种盐，价格不菲，味道与一般盐略有不同，所含微量元素较为丰富，如竹盐、玫瑰盐。但就营养方面而言，其所含的微量元素，在每天6克盐的摄入限量下，并没有太大用处。而且，有些“高档”盐没有经过碘强化，长期使用有碘缺乏的风险。PM

总结

“虽然市售食盐的品种多样，功能也不尽相同，但其最大作用还是调味，而补充矿物质的“重任”就交给我们的日常饮食吧。作为消费者，我们应根据自己和家人的健康状况，理智选购合适的食盐。

再次提醒大家，《中国居民膳食指南（2016）》推荐健康成年人每日食盐摄入量不超过6克。大家在科学选盐的同时，更要科学用盐，不过量摄入。”

药食并重 长期调脂

上海交通大学附属第一人民医院 伍佩英

《中国心血管病报告2016》指出，我国心血管病危险因素流行趋势明显，心血管病患病率仍处于上升阶段；心血管病死亡率居首位，高于肿瘤和其他疾病，占居民疾病死亡构成的40%以上；近几年来，农村心血管病死亡率持续高于城市水平。随之而来的是，我国心血管疾病负担日渐加重，已成为重大的公共卫生问题。防治心血管疾病刻不容缓。

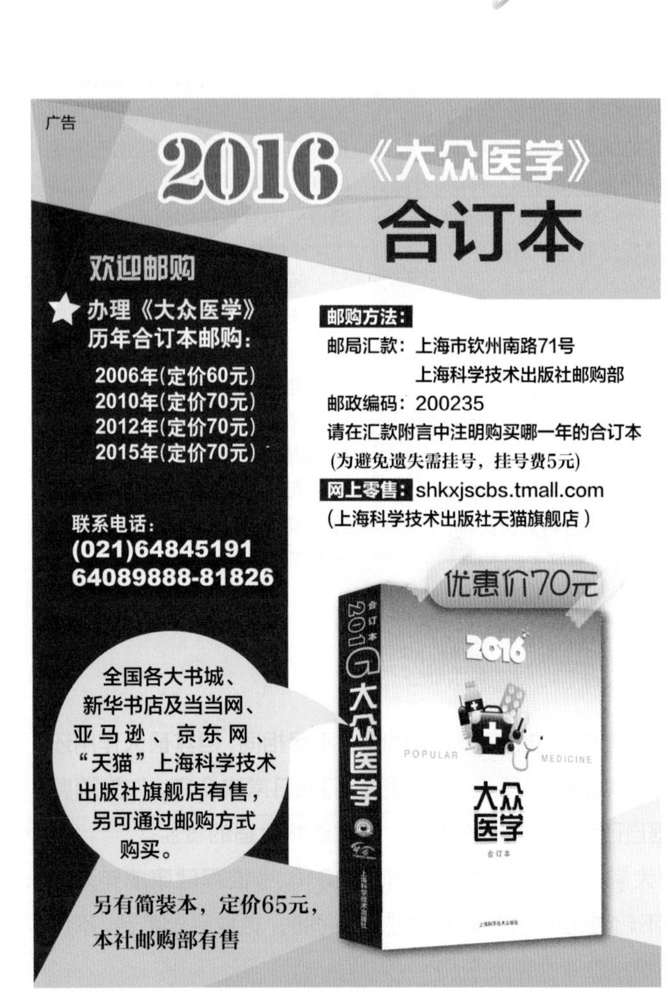

心血管病重要危险因素：长期高脂血症

与高血压相比，高脂血症一直被人们所忽视。其实，高脂血症虽然没有明显症状，却是人体健康的无声“杀手”。

长期高脂血症会引发心脑血管疾病，导致高血压、冠心病、心肌梗死、心力衰竭、脑卒中等。高脂血症的主要表现是甘油三酯和血清总胆固醇升高，血清总胆固醇升高会引起动脉粥样硬化，进而导致心脑血管疾病。

高脂血症与脂肪肝称得上“难兄难弟”，它们的“遭遇”有着相似之处——脂肪比例超出正常水平。不同的是，高脂血症表现在全身血液中，脂肪肝表现在肝脏这一器官中。脂肪肝是指肝脏部位的脂肪含量超过肝脏重量的5%，脂肪含量达到10%以上即为重度脂肪肝。长期脂肪肝，若得不到有效治疗，可能会进展为肝硬化。

此外，高脂血症与糖尿病关系密切，很多糖尿病患者都伴有脂代谢异常，出现血清总胆固醇、低密度脂蛋白胆固醇升高等。

药食“同养”，长期调脂新思路

对付高脂血症，需要进行规范的调节血脂治疗。同时，在生活中应严格遵守低脂饮食，多摄取有辅助降脂作用的食物，也可配合服用相关保健品，长期将血脂控制在理想范围。

饮茶，在我国历史悠久，不仅可以修身养性，茶中的诸多营养成分还能促进人体健康。早在20世纪80年代，很多研究就已证明，茶多酚是茶中精华，对人体脂肪代谢有着重要的辅助作用。实验证明，茶多酚可升高高密度脂蛋白胆固醇，即“好”胆固醇的含量，从而有助于降低血脂，保护心脑血管；茶多酚可与脂类结合，通过粪便将其排出体外，抑制脂质斑块的形成；茶多酚还能促进高密度脂蛋白胆固醇逆向转运胆固醇，从而有助于调节血脂，预防心脑血管疾病。

如今，通过高科技手段将茶多酚配伍银杏叶、枸杞子、维生素等，同时去除咖啡因等成分，加工成方便服用的片剂或胶囊，使日常调脂保健变得更简单、更安全。PM

名方改良，老方新用（四）

广东省中医院临床营养科
林淑娴　郭丽娜（副主任医师）

白果莲薏煲瘦肉

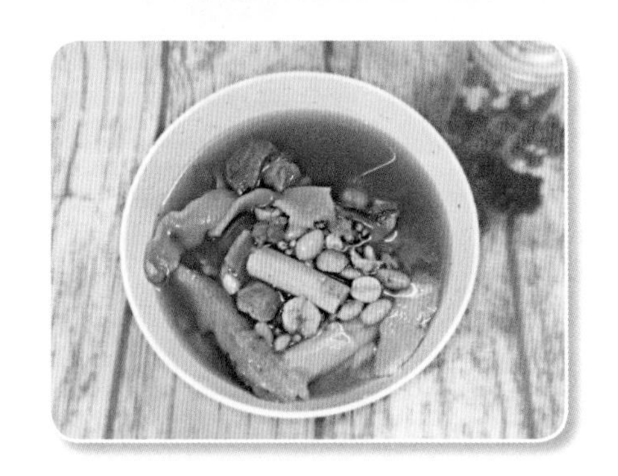

名方

白果乌鸡汤（《经验方》）

改良

白果莲薏煲瘦肉改良自《经验方》中的白果乌鸡汤。原方中有白果、莲子、薏苡仁、白扁豆、山药、胡椒末、乌鸡，如今天气炎热，故去除原方中的胡椒末，以免食用后热性过盛；同时将乌鸡改为猪肉，增加滋阴之力，男女老少皆宜。

方中白果有敛肺定喘、收涩止带、固精缩尿的作用，为平痰喘、止带浊之要药。莲子味甘善补，有补脾止泻、益肾固精、固涩止带、养心安神的作用；与白果同用，可加强其补益脾肾之效，对于女性脾肾两虚所致的白带过多、男性的遗精滑泄有较好的食疗作用。

山药是健脾益肺、固精补肾的药食两用佳品；薏苡仁甘淡渗利，为脾虚湿困所致食少泄泻之要药；白扁豆擅健脾化湿。此三药与白果、莲子协同配合，可加强健脾益气、敛肺补肾、固涩止带之功效，对于脾肾两虚或脾虚有湿所致的白带清稀量多、遗精、遗尿、大便溏稀等症，以及肺肾两虚之哮喘痰多、气喘不续者，很是适合。需注意，白果有小毒，每人每日食用量不宜过多，成人每天最多吃 10 粒，儿童不宜超过 7 粒，且最好熟食。

原料

白果 15 克，莲子 20 克，薏苡仁 20 克，白扁豆 20 克，山药 30 克，瘦猪肉 300 克。

制法

将白果、莲子、薏苡仁、白扁豆、山药用清水去浮尘，浸泡半小时。瘦肉洗净，切块，与浸泡好的上述诸药一同放入锅中，加入适量清水，大火煲沸后，改中小火再煲 1~1.5 小时，适当调味后即可食用。

适宜人群

脾肾两虚或脾虚有湿者，症见白带清稀量多、遗精滑泄、腰膝酸软、尿频遗尿、纳少便溏等。

功效

补益脾肾，固精止遗，除湿止带。PM

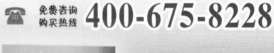

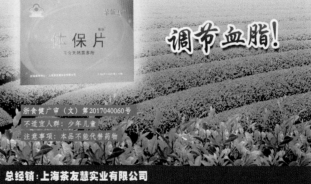

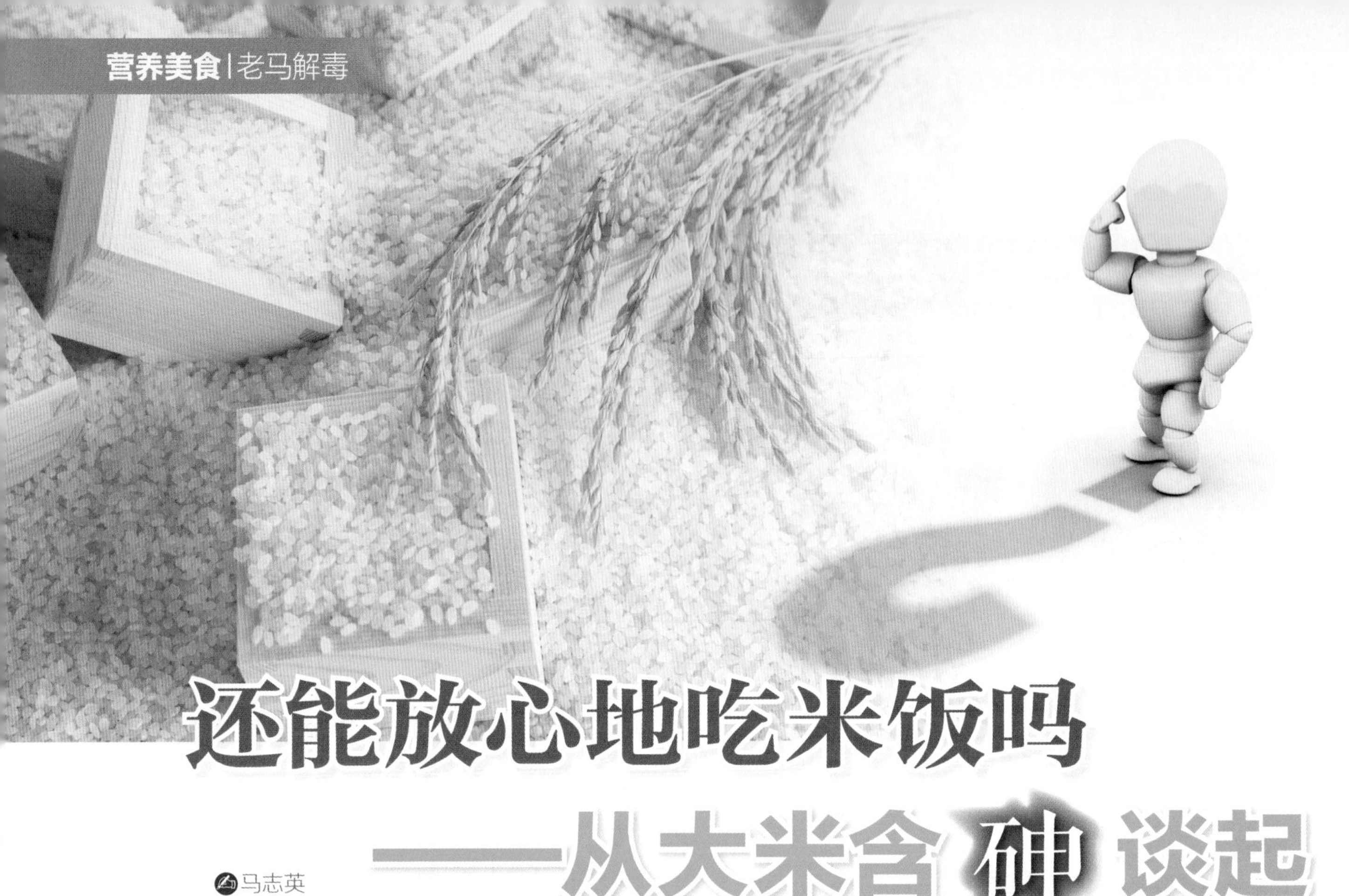

还能放心地吃米饭吗
——从大米含砷谈起

马志英

大米中有砷吗

“大米中有砷”，近年来在网络上经常可以看到此类转帖。有的转发美国食品和药物监督管理局发布的关于谷物中砷含量的调查报告，称在美国市场上售卖的大米中，糯米和白米的砷含量比其他谷物高80%，有机大米的砷含量并不比普通大米少；有的引用“米制品中检出砷”的新闻报道，尤其是“婴儿米粉中被检出砷”的消息，让许多父母忧心忡忡；有的甚至以“你的孩子在吃砒霜吗”为标题来介绍这个问题，更让许多人陷入恐慌。大米中真的有砷吗？我们还能放心地吃米饭吗？

在我们生活的环境中，石头、土壤、水和空气中都含有微量砷。食物也不例外，谷物、水果、蔬菜、鱼类及海产品等食物中普遍含有微量砷，尤其是大米中，确实含有砷。

专家简介

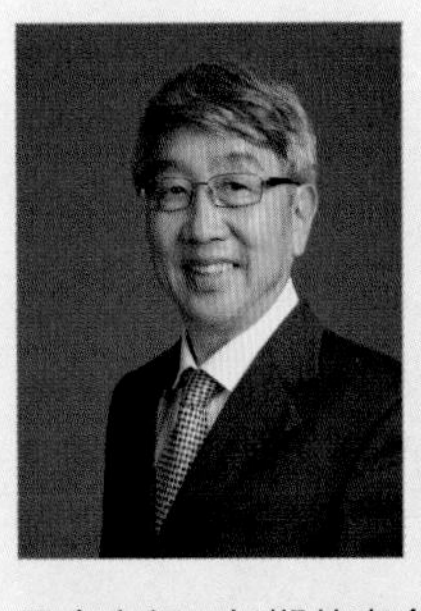

马志英 上海市食品研究所技术总监，教授级高级工程师，上海市食品学会食品安全专业委员会主任，上海市食品协会专家委员会主任。长期从事食品生化、食品工艺和食品安全领域的科研工作，主持完成十多项国家和省部级重大科研项目。

食物中的砷对人体有害吗

食物中的砷对人有没有危害，关键看其中含什么砷、有多少砷。

砷有没有毒性，要看它的形态。自然界的砷可分为有机砷和无机砷两种存在状态，无机砷的毒性和致癌性远比有机砷大得多，三价砷比五价砷毒性大。

无机三价砷中的三氧化二砷是大名鼎鼎的毒物——砒霜，毒性很强，一般成人口服5~50毫克就会中毒，口服70~180毫克就会致死。因此，人们在描述其他物质的毒性时，往往会拿砒霜做比较。

无机砷不但有急性毒性，而且有慢性毒性，后者对人体健康的长期影响更大，已被国际癌症研究所列入一类致癌物（有充足人类流行病学证据的致癌物），能够引发人类皮肤癌、肺癌、膀胱癌等。

大米中为什么有砷

大米中含砷，与水稻的种植环境和本身特性有关。水稻生长需要大量水，水中的砷含量对其影响很大。与其他作物相比，水稻更易于从土壤和水中吸收、富集砷。尤其是三价砷，很容易进入稻株中。

检测显示，大米中的无机砷含量是玉米和小麦的10倍，是黄瓜和番茄的30倍，是大豆的100倍。水稻的种类和产地不同，其出产的大米中无机砷的含量也不同。因为水稻中砷的主要来源是水，所以有机种植并不能降低其中的砷含量，有机大米的砷含量并不比普通大米低。

大米中砷的安全限量是多少

我国人群多以大米为主粮，因此在制定大米砷的限量时要考虑普遍人每天的大米摄入量。我国从1994年开始对大米中的各项污染物制定限量标准，当时的仪器还无法将无机砷和有机砷分开测量，限量标准只能定为总砷不超过0.7毫克/千克。2005年，我国颁布的《食品中污染物限量》首次明确了大米无机砷限量标准为0.15毫克/千克。2012年，根据联合国规定的精确度四舍五入后，我国将大米无机砷限量标准定为0.2毫克/千克。2014年，国际食品法典委员会会议通过了上述由中国牵头修订的大米无机砷限量国际标准。

按照目前无机砷限量标准计算，如果一个成年人每天食用300克大米，每天摄入的无机砷为0.06毫克。在当前的标准下，全球稻米不合格率为1%，致癌风险为十万分之一。

我们吃的大米中无机砷有多少

2000年，我国有关部门进行了一项中国膳食砷摄入量的调查研究。结果显示，以大米为主的谷物中，无机砷含量都在标准限量0.2毫克/千克以下，但各地区有差别，湖北、四川、广西的谷物中无机砷含量比江西、上海、福建高4倍，平均为0.112毫克/千克。不过，这个研究并不包括湖南和云南这两个“有色金属之乡”，全世界的砷资源70%在中国，而湖南是亚洲最大的砷矿基地，因此我们要重视矿区周围的砷污染。

研究报告还指出，中国成年男子膳食中无机砷摄入量为每天0.079毫克，占每天允许摄入量（2000年标准）的58.6%，但远高于西方国家，相当于美国、加拿大、澳大利亚及法国膳食总砷摄入量的4~4.7倍，与日本的情况接近。此外，由于饮食结构的不同，欧美人摄取的膳食砷主要来源于海产品，海产品中主要是有机砷，毒性低；而中国人的膳食砷主要来源于谷类食品，主要为无机砷，毒性高。

目前，我国大米的无机砷含量在安全范围内，不必过分恐慌；同时也必须重视，如果食用砷污染地区（如湖南、云南）的大米，应注意控制总量。

还有哪些食物砷含量较多

除了大米，水和蔬菜也是膳食中砷的主要来源。我国是世界上砷污染严重的国家之一，尤其是新疆、内蒙古、山西、吉林、青海和宁夏等地。

由于食物中的砷与土壤、水环境、农药等关系密切，因此不同食物中砷的含量各不相同。海藻、鱼类、贝类、水稻和米制品、食用菌及一些肉制品中，总砷含量较高。不过，海产品中的砷大部分是毒性很小的有机砷，危害较小。有研究发现，我国深海鱼和贝类中砷含量均低于限量标准，但长期大量食用带鱼、白鲳鱼、金线鱼、马鲛鱼、黄花鱼、石斑鱼等，也可能有潜在的健康风险。

除了食品，有些中药材砷含量也较高，如冬虫夏草。我国食品药品监督管理总局2016年初发布的公告显示：检验的冬虫夏草、冬虫夏草粉及纯粉片产品中，砷含量为4.4~9.9毫克/千克（保健食品的砷限量值为1.0毫克/千克）。长期食用冬虫夏草、冬虫夏草粉及纯粉片等产品，会造成砷过量摄入，存在较高风险。

如何尽量减少砷摄入▼

注重均衡饮食

均衡饮食可以获得更全面的营养，避免因过量食用特定类别食品而导致砷摄入过多。饮食应该多样化。就拿主食来说，不仅要吃大米，也可以吃面，还可以适当吃些砷含量较低的燕麦、玉米、小米、荞麦等。水产品、海产品和蔬菜，也要多样化。

适当清洗大米

有研究发现，大米与水接触时，部分砷会浸出到水中，从而降低大米中砷的含量。清洗时，水量多、时间长、水温高，有利于降低大米中砷的含量。

及时关注监管部门发布的信息

我国食品安全国家标准对谷物及其碾磨加工品、糙米及大米、婴幼儿谷物辅助食品等食品中的无机砷限量均有明确要求，相关产品只要符合国家标准，就不会对人体健康造成危害。2014年以来，国家食品药品监督管理总局共抽检了7438批次粮食及其制品，均未发现有砷超标的。PM

痛风是机体嘌呤代谢异常引起的疾病，主要表现为尿酸合成增多和/或尿酸排泄障碍，使尿酸蓄积于体内，临床表现为高尿酸血症。合理的饮食可减少食物性尿酸来源并促进尿酸排出体外。痛风患者应避免食用脂肪含量较高的食物，烹调时少用油；每日食物中的嘌呤摄入量应低于150毫克，可多选择嘌呤含量低的食物，如蛋类、鲜奶、酸奶、卷心菜、胡萝卜、青菜、黄瓜、冬瓜、番茄等。患者还应保证每日足够的饮水量，并戒烟戒酒。

食养慢性病（四） 痛风

菜品制作/李纯静（营养师）
菜品设计、点评/上海中医药大学副教授、高级营养师　孙丽红

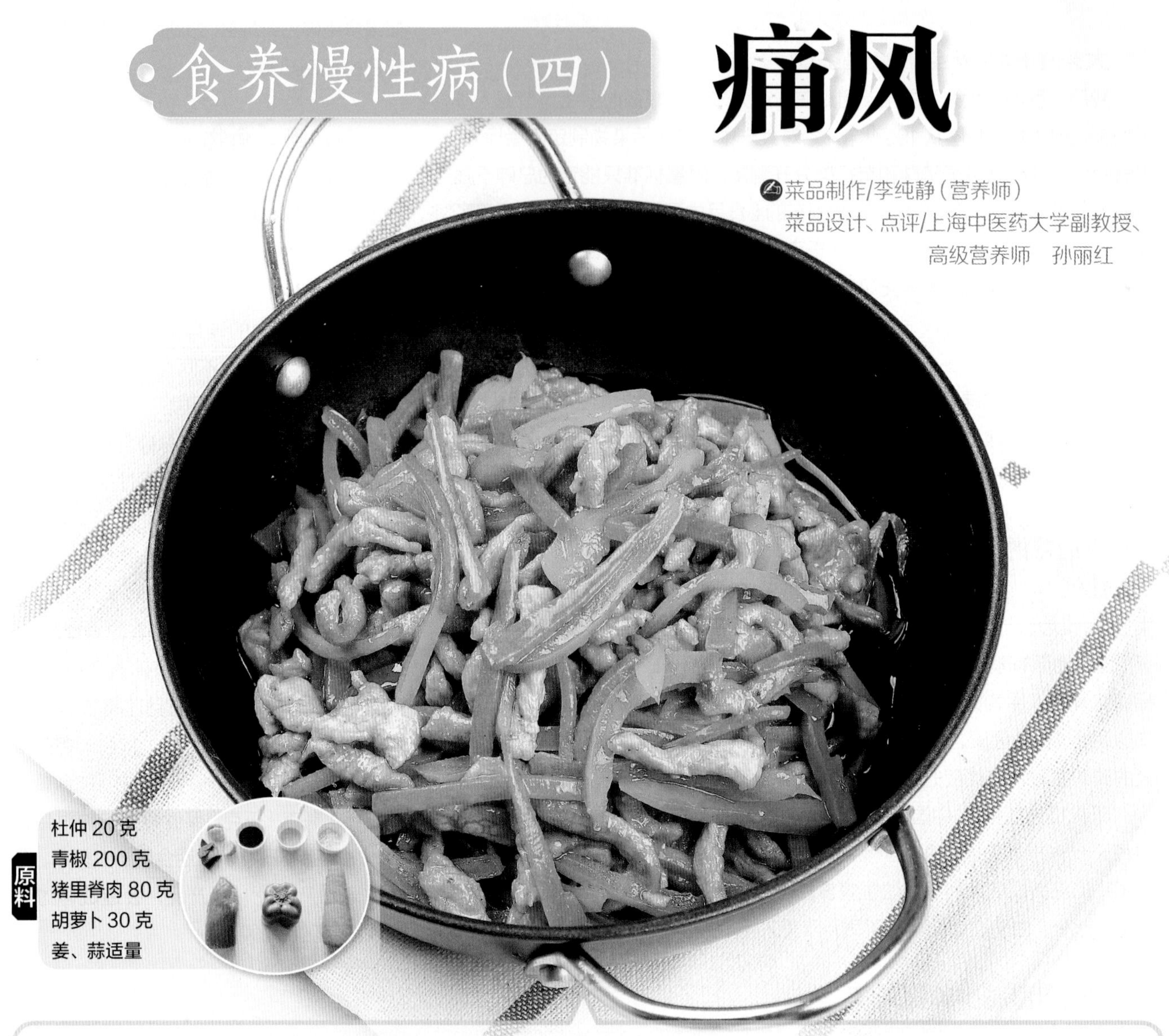

原料
杜仲 20 克
青椒 200 克
猪里脊肉 80 克
胡萝卜 30 克
姜、蒜适量

杜仲青椒炒肉丝

做法： 将杜仲煎取汁液备用，青椒和胡萝卜洗净、切丝，姜、蒜洗净、切片。里脊肉切丝，放入碗内，加生抽、糖、料酒腌制片刻。热锅中倒入少量油，放入青椒丝和胡萝卜丝煸炒，盛出备用。热锅中再次倒入少量油，放入姜、蒜片爆香，倒入肉丝和杜仲煎液，翻炒至八成熟时，放入青椒丝炒匀，加入生抽、盐等调料，最后用水淀粉勾薄芡出锅。

点评： 本品可作为痛风患者的日常菜肴食用，可补肾、益筋骨、缓解关节屈伸不利等症状。杜仲可补益肝肾、强筋壮骨，对痛风所致的关节肿痛、筋骨痿软有一定的作用。胡萝卜和青椒的嘌呤含量较低，痛风患者可常食用。现代研究表明，常食胡萝卜可调节嘌呤代谢紊乱、降低血尿酸水平、缓解痛风不适。

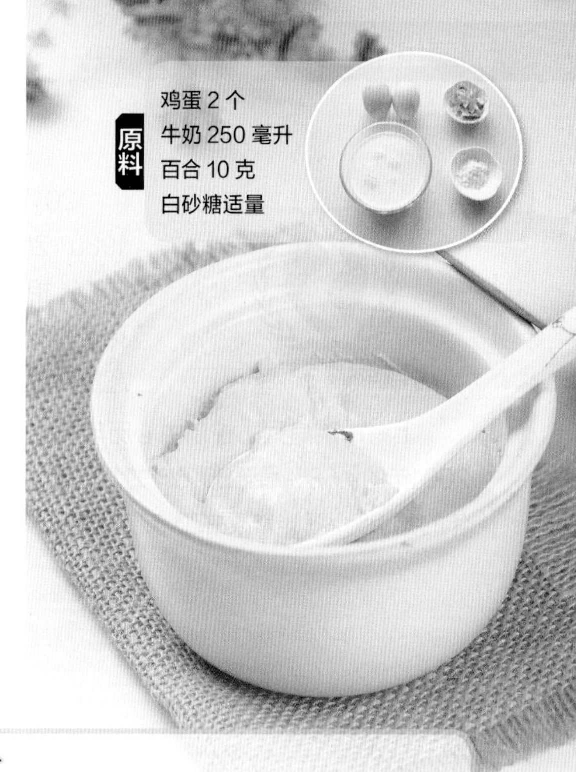

原料

鸡蛋 2 个
牛奶 250 毫升
百合 10 克
白砂糖适量

牛奶百合炖蛋

做法：百合用清水浸泡一晚，洗净，煮至七成熟。鸡蛋倒入碗中，加适量白砂糖，打成蛋液。将牛奶倒入蛋液中拌匀，过滤气泡。将百合加入鸡蛋牛奶液中，盖上保鲜膜，放入蒸锅中蒸熟。

点评：牛奶、鸡蛋含嘌呤量低，富含优质蛋白质，且氨基酸组成符合人体需要，可以弥补痛风患者因限制动物性食物所致的优质蛋白质摄入不足。现代研究发现，百合含有少量秋水仙碱成分。秋水仙碱是治疗痛风的常用药，对痛风性关节炎有一定的防治作用。中医认为，百合有养阴润肺、清心安神之效，可供夏季消暑清心之用。

原料

冬瓜皮 50 克
西瓜皮 50 克
金钱草 30 克

金钱草拌双皮

做法：冬瓜皮、西瓜皮洗净，切丝，用开水稍汆烫，捞出备用。金钱草加水适量，煎煮 1 小时后滤出药汁待用。将冬瓜皮丝和西瓜皮丝放入盘中，倒入金钱草汁液，加醋、糖、麻油等调味品拌匀。

点评：这款凉拌菜夏季食用舒爽，尤其适合结石沉积于关节、肾脏的痛风患者。冬瓜皮为民间常用的药食两用食材，可清热利湿、利尿消肿；西瓜皮可清热、利小便：两者均有助于尿酸排出。金钱草可利水通淋、清热解毒、清利湿热，被现代临床广泛应用，对治疗泌尿系统结石及痛风性结石有一定作用。痛风患者也可将玉米须和金钱草煎水当茶饮，同样可起到利水排石的作用。

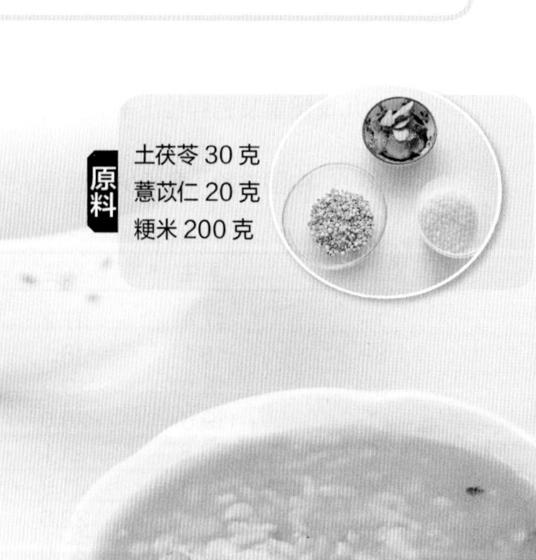

原料

土茯苓 30 克
薏苡仁 20 克
粳米 200 克

土茯苓薏仁粥

做法：将土茯苓煎成药液备用。薏苡仁和粳米洗净，倒入锅中，加入适量水及土茯苓药液，共煮成粥。

点评：在痛风的急性发作期，主要治则是缓解疼痛、控制症状、降低血尿酸水平。中医认为，薏苡仁有利水渗湿、除痹清热之功。痛风患者用薏苡仁食疗，既可通过利尿作用排出更多尿酸，又可清热除痹，缓解痛风的红肿热痛症状。土茯苓解毒、化湿浊、利小便，可通过利尿、利水湿，排出体内过多尿酸，调节嘌呤代谢紊乱，起到降低血尿酸、缓解痛风疼痛不适的作用。PM

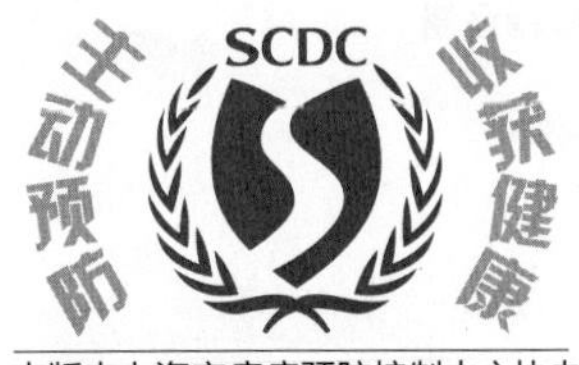

本版由上海市疾病预防控制中心协办

2017年5月15日，北京大学公共卫生学院发布了《中国儿童肥胖报告》。报告显示：1985~2014年，我国7岁及以上学龄儿童超重率由2.1%增至12.2%，肥胖率由0.5%增至7.3%，相应超重、肥胖人数由615万人增至3496万人。如果不采取有效的干预措施，会有更多的孩子发生肥胖。到2030年，7岁及以上学龄儿童超重及肥胖检出率将达到28.0%，超重及肥胖的儿童将增至4948万人。

上海市疾病预防控制中心历年来的监测数据显示：上海市学龄儿童超重、肥胖检出率呈上升趋势，超重检出率由2001年的9.58%增至2016年的12.20%，超重人数由18.5万人增至24.5万人；肥胖检出率由2001年的10.73%增至2016年的16.9%，肥胖人数由20.8万人增至34.0万人。由此可见，上海市学龄儿童超重及肥胖检出率远高于全国水平。

你家孩子 胖不胖

上海市疾病预防控制中心儿童青少年健康所　杨东玲

小学生肥胖率最高

在不同学生群体中，小学生的肥胖检出率最高，大学生肥胖检出率低于平均水平，中学生和中专生肥胖检出率接近平均水平。

小胖墩：男生远多于女生

2016 年，上海市学龄儿童超重检出率为 12.2%，男、女超重检出率分别为 13.6%、10.8%，男生高于女生；肥胖检出率为 16.9%，男、女肥胖检出率分别为 22.43%、11.37%，男生远高于女生。市区、郊区学龄儿童超重检出率分别为 12.4%、11.3%，肥胖检出率分别为 17.16%、16.0%，市区略高于郊区。

算算比比，看你家孩子胖不胖

学龄儿童超重及肥胖检出率这么高，你家孩子是否超重或肥胖？算一算、比一比，就知道了。比如，男孩豆豆今年 12 岁，身高 1.49 米，体重 57 千克，他的 BMI（体质指数）=57/（1.49×1.49）=25.7，大于 24.7，已经属于肥胖范围了。

中国学龄儿童青少年超重 / 肥胖 BMI 分类标准

年龄（岁）	超重		肥胖	
	男生	女生	男生	女生
7~	17.4	17.2	19.2	18.9
8~	18.1	18.1	20.3	19.9
9~	18.9	19.0	21.4	21.0
10~	19.6	20.0	22.5	22.1
11~	20.3	21.1	23.6	23.3
12~	21.0	21.9	24.7	24.5
13~	21.9	22.6	25.7	25.6
14~	22.6	23.0	26.4	26.3
15~	23.1	23.4	26.9	26.9
!6~	23.5	23.7	27.4	27.4
17~	23.8	23.8	27.8	27.7
18~	24.0	24.0	28.0	28.0

注：BMI= 体重（千克）/ 身高的平方（平方米），BMI 大于等于上述数值，即达到超重 / 肥胖标准。

小胖墩：可爱但更可怜

有的家长可能会认为，小孩子胖点没关系，胖点才可爱！这就大错特错了。从健康角度考虑，胖孩子其实挺可怜。《中国儿童肥胖报告》指出：肥胖是一种疾病，而且是多种慢性疾病的危险因素，儿童肥胖会对心血管系统、内分泌系统、呼吸系统、肝脏、骨骼、运动、心理行为、认知、智力等多方面带来影响。儿童肥胖最重要的长期后果是肥胖及其相关健康危险可持续至成年期，超重、肥胖儿童发生高血压的风险分别是正常体重儿童的 3.3 倍、3.9 倍，肥胖儿童成年后发生糖尿病的风险是正常体重儿童的 2.7 倍。

家有小胖墩，家长也不必太过惊慌，因为肥胖是可以防控的。尽早干预，帮孩子养成健康的生活方式，将会让孩子受益一生。PM

关注上海市疾病预防控制中心，了解更多疾病防控信息。

高血压患者的运动处方

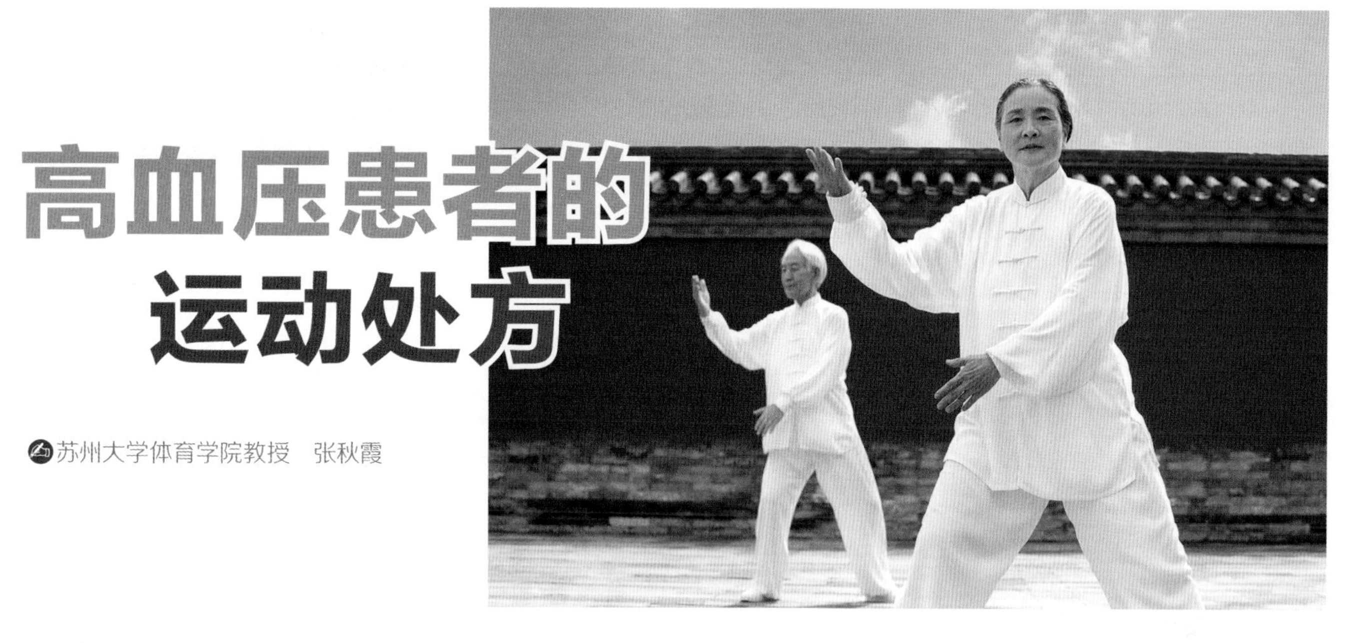

苏州大学体育学院教授 张秋霞

生活实例

刘女士今年51岁，是一名办公室文员。前不久，在单位组织的体检中，她被发现血压偏高。医生告诉她，这种情况除了服药治疗，还要注意平时的运动锻炼。为了学习更科学有效的锻炼方法，刘女士专门到体育学院请教专家，希望专家给她给开一则有助于控制高血压的运动处方。

分析点评

高血压病人在医治过程中，往往会采用单一药物治疗手段，而忽视锻炼的重要性。事实上，适度的运动能改善心脑血管功能，控制体重，强身健体，有利于血压的控制。当然，高血压病人的锻炼应根据病情量力而行，因此，最好听取医生和运动方面专家的意见，制订出适合自身状况的运动处方。

运动处方

姓名：刘女士　**性别**：女　**年龄**：51岁

健康检查：一般情况可，身高1.55米，体重60千克，心率80次/分，血压145/92毫米汞柱，无并发症。

运动目的：降血压，健身。

运动项目：太极拳、健身气功，以及瑜伽、散步、慢跑等低强度、多重复的力量练习。

运动强度：中低强度，由低到高逐渐增加，靶心率120次/分。

运动时间：每次30~60分钟。

运动频度：3~5次/周。

特别提醒

1. 患者应明确自己的健康状况，定期体检。有较重并发症者也可以酌情应用此运动处方。

2. 运动时间比强度更重要，以中低强度的运动为宜，应循序渐进，逐渐增加运动量和运动强度。不宜选择竞争性或易使血压起伏较大的急停、急起运动。

3. 锻炼时要注意保持全身肌肉放松，勿紧张用力，避免憋气动作。在血压没有得到控制或对锻炼还不适应时，应注意不要做弯腰低头的动作，头的位置不要低于心脏水平。

4. 运动量不宜过大，一般靶心率以不超过最大心率的70%为宜。年龄在50岁以上者，可用“170-年龄”作为靶心率。

5. 高血压病人在运动过程中和运动刚结束时更容易发生心血管意外，如心绞痛、心肌梗死、中风。在锻炼中，特别是锻炼后，应对身体的反应继续保持警惕。

6. 运动前的准备活动极为重要。突然进行高强度运动，可导致血压爆发式增高、心肌冠状动脉血流量减少。

7. 进行力量练习时，应掌握低强度、多重复的原则。PM

网友给《大众医学》杂志发的邮件

因为生意上的需要，我经常带客人到娱乐场所消遣，曾发生过意外性行为。事后我非常后悔，生怕感染艾滋病病毒(HIV)。我最近看到网上有消息说，国外有通过服药来预防 HIV 的方法。请问：目前国内有这样的方法吗？服药真能预防 HIV 吗？

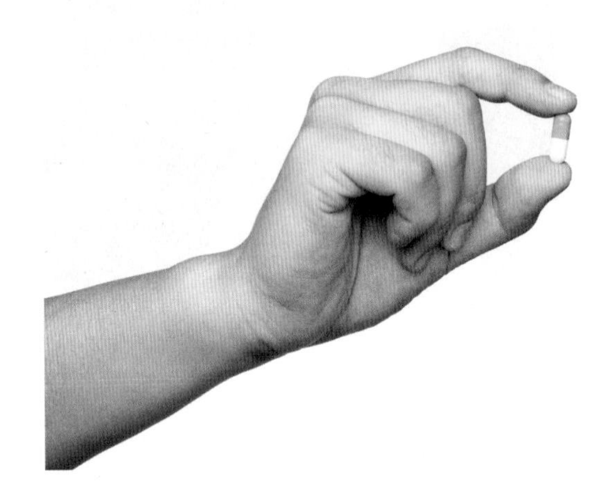

吃药能预防 HIV感染吗

复旦大学附属公共卫生临床中心　孙美艳　卢洪洲(教授)

艾滋病(获得性免疫缺陷综合征)是一类严重危害人类健康和社会稳定的传染性疾病。尽管 1996 年问世的抗反转录病毒疗法(即"鸡尾酒疗法")在临床的广泛应用已大大降低了艾滋病患者的发病率和病死率，但艾滋病仍在全球范围内蔓延，每年仍有大量的新发感染者。为了更有效地遏制艾滋病的流行和传播，除了给 HIV 感染者尽早启动抗反转录病毒治疗外，近年来医学界又提出了暴露前预防的概念，即通过预先服用抗反转录病毒药物来预防 HIV 感染。

持续高风险人群，可服药预防

2014 年，美国疾病预防和控制中心更新了 HIV 暴露前的预防指南。指南建议，以下高危人群可接受暴露前预防措施：男男性行为者、HIV 感染风险高的异性性行为者、配偶为 HIV 阳性者、静脉吸毒者等。相关研究表明，暴露前预防措施可使以上特定人群感染 HIV 的风险降低 62%~92%。不难看出，预先服用抗反转录病毒药物来预防 HIV 感染的方法，只推荐用于上述持续处于感染 HIV 高风险的人群。

这些持续处于感染 HIV 高风险的人具体服哪些药呢？目前美国有关指南推荐的用药方案是：每日口服替诺福韦酯-恩曲他滨复方片，而静脉吸毒者和性活跃的异性恋高危者可考虑每日单用替诺福韦酯。此外，有研究探讨了按需预防的方法，即性行为前 2 ~ 24 小时服用替诺福韦酯-恩曲他滨复方片 2 片，第一次服药后 24 小时和 48 小时分别再各服用 1 片。研究结果显示：使用这一药物进行按需预防的男性同性恋者，感染 HIV 的风险可较未预防者降低 86%。需要特别说明的是，此类药物必须在专业医生的指导下使用。

联合其他预防措施，定期随访

在服药预防的同时，应该始终联合其他预防措施(如使用安全套等)来进一步降低 HIV 感染的风险。采取这类预防性用药措施者，每 3 个月要接受临床随访一次，检测 HIV 抗体和性传播疾病相关指标，评估药物不良反应及服药依从性等。一旦发现 HIV 阳性，需尽早接受标准的艾滋病治疗方案。

暴露前服药预防 HIV 在欧美发达国家的研究日渐成熟，临床运用较为广泛，但在我国并未正式推广实施。主要原因可能是：公众对这种预防方法还不了解，缺乏主动寻求实施这种预防措施的意识；临床医师不了解如何正确实施 HIV 暴露前预防；一些潜在的伦理问题，如是否会导致高危性行为的增加以及安全套使用的减少，从而增加其他性病传播的风险；等等。

总之，尽管 HIV 暴露前预防是降低艾滋病传播风险的一项强有力的措施，但坚持使用安全套、减少不洁性行为等，仍是预防艾滋病及其他性传播疾病的主要手段。PM

读者咨询：

我感冒发热时曾与妻子同房，不料妻子就此怀孕了。现在我们很担心：这会不会影响孩子的健康？我们应该如何处理呢？

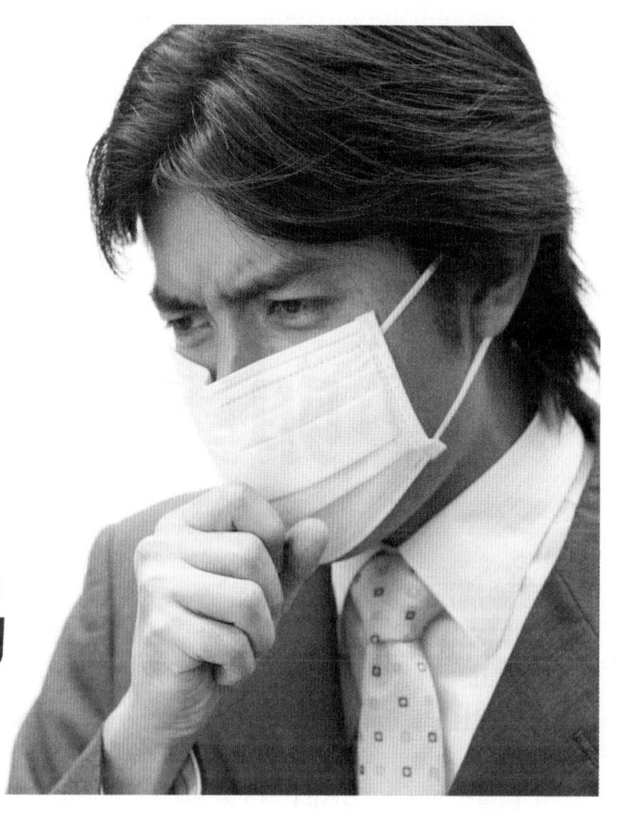

感冒发热影响优生优育吗

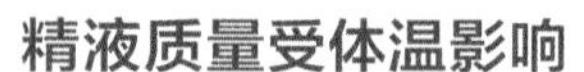安徽医科大学第一附属医院泌尿外科主任医师　张贤生

精液质量受体温影响

研究表明，精液质量受体温的影响很大，男子睾丸产生精子的最合适温度是35.6~36.0℃，比正常体温低1~1.5℃。因此，经常蒸桑拿、泡热水澡的人以及隐睾病人，由于阴囊受热，易出现精子产生减少或死精。研究表明，精子产生阶段的减数分裂期间，如果身体发热、睾丸温度升高，可能会影响精子生成，也可以导致精子活力差、畸形率高。当然，短期发热引起的精子质量变化是可逆的。例如，持续两周以上的高热会显著降低精子的活力，但体温恢复正常1周后，精子活力就能恢复正常。

精子发育成熟需 3 个月

精子是如何产生的呢？最初，精原细胞以有丝分裂的形式增殖为初级精母细胞；然后，初级精母细胞分裂（减数分裂）为两个次级精母细胞；次级精母细胞再进行一次成熟分裂，成为两个精细胞。此后，精子细胞继续发育成为有头、有尾的精子，并进入曲细精管管腔内。这时，精子在睾丸内的发育过程就完成了，大约历时64天。在此过程中，适宜的微环境是精子顺利生成的保障。精子初步发育完成后，沿曲细精管进入附睾，在附睾头停留大约2~3周，才能发育为最终具有运动和受精能力的成熟精子。从一个精原细胞发育成为成熟的精子，约需90天的时间。

感冒对精子影响几何

如果不伴有发热，感冒对人的精子影响不大；如果感冒伴有发热（如体温超过38℃），可能会对正在产生的精子造成不良影响，但对已经成熟的精子影响不大，一般只影响受孕成功率。如果此时受孕，一般不会影响孩子的健康，无须过于担心。当然，这并不能排除自身其他原因对精子质量造成的损害。事实上，即使没有感冒发热，精子质量也不一定没问题。

要提醒的是，若备孕过程中感冒发热（如体温超过38℃），尤其是持续时间较长时，最好暂停试孕，等感冒痊愈一段时间后再继续。PM

延伸阅读

“感冒”时，睾丸肿痛要当心

有感冒类症状时，如果伴有睾丸肿痛，要当心患腮腺炎的可能。腮腺炎初期症状和感冒类似，很容易被当成感冒。腮腺炎病毒对睾丸组织有特殊的亲和力，经血液循环侵袭生殖器官，主要对曲细精管和间质细胞损害严重，可引起曲细精管变性、输精管道阻塞，严重时可导致睾丸萎缩。所以，“感冒”时如果合并睾丸肿胀疼痛，要当心对生殖系统的影响，应及早就医。

女性之所以不同于男性，内在原因是染色体不同，外在表现为外生殖器官不同，居于核心环节的器官是卵巢。正因为卵巢孜孜不倦地分泌性激素，女性能由内而外展示独特的美。但是，女性从出生到老去，卵巢并非全程发挥作用，它也会“老去”。

人未老 卵巢或已“垂暮”

复旦大学附属妇产科医院副主任医师 邹世恩

两种情况，卵巢提前衰退

有些女性，人还未老，卵巢就已经开始走下坡路，提前出现功能衰退。

● **早发性卵巢功能不全（POI）** 40岁之前卵巢功能开始出现衰退，称早发型卵巢功能不全。

● **卵巢功能早衰（POF）** 40岁之前有一年以上不来月经，叫卵巢功能早衰，相当于提前绝经。

笔者曾经遇到过一些患者，有的只有20多岁。有一位37岁的女性，育有一子，有两年多不来月经，经常有潮热的感觉，性生活不和谐，也提不起“性致”。一检查，性激素完全是绝经后的水平，子宫和卵巢都萎缩了。

为什么年纪轻轻就会发生卵巢功能不全或早衰呢?具体病因还在研究中。目前的研究发现，卵巢功能提前衰退可能与这些因素有关:遗传、染色体异常、放化疗、子宫内膜异位症、盆腔炎、卵巢手术、吸烟，以及内分泌疾病（如肾上腺功能不全）、自身免疫性疾病（如桥本甲状腺炎）等。

两大指标，测试卵巢功能

如果40岁前出现月经紊乱（如好几个月不来月经、月经量明显变少）、类似绝经综合征表现（如潮热、盗汗、阴道干涩、情绪变化、睡眠不佳等），应警惕卵巢功能提前衰退，可以去医院进行相关检查和治疗。

衡量卵巢功能，常用的指标有卵泡刺激素、抗苗勒氏管激素。

卵泡刺激素（FSH）需在月经来潮第2～5天抽血检查，若已停经三个月可直接查。如果FSH大于25单位/升，可以帮助诊断POI；如果FSH在10～20单位/升，则提示卵巢储备功能下降。

抗苗勒氏管激素（AMH）可以在月经周期的任何一天抽血检查，比较方便。它可以作为预测卵巢储备功能比较可靠的指标，若处于0.5～1.1纳克/毫升，提示卵巢储备功能下降；低于0.086纳克/毫升，则提示绝经或卵巢功能早衰。

此外，还有一些指标可以帮助判断卵巢功能，如氯米芬激发试验、抑制素B、卵巢大小、卵巢血流、窦卵泡计数等。

卵巢提前变“老”，危害更严重

卵巢功能提前衰退，会出现和绝经一样的问题，近期症状如潮热盗汗、情绪改变、阴道干涩、性交不适等，远期危害如骨质疏松症、心脑血管疾病等。卵巢功能衰退越早，对身体的影响越大、持续时间越久，造成的危害也更严重，尤其是骨质疏松和心脑血管问题。如果在青春期、育龄期发病，还会影响发育、导致不孕。

卵巢早衰，能否逆转

目前，没有确定、有效的方法可以使提前衰退的卵巢功能发生逆转，因为在可能的致病因素中，除吸烟可以改变外，其他都无法改变。就算戒烟，也只能延缓衰退，不能逆转。不过，调整生活方式可能有助于延缓卵巢衰老，如戒烟、限酒、增加运动、不能太瘦（体质指数不要低于19千克/平方米）、适当增加维生素D和钙的摄入等。

卵巢功能不全或早衰的治疗与绝经管理类似，适量补充性激素可以维持内分泌的良好状态。需要强调的是，与围绝经期女性相比，卵巢功能不全或早衰患者更年轻，更需要进行激素补充治疗，也可以选择维持正常月经周期到自然绝经年龄。PM

家有癫痫儿 家长怎么办

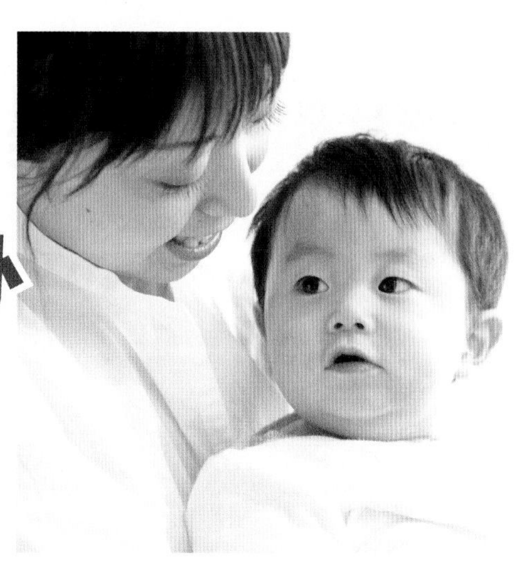

上海交通大学附属儿童医院癫痫中心
殷荣荣 陈育才（主任医师）

小儿癫痫是一种慢性病。长期以来，治疗小儿癫痫关注的重点是使用药物控制癫痫发作，而忽略了患儿自身感受。研究表明，大多数癫痫患儿存在不同程度的心理、行为障碍，主要表现为对发作的恐惧、对长期用药的担忧及社交困难，生活质量明显低于健康儿童。而这些心理和行为障碍往往又是癫痫发作的诱因，并直接影响治疗效果。家长的科学护理可有效减轻患儿心理和行为障碍，使治疗更加顺利，应成为癫痫综合治疗中不可或缺的组成部分。

癫痫发作时怎么护理

小儿癫痫发作时，家长切勿慌张，不要大声呼喊或摇晃孩子。在孩子全身僵硬向后挺直时，家长不要用力向前弯曲孩子，不可强行按压肢体，以防肌肉撕裂、骨折，也不要把孩子搂在怀里并拍其后背。应让孩子平躺，松解其衣领，将其头歪向一侧，以防口腔内分泌物被吸入气管。如果孩子牙咬得紧，不要强行把筷子、木棍或手指等塞到孩子上下牙之间，否则很容易造成损伤。

癫痫发作时，抽搐一般持续数分钟后能自行停止。如果孩子抽搐超过5分钟，家长应立即叫救护车将其送往医院；如果第一次发作后尚未清醒，又发生第二次抽搐，也应立即送医。同时，家长需密切观察孩子癫痫发作时的特点：患儿的意识状态、眼神、抽搐部位，有无口唇发绀、大小便失禁等；患儿发作后的表现，如有无头痛、乏力、恶心、呕吐等。情况允许时，可以录像。送医时详细介绍上述情况，有利于医生对患儿的治疗。

日常生活中要注意什么

第一，患儿应保持规律生活。家长应合理安排孩子的生活和学习，如避免过度疲劳、保持心情愉快、尽量不去声光刺激性过强的娱乐场所、保证充足睡眠、不要熬夜、按时睡觉等，以免诱发癫痫。如果有条件，孩子最好能睡个午觉。

第二，癫痫患儿应尽量参加正常活动，以使其保持正常的心理状态、减少自卑、避免孤独性格的形成，但应禁止单独游泳、攀高等具有明显危险性的活动。

第三，躯体痛苦、社会歧视等均严重影响癫痫患儿的身心健康，让患儿常常感到紧张、焦虑、恐惧，时刻担心再次发病。家长应经常关心、帮助、爱护孩子，针对孩子的思想顾虑及时进行疏导。

第四，小儿癫痫病程长，需长期治疗，家长应遵医嘱，当好治疗“监督人”和“记录人”，并定期带孩子复查。

饮食方面有什么特殊之处

癫痫患儿不需要特殊饮食，不需要忌口，应该像健康孩子一样平衡膳食、营养均衡。家长不能因孩子有病就对其百般迁就，以免使孩子养成厌食、挑食的习惯而发生营养不良；也不必为孩子额外增加营养，不需要吃各种“补品”。需要注意的是，暴饮暴食、饮水过度是癫痫发作的诱因，应注意避免。PM

专家简介

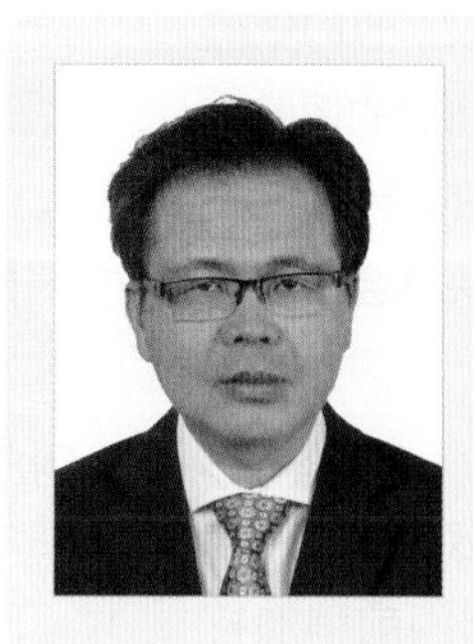

陈育才 上海交通大学附属儿童医院癫痫中心主任、神经内科主任、主任医师，上海市医学会儿科专科分会神经学组委员，上海抗癫痫协会常务理事。擅长小儿癫痫、神经系统遗传性疾病、神经系统免疫性疾病等的诊治。

专家门诊：周三、周六全天，周五上午（泸定路院区）；周四下午（北京西路院区）

长期抑郁 提防“人格伤疤”

中南大学湘雅二医院精神卫生研究所 李则宣（副主任医师） 黄任之

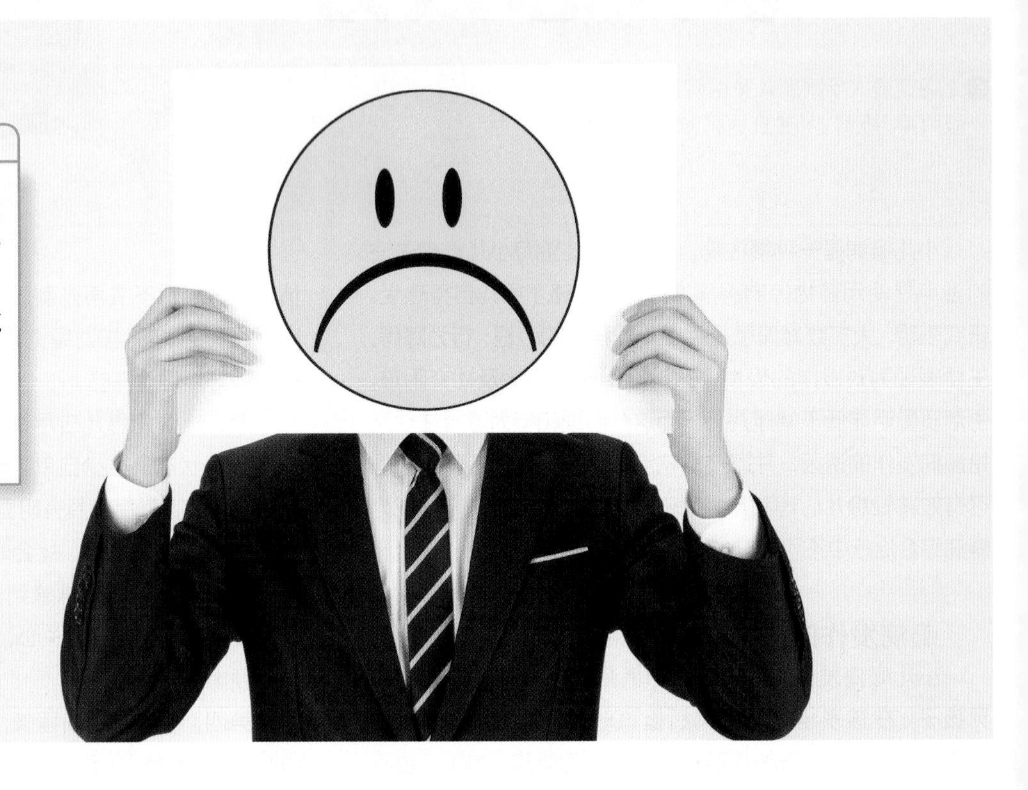

读者咨询：

我是一名抑郁症患者，患病多年，病情时好时坏。现在，我的社交明显受到了影响。请问到底应该如何克服长期抑郁呢？

江苏 郭先生

长期抑郁是什么感受

❶ 空虚感和情感淡漠

长期抑郁会让个体产生空虚感，情感变得淡漠。用他们的话来说就是：“我什么都感受不到，每时每刻，一整天，我都是一种无感觉的虚无存在。”因为缺乏足够的感受和情绪，个体会逐渐形成对外界无反应的状态，对他人的言行举止逐渐不做任何积极回应。日常生活对他们而言，不过是一种木偶一样的机械运动，没有情感，也不需要思想。他们清醒到可以和别人互动，但这种人际活动却没有现实意义，他们觉得自己只是“局外人”。当然，在某些时刻或瞬间，他们的情感会复活，感受又苏醒过来。他们感觉自己有了真切的情绪，甩掉了抑郁而变得活力四射。但一想到抑郁状态很快就会到来，他们又陷入更深的低落情绪。

❷ 有意做出“一切正常”的姿态

有的抑郁症患者对家人心怀愧疚，为了让家人放心，会伪装成自己已经好起来的样子。有些人会在出门前稍加打扮，挤出笑容，甚至装出一副轻快的姿态，制造出一种假象来迷惑他人。而在私下，他们会因此体验到更深的疲倦感和无力感。

❸ 认同抑郁

与抑郁长期为伴，很多患者并不认为自己是疾病的受害者，他们觉得不需要与病魔做激烈而艰苦的斗争来“扔掉”抑郁症的标签。相反，他们认同抑郁症，认为抑郁是自己身份的一部分。

TIPS

长期患抑郁症者，对抑郁的体验有很大的差异。有的人只是间歇性抑郁，当状态好时，他如同普通人一样，对外界的感受非常真实而深切，没有悲伤的情绪；而抑郁发作时，他的情绪波动很大，觉得外界黯淡无光，情绪低落得“万念俱灰”。而有的人，抑郁的感受更为强烈，并且会随着情境发生变化。

长期抑郁可造成“人格伤疤”

❶ 抑郁造成心理损害

抑郁多次发作，会改变一个人的人格，并且形成抑郁再次发作的人格基础，这种抑郁带来的心理损害，被称为“人格伤疤”。这种人格改变，会让患者觉得自己与以前相比判若两人，通过翻阅日记或书信，患者会感觉自己的思想与过去完全不同。这种“人格伤疤”还意味着：有过抑郁经历的人，比抑郁首次发作者，未来会有更多、更大的可能再次发作。

❷ 产生回避伤害的心理倾向

这种“人格伤疤”是怎么作用于抑郁个体的？抑郁发作后，患者会有“回避伤害”的心理倾向。伤害回避程度高的患者，会变得更加神经质，并且对环境刺激反应更为敏感。即使在社会支持程度高、无伤害的环境中，依然不能安心。在他们看来，外界环境是不值得信任的，因为外部的东西都非常危险，需要提高警惕去避免被伤害。他们对外部世界保持着较强烈的消极情绪，不愿意挑战新事物，处于一种高度的心理防御状态。

❸ 形成对外部世界的不合理想法

伤害回避程度高的个体有许多不合理的信念，形成了一种扭曲的外部认知：外部世界充满了恶意，人与人之间不会有真正的信任和支持；外部世界有各种意外伤害，个体无能为力，只能被动承受最坏的结果；自己无法把控很多事情，一定会把事情搞砸；虽然现状良好，但这只是表面的，之后一定会发生最糟糕的事情；自己无法取悦他人，除非别人做出明确的保证；自己被他人稍微疏忽，就觉得自己被讨厌，产生想要逃跑的念头……这些不合理的信念正是“伤害回避”后出现的负性思维，是抑郁症患者适应疾病的结果。虽然渴望社交和亲密感，但由于过多地担忧自己“表现不佳”，害怕遭到冷遇和排斥，所以不得不回避交往来隔离自己。而这种隔离带来的寂寞和生活上的“乏味”，会使抑郁情绪变得更为严重。

4种手段，有助于面对长期抑郁

❶ 坚持药物治疗

抑郁症并不单纯是“情绪不好，过一阵子就好了”的情绪问题，更多的是一种情绪疾病，需要使用药物来控制症状，单纯靠个人意志或他人的开导无法治愈这种疾病。药物治疗要严格遵医嘱，坚持服药2~4周，等药物治疗产生一定的效果后，才能在医生指导下进行用药调整。

❷ 撰写心情日记

抑郁症患者有着自动化的负性思维，通过记录抑郁情绪发生的时间和对情绪的感受，患者可以检阅、直视个人的思维误区。处于抑郁中的个体，经常有一种“被卡住了”的感受，觉得脑子迟钝僵滞，不知道脑子里为什么有那种念头。而记心情日记，是一种思维的“外化”，可以与自己进行内心对话。通过文字的书写，患者能够整理自己的头脑，以一种较为独立的视角去判断、修正自己的想法，避免单一的认知模式。

❸ 坚持正常作息

长期抑郁症患者，会因应对能力减弱而致社会功能“退化”。他们会疏于照料自己，也懒得清理房间和参加社会活动。尽可能坚持正常作息，如搞好个人卫生、参加集体活动、适当锻炼或劳动等，有利于让心智能力保持在合理水平。这些活动不仅可以减少抑郁症患者的自我隔离，还能够将注意力转移到外部，提高对外部环境的感受性，增强积极的情绪体验，保持社会功能的良好状态。

❹ 做好长期治疗准备

有的长期抑郁症患者对疾病的预后认识不足，总想快速地根治，且这种愿望比较迫切。事实上，抑郁是可能反复发作的，这与环境刺激、人格素质、支持系统等因素紧密相关，因此要降低不合理的期待。即使治疗取得了非常理想的结果，但“人格伤疤”并没有彻底消失，患者很可能在未来因为新的创伤事件的发生而重新陷入情绪低落中。所以，抑郁症的治疗是一件非常不容易的事情，一定要有长期作战的心理准备。PM

治疗抑郁症的光照疗法

光照疗法是一种新的治疗抑郁症的方法，即患者在医生指导下，减少睡眠时间和增加光照。治疗前一天，24小时内不睡眠。治疗第一天，患者只可以从下午6时睡到次日凌晨1时；治疗第二天，睡眠时间为晚上8时到次日凌晨3时；治疗第三天，从晚上10时睡到次日凌晨5时，接下来的治疗也保持这个睡眠模式。每次睡醒后，患者要接受30分钟的强光照射。虽然治疗的原理并不清楚（可能是睡眠时间改变和强光照射改变了体内神经递质与激素的分泌、吸收），但是效果比较理想。当然，无论什么治疗手段，都需要在正规医院由专科医生指导完成。

掌握好“我”远离嫉妒

江西师范大学心理学院 刘明矾（教授） 肖梦芹

生活实例

作为某高级中学尖子班的优等生，李子（化名）和小卢（化名）在成绩上你追我赶。李子学习十分刻苦勤奋，英语口语很好，操着一副地道的“牛津腔”；小卢天性爱玩，喜欢古典文学。高考发榜后，小卢以高分考上了国内著名的大学，而原本踌躇满志的李子却意外名落孙山。为何自己如此努力，却仍败给平时看上去“吊儿郎当”“不上进”的小卢？在强烈嫉妒心的支配下，李子产生了攻击小卢的冲动。幸好家长及时发现李子的异常，并带他来心理咨询中心咨询。

心理咨询师的话

嫉妒是发现自己在才能、名誉、地位或境遇等方面不如别人时而产生的一种由羞愧、怨恨等组成的复杂情绪状态。嫉妒一般有4个特征：①潜隐性，大多数人产生嫉妒心理时，会予以否认，或利用防御机制进行无意识的隐藏。分析后不难看出，李子内心深处对小卢的嫉妒之心由来已久。②对等性，即“演员只嫉妒演员，诗人只嫉妒诗人”。意思是，我们更多地嫉妒实力相当、境遇相似的身边的人。李子和小卢一直都是学习上的对手，这为嫉妒埋下了种子。③攻击性，嫉妒者通常对被嫉妒者表现出情绪上的抵触，甚至行为上的攻击与伤害。④变异性，一旦被嫉妒者的境遇发生改变，嫉妒者通常会产生轻蔑、懊悔，甚至同情等复杂情感。

青少年的嫉妒心理从何而来

首先，从心理学的角度看，嫉妒是人类的一种原始情感，是一种本能，人人都有嫉妒心理。其次，嫉妒源于一个“大写的我”，即极端的个人主义。在面对“人好我差，人有我无”这样的现象时，心里便不是滋味，潜意识中希望占有属于别人的东西。当无法占有别人的东西时，便去破坏别人的东西，力图把别人拉回和自己一样的起跑线上。最后，嫉妒与错误的教育理念有关。家庭、学校和社会把“成绩”看成是衡量青少年是否优秀的首要标准，这给青少年传递了错误的信息，也为学业嫉妒提供了生根发芽的土壤。

消除嫉妒的4个心灵处方

1. 正确认识自己

找到自己与他人的差距，扬长避短，挖掘自己的潜能。不服输是一个人进步的动力，但希望事事在人前、样样不服输却是不切实际的。人有所长，必有所短，想通这一点，就会减少嫉妒心理的困扰。

2. 缩小“大写的我”

嫉妒心理的产生，归根到底是由于极端的个人主义——往往以自我为中心，把别人的优势看成对自己的威胁。因此，要摆脱嫉妒心理的困扰，就要驱除私心杂念，拓宽心胸，把“大写的我”适当缩小，做一个性情和涵养良好的人。

3. 让自己无暇嫉妒

当我们有很多事情要做时，就无暇去嫉妒别人了。因此，积极参与各种有益的活动，努力学习，使自己真正充实起来，嫉妒心理就不会滋生、蔓延。

4. 拥抱嫉妒

嫉妒之心，人人生而有之。一方面，要看清较严重的嫉妒心理可能的危害性；另一方面，嫉妒有时也能成为动力。适度的嫉妒心理不仅是人之常情，还可能成为自己奋发图强的动力源泉，可利用嫉妒来激发斗志，努力拼搏，提升自己的竞争力。PM

小贴士

家长和教师要改进教育理念和方法

几乎每个家长嘴里都有个完美无瑕的“别人家的孩子”。他们总是拿孩子的短处去跟他人的长处进行不合理的比较，这种批评式的教育极易挫伤孩子的积极性，影响孩子的自尊心，容易把孩子良好的欣赏、羡慕心理变成糟糕的嫉妒心理。教师对每个学生的情感虽然不可能绝对平均，但应该本着公正的原则对待学生，否则极易引起学生之间的嫉妒。

明媚灿烂的夏天是高原旅游的旺季。高原旅游对人的心脏颇具挑战性，心血管疾病患者能否像健康人一样“潇洒走天路”？

患心血管病能否游高原

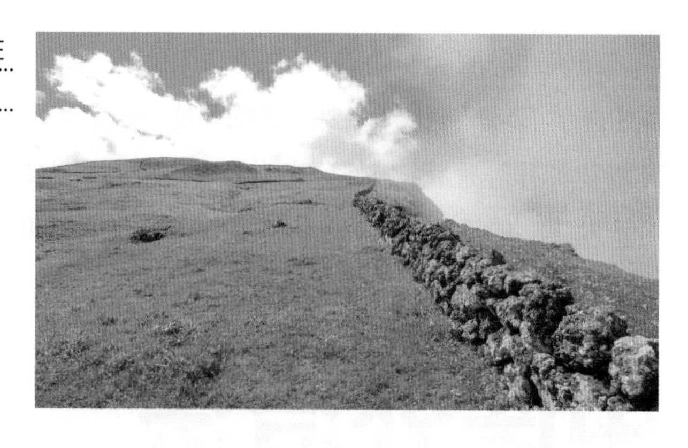

复旦大学附属中山医院心血管病研究所主任医师　程蕾蕾

专家简介

程蕾蕾　复旦大学附属中山医院、上海市心血管病研究所主任医师，硕士生导师。擅长疑难心血管疾病的超声诊断，以及高血压、高脂血症、冠心病、心肌病等心血管疾病的诊治。研究方向为肿瘤化疗及放疗后心血管损伤的诊断与治疗，在采用心脏超声无创检测心功能方面经验丰富。

专家门诊：周三上午（心脏超声），周四下午（心内科）

高原环境，对心血管有三大影响

高原地区的物理条件与平原地带不同，会对人体产生较为明显的影响。

● **气压低，使心脏负荷增加**　气压随着海拔升高而逐渐降低，高原地带空气较为稀薄，氧气压力较低。以拉萨（海拔 3658 米）为例，那里的氧气压力只有海平面的三分之二左右，容易使人缺氧。冠心病患者的心功能已经有所下降，在平原地带或许能够承受日常工作与生活，但抵达高原后，为了保证机体供氧，心脏需要超负荷“工作”，原本差强人意的心脏功能往往无法代偿，病情容易恶化。

● **气温低，使血管收缩**　海拔每升高 1000 米，气温下降 6℃。对于心血管病患者而言，寒冷绝对是不利因素。以高血压为例，很多老病人都知道，血管也遵循“热胀冷缩”的规律：当秋风起、落叶黄时，降压药要加量；待来年栀子花开时，则可以适当减量。

● **湿度低，使血液浓缩**　高原地带空气湿度相对较低，容易使血液浓缩，心血管病患者可能会在短时间内出现血黏度增加，甚至心功能恶化。

病情不同，高原旅游机会不等

心血管疾病患者，是不是只能对高原美景敬而远之呢？倒也不是。

心血管疾病的种类很多，比较常见的有高血压、心律失常、高脂血症、冠状动脉粥样硬化等，病情各异。有些轻微、偶尔发生的或病变不严重、已经得到较好控制的心血管疾病患者，只要做好充分准备，备好治疗药物，是可以去高原旅游的。例如以下患者：偶尔发作的室性早搏患者；轻度高血压，正规服用降压药后血压较为平稳的患者；冠状动脉有小的粥样斑块，尚未造成血管腔明显阻塞的患者；相对简单的心脏外科修复术（如房间隔缺损修补术）后恢复良好，心功能处于正常范围的患者；等等。

如果病情较为严重，如有风湿性心脏病二尖瓣重度狭窄、肺源性心脏病、冠心病经药物治疗仍有心绞痛发作等，则不宜去高原旅游，否则会明显增加心脏负担，存在一定的危险性。

简单地说，心血管病患者能否耐受高原旅游，不但要看病种，而且要结合病变严重程度、是否接受有效治疗、有无合并疾病及心脏功能等情况，具体分析后决定。如果您有心血管疾病，又有去高原旅游的打算，不妨去医院向医生进行咨询。PM

专家提醒：高原游，健康人也要做足功课

俗话说，一方水土养一方人。即便身体健康者，去高原旅游也要做好充分准备，注意相关事项。出发前，要备好常用药品、御寒衣物、防紫外线用品；旅行途中，要控制好节奏和强度，尽量避免剧烈活动、情绪兴奋、吸烟，以及洗澡时间过长、水温过热，要不断提醒自己多喝水；还要学会正确的呼吸方法，采用腹式呼吸替代平常的胸式呼吸，在行走或攀登时，宜将双手置于臀部，使手臂、锁骨、肩胛骨及腰部以上躯干的肌肉辅助呼吸。如果想把未雨绸缪做得更好，不妨在高原行之前，进行适应性锻炼。

鼻炎即鼻腔炎性疾病，是病毒、细菌、变应原、各种理化因子以及某些全身性疾病引起的鼻腔黏膜炎症，属中医学“鼻鼽”范畴，主要是禀赋不足、肺脾肾三脏虚损以及风寒侵袭所致。可表现为阵发性喷嚏、流清涕、鼻塞和鼻痒等症状，一部分患者有可能会发展为鼻窦炎、中耳炎、慢性咽炎等疾病。对儿童而言，过敏性鼻炎是诱发哮喘的重要因素。此病顽固、易复发，除内服药物外，中医外治法可有效控制鼻炎症状，降低复发率。

中医外治法缓解鼻炎困扰

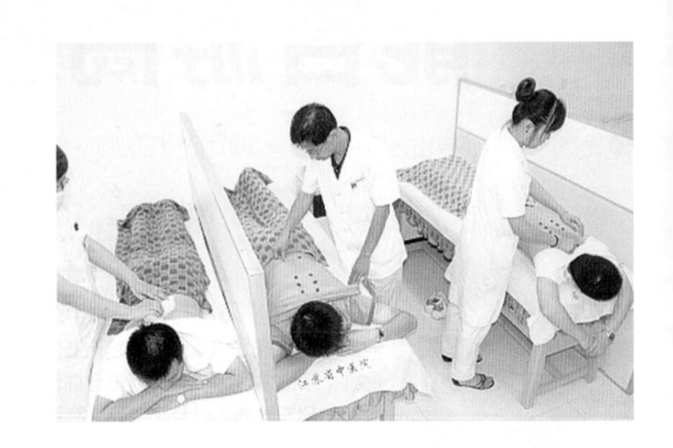

江苏省中医院针灸康复科主任医师　孙建华

艾灸疗法

鼻炎发病率逐年增高，除了空气污染因素外，与空调的使用也有很大关系。夏季天气炎热，本来可以通过出汗排出人体寒气，但现在长时间待在空调房内，导致寒气郁闭，加上喜食冷饮，易损伤人体阳气，使抵抗力下降。艾灸疗法可逐寒湿、通气血，对鼻炎有很好的疗效；生姜辛温走窜，隔姜灸法可使效果倍增。将鲜生姜切成直径2～3厘米、厚0.2～0.3厘米的薄片，中间以针刺数孔，然后将姜片置于背部大椎（第七颈椎棘突下凹陷中）、肺俞（第三胸椎棘突下旁开1.5寸）、风门（第二胸椎棘突下旁开1.5寸）穴上，再用精细艾绒制成花生米大小的艾炷，放在姜片上施灸。每穴灸3炷，以皮肤潮湿、红润为度。

穴位按摩

①按揉迎香穴：用示（食）指指腹着力，按揉两侧迎香穴（鼻翼外缘中点旁，鼻唇沟中）1分钟，具有宣通鼻窍的作用。②推擦印堂穴：用拇指指腹从鼻根部推擦至印堂穴（面部两眉头连线的中点），可缓解鼻炎引起的头痛、头重症状。③抚鼻：即搓揉鼻部，用示（食）指指腹自鼻根处搓揉至鼻翼两侧，反复数次，约2分钟。此法可以帮助鼻涕排出，缓解鼻塞。也可用热毛巾敷鼻，直至毛巾变冷，反复几次，以帮助鼻部适应冷热变化，降低季节变换时的敏感性。

穴位敷贴

在夏季鼻炎症状缓解时，采用白芥子、甘遂、细辛等药物加减，调以姜汁，搓揉成丸后敷贴在背部的定喘（第七颈椎棘突下旁开0.5寸）、肺俞（第三胸椎棘突下旁开1.5寸）及肾俞（第二腰椎棘突下旁开1.5寸）穴位上，让药物渗入皮肤，随经络气血运行吸收，从而达到冬季减少鼻炎发作的效果。每年初、中、末伏的第一天为最佳敷贴时间，且白天正午或最热时敷贴效果最好。这种说法在理论上有一定依据，但我们在临床治疗中发现，整个三伏天都是最佳时机。敷贴并非人人适宜，正在疾病发作期、有严重慢性疾患、对药物过敏以及皮肤破溃或长有疱、疖者，都不宜进行敷贴治疗。此外，2岁以下的幼儿也不宜进行敷贴治疗，因为幼儿皮肤娇嫩，容易发生感染。敷贴以后，应避寒保暖，忌食生冷，以免寒气凝滞体内，影响疗效。PM

（注：文中“寸”为中医取穴术语，大拇指指节的宽度为1寸，示、中两指并拢后中间指节的宽度为1.5寸。）

专家简介

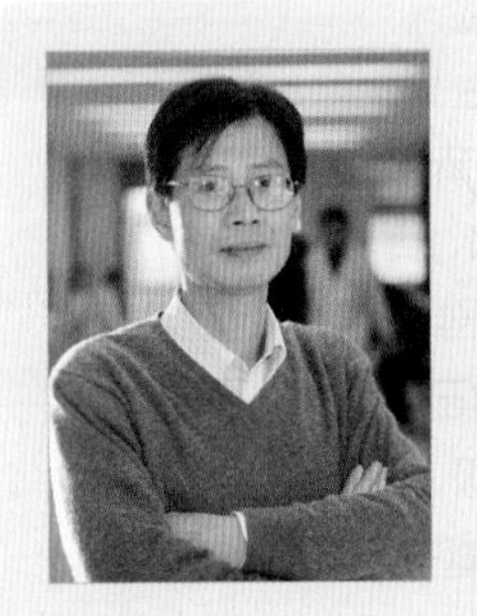

孙建华　江苏省中医院针灸康复科主任医师、博士生导师，江苏省针灸学会临床分会主任委员，江苏省康复医学会中医康复专业委员会副主任委员。擅长针灸治疗鼻炎、各种痛证、中风、消化系统疾病。

专家门诊：周一、周三上午，周二、周四、周五下午

“医家之门户分于金元。”中医学发展至金元时期，出现百家争鸣的局面，最著名的当属“金元四大家”，他们医术精湛、各有所长，丰富了中医学的临床辨治及理论体系。其中，李东垣开创了脾胃学派，认为“脾胃一虚，百病由生”，治病首重调治脾胃，对后世影响深远。

脾胃一虚 百病由生

上海中医药大学教授 李其忠

脾胃为后天之本

中医藏象学说强调，脾具有主运化、升清及统血的生理功能，胃具有主受纳与腐熟水谷的功能。显然，中医所言脾胃，虽涉及多系统，但主要与人体消化吸收功能有关。《黄帝内经》说，“脾胃者，仓廪之官，五味出焉”。如果将人体比喻为一个国家，脾胃则为主管粮食仓库的官吏，为其他脏腑及生命活动提供源源不断的物质支持，是“气血生化之源”。中医将脾胃称为“后天之本”，是因为人出生以后，依靠脾胃运化水谷，将食物转化为营养物质，生命活动才得以维系。

在保健方面，先天不足的，可以通过调养脾胃，改善体质，延年益寿；先天健壮的，如果脾胃后天失养，也会多病减寿。疾病治疗方面，脾胃与其他脏腑关系密切，不论何脏受邪或劳损内伤，久之都会伤及脾胃，影响食欲，导致气血生化不足。因此，在疾病治疗方面，各脏腑的疾病也大多可以通过调理脾胃来培补元气，扶正祛邪。对于危重病人，更有“有胃气则生，无胃气则死”的说法。治病首重调治脾胃，正是中医治病求本的重要体现。

脾升则健 胃降则和

在中医基础理论中，脾与胃居于中焦，是全身气机升降的枢纽。脾主升清，胃主降浊。脾气下陷则清气无力上升，内脏无以托举，多表现为头晕目眩、脘腹坠胀、面色萎黄、食少便溏等症，治宜健脾益气升清。胃下垂、脱肛、女性子宫脱垂等疾病，中医治疗多以此法为主。胃失和降主要表现为胃脘胀痛、呃逆、呕吐、嗳气等症状，治宜和胃理气降逆。脾胃健运，升降正常，才能协调全身脏腑气机，保证元气充沛。因此，中医有“治脾胃之法，莫精乎于升降”的说法。

饮食调养 顾护脾胃

民间有“人是铁，饭是钢”“中年前胃养人，中年后人养胃”的谚语。饮食调养不仅是保养脾胃的关键，也与全身健康密切相关。根据笔者多年的临床观察，现今虽然物质生活水平提高，饮食资源丰富，但损害脾胃功能、自断后天之本的现象却比食物匮乏年代更为严重。有人肆意暴饮暴食，长期超量摄入食物，导致营养过剩，形体发胖，变生他病。反之，也有人因所谓“减肥”而采取非医疗行为的节制饮食，以致营养缺乏，形体消瘦，气血不足，羸弱多病，甚有年轻女性因此导致闭经。不少年轻人，经常熬夜，次日晨起匆忙，无暇早餐，久而久之，势必导致胆汁郁积，胃肠功能紊乱。近又流行“辟谷”，许多人未做好充足准备，突然多日不进食，导致人体精微物质匮乏，能量来源枯涸。这些举动，与其说是养生，还不如说是“伤生”。也有人因不恰当、不科学的忌口，使气血生化乏源;尤其是肿瘤病人经手术、化疗、放疗后，不及时、合理地补充营养，不但影响生活质量，而且不利于病后康复。

凡此种种，人为导致了营养过剩与营养不良同时存在的社会现象。“百病皆由脾胃衰而生”，需切切注意顾护脾胃功能，保全后天之本。PM

专家简介

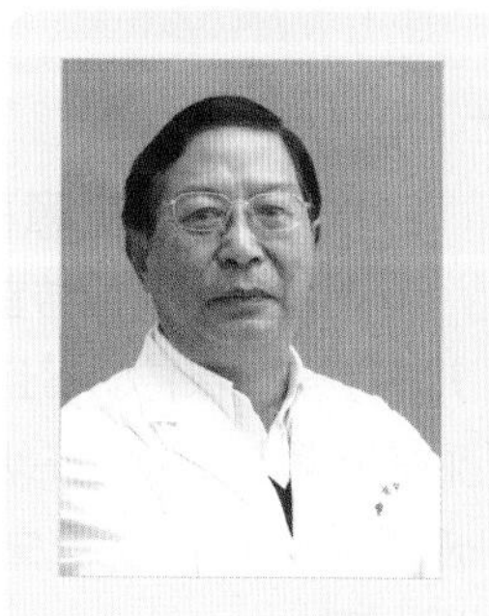

李其忠 上海中医药大学教授、博士生导师。擅长治疗肝胆脾胃疾病、急慢性喘咳病症及虚损性疾病。近年来致力于中医养生文化研究及中医养生科普创作。

专家门诊：周一下午（上海市名老中医门诊部），周六下午（岳阳医院青海路名医特诊部）

推拿小妙招 缓解小儿过敏性咳嗽

上海中医药大学附属岳阳中西医结合医院推拿科
孙武权（主任医师） 刘晓春

专家简介

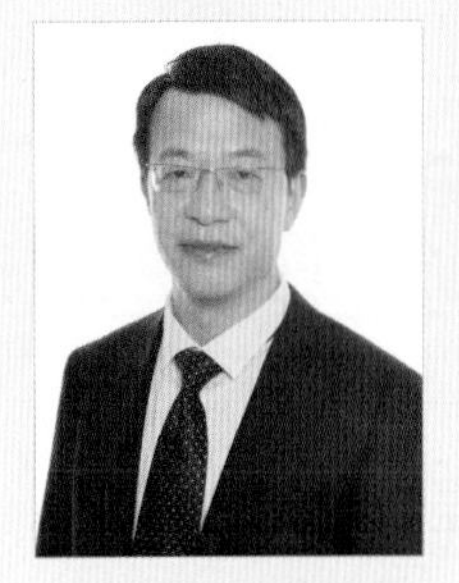

孙武权 上海中医药大学附属岳阳中西医结合医院推拿科主任医师，上海市中医药研究院推拿研究所临床研究室主任，中华中医药学会推拿分会秘书长，世界中医药学会联合会小儿推拿专业委员会副会长，中国民族医药学会推拿分会副会长，上海市中医药学会推拿分会副主任委员，丁氏推拿流派主要传承人，海派儿科推拿讲师团团长。

专家门诊：周一上午

过敏性咳嗽又称咳嗽变异型哮喘，病因较为复杂，受遗传及环境因素的双重影响。近年来，空气污染加重，小儿过敏性咳嗽的发病率也逐年升高。主要表现为迁延不愈的慢性咳嗽，常在夜间及清晨出现发作性咳嗽，运动后加剧。若遇到冷空气、油烟、花粉、灰尘等刺激时，会出现阵发性的剧烈咳嗽，有些小儿伴有爱揉眼睛、揉鼻子或挠头皮的表现。患儿常有个人或家族过敏史（变异性鼻炎、湿疹、哮喘、荨麻疹等），一般无感染征象（如发热等），服用抗生素或止咳药效果较差，抗过敏治疗有效。

由于过敏原在自然界中普遍存在，且多数患儿对多种物质过敏，因此仅仅通过限制患儿接触过敏原来防治过敏性咳嗽是不够的，更重要的在于调理过敏体质，必须改变治疗“过敏病”的观念，确立治疗“过敏人”的思想。在对待过敏体质的问题上，要采用“治未病”措施，以调整体质、增强抵抗力为根本。推拿通过刺激经络、穴位，可以达到疏通经络、调节脏腑、平衡阴阳、恢复正气的作用，帮助患儿提高抵抗力，从而减少过敏性咳嗽发生次数，缓解咳嗽程度。

推拿小妙招

1. 按揉迎香穴 以拇指指腹按揉迎香穴（鼻翼外缘中点旁，当鼻唇沟中）30～50次，有宣通鼻窍、预防感冒之效。

2. 按揉天突穴 以示（食）指或中指指端按揉天突穴（胸骨上窝正中处）10～30次，有理气化痰、降逆平喘之效。

3. 揉乳根 以拇指或中指指腹按揉乳根穴（乳头直下0.2寸，约6毫米处）30～50次，有宣肺理气、止咳化痰之效。

4. 按揉掌小横纹 以拇指或示（食）指指腹按揉掌小横纹穴（掌面小指根下，尺侧掌纹头处）100～300次，有清热散结、化痰止咳之效。

5. 捏脊 用拇、示（食）、中三指捏推背部，自下而上共3遍，有通经络、培元气、增强抵抗力之效。第一遍以捏推为主；第二遍在捏推的同时，捏三下提一下；轻轻拍打背部，使肌肉放松后，再捏推一遍。

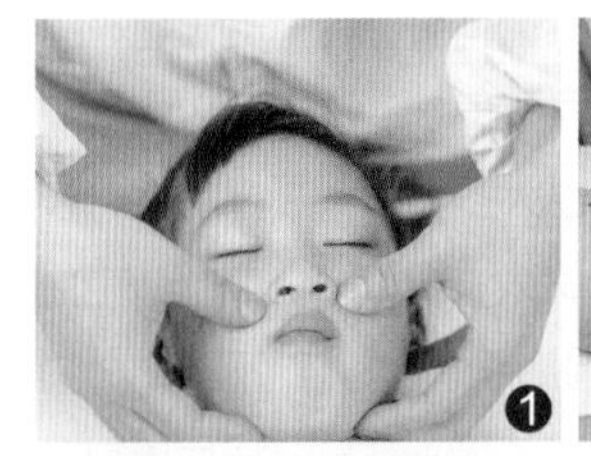
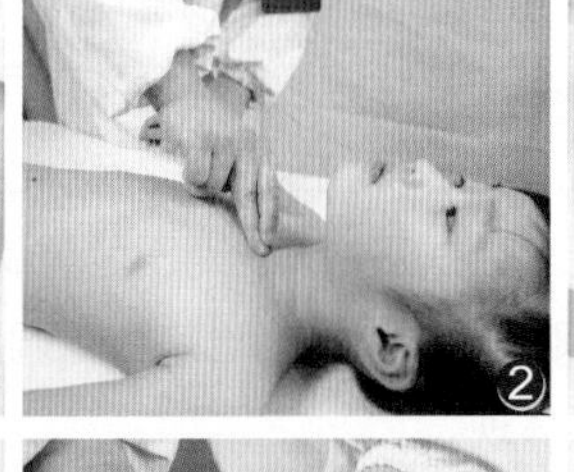
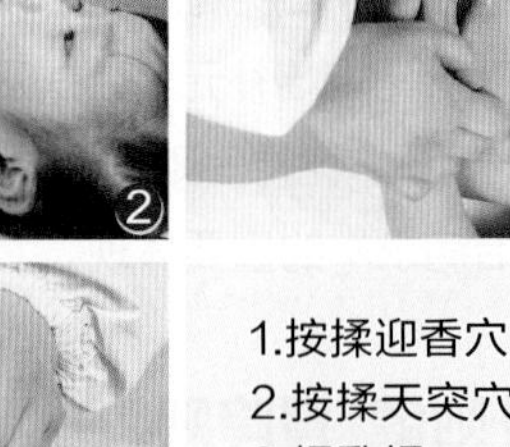
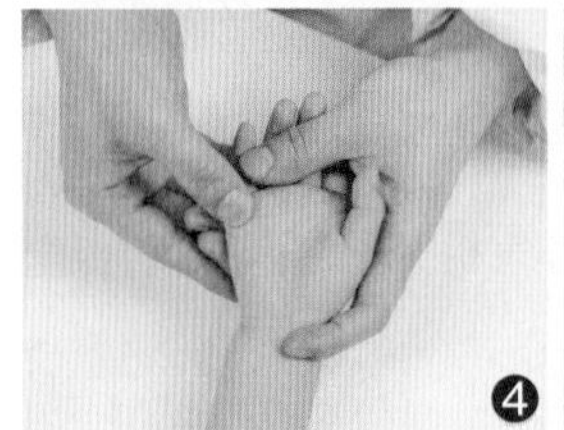
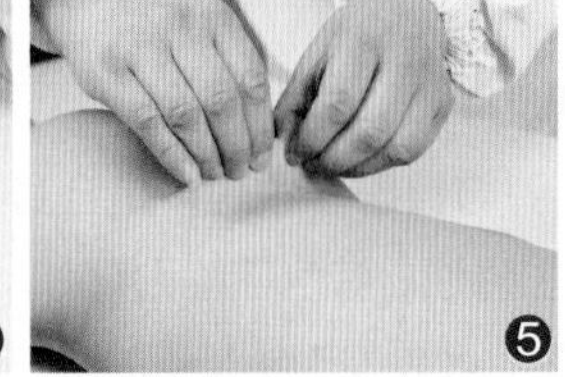

1.按揉迎香穴
2.按揉天突穴
3.揉乳根
4.按揉掌小横纹
5.捏脊

推拿手法注意事项

①推拿时请保持室内环境舒适温暖，谨防感冒。②手法操作前，接触患儿的手部需保持温暖且涂抹“介质”（如冬青膏、葱姜水），也可以清水、植物油等代替。③避免在幼儿饥饿时实施推拿。④手法操作要适度，推拿后皮肤应微微发红，避免产生明显的皮下出血点。⑤自行推拿效果不佳时，请及时就医。PM

骨质增生症是常见关节病，主要发生在颈、腰、髋、膝、手、足等关节，发病率随年龄增长而上升，60岁以上的老年人大部分有骨质增生症。主要表现为关节疼痛、肿胀、功能受限，甚至关节变形。中医认为，其主要病机为肝肾亏损，气血失和，兼受风寒湿邪内侵，痰瘀凝滞，导致局部筋骨失养，经脉不畅。治疗时要通经活络，更要重视补益肝脾肾。下面为大家介绍一些魏氏伤科（上海伤科八大家之一）的外用验方，适用于骨质增生的不同证候，可以配合中药内服，也可单独使用，简便有效，不妨一试。

外治小验方 应对骨质增生

上海交通大学医学院附属瑞金医院北院伤科
副主任医师　胡劲松

消肿散

组方：芙蓉叶（去梗筋）100克，赤小豆100克，麦硝粉150克。

用法：以上药物研为细末，用蜂蜜和冷开水调和，涂敷于患处。

功效：活血消肿，清热止痛。适用于骨质增生症急性发作、关节肿胀疼痛明显者。

痹通洗方

组方：伸筋草15克，透骨草15克，积雪草15克，苏木12克，木瓜12克，老鹳草15克，络石藤12克，海桐皮15克，五加皮12克。

用法：以上药物煎水熏洗患处，每日2~3次。

功效：舒筋通络，活血止痛。适用于骨质增生症见肌肉关节酸痛、屈伸不利、僵硬。

蒸敷方

组方：当归30克，川桂枝30克，川红花30克，接骨木30克，五加皮60克，路路通30克，虎杖根60克，络石藤60克，川羌活30克。

用法：以上药物研为细末，装入布袋中，袋口缝合，将药袋置于锅内隔水蒸热，热敷患处约30分钟。药袋温度较高时，为防止烫伤皮肤，可在药袋外包裹拧干的湿毛巾1~2条，待药袋温度降低后，可去除毛巾，直接热敷患处皮肤。每日1~2次，每剂药可连续用2~3日。

功效：活血祛风，逐痹止痛。适用于颈腰椎退变引起的骨质增生症，以疼痛酸麻为著者。

熨药方

组方：荆芥60克，防风60克，海桐皮30克，全当归60克，羌活30克，独活30克，汉防己30克，乳香炭30克，没药炭30克，桑枝30克，桂枝30克，生香附60克，川断条30克。

用法：以上药物，研为细末，共为一包。放在铁锅中，锅中先放醋（或者黄酒）少许，与药一同炒热。炒时须注意不可将药炒焦，一则防药力变差，二则恐引起燃烧。药粉炒热后，装入预置的布袋内，放在患处热熨30分钟。每日2~3次，每包药可用3日。

功效：祛风散寒，舒筋活血，通络止痛。适用于骨质增生症风寒湿阻，见腰胯寒冷、酸痛无力者。

外搽药酒

组方：伸筋草15克，透骨草12克，老紫草9克，当归9克，红花9克，茯苓9克，泽泻6克，防风9克，路路通12克，海桐皮12克，老鹳草12克。

用法：取白酒1.5千克（约1500毫升），浸泡以上药物，10日后可用，外搽患处。喜饮酒者也可适量服用，每日2次，每次15~20毫升。

功效：舒筋活络，活血祛风。适用于四肢关节酸楚僵硬，阴雨天明显者。

除药物治疗外，日常调护也很重要。骨质增生症患者平日应注意防寒保暖，适当锻炼，保护关节。肥胖的骨质增生症患者症状出现较早，治疗时间长，恢复慢，应注意均衡饮食，控制体重。PM

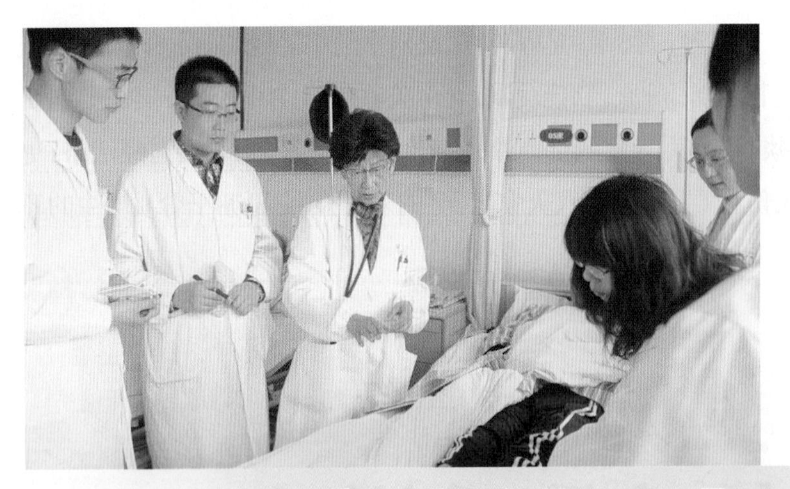

徐蓉娟教授是海派中医“徐氏儿科”的第四代传人，祖父徐小圃、父亲徐仲才都是上海家喻户晓的名医。徐蓉娟教授从小耳濡目染，奠定了扎实的中医基础。虽然没有承袭父辈的儿科专业，但徐氏儿科的学术精髓被她灵活运用于内分泌代谢性疾病的临床治疗和研究中，取得了骄人成绩。

家学传承根基厚 另辟蹊径思路新

——访上海市名中医徐蓉娟

本刊记者/秦静静

中医对许多内分泌代谢性疾病有很好疗效，尤其是一些发病率高且目前西医治疗较薄弱的疾病，如糖尿病肾病、糖尿病周围神经病变等糖尿病并发症，甲状腺相关性眼病、桥本甲状腺炎、甲状腺癌术后等甲状腺疾病，尿崩症及妇女围绝经期综合征；等等。

师古不泥古 发挥中医优势

徐氏流派虽以儿科见长，但其学术经验在内分泌代谢疾病中也是适用的。这也符合中医“异病同治”“辨证论治”的诊疗原则。尿崩症是指垂体抗利尿激素分泌不足引起的一组症候群，症见烦渴多饮、小便频多清长。其病机主要是下元亏虚，肾阳不足，津液不能上盛。徐蓉娟教授运用徐氏儿科“清上温下法”的代表方剂连附龙磁汤加减治之，温肾扶阳，清心泻火，每获奇效。

徐氏流派重视固护阳气，认为阳气在生理状态下是全身动力，在病理状态下是抗病主力，临床上尤其擅用附子，提出了徐氏附子配伍的“温阳九法”，即附子与潜降、解表、健脾、清热、化湿、利水、泻下、收敛、滋阴、固涩等药同用，分别称为温潜法、温解法、温培法、温清法、温泄法、温化法、温和法、温滋法、温固法。徐蓉娟教授将其运用于内分泌代谢疾病的治疗，疗效卓著。但是，临床观察发现，内分泌代谢性疾病多伴有血瘀证，故徐蓉娟教授临诊常将附子与活血化瘀药同用，即“温运法”，与“温阳九法”统称为附子配伍的“温阳十法”，针对内分泌疾病效果更好。流派的传承不应墨守成规、拘于门户，根据实际情况，灵活变通，服务更多的患者，才是中医传承的意义。

甲状腺疾病属中医“瘿病”范畴，历代中医治“瘿”多用海藻、昆布等含碘丰富的中药。中医古典医籍中所载之“瘿瘤”，主要是指缺碘性地方性甲状腺肿，我国自实行全民食盐加碘后，碘缺乏病明显减少。因此，不加辨证，治瘿均用富碘古方是不合时宜的。明确存在碘缺乏的患者可以酌情使用富碘的海藻、昆布等海产植物药；反之，甲亢急性发作时需忌碘盐、海产品、富碘中药，可选用夏枯草、牛蒡子、龙骨、牡蛎等含碘量较少的植物或介类（贝壳类）药物，以软坚消瘿，育阴潜阳。

糖尿病治疗 活血化瘀贯全程

“久病多瘀”“久病入络即瘀血”。糖尿病作为一种慢性内分泌代谢疾病，病程长，并发症多，属中医“消渴”范畴。其常见的并发症，如视网膜病变、周围血管病变、肾病、下肢动脉硬化闭塞症、肢端坏疽等，以及伴发病冠心病、高血压等，均与血瘀息息相关。糖尿病早期多以阴虚内热证为主，此时由于阴虚内热，血热妄行而成瘀，或虚火久蒸，干血内结，瘀滞不通，治疗以滋阴化瘀为主。部分患者以湿热困脾症状为主，如腹胀纳呆、便溏不爽、肢体困重、形体偏胖等，导致痰瘀互结，气血壅滞，治以清热祛瘀为主。糖尿病中期以气虚及气阴两虚型为主，此时内热已不明显，气虚更为突出。因气机不畅或气虚推动无力而致血瘀，治疗以益气活血为主。糖尿病后期常表现为阴阳两虚，而以阳虚更为多见。阳虚则寒，寒则血凝而致血瘀，治以通阳行血为主。

糖尿病肾病　益气活血补肾

近年来，随着糖尿病患病率的不断增加，糖尿病肾病已成为终末期肾衰的首要病因。其防治关键在于“早”。大部分早期糖尿病肾病患者，既有神疲乏力、舌体胖大、脉细无力等气虚表现，又有四肢麻木、头胸疼痛、舌暗紫或瘀斑、瘀点等血瘀证候，还有腰腿酸痛、耳鸣耳聋等肾虚表现。其病机主要为：消渴病治不得法，累及肾元亏损。证属气虚血瘀，肾精不足；治拟益气活血，补肾泄浊。徐蓉娟教授自拟经验方“芪丹糖肾颗粒”：以黄芪为君，益元气、壮脾胃、补诸虚不足；以丹参等为臣，活血祛瘀，且与黄芪配伍，益气与活血相得益彰；以山萸肉等为佐，补肝肾、收敛固涩。该方作为院内制剂已使用二十余年，疗效卓著。

甲状腺疾病　从痰论治

中医“痰”的含义很广，凡是由于人体水液代谢障碍而形成的病理产物中较稠浊的部分均可称之为“痰”。除了看得见的“有形之痰”，还有瘰疬、痰核和停滞在脏腑经络等组织中的“无形之痰”。“瘿瘤”“突眼”等均属“痰”的范畴，可以从痰论治。

Graves眼病又称甲状腺相关眼病、浸润性突眼，25%~50%的Graves病患者伴有不同程度突眼，是成人致盲的主要原因之一。按病情发展的不同阶段，可分为活动期和非活动期。西医以大剂量激素、免疫抑制剂治疗活动期Graves眼病，而对非活动期尚缺乏有效的治疗措施。非活动期Graves眼病多无明显充血、水肿等热象，常有突眼、斜视、复视、视力减退等症状。分析其病机，属发病日久，痰饮积聚，瘀血阻络，致痰瘀互结。经久不愈者，多由阳气亏虚、寒痰凝聚所致，故缠绵难愈。此时治以益气温阳、化痰祛瘀，可取得良好疗效，对软组织炎症、“突眼”、眼肌运动、角膜受累及视力均有改善，肿大的甲状腺也会有不同程度的缩小。

分期论治桥本甲状腺炎

桥本甲状腺炎属自身免疫性甲状腺疾病，根据甲状腺被破坏的程度可分三期：甲状腺功能正常、亚临床甲状腺功能减退（甲减）、临床甲减。少数甲状腺功能始终正常，另有部分患者表现为甲状腺功能亢进（甲亢）与甲减交替。目前西医尚缺乏有效的治疗方法，常配合限制碘摄入和适量补硒，但长期过量服用硒，可导致肝损害、指甲变形和毛发脱落等不良反应。中医中药可以很好地控制病情，避免药物的不良反应。一般甲减时多属脾肾阳虚证，临床上常以温补脾肾联合甲状腺激素替代治疗，甲减可及时得到纠正，故此期较短暂。甲亢时多见肝郁火旺，或表现为气阴不足者，治以益气养阴。以生脉散合二至丸加减为主，酌情伍以活血消瘿汤。后期久病及肾，出现肾阴阳两虚，治宜滋阴温肾。

桥本甲状腺炎最常见的证型是肝郁脾虚、痰瘀互结证，治以疏肝健脾，化痰祛瘀。临证以柴胡、郁金、枳壳、白芍、香附、青皮等疏肝理气；以黄芪、党参、白术、茯苓、半夏、陈皮等益气健脾；以瓜蒌皮、浙贝母、白芥子等化痰散结；以丹参、桃仁等行滞活血。若甲状腺肿大明显、质地较软者，则加用荔枝核、瓦楞子等破气化痰之品。若局部较韧或较硬，经久不消者，多用穿山甲片、牡蛎、三棱、莪术等破血行瘀，也可酌加蜈蚣、全蝎等药物。对于痰湿见证者，如形体肥胖、水肿、腻苔等，每以二陈汤为基本方加减。对甲状腺自身抗体如抗甲状腺过氧化物酶抗体（TPOAb）和抗甲状腺球蛋白抗体（TGAb）阳性滴度明显升高者，常重用黄芪及灵芝，以改善机体免疫功能。

随着社会的发展和疾病谱的变化，21世纪医学模式已转向“生物-心理-社会医学模式”，内分泌代谢性疾病如甲状腺疾病、围绝经期综合征及糖尿病合并抑郁症等，患者可有情绪急躁易怒、恐惧、焦虑、失眠等症状，而诱因往往是情志失调。“欲治其疾，先治其心。”及时帮助患者恢复健康的心理状态，提高生活质量，加速身体疾病的治愈，也是中医药治疗内分泌代谢性疾病的重要目标。PM

专家简介

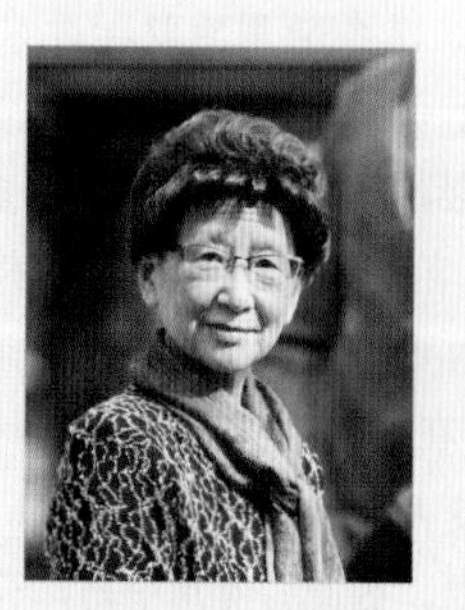

徐蓉娟　上海中医药大学附属龙华医院内分泌科主任医师、博士生导师、终身教授，出生于中医世家，徐小圃学术流派第四代传人，上海市名中医。擅长诊治内科疾病，尤其是内分泌代谢性疾病，如糖尿病及其并发症、各种甲状腺疾病等。

专家门诊：周一、周六上午，周四下午

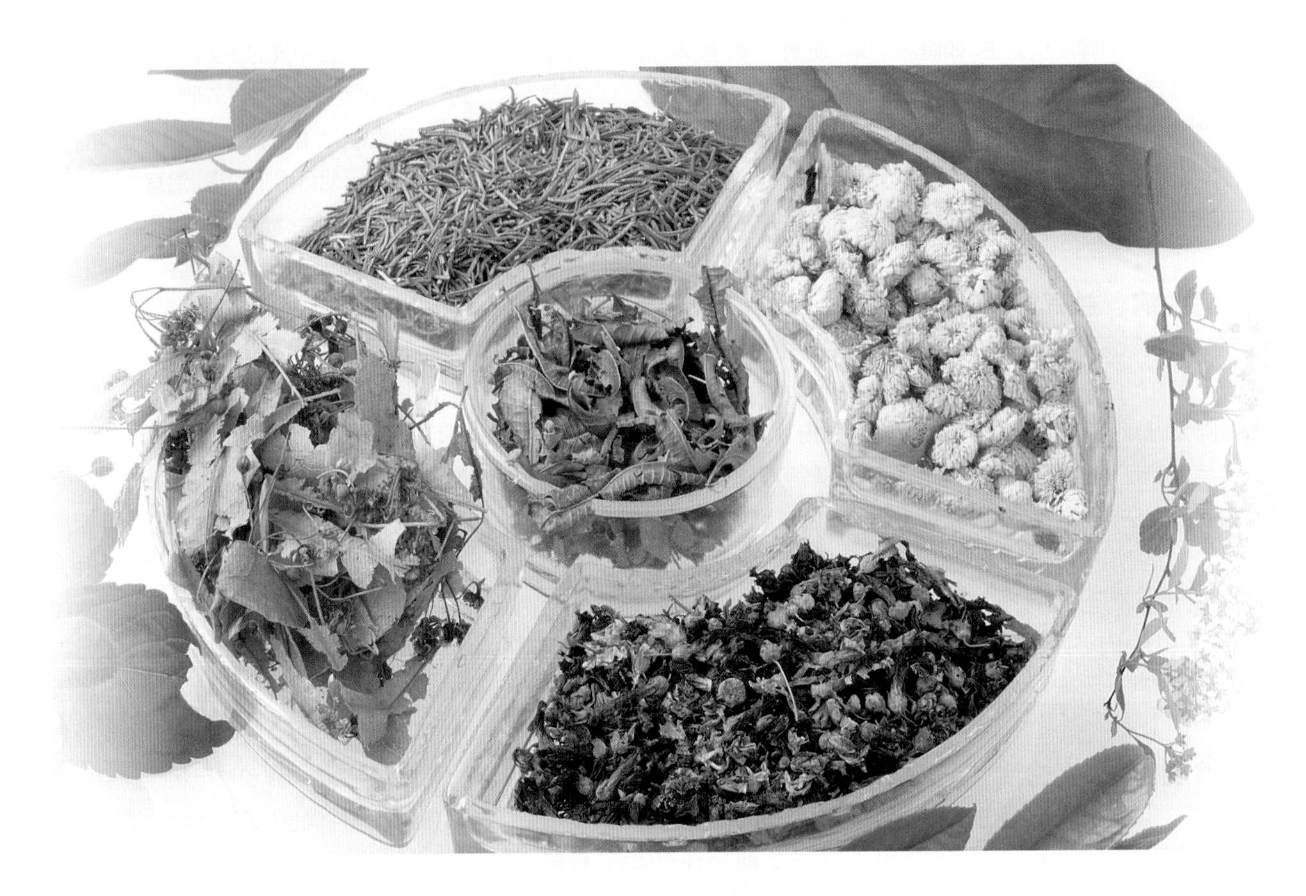

理智存中药 不做“囤药族”

上海中医药大学附属曙光医院
刘 力（主任药师） 浦峤雪

生活实例

王阿姨是一位十足的“中药粉”。她生病时会选择中药治疗，每年冬季定时进补膏方，最近又开始试着用中药煲养生汤。3个多月前，王阿姨一口气买了黄芪、枸杞子、当归、麦冬、薏苡仁、葛根、红枣、菊花等近十种中药材放在家里，准备随用随取。近来，王阿姨发现家中时有小飞蛾出现，寻根追踪，原来虫子是从黄芪中飞出来的。此外，枸杞子好似也受潮了，表面黏黏的，颜色也暗淡了许多。

不仅是王阿姨，很多人都喜欢在家里囤一些中药，通常买回家放进塑料袋，藏在角落里，等到要用时，往往会发现有的中药材发霉、有蛀虫，或颜色发生变化、粘在一起。这大多与药材保存不当引起质量变异有关。一旦中药材发生变质，良药就可能变成“毒药”，不仅造成经济浪费，还会引起安全问题。因此，使用中药，不仅要会煎、会喝，还要会储存。

存放原则：阴凉、通风、干燥

大部分中药材应于阴凉、通风、干燥处贮存，室温宜控制在25℃以下，相对湿度保持在75%以下。梅雨季节，可将中药材冷藏保存。

在储存过程中，温度、湿度、日光、空气、虫害、真菌等环境因素都会影响中药材的质量。

温度升高时：害虫和真菌快速生长，使中药材发生虫蛀和霉变；会降低中药材的含水量，加速其氧化、降解；花、叶类中药的香气易消散；含糖类或黏液质的中药材易发霉、生虫、变质，含油脂的中药易酸败、泛油，等等。温度过低时（如低于0℃），鲜药（如鲜石斛、鲜芦根）的质量会受影响。

湿度过高时：含糖类、黏液质、淀粉类的中药材易吸收水分，发生霉变；粉末状中药因吸潮易粘连成块；矿物类中药易回潮融化成液体；盐炙饮片易变潮，继而发霉；蜜炙饮片易吸湿发生粘连，表面生霉；等等。当环境湿度过低时，含结晶水的中药会失去结晶水而风化。

空气中的氧气也会与药物发生氧化反应，使中药颜色变深。日光照射会促使中药成分发生氧化、分解、聚合等光化反应，如油脂的酸败、苷类及维生素的分解、色素破坏等，从而使中药材变质。

家庭常用中药材的储存方法

❶ 淀粉含量较多的药材（如山药、葛根等）、挥发油含量较多的药材（如薄荷、当归等）及含糖、黏液质较多的药材（如枸杞子等），宜贮于阴凉、通风、干燥处，以防虫蛀、香气消散及闷热受潮。

❷ 花类药材，如红花、菊花、金银花、玫瑰花、月季花等，宜贮于阴凉、通风、干燥处，以防潮、防蛀。有条件者，可密闭保存，以防变色、虫蛀。

❸ 常见的参类药材，包括野山参、红参、生晒参、西洋参、党参、太子参等，因含有较多的糖类、黏液质和挥发油，易出现受潮、泛油、霉变、虫蛀等问题，宜贮于阴凉、通风、干燥处，防潮、防蛀。如需长时间贮存，最好用塑料袋密封后置于冰箱储存。

❹ 鲜药，如鲜石斛、鲜生姜、鲜芦根等，在过热的环境下，易因微生物繁殖而腐烂败坏，宜贮于阴凉处，最佳温度范围是5~20℃。切不可用塑料袋密封保存。

中药材也有“保质期”

众所周知，西药和中成药是有保质期的，其出厂日期和保质期都会在包装上明确标示。而大部分中药是散装出售的，即使是小包装中药饮片，也没有注明保质期。难道中药没有保质期，可以无限期存放？

中药材没有相关保质期的规定，是因为不同的贮存条件对药物质量的影响较大，无法一概而论、规定统一的保质期。大部分中药材，包括大家可以自己购买的药膳汤包、滋补品、药食同源类食品等，长期贮存都存在虫蛀、泛油、霉变等可能，应用多少配多少，或随买随用。一旦药材质量下降，药效就会降低，服用后有时非但起不到保健养生作用，还可能会引起恶心、呕吐、腹泻、头晕等症状，危害健康。所以，大家千万不要做“囤药族”！

“三招”辨别中药材是否变质

● **看** 观察药材内外色泽的变化，表面是否有油脂溢出，有无干枯、粘连、结块，有无虫蛀孔洞、霉点、腐烂等。

● **闻** 闻药材的味道，是否有哈喇味、霉味或其他不正常的刺激性气味。

● **触** 手摸药材，感觉药材的松软程度，是否用手轻触即粉化、有无黏腻感等。

一旦药材发生霉变、虫蛀、走油等现象，就不能继续服用。

代煎中药：存放不宜超过30天

目前，代煎中药最常见的包装形式是真空密封包装。真空密封包装经过高温灭菌操作，具有卫生、保存时间较长等优点，但如果不注意存放条件，也会出现药液变质等问题。我们可以将密封小包装代煎药置于阴凉处保存，也可以放在冰箱冷藏。一般保存时间不宜超过30天。若发现药液袋鼓起、药液变味等现象，即不可服用。

如果自己煎药，一般每天煎一剂，并用洁净的容器盛放。不宜服用隔夜汤剂，即使放置在冰箱中冷藏，也不宜超过2天。

中成药：储存方式有讲究

中成药有多种剂型，常见的有丸剂、片剂、颗粒剂、胶囊剂、软膏剂（油膏）、散剂等，储存方法很有讲究，应按照药品说明书上的要求保管药品。

● **片剂、胶囊剂** 大部分口服剂型，如片剂、胶囊剂，储存要求与西药基本相同，应在阴凉干燥处保存，避免阳光直射。

● **丸剂** 中药丸大多用蜂蜜和药物制成，可用玻璃瓶盛装密封后，放在阴凉干燥处。

● **药膏（膏方）** 中药药膏是将药材充分煎煮、去渣、浓缩后，加入炼蜜和炒制过的糖，制成比较稠厚的半流质或半固体制剂。温度过高，药膏会变稀、分层，或因发酵而腐败，一般宜存放于瓷罐中，冷藏保存。

● **糖浆剂** 中药糖浆剂本身在一定程度上可以抑制微生物的生长繁殖，但温度较高时，糖浆会很快发生酸解、变质，需置于20℃以下的环境中保存。PM

重视“优生” 不忽视“优死”

北京大学附属肿瘤医院教授 徐光炜

专家简介

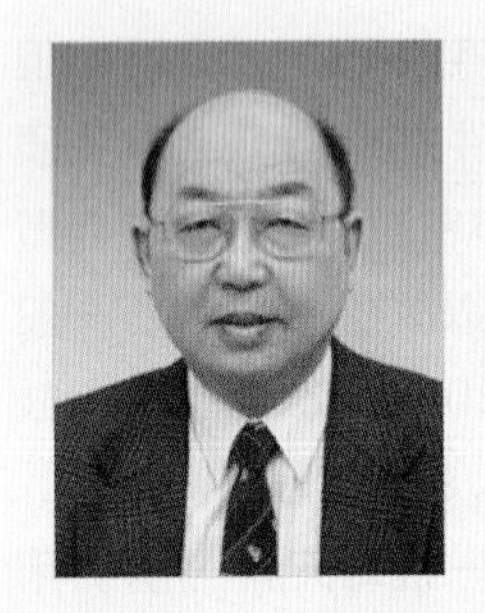

徐光炜 北京大学肿瘤医院、北京市肿瘤防治研究所名誉院（所）长，教授，博士研究生导师。曾任中国抗癌协会理事长、中国抗癌协会胃癌专业委员会主任委员、中华医学会肿瘤学分会主任委员。长期从事肿瘤外科临床工作，有丰富的临床经验，尤其擅长于乳腺及消化道肿瘤的诊治。

我自学医之时就与《大众医学》相伴，得益于其启蒙，从一名忠实的读者逐渐成长为从医之余也热心于医学科普创作的撰稿人。随着医学知识的增长及从医经验的积累，我深切认识到民众对疾病防治的认知与专业人员有较大差距，对疾病的诊治与预防影响很大。与疾病做斗争是一场多层次、立体化的群众战争，既需要不同专业的医师各司其职密切配合，也需要广大民众对疾病及维护自身健康的正确理解及认识，有病治之，无病防之。我从事肿瘤防治工作后，更加深了对“防癌”胜于“治癌”的认识：医师的职责不应限于治愈躯体疾病，而应延伸至使患者回归社会，自觉地将提高民众防治癌症的水平作为己任。因此，我不时有感而发地写些科普短文，笔耕不辍。

近年来，我虽已步入耄耋之年，早已退出临床一线工作，也不再操刀施术，但由于癌症患者逐日增多，众多好友及昔日病友因自身或亲友受癌症之所累，不时来电或来访询问，其中，有不少遍访各大医院被告知束手无策的晚期癌症患者。在与他们的交谈中，我深感我国传统文化缺乏“死亡”教育，以致国人视“死亡”为畏途，“好死不如赖活”之声不绝于耳，并付诸行动，即使明知患者已病入膏肓，回天乏术，还是欲尽全力，到处寻觅“灵丹妙药”，以期绝处逢生、出现奇迹。老年人生命的后期，常是医疗高消费期。

细析其因，颇为复杂。不理智的感情因素可能仍居主导地位，晚辈为了尽孝，领导为了体恤下属，友人为了尽显关怀，医务人员为了避免“不积极治疗”之嫌，实施各种收效不大的“创伤性诊疗”。更有甚者，在某些医院高干病房，由于各种原因，仍可见某些众人皆知其治愈无望的老年植物人，在呼吸机及各种药物及仪器的支持下，维持心脏搏动多年。凡此种种，反映了各种引人深思的社会现象及文化背景。医疗资源如此浪费，无助于卫生事业的发展，在当今的改革浪潮中，是否应有所变更？

“生、老、病、死”乃人生不可回避的必然经历。回顾《大众医学》杂志近七十年来的成长历程，她的确在捍卫大众健康、传播科学知识方面做出了较大贡献，在“生、老、病”三个主要的人生环节中，贯彻了“优生”理念，成为人们的挚友。我大胆建议，《大众医学》杂志能否将内容覆盖人生的全过程，将至关重要且目前存在问题较多的“死亡”环节也涵盖在内？当然，仍以“优生”为主，但不宜忽视“优死”，可展开相关讨论或教育，树立正确的“死亡观”，倡导老年慢性病患者建立“生活质量优于生命时间延长”的观念。在与时俱进地传播医学知识的同时，将改变不良旧文化的影响作为己任，持之以恒，相信在创刊百年之时，定有更大的收获，其善大焉！PM

编后：

徐光炜教授提出的“重视‘优生’，不忽视‘优死’”是一个很好的建议。“生、老、病、死”乃人生不可回避的必然经历，如何面对“死亡”，是选择有尊严地死，还是穷尽各种医疗技术而延续所谓的“生命”？这是《大众医学》杂志的编辑，乃至所有读者和作者，在未来的日子里需要认真思考的话题。

《大众医学》：我家三代人的“保健医生”

王 瑛(山西)

让父亲无憾

结识《大众医学》杂志，缘于我父亲的病。20 世纪 90 年代中期，我父亲退休不久。有一天，他突然膝盖发软，不由自主地跪在地上，这是以前从没有发生过的事情。父亲的身体一直很好，从未去医院看过病，所以做子女的我们也没太当回事，以为是老年人缺钙导致的骨质疏松症，我们给父亲买了些钙片服用。可是一段时间后，父亲依然腿发软，“补钙”没有任何效果。

父亲特别喜欢吃甜食，那年夏天，我们买了西瓜、香瓜、哈密瓜等瓜果孝敬他。一日早晨，父亲起床后穿不上裤子、小便失禁，我们又没有当回事。翌日早晨，父亲右半身不能动弹、坐不起来，这才引起全家人的警觉。我们赶紧拨打“120”急救电话，救护车将父亲送进医院。经过一系列检查，医生确诊父亲患的是脑梗死，引起肢体偏瘫。而脑梗死是糖尿病的并发症之一。原来，父亲患糖尿病多年，我们全家人竟浑然不知，还一个劲地纵容他吃甜食。医生说：“你们送来得太迟了，错过了最佳治疗时机。如果及时进行静脉溶栓治疗，不至于偏瘫。”我们面面相觑，十分后悔。医生又忍不住说：“你们做儿女的，怎么连最基本的医学常识都不懂，该‘扫盲’了。”是啊，我们全家十几口人，没有一个人是懂医的。我们问医生：“该怎么‘扫盲’呢？”医生说：“我推荐给你们一本医学科普杂志吧，叫作《大众医学》，权威又通俗易懂，相信对你们有帮助。”

于是，我们全家到邮局订了《大众医学》杂志，从此她就成了我家的“保健医生”，成为我们每个家庭成员的必读之物。想到父亲的经历，我读杂志时格外用心，标记出重点文章，用笔记本做摘录。每年年底，我都会将 12 本《大众医学》杂志装订成册，以便查阅。

因为有这位“保健医生”的指导，我们学会了如何护理偏瘫患者，做到了定时为父亲翻身、擦洗身体、按摩四肢。父亲在床上躺了 8 年，没有长过压疮，也没有发生其他并发症，直到 76 岁安详地走到人生终点，没有留下遗憾。

助母亲长寿

我的母亲从中年起一直生病，常年吃药，是名副其实的“药罐子”。我原以为母亲可能会先父亲而去，庆幸的是，如今母亲已经 93 岁高龄，虽腿脚不太利索，但生活可以自理。这全得益于《大众医学》杂志。虽然母亲所患的疾病比父亲多，如高血压、冠心病、肾盂肾炎、梅尼埃病等，但是她坚持阅读《大众医学》杂志中的相关科普文章并照做，有病及时治，并注意保健，因此疾病一直维持在稳定状态，没有进展。

使全家安康

我们这一代，接受父亲患病的教训，开始重视健康。我到农村插队时经常喝凉水，患上了“五更泻”，每天清晨 5 点多就会小腹疼痛，必须赶紧上厕所，大便不成形。有一次，我在《大众医学》杂志上看到一种中医治疗方法，就去当地中医医院就诊，吃了十八剂中药，终于摆脱了多年的“五更泻”。

我的儿子是火车司机，年轻时体格壮硕，经常和朋友聚会，饮食上放任随意，经常吃海鲜、烤串，喜欢喝酒。有一天，他的右踝关节红肿难忍，他以为是走路不慎扭伤造成的，就随便找了家按摩店按摩了几次。没过几天，他的左脚也红肿起来。我得知后，翻看《大众医学》杂志，结合他的饮食习惯，觉得他可能患上了痛风。于是，我陪儿子去医院检查，果然其血尿酸严重超标，被确诊为痛风，经住院治疗，症状才得以控制。经过那次治疗，儿子也成为《大众医学》杂志的“粉丝”，他认真阅读每一篇文章，尤其是有关痛风的内容，并戒酒、严格控制饮食。这几年来，他的血尿酸一直控制得很好，痛风症状没再出现过。

我们一家三代人都是《大众医学》杂志的受益者，她真的是我家的“保健医生”。明年，《大众医学》即将迎来创刊 70 周年华诞，我们在此献上最真诚的祝愿：祝《大众医学》杂志越办越好，为老百姓的健康保驾护航到永远！PM

科学抗癌 揭秘传言

华中科技大学同济医学院附属同济医院
肿瘤中心教授　于世英

传言一：癌症不会传染，故与感染无关

真相：癌症不会传染，但一些慢性感染会致癌。在中国，减少慢性感染是预防癌症最有效的手段。

在我国，70% ~ 85% 的肝癌是由乙肝病毒感染引起的。我国大规模开展的婴儿乙肝疫苗接种工作，在预防肝癌方面已经取得明显成效，0 ~ 19 岁人群的肝癌死亡率在近 15 年内已下降了 95%。人乳头瘤病毒 (HPV)16 和 18 型是引起宫颈癌的高致病亚型病毒，预防接种 HPV 疫苗，可以大大减少 HPV 病毒感染，从而减少宫颈癌的发生风险。胃癌发病与幽门螺杆菌感染相关，这种细菌的传播途径主要是共餐和口对口喂食，故幽门螺杆菌感染者有必要积极治疗。需要注意的是，病毒和细菌致癌是一个间接、长期的过程，与癌症病人进行肢体接触、共同进餐均不可能传染癌症。但是，保持良好的卫生习惯，有助于降低感染风险，对预防癌症是有帮助的。

谣言粉碎机

传言二：癌症无法预防

真相：癌症虽然防不胜防，但若能做到不吸烟、健康饮食、增加身体活动、预防可造成癌症的感染，可以预防 40% 的癌症。

中国癌症发病人数的攀升与人口基数增加及人口老龄化密切相关，但不可回避的原因是癌症发病也与吸烟、不良生活方式、癌症相关慢性感染等因素密切相关。烟草和癌症相关感染对癌症发病的危害已经非常明显。这里要特别提出的是不良生活方式，如：高脂肪、高蛋白质、高能量、动物类为主的膳食结构，高温煎炸、烧烤的快餐烹饪方式，活动少，以车代步，家务事请钟点工，等等。这些不良生活方式导致身体活动过少，营养过剩，超重及肥胖率增加，随之也增加了结肠癌、乳腺癌、胰腺癌、前列腺癌等癌症发病率。不健康生活方式还包括食用被黄曲霉毒素污染的食物，饮用不洁水，等等。

传言三：手术治疗会导致癌细胞扩散，化疗和放疗会损伤健康细胞

真相：手术、放疗和化疗等抗癌治疗是根除癌症的可靠治疗方法。

抗癌治疗的手段有手术、化疗、放疗等。手术切除适用于早、中期癌症的局部治疗。规范的手术治疗不仅不会导致癌细胞扩散，相反，若时机掌握得好，可以做彻底根除手术，让癌症病人得以治愈。不过，如果术前已出现癌细胞通过血管、淋巴管向周围微小转移，那想要通过“一刀切”治愈癌症，就不太现实了。这时，需要借助化疗或放疗，争取达到根治的目的。

放疗和化疗均可破坏或者消灭癌细胞，甚至会治愈某些肿瘤病人。放疗虽然可能损伤照射肿瘤病灶周围的健康组织，但采用现代精确放疗技术，个体化精心治疗，可以明显降低放疗对健康组织的损伤风险。化疗的确也可能损伤健康细胞，但其损伤多是短暂、可逆和可防的。例如：化疗引起的恶心呕吐，基本可以通过预防用药，避免发生；化疗引起的白细胞减少，大多是短暂的，可自行恢复，即使较严重，也是可以治疗或预防的。

传言四：“吃”得好，肿瘤会越长越大

真相：不给营养支持，肿瘤仍可疯狂地生长。

人体内的营养代谢是一个极为复杂的过程，即使不给肿瘤病人营养支持治疗，肿瘤仍以旺盛的糖酵解形式消耗机体的骨骼肌，损伤机体的免疫功能。也就是说，即使肿瘤病人整天不吃不喝，肿瘤仍可疯狂地生长。通常，恶性肿瘤病人存在严重的营养不良，在这种情况下，大多数病人均无法接受手术、放疗、化疗等抗肿瘤治疗。而给予肿瘤病人营养支持治疗，可以帮助病人顺利完成各种抗肿瘤治疗，彻底杀伤肿瘤细胞，提高病人的生活质量，延长生存期。营养支持治疗的目标不仅要满足营养需求、治疗营养不良，更重要的是调节代谢、控制肿瘤生长。PM

情系乡村医生 胸怀健康中国

——“颈复康乡村医生奖励专项基金”签约设立

6月23日上午，由颈复康药业集团捐资1000万元人民币设立的“中国医师协会颈复康乡村医生奖励专项基金”在北京举行签约仪式。中国医师协会会长张雁灵和颈复康药业集团董事长李沈明代表双方在合作协议上签字。协议约定，颈复康药业集团将向中国医师协会首期捐款1000万元，用于奖励全国范围内评选出的优秀乡村医生。张雁灵会长对基金项目的成立表示祝贺，代表中国医师协会和138万乡村医生向颈复康药业集团表示感谢，并向李沈明赠送了“情系乡村医生，胸怀健康中国”的牌匾。近60名医疗医药界领导、专家学者和媒体记者见证了这一时刻。

据了解，我国有130多万名乡村医生，“优秀乡村医生奖”评选将面向经县卫计委及以上卫生行政部门批准，取得乡村医生执业证书并在卫生行政部门注册，在农村承担诊疗、预防、保健及公共卫生工作的乡村医生；在乡镇卫生院工作的执业（助理）医师；已取得执业（助理）医师资格，仍在农村卫生室工作的医师。上述人员在一线工作满六年以上可参加评选。中国医师协会乡村医生分会会员、已获得地方医师协会医师奖或地方卫生行政部门奖励者优先。该奖励基金设立后，每年将评选出30～50名优秀乡村医生，由中国医师协会授予荣誉称号并颁发奖金，对成绩特别优异者，可推荐参加中国医师奖评选。

颈复康药业集团表示，成立这样一个针对基层医生的专项奖励基金，是为了加强乡村医生队伍建设，提升乡村医疗综合服务能力，表彰扎根农村医疗第一线，并在各自岗位上做出突出成绩的优秀乡村医生。早在10年前，颈复康药业就把市场拓展的目光投向县以下基层医疗市场，每年开展数百场面向乡镇卫生院医生的学术推广活动，提高基层医生对疾病的认知和诊疗水平，以更好地服务于农村患者，为“健康中国”建设做出应有的贡献。PM

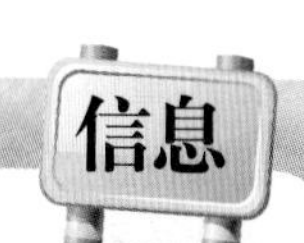

专注医疗器械开发创新：科德宝集团扩张在华医疗业务

近日，全球技术集团科德宝旗下的科德宝医疗集团宣布在中国深圳扩建1200平方米生产基地，借此拓展在华业务。科德宝医疗集团是医药行业开发创新产品的合作伙伴。凭借深厚的专有材料和工艺知识，为透析、药物输送、眼科及种植体等医疗领域的客户提供支持。针对这些应用领域，科德宝医疗集团开发制造硅和热塑性塑料精密部件,以及用于微创手术的精密导管系统，以挽救患者生命、提高患者生活质量。科德宝医疗集团在深圳的生产基地设有四间符合ISO 8级的洁净室，并通过ISO13485认证，确保生产高质量的医疗部件产品。目前中国大陆只有少数几家公司达到此项认证规定的严苛要求。科德宝医疗集团首席执行官克莱博士表示，新扩建的深圳生产基地将进一步增强科德宝医疗集团对中国本地客户的支持，并促进联合开发计划。

探索社会养老、科学养老、精致养老

近日，上海陆家嘴金融贸易区开发股份有限公司投资打造的高端养老产品一上海陆家嘴“金色阳光”颐养院正式开业运营。该项目是沪上首家位于内环线以内的养老产品，参照五星级酒店的装修标准建设，所有设施均考虑到老年人生活的便利性与安全性。针对老年人最关心的医疗问题，“金色阳光”聘请了资深的专科医生和国家认证的高级营养师，并提供专科医生定期坐诊服务，还与仁济医院进行了系统对接，可随时根据长者需求为其安排会诊。“金色阳光”还拥有专业的康复室和康复设施，所有护工都有国家认定的专业护理证书。每间客房内还设有24小时健康呼叫系统，云端智能健康保障系统可实时将长者的健康数据传送至亲属的手机上，使家属能随时了解老人的健康状况。

中日医疗专家交流“减龄美容”课题

近日，柏荟国际集团承办的“中日医疗专家·减龄美容学术交流会”成功举办。日本自由之丘古山登隆理事长、佐藤英明院长、COO古山喜章、藤木照久事务局长，以及柏荟专科连锁医疗机构CEO余卫强先生、总院长汪济广博士等出席了本次交流会。本次会议秉承“大爱为美，不忘初心，以专业医疗科技见证美学奇迹”的精神和宗旨，以“美业顶级专家汇聚柏荟切磋技艺，凝聚美智、为美发声”为题共同探讨关于医疗技术、医疗品质、美学精髓、医疗服务、医疗设备等高深层次的课题，是柏荟医疗集团重视美、发掘美、多角度探讨美，以及不断持续以医疗技术革新为发展旅程的重要见证。现场专家各展所长、各抒己见，使参会者受益匪浅。

慈善助医，点亮康复希望

近日，由上海赫尔森康复医院主办的2017上海“康复助医”大型慈善公益行动正式启动。此项公益行动由上海赫尔森康复医院出资1500万人民币成立的慈善基金支持，由多学科专家主导，将开展包括0~16岁贫困残障儿童免费康复评定，儿童自闭症、脑瘫康复援助，成人肢体残疾免费康复评估，开办居家康复培训班，举办康复义诊（讲座）等多种公益活动。该公益行动面向全国，有康复需求的残障人士及慢性病患者均可申请康复援助。赫尔森康复医院专注康复医疗，以神经康复、烧伤康复、骨与关节康复、脊髓损伤康复、工伤康复、儿童康复、老年康复、疼痛康复、肿瘤康复等为特色专业，同时开设呼吸内科、消化内科、心血管内科、普外科、中医科、儿科、口腔科、高压氧治疗及功能评定等项目，可以为患者提供专业化的康复服务。

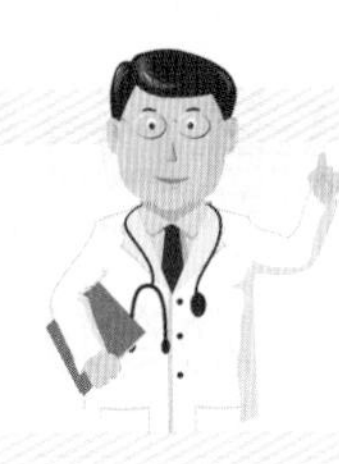

大众导医

网上咨询：popularmedicine@sstp.cn
专家门诊时间以当日挂牌为准

问：要不要限制孩子喝饮料

贵刊2017年7月有一篇文章《暑假：拒绝宝贝“发福”》，我看了很受启发，并对照着为孩子的暑假生活做了不少有益安排。我儿子偏胖，平常喜欢喝饮料，夏天更甚。听说饮料里糖分太多，喝多了容易发胖，我需要限制孩子喝饮料吗?

上海　王女士

上海市疾病预防控制中心儿童青少年健康所杨东玲：预防儿童肥胖，限制饮料摄入很重要。目前，大部分饮料都添加了糖，如果汁饮料、茶饮料、碳酸饮料等。近几年，许多流行病学研究评价了含糖饮料消费与肥胖、体重的关系，大部分结果支持含糖饮料与肥胖之间存在正相关。中国疾病预防控制中心的研究表明：每天增加1份（335～350毫升）含糖饮料摄入，可以使儿童体质指数在一年内增加0.03千克/平方米。长期喝含糖饮料除了容易引起肥胖外，还容易引起龋齿，并可能造成儿童身材矮小、影响儿童骨骼发育。美国、英国、法国等发达国家已经禁止在学校内提供含糖碳酸饮料。其实，白开水是最好的饮料。

问：有效降糖后怎么反而不舒服了

我母亲今年58岁，患糖尿病十多年，长期口服格列齐特等降糖药。近一年来，药效越来越差，加大剂量也无济于事，血糖居高不下。于是，母亲在医生建议下开始改用胰岛素治疗，短短两三天血糖就降至正常。可是随着血糖的降低，母亲却出现了看东西模糊、手脚麻木、双下肢轻度水肿等症状。这是怎么回事?

山东　张先生

山东省济南医院糖尿病诊疗中心主任医师王建华：改用胰岛素治疗前，您母亲体内处于高血糖状态，高血糖会使血浆渗透压升高，导致身体组织里的水分被吸收进入血液。使用胰岛素降糖治疗后，血浆渗透压随着血糖下降而迅速降低，血液中的水分就会向周围组织转移。眼睛中的晶状体吸水膨胀后，可使眼球屈光度发生改变，引起视物模糊；皮下组织中水分增加后，可引起下肢轻度水肿；而末梢神经周围渗透压的改变，可导致手脚麻木。当然，这些症状通常是轻度的、暂时性的，经过一段时间，等身体适应后会自行消失，通常不需要药物治疗。

专家门诊：周二、周四全天

问：肾癌早期有哪些“蛛丝马迹”

我多年的好兄弟最近被查出患有肾癌，我们都很惊讶。他近来只是血压有点高，其他状况好得很，怎么会突然生癌?肾癌早期有哪些“蛛丝马迹”？怎样才能早期发现这种癌症呢?

浙江　柳先生

复旦大学附属肿瘤医院泌尿外科教授叶定伟：肾癌又称肾细胞癌或肾腺癌，早期可以没有任何临床症状，即使出现症状，往往也没有特异性，因此常常容易被误诊为其他疾病。多年来，血尿、疼痛和肿块被称为肾癌的“三联征”，其实当这些症状出现后，病情往往已经发展至中晚期。有些肾癌患者早期可以出现非特异症状，如中年突发高血压或糖尿病。这是因为，人体对肿瘤细胞分泌的类激素样物质、毒素及生物活性多肽等会产生一系列免疫反应，引起内分泌、神经、消化、造血及皮肤等多种脏器出现病变，在临床上叫作“副瘤综合征”。比如，肾癌伴发的高血压，是由于肿瘤分泌“肾素”所致。此外，贫血、消瘦、乏力、低热、盗汗、精神不振、食欲不佳、消化不良、恶心、便秘、肝功能异常、胃肠功能紊乱等诸多肾脏以外的异常表现，也有可能是早期肾癌的信号。这些表现往往比血尿等症状出现更早。因此，当发现这些异常信号后，患者应及时去医院排查肾癌的可能。

肾癌常发生于40～60岁的中老年人，体检是发现早期肾癌最重要的手段，做个B超检查就可以发现直径1厘米左右的肾脏肿块。有肾癌家族史，罹患糖尿病、高血压、慢性肾病，特别是长期接受透析治疗的高危人群，应密切关注身体变化，每年进行一次体检。

特需门诊：周一、周三上午

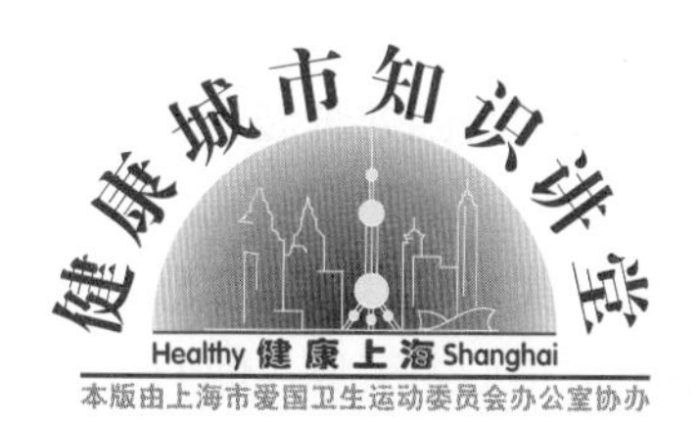
健康城市知识讲堂
Healthy 健康上海 Shanghai
本版由上海市爱国卫生运动委员会办公室协办

上海市崇明区前进农场前进新村的居民吴培德今年75岁，曾与烟草相伴50年，深受老慢支困扰。自从4年前戒烟以来，他的身体状况大为改善，终于过上了健康、幸福的晚年生活。

戒烟后
迎来活力晚年

本刊记者　王丽云

吸烟五十载，老来咳喘“如影随形”

21岁时，吴培德在周围人的影响下开始吸烟，这一吸，就是半个世纪。60岁后，老吴退休了，烟却没“退休”，气管炎、支气管炎也经常“找上门来”，尤其在冬天，常常“赖着不走”。随着时间的推移，他的气管炎发作越来越频繁，病情也越来越重。每当发病时，吴培德就会又咳又喘，浑身无力，吃不下饭，睡不好觉，不仅自己的生活受到了严重影响，还害得家人休息不好。

家人多次劝他戒烟，他不为所动，认为吸烟不是自己患病的罪魁祸首。即便医生对他说，不能再吸烟了，要不然命都没了！可他还是不当回事。

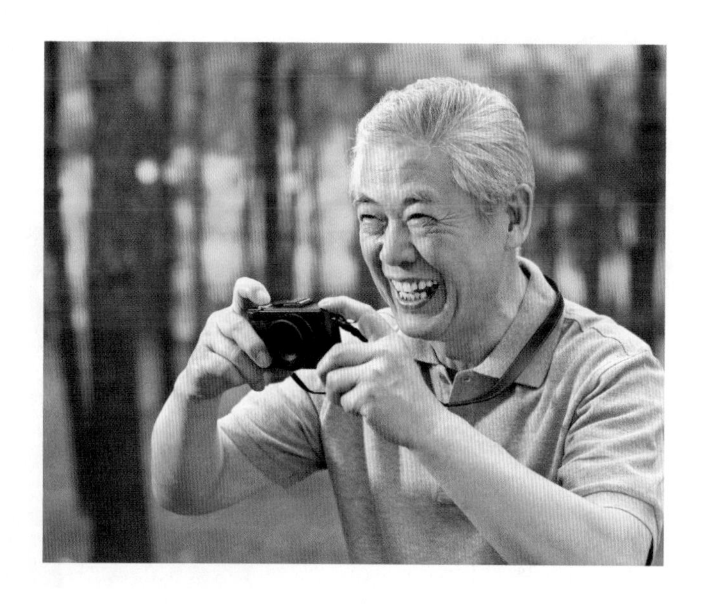

古稀之年戒烟，连带“戒”了气管炎

2012年，70岁的吴培德加入了居委会组织的健康自我管理小组。在一次次小组活动、一场场健康讲座中，他开始真正了解吸烟的危害，并正视自身情况。在那一幅幅令人触目惊心的吸烟危害图片“震慑”下，在一个个戒烟后健康状况逐步好转的真实案例“鼓舞”下，吴培德下定决心戒烟。

说起来容易，做起来难。为了戒掉烟瘾，吴培德在医生、家人和健康自我管理小组成员的帮助下，积极调整生活方式，循序渐进减少吸烟量，从每天20支逐步减少到每天10支、5支……努力了大半年，2013年初，他终于彻底戒烟了。

除了戒烟，吴培德还把健康自我管理小组活动中获得的知识学以致用，建立了健康的生活方式，养成了热爱运动的好习惯。如今，吴培德的气管炎已基本不再发作，就连感冒也很少见，身体素质和精神面貌大为改善。他深刻体会到，久违的活力又回来了，晚年生活质量上了一个大台阶。

成功戒烟，依靠“三大法宝”

要说成功戒烟的心得，吴培德认为自己有“三大法宝”。

首先，要深入了解吸烟的危害。“吸烟有害健康”大家都知道，但吸烟是如何危害健康的？深入了解的人并不多。吴培德坦承，自己以前也不了解吸烟的具体危害，自从参加健康自我管理小组后，在小组活动和健康讲座中，才对这些知识进行了较为系统的学习，看清了烟草的“真面目”。

其次，要真正下决心戒烟。一个人想做一件事，只有自己下定决心才能做好，被别人“推着走”是做不好的。这一点，相信“被要求戒烟但不想戒烟”和成功戒烟的“老烟枪”们都深有体会。

第三，多参加社会活动，特别是体育锻炼。在实施戒烟计划的日子里，为了克服烟瘾、转移注意力，吴培德给自己安排了不少体育活动，如慢跑一万步、骑自行车一小时、打门球等。除了体育活动，他还积极参加社区组织的各类志愿者活动，并培养听音乐等兴趣爱好。正是这些丰富多彩的活动及其带来的人际交往，帮助他赶走了烟瘾，收获了健康身体和愉快心情。PM

徐建，上海市中医医院院长、睡眠疾病研究所所长，繁忙的行政工作让这位医院管理者四处奔波，患者的需要则令这名医者定时“归巢”。

徐建的患者，多患有失眠症，部分伴不同程度的抑郁症。前来就诊的患者大致有两类：一类精神萎靡，眼圈已发黑发青，整个人无精打采，仿佛对一切事物都已失去兴趣；另一类被失眠折磨得心力交瘁，他们的情绪不稳定、易激动，急于快速摆脱困扰多年的梦魇，渴望回到正轨生活。徐建多年潜心研究，在门诊为患者尽力尽心诊治，只为他们终有一天可以“一觉睡到天亮”。

徐建：为患者终能“一觉睡到天亮”

本刊记者　寿延慧

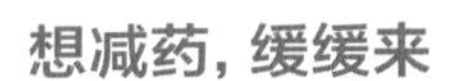

想减药，缓缓来

一位61岁女性患者一走进诊室，就对徐建诉苦：“徐医生，我已经连续两晚失眠了！”

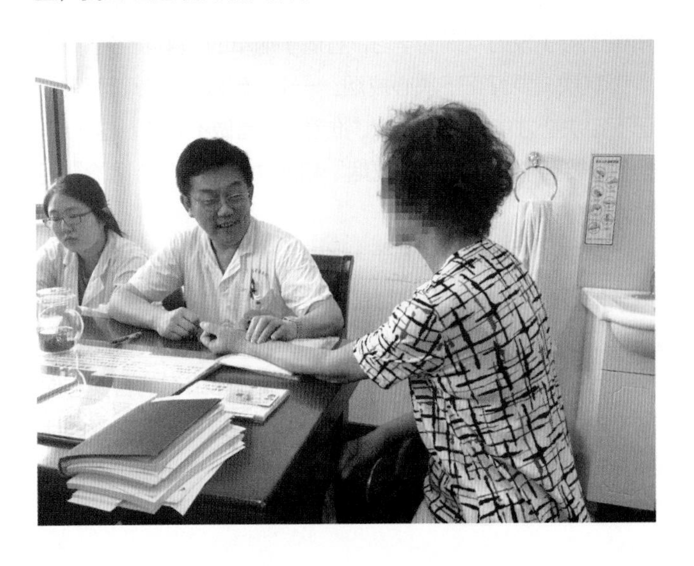

“你定时服用安眠药了吗？”

“我这几天尝试少吃点安眠药，但是一少吃或不吃就睡不着。”

“减药要慢慢减、科学减，不能随心所欲。”经过舌诊后，徐建说，“你的舌苔已基本干净，说明病情在好转。安眠药暂时不能停，我先给你减几味中药。”

患者先前主诉肠胃不适、口干、头痛，如今都已缓解。徐建为她减去了黄连、白芍、葛根等中药，减轻患者身体负担的同时，也能为她省下一笔药费。

“徐医生，我过几天要坐飞机去国外，没办法自己煎中药，你可不可以给我开些可以随身携带的中药？”

“我给你开些上飞机可以携带的颗粒剂吧，你用热水冲一下就能喝。你去国外散心，说不定一开心，病情就好转了。”

患者一听，笑了起来：“希望如此！”

"如果不开心，你再回来。"医患相视而笑，诊室的气氛瞬间不再因失眠、焦虑、心急而显得冰冷和紧张。

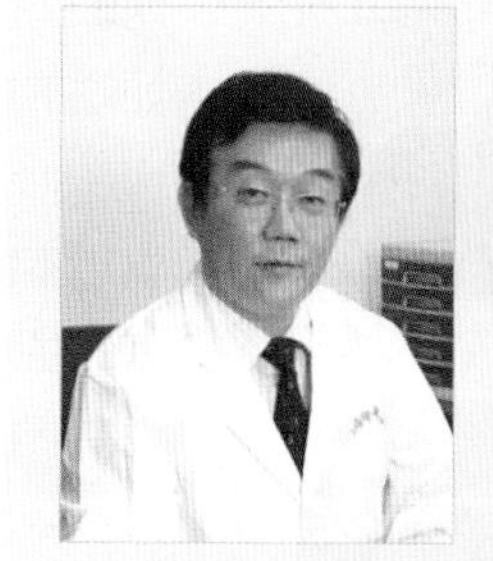

专家简介

徐 建 上海市中医医院院长、失眠科主任医师、睡眠疾病研究所所长、教授，上海市领军人才，全国名老中医学术经验传承人，中国睡眠研究会副理事长、中医睡眠医学专业委员会主任委员，上海中医药学会副会长，《世界睡眠医学杂志》副主编。擅长治疗睡眠障碍、抑郁症、焦虑症、镇静安眠药物依赖、中老年性认知功能障碍、以失眠为主症的心脑血管病等。

专家门诊：周三上午（总院）　特需门诊：周三下午（总院）

听不清，慢沟通

别以为失眠症是中老年人的常见病，这位34岁男性患者明显精神不振，他每晚吃两片奥氮平，并服用徐建为他开的中草药。这次就诊，患者自述焦虑、感觉身体沉重、记忆力差、在乎他人看法、胆小、做任何事都没有动力，在外院被确诊为精神分裂症。徐建为他诊脉、查舌象，得知患者之前的头痛、口干症状已得到缓解，便去掉了原方中的川芎、葛根等药;得知患者近期大便量少、胸闷不舒、肌肉酸痛，在药方中加入了紫苏梗(行气和胃)、磁石(镇惊安神)、木瓜(舒筋活络)、白芍(平肝止痛)。

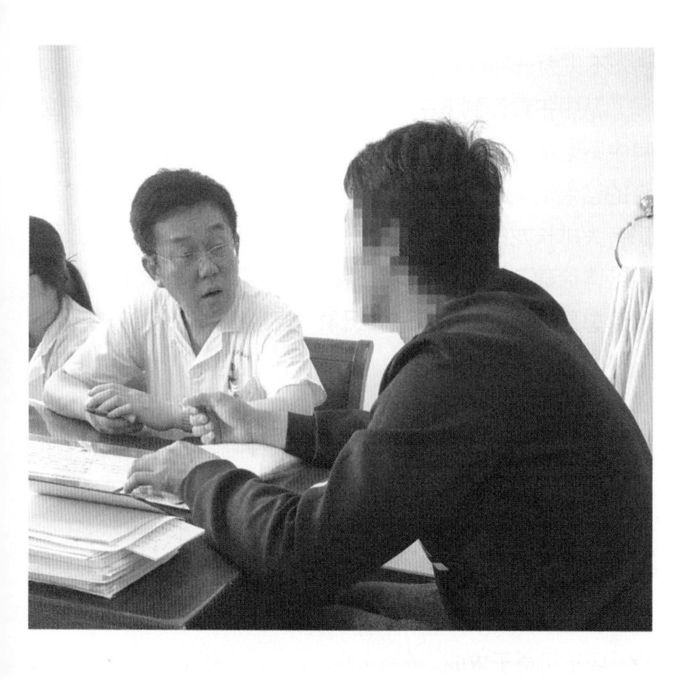

在与徐建沟通时，患者精神不济，说话有气无力、词不达意。徐建多次询问、解释，并与他沟通服药事宜，一直到他捧方而归。其间，有一个小插曲或许连患者自己都不知情:在与这位患者交流的过程中，徐建听出他的家庭条件不佳，在思考加减药时，凝视药方良久，在已经减去几味药之后，又替换了几种相对便宜的中药。

副作用，常惦记

一位54岁的女患者，患失眠症好几年，一直服用安眠药。她说自己最近睡一两个小时就醒了，补吃安眠药也不管用，很担心自己的失眠症再也治不好。

徐建立刻指出她服药的错误之处："中途醒来服药最不好。如果你觉得最近睡不好，睡前就应服药，半途再吃效果不好。"

"可是我不想吃安眠药啊，我想停药。"

"停药取决于你服药后病情有没有改善，你不要想快速停药，应该先将病情稳定。最近有没有检查肝功能?"

"没有。为什么要查肝功能，我的肝有问题吗?"

"别紧张。因为镇静安眠药可能会对肝脏有一定的影响，所以需要定期检查，有问题我会及时帮你调整的。你舌苔还很厚腻，我不放心。如果肝功能正常，多半是湿阻引起的。你今天就做一次肝功能检查吧。"徐建根据患者舌苔厚腻的情况，在药方里加入了茵陈、白术等中药，并嘱咐她下次就诊时带好肝功能检查报告。

踏远程，求解郁

江苏启东的王先生今年42岁，被失眠折磨了20多年，经同受失眠困扰的朋友介绍前来。就诊时，他血压偏低，主诉手脚胀麻、平日怕冷。徐建查看患者舌苔，认为情况尚好。他在首乌藤、香附、栀子、合欢皮等基础方上，根据患者病症，加了酸枣仁、蝉蜕、白芍、石榴皮、厚朴等中药。

38岁的陈女士来自江苏丹阳，也是慕名前来。她经常彻夜不眠，最高纪录是三天三夜睡不着觉。她对服用安眠药比较抗拒，四年来服药一直不规律。从她与徐建对话时急切的态度，从她又黑又青的眼圈及憔悴发黄的脸色，都可以明显感受到她因失眠症所受的痛苦折磨。徐建安抚道："你的情况并不算太糟，通过调理，可以得到缓解。你先别急着停安眠药，这需要一个过渡期。我会帮你想办法的。"患者边听边点头，出诊室时已无初来时的绝望与焦急。

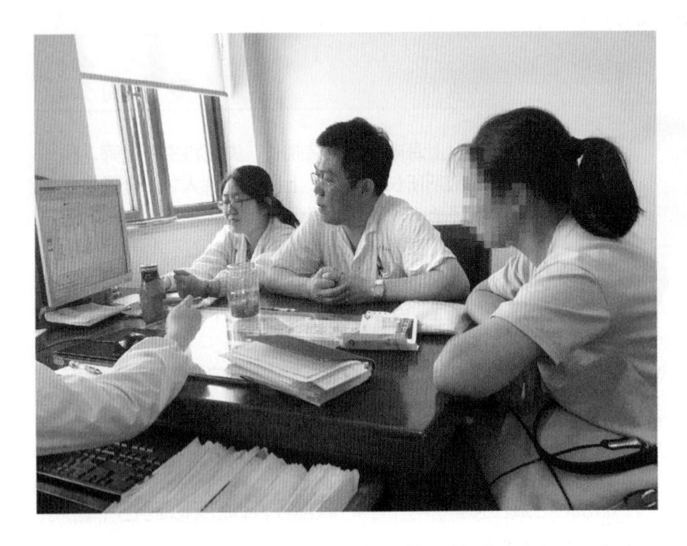

这两位初诊患者，徐建均建议他们进行一次睡眠监测。因为有时患者主诉并不准确、客观，睡眠监测可以根据患者的睡眠脑电波、呼吸运动、鼾声、脉搏等睡眠呼吸参数，对睡眠障碍等疾病进行分析与诊断。

有反复，别纠结

这位女性患者在徐建的精心调治下，失眠伴抑郁症状基本缓解，入睡不像当初那么困难，不吃安眠药基本可以不间断地睡五六个小时，起床时头不晕，有“睡饱”的感觉。她走入诊室时，和那些初诊或刚治疗不久的患者有很大差异，不但脸色正常，而且看起来心情不错，和徐建像老朋友那样谈论病情，一副很笃定的模样。上次就诊时，患者主诉大便稀薄、口苦症状，经过中药调理，已基本好转。这次前来就诊，患者稍有担忧：“我最近家中有些事，偶尔睡觉中途会醒来几次，是不是病情复发了？”

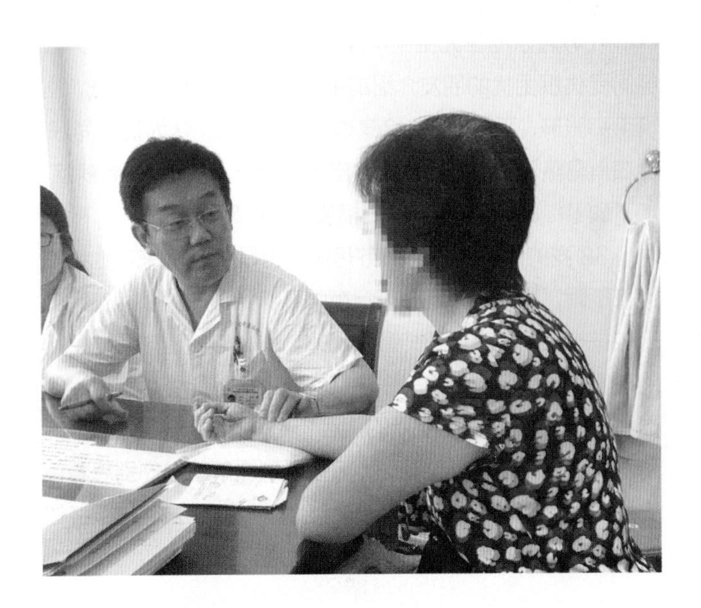

徐建为她查舌象、切脉象：“基本情况不错，我给你加两味药。偶尔有些反复，别纠结，要对自己有信心。”患者犹如吃下定心丸，担忧一扫而空。

抑郁症引起的慢性失眠属中医郁症、不寐范畴，多因情志不悦所致。近年来，由于失眠症发病率急剧上升，对患者的生活、学习、工作危害日渐增大，大家对失眠症的认识也有所提高。多年来，徐建团队在对大量失眠症患者的临床诊疗中发现，慢性失眠症患者因久病迁延，病情多由气及血，临床表现出轻重程度不同的血瘀现象。肝为“将军之官”，统帅身体各部位的运作，主人之情志，情志不良、变化最容易影响肝而引起气血运行不畅。

根据慢性失眠症患者大多有气滞血瘀（程度轻重不一的口唇、舌质暗红等）的临床现象，徐建运用疏肝活血法。治疗后，患者口唇、舌质暗红现象均有明显减轻，多数患者的脑血管功能基本恢复正常。此方法在减轻患者抑郁症状的同时，又能改善睡眠，在临床上有较为广泛的适用范围，尤其对因长期服用镇静安眠药而忍受副作用之苦的慢性失眠症患者，不失为一种有效的替代疗法。

从中午看诊到下午 5 时，门外候诊的患者仍有 30 多位，其中不乏诊治过程中临时加号的。尽管如此，徐建为每位患者的诊治时间均不少于 10 分钟，这对门诊时间有限、候诊患者大排长龙的热门门诊来说，已属“奢侈”。匆匆吃过简单晚饭，徐建又忙碌起来。据徐建同事回忆，每次下午门诊，徐建总是看诊到很晚，最高纪录一直持续到晚上 10 时多。

徐建的特别提醒：

● **患者的睡眠习惯** 多数人喜欢在临睡前看手机、看视频，这样不仅容易兴奋，而且手机屏幕亮着就像白天，对本来就有睡眠障碍的患者而言，无疑雪上加霜。

● **患者的服药情况** 很多患者总想早点停西药，但是像失眠症这种非一朝一夕形成的疾病，需要抽丝剥茧，慢慢治疗，切不可急于求成。

● **患者的自述表达** 很多患者自述“睡不好”，却无法详细描述如何“睡不好”，如躺下后多久可以入睡、最多睡多久、最少睡多久等。只有患者描述清楚了，医生才能根据患者的具体睡眠情况判断其失眠程度。PM

徐建的科普文章：

关注“大众医学”微信公众号，回复“失眠”，阅读《别以为“睡不好”就是失眠》。

酷暑天气中，一些药品与人一样，也难抵高温，需要放进冰箱储藏，才能确保疗效。那么，哪些药品该进冰箱？哪些药品不宜进冰箱？

酷暑难当 药品该不该进冰箱

华中科技大学同济医学院附属同济医院　陈 婧　方建国（主任药师）

不同剂型对温度要求不同

药品常见的剂型有片剂、颗粒剂、胶囊剂、糖浆剂、水溶液制剂、丸剂、栓剂、乳膏剂、软膏剂等，受内在和外在因素的影响，不同剂型的药品对温度的要求不同。如何知道药品的正确储存温度呢？通常情况下，我们可以根据药品说明书上的要求储藏药品。如果需要特定温度保存，说明书里会注明药品储存温度，例如，有些要求“冷藏”的药品应放在冰箱里储存。如果没有注明，就是不需要特殊保存的药品，室温储藏即可。

片剂和颗粒剂　一般常温储存即可，重点注意防潮。在南方地区尤其需要防潮，以免吸湿结块变质。糖衣片和含糖颗粒最好放置于阴凉处。

胶囊剂　受热、吸潮易发生粘连、变形或破裂，有色胶囊会出现变色、色泽不均等现象，应于阴凉处保存；但也不要过于干燥，否则胶囊会因失水而变脆破裂。

糖浆剂　含丰富的糖分等营养物质，易受真菌污染而霉变，应于阴凉处密封保存。

胶丸　一旦受热，会软化、破裂、漏油，甚至整瓶胶丸粘在一起，应于阴凉处保存。

栓剂　因体内融化需要，栓剂基质的熔点一般较低，而储存温度过高会融化变形，影响质量；温度过低或环境太干燥则会裂开。一般应常温放置。注意，用于肛门、阴道的栓剂，若不冷藏容易软化变形，应放于冰箱冷藏。

“膏、丹、丸、散”等中药制剂　应在阴凉通风处放置。

此外，含乙醇的水溶液制剂或芳香水剂受热后易挥发或产生沉淀而影响质量；乳膏剂在温度过低的情况下会出现水分和基质分离；乳剂温度过高会凝结，温度过低会冻结分层。因此，这类制剂均应在30℃以下常温储存。

在药品的储存过程中，除温度外，湿度、光照、氧化等也是影响药品疗效的重要因素。若要充分保证药品在有效期内的疗效，应按照药品说明书的要求保管药品。要求遮光，表明该药品对光较敏感，需要在暗处保存；要求密闭，表明药品可能容易被氧化，密闭则可以防止氧化及尘土等异物进入；要求密封，表明要将包装密封，防止风化、吸潮、挥发或异物进入。

并非所有药品均需进冰箱

1. 这些药品该进冰箱

夏天，需要放进冰箱储存的药品主要有抗生素、维生素、生物制品、硝酸甘油类、血液制品等。若储藏温度不当，可能导致这些药品提前失效，甚至引起不良反应。

抗生素类　如注射用头孢哌酮/舒巴坦钠、注射用醋酸卡泊芬净等。

维生素类　如注射用水溶性维生素和脂溶性维生素。

生物制品　各种不同规格和剂型的胰岛素，如生物合成人胰岛素注射液、精蛋白锌胰岛素注射液、精蛋白生物合成人胰岛素混合注射液、精蛋白锌重组人胰岛素混合注射液等；一些免疫调节功能药品，如胸腺素类、白介素类、干扰素类制剂；某些微生态制剂，如口服双歧杆菌、乳酸杆菌、嗜热链球菌三联活菌制剂等；抗毒素类、胎盘球蛋白、人血白蛋白注射液、人免疫球蛋白；人血液制品，如人凝血因子类、凝血酶、凝血酶原、人纤维蛋白原、人红细胞生成素、人粒细胞集落刺激因子、健康人血浆等。

特别提醒

天气炎热时，胰岛素和胰岛素笔需要在冰箱里冷藏保存。已经开封的胰岛素笔，从开始使用的那天算起，一个月内有效。每次注射前1小时可将胰岛素取出，以免注射时药品温度过低。

部分滴眼液 如治疗角膜炎、青光眼的滴眼药。

部分甲状旁腺及钙代谢调节药 如鲑鱼降钙素注射液及其鼻喷剂。

一些抗肿瘤药品 如注射用盐酸异环磷酰胺、注射用长春新碱、注射用紫杉醇酯质体等。

需要提醒的是，将药品放入冰箱时，应将药品尤其是开封后的药品放入密封的塑料盒或瓶中，再放入冰箱，可以防止药品受潮；药品与冰箱内壁之间至少留1～2厘米的空隙；最好在放置药品处放个温度计，以监测冷藏室内的温度。一般而言，药品说明书上常见的储藏温度有四种：冷处（含冷暗处）、凉处（含阴凉处、凉暗处）、常温和不作具体要求。其中，冷处（含冷暗处）要求温度在2～10℃；凉处（含阴凉处、凉暗处）要求温度在20℃以下；常温要求温度在10～30℃，南方酷夏温度高，常温存放时一定不要超过30℃。如果没有注明，表明不需要特殊保存，放在室温下储藏即可。需要注意的是，如果在冷藏室保存的药品已发生冻结，即使化冻后外观没有发生变化，也不宜再使用。

2. 这些药品不可冷藏

有些药品在温度过低、环境潮湿的情况下可能变质、降低疗效，甚至失效，故有些药品不宜放入冰箱冷藏。

止咳糖浆、感冒糖浆等糖类制剂 在温度过低的环境下，止咳糖浆、感冒糖浆等糖类制剂中的药品溶解度降低，易出现分层现象，使浓度下降，从而影响药效。因此，此类制剂不需要冷藏，只要在阴凉处（20℃以下）存放即可。

液体制剂或气雾剂药品 低温会引起液体制剂或气雾剂药品变质，从而降低疗效。因此，液体制剂和气雾剂药品应尽量避免在低温下储存，且在短时间内不要使药品的储藏温差太大，否则会影响其安全和正常使用。

外用膏药 外用膏药在冷藏情况下黏性通常会变小；一些外用乳膏若保存温度过低药效也会受影响；软膏剂存放在过低的温度下，可能发生药品和基质的分离，使药膏粗糙而不均匀，因此也不宜冷藏。

总之，按照正确的方式储藏药品一般不会出现问题，但也很难保证不会有其他原因导致药品变质。变质失效的药品不仅药效降低，起不到预防、治疗作用，还可能产生不良反应。因此，服用之前必须先对药品外观进行检查，一旦发现药品与原有性状不同，即使仍在有效期内也应停止使用。PM

糖尿病是危害人类健康的慢性疾病，目前，治疗糖尿病的主要手段是口服降糖药。近段时间，一些有关降糖药“致癌事件”的报道，让许多糖尿病患者“谈降糖药色变”。

2010年9月至2011年6月，美国食品药品管理局（FDA）根据一项为期10年的流行病学研究结果（中期），警告公众吡格列酮可能增加膀胱癌风险，并于2011年8月修改了该药物的使用说明书。

2015年，美国食品药品管理局（FDA）再次警告公众，使用降糖药利拉鲁肽的糖尿病患者发生了甲状腺髓样癌，只是这些报告尚不足以明确或排除甲状腺髓样癌与使用利拉鲁肽之间的因果关系。

那么，降糖药与肿瘤之间究竟存在何种联系？降糖药真的是致癌祸端吗？

降糖药与癌症的关系不大

高血糖在肿瘤发生过程中的作用还不清楚。目前尚没有充足证据表明降糖药肯定与肿瘤发生风险增加相关；当然，也没有充分证据表明，降糖药可以抑制肿瘤的发生。

1. 双胍类药物 研究表明，二甲双胍能选择性杀死肿瘤干细胞，并增强乳腺癌治疗的有效性。动物实验表明，二甲双胍能减慢乳腺肿瘤的生长。人体研究亦表明，二甲双胍（相对于其他降糖治疗）可以降低肿瘤发生率或死亡率。

2. 噻唑烷二酮类药物 罗格列酮并不明显增加肿瘤发生风险。但有研究表明，长期大剂量使用吡格列酮可能增加膀胱癌风险。研究还表明，噻唑烷二酮类药物可能提高2型糖尿病合并乳腺癌或前列腺患者的生存率。

3.α 糖苷酶抑制剂 目前尚未有其与肿瘤发生相关的报道。

4. 磺脲类和格列奈类药物 使用磺脲类药物治疗的糖尿病患者，肿瘤发生率或死亡率更高。然而，由于大多数研究中肿瘤病例非常少，故难以明确与特定肿瘤的关系。目前，还没有证据支持格列奈类药物与肿瘤存在确切的联系。

5. 二甲基肽酶抑制剂和胰高糖素样肽－1受体激动剂 二甲基肽酶抑制剂和胰高糖素样肽－1受体激动剂均为肠促胰素类药物。这类药物可明显增加急性胰腺炎风险，理论上可能增加胰腺癌的发生风险。但是，胰腺癌的发生一般是胰腺组织长期慢性炎症的结果，而不是急性炎症所致。另外，胰腺上皮细胞发生变化到肿瘤形成平均要12年，再经过10年才会发生胰腺癌。第一个肠促胰素类药物艾塞那肽于2005年上市，因此，目前尚没有足够的时间能确定药物暴露与肿瘤之间的联系。

降糖药是致癌“祸端”吗

解放军306医院全军糖尿病诊治中心　李 翔　许樟荣(教授)

利拉鲁肽是否引起人体甲状腺髓样癌，尚不清楚

胰高糖素样肽-1受体激动剂中的利拉鲁肽可以导致小鼠和大鼠发生剂量依赖和疗程依赖的甲状腺C细胞肿瘤（甲状腺C细胞肿瘤，包括良性肿瘤和癌症）。小鼠和大鼠中也均发现恶性的甲状腺C细胞癌症。但是，尚不清楚利拉鲁肽是否导致人体甲状腺C细胞肿瘤，包括甲状腺髓样癌的发生（甲状腺髓样癌指的是发生于甲状腺C细胞的癌症。注意，髓样癌并非等同于通常所说的甲状腺癌）。在一项3期临床人体试验中，使用利拉鲁肽治疗后，患者血浆降钙素（一种检测C细胞增生和髓样癌的指标）并没有增加，仍在正常范围内。

6. 胰岛素　胰岛素可以直接提供外源性胰岛素，从而弥补内源性胰岛素的不足和作用的减弱。由于内源性胰岛素导致的高胰岛素血症可能与肿瘤生长有关，因此大家担心使用外源性胰岛素是否会放大这一过程。荟萃分析结果显示，胰岛素与肿瘤的关系尚不能定论，胰岛素类似物不增加肿瘤发生风险。对于大多数糖尿病患者而言，胰岛素治疗的风险获益比是非常好的。

与致癌风险相比，降糖治疗获益更大

降糖药物与肿瘤发生之间的关系非常小，或者根本没有联系。医生在选择治疗方案时，更多考虑的是降糖治疗带来的益处，而不是可能存在的肿瘤发生风险。因为高血糖可以导致各种并发症，严重的高血糖甚至可以致患者死亡，这是非常确切的。某些肿瘤发生风险较高的患者可以通过谨慎选择降糖药而避免肿瘤发生风险。

糖尿病患者：降低肿瘤发生风险5措施

糖尿病和肿瘤均为慢性疾病，其发病机制不仅复杂，而且存在诸多相似之处。比如，有共同的危险因素（如肥胖、酗酒、吸烟等）、在发病之前都有很长的一段潜伏期。

糖尿病和肿瘤除具有共同的危险因素之外，糖尿病本身也可能影响肿瘤的发生过程，其机制包括高胰岛素血症（胰岛素抵抗引起的内源性高胰岛素血症，或使用胰岛素或胰岛素类似物引起的外源性高胰岛素血症）、高血糖症或慢性炎症。

流行病学研究显示，糖尿病患者膀胱癌、乳腺癌、直肠癌、子宫内膜癌、肾癌、肝癌、胰腺癌，以及非霍奇金淋巴瘤的发生风险高于普通人群，而前列腺癌的发生风险则有所降低。

1. 减轻体重　超重和肥胖相关的肿瘤为乳腺癌、结直肠癌、子宫内膜癌、胰腺癌、食管腺癌、肾癌、膀胱癌和肝癌。肥胖还能增加前列腺癌的死亡风险。体重减轻不仅能降低糖尿病发病率，还可能降低糖尿病患者肿瘤发生风险。

超重或肥胖的患者往往有胰岛素抵抗和高胰岛素血症。理论上，凡是刺激胰岛素分泌的和造成严重的高胰岛素血症的药物都有可能促进肿瘤的发生。因此，超重或肥胖患者减重，有利于避免部分肿瘤的发生。

2. 合理饮食　饮食也被证实与肿瘤存在一定的关系。富含蔬菜、水果和全麦，且红肉和加工肉比例较低的饮食，与某些肿瘤的发病率较低有关。适当的高蛋白质、低脂肪、低碳水化合物饮食有利于减轻体重，改善胰岛素敏感性，控制血糖。高能量和高糖饮食可以引起明显的超重和肥胖，糖尿病患者应限制摄入这类食物。

3. 体育锻炼　体育锻炼可以降低结肠癌、绝经后乳腺癌和子宫内膜癌的发病率，还能有助于预防其他肿瘤，如肺癌和侵袭性前列腺癌。

4. 戒烟　吸烟与多种肿瘤密切相关，包括气管、支气管癌、肺癌、喉癌、上消化道肿瘤、肾癌、胰腺癌、白血病、胃癌和宫颈癌。戒烟不仅可以减少肿瘤的发生，还能对改善糖尿病预后带来益处。

5. 限制饮酒　有研究证实，即使中等量的饮酒也能增加许多肿瘤的发生率，包括口腔癌、喉癌、食管癌、肝癌、结直肠癌和乳腺癌。限制酒精的摄入在降低肿瘤发生风险的同时，也给糖尿病的治疗带来益处。PM

常常有病人问：为什么服用了一段时间抗骨质疏松药物，症状却没有好转？遇到这种情况，医生通常会从以下几个方面帮助病人分析。

吃了半年抗骨质疏松药为何没效果

复旦大学附属华东医院骨质疏松科主任医师　程群

1.骨质疏松症的诊断是否正确？

随着年龄的增长，很多人会患骨质疏松症。有些人有明显症状，如夜间肌肉抽筋、负重痛、劳累或做家务后疼痛加重、腰背弯曲不能直立、身高明显缩短、容易跌倒和骨折等；有些人症状不典型；还有些人表现为其他疾病的症状，如多处关节疼痛畸形、颈椎和肩周僵硬不适、腰椎酸痛下坠感、四肢麻木末端疼痛等。临床上，病人往往因为一些骨骼关节不适症状前来就诊，有时由于医生的专业限制，没有做好鉴别诊断工作，误认为这些症状均是骨质疏松引起，给予抗骨质疏松药物，可治疗一段时间后效果并不明显。此时，医生和病人均需提高警惕，应排除其他疾病的可能，如类风湿关节炎、风湿性多肌痛、腰椎间盘退变滑脱、下肢静脉曲张、糖尿病周围神经病变、慢性胃肠道疾病引起的营养不良等。只有诊断明确，才能对症下药。

2.服抗骨质疏松药物是否已有3个月？

人体骨骼有各种不同的类型，脊柱的骨骼松质骨含量比例高，而腿部的骨骼皮质骨含量比例高。针对不同部位、不同的骨骼，骨量下降的程度有所不同，医生会选择针对性强的抗骨质疏松药物，这样才能达到良好的治疗效果。另外，骨骼新陈代谢的速度比较慢，一个骨转换周期在年轻人为3个月，老年人更长。病情比较严重的病人，抗骨质疏松药物治疗往往需要3~6个月才能有一些效果，而且疗效因人而异。再加上，不同抗骨质疏松药物起效时间也有快慢之分。所以，如果诊断正确，排除合并其他疾病，治疗3个月时，病人可以通过检测血液中的骨代谢标志物和24小时尿生化指标来判断药物是否起效。密切随访和观察这些指标，对提高治疗效果、缓解病情有很大的益处。一般地说，原发性骨质疏松症治疗1年，继发性骨质疏松症治疗6个月，通常应该检测骨密度，以判断疗效。

3.是否伴随并发症？

骨质疏松症是老年性慢性疾病，随着年龄的增长，老年人的骨密度会以每年3%～5%的速率下降。老年人，尤其是老年女性，以及有骨质疏松症危险因素的人（如45岁之前绝经、体重低于50千克、慢性腹泻、不喜欢运动、长期素食、有骨质疏松症家族史、容易跌倒和骨折的人），50～60岁时就应该去医院进行检查，早期发现、早期治疗，以免病情加重、治疗效果不佳。研究表明，随着骨质疏松症病情的加重，并发症会越来越多、越来越重，如椎体压缩性骨折、骨骼畸形、髋部骨折、骨折反复发生及加重等。这些都会给治疗带来困难，也使治疗效果大打折扣，此时，即使使用最好的抗骨质疏松药物，也不能完全缓解症状，有些可能还需要手术干预。

4.是否完全依赖抗骨质疏松药物？

骨质疏松治疗的基础方案是改善生活方式（戒烟限酒、合理饮食、适当锻炼）、补充钙和维生素D，在此基础之上使用抗骨质疏松药物治疗。如果不改掉引起骨质疏松的一些坏毛病，如吸烟、过量饮酒、过量饮用咖啡、过量饮浓茶和碳酸饮料、长期素食、不爱运动、不晒太阳等，不能每天摄入充足的钙和维生素D，仅仅依赖抗骨质疏松药物治疗，是不可取的，不仅达不到应有的治疗效果，也耽误了宝贵的治疗时间。

抗骨质疏松治疗需要综合干预，大多数情况下，需要长期治疗，甚至终身治疗。病人应严格遵守医嘱，规范治疗，并定期随访，及时与医生沟通病情的变化，以及其他疾病的病情和用药情况，这样才能有的放矢，有效提高治疗效果。PM

生活实例

27岁的李小姐怀有6个月的身孕，每天都有婆婆悉心照顾，是一位幸福的“准妈妈”。孕24周做糖尿病筛查时，她被诊断为“妊娠糖尿病”，医生建议她控制饮食，并加强锻炼。但饮食、运动控制1周后，她的空腹血糖仍然在7.0毫摩/升以上，医生建议她使用胰岛素治疗。李小姐很纠结，为什么一定要打胰岛素，不能吃降糖药吗？

孕妇降糖 首选胰岛素

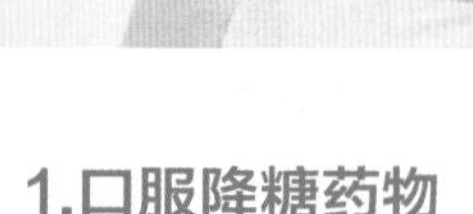

上海交通大学附属第六人民医院内分泌代谢科
贺星星 周 健（副主任医师）

妊娠时患糖尿病有两种情况：一种是妊娠前就已确诊糖尿病或在妊娠期首次被诊断为糖尿病，称为糖尿病合并妊娠（PGDM）；另一种是妊娠期间发生或首次发现糖耐量异常，称为妊娠期糖尿病（GDM）。随着二孩政策的放开，以及生活方式改变引起的肥胖、超重者比例升高，妊娠合并糖尿病的发病率逐年上升，且呈现年轻化趋势，越来越多的孕妇面临患妊娠糖尿病的风险。

妊娠期若发现血糖升高，一般先选择通过饮食管理和运动干预来控制血糖；但妊娠前已患有糖尿病者，多数需要降糖药物协助才能使血糖控制在理想范围。由于孕期血糖控制不佳会给孕妇和胎儿带来不良影响，血糖控制标准比一般糖尿病病人要严格得多。因此，无论是糖尿病合并妊娠还是妊娠期糖尿病，若通过饮食和运动等生活方式干预血糖仍不能达标，均需加用降糖药物，以控制血糖。

妊娠期降糖药物主要包括口服降糖药物和胰岛素两种，“准妈妈”们该如何选择呢？

1.口服降糖药物

研究证实，口服降糖药有可能透过胎盘，对胎儿造成不良影响。目前，关于口服降糖药在糖尿病孕妇中的应用观点不一致。2015年国际妇产科联盟在妊娠期糖尿病诊治指南中提到，口服降糖药物二甲双胍和格列本脲在控制妊娠期血糖水平中是安全有效的。但是，我国尚缺乏孕期使用口服降糖药相关的循证医学证据，在我国这两种药物的适应证中暂未纳入妊娠期糖尿病。我国《妊娠合并糖尿病诊治指南(2014)》提出，对于拒绝应用胰岛素或胰岛素用量较大的孕妇，在签署知情同意书的基础上，可谨慎使用口服降糖药。当然，在使用口服降糖药期间，应对胎儿加强监测。

二、胰岛素

胰岛素为大分子物质，不能透过胎盘。因此，在经饮食和运动干预后血糖仍控制不达标时，首选胰岛素治疗。

● **常用的胰岛素制剂** 从来源上，胰岛素可分为动物胰岛素、重组人胰岛素和人胰岛素类似物；从作用持续时间上，胰岛素可分为超短效、短效、中效、长效及预混胰岛素。注意，不是所有胰岛素都能用于孕妇。动物胰岛素具有免疫源性，容易产生胰岛素抗体，因此患者应首选人胰岛素，临床上主要是短效、中效以及由短效和中效胰岛素按照一定比例混合而成的预混胰岛素。近年来，一些胰岛素类似物，如门冬胰岛素、地特胰岛素等也开始被批准用于“糖妈妈”，使临床上有更多可供选择的胰岛素。

● **胰岛素初始剂量及治疗方案**　应用胰岛素应从小剂量开始，根据体重、孕周及血糖水平来计算剂量。一般剂量分配为：早餐前 > 晚餐前 > 中餐前 > 睡前。《妊娠合并糖尿病诊治指南(2014)》推荐的最符合生理要求的胰岛素治疗方案为基础胰岛素联合餐前超短效或短效胰岛素，即三餐前注射短效胰岛素，睡前注射中效胰岛素。妊娠期血糖应控制在空腹血糖≤ 5.3 毫摩 / 升、餐后 2 小时血糖≤ 6.7 毫摩 / 升。

● **使用胰岛素的注意事项**　①应尽早开始使用胰岛素治疗。经饮食和运动治疗 1 周后血糖仍控制不满意者，或饮食控制后出现饥饿性酮症、增加热量摄入血糖又超标者，应及时加用胰岛素治疗。②必须密切监测血糖。夜间胰岛素作用不足、出现黎明现象和苏木杰现象，均可导致高血糖发生，故应密切监测血糖，根据血糖监测结果调整胰岛素治疗方案。③剂量必须个体化。孕期胰岛素治疗个体差异很大，且妊娠过程中机体对胰岛素的需求也在不断变化，应根据血糖监测结果不断调整胰岛素用量。

● **产褥期胰岛素的使用**　一般分娩后机体胰岛素的需要量大幅减少，大部分妊娠期糖尿病(GDM)孕妇在分娩后不需继续使用胰岛素治疗。糖尿病合并妊娠(PGDM)孕妇，若分娩后血糖仍然较高，则依然需要使用胰岛素治疗，但此时应减少胰岛素剂量，并严密监测血糖。待哺乳期结束后，根据血糖具体情况，再决定下一步是否需继续使用胰岛素治疗。PM

现实生活中，常常有老年人说：人老了，精血亏损，因此，想补充一些铁剂。那么，老年人的这种想法合理吗？应该怎样补铁呢？

缺铁，才能补铁

在临床上，老年人贫血不少见，但最后被确诊为缺铁性贫血的老年人并不多，很多老年人的贫血是由于其他疾病导致的。比如慢性病贫血，这类老年人不仅不缺铁，还可能存在铁过载，甚至需要用去铁剂。还有一部分老年人的贫血确实是缺铁性贫血，即使这样，也不能随便补充铁剂。比如，由消化道肿瘤引起的慢性隐性失血导致的缺铁性贫血，若擅自补充铁剂，即使贫血好转，也可能耽误消化道肿瘤的诊治。

事实上，只有缺铁的老年人才需要使用铁剂。怎样知道是不是缺铁呢？这就需要去血液科就诊了，不一定需要看专家门诊，普通门诊完全可以解决这个问题。首先，医生会询问病史，了解老年人是否存在引起缺铁的原因，如是否长期素食，是否做过胃部手术影响铁的吸收，是否有痔疮等急性、慢性失血，是否绝经前月经量很多，等等。其次，医生会察言观色，看看老年人是否有皮肤黏膜苍白、毛发干枯脱落、指甲变薄变平等表现。最后，医生会要求老年人检查铁代谢指标，以明确是否缺铁。

口服、注射，按需选择

如果被确诊为缺铁性贫血，老年人可以在医生指导下补充铁剂。目前，常用的铁剂包括口服铁剂和注射用铁剂。补铁治疗首选口服铁剂。在 2017 版的《国家基本药物目录》中，口服铁剂有硫酸亚铁和琥珀酸亚铁。注意，口服铁剂宜在饭后或吃饭时补充，以减轻胃部刺激。补充后会排黑便，不要恐慌。不应长期盲目补充铁剂。

1. 口服铁剂

● **硫酸亚铁**　0.3 克 / 片(相当于铁 60 毫克)。成人预防用，一次 1 片，一日 1 次；治疗用，一次 1 片，一日 3 次。

● **硫酸亚铁缓释片**　0.45 克 / 片(相当于铁 90 毫克)。成人一次 1 片，一日 2 次。

● **琥珀酸亚铁**　0.1 克 / 片。用于预防：成人一日 1 片，孕妇一日 2 片，儿童一日 0.5 片。用于治疗：成人一日 2 ~ 4 片，儿童一日 1 ~ 3

老年人需要补“铁”吗

复旦大学附属华山医院血液科副教授　陈勤奋

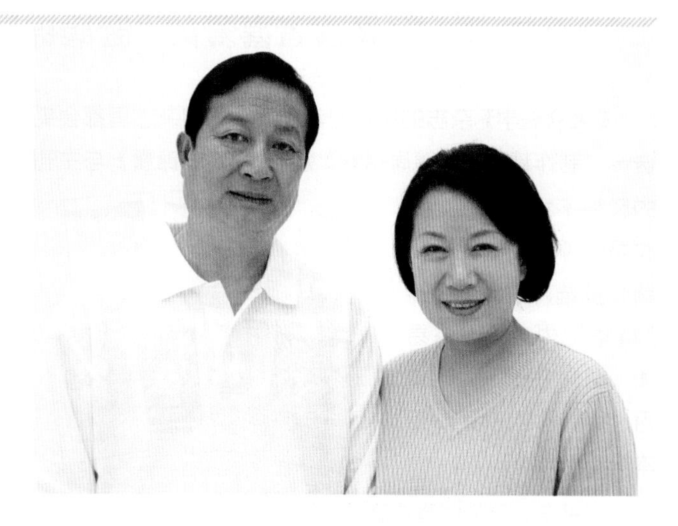

片，分次补充。

口服铁剂不耐受，或原有消化道疾病、口服铁剂后病情加重，或存在消化道吸收障碍，或患严重缺铁性贫血需要短期内迅速提高血红蛋白，或长期血液透析而导致缺铁性贫血的病人，需要改用注射铁剂。注射铁剂常用的有蔗糖铁和右旋糖酐铁。

2. 注射用铁剂

● **右旋糖酐铁注射液**　含铁量100毫克/2毫升，需要深部肌肉注射。首次给药以0.5毫升作为试验剂量，观察1小时后，如果没有过敏反应再给足剂量。首日50毫克，以后每日或隔日100毫克，直至完成预定补铁总量。不良反应有注射部位疼痛、局部淋巴结肿痛、低血压、心动过速、荨麻疹、过敏性休克等。

● **蔗糖铁注射液**　含铁量100毫克/5毫升，只能与0.9%生理盐水混合后以滴注或缓慢注射的方式静脉给药。第一次治疗时，应先给予小剂量进行测试，如果在给药15分钟后未出现不良反应，继续给予余下的药液。成人每周用药2～3次，每次5～10毫升（100～200毫克铁）；儿童每周用药2～3次，每次0.15毫升/千克体重（3毫克铁/千克体重）。

如果是由于饮食不足、吸收障碍导致的缺铁性贫血，医生还会考虑患者是否合并叶酸、维生素B_{12}缺乏。如果同时存在叶酸、维生素B_{12}和铁的缺乏，治疗时应先补充维生素B_{12}，随后再补充叶酸和铁剂。先补充叶酸和铁剂，会加重维生素B_{12}缺乏所致的神经系统症状。

补铁，牢记三点

● **老年人宜选择有机铁**　口服铁剂分为有机铁和无机铁两类，有机铁包括葡萄糖酸亚铁、富马酸亚铁、右旋糖酐铁、琥珀酸亚铁和多糖铁复合物等，无机铁主要是硫酸亚铁。口服铁剂的主要不良反应为恶心、胃部烧灼感、胃肠痉挛及腹泻等，有机铁吸收好，胃肠道反应小，优于无机铁。因此，医生会建议老年人选择有机铁，并在餐中或餐后补充，从小剂量开始，可减轻不良反应。

● **补充铁剂后需定期复查**　补充铁剂后，病人需遵医嘱，定期随访复查，以免补铁过量。研究证实，过量的铁会沉积在肝脏、心脏、胰腺、垂体等器官，造成肝功能损害、心功能衰竭、糖尿病、内分泌紊乱等后果。

● **“食补”也很重要**　除了补充铁剂，老年人还可以通过补充一些食物，促使铁剂的吸收。通常，口服铁剂时，老年人应多食鱼类、肉类和维生素C含量高的食物，以帮助铁剂吸收。蔬菜和谷类食物中的非血红素铁多为高铁化合物，易与草酸盐、植酸盐、盐酸盐等形成不溶性复合物，影响铁的吸收。茶叶富含鞣酸，会与铁形成不可溶的鞣酸铁，抑制铁的吸收，故口服铁剂不宜与浓茶同服。

总之，缺铁性贫血的诊断和治疗都不困难，但需要提醒的是，老年人并不是缺铁性贫血的高发人群，一旦被诊断为缺铁性贫血，首先应该着手查明缺铁原因（如饮食不足、吸收障碍、胃大部切除术后、胃酸缺乏、慢性腹泻、长期痔疮出血、胃肠道肿瘤所致慢性失血等），这一点十分重要。然后，应该在医生指导下合理使用铁剂，以避免盲目补铁，导致铁过载，危害身体健康。PM

小知识

通常，人体每日仅排泄和丢失极少量的铁，每日约为0.5～1.0毫克。

补铁总剂量（毫克）=[标准血红蛋白浓度－患者血红蛋白浓度（克/升）]×体重（千克）×0.24+铁储存量（500～1000毫克）

深受读者喜爱的"健康锦囊"提供在线收费阅读了!

《大众医学》杂志的读者们都知道，每期杂志里都会夹送一本制作精美的《健康锦囊》别册。《健康锦囊》与主刊的风格不太一样，里面收录的都是一些由编辑精心挑选、短小精悍的"精华"内容，通俗易懂、图文并茂。截至本月，我们已经出版了80本《健康锦囊》。

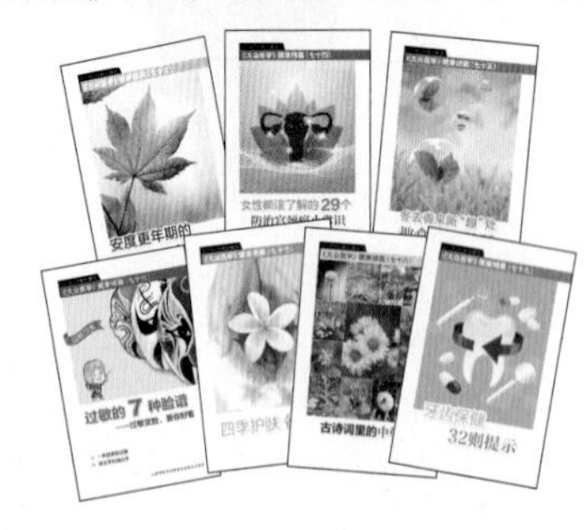

近些年，我们时常接到读者的电话，询问是否能够单独购买某一期《健康锦囊》，哪怕贵一点也行。每当接到这些电话，我们都只能抱歉地告诉读者们，《健康锦囊》是随刊赠送的，没有单独印刷，所以编辑部也没有多余的。

为了满足读者需求，我们于2016年出版了《健康锦囊》丛书的第一本——《健康的秘密》，受到了很多读者的喜爱。今年，我们会出版《健康锦囊》丛书的第二本——《看病的秘密》，敬请期待!

同时，我们也在《大众医学》官方微信平台开通了"《健康锦囊》在线收费阅读"服务。只要花5元钱，就能在线阅读、永久收藏您喜欢的《健康锦囊》，您心动了吗?

扫描二维码，进入大众医学微书城

操作步骤：扫描二维码，进入《大众医学》"微书城"；在"科普文章付费阅读专区"，点击右上角"查看全部"；点击您想要购买的《健康锦囊》，完成支付后即可在线阅读、永久收藏。

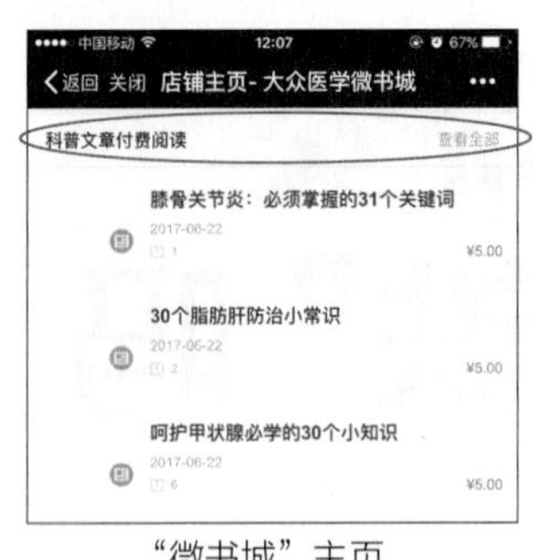

"微书城"主页

《健康锦囊》目录

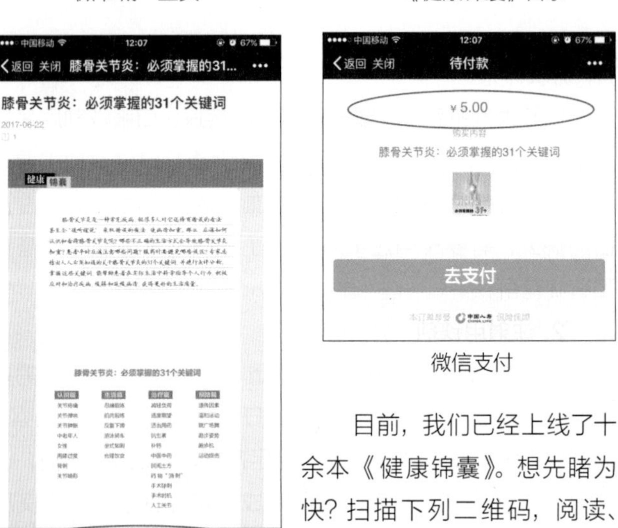

点击购买

微信支付

目前，我们已经上线了十余本《健康锦囊》。想先睹为快? 扫描下列二维码，阅读、收藏你喜欢的《健康锦囊》吧!

脂肪肝防治30个小知识

乙肝健康生活42计

30个近视防治小知识

敬告读者

每一个月，《大众医学》都会带给您权威、实用、最新的保健知识。出版前，每篇文章都经过严格审查和内容核实。我们刊出这些文章，并不是要取代看病就医，而是希望帮助大家开阔眼界，让自己更健康。

由于个体差异，文章所介绍的医疗、保健手段并不能适合每一位读者，尤其是在诊断或治疗疾病时。任何想法和尝试，您都应该和医生讨论，权衡利弊。

您可以通过以下方式，进一步了解有关专家信息：

1. 登陆《大众医学》网站www.popumed.com，打开"专家门诊"，在"看病找专家"中键入专家姓名，了解专家专长、联系办法等信息。

2. 发电子邮件至popularmedicine@sstp.cn或写信向编辑部咨询。

3. 通过114查询相关医疗机构电话，向挂号室或咨询服务台，了解专家近期门诊安排，就近就医。

敬告本刊作者

1. 本刊稿件一律不退，敬请自留底稿。从稿件投到本刊之日起，三个月后未得录用通知，方可另行处理。如需退稿(照片和插图)，请注明。

2. 稿件从发表之日起，其专有出版权、汇编权和网络传播权即授予本刊，同时许可本刊转授第三方使用。本刊支付的稿费包含信息网络传播的使用费。

3. 根据需要，本刊刊登的稿件(文、图、照片等)将在本刊或主办本刊的上海科学技术出版社的网页或网站上传播宣传。

4. 本刊作者保证来稿中没有侵犯他人著作权或其他权利的内容，并将对此承担责任。

5. 对于上述合作条件若有异议，请在来稿时声明，否则将视作同意。

创新研究的动力：让患者享受更好的医疗服务

|作|者|简|介|

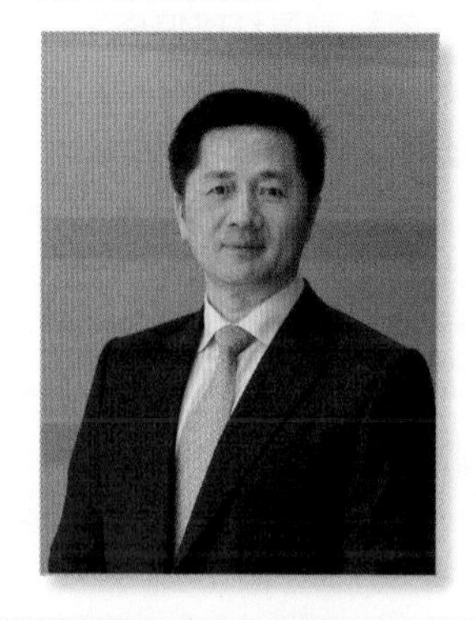

樊嘉，复旦大学附属中山医院院长、肝脏外科主任医师、教授、博士生导师，中华医学会肿瘤学分会主任委员，中国医师协会外科分会肝脏外科医师分会主任委员。长期致力于肝癌临床诊疗技术的提高与转移复发机制研究，在肝癌门静脉癌栓、肝癌肝移植术后复发、肝癌转移微环境等方面做出了杰出贡献。

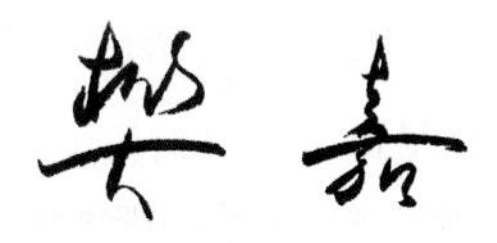

很多人会问：医院只要把病看好就行了，为什么还要做研究呢？我想说，因为我们有社会责任，我们的医疗技术水平必须领先——不仅是国内领先，还要代表"国家水平"，在国际上争创一流，让老百姓能够享受到更好的医疗服务。

目前，我国医疗技术的原创性还很弱，很多疾病诊治的规范或指南都不是由我国牵头制订的。因为我们缺乏临床研究，没有相关循证医学证据，所以在国际上不能使大家信服，不能被国际同行所认可，写不了规范、入不了指南。这样的现状必须改变。因此，我们医院不仅要做好临床，更要做好研究，要成为一家"研究型医院"。

80年来，"中山创新精神"早已融入医院发展的血液中。中山医院每年有40余项临床新技术得到应用推广，2016年新申请专利近百项。近30年来，中山医院获得14项国家奖、94项上海市科技进步奖。以肝外科为例：我们在国际上首创了门静脉癌栓的多模式综合治疗技术，使肝癌晚期患者从"不可治"变成"可治"；首次提出适应我国国情的肝癌肝移植适应证标准"上海复旦标准"，使超出"米兰标准"的肝癌肝移植患者术后2年生存率提高了26.7%；系统揭示了肝癌转移复发"微环境"调控机制，形成了较完整的微环境调控与肿瘤复发转移相关理论，明确了机体抗肿瘤反应的核心环节；在肝癌患者血浆中筛选到了由7个微小核糖核酸组成的早期肝癌诊断分子标记物，只要抽取1毫升血液，经过7种微小核糖核酸组成的诊断模型分析，就能检出直径小于2厘米的肝癌，诊断准确率接近90%。目前，这个诊断试剂盒已通过CFDA受理论证，完成了临床补充试验，相信很快便可获批准而被推广应用。同时，我们也在着手研究一项CTC捕获仪器，可以在外周血中检测循环肿瘤细胞，以了解肿瘤是否容易复发。这一研究将有望突破肝癌易复发的诊治瓶颈，相关仪器和试剂获注册批准后，很快就可以应用于临床。

中山医院每年评选"临床新技术应用推广奖"，在全院评选出手术类、非手术类、医技类等几十个项目。我们也整合资源，2015年成立的中山医院临床医学研究院是一个动态、多学科和高效运行的科研平台，下辖19个研究中心与研究所、4个重点实验室和2个工程中心，充分发挥我们医院临床医疗和学科在国内外的领先地位和影响力，整合跨学科、跨领域的临床科学研究和资源，加速研究成果的临床转化。同时，我们也推进不同学科、领域，甚至医院间的科研合作，创建以临床医院为主体的新型科研管理模式。而促使我们积极投身创新研究的动力，就是为了延长患者的生命，提高他们的生活质量。

我们所有医生都应当感激患者，因为我们取得的成就、我们创新的技术，其实都来源于患者，都包含着他们的伤痛与血泪。正因如此，我们更不能仅限于"治好病"，而应当追根溯源，探究疾病形成的原因，从源头上制止疾病发生，这样才能真正减少患者的病痛。PM

Contents 目录 2017年9月

特关别注

医学创新 造福万千病患

好的医生不能只低头看病,还要潜心研究;好的医院也不能只做好临床,还要通过科研提升技术水平。复旦大学附属中山医院作为我国第一所由中国人管理的大型综合性医院,80年来,早已将"创新精神"融入了医院发展的血液中。正如樊嘉院长所言,医生不仅要看好病,还要通过科学研究不断提升医疗水平,最终目的是为了让患者得到更好的医疗服务。

本期部分图片由东方IC和达志图片提供 本期封面图片由达志图片提供

扫描二维码 关注大众医学

大众医学 微信二维码

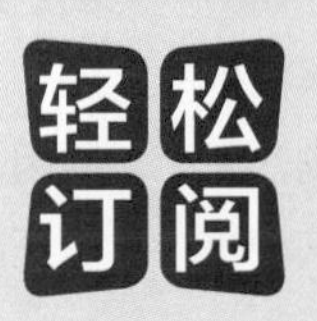

★ 邮局订阅:邮发代号 4-11
★ 网上订阅:www.popumed.com(《大众医学》网站) http://item.zazhipu.com/2000399.html(杂志铺网站)
★ 上门收订:11185(中国邮政集团全国统一客户服务)
★ 本社邮购:021-64845191 / 021-64089888-81826
★ 网上零售:shkxjscbs.tmall.com(上海科学技术出版社天猫旗舰店)

创刊于1948年　第三届中国政府出版奖期刊奖提名奖　新中国60年有影响力的期刊
上海市著名商标　全国优秀科技期刊一等奖　中国期刊方阵　中国百强报刊

大众医学®(月刊)

2017年第9期 da zhong yi xue

品质生活

传统养生

我与大众医学

健康卫士

家庭药箱

健康锦囊

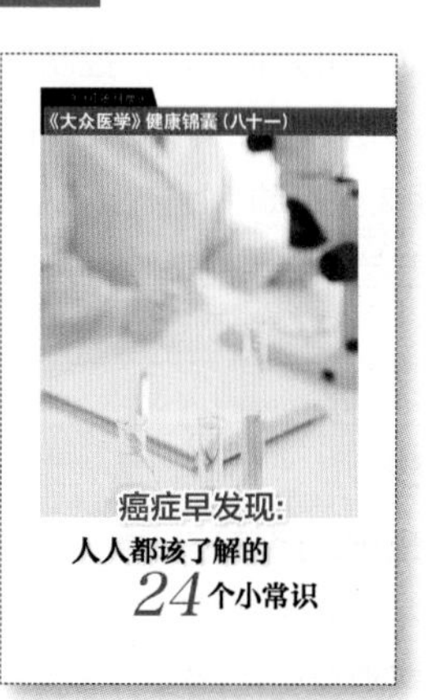
《大众医学》健康锦囊（八十一）
癌症早发现：
人人都该了解的
24个小常识

主　　管　上海世纪出版股份有限公司
主　　办　上海世纪出版股份有限公司
　　　　　科学技术出版社

编辑、出版　《大众医学》编辑部
编 辑 部　(021) 64845061
传　　真　(021) 64845062
网　　址　www.popumed.com
电子信箱　popularmedicine@sstp.cn
邮 购 部　(021) 64845191
　　　　　(021) 64089888转81826

广告总代理
上海科学技术出版社广告部
上海高精广告有限公司
电话：021-64848170
传真：021-64848152
广告/整合营销总监　王　萱
副总监/新媒体营销　夏叶玲
业务经理　杨整毅　丁　炜　张　磊　林素萍

发行总经销
上海科学技术出版社发行部
电话：021-64848257　021-64848259
传真：021-64848256
发行总监　章志刚
发行副总监　潘　峥
业务经理　张志坚　仝　翀　马　骏

编辑部、邮购部、广告部、发行部地址
上海市徐汇区钦州南路71号（邮政编码200235）

发行范围　公开发行
国内发行　上海市报刊发行局、陕西省邮政报刊发行局、重庆市报刊发行局、深圳市报刊发行局
国内邮发代号　4-11
国内统一连续出版物号　CN31-1369/R
国际标准连续出版物号　ISSN 1000-8470
国内订购　全国各地邮局
国外发行　中国国际图书贸易总公司
　　　　　（北京邮政399信箱）
国外发行代号　M158
印　　刷　上海当纳利印刷有限公司
出版日期　9月1日
定　　价　8.00元
广告经营许可证号　3100320080002
80页(附赠32开小册子16页)

杂志如有印订质量问题，请寄给编辑部调换

国民营养计划：吃动要平衡

近日发布的《国民营养计划（2017-2030年）》特别强调，要积极推动“吃动平衡行动”。居民要坚持食物多样、谷类为主的膳食模式；控制食盐摄入量，逐步量化用盐、用油，减少隐性盐摄入，养成健康的饮食习惯。要养成运动健身的习惯，掌握科学运动的理念。管理好体重，尤其是超重、肥胖者，要通过饮食和运动来控制体重。运动时也要做好营养支持，以达到更好的健身效果。通过吃动平衡，最终达到预防糖尿病、肥胖等慢性病的目的。

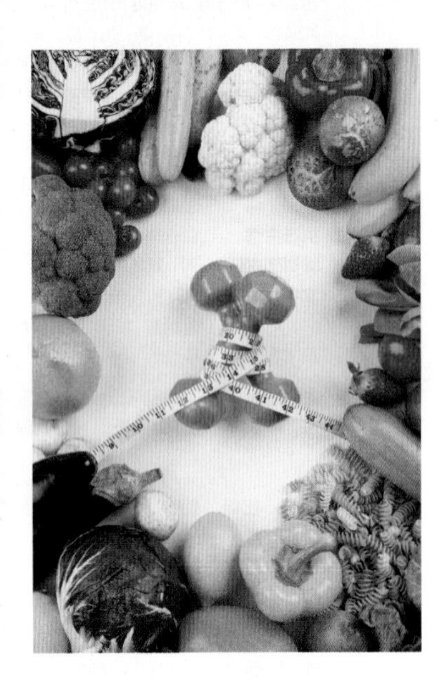

控制9个因素，或能预防老年痴呆

国外研究者依据一个老年痴呆症风险模型，预估约35%的患者与9种危险因素有关，而这些因素能够被人为改变。针对这9个危险因素的可控措施分别是：确保良好的儿童期教育、控制高血压、防止肥胖、不吸烟、控制糖尿病、避免抑郁、防止年龄相关听力损失、坚持运动、老年阶段保持充分的社交活动。研究者指出，控制好这些因素对于大脑保持足够的活力很重要。儿童时期未接受足够的教育，中年时期患高血压和肥胖，老年时期久坐不动、社交上孤立等，可减弱大脑的记忆、认知等功能，增加患老年痴呆的风险。

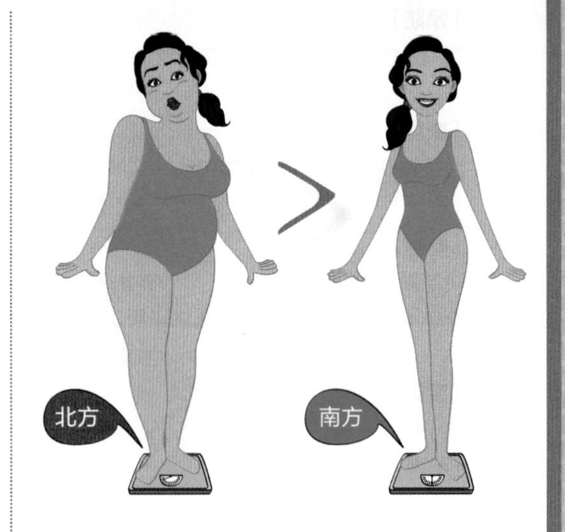

我国北方肥胖率明显高于南方

中国疾病预防控制中心不久前发布的报告显示：我国成年人肥胖率为11.9%，超重率为30.1%；北方地区肥胖率明显高于南方，其中北京肥胖率最高（25.9%），天津超重率最高（40.9%）。肥胖率排名前十的省（市）依次为：北京、河北、新疆、天津、黑龙江、内蒙古、山东、山西、河南、辽宁。专家分析，纬度越高的地区，天气越冷，人们运动更少，代谢慢，且北方城市居民膳食中谷物偏少，高脂肪、高胆固醇食物较多，肥胖率较高。相比之下，南方城市居民饮食相对较清淡，摄入高脂肪成分食物相对较少。

孩子在外就餐，三类食物不能少

据调查，目前学龄儿童在外就餐的现象日趋普遍。中国营养学会近期发布了关于学龄儿童在外就餐时的相关指导原则。其中指出，儿童在外吃午餐和晚餐等正餐时，一定要重视其营养需求，尽量选择以下三大类食物：①谷薯类食物，包括谷类、杂豆或薯类等，每餐应有其中1~2种。②蔬菜，最好含有深色蔬菜，也可酌情添加水果。③鱼虾类、蛋类、畜禽肉类和奶类等动物性食物，至少要有一种。另外，要尽量选择少油、少盐和少糖的餐点。专家建议，儿童在外吃正餐时，可选择餐馆或饭店专门提供的“儿童餐”；如果自行选择，一定要注意能量适宜、营养均衡、食物多样、搭配合理。PM

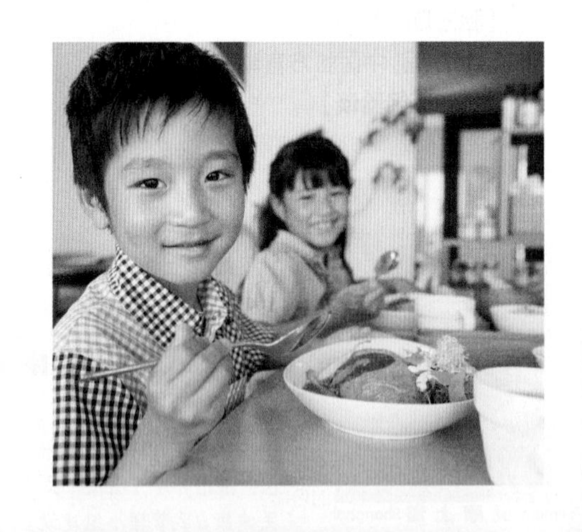

2017年7月22日下午，由上海市医学会、上海市医学会科普专科分会主办，复旦大学附属中山医院承办的“第四届上海市青年医学科普能力大赛”总决赛圆满落幕。

经过激烈角逐，复旦大学附属中山医院的参赛作品《腰突症的“动静”》在11组参赛作品中脱颖而出，摘得本届大赛桂冠。该科普作品的创作团队成员，既有医生、护士，也有技术员和行政人员等。作品依托中山医院骨科董健教授团队2014年度国家科学技术进步二等奖成果，聚焦腰椎间突出症（简称腰突症）术后康复方式，采用小品、歌舞相结合的表演形式，通过生活场景、锻炼模式的再现，阐述不同锻炼方式对腰突症患者术后康复的影响，巧妙地将腰椎病术后康复知识融入生动有趣的小品中，并现场演示了腰突症康复操，令人印象深刻。

医学科普：也能如此生动有趣

今年适逢上海市医学会百年华诞，作为学会百年庆祝活动之一，这场被称为“上海医学界科普春晚”的赛事，吸引了来自全市48家医疗卫生机构106部科普作品参赛。整个评选历时半年，最终有11组参赛作品进入决赛。决赛现场，各参赛队伍都拿出了自己的“独门绝技”，将医学科普知识通过演讲、小品、相声、歌舞等多种生动有趣的形式展现出来，令现场观众大饱眼福。

一等奖

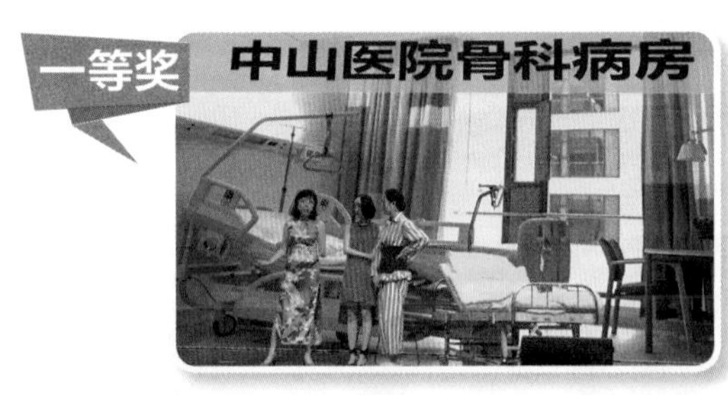

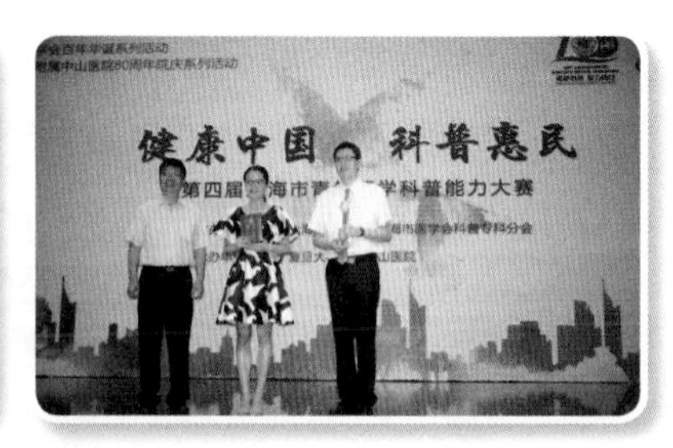

复旦大学附属中山医院《腰突症的“动静”》

二等奖

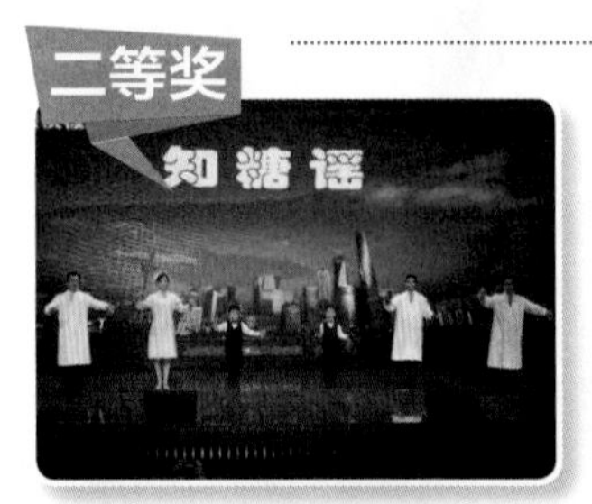

同济大学附属同济医院
《知糖谣》

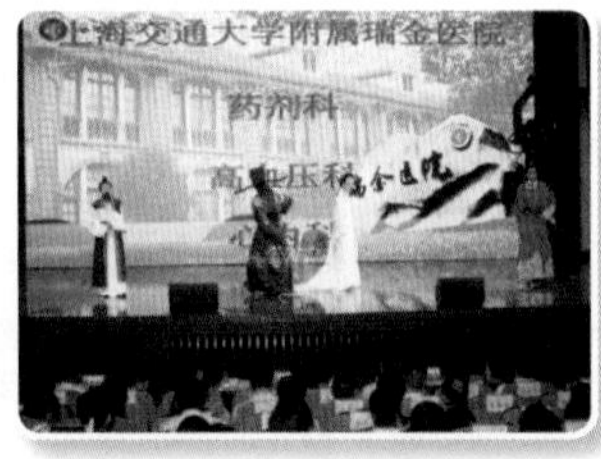

上海交通大学医学院附属瑞金医院
《戏说瑞金降压秘笈》

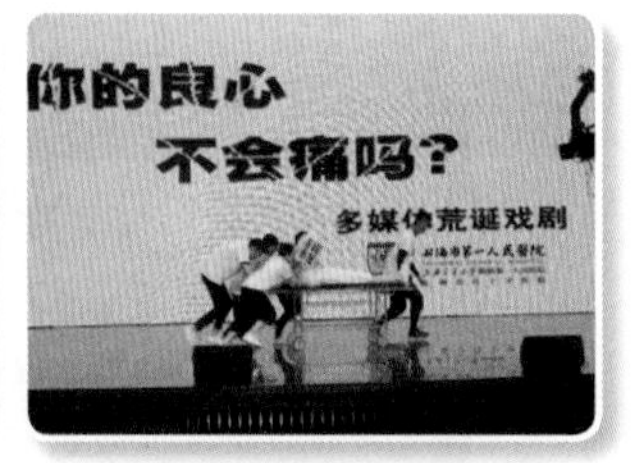

上海交通大学附属第一人民医院
《你的良心不会痛吗？》

三等奖

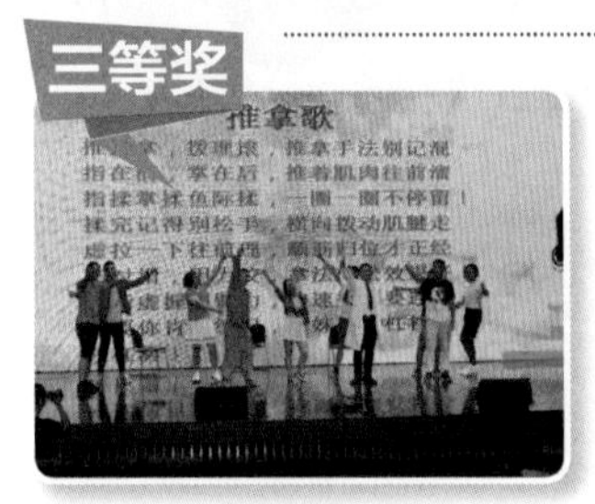

第二军医大学
《老司机版推拿》

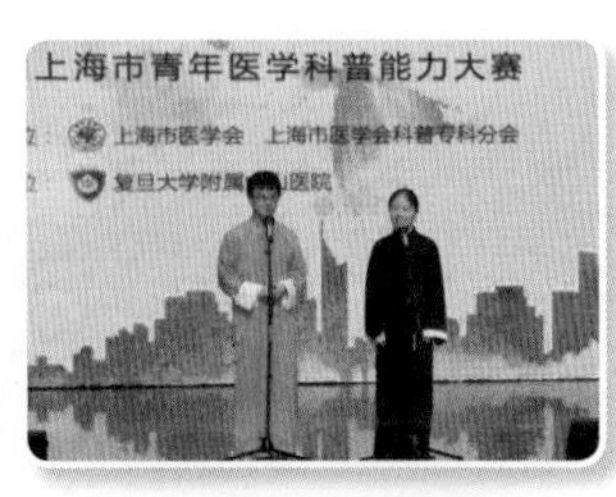

上海交通大学附属儿童医院
《看我七十二“便”》

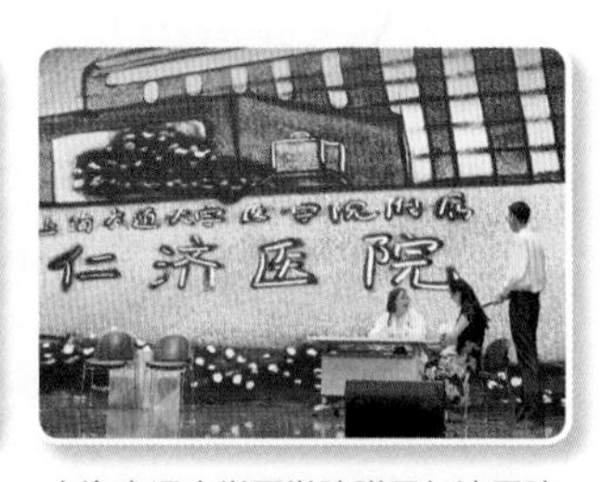

上海交通大学医学院附属仁济医院
《穿越之孩子高热那点儿事》

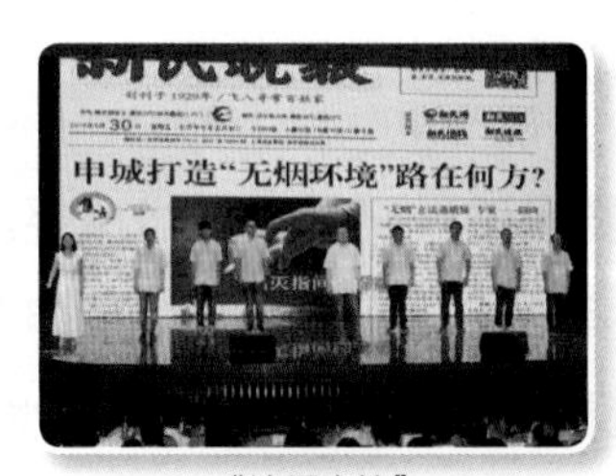

“达医晓护”
《祈愿一千个无烟上海的理由》

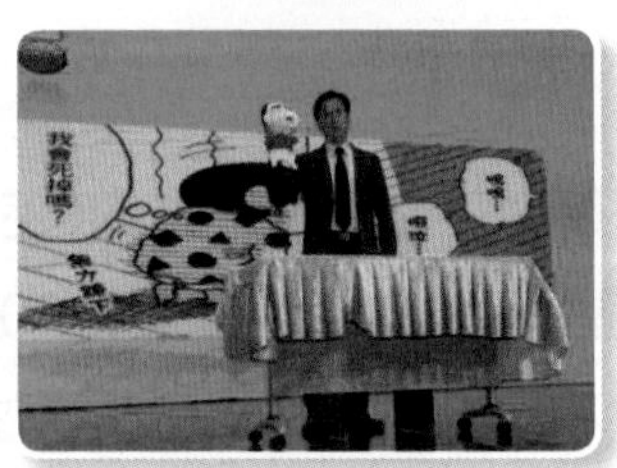

上海市中医医院
《我虚，不是我的错》

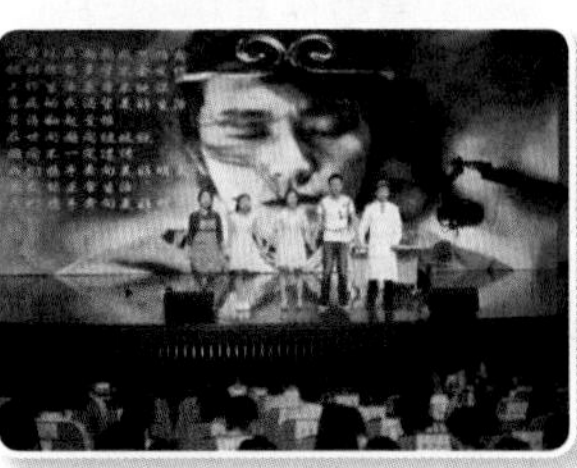

复旦大学附属华山医院
《大话癫痫》

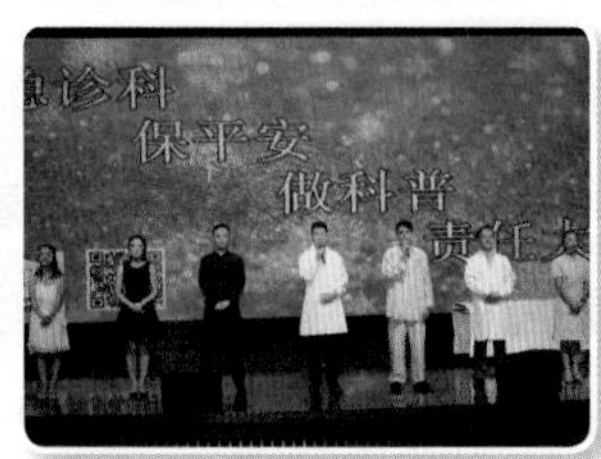

上海市浦东新区人民医院
《急与疾》

医学创新 造福万千病患

策划/本刊编辑部
执行/黄 薏
专家支持/复旦大学附属中山医院
葛均波 周 俭 王春生
周平红 符伟国 陈世耀
孙益红 刘厚宝 董 健
朱 蕾 潘柏申

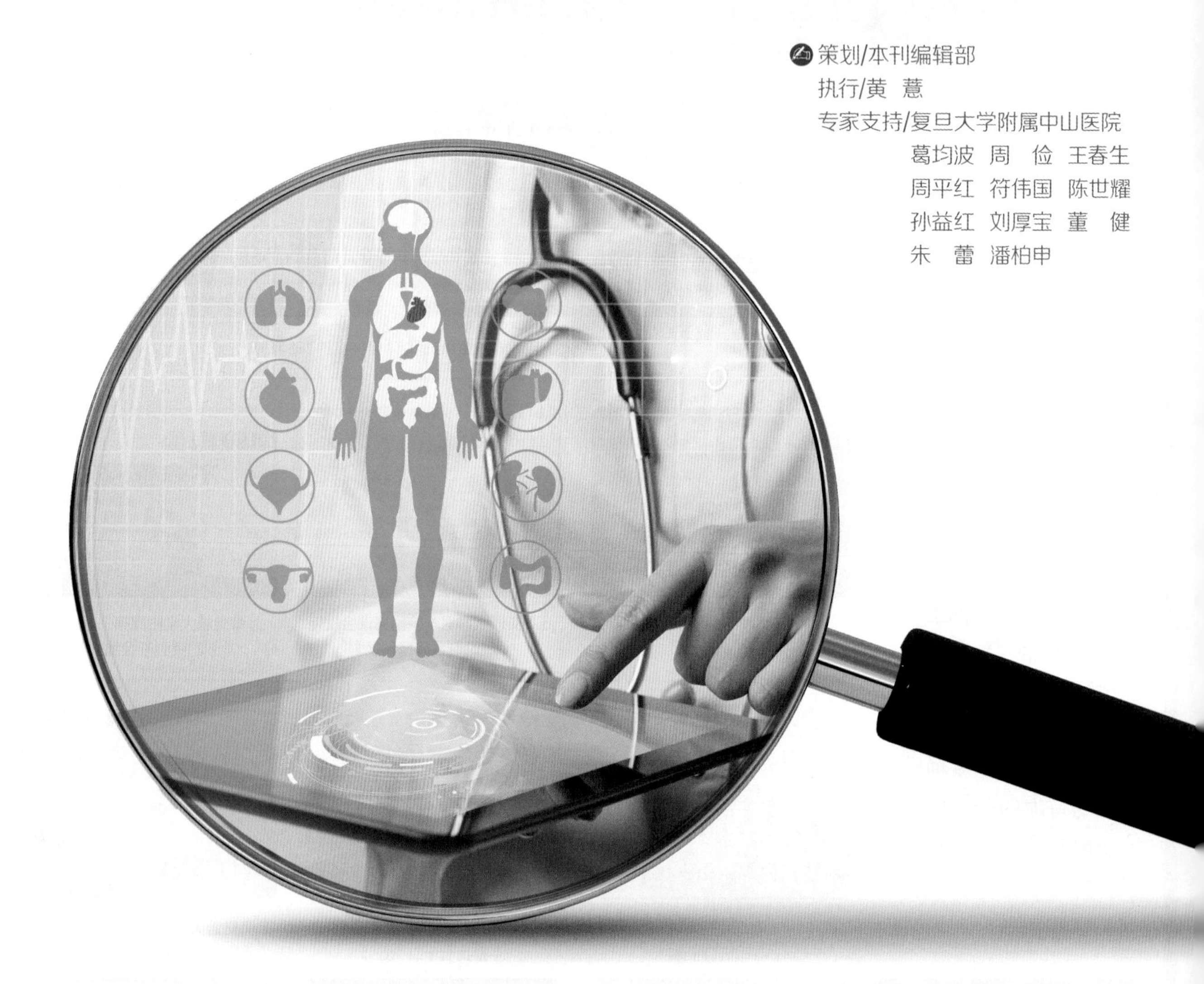

好的医生不能只低头看病，还要潜心研究；好的医院也不能只做好临床，还要通过科研提升技术水平。复旦大学附属中山医院作为我国第一所由中国人管理的大型综合性医院，80年来，早已将“创新精神”融入了医院发展的血液中。正如樊嘉院长所言，医生不仅要看好病，还要通过科学研究不断提升医疗水平，最终目的是为了让患者得到更好的医疗服务。

两大新技术：开创冠脉介入新天地

复旦大学附属中山医院心内科　李远方　钱菊英　葛均波

近年来，中山医院心内科团队在冠心病、结构性心脏病、起搏电生理等领域均取得了新突破。而拥有独立知识产权的生物可吸收支架和开通慢性闭塞病变新技术是“最亮点”。

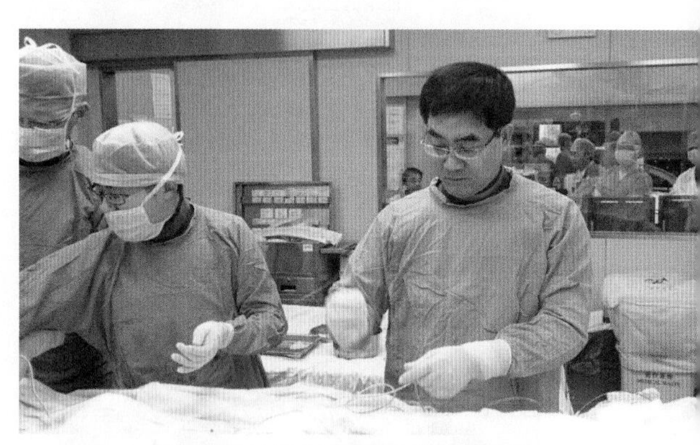

葛均波院士正在植入可吸收支架

研发生物可吸收支架：“十年磨一剑”

中山医院心内科自主研发的生物可吸收支架，可谓“十年磨一剑”。由于金属裸支架及药物涂层支架植入人体以后，会永久留在体内，有引发支架内血栓及再狭窄的后患。因此，国内外临床医学专家和工程学家把目光聚焦到了“可吸收支架”上。经过大量基础和动物实验，我们成功研发了第一个国产可吸收支架（XINSORB 支架），并于 2013 年 9 月 5 日起与解放军总医院共同开展首个国产可吸收支架的临床研究（FIM）。目前，所有 30 例参加临床研究的患者均完成了 6 个月的临床随访，未发现严重的不良事件和血栓相关事件，无一例再狭窄发生。影像学发现：绝大部分支架梁已被新生内膜覆盖，显示了良好的生物相容性。鉴于 XINSORB 支架的良好表现，我科于 2014 年 10 月 28 日牵头开展了 XINSORB 支架的随机对照研究，与药物涂层支架（DES）进行疗效和安全性对照。目前，该研究正在进行中，预计将于 1 年内完成。与金属支架相比，可吸收支架的最大优势在于可降解。支架降解后，血管可恢复正常的生理性舒缩活动，可反复在同一部位行介入治疗，亦可进行磁共振检查。对患者而言，体内不会存在一个永久性的植入物；从介入治疗的角度看，血管内去除了一个致炎性物质，可以减少再狭窄和支架内血栓形成的风险。

开通慢性闭塞病变（CTO）：变“不可为”为“可为”

慢性闭塞病变（CTO）的开通对冠脉介入医生而言是一个巨大挑战。为了打通一支慢性闭塞的血管，医生往往需要在 X 线照射下“奋战”数小时。闭塞远端血管究竟如何走行？怎么才能顺利开通闭塞病变？判断及操作稍有不慎，就可能导致冠脉穿孔、夹层等严重后果，患者也面临很大风险。

为了更精准地判断闭塞病变的情况，我科研发了两种新技术：一是冠脉 CT 与冠状动脉造影图像实时整合技术。通过 CT 图像明确闭塞病变的位置和分布，对病变进行三维空间的全面评估，并勾勒出冠脉树形态，以明确闭塞段血管的走行；再通过软件将重建的冠状动脉树与实时透视图像融合，使医生在操作治疗过程中能“有的放矢”，提高手术的效率和安全性。二是通过使用血管内超声（IVUS），识别闭塞病变的起始部位，判断真假腔和探寻真腔，测量血管直径，指导支架的选择，并评价支架植入术结果，及时识别并发症。在新技术的帮助下，冠脉介入医生游刃有余地使用内膜下寻径技术（CART 与反向 CART 技术），将细细的导丝从假腔精准地刺入真腔，大大提高了慢性闭塞病变的开通成功率。

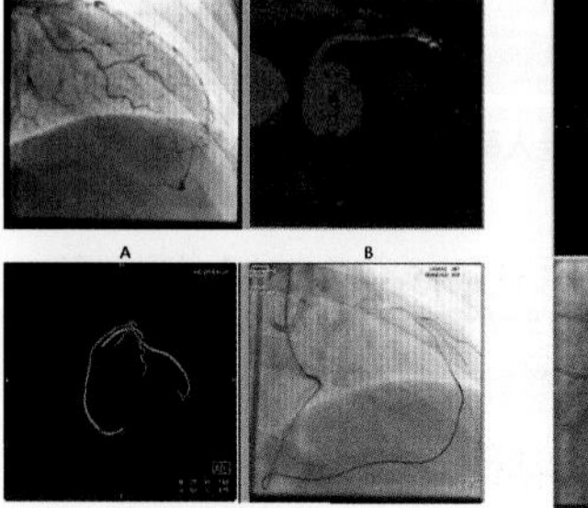

冠脉 CT 图像和实时造影图像整合技术

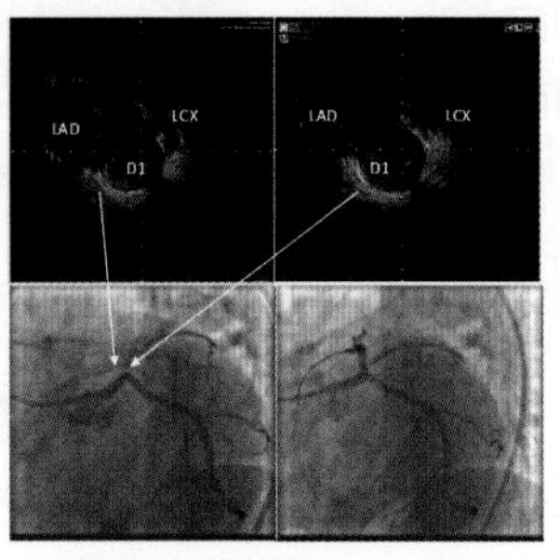

在血管内超声引导下，开通前降支开口闭塞病变

专家简介

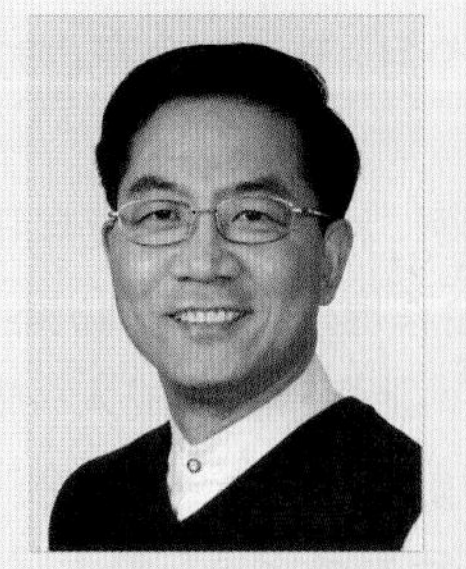

葛均波　中国科学院院士、长江学者、教授、博士生导师，复旦大学附属中山医院心内科主任，上海市心血管临床医学中心主任，上海市心血管病研究所所长，中华医学会心血管病分会主任委员，中国心血管健康联盟主席。长期致力于冠状动脉疾病诊疗策略的优化与技术革新，在血管内超声技术、新型冠脉支架研发、复杂疑难冠脉疾病介入策略、冠脉疾病细胞治疗等领域取得一系列成果。

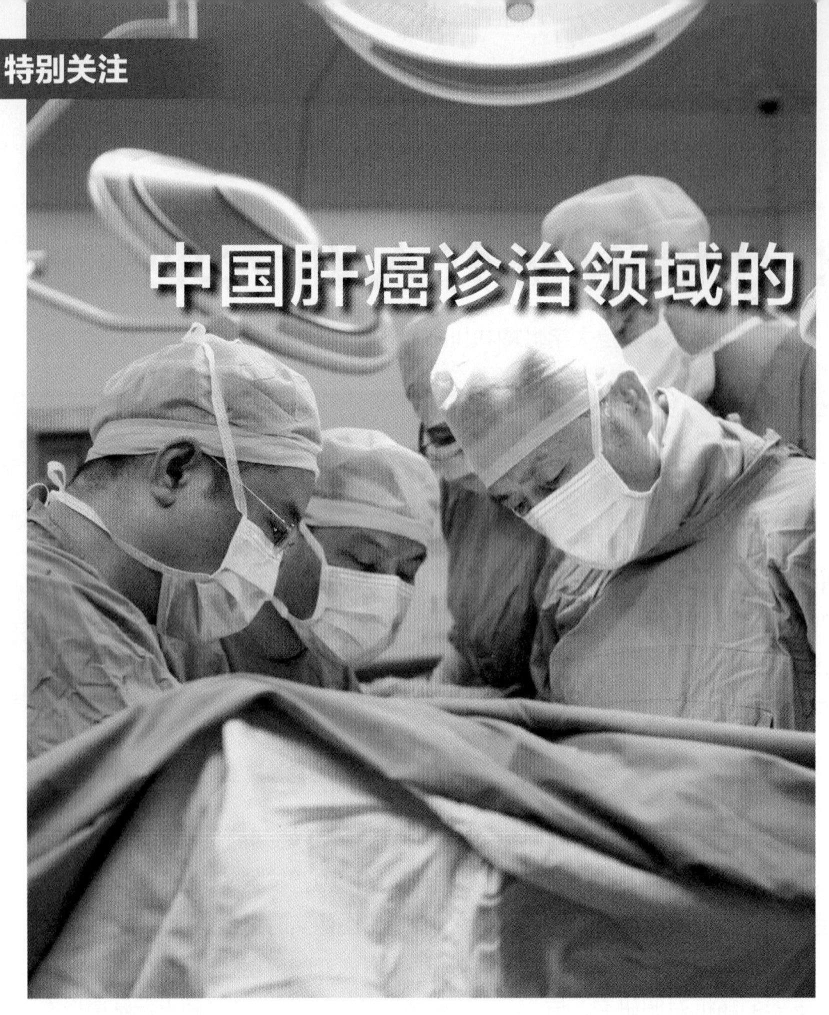

中国肝癌诊治领域的“创新标杆”

复旦大学附属中山医院肝脏外科
施国明 孙惠川 周 俭

原发性肝癌是我国常见的恶性肿瘤之一，我国每年约 40 万人死于肝癌。历经近 50 年发展，中山医院肝脏外科已成为全国肿瘤学重点学科、国家卫计委临床重点学科、上海市肝肿瘤临床医学中心（重中之重）和上海市医学领先学科，是我国最主要的肝癌诊治和研究基地之一，代表了我国肝癌治疗和研究的领先水平。

“上海复旦标准”：第一个符合中国国情的肝癌肝移植标准

肝移植是通过手术将一个健康的肝脏植入患者体内，使终末期肝病患者的肝功能得到良好恢复的一种外科治疗手段。自 1963 年“肝移植之父”Starzl 施行世界上第一例人体原位肝移植以来，历经 50 余年的蓬勃发展，肝移植技术已日趋成熟。各种急性或慢性肝病（包括终末期肝硬化、肝脏恶性肿瘤、先天性代谢疾病、急性或亚急性肝功能衰竭等）患者，采用内、外科方法无法治愈，预计在短期内（6 ~ 12 个月）无法避免死亡时，均可考虑肝移植手术。

中山医院肝脏外科成功实施了世界首例“利用切除的废弃肝脏行成人－儿童部分肝移植”，亚洲首例成人肝心联合移植，亚洲首例机器人辅助活体供肝肝移植，国内首例经典劈离式肝移植，上海市首例成人－成人、成人－儿童活体肝移植。

肝移植是肝癌患者的最佳治疗手段，因为肝移植在最大限度切除肿瘤的同时，也切除了肝癌发生的土壤——硬化的肝脏。中山医院肝脏外科从 2001 年开展肝移植以来，已实施 2000 余例手术，其中肝癌患者约占 65%。2006 年，樊嘉教授率先在国内提出了符合中国国情的肝癌肝移植标准——“上海复旦标准”，即单发肿瘤直径≤ 9 厘米；或多发肿瘤≤ 3 个，且最大肿瘤直径≤ 5 厘米，全部肿瘤直径总和≤ 9 厘米，无大血管侵犯、淋巴结转移及肝外转移。“上海复旦标准”扩大了肝癌肝移植适应证的范围，且未降低术后总体生存率及无瘤生存率，使肝移植能够造福于更多肝癌患者。中山医院肝脏外科肝癌肝移植 5 年生存率为 80%，无瘤生存率为 81%，达到国际领先水平。第 1 例肝癌肝移植患者迄今已健康生存 16 年余，第 1 例活体供肝肝移植肝癌患者也健康生存 15 年余。

针对肝癌肝移植术后肿瘤复发的问题，在肝移植术前、术中和术后积极采取抗复发转移措施，在发生复发、转移后实行多模式综合治疗及靶向治疗，可以更好地延长患者的生存期。

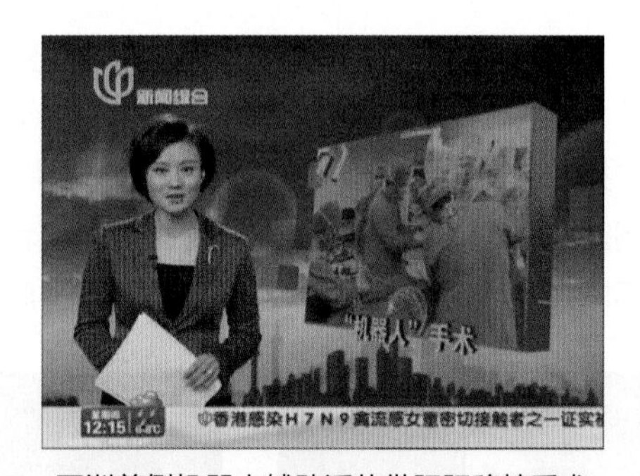

亚洲首例机器人辅助活体供肝肝移植手术

革命性的手术方式ALPPS：巨大肝癌患者的新希望

2013 年 4 月，中山医院肝脏外科在亚洲首先报道采用联合肝脏离断和门静脉结扎的二步肝切除术（ALPPS）治疗传统肝脏外科手术不能切除的巨大肝癌患者。这种手术主要适用于巨大肝癌或中晚期肝癌侵及过多正常肝组织、行常规肝肿瘤切除手术会因剩余肝组织过少而极易发生肝功能衰竭的患者，可以使剩余肝脏体积不足的巨大或晚期肝癌患者重获手术切除的机会。手术分两期进行：Ⅰ期手术先将病变侧有肿瘤的肝脏与无肿瘤的肝脏分隔开来，并将病变侧的肝脏门静脉结扎；一般在 7 ~ 14 天后，病侧肝脏部分萎缩，健侧肝脏代偿性长大（平均增长 79%），再行Ⅱ期手术，完整切除有肿瘤的病侧肝脏。

迄今为止，中山医院肝脏外科已累计完成 48 例 ALPPS 术，是国内完成数量最多的医疗中心。其中，一名巨大肝癌患者 ALPPS 术后生存时间已超过 41 个月，而不能切除的巨大肝癌患者的平均存活期为 9 ~ 10 个月。除肝癌外，这项技术还可应用于胆管细胞癌、结直肠癌肝转移、肝门部胆管癌、胆囊癌等患者。

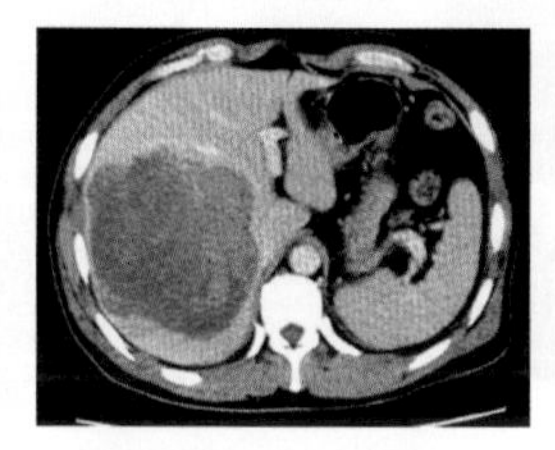

Ⅰ期巨大肝癌手术前 CT 图像

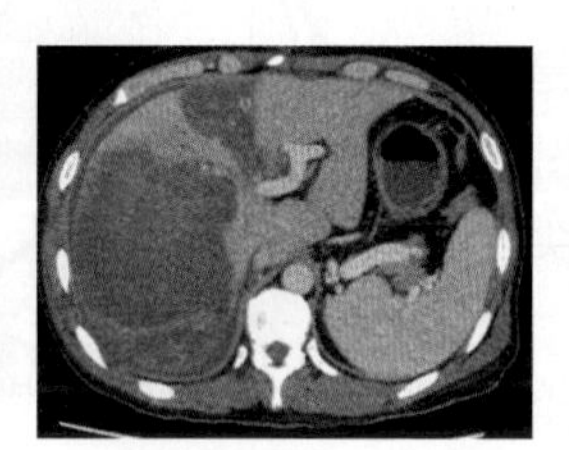

Ⅰ期手术后第 7 天，余肝体积增长 99%

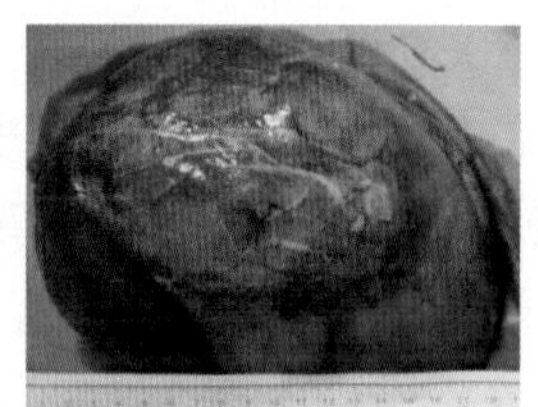

Ⅰ期手术后第 8 天，Ⅱ期手术切除的巨大肿瘤

精准医疗：肝癌治疗的新方向

精准医疗（Precision Medicine）是一种将个体基因、生活环境与习惯等差异因素考虑在内的疾病防治新模式。它借助基因组、转录组、蛋白质组等组学及其他医学前沿技术，寻找疾病治疗的精确靶点，并对同种疾病进行精确分类，最终实现个性化精准治疗，提高疾病诊治的效果。中山医院肝脏外科自 2015 年开始开展肝癌的精准医疗。

❶ 手术前通过 3D 打印技术打印 3D 肝癌模型，利用三维数字化立体成像系统设计精准的手术方案，掌握切缘情况，探讨胆道和血管保护，提高手术安全性。

❷ 采用 cellsearch 技术检测肝癌患者外周血中是否存在循环肿瘤细胞，科学制订手术方式和术后治疗方案。如果在肿瘤患者外周血中检测到循环肿瘤细胞，说明肿瘤转移能力强，应适当扩大手术切缘（通常扩大 1 ~ 2 厘米），并在术后加强抗复发转移治疗，包括介入治疗、化疗、靶向治疗等。如果外周血检测不到肿瘤细胞，那么手术切缘维持正常距离即可。

❸ 通过对循环肿瘤 DNA（ctDNA）和肿瘤组织进行基因测序，根据测序结果选用敏感的化疗及靶向药物，可以提高肝癌患者的疗效，节约医疗费用，并减少治疗副作用。

❹ 通过快速建立肝癌患者原代肿瘤组织的肿瘤移植模型，即 PDX 模型，选取临床上常用的化疗药物及备选药物在小鼠模型上试用，筛选对患者肿瘤最敏感、有效的药物，为肝癌精准医疗提供科学依据。

肝脏外科微创化：创伤更小，恢复更快

近年来科学技术的迅猛发展为肝脏外科微创化提供了可能。肝脏外科于 2003 年率先开展腹腔镜辅助下肝脏切除术治疗肝癌，并于 2010 年 3 月开展达·芬奇机器人辅助下肝脏切除术。

目前，肝脏外科每年完成腹腔镜或达芬奇机器人辅助下肝脏手术 700 余例，居国际领先水平。腹腔镜及达·芬奇机器人辅助下肝脏切除术治疗肝脏肿瘤具有创伤小、恢复快的优点，平均住院天数仅 5 天左右，远期效果与传统开腹手术相当，达到了既消灭肿瘤又最大限度减少创伤的目的，体现了微创外科的优势。

肝脏外科近年来积极创新，先后完成亚洲首例达·芬奇机器人辅助下成人－儿童活体肝移植术，亚洲首例达·芬奇机器人 ALPPS，与兄弟科室合作完成世界首例达·芬奇机器人结肠癌伴肝、肺转移患者多脏器同步切除术，世界首例达·芬奇机器人经胸路径肝脏肿瘤切除术，世界首例腹腔镜前入路全尾状叶切除术，国内首例腹腔镜辅助下纳米刀治疗肝脏肿瘤等创新手术。

专家简介

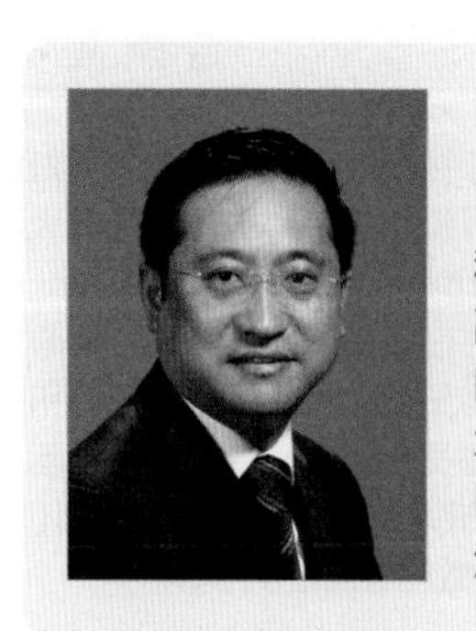

周 俭 复旦大学附属中山医院副院长、肝脏外科主任、教授、博士生导师，复旦大学肝癌研究所副所长、国家杰出青年科学基金获得者，长江学者，国家卫计委有突出贡献中青年专家，上海市领军人才，中国抗癌协会肝癌专业委员会主任委员，中华医学会肿瘤学分会秘书长。擅长各种肝肿瘤的诊治和肝移植。

心脏外科创新：给患者带来新生

复旦大学附属中山医院心外科　陆树洋　王春生

微创技术：小切口解决“大问题”

在很多人的印象中，做心脏手术需要开胸，不仅风险高、创伤大、出血多、多数患者需要输血，术后恢复也相当慢。对于高龄和全身情况较差的患者而言，开胸手术是“不能承受之重”；对心外科医生而言，为这类高危患者实施心脏手术也是巨大挑战。正因如此，如何通过微创手术来解决上述问题成为近年来国内外研究的热点。

中山医院心脏外科自20世纪90年代末就开始尝试开展微创心脏瓣膜手术。2009年起常规开展微创二尖瓣置换/成形术、微创主动脉瓣置换术、微创三尖瓣成形术，至今已完成微创瓣膜手术近2000例。无论数量，还是手术效果，均在国内居领先地位，并将技术推广至国内20多家医院。近年来，中山医院心脏外科还将微创心脏手术适应证拓展到胸骨上段小切口微创二尖瓣、主动脉瓣双瓣置换术，微创升主动脉置换术等。

自2010年8月起，中山医院心外科开始开展达·芬奇机器人辅助二尖瓣成形术。该术式仅通过胸壁上几个小孔，即可完成二尖瓣成形术，且病灶观察更仔细、手术操作更精确，是目前国际上最先进的微创二尖瓣修复技术。

2014年，中山医院又针对高龄、高危患者开展经导管主动脉瓣置换术，不开胸，无须体外循环和心脏切开，即可置换病变的主动脉瓣。该技术不但可以治疗主动脉瓣狭窄，而且可以治疗主动脉瓣关闭不全。

改良心脏移植技术：大幅提高移植效果

通俗地说，心力衰竭是心脏功能发生了衰竭，包括收缩（泵血）功能衰竭和舒张（血液回流至心脏）功能衰竭。目前，全球心衰患者总数高达2300万人，我国心衰患者的数量没有准确的统计数据，预计我国的心衰患者数应该在千万人以上。心衰患者的死亡率高，30天标化死亡率为10.8%，再住院率高达24.5%，5年死亡率高达50%。心力衰竭发展至终末期时，心脏移植是最为有效的治疗方法。

专家简介

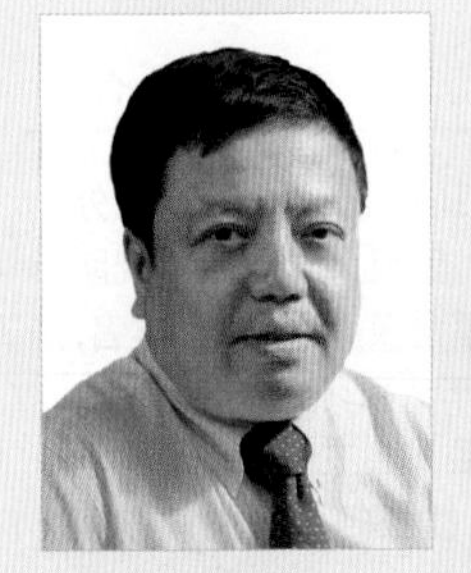

王春生　复旦大学附属中山医院心外科主任、教授、博士生导师，上海市心脏瓣膜研究中心主任，复旦大学器官移植中心副主任，上海市心血管病研究所副所长，中华医学会心胸外科学会副主任委员，上海市医学会心胸外科专业委员会创始主任委员，中国医师协会心外科分会瓣膜病专业委员会主任委员、大血管专业委员会副主任委员。擅长心脏移植、心肺联合移植、复杂主动脉瘤（夹层）的外科治疗、瓣膜修复手术、冠脉搭桥术及各类微创心血管手术等。

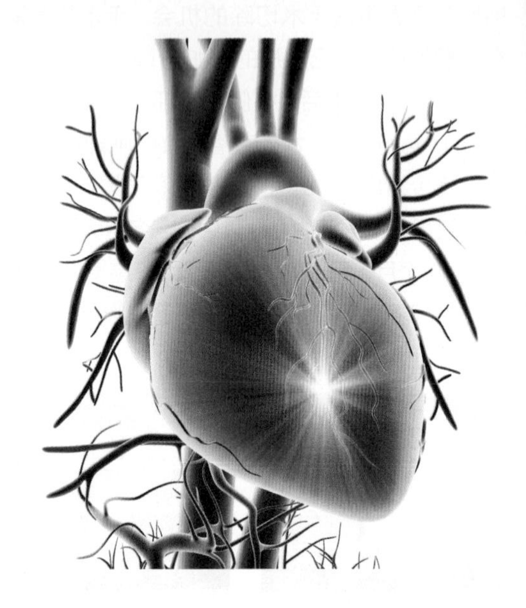

复旦大学附属中山医院心外科自2000年成功实施第一例心脏移植以来，经过十余年的探索与发展，在移植技术与移植患者的围手术期管理等方面积累了丰富经验，心脏移植已成为科室及医院主要特色之一。截至目前，中山医院心外科已完成心脏移植400余例，心肺联合移植10例，其中包括国内首例儿童心脏移植（12岁），首例再次心脏移植，年龄最大的心脏移植（77岁），亚洲首例心肝联合移植，亚洲首例肝、心、肾序贯移植等特殊病例。心肺联合移植患者最长已存活14年（国内文献报道存活时间最长）；心脏移植手术成功率达97.8%，1年、3年、5年存活率分别为90.7%、83.6%、75.1%，移植数量和成功率在国内处于领先水平，已达到国外大规模移植中心水平。

❶改良供体心脏保存方法

原位心脏移植手术时，医生需要从患者的胸骨正中开胸，暴露纵隔，打开心包，切断大血管后通过体外循环机（人工心肺机）进行辅助循环，并将衰竭的心脏分离出来。随后，供体心脏被植入原心脏部位，与受体的血管和剩余左心房组织吻合。供体心脏复跳后，可脱离体外循环机，缝合关胸。

一般地说，供体的心脏在取出前需要经心脏停跳液处理，使心脏停搏；取出后须灌注心肌保护液，同时放入冰水中保存。通常，供体心脏可以在冰水中保存 4～6 小时。中山医院心外科采用自创的长缺血时间供体心脏保存方法，使心脏保存时限从 4 小时延长至 8 小时，且该保存方法可应用于“无心跳供心”的获取，大大拓展了供心来源。

❷ 改良心脏吻合技术

中山医院心外科对心脏吻合技术进行了创新改良。传统心脏移植一般按照心脏解剖顺序自后向前完成吻合，具体顺序为：左房－下腔静脉－主动脉－肺动脉－上腔静脉。传统手术时间长，心脏复跳后负荷重，心功能损害大。中山医院心脏外科提出“生理顺序”的心脏吻合技术，即先进行“左心吻合”（左房、主动脉吻合完成后，即可实现心脏复跳），再完成“右心吻合”（下腔静脉－肺动脉－上腔静脉），使心脏缺血时间和手术总时间缩短 20%～30%，心脏复跳后负荷小，可有效促进供心恢复，大大改善患者预后。

❸ 完善术后管理

中山医院心外科设立心脏移植随访专家门诊，指导患者术后康复和抗排异治疗。由专人负责资料收集与管理，全面掌握心脏移植患者术后情况，积极拓宽随访途径与方式，使心脏移植术后随访率达 100%，现已积累国内最大样本的心脏移植随访数据库。

借助中山医院大型综合性医疗中心的资源优势，心外科还积极整合心内科、心理科、心超室等资源，对心脏移植患者的术后康复、药物治疗、心理调整等各方面提供全面指导和干预，帮助患者进一步提高疗效，改善生活质量。

内镜里的“创新智慧”

复旦大学附属中山医院内镜中心　李 剑　周平红

POEM术：享誉全球

消化道的管壁一共分四层：黏膜层、黏膜下层、肌层和浆膜层。其中，黏膜下层最疏松，注入生理盐水以后，可以成为内镜操作的又一空间，即内镜“第三空间”。内镜可以深入黏膜下层，在里面“打隧道”，直接到达病变部位，进行相应治疗。经口内镜下肌切开术（POEM）是一种通过隧道内镜技术进行肌切开，从而解除消化道功能性梗阻的内镜微创新技术。2010 年 8 月，中山医院内镜中心在国内率先将该手术应用于贲门失弛缓症的治疗。迄今为止，团队已累计完成 POEM 手术千余例（占全球病例数一半），并改进和首创多种手术方式和技术，简化手术流程，提高安全性和疗效。

贲门失弛缓症是由于食管神经、肌肉功能障碍，导致食管下端括约肌（LES）不能松弛，食物滞留于食管内，患者常有进食梗阻、频繁呕吐等症状，十分痛苦。药物治疗贲门失弛缓症的效果很有限，最有效的治疗措施是切断食管下端括约肌。过去，要切断食管下端括约肌只有“开刀”一条路，虽然疗效确切，但创伤大、并发症多、费用也较高。POEM 术诞生以后，医生只要用特殊器械在贲门上方 10 厘米的食管黏膜表面切一个小口（“开窗”），随后将胃镜伸入食管黏膜下，通过特制的器械建立黏膜下通道，直达食管下端括约肌处，选择性地切断括约肌即可，手术时间短、创伤小、恢复快。

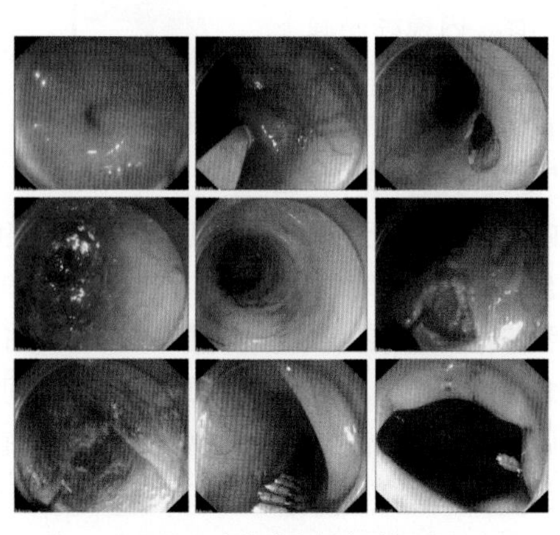

POEM 术治疗贲门失弛缓症

专家简介

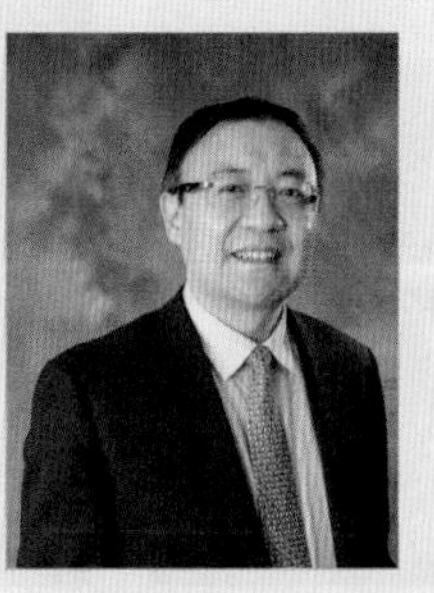

周平红　复旦大学附属中山医院内镜中心主任、普外科主任医师、教授、博士生导师，上海消化内镜诊疗工程技术研究中心副主任、技术委员会主任，中华医学会消化内镜学分会常委、外科学组组长，中国医师协会介入医师分会消化内镜专业委员会副主任委员、内镜医师分会消化内镜专业委员会常委，上海市医学会消化内镜学专科分会副主任委员、ESD 学组组长。擅长胃肠道肿瘤的内镜微创治疗和外科手术治疗。

微创治疗消化道早期癌：从EMR、ESD到STER

传统的治疗消化道息肉和早期癌的方法是外科手术，虽然疗效确切，但创伤大、患者恢复慢、住院时间长，治疗费用也高。随着内镜治疗技术的不断发展，很多消化道病变可以实现内镜下切除，不再需要“开刀”。

较小或有长蒂的胃肠道息肉，可以直接用圈套器套住蒂部，电凝切除；如果病变较平坦，无法用圈套器，可以先在病变下方注射生理盐水，使病变部位“抬起”，再用圈套器套住、电凝切除，即内镜下黏膜切除术（EMR）。

长度超过 2 厘米的平坦病变，可以采用内镜黏膜下剥离术（ESD）：先在肿瘤周围做一环状标记，随后在肿瘤下方注射生理盐水，使病变部位明显抬起，再沿病变边缘切开正常黏膜，使肿瘤与周围正常组织分离，最后用特殊的剥离器械将肿瘤完整剥离下来。

对源于胃肠道固有肌层的肿瘤，中山内镜团队首创经黏膜下隧道肿瘤切除术（STER）进行治疗，取得较好效果。主要步骤包括：①内镜下找到肿瘤，准确定位；②在瘤体上方 5 厘米处切开黏膜，建立黏膜下隧道，显露肿瘤；③在内镜直视下完整切除肿瘤；④缝合黏膜切口。

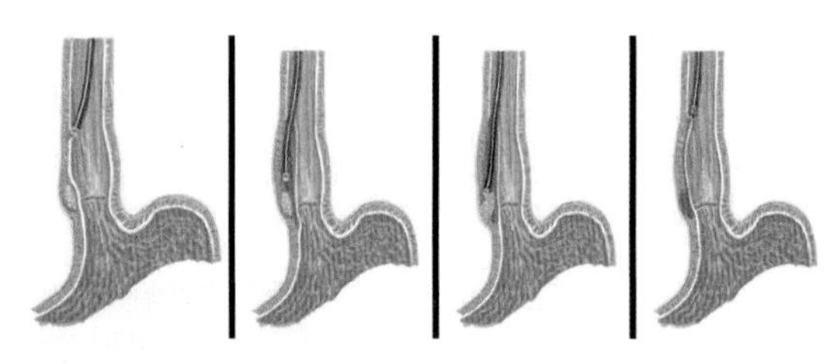
STER 示意图

与以往治疗方法相比，内镜经黏膜下隧道肿瘤切除术的创新性在于：①首创应用“隧道内镜”技术，在内镜直视下进行黏膜下肿瘤切除，既能完整切除肿瘤，又能恢复消化道的完整性，还可避免术后出现消化道漏和继发感染；②创造性地利用消化道黏膜和固有肌层之间的空间，建立“隧道”进行操作；③手术时间短（最短 25 分钟），创伤小，术后患者恢复快，住院时间短，治疗费用低，疗效肯定，术后随访无一例病变残留、复发或隧道内种植。内镜中心至今已完成 STER 手术超过 500 例。由于 STER 手术为国际首创，内镜中心专家多次受邀在国际会议上进行手术演示，也吸引了世界各地的消化内镜医生前来学习。

缝合技术创新：更安全、更有效

❶ 金属夹联合尼龙绳缝合技术

由于受金属夹跨度的限制，对于大范围的穿孔，往往难以直接施行金属夹夹闭。为此，我们运用金属夹联合尼龙绳的方法修补创面：一种是先用数枚金属夹将尼龙绳固定于创面边缘，再将尼龙绳收紧，闭合创面，适用于关闭范围较大的穿孔；另一种是先使用金属夹夹闭创面，再使用尼龙绳加固，适用于关闭较小的穿孔，比单纯使用金属夹夹闭更安全、有效。

❷ Overstitch缝合技术

Overstitch 缝合器的出现，使内镜缝合技术进入了一个新纪元。位于内镜头端的附加缝合装置配备了弧形针，内镜医生通过操作手柄，可实现类似于外科缝合的操作。

该器械可进行连续缝合和间断缝合，且支持单手操作，不受创面大小的限制，可对创面实现全层缝合，缝合效果可靠。

不过，由于操作过于复杂，灵活性也欠佳，对术者的内镜操作技术要求极高，目前只在有技术条件的医院，当组织缺损或缝合面积较大时，才考虑使用。中山医院内镜中心于 2015 年 6 月 10 日在国内率先成功开展 Overstitch 缝合技术，术中、术后均未出现手术相关不良事件。

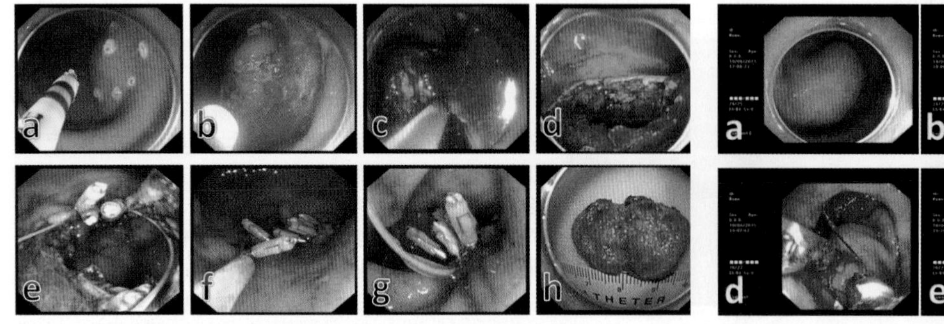

胃黏膜下肿瘤全层切除和金属夹联合尼龙绳荷包缝合术

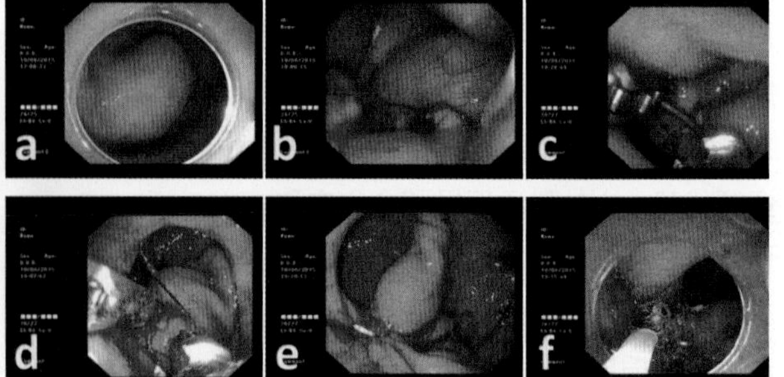

Overstitch 缝合器缝合消化道管壁缺损过程

三大新技术：突破主动脉瘤腔内修复禁区

复旦大学附属中山医院血管外科　王利新　符伟国

微创腔内修复是近十年来出现的一种治疗动脉瘤的新技术。对于普通的病变，医生只要将带有人工血管膜的金属支架（人工血管内支架）植入血管腔内，固定在瘤体两端健康的血管壁上，就像在病变血管内架设了一座密封的桥，使血流经支架流向远端，不再冲击瘤壁。与传统开放手术相比，腔内修复技术创伤小、出血少、恢复快。不过，进行腔内修复有一个必要条件，即在病变血管的两端分别要有至少2厘米的健康血管作为支架的固定区域，否则“桥”无法固定，血流仍会流到瘤腔内，导致手术失败。

多年来，累及主动脉弓的胸主动脉瘤和累及内脏动脉的腹主动脉瘤是微创腔内修复技术的禁区。中山医院血管外科开拓性地应用“原位开窗”+“预开窗”+“开窗支架”等新技术的组合，拓宽了微创腔内修复治疗的适应证，能使更多原先受解剖条件限制、无法接受传统腔内修复手术的患者受益。

专家简介

符伟国　复旦大学附属中山医院血管外科主任、教授、主任医师、博士生导师，复旦大学血管外科研究所副所长，中华医学会外科学分会血管外科学组委员、医学工程学分会血管外科与组织工程专业委员会委员，亚洲血管学会委员，国际腔内血管外科学会委员。擅长主动脉扩张性疾病的腔内修复治疗和开放手术治疗。

原位开窗技术

原位开窗技术主要应用于累及弓上分支动脉（主要是左锁骨下动脉）的胸主动脉瘤。治疗时，医生先在胸主动脉瘤内植入人工血管内支架，完全覆盖病变；然后，在正对左锁骨下动脉开口处的支架覆膜材料上“开窗”；再将一枚小口径血管支架经“窗口”从左锁骨下动脉释放至人工血管内支架管腔内部，使血液能通过这枚小支架流入左锁骨下动脉，保留了左锁骨下动脉的血供。

为提高原位开创技术的成功率和精确性，中山医院血管外科设计并研发了原位开窗系统——“Fustar可调控鞘”+“可调穿刺针”。它们可以帮助医生在手术过程中迅速、精准、有效地建立通路和恢复分支血管的血供，理论上能处理任何累及主动脉弓的病变。

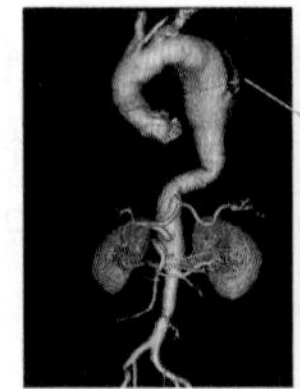
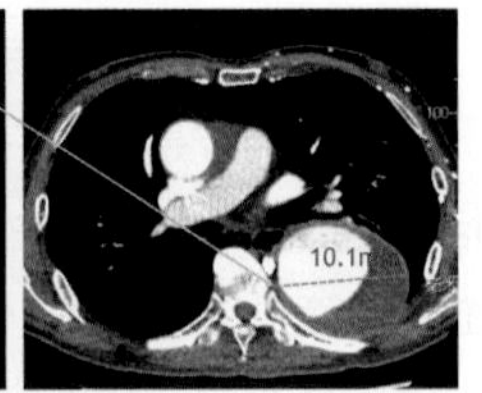

术前显示瘤体巨大，近端累及左锁骨下动脉

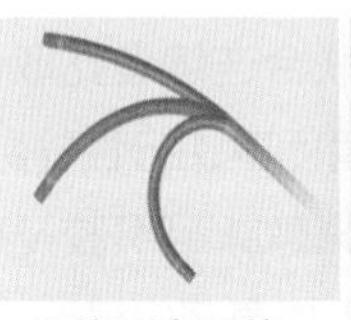
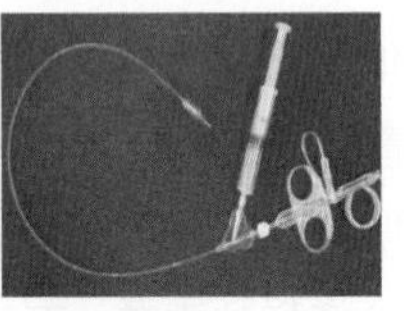

原位开窗系统：Fustar可调鞘和可调穿刺针

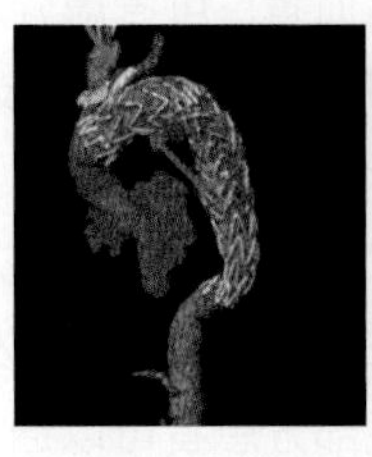
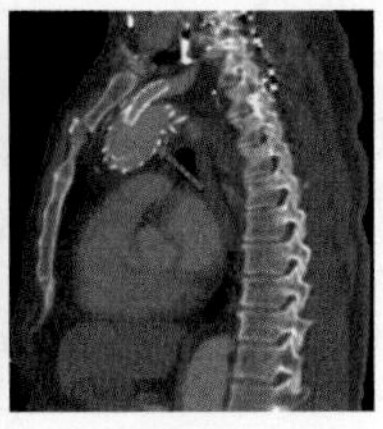

术后CTA检查显示瘤体修复完全，左锁骨下动脉支架通畅

预开窗技术

保留弓上分支动脉的第二项新技术是“预开窗技术”。手术时，医生先部分释放人工血管内支架的近端部分；随后，根据术前血管造影的测量结果，用电灼刀在支架覆膜材料上开孔；再用聚丙烯缝线缝上金属标记，并加固开孔边缘；再次组装支架，将人工血管内支架开孔对准分支动脉开口释放（可根据需要植入分支支架），从而保留分支动脉血供。预开窗技术的优点是可以利用现成的商品化支架，根据需要在术前进行改良，不增加额外费用。

开窗支架

开窗支架主要用于治疗累及或临近内脏动脉的腹主动脉瘤。开窗支架是一种高度定制的人工血管内支架。术前先通过薄层螺旋CT获得精确测量结果，再将数据发给生产厂家，定制个体化的开窗支架。开窗支架带有保留双侧肾动脉的开孔和保留肠系膜上动脉的开槽。术中通过人工血管内支架上的标记精确定位，将开孔和开槽分别对准双侧的肾动脉和肠系膜上动脉后释放，然后用导丝将人工血管内支架内腔释放到肾动脉，保证肾动脉血流通畅。

多学科协作：杜绝肝硬化大出血

复旦大学附属中山医院消化科　黄晓铨　陈世耀

乙肝、饮酒、自身免疫、药物等各种原因引起的慢性肝病都会导致肝脏损伤。当肝脏发生纤维化以后，质地会慢慢变硬。肝硬化是肝纤维化进展的结果，肝细胞坏死伴随纤维增生，形成的肝内结节和瘢痕会破坏肝脏内血管的正常走向，使血管、胆管变得扭曲，甚至阻塞，导致腹腔内静脉回流受阻，使门静脉压力增高，形成门脉高压。

门静脉高压有三大表现：脾脏功能亢进、腹水和食管胃静脉曲张。在内脏静脉中，食管胃静脉最靠近门静脉，压力差最大，且暴露在胃壁黏膜下，容易受进食、胃酸等因素影响而发生破裂出血。门脉高压患者若不小心吃了过硬的食物，吃得过饱，或进行了剧烈运动，很容易诱发消化道大出血。

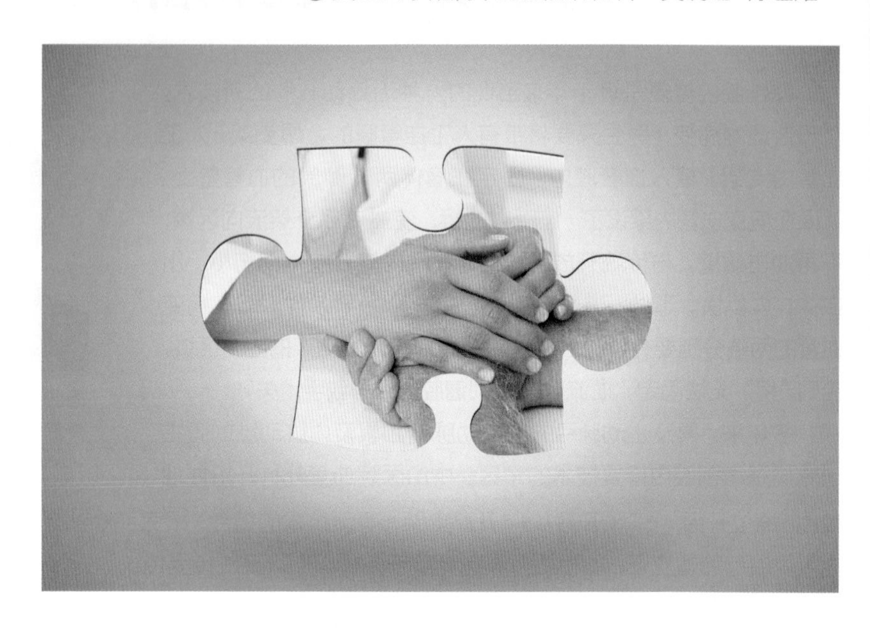

肝硬化大出血：凶险异常

食管胃静脉曲张破裂出血极为凶险，每次出血死亡率高达30%，出血后的处理必须争分夺秒。临床上，超过一半的肝病患者是在发生了呕血或黑便后，才被诊断为食管胃静脉曲张。因此，慢性肝病患者应在医生指导下定期检查，防患于未然。胃镜检查发现存在食管胃静脉曲张、但没有出过血的患者，可以在医生指导下服用普萘洛尔（心得安）、卡维地洛等β受体阻滞剂，以降低门脉压力，减少出血风险。重度食管胃静脉曲张、胃镜检查估计出血风险极高者，可以选择内镜治疗，预防出血。

改良新技术：有效预防消化道大出血

内镜治疗是预防肝硬化患者消化道出血的优先选择措施。内镜治疗包括套扎治疗、硬化剂注射治疗和组织胶注射治疗，尽可能将所有可能导致出血的血管封堵、闭合，使曲张静脉消失，以减少出血的可能性。

近年来，依托多学科协作，我们在内镜治疗技术的改良与创新方面进行了不断探索与实践，提出了“改良组织胶治疗胃静脉曲张”新技术，用“聚桂醇－组织黏合剂－聚桂醇”取代“碘油－组织黏合剂－碘油”。此外，我们还开展了组织胶联合连续套扎取代组织胶联合套扎序贯硬化剂治疗食管静脉曲张，球囊导管闭塞逆行性静脉栓塞术辅助下内镜治疗胃静脉曲张，透明帽辅助下食管曲张静脉组织胶及硬化剂注射治疗存在食管旁曲张静脉及交通静脉患者，大大提高了内镜治疗食管胃静脉曲张的疗效。

经内镜治疗后，食管胃静脉曲张仍然存在或仍反复出血者，可考虑介入治疗——经颈静脉穿刺门体分流术（TIPs技术）。该技术是在肝脏里“架桥”，分流部分门静脉血液到肝静脉，可降低门静脉压力和再出血风险，同时可减少腹水形成。不过，由于这部分血流没有经过肝脏代谢，患者术后发生肝性脑病的风险增加10%。当然，大部分患者可以通过控制蛋白质饮食等手段避免肝性脑病的发生。还有部分患者可选择切脾手术＋断流手术治疗或肝移植治疗。

专家简介

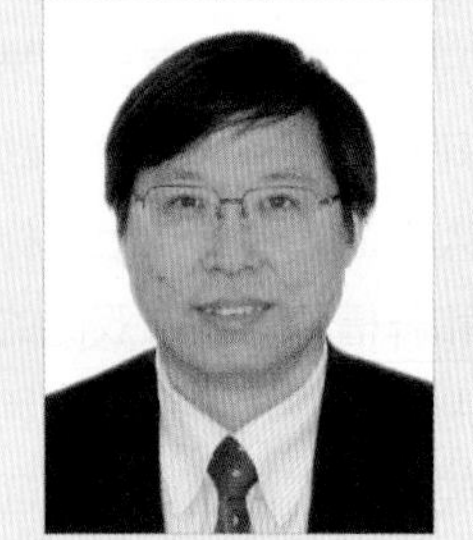

陈世耀　复旦大学附属中山医院消化科主任医师、博士生导师，消化科、内镜中心副主任，门脉高压与内镜治疗亚专科主任，门脉高压MDT召集人，上海市医学会食管胃静脉曲张治疗分会主任委员。擅长肝硬化门脉高压食管胃静脉曲张出血的内镜治疗。

胃肠肿瘤治疗四大新趋势

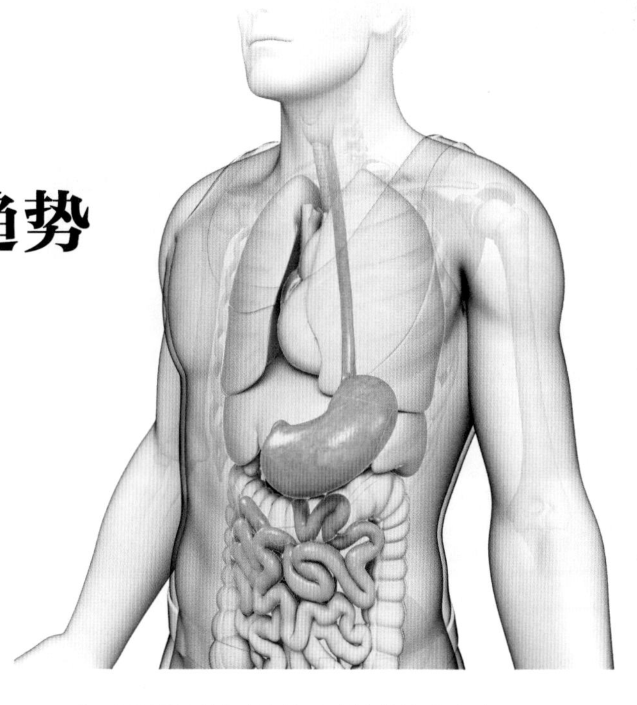

✍复旦大学附属中山医院普外科　孙益红

近二十年来，外科手术的理念和技术发生了深刻的变革，从以前的单纯开腹手术发展到如今的微创手术、多学科综合治疗。与此同时，肿瘤的诊断与分期更精确，治疗手段也更多样，在提高治愈率的同时，显著提高了患者的生活质量。

诊断“精细化”

以前，当患者被诊断为胃癌或肠癌以后，无论是医生还是患者，唯一目标就是尽快切除肿瘤。近年来，随着肿瘤诊疗理念的更新，精细化的分期和分型诊断受到了医学界的广泛重视。过去，无论是早期、中期还是晚期肿瘤，都被统称为肿瘤。如今，对于一部分最早期的癌症，医学上已经用‘高级别上皮内瘤变’这个名称来代替，提示外科医生要慎重进行毁损性手术。

方案“个体化”

近年来，肿瘤治疗更提倡“因病制宜”，即根据患者的具体情况，设计最合理的治疗方案。同样是胃癌、大肠癌，在不同阶段，治疗方案和预后差异很大，医生必须为每位患者“量体裁衣”，并非“一刀切”。手术刀是把“双刃剑”，若使用不当，会给患者造成非常大的伤害。

过去，胃癌患者一旦被确诊，必须接受胃大部切除术，甚至全胃切除术。如今，医生会在术前详细评估患者的情况，对其病情进行详细分期，进而制订个体化的手术方案：如果是早期胃癌，一般无须进行传统开腹手术，借助消化内镜或者腹腔镜等微创方法，即可完成治疗；如果是晚期胃癌，已经发生了远处转移，或患者身体非常虚弱，医生一般不建议患者接受手术治疗，即使是化疗，也要慎重施行。

此外，与过去盲目追求“根治”肿瘤不同，目前无论是医生还是患者，都更注重在治愈疾病或延长患者生命的同时，改善生活质量。保肛手术、保乳手术等治疗方法已被越来越多的肿瘤患者所接受。以肠癌为例，过去凡是距离肛门5厘米以内的直肠癌，一般都不保留肛门；现在，医生会在术前和术中充分考虑保肛的可能性，尽可能为患者保留肛门的结构和功能，提高其术后的生活质量。

手术“微创化”

随着医学技术的进步，在达到手术效果的同时，尽量减少手术创伤，已成为外科手术治疗的新方向。在此背景下，微创手术应运而生。目前，早期胃癌、肠癌患者已经可以不用“开大刀”，通过腹腔镜或内镜手术就能治愈疾病，不仅手术创伤小，病人术后恢复也快。

值得一提的是，在推广新技术、新理念的同时，医生应当保持清醒的头脑，一定要严格把握适应证，该做的就做，不该做的千万不做。比如，腹腔镜手术虽然创伤小、患者接受度高，但只适用于早期和部分进展期胃癌患者，并非所有胃癌患者都适用。

治疗“系统化”

目前，肿瘤治疗已经朝着综合化、系统化的方向发展。近年来，中山医院建立了一系列多学科治疗团队（MDT），通过多学科协作，共同为患者服务，提高疗效，促进康复。比如肿瘤患者，治疗前可以由多学科专家针对其具体情况制订个体化的诊疗方案；治疗过程中，会有心理医生对患者进行心理疏导，还会有营养专家帮助患者调理饮食等。

专家简介

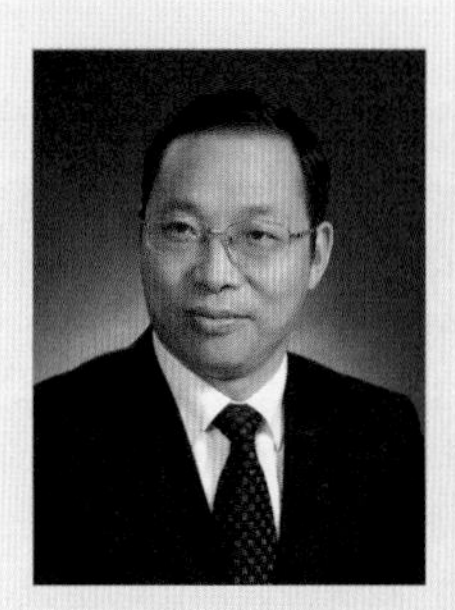

孙益红　复旦大学附属中山医院副院长、普外科主任，教授、博士生导师，英国皇家外科学院会员（FRCS），美国胃肠道内镜外科医生学会会员（SAGES），中华医学会外科学分会胃肠外科学组委员兼秘书，中国医师协会外科医师分会肿瘤外科医师委员会副主任委员，上海市医学会普外科专业委员会胃肠外科学组组长和微创外科学组副组长。从事外科临床工作20余年，致力于胃肠道肿瘤的规范化综合治疗理念和技术推广。

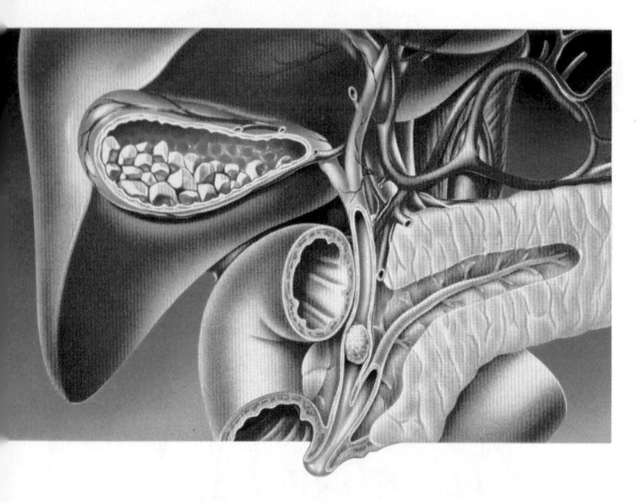

多镜联合技术：胆道结石“微创治”

复旦大学附属中山医院普外科　王越琦　刘厚宝

胆道结石是常见的外科良性疾病之一，发病率逐年升高。胆囊结石的患病率为11%～36%，10%～15%的胆囊结石患者合并胆管结石。胆管结石一旦发生嵌顿，会造成胆道梗阻，甚至并发急性化脓性胆管炎或急性胆源性胰腺炎，若不及时处理，会导致严重的不良后果。

常规微创手术有局限

在微创技术普及之前，开腹手术是治疗胆道结石，特别是胆总管结石的唯一方法。如今，腹腔镜胆囊切除术（LC）已经成为胆囊切除的首选术式，十二指肠镜下乳头括约肌切开术（EST）亦成为大部分医疗机构治疗胆总管结石的首选方法。不过，十二指肠镜下乳头括约肌切开术中，需切开Oddi括约肌（又称胆胰壶腹括约肌），而Oddi括约肌具有精确调控胆汁和胰液排泄，防止肠液反流及细菌逆行感染，维护肝、胆、胰正常生理环境等重要功能。十二指肠镜下乳头括约肌切开术破坏了Oddi括约肌的结构和生理功能，十二指肠内容物易反流入胆管，会增加胆道感染、胆石症复发等远期并发症的发生风险。

多镜联合：扩大微创治疗适应证

胆总管结石患者若因结石大小和数量不适合行十二指肠镜下乳头括约肌切开术，是否只有开腹手术一条路？答案是否定的。近年来，国外兴起了治疗胆总管结石的两项临床新技术：腹腔镜胆总管探查术（LCBDE）和腹腔镜经胆囊管胆管探查术（LTCBDE）。这两项技术都是通过联合应用腹腔镜和胆道镜来清除胆总管结石，优点有四：一是对Oddi括约肌无破坏；二是创伤小，只要做3～4个1厘米左右的小切口，就可以完成原来需要做10厘米以上大切口才能完成的手术；三是术中出血量少，术后恢复快，90%的患者术后次日就可下床活动，平均住院时间较开腹手术缩短一半；四是治疗费用比十二指肠镜下乳头括约肌切开术明显降低，减轻了患者的经济负担。我科自2013年开展该临床新技术至今，平均每年手术量300余例，并率先证实有腹腔粘连的患者仍能获得微创治疗胆总管结石的机会，中转开腹率＜10%。

多镜联合，患者获益

当然，世界上没有十全十美的治疗方案。比如：十二指肠镜下乳头括约肌切开术虽然会破坏Oddi括约肌，但胆总管直径＜8毫米的肝外胆管结石，或影像学没有确诊的可疑胆总管结石，仍首选该术式；腹腔镜经胆囊管胆管探查术受手术设备和胆囊管解剖条件等因素制约；腹腔镜胆总管探查术要求胆总管直径≥8毫米。

腹腔镜、胆道镜和十二指肠镜各具所长，选择合理的手术方案非常重要。只有选择规范、合理、妥善的微创治疗方案，尽量避免对Oddi括约肌功能的破坏，才能使患者最大限度获益。

专家简介

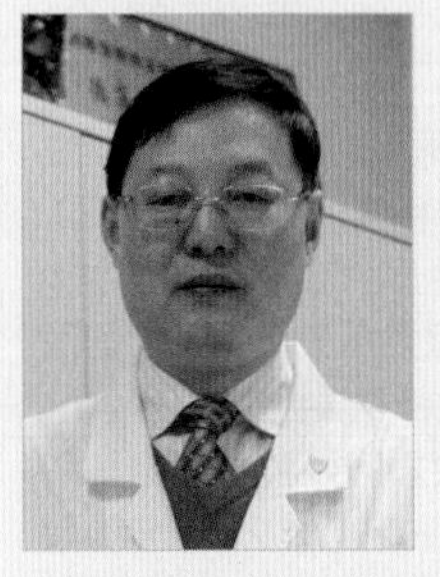

刘厚宝　复旦大学附属中山医院普外科副主任、胆道外科主任、教授、博士生导师，中国抗癌协会胆道肿瘤专业委员会常委、肿瘤微创专家委员会胆道肿瘤微创外科与综合治疗分会副主任委员，中华医学会外科学分会胆道学组委员，中国医师协会胆道学组委员。擅长胆囊癌、胆管癌和壶腹癌的精准化治疗，肝内外胆管结石和先天性胆总管囊肿的个体化微创治疗，复杂胆道损伤的修复与重建等各类胆道疑难杂症的临床诊断和治疗。

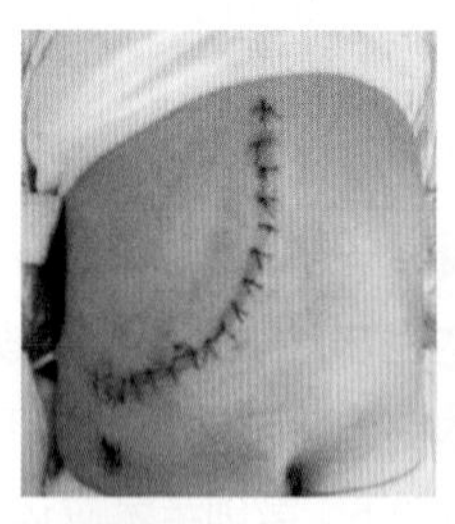

开腹手术“大切口”

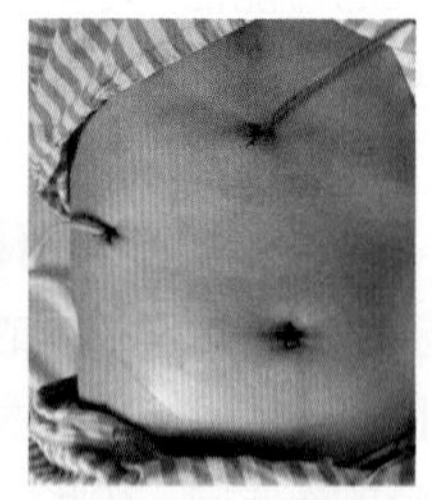

多镜联合“小切口”

骨科创新：“精准”诊治、“快优”康复

复旦大学附属中山医院骨科　林 红　董 健

腰突症：术式选择个体化

中山医院骨科对腰突症的诊治水平在国内一直处于领先地位。1953 年率先在国内开展椎间盘造影，1992 年率先在国内进行内镜下腰突症微创手术治疗。近年来，借助骨科手术显微镜和椎间孔镜等设备，结合头戴式放大镜辅助、通道辅助等技术，手术切口已变得更小，微侵袭手术已成为可能。

显微镜下微创开窗减压髓核摘除术就是一种微侵袭手术，适用于大多数需要手术的腰突症患者。与传统小切口开窗手术相比，该手术的术区照明更好、放大率高、操作时不易损伤神经，切口大小不受患者体型影响，手术时间明显缩短，病人术后不适感和术后并发症明显减少。

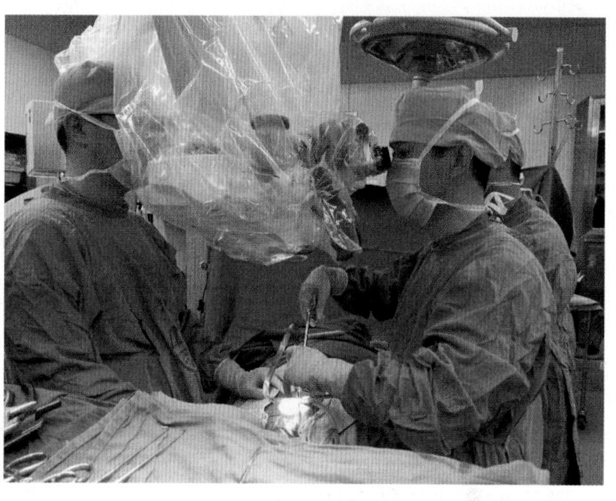

在显微镜下进行腰突症微创手术

外侧型或极外侧型腰突症患者，或由于其他疾病无法承受开放手术者，椎间孔镜手术是较好选择。该手术在局麻下进行，安全性高，手术创伤小，皮肤切口仅 6 ~ 10 毫米，仅需缝 1 针，术后恢复快，当天即可下地，术后 2 周可恢复日常生活和工作。

腰突症患者如果合并严重椎管狭窄或滑脱不稳，则需要采用通道辅助下微创内固定融合（单侧症状患者）、微创单边固定融合（单侧症状患者）和常规减压融合（双侧症状患者）等手术方案。

脊柱转移瘤：多学科协作（MDT）更有效

约 70% 的恶性肿瘤会发生骨转移，而脊柱是最常见的骨转移部位。中山医院骨科于 2006 年率先在国内采用“全脊椎整块切除”治疗脊柱转移瘤，几乎无局部复发，改善了患者的生活质量，延长了他们的生命。2014 年，中山医院在国内率先通过多学科协作（MDT）综合诊治脊柱转移瘤：先通过微创穿刺活检，明确病理诊断；再进行 MDT 团队讨论，根据患者的症状（疼痛程度，有无神经压迫、瘫痪）、原发肿瘤恶性程度及分型、预期生存期及患者全身情况，制定精细化的内、外、介入、放疗等多学科综合阶梯治疗方案。确定需要手术的患者，可根据不同情况分别采用微创椎体成形术、微创经皮椎弓根螺钉内固定、椎管减压加微创经皮内固定、肿瘤姑息性切除、全脊椎整块切除等外科手术方式进行治疗。

关节置换：“快优康复”造福患者

快优康复关节置换是指通过综合性的围手术期管理，术前将患者的机体调整到最佳状态，术中规范手术与麻醉团队的操作程序，从而有效控制手术所引起的创伤与应激反应，最大限度地减少患者的不适感，降低并发症发生率，使患者更快、更舒适地康复。

中山医院骨科关节专科团队通过流程化的多学科规范化管理，把上述内容落到实处，改善了患者体验，使髋膝关节置换术后的康复又快又好。具体措施包括：手术前，指导病人进行呼吸、咳嗽与下肢肌力训练，增加动物性蛋白质摄入量，保证优质睡眠，每天用肥皂洗澡。手术日，让患者能够进食两餐，避免其过度饥饿，保证能量供应与代谢需求。手术中，避免使用吸入麻醉，并通过限制输液、保温、控制性降压，减少出血；手术医生通过详尽的术前测量，优化手术过程，手术操作微创化，尽量缩短手术时间。

专家简介

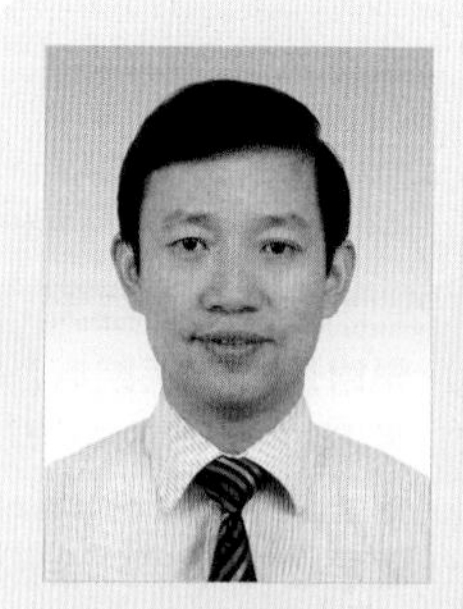

董 健　复旦大学附属中山医院骨科主任、主任医师、博士生导师，上海市领军人才。从事骨科、脊柱外科临床及相关研究近 30 年，擅长脊柱肿瘤、颈椎病、腰突症、腰椎滑脱、椎管狭窄症、脊柱骨折、结核、脊柱侧弯、老年人脊柱疾病的诊治。

创新技术、制定标准：造福呼吸病患者

复旦大学附属中山医院呼吸科 刘洁 朱蕾

“中山标准”：肺功能检查更规范

肺功能检查是评价患者呼吸功能的常用方法，在多种呼吸系统疾病（如慢性阻塞性肺病、支气管哮喘、间质性肺病等）的诊断、治疗和随访，手术耐受性评估，职业病研究，劳动能力鉴定，高原旅行评估及流行病学调查等方面均具有重要价值。通过对患者正常呼吸、用力吸气或呼气等动作的评估，以及气体成分分析，可明确其是否存在通气、换气功能障碍，障碍的类型与程度，判断呼吸功能损害是否可逆及损害的部位和性质。结合拓展项目，如动脉血气分析、气道激发试验、呼出气一氧化氮、诱导痰、脉冲振荡技术、运动心肺功能、动静脉分流测定、呼吸肌力、中枢兴奋性等，可全面评价患者的呼吸功能。

中山医院呼吸科于20世纪50年代率先在国内开展临床肺功能检查，建立了肺功能实验室，自行研制了肺功能仪，出版了国内首部肺功能专著，制定了华东地区肺功能预计值公式。随着肺功能检查的普及，其操作标准和诊断规范逐渐成为核心问题。中山医院呼吸科通过总结数十年经验，创立了一系列“中山标准”：验证和修订了1988年肺功能诊断标准，首次换算出“一秒率”的正常值，并在国内推广；2014年出版《临床肺功能》（第二版），并发表了正常预计值公式、操作指南和诊断指南等；2015年发表了《常规肺功能测定程序标准化和质量控制的建议》，对肺功能专业术语的国家标准进行了定义和解读，同时结合临床实际需求，完成了全国唯一符合现代要求的肺功能操作录像，指导技师操作，并用于患者检查前宣教，对提高患者配合度、缩短检查时间、简化操作流程、提高工作效率均发挥了积极作用，目前已在全国广泛推广应用。中山医院呼吸科每年完成各类肺功能检查6万余例，医务人员的操作效率、患者的配合程度及安全性显著提高，无并发症产生。

专家简介

朱蕾 复旦大学附属中山医院呼吸科主任、教授、博士生导师，中华医学会呼吸学分会ICU与临床呼吸生理学组、危重症医学学组、肺功能学组副组长。

呼吸内镜新技术：肺部病灶“精准定位”

随着技术的革新与进步，纤维支气管镜检查已成为目前诊治呼吸系统疾病的重要工具。医生通过操控一根可弯曲旋转、直径4～6毫米、长约60毫米的软性镜身，可直观地了解气管、支气管腔内的情况，并对病灶或可疑病变部位进行直视或X线透视下的活检、刷检、冲洗等操作，获得组织及分泌物，进行病理学、细胞学及细菌学等检查，协助明确病变性质。

气管、支气管的形态类似一棵大树，越到外周，分支越细。正因为如此，对于肺周边部的病灶，支气管镜往往“鞭长莫及”。若病灶位于气道外，支气管镜也无法检出。引导鞘管－径向超声系统（GS-EBUS）为这些病灶的评价、定位及引导采样提供了解决方案。借助直径1.4～2.5毫米的超声小探头，医生可对支气管镜无法通过的某些部位进行超声探查，实时、准确定位病灶，判断病灶性质，减少患者、操作医生的X线辐射暴露时间。

中山医院呼吸科是国内首批、上海首家开展GS-EBUS技术的单位，近一年完成600余例，并可开展全麻下检查。GS-EBUS检查在气管镜室进行，与普通支气管镜检查同时进行，不增加额外检查时间，大多数患者在局麻下即可完成。操作时，超声探头隐藏在一根引导鞘管中，医生在获得病灶部位超声图像（即成功定位）后，将超声探头退出、鞘管保留，再借助活检钳、毛刷、弯匙、穿刺针等工具经由鞘管进行病灶部位的活检、刷检、穿刺等采样，大大提高了诊断率。

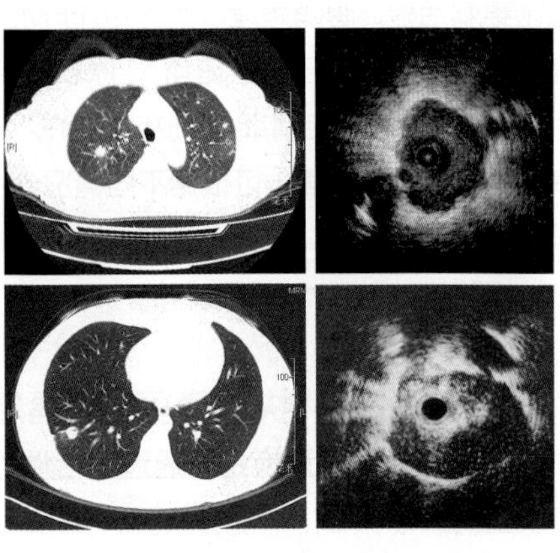

纤维支气管镜引导GS-EBUS对肺外周病灶进行实时超声定位

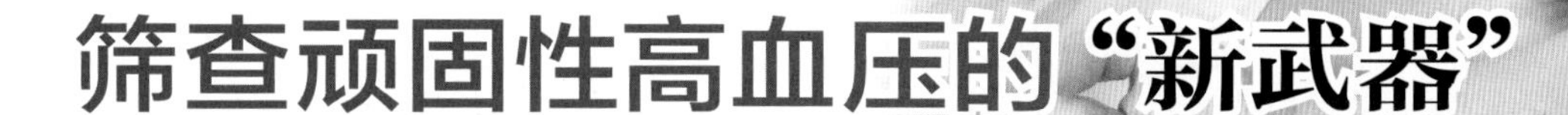

筛查顽固性高血压的“新武器”

复旦大学附属中山医院检验科　陈 朴　潘柏申

半年前，王先生因经常出现头痛、心慌、乏力等不适去医院就诊，测血压高达 180/110 毫米汞柱，遂在医生指导下开始常规服用降压药。但血压控制一直不理想，虽反复调整用药方案，疗效仍不佳，还出现了水肿症状。近日，他辗转来到我院内分泌科就诊，专家经详细分析后，考虑他可能患有继发性高血压。经过外周血及肾上腺静脉采血质谱法检测醛固酮水平后，“真凶”浮出水面。原来，王先生的顽固性高血压是“醛固酮”在背后“作祟”。

“原醛症”诊断不易

在继发性高血压中，约 10% 为原发性醛固酮增多症（简称“原醛症”）引起。原发性醛固酮增多症是由于肾上腺皮质病变引起醛固酮分泌增加，导致水钠潴留、血容量增多、肾素 - 血管紧张素系统的活性受抑制，以高血压、低血钾为主要特征的综合征。这类患者没有特征性的临床表现，实验室检查又缺乏高性能的生物标志物，诊断“原醛症”较困难，不少患者被当作普通高血压来治疗。

传统放射免疫法：检测结果不稳定

醛固酮的精准检测对“原醛症”的诊断和治疗方案选择具有重要意义。醛固酮的传统检测方法为放射免疫法，但该方法在临床应用中存在诸多问题。因为正常人血浆中醛固酮浓度较低，往往集中在检测线性范围的下限附近，检测结果的稳定性大打折扣。许多文献报道指出，与标准参考方法相比，放射免疫法检测醛固酮的结果相对偏高，且平均偏差较大。美国内分泌协会制定的《原发性醛固酮增多症管理指南》亦指出，放射免疫法在检测实际醛固酮浓度低于 200 皮摩 / 升（pmol/L）的血浆样本时，易产生 50%~100% 不等的高估，主要是由于其可溶性代谢产物引起的交叉反应及检测方法本身的误差所致。此外，放射免疫法还易受患者体内极性代谢物的影响，这种影响在肾功能不全维持透析的患者中尤为明显。而不稳定的检测结果势必会导致临床诊断和治疗决策的偏差。

液相色谱串联质谱法：精准检测醛固酮

如今，中山医院检验科建立了液相色谱串联质谱法（LC-MS/MS）技术平台，检测血浆醛固酮的敏感度和特异性均较传统方法显著提高，为原发性醛固酮增多症的诊疗提供了强大的检验支持。

与传统放射免疫法相比，液相色谱串联质谱法是一种具有明显优势的新型分离鉴定技术，具有高度灵敏和高度特异的优势，可避免传统方法常见的结构相似物干扰问题，检测限低，抗干扰能力强，检测结果更准确。该方法在低浓度小分子物质的检测方面具有独特优势，被誉为该类物质检测的“金标准”。中山医院检验科自 2013 年起尝试建立液相色谱串联质谱法技术平台，并于 2014 年正式应用于临床激素类物质检测（包括血浆醛固酮、甲氧基甲肾上腺素类物质、甲氧酪胺、尿儿茶酚胺、25 羟基维生素 D）及治疗药物浓度监测，大大提高了此类检测项目的灵敏度及特异性，实现了多种目标分析物共检测，且抗干扰能力强，嗜异性抗体、自身抗体的交叉反应影响均较小。作为实验室自建检测方法，科室严格评估检测性能，并制定了相应的检测操作规范及质量保证体系，为临床诊断包括原醛症等疑难少见病提供了更为可靠及准确的实验室指标。PM

扫描二维码，登录大众医学微信平台，直接输入“中山检验”，了解中山医院检验科

专家简介

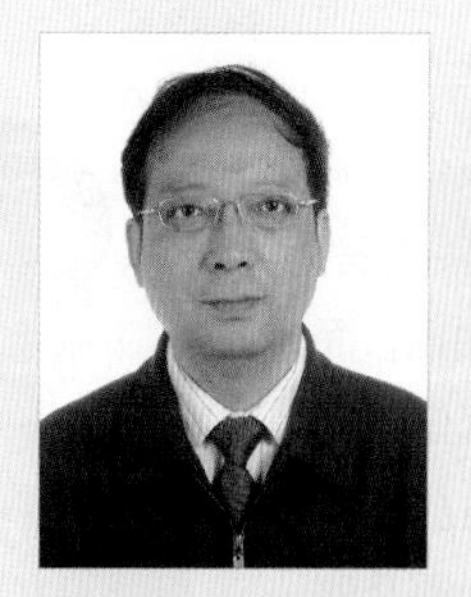

潘柏申　复旦大学附属中山医院检验科主任，中华医学会检验医学分会第九届主任委员，卫生部临床检验标准专业委员会第七届副主任委员，曾任上海医学会检验医学分会第七届主任委员。曾荣获上海市医学科技奖二等奖、2009 年全国检验医学十大杰出贡献人物、2012 年上海市十佳医技工作者等多项荣誉。

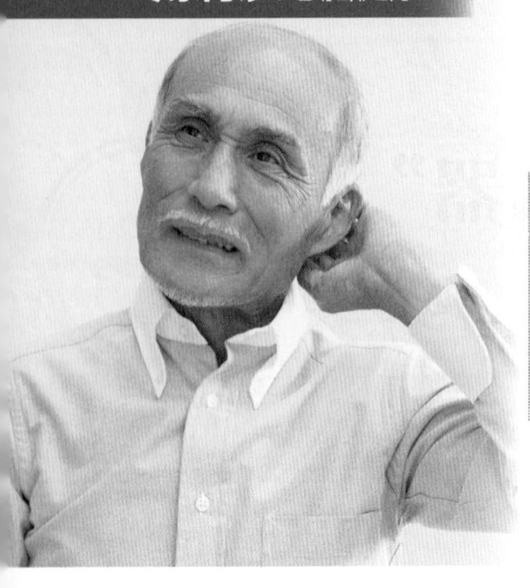

生活实例

老王这段时间总会出现一阵阵的“愣神”，家里人叫他也没有反应，到医院检查发现脑电波有异常，医生说是癫痫。老王和家里人都很疑惑：这是怎么回事，癫痫难道不应该是倒地抽搐的吗？医生告诉他们，癫痫是大脑神经细胞受累所致，症状会因受累神经细胞的不同而各异，不止抽搐这一种表现。

“发愣”怎会是癫痫

复旦大学附属中山医院神经内科　丁晶　汪昕

主因：神经细胞异常放电

人的大脑中有数以亿计的神经细胞，它们的形态像树，细胞胞体伸出的粗短突起称为树突，细长突起称为轴突。神经细胞之间通过轴突上的化学突触和电突触相互联络，产生电信号，进行信息交流。不同类型的神经细胞之间通过不同的神经递质传递信息，发挥不同的功能，组成庞大又复杂的脑网络，“指挥”着人们日常功能的执行。

若神经细胞的这种递质平衡被打破（兴奋性氨基酸递质——谷氨酸过度释放，抑制性氨基酸递质——γ氨基丁酸释放减少），会导致神经细胞异常兴奋，电信号过度同步发放，造成神经细胞短暂性功能障碍，产生一系列相应症状，医学上称之为癫痫样发作。反复癫痫样发作，或癫痫样发作合并异常脑电波、脑部结构变化，可诊断为癫痫。

四肢抽搐：只是症状之一

癫痫表现形式多种多样，不同区域、不同功能的神经细胞受影响，会产生不同的症状。管理情绪和记忆的颞叶海马受累，患者会出现发作性恐惧感、愣神、喃喃自语，或无意识的摸索动作；管理运动的额叶受累，患者会出现夜间手足挥舞等过度运动症状；若癫痫放电累及全脑，患者会出现意识丧失、四肢抽搐、两便失禁等症状（即“羊痫风”）。一些儿童患者有时会出现“发呆”，这是全面性放电的另一种表现——失神发作。有些老年人，尤其合并神经系统退行性疾病者，癫痫发作时并不一定出现典型的四肢抽搐，而表现为阵发性行为异常、反应迟钝，就像老王一样，发作时检测脑电图可看到持续发放的癫痫样波，称为癫痫的非惊厥持续状态，须及时识别和治疗，以防进一步的脑损伤。

护脑关键：早期识别和控制发作

脑电图能发现神经细胞的异常放电活动，是诊断癫痫、明确大脑具体受累部位的最主要方法。值得注意的是，在癫痫未发作时，常规头皮脑电图的阳性率不高。为了明确诊断，患者须进行较长时程的视频脑电图检测，并采用过度通气、闪光刺激等多种诱发方案，同时须观察清醒和睡眠时的脑电图表现，以明确是否有癫痫样放电。反复发作、药物治疗效果不佳、需要明确发作起源部位、确定是否需要手术及手术方案的患者，还可以采用皮层脑电图和立体定向脑电图监测，将电极留在颅内，观察发作期神经细胞电活动的起源和传播，或在给予一定的刺激后观察是否诱发相应的症状。

癫痫发作症状大多短暂，突发突止，反复发作会损伤神经细胞。研究发现，相比癫痫发作控制良好的患者，长期反复发作的患者脑神经纤维联络显著减弱，且常合并记忆力下降、抑郁症状、人格障碍等，生活质量严重受影响。不同癫痫发作类型的患者，治疗方案和用药选择有较大差异，故一旦怀疑有癫痫发作，或出现疑似癫痫的症状时，须及早就医，在医生的指导下选择合适的检查，明确癫痫发作类型，寻找病因，评估合并症情况，选择合适的诊疗方案。PM

专家简介

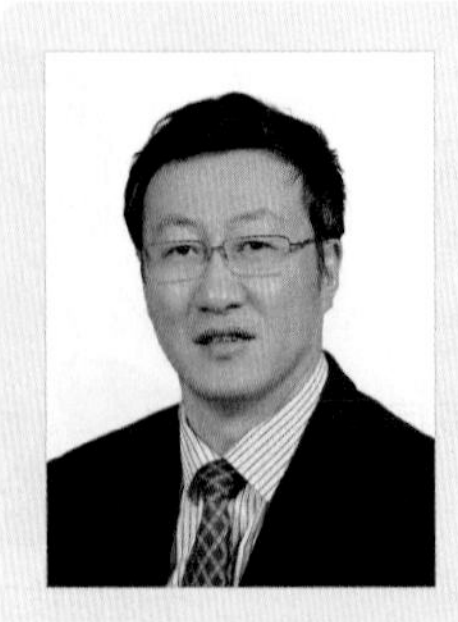

汪昕　复旦大学附属中山医院神经内科主任医师、教授、博士生导师，上海市领军人才，中华医学会神经病学分会常委、脑电图与癫痫学组副组长，中国医师协会神经内科医师分会癫痫专科副主任委员，中国抗癫痫协会常务理事，上海医学会神经内科专业委员会名誉主任委员，上海市医师协会神经内科医师分会副会长。主要研究方向：癫痫、脑血管病、神经康复。

特需门诊：周二、周四上午

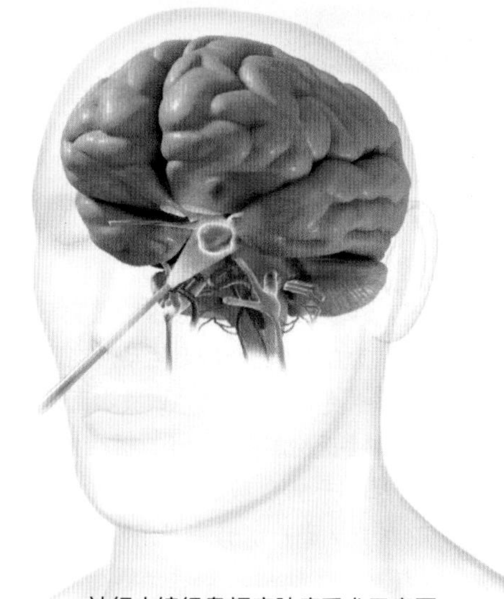
神经内镜经鼻颅底肿瘤手术示意图

生活实例

曾女士20岁时开始出现手指和脚趾增宽、增粗，面容宽大，颧骨突出，当时她并未太在意。四年前，她突然出现血糖异常升高，不得不依靠降糖药来控制，但效果一直不好。两年前，曾女士因血糖控制不佳前往内分泌科就诊，经磁共振和激素检查确诊为生长激素型垂体瘤。这时，曾女士才明白自己的面容、肢体和血糖变化可能是垂体瘤导致的。随后，曾女士接受了神经内镜下垂体瘤切除手术。术后，她的血糖降至正常。

小小垂体瘤 危害全身有

复旦大学附属中山医院神经外科 顾 晔 张晓彪

认识垂体瘤

垂体瘤，医学术语称垂体腺瘤，是神经外科常见病之一。根据起源细胞的不同，垂体瘤可分为功能性垂体瘤和无功能性垂体瘤两大类，主要临床表现包括头痛、内分泌失调、视物不清等。生长激素型垂体瘤，即肢端肥大症，可表现为手脚变大、面容变丑、睡觉打鼾严重、高血糖难以控制、骨关节疼痛；促肾上腺皮质激素型垂体瘤，即库欣病，可表现为肥胖、皮肤紫纹、高血压等；泌乳素型垂体瘤女性可出现不正常泌乳；促甲状腺激素型垂体瘤可表现为甲亢。更多时候，患者可无上述症状，仅有头痛、视力下降、性功能减退等。

内镜手术治疗优势大

部分功能性垂体瘤患者可以通过药物治疗控制症状，但有些药物价格昂贵。耐药性功能性腺瘤及无功能性腺瘤患者以手术为主要治疗措施，包括开颅手术和“经鼻”手术。目前，大部分垂体瘤可以采取“经鼻”手术治疗。“经鼻”手术包括显微镜和内镜两种方式。以往都是在显微镜下手术，但由于显微镜下暴露病灶范围有限，肿瘤有时会有残留；如今的神经内镜技术具有充分暴露病灶、细节清晰的优势，不仅能实施“经鼻”微创手术，原来一些需要开颅的肿瘤也可以在内镜下被全部切除，减少了创伤，促进了术后康复，降低了医疗费用。

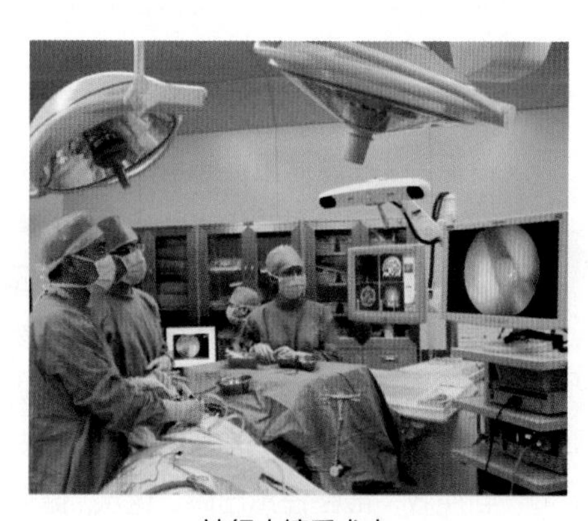
神经内镜手术中

专家简介

张晓彪 复旦大学附属中山医院神经外科主任、主任医师、教授、博士生导师，中国医师协会神经外科分会神经内镜专业委员会副主任委员。擅长神经内镜治疗颅底、脑实质、脑室病变，尤其擅长垂体瘤的手术治疗。

特需门诊：周一上午，周三下午

新技术、多学科创诊疗佳绩

近年来，中山医院神经外科完成了大量高难度神经内镜经鼻颅底肿瘤手术，治疗效果良好。在此基础上，团队在国内开展和推广了“基于假包膜外分离技术”的垂体瘤切除术，提高了肿瘤全切除率。若将切除肿瘤比作剥鸡蛋的话，传统方法是从蛋黄中心向外一块块剥出鸡蛋，而“基于假包膜外分离技术”则是从蛋白和蛋壳之间一点点剥离出整个鸡蛋，减少了蛋白附着在蛋壳上的可能（肿瘤残留）。同时，中山医院神经外科团队也联合内分泌科、麻醉科、重症医学科、放射科、护理团队等，开展垂体瘤的多学科治疗，建立了术前诊断、围手术期评估、手术、内分泌治疗、术后护理等全套诊疗流程，可以为患者提供更好的诊疗服务。PM

医生手记

健身“健”出急性肾衰

一个月前，24岁的张小姐为瘦身购置了健身卡。平素不常运动的她在上完一节动感单车课后，感觉双侧大腿极其酸痛、无力。张小姐认为自己可能是缺乏运动，这次运动强度有点大，休息一下就好了。没想到三天以后，她的双腿酸痛情况越来越严重，身体也更加疲乏无力，四肢和面部出现了水肿，尿量也减少了，尿液颜色很深，像酱油一样。

张小姐立即去医院急诊科就诊。医生检查后发现，张小姐的肾功能严重受损，血肌酐浓度达到435微摩/升（正常值为40～112微摩/升），肌酸激酶高达116 705单位/升（正常值<60单位/升），肌红蛋白浓度>3000微克/毫升（正常值为28～72微克/毫升），诊断她患有运动后横纹肌溶解症、急性肾功能不全，立刻将其收治入急诊科重症监护室。

健身过度怎会导致“肾衰”

复旦大学附属中山医院急诊科　薛渊　童朝阳

“肾衰元凶”：运动后横纹肌溶解症

不科学的运动训练可导致机体能量剧烈损耗，自由基产生增加，组织渗透性增强，从而引起炎性因子释放，造成肌肉组织损伤，肌细胞膜被破坏，肌细胞内容物（如酶类、钾、磷、肌酐和肌球蛋白）释放入血液循环。血清中肌酸激酶、肌球蛋白增多，肌球蛋白会随着血液循环在肾小管中形成结晶，阻塞肾小管，影响肾功能。轻者出现血红蛋白尿，严重者会引起肾功能衰竭。

研究表明，长期不运动的人，偶尔一次的高强度运动也容易诱发横纹肌溶解。横纹肌溶解症的典型临床表现为“三联征”：肌痛、乏力和深色尿。肌痛、乏力、肌肉压痛及肌肉强直挛缩等症状可发生在局部肌群，也可以是全身广泛性的。尿色异常可以是首发症状，因尿中肌红蛋白含量不同，尿液颜色深浅不等，可为洗肉水色、浓茶色、酱油色。当肌肉大量坏死时，液体积聚于损伤的肌肉组织中，会造成低血容量性休克；大量肌球蛋白在肾小管中结晶，堵塞肾小管，两者的共同作用可导致急性肾功能衰竭，患者会出现少尿、面部水肿，严重的还会继发急性心功能不全，引起多脏器功能衰竭。

专家简介

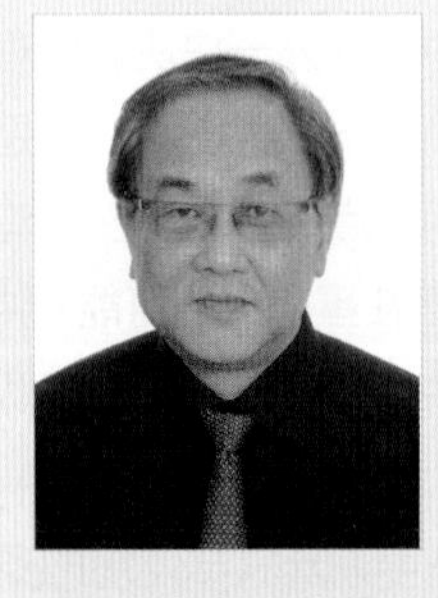

童朝阳　复旦大学附属中山医院急诊科主任、主任医师、博士生导师，上海医师协会急诊医学分会副会长，中国医师协会急诊医学分会委员，中华医学会急诊医学分会全国委员，世界中医药学会联合会急症专业委员会常务理事。长期从事急危重病人的抢救与治疗，擅长严重感染、多脏器功能衰竭及疑难复杂重症病人的综合治疗。

“多管齐下”，急救肾功能

针对张小姐的病情，急诊科重症监护室医生采取了“快速诊断、早期干预、严密监测、实时评估、脏器支持治疗”的诊疗手段。首先通过输注大量晶体液（补液量达到5～6升/天），维持有效循环血量，改善肾缺血，增加肾小球滤过率，防止肌红蛋白管型形成。同时碱化尿液，使尿pH值大于6.5，减少亚铁血红素的生成，减轻肌红蛋白的肾毒性。根据张小姐的情况，及时给予床旁连续性血液净化治疗。

血液净化是把患者血液引至体外，通过一种净化装置，除去其中某些致病物质（如清除体内过多水分、代谢废物、毒物、各种细胞因子和炎症介质），纠正水电解质紊乱，确保营养支持，促进肾功能恢复，达到净化血液、治疗疾病的目的。它主要包括血液透析、血液滤过、血液透析滤过、血液灌流、血浆置换、免疫吸附、腹膜透析等，现已不单纯用于治疗急、慢性肾功能衰竭患者，在急危重症患者的抢救治疗中也被广泛应用（如伴心血管功能不稳定、高分解代谢或脑水肿的急慢性肾衰，多脏器功能障碍综合征，急性呼吸窘迫综合征，挤压综合征，急性坏死性胰腺炎，慢性心衰，肝性脑病，药物及毒物中毒，等等）。

通过血液净化治疗和其他辅助治疗，张小姐体内过多的肌球蛋白和其他肌肉坏死物被有效清除，肾功能得到挽救，最终痊愈出院。这次“健身之险”也让她深深地体会到，运动需要循序渐进、适可而止。PM

扫描二维码，登陆大众医学微信平台，直接输入“中山急诊”，了解中山急诊科

肝癌是一种常见的恶性肿瘤，我国肝癌发病率和病死率均高于世界平均水平，位列我国癌症病死率的第二位。

肝癌的发生和发展是多因素作用、多阶段进展的过程。主要致病因素为乙型肝炎和丙型肝炎，黄曲霉毒素、各种原因所致的肝硬化等也可引起肝癌，酗酒、吸烟等可作为促发因素增加患肝癌的危险性。

对付肝癌：战术多样 战略有度

复旦大学附属中山医院肝肿瘤内科　邹静怀　任正刚

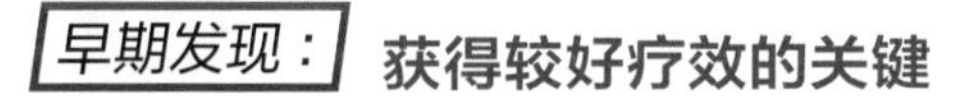

早期发现：获得较好疗效的关键

肝癌早期没有症状，若已出现症状而去就诊，多数已处于中晚期，治疗难度大，预后（预测疾病的可能病程和结局）比较差。早期发现肝癌，是取得较好治疗效果的主要途径。

乙肝、丙肝、肝硬化患者，以及有肝癌家族史的高危人群，应定期进行肝癌筛查：每半年进行一次腹部超声检查和血清甲胎蛋白（AFP）检测。一旦发现异常，应进一步进行CT和磁共振检查，以便明确诊断。随着医学影像学的发展，可被发现的肝癌病灶越来越小。与传统造影剂相比，使用最新的磁共振肝细胞特异性造影剂，可检测出1厘米以下的微小病灶，更有利于肝癌的早期诊断。

治疗方法：不同情况，选择不同

肝癌的治疗方法有很多种，规范化治疗是提高疗效的关键。每一种治疗方法都有各自的适应证，应根据患者的身体状况、肝功能状态、肿瘤情况等选择最适合的个体化治疗方案。

一般而言，病灶局限（未发现有明确的肝内或远处转移）的患者，应首选有望获得根治性治疗效果的方法，如手术切除、局部消融治疗等。如果病灶局限在肝脏内，估计手术不能彻底切除病灶者，可考虑进行肝动脉栓塞化疗。如果肝癌病灶局限，也没有转移，但肝硬化严重，不能耐受手术切除、局部消融治疗或肝动脉栓塞化疗者，可考虑接受肝脏移植治疗；如果已经发生转移，通常以分子靶向治疗和化疗为主。

治疗难点：防治复发转移

近年来，我国肝癌的治疗有了很大进展，相当多肝癌患者经过适当治疗得以长期生存，有的人重新走上工作岗位，有的人结婚生子。但肝癌是容易发生转移的恶性肿瘤，积极防治肝癌的复发和转移是目前治疗的难点。

分子靶向药物治疗是近年来发展起来的药物治疗方法，主要针对诱导肿瘤增殖的关键分子进行阻断，达到控制肿瘤增殖的目的，被用于治疗有转移的肝癌患者。分子靶向药物治疗与介入治疗联合，有助于进一步提高介入治疗的效果。

以免疫检查点抑制剂为主的免疫治疗目前正在进行三期临床试验，有望成为更有效的肝癌治疗方法。

治疗理念：不过度追求根治

世界卫生组织曾提出“肿瘤就是慢性病”的观点，对于不能根治的肝癌，不必刻意追求“赶尽杀绝”，可通过恰当的综合治疗方式，使肝癌患者在提高生存质量的前提下活得更久。过度追求根治带来的过度治疗，会严重损害人体本身的抗瘤能力及器官功能，结果适得其反。PM

专家简介

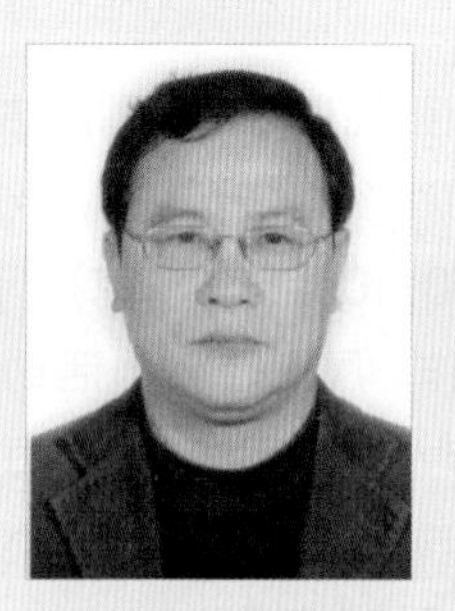

任正刚　复旦大学附属中山医院肝肿瘤内科主任、主任医师、教授、博士生导师，复旦大学肝癌研究所副所长，上海市肝肿瘤临床医学中心副主任，中国抗癌协会肝癌专业委员会副主任委员。擅长肝癌的消融、介入及综合治疗。

专家门诊：周一、周四上午

糖尿病患者的饮食控制应遵循两个原则：平衡膳食和定时定量。那么，到底每天应该吃多少量呢？

算一算 “糖友”每天怎么吃

复旦大学附属中山医院内分泌科 颜红梅 李小英

计算每日所需总热量

糖尿病患者每日需要摄入多少总热量，可通过以下几个步骤计算得出。

①计算体质指数（BMI），判断自己属于什么体型。体质指数＝体重（千克）/身高的平方（平方米），BMI≥24属于超重，BMI<18属于消瘦，介于二者之间属于正常。

②计算自己的标准体重。标准体重（千克）＝身高（厘米）-105。

③判断自己每日需要多少热量。可参考下表。

▼ 成人糖尿病患者热卡需要量(千卡/千克标准体重)

体型	轻体力劳动	中等体力劳动	重体力劳动
超重	25	30	35
正常	30	35	40
消瘦	35	40	45

注：1千卡约等于4.186千焦

儿童糖尿病患者每日所需总热量按年龄计算：每日总热量（千卡）＝1000+(年龄-1)×100。例如，10岁儿童所需总热量为1000＋（10-1）×100=1900（千卡）。

制定饮食计划

举个例子：张先生45岁，身高1.7米，体重80千克，从事办公室工作，食量中等，如何制定饮食治疗方案？

第一步：先计算张先生每日所需总热量

①体质指数＝80/1.7^2=27.7（千克/平方米），属于超重。

②标准体重＝170-105=65（千克）；

③在办公室工作，属于轻体力活动的超重患者，热卡需要量为25千卡/千克标准体重，每日所需总热量为65×25=1625（千卡）。注意，此处的体重为标准体重65千克，而不是实际体重80千克。

第二步：分配饮食比例

方法1 ①人体每日所需的蛋白质、脂肪分别为每千克体重1克和0.8克，按照标准体重计算，得出张先生每日所需蛋白质为65×1=65（克）、脂肪为65×0.8=52克。②1克蛋白质提供4千卡热量，65克蛋白质提供的热量为65×4=260千卡；1克脂肪提供9千卡热量，52克脂肪提供的热量为52×9=468千卡。③每日所需总热量为1625千卡，减去蛋白质、脂肪提供的热量，剩余897千卡（1625-260-468），应由碳水化合物提供。④1克碳水化合物提供4千卡热量，故每日所需碳水化合物的量为897/4=224.25克，分配到早（30%）、中（40%）、晚（30%）餐中，主食分别为67.3克、89.7克、67.3克。

扫描二维码，登陆大众医学微信平台，直接输入“中山内分泌科”，了解复旦大学附属中山医院内分泌科

方法2 从营养师那里获取食物交换份的计算方法。每产生80～90千卡热量的食物为“一份”，不同食物，每份的重量不同。一般可以粗略地把以下食物作为1个交换份：25克粮食，500克蔬菜，200克水果，50克肉、蛋、鱼、豆制品，160克牛奶，10克烹调油。张先生每日所需总热量为1625千卡，每日所需食物份数为20～18份（1625/80～1625/90）。如果按照20份计算，张先生每日可进食主食10份（早餐3份、午餐4份、晚餐3份），蛋、奶制品5.5份（早餐1份、午餐2.5份、晚餐2份），蔬菜1.5份，油脂2份，水果1份。PM

专家简介

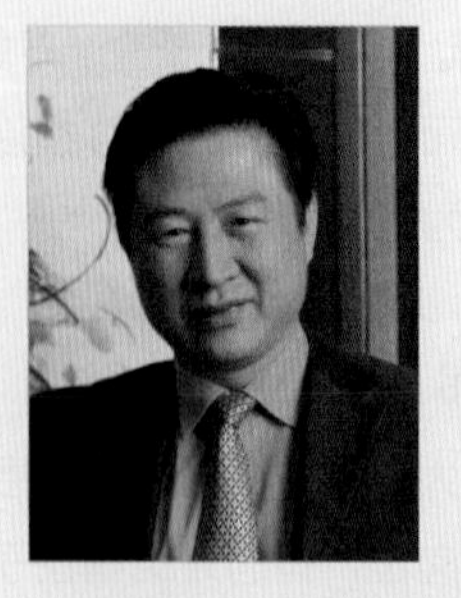

李小英 复旦大学附属中山医院内分泌科主任、主任医师、教授、博士生导师，中华医学会糖尿病学分会常委，上海市医学会糖尿病学分会候任主任委员。主要从事代谢性疾病发病机制和性发育障碍临床研究，擅长糖尿病、甲状腺疾病、肾上腺疾病、性发育异常、肥胖等的诊治。

特需门诊：周一下午

肾脏病是危害人类健康的重大疾病，我国成年人患病率约10.8%。肾脏病早期没有明显症状，多通过健康体检或因其他疾病就诊而偶然发现。肾脏病的病因复杂多样，但并非不可预防，积极控制引起肾脏病的高危因素，定期随访，可减少肾脏病的发生，延缓肾脏病的进展。

防肾病 从病因开始

复旦大学附属中山医院肾内科　薛　宁　丁小强

高血压

高血压长期控制不佳者，易出现蛋白尿（尤其是微量白蛋白尿）、血肌酐升高。当然，肾脏病本身也可能导致血压升高。

对策　高血压患者应每3个月查一次尿白蛋白/肌酐，每6~12个月查一次肾功能。出现下肢水肿、泡沫尿、夜尿次数增多者，以及青年高血压和血压控制欠佳者，勿忘检查肾和肾血管相关指标。

糖尿病

统计表明，30%～40%的糖尿病患者会出现糖尿病肾病。早期并无明显症状，仅尿中泡沫增多，尿液检查可发现微量白蛋白尿，随着病情进展，尿白蛋白逐渐增加，出现水肿、血肌酐升高，最终可能导致尿毒症。

对策　糖尿病患者应每3~6个月查一次糖化血红蛋白，控制目标为7%以下，老年人可以适当放宽至7%~9%。对靶器官进行评估时，患者尤其要关注尿白蛋白/肌酐水平，发现异常及时至肾脏专科就诊。

自身免疫性疾病

系统性红斑狼疮、血管炎、类风湿关节炎等自身免疫性疾病均可累及肾脏。药物亦可伤肾，故须在医生指导下谨慎用药。

对策　在治疗原发疾病、监测原发病活动指标的同时，勿忘查尿常规、尿白蛋白/肌酐和肾功能。

高尿酸血症和痛风

高尿酸血症和痛风是肾脏病患者最为常见的早期症状，亦可直接导致肾脏病。也就是说，高尿酸血症和痛风既是肾脏病的“因”，更是肾脏病的“果”，约90%的高尿酸血症是由肾脏病引起的。

对策　改变生活方式，如低嘌呤饮食、戒酒，注意患肢局部保暖，定期进行血肌酐、尿酸和尿液检查。高尿酸血症患者血尿酸应控制在360微摩尔/升以下，反复痛风发作患者血尿酸应控制在300微摩尔/升以下。

冠心病

冠心病患者的肾动脉常常出现狭窄，可导致缺血性肾病，表现为夜尿增多、血肌酐升高。另外，冠心病患者在行冠脉CT检查或冠脉造影使用造影剂后，可能导致造影剂肾病。合并糖尿病或高龄者，发生造影剂肾病的风险更高。

对策　冠心病患者应定期进行尿白蛋白/肌酐和肾功能检查，血压控制欠佳者需行肾血管检查。在做造影前，需调整部分正在使用的药物，造影后应多喝水。肾小球滤过率低于60毫升/分钟者可能需要静脉用药，以降低肾损伤风险。

除以上可能引起肾脏病的高危因素外，肥胖者易患肥胖相关性肾病，出现蛋白尿和血肌酐升高。长期服用止痛药、感冒药、退热药、肿瘤化疗药、不明成分的营养品、减肥药、肾毒性中草药和中成药者，也须警惕患肾脏病。

总之，出现不明原因的水肿、泡沫尿、尿色改变、尿量改变、夜尿增多、腰酸等，很可能患有肾脏病，需及时至肾脏专科就诊。PM

专家简介

丁小强　复旦大学附属中山医院肾内科主任，上海市肾病与透析研究所所长，上海市肾脏疾病临床医学中心主任，上海市肾脏疾病与血液净化重点实验室主任，上海市血液透析质量控制中心主任，国际血液透析学会理事，中国医师协会肾脏内科医师分会副会长，上海市医学会肾脏病学分会前任主任委员，上海医师协会肾脏内科医师分会副会长。

特需门诊：周一、周四上午

消化道疾病是当今一大常见疾病，主要包括食管、胃、肠、肝、胆、胰等器质性和功能性疾病。随着各种新技术的应用，近年来传统的消化系统疾病的诊疗模式发生了变化，建立了针对病种的多学科联合诊疗，做到以病人为中心，个体化精准医疗。

多学科协作 开启“消化病”诊疗新模式

复旦大学附属中山医院消化科
张宁萍　沈锡中

早诊早治：肝硬化不可怕

肝硬化是一种或多种病因引起的弥漫性进行性慢性肝病。在我国，因病毒性肝炎流行率高，故肝硬化发病率也高。此外，还有酒精性肝硬化、非酒精性脂肪肝、血吸虫性肝硬化等。慢性肝病患者要重视定期体检，通常应每3～6个月进行一次肝功能、甲胎蛋白、彩超等检查；乙肝患者还需要定期复查乙肝病毒定量，以便判断病情是否稳定。如果出现了肝纤维化、早期肝硬化表现，可以通过肝脏弹性检测，或肝穿刺活检进一步确诊。治疗肝纤维化和早期肝硬化最有效的方法是针对病毒、代谢、药物、酒精和自身免疫性疾病等病因进行治疗，同时结合药物保肝、抗纤维化，尽可能减缓肝硬化进程。初诊时已经是中度甚至重度肝硬化的患者，还要注意防治肝硬化并发症。肝硬化失代偿期的并发症主要有腹水、肝性脑病、门静脉高压、肝癌等。其中，门静脉高压可以导致食管胃底静脉曲张破裂出血。近20年来，肝硬化门脉高压症食管胃底静脉曲张出血的多学科诊断与治疗技术取得了显著成绩，消化科、肝外科、介入科、普外科、放射科、超声科、病理科等多学科综合讨论，可以为患者制订个体化预防再出血的治疗方案。

降伏肝癌：多学科携手显优势

肝癌是“癌中之王”，进展极快，治疗手段包括手术、放疗、化疗等。对于每一个具体的病人来说，合适的治疗方式和治疗时机直接影响到最终的治疗效果。多学科综合诊疗模式（MDT）不仅可以对肝癌的诊断和分期进行精准评估，还可以对不同分期的病人采取个体化治疗，提高疗效，显著延长生存时间，避免无序治疗、重复治疗给病人造成的伤害。

如今，肝癌的治疗已不再是单打独斗，而是多学科携手，综合治疗。和外科合作，积极开展术前综合评估、分期和术后随访，为病人提供具体的手术方式和最佳手术时机；和肿瘤内科合作，规范新辅助化疗、术后化疗方案，减轻化疗副作用；对不能手术切除和术后复发的病人，与放疗科、介入科等科室一起，积极开展综合治疗和姑息治疗，包括放疗、热疗、介入治疗和生物治疗等，使晚期肝癌病人获益最大化。

强强联手：提高重症胰腺炎抢救成功率

急性胰腺炎是由多种病因引起的胰酶激活、胰腺局部炎症，伴或不伴其他器官功能改变的疾病。急性胰腺炎分为两种：一种是水肿性胰腺炎，另一种是坏死性胰腺炎。前者非手术治疗后效果较好；而后者则非常危险，我们称之为急性重症胰腺炎。急性重症胰腺炎并发症多、病死率高，在20世纪80年代以前，由于医学诊断及治疗水平有限，绝大多数病人都死于胰腺炎早期。

随着多学科诊疗模式的发展，虽然仍有部分急性重症胰腺炎病人需要手术治疗，但更多的是多学科协同治疗。临床实践证实，采用中西医结合治疗、联合内镜、介入超声、血液滤过等技术治疗急性重症胰腺炎及其并发症，如胰腺假性囊肿、胰周脓肿等，大大提高了急性重症胰腺炎病人的生存率。PM

专家简介

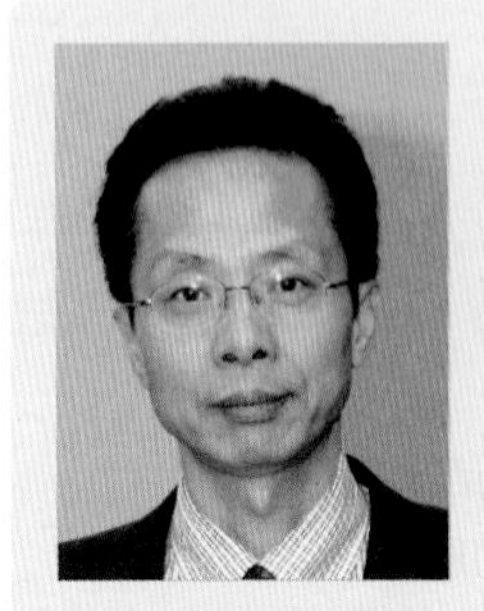

沈锡中　复旦大学附属中山医院消化科主任、教授、博士研究生导师，中国中西医结合学会肝病学分会副主任委员，中华医学会消化病学分会委员，上海市医学会消化专业委员会候任主任委员，上海市医学会肝病专业委员会委员。

专家门诊：周二上午，周三上午，周四下午

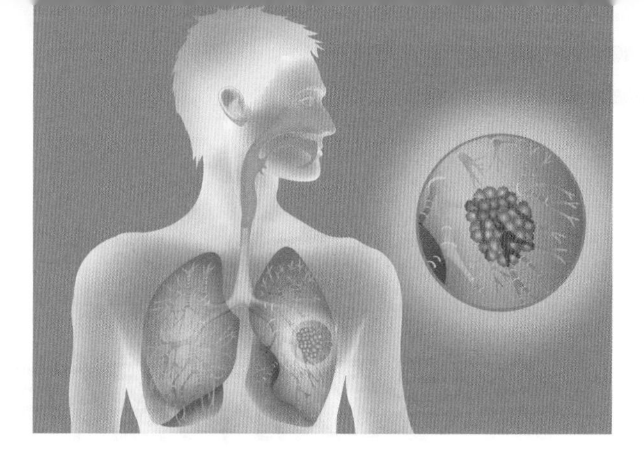

"可见磨玻璃样小结节"，不少人会在胸部CT检查报告上看到类似的结果。肺磨玻璃样小结节到底是什么病？等同于肺癌吗？

发现肺小结节怎么办

复旦大学附属中山医院胸外科　薛亮　王群

肺小结节是什么

肺小结节特指胸部CT显示肺实质内直径≤3厘米、边缘光滑的圆形密度增高影。根据密度不同，肺小结节可分为实性小结节和磨玻璃样小结节；根据是否含有高密度成分，磨玻璃样小结节又分为纯磨玻璃样小结节和部分实性磨玻璃样小结节。

肺小结节等于肺癌吗

"小结节"只是对肺内病灶的描述，并不能说明它们的性质。很多肺部良性或恶性病变均可表现为"小结节"，如炎症、钙化、肺内淋巴结等，早期肺癌或转移性肺癌等恶性肿瘤只占一小部分。

发现肺磨玻璃样小结节怎么随访

常规胸部CT检查是很好的胸部疾病筛查手段，但对于肺小结节，薄层CT检查更有优势。可疑磨玻璃样小结节应定期随访，进行胸部CT检查，观察结节的形态、密度、边界、生长方式，评估其动态变化、对治疗的反应等，并结合病史等综合判断，必要时还要进行活检，乃至手术。在随访过程中，若磨玻璃样小结节增大或实性成分增多，应考虑手术切除。

- **直径<6毫米的纯磨玻璃样小结节**　一般无须常规随访，只有大小接近6毫米、CT表现形态可疑或伴有其他肺癌危险因素者需进行随访。
- **直径≥6毫米的纯磨玻璃样小结节**　6~12个月内进行第一次随访；结节直径>10毫米及CT扫描较为可疑者，可以在6个月后进行第一次随访。若无变化，此后每2年随访一次。
- **直径<6毫米、孤立的部分实性磨玻璃样小结节**　一般不需要常规随访。
- **直径≥6毫米，或实性成分直径<6毫米、孤立的部分实性磨玻璃样小结节**　在3~6个月内至少要进行一次随访。病灶依然存在者，每年都要随访一次胸部CT检查，直到满5年。
- **实性成分直径>6毫米、孤立的部分实性磨玻璃样小结节**　应在3~6个月内随访，可疑病例可考虑进行PET/CT检查，以帮助判断结节的良恶性；也可直接对结节进行活检或切除，以获得确切的病理诊断。
- **多发磨玻璃样小结节**　一般应该在3~6个月内随访。若经随访确认病灶稳定，需要在2年和4年时随访。在多发的部分实性磨玻璃样结节中，若至少有一个结节直径>6毫米，处理方案一般基于医生判断最为可疑的结节而定，若结节在3~6个月后的随访中依然存在，就要考虑多发的原发性腺癌等可能。PM

专家提醒

"总之，发现肺小结节，既不要谈之色变，也不能听之任之。经验丰富的专科医生会根据结节的具体特点和患者的自身情况，合理安排随访周期，既不会耽误必要的治疗时机，又能避免不必要的CT检查。"

专家简介

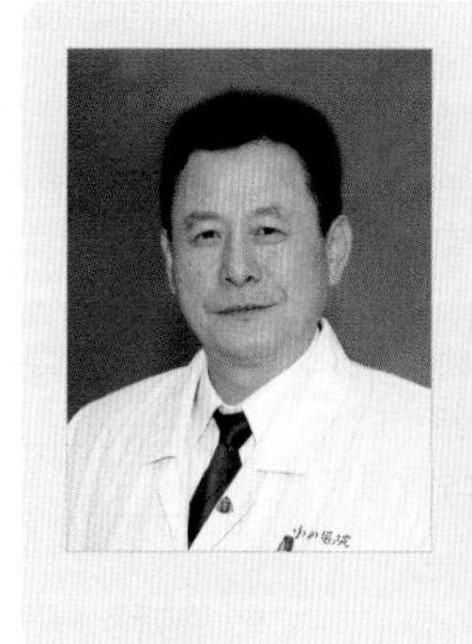

王群　复旦大学附属中山医院胸外科主任、主任医师、博士生导师，中华医学会胸心血管外科学分会委员、胸腔镜学组副组长，中国医师协会胸外科分会常委，中国抗癌协会食管癌专业委员会常委、肺癌专业委员会委员，上海市医学会胸外科学分会副主任委员，上海市抗癌协会胸部肿瘤专业委员会副主任委员。擅长食管癌、肺癌、胸腺瘤等胸外科疾病的诊治及微创手术。

特需门诊：周一、周五上午

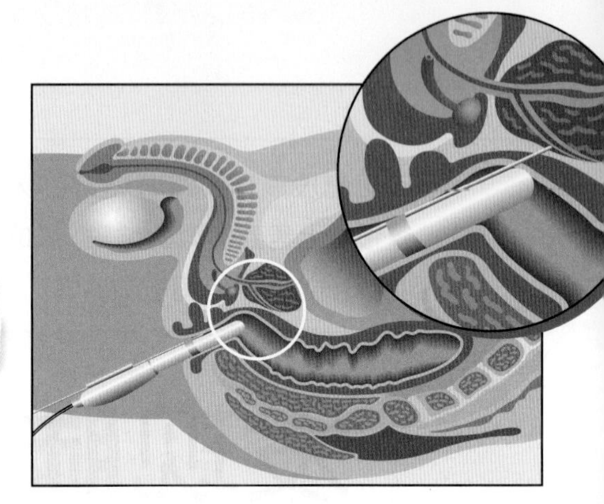

前列腺穿刺 会导致肿瘤转移吗

复旦大学附属中山医院泌尿外科　朱延军　崔蓉　郭剑明

穿刺会致肿瘤扩散吗

张大伯今年65岁，2年前开始出现尿频、夜尿增多和排尿不畅等症状，被诊断为“前列腺增生症”，一直服用药物治疗。两年来，张大伯的排尿不畅症状改善不少，他也就没把前列腺的事儿放在心上。一天，张大伯突然发现小便带血，赶紧去看泌尿科门诊。医生立即为他安排了一系列检查。结果显示：PSA（血清前列腺特异性抗原）为25.5纳克/毫升（正常范围是0~4纳克/毫升）；直肠指检于前列腺左叶触及结节，质地硬；B超提示“前列腺增大”。

医生初步判断前列腺癌可能性较大，建议他接受前列腺穿刺活检。一周后，张大伯又来到泌尿科门诊。医生以为他会拿出穿刺报告，张大伯却面露难色地对医生说：“我听隔壁老李说，肿瘤千万不要穿刺，否则会引起肿瘤扩散转移，所以我没有去做穿刺，有别的办法可以确诊吗？”

人们担心前列腺穿刺导致肿瘤扩散转移主要基于两种解释：一是认为穿刺针触碰肿瘤后，在拔出穿刺针的过程中，肿瘤细胞会“播撒”在穿刺针经过的部位（“针道”），造成肿瘤扩散；二是认为原本“完整”的肿瘤，穿刺后就发生了“破裂”，癌细胞被“放了出来”。

目前，穿刺活检使用的是连接在穿刺枪上的一次性套管针，穿刺枪的扳机激发时，针芯和套管分别向前快速做切割运动，利用两者前进的时间差，在针芯的凹槽上可留取长度16~22毫米的组织，取下的组织被完整地封闭在套管内。在拔针过程中，取下的组织是受套管保护的，不会造成“针道”内的播散。

至于“癌细胞被释放造成转移”的观点，更是没有依据。因为肿瘤一旦发生，血液里其实就有了癌细胞，但是这些癌细胞并不都会停留在别的脏器形成转移。造成肿瘤转移最主要的因素还是肿瘤本身的性质、恶性程度和生物学行为。这就好比种花，同样的播种方法，不同的花，成活难易有别。对于某些肿瘤（如睾丸肿瘤），临床上是禁忌做穿刺活检的，因为极易造成肿瘤的血行播散，但前列腺癌不在禁忌穿刺之列。

前列腺穿刺活检的应用已经有近50年的历史，大量临床数据早已排除了穿刺导致肿瘤转移扩散的可能性。而且随着穿刺技术和设备的完善，穿刺的准确性和安全性也大幅提升。

穿刺活检是确诊前列腺癌的金标准

尽管直肠指检、影像学检查和PSA检测并称为前列腺癌诊断的“三大法宝”，但这仅仅是筛查的手段，不能作为前列腺癌诊断的最终依据。对穿刺获得的标本进行病理学检查，是目前诊断前列腺癌的“金标准”。

经过医生的解释，张大伯消除了顾虑，接受了经会阴前列腺穿刺。病理报告证实为前列腺癌。随后，医生为他进行了同位素骨扫描和盆腔磁共振检查，排除了骨转移和盆腔淋巴结转移。接下来，张大伯在中山医院接受了达·芬奇机器人辅助腹腔镜前列腺癌根治术，术后四天拔除尿管顺利出院。术后3个月，张大伯排尿和控尿正常，血清PSA降至0.003纳克/毫升。PM

专家简介

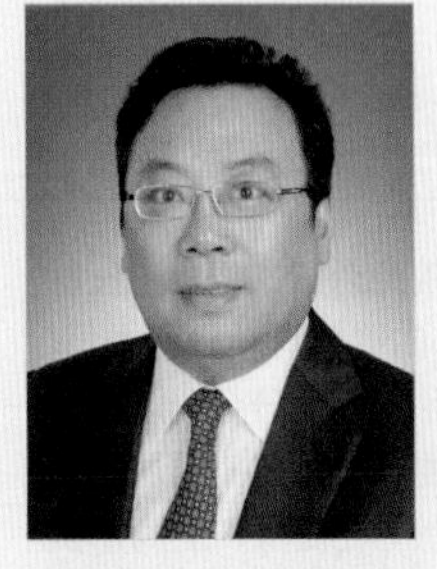

郭剑明　复旦大学附属中山医院泌尿外科主任、教授、主任医师、博士生导师，中国医师协会泌尿外科分会委员，中国抗癌协会泌尿男生殖系肿瘤专业委员会委员，上海市医学会泌尿外科分会前列腺学组副组长，亚洲男科学协会常委。擅长泌尿外科各类疾病的诊断和规范化手术治疗，如保留肾单位的肾肿瘤腹腔镜手术、微创经皮肾镜取石术、机器人辅助腹腔镜前列腺癌根治术等。

特需门诊：周一全天、周二上午

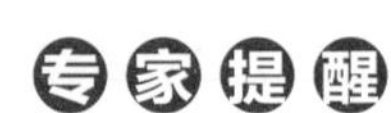

专家提醒

张大伯的求医经历告诉我们，前列腺癌并不可怕，贵在早期发现。前列腺穿刺活检的安全性和可靠性经历了时间的考验，不会造成肿瘤的扩散和转移。患者对此不必有顾虑。

图解重症医学科

扫描二维码，登陆大众医学微信平台，直接输入“中山ICU”，观看完整漫画

复旦大学附属中山医院重症医学科　何义舟　诸杜明

重症医学科是国务院学位委员会办公室于2007年授予并命名的二级学科，此前常被称为“重症监护室”或“外科监护室”。重症医学科也称ICU（Intensive Care Unit），即加强监护病房（监护室）。

重症医学科主要收治各类危重症患者，如大手术后、心搏骤停复苏后、溺水复苏后、创伤、电击、中毒、器官功能衰竭等。患者无须家属陪护，家属可在固定的探视时间内进行探视。

相比普通病房，重症医学科配备了更多的抢救设备和监护仪器，以便及时监护和抢救，使一些治疗效果差或无法治疗的疾病能得到有效控制和满意疗效。但由于医学的局限性，一些危重疾病患者即使进行了积极、及时的抢救，也不一定能“起死回生”。

专家简介

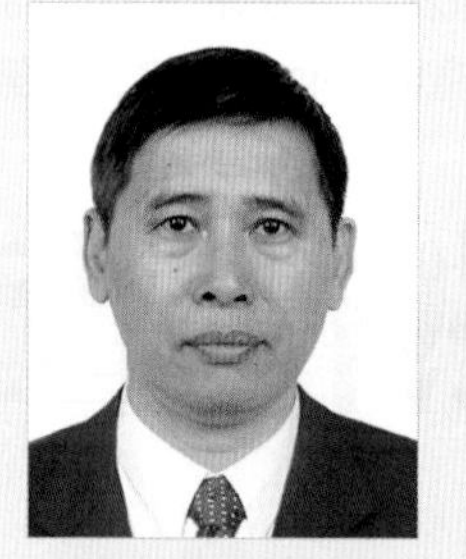

诸杜明　复旦大学附属中山医院重症医学科主任、主任医师，中国医师协会重症医学医师分会副会长，上海市医师协会重症医学医师分会会长，上海市医学会危重病专科分会副主任委员，中华医学会重症医学分会委员。长期从事外科危重病人诊治工作，对各种外科并发症的诊治、营养支持、镇静镇痛、机械通气、呼吸机相关肺炎等均有研究。

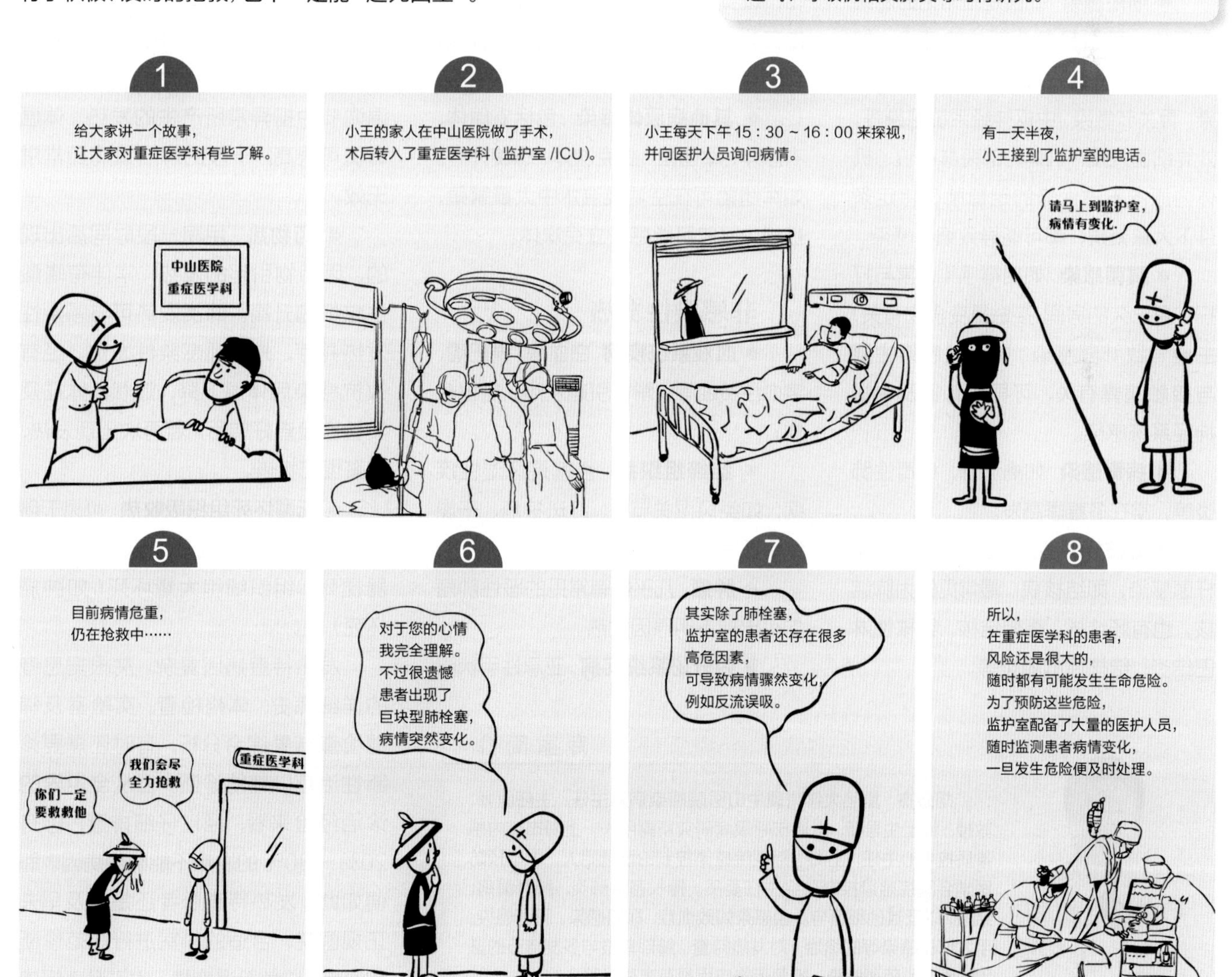

绘图/何义舟

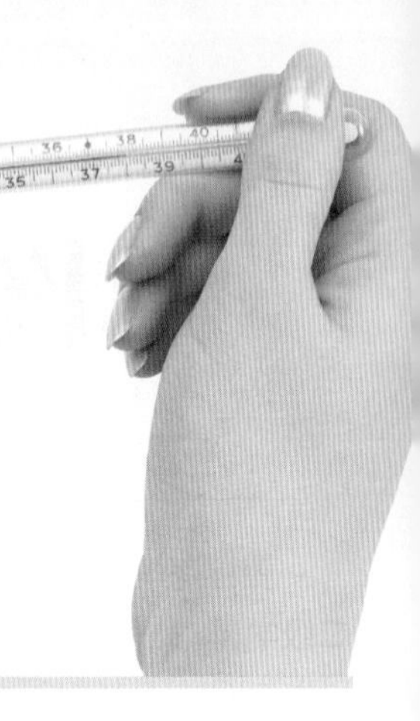

——什么是发热待查？该怎么办？

——“就是发烧了呗，感冒了吧？吃点退烧药，睡一觉就好了！要是还没好就吃点消炎药，多喝点水。”

可能大部分人对于发热待查的理解都与此相似。实际上，发热待查的定义是：发热2周（门诊诊治）或1周（住院诊治），最高体温≥37.5℃，未明确诊断者。也就是说，发热一两天、两三天就好了，不叫发热待查。真正的发热待查常常是诊而未决、治而未愈的，可以说是内科系统中最令人头痛的一大类疾病。发热待查病因种类繁多，主要包括感染性和非感染性两大类。

发热待查 病因知多少

复旦大学附属中山医院感染病科　黄英男　胡必杰

感染性发热

● **细菌感染** 细菌是最常见的感染病原体，可引起各个部位的感染，如尿路感染、肺部感染、皮肤软组织感染、骨关节感染、中枢神经系统感染等。外界细菌入侵、机体内部菌群移位、机体内原本不占优势的定植菌在特定条件下大量繁殖，都可能导致细菌感染。

● **真菌感染** 如曲霉感染，常与打扫旷置已久的房间、接触霉变食物有关，主要导致肺部感染；隐球菌感染主要与接触鸽粪有关，可导致肺部及中枢神经系统感染。

● **病毒感染** 如禽流感、病毒性肺炎等，常在冬春季高发。

● **分枝杆菌感染** 主要指结核分枝杆菌感染，即结核病。最常见的为肺结核，也有肠结核、腹腔结核、结核性淋巴结炎、结核性脑膜炎等。

● **寄生虫感染** 接触未除虫的动物、进食未煮熟的食物等可导致寄生虫在体内生长、发育、繁殖、移行，常见的有肝吸虫、肺吸虫、弓形虫、蛔虫等。

● **其他病原体感染** 包括支原体、衣原体、军团菌、立克次体、螺旋体等。如军团菌可在空调及温水中大量繁殖，被蜱虫叮咬可能感染立克次体。

非感染性发热

● **血液系统疾病** 白血病、淋巴瘤、溶血性贫血等，常可引起发热，热型多样。

● **结缔组织病** 也就是风湿性疾病，如类风湿关节炎、红斑狼疮、干燥综合征等。

● **肿瘤** 几乎所有常见的恶性肿瘤均可出现不明原因发热。

● **内分泌系统疾病** 亚急性甲状腺炎、甲亢、痛风性关节炎、肾上腺嗜铬细胞瘤常可引起发热。

● **中枢性发热** 因中枢神经系统病变（如脑外伤、脑血管疾病等）引起体温调节中枢异常所产生的发热，体温峰值可很高，一般的解热镇痛药常常无效。

● **药物热** 用药一段时间后出现的、因药物引起的发热，常伴有嗜酸性粒细胞升高。此类发热可与感染性发热并存，先出现感染性发热，经有效抗感染后体温下降，症状、体征及实验室检查好转后，若再次出现发热，需警惕药物热。

● **无菌坏死组织吸收热** 可见于创伤后，如术后、血栓形成及其引起的脏器梗死、组织细胞大量坏死（如肿瘤坏死）等。

发热待查病因复杂，需根据患者的详细病史、体格检查、实验室及辅助检查结果综合分析，有时还需要诊断性治疗以辅助诊断。但从全世界的诊治经验来看，经过仔细排查，仍有20%～30%的发热不能明确病因。即便如此，发热待查患者还是应及早去正规医院、合适的科室进行规范诊断和治疗，以免贻误病情，也可避免辗转多处、重复检查。PM

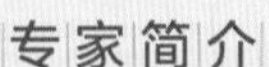

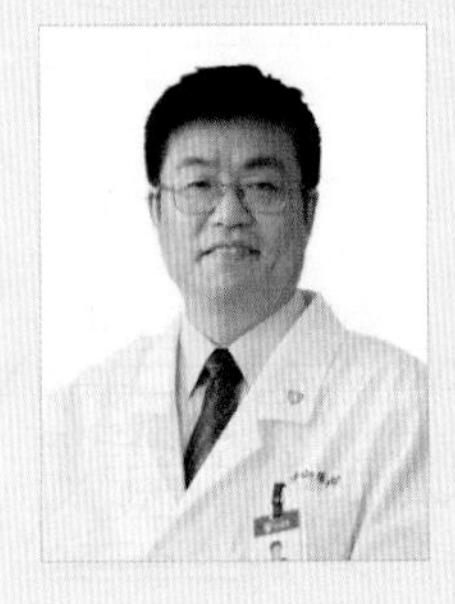

胡必杰　复旦大学附属中山医院感染病科主任、主任医师、教授、博士生导师，上海市呼吸病研究所副所长，上海市院内感染质控中心主任，上海国际医院感染控制论坛创始人，中华预防医学会医院感染控制分会主任委员。擅长各种肺炎、肺真菌病、结核，以及其他细菌与真菌感染如败血症、尿路感染、肠道感染、手术部位感染等的诊治，对发热待查、肺部单发与多发结节的鉴别诊断、耐药菌感染、抗菌药物应用具有丰富经验。

特需门诊：周一下午，周三、周四上午

颈部连接头部及胸部，上起颅底，下连胸腔入口。颈部范围虽不大，但却包含很多重要的组织和器官，如咽、喉、气管、食管、腮腺、颌下腺、甲状腺，以及大血管、神经等。颈部也有许多淋巴结，位于颌下的淋巴结常可以摸到。如果在颈部摸到肿块，尤其是质地硬、无压痛、活动差的肿块时，须引起重视。颈部肿块是否要紧，由肿块的性质决定。

颈部无痛性肿块，要当心！

复旦大学附属中山医院耳鼻喉科　叶艺贤　黄新生

颈部肿块分三类

引起颈部肿块的原因很多，涉及耳鼻咽喉科、口腔科、内科、外科等多个学科。根据发病原因，可将颈部肿块分为先天性、炎症性和肿瘤性三大类。

先天性颈部肿块是人体在胚胎发育过程中出现异常，一些组织结构未正常退化或闭锁引起的部分结构残留，常见的有囊肿、瘘管、血管瘤等。有些肿块在出生时就被发现，有些肿块在开始时较小，以后慢慢长大或伴发炎症后才被发现。

炎症性颈部肿块的常见原因为急、慢性淋巴结炎，所有年龄段人群都可发生。急性淋巴结炎表现为局部红肿、疼痛，可伴有发热；慢性淋巴结炎多表现为多个淋巴结肿大、大小不等、质地不硬、活动度好、无痛，无发热，皮肤表面一般无明显凸起，病程可持续数月甚至数年。少数炎症性颈部肿块为特异性感染性疾病引起，如结核，它以无痛性颈部肿块为首发症状，淋巴结活动度好，有时多个肿块呈串珠状，儿童或青年多发，病程较长，抗感染治疗无效，患者可有肺结核等结核病史。

肿瘤性颈部肿块由肿瘤引起，大多数肿瘤以颈部无痛性肿块为首发症状，可分为良性和恶性两大类。在恶性肿瘤中，有些是颈部组织器官自身改变导致的肿瘤，称为原发性恶性肿瘤（如甲状腺、腮腺、颌下腺的恶性肿瘤）；有些是头颈部或身体其他部位的肿瘤转移到颈部，称为继发性恶性肿瘤（如鼻咽癌、喉癌、肺癌等转移到颈部，表现为颈部淋巴结肿大）。颈部肿块有一个“四八”现象：在非甲状腺肿块中，80%是肿瘤；在肿瘤中，80%为恶性；在恶性肿瘤中，转移性者占80%；在转移性肿瘤中，80%是由耳、鼻、咽、喉、腮腺、下颌腺、口腔等部位肿瘤转移来的。

四步诊断颈部肿块

诊断颈部肿块，首先要仔细询问病史，包括年龄、性别、病程长短、症状轻重、治疗效果，以及有无发热、消瘦等全身症状。颈部非甲状腺肿块还有一个有趣的“三七”现象：发病7天，多为炎症性病变；发病7月，多为肿瘤性病变；发病7年，多为先天性病变。其次，应进行颈部触诊，包括肿块的部位、大小、质地、活动度、有无压痛或搏动，两侧应对照比较。炎症性肿块多有压痛，良性肿瘤性肿块质地软或中等、活动度好，恶性肿瘤性肿块多表现为无痛、质地硬、活动度差。第三，应进行各种辅助检查，如B超、颈部CT，以了解肿瘤部位、范围和血供，明确肿块与颈动脉、颈内静脉等重要结构的关系，为手术治疗提供重要参考依据。

明确肿块性质须依靠病理学检查。细针穿刺活检法适用于多数颈部肿块患者，但因所取组织较少，一些患者不能确诊；切开活检法确诊率高，但因创伤大，一般仅限于经多次检查仍未能明确诊断者。考虑为转移性恶性肿瘤者，应检查耳、鼻、咽、喉等处，寻找原发病灶。

根据病因选择治疗方法

先天性颈部肿块和良性肿瘤性颈部肿块，以手术切除为主；炎症性颈部肿块以抗感染治疗为主，结核性肿块须进行抗结核治疗；原发恶性肿瘤应根据肿瘤病理性质，采取手术切除、放疗、化疗等综合治疗；继发恶性肿瘤应积极寻找原发灶，根据原发病灶性质，采取相应治疗。PM

专家简介

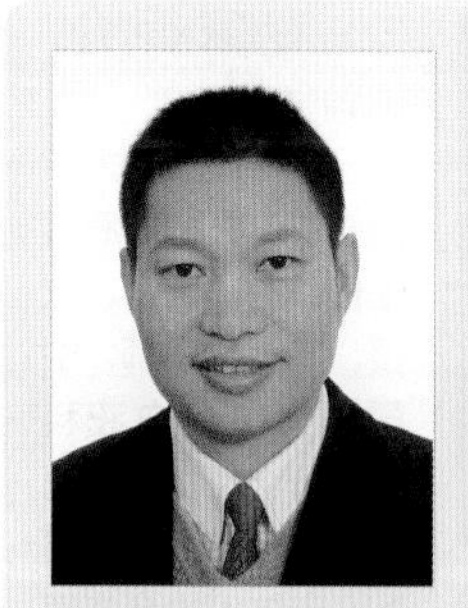

黄新生 复旦大学附属中山医院耳鼻喉科主任、主任医师、博士生导师，上海市医学会耳鼻咽喉头颈外科学分会委员，国家卫计委听觉医学重点实验室专家委员会委员。擅长头颈部肿瘤的综合治疗、中耳炎的显微手术治疗、鼻息肉和鼻窦炎的鼻内镜手术治疗。

特需门诊：周四上午

在我们身体里，隐藏着一群默默保卫人体健康的“英雄”，其中就包括B淋巴细胞。

正常情况下，B淋巴细胞和浆细胞分泌的免疫球蛋白，也就是我们熟知的“抗体”，能帮助人体抵抗病原体感染。比如乙肝病毒表面抗体，可保护人体免受乙肝病毒的危害。然而，当B淋巴细胞或浆细胞受到异常刺激或发生癌变后，就会产生异常的免疫球蛋白，即单克隆免疫球蛋白，简称M蛋白，这种病被称为M蛋白血症。

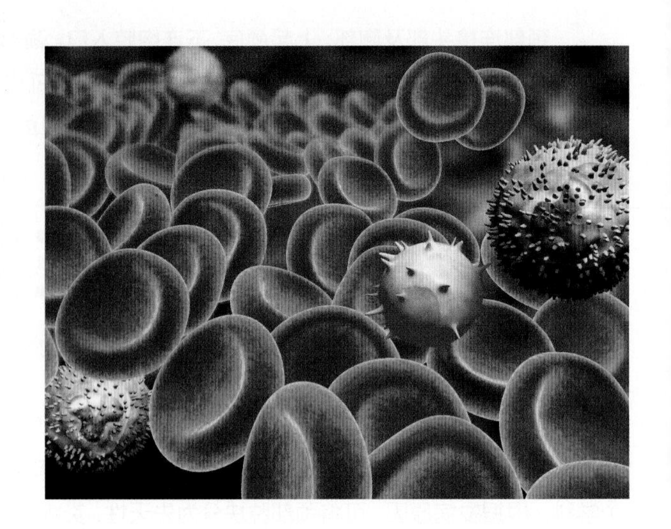

M蛋白——血液肿瘤的预警信号

复旦大学附属中山医院血液科　李晶　刘澎

哪些疾病会引起M蛋白血症

● **非造血系统疾病**　如慢性肝病、肾病综合征、病毒感染、结肠癌等恶性肿瘤，以及类风湿关节炎等自身免疫性疾病。

● **血液系统疾病**　如多发性骨髓瘤、淋巴瘤、原发性轻链型淀粉样变等血液系统恶性肿瘤。这些血液系统恶性肿瘤起病隐匿，早期可能仅有M蛋白血症而无临床表现，后期方逐渐进展，出现明显症状。

专家简介

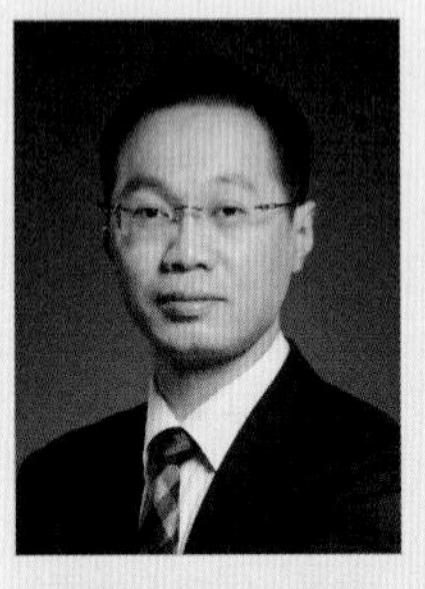

刘澎　复旦大学附属中山医院血液科主任、主任医师、教授、博士生导师，中国医师协会血液科医师分会委员，上海市肿瘤防治联盟淋巴瘤专委会主任委员，上海市抗癌协会血液肿瘤专委会副主任委员。擅长多发性骨髓瘤、淋巴瘤、淀粉样变性、白血病、骨髓增生异常综合征及各类贫血等的诊治。

特需门诊：周二、周四上午

M蛋白血症有什么症状

M蛋白血症患者可长期无任何症状，但有发生血液系统恶性肿瘤的可能，需要到血液科门诊进行长期、专业、密切的随访。

多发性骨髓瘤最常见的症状主要有反复感染、泡沫尿、骨痛（甚至无外伤即发生骨折）、高钙血症、贫血、肾功能异常等，有时只表现出某一种症状。患者最后多死于重症感染、多脏器功能衰竭，也可能因高钙血症而猝死。

淋巴瘤的常见症状为淋巴结无痛性进行性肿大，以及肿大淋巴结压迫周围脏器引起的症状，也可出现发热、盗汗、消瘦。患者最终多因感染、多脏器衰竭等而死亡。

原发性轻链型淀粉样变是一种系统性疾病，可表现出多种症状或体征，包括严重蛋白尿、水肿、肝脾肿大、其他理由不能解释的心衰及腕管综合征。

怎样早期发现M蛋白血症

无论哪种疾病引起的M蛋白血症，都需要及早发现、早期诊断、及时治疗，否则将严重影响患者寿命和生活质量。怎样才能尽早发现疾病端倪？一般地说，如果出现反复感冒、肺炎、骨痛、乏力、小便泡沫增多等，持续时间较长，尤其当多种症状同时出现时，应及时去医院就诊。

复旦大学附属中山医院血液科建立了M蛋白专病门诊、骨髓瘤和淋巴瘤MDT多学科协作组。通过完备有效的M蛋白血症筛查、诊断系统，加上多学科的密切合作，可帮助疑似患者尽快进行相关检查，尽早确诊，帮助患者尽早接受规范化的治疗，提高生存质量，延长生命。PM

反复晕厥 有法可查

复旦大学附属中山医院心电图室
陈卫文 宿燕岗

晕厥是指突然发作的、自限性的一过性大脑缺血导致的短暂意识丧失，同时伴有肌张力消失，不能维持自主体位。晕厥在普通人中常见，第1个发病高峰出现于10～30岁，女性较多；第2个发病高峰出现于65岁后，无明显性别差异，且发病率随年龄增长而升高。依据病因的不同，晕厥通常被分为三类：神经介导的反射性晕厥、直立性晕厥、心源性晕厥。其中，临床上以神经介导的反射性晕厥中的血管迷走性晕厥最常见。

晕厥占急诊就诊患者的1%和住院患者的6%，诊断常比较困难，需要通过仔细问诊及体格检查来获得较有针对性的疑似诊断，或至少排除部分诊断，为进一步检查提供方向。

目前，诊断晕厥，临床上经常采用的检查方法主要有7种。

生活实例

直立倾斜试验：诊断血管迷走性晕厥的金标准

麦女士今年31岁，身体健康。最近半年，在地铁或公交车上，她5次晕倒，每次都是突然感到恶心、出冷汗，然后出现短暂的意识丧失倒在地上，随后清醒，持续时间数分钟。在家人催促下，麦女士来到一家三甲医院，心内科医生通过仔细问诊和体格检查，告诉她，这种状况在临床上被称为晕厥，需要通过一些检查来查明病因，然后对症治疗。医生让她先后接受了动态心电图、超声心动图、脑CT检查，检查结果均正常。结合她的年龄、性别和发生晕厥时的临床表现，医生高度怀疑她的晕厥属于血管迷走性晕厥，建议她进行直立倾斜试验检查。在检查中，麦女士出现了晕厥，直立倾斜试验结果阳性，被诊断为血管迷走性晕厥。最后，医生为麦女士制定了治疗方案。

冠脉CT或冠脉造影：排除冠脉疾病导致的晕厥

黄先生今年57岁，因外出时发生数次晕厥而去医院就诊。他的晕厥没有明显先兆，如恶心、出冷汗等，常毫无征兆就突然晕倒。医生让黄先生接受了和麦女士相同的检查：动态心电图、超声心动图、脑CT。与麦女士不同的是，黄先生是一名男性，年龄大于50岁，属于心血管疾病高危人群，故医生还让黄先生接受了心脏冠脉CT检查，以排除冠状动脉狭窄引起直接或间接性心肌缺血导致房室传导阻滞或室性心律失常而产生的晕厥。最后，动态心电图检查中，医生发现黄先生有II度II型房室传导阻滞，并由此出现大于4秒以上的长RR周期。医生建议黄先生安装心脏起搏器。

❶ **心电图（ECG）** 方便，对怀疑心脏原因导致的晕厥有诊断价值，但难以捕捉到晕厥发生即刻的心电图。

❷ **动态心电图（Holter）** 对频繁发生的疑似心源性晕厥有较好的诊断价值，但对其他原因，如血压下降或偶尔发生的晕厥，其诊断价值有限。

❸ **心脏超声** 对判断是否存在心源性晕厥等基础疾病具有重要价值。例如，心脏功能不全（如LVEF小于35%）的患者很容易发生心源性晕厥。

❹ **头颅CT** 能发现脑肿瘤，对诊断是否存在脑梗死或脑出血，对排除大脑疾病导致的意识丧失，具有重要的鉴别诊断意义。

❺ **活动平板试验** 对协助判断是否存在心肌缺血，以及怀疑运动诱发的晕厥尤其有意义。

❻ **冠脉CT或冠脉造影** 可排除冠状动脉疾病导致的晕厥，主要针对男性及相对年长的冠心病高危患者。

❼ **直立倾斜试验** 诊断血管迷走性晕厥的金标准。

通过上述各项检查，患者晕厥的原因和类型大多可以确定，以协助临床医生采取相应的治疗方案。PM

专家简介

宿燕岗 复旦大学附属中山医院心脏内科教授、主任医师、博士生导师。中国医师协会心律学专业委员会副主任委员，中华医学会心电生理和起搏分会室性心律失常工作委员会副主任委员，中华医学会心电生理和起搏分会心力衰竭器械治疗工作委员会副主任委员。擅长缓慢性心律失常及心力衰竭等疾病的器械诊疗。
特需门诊：周一、周二上午

麻醉医师最为基本的临床工作是给手术病人打麻醉，全程保障病人安全，为外科医师创造良好的手术条件，为病人术后的快速康复打下扎实的基础。为了达到这个目标，在手术前，麻醉医师会对病人进行“术前访视”。

手术前 让我来看看你

复旦大学附属中山医院麻醉科 仓 静

术前访视内容1：了解病人情况，保障麻醉安全

除了病人的基本信息外，比较重要的有两方面。

● **病人的一般情况** 如体温、心率、呼吸、血压、意识情况等。

● **病人的既往情况** 如既往病史、手术史、过敏史等。比如：发生过脑梗死的病人，术中需要维持一定的血压水平，避免血压过低或波动过大；接受过肺部手术的病人，肺功能可能差一些，术中需要特别注意；上次手术出现过恶心、呕吐的病人，需要选择较少引起恶心、呕吐的麻醉药物；等等。

上述内容虽然繁琐，可能会耽误病人及家属一些时间，但若沟通不到位、处理不当，有可能增加手术风险及并发症。因此，病人在手术前一定要耐心、认真地回答麻醉医师的问题，以最大限度地保障安全。

术前访视内容2：签署麻醉知情同意书

《中华人民共和国侵权责任法》第五十五条规定，医务人员在诊疗活动中应当向病人说明病情和医疗措施。需要实施手术、特殊检查、特殊治疗的，医务人员应当及时向病人说明医疗风险、替代医疗方案等情况，并取得其书面同意；不宜向病人说明的，应当向病人的近亲属说明，并取得其书面同意。

以上是知情同意书的法律基础，关键内容有两点——“知情”和“同意”。

为什么病人和家属要知情呢？首先，不同病人的人生观、价值观并不相同，最大限度地延长生命已不再是医学的最高目标，生命质量慢慢开始被更多人关注。医生在提供专业医疗建议的同时，也需要考虑病人的意愿。其次，现代医疗模式已经从以前的“医生说什么，病人就做什么”慢慢演变成“医生提供医学信息，病人参与诊疗意见”。只有真正了解自己的病情、诊疗方案，才能更好地与医生合作，更好地控制疾病，更快地康复。由于医学知识的专业性，很多人会有各种各样的误解和疑惑，医生需要通过交流让病人和家属对疾病和诊疗方案有正确的认识。第三，很多疾病还没有被攻克，很多治疗手段还不够完美，医疗活动永远无法保证万无一失。病人在决定接受手术之前，需要知道可能的风险，并且考虑是否能够承担这些风险。

再说说“同意”。在病人和家属充分了解了手术方式、麻醉方式及可能存在的风险后，经过考虑依然愿意选择手术，就需要以书面形式表示同意。通俗地说，就是在知情同意书上签字。

手术有手术的风险，麻醉有麻醉的风险，所以手术知情同意书和麻醉知情同意书是分开签署的。PM

专家简介

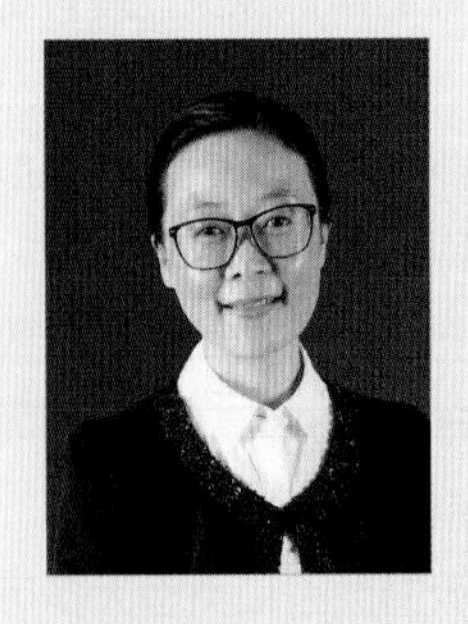

仓 静 复旦大学附属中山医院麻醉科主任、麻醉与危重症医学教研室副主任、主任医师、博士生导师，中华医学会麻醉学分会输血及血液保护学组副组长，中国医师协会麻醉医师分会委员，上海市医学会麻醉学分会副主任委员，中国中西医结合学会麻醉学分会委员。

是不是签了字就后果自负？

知情同意书不是免责书。病人或家属签字，只是表示认可目前的科学技术依然存在局限性。医生“告知”，只是把可能发生的风险说清楚，并不代表就可以“乱来”，不用负责任了，医生的医疗行为依然受到法律的约束。

医生和病人需要共同承担手术和麻醉风险。毕竟在疾病面前，医患双方是战友，不是敌人。

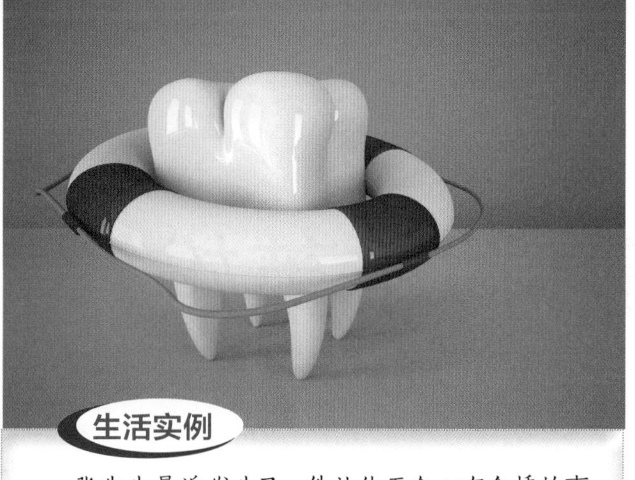

误吞假牙引出的话题

复旦大学附属中山医院口腔科 王 庆 余优成

生活实例

张先生最近发生了一件让他至今心有余悸的事。他做梦也没有想到，吃饭时一不留神，把使用多年的活动假牙吞下去了。活动假牙上的金属卡钩刺破了他的食管壁，所幸医生及时修补了穿孔的食管，他才转危为安。

医生的话

张先生的经历并非罕见。中山医院内镜中心的统计资料显示，每年内镜中心完成食管取异物手术近300例，其中误吞假牙的不少于20例。

由于种种原因，一些缺牙患者在镶牙时，依然会选择活动假牙。活动假牙多数是利用金属卡环将人工牙固定在患者的天然牙齿上，患者可自行摘戴。它有制作简单、价格低廉、摘戴方便等优点，但也存在渐进性损伤天然牙齿、影响美观和发音等问题。特别是容易发生误吞，这是其“致命”的缺点。

固定式假牙安全性高

除了活动性假牙，患者有没有更好的选择呢？在经济条件允许的情况下，应尽量选择固定式假牙，如烤瓷牙、全瓷牙、种植牙等。尤其是种植牙，通过在缺牙区的颌骨内植入一个钛种植体，由种植体支撑的假牙可以很好地恢复咀嚼功能，可以达到“以假乱真”的修复效果。与传统的缺牙修复方法相比，种植牙不需要借助相邻的天然牙，减少了对天然牙的损伤；患者感觉舒适、无异物感、不影响发音；种植牙相当稳固，患者再也不用担心吃饭、说话时假牙会掉下来；清洗护理方便，不需要像活动假牙那样每日取下来清洁。只要口腔卫生护理得当，种植牙的使用寿命非常长，和天然牙几乎没有明显差别。因此，种植牙也被称为继乳牙和恒牙之后的“人类第三副牙齿”。

很多缺牙患者全身情况不佳，如肝移植、肾移植术后，或合并糖尿病、骨质疏松、高血压等，担心自己不适合接受种植牙术。其实，这些患者在充分评估的基础上可以做种植牙。我科利用数字化口腔扫描系统、超声骨刀、锥形束CT、CAD/CAM加工系统等先进设备，可确保手术的成功率。

过去，一些患者因“骨量不足”而被告知不适合接受种植牙，现在利用上颌窦提升、骨块移植等骨增量技术，可改善种植区域的骨量，从而使更多原本骨量不足的患者不再被“拒之门外”。

“人性化”的种植牙新技术

目前，种植牙有了很多新的技术，显得更加“人性化”。例如数字化种植技术，通过术前电脑设计、数字化导板、数字化印模等技术实现了精确牙种植。还有即刻牙种植技术，在拔牙的同时种牙，两次操作一次完成，减少了患者的痛苦和就诊次数。全口即刻种植即刻修复技术，能帮助患者实现一天之内从无牙到“全口有牙”的梦想。

希望做种植牙的患者，应去治疗经验丰富的医院诊治。中山医院口腔科早在1997年就开展种植牙工作，是国内较早开展牙种植治疗的单位之一。经过近20年的不懈努力，目前牙种植门诊团队已成功开展各项常规和复杂种植牙手术逾万例，且每年手术量增长超过15%。PM

特别提醒

选用活动假牙者应定期复诊，每半年至一年到口腔科检查一次。一是检查活动假牙的卡环是否过松，二是检查余留天然牙齿的健康情况、有无明显松动。如果假牙已经明显松动，应及时更换，以免患者在进食时不小心把假牙吞下，造成严重后果。

专家简介

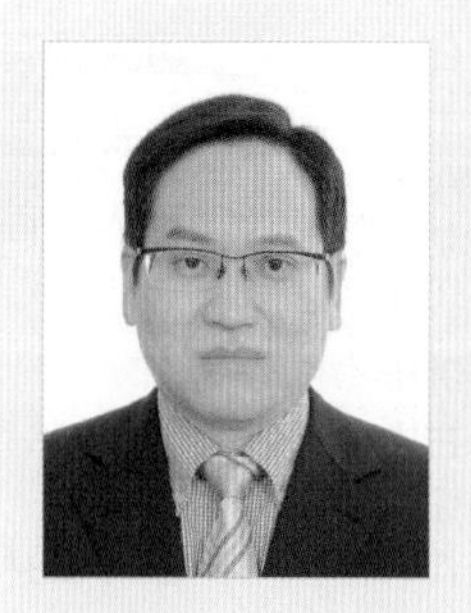

余优成 复旦大学附属中山医院口腔科主任、主任医师、教授、博士生导师，中华口腔医学会全科专业委员会常委、种植专业委员会委员，上海市口腔医师协会副会长，上海市口腔医学会全科专业委员会副主任委员、口腔种植专业委员会常委。

特需门诊：周三全天

解救高度近视的“小英雄”

复旦大学附属中山医院眼科　袁 非

矫正高度近视“举步维艰”

随着生活水平的不断提高，人们越来越重视生活质量的改善。对于近视，尤其是高度近视人群来说，视觉质量的重要性更是不言而喻。目前，由于治疗方法的局限性，在现有条件下，无论是佩戴框架眼镜、角膜接触镜，还是接受角膜屈光手术，都很难理想地解决高度近视患者的视力问题。

高度近视患者佩戴的框架眼镜，不仅被戏称为“啤酒瓶底”，还会造成视物变小、变形，很多高度近视患者不得不因此降低镜片度数，每天“朦胧度日”。角膜接触镜需要每天小心护理，矫正度数范围也有限。角膜屈光手术对患者的近视度数、角膜等眼部结构均有相关要求，一般不适用于近视度数超过 1200 度者。

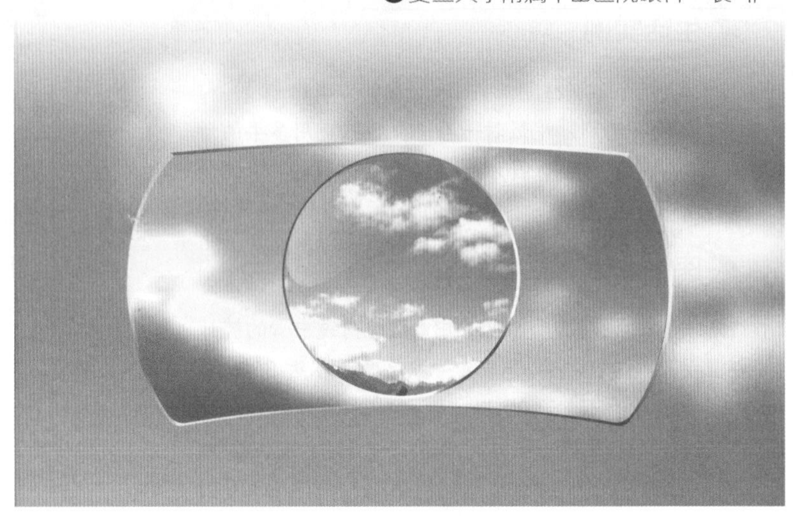

“眼内镜片”是“新出路”

有晶状体眼人工晶状体（pIOLs）是一种人工制造的眼内镜片，可以植入眼球内的前房或后房位置，矫正已存在的屈光不正，同时保留原有的自然晶状体，保持眼球原有的调节力。有晶状体眼人工晶状体比白内障患者所应用的人工晶状体更先进、更纤小、更柔和，是解救高度近视患者的“小英雄”。有晶状体眼人工晶状体植入术诞生至今已超过 30 年，国内近些年才开展，主要用于矫正高度近视和超高度近视。我院开展该技术十余年，已有众多高度近视患者获得了满意的术后视力和术后外观。

佩戴框架眼镜无法良好矫正视力者，或不能耐受佩戴角膜接触镜者是有晶状体眼人工晶状体植入术的最佳适应人群。角膜曲率特殊，如角膜曲率特别平伏（≤ 34.00 D），或特别陡峭（≥ 50.00 D）者，以及存在不规则散光或圆锥角膜者，也可考虑应用有晶状体眼人工晶状体。

“眼内镜片”优势明显

与角膜屈光手术相比，有晶状体眼人工晶状体植入术可矫正的近视度数范围更广，同时保留了角膜前表面的弧形解剖结构，避免了角膜屈光手术的激光切削所引起的像差改变，不仅更安全，术后视觉质量也更高。此外，植入的有晶状体眼人工晶状体可以取出和更换，手术是可逆的。

一般而言，近视度数超过 1200 度、角膜较薄不适宜角膜屈光手术者，可接受有晶状体眼人工晶状体植入术或透明晶状体置换手术，但后者会使患者丧失自然晶状体的调节能力，且增加视网膜脱离的发生风险，不宜作为年轻人的首选治疗方法。PM

专家简介

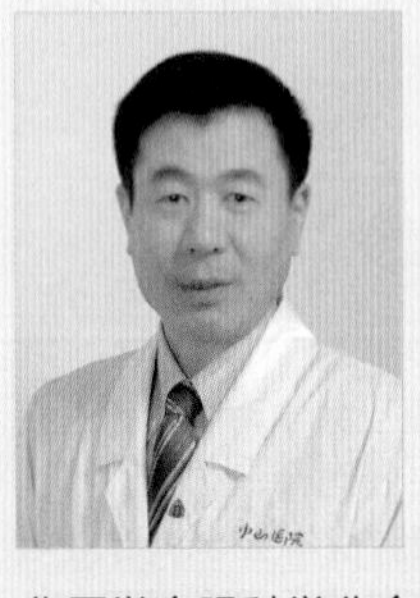

袁非 复旦大学附属中山医院眼科主任、主任医师、教授、博士生导师，美国AAO、ARVO、ASCRS、欧洲ESCRS、中华医学会眼科学分会委员，国家科技进步奖和国家自然科学基金评审专家。擅长白内障摘除功能性视力重建、超高度近视眼内屈光矫正术。

专家门诊：周一上午

专家提醒

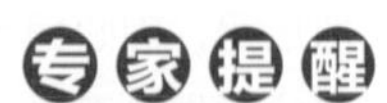

“有晶状体眼人工晶状体植入术作为一种眼内屈光手术，对手术的精准性和安全性有极高的要求，也具有一切眼内手术相关的风险。因此，患者必须在正规医疗机构接受治疗。”

大动脉炎曾被称为“高安病”“无脉症”“主动脉弓综合征”，主要由升主动脉、肾动脉、颈动脉、腹主动脉、胸主动脉等血管的管壁炎症引起，导致血管狭窄、闭塞或动脉瘤形成，以及重要脏器功能受损。该病发病隐匿，常常表现为不明原因的发热、血沉加快，年轻起病的高血压或肾性高血压、难治性高血压，桡动脉搏动消失或减弱，颈部疼痛，反复头晕、乏力、黑矇。因其好发于亚洲青年女性，故又被称为“东方美女病”。

“东方美女病”——大动脉炎

复旦大学附属中山医院风湿免疫科　姜林娣　马玲瑛

年轻女性高血压，需排查大动脉炎

大动脉炎的症状，分为非特异性炎性症状和局部动脉受累所致的缺血症状。

● **非特异性炎性症状**　包括乏力、发热、纳差、体重下降、盗汗等。部分患者有皮肤、关节症状，如口腔溃疡、皮肤结节性红斑、血管神经性水肿、对称性关节肿痛等。

● **局部动脉受累所致的缺血症状**　最常见的体征为因肱动脉、桡动脉、颈动脉及足背动脉狭窄或闭塞引起的单侧或双侧动脉搏动减弱或消失，单侧受累或一侧病变严重时，常伴有双侧血压不对称。其他常见表现有上肢或下肢运动障碍、动脉血管杂音、肾性高血压、头晕，甚至视力减退和脑卒中，部分患者也可出现主动脉瓣关闭不全、肺动脉高压等。

我们的研究发现，颈总动脉、锁骨下动脉、肾动脉、腹主动脉是中国患者最常受累的血管。因此，当年轻女性出现不明原因高血压、脑血管意外等情况时，需排查大动脉炎。

4大影像技术，可发现大血管炎

● **磁共振血管成像（MRA）**　能清晰显示血管壁炎症和结构改变，可及时发现和诊断疾病，并有效评估病变血管的部位、范围、管腔狭窄、管壁增厚等情况。

● **颈动脉超声造影**　可快速评估颈血管解剖结构及血流动力学改变，适用于颈动脉受累的患者。

● **PET-CT**　对于大动脉炎的诊断与评估均具有较高的敏感性和特异性，且能同步评估管壁增厚、水肿等炎症活动情况和管腔狭窄程度。

● **CT血管造影术（CTA）**　能清晰显示血管的三维结构，发现血管病变部位和管壁厚度。

大多患者需终身治疗、定期评估

当大动脉炎患者处于疾病活动期时，需进行积极的抗炎治疗。治疗分为诱导缓解期和维持期两个阶段。诱导缓解期的治疗时间为6个月，目的是改善缺血症状、保护脏器功能；维持期治疗没有时间限定，大部分患者需要终身治疗。治疗过程中，患者需要定期随访，评估病情的活动性和重要脏器功能。

出现下列情况时，可考虑手术治疗：肾动脉狭窄导致严重高血压且药物治疗效果不佳、导致活动受限的严重肢体缺血、狭窄程度超过70%的症状性脑血管狭窄、症状性冠状动脉狭窄、中度以上主动脉瓣反流、重度主动脉缩窄、进行性增大的动脉瘤及动脉夹层。PM

专家简介

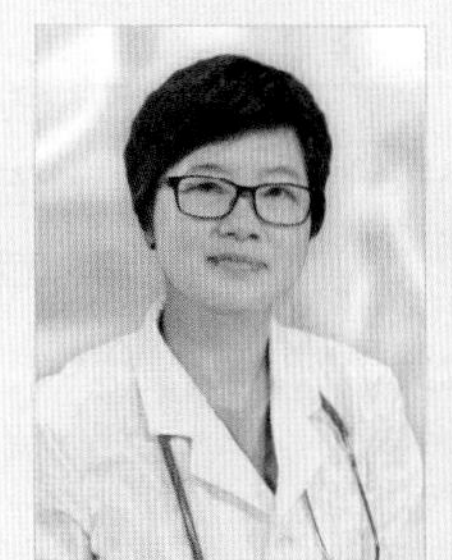

姜林娣　复旦大学附属中山医院风湿免疫科主任、主任医师、教授、博士生导师，复旦大学风湿、免疫、过敏性疾病研究中心副主任，中华医学会风湿病学分会委员，中国医师协会风湿免疫医师分会委员，上海市医学会风湿病学分会副主任委员，上海市中西医结合学会风湿病专业委员会委员。擅长系统性红斑狼疮、大动脉炎、多发性肌炎与皮肌炎、类风湿关节炎、强直性脊柱炎、痛风等风湿疾病的诊治。

特需门诊：周一下午，周三上午

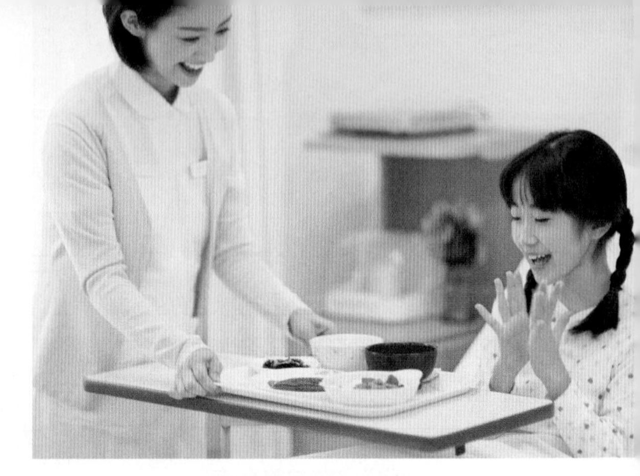

合理的饮食是术后患者康复的重要保障，不同手术患者的术后饮食要求也不尽相同。医生会在充分考虑患者病情及个体差异的基础上，为术后患者提供合理的饮食指导。患者须遵医嘱，同时注意以下五个要点。

手术后，怎么吃才合理

复旦大学附属中山医院护理部　仲 骏　徐建鸣

1 渐进式阶段饮食

无论何种手术，术后饮食一般都遵循“渐进式阶段饮食”规则，即从流质到半流质，再到普通饮食的过程。术后早期进食的目的是维持胃肠道功能，过快地恢复普通饮食往往不利于术后康复。尤其是食管癌、贲门癌等消化道肿瘤患者，术后更应采取长时间的渐进式阶段饮食：住院期间由流质饮食向半流质饮食过渡，出院后可继续半流质饮食（如藕粉、蒸蛋、麦片粥、大米粥、烂糊面等），逐渐由稀变稠，术后一个月左右可过渡到软食，直至正常饮食。此外，少食多餐很重要，患者可根据需要，每天进餐5～8顿；进食时细嚼慢咽。食管癌、贲门癌术后患者在进食时，宜保持端坐位，不宜平卧或半卧位；饭后不应立即平卧，可适当散步约30分钟；睡觉时可将上半身垫高30°，身体尽量朝向手术侧。

2 避免摄入过多

术后患者过早、大量地进补往往难以达到康复目的，甚至会对身体造成损害。患者因禁水、禁食导致的口渴感和饥饿感，以及家属的过分“关心”，是造成术后患者摄入过多的主要原因。以心脏外科手术患者为例，患者术后多饮多食会导致体液过多，心脏负荷加重，极易引起心衰。若患者出现无尿、呼吸困难等心衰表现，往往需要转入监护室治疗，不仅增加住院时间和费用，也不利于预后。当然，尿路结石碎石术后患者，术后则应多饮水，以保证每日尿量，达到冲洗残余石渣的目的。

3 戒除烟酒

术后戒烟戒酒是防止疾病复发的重要措施。吸烟会诱发小动脉顽固性痉挛，断指再植术后的患者可因吸烟引起术后血管危象，导致再植失败。

4 高热量、高蛋白质饮食

甲状腺手术、肺癌手术等患者由于禁食和术中消耗，机体对能量和营养的需求增多，在允许的情况下，可以进食高热量、高蛋白质饮食，以补充能量、促进伤口愈合。肝脏手术患者应进食优质蛋白质饮食，饮食宜清淡（少盐、少油）、柔软、易消化，适量吃猪肉、鸭肉、鸽子肉、河鱼、甲鱼、鸡蛋等，避免生冷、油腻、烟熏、辛辣刺激性食物。

5 不同手术的饮食宜忌

不同疾病患者的术后饮食有不同宜忌，疏忽大意可能会造成不良后果。心脏瓣膜手术患者因术后须进行抗凝药物治疗，应禁忌食用富含维生素K的食物（如菠菜、芥菜、西兰花、青萝卜、海藻、紫菜等）。经皮肾镜碎石取石术后患者，应根据基础疾病和结石的不同类型，调节术后饮食：草酸钙结石患者应忌食或少食高草酸食物，包括菠菜、大黄、芒果、草莓、芝麻、可可、巧克力、茶叶、各种坚果（如栗子、杏仁、核桃等）；尿酸结石患者应采取低嘌呤饮食，首选蛋、奶、蔬菜、水果，可食苏打水、橙汁以碱化尿液，少食豆制品、蘑菇，限食肉、鱼、虾，忌食动物内脏；磷酸铵镁结石患者可饮用苹果汁、蔓越莓果汁、青梅果汁等酸性饮料，有利于酸化尿液。PM

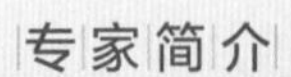

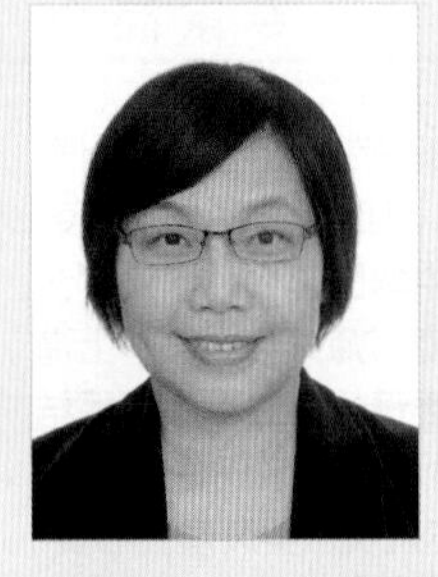

徐建鸣　复旦大学附属中山医院护理部主任、主任护师、硕士生导师，复旦大学护理学院副院长，中华护理学会管理专家委员会专家库成员、危重症专业委员会委员，中华医学会创伤分会护理学组副主委，上海市护理学会理事、危重症专业委员主任委员。主要研究方向为护理管理、外科护理和危重症护理。

夏日生“冻疮”竟是红斑狼疮

复旦大学附属中山医院皮肤科 李明 隗祎

生活实例

今年6月初，王小姐意外地在右耳郭上发现一处“冻疮”。当时只有一分钱硬币大小，有轻度红肿；之后“冻疮”稍变大，形成鸽蛋大小的红斑。虽然没有明显的痛痒，但“冻疮”持续2个多月不退。王小姐纳闷不已：冬天生冻疮很正常，可现在是夏天呀？带着疑问，她到中山医院皮肤科就诊。经过病史询问、体格检查和相关的化验后，王小姐被确诊为“亚急性皮肤型红斑狼疮”。一听说是红斑狼疮，王小姐急了，连忙问医生：这个病能彻底治好吗？平时要注意些啥？自己还能生孩子吗？这病会不会遗传？

医生的话

红斑狼疮是一种典型的自身免疫性疾病，常见于育龄期女性，女性患病人数是男性的9~15倍。红斑狼疮有不同的类型，症状较轻的是“皮肤型红斑狼疮”，以皮肤损害为主；症状较重的是“系统性红斑狼疮”，有多系统和多脏器损害，严重者可危及生命。

王小姐患的是一种皮肤型红斑狼疮。这类红斑狼疮患者首先出现皮疹，症状以皮肤损害为主。有的患者皮肤上会出现盘状红斑，愈后可形成瘢痕，大部分患者无全身损害；有的皮肤损害表现为结节或斑块，质地坚实，愈后留有杯状凹陷或萎缩性瘢痕；还有的可表现为单个或多个散在红斑，呈环形或弧形，也可类似银屑病，表现为鳞屑性红斑、丘疹，可有轻度全身损害。

红斑狼疮会不会遗传

红斑狼疮的确切病因与发病机制迄今未明。国内外学者普遍接受的观点是：该病是遗传与环境等多种因素相互作用的遗传病。所以，红斑狼疮的确可能遗传。不过，即便有遗传因素存在，也并不意味着一定会发病。环境因素也起着重要的作用，常见的有性激素、感染、紫外线、应激事件及某些药物等，这些因素可诱发红斑狼疮、加重症状。

红斑狼疮能彻底治愈吗

就目前医疗水平，红斑狼疮还不能被根治。早期诊断、早期治疗，可以有效控制病情，减轻组织器官损害，延长患者生命。红斑狼疮临床类型多样，轻重不一，治疗方案也因人而异。个性化治疗非常重要，在开始治疗前，必须让医生评估病情。

系统性红斑狼疮治疗相对比较棘手，治疗以糖皮质激素及免疫抑制剂治疗为主。与系统性红斑狼疮不同，多数皮肤型红斑狼疮不需要使用糖皮质激素及免疫抑制剂，常用药物包括非甾体抗炎药、抗疟药、沙利度胺、中药等，通常预后较好。中西医结合治疗红斑狼疮等自身免疫性皮肤病是中山医院皮肤科的优势与特色。

红斑狼疮患者平时要注意什么

首先，患者应树立信心，解除压力，遵医嘱用药，不可自行调整药物剂量或停药。其次，应注意生活规律，劳逸结合，加强体育锻炼，提高身体抵抗力；饮食要均衡适度，避免辛辣刺激食物，宜多食高蛋白质、高纤维素食物。第三，要避免各种可诱发及加重疾病的因素，如劳累、熬夜、感冒受凉或其他感染、光敏性食物和药物等。

红斑狼疮患者可以生宝宝吗

由于妊娠可加重病情，所以女性患者最好避免妊娠，也不宜服用雌激素类避孕药。病情稳定1年后可以考虑受孕，妊娠期应密切随访。PM

专家简介

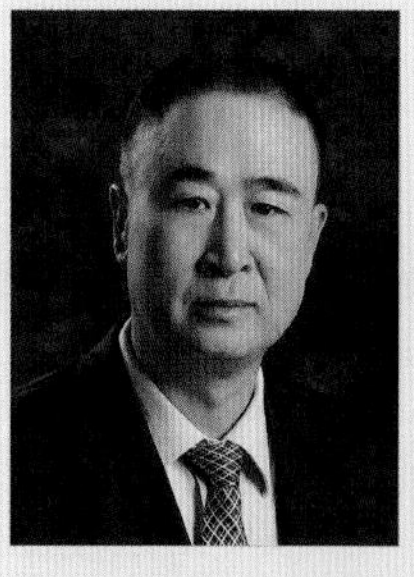

李明 复旦大学附属中山医院皮肤科主任、教授、博士生导师，中国医师协会皮肤科分会常委，中国中西医结合学会皮肤性病专业委员会常委、免疫性皮肤病学组组长，上海市中西医结合学会皮肤科分会副主任委员。擅长中西医结合治疗红斑狼疮、皮肌炎、系统性硬皮病等免疫性皮肤病。

专家门诊：周一下午，周三上午，周四上午

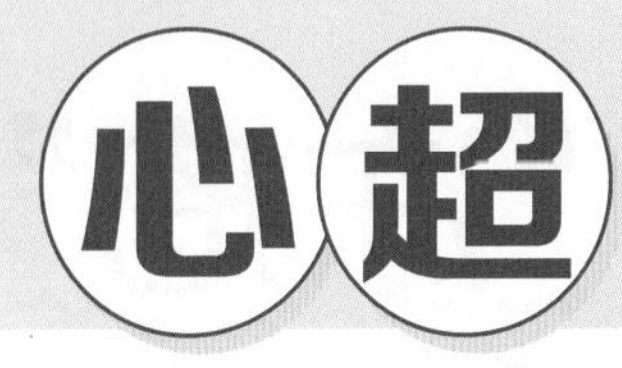

心脏是人体最重要的器官之一，患者得心脏疾病后，医生通常会建议患者做心脏超声检查（简称“心超”）。通常，老百姓喜欢按字面意思把“心超”理解为心脏B超。不过，由于心脏在全身血液循环过程中扮演着“泵”的角色，医生检查时常依赖彩色多普勒超声技术，注重观察心脏血流情况，因此，专业人士更愿意把“心超”理解为心脏彩超。

“侦察”心脏结构和功能

复旦大学附属中山医院心脏超声诊断科　陈海燕　舒先红

扫描二维码，登陆大众医学微信平台，直接输入“中山心超”，了解中山心超室

心超本领一：诊断各种结构性心脏病

目前，心超主要用于诊断各种结构性心脏病，如瓣膜病、先天性心脏病等，重点观察心脏的“门窗”（瓣膜）、“墙壁”（心肌）。不妨想象一下，冬天如果家里的门窗关不严，是不是会有呼呼的风声？心脏也是这样，“门窗”开合有问题或“墙壁”上有洞，血流通过时，就会发出奇怪的声音，医学上称之为“杂音”。经过专业培训的医生借助听诊器可以听到这些杂音，而接受心超检查可以进一步明确：有没有瓣膜关闭不全导致反向血流，有没有瓣膜打不开导致血流前进过程中遇到狭窄，间隔左右心腔的心肌上有没有洞，导致“井水犯了河水”……

心超本领二：了解心脏收缩及舒张功能

心脏将血液泵至全身器官，使它们能够有效地工作。除了诊断心脏结构异常，心超还可以了解心脏的收缩及舒张功能。如果进行很轻的体力活动都喘不过气来，感觉“力不从心”，很可能是心脏功能出了问题，需要进行心超检查。

心超检查注意事项

- 经胸超声检查时，需要将探头紧贴着胸部皮肤。患者应穿宽松分体衣裤，方便暴露检查部位。
- 经食管超声检查时，需要将细长的探头伸入食管，容易刺激咽喉导致恶心、呕吐。为了避免呕吐物误吸引起窒息，患者需要在检查前禁食、禁水4小时以上。另外，为了减少痛苦，检查前会对咽喉部进行局部麻醉。检查后患者咽喉部的麻木感觉会持续一段时间，需要继续禁食、禁水2小时。PM

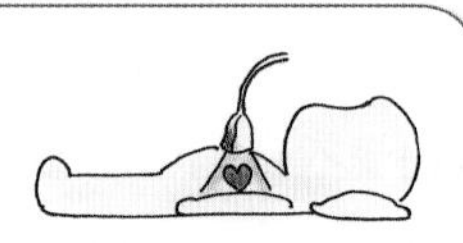

常见的心超有两种：一种把超声探头放在胸口，从前往后观察心脏，叫作经胸心超，是临床上最常用的。

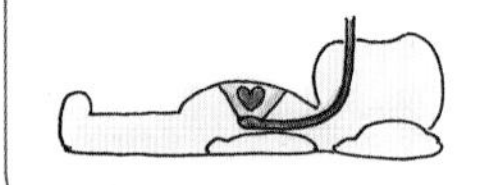

另一种通过喉咙把超声探头送进食管，从后往前观察心脏，叫作经食管心超。

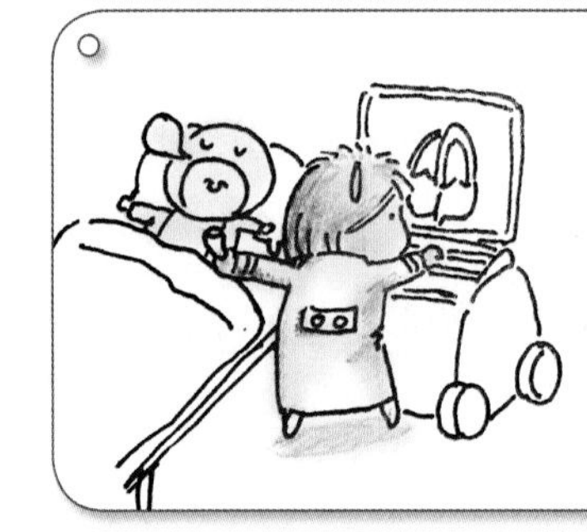

尽管经食管超声更加清晰，但它会引起患者的恶心不适，因此，大部分“门窗、墙壁”的问题，我们都通过经胸心超搞清楚。

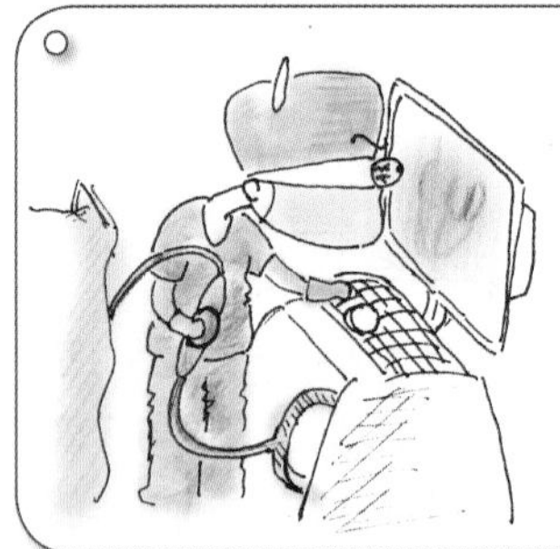

只有少数情况，比如，心脏前方结构影响后方结构的观察、心脏外科手术时不能经胸进行检查……我们才会动用经食管超声。

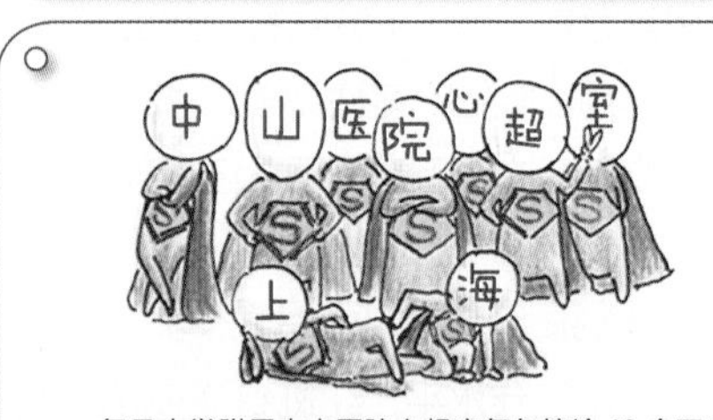

复旦大学附属中山医院心超室每年接诊10余万名患者，他们来自全国各地乃至世界各国。心超检查不但数量庞大，质量也“杠杠的”，手术证实其准确率接近100%。不过，再“牛”的检查，还是要根据具体需要进行。

绘图/陈海燕

专家简介

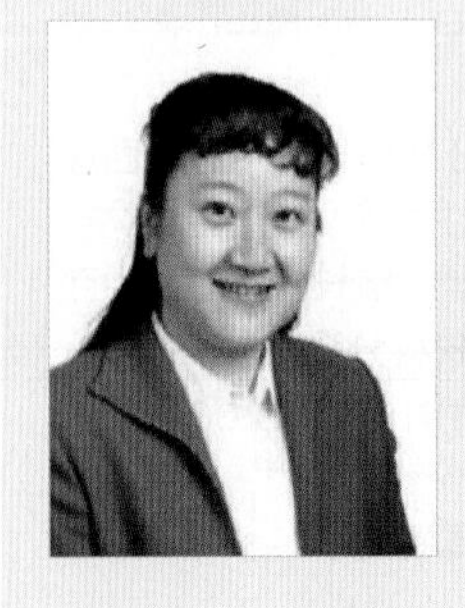

舒先红　复旦大学附属中山医院心脏超声诊断室主任、心内科主任医师、教授、博士生导师，上海市心血管病研究所副所长，中华医学会超声分会委员，中华医学会心血管病学分会心血管病影像学组副组长，中国医师协会超声医师分会超声心动图专业委员会主任委员，复旦大学超声医学与工程研究所副所长，上海市医学会超声分会心脏学组组长。

特需门诊：周一下午，周二、周三上午

随着医学的发展，影像学检查手段（包括X线、CT、MRI、US和PET/CT等）越来越多，在疾病诊断、疗效随访等方面发挥着重要作用，临床科室与影像科的合作也越来越紧密。面对各类影像检查，很多人存在不同的认识误区。

放射科6大认识误区

复旦大学附属中山医院放射科　宋旭豪　曾蒙苏

误区1 CT成像辐射多、危害大

勘误：CT成像辐射剂量小，诊病能力高

随着技术的发展，CT成像的辐射剂量已被控制得越来越小，一次低剂量肺部CT成像的X线照射剂量约为1毫西弗（mSv），远小于造成人体损伤的单次最大接受剂量。此外，CT成像发现疾病的“能力”要远高于X线成像。X线成像就像把体内的全部器官、骨骼都压在同一张平面上，这样难免会有重叠，病灶难免会被隐藏。而CT成像就好比切黄瓜片，一片片黄瓜能让医生清楚地看见切面。X线摄片目前常被用作筛查的首选，CT成像则被用作进一步检查的工具，尤其在肺部病变的诊断中，临床更多采用CT检查。

误区2 腿部疑有问题，哪侧疼，“照”哪侧

勘误：四肢骨和脊柱侧位摄片，只需一个侧位片

患者小王一瘸一拐地到影像科摄片，就侧位片“照”哪侧的问题，向医生发出疑问：“我明明是这边腿疼，为什么拍的是另一边？”其实，X线具有穿透性，能透过表面看清内部事实。不同于肺部侧位摄片（肺部分左右，为更好地显示效果，通常医生会选择不同方向的侧位片），四肢骨和脊柱的侧位摄片，只需一个侧位片即可。

误区3 磁共振等同X线摄片，也有辐射

勘误：磁共振不产生放射线，不带电离辐射

很多患者在接受磁共振检查时，认为磁共振同属放射科，也带有辐射伤害，要求给予放射防护。这其实是没有必要的，因为磁共振是运用原子核的电磁共振原理，不同于X线摄片或CT成像，并不会产生放射线，也不带有电离辐射。

误区4 床旁摄片真方便，住院患者都能用

勘误 “床旁机”只在特殊情况时使用

随着“床旁机”技术的发展，移动摄片机变得越来越便捷和富有科技感。当病房某些特殊患者申请使用床旁摄片时，其他住院患者看到其方便、省事，也要求床旁摄片。其实，这并不可取。因床旁摄片机的体积较小，电压、电流等各项参数远小于固定式X线摄片机，成像质量不如后者，且移动摄片时的放射防护远不如影像科专用机房全面。所以，只有在患者病情危重等特殊情况时，才可使用“床旁机”。

误区5 磁共振“照”得最“清楚”

勘误：磁共振与CT成像各有优缺点

患者一般会将磁共振成像与CT成像作比较，认为磁共振检查时间长、费用高，因此更先进、成像更“清楚”。其实，磁共振、CT成像之间并不存在谁更“清楚”的问题，两者各有优缺点。例如：磁共振不能胜任肺部检查，而运用CT成像就能够更清楚地显示肺部；对膝关节进行检查时，磁共振能更好地显示膝关节的软组织、韧带、半月板等问题，而CT成像则能更好地显示关节的骨质问题。

误区6 放射科医生只看片、不出诊

勘误：放射科医生看片也出诊，诊断或更客观、准确

很多患者认为，放射科就是“照相馆”，医生只负责看片，不出诊。事实上，放射科医生看片更专业、更全面、更有针对性，加之通过询问患者相关病史、症状等，可能会做出更客观、准确的诊断或疗效评价，有时甚至会改变诊断结果。PM

专家简介

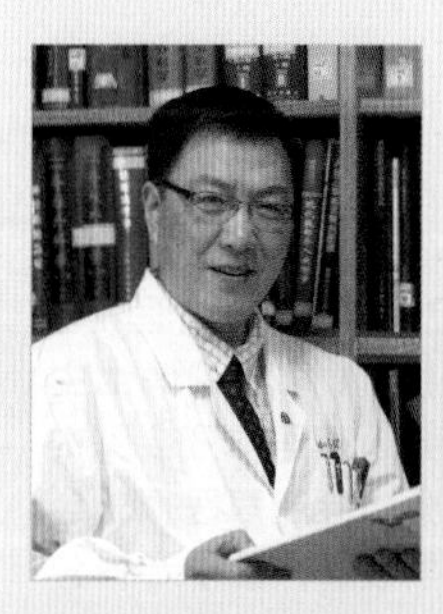

曾蒙苏　复旦大学附属中山医院放射科兼放射诊断科主任、主任医师、教授、博士生导师，复旦大学上海医学院影像学系主任，上海市影像医学研究所副所长，中华医学会放射学分会常务委员，中华放射学会腹部影像专业委员会副主任委员，上海市抗癌协会肿瘤影像专业委员会副主任委员，上海市核学会肿瘤放疗和影像医学专业委员会副主任委员。擅长腹部和心血管疾病的影像诊断，尤其是肝、胰疾病的影像学诊断。

特需门诊：周二、周四上午

肝脏超声：诊断、治疗“一手抓”

肝脏位于右上腹，是超声体检中的必查项目。随着超声技术的发展，肝脏超声不仅有助于医生及早发现肝脏肿块，还可微创治疗某些肝脏疾病。

复旦大学附属中山医院超声科　王攀　王文平

超声诊断：早期发现肝内肿块

肝脏常见的良性疾病包括脂肪肝、肝囊肿、肝血管瘤、肝内钙化灶等。一般只需接受相应的对症处理（如轻度脂肪肝患者改变生活方式等）或定期随访即可。

若检查报告描述肝脏实质占位、性质待定，或医生建议进一步检查时，应引起重视。为了鉴别诊断，患者须接受进一步检查，如超声造影、超声弹性成像检查等。

肝脏超声造影技术是在常规超声检查中发现肝脏占位性病变后，通过向患者手臂静脉内注入造影剂，观察不同阶段肝内病灶的增强表现及变化。由于肝脏的良恶性肿瘤在各期增强表现有所不同，医生可以根据增强的差异来鉴别肝内肿块的性质，还可检查出常规超声无法发现的病灶。

超声弹性成像可以无创、快速、精确地提供肝组织的质地特征，从而评估肝脏纤维化或肝硬化程度。通俗地说，超声弹性成像就是反映肝脏的“软硬”情况。运用该技术检查可以间接了解肝脏的储备功能，给临床治疗决策提供参考。

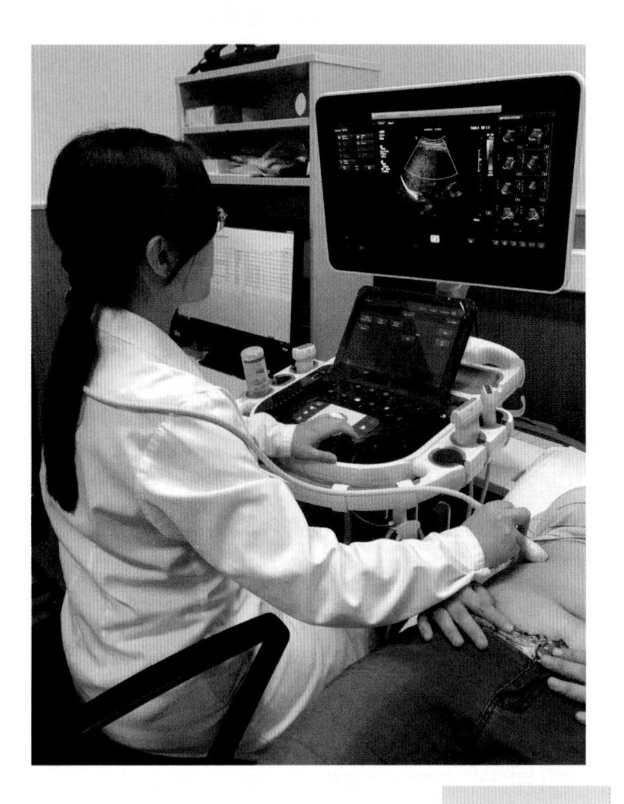

介入超声：微创治疗肝脏疾病

除可以诊断肝脏疾病外，超声还能治疗某些肝脏疾病，即介入超声技术。介入超声技术可应用于肝囊肿穿刺抽液及酒精硬化治疗、肝脓肿的穿刺抽液及置管引流术、肝内肿块的穿刺活检、经皮肝穿刺胆道置管引流术、肝肿瘤的无水酒精治疗及射频微波消融治疗等，具有安全性好、创伤小、患者无须住院等优势，已在临床广泛使用。PM

扫描二维码，登陆大众医学微信平台，直接输入“中山超声”，了解中山超声科

专家简介

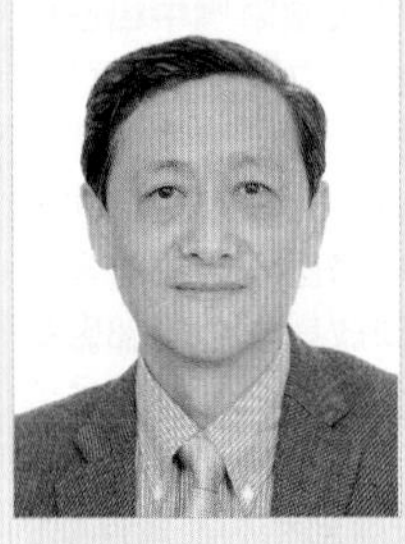

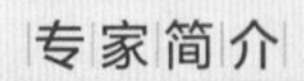

王文平　复旦大学附属中山医院超声科主任、主任医师、教授、博士生导师，中华医学会超声医学分会副主任委员，中国医师协会超声医师分会常委，上海市医学会超声医学专科分会候任主任委员。擅长腹部疾病的超声诊断和治疗，包括常规超声、彩色多普勒超声、介入性超声、超声造影等。

专家门诊：周四下午　特需门诊：周四上午

肝脏超声检查注意事项

进行肝脏超声检查时，医生一般让患者平躺或侧卧，以便从多角度观察肝脏情况。检查过程中，患者需要吸气或屏气来配合医生检查，以便医生获得更清晰的图像。行肝脏超声造影检查前，医生会询问患者相关病史、是否有药物过敏等。

晚期恶性肿瘤可转移到包括骨在内的任何组织或器官。随着恶性肿瘤的有效治疗方法不断增多，患者的生存期明显延长，肿瘤骨转移的发生率明显升高。在各类恶性肿瘤中，乳腺癌发生骨转移的概率居第一位（晚期乳腺癌骨转移发生率为65%~75%），其他常见的骨转移恶性肿瘤还有前列腺癌、肺癌、甲状腺癌、肾癌、鼻咽癌、黑色素瘤、结直肠癌、胃癌、骨与软组织肿瘤等。

“核武器”对抗肿瘤骨转移

复旦大学附属中山医院核医学科　张一秋　石洪成

骨转移≠肿瘤终末期

肿瘤骨转移的最常见表现是骨痛，疼痛随时间延长逐步加重，以夜间疼痛为主。肿瘤骨转移可导致病理性骨折、脊髓压迫、高钙血症等并发症。有些患者受轻微外力作用就会发生转移部位骨折（病理性骨折），若出现脊柱转移，还可能会破坏脊髓、神经，导致截瘫。

骨转移的出现并不是肿瘤终末期的“宣判”。对于易发生骨转移的恶性肿瘤，应尽早进行筛查，以便及时、准确地评估病情，适时采取有效治疗方式。例如，肺癌易发生骨转移，初诊患者应进行骨转移的常规筛查：若没有发生骨转移，尚有手术治疗的机会；若已发生骨转移，可选择化疗、靶向治疗或局部放疗。

骨显像：早期发现肿瘤骨转移

对于肿瘤骨转移的筛查及早期发现，首选检查方法是骨显像，通常可比X线、CT检查早3~6个月发现骨转移灶。X线、CT是形态学的局部检查，哪里痛就查哪里；磁共振虽能更敏感地发现骨髓腔内的早期转移，但也是局部检查，需在检查前准确定位，否则易漏诊。骨显像可以通过一次检查获得全身骨骼图像，从而敏感地发现可疑转移灶。

常规核医学骨显像包括骨全身显像（即全身骨显像或骨扫描）和断层显像（单光子发射型计算机成像仪，SPECT）。目前，核医学科的显像仪器已从SPECT发展为与CT置于同一机架内的融合影像设备SPECT/CT，可实现功能影像与解剖影像的融合，发现疑似骨转移灶，确定CT扫描部位，提高诊断准确性，患者可在同一台机器上完成检查。通常患者先做骨全身显像，医生再决定要不要进一步行SPECT/CT。

^{18}F-FDG（^{18}F-脱氧葡萄糖）PET/CT是诊断肿瘤骨转移的另一项核医学检查，可以全面评价全身软组织和骨转移状况，灵敏度和特异性更高，但它并不能替代骨显像。

核医学：“靶向”治疗肿瘤骨转移

肿瘤骨转移的治疗方法包括手术、放疗、化疗、靶向治疗、介入治疗、放射性核素内照射治疗等，目的是减轻疼痛，预防、减少或推迟骨骼相关事件（如病理性骨折、脊髓压迫、高钙血症等并发症），提高患者生存质量。

放射性核素内照射治疗具有良好的靶向性，副作用小，主要针对全身多发骨转移伴骨痛患者。经静脉注入亲骨性放射性药物后，药物会靶向寻找骨转移灶并沉积于病灶部位，杀伤肿瘤细胞，从而缓解疼痛。其发出的射线照射距离短，几乎不会对正常组织造成影响。目前临床上主要应用^{89}Sr（氯化锶）治疗前列腺癌、乳腺癌、肺癌、肾癌、鼻咽癌等肿瘤骨转移，可与唑来膦酸及内分泌、靶向、免疫、放射治疗联合应用。

一般情况下，氯化锶的疗效多在给药后3~20天出现，一次注射平均维持3~6个月。5%~10%的患者可有反跳痛（骨痛增剧），持续2~4天后逐步消失。出现反跳痛，预示有较好的治疗效果。治疗后，患者一般无明显不良反应，部分患者4周左右会出现一过性白细胞和血小板减少，3个月内即可恢复。PM

专家简介

石洪成　复旦大学附属中山医院核医学科主任、主任医师、教授、博士生导师，复旦大学核医学研究所所长，上海市影像医学研究所副所长，中华医学会核医学分会常委、心血管病学分会心血管病影像学组委员，中国医师协会核医学医师分会常委，上海市医学会核医学分会副主任委员。擅长核医学影像诊断与放射性核素治疗。
特需门诊：周四上午

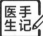

陈女士的烦恼

陈女士最近有点烦心。她今年49岁，身体一直很健康，几个月前体检时发现肝、脾多发肿块，被诊断为脾脏血管肉瘤伴肝转移可能。临床医生为陈女士进行了肝肿块穿刺活检术，将长0.5厘米、直径0.2厘米的小组织条送到了病理科。经过核对、编号、取材、脱水、浸蜡、透明等步骤，技术员将组织包埋，随后切片、烤片、染片、封片、贴标签，整个过程约24小时。因组织太小、诊断困难，我们启动科内疑难病例讨论流程。诊断医生各抒己见，最终我们请患者到病理科来，询问病史，与其进一步沟通。

Tips

病理科的"任务"

病理科医生的"任务"是明确病理诊断，提供可能的病因学证据或线索、预后因素。大部分病例可以通过常规HE切片得到诊断，而疑难病例则需其他技术手段协助，包括免疫组织化学、荧光原位杂交、PCR（聚合酶链反应技术）等。例如，免疫组织化学是除HE染色之外最普及和经济的方法，在一定程度上可以协助病理医生判断肿瘤的来源、恶性程度和预后、感染源等。但免疫组织化学的项目很多，医生需针对性地选择相应项目，尽量用最少的指标、最少的钱、最短的时间为患者解决问题。

病理"法官"揪出晚期"恶黑"

复旦大学附属中山医院病理科　陈伶俐　侯英勇

被患者忽略的黑色"胎记"

陈女士陈述的病史，让我们大吃一惊：她的腹壁上有一片直径约10厘米的黑痣样区域，而且曾经有破溃史，她一直不以为意。

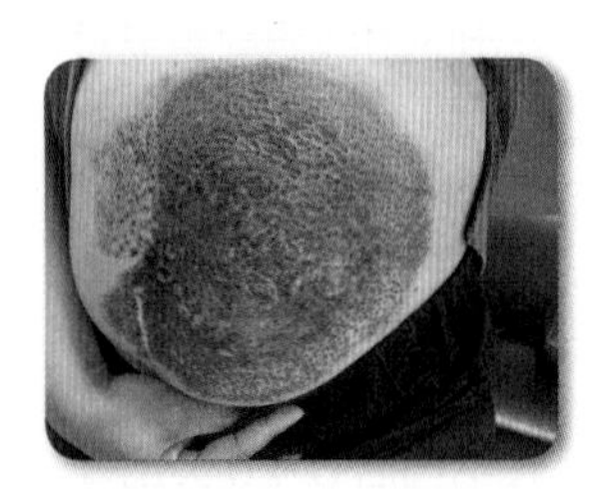

这块腹壁黑痣显然是巨大先天性痣，最近一年有破溃，不得不让人怀疑有恶变可能，进而可能会转移到淋巴结、肝脏等器官。我们立即对组织进行恶性黑色素瘤相关标记检查。果不其然，结果符合恶性黑色素瘤肝转移。

陈女士得知结果后非常困惑："这个胎记已经伴随我很多年了，怎么会变成恶性黑色素瘤呢？"

该切的痣

大家或许对电影《非诚勿扰2》中李香山的恶性黑色素瘤（简称"恶黑"）记忆犹新。该电影播出后，主动到我院切痣的患者明显增多。长在手掌、脚底、腰部等常受到挤压和摩擦部位的痣，最好早点切掉。一般的痣如果出现"ABCD"（A，Asymmetry，不对称性；B，Border，边界不规则；C，Color，颜色不均匀；D，Diameter，直径大于6毫米），也常提示恶变，须尽快手术。

巨大先天性痣见于1/20 000的婴儿，恶变风险为5%～20%。恶变的第一个高峰年龄在10岁以下，第二个高峰年龄在成年期。陈女士属于后者。

专家简介

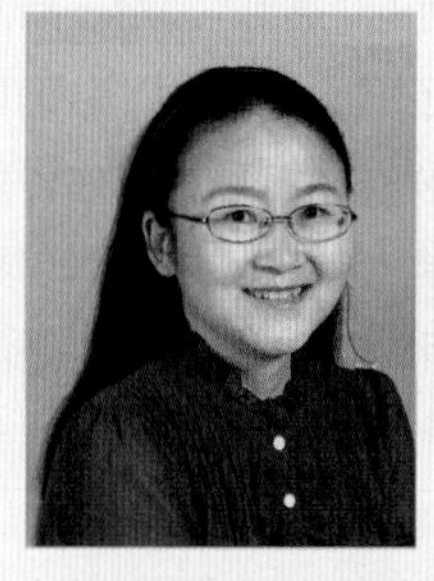

侯英勇　复旦大学附属中山医院病理科主任、主任医师、教授、博士生导师，全国卫生产业企业管理协会实验医学专家委员会病理专业委员会主任委员，中国抗癌协会淋巴瘤专业委员会委员，中国病理学工作者委员会常委，中华医学会病理学分会消化系统疾病学组（筹）委员。擅长疾病的病理诊断、鉴别诊断和分子诊断。

特需门诊：周一上午

揪出晚期"恶黑"，指导临床用药

诊断已明确，鉴于陈女士是已经转移的Ⅳ期"恶黑"患者，手术切除已不适用，须联合多种药物进行系统治疗。我们针对"恶黑"最常见的基因和蛋白改变，在仅剩的珍贵标本中为陈女士做了B-raf、C-kit、NRAS突变检测和PD-1、PDL-1免疫组织化学检测，为后续用药选择提供指导建议。

如今，病理科已逐渐从"幕后"走到"台前"，从以往术后"马后炮"到现在术前明确诊断、术中指导术式、术后明确病理分期、指导化疗和靶向治疗用药等。病理科在传统意义上是辅助学科，但实际上起到了"法官"的作用，例如判断患者的病理组织是不是肿瘤、肿瘤是良性还是恶性、属于哪种类型等，也为患者的后续治疗提供重要指导。

经过检测，陈女士接受了相应的靶向药物和免疫治疗，现在肝脏和脾脏上的肿块已经明显缩小。PM

立体定向放疗：治疗小肝癌的又一“利器”

复旦大学附属中山医院放疗科　曾昭冲

小肝癌是最大直径不超过5厘米的肝内肿瘤，手术切除是最主要的治疗方法。后来有了射频消融，借助影像学技术，医生可以把消融针准确地插入肿瘤内，利用高温“烧死”肿瘤，适用于治疗一部分不宜或不愿接受外科手术的小肝癌患者。现在，立体定向放疗也被应用于小肝癌治疗中，与外科手术切除和射频消融，“三分天下”。

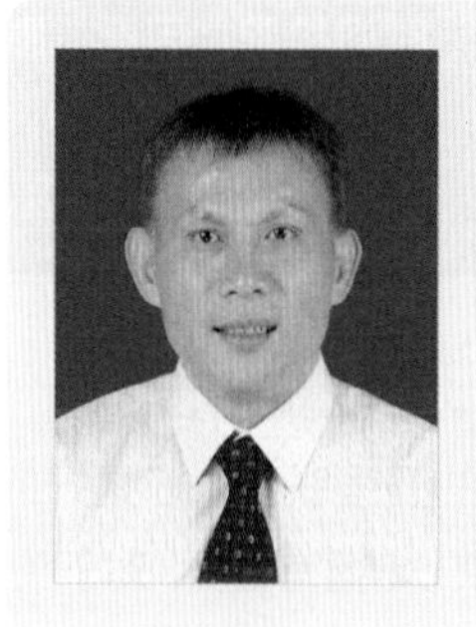

专家简介

曾昭冲　复旦大学附属中山医院放疗科主任医师、教授，中国研究型医院学会放射肿瘤学分会副主任委员。擅长胸腹部肿瘤的放射治疗。

专家门诊：周三下午

直径2厘米以上的小肝癌更适合

立体定向放疗是通过直线加速器将窄束放射线聚集于肿瘤靶区，给予较大剂量照射，使肿瘤发生局灶性坏死，而正常组织受到的损伤较小。要实现这个技术，必须有四维CT引导或肿瘤追踪系统，精确定位肿瘤。立体定向放射治疗是肝癌局部治疗中一种有效的无创治疗手段。

美国密歇根大学医学中心对224例不能手术的小肝癌患者的治疗状况进行分析，其中行射频消融的161例，行立体定向放疗的63例。选择射频消融的患者，肿瘤直径大部分为3～4厘米；选择立体定向放疗的主要原因是肿瘤靠近血管或肠道，射频消融难以有效定位，或射频消融后局部残留、复发。结果显示，射频消融和立体定向放疗的1年、2年局部控制率分别为83.6%、80.2%和97.4%、83.8%；进一步分析发现，如果肿瘤直径小于2厘米，两者的局部控制率相似，但若肿瘤直径大于2厘米，立体定向放疗的局部控制率远远优于射频消融。尽管这是一项回顾性研究，但为立体定向放疗作为小肝癌的一线治疗方法，特别是治疗肿瘤大于2厘米的小肝癌，提供了科学依据。

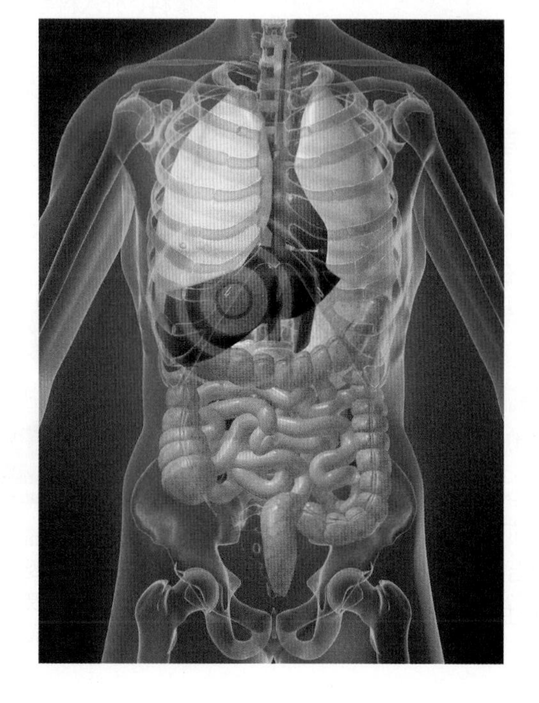

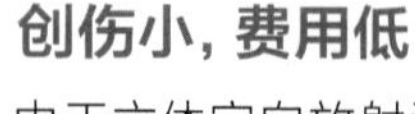

创伤小，费用低

由于立体定向放射治疗能把射线精确聚焦在肿瘤内，对肿瘤周围正常组织影响较小，故治疗的副作用小。最常见的副作用为乏力、纳差，放疗后1～2周可恢复正常。由于治疗时患者无出血等创伤，故立体定向放疗也属于无创治疗。

立体定向放疗的优点是：创伤小、治疗时间短、费用低、肝功能不受影响、可以治疗特殊部位肿瘤（大血管旁、胆囊旁、膈顶部）等，可治疗直径2～5厘米的肝脏肿瘤。对于直径>2厘米的肿瘤，其疗效优于射频消融。

由于立体定向放射治疗小肝癌刚起步，众多患者及医务工作者心存疑虑，故目前我们收治的患者多为不宜外科手术的患者，如肿瘤紧靠大血管或胆囊、高龄、伴有内科疾病、切缘复发等。我们将通过进一步的研究，使小肝癌患者有更多的治疗选择。

需要强调的是，立体定向放疗必须有严格的质量控制，要严格掌握治疗适应证，也需要有图像引导技术和体位固定技术。有意愿接受该疗法的肝癌患者应去正规医院咨询。PM

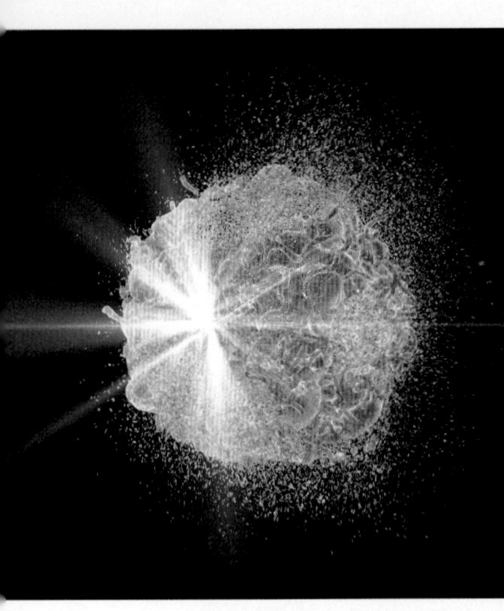

癌症是一类严重威胁人类健康的疾病，现有的治疗方法（手术切除、放疗、化疗以及不少新的治疗方法，如生物治疗和介入治疗等）复杂、多变，其组合之间的可能性之繁多，远超一般人想象，且疗效和副作用尚需时间检验。因此，患者和家属在抗肿瘤治疗中，要尊重科学，走出认识误区。

抗肿瘤治疗三大误区

复旦大学附属中山医院肿瘤内科　王志明　刘天舒

误区1　强强联合，可以获得良效

解析：肿瘤治疗方法的强强联合未必是好的选择。比如:头颈部解剖复杂、空间狭小、器官重要，对于头颈部肿瘤，一般无法做广泛彻底的手术切除，多采用放疗、化疗等方法。20多年前，在已经积累了大量有关放化疗效果的数据后，临床肿瘤学家开展了一系列针对头颈部肿瘤的综合治疗方案研究，目的在于比较、寻找高效的联合方案。除了药物在不同数量与剂量方面的组合外，仅放疗与化疗两种方式之间的组合就有许多种，如放疗序贯化疗、化疗序贯放疗、化疗序贯放疗再化疗等等。多年随访后发现：最强化的治疗短期疗效最佳，但远期毒性严重；放化疗同步进行的强化治疗，5年、10年仍生存的患者反而少于放疗、化疗分开进行的那些患者；延长化疗时间，以及增加化疗药物的数量或剂量，也不能带来获益。

误区2　肿瘤病灶缩小，表明治疗有效

解析：研究表明，大多数肿瘤患者并非死于肿瘤本身，因此只盯着肿瘤病灶是不对的。中国学者长期追踪随访大量初始疗效满意的食管癌患者，发现在随后10多年死亡的患者中，有一半患者并非死于食管癌本身，而是死于间质性肺炎、营养不良、免疫力低下、感染、抑郁等与手术、放化疗相关的副作用，以及肿瘤合并症等。由此可见，减轻放化疗副作用，合理治疗肿瘤合并症，对患者进行心理、营养、康复等多方面的支持，与缩小肿瘤病灶的治疗同样重要。目前认为，中晚期癌症患者在无法手术根治或因为各种原因达不到根治时，采取放疗、化疗、靶向治疗等个体化治疗方法，可以保持很好的生活质量，“带瘤”生存。“与其消灭肿瘤，不如控制肿瘤”，现已成为全球共识。

误区3　抗肿瘤药物越新，效果越好

解析：相对于老药而言，新药为癌症患者带来了新的希望。例如，抗肿瘤新药与既往的老药相比，可能对癌细胞更具杀伤力，对正常组织损伤更轻微。然而，新药并非都能达到人们的期望目标，需要通过一段时间的临床观察，待医生掌握大量数据、积累丰富经验后，才能形成有效的治疗方案。比如，随着分子检测和临床研究的不断进展，10多年前就已经被证明对晚期结直肠癌有效的西妥昔单抗，如今目标人群不断缩小，适应证也不断被修改。另外，有些新药，其副作用并未被详细阐明，更缺乏应对措施，随着临床应用时间的延长，临床医生才能不断优化给药方案，提高疗效，降低副作用。所以，使用最新抗肿瘤药物不仅需要患者和家属承担昂贵的医疗费用，还存在实际有效性和副作用等问题。

肿瘤治疗十分复杂，需要医患双方共同努力。从2009年起，中山医院组建了由肿瘤内科、外科、病理科、放疗科、影像科、介入科等多科室组成的肿瘤多学科协作组，定期讨论复杂的肿瘤病例，提高肿瘤诊疗水平。同时，患者也要走出认识误区，如此才能获得较好的治疗效果，提高生活质量，延长寿命。PM

专家简介

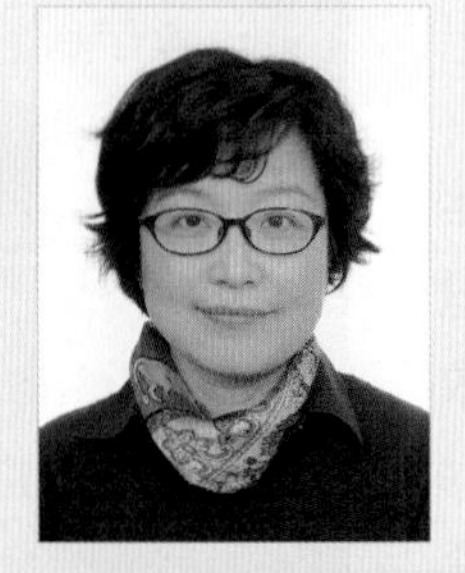

刘天舒　复旦大学附属中山医院肿瘤内科主任、肿瘤教研室主任、博士生导师，中国临床肿瘤学会抗肿瘤药物安全管理委员会委员，中国医师协会外科医师分会MDT专委会常委，上海市医学会临床流行病学与循证医学分会副主任委员、候任主任委员，上海市医学会肿瘤学分会胃肠道肿瘤学组副组长，上海市药学会药物治疗专业委员会副主任委员。擅长消化道肿瘤，如胃癌、结直肠癌的诊治及新药临床研究。

专家门诊：周一、周二、周四上午

没有不好的食物 只有不好的膳食

复旦大学附属中山医院
营养科 高键

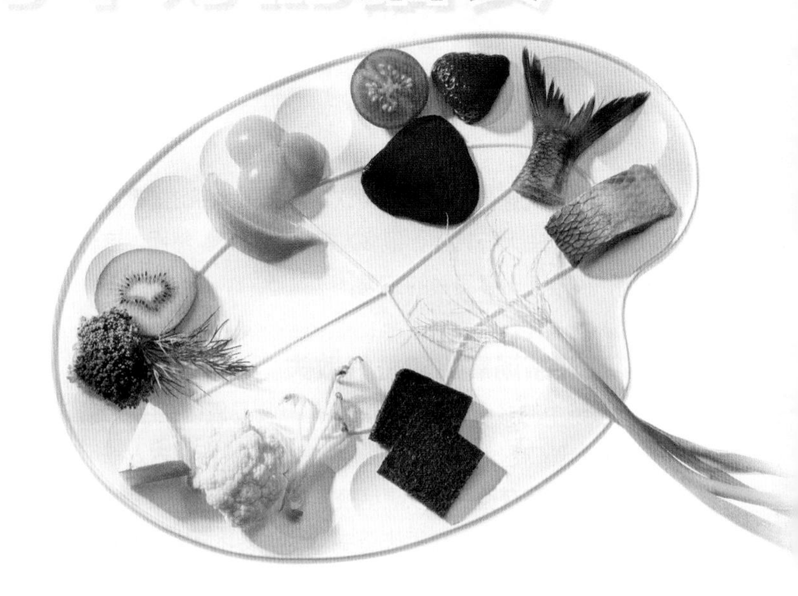

经济腾飞，为何国民健康堪忧

在中国老百姓的心目中，"吃"一直是头等大事。据统计，我国目前的餐馆数量已超过400万家，与20世纪80年代初相比，增加了100倍左右。中国烹饪协会发布的一组数据显示，我国餐饮业的营业额连续20年保持10%以上的增长速度，2004年达到7486亿元，2011年超过1万亿元，2016年达到近3万亿元。生活节奏加快、交际增多，使人们越来越多地走进餐馆用餐，它已经在一定程度上代替了传统的在家就餐模式。近年，餐饮外卖又"火"了。2016年，中国在线的订餐用户规模达到了2.56亿人次，一年有近30亿份外卖售出。

近40年，我国居民营养与健康状况虽然得以改善，但慢性非传染性疾病成为更加突出的健康问题，我国居民面临着营养缺乏与营养结构失衡的双重挑战。超重、肥胖、血脂异常、高血压、糖尿病等慢性非传染性疾病的患病率明显上升，几乎已经成为"外食"一族的"标配"疾病。现代营养科学研究表明，膳食高能量、高脂肪，少体力活动与超重、肥胖、糖尿病、血脂异常的患病风险密切相关，高盐饮食与高血压密切相关，饮酒与高血压、血脂异常有关。

世上是否存在"最有营养"的食物

现在，各种健康养生节目层出不穷，微信上流传的营养知识越来越多，有时自相矛盾，让人无所适从。作为医院的营养师，笔者经常遇到这类提问：吃什么更有营养？牛奶能吃吗？豆制品能吃吗？吃什么能减肥？什么食物不能吃？很多人认为，只要多吃有营养的食物，不吃没营养的食物，就能获得健康。然而，世界上根本不存在"最有营养"的食物，因为每种食物都不是完美的，既有优点，也有缺陷。

从营养学角度来讲，要获得良好的营养，不能简单地依靠或避免食用某种或某几种食物，而应依靠多种多样的食物互相搭配，形成良好的膳食结构。某种食物对获得良好营养固然有用，但与膳食结构相比，其作用却是次要的。营养学里有一句非常著名的话——没有不好的食物，只有不好的膳食，说明营养的好坏并不取决于某一种食物，而取决于整体的膳食结构。换句话说，单纯说食物的"好"或"坏"没有太大意义，必须将其放到整体的膳食结构中去评价才有意义。

营养治疗可以防治慢性病吗

吃是人的本能，但吃得科学，就不一定人人都会了。"吃里有乾坤，吃中有高下"，吃有很多学问，需要专业指导。利用食物中的某些营养成分来预防疾病的发生、辅助疾病的治疗，在我国已有悠久的历史。随着现代医学的发展，临床营养学已成为一门独立的学科，成为医院一个非常重要的医疗部门。营养治疗不仅是防治营养缺乏病或辅助支持的手段，也是许多营养相关慢性病的防治基础。通过营养教育和营养指导，改善膳食结构，调理营养状况，可以在一定程度上降低超重、肥胖、高血压、高脂血症、糖尿病、脂肪肝、高尿酸血症、痛风、心脑血管疾病、部分肿瘤、胆囊炎、胆石症等疾病的发病率，降低药物使用率、并发症发生率、致残率和死亡率。PM

营养科医生主要有哪些工作？请扫描"大众医学"微信二维码，回复"营养科"获悉。

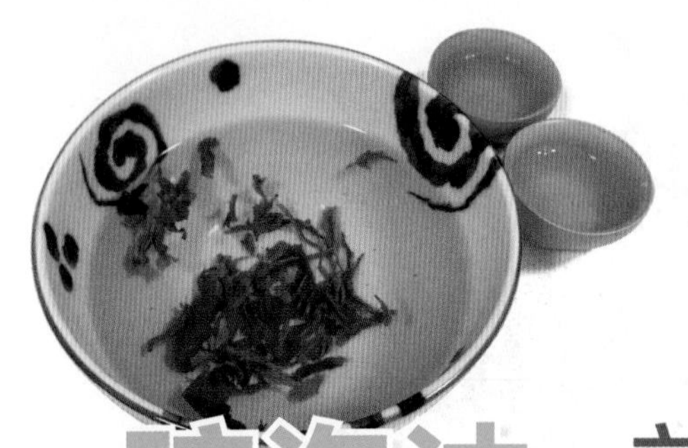

近年来，碗泡法在“茶圈”中流行起来。该泡法是将适量茶叶放入茶碗中，添汤，侍茶，再用茶勺分杯饮用。许多“茶友”对这种泡法感到颇为新奇，纷纷效仿。碗泡法是否更有利于发挥茶的优势？能否在传统饮茶法中异军突起？

碗泡法：新法泡茶未必好

安徽农业大学中华茶文化研究所
教授　丁以寿

中国古代逐步形成了四类饮茶法——煮茶法、煎茶法、点茶法、泡茶法。如今，碗泡法大行其道，很多人在探索研究。然而，这种新泡茶法离科学性甚远，很难泡出高质量的茶汤。

加速茶汤氧化和香气散失

茶汤中的多酚类物质及其氧化产物易氧化变色，芳香物质易挥发散失。泡茶的容器口越大，茶汤中物质散失越快，所以古人都用茶壶、盖杯来泡茶，因茶壶、茶杯有盖，可以隔绝空气，避免茶汤快速氧化及芳香物质挥发，同时也起到保温作用。在工夫茶中，尽管投叶量大，茶叶涨满茶壶，需借渣匙拨出，也不用大口壶，就是要尽可能减少茶汤与空气的接触。而用碗泡茶，会增加茶与空气的接触面，从而加速茶汤的氧化和香气的散失。

各杯茶汤浓度不匀

分茶时，要求各杯茶汤浓度一致。壶泡（盖杯泡）时，分出茶汤的速度快，前后杯之间的浓度相近。在工夫茶中，为使茶水的分量及香味均匀地分配给每个杯子，特别采取“关公巡城、韩信点兵”（循环倒茶、残存茶汤再均分）的泡茶技术。当代又发明了公道杯（匀杯），彻底解决了茶汤浓度不匀的问题。而碗泡，因茶叶浮于碗中，用勺分取茶汤时不得不小心翼翼地撇开茶叶，故分茶用时较长，易造成前后杯的茶汤浓度差异较大。

杯中茶汤变凉

即便事先温杯，碗泡法也会因碗厚口大、茶汤散热快、分茶时间长等导致分到杯中的茶汤变凉。分茶的勺要与杯配套，舀一勺恰好一杯，一次成功。勺比杯大，多余的茶汤就要倒回茶碗；勺比杯小，至少两次才能舀好。这样反复倾倒，容易使茶汤冷却，违背茶汤热饮的原则。

无法泡出茶的最佳状态

碗泡，碗里茶汤无法分尽，总有余汤，且越来越凉。等到泡第二道茶时，即便用100℃的开水冲入凉茶汤，水温也达不到90℃，甚至只有60～70℃。如此温度，泡不出高质量的茶汤。一般第二道茶汤的质量最好，但用碗泡法就无法泡出茶的最佳状态。

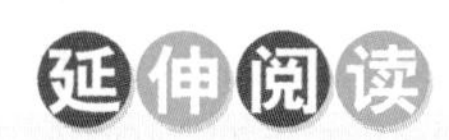

中国历代习茶技法

★ **煮茶**　唐代以前，以煮茶法为主，即茶入水烹煮而饮，源于茶的食用和药用。

★ **煎茶**　由于长时间煮、熬，茶汤滋味欠佳，于是晋唐时期，煎茶兴起。由于煎茶时煎煮时间很短，且用末茶，故茶汤品质得以提高。煎茶是对煮茶的改革，流行于中晚唐，延续到宋。

★ **点茶**　煎茶以茶入沸水（水沸后下末茶），那么以沸水入茶（先置末茶后加沸水）也应该可行，于是古人发明了点茶法。点茶肇始于唐末五代，流行于宋元，延续到明朝前期。

★ **泡茶**　明代中叶，泡茶法兴起，取代点茶法。在点茶法中，略去调膏（茶末加少许沸水，调成膏）、击拂（用茶筅旋转打击，拂动茶盏中的茶汤），形成末茶的冲泡。将末茶改为散茶，形成了瓯盏“撮泡”。泡茶法有两大系统：一是壶泡，分斟到茶杯中饮用；二是瓯盏撮泡，直接持瓯盏饮用。民国以前，壶泡是主流，由此演变出小壶泡、小杯饮的“工夫茶”法，后来又发展出以盖碗代壶，以及一些壶的变式泡法。撮泡则在当代较流行，从无盖、无柄瓯盏，发展到有盖、有柄杯盏，材质也多样化。PM

风情小食，吃出老故事与细心思（十二）

糖不甩

天津中医药大学
第一附属医院营养科
刁英飞 李艳玲（主任医师）

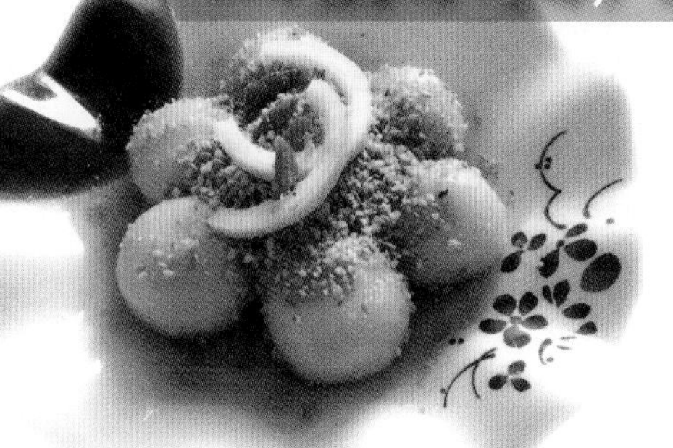

老故事

“糖不甩”又名如意果，是广东省的传统名点之一，属于粤菜甜点，主要由糯米粉做成，形似汤圆，口感酥滑香甜。

据传“糖不甩”的由来与“八仙”有关。清朝道光十九年，广东东坑镇一带吸食鸦片之人甚多。初春二月二，由于流毒泛滥，民不聊生，受财主雇佣的男丁精壮无几，大都面黄肌瘦，劳力减退。“八仙”之一吕洞宾听闻后连忙炮制治瘾灵丹，欲普度众生，但良药苦口，再者他私自下凡，恐冒犯天条。于是，吕仙人把仙丹藏于糯米粉丸内，煮熟后配糖浆，成为甜滑可口的“糖不甩”（取之“糖粉粘丹不分离”之意）。随后他摇身变成一个挑担叫卖的老翁，从街头到墟尾半卖半送“糖不甩”。众人吃后，果真去除了鸦片流毒，体力、智力恢复，东坑“糖不甩”因此远近闻名。

有关“糖不甩”的趣事还有很多，其中一件相传与婚姻有关。古时，当媒婆带着小伙子到女家相亲时，如果女方家长同意这门婚事，便煮一碗“糖不甩”招呼对方。男方看到“糖不甩”，便知这门亲事“甩”不了。女方再添一碗，则表示愿意好事成双。

细心思

渐入秋季，我们可以选食一些滋补、润肺的食物。《本经逢原》中记载：“糯米，益气补脾肺，但磨粉作稀糜，庶不黏滞，且利小便。”作为“糖不甩”的主要成分之一糯米粉，其味甘性温，归脾、胃、肺经，有补中益气、健脾养胃、止虚汗的功效，适合多汗、脾虚、体虚、盗汗、肺结核等患者食用。

自己做

下面介绍居家制作“糖不甩”的具体方法。

● **原料**

糯米粉 150 克，红糖（或黄糖）10 克，炒花生仁 20 克，炒白芝麻 10 克。

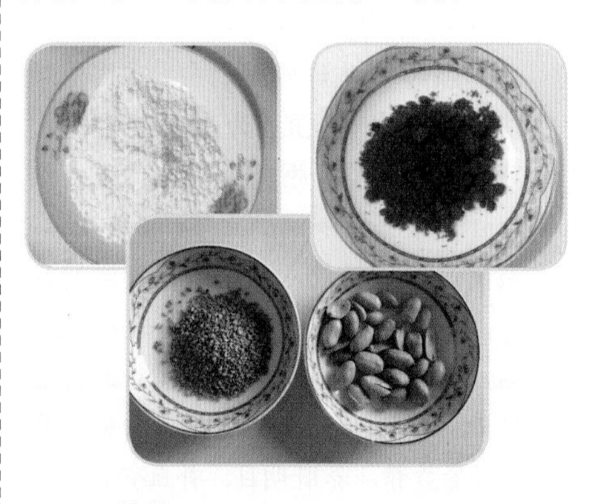

● **制法**

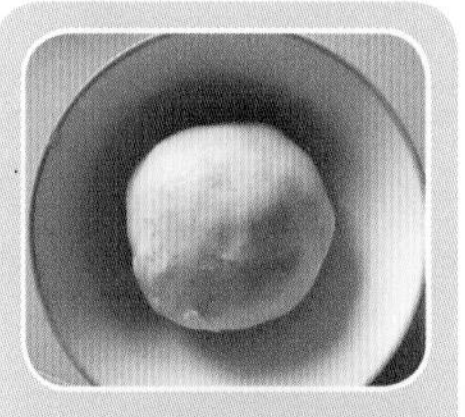

① 糯米粉中加适量水，揉成光滑面团，宜干不宜湿，醒约 10 分钟。

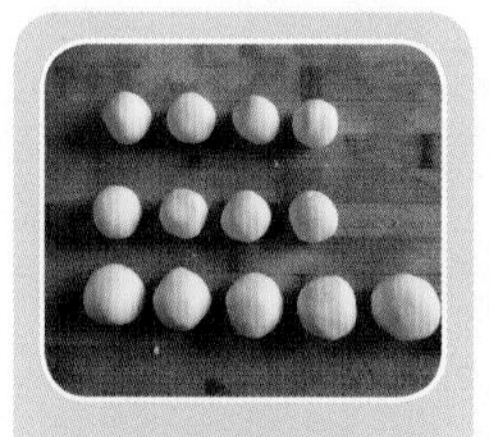

② 将糯米团揉成若干个小面团。

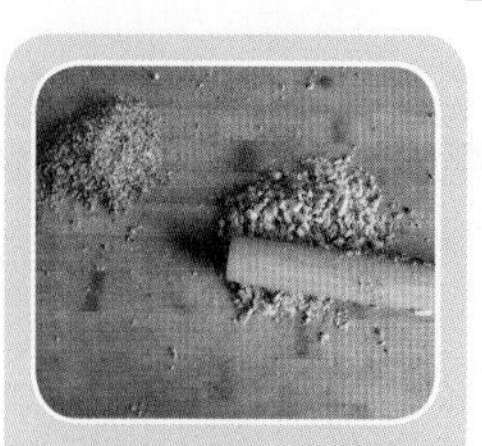

③ 将炒花生仁和炒白芝麻擀成碎末。

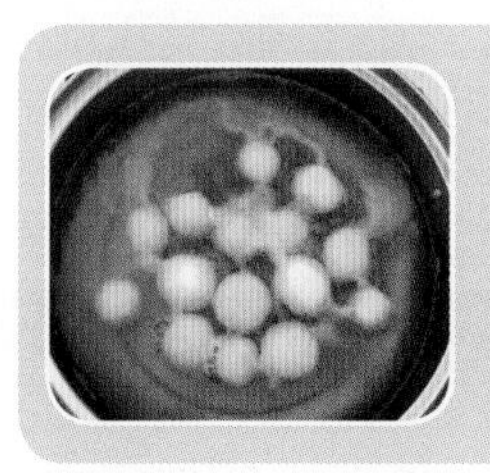

④ 水煮开后，将糯米团煮至浮起，捞出来过冷水备用。锅中放入红糖和水，煮成红糖浆。放入糯米团子，小火煮 1～2 分钟。

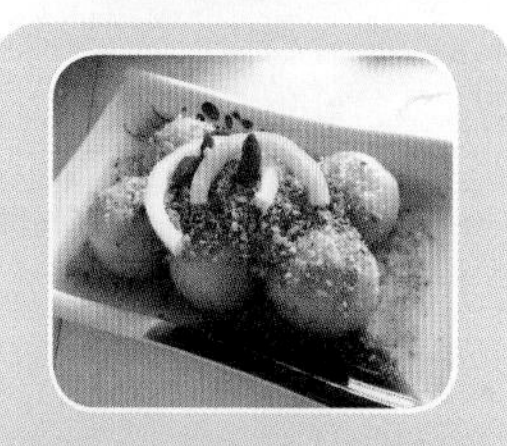

⑤ 将煮好的糯米团捞出，撒上花生、芝麻碎。

● **营养**

按上述做法制成的“糖不甩”，含能量 3077.9 千焦（735.3 千卡）、碳水化合物 135.4 克、蛋白质 17.6 克、脂肪 14.3 克，可见碳水化合物是其主要供能物质，供能比为 73.7%。所以，“糖不甩”可以代替部分主食。需注意的是，糯米黏性强，含支链淀粉较多，不易消化，故不宜多吃，尤其是老人、小孩、孕妇和消化功能较弱者。PM

秋季是人体最适宜进补的季节，既可弥补夏季消耗，又能为冬季打好基础，避免虚不受补。秋季养生重点在于"养肺润燥"，同时注意少辛增酸、滋阴生津。

秋季分为初秋、仲秋和晚秋三阶段，养生侧重略有不同。阳历9月通常横跨处暑、白露、秋分三个节气，前段属于初秋，中后段属于仲秋。前段暑热未完全去除，故多温燥。后段气温明显下降，寒气上升，多见凉燥。饮食宜以清淡甘润为主，可多选择蜂蜜、银耳、梨、白萝卜、百合、莲藕、芝麻、牛奶、鸭肉、乌骨鸡等养阴、生津、润燥的食物，不吃或少吃辛辣、烧烤及油腻的食物，也不宜多食寒凉之物。

养生美膳（四）

菜品制作/李纯静（营养师）
菜品设计、点评/上海中医药大学附属岳阳中西医结合医院
营养科副主任医师　马 莉

养肺润燥美膳

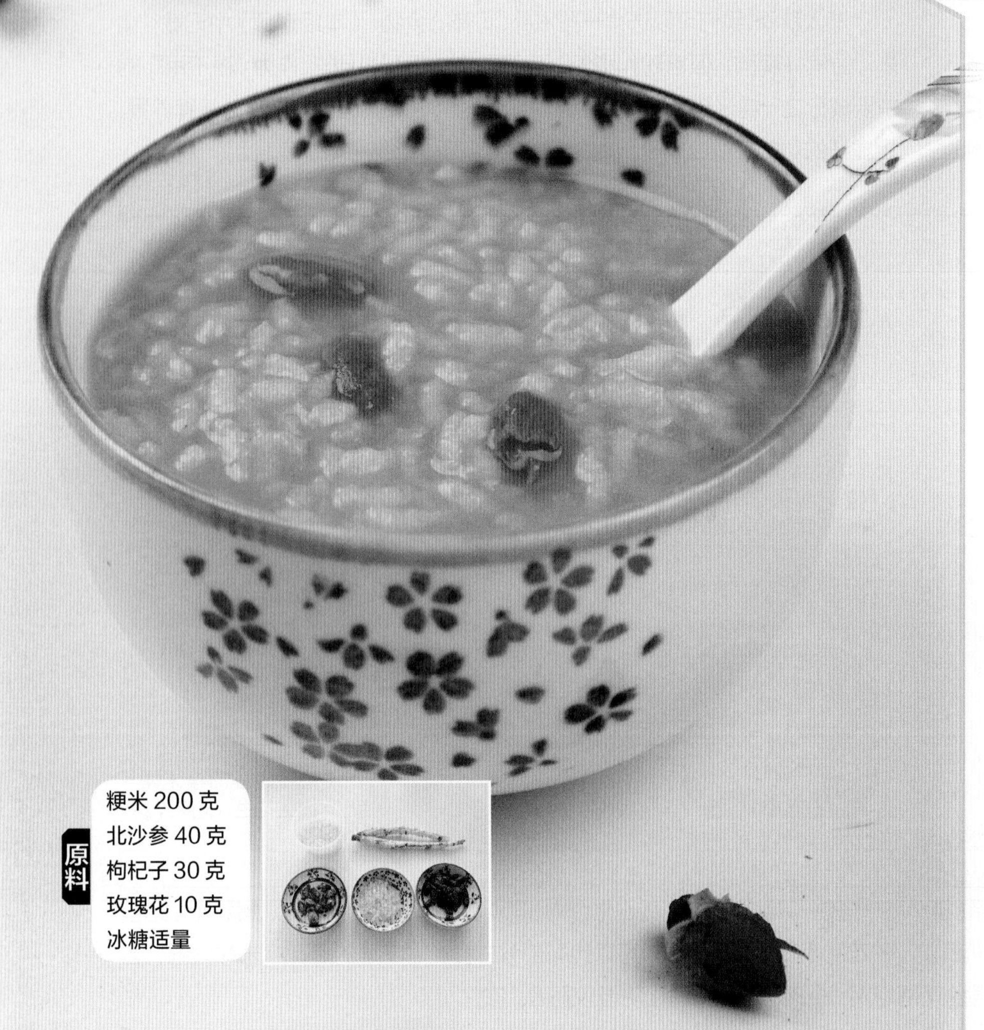

原料

粳米200克
北沙参40克
枸杞子30克
玫瑰花10克
冰糖适量

玫瑰枸杞沙参粥

做法： 将粳米、北沙参、枸杞子、玫瑰花分别洗净。将北沙参放入砂锅中，倒入适量水，以没过药材2厘米为宜；先用武火煮沸，再用文火煮20分钟左右，将药汁倒出，备用。将粳米、枸杞子及药汁倒入另一口干净的砂锅中，加入适量清水；先用武火烧开，再用文火慢煮至粥成，将出锅时加入冰糖调味，撒上玫瑰花。

点评： 秋燥致病的主要原因是耗伤津液，故秋季宜多为身体补充津液，可多食汤羹类、粥类等流食。北沙参味甘性微寒，有润肺止咳、养胃生津、滋阴润燥的功效，秋季食用可滋润肺部，抵御入侵肺部的秋燥。玫瑰花性温，味甘、微苦，具有利气行血、祛风除湿、散瘀止痛的功效。枸杞子具有补肾益精、养肝明目、补血安神、生津止渴、润肺止咳的功效。三者合用，使这道粥具生津润肺、滋阴润燥、祛风除湿的功效，食用后可为人体补充津液，防止皮肤干燥皴裂。

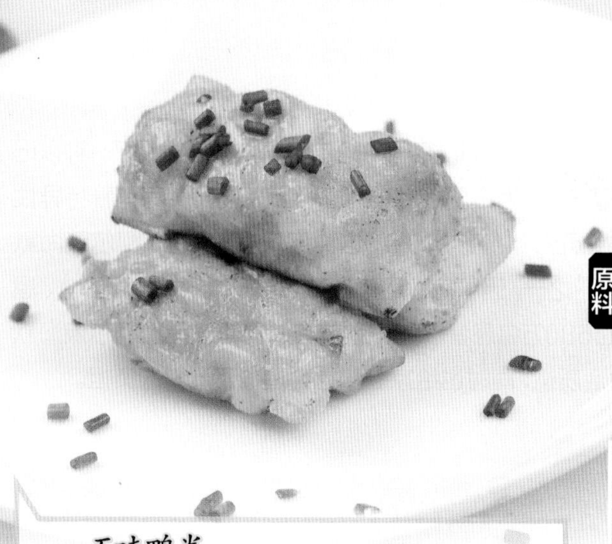

原料
白公鸭1只
麦冬10克
党参15克
白萝卜、红萝卜、
青菜各100克
豆腐衣4张

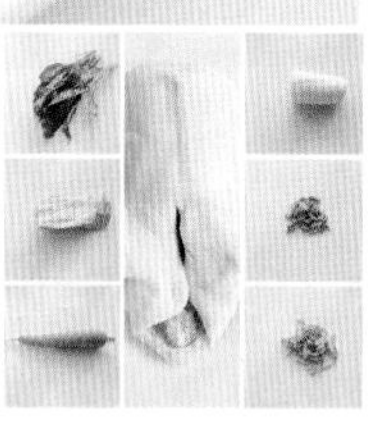

五味鸭卷

做法：将鸭宰杀、去骨、切丁（为使鸭肉入味，可先用料酒、盐、酱油腌渍1小时），白萝卜、红萝卜、青菜分别洗净、切丁，党参、麦冬加100毫升水煎取药汁50毫升。将以上四丁加药汁及适量酱油、料酒、白糖、胡椒粉等调料拌匀。将豆腐衣用水浸软，放入四丁馅，包裹，上笼蒸熟。将蒸熟好的鸭卷炸至金黄色，捞出沥油即成。

点评：秋季宜多食具有滋阴、润燥、生津功效的食物，这款五味鸭卷有助于消除人体内的秋燥之邪，尤宜体热上火者食用。鸭肉可滋五脏之阴、清虚劳之热、养胃生津。豆腐衣宽中益气、清热散血、生津祛燥，配以具补中益气、生津润肺功效的党参及养阴润肺、益胃生津、清心除烦的麦冬，可加强其养阴益气功效。从营养学角度来看，这道菜肴荤素搭配、营养丰富，可为人体补充蛋白质、膳食纤维、维生素、钙、磷、铁等营养素。

原料
梨1个
鲜百合、糯米
各50克
琼脂、冰糖
各10克

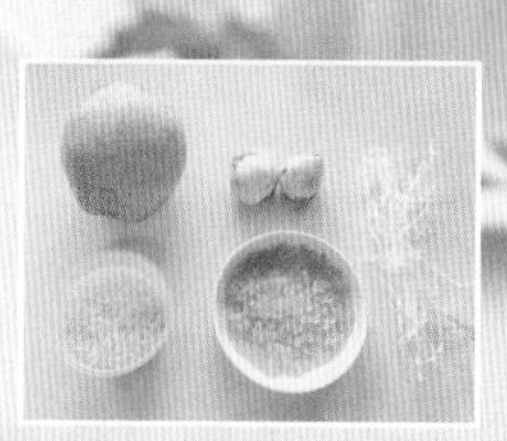

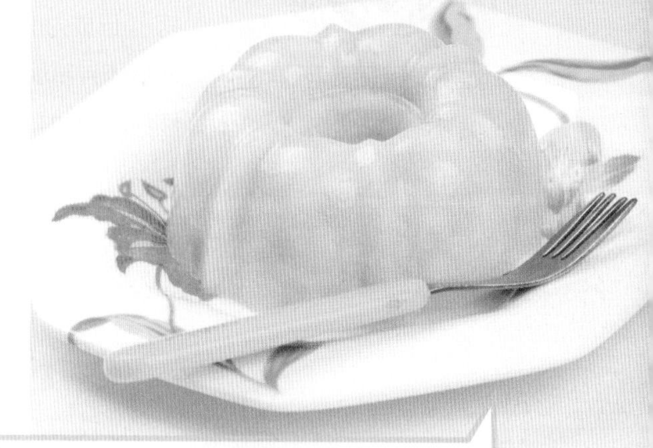

百合梨冻

做法：梨洗净、去皮、切块，百合洗净，琼脂用清水浸泡约20分钟。糯米洗净，放入锅中，加水、百合、冰糖，一起熬煮成粥。将琼脂放入锅中，加少量水，用中火熬化，加入梨块和煮好的糯米粥，搅拌均匀，倒入容器中晾凉，用保鲜膜包好后，放入冰箱冷藏约40分钟。

点评：这道甜点所选用的梨、百合、冰糖等均适宜秋季食用。梨味甘性寒，有清心润肺、清痰降火的功效，对热燥引起的各种秋燥症状均有一定的防治功效。百合味甘性微寒，可养阴润肺、养心安神。糯米性温味甘，具有补中益气、健脾止泻的功效。冰糖性平味甘，可补中益气、和胃润肺、止咳化痰。四者合用，使这道甜点不仅清甜爽口，而且有滋阴生津的作用，尤其适合秋季温燥者食用。

玉合苹果汤

做法：将苹果、猪瘦肉、玉竹、百合、陈皮洗净，苹果去核、切成小块，瘦猪肉洗净、切成小块。锅中加适量清水，放入玉竹、百合、陈皮，煮开后加瘦猪肉、苹果、蜜枣，改用中火炖至肉烂熟即成。

点评：秋天要适量增酸，以增强肝脏功能，抵御过盛肺气的侵入，例如适当吃些酸味的水果，如橘、山楂、葡萄、苹果等。猪肉具有补肾、滋阴润燥的功效，煮汤食用对津液不足引起的烦躁、干咳、便秘有一定作用，配以具有滋阴润肺功效的百合和玉竹，使此汤滋阴润燥、调和五脏功效更显著，同时又富含蛋白质、维生素B_1、铁、膳食纤维等营养素，适合皮肤干燥、口干咽燥、尿短赤、便干者等食用。正常人亦可食用此汤增加营养、润泽皮肤，以防止秋季干燥。PM

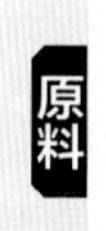

原料
瘦猪肉250克
苹果3个
玉竹、百合各30克
陈皮6克
蜜枣5枚

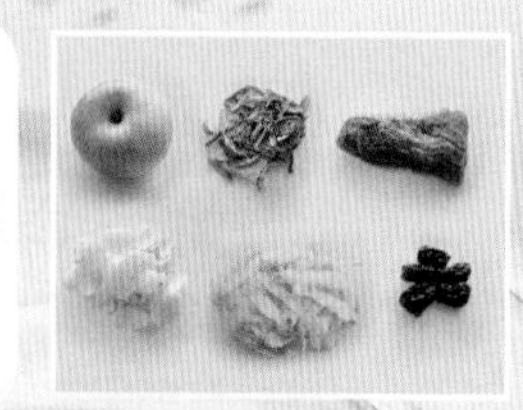

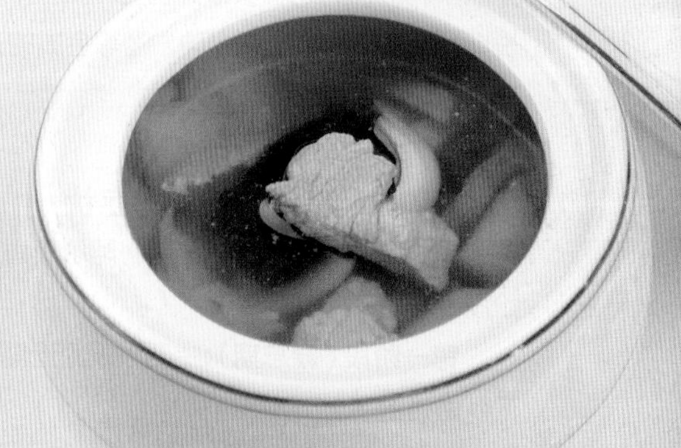

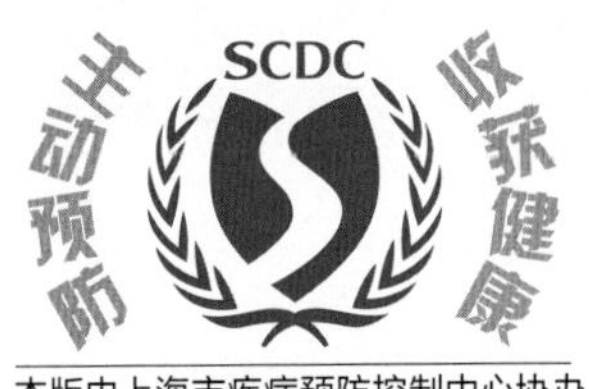

本版由上海市疾病预防控制中心协办

9月21日是世界阿尔茨海默病日。一百多年前，德国的阿尔茨海默教授发现了一种以记忆力下降（记忆就像被橡皮擦擦去了一样）为主要症状的脑部疾病。这种疾病有着特异性的脑部病理改变：淀粉样斑块和神经元纤维缠结。如今，这种疾病被命名为“阿尔茨海默病”，已成为威胁老年人的主要“杀手”之一。因患病率逐年上升（患病率5.6%~7.6%）、患病群体异常庞大（2015年全球约有4680万名患者，每3.2秒就有一例新患者），阿尔茨海默病严重威胁着老年人群的健康和生活质量，同时也给家庭和社会造成了沉重的负担。

脑海中的橡皮擦——阿尔茨海默病

上海市疾病预防控制中心慢性非传染病防治所 孙双圆

阿尔茨海默病 ≠ 老年期痴呆

阿尔茨海默病是老年期痴呆的一种。根据不同原因，老年期痴呆主要分为如下几类：阿尔茨海默病、血管性痴呆、混合性痴呆、其他类型痴呆。各种类型的老年期痴呆虽然症状有所相似，但治疗大不相同。

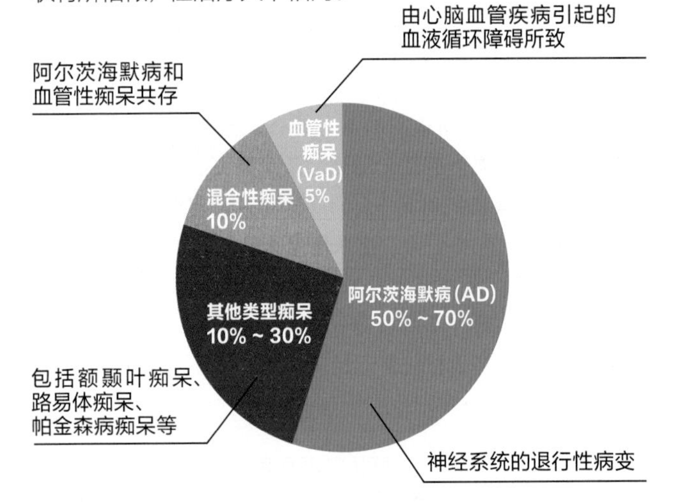

哪些人容易患阿尔茨海默病

阿尔茨海默病的病因至今仍然是未解之谜，高龄老人，女性，有痴呆家族史、头部外伤史，患糖尿病或心脑血管疾病，长期接触农药、汞、铅、砷、锰等金属的人群，有较高的患病危险。

阿尔茨海默病有哪些症状

根据疾病进展的不同时期，阿尔茨海默病可以分为三个阶段。

第一阶段（健忘期）：主要表现为近期记忆力下降，常忘记刚做过的事。

第二阶段（混乱期）：记忆力和计算力变差，出门易迷路，不认识朋友和亲人；人格和行为改变，如易怒、有攻击性、猜疑等；此外，还可出现轻度抑郁、幻听、妄想等精神症状。

第三阶段（重度痴呆期）：失去言语对答能力，生活不能自理，便尿失禁，等等。

阿尔茨海默病有哪些早期信号

如果家里老人出现以下症状，请尽早带老人去医院做检查：

- 记忆力减退，不记得刚说过的话或刚做过的事，忘记熟人名字；
- 定向力变差，不知道自己在哪里，容易迷路；
- 计算能力减退；
- 性格、性情改变；
- 语言能力变差。

很多人认为，一旦被诊断为阿尔茨海默病，就意味着无药可救；不少患者还担心自己被歧视而郁郁寡欢。其实，阿尔茨海默病是一种中枢神经系统变性疾病，发病隐匿，进展缓慢。对于出现阿尔茨海默病早期症状的老年人，家属应提高警惕，别随便给老人扣上“老糊涂”的帽子。早期诊断、早期干预、亲情护理等，都是延缓疾病进展的重要因素。

怎么预防阿尔茨海默病

- 多参加社会活动、多与人交往；
- 多培养兴趣爱好；
- 坚持体育锻炼，合理饮食，戒烟限酒；
- 积极防治高血压、糖尿病；
- 定期体检。PM

关注上海市疾病预防控制中心，了解更多疾病防控信息。

治颈椎病，“康复处方”来相助

复旦大学附属中山医院康复医学科 刘光华 张 键

随着平板电脑、手机等电子产品的广泛应用，“久坐不动”已成为都市人的常态，而这种生活方式加速了颈椎的退变，使越来越多的人受到颈椎病的困扰。颈椎病是中年以上人群的常见病（多见于40~60岁人群），且有年轻化趋势，好发于长期低头伏案工作的办公室白领、教师、缝纫工、仪表装配员等人群，男性发病率明显高于女性。

患颈椎病后，要接受综合治疗。需要进行康复治疗的患者，可根据医生开的“康复处方”进行康复。

专家简介

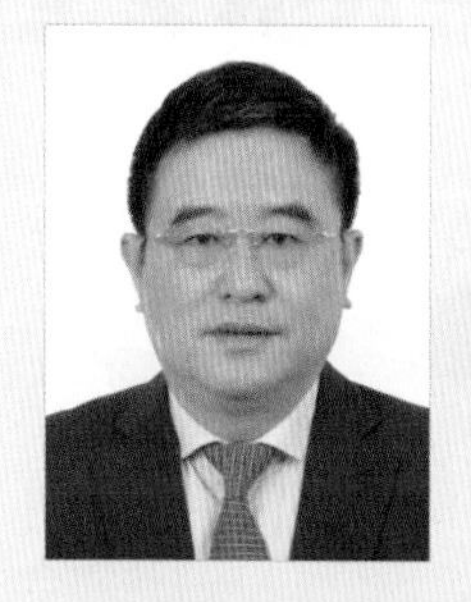

张 键 复旦大学附属中山医院康复医学科主任、骨科主任医师、博士生导师。对颈椎病、腰椎间盘突出症、椎管狭窄、脊柱骨折合并脊髓损伤等脊柱疾患的手术及术后康复治疗有较为丰富的经验。

专家门诊：周二、周三、周四上午

颈椎病康复门诊：周一～周五

了解是哪类颈椎病

颈椎病症状复杂多样。医学上根据症状，将其分为不同的类型：①颈型，表现为颈部酸胀疼痛明显，伴颈部活动受限，肩背僵硬，可出现短暂性上肢感觉异常；②神经根型，表现为颈肩及手臂部沿神经分布区出现疼痛、麻木、感觉异常及放射性疼痛；③椎动脉型，与椎动脉供血不足密切相关，常因颈部的突然旋转而出现头痛、头晕，严重者可出现猝倒现象；④脊髓型，表现为单侧或双侧下肢麻木无力、步态不稳，也可伴上肢麻木疼痛和无力，严重者会发生大小便失控、性功能障碍及四肢瘫痪；⑤交感神经型，症状复杂多变，如头痛、耳鸣、听力减退、肢体发凉等。不同类型的颈椎病，采取的治疗和康复措施也不同。比如，有些类型的颈椎病适合牵引，有些则不适合；有些类型的颈椎病需要尽早手术，而有些类型手术效果并不明确。

颈椎病康复处方是什么

颈椎病患者到康复科就诊时，医生会给患者开出“康复处方”。“康复处方”主要包括两个部分：一是常规的保守治疗手段，二是有针对性的康复治疗手段。

保守治疗主要包括：①口服药物治疗，主要用于缓解疼痛、局部消炎、放松肌肉，对于颈椎不稳等继发的局部软组织劳损疗效较明确，但不能从根本上治疗颈椎病。伴有四肢无力或麻木的患者，还可以使用神经营养药物辅助康复。②神经阻滞治疗，常用方法有椎间孔阻滞和颈部硬膜外阻滞。相应椎间孔加软组织痛点阻滞治疗神经根型颈椎病，疗效好、简便、安全，可在门诊治疗。

常用的康复手段包括：①颈椎牵引，是神经根型、颈型和交感神经型颈椎病的首选疗法，但脊髓型颈椎病、颈椎节段性不稳者不宜牵引。②推拿，适用于除严重颈髓受压的脊髓型以外的各型颈椎病。③理疗，可改善局部血液循环，放松痉挛肌肉，缓解症状，可选用高频（微波、超短波）、低中频电疗，超声波和磁疗等。④运动疗法，各型颈椎病症状基本缓解或呈慢性状态时，可开始做医疗体操，以促进症状的进一步消除及巩固疗效。急性发作期宜休息，不宜增加运动刺激。有较明显或进行性脊髓受压症状时禁忌运动，椎动脉型颈椎病时颈部旋转运动宜轻柔缓慢，幅度要适当控制。

需要说明的是，这些康复方法应该在有经验的康复科医生指导下进行，患者不要盲目自己进行牵引、推拿或锻炼，因为方法不当有可能会导致病情加重。大多数颈椎病患者经过正规综合康复治疗后，症状可以得到缓解或控制，只有小部分患者需要接受手术治疗。

什么情况下要手术

颈椎病患者如果神经根压迫症状严重，经保守治疗后症状无明显好转，应采取手术治疗。尤其是脊髓型颈椎病，应尽早手术治疗，以获得良好的肢体功能恢复。PM

如何预防颈椎病

平时要注意行、坐、卧的姿势，改变长期低头看电脑或手机、低头伏案工作时间过长、不注意休息等有害颈椎的不良习惯。可以选择游泳、做颈部保健操，以加强颈、肩部肌肉的锻炼。不睡高枕，保持颈椎的生理角度相对稳定。避免颈、肩部受凉。

新学期 孩子厌学怎么办

✍中南大学湘雅二医院精神卫生研究所教授　苏林雁

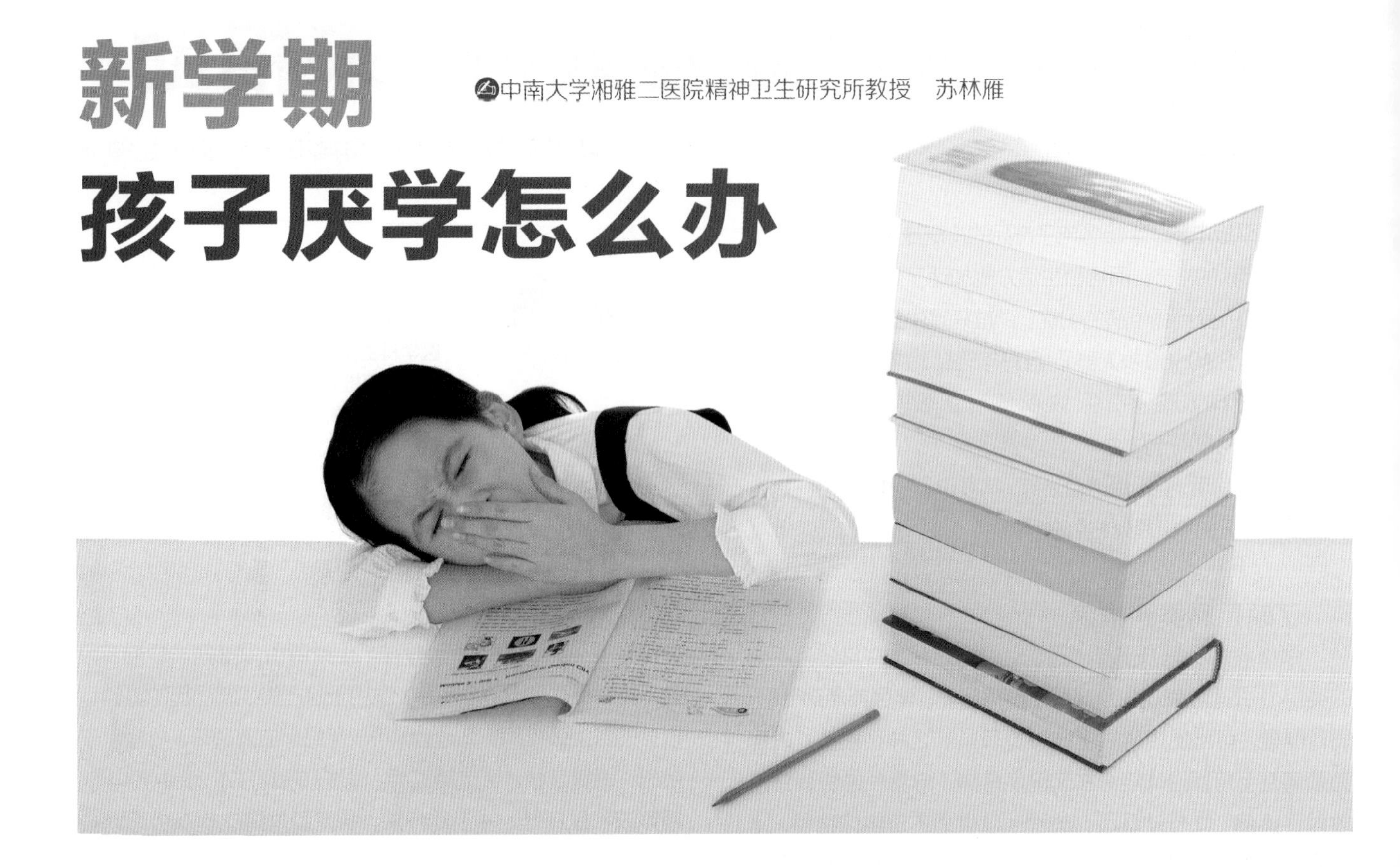

厌学后果严重

厌学是指学生消极对待学习活动的一种行为反应模式。轻者会导致学习成绩下降、被动学习，影响自己未来的发展；重者可致逃学、旷课、拒绝上学。有的学生在学习方面得不到乐趣，会采用其他方法弥补生活的空虚，玩手机、打架，甚至结交社会上不良伙伴。

学习动机受损是主要原因

婴儿从出生就开始学习，他们天生好奇，会去探究，会问为什么。也就是说，学习是儿童的主导活动，是儿童社会化发展的必要条件，也是儿童获取知识和智慧的根本手段。为什么有些孩子不喜欢学习呢？研究发现，学习动机受损是导致厌学的最常见原因和关键因素。

学习动机是儿童青少年为达到某种目的而学习的心理动因，表现为学习的志向、愿望或兴趣等，对学习起推动作用。学习动机可以划分为内部动机和外部动机。外部动机是指外部奖励或荣誉激发的学习活动，例如父母的夸奖、老师的赞许、好的分数、同伴的认可、获得荣誉称号、报考理想的学校、追求令人向往的社会地位等。内部动机是学习本身的推动力，是个人内在的因素，包括兴趣、求知欲、理想、信念、人生观、责任感等。年幼儿童学习以外部动机为主，随着年龄增长和自主性的提高，逐步转化为内部动机，而一个人事业的成功和人格的完善主要靠内部动机推动。

四因素易致学习动机受损

● **学业失败**　很多孩子在学习中有一次失利，或某一门功课没学好，产生了挫败感，甚至受到惩罚，就会对学习产生畏难情绪。如果没有及时调整，就可能出现学习成绩下降。学习成绩赶不上别人，得不到家长、老师、同学的理解和赏识，就会更加丧失学习兴趣，得过且过，轻者消极怠工、缺乏进取，重者完全放弃学习。

● **目标不合理**　不少家长“望子成龙”心切，对孩子期望过高，孩子虽然努力，但总也达不到父母所制定的目标。过高的期望不仅起不到激励作用，反而会使孩子望而生畏、失去进取的勇气，或产生对立情绪、失去自信，“破罐子破摔”。

● **学习疲劳**　学习内容过多，学习材料枯燥、单调，缺乏趣味性；学习强度高，做完了学校作业，还要做课外补习；学习方法不当，只死记硬背、不会联想记忆，或只运用视觉学习，不会运用听觉学习等，都会造成学习疲劳。学习疲劳者对学习感到倦怠，并引发烦闷、易怒、精神涣散、兴趣丧失，由此形成恶性循环。

● **家庭因素** 家庭不和睦，矛盾冲突多；对孩子教养态度不一致，教养方法不当；父母的价值取向偏差（如读书无用论）、过分溺爱或过分苛求等都会损伤孩子的学习动机。

七个方法帮孩子“修复”学习动机

● **接纳理解孩子** 家长首先要做的是接纳孩子。接纳孩子是指接受孩子在不同成长阶段的特点，了解自己的孩子，知道孩子做出某种行为是出于何种需求。接纳不是纵容、忍让，而是找出孩子出现负面行为的深层原因，理解他，再对孩子进行引导。接纳还要接受现实，孩子厌学有一个逐步演变的过程，回归也需要一个过程，要在现有基础上提出改进目标。家长不要发火，要理性、平静地去帮助孩子，积极想办法督促孩子，慢慢等待孩子的改变。

● **制定合理学习目标** 制定目标要因人而异，不要与其他孩子攀比。虽然大多数孩子智力在正常范围，但智力和能力会有参差不齐的现象。家长要看到孩子的长处，也要接纳孩子的不足。要根据自己孩子的情况制定适合他的目标，这个目标是他“跳起来就能摘到的桃子”，而不是“树顶的桃子”。如果孩子的学习动机受损严重，目标就更要低一点，让他能体会到成功的喜悦。

● **提升孩子的自信** 家长要与老师配合，发现孩子在某方面的“闪光点”，只要略有进步，就要及时鼓励，激发其学习兴趣，帮助孩子树立自信心。在日常生活中，应鼓励孩子去尝试新东西，当取得一点进步时，也有必要称赞。

● **改变学习方法** 对于学习疲劳的孩子要减负，提倡科学用脑，帮助孩子掌握适合自己的学习方法，获得学习的主动性。

● **适时放松** 每天要有一定的运动和从事有兴趣活动的时间，使孩子得到放松。

● **提高应对挫折能力** 现代社会是激烈竞争的社会，不可能没有学习压力，挫折也难以避免。重要的是要教会孩子应对挫折的能力。例如考试失利，是积极寻找原因，还是消极埋怨；没考上理想学校，是适应现在学校努力进取，还是自暴自弃熬过这几年：家长要鼓励孩子从失败中“站起来”。

● **心理治疗** 如果孩子厌学问题严重，可求助于专业的精神卫生专家。医生通过认知行为治疗，可帮助孩子激发动机，改变厌学情绪，使其回归学校。PM

答疑解惑

问：我家孩子上初中，不太喜欢学习。不久前，他被查出患有多动症，请问厌学是否与此有关？

答：儿童多动症（又叫注意缺陷多动障碍），主要表现是注意力不集中、多动、行为缺乏自控，是由于大脑前额叶发育不良所致。这些孩子一般在小学四五年级因为学习成绩下降、和同学发生矛盾、违纪违规经常受到批评而不愿意上学。也有一些孩子在小学阶段感觉学习难度不大，冲动违纪行为不明显而没有被及时发现。上初中后，学习内容增多，学习难度增大，多动症患儿在遇到挫折和困难后，更容易放弃，于是就出现了厌学。

问：去年，我家孩子因为情绪问题被诊断患有焦虑症和抑郁症。他经常不想去学校上学，学习成绩下降严重，该怎么办？

答：患焦虑症的孩子因为担心、烦躁而导致注意力无法集中，学习成绩下降，面对学校这个学习环境，感觉有压力，所以会逃避上学。抑郁时大脑皮质被抑制，轻者学习效率减低、成绩下降，重者失去学习能力，也会选择逃避学习。你应带孩子去医院诊治，使其通过药物治疗改善症状，通过心理治疗转变认知，争取恢复学业。

问：孩子被查出学习能力方面有些问题，如何才能提高孩子的学习成绩呢？

答：孩子学习能力方面的问题主要包括两种情形：①智力发育障碍，部分孩子由于先天或后天原因，智力达不到正常孩子水平，成绩自然不如正常儿童；②学习障碍，有些儿童虽然智力在正常范围，但阅读、写作或计算方面有困难，是由于大脑的某个掌管阅读、写作或计算的部位发育异常所致。对这些学生而言，如果一味按照正常孩子的标准要求他们，而他们力所不能及，就会对学习丧失兴趣，得过且过或放弃学习。对存在学习障碍的孩子应该降低标准，因材施教，给予更多的表扬和鼓励，提高其学习兴趣，只要他尽自己的最大努力学习，就要予以肯定。

身体不适"查不清"心理医生来解决

复旦大学附属中山医院心理医学科
刘文娟 季建林

生活实例

半年前，王女士开始忙新家的装修，身体较为疲劳。3个月前，她在家休息时，突然出现心慌、胸闷、喘不过气的症状，持续几分钟后自行缓解。三天后，王女士再次出现同样症状，持续了近10分钟，同时还伴有四肢发抖，症状发作以后全身乏力、瘫软。王女士非常害怕，觉得自己肯定是得了严重的心脏病，立即去心内科就诊，但是心电图和心脏超声检查均未发现异常。王女士不相信，去了四五家医院的心内科看病，结果都没有查出有心脏病。在求医的一个月间，同样的症状发作了6次。王女士非常担忧，怀疑自己一定是得了没法治疗的疑难杂症。最终王女士来到了中山医院心内科，医生进行检查之后，也未发现她有心脏方面的问题，建议她去心理科就诊。

医生的话

像王女士这样的患者在心理科门诊很常见。他们往往因为身体某个部位"不舒服"而到综合医院的内科、外科、妇产科、五官科等科室就诊，做了一系列检查，却没有发现器质性疾病。这些患者中的很多人在多家医院的多个科室反复就诊，不断地换医院、换科室、换医生，反复做检查，问题却未能得到解决。

医生一般会建议这些患者去看心理科门诊。但很多患者对此很不理解，认为自己的毛病是躯体上的，并没有心理疾病。很多人在各家医院转了一大圈，最后还是不情愿地或者是抱着试一试的态度，来心理科就诊。据估计，在综合医院心理科就诊的患者，至少一半人有类似的曲折就医经历。

心理障碍可表现为躯体症状

这类患者往往被他人或自己"误解"。有人认为，这是"作"，是装病、"没病找病"。这种看法是错误的，因为这些患者确实是病了，其疼痛、不舒服等都是真实存在的。具备专业知识的心理科医生能理解患者的痛苦，并会告知患者家属这一事实。

专家简介

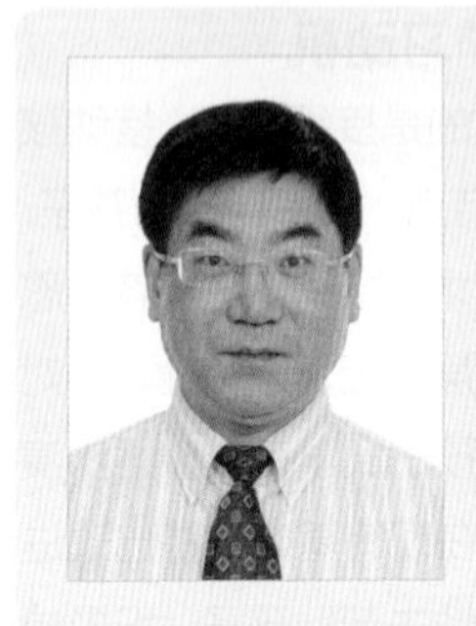

季建林 复旦大学附属中山医院心理医学科主任、教授，复旦大学上海医学院精神卫生学系主任，中华医学会行为医学分会候任主任委员，中华医学会心身医学分会常委。擅长焦虑症、抑郁症、强迫症、失眠症等各类心理障碍的诊治。

类似王女士这样的患者，经检查没有发现严重的器质性疾病，可能仅仅是"功能紊乱"，就是人们通常说的"自主神经功能紊乱"或"神经官能症"。比如，总是感到心慌、胸闷，觉得自己得了冠心病，但是心电图甚至冠状动脉造影都正常，可能只是交感神经过度兴奋所致。有些患者总是觉得胃痛、胃胀难以忍受，但胃镜检查发现只有浅表性胃炎，症状严重程度远远超过了实际病变，可能就是胃肠功能紊乱。

不过，"自主神经功能紊乱"是一种陈旧的说法，真正引起这类疾病的原因还是心理问题。《黄帝内经》中有"七情致病"的说法，即身心一体，"喜、怒、忧、思、悲、恐、惊"均可导致躯体功能失调。而现代医学所说的焦虑、抑郁障碍，除了情绪症状，也有很多躯体症状表现。还有一类疾病叫作躯体形式障碍，就是以身体的各种不舒服为主要表现，但是症状无法被器质性病变所解释。

药物结合心理治疗效果更佳

绝大多数焦虑障碍、抑郁障碍、躯体形式障碍等患者，经过规范化治疗，症状都可以缓解，甚至康复。病情较轻的患者，可以选择单纯的心理治疗，但必须由接受过系统专业培训的心理医生有计划、有步骤地实施。症状严重的患者必须接受药物治疗。对大多数患者来说，药物结合心理治疗可能是更好的选择，因其起效快、疗效好，还可以巩固疗效、预防复发。中山医院心理科一直秉承综合治疗的原则，在药物治疗之外还开展个体和团体的心理治疗，不但可缓解症状，更可从根本上去除"心病"。PM

小明夫妻最近喜得千金，他们非常高兴。孩子 9 个月的时候，夫妻俩带着孩子去体检，被告知孩子有因铁缺乏导致的营养性贫血。夫妻俩有点懵，家里条件并不差，喂养孩子选的是最好的奶粉，怎么会有营养性贫血呢？

孩子吃得不差，怎会贫血

文 复旦大学附属中山医院全科医学科　潘志刚

小儿缺铁性贫血的常见原因

调查发现：我国 7 个月至 7 岁儿童缺铁性贫血患病率高达 7.8%，其中婴儿患病率为 20.5%，显著高于幼儿和学龄前儿童；农村儿童缺铁性贫血总患病率为 12.3%，显著高于城市儿童的 5.6%。由此可见，缺铁性贫血在我国的发病率并不低，这是什么原因呢？

首先，怀孕期间妈妈体内的铁会输送给胎儿。如果妈妈体内的铁不足，或者双胎、多胎妊娠，均可导致胎儿先天铁不足。其次，父母缺乏婴幼儿喂养知识也是造成小儿缺铁性贫血的重要原因。比如长期单纯母乳喂养而没有及时添加富含铁的辅食，或早产儿、低出生体重儿未使用铁强化配方乳导致铁摄入量不足，等等。第三，不合理的饮食搭配，儿童挑食或者患有胃肠疾病，均可影响铁的吸收。第四，婴儿和青春期儿童生长发育快，对铁的需求量大，如果未及时添加富铁食物，也容易发生缺铁性贫血。第五，体内任何部位的长期慢性失血均可导致缺铁，临床最常见的是各种原因所致的消化道出血，如牛奶过敏、消化道息肉、钩虫病等。

筛查+饮食　有效防范小儿缺铁性贫血

缺铁性贫血的患儿常有食欲减退、呕吐、腹泻、口腔炎、舌炎或舌乳头萎缩，可出现烦躁不安或萎靡不振，精神不集中，记忆力减退，患儿体能、智能发育障碍，免疫力下降，等等。筛查可有效预防小儿缺铁性贫血造成的危害。根据我国现阶段的社会经济现状，仅建议对缺铁的高危儿童进行筛查，包括早产儿，低出生体重儿，出生后 4~6 个月仍纯母乳喂养、未添加辅食者，不能母乳喂养的人工喂养婴儿，以及单纯牛乳喂养婴儿。早产儿和低出生体重儿应在出生后 3~6 个月内进行血红蛋白检测，其他儿童可在 9~12 个月时进行血红蛋白检测。具有缺铁高危因素的幼儿，应每年检查 1 次血红蛋白。

正所谓“圣人不治已病治未病”，防患于未然才是最重要的。预防缺铁性贫血，首先要从源头上做起。妊娠妇女应加强营养，摄入富铁食物，从妊娠第 3 个月开始，按元素铁 60 毫克 / 日口服补铁，同时补充小剂量叶酸 (400 微克 / 日)、维生素和矿物质。早产儿和低出生体重儿应接受母乳喂养。纯母乳喂养的孩子应从 2~4 周龄开始补铁，每日剂量为 1~2 毫克 / 千克体重元素铁，直至 1 周岁。人工喂养的婴儿应采用铁强化配方乳，一般无需额外补铁。牛乳含铁量和吸收率低，1 岁以内不宜采用单纯牛乳喂养。足月儿应尽量坚持母乳喂养 4~6 个月，并及时添加富含铁的食物，必要时可按每日 1 毫克 / 千克体重元素铁的剂量补铁。幼儿应注意食物营养的均衡，纠正厌食和偏食等不良习惯，鼓励多进食蔬菜和水果，促进肠道铁吸收。

食物中的铁分为血红素铁和非血红素铁。血红素铁主要存在于动物性食品，吸收率也较高，可达 15% ~20%。动物肝脏是预防营养性贫血的首选食品，每 100 克猪肝含铁 25 毫克，且易被人吸收。婴儿从 6 个月开始就可食猪肝泥，鸡肝、鸭肝也是不错的补铁食品。瘦肉、蛋黄、猪血、鸡鸭血也含有丰富的铁，加工方便，适宜儿童食用。非血红素铁主要存在于植物性食物，如每 100 克黄豆含铁 8.2 毫克，但吸收率比较低，只有 7% 左右，所以补铁还是宜选择动物性食品。PM

专家简介

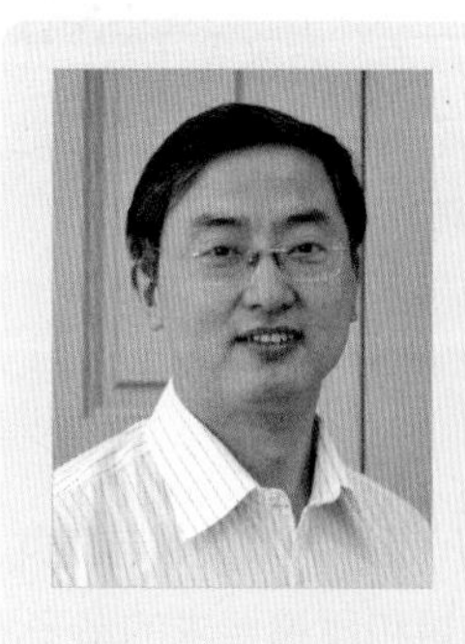

潘志刚　复旦大学附属中山医院全科医学科主任、主任医师、博士生导师，中华医学会全科医学分会常委，海峡两岸医药交流协会全科医学分会副主任委员。擅长常见内科疾病、慢性疾病的诊治及体检计划的制订。

专家门诊：周五上午

“宝贝迟到”夫妻双双把因寻

复旦大学附属中山医院生殖医学中心　董 曦
绘图/姜瀛澄

孩子是爱情的结晶，是老天爷赐给恩爱小夫妻的“礼物”。如果夫妻性生活正常，两年还没收到“礼物”，应及时就医。

女方原因

1. 排卵障碍　月经正常的女性，卵子从月经期开始生长（在月经第9～10天后可通过B超监测到卵泡长大），到直径18～20毫米时成熟。此时，卵子要经历一场“凤凰涅槃”般的改变：LH（黄体生成素）峰值的出现会让卵子完全成熟、卵泡张力达到最大，其后卵子离开卵巢，在坠入盆腔的一刹那被输卵管的喇叭口（伞端）“抓”到，最终与在输卵管等候的精子“甜蜜约会”。如果卵泡长不大、卵泡没张力、LH峰不出现、卵泡成熟后不离开卵巢，那么“苦苦等候”的精子就白等了。

2. 输卵管问题　输卵管是连接子宫和卵巢的唯一通路，它的任务是把精子送到输卵管伞端，这就要求输卵管“通”。精子在那里等待卵子，伞端的“抓手”要能接得住从卵巢表面排出来的卵子，这就要求输卵管伞端的喇叭口活动自如。受精后，要靠输卵管的慢慢蠕动将受精卵运回子宫，这就要求输卵管“畅”。在这“三部曲”中，任何一“部”有问题都不行。输卵管非常纤弱，很容易受到炎症等伤害。在不孕症的病因中，输卵管阻塞居首位。

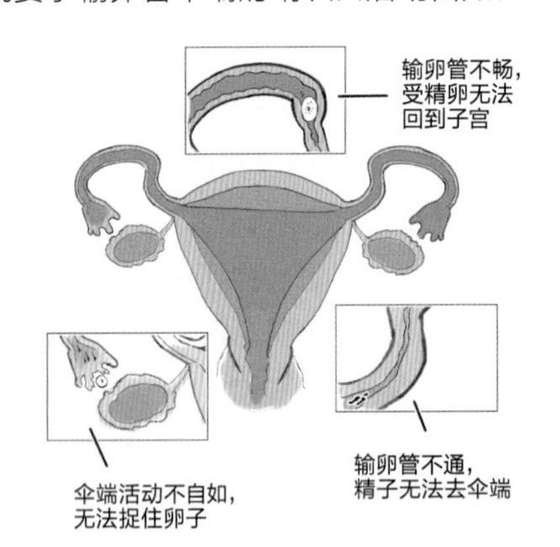

3. 着床障碍　受精卵历经“千辛万苦”后来到子宫，如果因子宫畸形、子宫内膜异常等而找不到合适的地方“落地生根”，就只好在月经来潮时“付之东流”。

4. 其他因素　如免疫因素等。

男方原因

1. 生精功能障碍　精子的“生产厂家”是睾丸，若睾丸功能下降，就无法“生产”出满足数量和质量要求的精子，导致少精症、弱精症、精子畸形症。

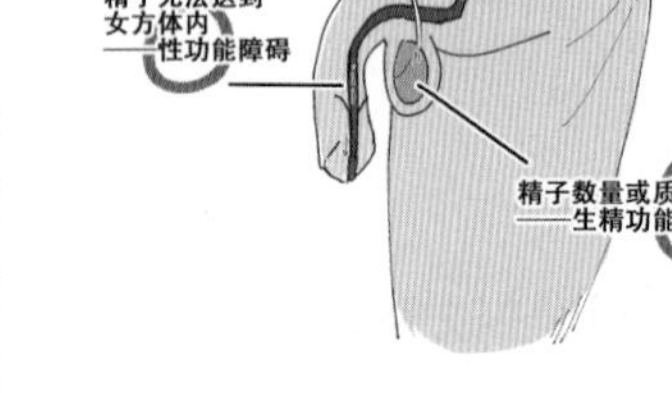

2. 输精管阻塞　与女性的输卵管类似，精子也要通过输精管被运到体外。除了先天性输精管损伤，各种炎症都可能会引起输精管阻塞。

3. 性功能障碍　如阳痿、早泄等。

寻找不孕原因，男方检查是“风向标”

寻找不孕的原因，夫妻双方要用1～2个月的时间进行全面检查。女性的每一天都是不一样的，全面检查要包括月经周期的不同时期；而男性的检查则相对容易，一次精液检查就可决定“好坏”。因此，在女方开始检查前，男方应先检查。如果男方有问题，女方的检查方向就可能会发生变化。女性在怀孕过程中有两个重要环节：一是排卵，二是输卵管。输卵管检查只能通过输卵管造影来完成，如果男性的精子有问题，女性就不用检查输卵管了，因为即使输卵管正常，也不能完成受精。如果精子正常，女性的检查就要从月经期开始：月经第1～5天抽血检查内分泌相关指标、空腹血糖等；月经干净后一周内，不要同房，进行输卵管造影检查，了解输卵管的通畅程度和功能；之后，可以进行B超检查，监测是否有正常排卵；排卵后，再通过B超检查看看子宫内膜的情况如何。这一连串的检查贯穿了整个月经周期，如果这个月不合适，只能等到下个月。PM

专家简介

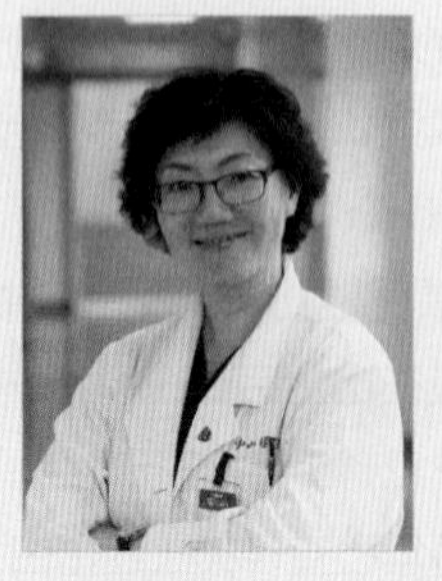

董 曦　复旦大学附属中山医院生殖医学中心副主任、副主任医师，国家二级心理咨询师，上海市中西医结合学会生殖医学分会委员。擅长不孕症、妇科内分泌疾病、多囊卵巢综合征、子宫内膜异位症等的诊治，尤其在人工授精、试管婴儿等辅助生殖技术方面经验丰富。

专家门诊：周一～周五上午

子宫肌瘤是最常见的妇科良性肿瘤之一，最常见于卵巢功能较旺盛的30～50岁女性，40～50岁妇女子宫肌瘤的发病率为51%～60%。子宫肌瘤发病机制尚不完全清楚，一般认为它是一种激素依赖性良性肿瘤。大部分子宫肌瘤患者无临床症状，常在体检做B超时被发现。子宫肌瘤的常见症状是月经量过多，经期延长导致贫血，有些会引起不孕或易发生流产，肌瘤较大者可出现下腹部包块，产生压迫症状，造成排尿、排便困难等。

“介入”治肌瘤 一种新选择

复旦大学附属中山医院介入科
张雯 李长煜 颜志平

不开刀治肌瘤

手术治疗是子宫肌瘤传统的治疗方式，包括子宫切除术和子宫肌瘤剔除术。随着医学和科技的发展，人们对生活质量的要求提高，年轻患者对保留子宫、保持月经和生育能力的愿望不断增强，亟需一种有效治疗子宫肌瘤的非手术方式。

子宫动脉栓塞术（UAE）通过对子宫动脉进行栓塞，引起肌瘤的缺血、坏死，促进肌瘤的吸收或坏死后排出，从而达到治疗肌瘤的目的。盆腔血液循环丰富，子宫血管网丰富，即使对子宫动脉进行栓塞，子宫仍不会发生坏死。子宫肌瘤具有性激素依赖性，雌激素能促进肌瘤生长。切断肌瘤供血，可以阻断雌激素经血流进入肌瘤内，瘤体雌激素水平显著下降，形成一个类似绝经期的激素内环境，使肌瘤进一步萎缩。子宫动脉被栓塞后，子宫血供显著下降，子宫内膜生长受到抑制，月经量可减少，经期恢复正常，贫血可逐渐得到改善和治愈。

栓塞术不复杂

子宫动脉栓塞术的基本方法是在透视引导下，从股动脉分别插管至双侧子宫动脉，通过导管将栓塞材料缓慢注入病灶主要供血动脉，达到使病灶缺血而逐渐坏死、被吸收的目的。手术过程中患者保持清醒，手术时间为半小时左右，通常术后第2天即可出院。治疗时间以月经结束后1周内为宜。

子宫动脉栓塞术的适应证是：有症状的子宫肌瘤患者；虽无症状但肿瘤直径在5厘米以上、不愿意接受手术治疗的子宫肌瘤患者；激素或药物治疗无效、不良反应大、无法耐受的子宫肌瘤患者；合并心脏病、糖尿病，子宫切除手术风险较大者；子宫腺肌症合并子宫肌瘤者。

疗效佳、并发症少

子宫动脉栓塞术具有创伤小、疗效佳、恢复快、并发症少、住院时间短、可保留子宫功能和可能生育能力的优势。副作用主要是下腹部、腰部或会阴部疼痛，以及发热。发热可能与肌瘤被栓塞后缺血及部分坏死物质被吸收有关。国外多项关注子宫动脉栓塞术远期疗效的研究结果表明：子宫动脉栓塞术治疗1年后，患者症状改善率为84%~97%；治疗5年后，症状改善率为73%~89.5%。

子宫动脉栓塞术是治疗子宫肌瘤的一种微创介入治疗方法，无须开刀即可完成治疗，使疾病的治疗从器官破坏性手术转换为器官保护性手术。PM

子宫腺肌症也可采用介入治疗

子宫腺肌症是非肿瘤性的子宫病变，是子宫内膜腺体及其基质异位于子宫肌层内的一种困扰育龄期女性的疾病。子宫动脉栓塞术通过对子宫腺肌症病灶处的微循环血管进行栓塞，进一步引发机体反应，形成微血栓，致使肌层内异位的内膜组织因得不到血液供应而萎缩，最终使子宫体积及宫腔内膜面积缩小，改善患者的临床症状。

专家简介

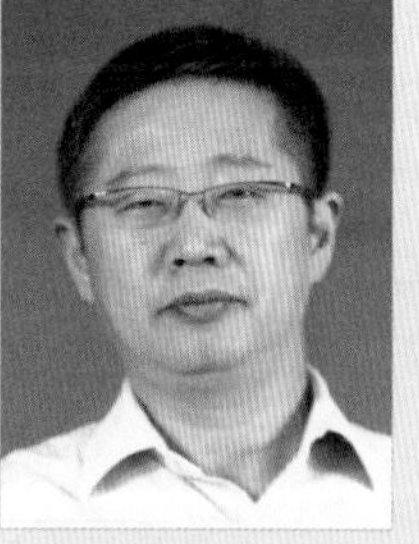

颜志平 复旦大学附属中山医院介入治疗科主任、主任医师、教授、博士生导师，上海市影像医学研究所副所长，中华医学会放射学分会介入学组委员、血管介入常委，上海市医学会放射学分会介入学组副组长，上海市疾病预防控制中心肿瘤介入治疗专业委员会主任委员。擅长肿瘤及非肿瘤疾病的介入治疗，尤其是门脉系统疾病的介入治疗方面有丰富经验。

专家门诊：周三上午

卵巢癌复发 化疗还是手术

复旦大学附属中山医院妇产科
史庭燕 臧荣余

专家简介

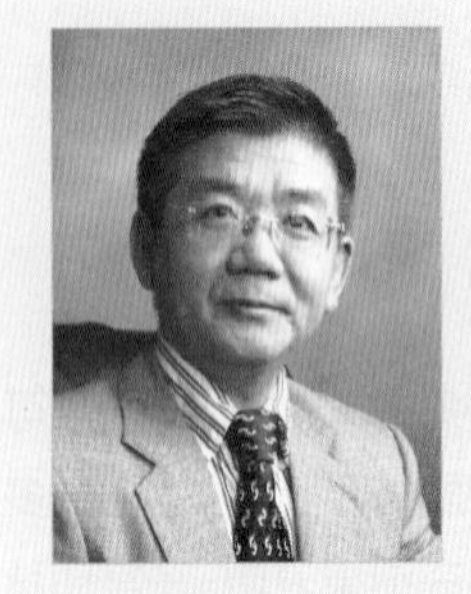

臧荣余 复旦大学附属中山医院妇产科/妇科肿瘤科主任、主任医师、教授、博士生导师，中华医学会妇科肿瘤学分会委员，上海市医学会妇科肿瘤学分会副主任委员，上海妇科肿瘤协作组组长。擅长晚期和复发性卵巢癌的临床诊治和转化性研究，尤其是复杂性卵巢癌的手术治疗。

特需门诊：周一、周三上午

2017年美国临床肿瘤学会年会的最大亮点是“手术延缓复发性卵巢癌的再复发”。手术真的能延长复发卵巢癌患者的生存时间吗?

卵巢癌复发，能否二次手术

就疾病本身而言，卵巢癌复发的患者能不能接受二次手术，取决于患者对化疗是否敏感，手术切除能否彻底。实际上，通过手术彻底切除病灶，是很难做到的事情。与第一次手术类似，盆、腹腔任何角落都可能藏有肿瘤，如果手术清除不彻底，还不如不手术。这是多数复发卵巢癌患者不能从手术获益的主要原因。

国内报道复发卵巢癌手术疗效的单位少之又少。究其原因，正如前文所述，即使在PET-CT引导下，二次手术要将肿瘤切除干净也并非易事。我院手术团队集20多年的临床经验和临床研究结果，综合国际同行的临床资料，得出了一些数据。

少数患者适合二次手术

只有少数卵巢癌术后复发的患者适合接受二次手术，能从中获益，延长生存期。通过相关研究，我们总结出了复发卵巢癌iMODEL评分系统。

简单地说，复发卵巢癌患者是否适合再次手术治疗，需要考虑以下影响因素：病人身体状况、肿瘤的期别、首次手术是否彻底、初次治疗结束到复发的时间长短、复发时血清CA125水平、复发时是否有腹水。将患者上述因素的相应评分相加，即可得出总分。

总分≤4.7分的患者，接受二次手术达到完全切除的机会较大，适宜手术；总分>4.7分的患者，接受二次手术达到完全切除的机会较小，不宜手术。

复发性卵巢癌二次手术（SCR）iMODEL风险评分系统

影响因素	评分					
	0	0.8	1.5	1.8	2.4	3.0
FIGO分期	I, II	III, IV				
初次术后肿瘤残余灶大小	不可见		可见			
复发前治疗间歇期（月）	≥16				<16	
体力状况ECOG评分	0, 1				2, 3	
血清CA125（单位/毫升）	≤105			>105		
腹水	无					有

化疗仍是大多患者的主要选择

美国国立综合癌症网络（NCCN）发布的相关指南中，化疗依然是复发卵巢癌的标准治疗。对我国患者而言，化疗仍然适合多数复发患者，也是各级医院可操作性强的治疗方案。PM

专家提醒

二次手术可以让一部分复发卵巢癌患者获益，但目前只是医生的临床经验。到底是手术好，还是化疗好，还需要等待临床研究的最终结果。这项研究由复旦大学附属中山医院牵头、多家单位参与，有需要的患者可以留意以下信息。

项目负责人：臧荣余 **项目时间：**2011年1月-2021年1月

网站：www.ShanghaiGOG.org

研究中心	研究医生	门诊时间
复旦大学附属中山医院	臧荣余/史庭燕	周一上午，周三上午
浙江省肿瘤医院	朱笕青/高雯	周一上午，周四上午
中山大学肿瘤防治中心	刘继红/冯艳玲	周一下午，周三上午

在门诊，经常会有求医者问："医生，为什么导医要我看整形科呢？我又不要变漂亮。"其实，不只老百姓，很多医务人员也不完全了解整形科的诊疗范围。那么，整形科到底是做什么的呢？

整形科 还有比美容更重要的任务

复旦大学附属中山医院整形外科　冯自豪　亓发芝

美容：被熟知的"功能"

很多人对整形科的第一印象是"美容"。的确，美容外科是整形科的重要组成部分，美容也是大家都比较熟知的整形科"功能"之一。"开"双眼皮（重睑）、隆鼻、隆胸和抽脂这四项最普遍的手术号称美容外科"四大金刚"。

近几年，各种微整形也十分流行。肉毒毒素注射（如除皱针、瘦脸针等）、玻尿酸注射填充、水光针、激光射频等微整形治疗，因创伤小、效果明显、能为整形者的容貌带来显著的年轻化改变而深受欢迎。这些微整形治疗可利用午休时间进行，不影响下午上班，常被称为"午间美容"，接受度高。

专家简介

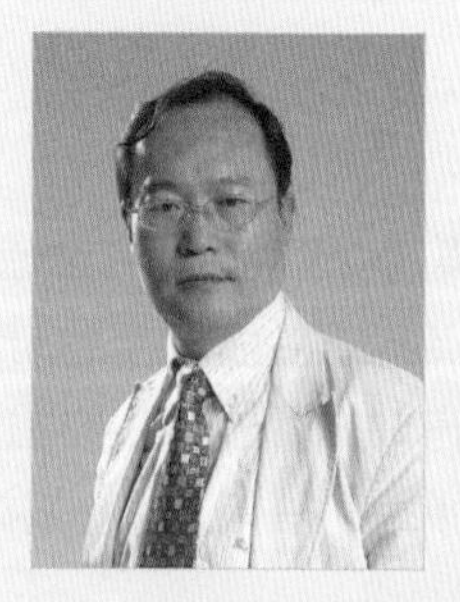

亓发芝　复旦大学附属中山医院整形外科主任、主任医师、教授、博士生导师，中华医学会整形外科学分会委员，中国医师协会整形美容外科分会常委，上海市医学会整形外科分会副主委，上海市医师协会整形美容分会副会长。擅长复杂创面修复、美容外科、乳房整形再造、毛发移植、血管瘤和淋巴水肿的治疗等。

专家门诊：周一上午，周四上午

整复和重建：更重要的任务

在大型综合性医院，整复和重建（整复外科）是整形科承担的更重要任务。整复外科诊疗范围十分广泛，在各种外科疾病的治疗过程中，凡是应用组织移植方法进行修复和再造的手术，都与整复外科关系密切。整复外科诊疗范围主要包括：

❶ 创伤性缺损和畸形的修复，如车祸后下肢骨外露、头皮撕脱伤、颅面部骨折、面部外伤的精细修复。

❷ 先天性缺损和畸形的整形，如先天性唇腭裂、小耳畸形、尿道下裂、先天性无阴道等。

❸ 感染性缺损和畸形的整形，如胸骨正中切口慢性感染、慢性脓胸、压疮、下肢慢性溃疡（"老烂脚"）等。

❹ 各类良性及恶性肿瘤切除后缺损的修复，如胸壁和腹壁肿瘤切除及各层次的修复、各类体表肿瘤的切除修复（恶性黑色素瘤、皮肤鳞癌、皮肤基底细胞癌等）、各类软组织肉瘤及血管瘤的治疗。

❺ 某些疾病引起的人体组织器官畸形、缺损或功能障碍的整形，如浆细胞乳腺炎引起的乳房畸形、各种手术或损伤造成的增生性瘢痕或瘢痕疙瘩、烧伤后瘢痕挛缩造成的"烧伤手"及"颏颈粘连"。

❻ 人体各部位形态的再塑造，如乳腺癌术后乳房再造、耳郭再造、鼻再造、阴茎和阴道再造。

总之，整形科包括美容和整复两大部分。它既是一门医学专科，又是一门艺术；既能解除患者伤痛，使人体丧失或缺损的组织器官恢复外形和功能，又能通过医学手段"雕塑"出人们所企盼的艺术形体。因此，整形外科医生需要掌握广博的知识和精湛的技巧。PM

专家提醒：

整形美容，安全第一。很多非正规机构存在违规、违法操作，如：不正规注射造成组织坏死、失明、脑梗死，甚至死亡；国家未批准甚至曾发文指出其危害的"溶脂针""美白针"屡禁不止；机构无基本的无菌概念，操作人员无相关资质，使用无批文的器材和药物；等等。求美者须学会辨别真伪，去大型公立医院整形科咨询，以得到更安全的保障。

近日，某院一位医生在微博上发布了4例因老人用无花果叶煮水给小儿泡脚治腹泻，结果导致孩子双脚被严重“灼伤”的病例，引起网友热议：为什么孩子的脚会变成这样，是无花果叶有毒，还是水温过高？我们常吃的无花果是不是也有毒呢？

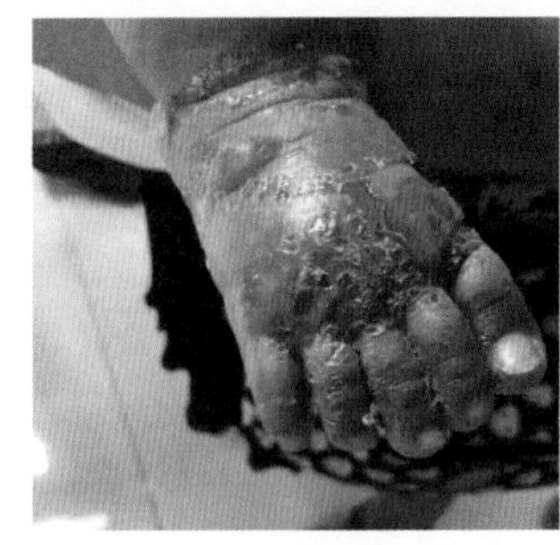

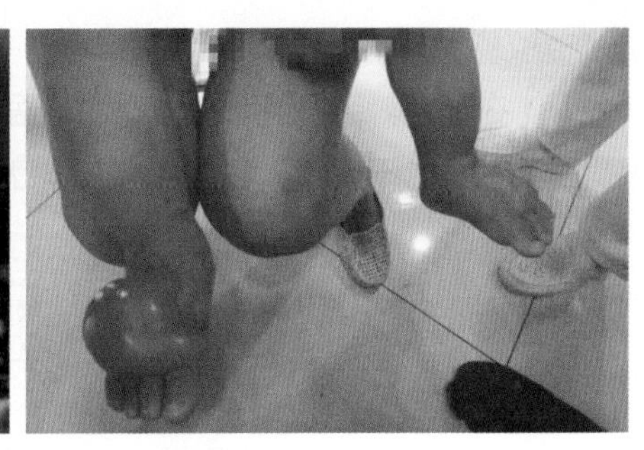

“烫伤”还是过敏

上海中医药大学附属龙华医院皮肤科主任医师 宋 瑜

普通人接触无花果：安全

无花果乃桑科木本植物，无花果药食两用，味甘性凉，具有健胃清肠、消肿解毒的功效，主治咽喉肿痛、胃溃疡疼痛、肠热便秘等证。无花果叶较少用于临床，曾有研究做过无花果叶的动物毒理试验，未见动物死亡。一般人进食无花果、接触无花果叶是安全的。

孩子双脚“灼伤”：两种可能

孩子双脚的“灼伤”，并不是真正意义上的烫伤，可能是无花果叶引起的“接触性皮炎”或者日晒后导致的光敏反应。

● **可能性一：无花果叶引起的接触性皮炎** 如果孩子接触无花果叶后没有日晒史，出现水疱、红斑等表现，最大可能是其对无花果叶成分过敏。无花果叶引起的“接触性皮炎”案例在临床上并不少见，1999年就有国内医生撰写了无花果叶水导致86例接触性皮炎的文章。此类疾病的发生有两大因素：一是接触到可能会导致皮肤过敏的物质，包括动物性、植物性和化学性三种；二是过敏体质，中医称之为“禀赋不耐”，即人体对特定物质不能耐受，接触到特定物质会发生过敏反应。

● **可能性二：日晒后导致的日光性皮炎** 如果孩子接触无花果叶后无特殊不适或仅有轻度反应，但在日晒后反应突然加重，则考虑为日光性皮炎。因为无花果叶含有光敏性物质，包括补骨脂素（属呋喃香豆素）、佛手苷、佛手内酯（属吡喃香豆素）等，会增强皮肤的吸光能力，导致光敏性皮炎。

如何处理炎性反应

❶ 停止接触无花果叶，在不损伤皮肤的情况下，尽可能清除皮肤表面的无花果叶残留物。

❷ 若皮肤仅轻度潮红，可用矿泉水局部湿敷，外涂炉甘石洗剂等，避免局部刺激。一般1～2周后，皮肤会逐步恢复。

❸ 若瘙痒严重，可口服抗组胺药，如氯雷他定等。

❹ 若已出现水疱、大疱，或伴怕冷、发热等不适，应及时就医。

❺ 痊愈后，应避免再次接触无花果叶。

如何避免过敏

❶ 如果明确自己是过敏体质，应避免接触容易导致过敏的物质。婴儿肌肤娇嫩，对外界刺激不耐受，尤应注意。

❷ “无花果叶治腹泻”属偏方，无相应用量指导。为增强效果，老人可能使用了过量的无花果叶，造成过敏。虽然有些“单方”“偏方”可能是有效的，但不一定适合每一个人，使用前应咨询专科医师。

❸ 接触或进食含光敏物质的食物或药物后，应避免日晒。PM

专家简介

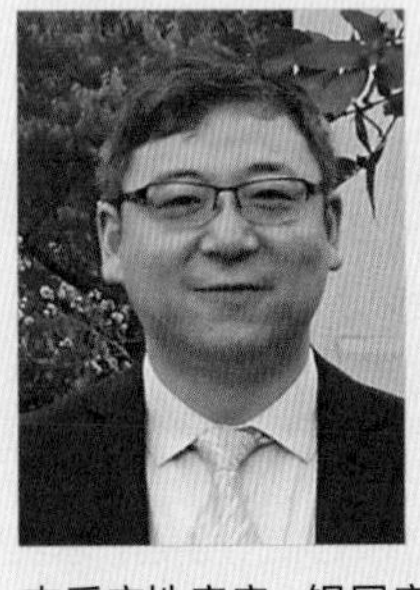

宋 瑜 上海中医药大学附属龙华医院皮肤科主任医师、中医皮肤教研室主任，中华中医药学会免疫学分会委员，中国整形美容协会中医美容分会常务理事、中西医专业委员会副主任委员。擅长运用中医药治疗各类皮肤病，尤其是湿疹、光敏性皮炎等变态反应性疾病、银屑病、血管炎等。

专家门诊：周二下午，周六上午

癌症患者的两点疑问

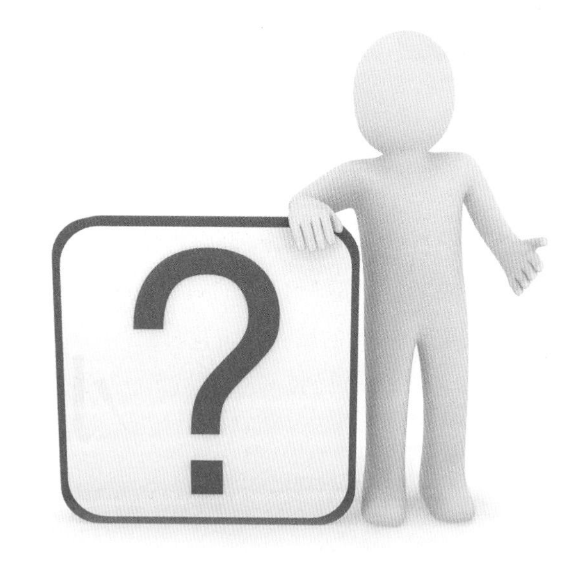

✍复旦大学附属中山医院中西医结合科　杨云柯　蔡定芳

癌症治疗选择中医好还是西医好

经常有患者问，癌症治疗到底是选择中医好，还是西医好？其实中医、西医治疗各有所长，各有所短，应因人、因时、因病况而异。选择合适的治疗方法是改善癌症预后的最主要因素。癌症早期以手术切除为首选，早期切除是提高生存率的关键。一般地说，肿瘤越小，5年生存率越高。对不能切除的癌症可采用多模式的综合治疗，如化疗、放疗、生物治疗、中医药治疗。中医药扶正抗癌，具有四大特点。

❶ **较强的整体观念**　癌症是一种全身性疾病，对多数癌症患者来说，局部治疗不能解决根本问题，而中医从整体观念出发，实施辨证论治方法，既考虑局部肿瘤的情况，又注重改善全身症状，调整一身之阴阳气血，可提高患者自身对疾病的抵抗及防御能力。

❷ **最大限度地保护脏器功能**　以肝癌为例，肝脏参与机体的各种消化、代谢活动。一旦肝功能异常，会出现糖代谢、蛋白质代谢、脂肪代射等一系列紊乱。肝功能异常还会导致蛋白质合成不足，白蛋白过低可引起大量腹水。利用中医健脾理气、补益肝肾的方药，可以最大限度地保护和恢复肝脏功能，促进患者饮食量增加，消除腹水，祛除黄疸。

❸ **预防癌症复发和转移**　手术能切除癌肿，但不少患者还有残留癌细胞、区域淋巴结转移或血管中癌栓等存在，术后运用中医中药长期治疗，可以在一定程度上预防复发和转移。

❹ **提高生活质量**　中医整体治疗优势，能恢复机体动态平衡，提高放疗和化疗的敏感性，最大限度地减少副作用，使晚期肿瘤患者的生活质量得以改善，延长带瘤生存期。

在癌症治疗方面，中西医各有优势。西医治疗的优势在于见效快；中医治疗的优势在于副作用小，患者易于接受。对于肿瘤的治疗一般应采取中西医结合的治疗方式，使两者优势互补，以达到提高综合疗效的目的。早、中期以根治性手术、放化疗为主，结合中药可以起到减毒增效的作用。手术、放化疗以后，可以应用中医药辅助预防复发和转移。

癌症患者是否需要忌口

癌症患者非常关心自己是否应该忌口？一般西医不主张限制任何食物，而中医认为药食同源。食物同药物一样，也有寒、热、温、凉四气，酸、苦、甘、辛、咸五味。掌握阴阳变化规律，使机体保持“阴平阳秘”，乃是传统营养学理论核心所在。对饮食的宜与忌，中医也以阴阳平衡作为出发点，有利于“阴平阳秘”则为宜，反之为忌。

痰湿体质者应忌食油腻，热性体质者应忌食辛辣。大多数肝癌患者都有肝功能损伤，故饮食宜清淡、易消化，不宜进食过多高脂肪食品，以免加重肝脏、肾脏的负担。另外，辛辣刺激、粗硬的食物也应避免，因为原发性肝癌患者易出现门静脉癌栓，引起门脉高压、食管及胃底静脉曲张。一旦饮食不当，可引发上消化道出血，危及生命。肝癌患者“阳常有余，阴常不足”，几乎都是热性体质，因此对“热性”食物应适当控制，如羊肉、桂圆、辣椒等。晚期癌症患者一般都存在脾胃虚弱的现象，因此饮食不宜过于滋腻。甲鱼等高蛋白质食物，晚期癌症患者无法很好地吸收，易导致腹胀、恶心呕吐、消化不良等现象。PM

专家简介

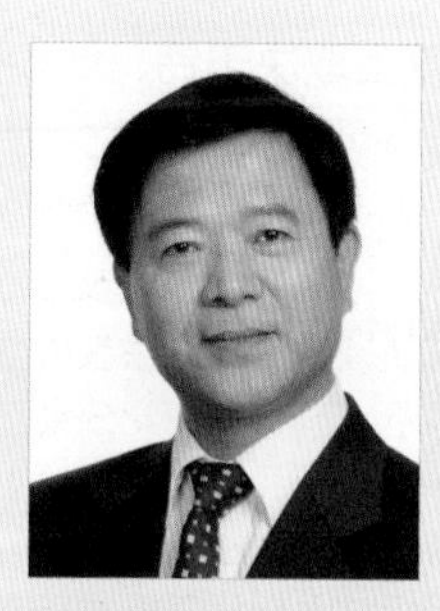

蔡定芳　复旦大学附属中山医院中医/中西医结合科主任，复旦大学中西医结合系副主任，复旦大学中西医结合研究所副所长，上海市领军人才，上海市名中医，中国中西医结合学会常务理事，中国医师协会中西医结合医师分会副会长，上海市医师协会中西医结合医师分会会长，上海市中西医结合学会副会长，上海市中医药学会常务理事。长期从事中西医结合神经内科临床与科学研究，在脑血管病、睡眠障碍、帕金森病等领域具有丰富经验。

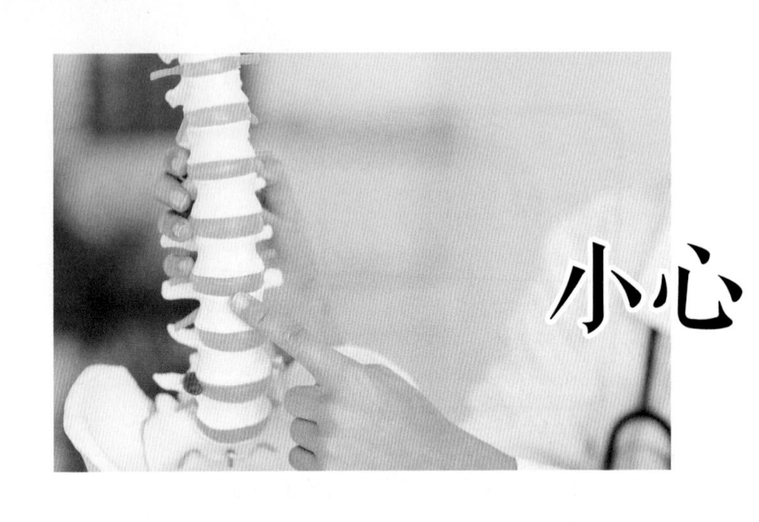

年轻人 小心"骨松"找上你

复旦大学附属中山医院老年病科　胡 予　沈继平

"骨松"正在年轻化

骨质疏松症（"骨松"）作为一个世界范围的健康问题，越来越引起医学界的重视。世界卫生组织已经将该症与糖尿病、心血管病共同列为影响中老年人身体健康的三大"杀手"。许多年轻人存在一个认识误区，认为骨质疏松症是老年人的"专利"，自己年纪轻轻不会有这方面问题。事实上，骨质疏松症已出现年轻化趋势，而且这种趋势随着现代科技的进步日渐显著。在骨质疏松症患者中，30~50岁的中青年越来越多，30岁左右的年轻人患骨质疏松症也变得稀松平常。我们在门诊还碰到一些三十多岁就因骨质疏松导致骨折来就诊的患者。究其原因，可能与现在年轻人久坐不动、缺乏锻炼、过度防晒、饮食不规律，以及不良的生活方式有关。肌肉能够对骨骼起到保护作用，如果缺乏锻炼，就会导致肌肉力量减退，支撑身体重量的力度不够，关节负担加重，变得不稳定，容易导致骨折。

碳酸饮料莫多饮

天气热的时候，很多年轻人喜欢喝碳酸饮料，以消除炎热、口渴、疲劳的感觉。然而，长期喝碳酸饮料有很大弊端，尤其是有骨质疏松风险的人群。因为碳酸饮料一般都含有较多的磷酸，而人体骨骼的强壮很大程度上取决于钙、磷水平的平衡。长期饮用碳酸饮料，容易导致营养不均衡，过多的磷酸会导致钙吸收减少，人体骨骼中的无机物，尤其是钙离子，会逐渐丢失，骨骼的构成也会发生变化，造成骨量丢失和骨质疏松形成。

"骨松"三大信号

预防骨质疏松，需要及时警惕三大信号。①轻微外力下的骨折：即脆性骨折，如腕部或者髋部的骨折。②身材变矮：骨质从脊柱中丢失，会导致骨骼变弱，有可能使椎体塌陷，继而造成身高缩减。这是骨质疏松的常见特征，也与脊柱弯曲（脊柱后突）或扭曲（脊柱侧突）相关。因为脊椎椎体前部多为松质骨，而且此部位是身体的支柱，负重量大，容易压缩变形，使脊椎前倾，形成驼背。随着年龄增长，骨质疏松加重，驼背曲度也逐渐加大。③背痛：背痛是骨质疏松症的常见症状，严重者还可因骨质疏松而致椎体压缩性骨折，引起突然发作的严重背痛或长期慢性疼痛。X线检查可以帮助了解背痛发生的原因及与此相关的脊柱畸形。

四招防治"骨松"

对骨质疏松症要引起高度重视，并采取积极的防治措施。①补充维生素D是预防骨质疏松的重要方法。维生素D可以增加小肠对钙的吸收，有利于骨钙的沉积。最简便实惠的办法就是晒太阳。一般地说，年轻人每周累计日晒40分钟，老年人日晒60分钟，就能获得充足的维生素D。多吃富含维生素D的食物，如海鱼、动物肝脏、瘦肉、蛋黄及坚果等。②注意饮食中钙的摄入，多吃富含钙的食物，如牛奶、豆腐、虾皮、紫菜等。③适当进行跑步、跳绳等有氧运动，通过肌肉舒缩，刺激骨骼，以增强骨骼质量和密度，减少骨量流失，降低骨质疏松发生率。④吸烟、酗酒、高盐饮食、喝大量咖啡、活动过少或过度运动等均是骨质疏松症的危险因素，应尽量避免。PM

专家简介

胡予　复旦大学附属中山医院老年病科主任、主任医师、博士生导师，上海市医学会老年医学分会委员，中国医师协会心脏康复专业委员会常委，中国老年医学会内分泌专业委员会委员。擅长骨质疏松症、甲状腺疾病、糖尿病、高血压等疾病的综合管理。

专家门诊：周三、周五上午

推拿小妙招 防治小儿反复呼吸道感染

上海中医药大学附属岳阳中西医结合医院推拿科
孙武权（主任医师） 李瑞凯

小儿反复呼吸道感染指 1 年内发生上、下呼吸道感染的次数频繁（7～10 次），以感冒、扁桃体炎、咳嗽、肺炎在一段时间内反复发生、经久不愈为主要临床症状。多见于 6 个月至 6 岁的小儿，以 1～3 岁的婴幼儿最为常见。气候环境骤变、喂养不当、用药不当或本身正气不足等均可引起小儿反复呼吸道感染。此外，部分患儿与呼吸系统先天畸形、维生素 D 缺乏等有关。推拿通过刺激经络、穴位，可以达到疏通经络、调节脏腑、平衡阴阳、恢复正气的作用，帮助患儿提高抵抗力，从而防治小儿反复呼吸道感染，缓解病情。

专家简介

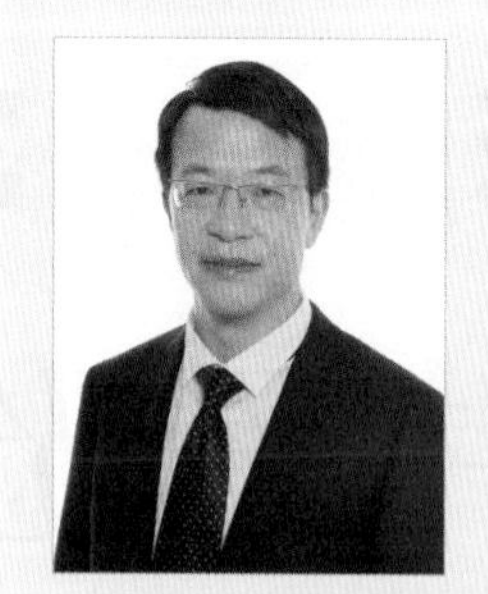

孙武权 上海中医药大学附属岳阳中西医结合医院推拿科主任、主任医师，上海市中医药研究院推拿研究所临床研究室主任，中华中医药学会推拿分会秘书长，世界中医药学会联合会小儿推拿专业委员会副会长，中国民族医药学会推拿分会副会长，上海市中医药学会推拿分会副主任委员，丁氏推拿流派主要传承人，海派儿科推拿讲师团团长。

专家门诊：周一上午

推拿小妙招

1. 补肺经 拇指指腹着力，在小儿无名（环）指螺纹面做旋推，约 300 次。

2. 补脾经 拇指指腹着力，在小儿拇指螺纹面做旋推，约 300 次。

3. 补肾经 拇指指腹着力，在小儿小指螺纹面做旋推，约 300 次。

4. 揉足三里 拇指指腹着力，在小儿足三里穴（外膝眼直下 3 寸，胫骨前缘旁开约 1 寸）做旋推，约 100 次。

5. 摩腹 手掌或食（示）、中、无名（环）指三指面着力，在小儿腹部做轻微移动抚摸，约 200 次。

6. 捏脊 用拇、食（示）、中三指捏推背部，自下而上共 3 遍。第一遍以捏推为主，第二遍在捏推同时，捏三下提一下，最后轻轻拍打背部使肌肉放松，再捏推一遍。

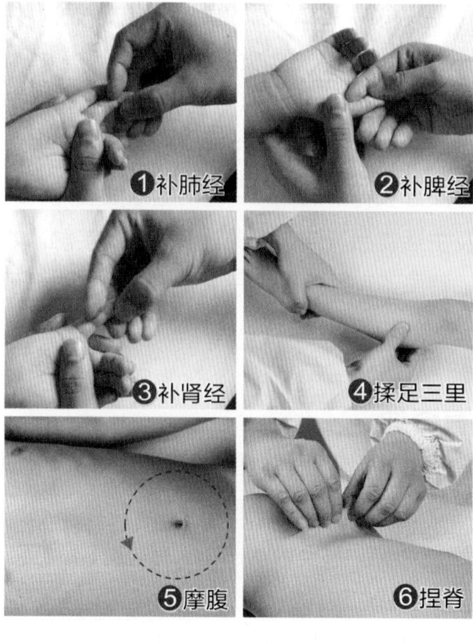

扫描二维码获取防治小儿反复呼吸道感染推拿视频

注意事项及护理

推拿时，应保持室内环境舒适温暖，谨防患儿感冒。手法操作前，接触患儿的手部需保持温暖且涂抹“介质”（如冬青膏、葱姜水，也可以用清水、植物油等代替）。操作力度要适中，推拿后皮肤微微发红即可，避免产生明显的皮下出血点。避免在幼儿过饥、过饱时实施推拿。自行推拿效果不佳时，请及时就医。

对于伴随出汗的发热患儿，家长应及时为其更换干燥温暖的衣物，勤洗澡。保持呼吸道通畅，注意清除鼻腔异常分泌物。患儿咳嗽伴痰不易咳出，家长可轻拍其背部；痰液过于黏稠时，应补充充足的水分，也可利用加湿器等提高室内湿度，患儿吸入温暖、湿润的气体，可使痰液稀释，利于排出。可经常用银花甘草水或生理盐水漱口，每日 2～3 次，至病情基本稳定为止。PM

秋季是腹泻的高发季节，再加上现在物质条件越来越好，"吃货"也越来越多，一些人看见美食挪不动腿、闭不住嘴，大鱼大肉吃不停，酸辣刺激离不了，稍不小心，胃肠就开始"闹革命"。而脾胃功能较弱的人，如老人、儿童，就算饮食上非常注意，在秋季也很容易发生腹泻。

秋季腹泻：中医验方有奇效

上海市针灸经络研究所副研究员　李明哲

如何预防秋季腹泻

首先要管住嘴，注意饮食卫生。食物生熟应分开，剩菜不要储存过久；尽量少食易带致病菌的食物，比如海鲜，如需食用，一定要洗净、煮熟或蒸透；食物不要一次吃得太杂，尤其是瓜果类，可选取新鲜水果，少量食用。其次应注意保暖，秋季气温多变，早晚温差大，应适时增减衣物，以免着凉；尤其应注意腹部和背部的保暖，谨防虚寒性腹泻。此外，要注意环境及生活物品清洁，减少与腹泻病人接触。如果家里有人腹泻，餐具不宜混用，最好单独清洗，有助于预防感染性腹泻。

中医验方有奇效

如果想要用中医验方治疗腹泻，首先要学会区分自己属于哪一种证型，对症治疗，效果才会更好。

❶ **寒湿泻**　大便清稀，甚至像水一样；有些腹痛，但不严重；肠鸣较明显，舌苔白腻，脉绵软无力。病人可在药店购买中成药藿香正气水，用温开水服下；也可购买中药饮片（藿香、茯苓、陈皮、厚朴、紫苏、甘草各9克），自己熬制藿香正气汤，水煎服，一日两次。

❷ **虚寒泻**　大便腥臭且稀，时有腹痛，腹部冰凉，喜暖喜按，偶有肠鸣，舌苔发白，脉沉弱无力。病人可在药店购买中成药附子理中丸，用温开水服下；也可购买中药饮片（人参、白术、炙甘草、干姜各9克），自己熬制理中汤，水煎服，一日两次。

❸ **脾虚泻**　腹泻经常反复发作，大便有时会粘在马桶上，有时清稀得像水一样。吃油腻食物后便次增多，食欲不振，时有腹痛，面色萎黄。病人可在药店购买中成药补脾益肠丸或人参归脾丸，用温开水服下；也可购买中药饮片（人参、白术、茯苓、黄芪、山药、薏苡仁、莲子肉各9克），自己熬制四君子汤，水煎服，一日两次。

❹ **肾虚泻**　清晨5~6时腹泻明显，伴肠鸣、腹痛，便后腹痛可缓解。平时可见腹胀、腰酸腰痛、四肢无力、怕冷，舌淡白，脉沉细无力。病人可在药店购买中成药四神丸和附子理中丸，用温开水服下；也可购买中药饮片（补骨脂、吴茱萸、肉豆蔻、五味子、干姜、人参、白术各9克），自己熬制四神汤合理中汤，水煎服，一日两次。这种类型的腹泻病人，服中药需要坚持一段时间，才能看到效果。

❺ **伤食泻**　腹痛、腹泻严重，泻下腐臭或不消化的食物。病人可在药店购买中成药保和丸、大山楂丸、健胃消食片或消积口服液，用温开水服下；也可购买中药饮片（茯苓、半夏、陈皮、连翘、莱菔子、山楂各9克），自己熬制保和汤，水煎服，一日两次。

如果腹泻症状未缓解，请及时就医。若腹泻严重，可以适当补液，以防脱水。幼儿腹泻后更需要补充水分，宜吃一些稀软、易消化、有营养的食物，如鸡蛋羹、麦片粥、米粥、面条等。另外，山药、芡实、陈皮等药食两用之品，有健脾涩肠之效，用来煮粥，对防治腹泻有很好疗效。 PM

“衷中参西”诊治脾胃病

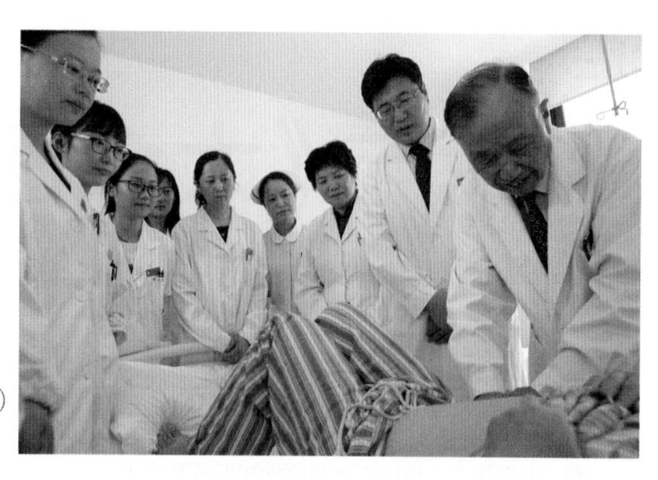

口述/蔡 淦
整理/张正利（上海中医药大学附属曙光医院脾胃病科主任医师）

我1962年从上海中医学院（现上海中医药大学）毕业到曙光医院工作，在学习和工作中，受到了黄文东、张伯臾、童少伯、张羹梅等名医大家的悉心指导，深深体会到中医药学是一个伟大的宝库，蕴含着极其丰富的理论和实践经验。经过55年的临床实践，我逐步形成了自己诊治脾胃病的特色，并结合时代进步开展了一些临床研究工作。1995年，我有幸成为首届上海市名中医，2017年被评为首批全国名中医。

针对脾胃病中发病率高、危害人民群众健康的重点疾病，如慢性萎缩性胃炎、肠易激综合征、溃疡性结肠炎、胃食管反流病等，我和科室团队开展了一些临床研究工作。

一、慢性萎缩性胃炎

慢性萎缩性胃炎伴中重度肠上皮化生和（或）上皮内瘤变属于胃癌前病变，中医药治疗本病有一定优势。

以辨证结合辨病，综合临床证候和胃镜所见，我们提出了慢性萎缩性胃炎癌前病变的核心病机是脾虚瘀热内蕴，在国内率先应用益气健脾、清热活血和化痰解毒法，制定了协定方“乐胃煎”（党参、茯苓、陈皮、莪术、丹参、黄连、蒲公英、白花蛇舌草等）。患者经乐胃煎治疗后，临床症状得到改善。为方便患者服药，我们研制了莪连颗粒院内制剂。经临床研究证实，莪连颗粒可改善患者临床症状，逆转胃黏膜萎缩、肠化及上皮内瘤变，且安全性良好。

二、肠易激综合征

肠易激综合征是一种功能性疾病，以腹部不适伴排便习惯和大便性状改变为主要临床表现。本病属于中医学中“泄泻”“痛泻”等病证范畴。通过梳理文献及流行病学调查，我认为本病的核心病机是“脾虚肝旺”，对于反复难以治愈的腹泻型肠易激综合征，提出扶土抑木、柔肝缓急、酸敛收涩的治法，并研制了治疗本病的专方“肠吉泰”，临床疗效良好。肠吉泰联合经皮穴位电刺激治疗患者，可进一步提高疗效，减少复发。

三、溃疡性结肠炎

溃疡性结肠炎是一种自身免疫性疾病。本病属于中医“休息痢”“久痢”病证范畴，与机体免疫功能失调关系密切。通过对东垣脾胃理论的学习，我认为其基本病机为脾虚湿热下注，治疗以健脾益气、清热化湿为基本原则。我们制定了协定方“健脾清化方”，以党参、白术、茯苓、炙甘草、葛根健脾升清，黄芩、黄连清热化湿，佐以活血化瘀之三七、元胡索，参用马齿苋、凤尾草等清热解毒药物，用于联合水杨酸、激素治疗的轻中度溃疡性结肠炎患者，能起到加快病情缓解的作用。

四、胃酸相关性疾病

慢性非萎缩性胃炎、消化性溃疡、反流性食管炎及部分功能性消化不良的临床常见症状是烧心、反酸。现代医学认为，这是由于胃酸分泌过多，导致胃黏膜损伤，治疗以抑制胃酸分泌、保护胃黏膜为主。以上疾病属中医“吐酸”范畴，与肝、脾、胃关系密切，核心病机是肝郁脾虚、湿热内蕴，治疗以健脾疏肝、清热化湿为基本原则。我们制定了基础方“新胃方”，并予以加减，疗效明显。PM

专家简介

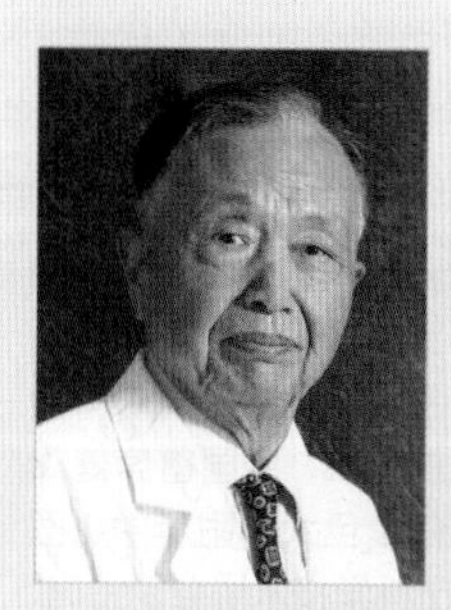

蔡淦 上海中医药大学附属曙光医院终身教授，中华中医药学会内科分会顾问，全国老中医药专家学术经验第三、四、五批继承制导师，全国名中医工作室负责人，国家中医药管理局脾胃病重点专科学术带头人，中国中医科学院博士后导师，上海中医药大学中医内科教研室主任，首届全国名中医及上海市名中医。

我与《大众医学》的缘分

复旦大学附属中山医院教授　杨秉辉

《大众医学》，大众的医学，以普及医学知识为己任的一本杂志。

我，一名医生，觉得应该将医学知识普及给大众。

于是，这两者就有了认识上的一致、行为上的默契、合作上的愉快。

《大众医学》创刊近 70 年。70 年前的中国正处在风云变幻的时代，一些医学前辈抱着科学救国、开启民智的理想，在艰苦的条件下创办了这本杂志，用以提高民众科学思想、普及民众医学知识。新中国成立后，政府接办，杂志亦获新生。

余生也晚，直至 20 世纪 70 年代后期，工作、生活稍微安定，我才开始投入到医学科普工作中。我查阅了一些当时能得到的国内外文献，撰写了一篇介绍胸腺的文献综述，投给某医学参考杂志，不料稿件竟石沉大海。催问后得到回信：因办公地点搬迁，文稿遗失，抱歉，云云。当时并无电脑，文稿皆为手写，又无复印保存之法，虽然遗憾，但考虑到社会大环境，各行各业百废待兴，想必是忙中出错，也就只好算了。不过，幸亏还有点读书卡片，心有不甘，翻出看看，又写成了一篇科普文章，名曰“奇妙的胸腺”，寄给复刊不久的《大众医学》杂志。承蒙编辑同志慧眼赏识，刊于《大众医学》1979 年 10 月，这是我与《大众医学》结缘之始。

自那之后，我写的科普文章便以《大众医学》杂志为主要投稿方向，而《大众医学》的编辑大约也发现我是一名积极的作者，或许觉得所写内容尚属可靠，文字亦还通顺，于是便也乐于采用。一个愿写，一个愿用，我与《大众医学》就是这个关系：缘分。

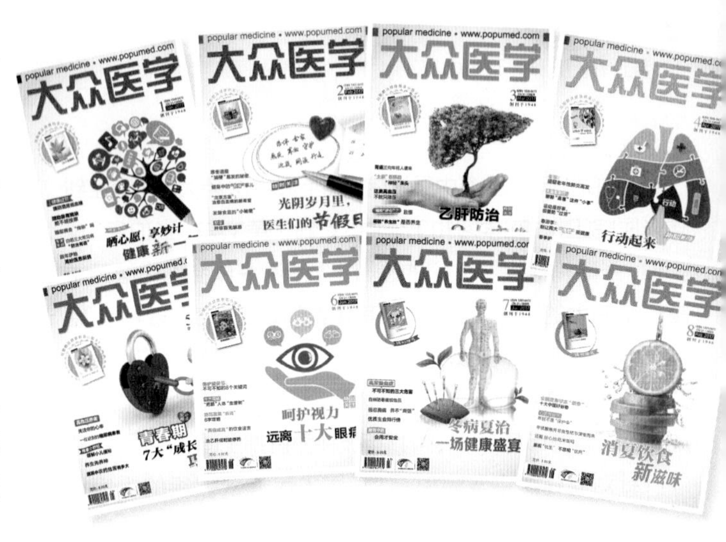

在《大众医学》编辑的鼓舞下，我写的医学科普文章越来越多，也逐步深入到这个领域之中。后来，我自己也成了医学科普杂志的主编，曾长期主编中华医学会唯一的医学科普杂志《健康世界》，以及中山医院主办的一本内刊《健康促进》。因此，我十分关注我国医学科普杂志的现状。我估计，世界上没有哪个国家有我国这么多的医学科普杂志，这些医学科普杂志从总体上讲是好的，但是，在市场经济大潮的冲击下，确也良莠不齐。比如，有些医学科普杂志会刊登非法药品广告，或宣传“保健品能治病”，将一些并无科学根据的民间疗法作为“瑰宝”宣传，或将一些不健康的内容标以“性知识”普及，等等。《大众医学》杂志却严守底线、不违初衷，坚持普及科学知识、促进民众健康。在这方面，我以为，《大众医学》在我国的医学科普杂志中是一面光辉的旗帜。

《大众医学》能有今日之成就，与主办单位的正确领导、编辑部同仁本身的科学素养、作者群的努力与读者的支持是分不开的。如今，我国经济发展，民众文化水平提高，医学科普杂志也必将面临更高的要求、更大的发展。创刊近 70 年的《大众医学》杂志必能精益求精，继续引领我国医学科普杂志事业的发展，这便是我衷心的希望！PM

专家简介

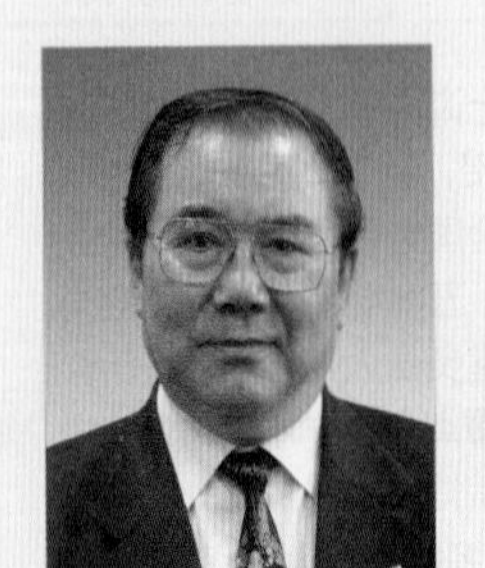

杨秉辉　复旦大学上海医学院内科学教授、博士生导师，中华医学会全科医学分会名誉主任委员，《中华全科医师杂志》总编辑，中国首席健康教育专家，曾任复旦大学附属中山医院院长、上海市科学技术协会副主席、上海市科普作家协会理事长等。

《大众医学》是我的良师益友

张震英（上海）

《大众医学》助我成为合格医生

我是《大众医学》杂志的忠实读者。自1959年至今，近60年来，我一直把《大众医学》杂志视作良师益友，认真拜读，并运用于医疗保健实践中。

我从北京大学医学院毕业后，被分配到基层——一家职工医院的职业病科工作。当时，医院实施“医护包干”制，我们既是医生，也是护士、护工，无论是内、外、妇、儿，还是五官、口腔等科的患者，我们都要接诊。当时，我一边用在医学院学的知识为患者看病，一边请教医院里的老医生，加班练习缝合、接生等技术，跟老医生巡诊看疑难病例。

1979年，《大众医学》复刊，我又有了一位新“老师”，她使我的诊疗水平进一步提高。《大众医学》杂志刊登的有关面瘫患者中西医结合治疗（《“五针”治面瘫》）、肌肉萎缩患者功能训练、乳腺癌自检、小儿鹅口疮的治疗方法、小儿早搏的诊治、儿童支原体肺炎的诊治等文章，对我的临床实践均有帮助。我对职业中毒和生活中毒患者的判断，其中有部分知识就来自《大众医学》杂志。

《大众医学》帮我做好自我保健

退休后，我也一直订阅《大众医学》杂志，她让我学会了自我保健。通常，医学专业杂志刊登的都是学术性文章，普通老百姓只能参考，而《大众医学》杂志刊登的是全国中西医专家的经验之谈，涵盖内、外、妇、儿各领域的知识和医疗新技术，通俗易懂，便于普通大众理解。

我56岁时，头发已白、牙齿脱落，老年病接踵而来。1997年，我突发胃部不适，经胃镜检查确诊为胃窦炎致幽门水肿，对症治疗两周后出院。之后，我相继出现飞蚊症、皮肤过敏、双膝肿胀疼痛。那时，我被疾病纠缠，情绪抑郁，夜晚常失眠、做噩梦。后来，我阅读了《大众医学》杂志上刊登的文章，对我影响较深的有《当雌激素缺乏以后……》《骨质疏松再认识》《骨质疏松误解解析》《五大症状判断抑郁症》《关注精神健康》《正确对待抗抑郁药物的使用》《让日记成为“私人心理医生”》等。我从中认识到自己的疾病状况，并开始改变生活习惯、调试心态，每天做到4个“八”——吃八分饱、走八里路、喝八杯水、睡八小时，心理上做到8个字“童心、蚁食、龟欲、猴行”和4个乐“助人为乐、知足常乐、以苦为乐、自得其乐”，并遵循健康四大基石“合理膳食，适量运动，戒烟限酒，心理平衡”，坚持有烦恼时记日记，平时多读书、看报、做读书笔记、剪报，到公园多活动，参加社区学校的各种学习班，一直坚持了20年。如今我76岁，自觉精力、体力与同龄老人相比明显要好很多。此外，我也经常阅读《大众医学》杂志上关于儿童、青少年的文章，辅助外孙女学习、活动，与小辈交流沟通。

感谢《大众医学》，助我在工作时做一名合格医生，帮我在退休后做一名健康老人。PM

童心·蚁食·龟欲·猴行——养生八字诀

6月28日

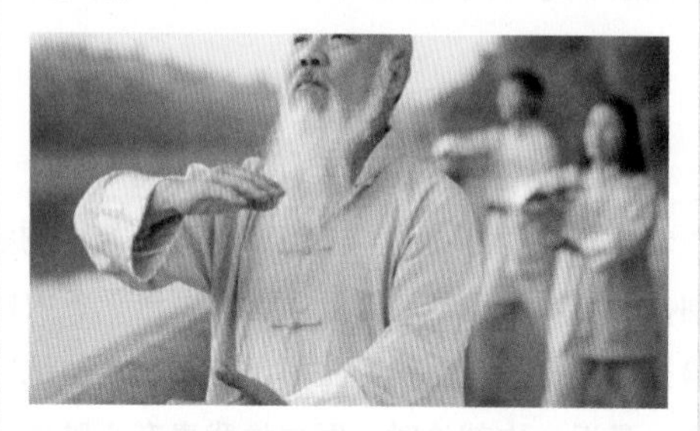

童心、龟欲谓之养心，蚁食、猴行谓之养身。须先养心，后养身。

阅读全文 ›

什么是“童心、蚁食、龟欲、猴行”？请用手机扫描二维码，回复“养生八字诀”，阅读《大众医学》刊载的科普文章《童心·蚁食·龟欲·猴行——养生八字诀》。

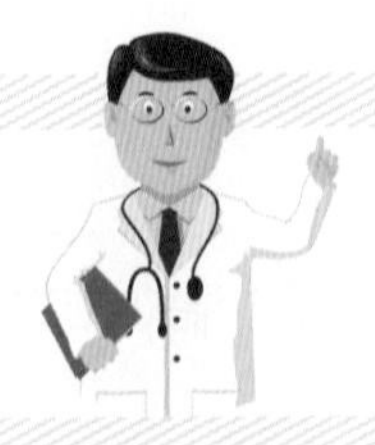
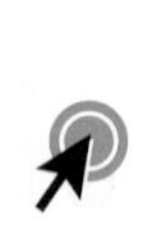

大众导医

网上咨询：popularmedicine@sstp.cn

专家门诊时间以当日挂牌为准

问：高龄老人髋部骨折能否手术

我母亲今年90岁，最近摔了一跤，股骨颈骨折。辗转去了三家医院，医生都以年龄太大、合并慢性病为由不主张手术治疗。不知我母亲只有躺在床上度过余生一条路吗？

河北 秦女士

北京协和医院骨科主任医师张保中：髋部骨折造成的剧烈疼痛、功能障碍，使患者无法坐起和离床活动，常因卧床而发生坠积性肺炎、压疮、深静脉血栓及肺栓塞、泌尿系统感染等严重并发症。手术治疗虽然有一定风险，但能迅速缓解疼痛、稳定骨折，能使患者尽早离床活动，是公认的挽救患者生命和功能的关键措施。为了降低患者围术期死亡率，我科在麻醉科、手术室、重症医学科、内科等多学科协助下，积极推广髋部骨折治疗的新理念和新技术，优化手术治疗流程，以最大程度改善患者身体状况：减少不必要的术前检查和搬动；根据患者的耐受情况，选择合理的麻醉方式；根据骨折的部位和稳定性，采取合理的手术入路和重建方式；手术时间一般控制在60分钟内，出血量控制在200毫升以内。

专家门诊：周一、周五上午，周一下午（特需）

问：减肥后怎样才能不反弹

我儿子今年12岁，体重80千克，减肥总是不成功。今年暑假，我一狠心，把他送去了“减肥夏令营”。半个月的夏令营结束后，儿子体重减轻了5千克，还是挺有效果的。可是好景不长，回家没多久，儿子的体重又反弹了。怎样才能阻止体重反弹呢？

上海 龚女士

上海交通大学医学院附属新华医院临床营养科主任医师汤庆娅：近年来，各种“减肥夏令营”“吃苦夏令营”越来越多，不少家长把孩子送去。这些夏令营往往有专人负责减肥训练计划和饮食方案，部分还采用了24小时全封闭式的训练，让孩子们进食仅能满足基本需要的食物量，同时配合高强度运动，最终达到减轻体重的目的。不可否认，参加减肥夏令营能在短期内起到减轻体重的效果，如果出营后好好巩固减肥效果，是一件不错的事情。但是，如果仅满足于短期的减重效果，回家后放松警惕，继续原来的生活方式，体重反弹几乎不可避免。要达到长期减肥目的，确保不反弹，必须从根本上改变生活方式并长期坚持。

专家门诊：周五下午，周二上午（特需）

问：心脏神经症是怎么回事

我今年40岁，近几年来经常出现心慌、胸痛，不能剧烈活动，爬三层楼就气喘吁吁。辗转就医于各大医院，做了很多检查，包括心电图、心脏彩超、平板运动试验等，结果都正常。最近一次就诊时，医生说我患有心脏神经症，让我不要担心。什么是心脏神经症，有哪些特点？

浙江 王女士

同济大学附属同济医院心血管内科主任医师马文林：心脏神经症以心悸、胸闷、气促、乏力、紧张等为表现，并无器质性心脏病变，或有器质性心脏疾病，但无法从生物学角度去解释相应临床表现。心脏神经症可能与各种因素导致的情绪激动、紧张、焦虑等有关，常见症状和特点如下。①呼吸困难：患者常感到呼吸不畅，在人多拥挤或通风较差的地方容易发作，叹气样呼吸后感到舒服。②心悸：自觉心慌、心跳快，运动或情绪激动时更明显，轻体力活动即可出现不相称的心跳明显加快，患者常因此不敢活动。③心前区不适：与因缺血导致的典型心绞痛不同，疼痛部位多变，表现为历时数秒的刺痛、刀割样痛，或持续数小时、数天的轻微隐痛，有时疼痛出现与活动无关，可在疲劳甚至休息时出现。④其他症状：乏力、头晕、头痛、失眠、多梦、焦虑、易激动、食欲不振、恶心、呕吐、掌心出汗、手脚发麻等。心脏神经症虽不影响寿命，但症状较多，反复易变，若不及时治疗，可迁延数十年不愈，降低患者生活质量，部分患者可完全丧失劳动力。因此，心脏神经症患者应及时去心理科或精神科就诊，接受专业评估和治疗。

专家门诊：周三上午、周四下午

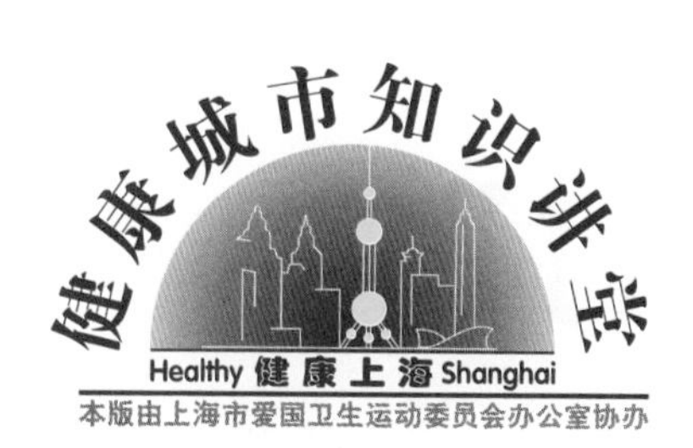
健康城市知识讲堂
Healthy 健康上海 Shanghai
本版由上海市爱国卫生运动委员会办公室协办

上海市嘉定区马陆镇的程惠娟今年63岁，参加健康自我管理小组十年来，成了亲朋好友的“控烟大使”，不仅成功帮助丈夫戒烟，还带动亲朋好友认识烟草危害、控烟戒烟。

亲朋好友的“控烟大使”

本刊记者　王丽云

参加自管小组，掌握烟害“证据”

程惠娟的丈夫从十几岁时就开始吸烟，每天至少一包烟，早上睁开眼睛第一件事就是吸烟，是个不折不扣的“老烟枪”，多年来咽炎、咳嗽“如影随形”。程惠娟一直劝丈夫戒烟，但她只会说“吸烟对身体不好”，讲不出其他道理来，丈夫根本听不进去，还嫌她啰嗦，两人经常为此爆发“夫妻战争”。

2007年，社区成立健康自我管理小组，退休后在家照看孙子的程惠娟成为第一批组员。在健康自我管理小组的各项活动和健康讲座中，程慧娟学到了不少健康知识。特别是在“吸烟危害”的健康讲座中，她知道了吸烟是如何有害健康的，并将授课医生展示的“吸烟者肺”的照片拍下来，回家给丈夫看。触目惊心的照片，加上一条条吸烟危害健康的具体证据，让程惠娟丈夫的态度发生了转变。面对妻子不厌其烦的“啰嗦”，他开始坐下“听讲”了。

联合小组姐妹，帮丈夫戒烟

在程惠娟的劝说下，丈夫终于答应试着戒烟。对一个吸烟几十年的人来说，戒烟并非易事。为了转移丈夫的注意力，程惠娟和健康自我管理小组的姐妹们一起，给丈夫做思想工作，把丈夫拉出家门一起做操、散步、唱歌、旅游，并做好“后勤保障”工作，为丈夫准备好零食，用作烟瘾发作时的替代品。

从一天一包烟到一天半包，再到一天五六支、两三支，程惠娟丈夫的吸烟量逐渐减少。2010年初，他终于完全戒烟，至今再也没吸过烟。虽然这个过程很漫长，有时顺利，有时反复，但是随着吸烟量的减少，他发现自己的身体在慢慢地发生变化：手指甲不那么黄了，面色开始红润了，咽炎不那么严重了，咳嗽越来越少了……这些变化令他欣喜不已，也坚定了他坚持戒烟的决心。

丈夫成功戒烟后，身体比以前好了，家里空气清新了，再也听不到烦人的咳嗽声了，程惠娟由衷地感到高兴。特别是当丈夫对她说“要是没有你，我到现在也戒不了烟”时，她觉得很开心、很幸福，所有的努力和曾经受过的委屈都很值得。

热情宣传，劝亲朋戒烟

作为健康自我管理小组的成员，程惠娟帮助丈夫戒烟后，当上了“控烟志愿者”，开始将目标转向周围的人和亲朋好友，把丈夫的戒烟故事介绍给大家，并积极参与控烟公益活动。在她的亲戚中，以前有4人吸烟，在她的宣传和丈夫的现身说法下，现在全部戒烟了。程惠娟坦言，虽然劝人戒烟有时会让人不高兴，但她的出发点是想帮助别人，最终她还是收获了满满的感激之情。PM

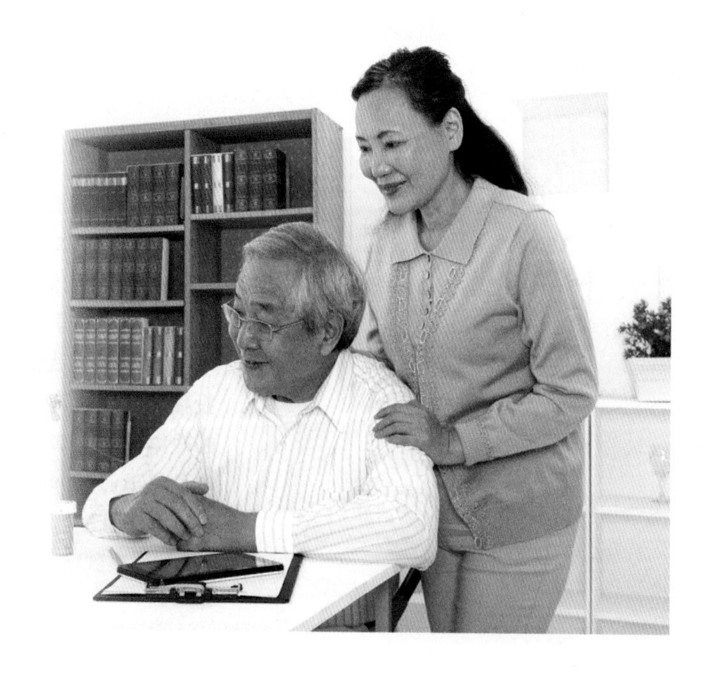

我患上了“网球肘”

重庆市江津区中医院主任医师　邓玉霞

最近，我遇到点麻烦：右手不能捏充气球囊，一用力整个手臂就疼。为了替患者测血压，我不得不反常地用左手捏球囊，以使血压计的汞柱艰难地爬上一定的高度。不仅如此，我用右手拧毛巾、提包、握物、倒开水、用筷子，甚至用力写字也成了问题。如果右手臂不动，肌肉就像持久用力后般酸疼；一旦做任何动作，右手臂疼痛就会加重，让我不敢用力。

我所患的疾病俗称“网球肘”，学名为“肱骨外上髁炎”，是手肘外侧肌腱无菌性炎症引发的。一般来说，网球运动员、羽毛球运动员、家庭主妇及长期反复用力做肘部活动的人，容易出现这样的情况。这也是为什么它被称作“网球肘”的原因。中医认为，它是由于肘部外伤或劳损，或外感风寒湿邪致使局部气血凝滞、络脉瘀阻引起的。

但是，我不常做家务，也没有长期反复用力做肘部活动，更不是网球、羽毛球运动员，为何会患此病？我思前想后，猜测最大可能性是因为：我白天长时间敲键盘打字；晚上临睡前躺在床上举着厚重的书和手机阅读；常常不顾初春乍暖还寒的天气，一直穿中袖衣衫，使手臂受寒……“网球肘”就这样盯上了我。“网球肘”用它特有的痛苦“表现”告诫我健康有多珍贵，以后定要注意保养；也给了我这个当医生的一个重要启示：医生若得百病，更知人间疾苦。

言归正传，“网球肘”可否治愈，如何治疗？“网球肘”大多是可以治愈的，让手臂多休息、避免过度活动，注意给手臂保暖，局部贴活血化瘀的膏药或定时涂抹有消炎镇痛作用的依托芬那酯凝胶等，都是简便易行的治疗办法。我还请教了专科大夫，他为我做了局部封闭疗法，以减轻炎症并止痛，效果不错。

中医的一些方法对“网球肘”也有一定的治疗效果，如针灸和隔药灸阿是穴、足三里、尺泽穴等。这里要特别提一下阿是穴，很多人不知道它具体在哪里。阿是穴又名不定穴、压痛点，没有固定的位置和名称，取穴方法是以痛为腧，即“有痛便是穴”。在临床实践中，患者哪里疼痛，医生针灸那里就会有很好的效果，于是就有了随病而定的阿是穴。

一部分“网球肘”患者经上述保守治疗后不显效，或症状时轻时重、经常发作，或越来越重。这时可能需要接受“伸肌总腱起点剥离松解术”治疗。

至于我，大家不用担心，经过专科医生的正规治疗，加上我不再反复做肘部肌肉劳损性动作、不让它受凉，已基本康复。PM

写下您与《大众医学》的故事

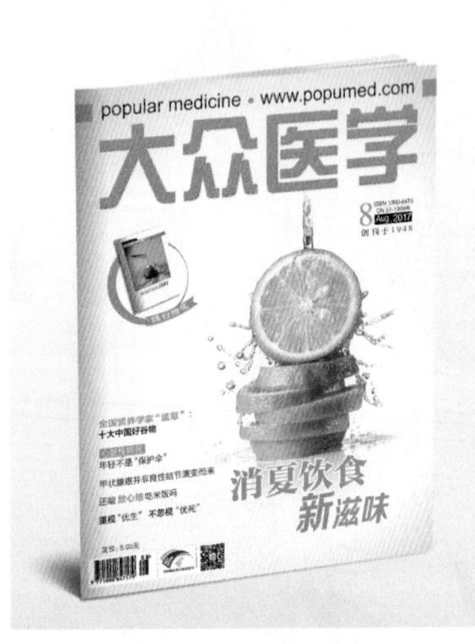

2018 年，《大众医学》杂志将迎来创刊 70 周年的重要时刻。2017 年 4 月，本刊正式启动了“我与大众医学”征文活动。截至目前，我们已经收到不少读者、作者的投稿，一封封手写的信函，饱含着大家对《大众医学》的深厚情谊。本期，我们如约开设了“我与大众医学”专栏，让我们一起来回味、感受这本老刊、名刊的独特魅力吧！同时，我们依然欢迎我们的老作者、老读者踊跃投稿，写下您与《大众医学》的故事！

投稿地址：上海市钦州南路 71 号 1503 室《大众医学》编辑部

邮政编码：200235

电子邮箱：popularmedicine@sstp.cn

来稿请注明**“我与大众医学”**征文，并注明地址、邮编、联系电话等信息，以便我们能及时联系到您。

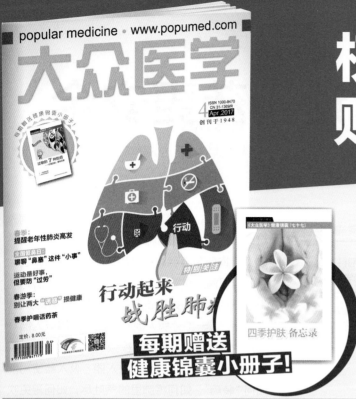

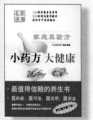

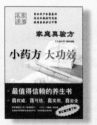

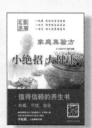

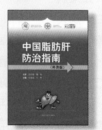

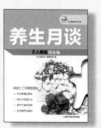

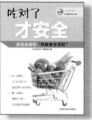

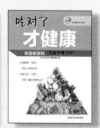

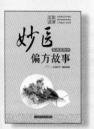

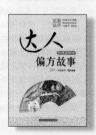

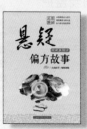

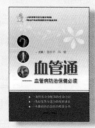

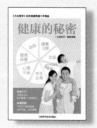

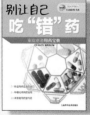

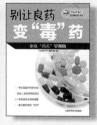

药师相伴：让用药更安全

复旦大学附属中山医院药剂科　潘 雯　吕迁洲

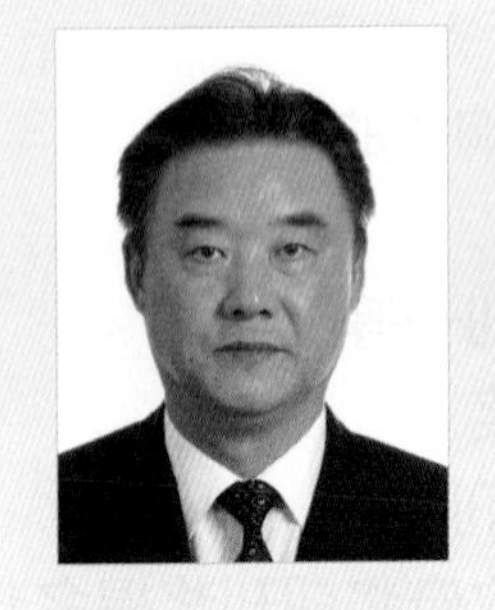

专家简介

吕迁洲　复旦大学附属中山医院药剂科主任、教授、主任药师、博士生导师，上海市药学会副理事长、医院药学专业委员会主任委员，上海市医学会临床药学分会副主任委员，上海市医院协会药事管理专业委员会副主任委员，复旦大学药学院临床药学专业委员会副主任委员。擅长医院药事管理和临床药学研究。

大多数病人去医院的主要目的是向医生倾诉自己的病痛，寻求医生的帮助。其实，除医生之外，还有一类非常重要而不为大众熟悉的临床专业人员，他们在解除病人痛苦中也起了非常重要的作用。他们就是药师。药师可以给病人提供哪些服务呢?

• **门诊药房＋药学咨询服务窗口**　当医生开出诊疗处方后，病人需要去门诊药房取药。此时，药房小窗口里面对病人的并不是简单的“发药员”，而是经过专业训练的药师。他们会向病人交代药品服用方法和储藏事宜。例如，未开封的胰岛素应当冷藏保存，开封后的胰岛素一般常温保存（25℃以下，6周内用完，不可冷冻），有利于注射。如果病人还有疑问，一些医院还专设了免费的药学咨询窗口，病人可以和药师进行详细的探讨。例如，服药后需要观察哪些身体反应?这些药是早上服，还是晚上服?等等。药师还可以为用药较多的病人制作药品服用清单，让病人一目了然，以防漏服、错服。

• **特色咨询服务区**　鉴于我国心血管疾病发病率逐年增高，有的医院还建立了专门针对心血管系统疾病药物使用的特色咨询服务区，为病人答疑解惑。例如，药师会告知正在服用抗凝药华法林的病人，应注意自身有无出血现象，大便发黑、腹胀并剧烈疼痛、皮肤瘀斑、血尿等都提示“出血”，应尽快就诊；饮食上，应注意避免大量摄入富含维生素K的食物（绿叶菜、牛油果、香蕉、西兰花、干果、葡萄柚、青豆、坚果、柑橘等）和药物，以防影响疗效。

• **专病用药咨询群（手机APP）**　随着互联网的发展，一些医院还设立了“专病用药咨询群”，开设哮喘、糖尿病、结肠炎、癫痫、高脂血症等专病群。在群里，病人可以认识病友，和药师一起讨论用药心得，也可以直接询问药师就诊信息和药品信息，药师也会根据群里病人的需求，普及相关疾病的用药知识。患呼吸道疾病，如哮喘等，通常需要使用吸入器进行治疗。一部分病人因不会正确使用吸入器导致疗效不佳，药师会制作视频或用模型向病人展示如何正确、有效地使用吸入器：吸入器使用前如何“装药”，如何将肺里的气吐尽，如何避免吹出药粉，吸入后如何屏气10秒，等等。

• **住院部**　住院病人每天都可以享受到护士将药品发放到床头和床旁“挂水”的贴心服务。其实，这里面也包含了药师的辛勤劳动。住院部药师会将病人的口服药品按服用顿数分别包好，供护士分发；静脉药物调配中心药师会在净化舱内将病人的输液冲配好，确保输液安全有效，及时送至病区。除此之外，在开展药师服务的病房里，病人也可以随时找到药师，反映用药问题。当然，药师也会主动询问病人的用药史、过敏史、用药后的疗效及不良反应情况，然后将收集到的信息反映给医生，并参与治疗方案的确定和修改。

病人出院时，药师还会根据病人的个体情况进行用药知识宣教，包括药品作用、服用时间与疗程、自我监护方法，以及相关饮食、生活注意事项等内容。这些信息很重要，因为正确地使用药品与治疗效果有着密切的关系。PM

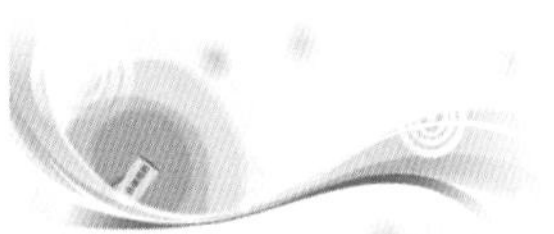

用药学问多，药“路”安全行

——中山药师为您答疑解惑，伴您健康同行

您的　该如何保存？
您服用的　起什么作用？
您忘记服　后该怎么办？
您的　能否掰开？能否嚼服？
您的　能与牛奶、饮料同服吗？
您服　后该如何做好自我监护？
您服　期间饮食和生活需要注意什么？
您服　期间出现何种情况需要及时就诊？
您服　期间出现何种情况是药效的正常反应？
您服用多种　时，是一起服还是错开时间服？
您的　该怎么服？早上或是晚上？饭前或饭后？
……

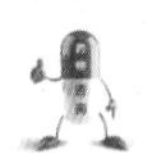

时间：每周一～周五
8:00～11:00　13:30～16:00
地址：东院门诊（16号楼）1楼药房（09）咨询窗口

生活实例

老张是一名心脏病患者，长期服用麝香保心丸，效果一直不错。近日，他来到医生诊室，询问医生："我天天吃麝香保心丸，吃多了，感觉舌头有点发麻。仔细看了看说明书，发现麝香保心丸组方中含有蟾酥。听说蟾酥有毒，我是不是中毒了呢？"

麝香保心丸含蟾酥 吃了会中毒吗

复旦大学附属华山医院心内科
李慧洋 李 剑（副主任医师）

麝香保心丸是防治冠心病的常用药物，说明书上记录其常规用量为：每日三次，每次两粒。国家药品不良反应监测系统记录的麝香保心丸药品不良反应事件发生率，从2009年到2013年间均未超过万分之一，属十分罕见范围。

麝香保心丸的不良反应主要为麻舌感、口唇麻木、胃肠道反应、皮疹、头晕等。为进一步评估长期服用麝香保心丸的风险和收益，2011年我国100家临床中心开展了随机双盲安慰剂平行对照研究，未发现与麝香保心丸相关的严重不良事件。

改变观点，走出服药认识误区

目前，广大患者对中药的毒性和有效性存在两种认识误区：

一部分人认为，中药主要取自植物和矿物，比西药副作用小，可以"有病治病，无病强身"，因此常在未遵医嘱的情况下自行服用。事实上，"天然"并非等于无毒，"植物"并非一定安全：何首乌、三七是最常见的致肝损伤的中药；关木通、马兜铃等则是已公布的具有肾毒性的中药；近年来，服用中药过敏或致肝肾损伤的报道屡见不鲜。这告诉我们，应该改变过去的错误观念，科学规范地服用中药。

另一部分人则因为担心中药中的有毒成分，如蟾酥、大黄、决明子等，而不敢用药。事实上，药物的"毒性"和"药性"是同一把剑的双刃，《本草纲目》等经典著作中早就标明了药物具有"小毒""大毒"及"十八反""十九畏"等特性。中医药专家在了解药物毒性的基础上，常利用其"毒性"作为药用：雷公藤毒性很强，但其具有抗肿瘤及免疫抑制作用，被用于治疗癌症及类风湿关节炎；奎宁可致心律失常，但奎尼丁（奎宁的右旋体）也是治疗心律失常的药物。

合理配伍：降低蟾酥毒性

麝香保心丸组方中的毒性药物成分蟾酥，具有强心、抗炎的作用。为了减弱其毒性，将其与麝香、冰片、人参等药物配伍，可达到减毒增效、去芜存菁的作用。清华大学研究人员利用基因芯片技术进行系统生物学研究，结果发现：当蟾酥被组方成麝香保心丸时，其破坏离子稳态、损伤肌动蛋白的毒性大幅度降低。这是麝香保心丸成为稳定性冠心病患者长期用药的理论基础。

药代动力学研究提示，蟾酥中的5种主要有效成分，半衰期为1.72～3.85小时。麝香保心丸说明书中规定，麝香保心丸每日服用3次，每次两粒，既能保持有效血药浓度，又避免了蟾酥成分蓄积而产生不良反应。可见，麝香保心丸的合理配伍，不但降低了蟾酥的毒性，而且治疗效果也比单组分（如麝香、蟾酥等）更好。

总之，药物和毒物并没有严格的分界，区别只在于剂量。一般地说，每日口服三次麝香保心丸，一次两粒，对绝大多数人来说是安全的。至于合理剂量的麝香保心丸引起的口唇麻木，并不是蟾酥中毒的表现，停止服药后即可消失。PM

鼻用喷剂 您会用吗

复旦大学附属耳鼻喉科医院耳鼻喉科教授 郑春泉

专家简介

郑春泉 复旦大学医学院耳鼻喉科学系副主任、主任医师、教授、博士生导师，上海市医学会变态反应学分会副主任委员。擅长鼻炎、鼻窦炎、鼻肿瘤、鼻颅底肿瘤及鼻眼相关疾病的诊治。

专家门诊：周一、周三上午，周四下午

患鼻炎后，通常医生会推荐使用抗炎药物或抗组胺药物，这些药物大致可分为口服和鼻用两大剂型。口服制剂按要求服用不会有多大问题，但鼻用药物如不能正确应用，则达不到应有效果，甚至还会产生并发症。

局部用药 疗效更佳

鼻黏膜含有丰富的血管和腺体，血管的扩张和收缩不仅可影响鼻腔的通气，还可与腺体分泌的液体一起，对吸进的空气起到加温和加湿作用。鼻黏膜和肠黏膜一样，具有良好的吸收作用。对于鼻炎治疗来说，药物直接作用于鼻腔，起效更快、更直接，效果也更好。

目前，市面上鼻部用药基本有两种类型，一种是滴鼻剂，另一种为鼻喷剂。鼻喷剂为装有药液的小瓶装置，按压喷头时产生的压力将药液通过喷嘴喷出，每次喷出的剂量可精确控制。与滴鼻剂相比，鼻喷剂能使药液分布均匀，剂量也容易控制。

方法得当 事半功倍

● **滴鼻剂** 使用滴鼻剂之前，应尽量张大鼻孔，如有鼻涕，应尽量擤出。先轻轻地晃动瓶子，使药液充分混匀；然后拔掉瓶盖，将头后仰，将滴鼻器头端靠近鼻孔，向鼻孔内滴入规定剂量的药物。为防止污染剩余药物，请不要让滴鼻器头端接触鼻黏膜。保持后仰5～10秒钟，然后轻吸鼻子2～3次。注意不要滴太多，以免液体流入咽喉，引起不适。

● **鼻喷剂** 先清理鼻腔，擤出鼻涕。用生理盐水或清水洗鼻后，应间隔1小时以上再喷鼻，否则喷到鼻腔的药液会附在鼻黏膜表面的水层上，随水层的排出而流失，影响药物的吸收。喷鼻前，应轻轻地晃动瓶子，使药液充分混匀。用右手拇指托在瓶底，食指和中指分别放在喷头的两侧，夹住喷头。第一次使用时，应空喷几次直至喷出均匀水雾。保持自然头位（不必抬头）。采用交叉喷鼻法，用右手将鼻喷剂的喷头放进左侧鼻孔，喷头朝向自己的左眼，即朝向左侧鼻腔的外侧，保持瓶子基本竖直，不要过度倾斜。轻轻地用鼻吸气，同时按压小瓶，喷出1喷药液，可以根据医嘱再喷1次。喷右鼻时，将鼻喷剂换至左手，用左手将鼻喷剂的喷头放进右侧鼻孔，喷头方向朝向自己的右眼，即朝向右侧鼻腔的外侧。轻轻地用鼻吸气，同时按压小瓶，喷出1喷药液。喷鼻后可轻轻吸气2～3次。最后用纸巾擦干喷头，盖上瓶盖。

遵守医嘱 规范用药

按药物类别，常用的鼻用制剂分为减充血剂（血管收缩剂）、抗组胺制剂、鼻用激素及其他喷剂（如中药或混合喷剂）。鼻用制剂应根据病情和医嘱使用。

● **减充血剂** 减充血剂主要为血管收缩剂，能有效缓解鼻充血引起的鼻塞，但长期使用会损伤鼻黏膜，还可引起药物性鼻炎，患者会出现双侧持续性鼻塞、鼻内干燥不适等症状。一般不宜连续使用1周以上。如需要，可以间隔1～2周再用。

● **鼻用激素** 鼻用激素是需要较长时间使用的喷剂，使用疗程应不少于4周，然后根据症状控制及检查情况逐渐减少用药次数和剂量。例如，过敏性鼻炎患者，症状严重时每天喷鼻1～2次（根据每种药物的药效持续时间），同时口服抗组胺药物；等到症状缓解后（一般需要连续使用几周），可逐渐减量为隔天喷一次或隔两天喷一次，以最小剂量维持至症状控制；症状消失后可试着停药，如停药后症状再次出现，则需要再次用药。PM

使用鼻用激素的两点注意事项

1. 掌握好使用时机 鼻用激素最好早晨使用，因为早晨用药与体内激素分泌时间相对一致，这样即使长期反复使用，也不至于抑制患者自身的激素分泌，可以大大减少副作用。

2. 防止副作用 鼻用激素最常见的不良反应是局部刺激，如鼻腔烧灼感或用药后打喷嚏，有时有血性鼻涕。使用鼻用激素喷鼻时，应避免将喷头朝向鼻腔内侧（鼻中隔），以防止使用不当导致鼻中隔穿孔。

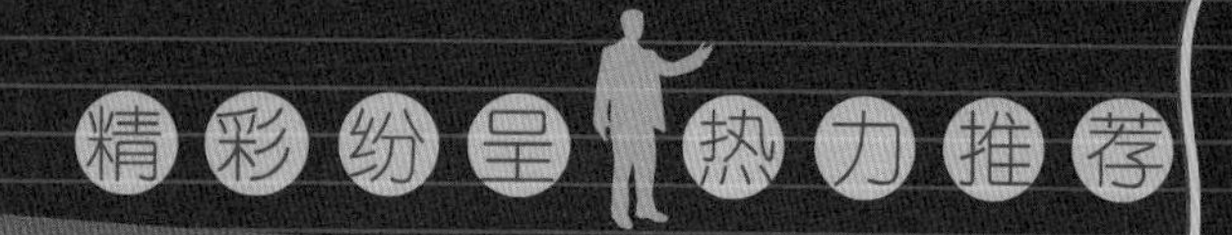

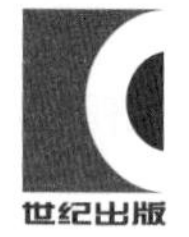

www.ewen.co

上海科学技术出版社
www.sstp.cn

上海科技出版社
"天猫"旗舰店

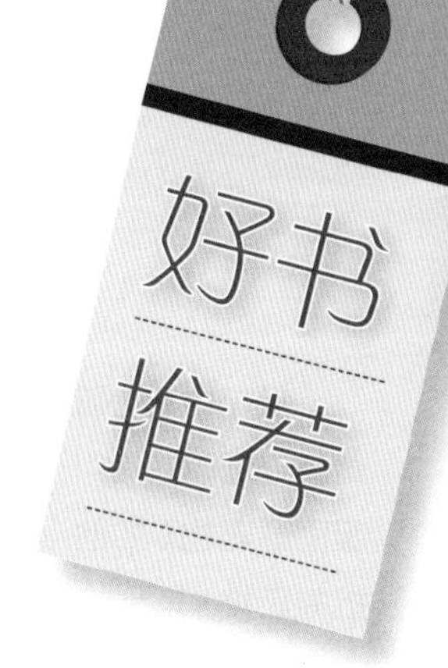

医学不能承受之重

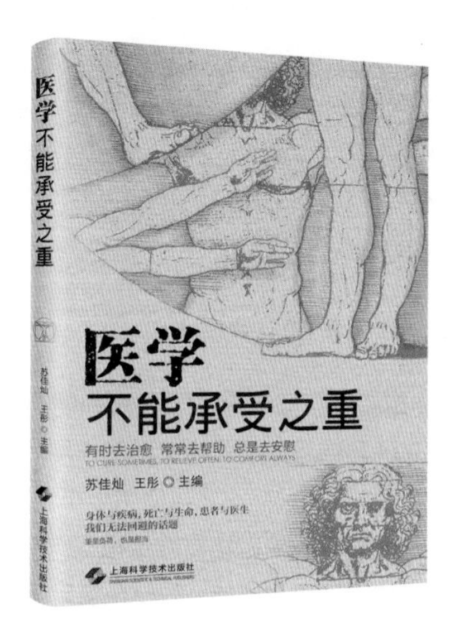

书号：9787547835678
定价：38 元
作者：苏佳灿、王彤
出版日期：2017.7
出版社：上海科学技术出版社

编辑推荐

- 本书深度系统地探索了医学局限性，是对当下医疗之痛、医学之重的回应。它是医务工作者、媒体人、学者的集体作品。
- 21 个真实故事帮助我们厘清对医学和健康的误解，也帮助我们发现、避开生活中的健康误区。
- 著名医学伦理学家孙慕义教授全程导读，启发读者深度思考健康与生命问题。

内容简介

《医学不能承受之重》是一本旨在帮助大众正确认识健康和医学的图书，由 21 篇故事和贯穿全书的人文导读构成。21 篇故事由医学界和媒体界根据真实故事撰写，通过故事帮助读者理解医学的局限，正确地面对健康、疾病与医疗；人文导读由我国著名医学伦理学家孙慕义教授撰写，引导我们从哲理层面思考健康、医学相关问题。本书将带领我们思考医学、健康和生命这些我们无法回避的话题，帮助我们发现生活中的健康盲区，厘清对医学和健康的误解。

作者简介

王 彤 《人间世》《急诊室故事》主要策划者，参与支持《心术》拍摄，编著《名医大家》《医患沟通手册》《健康演说家》等图书。中国医师协会人文医学专业委员会副主任委员，中国医院协会医院文化专业委员会副主任委员，上海市卫生和计划生育委员会新闻宣传处处长，上海市医学伦理学会副会长、秘书长，复旦大学健康传播研究所学术委员会委员。

苏佳灿 医学博士，材料学博士后。海军医科附属长海医院骨科主任医师、教授、博士生导师，曾获首届全国向上向善好青年、总后院校教学标兵、上海市十大杰出青年、上海青年英才科创奖、上海市银蛇奖、上海市育才奖等奖励，兼任上海医师志愿者联盟理事长、上海市中西医结合学会骨伤科专业委员会副主任委员、全军基础研究与转化医学委员会副主任委员。荣立二等功及三等功各 1 次。

以上图书在全国各大书城、新华书店及当当网、亚马逊网、京东网、"天猫"上海科学技术出版社旗舰店有售，另可通过邮购方式购买。

邮购地址：上海市钦州南路 71 号邮购部
邮编：200235
电话：021 － 64845191
网址：www.sstp.cn

抗血小板治疗：出血风险有多高

上海交通大学医学院附属仁济医院南院
神经内科教授　李焰生

脑卒中和心脏病是威胁我国居民健康的最重要疾病。大量研究证明，除纠正不良生活方式外，使用降压药物、降低胆固醇药物（如他汀类）和抗栓药物（包括抗血小板药物和抗凝药物）是预防心脑血管病的重要措施。

抗血小板治疗有出血风险

抗血小板药物有多种，包括阿司匹林、氯吡格雷、替卡格雷、普拉格雷、西洛他唑、双嘧达莫等。通常，医生会依据患者情况，综合考虑疗效、安全性、费用后选择最恰当的药物。其中，阿司匹林是使用时间最长、开展临床研究最多、使用经验最丰富、价格最便宜的抗血小板药物。

然而，药物治疗在获益的同时，也会有不良反应发生。阿司匹林会直接刺激胃黏膜，同时降低胃黏膜的前列腺素水平，导致上腹不适或疼痛、恶心、呕吐、溃疡及出血。研究发现，每1000人使用阿司匹林1年，会导致5.6例次出血；而在不使用阿司匹林者中，每年会发生3.6例次出血：可见，使用阿司匹林使出血风险增加60%。出血除多见于大剂量长期使用者外，还多见于一些具有高出血风险的人群：大于65岁、有消化道溃疡或出血史、联合使用其他抗凝药物或抗血小板药物、使用糖皮质激素、使用非甾体抗炎药、有胃食管反流或消化不良症状者。患有幽门螺杆菌感染、出血性疾病、肾功能严重损害、严重肝病和血小板减少，以及吸烟、饮酒，也会增加出血危险。

防范出血5措施

❶ 使用75～100毫克阿司匹林　使用阿司匹林，剂量大于200毫克比100毫克以下出血风险大3倍，故推荐使用剂量为75～100毫克。除接受血管成形和支架植入术者需要长期采取阿司匹林和氯吡格雷联合治疗外，其他患者不宜长期联合治疗，以免增加胃肠道出血和脑出血的风险。

❷ 根治幽门螺杆菌　幽门螺杆菌阳性者，应在医生指导下进行根治。

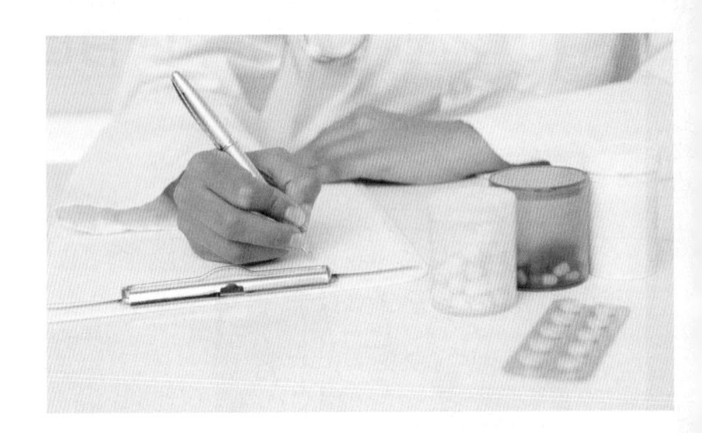

❸ 预防性使用质子泵抑制剂　质子泵抑制剂有很好的预防阿司匹林或其他药物导致消化道出血的作用，患者可以预防性使用质子泵抑制剂（风险高者可使用半年）。

由于质子泵抑制剂会与氯吡格雷发生相互作用，影响氯吡格雷疗效，增加血管性事件风险，故使用氯吡格雷时，应慎用质子泵抑制剂。

❹ 发生胃肠道出血，是否停药听医生的　在使用阿司匹林过程中，若发生胃肠道出血，是否停药需要由医生判断。医生会在权衡胃肠道出血后果与停药可能增加心脑血管病发生风险后做出判断。现有科学证据提示，除非发生严重致命的胃肠道出血，否则应该通过胃镜下止血等措施，尽早恢复抗血小板治疗，同时加用质子泵抑制剂。

❺ 肠溶剂宜空腹服用　阿司匹林肠溶剂在酸性环境下不溶解，在肠道中才溶解，因此最好空腹服用。有消化道不适症状而无出血的患者，可以使用抑酸剂。PM

“医患双方需要有一种理性的科学思维。患者需要认识到，治疗虽然有发生副作用的危险，但与不治疗相比还是利大于弊的，不要幻想有“无副作用”的药物，也不要“因小失大”（因担心药物小的副作用而丧失大的治疗获益）。而医生一方面要尽量选择利大而弊小的药物，另一方面又要密切观察、及时发现和有效处理可能发生的副作用。”

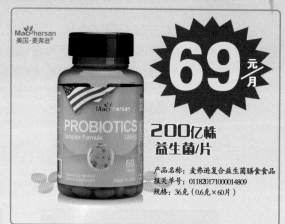

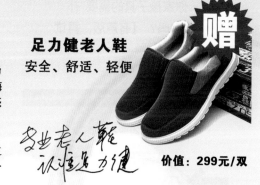

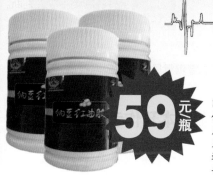

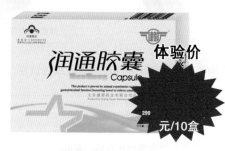

《大众医学》官方微信推出“有声科普”，您听过了吗？

年纪大了，看杂志时间不能太长，否则眼睛“吃不消”；忙着做家务，又想看杂志，如果能“两不误”就完美了。告诉大家一个好消息，本刊微信平台推出“有声科普”啦！我们精心挑选了几篇优秀科普作品，由编辑朗读后制成了音频。

现在，请大家拿出手机或平板电脑，用微信“扫一扫”功能，扫描下列二维码，就能收听我们的有声科普！

你家孩子真的需要“补钙”吗

防暑清凉三宝

健康一夏 严防3种消化病

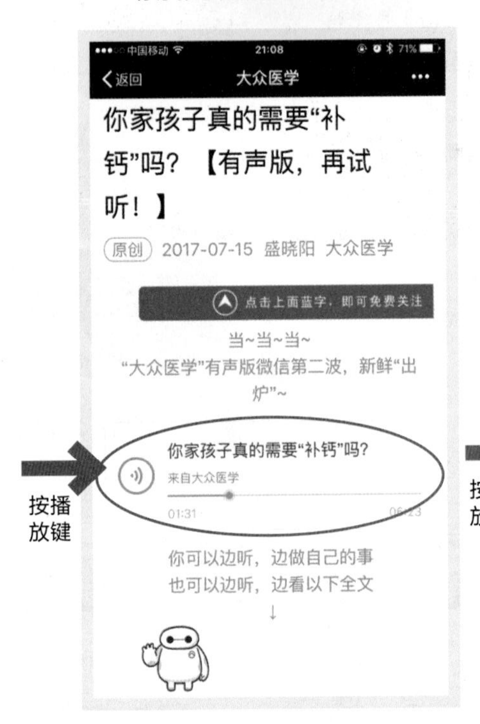

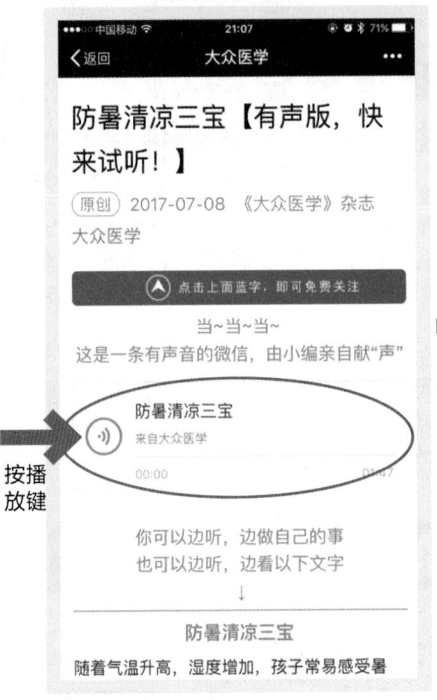

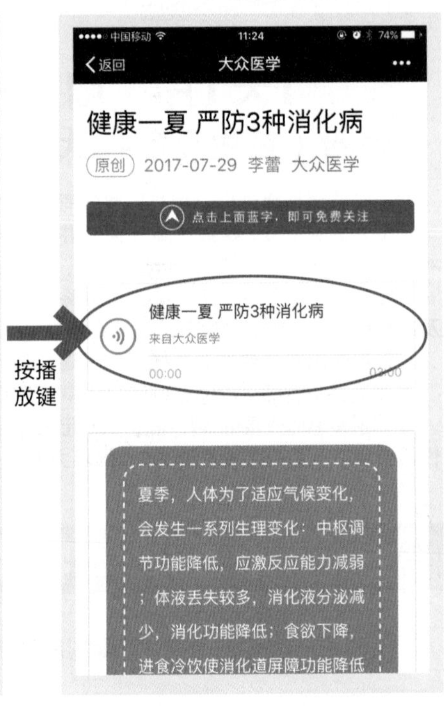

您喜欢我们的有声科普吗？欢迎通过微信公众号留言、发邮件、写信等方式，将您的宝贵意见和建议告诉我们。

敬告读者

每一个月，《大众医学》都会带给您权威、实用、最新的保健知识。出版前，每篇文章都经过严格审查和内容核实。我们刊出这些文章，并不是要取代看病就医，而是希望帮助大家开阔眼界，让自己更健康。

由于个体差异，文章所介绍的医疗、保健手段并不能适合每一位读者，尤其是在诊断或治疗疾病时。任何想法和尝试，您都应该和医生讨论，权衡利弊。

您可以通过以下方式，进一步了解有关专家信息：

1. 登陆《大众医学》网站 www.popumed.com，打开“专家门诊”，在“看病找专家”中键入专家姓名，了解专家专长、联系办法等信息。

2. 发电子邮件至 popularmedicine@sstp.cn 或写信向编辑部咨询。

3. 通过 114 查询相关医疗机构电话，向挂号室或咨询服务台，了解专家近期门诊安排，就近就医。

敬告本刊作者

1. 本刊稿件一律不退，敬请自留底稿。从稿件投到本刊之日起，三个月后未得录用通知，方可另行处理。如需退稿（照片和插图），请注明。

2. 稿件从发表之日起，其专有出版权、汇编权和网络传播权即授予本刊，同时许可本刊转授第三方使用。本刊支付的稿费包含信息网络传播的使用费。

3. 根据需要，本刊刊登的稿件（文、图、照片等）将在本刊或主办本刊的上海科学技术出版社的网页或网站上传播宣传。

4. 本刊作者保证来稿中没有侵犯他人著作权或其他权利的内容，并将对此承担责任。

5. 对于上述合作条件若有异议，请在来稿时声明，否则将视作同意。

健康素养靠培养

|作|者|简|介|

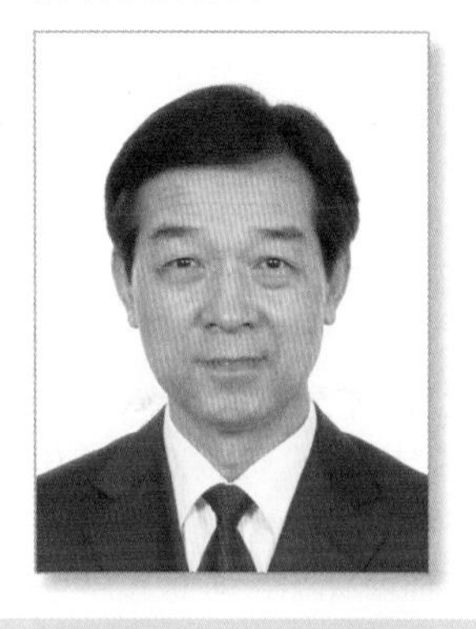

王陇德，中国工程院院士，中华预防医学会会长，国家卫生计生委脑卒中防治工程委员会副主任。

王陇德

前不久，我听说这样一件事，非常引人深思。一个年仅 8 岁的孩子得了骨质疏松症。医生仔细询问了他的生活习惯，结果发现，孩子平时只喝可乐不喝水。当医生告诉家长过量喝碳酸饮料是导致孩子患骨质疏松症的原因时，孩子母亲非常后悔。她说，现在生活水平提高了，孩子想吃什么、想喝什么，家长都会满足，从来没有想过会对孩子的健康造成损害……

这件事的确值得思考，反映了这位宠爱孩子的母亲健康素养欠缺的问题。本来，她以为这么做是“优待孩子”，但结果反而影响了孩子的健康成长。现实生活中，这样健康素养“不够高”的人很多。

健康素养，顾名思义，是指一个人在健康方面的素养，包括健康知识、健康理念、健康行为和健康技能等几个方面。根据世界卫生组织的总结，生活方式与行为对健康和寿命的影响占 60%，环境因素占 17%，遗传因素占 15%，医疗条件的改善只占 8%。由于健康素养往往会决定一个人的生活方式与行为，所以它是保障健康最基本的要素。

最新调查显示，我国居民健康素养水平逐年提高，但整体水平仍偏低。2015 年，中国居民健康素养水平为 10.25%，即 15~69 岁的人中，每 100 人有 10.25 人具备了基本的健康素养：了解基本健康知识和理念，掌握健康生活方式和行为内容，具备基本的健康技能。据此估计，全国 15~69 岁的人群中，具备基本健康素养的人数大约只有 1 亿人。

健康素养的提高需要长期的积累和培养。首先我们要认识到，自己是本人健康的第一责任人，在日常生活中，要主动学习健康的理念、知识、技能。更重要的是，健康需要行动，应该拥有健康的生活方式和行为，最好从小就养成良好的生活习惯。家长应从小培养孩子的健康意识，提高其健康素养。

其次，健康素养的提升还需要家庭成员的共同努力。家庭中，要有重视健康、讲究健康生活习惯的氛围。一般地说，全家的饮食多数由家庭主妇决定，在一定程度上，家庭主妇担负的责任更大。如果家庭主妇拥有更高的健康素养，全家人都受益。所以，家庭主妇更应该重视学习健康知识和理念，并带动和影响全家人。

值得一提的是，在倡导健康生活方式、预防慢性病的过程中，医生起到了重要作用。如果医务工作者都能掌握科学的健康生活（尤其是营养方面）知识，并传递给百姓，可在很大程度上提升整个民族的健康素养。

健康的提升，最终依赖于行动。世界卫生组织曾提出健康的“四大基石”，即合理膳食、适量运动、戒烟限酒和心理平衡，这是健康生活方式的基本内涵。在日常生活中，应积极参加运动，迈开腿、管住嘴，把健康最终落到实处。PM

Contents 目录 2017年10月

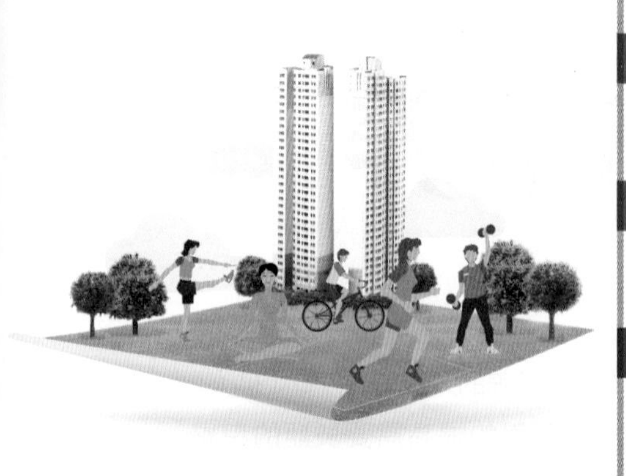

特别关注

从马拉松到广场舞：6大热门健身运动大盘点

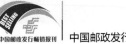

"好体魄，好生活。"坚持运动是维护健康最重要的措施之一。随着全民健身活动的推广，越来越多的人加入健身者的队伍中。根据个人的兴趣爱好和条件，大家会选择不同的健身方式：广场舞、马拉松、健步走、太极拳、瑜伽、游泳……这些运动方式各有哪些优点和缺点？健身时需要注意哪些问题？如何避免健身中的误区？如何持之以恒地运动锻炼？本刊特别邀请资深体育运动专家为大家解答这些疑问。

本期部分图片由东方IC和达志图片提供

本期封面图片由达志图片提供

扫描二维码
关注大众医学

大众医学
微信二维码

创刊于1948年　第三届中国政府出版奖期刊奖提名奖　新中国60年有影响力的期刊
上海市著名商标　全国优秀科技期刊一等奖　中国期刊方阵　中国百强报刊

大众医学®（月刊）
2017年第10期 da zhong yi xue

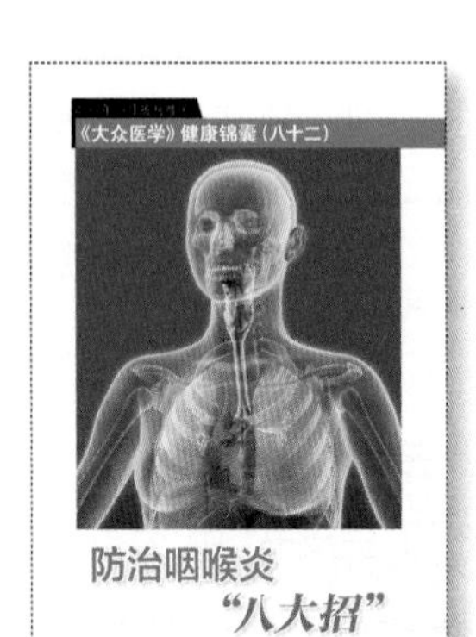

名誉主编 胡锦华
主 编 温泽远
执行主编 贾永兴
编辑部主任 黄 薏
文字编辑 刘 利 熊 萍 王丽云 寿延慧 屈晓慧 秦静静
美术编辑 李成俭 陈 洁
主 管 上海世纪出版股份有限公司
主 办 上海世纪出版股份有限公司 科学技术出版社
编辑、出版 《大众医学》编辑部
编 辑 部 (021) 64845061
传 真 (021) 64845062
网 址 www.popumed.com
电子信箱 popularmedicine@sstp.cn
邮 购 部 (021) 64845191 (021) 64089888转81826

广告总代理
上海科学技术出版社广告部
上海高精广告有限公司
电话：021-64848170
传真：021-64848152
广告/整合营销总监 王 萱
副总监/新媒体营销 夏叶玲
业务经理 杨整毅 丁 炜 张 磊 林素萍

发行总经销
上海科学技术出版社发行部
电话：021-64848257 021-64848259
传真：021-64848256
发行总监 章志刚
发行副总监 潘 峥
业务经理 张志坚 仝 翀 马 骏

编辑部、邮购部、广告部、发行部地址
上海市徐汇区钦州南路71号（邮政编码200235）

发行范围 公开发行
国内发行 上海市报刊发行局、陕西省邮政报刊发行局、重庆市报刊发行局、深圳市报刊发行局
国内邮发代号 4-11
国内统一连续出版物号 CN31-1369/R
国际标准连续出版物号 ISSN 1000-8470
国内订购 全国各地邮局
国外发行 中国国际图书贸易总公司（北京邮政399信箱）
国外发行代号 M158
印 刷 上海当纳利印刷有限公司
出版日期 10月1日
定 价 8.00元
广告经营许可证号 3100320080002
80页(附赠32开小册子16页)

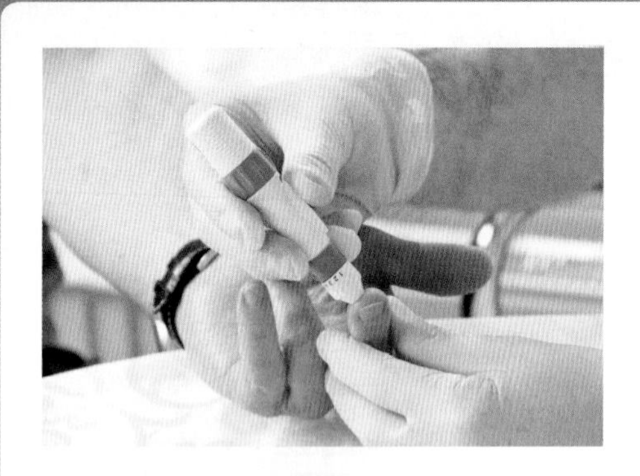

百万人糖尿病筛查：并发症尤须警惕

上海市计划在今年年底前，开展百万人群的糖尿病风险评估。截至 2017 年 8 月中旬，已完成 64 万人的糖尿病风险评估，筛查糖尿病高危者 24.6 万人，筛查出 2.4 万多名糖尿病患者、2.9 万多名糖尿病前期者。同时，在 10 万多名糖尿病患者中，筛查出糖尿病视网膜病变者 1.1 万人、周围神经病变者 3700 多人、糖尿病肾病患者 2000 多人、严重视网膜病变患者 1000 多人；一些患者由于并发症较严重，需及时转诊治疗。专家指出，目前仍有 1/3 糖尿病患者不知道自己患有糖尿病，人们通过大范围的糖尿病筛查，可以提高对糖尿病的认识。由于糖尿病并发症危害严重，患者一旦被诊断患有糖尿病，要积极控制血糖，预防并发症的发生；发现并发症后千万不能大意，要积极治疗。

北京市卫计委：健康饮食习惯应从小培养

近日，北京市卫计委发布了一年一度的“健康白皮书”。其中指出，目前中小学生平均每天摄入的肉类和盐分过多，而谷薯类及杂豆、水果类、蔬菜类、水产品、奶及奶制品、大豆及坚果类等食品摄入不足。专家指出，孩子饮食结构不平衡，总体上高盐、高脂，大豆、奶制品吃得少。现在肥胖的孩子越来越多，正是由于摄入热量、肉类太多，水果、蔬菜吃得少，对生长发育有益的蛋奶类吃得不够。饮食习惯是从小养成的，慢性病发生与饮食习惯等生活方式有密切关系。如果小时候养成“重口”饮食习惯，可能一辈子都难以纠正。专家建议，家长一定要重视，应在孩子的青少年阶段建立良好的饮食习惯，这样会让孩子受益终身。

高龄女性：理性看待生育风险

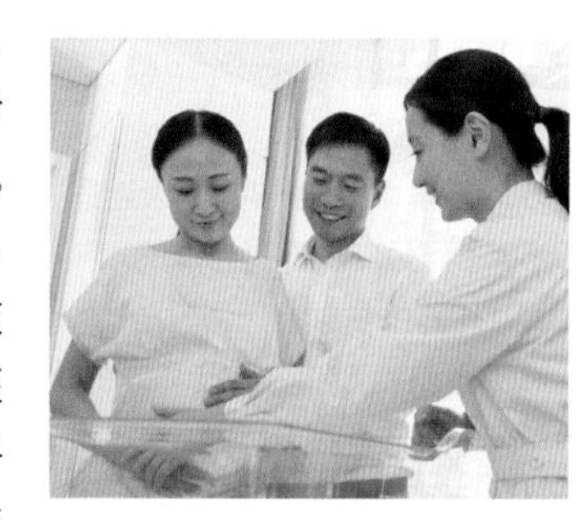

根据上海各大医院的统计，2016 年上半年，大部分医院产科分娩量激增，而今年上半年有所回落。数据还显示，目前高龄产妇数量不少，很多高龄女性希望通过辅助生殖技术等实现生育目的。专家指出，医学技术的发展可为高龄女性圆生子梦，但风险也不容小觑。目前，妊娠期糖尿病、高血压、肥胖等情况较以往明显增多，高龄孕产妇出现产后大出血、胎盘植入等现象也较多。高龄女性应当合理评估自己的身体状况后，再决定是否要孩子，对自己和孩子的未来负责；不能过度相信“医学奇迹”，应该尊重自然规律；肿瘤患者冒险怀孕更应慎重。高龄孕妇要提高警觉，规范产检，有问题尽早发现。

进口食品消费渐多，选购遵循“三看”原则

国家质量监督检验检疫总局新近发布的“白皮书”中，公布了 2016 年我国进口食品贸易额列前 10 位的食品种类（肉类、水产及制品类、油脂及油料类、乳制品类、粮谷及制品类、酒类、糖类、饮料类、干坚果类和糕点饼干类)，并提醒消费者，在选购境外生产的食品时要掌握“三看”的原则。①看中文标签。正常贸易途径进口的食品应有中文标签，不要购买外包装没有中文标签的食品。②消费者可以向经销商索取进口食品的“入境货物检验检疫证明”，不要购买没有该证明的境外生产食品。③看产品检验检疫准入情况。对肉类、乳制品（含婴幼儿配方乳粉)、水产品、燕窝、肠衣、植物源性食品、中药材等，消费者可以登录质检总局网站查询，不要购买未获准入的相关食品。如在购买进口食品时有疑问，消费者可以向出具检验检疫证明的部门咨询，咨询电话是“所属地区号 +12365”。PM

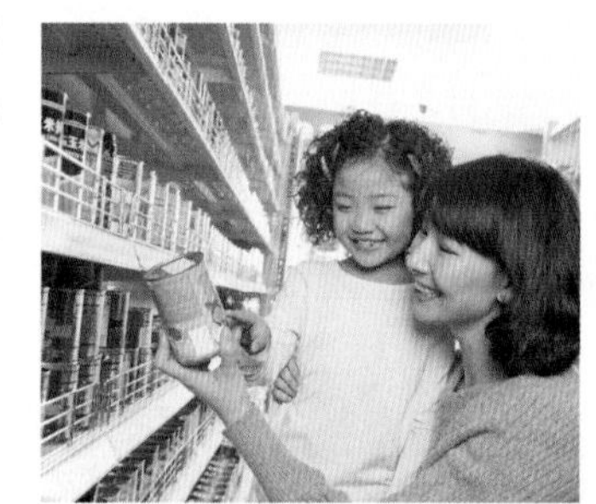

为帮助广大肝病患者正确认识肝病、摆脱肝病迁延不愈的困扰，本刊旗下“爱肝联盟”微信公众平台于近日举办了一场为期一周的“世界肝炎日”微义诊活动，邀请国内肝病学界5位知名专家在线答疑，受到了广大肝病患者及其家属的热烈欢迎。

微义诊的消息刚发布，我们的微信后台就被微友们的留言刷屏！专家们的回复，十分及时又详细！不少答疑内容很有代表性，大家都可以来学习！

肝病防治微义诊：医患携手，战胜肝炎

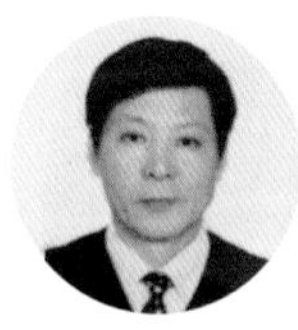

王炳元

中国医科大学附属第一医院老年消化科主任

问：我曾经因为醉酒后肝区疼痛住院治疗，医生说一定要戒酒。现在，我偶尔喝酒，也有醉酒的时候。有什么办法可以减轻酒精对肝脏的伤害？

王炳元：短期内酗酒可发生急性脂肪肝及酒精性肝炎，患者会出现肝区疼痛，严重者可出现黄疸。如果不戒酒，肝脏受损的情况肯定会再次出现。你可在医生指导下适当服用保肝药，但关键还是要坚持戒酒，同时还要注意定期检查肝功能和凝血功能。

扫描二维码
看王炳元教授
完整答疑内容

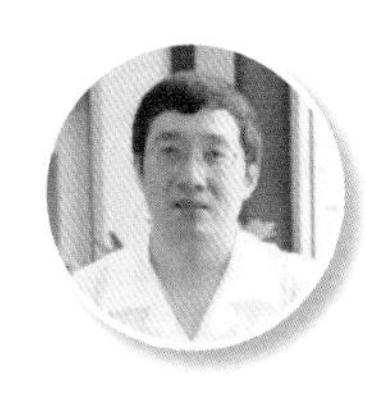

范建高

上海交通大学医学院附属新华医院消化内科主任

扫描二维码
看范建高教授
完整答疑内容

问：我有肥胖和脂肪肝史10年，最近发现转氨酶升高，需要治疗吗？

范建高：你有肥胖和脂肪肝史10年，最近发现血清丙氨酸氨基转移酶（ALT）轻度升高（3倍正常值范围之内），提示可能已发生脂肪性肝炎。你平时应坚持“少吃、多动、戒酒”，争取在1年内减重10千克；可在医生指导下服用一种保肝药物，可能还需要联合应用二甲双胍改善胰岛素抵抗和防治糖尿病。

刘成海

上海中医药大学附属曙光医院肝病二科（肝硬化科）主任

问：乙肝经治疗后，肝功能正常，乙肝病毒DNA 3.4×10^4，肝脏弹性检测提示早期肝硬化，该怎么办？

刘成海：继续进行抗病毒治疗和抗肝纤维化治疗，同时注意定期检查。早期肝硬化经正规治疗后，一般是可以逆转的。

扫描二维码
看刘成海教授
完整答疑内容

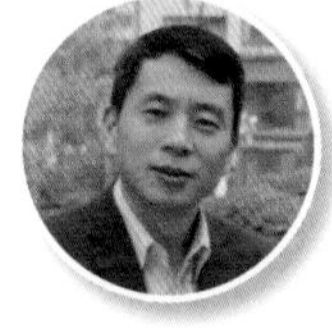

杨永峰

南京市第二医院肝病科主任医师

问：朋友介绍了一款能保护肝脏的保健品，可以吃吗？

杨永峰：目前市面上的保健品鱼目混珠，成分不明的保健品还是不要服用为好。

扫描二维码
看杨永峰教授
完整答疑内容

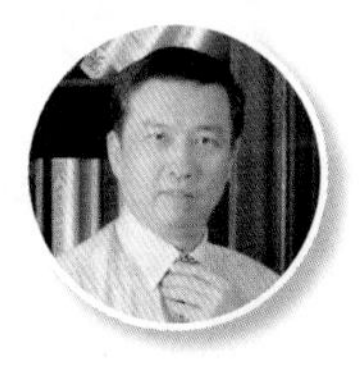

陈 军

中南大学湘雅二医院肝病中心副主任

扫描二维码
看陈军教授
完整答疑内容

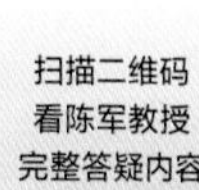

问：我是一名乙肝“大三阳”患者，经母婴传播。母亲正在接受抗病毒治疗，我目前肝功能不太好，转氨酶偏高，该怎么办？

陈军：如果转氨酶升高2倍以上（排除其他原因），可以考虑抗病毒治疗。

“好体魄，好生活。”坚持运动是维护健康最重要的措施之一。随着全民健身活动的推广，越来越多的人加入健身者的队伍中。根据个人的兴趣爱好和条件，大家会选择不同的健身方式：广场舞、马拉松、健步走、太极拳、瑜伽、游泳……这些运动方式各有哪些优点和缺点？健身时需要注意哪些问题？如何避免健身中的误区？如何持之以恒地运动锻炼？本刊特别邀请资深体育运动专家为大家解答这些疑问。

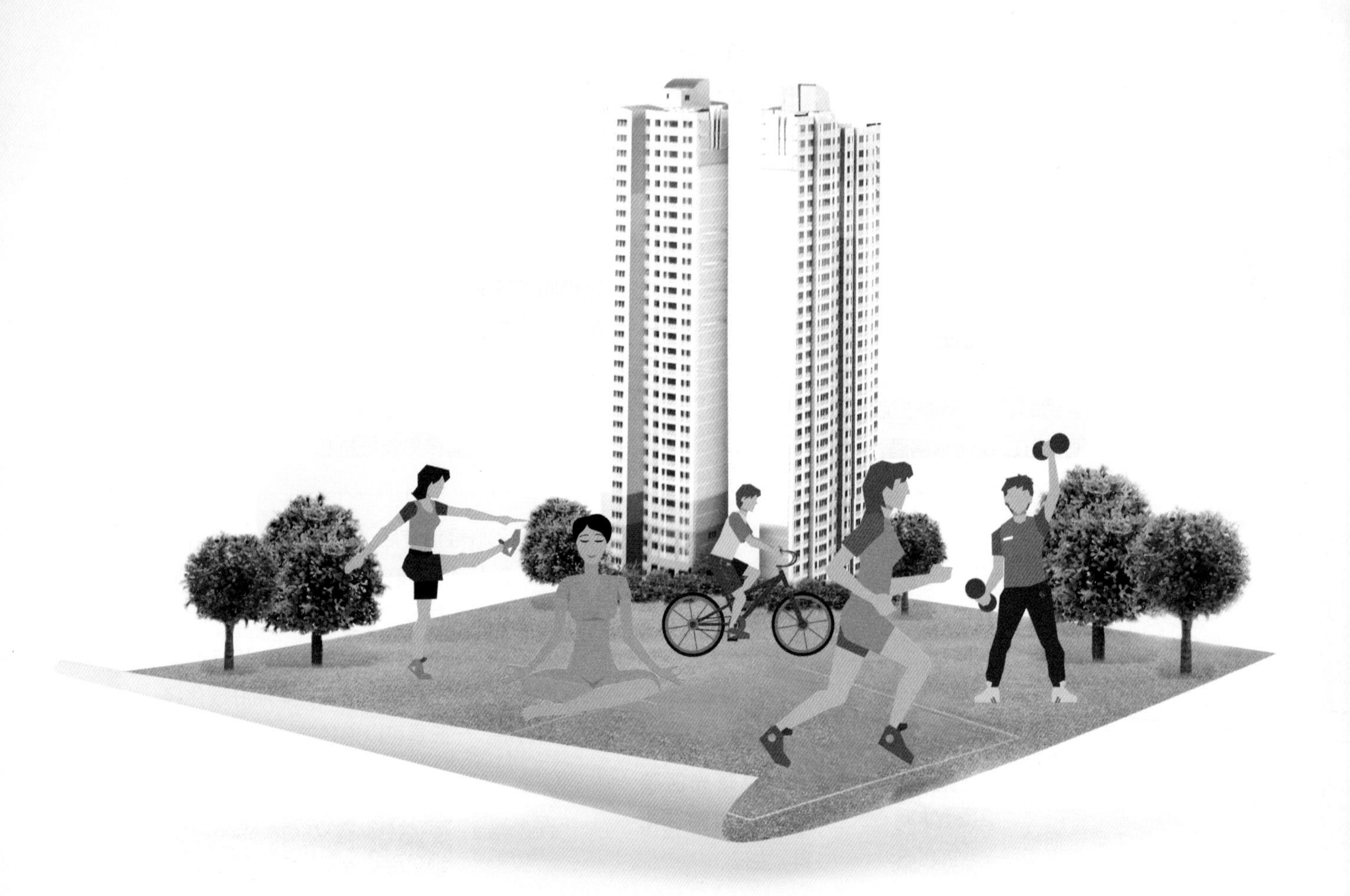

从马拉松到广场舞：6大热门健身运动大盘点

策划/本刊编辑部
执行/刘 利
支持专家/陈世益 王 斌 张秋霞 王会儒 庄 洁

马拉松：并非人人都适合

复旦大学附属华山医院运动医学中心　陈世益（教授）汪斯衡

追求极限与自我实现是马拉松的体育精神，也是人之本性和一种积极的生活态度。跑步简单易行，是最容易参与的一项运动。马拉松运动的开放和包容也符合全民健身的潮流，因此受到了很多人（尤其是年轻人）的追捧。据统计，2016 年马拉松参赛人次高达 280 万，男性参赛选手约为女性的 3 倍。

专家简介

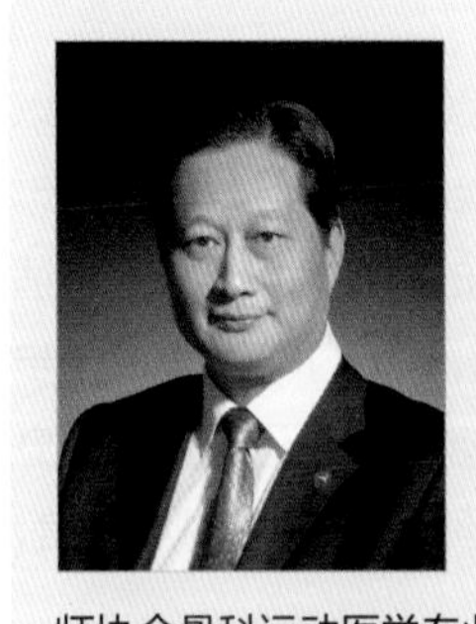

陈世益　复旦大学附属华山医院运动医学中心主任、教授、博士生导师，中华医学会运动医疗分会候任主任委员，亚太膝关节-关节镜-骨科运动医学学会主席，中国医师协会骨科运动医学专业委员会主席，上海市医学会运动医学专科分会名誉主任委员，上海市体育科学学会常务理事。擅长膝、肩、踝、跟腱、髌股关节等损伤、不稳与疼痛的关节镜微创诊治。

马拉松是特殊的长跑运动

马拉松有不少优点：是高强度的有氧运动，能改善人体的总体健康状况，尤其能增强心肺功能；能改善体能和肌肉表现，增强身体与脑的协调性，改变体脂比例，健身塑形。据研究，马拉松可降低 2 型糖尿病的发生风险；能刺激骨质生长，降低骨质疏松症的发生风险；有利于心理健康，降低抑郁的发生风险。

马拉松是一项特殊的长跑运动，它对体能的要求非常高，绝不可凭一时的热情就去参加。参加马拉松运动前，必须对自身情况做详细评估。马拉松的适合人群是健康的青年人，无重大心肺系统疾病史。运动系统易受损伤的人，既往因跑步受伤者，都不宜进行高强度的马拉松运动。

马拉松运动不当，可致损伤

马拉松比赛在国内备受追捧，吸引了越来越多的参与者，但与此相关的运动损伤也越来越多。据调查，目前运动损伤在中国发病率逐年升高，与跑步（马拉松的基本动作）有关的损伤就有十余种，从脚跟、膝盖到腰背部，都有可能发生损伤。例如，引起脚底、脚后跟损伤，引发跟腱炎，可使跟腱发生钙化，失去弹性；可导致半月板损伤，引发髌骨疼痛；髋关节、腰背部同样可受损，产生疼痛感。这些损伤有些是因为跑步姿势不正确，有些则是因为运动过量造成的。

参加马拉松比赛，先做评估

事实上，不是所有人都适合参加马拉松比赛。现在，很多肥胖的人喜欢通过跑步减肥，但肥胖者跑步时，全身重量会集中在膝关节上，更容易损伤关节。心肺功能异常的人跑步，对心血管会产生巨大影响，引发心脏疾病急性发作的可能性大。“O 型腿”和平底足的人参加剧烈运动，会导致肌腱劳损，甚至可引起韧带损伤，久而久之还会发生关节退变。平时不锻炼的人突然剧烈跑步，也易引起损伤。作为一项长距离的跑步运动，马拉松带来的挑战更大，所以事先一定要评估自己是否适合此项运动。

马拉松运动要循序渐进

跑马拉松的目的是健身，一定要适可而止，要避免里程过长。一般地说，全程马拉松为 42.195 千米，半程马拉松为 21.0975 千米。应该根据自身能力选择适合的项目。马拉松跑步训练时，必须遵循“循序渐进”的原则，从短距离慢跑开始，逐渐增加距离和提高速度。在跑步中如果出现身体不适，要及时中止锻炼，并寻求医生的帮助。如果参加竞技性马拉松运动，则需经过更加系统的训练。

跑步比马拉松适合更多人

跑步分为短跑和长跑，前者常用于增强肌肉力量，后者常用于减少脂肪。长跑锻炼相对马拉松而言，竞技成分更少，健身成分更多，因此适合参与的人群更广泛，但长跑也要量力而行。而短跑有可能造成运动系统的急性损伤，如肌肉拉伤、肌腱断裂等，应在充分准备的情况下才能参与。总之，跑步是一项简单易行的运动，但必须掌握科学健身的原则，充分了解自己的身体状况，规律适度锻炼，不过度运动，必要时佩戴护具等。

健步走：简单易行的锻炼方式

复旦大学附属华山医院运动医学中心　陈世益（教授）汪斯衡

健步走不是散步

健步走是一种简单安全、受众面很广的锻炼形式，是各国体力活动指南推荐的健身方式之一。健步走不是散步，需要有一定的运动强度，以达到强身健体的目的。运动强度的目标与年龄相关。人的最大心率计算公式是：最大心率 =220- 年龄。健步走的运动量应使心率达到最大心率的 60%，才有明确的健身作用。健步走运动，要“迈开大步往前走”。

健步走伤膝盖吗

与跑步类似，健步走也有增强心肺功能、改变体脂比例、健身塑形的功效，同时可降低 2 型糖尿病、骨质疏松症、抑郁等的发生风险。健步走过程中发生心血管意外的风险较跑步低，尤其适合中老年人。

健步走的运动时间相对较长，意味着运动系统累积性损伤的发生风险会增加。生物力学的实验结果提示，长时间走路，有加重膝关节软骨损伤和磨损的风险，严重者可导致膝骨关节炎等。一些临床经验也提示：有基础膝关节疾病者，不适合长时间行走。因此，有膝关节疾病者，不应进行长时间的健步走。

3个提醒，让健步走更安全

● 掌握运动强度

国内有研究显示，中等强度运动的步频范围是 120～150 步 / 分钟，以此步频，可以每周至少锻炼 5 天，每天 30 分钟，即每天健步走 3600～4500 步。体弱或没有锻炼习惯的人，在开始锻炼时，可保持较低的行走速度，等身体适应后，再将速度逐渐提高。最好能购置一款简易计步器，既可了解每天行走步数情况，又可以在锻炼时进行运动强度的自我监控。健步走前要进行适度热身锻炼，慢慢起步，等到足部有些发热，再递增速度。快到终点时，慢慢减缓速度，不要马上停下来。

● 保持良好姿势

不要在路面不平或有障碍的地方进行健步走锻炼，避免发生运动损伤。选择一双弹性较好的鞋，可对脚部和膝关节起到保护作用。锻炼时，要注意保持正确的姿势。不少人一开始还能做到抬头挺胸，但后来慢慢变得“弯腰驼背”，长期下来，肩颈难免酸痛不适。所以，走路时，身体应尽量挺直，直视前方，肩膀要放松，不要刻意保持一种固定的姿势。另外，健步走时手臂摆动幅度不要过大，应让手腕放松，自然前后摆动。健步走时，最好不要背双肩包；如果一定要背，也要注意控制重量，以行走时轻松舒适为宜。

● 避免意外发生

一些人喜欢在晚上外出健步走，运动时间应尽量安排在晚上 10 时之前，以免影响睡眠。需要注意的是，由于夜间锻炼时光线不足，容易引发交通事故，故健步走时，可穿橙、黄、红等辨识度较高的服装，或有荧光警示条的运动服。健步走时，如果要戴耳机，音量应以能听清旁边人讲话声音为宜。老年人锻炼时，宜结伴而行，既能交流感情，又能相互照应。

广场舞：既能健身，亦可减压

苏州大学体育学院教授　张秋霞

广场舞也叫广场健身舞，是一种行进间的有氧健身操，也是以健身为目的，在广场、公园等较为开阔的空间内进行的富有韵律的一种舞蹈。参与者多为徒手舞蹈，也有一小部分手持轻器械。广场舞在中国大江南北十分普遍，参与者多为中老年人。

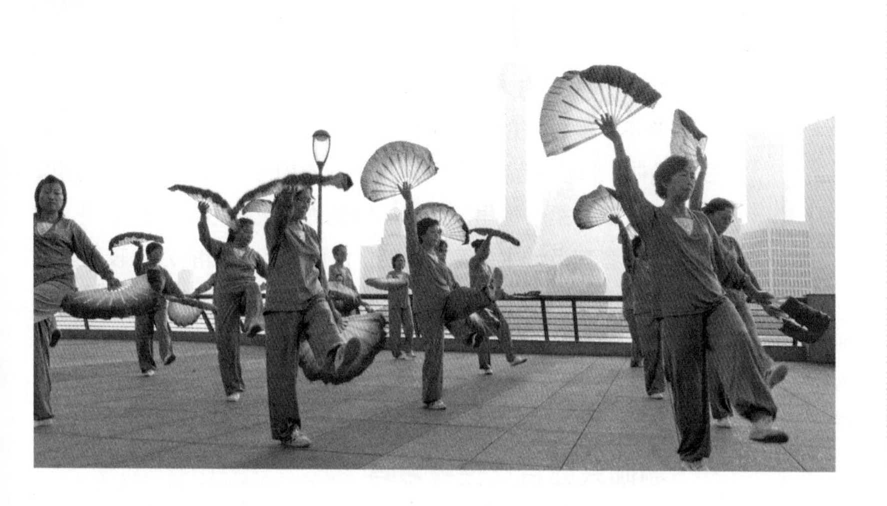

健身效果确切

作为一种舞蹈，广场舞参与者如果能长期坚持，可以改善体形。广场舞运动强度相对较小，锻炼者不易疲劳，可以保持较长的运动时间，达到一定的减肥效果。

人体快速运动的能力（人体或者人体某一部分快速移动、快速完成动作和快速做出运动反应的能力），会随着年龄的增长而逐渐降低。长期坚持广场舞运动，可以减缓快速运动能力的衰退。另外，在完成广场舞各种动作时，身体需要承受不同的负荷，包括自身重力、同伴给的阻力和手持小器械的重量等，对肌肉会产生或多或少的刺激，再加上其长时间、小强度有氧运动的特点，会对人体的耐力起到促进作用。

通过对比长期进行广场舞锻炼的中老年女性柔韧性的数据发现，中老年女性坐位体前屈的数值在锻炼前后有明显变化，说明广场舞可以提高身体的柔韧性。所谓“筋长一寸，寿延十年”，良好的身体柔韧性可以减少行动迟缓、动作幅度受限带来的危害，起到延年益寿的效果。

广场舞的节奏感强，人们随着音乐的节律活动肢体，动作强度虽然不大，但可以协调身体各部位的运动，起到活动肢体、减缓肢体僵硬、增强神经肌肉控制能力和身体灵敏性的作用。

已有实验表明，长期参加广场舞运动的中年女性，其安静脉搏、舒张压均低于很少运动的女性，而肺活量则高于很少运动的女性，提示长期参加广场舞运动可改善中老年女性的心肺功能。作为有氧运动，广场舞运动对于增强人体免疫力也有积极作用。

有助于缓解压力和孤独

老年人退休在家，社交空间逐渐缩小，生活方式逐渐单一，生活

专家简介

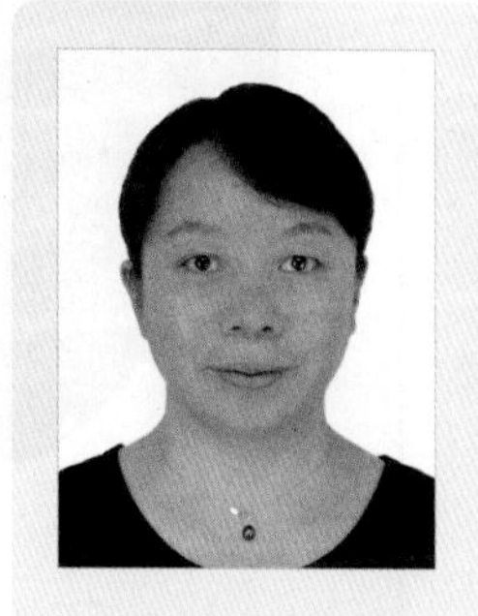

张秋霞　苏州大学体育学院教授、运动康复系副主任，中国体育科学学会运动生物力学分会秘书长，江苏省体育科学学会运动医学与康复专业委员会常委，中国中西医结合学会运动医学专业委员会常委。主要从事康复评定与运动康复、生物力学与运动控制的教学与科研工作。

枯燥乏味，常感到孤独。广场舞简单易学、运动量适中，当音乐声响起时，练习者需要将注意力集中于模仿教练动作，很好地完成各种舞步姿势，其对于自身烦恼、焦虑的关注得以转移和分散，心理压力得到释放。广场舞扩大了社交范围，通过相互沟通和学习，老年人可以克服孤独感，增加生活的乐趣。

良好、乐观的心情是维持心理平衡和身体健康的前提条件。广场舞运动时，音乐是优美欢快的，舞蹈内容是热情愉快的，给练习者创造了一种积极快乐的氛围，有利于人们消除紧张、忧虑、焦躁、抑郁等不良情绪。

闪腰、扭膝是何因

广场舞运动中，运动损伤主要集中在腰部和膝关节。腰部的急性损伤，指通常所说的“闪腰”。在广场舞运动中，部分动作要求腰部处于过屈或者过伸状态，重复或持久处于这种状态就容易出现腰部损伤。膝关节的损伤一般是由于广场舞运动者某个动作不协调或者用力过猛，而膝关节又处于半屈位置，加之运动中体力下降，大腿或小腿配合不协调，导致膝关节内侧副韧带损伤。

要避免运动损伤，老年人首先要做好运动前的热身活动，促进血液循环，让关节和肌肉更灵活，防止突然运动而导致肌肉拉伤或关节损伤。其次，动作幅度不宜过大，不过度追求动作的完美；特别是患有某些疾病的人，要从自身实际出发，切不可逞强。运动结束后，可做一些舒缓的活动放松身心，并适度拉伸肌肉。

择地、择时、择鞋：提升锻炼效果

● **择地** 宽阔整洁的场地、良好的通风，是选择广场舞运动场地的重要条件。地面不宜过硬，尽量选择木质地板、塑胶地板、草地等有一定弹性的地面，可以在运动时为关节提供缓冲。

● **择时** 每次运动时间不要过长。根据跳舞节奏的快慢、自身身体的强弱，每跳15~30分钟后，可适当休息一会。

● **择鞋** 应该选择一双适合跳广场舞的鞋，鞋底要有一定厚度，鞋子要舒适、透气。可选择材质柔软、有气垫设计的舞鞋。

近几十年来，瑜伽经过成功的时尚化包装和市场运作，风靡世界，吸引了大批追随者。但是，由于瑜伽是从国外引进的一种健身方式，很多人对瑜伽健身还存在着不少误解。

柔韧性好的人才能练瑜伽吗

并不是柔性好的人才能练习瑜伽，相反，身体僵硬者才更需要做瑜伽。随着年龄的增长，人体关节的韧带、软骨等会逐渐退化，灵活性降低。柔韧性虽然不像心肺耐力、肌肉力量那样重要，但身体僵硬者在运动中更容易受伤，协调性和平衡能力也较差。练习瑜伽是提高柔韧性和灵活性的有效途径，身体僵硬者在老师指导下有步骤、有计划地练习瑜伽，可以显著改善身体状况，当然，要比一般人付出更多的时间和努力。

瑜伽只适合女性练习吗

在国内，瑜伽练习者主要是年轻的白领女性，这几年情况有所改观，中老年女性逐渐多了起来，但瑜伽不是女性的“专属运动”。男性和女性的身体结构有差异，女性在柔韧性和灵活性方面有优势，男性在力量方面占优势，瑜伽体式有许多力量型的，男性做起来更为得心应手。男人可以练习瑜伽，而且也可以练得很好。

练瑜伽到底能不能减肥

“减肥、减压”是瑜伽的“金字招牌”，现实中确实有些人通过练习瑜伽实现了减肥的愿望，但也有些人练习瑜伽后体重非但没降，反而增加了。同样练习瑜伽，为什么会出现两种截然不同的

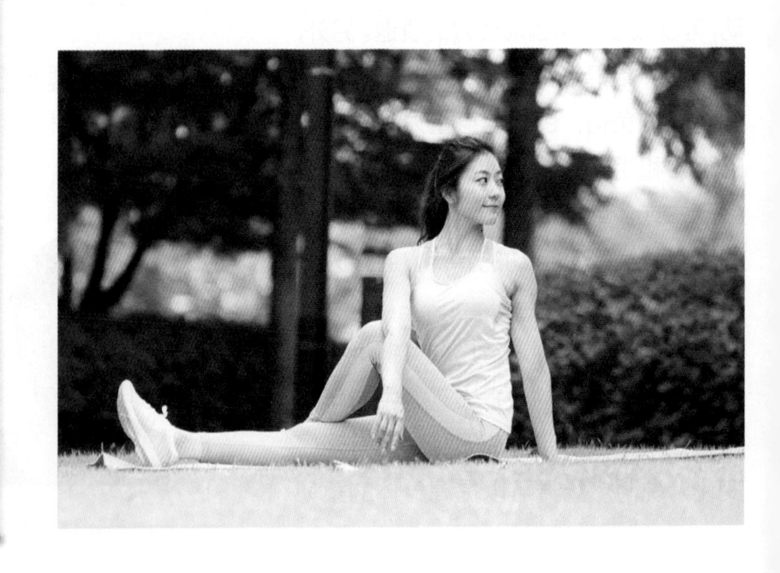

瑜伽：外练内省，健身健心

上海交通大学体育系教授　王会儒

结果？除了个体差异外，还与练习瑜伽的种类、风格、时间、频度等因素有关，与饮食的关系更为密切。如果单纯练习体式，运动后吃得更多，体重当然会增加。与其说瑜伽能减肥，不如说瑜伽能塑形。因为瑜伽体式练习注重身体挺拔、胸廓开展，展现形体美；力量类体式使人肌肉结实、线条优美、气质优雅：练习者虽然体重不一定减轻，但可以收获健康的身体和健美的形体。

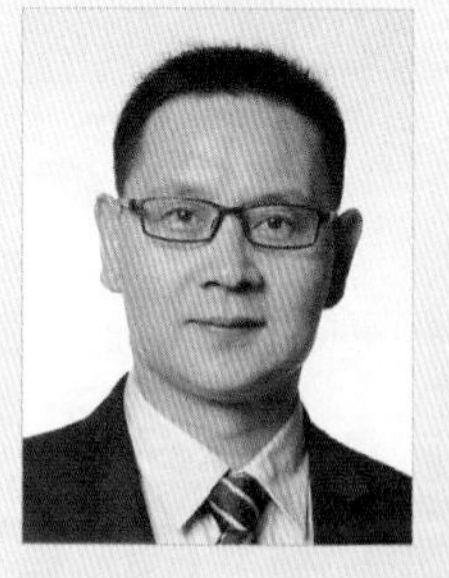

专家简介

王会儒　上海交通大学体育系副主任、教授，中国体育科学学会武术与民族传统体育委员会委员，上海市精品课程“瑜伽”责任人。主要从事运动与健康促进研究。

生理期练瑜伽是利是弊

许多人认为，女子生理期不能练习瑜伽，但实际上未必如此。女性生理期一般在一周左右，有些人会出现明显的痛经和经期疲劳等症状。女性在生理期，要避免剧烈运动，包括力量类瑜伽练习。不过，瑜伽中有专门的女性生理期调理课程，以猫伸展式、下犬式、简易脊柱扭转式等动作柔和的体式为主，可有效缓解生理期的疼痛和疲劳。

练瑜伽是否要做到极限

“尽力做到你的极限”“忍住疼痛，再坚持一会儿”，这是许多瑜伽教练经常采用的引导词，但这种做法对于大众健身并不合适。也有教练会说，不忍受疼痛怎么能取得进步呢？实际上，瑜伽体式的本意为“舒适、安稳地保持一种姿势”，与“疼痛”“极限”无关。瑜伽练习的诀窍是经常练习，而非一次练习很多。瑜伽体式中倡导“尽到99%的力”，不是100%，更不是120%。曾有媒体报道瑜伽练习者出现韧带撕裂、软组织损伤、关节错位等损伤，其原因主要是在练习时用蛮力、过分拉伸、努力突破自身身体极限等。瑜伽练习要坚持不懈，日复一日，年复一年，而不是刻意追求极致。作为大众健身的手段，瑜伽练习不是强迫性的、痛苦的磨炼，而是愉悦、轻松的过程；是一个长期、自觉的过程，而不是快餐式、拔苗助长式的运动。

练瑜伽出汗多效果才好吗

评价瑜伽练习效果的标准，与是否出汗没有必然关联。高温瑜伽、力量瑜伽、流瑜伽等，练习者会有不同程度的出汗；传统经典瑜伽、理疗瑜伽、能量修复瑜伽等，练习者一般不会出汗，但同样有锻炼价值。练习瑜伽是否出汗与个人体质、瑜伽种类有关，不出汗不代表没有效果，出汗多也不能说明效果更好。瑜伽所强调的是人们练习之后身体更加健康，内心更加平静。

正确开启瑜伽健身之道

据了解，一些瑜伽馆和健身会所出于商业目的，对前来做瑜伽者不加选择和指引，导致一些人选择了超过个人能力或不适合的瑜伽锻炼方式，结果导致运动损伤等问题。事实上，瑜伽有很多种类和流派，运动的强度、风格差异很大，普通人在练习瑜伽前，最好先对各种瑜伽课程有所了解，找到适合自己体质和个性的课程，这样不但容易坚持，而且可以避免运动损伤。比如体操化的阿斯汤加瑜伽，包含许多力量、跳跃和倒立练习，难度、强度大，不太适合中老年人（中老年人宜练习动作缓和的经典瑜伽）；阴瑜伽的动作非常缓慢，每个动作要保持5分钟左右，对于“急性子”来说，可能是一种“煎熬”（“急性子”可选择动作较快的瑜伽）。

练习瑜伽前，要清楚自己的身体状况。高血压患者要避免倒立类、力量类瑜伽体式；颈椎病患者要避免犁式、兔子式、肩肘倒立等压迫颈椎的瑜伽体式；腰椎有问题者要避免弓式、轮式等动作……此外，瑜伽练习是一个内省的过程，意识要转向内部，不断培养自己的“觉知力”。初学者可以先练习传统的哈他瑜伽，这种瑜伽类似于五禽戏、八段锦，动作比较柔和。

太极拳：不神秘，也不简单

上海交通大学体育系教授　王会儒

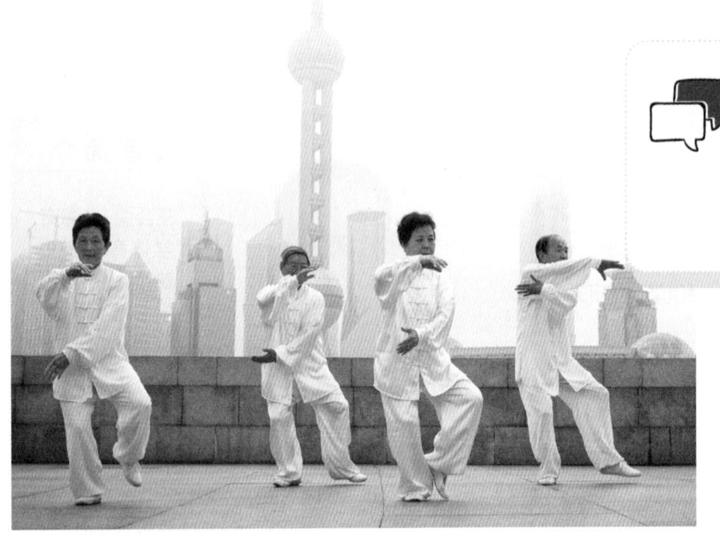

太极拳注重身心统一与内外结合，属于中低强度的有氧运动，对场地、器材、服装、年龄、性别等条件要求低，其修身养性、延年益寿的功效为世人所称道，非常适合终身练习。

看视频自学太极拳行吗

有些人觉得太极拳动作很慢，运动强度低，现在网络资源发达，随便找个太极拳视频学习一下就可以了。这种想法是错误的。初学太极拳时，一定要跟随有经验的老师学习，看书或者看视频自学太极拳的方法不可取。太极拳看似简单，实则对练习者的协调性、方向感、节奏、意识等方面都有很高的要求。在跟随老师学习、有了基础后，再观看高手或者名家的视频，可以帮助提高水平。在开始学习时，应有老师的当面指导，不断纠正错误动作，正确掌握要领。由于"学拳容易改拳难"，如果一开始动作就是错误的，一旦形成错误的练习习惯，后期再纠正就非常困难。

太极拳动作一定要"到位"吗

毫无运动基础的初学者不可能像老师那样，把动作完全"做到位"。比如简化太极拳的"穿掌下势"，对髋部、膝关节的灵活性有很高的要求，初学者要做到位较困难；太极拳套路中的"摆莲腿"动作要求腰部、腿部的柔韧性好，初学者盲目模仿老师漂亮的动作，容易导致肌肉拉伤、韧带撕裂。特别是年长者，切忌不顾身体条件，过分追求动作的"标准"。所谓的姿势到位、标准，都是相对的，随着身体素质的提高，"标准"也会相应提高。初学者首先要做到姿势正确，而不是追求"到位"。其次，要听取老师的建议，在自己力所能及的范围内练习，以身体无疼痛和动作不变形为基本原则。

练习太极拳一定要学会运气吗

呼吸、意识和"运气"，常常是太极拳爱好者容易产生困惑的地方。实际上，太极拳不是气功，不是导引术，不需要过分在意如何运气。拳经云"意不在气，在气则滞"。太极拳的呼吸要领，是以逆腹式呼吸为主，动作展开时吸气、回收时呼气，上提时吸气、发力时呼气，以"沉"为主，深长自然，并不要求每一个动作都要与呼吸配合一致。太极拳以道家文化为指导，强调"道法自然"，在长年累月反复的练习中，动作、步伐、身法、呼吸、意识自然协同一致，身动而心静，怡然自得。

多学一些拳种和招式，健身效果更好吗

传统太极拳包括陈式、杨式、武式、孙式和吴式五种，还有赵堡架太极拳、武当太极拳，以及国家体育总局改编的太极拳等，每一种流派还有各自不同的推手、徒手和器械套路，内容丰富。对于练习者而言，不是学习的拳种和套路越多越好，而应择其一二、深入练习。不可贪多，否则会杂而不精，适得其反。在太极拳基础牢固以后，可涉猎一些其他拳种，但仍宜精不宜杂。

要"冬练三九，夏练三伏"吗

"冬练三九，夏练三伏"是练习武术的谚语，是习武者增长功夫、培养意志品质的基础，但并不适合普通的太极拳健身者。在严寒酷暑、雾霾、大风等恶劣天气时，公园、小区等室外场地不适合太极拳锻炼，尤其是老年人，最好在室内有空调的场馆进行太极拳练习。

游泳：尤其适合中老年人

✍上海海事大学文理学院体育部　笪 铠
上海体育学院运动科学学院　庄 洁（教授）

游泳是一项深受群众喜爱的健身项目，也经常被医学专家作为较好的有氧锻炼方式推荐给人们。那么，游泳到底是不是完美的运动项目呢？

专家简介

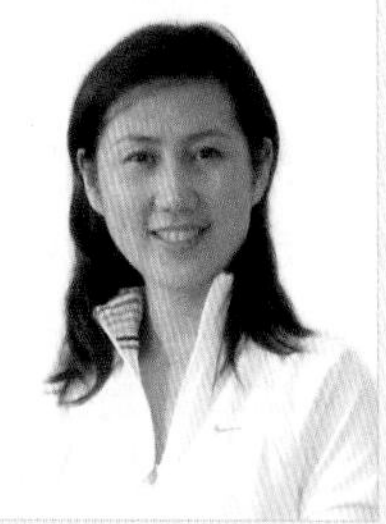

庄 洁　上海体育学院运动科学学院教授，中国体育科学学会体质分会常委，上海市体育科学学会理事，上海市老教授协会运动健身指导工作站专家。主要从事体质与健康系列研究工作、运动与健康促进等。

游泳健身效果好

游泳有利于心肺功能的锻炼，长期练习能使胸肌、膈肌和肋间肌得到锻炼，提高肺部通气能力。

游泳能有效燃烧热量及塑造良好体形。半小时匀速、中等强度的游泳所消耗的热量，是同样时间走路所消耗热量的2倍。游泳时，全身每一块肌肉都参与运动，相对于器械运动，游泳更能锻炼出匀称协调的体形。

此外，对于因易出汗而惧怕运动者来说，游泳是一项非常适合的项目。在水中运动，无论运动量有多大，都不用担心大汗淋漓，因为水流会随时给身体降温并带走汗水，这也使得人们在水中锻炼的时间能比陆地上更长，从而取得更好的健身效果。

游泳时运动损伤发生较少

游泳是一项较少发生运动损伤的健身方式。在水中运动时，人体对抗的是柔软的水而非坚硬的地面或运动器械。水的浮力减轻了自身体重给关节带来的负荷，能使人更自如地完成各种关节屈伸动作，可避免陆地运动中用力过度或者动作不标准导致的运动损伤。老年人在水中运动，能最大限度保护关节和肌肉，又能达到足够的运动量。

游泳也有禁忌

游泳必须适度，大部分运动的禁忌对游泳运动同样适用。比如：饭后一小时内不能游泳，否则容易引起胃部不适甚至胃痉挛；

练太极拳会损伤膝关节吗

太极拳长期练习者和专业武术运动员确实有膝关节出现损伤的现象，比例约为2.7%，与网球、羽毛球等运动相比并不高。目前尚缺少大样本调查及权威数据研究，不能因此而否定太极拳或放弃太极拳练习。而且，这些出现膝关节损伤者，是否在练习前做了充分的热身、结束后进行放松练习等，均缺少进一步的深入调查。专业太极拳运动员因竞技太极拳的动作特点，有突然跳跃后或旋转后的瞬间静止等规定难度动作，膝关节的受力自然超出常人。24式简化太极拳、32式太极剑、85式杨式太极拳等普及套路不存在高难度的竞技动作，大家不必有此顾虑。练习者的太极拳动作要规范，不能忽视热身和整理活动，应尽量在地毯、草坪或塑胶路面上练习，少在水泥地面、石头或砖头等不平整的地面练习，以预防和减少膝关节运动损伤。

怎么科学练习太极拳

练习太极拳和其他运动项目一样，要遵循科学的锻炼方法和步骤，才能取得良好效果。中老年群体、慢性病患者，更要注意“养练结合”，避免过度练习、急于求成。太极拳爱好者既不要把太极拳神秘化，也不要过于简单化。初学者可从杨氏太极拳练起，熟练后可选择一种自己喜欢的流派，掌握基本动作和要领，每天坚持练习30分钟左右，有益于身心健康。

剧烈运动后或高温暴晒后不宜立刻下水；女性月经期间不宜游泳。水中温度一般较气温低，加上游泳容易导致供氧不足，高血压、心脏病患者参加游泳运动一定要遵医嘱。

游泳前一定要做充分的准备活动，以适应泳池的水温。可以先用冷水淋浴或用冷水拍打身体及四肢，也可以在池边以坐姿或者俯身趴在池边用脚踢水。对易发生抽筋的部位，尤其是小腿，要进行适当的按摩和拉伸。下水之前要充分了解水域的深度、水温、水质和面积等信息。公共游泳池或海滨浴场，有固定的水质检测与救生员配备，游泳池里还会有水深、水温以及长度的标识，一般是安全、适合游泳的。

游泳适合中老年人

中老年人每周保持一定的运动量，对提高体质、维护健康很有必要。由于水的浮力作用可大大减轻对身体各关节的冲击力，因此游泳运动非常适合中老年人。宜每周游泳 2~3 次，每次 20~30 分钟。刚开始游泳运动的中老年人，可以采用“短暂运动 - 休息 - 再运动”的模式，总运动时间要超过 20 分钟。比如：每游 25 米，休息 30~40 秒；游完 4 个 25 米以后，休息 2~3 分钟；然后重复这样的节奏来练习。

需要说明的是，运动量不足或过多，都不能达到健身的目的。中老年人可以在运动后将右手食指和中指搭在颈动脉上，同时看着钟表测自己的心率，以心率来监测运动量。理想的心率为最大心率（220 - 年龄）的 60%~80%。以 70 岁的老人为例，游泳时的理想心率应该为 90~120 次 / 分。

延伸阅读

水中健身操也适合中老年人

中老年人不一定要学会专业的泳姿，水中带手漂往返行走、水中健身操等也是很好的选择。水中健身操一般在水深 1.2 米左右的泳池中进行，双脚可以完全触及池底，双手也可以完全放在水面以上，在教练的带领下，随着不同节奏的音乐，进行伸展、力量、放松、柔韧、协调等方面的练习。水中健身操的训练强度比游泳低 20%~30%，运动时间可以增加到 30~40 分钟。

现在健身很流行，如跑步、游泳、打太极拳等，可供选择的项目很多。但有些人去健身，却是“三天打鱼，两天晒网”。唐女士就是这样的例子。她为了激励自己运动，每天起床都要告诫自己“再不运动身体就要走形了”，但实际上，她的运动计划却总因为各种杂事而被搁置。事后她又会自责：“真的很不应该，明天应该罚自己多跑半小时！”遗憾的是，唐女士的健身计划最后还是落空了。

唐女士的故事其实很有代表性。很多人会下决心去健身，但最终无法落实到行动上，这是怎么回事呢？其中原因很多，比如：一些人锻炼的目标还不够明确，导致动力不足；有些人在锻炼中对自己过于苛刻，使健身成了一种负担；还有的人健身目标定得过高，超过了自己的能力范围……那么，如何才能真正让自己行动起来，长期坚持运动锻炼呢？不妨尝试以下 6 条建议。

1 列出原因

每个人都有参加锻炼的理由，你的理由是什么呢？是为了减轻体重、获得健康，还是在生活中收获大家的关注与赞美？将这些理由一一列举出来，将其放在最易看到的地方，不断强化该想法，为锻炼行为不断提供动力。

2 积极思考

很多人在参加锻炼时，总是说服自己：“如果我不锻炼身体，身材就会走形，受到大家的嘲笑，甚至会受疾病的困扰。”这些消极信息本质上是“恐吓自己”。与其将消极的想法当作自我进步的动力，不如引导自己从积极的视角出发，为自己营造享受锻炼成果的美好景象。比如对自己说：“如果我坚持锻炼，将会拥有高质量的睡眠、愉悦的心情和更加趋于完美的身材……”

健身运动：如何“说到做到”

华中师范大学体育学院　王 斌（教授）　马钰璇

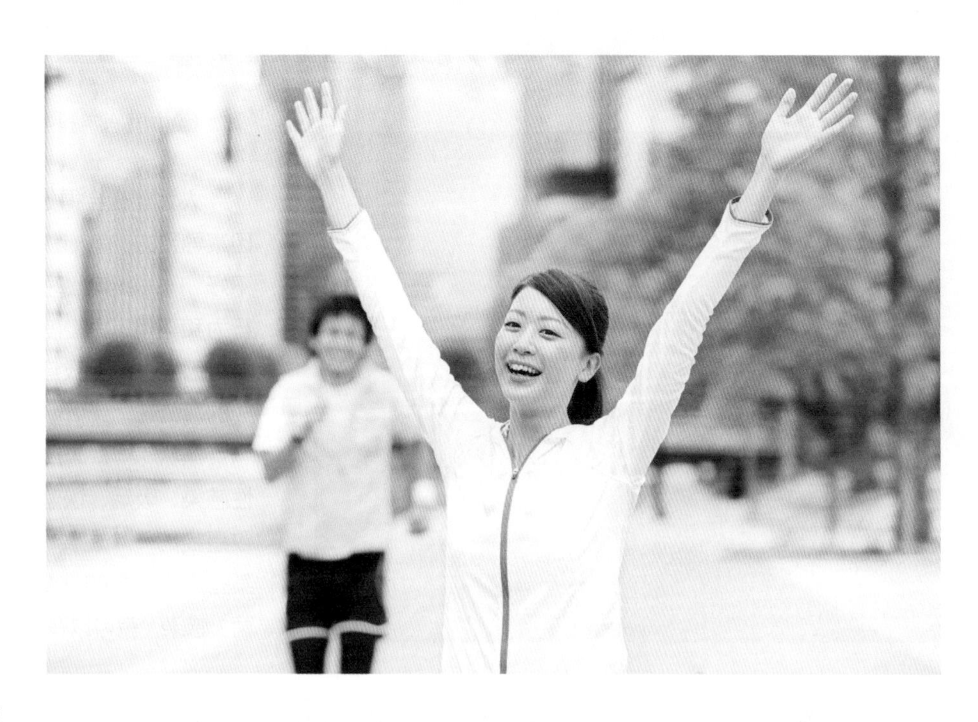

3 避免指责

你是否经常这样想：“明明承诺跑 5 千米，可今天只跑了 2 千米就受不了了，我真是个笨蛋。”接下来还可能会想：“明天我要补上今天未完成的任务，跑 6 千米，否则就不吃晚饭。”不妨将这种非黑即白的批判式自我对话转换为接纳和宽容：“看来我的身体对于这种锻炼强度并不适应，这是调整锻炼计划的最佳时机。”指责基于苛求完美，接纳却容许犯错和探索，接纳的态度会让你更富激情地进行运动。

4 目标适宜

个体运动能力、身体素质、锻炼目的不同，锻炼目标也不同。应基于自我能力设立阶段性的小目标。小目标比大目标更易实现，并且一旦达成小目标，将会拥有更高的自我效能感，减轻运动倦怠感。例如：“每周 3 次，每次慢跑 2 千米”远比“每周一次，每次跑 6 千米”更适宜初级跑步者。努力达到能力范围内的目标，成就感会鼓励你完成下一阶段的目标。

5 及时奖励

如果达到目标没有任何奖励，那目标于自己而言也就没有意义。奖励不需要达成终极目标才给予，在完成小目标、每月的训练任务、减轻 1 千克的体重等，都给自己一些适宜的奖励，也是大脑接受强化的一种重要途径。

6 形成节奏

在学校时我们比较容易坚持做一件事，其中一个重要的原因是我们拥有良好的生活节奏：每天按时起床，按时上课，按时自习，按时睡觉。在一个有规律的生活节奏里，人容易有相对固定的可支配时间去完成自己既定的目标。

工作之后，在获得各种“自由”的同时，也意味着你开始失去过去养成的节奏感。事实上，对于自我时间的科学把控，往往会决定人生的高度。被碎片化事情推动的生活中，若不加注意，问题就会愈演愈烈。所以，最好要让自己有一些固定的时间去进行体育锻炼，并将锻炼时间均匀分配。如起床后 20 分钟练习瑜伽，晚餐后 30 分钟进行慢跑。这些时间点，有助于形成新的生活节奏感，增加你对生活的可控感，从而让健身落到实处。PM

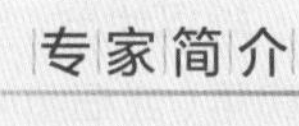

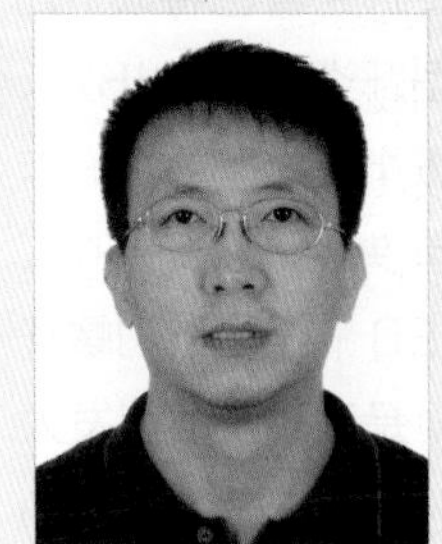

王 斌　华中师范大学体育学院副院长、教授、博士生导师，亚洲健身与运动科学学会执委，中国心理学会体育运动心理学专业委员会委员，中国体育科学学会运动心理学分会委员，湖北省体育科学学会常务理事、副秘书长，湖北省心理学会理事。主要从事运动心理学研究。

> 癌症是我国居民的主要死亡原因，同时也是我国的重要公共卫生问题。近年来，我国癌症发病率和死亡率呈逐年升高趋势。

慢性感染：人类癌症的主要病因

✍中国医学科学院肿瘤研究所　姜明月　乔友林（教授）

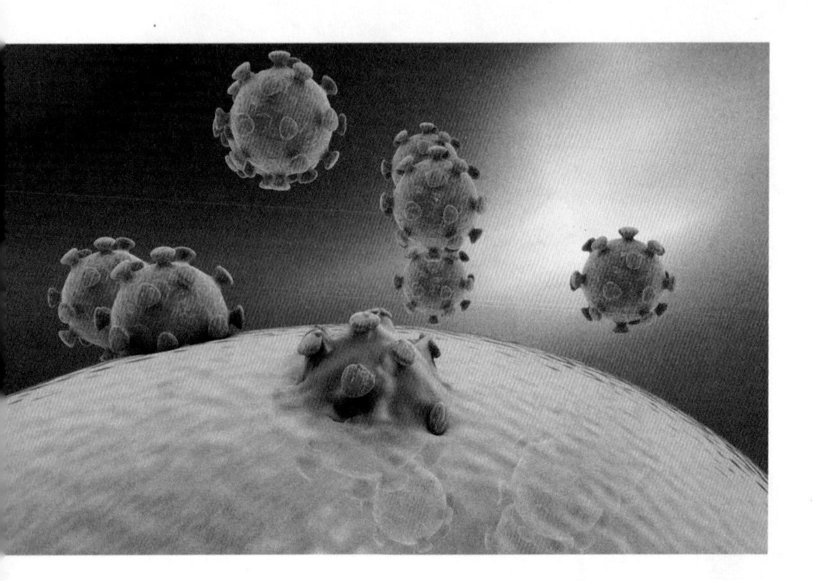

人为什么会得癌症？答案可谓五花八门：有人说是遗传因素导致的，有人认为是环境污染造成的，还有人怪自己“命不好”……事实上，引起癌症的因素很多，主要分为遗传因素、行为和环境因素。其中，2% ~ 4% 肿瘤的发生归因于遗传易感因素，大多数癌症是由行为（生活方式）和环境因素造成的。

研究表明，与癌症相关的行为和环境因素主要包括慢性感染、吸烟、饮酒、职业、超重和肥胖等。而慢性感染导致癌症的一个主要特点是感染了致癌病毒（或细菌），这是某些癌症发生的一个必要因素。因此，阻止致癌病毒（或细菌）感染，就可以有效降低某些癌症发生率。

慢性感染：我国癌症发病和死亡首因

2012 年，世界卫生组织国际癌症研究署（IARC）发表了一篇有关“全球感染相关癌症负担”的研究报告。该报告指出，全球年新发癌症为 1270 万例，其中 200 万例（16.1%）与慢性感染相关，发展中国家由感染因素引起的癌症病例是发达国家的 3 倍左右。

有学者对亚洲 13 个国家的癌症相对风险进行综合分析，发现 19.6% 的新发癌症是由感染引起的。我国学者也估算了中国常见癌症发病和死亡人群归因百分比，分析发现：我国癌症死亡人群中，57.4% 是可以预防和避免的（男性 65.9%，女性 42.8%），明显高于相应的全球平均百分比（35.0%）；我国常见癌症发病和死亡的第一位原因是感染，约占癌症死亡的 29.4%。

致癌病毒（或细菌）：诱发癌症的“元凶”

经过研究，世界卫生组织国际癌症研究署已将以下几种病毒（或细菌）列为人类致癌物：乙型肝炎病毒（HBV）、丙型肝炎病毒（HCV）、人免疫缺陷病毒 1 型（HIV-1）、卡波西肉瘤疱疹病毒（KSHV）、高危型人乳头瘤病毒（HPV）、人T 细胞白血病病毒 1 型（HTLV-1）、EB 病毒和幽门螺杆菌（Hp）等。其中，Hp、HBV 和 HPV 是三种主要引发人类癌症的病原体，它们所占的比例分别为 31.5%、28.6% 和 22.0%。

❶ 幽门螺杆菌（Hp）

可能诱发的癌症：胃腺癌和胃淋巴瘤

大约 100 多年前，科学家在人胃黏膜中发现了螺旋形细菌，这种细菌最初被称作幽门弯曲杆菌；1983 年，澳大利亚学者在慢性胃炎和胃溃疡病人的活检组织中将其分离出来；1989 年，幽门弯曲杆菌被更名为幽门螺杆菌（Hp）。Hp 感染是导致慢性胃炎和消化性溃疡的主要病因，全球有一半人感染 Hp。大量证据表明，由 Hp 引起的慢性胃炎是胃癌发生的重要环节，因而，Hp 被看作是胃腺癌和胃黏膜相关淋巴组织（MALT）淋巴瘤的重要诱发因素。目前，胃黏膜相关淋巴组织（MALT）淋巴瘤的标准治疗方法首先就是根除 Hp。

下列幽门螺杆菌阳性人群，应根除幽门螺杆菌

鉴于幽门螺杆菌与胃癌的关系，下列人群应接受根除幽门螺杆菌治疗：有胃癌家族史、消化性溃疡、胃黏膜相关淋巴组织（MALT）淋巴瘤、慢性胃炎伴消化不良、慢性胃炎伴胃黏膜萎缩或糜烂、早期胃癌已行内镜下切除或胃次全切除术、长期服用质子泵抑制剂（PPI）、计划长期服用包括阿司匹林在内的非甾体抗炎药、不明原因缺铁性贫血、特发性血小板减少性紫癜者等。有消化不良症状但胃镜检查没有发现异常者，其中一部分人在根除 Hp 后，症状也可得到改善。

❷ 乙型肝炎病毒和丙型肝炎病毒（HBV和HCV）

可能诱发的癌症：肝细胞癌

乙肝病毒（HBV）是最常见的病毒之一，全球大约有 20 亿人感染 HBV，每年约有 100 万人死于 HBV 相关慢性肝病，包括肝硬化和肝细胞癌。肝细胞癌是世界上最常见的癌症之一，50% ~ 90% 的肝细胞癌是由慢性 HBV 感染引起的。丙肝病毒（HCV）感染率的地区差异性较大，从小于 1% 到大于 10% 不等，在部分亚洲地区（中国、巴基斯坦等），HCV 感染率较高。HCV 慢性感染是肝细胞癌的主要风险之一，15% ~ 27% 的 HCV 慢性感染者可发展为肝硬化，而长期慢性炎症导致的肝纤维化是肝癌的主要诱因。

❸ 人乳头瘤病毒（HPV）

可能诱发的癌症：宫颈癌、外阴癌、阴茎癌、肛门癌、口腔癌和口咽癌

人乳头瘤病毒（HPV）家族约有 200 个成员，但并不是每一种型别的 HPV 都能引起人类疾病。根据 HPV 型别的致癌潜力，我们通常将其分为高危型和低危型，高危型 HPV 主要与宫颈癌及肛门、生殖器癌相关，低危型 HPV 主要引起生殖器疣和良性病变。2012 年，世界卫生组织国际癌症研究署将 HPV 分为三组：第一组为致癌物（人类致癌物），第二组为 A 类致癌物（很可能导致人类癌症的物质），第三组为 B 类致癌物（可能导致人类癌症的物质）。有 12 个 HPV 型别属于第一组：HPV16、HPV18、HPV31、HPV33、HPV35、HPV39、HPV45、HPV51、HPV52、HPV56、HPV58 和 HPV59。HPV 与宫颈癌之间的关系较明确，与外阴癌、阴茎癌、肛门癌、口腔癌和口咽癌等有较强的相关性。

❹ EB病毒

可能诱发的癌症：伯基特淋巴瘤、霍奇金淋巴瘤和鼻咽癌

1964 年，研究者在伯基特（Burkitt）淋巴瘤细胞中观察到了一种疱疹病毒，这种病毒被命名为 Epstein-Barr 病毒，简称 EB 病毒，又叫人类疱疹病毒 4 型。EB 病毒感染与经济条件有关。卫生条件较差、人群拥挤地区的感染率较高。该病毒与多种癌症相关，包括伯基特淋巴瘤、霍奇金淋巴瘤和鼻咽癌等。曾有报道指出：在地方性伯基特淋巴瘤病例中，EB 病毒的检出率几乎是 100%；在散发型伯基特淋巴瘤和免疫缺陷相关伯基特淋巴瘤中，EB 病毒的检出率相对较低；40% ~ 50% 霍奇金淋巴瘤的发病与 EB 病毒相关；90% 鼻咽癌病人的血清中有 EB 病毒壳抗原免疫球蛋白 A 抗体（VCA-IgA 抗体），且病情越重，抗体滴度越高。

❺ 人T细胞白血病病毒1型（HTLV-1）

可能诱发的癌症：成人T细胞淋巴瘤

1977 年，日本学者发现 T 细胞相关淋巴组织异常增生在日本居民中高发，并提出这种疾病与病毒感染相关，这是对成人 T 细胞淋巴瘤（ATLL）的最初描述。几年后，科学家们发现了人 T 细胞白血病病毒 1 型（HTLV-1）。1996 年，世界卫生组织国际癌症研究署专著指出，成人 T 细胞淋巴瘤发病通常局限于 HTLV-1 感染高发区，在 HTLV-1 高发区进行的血清流行病学研究进一步证实了 HTLV-1 与成人 T 细胞淋巴瘤之间的关系。

专家简介

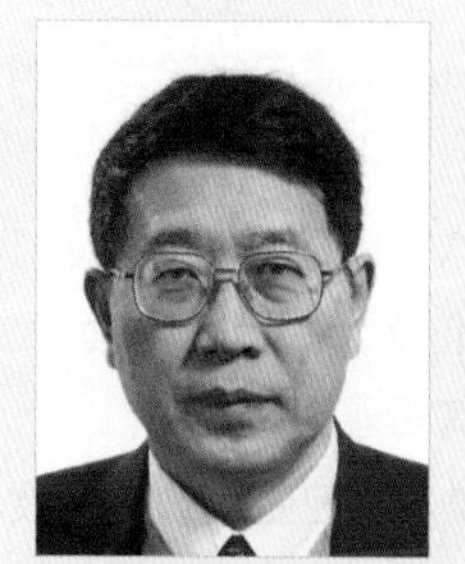

乔友林 中国医学科学院肿瘤医院流行病学研究室主任、教授、博士生导师，中国癌症基金会副秘书长兼联络部主任，中国抗癌协会肿瘤流行病专业委员会主任委员，卫计委疾病预防控制局癌症早诊早治专家委员会副主任委员，世界卫生组织（WHO）总干事癌症防治专家组成员。长期从事肿瘤流行病学和人群防治研究。

❻ 卡波西肉瘤疱疹病毒（KSHV）

可能诱发的癌症：卡波西肉瘤和原发性渗出性淋巴瘤

卡波西肉瘤疱疹病毒（KSHV）又叫人疱疹病毒8型（HHV-8），最初在艾滋病病人的卡波西肉瘤中被检测到。KSHV在北欧、美国及亚洲人群中感染率较低，在撒哈拉以南的非洲地区感染率较高（大于50%）。目前，有足够的证据表明，KSHV可导致卡波西肉瘤和原发性渗出性淋巴瘤。

❼ 人免疫缺陷病毒1型（HIV-1）

可能诱发的癌症：卡波西肉瘤、霍奇金淋巴瘤、非霍奇金淋巴瘤、宫颈癌

1983年，科学家将人免疫缺陷病毒Ⅰ型（HIV-1）从人体中分离出来；1984年，确定该病毒与艾滋病相关。HIV-1进入体内后"攻击"CD4阳性T细胞、树突细胞等免疫细胞，最终可导致机体免疫力下降。HIV-1可以与上述几种致癌病毒（或细菌）共同感染，进而引发卡波西肉瘤、霍奇金淋巴瘤、非霍奇金淋巴瘤、宫颈癌等多种癌症。1996年，世界卫生组织国际癌症研究署将HIV-1归为人类致癌物。

遭遇感染：并不代表一定会得癌症

感染以上病毒（或细菌）的人一定会患癌吗？当然不是。癌症是一种慢性病，从暴露于致癌因素到进展为癌症，会经历一个相对较长的时间，通常是几年甚至几十年，不同癌症进展速度也不同。

以人乳头瘤病毒（HPV）与宫颈癌为例。宫颈癌发生的一个必要因素是高危型HPV持续感染，但当HPV通过破损的子宫颈表皮进入人体后，体内的免疫系统一旦"侦查"到HPV的存在，就会启动一系列"防护措施"清除病毒。所以，在HPV感染的人群中，只有不到10%的感染者表现为HPV持续阳性，而在HPV持续感染者中，仅有很少的一部分病人最终进展为宫颈上皮内瘤变Ⅱ级或Ⅲ级（CIN Ⅱ / Ⅲ），也就是我们通常所说的宫颈癌癌前病变。值得庆幸的是，从感染到进展为癌症的每一个环节都会发生逆转。日本学者对570名患宫颈上皮内瘤变Ⅰ级和Ⅱ级（CIN Ⅰ和CIN Ⅱ）的妇女进行了7年的随访观察，发现CIN Ⅰ级者2年逆转率为64%，CIN Ⅱ级者2年逆转率为54%。癌前病变并不是癌症，从CIN Ⅱ / Ⅲ级进展到真正的宫颈癌所需的中位时间是23.5年，仅有1.6%的人会在10年内进展为宫颈癌。

防癌：阻止致癌病毒（或细菌）感染

从感染致癌病毒（或细菌）到进展为真正的癌症是一个相对缓慢的过程，而在其发生、发展过程中的任何一个环节采取恰当的措施，均可有效预防癌症发生。

❶ 注射疫苗 目前，只有两种癌症可以通过注射疫苗有效降低发病率：由慢性乙型肝炎导致的肝癌和由高危型HPV持续感染导致的宫颈癌。

- **乙肝疫苗** 中国是乙肝病毒（HBV）感染高发区，自1992年开展新生儿乙肝疫苗接种后，HBV感染率大大降低。
- **HPV疫苗** 临床试验及国外10年使用经验均表明，HPV疫苗可有效降低宫颈癌发病率。

❷ 采取安全健康的性行为 HPV、HTLV-1、HIV-1、HBV及EB病毒等均可通过性行为传播。使用安全套、注意个人卫生、避免多性伴等，可减少病毒暴露风险。

❸ 注意饮食和个人卫生 水污染、不卫生的饮食习惯、卫生条件差等，会增加EB病毒和Hp的感染风险。

❹ 定期"筛查" 通过"筛查"，可发现早期癌症和癌前病变。所谓"筛查"，是指在没有症状的人群中，使用快速、简便、有效的检查方法，发现某种癌症。遗憾的是，并不是所有癌症都可以通过筛查被有效预防和早期发现。目前，宫颈癌有明确的筛查方法及筛查指南。过去30年里，美国宫颈癌发病率下降50%，得益于宫颈癌筛查的普及。PM

发现病毒感染，怎么办？

通常，机体对任何微生物的感染既有天然的"屏障"，又有天然的"哨兵"。当病毒通过"屏障"进入人体，体内的"哨兵"，也就是我们的免疫系统，就会做出相应的反应，以抵抗病毒或细菌等的入侵。

目前，尚没有特异且有效的抗病毒药物能清除以上病毒，因此，我们自身的免疫力就显得尤为重要。世界卫生组织提出的"合理膳食、适量运动、戒烟限酒、心理平衡"健康生活方式，有助于我们提高免疫力。

关于消化道出血你需要知道的

复旦大学附属中山医院急诊科
尹俊 孙湛（副主任医师）

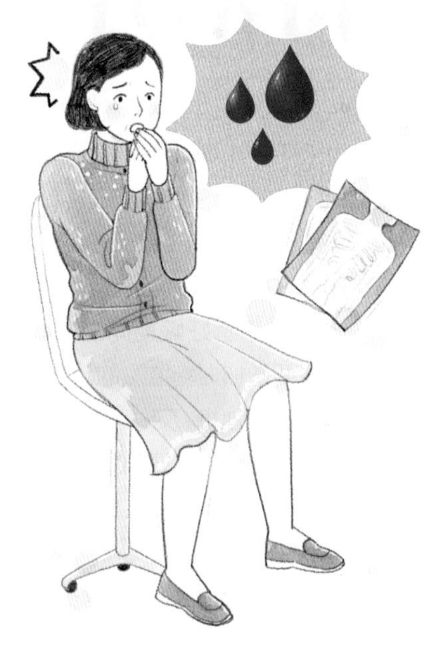

认识消化道出血

消化道是人体消化食物、吸收水分及其他营养物质的场所。它自上而下由口腔、食管、胃、十二指肠、小肠和大肠连接而成。食物经口进入消化道，经由胃和十二指肠初步消化，在小肠内进行营养吸收，最后在大肠内进行水的吸收并形成粪便，排出体外。根据位置的不同，食管、胃和部分十二指肠被称为上消化道，其他小肠和大肠被称为下消化道。消化道任何部位出现损伤、引起出血，都被称为消化道出血。

消化道出血时，血液排出体外的渠道只有两个：口腔或肛门。经口腔排出的血液多数情况下呈红色，或者颜色稍深，类似咖啡色，统称为呕血。血液经肛门排出时，表现为黑便和便血。上消化道出血时，因出血部位较高，血液经过消化道内一些酶的分解作用，最后随大便排出时多为黑色。下消化道出血时，血液还没来得及经过酶的分解作用就已被排出体外，故大便的颜色较红。当上消化道出血量大时，大便也会呈暗红色。

病因众多，注意鉴别

上消化道出血的常见病因主要是胃和十二指肠溃疡（与长期不规律饮食以及服用某些药物，如止痛药或激素等有关），其次是剧烈呕吐引起的胃黏膜撕裂。随着人口老龄化，肿瘤发病率逐渐升高，胃和食管的肿瘤也是导致上消化道出血的较常见原因。我国乙型肝炎发病率高，若病毒不能被有效控制，会引起肝硬化，从而继发食管－胃底静脉曲张，严重时也会引起上消化道出血。

下消化道出血的常见病因主要是大肠或小肠的肿瘤，其次是炎症、血管性因素，如溃疡性结肠炎、肠系膜动脉栓塞等。

严重出血须立即就诊

少量出血，如仅有粪便隐血试验阳性，或粪便上附着些许鲜红色血液时，患者应去消化科门诊做胃镜或肠镜检查，明确出血部位和病变性质，接受相应治疗。若出现以下症状，说明出血量较大，须立即到急诊科就诊。

- **呕血** 一旦出现呕血症状，估计消化道出血量在500毫升以上。
- **解柏油样便** 一旦发现黑便颜色加深、呈柏油样，或者解出的黑便不成形、稀薄，提示出血量较大。
- **伴头晕、心慌、出冷汗症状** 无论是呕血、黑便还是便血，若合并头晕、心慌、出冷汗，说明出血量较大，已有休克早期的表现，须立即去急诊就诊。即便此时无呕血或黑便症状，也可能是大量出血积聚在消化道内，尚未排出体外。患者一旦出现眼前发黑、手脚冰冷，甚至反应迟钝或小便量减少，说明已经处于休克期，应立即被送至医院急救。PM

“大便发黑”“吐血”不一定是消化道出血

粪便是食物的残渣，粪便的颜色与前一日进食的食物或药物有很大关系。如果进食了血制品，第二天的大便颜色可能会发黑；进食了含红色色素的食物，第二天的大便颜色可能会变红。因此，粪便颜色发黑或变红，并不一定就是消化道出血。如果怀疑自己可能有消化道出血，到医院做一次粪便检查即可鉴别。

那么，从口中吐出鲜血是否一定就是消化道出血呢？也不一定。口腔既是消化道的开口，也是呼吸道的开口。气管或肺部的出血会经口咯出，鼻腔的出血顺着鼻咽部流入口腔也会经口吐出。

糖尿病患者怀孕后也要坚持治疗

复旦大学附属中山医院内分泌科教授 高 鑫

医生手记

今天来就诊的小程是我的一位“老”病人。她微笑着对我说：“高医生，我怀孕了。”接着，便提了一连串的问题：我现在还能吃二甲双胍吗？如果不吃药，血糖高了怎么办？我的病会影响宝宝吗……

看着满脸幸福的小程，我想起了她初次就诊时的模样。一年前，小程来到我的门诊，一脸愁容，非常焦急地问我：“医生，我的糖尿病能治好吗？我还能怀孕吗？我现在该怎么办？”经询问，我得知她结婚三年，一直没有怀孕，月经不规律，通常要两三个月才来一次月经，有时会停经长达半年之久。来我院就诊前，她已被确诊为多囊卵巢综合征，治疗过程中又被发现患有糖尿病。经检查，我发现身高160厘米的她，体重高达79千克，体型明显肥胖，皮肤粗糙，面部还有不少痤疮，空腹血糖11.2毫摩/升，糖化血红蛋白8.2%，伴有明显的高胰岛素血症和高雄激素血症。我为她制订的治疗方案是，在生活方式治疗的基础上加用二甲双胍控制血糖。小程是一位依从性良好的患者，我要求她执行的“低热量饮食”基本都能按要求完成。经过半年的严格治疗后，小程的体重下降了10千克，空腹血糖控制在6.5毫摩/升左右，糖化血红蛋白控制在7%以下。

孕期用药有讲究

小程患有糖尿病，怀孕期间该如何控制好血糖？孕前一直服用的二甲双胍能继续服用吗？根据我国《妊娠合并糖尿病诊治指南》，孕前已经应用二甲双胍的2型糖尿病患者应该充分权衡利弊，如果患者愿意，可以在医生指导下继续应用。不过，美国糖尿病学会发布的共识中则建议妊娠女性停用二甲双胍，并尽快开始胰岛素治疗。考虑到小程孕前血糖控制良好，我建议她停用二甲双胍，一周后检测空腹和早餐后2小时血糖。如果停药后血糖控制不好，应开始胰岛素治疗。

同时，我建议小程增加自我血糖监测频率，在决定是否需要胰岛素治疗前，至少进行3~5日、每日7次的血糖监测（三餐前、三餐后2小时、睡前）。如果需要使用胰岛素，必须在医生严格指导下进行。

血糖监测要加强

孕期血糖应该控制在什么范围？根据我国《妊娠合并糖尿病诊治指南》，糖尿病患者妊娠期血糖控制应达到以下目标：妊娠早期血糖控制勿过于严格，以防发生低血糖；妊娠期餐前血糖、夜间血糖及空腹血糖宜控制在3.3~5.6毫摩/升，餐后峰值血糖应控制在5.6~7.1毫摩/升，糖化血红蛋白应控制在<6.0%。

糖尿病患者妊娠期间的血糖控制非常严格，需要增加血糖监测的频率，患者应使用血糖仪监测血糖，及时了解血糖变化情况，既要控制高血糖，又要防止低血糖。

孕期营养要均衡

糖尿病患者妊娠期的营养指导非常重要。每日摄入总热量应根据妊娠前体重、妊娠期体重增长速度，以及妊娠的不同时期进行相应调整。糖尿病孕妇需要适当控制每日摄入的总热量，但要避免限制过度。每天摄入的总热量，妊娠早期应不低于1500千卡（1千卡约为4.18千焦），妊娠晚期应不低于1800千卡。需要提醒的是，碳水化合物摄入不足可能导致酮症的发生，对孕妇和胎儿都会产生不利影响。我叮嘱小程要认真记饮食日记，既要保证每日摄入的总热量，又要保证营养物质的合理搭配。

糖尿病患者在怀孕期间应与内分泌科医生和产科医生保持密切联系，接受正确的指导，以保证孕期和分娩时的母婴安全。PM

专家简介

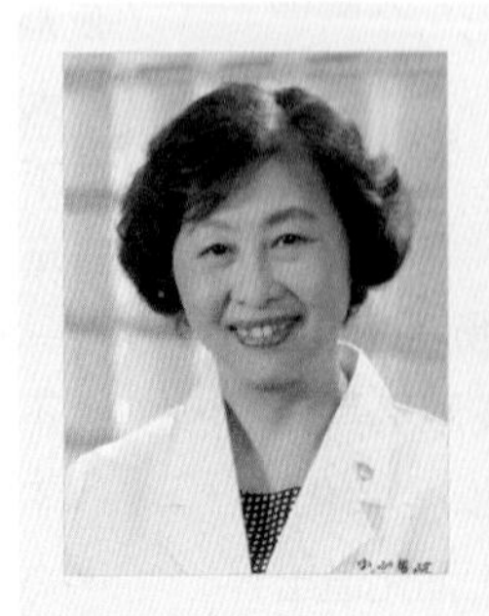

高 鑫 复旦大学附属中山医院内分泌科教授、博士生导师，复旦大学代谢疾病研究所所长，中华医学会内分泌学分会常委、中西医结合学组组长、肝病与代谢学组前任组长，中国医师协会内分泌代谢医师分会副会长，上海市医学会内分泌学专科分会前任主任委员，上海市药学会药物治疗专业委员会主任委员。

专家门诊：周三、周四上午

近年来，以往被认为是中老年人“专利”的糖尿病出现了年轻化趋势，越来越多的年轻人加入了糖尿病患者的行列。糖尿病年轻化的原因是什么？年轻人该如何预防糖尿病？

糖尿病为何频频眷顾年轻人

上海交通大学医学院附属第九人民医院内分泌科副主任医师　翟华玲

致病因素

应酬多

有些“事业有成”的年轻“应酬族”坐得久、吃得多、动得少。“应酬族”往往不注意控制饮食，经常大吃大喝，容易导致营养过剩，使胰岛每天都在“超负荷”工作。久而久之，胰岛负担过重，不能正常控制血糖，糖尿病随之而来，尤其是那些大腹便便的年轻男性，更容易被糖尿病“盯上”。“应酬族”在应酬时，可先吃些蔬菜和主食，不要空腹进食高糖或太油腻的食物，也不要暴饮暴食，以免积聚过多热量，导致超重或肥胖。日常生活中，应酬多的年轻人更应注意营养均衡，多吃高纤维素食物，如蔬菜、水果等，并注意加强运动。

压力大

长期工作紧张、压力大、处于焦虑状态等，与糖尿病的发生相关。尤其是经常熬夜者，体内升血糖激素（主要是糖皮质激素）分泌过多，更容易发生糖尿病。国外有报道，经常上夜班的护士比普通人更容易患糖尿病。

不吃主食

一些年轻人为了减肥，养成了“只吃菜、不吃饭”的饮食习惯，不仅将米饭剔出日常食谱，更将一切淀粉含量高的食物都拒之门外。殊不知，菜肴中的油和蛋白质含量很高，吃过多菜肴带来的额外热量可能超过“省去”主食的热量。如果不控制摄入总量，盲目“只吃菜、不吃饭”，长此以往，非但起不到减肥作用，反而可能导致营养不均衡、热量过剩、糖尿病等。

预防措施

定期体检，防患未然

定期检查是早期发现糖尿病的重要手段。超重、肥胖、有糖尿病家族史的年轻人应每年检查一次空腹血糖和餐后两小时血糖。若血糖介于正常和糖尿病的诊断标准之间，则更要注意严格控制饮食。必要时，还应接受药物干预治疗，防止这种不正常状态继续发展。

适当运动，舒缓压力

适当运动不仅可以提高胰岛素敏感性，改善或纠正糖耐量异常，还能舒缓压力，进而有效预防2型糖尿病。超重或肥胖者更需要积极锻炼，保持健康体重。可以选择适合自己的运动方式，如跑步、打羽毛球、溜冰、游泳、做健身操等，尤其是久坐工作的白领人士，应该利用工作间隙做健身操、工间操等。除了运动之外，还应注意缓解压力和紧张、焦虑情绪，保持心情舒畅。

营养均衡，减少应酬

尽快养成健康的饮食习惯，日常饮食应注意营养均衡、食物多样化、定时定量，尽量低糖、低脂、高维生素、清淡，每餐吃“七分饱”即可。尽量减少应酬，少外出就餐，少吃加工食品，少喝饮料，少吃甜品。PM

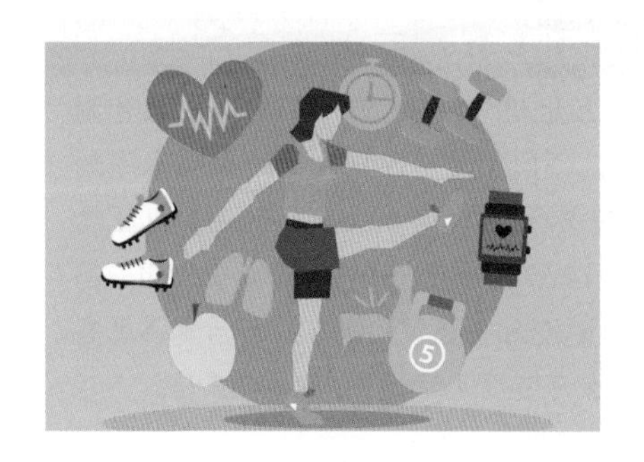

新近发布的《中国心血管病报告2016》指出：目前，我国心血管病死亡占城乡居民总死亡原因的首位，占居民疾病死亡构成的45%左右，高于肿瘤和其他疾病，特别是农村，近几年来心血管病死亡率持续高于城市水平。据估算，我国现有心血管病患者2.9亿人，其中脑卒中患者1300万，冠心病患者1100万，心力衰竭患者450万，肺源性心脏病患者500万，风湿性心脏病患者250万，先天性心脏病患者200万，高血压患者2.7亿，且在今后10年，我国心血管病患病人数仍将快速增长，心血管病已成为我国面临的重大公共卫生问题。而导致我国心血管病患病人数持续攀升的最重要原因，是国民心血管危险因素的普遍暴露。

心血管病高发：九大危险因素不容忽视

中国医学科学院阜外医院教授　陈伟伟

危险因素1 高血压

中国在1958-1959年、1979-1980年、1991年和2002年进行过4次全国范围的高血压抽样调查，15岁以上人群高血压的患病率分别为5.1%、7.7%、13.6%和17.6%，总体呈上升趋势。2015年6月30日国务院新闻办发布的2012年国民营养与慢性病状况调查报告显示，中国18岁以上居民高血压患病率为25.2%，城市居民高血压患病率为26.8%，农村为23.5%；城乡居民高血压患病率，男性高于女性，且随年龄增加而显著增高。根据2010年第六次全国人口普查数据测算，我国现有高血压患者2.7亿人。而《中国居民营养与慢性病状况报告（2015年）》调查显示，2012年18岁以上人群高血压的知晓率、治疗率和控制率分别为46.5%、41.1%和13.8%。我国高血压防控形势严峻，任重而道远。

危险因素2 吸烟

2015年中国成人烟草调查结果显示：中国男性吸烟率仍处于高水平，15岁及以上成人的标化吸烟率为27.7%，男性为52.1%，女性为2.7%，与2010年比较变化不大。但是由于人口增长、老龄化等因素影响，按照2014年底全国人口数据进行推算，吸烟人数在5年间增加了1500万，从2010年的3.01亿增长到2015年的3.16亿。而吸烟被公认为是导致心血管病的独立危险因素。

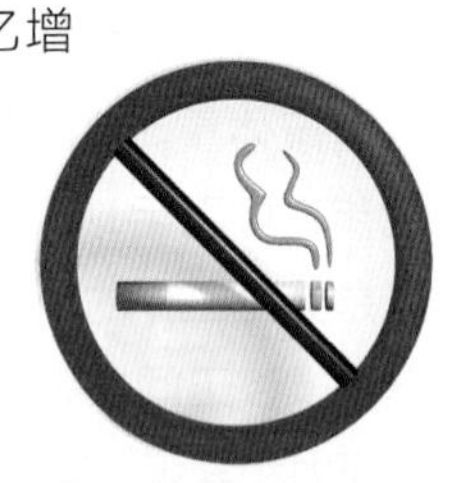

特别提醒：少年儿童高血压问题值得关注

我国少年儿童高血压患病率呈持续上升趋势，从1991年的7.1%上升到2009年的13.8%，年均上升率为0.47%，且不同年龄、性别儿童的血压水平均呈上升趋势。2010年全国学生体质调研19万余名7~17岁汉族学龄儿童血压结果显示：2010年中国儿童高血压患病率为14.5%（男生16.1%，女生2.9%），高血压患病率随年龄呈上升趋势。高血压儿童较血压正常儿童在成年后更易患高血压和发生心血管重构，患病风险分别是血压正常儿童的2.1倍和1.5倍。

危险因素3 血脂异常

2010年中国慢性病监测研究报告了中国31省（市、自治区）18岁以上人群的血清总胆固醇（TC）和甘油三酯（TG）水平，均较2002年明显增高。2012年中国居民营养与健康状况监测结果，血清总胆固醇升高（TC ≥ 6.22毫摩/升）的患病率，男性为4.7%，女性为5.1%；甘油三酯升高（TG ≥ 2.26毫摩/升）的患病率，男性为16.7%，女性为9.8%，均较2010年显著升高，且均为城市高于农村。

危险因素4 糖尿病

2013年9月发布的2010年中国慢性病调查数据显示，根据既往诊断糖尿病和空腹血糖/餐后2小时血糖检测结果，中国成人糖尿病患病率为9.7%。如果同时参考糖化血红蛋白（HbA1c）水平，则糖尿病患病率为11.6%。

糖尿病患病率随着经济的发展，以及超重、肥胖率的增加而增加。无论男性还是女性，糖尿病患病率都是城市高于农村。糖尿病患病率随着年龄增长而增加，在60岁以下人群中，男性患病率高于女性；在60岁以上人群中，女性患病率高于男性。

危险因素5 超重或肥胖

中国居民营养与健康状况监测结果表明，2012年18岁及以上居民的超重率为30.1%，肥胖率为11.9%，与2002年相比分别上升了7.3%和4.8%；2012年农村居民的超重和肥胖率虽低于城市居民，但上升幅度要大于城市居民。

在我国九个省市人群进行的中国健康与营养调查（CHNS）对人群的营养与健康状况进行了长期监测，近20年来多次横断面调查（每次调查均超过5000人）资料显示，我国人群超重、肥胖率呈持续上升趋势。2011年20岁及以上人群年龄标化超重和肥胖率（BMI≥24.0千克/平方米）达42.3%，中心性肥胖率（男性腰围≥90厘米，女性腰围≥80厘米）达44.0%。

此外，儿童青少年的超重、肥胖率也呈逐年上升趋势，且升势明显。2012年中国6岁以下城乡儿童的超重率（8.4%）和肥胖率（3.1%）较2002年（6.5%和2.7%）明显升高；2012年7~17岁城乡儿童超重率（9.6%）和肥胖率（6.2%）也较2002年（4.5%和2.1%）明显升高。

危险因素6 体力活动不足

中国健康与营养调查结果显示，1991-2011年18~60岁居民体力活动量呈明显下降趋势。2014年国民体质监测结果表明，我国20~59岁人群休闲时间体力活动（每周中等强度锻炼150分钟或高强度锻炼75分钟）达标率为22.8%，与前几次调查相比有小幅增加，但静态心率、最大肺活量、坐位体前屈、握力和单腿站立时间等体质指标仍有下降趋势。2014年全国经常参加体育锻炼的比例为33.9%（含儿童青少年），虽然比2007年增加了5.7%，但20~49岁青壮年人群的锻炼率仍然偏低。

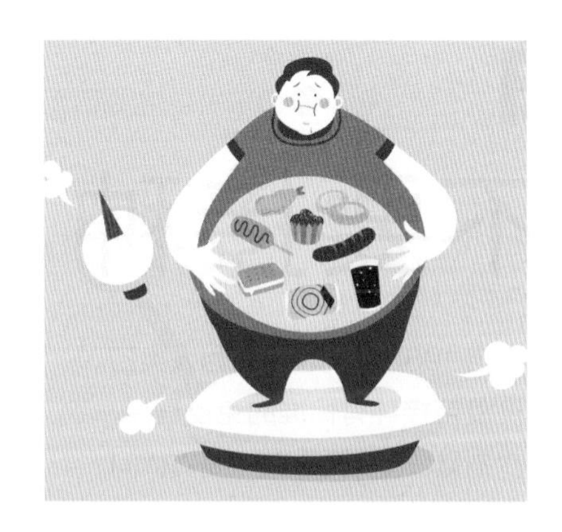

危险因素7 不合理膳食

中国健康与营养调查显示，居民总能量摄入呈下降趋势，但一些膳食特点明显不利于心血管病的预防，如碳水化合物供能比减少，脂肪供能比过高，膳食胆固醇摄入量明显增加，水果、蔬菜的摄入量仍然较低，等等。虽然我国居民膳食钠摄入量呈明显下降趋势，但2012年膳食钠的摄入量仍然很高，折合食盐量为14.5克/天，高于推荐摄入量（每天6克以下）一倍以上。此外，我国居民膳食钾摄入量有增加的趋势，但仍低于指南推荐的2克/天的水平。

危险因素8 代谢综合征

依据中华医学会糖尿病学分会和美国国家胆固醇教育计划成人治疗组（ATP Ⅲ）代谢综合征诊断标准，中国18岁以上成人代谢综合征的患病率分别为6.6%和13.8%。中华医学会糖尿病学分会制订的代谢综合征诊断标准为：符合以下4个组成成分中的3个或全部者。①超重或肥胖：体质指数≥25.0千克/平方米；②高血糖：空腹血糖≥6.1毫摩/升和（或）糖负荷后血糖≥7.8毫摩/升，或已确诊为糖尿病并治疗者；③高血压：血压≥140/90毫米汞柱，和（或）已确诊为高血压并治疗者；④血脂紊乱：空腹血清总胆固醇≥1.70毫摩/升，和（或）空腹血清高密度脂蛋白胆固醇，男性<0.9毫摩/升，女性<1.0毫摩/升。

危险因素9 大气污染

近年来的研究显示，大气污染是心血管病的危险因素，尤其是细颗粒物（PM2.5），被认为是大气污染中最主要的致病成分，与心血管病的关联更为密切。分析多个城市大气日均PM2.5、二氧化硫（SO_2）、氮氧化物（NOx）浓度、总悬浮颗粒浓度数据和当地疾病及死因监测数据的结果表明，PM2.5、SO_2、NOx浓度、总悬浮颗粒浓度与心血管病发病、死亡有正关联。PM

专家简介

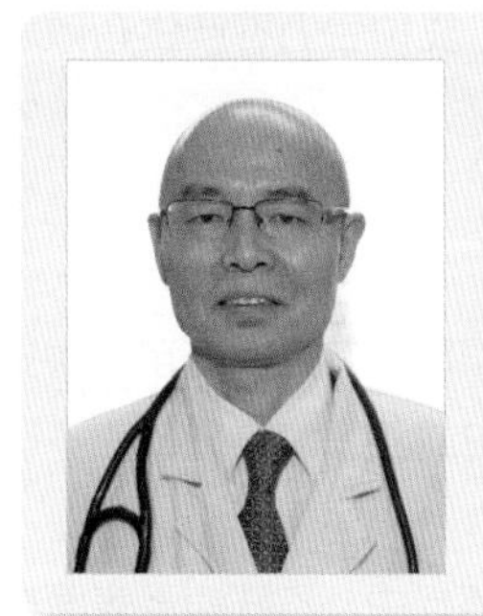

陈伟伟 国家心血管病中心防治资讯部主任，中国医学科学院阜外医院教授、主任医师，国家心血管病专家委员会委员兼副秘书长，国家卫计委基本公共卫生服务项目和慢性病防治专家，中国高血压联盟常务理事，北京高血压防治协会副会长，中华预防医学会健康传播分会常委。

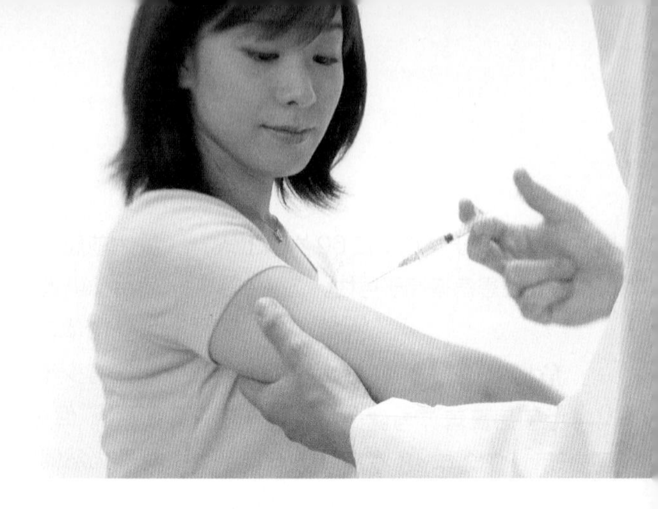

读疑者问

某大型企业按员工自愿的原则，在年度体检中加入了乙肝血清病毒学指标（俗称“乙肝五项”）的检查项目，并提出为有需要的员工免费注射乙肝疫苗。由此引出了这样的话题：哪些成人需要接种乙肝疫苗？如何接种？

乙肝疫苗 成人要不要接种、怎么种？

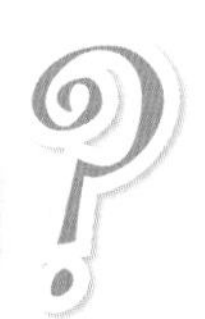

山东大学附属济南传染病医院主任医师　汪明明

乙肝疫苗接种是预防乙肝最有效的方法，自1982年问世以来为人类乙肝的防治立下了汗马功劳。目前，儿童的乙肝疫苗接种有标准的免疫程序，但对成年人来说，哪些人需要接种、接种多少剂量、接种几次等，要具体问题具体分析。

检测“乙肝五项”指标，判断是否需要接种

对成人来说，考虑接种乙肝疫苗之前，首先应检查血清“乙肝五项”指标，再根据检测结果，确定是否需要接种乙肝疫苗。

如果乙肝病毒表面抗原（HBsAg）定性检测呈阳性，或定量检测>0.05IU/mL（国际单位/毫升），提示已经感染乙肝病毒，接种乙肝疫苗无效。

如果乙肝病毒表面抗体（HBsAb）定性检测呈阳性，一般不需要接种乙肝疫苗。但是，在定量检测中，乙肝病毒表面抗体>10mIU/ml（毫单位/毫升）时，定性检测即可呈阳性。在一般情况下，只有当乙肝病毒表面抗体>30mIU/ml才有保护作用，最好能达到100mIU/ml以上。所以，乙肝病毒表面抗体定性检测呈阴性、弱阳性，或定量检测<100mIU/ml者，可考虑加强乙肝疫苗接种。

初种、复种，接种程序不同

如果是初种，要求接种3针，接种时间为：接种第1针后，1个月时接种第2针，6个月时接种第3针（即0、1、6），每次接种剂量为20微克。

如果是复种，接种1针即可，剂量为20微克。复种后仍不产生有效表面抗体者，可再复种，最高剂量为60微克。

两种方法，判断初种还是复种

一是结合疫苗接种史和乙肝感染史来判断。如果明确有乙肝疫苗接种史或乙肝病毒感染史，属于复种。如果乙肝疫苗接种史或乙肝病毒感染史不明确，且“乙肝五项”指标均为阴性，可按初种管理。

二是通过化验来判断。如果血清“乙肝五项”指标中，乙肝病毒表面抗原阴性，而乙肝病毒表面抗体、乙肝病毒e抗体和乙肝病毒核心抗体有任一项阳性者，属于复种。当然，如果乙肝病毒表面抗体定量检测>100mIU/ml，则不需要复种。

对乙肝疫苗的反应，因人而异

研究表明，40岁以下的健康成年人，如果是初种，注射第1针、第2针和第3针乙肝疫苗后产生保护性抗体（乙肝病毒表面抗体）的比例分别是30%~55%、75%和90%以上。5%~10%的人接种后对乙肝疫苗无反应，主要见于40岁以上、肥胖、吸烟、饮酒、接受血液透析者，以及各种原因引起的免疫功能低下者。这部分人可酌情增加疫苗剂量和接种频次。PM

乙肝疫苗安全吗

乙肝疫苗的有效成分是通过生物工程技术所获取的、没有生命活性的乙肝病毒表面抗原，是一种非常安全的生物制剂。除了高度过敏体质的人（包括对酵母过敏的人）不适合接种外，一般人均可接种。有发热等急性疾病时，可推迟接种。研究表明，乙肝疫苗接种对胎儿无影响，孕妇也可以接种。乙肝病毒感染者即使误种了乙肝疫苗，对健康也无影响。

扫描二维码
关注“爱肝联盟”微信号

患了银屑病 当心关节炎

同济大学附属第十人民医院皮肤科教授 史玉玲

生活实例

郭先生是一位银屑病患者，一直在皮肤科门诊看病，病情控制得还不错。可最近一次来门诊，郭先生却抱怨说："手指最近总是疼痛，是不是关节有毛病？"医生仔细检查，发现他的手指关节又红又肿，让他检查了类风湿因子等几项指标，并做了手部B超检查和X线检查。根据检查的结果，医生最后告诉患者：你患了银屑病性关节炎，需要积极治疗。

医生的话

银屑病性关节炎是一种银屑病伴发的关节炎性疾病。据估算，银屑病患者中患银屑病性关节炎者可高达20%。这种关节炎主要侵袭四肢关节和脊柱等，常有关节、背部及髋部僵硬肿痛，或脚后跟痛，或手指、脚趾肿胀等，当然还具有典型的银屑病皮损。患银屑病性关节炎，一部分患者无明显症状，易被忽视，导致延迟诊断、漏诊及误诊；另一部分患者病情进展较快、易复发，严重者可发生关节强直、残毁。

专家简介

史玉玲 同济大学附属第十人民医院皮肤性病科主任、皮肤性病学教研室主任、主任医师、教授、博士生导师，中华医学会皮肤性病学分会青年委员、银屑病专业委员会委员，上海市医学会皮肤科专科分会银屑病学组副组长。擅长银屑病、白癜风、痤疮及皮肤科疑难疾病的诊断和治疗，以及激光美容、注射美容皮肤微整形等。

诊断：化验+B超+X线检查

银屑病患者如果发现四肢关节不适、晨僵、背痛等症状，要高度重视，及早诊治。医生会让患者做一些必要的检查。比如：查类风湿因子，通常银屑病关节炎患者类风湿因子是阴性的；做X线或B超检查，银屑病关节炎在B超和X线下会有比较典型的影像学表现，有助于确诊。然后，医生会根据患者的银屑病病史、症状、各项检查结果等，最终做出诊断。需要提醒的是，很多银屑病性关节炎患者，并未得到明确诊断，而被当作普通的关节炎治疗。所以，出现不明原因的关节炎时，要警惕是否有银屑病皮损；如果有，就要高度警惕银屑病性关节炎。

根据情况合理用药

确诊银屑病性关节炎之后，要积极治疗。除了治疗银屑病本身外，更要重视关节炎的治疗，因为大多数关节炎导致的损害是不可逆的。首先，非甾体抗炎药可缓解患者关节疼痛、红肿等症状，但对银屑病皮疹、阻止关节炎进展无效。其次，传统的抗风湿药物，如甲氨蝶呤、来氟米特等对银屑病性关节炎有一定疗效，但对阻止骨质侵蚀作用微弱，对中轴关节病变无效，并且这些药物的毒副作用较大。目前，生物制剂已经在临床治疗中发挥出显著改善关节症状的疗效，且有良好的安全性，但价格相对比较昂贵，患者应在医生指导下合理应用。

易发者要早做准备

一级或二级亲属银屑病家族史阳性的患者，银屑病性关节炎发病率大于一般人群。系统使用激素、感染、劳累、吸烟、外伤、不良情绪、妊娠及肥胖等，都可能诱发或加重银屑病性关节炎。银屑病皮损严重程度与关节炎严重程度无关。银屑病甲损害（尤其是顶针甲和甲剥离）与远端指趾关节炎症相关。易发生银屑病性关节炎的患者，应积极接受筛查与评估，做到早期诊断，早期治疗，防止出现关节的毁损。同时，要改变生活方式、避免滥用激素、预防肥胖、戒烟，以及时控制疾病发展，改善预后。PM

重度肥胖患儿减重：手术或可助“一臂之力”

上海交通大学附属第六人民医院
普外科教授　张 频

2015年，欧洲儿科胃肠、肝病及营养学会在线发布的一项声明建议，伴有非酒精性脂肪肝等严重并发症且体质指数（BMI）> 35千克/平方米的儿童及BMI>40千克/平方米且并发症相对较轻的儿童可考虑手术治疗。儿童及青少年是否适合行减重手术，可根据其身体及心理成熟情况、个人手术意愿、既往减重措施及对随访管理的依从性等因素来综合决定。

我国肥胖症和糖尿病外科治疗始于2000年。2014年，《中国肥胖和2型糖尿病外科治疗指南》正式发布，对于减重手术的适应证和禁忌证、手术方式的合理选择、围手术期管理、手术并发症处理等均做了明确规定。然而，对于16岁以下儿童是否可以接受减重手术，我国还没有相关指南。我们的观点是，肥胖儿童的减重手术应慎重，但对于已经出现糖尿病、心血管病、重度脂肪肝等严重代谢紊乱的重度肥胖患儿，可以考虑手术治疗。

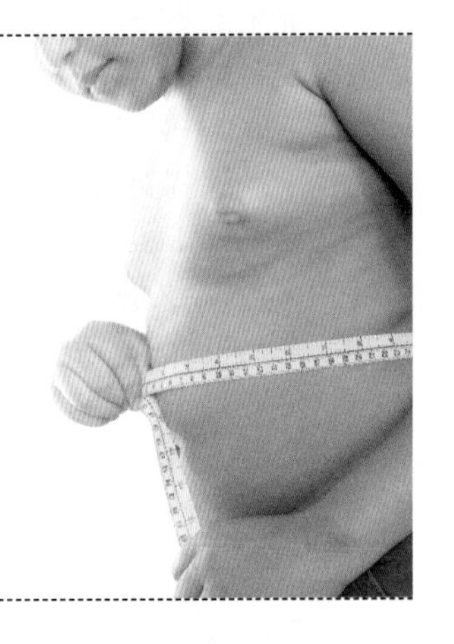

儿童减肥：生活方式干预最重要

近年来，儿童青少年的肥胖问题引起了社会各界的关注。不少贪吃、懒动的“小胖墩们”过早地患上脂肪肝、高血压和糖尿病，不仅严重影响身体健康和生长发育，更会严重影响心理健康。儿童正处在生长发育阶段，最主要的减肥策略还是从改变不良生活方式入手，简单地说，就是“管住嘴、迈开腿”。由于减重手术后可能会因营养素缺乏而影响儿童的生长发育，故一直以来，医学界对于年龄小于16岁的儿童和青少年的减重手术，都持慎重态度。

重度肥胖患儿减重手术：应慎重，但可行

对于部分重度肥胖儿童而言，生活方式干预的减肥效果往往令人失望。长此以往，患儿将面临发生糖尿病、心血管病等肥胖相关并发症的巨大风险。因此，对于部分采用常规减肥方法效果不佳、已经出现了严重肥胖相关并发症的重度肥胖儿童，尤其是患有某些遗传性疾病的重度肥胖患儿而言，早期进行减重手术干预不失为一种有效的治疗方法。

三年前，我们为一名患有普瑞德威利综合征（俗称“小胖威利”综合征）的14岁重度肥胖患儿实施了减重手术。“小胖威利”综合征是一种15号染色体异常的遗传性疾病，患儿大多存在智力障碍、无法控制食欲，儿童青少年时期就会出现重度肥胖，并过早发生糖尿病、高血压和心脏病，平均寿命仅20岁。记得当时这个孩子的体质指数高达45千克/平方米，已经出现了糖尿病、高血压、心功能不全等肥胖相关并发症。家长焦虑万分，曾带孩子去过多家医院就诊，想了很多办法，但都无法控制孩子的食欲和不断增加的体重。抱着最后一丝希望，家长带着孩子来到我院，表达了想做减重手术的强烈意愿。起初，我们是拒绝的，因为孩子年纪小，术后可能会因营养素缺乏而影响生长发育。然而，孩子不断增长的体重、已经出现的多种肥胖并发症、常规减肥方法均告无效的现实，又强烈提示着实施减重手术的迫切性。最终，在家长的强烈要求下，经医院伦理委员会讨论通过，并进行了细致的术前准备后，我们为患儿实施了减重手术。术后，患儿的体重明显下降，食欲也不像以前那么亢进了，各项代谢指标逐渐恢复正常。目前，该患儿的体重控制良好，健康状况也不错。试想如果当时不治疗，任由其体重疯涨，该患儿目前的健康情况可能已经非常糟糕。PM

专家简介

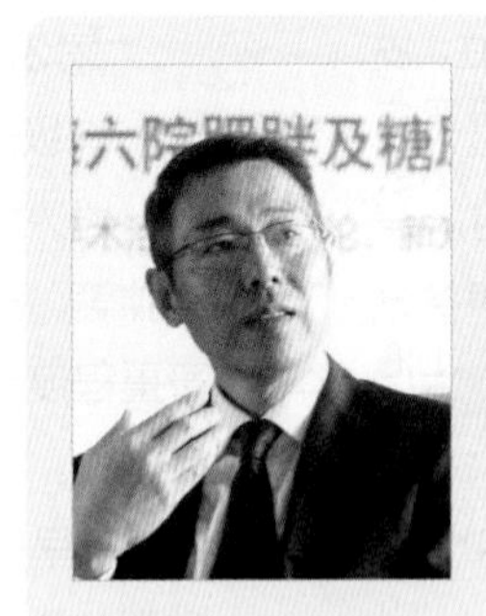

张 频 上海交通大学附属第六人民医院普外科主任医师、教授、微创外科学科负责人。开展肝、胆、脾、胃肠、疝、甲状腺、甲状旁腺等器官疾病的微创治疗，擅长肥胖症及糖尿病的代谢性手术治疗。

专家门诊：周一下午，周四上午

在中国，膝骨关节炎的患病率高达15.6%。在50岁以上人群中，膝骨关节炎的患病率更高。目前，膝骨关节炎已经成为全球第二位的高致残率疾病，给患者的日常工作与生活带来巨大困扰。

膝关节由股骨髁、胫骨髁、髌骨及附属结构（如韧带、半月板、滑膜）组成。骨表面的关节软骨是最重要的组织。作为人体主要的承重关节之一，膝关节的功能对工作、生活影响很大。所谓“人老腿先老”，很大程度上说的就是膝关节疼痛和不适给人带来的身心感受。

膝骨关节炎：越“成长”越“烦恼”

浙江大学医学院附属第二医院骨科主任医师　严世贵

年龄是重要危险因素

膝骨关节炎是一种退行性滑膜关节病变，与年龄密切相关。年轻人的膝关节腔中存在关节滑液，可以很好地承担润滑、营养、保护关节的作用。随着年龄增长，关节滑液发生变性，关节软骨的磨损程度逐渐加重，膝关节的退化几乎难以避免。当然，肥胖、关节损伤等也是引起膝骨关节炎的重要因素。

日常生活中，大家应尽可能保护膝关节，避免膝关节过度负载。国内外的调查资料显示，女性膝骨关节炎的发病率高于男性，其中一个因素就是人在下蹲时，膝关节会承受2~3倍体重的负荷，而女性一生中因生理因素下蹲的次数比男性多20万次。

运动不当，也有关系

不合理的运动也是导致膝骨关节炎的重要因素。目前，热衷跑马拉松、健步走或登山的人越来越多。有些人在出现了关节疼痛等不适后，还忍痛坚持运动，进一步加重了关节损害。一般地说，每个人的遗传、体质等因素不同，膝骨关节炎的发生风险也不尽相同。比如，直系亲属中有膝骨关节炎病人者，患膝骨关节炎的风险就比较大，不宜过度运动。最好的保护膝关节的方法是经骨科或运动医学科专家评估后，选择合适的运动方式。日常生活中，可以通过加强股四头肌的锻炼来增加膝关节的稳定性。

合理治疗，十分关键

膝骨关节炎的主要症状是疼痛、行动不便。针对关节疼痛不适，很多老年人喜欢用外敷膏药、针灸按摩等方法进行治疗。市面上宣称“一贴见效”“包治关节病”的虚假宣传也不鲜见，极具诱惑性，中老年人要提高警惕。目前，临床上对膝骨关节炎一般采用“分级治疗”：若病情较轻，可选择非药物治疗（如减肥、合理锻炼、辅助器械）等；病情稍重，可以使用药物治疗和关节腔内注射治疗；严重者，可选择手术治疗。膝骨关节炎患者应去正规医院就诊，骨科医生会根据具体病情选择合适的治疗方案。PM

专家简介

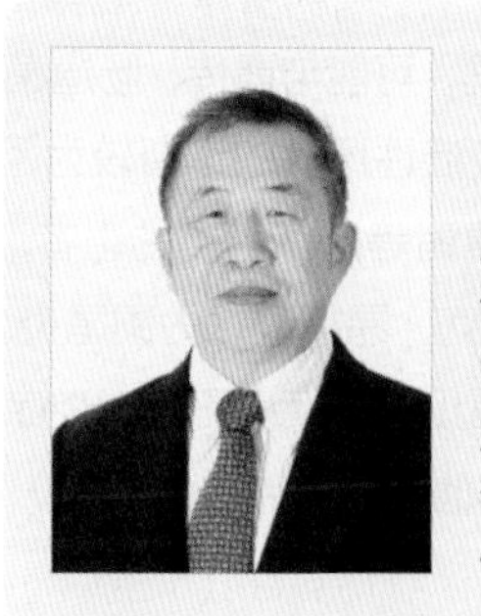

严世贵　浙江大学医学院附属第二医院骨科主任、教授、主任医师、博士生导师，中华医学会骨科学分会常委，浙江省骨质疏松及骨矿盐分会主任委员，浙江省医师协会骨科学分会会长，浙江省医学会骨科学分会前任主任委员。

生活实例

近半年来，28岁的小林被反反复复的拉肚子折腾得不轻。起初，她以为腹泻是因为自己平时常在外就餐、常吃冷饮的缘故，并没太在意。谁知，这次的腹泻却有点奇怪，一直反反复复，不见好转。小林妈妈发现女儿一直腹泻，人也瘦了不少，便陪她去附近的医院就诊。医生诊断小林患有慢性肠炎，给她开了一些药。然而，这些药并没有什么效果，小林的腹泻依然如故，有时还会出现脓血便。在朋友的推荐下，小林来到仁济医院消化科就诊。经仔细问病史以后，医生怀疑小林的腹泻并非单纯的慢性肠炎所致，建议她做结肠镜检查。果然，结肠镜检查结果证实了医生的判断，小林最终被确诊为溃疡性结肠炎——炎症性肠病（IBD）的一种。

长期腹泻：警惕不一般的“肠炎”

上海交通大学医学院附属仁济医院
消化内科主任医师　冉志华

反复腹泻，当心炎症性肠病“作怪”

很多人把“拉肚子”归咎于受凉、饮食不卫生等。然而，有一种“拉肚子”却并没那么简单，它的背后可能是炎症性肠病在“作怪”。

炎症性肠病是一种病因尚不明确的慢性非特异性肠道炎症性疾病，包括溃疡性结肠炎和克罗恩病。溃疡性结肠炎主要累及结直肠，是结直肠黏膜层和黏膜下层的连续性炎症病变，好发于20~49岁的中青年人，临床表现为持续或反复发作的腹泻、黏液脓血便，可伴腹痛、里急后重和不同程度的全身症状，部分患者可有皮肤、黏膜、关节、眼、肝胆等肠外表现。克罗恩病可影响消化道任何部位，表现为非连续性全层炎症，最常累及的部位为回盲部，好发于18~35岁的年轻人。

诊断不易，误诊、漏诊较常见

炎症性肠病在欧美国家比较常见，我国炎症性肠病的患病率相对较低。近年来，随着国人饮食结构和生活习惯的改变，我国炎症性肠病的患病率呈逐年升高趋势。由于炎症性肠病患者多为青壮年人，病程较长，治疗较为棘手，故越来越受到医学界的重视。

炎症性肠病的病因目前尚不明确，可能与遗传、肠道菌群、环境及免疫因素有关。由于缺乏特征性表现，炎症性肠病的诊断较为困难，误诊、漏诊情况也较为常见。比如，以腹痛、腹泻等症状为主的患者，常被误诊为“慢性肠炎”；位于回肠末端的炎症性肠病，易被误诊为阑尾炎。

与胃肠道肿瘤、消化性溃疡等常见消化疾病不同，炎症性肠病一般采用“排他性”诊断，即必须在排除了其他因素（特别是感染）导致的肠道炎症以后，才能确诊。

虽无法治愈，但可有效控制

目前还没有一种方法可以治愈炎症性肠病，但通过科学、正规的治疗，病情可以得到有效控制。炎症性肠病的治疗以内科药物治疗为主，主要药物包括氨基水杨酸制剂、糖皮质激素、免疫抑制剂及生物制剂。当出现肠梗阻、穿孔及癌变等并发症时，往往需要外科治疗。

除药物治疗外，饮食管理也是控制炎症性肠病进展的重要手段。患者饮食应清淡、营养丰富、易消化，避免食用辛辣、刺激、海鲜类食物，限制高膳食纤维食物的摄入。同时，开展适度的体育锻炼，保持良好的情绪也有助于改善病情。PM

特别提醒

与普通腹泻相比，炎症性肠病的主要特征是长期慢性腹泻或反复黏液血便。如果腹泻持续6周、每天超过3次，伴腹痛、消瘦，特别是有肛周病变（肛周脓肿、肛瘘）者，应及时去正规医院消化内科就诊，排除炎症性肠病，特别是克罗恩病的可能。

突如其来的“压力性溃疡”

华中科技大学同济医学院附属协和医院消化内科副教授　任宏宇

胃肠道被认为是最能表达情绪的器官。心理上的一些波动，胃肠道往往都能“未卜先知”。不良情绪，如愤怒、怨恨、焦虑、忧郁、恐惧等，可使胃部运动功能异常，胃酸分泌明显增加，引起胃、十二指肠黏膜缺血，黏膜防御功能减退，导致胃肠病发生。患者会出现腹痛、饱胀、反酸、嗳气、呃逆等不适症状。

在压力导致的胃肠病中，症状明显、危害较大的是消化性溃疡。溃疡通常出现在胃和十二指肠部位，临床上称为胃溃疡和十二指肠溃疡。全球约10%的人在一生中曾患过该病。临床研究表明，环境因素，如遭遇自然灾害、失去亲人、工作压力大、不良情绪等带来的负面影响，比饮食不规律对胃造成的影响要大得多。

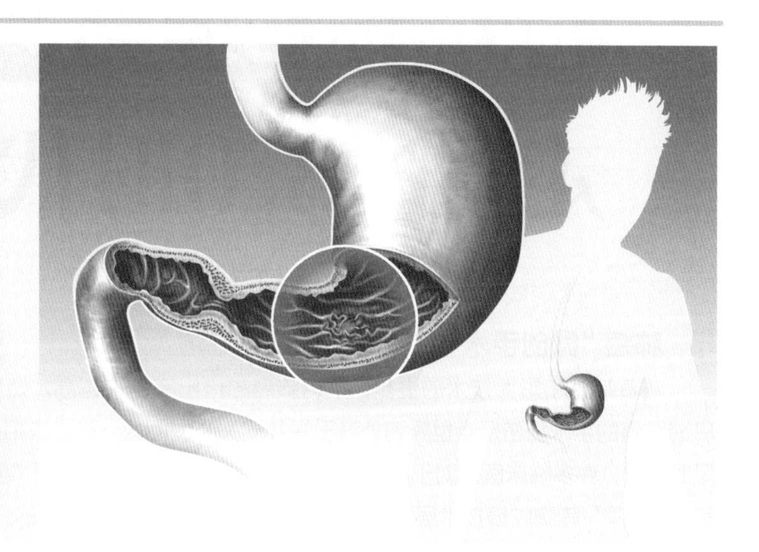

溃疡病，莫轻视

胃溃疡和十二指肠溃疡是比较严重的消化病，如果得不到及时诊治或疗程不够，可能会导致一系列并发症，如消化道出血、穿孔和消化道狭窄。若消化道出血量过大，会造成失血性休克，甚至危及生命；若发生消化道穿孔和狭窄，则需要进行手术治疗。尤其是胃溃疡，还存在癌变可能，患者需要定期进行胃镜检查随访。十二指肠溃疡一般没有癌变倾向。

胃溃疡多发生在幽门部，十二指肠溃疡多发生在十二指肠球部，疼痛是溃疡病的常见症状。十二指肠溃疡的疼痛常发生在两餐之间，进餐或服用制酸药物后可缓解。部分十二指肠溃疡患者可发生夜间痛。胃溃疡的疼痛常在餐后 1 小时内出现，1 ~ 2 小时后逐渐缓解，直至下餐进食后再次出现。值得注意的是，15% ~ 30% 的溃疡病患者没有疼痛症状，对于这些“不痛”的胃病，尤应提高警惕。

早治疗，可治愈

当感觉胃不舒服，或出现反酸、打嗝、烧心、上腹胀等症状时，患者应及时就医。必要时，应接受胃镜检查。同时，还应进行幽门螺杆菌的检测。据统计，80% ~ 90% 胃十二指肠溃疡患者合并幽门螺杆菌感染，而该细菌是导致溃疡迁延不愈的重要原因。检测幽门螺杆菌的常用方法包括：①快速尿素酶试验，在进行胃镜检查时，从受检者的胃内取一小块胃黏膜，约米粒大小，在幽门螺杆菌检测试纸上进行显色；②呼气试验，检测前 2 ~ 3 小时空腹，停用抗生素和抑制胃酸分泌的药一周，做碳 -13 呼气试验。

幽门螺杆菌阳性者，应接受根除幽门螺杆菌的治疗。经典“三联疗法”为一种质子泵抑制剂（如奥美拉唑）加两种抗生素（阿莫西林和克林霉素）。幽门螺杆菌阴性者，可在医生指导下服用抑制胃酸分泌的药（质子泵抑制剂、H_2 受体拮抗剂）和黏膜保护药物。

除在医生指导下进行药物治疗外，戒除烟酒、三餐定时定量、避免过度疲劳、保持乐观心态、学会自我减压，也是促进溃疡病康复的重要一环。当感觉压力过大、情绪不佳时，不妨做做深呼吸；空闲时外出走一走，与朋友聊聊天；晚上睡前用热水泡泡脚，都有助于舒缓压力。PM

特别提醒

溃疡病愈合后的复发率很高。有报道称，溃疡病一年内的复发率高达 70% ~ 80%；即使是维持治疗（不停药）的患者，复发率也高达 20% ~ 25%。因此，预防溃疡病复发是一件长期和持续性的工作，患者应引起足够重视。

近日，复旦大学附属肿瘤医院肺癌研究团队在大量临床实践的基础上提出的关于“肺癌微创手术3.0”概念的述评，在被学界誉为“外科学圣经”的权威学术期刊《外科学年鉴》上在线发表，为将来减少早期肺癌患者手术创伤的研究提供了新方向，也为今后世界各国在开展肺癌微创治疗时提供了重要的理念和实践指导。

肺癌微创手术 走进“3.0时代”

复旦大学附属肿瘤医院胸外科教授　陈海泉

肺癌“微创手术1.0”：“切口微创”

随着筛查和影像技术的进步，早期肺癌的检出率越来越高，如何减少早期肺癌的手术创伤是全世界胸外科医生共同关心的问题。在过去相当长一段时间内，许多临床医生对于肺癌微创治疗理念的认识仅仅局限于“小切口”和“少打洞”等胸腔镜技术层面，甚至一味追求、攀比“可见创伤”的最小化。我们将这个阶段定义为“肺癌微创手术 1.0”。

实际上，微创手术的真正目标是为了让患者在创伤最小的情况下，获得和开放手术一样，甚至更好的疗效和生存率。根治肿瘤是第一位的，不能为了追求更小的切口而勉强为不适合的患者做微创手术。

肺癌“微创手术2.0”：“脏器微创”

与肺癌“微创手术 1.0”只追求“可见创伤”的最小化不同，肺癌“微创手术 2.0”的理念是力争达到“内部脏器创伤最小化”的目标。这是一种“从外到内全面创伤最小化”的实践，在确保根治肿瘤的基础上，通过精确划定手术范围，减少对正常组织和脏器的创伤，最大限度地保留患者的肺功能，将胸腔内的损伤降到最低。“微创 2.0”，不仅包括体表切口的大小，还应确保内部脏器在手术中的创伤最小化。

过去，早期肺癌的标准治疗方法是肺叶切除加系统性淋巴结清扫。然而，过度的肺叶切除将大大降低患者术后的生活质量；而对没有发生转移的淋巴结进行大范围预防性清扫，也会造成更多不可见的“内伤”。我们团队的研究发现，早期原位癌及微浸润腺癌患者通常没有淋巴结转移，进行亚肺叶切除同样能达到根治效果。2012 年，我们在国际上率先通过术中冰冻病理诊断，选择部分淋巴结转移可能性小的早期肺癌患者进行亚肺叶切除，在治愈肿瘤的同时，大大减少了手术创伤，患者恢复更快、术后生活质量更高。该研究结果发表在国际顶级期刊《临床肿瘤学》杂志上，被认为是“早期肺癌个体化治疗的重要进步”。在此基础上，我们团队对早期肺腺癌淋巴结清扫范围进行了研究。研究证实，如果术中纵隔淋巴结没有转移，就不需要做大范围淋巴结清扫；位于肺上叶尖段、直径小于 2 厘米且没有侵犯胸膜的早期肺癌，下纵隔淋巴结一般不会发生转移，这类患者只需要进行上纵隔淋巴结清扫即可。

肺癌“微创手术3.0”：“全面微创”

肺癌“微创手术 3.0”以胸腔镜技术为载体、由多学科共同参与，为患者选择合适的手术方式、合适的切口，尽可能保留正常肺组织、肺功能和淋巴结，并尽可能在短时间内完成手术，将切口、器官和系统性创伤降到最低，使患者最大限度获益。

“全面微创”是肺癌手术未来的发展方向，也是一项系统性工程。此项工作的开展不能仅仅依靠外科医师，还应该包括介入科、病理科、麻醉科、影像科、化疗科、放疗科等多学科团队的共同参与。例如，手术和麻醉时间的尽量缩短，有助于减少对患者造成的系统性创伤；而病理科、影像科的精确诊断，则有助于手术方式的精准选择；等等。PM

专家简介

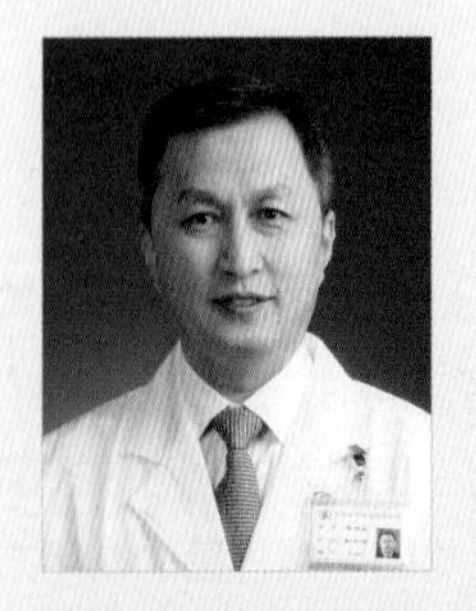

陈海泉　复旦大学附属肿瘤医院胸外科主任、胸部肿瘤多学科诊治组首席专家、肺癌防治中心主任、教授、主任医师、博士生导师，中国医师协会胸外科分会常委，上海市抗癌协会胸部肿瘤委员会主任委员，上海市医学会胸外科分会副主任委员，中国抗癌协会肺癌专业委员会委员、食管癌专业委员会委员，中华医学会胸心血管外科学分会委员。擅长肺癌、食管癌等胸部肿瘤的早期诊断和以微创手术为主的多学科综合治疗。

专家门诊：周一下午　特需门诊：周三上午

胃癌是中国发病率第二位的恶性肿瘤，仅次于肺癌，每年新发胃癌病例高达40余万例，给我国造成沉重的社会负担及经济负担，也给每一个患者的家庭带来沉重打击。那么，怎样才能防止胃癌发生呢？

“双管齐下”远离胃癌

北京大学肿瘤医院教授　步召德

控制危险因素

胃癌的高发年龄段为50～60岁，男女性发病比例为2∶1。胃癌患者的直系亲属，胃癌发病率升高2～3倍。

胃癌的确切发病机制目前尚未完全明确，可能的发病原因与以下危险因素有关。

❶ **幽门螺杆菌（Hp）感染**　幽门螺杆菌是一种螺旋形、微厌氧的细菌，在某些胃病患者中的幽门部位被发现，因而得名。幽门螺杆菌是胃癌的重要致病因素之一，Hp感染者胃癌发病率升高3～5倍。幽门螺杆菌可经口传播，在我国人群中有相当高的感染率。

幽门螺杆菌的检测十分便捷，“呼气试验”是最方便的检查手段。是不是每个人都需要去医院检测是否感染了Hp，而每个Hp检测阳性的人都应该根除Hp呢？答案是否定的。只有感染Hp并合并慢性萎缩性胃炎、胃十二指肠溃疡、胃黏膜肠上皮化生或非典型增生等疾病，以及有胃癌家族史者，才需要根除HP。

❷ **饮酒、吸烟**　长期大量饮酒，尤其是饮高度白酒，是导致胃癌发病的危险因素。吸烟不仅是胃癌的危险因素，还可直接引起很多其他疾病，因此应尽量避免吸烟，包括二手烟。

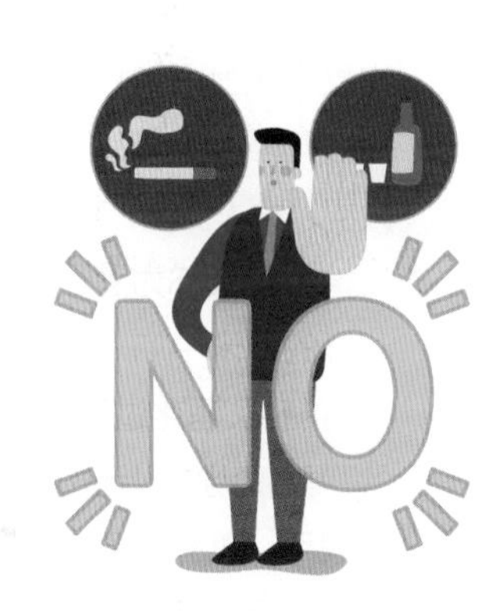

❸ **腌制、熏制食物**　某些方法烹饪的食物，如腌制、熏制的食物，富含亚硝酸盐、真菌毒素、多环芳烃化合物等致癌物，应避免食用。此外，高脂肪、高盐饮食会使胃排空减慢，增加潜在致癌物与胃黏膜接触的时间，也应尽可能少食用。

消灭“癌前病变”

事实上，要想准确预测胃癌的发生是十分困难的，但这并不代表胃癌是“沉默的杀手”，无迹可寻。实际上，胃癌的发展是一个长达数年时间的漫长过程，在罹患胃癌之前有一个特殊的阶段，我们称之为“癌前病变”。癌前病变，顾名思义，是指从正常组织到发生癌变的中间阶段。这个阶段的病变若长期存在，就有可能进一步发展成癌；若经过恰当治疗，则能将癌变过程逆转，将癌症消灭在萌芽阶段。那么，胃癌的癌前病变有哪些呢？

❶ **慢性萎缩性胃炎**　慢性萎缩性胃炎可进一步发生肠上皮化生、不典型增生，进而发生癌变。其病史长短及严重程度与胃癌的发生率密切相关，2%～10%的慢性萎缩性胃炎最终会发展为胃癌。

❷ **胃息肉**　胃息肉是胃的良性肿瘤，主要分为腺瘤性息肉及增生性息肉，90%为增生性息肉。尽管腺瘤性息肉较少见，但恶变率较高，可达10%～60%。直径大于1厘米的腺瘤性息肉，恶变可能性更大，应及早去除。

❸ **胃溃疡**　胃溃疡是胃黏膜被胃酸及胃蛋白酶消化后形成的黏膜缺损。显微镜下，胃溃疡边缘的黏膜有明显的上皮细胞再生及炎性变化，并常有腺体肠化生。胃溃疡恶变率为1%～3%，是一种癌前病变。积极治疗溃疡病，可防止其向恶性转化。

❹ **残胃**　胃良性病变行手术切除一部分胃壁后，残留的部分胃称为残胃。胃切除术后十余年，残胃癌发生率上升。这可能与胃酸分泌减少、胆汁等十二指肠内容物反流有关。

上述癌前病变常伴随一些预警信号，如上腹痛、上腹饱胀不适、食欲减退、反酸、恶心、贫血、消瘦等。这些症状往往缺乏特异性，不易引起人们重视，还有患者没有任何临床症状。45岁以上人群，尤其是有胃癌高危因素的人，以及上述症状持续存在或反复发作者，应定期进行胃镜筛查。若发现胃癌癌前病变，须采取恰当的治疗措施，将癌前病变扼杀在萌芽中。PM

风情小食，吃出老故事与细心思（十三）

醪糟汤圆

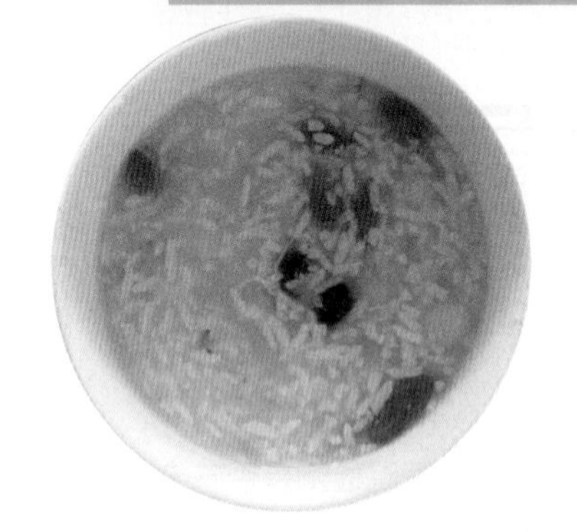

天津中医药大学第一附属医院
主任医师 李艳玲

老故事

民间相传，汤圆起源于春秋时期。楚昭王正月十五之夜经过长江，见有外白内红之物飘于江上，不知为何物，便询问孔子。子曰："此浮萍果也，得之者主复兴之兆。"楚昭王大喜，命人仿制，寓意团圆和美。

醪糟又称为酒酿、米酒，历史久远。在蒸好的糯米中加入酒曲，在微生物的作用下经过糖化、酒化过程，形成美味、醇香的米酒。

醪糟汤圆以汤圆、醪糟为主要原料，口味偏甜，兼有酒香、桂花香、糯米香，是中国民间历史悠久的小吃，可以追溯到宋代。在长江流域，醪糟汤圆是百姓四季都食用的小吃。

细心思

汤圆通常用糯米面制成。糯米味甘性温，归脾、胃、肺经，具有补益脾胃、益肺气的功效，可用于脾胃虚弱、食少便溏、久泄、气虚自汗、体倦乏力者。糯米酒甘甜芳醇，有健脾开胃、舒筋活血、祛湿消痰、补血养颜的功效，是中老年人、孕产妇和体弱者补气养血之佳品。

自己做

醪糟汤圆的原料获得容易、制作方法简单，可以在家中自己制作。自制醪糟汤圆，可将传统的白糯米用黑糯米替换一部分。糖尿病患者可少加桂花酱，用适量木糖醇等甜味剂替代。

原料

糯米粉 150 克，醪糟 500 克，葡萄干 10 克，枸杞子 5 克，白糖 10 克，干桂花少许（以上为六人份）。

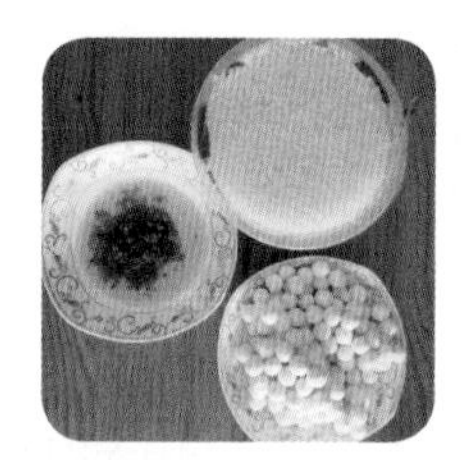

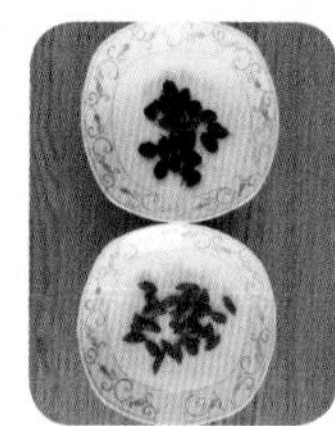

制法

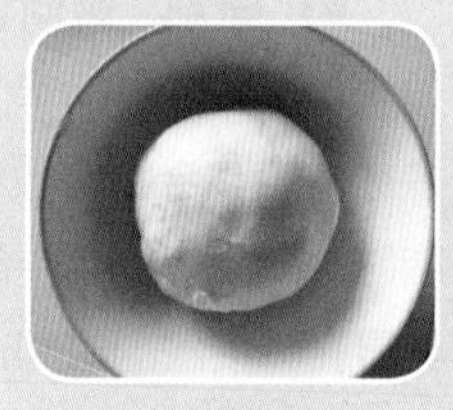

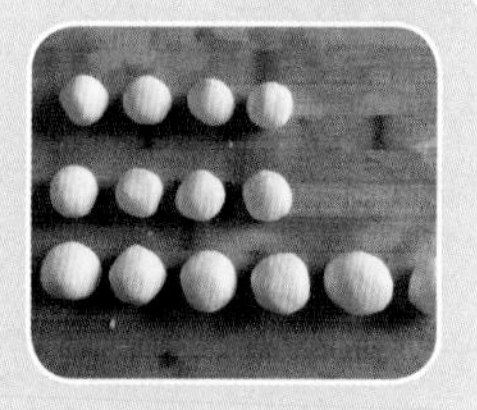

① 糯米粉中加适量水，揉成光滑面团，宜干不宜湿，醒约 10 分钟。

② 将糯米团揉成若干个小面团。

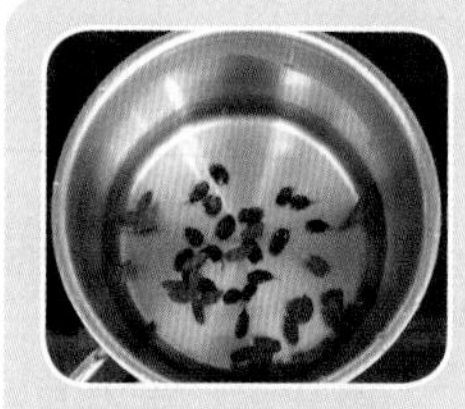

③ 干桂花用热水泡开。

④ 锅中加水，放入葡萄干、枸杞子，煮开盛出。

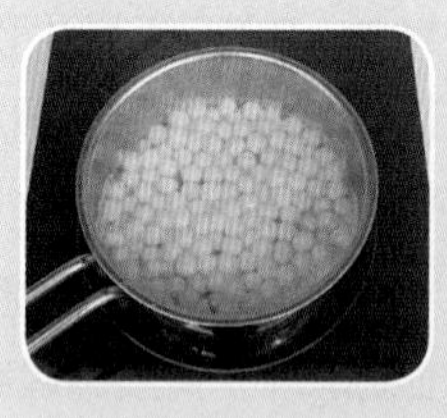

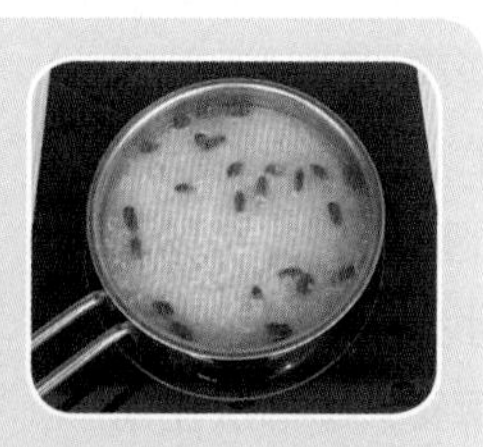

⑤ 锅内加水，煮汤圆。汤圆漂浮起来时，放入醪糟，煮开后用藕粉或淀粉勾芡，加入煮好的葡萄干、枸杞子、泡开的桂花和白糖。

营养

一份醪糟汤圆含能量 774 千焦（185 千卡）、蛋白质 4 克（占总能量的 8%）、脂肪 0.4 克（占总能量的 2%）、碳水化合物 42 克（占总能量的 90%）。

需注意的是，虽然醪糟汤圆益处颇多，但不宜过多食用。糯米含有较多支链淀粉，脾胃功能弱者食后不易消化，每天食用量以 50 克左右为宜。PM

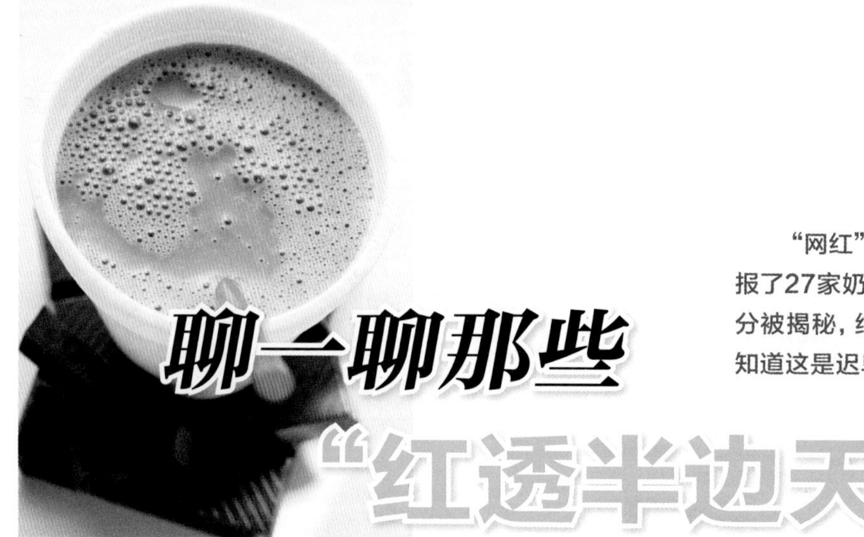

聊一聊那些“红透半边天”的食品

“网红”食品果然出事了：近日，上海市消保委通报了27家奶茶铺产品实测结果，多家“网红”奶茶成分被揭秘，结果令人大吃一惊。我却很淡定，因为我知道这是迟早的事。

扬州市营养学会副理事长　蒋 放

这些年，“网红”食品的营养漏洞

食品有两大基本功能：一是让人“吃饱”，满足人体对能量的需求；二是让人“吃好”，提供各种营养，促进健康。如果要再加一条，那就是“好吃”。可如今，吃“网红”食品似乎不是为了填饱肚子（因为很多人排队几小时，只为喝一杯奶茶），也不完全冲着补充营养而去。很多人追“网红”食品，就像追星一样。

现在，依然火红的“网红”食品首推奶茶。我们先来看看奶茶的营养成分吧。奶茶作为现制饮料，不属于预包装食品，国家未强制要求其标注营养成分，“食粉”倒也不在意。但是，上海市消保委近期对 27 家奶茶铺的 51 件样品开展比较试验发现：①宣称“无糖”的样品并非不含糖；② 19 件样品的蛋白质含量明显偏低；③ 4 件样品的反式脂肪酸偏高；④有奶盖与无奶盖的奶茶相比，脂肪含量更高；⑤部分样品咖啡因含量较高，儿童、孕妇、高血压患者等特殊人群应避免过量饮用。所以，你喝奶茶的同时，可能摄入了很多咖啡因；你对店员说“来杯无糖的奶茶”，得到的可能是有糖奶茶。此外，奶茶还有低蛋白质、高脂肪、高反式脂肪酸等问题。

再来看看另一种“网红”食品——牛油果食品，如牛油果奶昔、牛油果蛋糕。似乎加一点牛油果，食品就会变得“高大上”、有营养。如果该产品有包装，请学会看营养成分表，留意配料有哪些。配料排名先后是按用量多少决定的。也就是说，如果你喝的牛油果奶昔是用半个牛油果、半根香蕉加 200 毫升牛奶制成的，那就是货真价实、营养美味的牛油果奶昔；如果一块蛋糕里仅有一点牛油果，就不能改变这块蛋糕高脂肪、高糖、高能量的特点。

“网红”食品走的是“颜值”、包装、口味路线，我们虽然不能一味苛求营养，但也不能因此完全忘了健康。

那些年，儿时美食“走红”的原因

你现在是否还能回忆起很多红极一时的儿时美食？我们常说糖果、饼干的营养差，但它们却是 20 世纪 60 年代孩子们的最爱，因为它可以补充当时人们摄入不足的能量；20 世纪 80 年代，“娃娃头雪糕”吸引了无数人，因为当时牛奶是紧俏营养品；随着物品慢慢丰富起来，膨化食品、饮料铺天盖地，因为我们什么都不缺了。但是，我们仍然缺少健康意识，缺乏营养知识。

今后，乐趣美食诞生在家中

与其盲目追捧“网红”食品，不如回归自然，回归家庭，给自己和家人煮一碗红豆薏仁牛奶，做一个香蕉鸡蛋饼。你会发现，吃再多“网红”食品，都不如家里自己制作的小零食有营养、有滋味、有乐趣。PM

红豆薏仁牛奶

将红豆、薏苡仁洗净，浸泡 5 小时，倒入电饭煲内，加水煮（水量没过红豆约 5 厘米）。煮好后放凉，倒入鲜牛奶和适量蜂蜜搅拌。

这款家常版甜品还可以加入其他原料，如芋艿丁、紫薯丁。如果再撒上一把核桃，就是一款不错的营养早餐。

香蕉鸡蛋饼

两勺全麦面粉加水，搅拌成糊状。打入 2 个鸡蛋，搅拌。将 1 根香蕉去皮，碾成泥，放入蛋面糊中，搅匀。锅中倒入适量橄榄油，倒入面糊，待面糊凝固后翻面。

这张饼约两人份，能量不太高，含有维生素、矿物质、蛋白质等多种营养素。

酸奶土豆泥

土豆洗净，去皮，蒸熟，碾成泥，放入模具或碗中，倒扣在盘子上。淋上酸奶，撒上适量葡萄干。

这款土豆泥不放色拉酱，味道却很好，也有一定的营养，想必孩子也会喜欢。

总有人抱怨："为什么我喝水也会发胖？"水真的会让人"长胖"吗？

喝水也会胖？不是"水"的错

上海交通大学医学院附属瑞金医院临床营养科副主任医师　施咏梅

真正的水

水，是人类赖以生存的必需营养素，是一切生命活动的基础。作为一种溶剂、反应介质和运输载体，水既有助于营养素的消化、吸收、利用，又促进机体的代谢废物排出体外，还具有调节体温和润滑剂的作用。

人体对水的需要量随个体的年龄、体重、气候及劳动强度而异。一般来说，成年人每天需要水 1500~2500 毫升，以补充从尿、呼吸、皮肤及粪便损失的水分。高温下大量出汗，更需额外补充水分。

人体所需的水来源于：①饮用水，这是人体补水的主要途径；②食物中的水，主要指来自半固态和固体食物的水，如蔬菜、水果等；③代谢水，即内生水，来自体内物质氧化或代谢过程所产生的水，每天 200~300 毫升。

喝水"长胖"的真相

人发"胖"的根源在于"吃得多,消耗少"，即从食物中摄入的能量大于机体消耗的能量,多余的能量就会以脂肪形式积聚在体内,导致体重增加。当脂肪积聚达到一定程度,就患上了"肥胖症"。

那么，为什么有人认为自己"喝水也会长胖"呢？其实，饮用水，包括白开水、纯净水、矿化水，无色、无味、无能量，还含有微量的钙、镁、氟等人体必需的矿物质，喝这类水是不会让人"长胖"的。但是，喝饮料就另当别论了。不同饮料所含的糖、脂肪、蛋白质的量不同，所含能量也不同。

根据饮料所提供的能量、营养成分及其对健康的影响，美国专家于 2006 年提出"饮料指南"，将饮料（包括饮用水）分成 6 个等级。

第 1 等级

饮用水

补充人体每日所需水分和部分必需矿物质（如氟、钙、镁等），无能量。

第 2 等级

茶和咖啡

茶叶和纯咖啡是常见的饮料成分，本身不提供能量。茶叶可提供茶多酚等抗氧化物质及某些微量营养素。咖啡含咖啡因，具醒脑、提神作用。

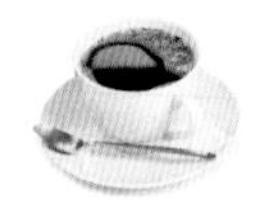

第 3 等级

低脂奶、脱脂奶和大豆饮料

低脂奶指脂肪含量为 1% 或 1.5% 的牛奶。牛奶是蛋白质、钙的重要来源，低脂奶和脱脂奶的能量较低。大豆属优质蛋白质，既含有丰富的蛋白质，脂肪含量又低，且无胆固醇。

第 4 等级

无能量的甜饮料

可提供水分和人工甜味剂，不提供能量。

第 5 等级

有一定营养素、含有能量的饮料

如纯果蔬汁、全脂奶、运动饮料、强化维生素饮料、含酒精的饮料。

第 6 等级

含能量的甜饮料

如碳酸饮料，除含有较多添加糖外，几乎不含其他营养素。

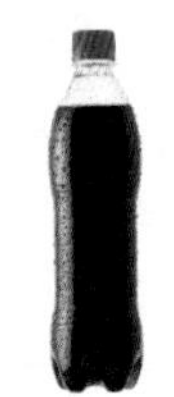

我们不难发现，除第 1、2、4 类饮料外，其他饮料均提供能量。当你不加限制地喝这些含能量的"水"后，就会增加"长胖"的风险。

选择"饮料"的技巧

绝对不喝饮料，可能有些强人所难，那么就让我们从琳琅满目的饮料中选择合适而健康的饮料吧。

第一，学会看食品标签。食品标签中的营养成分表列举了食品中能量、蛋白质、脂肪、碳水化合物和钠的含量，以及这些含量占一日营养供应参考值（NRV）的比例。预防"长胖"，应选择能量低的饮料。

第二，限制饮料的摄入量。饮料喝得越多，摄入的能量越高，所以限制摄入量是关键，尤其要限制添加糖的摄入量，每日最好控制在 25 克以下。

第三，将饮料的能量纳入每日总能量。如果你实在抵挡不住饮料的诱惑，那么，喝了多少能量，就要相应减少其他食物的摄入量，或者通过运动"燃烧"多余的能量，使每日总能量摄入相对平衡。

第四，选择健康的饮料。除饮用水、茶、咖啡外，相对来说，"低能量、低脂、低添加糖、高蛋白质"的饮料较为营养和健康。如上述第 3 类饮料，适合饥饿时饮用。PM

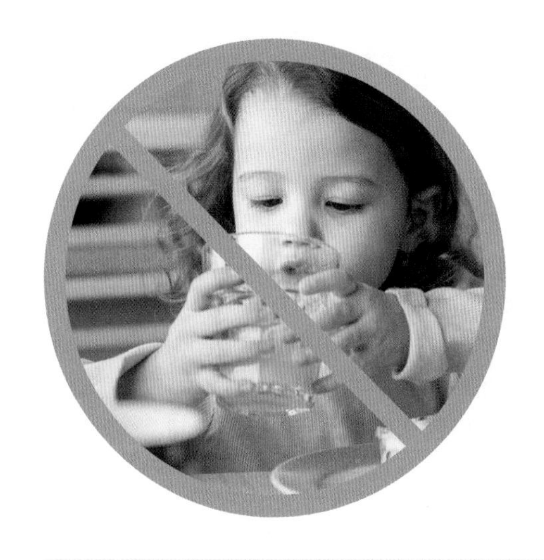

美国痛下“禁止令”：让果汁远离孩子

✍重庆医科大学公共卫生与管理学院
肖阳雪 罗新苗 赵 勇（副教授） 曾 缓（副教授）

近日，美国儿科学会发布了最新儿童饮食指南，其中明确禁止1岁以内婴儿饮用果汁，并对1~18岁儿童青少年的果汁摄入量做出严格规定，引起各界关注。

如今，很多家长会给孩子喝果汁，认为果汁不仅可以补水，还能补充多种维生素、矿物质。但是，果汁对孩子真的有益吗？

0~18岁，每日果汁摄入量

早在2001年，美国儿科学会（AAP）发布的儿童饮食指南就提出“6月龄以内的婴儿不宜喝果汁”。今年，AAP发布最新儿童饮食指南，将该条郑重修正为“1岁以内的婴儿不宜喝果汁，除非有临床指征”，并且对1～18岁儿童青少年的每日果汁摄入量进行了严格的规定。

年龄	每日果汁适宜摄入量
0~1岁	0毫升
1~3岁	≤120毫升
4~6岁	120~180毫升
7~18岁	≤240毫升

需要特别指出的是，该指南中的果汁指100%灭菌纯果汁，不包括自己在家鲜榨的没有进行灭菌处理的果汁。市场上的勾兑果汁、果味饮料、浓度低于100%的稀释果汁等也不是果汁，只能算饮料。

果汁“禁止令”来由

让AAP时隔16年做出这一修正的主要原因是：很多证据显示，过早或过多饮用果汁可能会引发儿童肥胖和龋齿。

● **肥胖** 肥胖儿童的高胆固醇血症、血脂异常和高血压等会影响其心血管系统健康；高胰岛素血症、胰岛素抵抗等会影响其内分泌健康。同时，社会对肥胖者存在的偏见，可能会影响儿童的心理健康。果汁浓缩了水果中几乎所有的糖分，含糖量高达10%以上，接近于碳酸饮料。若孩子从婴幼儿时期就养成喝果汁的习惯，成长过程中喝甜饮料的频率就会增加，容易导致肥胖。

● **龋齿** 龋齿不仅会改变牙齿的形态和色泽，还可能引起牙髓炎等口腔疾病，重则继发牙槽骨、颌骨等感染，甚至导致全身疾病。儿童发生龋齿的概率高，且发病时间早、龋蚀进展快，若不重视，后果严重。相较于吃水果，喝果汁容易使糖分残留在牙齿上，大大增加婴幼儿患龋齿的风险。

果汁的营养成分并不丰富

长期以来，人们存在一种误区：相比其他饮料，果汁更有营养，富含更多维生素、矿物质等营养素，且没有食品添加剂。实际上，果汁的主要成分是水和碳水化合物，其他营养素相对较少。例如，常见的苹果汁、橙汁，除水分外，其他营养物质多是碳水化合物，以果糖、葡萄糖和蔗糖为主；仅含有维生素A和部分维生素C；矿物质多以钾为主，铁和钙已流失；榨汁过程也容易损失部分易氧化的维生素；没有果肉渣的果汁也不含膳食纤维。

如何做到不喝或少喝果汁

AAP率先提出了针对婴幼儿喝果汁的饮食指南，很大程度上为我国儿童膳食指南提供了重要的参考依据。我国最新的膳食指南也明确提出了6月龄以内婴幼儿应接受纯母乳喂养，7～24月龄婴幼儿尽量不吃含糖辅食。

1～18岁的儿童青少年，可根据指南推荐量适当喝果汁。家长应优先为其选择100%的鲜榨果汁，即做即饮，保证榨汁过程卫生，果汁不滤渣；其次，可选择市场上售卖的浓缩纯果汁，但要注意控制饮用量。喝果汁时可以用小杯盛装，减少摄入量，时间最好安排在两餐之间，而不是起床后或睡前。

当然，最佳选择还是让孩子适当吃水果，不仅有助于补充人体所需的营养素，增加饱腹感，训练咀嚼吞咽功能，还可避免榨汁过程中可能产生的微生物污染。家长可以让孩子认识不同颜色和形状的水果，将不同种类、分量适宜的水果做成色彩鲜艳的水果拼盘，激发孩子吃水果的兴趣。PM

近年来，医学营养治疗在糖尿病治疗中的作用和地位越来越得到广大糖尿病患者及医护人员的重视。糖尿病患者需要在营养医师或营养师的指导下，制订饮食控制、食物选择等营养治疗的原则与方案。

尽管糖尿病患者“吃什么、吃多少”主要由营养专业人员来确定，但“怎么吃”更有利于血糖控制，却是一门可操作性极强的学问。糖尿病患者只要掌握简单的技巧，即可发挥辅助降血糖的作用。越来越多的研究显示，进餐方式，包括进餐顺序、进餐时间、进餐频率、进食速度等，都会影响糖尿病患者餐后血糖的控制。

控制餐后血糖 从调整“吃饭顺序”开始

上海交通大学附属第六人民医院
临床营养科主任　葛 声

“主食最后吃”，有利于餐后血糖控制

传统的进餐顺序是先吃主食，再吃荤菜和蔬菜，或者主食与副食同吃。来自日本的研究显示，改变吃饭的顺序——先吃荤菜或蔬菜，最后吃主食，有利于糖尿病患者餐后血糖的控制。

一项单中心随机交叉对照研究，通过改变吃荤菜和主食的顺序，观察其对餐后血糖的影响。研究者将12名2型糖尿病患者随机分为试验组及对照组，分别接受为期3天的试验。结果显示，与先吃米饭、再吃鱼相比，先吃鱼、再吃米饭和先吃肉、再吃米饭均能显著减少2型糖尿病患者的餐后血糖波动，也能显著降低餐后胰岛素分泌及C肽分泌水平。研究人员发现，改变吃饭顺序可以通过影响餐后肠道激素的释放，进而影响2型糖尿病患者餐后血糖及胰岛素水平。与先吃米饭相比，后吃米饭可以显著促进肠促胰素GLP-1的分泌。GLP-1可通过改善胰岛B细胞功能、增加胰岛B细胞数量、抑制胰升血糖素分泌等多种机制参与人体血糖调节。另外，改变吃饭的顺序还可以延缓胃排空时间，降低胰高血糖水平的分泌。

日本几项针对改变吃蔬菜与吃主食的顺序对餐后血糖影响的研究（包括短期研究和长期研究）结果也显示，与先吃主食，再吃肉类，最后吃蔬菜的进餐顺序相比，2型糖尿病患者如果改变吃饭顺序，先吃蔬菜，再吃肉类，最后吃主食，可以显著降低餐后血糖水平。

上述研究告诉我们，在饮食总热量不变的情况下，仅通过改变吃饭的顺序——先吃蔬菜或蛋白类荤菜，后吃主食，就能帮助2型糖尿病患者降低餐后血糖升高的幅度，起到辅助降低血糖的作用。

“改变吃饭顺序”，有一定技巧和要求

改变吃饭的顺序，看似简单，其实在具体操作时还是有一定技巧和要求的。

首先，要减少用盐量。传统的进餐模式是主食、荤菜、蔬菜一起食用，荤菜和蔬菜咸一点不要紧，伴着米饭或馒头等主食一起吃，可以稀释咸味。如果改变吃饭的顺序，先吃5分钟蔬菜，再吃5分钟荤菜，最后吃主食，则需要将蔬菜和荤菜烹饪得淡一些。

其次，要增加蔬菜的摄入量，每餐进食1～2份蔬菜，相当于生重250克左右。如果不注意烹调方法，增加蔬菜的摄入量很容易同时增加烹调油的摄入量，容易因热能摄入过多而影响糖尿病患者体重的控制。因此，两个蔬菜中至少要有一个是用油量较少的拌菜或者蔬菜汤，另外一个可以是炒菜。

最后，还要减慢进餐速度，细嚼慢咽，每顿饭的用餐时间要达到15～20分钟。此外，在合理控制总热量的前提下，膳食种类应多样化，以满足人体对微量营养素的需求。PM

名方改良，老方新用（五）

广东省中医院临床营养科
许欣筑　郭丽娜（副主任医师）

生姜苏叶汤

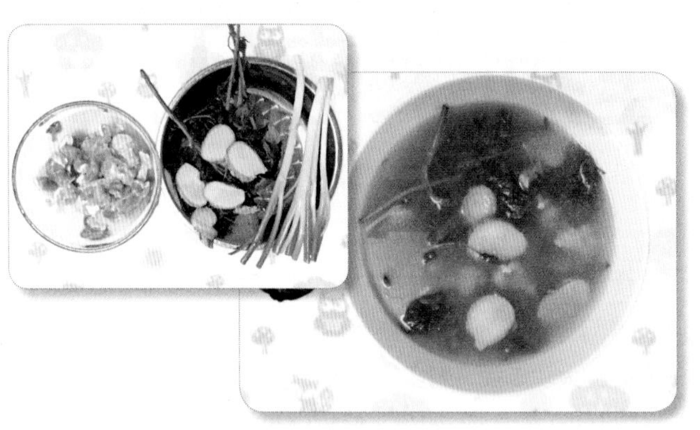

名方

姜糖苏叶饮（《本草汇言》）

改良

本汤改良自明代医药学家倪朱谟编撰之《本草汇言》中的姜糖苏叶饮，原方采用生姜、紫苏叶、红糖入膳。本汤去红糖，增加葱白、瘦肉，使之从一款甜饮化裁为一款药膳。

此汤主要用于风寒感冒初起、胃寒呕吐等不适，淋雨、受寒后亦可食用。汤中生姜性微温味辛，可辛温解表、温中止呕，有“呕家圣药”之称；其解表力度温和，多用于感冒轻证，既能降逆，又可止呕。紫苏分为紫苏梗、紫苏叶、紫苏子，各部位功效不同。紫苏梗以理气宽中、止痛安胎为主；紫苏子以降气消痰、平喘润肠为主；紫苏叶辛温，以发表散寒、行气和胃之功见长，还可解鱼蟹中毒。紫苏叶入汤剂宜后下，以免烹煮时间太长，香气走散、效力减弱。葱白（即大葱近根部的鳞茎部分）辛温，有发汗解表的功效，与生姜、紫苏叶配伍，可增强发汗解表散寒之功。

若对症，老少孕妇皆可食用本汤。但须注意，本汤偏于辛温，风热感冒者不宜食用。

原料

生姜 25 克，紫苏叶 10 克（鲜品分量加倍），葱白 25 克，瘦肉 100 克（2 人份）。

制法

生姜、紫苏叶、葱白、瘦肉分别洗净，生姜、瘦肉切片，葱白切段。在锅中放入约 1 升清水，武火煮开，放入瘦肉煮10 分钟后，再放入生姜、紫苏叶、葱白继续煮 5~10 分钟，调味后即可食用。

适宜人群

风寒感冒或胃肠型感冒，症见恶心、呕吐、腹胀等不适，亦可作为外感病流行期间的预防药膳。

功效

发汗解表，驱寒健胃。PM

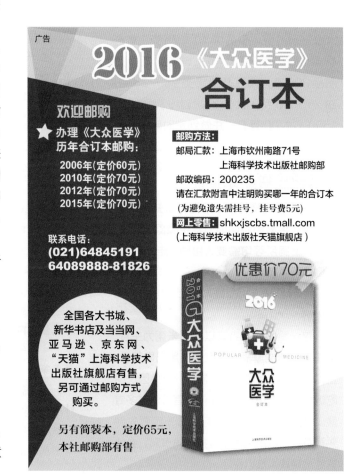

阿尔兹海默病（AD，也称老年性痴呆）是一种脑部器质性病变所引起的疾病。营养膳食干预有益于脑细胞的修复，可在一定程度上延缓老年性痴呆的发病进程。目前，临床上将老年性痴呆分为三期，每一期患者的临床表现不同，护理和营养膳食重点也不同。

精巧饮食 护理痴呆老人

上海长海医院营养科教授 袁曾熙

第一期：遗忘期

临床表现及特点：记忆、智力逐渐下降，计算能力减退，沉默寡言，孤僻多疑等，但日常生活可自理。

营养膳食重点：维护脑细胞健康

第一期的患者宜平衡膳食，既要适当控制能量，又要补充足够的营养素，维持理想体重。按中国居民平衡膳食宝塔（2016）推荐，患者每日应摄入谷薯类 250 ~ 400 克（全谷物和杂豆 50 ~ 150 克，薯类 50 ~ 100 克），水果 200 ~ 350 克，蔬菜 300 ~ 500 克，畜禽肉 40 ~ 75 克，水产品 40 ~ 75 克，蛋类 40 ~ 50 克，奶及奶制品 300 克，大豆及坚果类 25 ~ 35 克，油 25 ~ 30 克，食盐不超过 6 克，饮水 1500 ~ 1700 毫升，并做到定时定量，不暴饮暴食，不挑食、偏食。65 岁以上老人宜少量多餐，每日进食 4 ~ 5 餐。

烹调方法宜用蒸、煮、烩、焖、炖、炒、烧等，不宜用煎炸、烟熏、烧烤、腌制法，不宜吃过于坚硬的大块肉类、刺多的鱼类、辛辣刺激性食物，少吃或不吃含盐较多（包括隐形盐）的食物，如酱或糖醋烧的菜肴、皮蛋、咸鸭蛋、烤鸡、盐水鸭、火腿、叉烧肉、罐装鱼和肉、半成品食物等。

一日食谱推荐

- 早餐 主食可选包子（豆沙包、蔬菜豆干香菇包等）、馒头、花卷，菜肴可选鸡蛋、豆制品（如豆腐干丝、小葱拌豆腐），饮料可选牛奶、豆浆、果蔬汁，以上主食、菜肴、饮料中的食物可交换着吃。
- 早 9 点 一份水果。
- 午餐和晚餐 软、易消化的菜肴，如清蒸鱼、炒鱼片、炒虾肉、肉泥豆腐、豆角炒肉丝、枸杞炒鸡丁、豆干炒油菜、西兰花炒肉片。多食鱼、虾，少吃红肉。
- 下午 3 点 一杯酸奶（120 毫升）或一杯豆浆，适量面包片或馒头片。

第二期：失衡期

临床表现及特点：记忆和认知功能明显下降，平衡和协调能力发生障碍，穿衣、吃饭、上厕所等均需要人协助，走路不稳，颠倒白天黑夜。

营养膳食重点：吃厚糊状菜肴，用汤匙喂养

这一阶段的患者宜以稠大米粥为主食，菜肴宜制作成厚糊状，家人应用汤匙喂食。主食、副食应尽可能分开制作，避免因长期吃饭菜混合的单一膳食而使患者分泌过多胃酸。凡需要打成厚糊状的菜肴一定要先制熟再打碎。若用生食直接打碎再煮熟，会使其变成硬块，难以吞咽。

一日食谱推荐

- 早餐 馒头 50 克，赤小豆、薏苡仁、茯苓、枸杞子、黑芝麻、燕麦片各 5 克，制成一小碗稠粥；蒸鸡蛋羹（半个鸡蛋）或三文鱼松（也可换成金枪鱼松等）10 克。
- 早 9 点 一杯无糖脱脂酸奶（120 毫升），面包片 20 克或去皮馒头片 20 克（因馒头皮易粘在上颚上）。
- 午餐 稠大米粥，厚糊状菜肴（如将胡萝卜、油菜或其他绿叶蔬菜，加适量禽肉、猪里脊肉、水浸后的黑木耳制成生肉丸，煮熟后打成厚糊状）。
- 下午 3 点 水果一份，如香蕉、橙子、柚子、橘子、猕猴桃、梨、蓝莓、草莓等。
- 晚餐 紫米或粳米加红薯制成的稠粥；豆制品加西兰花（或其他绿叶菜）烧熟后打碎成厚糊状；鱼肉（或虾肉）、浸泡后的黑木耳制成生肉丸，煮熟后打成厚糊状。
- 晚 8 点 脱脂牛奶或豆浆，面包片或去皮馒头片。

第三期：痴呆期

临床表现及特点：严重智力减退，不认识家人，面部无表情、笑容，肌肉变得僵硬，大小便失禁，吞咽困难，丧失生活自理能力。

营养膳食重点：鼻饲饮食

临床第三期的老年性痴呆患者应采用鼻饲饮食。若患者不能适应鼻饲饮食，可进行空肠造瘘或胃造瘘。若再不适应，则采用静脉营养。这一阶段的患者禁止经口饮用牛奶、豆浆、果汁、菜汁、白开水、药片等，否则易呛咳，引起吸入性肺炎。市面上鼻饲膳食商品繁多，如要素膳、匀浆膳等。要素膳在肠道可直接被吸收利用，但渗透压较高。患者也可食用整蛋白型（以完整蛋白质形式提供氮元素）匀浆膳，居家可自制（用牛肉、猪里脊肉、牛奶、鸡蛋、馒头等食物按需要量配制），在肠道需要经过消化才能被吸收利用。

鼻饲膳食前应保持胃管通畅，开始灌注营养液时，先少量缓慢灌入，再逐渐加量。卧床患者要抬高床头30～45度，以防液体反流。每次鼻饲后，需注入20毫升温开水，以防鼻腔粘连堵塞。开始灌注时，应每隔3～4小时观察有无胃潴留、腹胀，以便及时暂停，待好转后可改用持续滴注法。家人应每次记录实际灌注输入量，每周观察患者的体重变化。若患者不能适应，应改用静脉营养。

老年性痴呆患者在治疗过程中，宜控制高脂肪、高饱和脂肪酸、高胆固醇、高反式脂肪酸食物的摄入量，否则易引起肥胖、高脂血症、糖尿病等，促使脑细胞死亡和萎缩。因此，要限制烹调油、肥肉、动物内脏、黄油、奶油、蛋黄、鱿鱼、香肠等食物，禽肉要去皮后食用，烹调时油温不宜超过250℃。

不能忽视的营养素

患者还应适量补充富含以下营养素的食物，如抗氧化剂丰富的食物有助于维护和减少脑细胞损伤，含硒丰富的食物有一定的预防记忆衰退的功效，富含n-3多不饱和脂肪酸的食物有助于降低胆固醇，等等。

- **富含抗氧化剂的食物** 山竹、绿茶、胡萝卜、番茄、蜂蜜、三文鱼、花椰菜、蓝莓、大蒜、菠菜、燕麦、海藻、柚子、坚果等。
- **富含维生素E的食物** 大豆油、玉米油、葵花籽油、棉籽油、花生油等植物油，谷类，坚果，绿叶蔬菜，肉类，蛋类，鱼肝油。
- **富含维生素C的食物** 绿叶蔬菜，如菠菜、塌棵菜、柿子椒、花椰菜、青菜、韭菜；水果，如橘、柑、鲜枣、山楂、猕猴桃、柚子、橙子、草莓、鲜桂圆、芒果等。
- **富含花青素的食物** 桑葚、胭脂萝卜、紫甘薯、黑枸杞子、蓝莓、紫葡萄、黑加仑（学名黑穗醋栗）等。
- **富含胆碱的食物** 蛋类、谷类、大豆油、豆制品、动物肝脏、花生等。
- **富含锌的食物** 鲫鱼、河虾及牡蛎、沙丁鱼、鲱鱼等海产品，肉类，动物肝脏，蛋类，坚果，全麦食品，糙米，豆类，绿叶蔬菜，等等。
- **富含硒的食物** 全麦食品、糙米、动物肝脏、禽肉、鱼肉。
- **富含镁的食物** 粗粮、干豆、坚果、绿叶蔬菜、肉类、海产品等。
- **富含钙的食物** 奶及奶制品、鱼、海带、贝类、紫菜、黑木耳、黑芝麻、虾皮、坚果、豆类及豆制品。
- **富含n-3多不饱和脂肪酸的食物** 鱼油、海鱼、亚麻籽油、大豆油、麦芽油、胡桃油、带鱼、三文鱼、金枪鱼、沙丁鱼、鳕鱼等。
- **B族维生素** 维生素B_1存在于动物内脏、蛋类、瘦肉、乳类、谷类、豆类等食物中，富含维生素B_2的食物包括动物内脏、鱼类、禽肉、蛋类、贝类等。

巧用食疗助力

食疗需结合中医辨证施治原则，应长期使用，但用量不宜过多。宜用性平、凉，味甘、淡、微苦的药物或药食两用食材，如银耳、黑木耳、天麻、百合、大枣、枸杞子、薏苡仁、酸枣仁、莲子、决明子、玉竹、山楂、麦冬、西洋参、枫斗、黄精、茯苓、山药、蜂蜜、白芍等。以上食材均可配鱼羹、瘦肉类、禽肉、虾仁、海鲜羹、豆制品、鸡蛋等，制成菜肴、糕点、粥、煲、汤等，不过要注意菜肴的色、香、味、形。部分药物可代茶频饮。需注意，脾胃虚寒、食欲不振、大便稀薄或经常腹泻者，不宜多食百合、枫斗、麦冬、玉竹、白木耳等；胃肠胀满、便秘者，不宜多食莲子、薏苡仁；胃十二指肠溃疡、胃酸过多者，不宜食用山楂、酸枣仁等。

- **西洋参枫斗茶** 西洋参0.5～1克，枫斗1～2克，枫斗浸泡2小时后和西洋参一起煮3小时。饮水，吃西洋参，咀嚼枫斗，可健脑益智、增强免疫功能。
- **决明子茶** 炒决明子6克，加水500毫升，煮5分钟后饮用，有助于润肠通便。PM

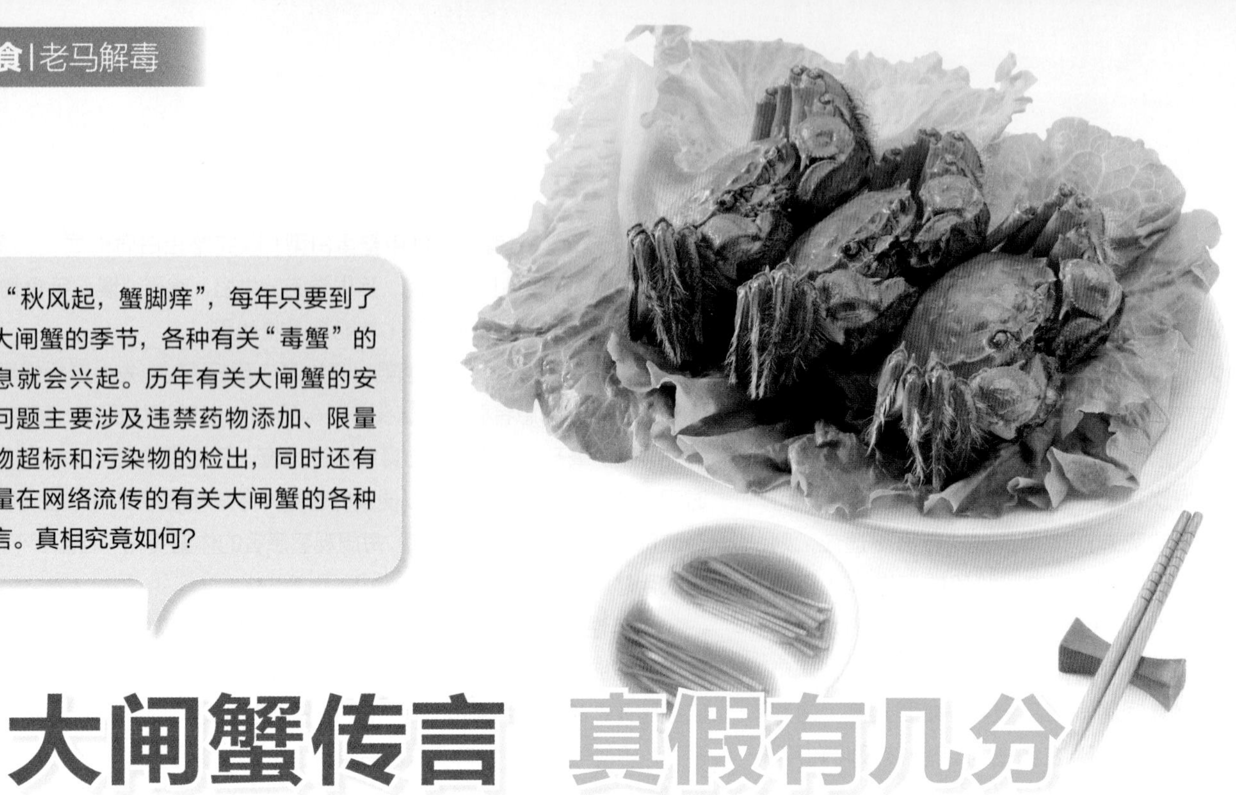

“秋风起，蟹脚痒”，每年只要到了吃大闸蟹的季节，各种有关“毒蟹”的消息就会兴起。历年有关大闸蟹的安全问题主要涉及违禁药物添加、限量药物超标和污染物的检出，同时还有大量在网络流传的有关大闸蟹的各种传言。真相究竟如何?

大闸蟹传言 真假有几分

上海市食品研究所教授级高级工程师 马志英

传言1：大闸蟹养殖过程中会使用避孕药和激素 → 判断：假

我国从未批准过激素类药物用于动物促生长。根据有关部门的追踪调查和市场抽查检测，在大闸蟹养殖过程中，没有发现使用避孕药的现象。在对市场上销售的大闸蟹产品的抽检中，己烯雌酚、甲基睾酮等激素指标都未超出标准范围。实际上，科学分析一下就可明白：螃蟹是低等的无脊椎动物，给螃蟹吃高等脊椎动物避孕药之类的药物，岂不是风马牛不相及的事? 在饲养过程中使用避孕药，对大闸蟹起不了催长作用。

传言2：大闸蟹养殖过程中会用抗生素类药物 → 判断：真

在大闸蟹养殖过程中使用抗生素是正常的，也是必要的。尤其在非流动活水中密集养殖塘蟹时，消毒剂及抗生素的使用不可避免。在流动的湖水里按规范养殖的湖蟹，抗生素等药物使用较少。

常见蟹病有蟹奴寄生病、水肿病、烂肢病、纤毛虫病等。为了预防和治疗这些蟹病，养殖户除了用生石灰等给水体消毒外，还要用些药物，包括抗生素类药物。只要这些药在国家规定的正常允许范围内安全使用，就没有问题。氯霉素等抗生素，以及孔雀石绿、硝基呋喃、五氯酚等违禁药，早已被列入农业部发布的《食品动物禁用的兽药及化合物清单》中，在蟹的养殖中是不能使用的。即使是被允许使用的药物，如青霉素类、氨基糖苷类等，在蟹中的残留量也不能超过国家标准。

我国农业部发布的《动物源性食品中兽药最高残留限量》，包含20种药物在水产品中的最大残留限量。农业部2009-2011年对大闸蟹的产地监督抽查结果显示，全国大闸蟹药残检测平均合格率达97.6%，近年来的合格率在不断提高。但不可否认的是，在蟹的养殖中，尤其是一些小规模养殖地，还是发现有少数违规使用药物的问题。

传言3：挑选大闸蟹应该看养殖产地 → 判断：真

一般难以用肉眼判断大闸蟹是否安全。不过，根据目前检测的结果来看，在正规渠道销售的规范养殖的品牌大闸蟹，检测合格率较高。尤其是养殖环境好、水质好、水草丰富、养殖密度合理、喂养科学、在流动湖水中养殖的大闸蟹，安全性高。

目前，除江苏省阳澄湖外，江苏省宝应湖、固城湖、洪泽湖，江西省军山湖，以及安徽省、山东省、浙江省等地，都有安全优质的大闸蟹。

传言4：大闸蟹中含有二噁英等致癌物 —— 判断：真

这条消息出自2016年9月，香港食物安全中心在来自江苏水产养殖场的大闸蟹中检出二噁英和二噁英样多氯联苯总含量超标。

二噁英及多氯联苯是持久性有机污染物，在环境中非常稳定，难以降解。它们可以通过多种途径进入水体并吸附在淤泥中，然后经过生物链的富集作用进入大闸蟹、鱼、虾、贝壳类等水产品中。如果养殖环境中二噁英及多氯联苯的污染严重，大闸蟹中确实会含有二噁英等，不过一般水产品中的二噁英含量是极其微量的。

二噁英是国际公认的有毒物质，不仅有致癌作用，还会影响生殖发育，有致畸、致突变等慢性毒性。一般地说，有些食物中可能含有二噁英和二噁英样多氯联苯，但一般不会引起急性不良影响。在慢性毒性方面，如果人体长期摄入二噁英，可能会导致免疫系统、生殖功能、内分泌系统及中枢神经系统损害。

大闸蟹究竟会不会致癌，得看二噁英摄入量。2016年9月香港食安中心抽查的五批大闸蟹样本中，有2个样本大闸蟹的二噁英及二噁英类多氯联苯总含量分别为每克11.7和40.3皮克毒性当量（注：皮克是重量单位，万亿分之一克）。

按照联合国粮农组织和世界卫生组织的建议，60千克重的成年人每月摄入二噁英不应超过4200皮克，欧盟的建议是不超过3600皮克。有数据表明，中国大陆人均每月的二噁英摄入量大约是900皮克。摄入水平有地区差别，一般经济发达地区比不发达地区摄入量多，但都离安全线有较大距离。2016年二噁英检出事件后，香港食物安全中心估算，在食蟹季节（三个月）吃14只200克重的二噁英超标大闸蟹会超过安全线。吃蟹季节，一般人每周吃一次，每次吃1只200克重的大闸蟹，一般不会有问题。

传言5：大闸蟹有“四不吃”的规矩 —— 判断：真

为了健康和安全，吃大闸蟹时，应记住以下四点。

① **不多吃，尤其不多吃蟹黄和蟹膏** 心血管疾病、胃病、肾病、痛风患者，以及肥胖、过敏体质者，要少吃蟹，甚至不吃蟹。一般人可在食蟹季节一周吃一次，每次不超过200克。蟹黄和蟹膏确实好吃，但有两个问题。一是二噁英问题。由于二噁英属脂溶性物质，蟹黄和蟹膏的脂肪量远高于蟹肉，二噁英积聚多。二是蟹黄、蟹膏胆固醇含量高，有时一只大闸蟹的胆固醇含量已超出每日推荐摄入量。

② **不吃死蟹** 死蟹千万不能吃。河蟹有“腐食”的习惯，带有不少细菌。活的河蟹可以通过新陈代谢将细菌排出体外，一旦死亡，细菌就会大量繁殖，有的细菌还会产生毒素。更危险的是，螃蟹死后，体内会积累一种叫作组胺的有毒物。即使加热后，组胺和某些细菌毒素也不会分解，很容易引发食物中毒。

③ **不吃生蟹、醉蟹** 螃蟹体内含有各种细菌、病毒、寄生虫等致病微生物，尤其是肺吸虫。肺吸虫卵抵抗力很强，单用黄酒、白酒、盐、醋或芥末等浸泡，并不能杀死它们。吃生蟹、醉蟹，极易感染肺吸虫等寄生虫病。烹煮河蟹前要用刷子及清水洗擦蟹身、爪和钳，烹煮时要彻底煮熟，最好现蒸煮现吃，一般不要超过两小时；若一次吃不完，应冷藏，下次食用前应彻底加热。

④ **不吃四“部件”** 螃蟹的体表、腮部和胃肠道，沾满了细菌、病毒等致病微生物，吃蟹时必须除尽蟹腮、蟹肠、蟹心（俗称“六角板”）、蟹胃（即三角形的骨质小包，内有泥沙）。PM

挑选大闸蟹的诀窍

- **看颜色** 要挑选背部呈草绿色或青绿色、腹部瓷白色、无锈斑、步足刚毛青黄色、趾节金黄色的蟹，俗称“青背、白肚、金爪、黄毛”清水大闸蟹。背部墨绿色、腹部铁锈多的蟹，为一般河道或水草较少的水体中生长的蟹，质量一般。背部乌黑色、腹部黑色的蟹，说明它在无草的池塘中生活，为劣质蟹。
- **看肥满度** 不少消费者以为，个头越大、价格越贵的蟹越好。其实，蟹的营养价值及口味与大小无关，而与肥满度有关。有的蟹虽长得不是很大，但膏肥脂满，很好吃。同样大小的蟹，掂一下轻重，越重越肥满。再看看头胸甲后端与腹脐之间缝隙，缝隙越大，越是肥满。
- **看新鲜度** 将蟹腹部朝上，若其能迅速翻转爬行，而且爬得很快，说明反应灵活。蟹连续吐泡、有声音，蟹螯夹力大，说明捕捞出水时间较短，品质新鲜。

慢性胃炎指不同病因引起的各种慢性胃黏膜炎性病变，多数患者常无症状或有程度不同的消化不良症状，如上腹隐痛、食欲减退、餐后饱胀、反酸等。患者在平时的饮食中，要注意合理安排餐次，少量多餐，选择清淡、少油、易消化的食物，亦可居家制作合适的菜肴，调养慢性胃炎。

食养慢性病（五）

慢性胃炎

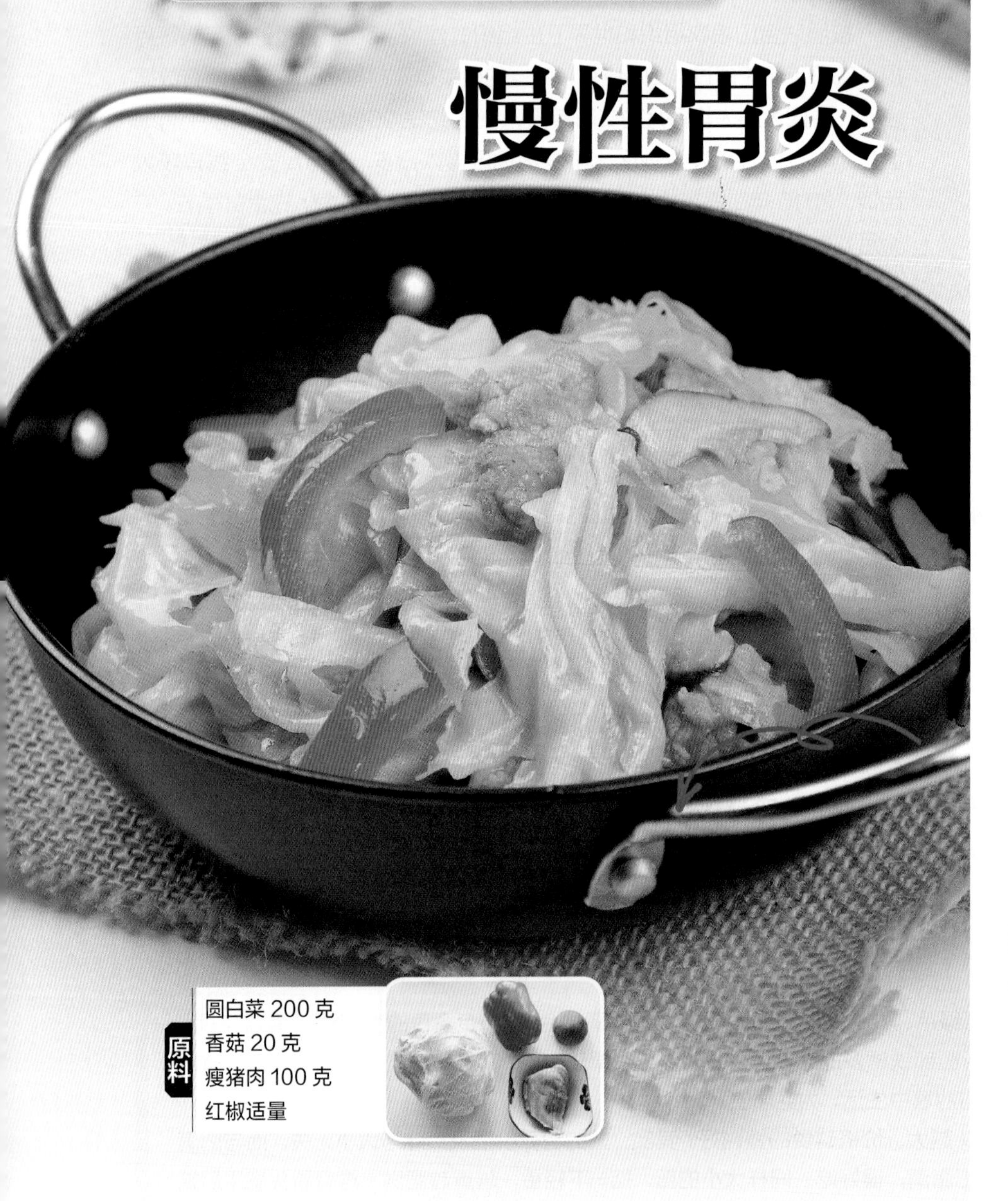

原料
圆白菜 200 克
香菇 20 克
瘦猪肉 100 克
红椒适量

小炒圆白菜

做法： 圆白菜洗净，撕碎。瘦猪肉洗净，切片。香菇泡发，洗净，切块。红椒洗净，切丝。猪肉片放入油锅中煸炒，倒入圆白菜和香菇，快炒，加适量生抽、白砂糖、盐调味，出锅前放入红椒丝。

点评： 圆白菜被誉为天然“胃菜”，具有保护、修复胃黏膜的作用，其营养丰富，含有大量的维生素 B_1、维生素 B_2、维生素 C、碳水化合物及各种矿物质。消化性溃疡患者也适合多食圆白菜，其所含的维生素 U 是一种易溶于水的物质，对胃溃疡及十二指肠溃疡病灶具有一定的修复作用。在用法上，除炒菜外，还可将圆白菜洗净、切块，放入榨汁机中，加少量凉白开水后榨汁，对缓解胃部疼痛有一定效果。中医认为，香菇可补脾胃、益气，用于脾胃虚弱、食欲衰退、少气乏力之症。本膳食尤其适合慢性胃炎伴消化性溃疡患者食用，症见胃部疼痛、烧心、反胃、嗳气、恶心、呕吐等。

原料
南瓜 200 克
茯苓粉 50 克
小米 100 克
粳米 100 克

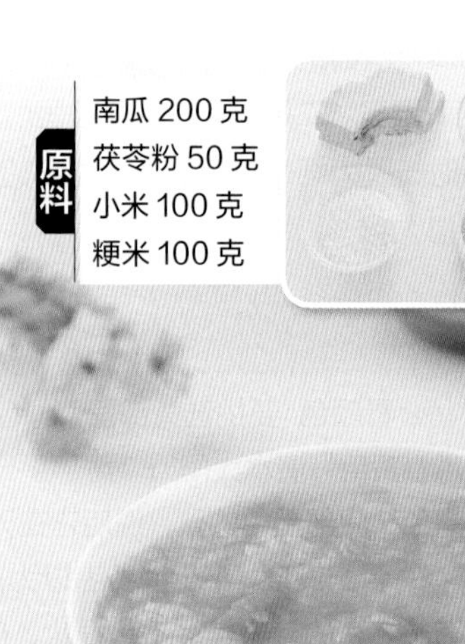

菜品制作/李纯静（营养师）
菜品设计、点评/上海中医药大学副教授、高级营养师　孙丽红

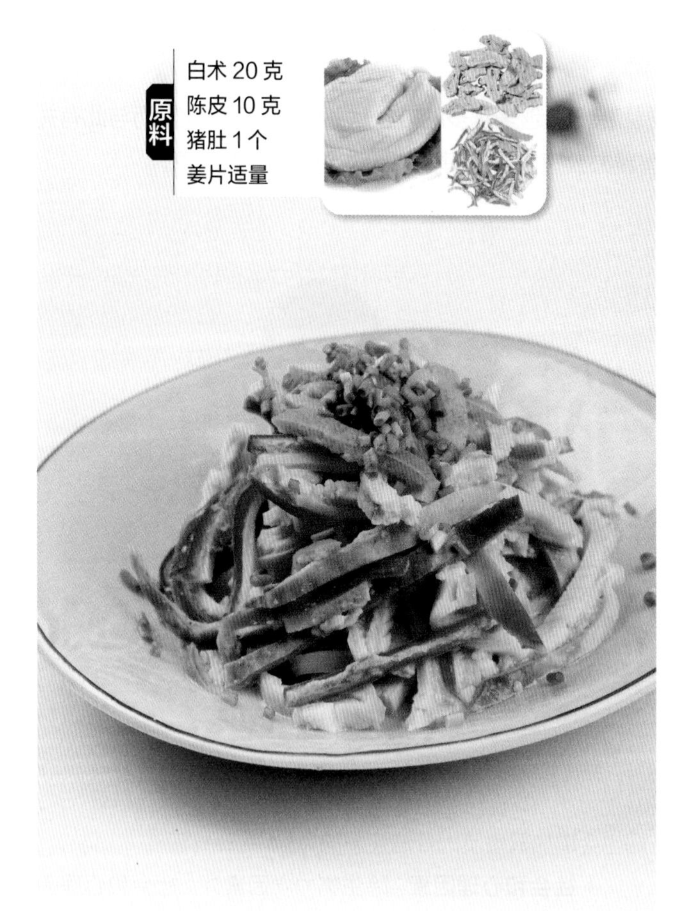
原料
白术20克
陈皮10克
猪肚1个
姜片适量

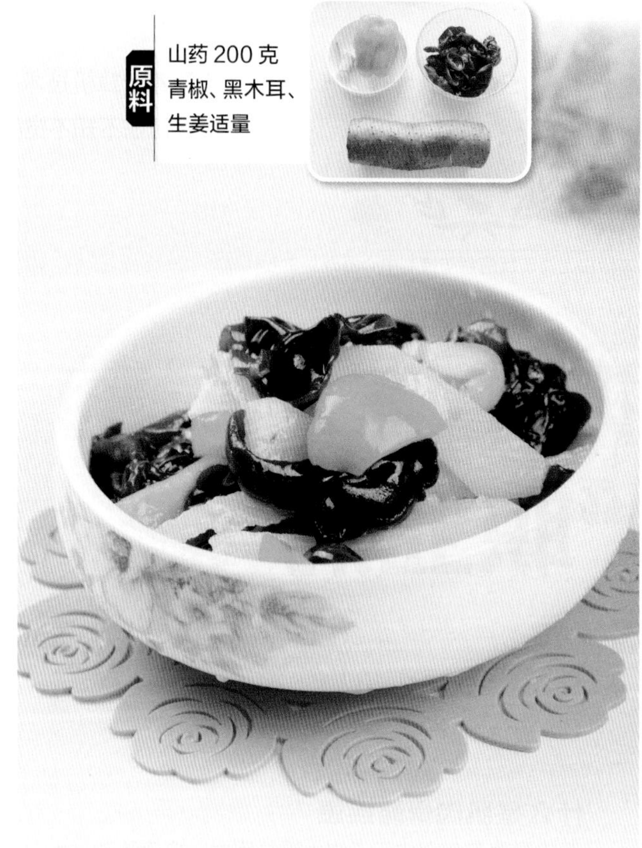
原料
山药200克
青椒、黑木耳、
生姜适量

白术陈皮拌猪肚 ▲

做法：猪肚洗净，在开水中汆烫后捞出，反复冲洗。将处理好的猪肚放入锅内，加水、盐、姜片，煮到猪肚熟透，取出放凉，切条，放入盘中。白术加水，煎取汁液。陈皮用水泡软。将适量酱油、糖、蚝油调成汁，与白术汁一起倒在猪肚上，撒上陈皮。

点评：猪肚归脾、胃经，是补益脾胃的佳品，也是很多药膳的主要原料，具有补虚损、健脾胃之效，适合虚劳瘦弱、胃炎、胃部疼痛、胃下垂者食用。中医认为“脾为后天之本”，白术被后世誉为“补气健脾第一要药”。陈皮是药食两用之品，可理气调中。本膳尤其适合慢性胃炎见腹胀、纳食不香、消化不良者食用。

清炒山药 ▲

做法：山药洗净，去皮，切片，放入开水中汆烫，捞出。青椒洗净，去籽，切片。黑木耳泡发，洗净。生姜洗净，切丝。锅中倒入油，放入姜丝爆香，倒入青椒片、木耳翻炒，放入山药片，加适量盐，大火翻炒后出锅。

点评：山药味甘性平，是一味温和、滋补的药食两用食材，可健脾养胃、助消化。现代研究发现，山药特有的黏蛋白物质能滋润胃黏膜，起到保护胃部的作用，对治疗胃痛有一定作用；所含的淀粉糖化酶有利于改善脾胃消化吸收功能，对于缓解胃部胀满、食欲不振、腹泻等症有一定作用。本膳适合各种类型的胃病患者食用，尤其是慢性萎缩性胃炎患者。

◀南瓜茯苓小米粥

做法：南瓜洗净，切块。将粳米、小米、南瓜加水共煮至7成熟时，加入茯苓粉共煮成粥。

点评：小米可健脾和胃、补益虚损、和中益肾，用于治疗脾胃虚热、反胃呕吐、消渴、泄泻等症，对气血不足、脾胃虚弱者有益。南瓜性温，含有丰富的维生素和果胶，可以保护胃肠道黏膜。茯苓既可健脾和胃，又能除湿利水，适合脾虚运化失常所致泄泻者食用，可打磨成粉后放入粥中，也可做成茯苓饼。本膳滋补力强，适合常见的慢性胃病及病后体虚者食用。PM

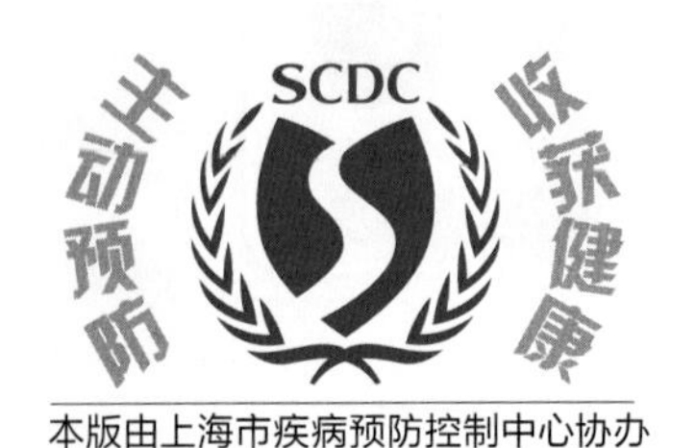

本版由上海市疾病预防控制中心协办

随着计算机技术的发展和普及，越来越多的办公室工作离不开电脑，而与此有关的疾病正在不知不觉间损害着办公室人员的健康，那就是肌肉骨骼疾患。

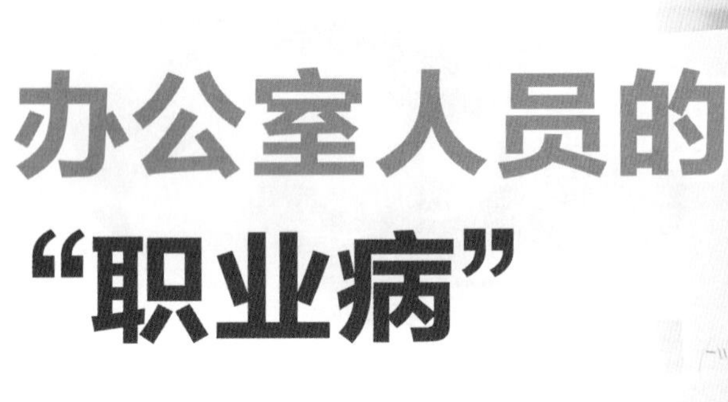
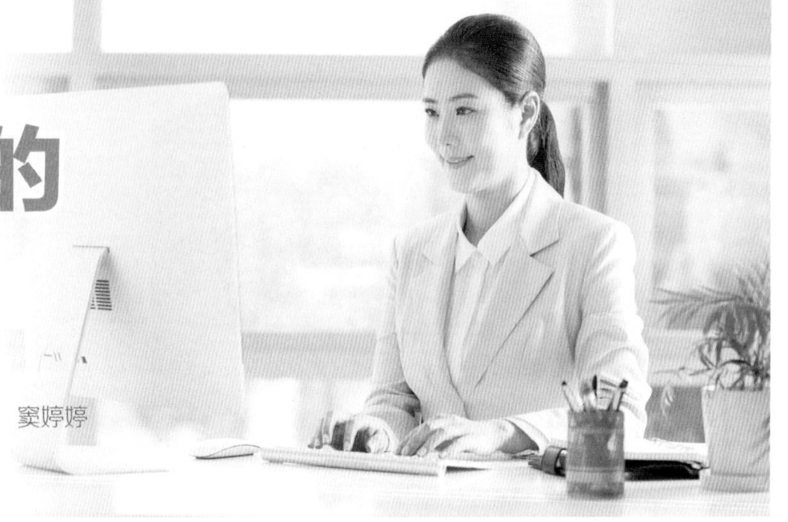

办公室人员的“职业病”

上海市疾病预防控制中心健康危害监测与控制所　窦婷婷

什么是肌肉骨骼疾患

肌肉骨骼疾患是由于工作中重复用力、快速移动、大力度、接触压力、异常姿势所引起的慢性肌肉、肌腱、骨骼及神经损伤，好发部位有下背、肩、颈、手、腕、上背等。最常见的是下背疾患，其次是颈、肩疾患。一般人群的患病率为15%～20%，办公室职业人群的患病率高达40%以上。

与体力活动相比，电脑操作具有静态作业、重复性操作、作业姿势固定等特点。长时间操作鼠标、键盘，身体的肌肉骨骼系统（包括手腕、肩、臂、背、腰等）承受大量的动、静负荷，长时间处于紧张状态，会引发下背痛、肩颈痛、腕管综合征等肌肉骨骼疾患。

肌肉骨骼疾患三大因素

● **职业因素** 若工作椅、工作台、电脑显示屏等放置位置不合理，会使人长时间处于不自然或强迫姿势，导致颈、肩、背部的肌肉负荷增加，进而出现肌肉骨骼损伤。操作鼠标或键盘时，手腕部背屈角度过大、肘部外旋、耸肩等不良姿势，易使腕部、肩部肌肉疲劳，进而诱发腕管综合征、肩肘综合征等。长时间伏案坐姿工作、缺乏工间休息或休息时间不足等，也会使肌肉得不到放松，进一步加重劳损。

● **个体因素** 年龄、工龄、性别、体重、是否吸烟等都是会不会发生肌肉骨骼疾患的因素。年龄越大、工龄越长，肩、颈、腕、下背部疾患的患病率越高。对不同行业办公室人员的研究表明，女性比男性更易发生肌肉骨骼损伤。此外，吸烟也会增加罹患肌肉骨骼疾患的风险。

● **社会和心理因素** 除生物力学因素外，社会和心理因素也是肌肉骨骼疾患是否发生的重要因素。有研究指出，工作满意度低、工作负荷高、工作内容单调等因素，会增加肌肉骨骼疾患的发生率。

预防办公室“职业病”三项措施

● **调整姿势** 调整桌、椅、显示屏、键盘、鼠标等的高度，使坐位操作电脑时，肩部、手腕放松，上身与大腿、大腿与小腿、前臂与上臂尽量呈90度，显示屏上端应处于视线水平线高度或略低，可使用靠垫加强对背部的承托。

● **避免久坐** 应常起身活动，避免久坐。

● **做工间操** 工间休息时可做简单的工间操，以舒展身体，缓解肌肉骨骼疲劳。例如可以练习以下动作：

伸展式 站立姿势。双手打开向下、向后伸展，在背后两手交握。吸气时打开双肩，收紧肩胛骨，胸部挺起，保持半分钟；呼气，双手收回。

开肩式 站立或坐立姿势。左手从前面绕过搭在右肩上，右手从后面沿着背部向上抓握左手。如无法抓握，可用毛巾辅助，保持半分钟后换另一侧。

前屈式 站立姿势，或坐立姿势（双腿向前伸直、脚尖勾起）。俯身双手向下，指尖触碰脚尖。PM

关注上海市疾病预防控制中心，了解更多疾病防控信息。

拥有一口美丽洁白、排列整齐的牙齿，不仅会增加颜值，还可以想吃什么就吃什么。但有人，每当吃冷、热、酸、甜食物或饮料时，牙齿都会有短暂而尖锐的刺痛，甚至吸到一丝凉气都会觉得刺痛不适……

牙齿敏感：吃什么都受罪

上海交通大学医学院附属第九人民医院口腔综合科
韩俊力（副主任医师） 朱铭颐

牙痛：牙齿敏感是根源

牙龈萎缩，以及牙齿酸蚀、隐裂、磨损等，会导致牙本质暴露。此时，若受到冷、热、酸、甜及机械（如刷牙）等刺激，会引发短而尖锐的疼痛。专业医师在排除其他牙体缺损或病变后，会将此诊断为牙齿敏感。

为什么牙齿敏感会出现疼痛呢？牙本质是由成千上万的牙本质小管组成的，，它们介于牙釉质和牙髓之间，内含神经纤维和液体。当牙本质受到外界刺激时，牙本质小管内的液体流动就会加快，刺激神经末梢，从而产生疼痛。

“可乐牙”：都是碳酸饮料惹的祸

“可乐牙”是指在长期摄入可乐等碳酸饮料后发生在牙齿上的一种疾病，专业术语叫“牙齿酸蚀症”。英国科学家近日发现，碳酸饮料会腐蚀青少年牙齿。研究报告称：常喝碳酸饮料会令 12 岁青少年齿质腐损的概率增加 59%，令 14 岁青少年齿质腐损的概率增加 22%。长期饮用碳酸饮料，特别是冰镇的碳酸饮料，会出现牙齿酸胀、无力的感觉，容易患上“可乐牙”。

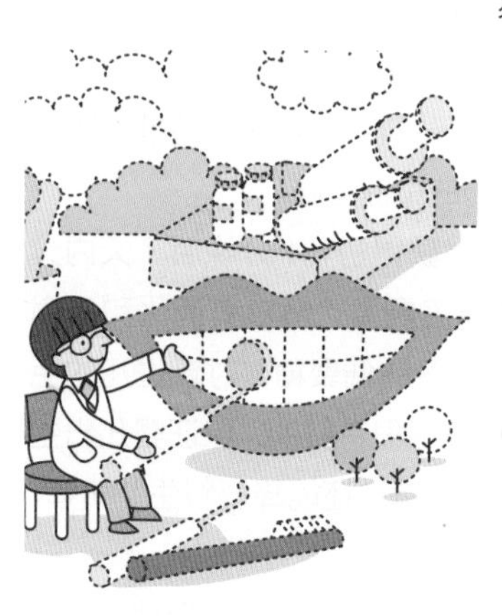

碳酸饮料是怎样腐蚀牙齿的？研究证实，长期饮用碳酸饮料，可使牙齿受到酸性物质侵蚀，表层矿物质被溶解而丧失，呈现“脱矿”症状。“脱矿”也叫脱钙，指牙齿表层牙釉质的钙、磷流失，从而使牙齿色泽改变，呈白色或微黄的斑点，影响美观；严重者牙釉质缺损脱落，牙齿上会呈现明显的浅凹陷或细沟。长此以往，牙齿就会变得极度脆弱，出现牙齿敏感症状。

防敏感：关注4点

❶ 如果要喝饮料，尽量短时间内一次性喝完，不要长时间小口慢饮。饮用时应避免将饮料含于口中太久，以防酸蚀整口牙。尽量使用吸管，减少牙齿在酸性环境中暴露的时间。

❷ 喝完饮料及时漱口，但不要立刻刷牙，一般至少半小时后才能刷牙。因为刚喝完饮料时，口腔内 pH 值较低，牙釉质被软化，立刻刷牙会使牙面磨损。

❸ 使用含氟牙膏。氟能与牙釉质发生反应，减少牙釉质在酸性环境中的溶解，并能促进釉质矿化，使牙齿变得坚固。另外，氟还能干扰糖发酵，从而减少糖代谢产生的酸，阻止牙酸蚀的发生和发展。

❹ 饮用碳酸饮料只是导致牙齿酸蚀症的一种原因。事实上，在 pH 值小于 7 的环境中，牙齿都有可能会被酸蚀，故除少喝含糖量高的饮料外，还应尽可能少吃含糖量高的食物。

总之，合理饮食，注重保健，定期检查，及早治疗，才会拥有一口健康洁净的牙齿。PM

牙齿敏感怎么办？

养成漱口的习惯；减少酸性食物和饮料的摄入；不使用刷毛过硬的牙刷，采用正确的刷牙方法，避免过度用力。疼痛发生后，可用抗敏感牙膏或脱敏材料，以利在神经末梢周围形成保护屏障，从而缓解疼痛；及时就医，接受专业合理的保健和诊疗。

《6月龄内婴儿母乳喂养指南》解读：

6月龄内婴儿 喂养6大核心

上海交通大学医学院附属新华医院儿童与青少年保健科主任医师　盛晓阳

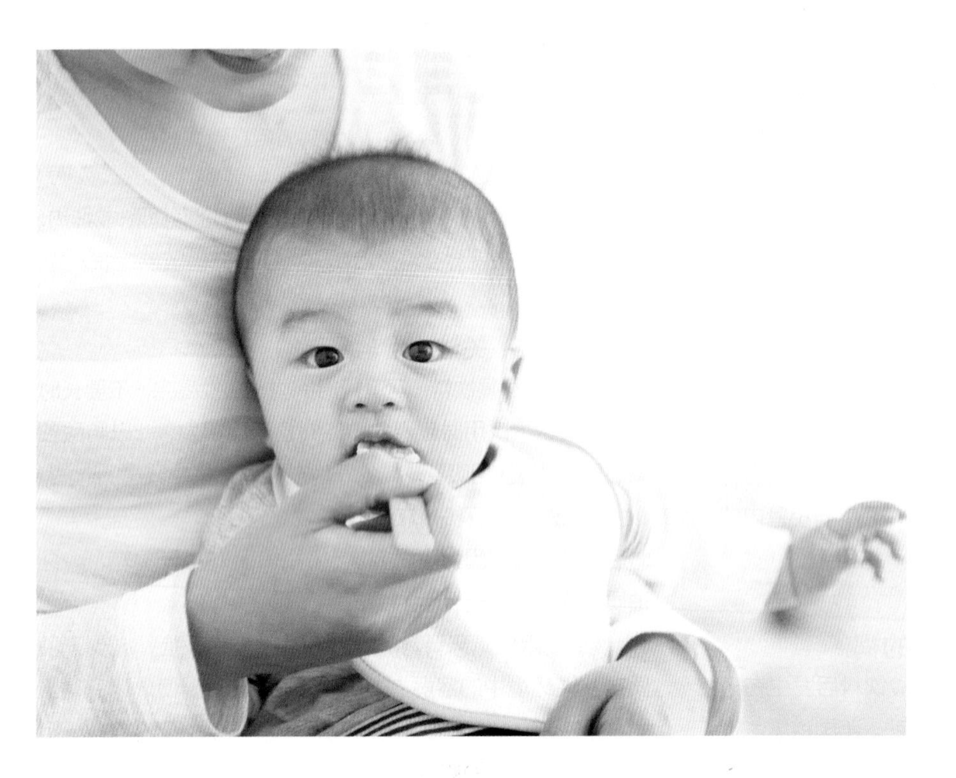

0~6月龄是人一生中生长发育的第一个高峰期，对能量和营养素的需求高于其他任何时期。但是，婴儿消化器官和排泄器官尚未发育成熟，功能不健全，对食物的消化吸收能力及代谢废物的排泄能力较弱。针对我国6月龄内婴儿的喂养需求和可能出现的问题，中国营养学会组织专家撰写了《6月龄内婴儿母乳喂养指南》（以下简称指南）。其核心推荐有6条：①产后尽早开奶，坚持新生儿第一口食物是母乳；②坚持6月龄内纯母乳喂养；③顺应喂养，建立良好的生活规律；④生后数日开始补充维生素D，不需补钙；⑤婴儿配方奶是不能纯母乳喂养时的无奈选择；⑥监测体格指标，保持健康生长。

核心推荐1：产后尽早开奶，坚持新生儿第一口食物是母乳

母乳既可提供优质、全面、充足和结构适宜的营养素，满足婴儿生长发育的需要，又能完美适应婴儿尚未成熟的消化能力，促进器官发育和功能成熟。6月龄内婴儿需要完成从宫内依赖母体营养到宫外依赖食物营养的过渡，来自母体的乳汁是完成这一过渡最好的食物，其他喂养方式都不能与母乳喂养相媲美。母乳喂养能满足6月龄内婴儿全部液体、能量和营养素的需要，母乳中的营养素和多种生物活性物质构成一个特殊的生物系统，为婴儿提供全方位呵护，助其在离开母体子宫的保护后，仍能顺利地适应大自然的生态环境，健康成长。

母乳既能为婴儿提供充足而适量的能量，又能避免过度喂养，使婴儿获得最佳、健康的生长速率，为一生的健康奠定基础。

因此，对6月龄内的婴儿应给予纯母乳喂养。为了达到这个目标，指南中特别强调“产后尽早开奶，坚持新生儿第一口食物是母乳”。

尽早开奶是纯母乳喂养成功的必要条件。让新生儿尽早、持续地吸吮乳头，有利于刺激乳汁分泌，是保证成功开奶的关键措施。

婴儿应在出生后一小时内吸吮母亲乳头，获得初乳（分娩后7天内分泌的乳汁）。初乳既能很好地满足新生儿的营养需要、适应其消化和代谢能力，又富含免疫球蛋白、细胞因子及种类繁多的低聚糖，对新生儿的免疫系统、肠道微生态环境的建立和消化吸收等都很有帮助。保证婴儿出生后第一口食物是母乳，不仅有利于预防过敏性疾病，还能降低新生儿黄疸、体重下降和低血糖等的发生风险。

虽然初乳分泌量较少，但新生儿出生时体内具有一定的能量储备，可满足至少3天的代谢需求。为保证纯母乳喂养，只要新生儿体重下降不超过出生体重的7%，就应坚持纯母乳喂养。

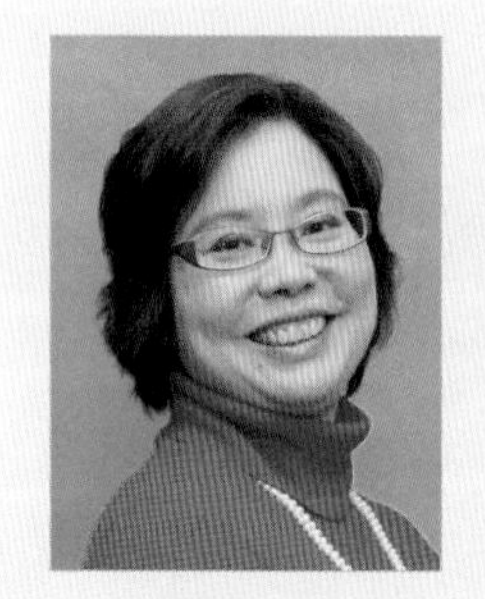

专家简介

盛晓阳 上海交通大学医学院附属新华医院儿童与青少年保健科主任医师、博士生导师，中国营养学会妇幼营养分会副主任委员。致力于儿童营养和儿童保健的研究，擅长儿童营养不良、生长不良、微量营养素缺乏等的诊治。

专家门诊：周二上午，周三、周四上午（特需）

核心推荐2：坚持6月龄内纯母乳喂养

在母乳喂养成功建立后，应坚持纯母乳喂养，至婴儿满6月龄。一方面，纯母乳喂养完全能满足6月龄内婴儿所需要的全部液体、能量和营养素；另一方面，坚持纯母乳喂养至婴儿满6月龄，对婴儿早期生长发育和成年期慢性病风险具有保护效应。母乳喂养可以预防肥胖、超重，降低婴幼儿湿疹、哮喘等过敏性疾病的发生风险，降低成年期肥胖、高血压、冠心病、糖尿病等慢性病的发生风险，还有利于婴儿智力、心理行为及情感的发育。

同时，母乳喂养还对母亲的近期和远期健康都有益处，可促进母亲产后体重恢复至孕前状态，降低母亲2型糖尿病、乳腺癌和卵巢癌的发病风险。

核心推荐3：顺应喂养，建立良好的生活规律

婴儿快速生长发育需要较大量乳汁来满足能量和营养需求，需要较高频率的摄乳才能达到足量饮食。婴儿出生后早期，应按需喂养，以保证母乳喂养的成功建立。随着婴儿胃容量的增加，胃排空时间相应延长，同时母乳分泌量也相应增加，哺乳次数可逐步减少，间隔时间也可延长，逐渐从按需喂养模式向规律喂养模式过渡，进而促进婴儿建立良好的睡眠和生活规律。

核心推荐4：生后数日开始补充维生素D，不需补钙

指南指出，婴儿生后数日（3~5天）就应开始补充维生素D，每天400国际单位（10微克），不需要补钙。这是因为，母乳中缺乏维生素D，但钙含量足够，完全能满足婴幼儿的需求。目前提倡，维生素D的补充应持续终身，而钙的最佳来源是乳类。在乳类摄入充足时，不必额外补充钙剂。

核心推荐5：婴儿配方奶是不能纯母乳喂养时的无奈选择

母亲患有某些传染病，哺乳会造成疾病传播；或母亲因病服用某些药物，哺乳可能会损害婴儿健康。此时，只能选择代乳品喂养婴儿。此外，若婴儿患有某些代谢性疾病，不能消化、代谢母乳中的某些营养成分并由此造成损害，也应避孕母乳喂养。家长可选择代乳品进行人工喂养。在所有可获得的代乳品中，首选婴儿配方奶粉，因其较为适合婴儿营养需要和消化、代谢的特点。需要强调的是，任何婴儿配方奶粉都不能与母乳相媲美，只能作为母乳喂养失败或特殊情况下的无奈选择，或母乳不足时的补充。

核心推荐6：监测体格指标，保持健康生长

身长和体重等是反映婴儿营养状况的直观指标，定期监测婴儿身长、体重、体质指数、头围、上臂围等参数，可及时发现婴儿喂养和营养问题。需要提醒的是，每个婴儿的生长都有其自身规律，适度、平稳生长是最佳的生长模式，家长不应追求“多、高、大、快”，以免造成婴儿远期健康危害。PM

1~3月龄婴儿一天膳食安排

- 按需喂养，纯母乳喂养。
- 婴儿满月前，每3小时哺乳一次；满月后，逐渐过渡到白天每2~3小时哺乳一次，夜间可逐渐延长哺乳间隔。
- 婴儿满月前，每次喂养的奶量和全天奶量会有明显增加；满月后，奶量增加比较缓慢，全天奶量为每千克体重100~120毫升，不同婴儿的奶量有一定差异。

4~6月龄婴儿一天膳食安排

- 规律喂养，纯母乳喂养。
- 白天每2~3小时哺乳一次，夜间哺乳1次，或停止夜间哺乳。
- 婴儿全天奶量为每千克体重100~120毫升，不同婴儿的奶量有一定差异。

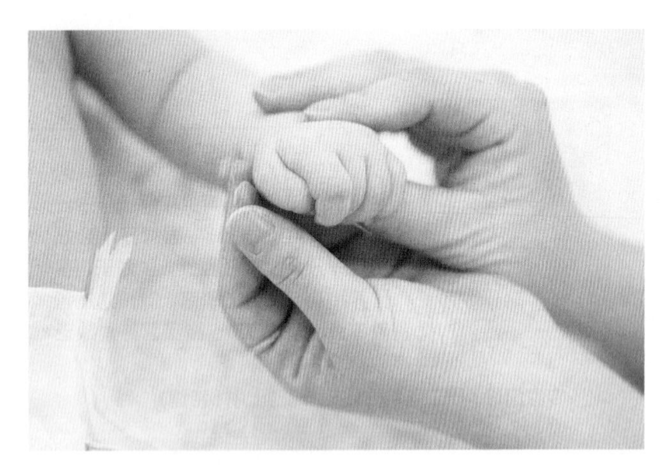

精准“断舍离”助脑瘫儿康复

上海交通大学附属儿童医院神经外科副主任医师 肖 波

生活实例

龙龙不到1岁时被诊断为“痉挛型脑性瘫痪”，其后开始接受药物及康复治疗，症状稍有改善。半年前，由于下肢肌肉紧张、痉挛，关节活动严重受限，连独自站立都无法做到，龙龙接受了“单椎板切开选择性神经后根离断术（SL-SDR）”。术后，他的下肢肌肉放松了，肢体不再僵硬，经过系统规范的康复训练，现在已能独立行走。

因为脑瘫，4岁的文文左下肢痉挛性运动障碍，走路时总是无法控制地“踮脚”。经过手术及康复治疗，文文现在已能像正常孩子那样走路了。文文妈妈开心地说，孩子以前脾气暴躁、脚抽筋，她的脸常被孩子抓伤；自从做完手术后，孩子脾气温顺多了，自己也终于不再是孩子的“出气筒”了。

脑瘫是怎么发生的

脑瘫是一组持续存在的中枢性运动和姿势控制发育受限症候群，因发育中的胎儿或婴儿脑部受到各类损伤所致，发病率为0.25%左右。我国目前共有约350万脑瘫患者。约50%的脑瘫患者智力基本正常，但由于运动功能受损，很难融入社会，像健康人一样生活。

什么是痉挛型脑瘫

脑瘫主要分为四类：痉挛型、不随意运动型、共济失调型及混合型。其中，痉挛型脑瘫占70%~80%。痉挛型脑瘫患儿因脊髓神经牵张反射亢进，肌肉一直处于紧张状态——肌张力显著增高，关节活动度明显降低，导致下肢关节活动受限，从而出现一系列运动功能障碍，如尖足步态（脚后跟不着地）、剪刀步态（双腿走路有交叉）等，严重者独自站立都很困难。

手术降低肌张力，有助患儿康复

对于痉挛型脑瘫患儿的运动障碍，国外专家尝试通过选择性神经后根离断术来降低肌张力：在神经电生理监测下，从脊髓的马尾神经处，找到诱发肌肉群异常牵张反射的传入纤维（脊髓后根），并进行离断，以此降低牵张反射冲动的传入，减轻相应肌肉群的痉挛。术后辅以系统康复治疗，可最终改善患儿运动功能。

国外一直使用“五分法”，即在神经根刺激时，把肌肉的肌电反应分为五级，根据分级不同决定是否离断及离断比例。这种方法完全依赖患者术中的肌电反应来决定手术操作，风险较高。我们探索出一种更安全的方法——“三分法”，参考术前评估结果，以“非目标肌群”“目标肌群但肌电正常”“目标肌群且肌电异常”这三个分类来决定手术操作。手术评估项目包括肌群肌张力、关节活动度、肌群肌肉力量，以及粗大运动功能分级系统（GMFCS，反映中枢神经系统受损程度）。由于神经根的离断标准引入“目标肌群”这一指标，降低了术中实时判读的难度。此外，伴随手术全程的神经电生理监测，可以杜绝因误操作造成的神经功能永久性损伤，手术安全性高。一般手术1周后，患儿就可以开始接受早期康复治疗；2周后接受系统性康复锻炼，包括物理疗法、作业疗法等。经术后追踪研究，这一手术方法降低患儿肌张力疗效显著，能更好地帮助患儿改善运动功能。

患儿年龄越小、脑瘫程度越轻，手术治疗后康复效果越好。对于病情较为严重的患儿，这一手术虽然无法明显提高运动功能，但能显著降低患儿康复治疗时的痛苦，改善患儿情绪，降低家长的护理强度，提升康复效果，改善患儿的生存状况。PM

读者给《大众医学》杂志的一封邮件

我是一名青年男性，有过一两年要孩子的打算。最近朋友圈在转“每天用手机 10 小时，会导致精子畸形而导致不育”的帖子。因为工作的需要，我每天大部分时间要用到手机，下班后还会打手机游戏或在手机上看电影，加起来的时间肯定超过 10 小时。现在我有点担心，这样真的会造成精子严重畸形吗？会不会影响生育能力？应该怎么办呢？

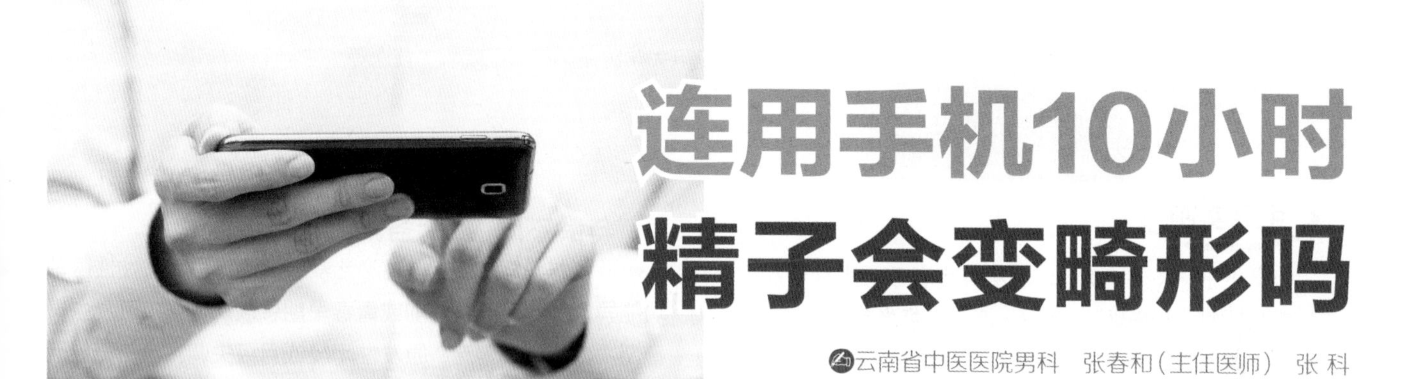

连用手机10小时 精子会变畸形吗

云南省中医医院男科　张春和（主任医师）　张 科

长时间用手机，精子畸形率升高

目前，全球手机用户已经超过 16 亿，信息化的办公和生活虽然带来了方便，但伴随而来的是潜在的电磁辐射。国内外专家通过研究发现，长期使用电子设备的男性，精子畸形率明显升高。调查表明，精子畸形率与每天使用手机的时长以及手机使用年限密切相关；延长手机使用时间，精液中畸形精子数量增加，且直接朝前运动精子的比例降低。至于读者所问，每天用 10 小时手机，会不会导致严重的精子畸形而引起不育，目前尚缺乏这方面的研究。

精子畸形对生育影响有多大

精子需要和卵子结合才能受孕，卵子透明带本身与精子的结合具有相对选择性，正常形态的精子更容易与透明带结合，与透明带结合的精子绝大部分都是形态正常的。研究发现，畸形精子症患者精子与透明带结合率明显降低。总之，精子形态与精子功能密切相关，任何精子形态上的缺陷都将导致其功能下降，影响男性生育力。

当然，存在畸形精子，并不等于患了畸形精子症，不一定会影响生育。即使生育力正常的男性，精子正常形态率也仅在 4% 以上。根据世界卫生组织的标准，当正常形态精子率< 4% 时，才可诊断为畸形精子症。

其他不良习惯也要警惕

值得提醒的是，引起精子畸形的因素往往是多方面的，不是单一的电子设备辐射的原因，以下因素也要关注，并尽量避免。

1. 长期饮酒

长期饮酒可损害睾丸的生精功能，直接造成各种畸形精子增多。

2. 吸烟

香烟中含有尼古丁、可尼丁、一氧化碳、镉、铅等大量有害物质，这些有害物质可影响男性睾丸生殖细胞，具有抑制性激素分泌和杀伤精子的作用。

3. 睾丸温度过高

睾丸内精子存活的最适宜温度为 35 ~ 36℃，与人体体表的正常温度相比，要低 1~2℃。久坐、桑拿、常穿紧身裤等不良习惯都会导致睾丸局部温度过高。睾丸温度过高会造成睾丸内微循环发生改变，引起生精上皮损害和生精细胞脱落，使睾丸生精能力下降、精子大量死亡，同时可能使精子形态产生变化，畸形率增高。

4. 长期喝碳酸饮料

国内有专家用碳酸饮料给成年雄性小白鼠连续灌胃 28 天，发现小鼠精子数量减少和精子畸形率增加，说明碳酸饮料具有一定的杀精作用，其作用机制仍有待进一步深入研究。国外也有研究显示，长期喝碳酸饮料不利于精子健康。

5. 其他因素

吃受污染的海鲜会让人体血液中的汞含量增加，进而可导致精子畸形；嗜食辣者，精子畸形率可能会增加。PM

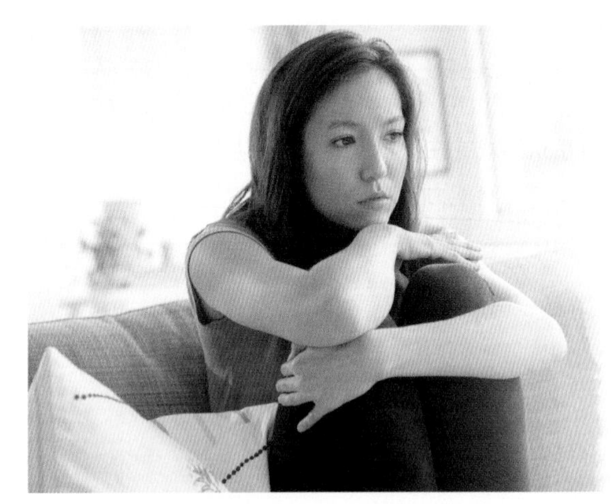

没怀孕 怎会闭经泌乳

复旦大学附属妇产科医院副主任医师　史颖莉

生活实例

小樊平日大大咧咧的，自从决定备孕，才想起那久未光顾的“大姨妈”。细细一想，小樊发现自己竟然半年多没来过月经了。就诊前夜，小两口认真“百度”了一回，越看越怕：闭经、卵巢早衰、多囊卵巢综合征……好像每种疾病都能“对得上号”。第二天，当小樊做完妇科检查、B超检查，拿到了性激素检测报告后，医生并未急着开药，而是把小樊带到检查室做乳房检查。“看月经不调，做什么乳房检查？那不是乳腺科医生的事情吗？”小樊虽纳闷，但还是很配合。医生轻轻一捏，小樊的乳头竟然冒出了乳汁，把她吓得不轻。“医生，我没怀孕，也没生过孩子啊！”医生笑了笑答：“这就是导致你月经失调的原因。”在小樊接受垂体磁共振检查，排除垂体瘤后，医生给出了结论。原来，小樊患了特发性高泌乳素血症。经过一段时间的治疗后，小樊月经规律了，三个月后顺利怀孕。

高泌乳素血症（血清泌乳素升高）是一种妇科内分泌疾病，患者常因月经稀发、闭经、不孕而就诊。垂体泌乳素腺瘤是引起高泌乳素血症的最常见原因，原发性甲状腺功能减退、多囊卵巢综合征等疾病也可导致血清泌乳素增加。此外，在临床诊治过程中，还需排除药物影响，如抗精神病药、抗抑郁药、抗癫痫药、降压药、阿片类药物等。

异常泌乳，千万别忽视

非孕期、非哺乳期泌乳，均属异常泌乳。高泌乳素血症患者的乳房分泌物呈乳汁样，若脂肪含量较少，则较清亮。泌乳本身不会给患者带来严重问题，但它是发现高泌乳素血症的重要线索之一。因此，女性朋友若发现异常泌乳，千万不能忽视。

年龄不同，症状各异

除了对乳房的影响，高泌乳素血症还会引起女性性腺轴功能异常。若在青春期前或青春早期患该病，女孩可发生青春期发育延迟或停滞、原发性闭经或月经失调。若在更年期发病，患者可提前闭经。

育龄期高泌乳素血症患者的症状通常与血清泌乳素水平相关：血清泌乳素显著升高时，常发生闭经和泌乳；中度升高时，会引起月经稀少；轻度升高时，常出现经期缩短、性欲下降和不孕。

20%～30%的高泌乳素血症患者可能因雄激素水平相对过高而出现多毛、痤疮等症状。发病初期，患者常伴有体重增加，可能与胰岛素抵抗密切相关。长期泌乳素水平过高，还会引起雌激素水平过低，导致骨密度减少而引起骨质疏松症。

泌乳素腺瘤在垂体瘤中较多见，是病理性高泌乳素血症的常见病因。除了高泌乳素引起的症状，还可能出现肿瘤压迫相关症状，如头痛、视力下降、视野缺损、癫痫发作、脑脊液鼻漏等。严重者可发生急性垂体卒中，出现突发剧烈头痛、呕吐、视力下降、动眼神经麻痹，甚至昏迷等。

主要治疗目标：恢复月经和排卵

治疗高泌乳素血症，目标是抑制泌乳素分泌，恢复月经和排卵功能，减少乳汁分泌，改善肿瘤压迫症状。

确诊高泌乳素血症后，首先应积极查找原因，针对病因治疗。垂体泌乳素腺瘤或未找到病因的特发性高泌乳素血症患者，治疗首选多巴胺激动剂，手术或放疗须权衡利弊后谨慎选用。目前常用的多巴胺受体激动剂为溴隐亭，对垂体泌乳素腺瘤或特发性高泌乳素血症引起的泌乳素升高均能产生抑制作用。大部分患者在血清泌乳素水平恢复正常后可恢复月经和排卵。若血清泌乳素正常后仍闭经或无排卵，需进行激素补充和促排卵治疗。PM

对很多爱美女性而言，激光美容已不是一件新鲜事儿。激光能选择性地作用于皮肤内的靶组织，通过热效应选择性地破坏靶组织，以达到预期的美容效果，如嫩肤、脱毛、祛斑、祛瘢等。实际上，激光只是一个笼统的称呼，激光的各种“功效”，其实是不同的激光机器在工作。

激光美容 那些事

复旦大学附属中山医院整形外科　杨燕文　亓发芝（主任医师）

激光脱毛：半导体激光“最在行”

夏天最受欢迎的激光脱毛，主要是应用波长755纳米或810纳米的半导体激光，作用于毛囊内的黑色素，通过热效应，破坏处于生长期的毛囊，从而达到脱毛的效果。半导体激光是激光脱毛的“标配”，效果比红宝石、翠绿宝石及强脉冲光要好，不良反应也更轻。尤其是波长755纳米的半导体激光，对黑色素更敏感，对细小的毛发也能有较好的脱毛效果。强脉冲光虽然也能作用于毛囊，但脱毛不彻底，容易复发。需要指出的是，由于毛发生长周期的关系，一次激光治疗只能破坏一部分毛囊，要获得较好的脱毛效果，往往需要多次治疗。

激光祛斑：红宝石激光疗效最佳

激光祛斑是另一个针对黑色素的激光治疗。其实，激光祛斑包括一系列对皮肤色素性疾病的治疗，除“斑斑点点”外，还包括深色的文身。虽然激光作用的靶点都是皮肤所含的色素颗粒，但色素颗粒的深度不同、色斑性质不同，采用的激光也不完全相同。波长694纳米、755纳米和1064纳米的激光通常被用来治疗皮肤色素性疾病。由于波长越短的激光对黑色素的破坏效果越好，故波长694纳米的红宝石激光去除色素颗粒的效果最佳，副作用也最小。Q开关激光可以在极短的时间内产生极高的温度，使细胞内色素颗粒迅速产生热膨胀，粉碎成非常小的颗粒，最终被皮肤组织内的吞噬细胞吞噬和清除。对于面部雀斑，可以采用强脉冲光（光子）进行治疗，治疗舒适度更高，效果也不错。

改善肤质：“光子”较适合

强脉冲光（IPL），也称“光子”，是一种多波长的非相干性光，波长范围在500～1200纳米，具有宽光谱、大光斑、能量柔和的特点。光子通过选择性地作用于皮肤深部的黑色素及血红蛋白，并通过热效应促进胶原的合成和重排，从而达到祛斑、嫩肤、祛红血丝、脱毛等不同的治疗效果。强脉冲光虽然适应证较广，术后护理简单，无须休假，不良反应少，但与激光比，精确性差，治疗次数多，单次治疗效果不显著，并不会有“做一次就宛若新生”的美容效果。

应对光老化：像素激光较常用

要解决皮肤细纹、毛孔粗大、色素不均等多种皮肤问题，现在采用较多的是各种剥脱性的像素激光，如二氧化碳激光、铒激光（2940纳米）等。像素激光作用于皮肤内的水分子，破坏局部组织，在皮肤上平均地打上微细小孔，继而引起一连串的皮肤生化反应，刺激皮肤进行自我修复，达到紧肤、嫩肤及祛除色斑的效果。

像素激光是在激光的发射器前端加上一个光栅，使射出的激光束分成多束细小的激光，一个激光的光斑由多个微米级的子光斑组成，确保每次激光照射时，只有部分皮肤受到激光的作用。由于像素激光使激光作用的区域由毫米级缩小至微米级，故可以增强激光的能量，以获得更好的美容效果。同时，由于在激光作用部位之间保留了一些未受作用的区域，故可以帮助皮肤更快恢复，副作用更小。

此外，像素激光还可用于改善痘痕和浅表瘢痕，多次治疗后能够使痘痕或表浅的瘢痕变浅，甚至消失。PM

特别提醒：

激光美容的疗效和安全性与操作者密不可分，操作不当可能会导致皮肤色素沉着，甚至瘢痕形成。因此，求美者一定要去正规大医院进行相关治疗。进行激光治疗以后，求美者应注意防晒和保湿，避免皮肤色素沉着。

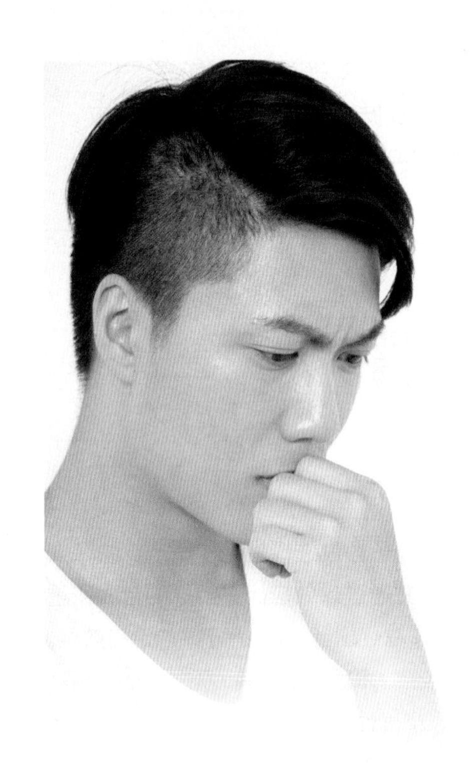

读者咨询：

我是一位年轻的男性，有时性生活中会射精多次。后面几次射精时，精液的数量少而稀，我觉得这样不会让妻子怀孕（我们暂时没有要孩子的打算），有时就没有像第一次射精那样采取避孕措施。但我又放心不下，这种方法有可能导致怀孕吗？

重复射精有避孕效果吗

南京医科大学附属妇产医院泌尿男科副主任医师 潘连军

一次射精不能将精液排空

精液由精浆和精子两部分组成。精浆主要由精囊、前列腺、尿道球腺等附属性腺分泌产生，约占精液成分的95%。精子由睾丸产生，约占精液的5%。精子生成后，通过与附睾连接的输出小管进入附睾，在附睾内成熟，获得运动能力。成熟后获得运动能力的精子平时储存在附睾尾部、输精管末端与精囊汇合处的输精管壶腹部及精囊内，射精时随精浆一起排出体外。但一次射精并不能完全将精液排空，精囊、前列腺内仍会有部分精浆，精囊及输精管壶腹部也还会有部分精子。同时，射精后，附睾尾部的精子会通过输精管的蠕动不断进入输精管壶腹部，随时等待下一次射精时被排出体外。

多次射精，精子少但活力不低

连续多次射精，随着射精次数的增加，越往后精液量及精子数量会越少，但减少的程度因人而异。生精功能强大的男性，即使多次射精，精液中的精子浓度仍可以达到每毫升数百万甚至千万，完全具备受精能力。国外一项针对健康成年男性的多次射精精液参数的研究发现，禁欲3~4天，每隔2小时射精一次，第2、3、4次射精的精液中精子浓度较第1次明显减少，由第1次射精的平均每毫升6500万依次递减到每毫升2900万、2300万、2000万，但精子活力降低不明显，与第1次射精的精子无显著差异。这说明，对健康男性而言，即使是连续4次射精，第4次射精的精液中仍具有相当数量的具备受精能力的精子存在。

二次射精，有时精子活力反增加

生精功能差或患有少、弱精子症的男性，第一次射精后，间隔1~2小时第二次射精的精液中精子浓度无明显改变，但精子活力反而增加。临床上甚至用此种方法治疗男性不育症。国外有一项针对男性不育患者的研究显示，连续射精2次，间隔1小时，第二次射精的精液中精子活力明显增加，精子浓度无明显变化。这可能与第二次射精时输精管道充分兴奋后输送精子的能力有所增加有关。PM

结论和提示

多次射精，后面几次射精的精液减少，因此认为其不具备受精能力而无须采取避孕措施，这是一种误解。即使连续多次射精，射出的精液中仍具有相当数量的活动精子，仍具有使女方受孕的可能。对于不打算怀孕的夫妇而言，短时间内多次性生活时，仍须注意避孕，以免意外妊娠。

最后需要指出的是，长时间持续的性兴奋或短时间内反复性兴奋时，前列腺等生殖器官往往处于持续充血状态，容易诱发炎症，从而出现前列腺炎或前列腺炎样症状，包括尿频、尿等待、会阴部坠胀疼痛等。因此，性生活应适度而为，不可纵欲过度，以免伤身体。

成人多动症 开车走神怎么办

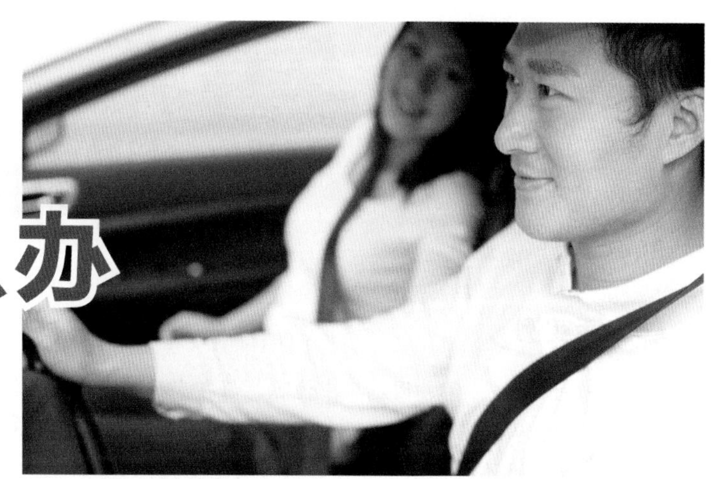

上海市精神卫生中心教授　杜亚松

开车时，他注意力不集中

赵先生和肖女士结婚好几年了，育有一个孩子。随着时间的推移，肖女士发现赵先生身上有越来越多的缺点：工作没有上进心，孩子的抚养和教育从来都不过问，夫妻争吵中比较冲动……去年，家里买了小汽车，赵先生开车发生了好几次碰擦事故。虽说赵先生是新手司机，但肖女士经过仔细观察后认为，主要原因是他开车时注意力不集中，容易走神。最近，微信朋友圈内流行一篇《成人多动症，驾车风险高》的文章。肖女士看了，觉得和自己丈夫的情况很像。在她的坚持下，她和丈夫一起到心理咨询中心咨询，她希望医生开点药，让丈夫在开车前服用，以防开车时注意力不集中……

成人多动症，影响生活方方面面

多动症是注意缺陷多动障碍的简称，是儿童期常见的一种心理疾病。近年来研究发现，多动症的预后并不乐观，症状常持续多年，约70%的患者症状会持续到青春期，30%的患者会持续终身。2013年，“成人多动症”作为一种疾病，正式出现在相关的精神障碍诊断标准中。儿童多动症主要影响儿童的学业，而成人多动症的影响更加广泛，可全面影响其社会功能，如表现为注意力不集中、工作效率比较低、比其他人更有冲动性和攻击性、夫妻关系处理不好、不太关心孩子的教育等。

成人多动症，诊断有前提

像赵先生这样的情况，是否就一定是患了成人多动症呢？事实上，成人多动症的诊断标准是比较严格的，不能因为看到“注意力不集中”就下诊断。首先，诊断成人多动症，患者必须要有儿童期多动症的患病史。例如，肖女士可以向公婆了解一下，赵先生小时候是否有过多动症的表现，是否因此去医院被诊断为多动症并接受治疗。如果的确有多动症的患病史，再结合目前的症状表现，医生就不难做出诊断。需要特别说明的是，成年人的抑郁、焦虑等，也会引起注意力不集中等问题，如果没有儿童期多动症患病史，抑郁和焦虑的可能性更大。

开车前服药管用吗

国外有研究发现，成人患多动症，会增加交通事故发生的风险，这主要是因为患成人多动症的驾驶员在保持注意力集中方面存在困难。那么，是不是患多动症的成人就不能开车呢？研究也发现，大多数成人多动症患者开车时会受到一定影响。如果被明确诊断为成人多动症，应积极治疗，治疗方法与儿童多动症基本相同。

那么，成人多动症患者为了避免在开车时走神，能不能开车前服药呢？这是可行的，而且开车前服治疗多动症的药物，也不会有打瞌睡等副作用。当然，服用此类药物一定要在医生的指导下进行。除了服药，患多动症的驾驶员，还要采取预防性措施，开车时把注意力放到路面上，避免打电话或发短信等分散注意力的行为。另外，可在行驶途中每隔一段时间就停下来休息一会。PM

专家简介

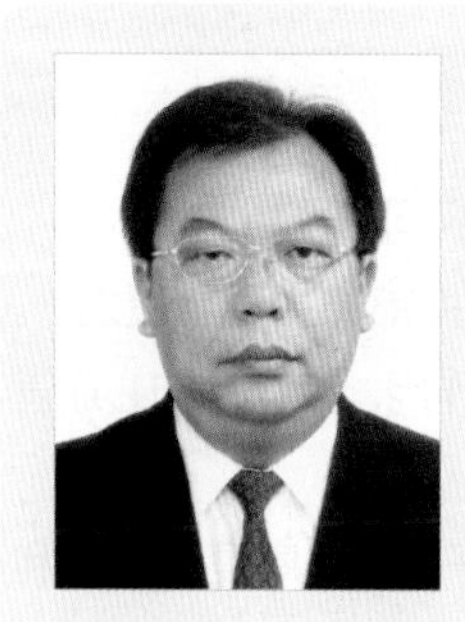

杜亚松 上海市精神卫生中心儿童青少年精神科主任、主任医师，上海交通大学医学院精神医学教研室教授、博士生导师，擅长儿童和青少年心理评估、行为和情绪障碍的干预、学习困难儿童的指导及各种心理问题的家庭治疗。

脑卒中后 当心抑郁袭来

吉林大学第一医院康复科 段妤阳 李贞兰（副教授）

生活实例

张女士62岁，年初因脑卒中住院，好在症状不算严重。但自从出院后，张女士的情绪就不太好，经常闷闷不乐，也不再像以前那样喜欢与人交往了。一开始，家人并没有十分在意，以为是患病后的正常反应，过一段时间就会好。谁知，最近一段时间，张女士的情绪更加低落，经常连饭都不吃，医生嘱咐她吃的药，有时也不按时吃。家人看情况不太对，就带她看医生。经过检查，医生诊断她患了脑卒中后抑郁症。

医生的话

脑卒中后抑郁是脑卒中后常见的一种精神障碍，多发生在脑卒中后1年以内。在我国，脑卒中后抑郁的发病率为30%～50%。年龄是主要影响因素之一，老年人发病率为60%左右。脑卒中后抑郁主要表现为情绪低落、拒绝进食、不主动配合治疗、肢体疼痛、自理能力明显下降等，少数严重者具有自杀倾向。

脑卒中患者发生抑郁症的主要原因是老年患者对疾病缺乏正确的认识，认为自己会永久丧失自理能力，担心成为家庭及儿女的负担；另一原因是缺少家庭及社会支持，缺乏安全感，或是从熟悉的环境进入陌生环境，进而出现情绪低落。另外，老年女性的发病率显著高于男性，这可能与女性情感丰富、情绪多变有关，也与其在家庭中的传统角色及较少参加社交活动相关。

药物、康复、心理治疗都不可少

目前，药物仍然是治疗脑卒中后抑郁的主要手段之一。但长期使用药物治疗会产生明显的副作用，存在增加心血管疾病发生的风险和加重抑郁的可能性。

康复训练结合心理干预效果较好。早期康复训练有利于改善患者的抑郁状态，因为康复训练可以加强肢体等的功能训练，增强患者战胜疾病的信心，同时提高患者日常生活能力。心理干预则可以帮助患者积极寻求一切可能得到的家庭和社会支持，使其获得积极乐观的心态和安全感，学会控制情绪，改善脑功能。早期康复训练联合心理干预治疗，既能促进躯体功能的康复，间接改善患者脑卒中后的抑郁状态，又能通过心理干预治疗直接改善患者脑卒中后的抑郁情绪，提高康复训练的积极性，从而形成良性循环，提高日常生活能力，最终回归社会。这种方法简单易行，适宜推广。

如何进行早期康复训练

在常规药物治疗的基础上，可以去医院康复科接受早期康复训练。训练方案需要根据患者的具体病情制定（个体化治疗方案）。康复内容主要包括掌握良好的肢位摆放、关节被动或主动运动、肌力训练、针灸、按摩、平衡功能训练、协调性训练及物理因子等。在患者生命体征平稳、神经功能缺损不再发展后48小时即可开始，每次康复训练90分钟，每日2次，共4周。早期康复训练可以充分调动患者的积极性，达到最佳效果，逐步实现康复目标。

如何进行心理干预

定期接受心理干预，也是目前治疗脑卒中后抑郁的主要手段，可提高患者的康复效果和生存质量。具体方法有：①家属要了解脑卒中及脑卒中后抑郁等方面的相关知识，关心、体贴、安慰患者，减轻其心理负担及生活顾虑，提高患者独立生活的能力。②患者可多参加娱乐活动，如听音乐、看电视、下棋等，以舒缓心理压力。③患者还要适当降低期望值，清醒地认识到身体能得到多大程度恢复，稳定情绪，配合康复训练，争取最佳康复效果。④每次治疗前，由医生进行心理评定，及时发现抑郁行为的诱发和改善因素，并根据潜在能力制订相应康复目标和方案。⑤接受专业的行为认知治疗，减轻情绪障碍和无效行为。有自杀倾向的患者可接受支持疗法、合理情绪疗法和认知疗法等治疗，以有效地适应和面对困难，渡过危机。PM

生活实例

两个月前，大学生小刘独自一人背起行囊，去印度西南部旅游。回国后，小刘感觉乏力，并出现发热、躯干部散在红色皮疹，体温高达39.5℃，去当地医院就诊，检查血、尿常规和肝、肾功能，结果基本正常，血涂片没有找到疟原虫，胸部CT也没有发现明显异常。小刘接受头孢菌素抗感染治疗后，高热未退，其后几天血小板突然下降，并出现肝功能异常，遂转入我院。经过积极治疗，小刘的症状逐渐好转，入院5天后血小板恢复正常，病情平稳。2周后，上海市疾病预防控制中心报告显示，小刘的登革热抗体IgM为阳性，结合其临床表现，我们诊断她为登革热。

追寻远方 警惕"陌生"传染病

复旦大学附属华山医院感染科　王新宇　张文宏（主任医师）

像小刘这样的患者，在临床上并不少见。近年来，随着出境游人数的增加，旅行归来后因发热等症状前来就诊的患者越来越多。旅行归来，可能带回哪些陌生又危险的疾病呢？

1. 疟疾

疟疾是由疟原虫引起的寄生虫感染性疾病，由雌性按蚊叮咬引起流行区人与人之间传播。疟疾主要在热带地区流行，每年约有2亿人患病，其中60%发生在非洲撒哈拉沙漠以南地区。

疟疾通常表现为流感样症状，如头痛、寒战、肌肉疼痛及不规则热；有时可出现发热、呕吐、腹痛、腹泻，易与肠道感染混淆；累及脑、肺、肾等脏器引起严重损害时，需考虑重症恶性疟。如果有疟疾流行区的旅行史，任何一个发热病人都应考虑患疟疾的可能性。

2. 登革热

登革热是由登革病毒经蚊虫传播引起的急性传染病，多见于热带和亚热带地区。从南亚和东南亚地区旅行归来的发热患者，登革热占绝大部分。我国各省均有输入性病例报告，广东、云南、福建、浙江、海南等南方省份曾有本地登革热流行，主要发生在夏秋季。

登革热主要表现为高热、头痛、肌肉和骨关节剧烈酸痛、皮疹、淋巴结肿大、白细胞减少等。虽然多数患者可以自愈，但严重者会出现休克、出血或多脏器功能损伤等，可危及生命。检测登革热IgM抗体，可确诊登革热。

3. 寨卡病毒病

寨卡病毒病是由寨卡病毒引起的一种自限性急性传染病，通过蚊虫叮咬传播，主要在热带及亚热带地区流行。目前，非洲、亚洲、欧洲、美洲的60个国家有寨卡病毒传播的证据，我国也有输入性病例报道。

与登革热类似，寨卡病毒病可表现为发热、皮疹、结膜炎、肌肉和关节疼痛、虚弱、头痛。但这些症状往往较轻，预后也较好。因寨卡病毒感染可导致小头症等出生缺陷，因此世界卫生组织建议孕妇不要前往寨卡病毒流行区域旅行。血液、尿液检测到病毒核酸，是病原学确诊的依据。如果核酸阴性，应进一步进行抗体检测。

除上述几种疾病外，蚊虫还可传播基孔肯雅热、黄热病。其他常见的虫媒传染病包括莱姆病（蜱虫传播）、恙虫病（恙螨传播）、鼠疫（跳蚤传播）和昏睡病（采采蝇传播）等。一项针对回国旅行者所患疾病谱的研究发现，虫媒传播疾病超过呼吸道和水源传播疾病，占所有报告病例的40%。PM

华山医院旅行与发热门诊：周六上午

专家提醒：

去热带（全年）、亚热带（夏季）旅行，可在出发前到医院的旅行门诊咨询，接受专业指导，并采取适当的预防措施。比如，应住在纱门、纱窗完好的室内；如果房间没有安装纱门、纱窗，须在蚊帐内就寝；户外活动时，应尽量穿长袖衣服和长裤；皮肤表面涂擦避蚊胺等驱虫剂，可有效预蚊虫叮咬；衣物和蚊帐可用含扑灭司林的溶液喷雾处理。

告别酷暑，步入金秋，该如何养生和保健？我们都知道“春夏养阳、秋冬养阴”，可是秋冬为什么要养阴？那些看似老生常谈的饮食起居方法有何道理？养阴必须要花重本食补、药补吗？

破解“秋冬养阴”五大迷思

上海交通大学附属第一人民医院中医科主任医师　王松坡

迷思一：秋冬寒冷，要发散阴气

破解：为顺应收、藏趋势，秋冬应养阴

祖国医学所谓“春夏养阳、秋冬养阴”是根据四时季节气候特点提出的养生要求。“春生、夏长、秋收、冬藏”，秋应肺、冬应肾，秋冬养阴就是通过调摄饮食起居等来调养人体阴气，使之顺应收、藏趋势，达到肺气收、肾气藏、阴精内蓄的状态，从而五脏得养，身体健康。

迷思二：饮食起居法老套，没啥用

破解：“老方法”藏平衡原则

养生之法，以调整阴阳平衡为原则，无外乎起居、情志、劳逸、饮食等几方面，秋冬养阴之法亦不离该法。

● **适当早睡晚起**　中医有“春夏宜早起，秋冬任晏眠，晏忌日出后，早忌鸡鸣前”之说。秋冬季节，夜晚逐渐变长，人体的作息规律也应顺应大自然的变化，适当早睡晚起，尤其是冬天，可合理睡一会儿“懒觉”。过早起床会耗散阳气、扰乱阴气，不利于“收、藏”。但晚起也不应到日出后才起，这样不利于阳气的正常升发。

● **远离“悲秋哀冬”**　天气变凉，气候肃杀，万物萧条，趋于收藏，人的情绪也容易低落，故有“悲秋、哀冬”之说。七情可致病，如“思则气结、悲则气消、怒则气上”，情绪长时间得不到平复，不仅会影响人体气机，还会耗伤脏腑阴阳，导致疾病发生。因此，秋冬之季应尽量避免忧伤、低落的情绪影响身体健康。我们可以通过增加交流、旅游、读书、文艺活动、体育锻炼等不同方式调整心境，保持平和、乐观、积极向上的心态。

● **锻炼畅气血**　现代生活节奏匆忙，人们往往锻炼不足，特别是寒冷季节，活动更少，易引起气机运行不畅，气血瘀滞。解决方法是适当增加体育锻炼。喜好运动的人，则要防止过劳伤身。我们应根据自己的年龄、体质等情况保持合理的强度和运动量，每周坚持3～4次锻炼，以微微出汗为度。久不锻炼者要循序渐进，逐渐增加活动量。

饮食规律有讲究　同样是“养阴”，由于秋冬的气候特点不同，饮食规律也有所差异。秋季宜省辛增酸、养阴生津，冬季则应省咸增苦、养阴补肾。

迷思三：秋、冬饮食规律差不多

破解：秋、冬养阴饮食，侧重各不同

● **秋季：省辛增酸，养阴生津**　孙思邈谓“秋七十二日，省辛增酸，以养肝气”。辛味入肺，秋日肺气本旺，再过食入肺经的辛辣之品，更助肺气（金）克伐肝气（木），导致脏腑失和而为病。因此，秋天要少食葱、蒜、姜、辣椒等辛味刺激之味。在正常饮食的基础上可适量多食些酸味的水果、蔬菜，如山楂、石榴、番茄、木瓜、柠檬等：一则“酸入肝”，养肝气，防止肝气被肺气克伐；二则酸甘化阴，增进食欲，有助于人体津液化生。

燥为秋季主气，天气肃敛，自然界缺乏水分滋润，出现秋凉而劲急干燥的气候。燥邪易伤津液、肺脏，出现口干舌燥、咳喘、皮肤干燥、大便秘结等症状，所以秋季要注意养阴生津，以防“秋燥”。饮水是补充津液、防治秋燥的最佳措施之一，每日应少量频饮。蔬菜如白菜、萝卜、莲藕、百合、银耳、豆腐等，水果如苹果、香蕉、梨、柚子、甘蔗、猕猴桃等，果仁如核桃仁、杏仁、松子等，均有一定的养肺润肺作用，可适量多食。

● 冬季：省咸增苦，养阴补肾 “冬七十二日，省咸增苦，以养心气”，咸味入肾，冬日补肾不应食咸太过，所以在饮食口味方面有“省咸增苦”之说。少食咸味食物，可以防肾水过旺克伐心气（火）。适当进食一些苦味食物，如芹菜、莴笋、生菜、苦菊、苦瓜、莲子心等：一则苦可入心，养护心气，防止心气心火受抑；二则“少苦健脾”，亦可以增进食欲，调养后天之本。

冬季在五行属水，与肾相应，因此冬季是最适合养肾的季节。同样是养阴，秋天以养肺津为主，饮食宜清淡；冬季则以养肾阴为主，饮食可以稍厚重，可适当选用杜仲、菟丝子、肉苁蓉、枸杞子、何首乌、旱莲草、女贞子、山药、熟地、芝麻、核桃、栗子、花生、羊肉、海参、淡菜等具有滋补作用的食物或中药，增强填补肾阴作用。

迷思四：养阴中药最好花重本

破解：养阴中药也可“平民化”

以下推荐几味常见、实用的“平民”养阴中药。

● 山药 山药味甘性平，入脾、肺、肾经，具有益气养阴、调补脾肺肾之效，是平补气阴之要药，既可养阴、补气，又能通补先天、后天之本及肺，是中医治疗诸虚百损、疗五劳七伤之要药，也是养阴兼益气的“明星”药品。山药药食同源，适合长期服用，每日50～100克为宜，可以煎服后代茶饮、蒸熟后单独食用，还可以与粥同煮服食。

● 西洋参 西洋参味苦、微甘，性凉，入心、肺、肾经，具有补气养阴、清火生津之效，可气阴同补，有良好的养阴生津作用。西洋参水煎服即有效，一般每日可取2～5克，水煎代茶饮；或与适量生地、石斛、麦冬等同煎，效果更佳。由于西洋参性偏凉，故阳虚寒湿体质见胃寒、便溏者慎单用。

● 沙参 沙参味甘性微寒，入肺、胃经，具有养阴润肺、益胃生津之效，适用于肺热阴虚的干咳少痰、久咳声哑、劳嗽咯血及胃阴耗伤、津少口渴等症。沙参有南沙参、北沙参之分。一般来说，北沙参滋阴作用较好，南沙参兼有祛痰作用。一般用法为沙参10～15克煎汤代茶饮，也常与麦冬、石斛等同用。

● 麦冬 麦冬味甘、微苦，性微寒，入肺、心、胃经，具有养阴润肺、清心除烦、养胃生津之效，适用于肺阴不足、内有燥热的咳嗽及心烦失眠，胃阴不足的津少口渴、肠燥便秘等症。一般取10～15克煎汤代茶饮。

● 石斛 石斛即俗称的枫斗，味甘性微寒，入胃、肾经，具有益胃生津、滋阴清热之效，常用于治疗热病伤阴、胃阴不足或阴虚津亏等导致的口干舌燥、干咳、虚热不退等症。一般取6～15克煎汤代茶饮，亦可用鲜品15～30克榨汁饮用。

● 百合 百合味甘性微寒，入肺、心经，具有润肺止咳、清心安神之效，有很好的养阴润燥作用，尤其适用于口干舌燥、虚烦惊悸兼有失眠多梦者。一般每天取10～30克煎服或入粥同煮服食。

● 枸杞子 枸杞子味甘性平，入肝、肺、肾经，具有滋补肝肾、润肺、明目之效。枸杞子是滋补肝肾、明目的良药，可以用于肝肾阴虚的神疲乏力、头晕、腰膝酸软、遗精口渴、视物模糊等症。可每日取10～15克蒸熟嚼食，或煎服。

上述药物的药性均较平和，可以单用或几种搭配使用。如果对自己的体质不甚清楚，最好咨询中医师后选用。

迷思五：养阴就是多补

破解：养阴≠补阴

以上是秋冬养生的一些共性原则。这里需要提醒大家的是，“秋冬养阴”强调秋冬季应重视人体阴气的保养，适应自然界而“养收”“养藏”，从而为来年更好地“春生、夏长”奠定基础，所以“养阴”绝不是单纯地“补”阴。如果人体本身就阴盛阳虚，秋冬应“温阳”而不宜“补阴”，以阴阳平衡为总目标。

中医养生讲究“因时、因地、因人制宜”，秋冬养生既要充分考虑气候特点，也要结合自身所处环境、体质状况及自身生理变化规律等，选择适合的方法。只有适合，才能更好地保持人体内外环境的平衡，达到“阴平阳秘”，促进身体健康。PM

专家简介

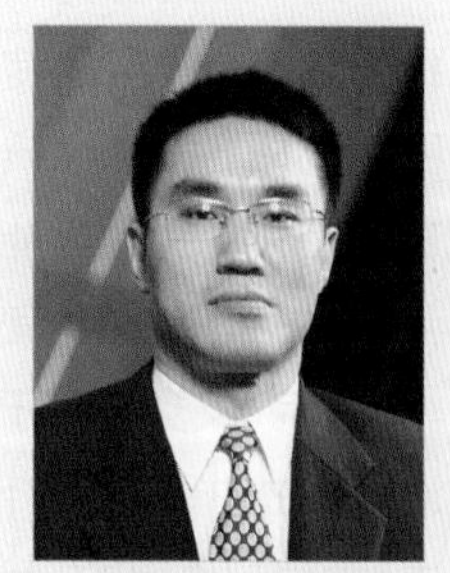

王松坡 上海交通大学附属第一人民医院中医科主任、中医教研室主任、主任医师、教授，上海交通大学中医胃病诊治中心主任，中华中医药学会名医学术思想研究分会常务委员、综合医院中医学术发展分会常务委员、脾胃病分会委员，上海市中西医结合学会理事、消化疾病分会副主任委员，上海市中医药学会理事、综合医院中医发展分会副主任委员、中医流派分会副主任委员、膏方分会副主任委员。擅长中医药治疗消化系统疾病、心脑血管疾病、肿瘤，中医药调治亚健康状态，等等。

专家门诊：周三全天（南部），周四全天（北部）

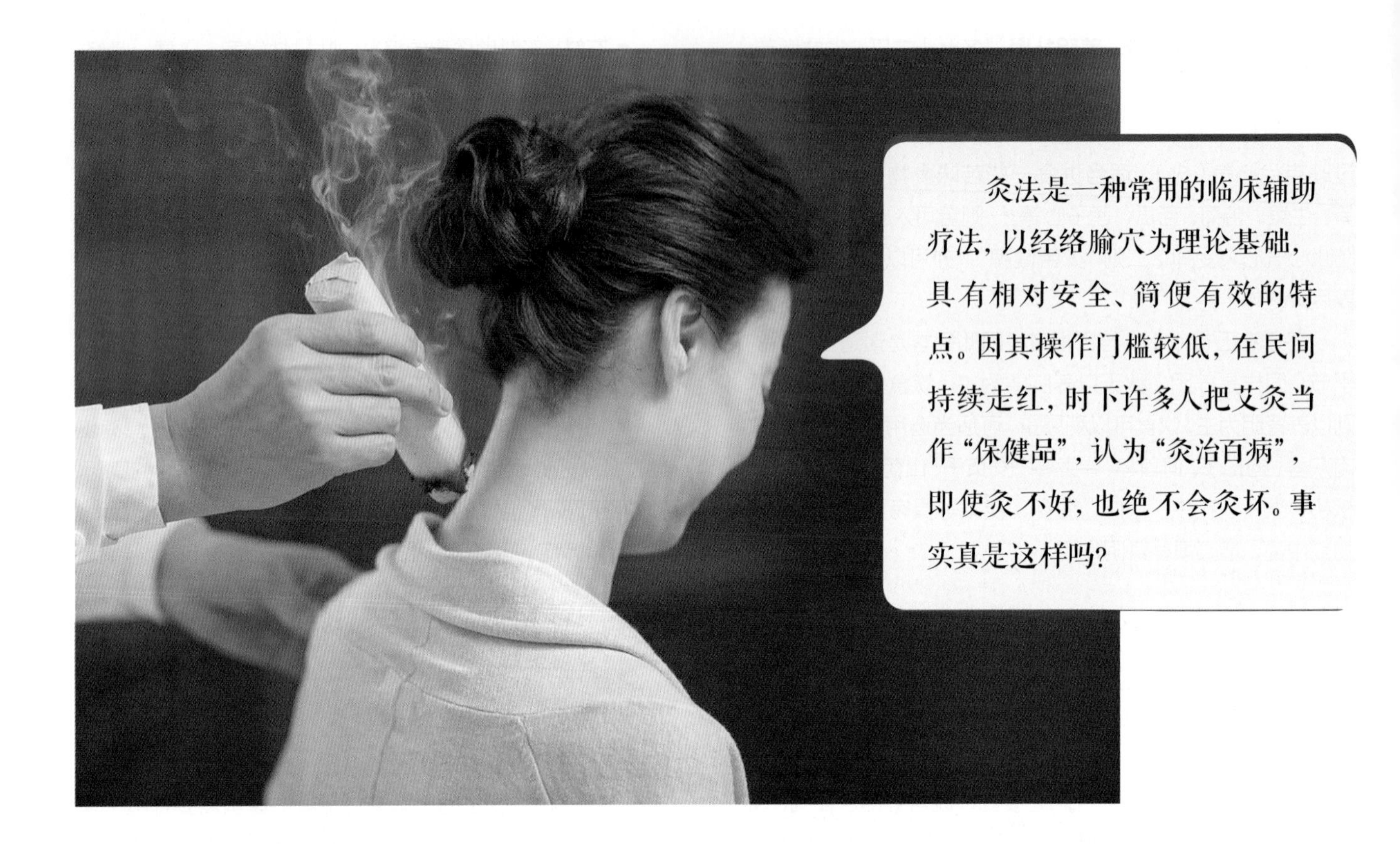

灸法是一种常用的临床辅助疗法，以经络腧穴为理论基础，具有相对安全、简便有效的特点。因其操作门槛较低，在民间持续走红，时下许多人把艾灸当作“保健品”，认为“灸治百病”，即使灸不好，也绝不会灸坏。事实真是这样吗？

辟谣：艾灸不是万能的

上海市针灸经络研究所　李明哲

在这个信息发达的时代，我们只要在网络上搜索“艾灸”两字，就不难发现，艾灸竟然是“万能的”：不仅能够治疗感冒、发热、鼻炎等常见疾病，还能治疗子宫肌瘤、甲状腺结节、白癜风，甚至癌症；而且“治疗方法”简单，自己就能操作。只要坚持艾灸，不半途而废，保持良好心态，就会有很好的疗效。这样吸引眼球的宣传致使许多人误信谣言、带来不良后果：轻者因艾灸不当造成不良反应；重者延误治疗，回天乏术！

艾灸重在保健

艾灸能温经通络、消瘀散结、散寒祛风、除湿止痛，因此对许多虚寒性质的疾病有一定治疗作用，如女性因宫寒引起的痛经和小腹不适等症状；或者由风、寒、湿邪引起的颈、肩、腰、腿疼痛；夏季“空调病”也可以通过施灸来缓解。此外，在足三里、中脘、关元、气海、肾俞、命门等常用保健穴位施灸，能补益气血、提高免疫力。因此，艾灸是重要的日常保健方法之一。

不过，艾灸作为一种治疗方法，有一定的使用范围和局限性，不经辨证而盲目使用，就有可能因误用灸法而造成不良反应。在医院，艾灸多用于辅助治疗，往往是配合针刺疗法，共同起作用的。我们通常说的“针灸”，其实是两种治疗方法的合称。对

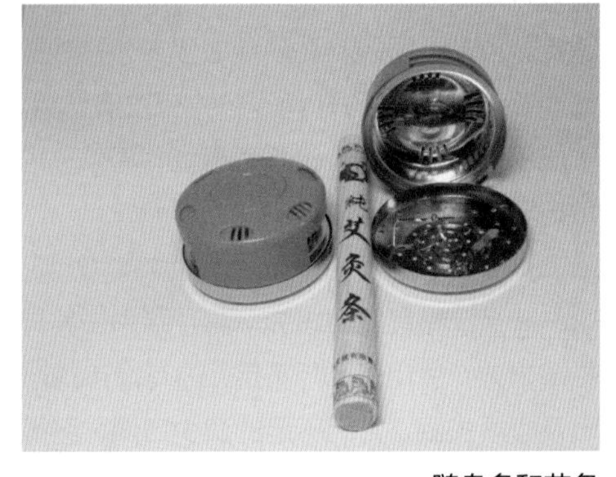

随身灸和艾条

于很多疾病，如不孕症，艾灸只能缓解因寒凝胞宫或局部气血瘀滞造成的小腹胀痛、月经不调等症状，而不能作为主导治疗方法；治疗时还需要结合药物、针刺等疗法，必要时，甚至需要手术治疗。

对于许多严重的器质性疾病，艾灸往往只能治标而不治本。笔者曾经遇到一位年过七十的胃癌患者，他因不愿手术，经人介绍在一家号称“祖传配方”的艾灸馆进行“治疗”，价格不菲。施灸一段时间后，自觉胃痛减轻，腹胀缓解，患者认为艾灸十分神奇，竟然可以治疗癌症！事实上，艾灸穴位虽然可以暂时缓解疼痛，但胃癌的病灶还在，症状的减轻使患者误认为艾灸治好了他的胃癌，而实际上疾病一直在加重，等到癌细胞扩散，已错过最佳的手术时机，为时已晚。

随着艾灸的走红，艾灸盒、随身灸、艾灸贴等五花八门的产品一下子涌现于市场，确实在一定程度上方便了使用者在家中进行自我保健。但这些产品并不能算作真正意义上的艾灸，仅有一定的温经通络、缓解局部疼痛等作用，患者千万不要寄希望于仅凭艾灸就能起到神奇的治疗效果。

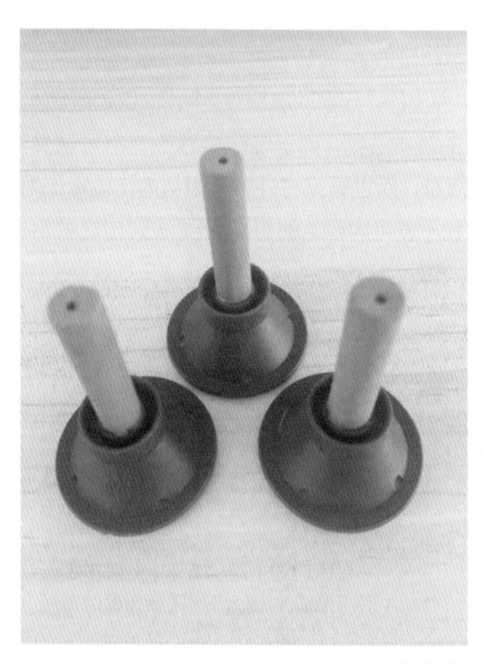

艾灸贴

艾条并非越贵越好

根据艾绒的年份、粗细、味道等不同，艾条的价格差距很大，但也有一些价格昂贵的艾条只是因为包装等营销手段或商家炒作，所以大家在购买时，不要一味追求价格，并非价格越高，保健效果越好。一般来说，由15:1的艾绒制作的艾条是性价比最高的，即艾草经过15次加工而制成的艾绒。以直径1.5厘米、长15厘米的艾条为例，价格基本在十几元钱左右，没有杂质、硬木棍、碎屑等，摸上去绒绒、软软的，闻上去有淡淡的清香，颜色多为棕绿色或棕黄色。30:1的艾绒颜色更黄，70:1或者100:1的艾绒基本上呈金黄色，与一般的艾条相比，其“卖相”更好，被一些商家称为“极品黄金艾”。加工越精细，价格越贵，但是用于平时的自我保健却并不实用，性价比也不高。

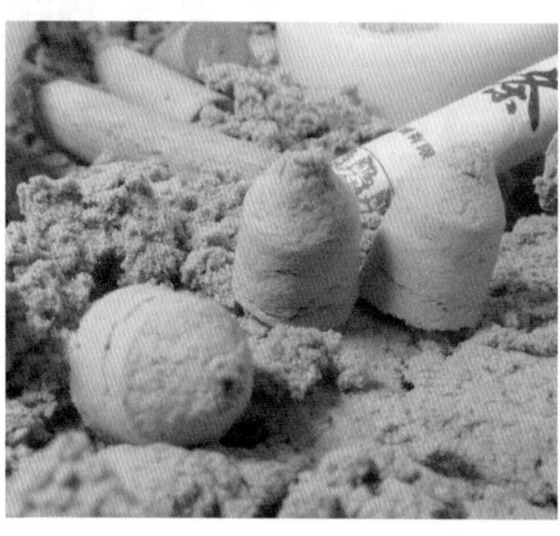

15:1艾绒

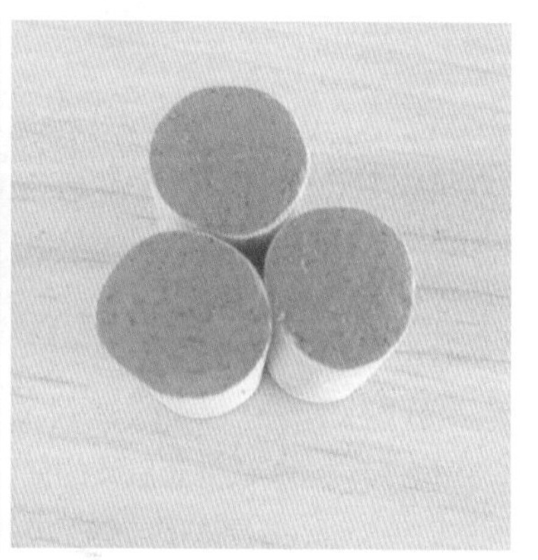

30:1艾条

正确应对“艾烟”问题

艾叶烟熏保健从古代起就有着广泛的应用，孙思邈在《备急千金要方》中曾将艾灸熏烟作为主要的防疫方法之一。现代研究认为：“艾烟”对多种细菌、真菌、病毒有抑制或杀灭作用，但艾叶在燃烧时，也会排放可造成一定不良反应的成分，因此患有哮喘、鼻炎、咳嗽等疾病者，或对“艾烟”比较敏感的人，适宜选用无烟艾条。其制作原理是通过将艾叶“碳化”的方法，减少烟雾排放。与传统艾条相比，同样体积下，无烟艾条的燃烧时间相对较长，价格也相对略贵。此外，劣质的艾条，不仅烟雾大、气味重，对空气质量影响较大，还会造成咳嗽、鼻痒、流泪等不良反应，所以应尽量选择品质较好的艾条。

在家中进行艾灸保健时，要注意开窗透气，尽量避免在通风条件较差的环境中施灸，还可以戴上口罩及手套，以防“艾烟”刺激咽喉，或长期施灸将手指熏黄。如果家人对“艾烟”比较敏感，在保证安全的情况下，也可以在厨房施灸，打开抽油烟机或换气扇，促进“艾烟”排出。随身灸因灸量小，烟雾也相对较少，可以适时选用。

艾灸须谨慎，最好在医生建议下合理施灸。如有原发疾病一定要先积极治疗，等症状稳定或好转后，再以艾灸进行预防保健或巩固疗效。PM

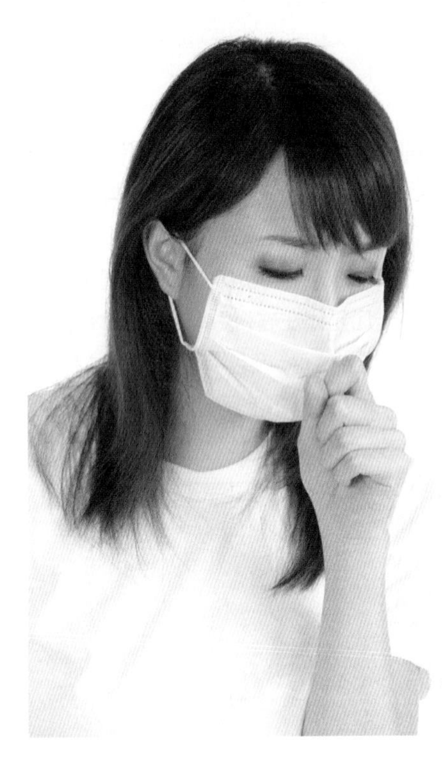

古有“名医不治咳”之说。咳嗽虽是常见症状，看似毛病不大，有时却很棘手，名医不愿意治咳，担心一旦失手会影响自己的声誉，故而有此一说。“五藏（脏）六府（腑）皆令人咳，非独肺也”出自《黄帝内经·素问·咳论篇》，明确提出了“咳嗽不离于肺，亦不止于肺”的理论观点。从养生保健而论，预防咳嗽不能只局限于防范肺系（呼吸系统）受邪，而应从整体出发顾护人体脏腑功能。

五脏六腑皆令人咳 非独肺也

上海中医药大学教授　李其忠

五脏咳

《黄帝内经》认为五脏咳的病因主要在于外邪伤肺。不同的时令外邪，容易入侵与其相应的五脏，如春季肝易受邪，夏季心易受邪，长夏（夏秋之交）脾易受邪，秋季肺易受邪，冬季肾易受邪。五脏受邪又均可传邪至肺，引发咳嗽。这说明，五脏咳的机制在于受邪之脏的脏气失调，并影响至肺而发生咳嗽。所谓某脏之咳，实际上是肺与某脏俱病而为咳。

五脏之咳，邪犯脏器不同，症状表现也各有差异。肺咳的主因是外感寒邪、内伤寒饮，表现为咳而喘促，甚者咯血，治疗多以温肺化饮止咳为主。心咳则“咳而心痛”，多由心病及肺或肺咳及心所致。邪犯心肺，气机痹阻，故咳嗽兼有心前区憋闷疼痛。临床上心肺同病而致咳嗽者颇为常见，治疗多以宣肺止咳与宣通心脉合用。肝咳表现为“咳而两胁下痛”，多由肝病及肺或肺咳及肝所致。肝的经脉分布于两侧胁肋（侧胸部，腋以下肋骨所在区域），故咳则两胁下痛。临床上剧烈咳嗽或久咳不愈者常有此症，多治以宣肺止咳与疏肝行气同用。脾咳多表现为咳而气短，痰多稀白，腹胀便溏，多由脾病及肺或肺咳及脾所致。脾虚失运，易生痰湿，故有“脾为生痰之源，肺为储痰之器”之说，治疗多以健脾宣肺为主。肾咳则可见腰背疼痛，咳吐涎沫，多由肾病及肺或肺咳及肾所致。肾脉贯于脊，腰为肾之府，肾主津液，故其咳嗽兼有腰背疼痛，咳而多涎。治疗多以宣降肺气与温肾纳气相伍。

六腑咳

六腑咳是因五脏咳久不愈，进而累及与其相为表里的腑，是肺与某腑同病所致。如咳嗽的同时，兼见因胃气上逆而致呕吐，即为胃咳。咳嗽兼见因膀胱气化失司而致遗尿，即为膀胱咳。“肝咳不已，则胆受之”，症见“咳呕胆汁”。“肺咳不已，则大肠受之”，症见“咳而遗矢”。“心咳不已，则小肠受之”，症见“咳而矢气”。后世医家据此拟出许多方药以治疗六腑咳，多获良效。

《黄帝内经》提出的“五藏六府皆令人咳”，正是脏腑分类指导疾病辨证的基本法则，对于临床实践确有指导意义。咳嗽病证，病因复杂，后世医家将外感咳嗽与内伤咳嗽作为辨证纲领。若能将《黄帝内经》的脏腑分类法则与之融贯，则必定相得益彰。PM

专家简介

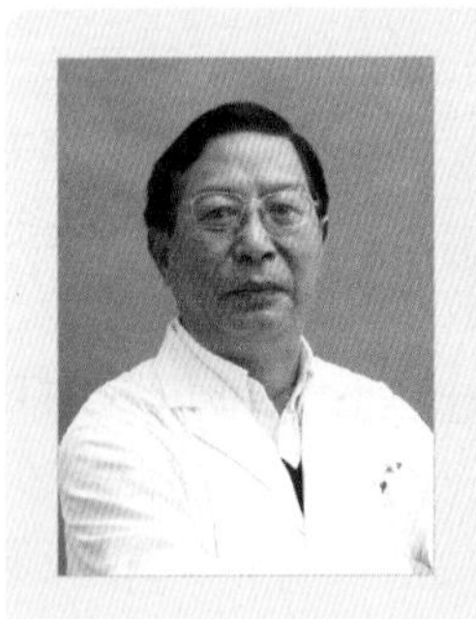

李其忠　上海中医药大学教授、博士生导师。擅长治疗肝胆脾胃疾病、急慢性喘咳病症及虚损性疾病。近年来致力于中医养生文化研究及中医养生科普创作。

专家门诊：周一下午（上海市名老中医门诊部），周六下午（岳阳医院青海路名医特诊部）

"山明水净夜来霜，数树深红出浅黄"，舒爽秋意除了带来清凉，随之也带来一份"燥"意。中医学认为，秋令五行属金，其气主燥。燥邪侵入人体，最易耗伤津液，致使皮肤干燥、粗糙、瘙痒、脱屑。唐朝诗人张文琮有一句"方流涵玉润，圆折动珠光"，用来形容健康、润泽的肌肤最是恰当不过。那么，如何在燥邪当令的秋季保养我们的肌肤，保持"珠圆玉润"的健康状态呢？下面为大家介绍几个小窍门。诸多妙计在手，即使"秋燥"正浓，也不会唇焦、口燥、肤瘙痒啦。

天干物燥 勤润肤

上海中医药大学附属岳阳中西医结合医院皮肤科　祁 菲　王一飞（副主任医师）

日常皮肤护理及饮食调养

表皮的屏障功能和皮脂腺分泌的脂质可以保护皮肤，维持皮肤水分。当表皮屏障功能受到破坏时，体内水分会经角质层丢失，从而引发或加重皮肤干燥状况。秋冬季节的干冷气候是导致皮肤干燥的"元凶"之一，护肤的关键在于"润燥"。首先，可以适当减少洗澡次数，避免祛除过多油脂。洗澡时，水温不宜过高，以防越洗越干。其次，在选择护肤品时，可以选择具有保湿、滋润功能的产品，如含有凡士林的护肤品。这类产品不易被皮肤吸收，可以在表面形成一层保护膜，使水分不易蒸发，从而起到保湿的效果。

蟹肥膏美之际，正是"贴秋膘"之时，食补也是"润燥"妙法之一。中医认为：燥邪易伤肺，且"肺主皮毛"。故秋季养生应以养阴润肺为主，可以选择银耳、莲子、雪梨等食材滋阴润肺。燕窝、阿胶是润燥养颜之上品，可以适量服用。此外，"燥"意正浓时，宜少食辛辣刺激之物，如蒜、葱、姜、辣椒、茴香等，以免助长燥热之势。

润肤小验方

秋燥乃夏热阳极所生，为肃敛之气，易耗伤阴液，使肌肤失却濡润，进而化燥生风，引起皮肤瘙痒。纵观众多滋阴之品，黄精、玉竹补而不滞，无论内服、外用，用于秋季滋阴益气、润肺止痒，疗效颇佳。若在湿热内蕴之基础上夹杂血虚风燥而致肌肤失养，则可表现为手足脱皮，选黄柏、苦参、苍术、地肤子、白鲜皮、透骨草各适量，以清热燥湿；佐以玉竹、黄精、当归等养血润肤的药物煎汤熏洗，每日 1 次，每次 15~20 分钟；再配合外涂尿素乳膏、维生素 E 乳膏或维 A 酸乳膏，可以取得不错效果。需要提醒的是，出现手

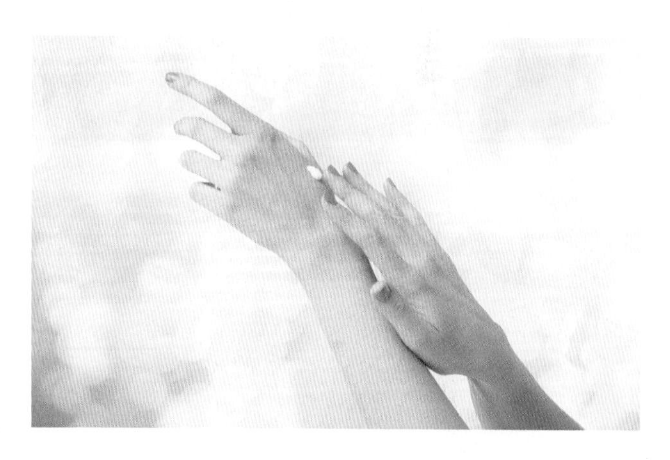

部脱皮、脱屑等情况时，应尽量减少接触洗衣粉、洗洁精等碱性洗涤剂。做家务时可以戴手套，加以保护。

润唇小贴士

除了皮肤干燥，"秋燥"也是引起薄嫩双唇干裂、脱皮的"元凶"之一。嘴唇上的皮肤很薄，厚度只有身体其他部位的 1/3，且没有皮脂腺，不能分泌水分和油脂，缺乏天然的防护屏障，对抗外界环境的能力较为薄弱。日常护理时，可以选择具有防晒功能的润唇膏，既可以滋润双唇，也可以隔绝紫外线伤害。很多人在嘴唇干燥时，喜欢用舌头舔唇来缓解，殊不知这样做会因舔唇时的水分蒸发，使唇部更加干燥，且舔唇时留下的唾液中含有多种消化酶，有一些可能引起唇角发炎。中医学认为"脾开窍于口，其华在唇"，故脾气健运时口唇红润而有光泽；反之，若脾气不足，则可见口唇苍白不泽，脾经郁热，则易于口舌生疮。平常可以选择山药、太子参、沙参、麦冬适量，作为辅料煮粥、煲汤食用，具有健脾和胃、益气生津之效。PM

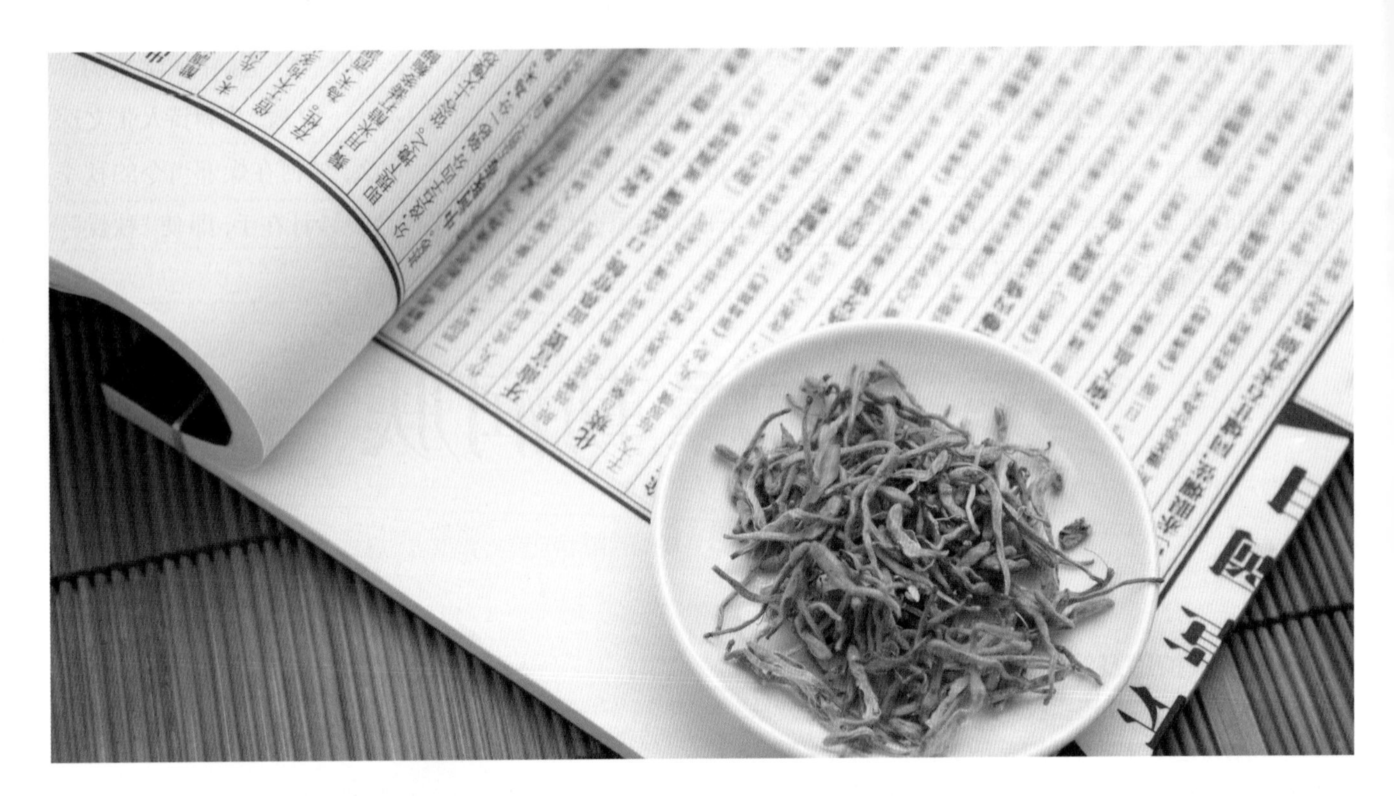

为医善读书 疗心汇众长

——访全国名中医严世芸

本刊记者/秦静静

勤临床，也要多读书

中医诊疗过程中，临床实践非常重要，所以有“熟读王叔和，不如临证多”的说法。但如果没有足够的理论储备，只读一些浅显实用的临床医书，不谙医理，往往只是知其然而不知其所以然，临床诊疗难以融会贯通、运用自如。

严世芸教授出身于中医世家，父亲严苍山不仅是上海家喻户晓的名医，也是近代著名的中医教育家，能诗善文，精通书画。自幼耳濡目染，严世芸教授不仅奠定了扎实的中医基础，也博闻广识，提高了人文素养。之后，他跟随名医张伯臾侍诊学习十七年。张老认为：“习医之道在于熟读医理，又善触类旁通，知常达变。”在前辈的影响下，他熟读医籍、取法百家，为后来精研中医各家学说、主编《辞海》中医学内容、创立“藏象辨证论治体系”、践行中医“和”思想诊治观，提供了重要的学术支撑。

不仅自己爱读书，严世芸教授还身体力行，将“儒和医不可分割”的理念贯彻于中医教育中。他认为中医工作者应该学好西医知识，以求他山之助，同时也对中医日益“西化”的现象深表忧心。因此，在任上海中医药大学校长期间，他积极推动通识教育，认为“中医以国学为基础，中医教育不能忽视传统文化”“老一辈的国医大师，无一不是文化大家”，开设了“四书导读”“古文观止”等课程，立足传统，为学生打开了更为广阔的视野。他教导学生要多读书、善读书，学以致用，将来不仅要有精湛的医术，还要有博大深远的人文情怀。

“读书难，读医书尤难。”许多医学典籍距今年代久远，文简意远，医理深奥，需要在临床实践中反复揣摩。严世芸教授对张仲景、金元诸家、张景岳、叶天士、王清任之说尤有心得，又参以己见，发挥新说，不拘一格，特别对运用中医中药治疗心脑血管疾病具有独特的经验。

治心病，重在调气血

经多年临床观察，严世芸教授认为，心系病证，气血为病最为常见。或因外邪侵入、饮食劳倦，或为情志不畅，或由先天不足，而致气滞、气逆、气陷、气虚等证；进而影响到血液的正常生化运行，产生血不循经而出血，血行不畅而血瘀，生化不足而血虚等病变。所以，新病之人，或理气、降气、升气，或补气、益气。常用枳壳、香附、玄胡、川楝子等理气；以旋覆花、降香、沉香、牛膝等降气；用柴胡、升麻升气；用黄芪、党参、炙甘草等补气。如遇久病之人，或因失治，或因误治，其病必已侵入血液，致使血液涩滞不行，故常在调气之外，还用当归、川芎、丹参、桃仁、红花、地鳖虫、三棱、莪术等活血化瘀；如病久入络，则加用全蝎、蜈蚣等虫类药物。针对久疾顽症，调气活血合用，至为重要。

以冠心病为例，严世芸教授创制了经验方益气化瘀汤。该方以黄芪、桃仁、川芎、当归、桂枝等补益心气，活血通脉，体现了冠心病治疗中补虚固本的治疗大法。方中重用黄芪大补元气，使气旺血行，瘀去络通；川芎善于调血行气，化瘀而不伤正，为血中气药；桃仁、当归助川芎活血养血，桂枝性温通，可通脉活络。方中运用大剂量的补气药配伍小剂量的活血药，使气旺血行，活血而不伤正。另外，丹参、红花、参三七、益母草、泽兰等均为性平活血、行血养血之品，可随证选用。

调心，亦兼顾五脏

整体观念是中医的诊疗特色，心系病证病位在心，却与其他各脏腑联系密切，所以治心要兼顾五脏，协调整体功能，调动人体正气，以达到扶正祛邪的目的。

● **治心应兼调脾胃** 心病调理，其要在脾胃。脾胃之气的盛衰往往决定了疾病预后的好坏，严世芸教授常用甘平之品补脾元，辛香之品调胃气。在心病诊治中，他常辨证加入生晒参、红参、黄芪、白术等，以健脾培元法治疗稳定性劳力性心绞痛。他曾在出国学术交流期间治疗一美国中学生。该患者罹患扩张型心肌病，慢性心衰，心功能Ⅳ级，气促，动则气喘，难平卧，浮肿，乏力。美国医师断言其预后不良，生存不会超过半年。严世芸教授辨证之后，以补中益气汤、真武汤合补阳还五汤化裁。患者病情得到缓解，后又服用此类膏方巩固疗效，直至就读医学院并工作。

● **心脏虚衰日久，治必补肾** 心肾同病，常是心病后期（尤其是心衰重笃阶段）的主要病机。在慢性心力衰竭的治疗中，严世芸教授常以温阳利水、益肾填精为治疗常法，临证用药以真武汤为主，并自创强心饮一方，心肾同治。具体用药还体现在：补肾分为补益肾精及暖补肾气两方面，用药避忌刚燥。补益肾精以地黄为主药，肉苁蓉、山萸肉、菟丝子等也在常用之列，取其滋润摄精、血肉填精之效；暖补肾气则常取熟附子、仙灵脾、巴戟天、鹿角片、补骨脂等。

● **治心兼顾养肺** 心、肺二脏在生理、病理上密切相关，临床所见肺源性心脏病心衰，即因久病肺气虚衰或肺气壅塞，导致肺不能朝会百脉以助心气推动血液运行，进一步损及心阳而致心衰；病久势深，则心肾阳虚，饮邪内停；其病位在心肺，涉及脾肾。严世芸教授常在养心的同时，兼用补肺平喘、温肾健脾法治之，方用真武汤、补中益气汤、葶苈大枣泻肺汤、小青龙汤等化裁。兼痰热壅肺者合用麻杏石甘汤清肺涤痰平喘；病势缓解期则以补肺益气为主，选用补肺汤加味。

● **治心善调肝，疏导七情** 在长期临症实践中，严世芸教授根据古代医家心身同治的方法，每将现代医学心理咨询和中医调肝、七情疏导的优势结合用于心血管疾病防治中。他在临症治疗时极其注重与患者的沟通，以提高患者认知能力，改善不良情绪。除予以心理疏导外，他还十分重视心肝相生之理，故临床常用柔肝、清肝、疏肝之法以治心疾，善用一贯煎、逍遥散、柴胡加龙骨牡蛎汤、甘麦大枣汤等方，疏肝解郁，养心安神，随症加减，疗效显著，尤其是以柴胡加龙骨牡蛎汤治疗抑郁症疗效颇佳。

治病遣方，汇各家之长

随着医学的不断发展，疾病谱已经发生了很大变化。因此，过分拘泥于古代先圣之一人一法，已难以取效，当汇通各家之长，灵活遣方。如风湿性心脏病出现心力衰竭，多因肾阳衰微而致水气内停，治疗应选用张仲景之真武汤。然而，此为久病，气分病变必已累及血分，而致血行不畅，加用王清任之血府逐瘀汤可兼顾气血，提高疗效。同时，遵循张景岳的理论，在温阳利水之时，适当选用补阴药物，以使生化之源充足。如此遣方用药，不但可以获得满意疗效，还顾及了治病必求于本的原则，为取得长期疗效打下了基础。临床应用，也颇多效验。PM

专家简介

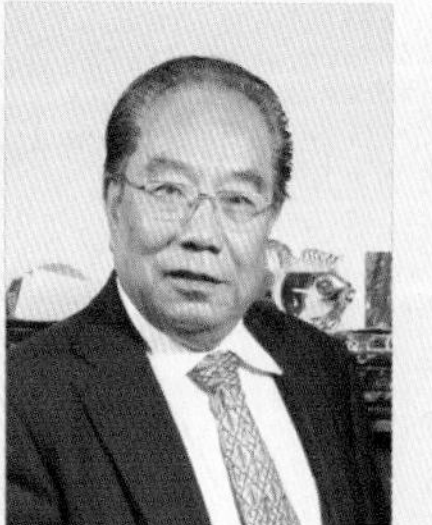

严世芸 上海中医药大学终身教授、博士生导师、主任医师，全国名中医，全国高等学校教学名师。擅长冠心病、心律失常、卒中后遗症等心脑血管疾病及疑难杂症的中医药治疗。

专家门诊：周三上午（岳阳医院青海路名医特诊部）、周四下午（岳阳医院）、周日上午（上海市中医医院石门路门诊部）

陪伴我十多年的《大众医学》

薛宗进（福建）

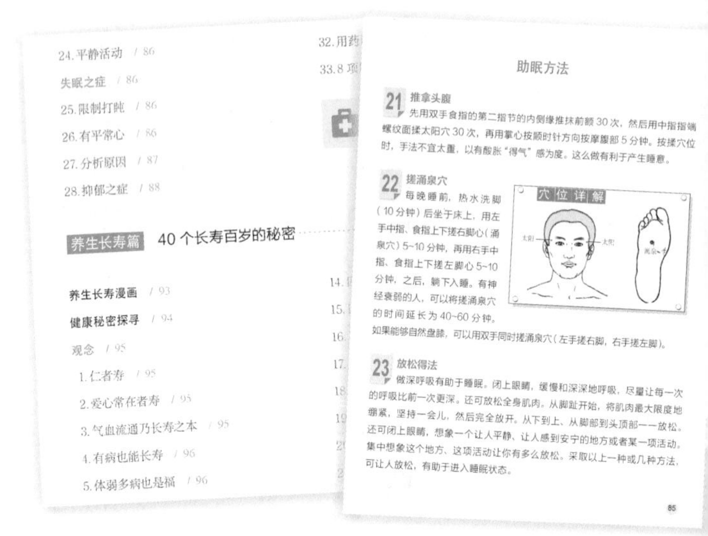

养生长寿篇 40 个长寿百岁的秘密

助眠方法

21 推拿头腹

先用双手食指的第二指节的内侧缘推抹前额 30 次，然后用中指指端螺纹面揉太阳穴 30 次，再用掌心按顺时针方向按摩腹部 5 分钟。按揉穴位时，手法不宜太重，以有酸胀“得气”感为度。这么做有利于产生睡意。

22 搓涌泉穴

每晚睡前，热水洗脚（10 分钟）后坐于床上，用左手中指、食指上下搓右脚心（涌泉穴）5~10 分钟，再用右手中指、食指上下搓左脚心 5~10 分钟，之后，躺下入睡。有神经衰弱的人，可以将搓涌泉穴的时间延长为 40~60 分钟。如果能够自然盘膝，可以用双手同时搓涌泉穴（左手搓右脚，右手搓左脚）。

23 放松得法

做深呼吸有助于睡眠。闭上眼睛，缓慢和深深地呼吸，尽量让每一次的呼吸比前一次更深。还可放松全身肌肉。从脚趾开始，将肌肉最大限度地绷紧，坚持一会儿，然后完全放开。从下到上、从脚部到头顶部一一放松。还可闭上眼睛，想象一个让人平静、让人感到安宁的地方或者某一项活动。集中想象这个地方、这项活动让你有多么放松。采取以上一种或几种方法，可让人放松，有助于进入睡眠状态。

85

我订阅《大众医学》杂志十多年，她已成为我生活中不可或缺的一部分。每当我收到新一期《大众医学》，总是迫不及待地翻开浏览，看看有哪些文章是我感兴趣的，又有哪些文章提到社会上的健康话题。如果那期《大众医学》中正好有我所患疾病的科普文章，我会认真阅读，做好记录，以备查阅。

学习科普，控制血压

我的高血压病史已有 20 年，一直服用尼莫地平、依那普利、阿司匹林等药物治疗，血压始终维持在 125/75 毫米汞柱。这全得益于《大众医学》杂志。《大众医学》杂志中的高血压相关科普文章告诉我：像高血压这样的慢性病，虽不能完全治愈，但可以得到良好控制，关键是患者要遵医嘱，不能随意中断正规治疗。我还记得有一期《大众医学》杂志提到阿司匹林的安全剂量是每天 75 ~ 150 毫克，过量服用有出血风险，我一直牢记于心。

扫描二维码，阅读《高血压患者该不该服用阿司匹林》

翻阅过刊，克服失眠

我的失眠状况也很严重，时常晚上睡不着觉，以致白天无精打采、昏昏欲睡、工作效率低下。我翻阅收藏的《大众医学》杂志，从中找到有关睡眠的文章。其中，多篇文章提到：坚持有规律的生活，适当进行体育锻炼，晚上按时睡觉，睡前不喝浓茶、咖啡、酒类等刺激性饮料，经常按摩涌泉穴，均有助于睡眠。今年，《大众医学》将过往部分“健康锦囊”小册子集结出书，名为《健康的秘密》。我又在其中系统地读到了“33 条睡得健康的秘密”，其中多条助眠方法对我克服睡眠障碍帮助很大。我认真学习并将其落实于生活中，现在睡眠已处于良好状态。

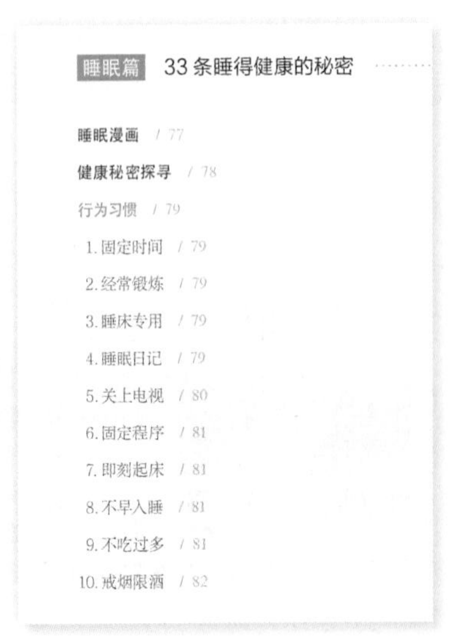

睡眠篇 33 条睡得健康的秘密

扫描二维码，购买《健康的秘密》

咨询问题，收到回信

《大众医学》杂志不仅对我的健康有帮助，还有一件令我记忆犹新的事。我分别于 2009 年 9 月和 12 月写信给《大众医学》编辑部，都收到编辑部老师的亲笔回信，回复我关于黄斑变性、角膜老年环、肝血管瘤等问题。这种务实的作风和编辑部老师高度的责任心，让我感动不已！

我认为，除了每期杂志中权威、通俗的科普文章之外，《大众医学》最大的特色是每期附赠的“健康锦囊”小册子及每年举办两次的抽奖活动。“健康锦囊”精美、实用，值得收藏；抽奖活动则是实打实地给读者送出图书等礼品，近日我就收到了 5 本中奖的健康图书，在此表示衷心感谢！

明年，《大众医学》杂志迎来 70 周岁生日，愿她长盛不衰，再创新辉煌！PM

吃木瓜、常按摩 能否丰胸

复旦大学附属妇产科医院营养科　石　珊
复旦大学附属妇产科医院乳腺科主任医师　吴克瑾

胸部丰满是很多平胸女性的梦想，不少人热衷于尝试各种丰胸方法，效果到底怎么样？让我们先来看看这些年流行的主要丰胸方法。

● **食物丰胸法** “明星”食物有木瓜、豆制品等。

● **按摩法** 流行方法主要有两种：一种是专业按摩手法配合精油，号称“从A杯到D杯不是梦”；另一种是民间土法，简单地说，就是把肚子上的脂肪往胸部推。

● **丰胸膏** 产品众多，纷纷号称“纯天然、不含激素，速效又安全”。

分析一下这些所谓丰胸方法的原理，都与雌激素有关，总结起来有三点：补充雌激素（要么通过食物补充，要么通过乳膏补充），刺激卵巢分泌更多的雌激素（如乳房按摩法），增加卵巢的激素含量。

大多数人都知道，在乳房的生长发育过程中，卵巢分泌的雌激素起到了至关重要的作用，乳房大小及丰满情况常取决于雌激素水平的高低。青春期后，女性乳房像子宫内膜那样，每月发生周期性变化，这种变化在排卵期（雌激素浓度最高）最为明显。进入更年期后，随着雌激素水平下降，乳房逐渐萎缩，乳房下垂，乳头向下，影响女性美。上述丰胸方法能否真的起到丰胸效果呢？这要结合乳腺生长的影响因素来看。

乳房发育关键在青春期

女性乳房从第一次月经来潮前后开始发育，一般20岁左右停止发育。每个月经周期，随着卵巢激素分泌的变化，乳房的大小也有周期性变化。此外，在孕期和哺乳期，乳房大小也有明显增加，这是乳房的第二次发育，但一般在哺乳期后会恢复原状。

雌激素促进乳房发育有“有效期”

能不能改善乳房生长状况，主要看年龄，并非随时给予刺激，乳房都能生长发育。在青春期，如果卵巢不能分泌足够的雌激素，适当补充雌激素可能对乳房发育有一定帮助，但必须查明原因，听从医生的治疗建议。如果错过了乳房发育的关键时期再补充雌激素，“变大”只能是一场梦。

需要提醒的是，不可随意补充雌激素，否则不但达不到丰胸效果，反而会影响乳房健康，增加乳腺癌等疾病的发生风险。

食补、按摩，“丰胸”也难

木瓜、豆制品等食物中富含大豆异黄酮，但大豆异黄酮并不是真正的雌激素，而是“植物雌激素”，在结构上类似雌激素，效果弱于雌激素。当体内雌激素水平较高时，它可以抑制部分雌激素的作用；如果体内雌激素水平偏低，它又可以发挥部分雌激素作用。即将或正进入更年期的女性，多吃含有大豆异黄酮的食物，在某种程度上有助于延缓衰老、预防乳腺癌等疾病。但对于丰胸，这些食物就“爱莫能助”了！

至于“按摩乳房能促进雌激素分泌”的说法，更是言过其实了。因为卵巢分泌雌激素受神经系统的调节，复杂而精细，不是按摩可以影响的。不过，适当按摩乳房可以促进局部血液循环，有助于乳腺健康。

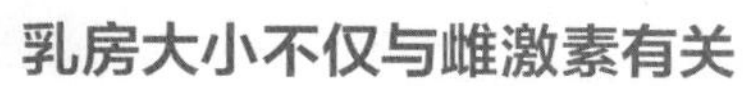

乳房大小不仅与雌激素有关

除了雌激素，乳房大小还与种族、遗传因素、身材、运动等有很大的关系。比如：与西方人相比，中国人乳房相对较小；体型较瘦的人，乳房比体型较胖的小；胸部肌肉量过少，乳房看上去也不会非常丰满有型。

此外，要想让乳房维持正常形态，还需要注意营养均衡，摄取足够的蛋白质和脂肪。节食减肥的姐妹们有没有发现：瘦得最快、最明显的，不是肚子，而是胸？！PM

“阳光”照进小心脏

同济大学附属东方医院社工部　陈波

2015年1月，东方医院心脏外科病房住进了一位小小的患者。他叫小琪（化名），来自云南大理一个普通农村家庭。

2014年5月出生的小琪，被诊断为严重心脏病，多方求治无果。小琪父母告诉我们，每一次得知小琪的心脏病治不好的时候，他们心中的痛苦真是无以言表。

2014年12月，经过当地卫生部门的联系，小琪被父母带到我院进行诊治。当时，7个多月的小琪，体重只有5千克。经过全面检查，心外科冯晓东主任诊断小琪患有复杂性先天性心脏病：主动脉弓中断、室间隔缺损、动脉导管未闭、肺动脉高压。

冯主任告诉小琪父母“可以手术”。第一次听到这样的答复，小琪父母激动不已。但是，冯主任也明确指出了手术难度和风险巨大。小琪父母态度坚决，表示愿意接受任何手术结果，希望冯主任能够尽力救治孩子。社工部则从社会、心理层面给予他们更多的人文关怀，从联系安排住院、院中安慰支持、申请基金资助等方面全力以赴给予帮助。

冯主任和他的团队立即为小琪制定了详细的手术方案，并多次讨论。可就在手术方案的确定过程中，小琪因年小体弱，气候环境适应不佳，来院后一直感冒发热，身体状况越来越差。冯主任和家属反复沟通后，无奈决定暂缓手术。

小琪被父母带回老家休养。那年冬天上海特别冷，在寒风中，我们望着他们一家远去，心中多有不舍，只盼小琪能够挨过寒冬，尽快养好身体，早日回来接受手术。

2015年9月，小琪返院，身体状况稳定，但体重、身高等指标仍未达标，手术风险依然很大。我们和小琪家长反复沟通交流，从社工的专业视角疏导他们的情绪，让他们做好手术结果未必尽如人意的心理准备，并链接资源，减轻其经济负担。小琪父母表示：“如果手术成功了，这是万幸；若手术失败了，我们认命。请医生们放手一搏，救救小琪！”

9月23日，经历8小时鏖战，手术顺利完成。当满脸汗珠的冯晓东主任推开手术室大门宣告“手术成功”时，小琪父母痛哭流涕。

手术并不是唯一的难关，术后监护更是考验和凝聚监护室医护人员的能力和心力，他们夜以继日地守在小琪身边，让每一滴流进、流出他身体的液体都得到严密监控。所幸的是，小琪的情况渐渐稳定，术后没有出现并发症。更幸运的是，原本复杂的病情经过一次手术即已根治，小琪终于拥有了一颗完整的心脏！

感谢信

尊敬的东方医院领导：

你们好！

我代表我们全家向东方医院领导、心外科主任冯晓东医师及全体医护人员致以衷心感谢！

我是患儿家属，我来自云南普通农村家庭，我家小孩出生后得知患有复杂的严重心脏病，随后我们奔波于各大医院请求治疗，由于病情严重，好多医院的医生都不愿冒风险，劝告我们放弃治疗。当时的我焦虑和不安，心中的痛苦无言表达。2014年12月份在当地卫生部门的联系下，我们幸运地来到了东方医院救治，通过全面身体检查，冯晓东医师给我们作了周密地治疗方案，冯晓东医师告诉我们小孩手术可以做，但是风险非常大。我们总算看到了希望，当时对我们来说就是“救命稻草”，心中得到了一丝安慰。由于小孩才7个月，身体虚弱，又染上风寒，不得已回老家调养。2015年9月我们与东方医院社工部陈老师及冯主任取得联系，9月8日身心疲惫的我再次带着小孩来到了东方医院救治，小孩刚好14个月，通过全面检查，冯晓东医师安排于9月23日手术，手术进行了八个多小时，手术成功，看到冯主任和他的成员从手术室出来，脸上到处是汗珠，我感激涕淋，他们是我们一家的大恩人，感谢冯主任用他的“仁心”和“妙手”救了我家小孩一命，他那崇高医德让我敬佩不已，我将让小孩记住“东方医院”这个响亮的名字，记住是冯晓东医师救了他，同时感谢全体医护人员及社工部的热心人士。

现在小孩身体逐渐恢复，全家人的顾虑已消除，再次祝福冯晓东医师及全体医护人员身体健康，万事如意！

患儿家长：

2015年10月7日

小琪父母写给我们的感谢信

2017年春，我们的医疗团队前往云南回访，看到了小琪。他体重达标，个子长高了，活泼可爱，和手术前判若两人，完全看不出曾因严重心脏病而生命垂危。

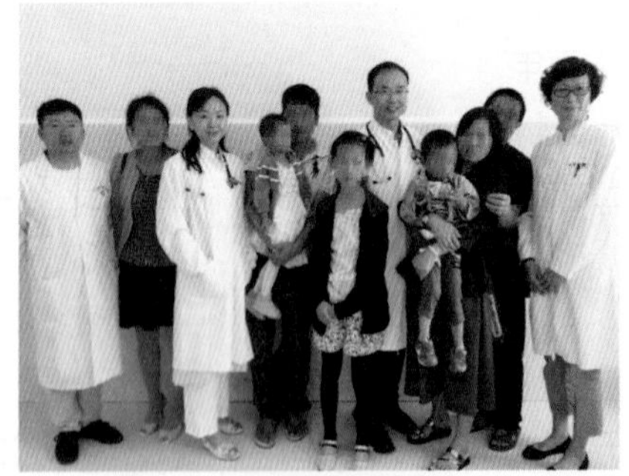

2017年，我院心脏慈善团队回访患儿（右4为小琪）

小琪的父母对我们说：“我们会将小琪当作正常人一样培养，让他拥有健康的身体和独立的人格。我们会让孩子记住东方医院和救治过他的医生、护士、社工，希望他将这份感恩牢牢记在心里，将它化作动力，长大后帮助有需要的人。”

东方医院社工部的工作涵盖专业服务、志愿者服务、慈善资助等，尤其是慈善资助，救人助人，须公正公平。为此，对每一个救助申请，我们都会多方调查，收集资料，做专业评估，完善信息，链接资源，协调沟通，进行术后回访等，把善款用在最需要帮助的人身上。这是一份耗时、烦琐的工作，是一份需要很多耐心和爱心的工作，也是一份自豪感无与伦比的工作。我们时常感到充满着正能量，希望通过我们的帮助，让更多人沐浴阳光，感受希望，感恩生命！PM

我每天要和很多病人打交道，在治病的同时，也很关心他们的心理状况。

做病人的“精神领袖”

文/复旦大学附属公共卫生临床中心
重症肝病科主任医师　王介非

想轻生的乙肝病毒携带者

初识大彬，是在门诊室外的走廊里。当时，这个瘦弱的小伙子在走廊里来回踱步，脸上写满了“焦虑”。那年，大彬27岁，是一家美发店的首席美发师，正准备结婚，并创立一家属于自己的美发工作室。一切都那么美好，直到婚检报告显示——乙肝病毒表面抗原（HBsAg）阳性！

得知这个“噩耗”，大彬一度想放弃生命。他向女友提出分手，但遭到女友的坚决反对，并在女友“逼迫”下来到我面前。在问诊的十分钟时间里，他如坐针毡。我知道，想要让他直面自己的疾病，必须让他有个精神依靠。

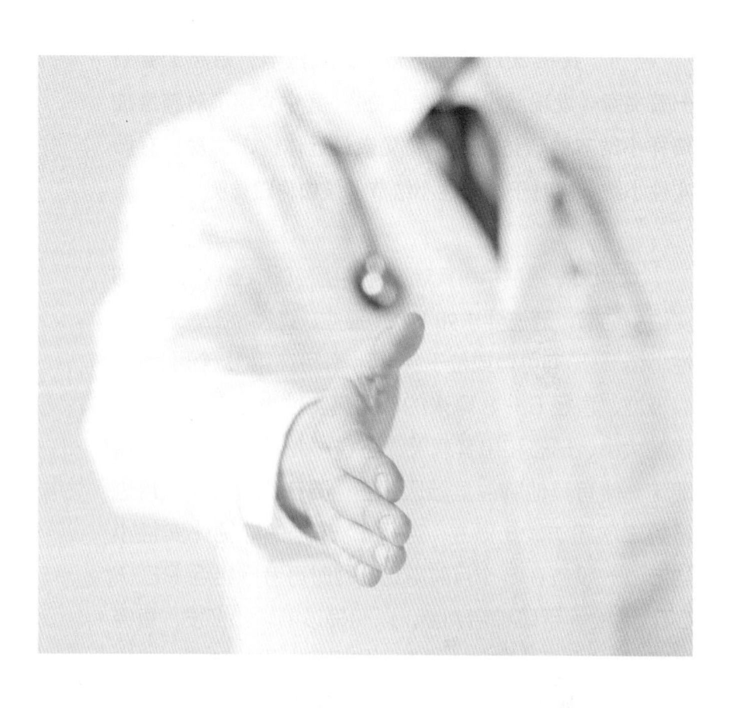

我指着检查报告对他说：“从目前的检查结果来看，你只是一个乙肝病毒携带者，与一般人无异。万一肝炎发作，只要好好治疗，完全可以控制病情，甚至能达到临床治愈。别怕，有我在呢！”说完这些话，我看到大彬紧锁的眉头松开了。他说，我是第一个对他拍着胸脯说“别怕”的医生，每当他感到灰心时，只要一想起这句话，就会信心倍增。

科普的意义不亚于治病

再次见到大彬，是在三个月后。他的妻子拖着他冲进我的诊室，带着哭腔对我说：“王主任，我意外怀孕了，大彬害怕孩子也会感染乙肝病毒，让我去打胎，可我不舍得啊！您快告诉我们，这个孩子到底能不能留呀！”听完大彬妻子的话，我大为震惊。要知道，如果母亲身体健康，孩子并不会感染乙肝病毒。我怒道：“父亲是乙肝病毒携带者，不会对宝宝有任何影响。可真是糊涂！”听到这番话，大彬满脸惊讶，继而如释重负。

这件事让我进一步体会到了医患沟通的重要性。对医生而言，这是基本的医学常识，但病人并不知道。如果不是大彬的妻子来找我问个究竟，他们的孩子恐怕就被扼杀在子宫里了，岂不可惜！

在乙肝治疗过程中，大多数病人常常充满恐惧、无所适从。医生在治病的同时，更要做好科普工作，让病人了解乙肝，科学、客观地认识自己的病情，消除恐惧，走出误区，更好地与疾病做斗争。

“鼓励”也是“一剂良药”

孩子出生后，大彬开始创业。由于长期奔波劳累，大彬从健康携带者变成了乙肝患者，转氨酶急剧升高，他又一次万念俱灰地坐在了我的面前。我明白他心中的焦灼，也知道他的身体情况并不乐观，可我仍然微笑着对他说：“大彬，别灰心，你的病有药可治！”

大彬的治疗之路走得并不轻松，刚开始，药物副作用较大，他几度想要放弃。每次复诊，我都为他打气，鼓励他坚持下去。功夫不负有心人，两年后，大彬的乙肝病毒表面抗原转阴，并出现了乙肝病毒表面抗体。他成功地走到了乙肝治疗的终点！半年前再次见到他时，他满脸幸福地告诉我，他马上又要当爸爸了！

病人常常说，我是他们的“精神领袖”。我认为，医生是与病人共同作战的“盟友”，也是为病人遮风挡雨的“家长”，要引领病人树立信心、保持良好心态，这样才能共同战胜疾病。（整理／张磊）PM

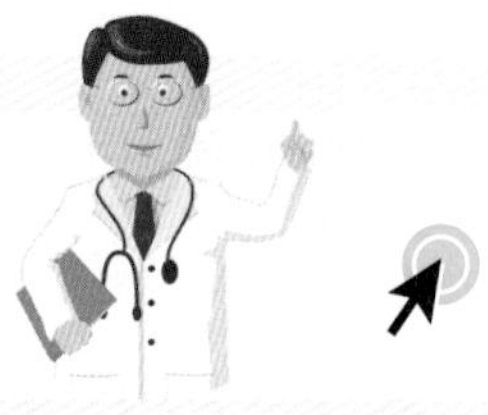

大众导医

网上咨询：popularmedicine@sstp.cn

专家门诊时间以当日挂牌为准

问：肺实性小结节如何随访

我在2017年第9期《大众医学》杂志上看到一篇文章《发现肺小结节怎么办》，其中介绍了对肺磨玻璃样小结节的随访要求。我父亲最近体检，被发现有肺实性小结节。对于肺实性小结节，该如何随访呢？

上海 程女士

复旦大学附属中山医院胸外科主任医师王群：发现肺实性小结节，随访要求如下。①孤立、直径<6毫米的实性小结节：形态可疑或位于肺上叶者，可在第12个月随访。②孤立、直径6～8毫米的非钙化实性小结节：可结合病灶大小、形态和患者意愿，在6～12个月进行第一次随访；伴有其他肺癌危险因素者，要在18～24个月进行第二次随访。③孤立、直径8>毫米的非钙化实性小结节：一般应在3个月时随访，同时可考虑结合PET-CT、活检等手段综合判断，以明确诊断。④多发、直径<6毫米的非钙化实性小结节：如果可以排除肿瘤、感染等因素，一般无须常规随访；若伴有其他肺癌危险因素，应考虑12个月后随访。⑤多发的非钙化实性小结节，至少有一个直径≥6毫米：应在3～6个月进行第一次随访，在18～24个月进行第二次随访。其中，若有较大或可疑的结节，应根据具体情况进行相关处理和随访。

特需门诊：周一、周五上午

问：生活中怎样预防乙肝复发

我患有乙肝多年，目前病情已经得到基本控制。哪些因素会使病情复发？今后日常生活中，该如何预防复发？

安徽 张先生

复旦大学附属华山医院感染病科主任医师尹有宽：乙肝复发往往“悄悄而来”，患者不会马上感觉身体不适，若再加上工作繁忙，患者常常注意不到自己身体的异样。肝病反复发作，会使病情难以控制，导致肝脏逐渐发生纤维化，最终发展为肝硬化，甚至肝癌；部分患者的病情可急剧加重，甚至发展为肝衰竭，危及生命。劳累和熬夜是导致乙肝复发的最常见诱因之一。慢性乙肝患者的肝脏承受负担的能力本来就低于健康人，而劳累（尤其是过度劳累）可导致肝脏负担加重，使机体免疫力降低，让乙肝病毒“有机可乘”，复制加速，最终导致乙肝复发。熬夜会打破生物钟，也会使机体免疫力降低。此外，感染、饮食不当等因素也是导致乙肝复发的重要原因。为了预防肝病复发，患者必须努力做到以下几点：①劳逸结合，避免过劳与熬夜；②保持乐观情绪；③戒酒，清淡饮食，多喝水；④尽量避免感冒等感染性疾病的发生；⑤不管有无不适，都应每3～6个月检查一次HBV DNA、肝功能等指标；⑥当出现疲乏、厌食、尿黄等异常情况时，应及时去正规医院找专科医生就诊。

特需门诊：周一、周三上午，周二上午（东院）

问：打生长激素，孩子就能长高吗

我女儿总比同龄孩子矮一截，听说打生长激素能帮助孩子长高。是不是所有孩子都能打？打了一定能长高吗？

江西 吴女士

同济大学附属同济医院儿科副主任医师乔晓红：和给孩子补钙一样，很多家长对打生长激素也很感兴趣，总想给孩子试一试。但是，生长激素并不是所有个子矮的孩子都适合注射，只有生长激素缺乏的孩子用了才有效。一般情况下，不同年龄阶段孩子长不高的原因不同，治疗方法也有所不同。3岁以下的孩子身材矮小，很多是因为宫内发育迟缓、喂养不当、营养不良，或存在疾病因素（如甲状腺功能低下、长期腹泻、肾小管病变、心脏病等），应积极治疗原发病，促进营养均衡。3岁以上的孩子身材矮小原因更复杂，可能是生长激素缺乏，也可能有染色体异常、骨骼畸形、代谢性疾病等，有的需要打生长激素，有的需要治疗相应疾病。因此，帮孩子长个子，首先要找出个子矮的原因，然后针对病因施治，切不可盲目使用生长激素。

专家门诊：周五下午、周六上午（特需）

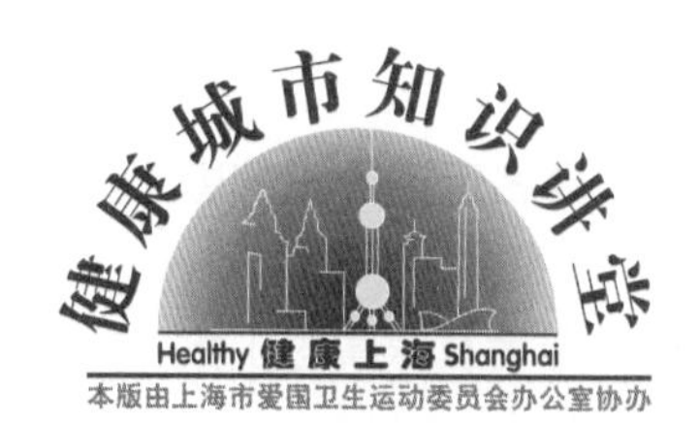
健康城市知识讲堂
Healthy 健康上海 Shanghai
本版由上海市爱国卫生运动委员会办公室协办

上海市嘉定区南翔镇的陈桃元今年66岁，有30年吸烟史，长期患有慢性咽炎。以前，家人、朋友一直提醒他吸烟对身体不好，劝他戒烟，但他总是认为，戒烟对自己来说是不可能做到的事情。自从2013年参加健康自我管理小组后，通过一系列学习和活动，陈桃元脑海中的“不可能”变成了“可能”。通过近一年的努力和坚持，戒烟终于变成了现实。

戒烟：从“不可能”到“可能”

本刊记者　王丽云

加入健康自管小组，积极落实戒烟

陈桃元从 20 多岁时开始吸烟，每天一包多。与大多数吸烟者一样，他认为，工作性质、社交需要是“不可能”戒烟的重要原因。2011 年退休后，脱离了相聚吸烟、相互敬烟的工作环境，加上长期“伴随”的咽炎、咳嗽愈加严重，陈桃元逐渐萌生了戒烟的想法。2013 年初，恰逢社区成立健康自我管理小组，时间充裕、想追求健康晚年生活的陈桃元积极参与，成为第一批组员。他说，加入健康自我管理小组是他后半生的“转折点”，帮他迈向了丰富多彩、健康向上的晚年生活。

健康自我管理小组每周都有活动安排，如健康讲座、经验交流、控烟宣传、环境整治等，不仅提升了组员的健康知识和技能，还增进了人与人之间的互动，丰富了他们的精神生活，促进了他们的心理健康。在这些活动中，陈桃元知晓了吸烟的危害，学习了戒烟方法，开始减少吸烟量，循序渐进并努力坚持，到 2013 年底彻底不吸烟了。

成功戒烟，秘诀有三

谈到成功戒烟的“秘诀”，陈桃元总结了三点。

第一，让自己忙起来。戒烟需要坚强的

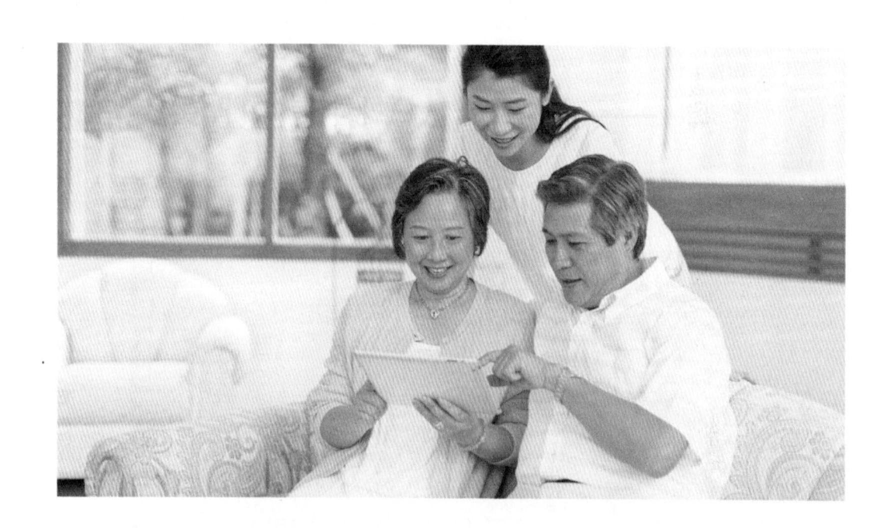

毅力、科学的方法和健康的生活方式。刚开始减少吸烟量时，陈桃元给自己的生活“加料”，把日程安排得满满当当，让自己健康地忙碌着：晨练、买菜、做家务、陪孙女、参加健康自我管理小组的各项活动……出门在外时，他口袋里尽量不放烟，改放零食。忍不住想吸烟时，吃点零食“解解馋”。

第二，坚定信心，持之以恒。在社区医生的指导下，陈桃元认识到，戒烟不能急于求成，要坚定信心、持之以恒，每天记录吸烟量，只要总体趋势是逐渐减量的，就说明有进步。

第三，在监督别人中督促自己。在健康自我管理小组的控烟宣传活动中，陈桃元被安排到社区卫生服务中心当“控烟监督员”。他说，这是他戒烟成功的最大压力和动力。“我每个月都要去社区卫生服务中心进行控烟巡查劝阻活动，发放控烟资料，宣传吸烟危害，就连我们社区活动室的禁烟标志也是我张贴的呢！男同志要面子，劝别人不吸烟，自己怎么还能吸烟呢？”回想起当初的情境，陈桃元依然激动不已。

现在，陈桃元戒烟已有 3 年多。他告诉记者，现在基本不咳嗽了，嗓子清亮了，曾被孙女嫌弃的满嘴烟味也消散了！对于现在丰富多彩、健康积极的晚年生活，他相当满意。PM

七月的上海，骄阳似火。但在中山医院肾内科丁小强教授的门诊处，仍然有许多慕名远道而来的患者早早等候在那里。

“看过好几家医院，接触过不少医生，丁教授就是看肾脏病的好医生。”这是一些患者及家属对丁教授的评价。

从事肾内科临床、教学及科研工作31年，丁小强教授在急性肾损伤、糖尿病肾病、难治性肾病综合征、难治性尿路感染、尿毒症并发症防治、血液透析和腹膜透析相关技术等方面积累了丰富的临床经验，不仅得到国内外同道的认可，还获得了患者和家属的高度赞誉。

恪尽职守 医者仁心

——记复旦大学附属中山医院肾内科丁小强教授

本刊记者 熊 萍

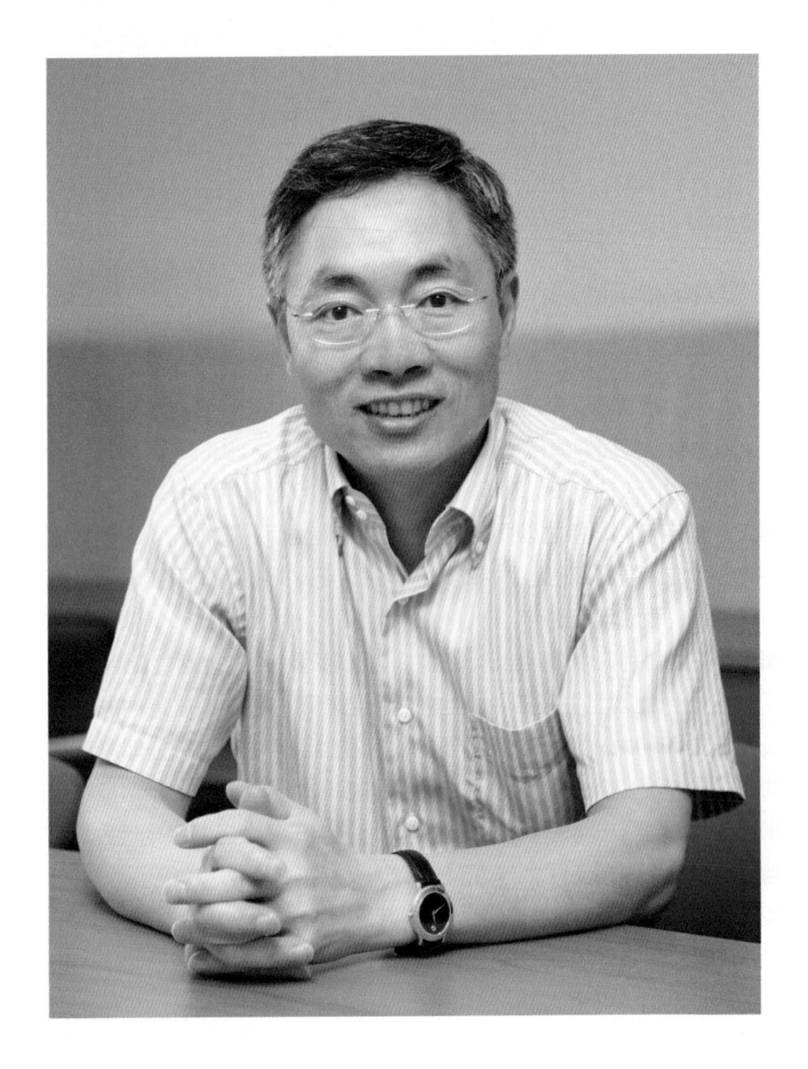

一路同行：做糖尿病肾病患者的“守护人”

52岁的唐先生是一名公司职员，患糖尿病20年，血糖一直控制得不理想。前段时间，他小便泡沫多，血压高，去当地医院检查，显示尿蛋白+++，他以为自己患了尿毒症，今后只能靠透析过日子，十分焦虑和恐慌。今天，他已经是第二次来看丁教授的门诊。丁教授仔细地看了他的各项检查报告，告诉他：“糖尿病肾病分为五期，你属于第四期，也就是临床糖尿病肾病期，除持续性蛋白尿外，肾功能也不太好。”

听说肾功能不好，唐先生着急地问：“丁教授，那我需要透析吗？”

“暂时不需要。我先给你开些保护肾脏的药，可以缓解病情。同时，降压药、降糖药也要好好吃。如果不好好控制血压和血糖，肾功能就可能不断恶化，5～8年后就可能发展为尿毒症（终末期肾功能衰竭）。那时，真的就只能透析了。”

“好的，我一定好好吃药！”

丁教授肯定的话语，给战战兢兢的唐先生吃了一颗定心丸。唐先生说，虽然来上海看病很辛苦，但是，他觉得找对了医生，很值得。

在丁教授接诊的糖尿病患者中，不乏已经跟随他走过十多个年头的铁杆“粉丝”。他们说，在防治糖尿病肾病的道路上，丁教授是他们的“守护人”。

丁小强提醒：糖尿病患者须定期检查尿蛋白

糖尿病肾病是糖尿病的常见并发症之一，常在不知不觉中悄悄进展，早期多无自觉症状，只有靠系统检查才能发现。糖尿病患者应定期检查尿蛋白，同时观察尿量变化，尿量减少时应高度警惕；还应每3～6个月检查一次肾功能，如血尿素氮、血肌酐、肾小球滤过率等。

医者仁心：挽救尿毒症患者的生命

66岁的刘女士是一名慢性肾小球肾炎所致的晚期尿毒症患者，在家属陪同下来到丁教授门诊。听丁教授说需要做透析治疗，刘女士害怕地问道：“丁教授，可以不做透析吗？”

丁教授放下病历，对她说：“你已经被确诊为尿毒症（慢性肾功能衰竭），如果不及时做透析治疗，可能出现消化系统、神经系统、心血管系统并发症，甚至危及生命。你不用担心，更不用害怕，透析并不是洪水猛兽，应当科学看待，积极面对和配合治疗。中山医院已经为数以万计的尿毒症患者成功施行了透析治疗。”

陪同刘女士就诊的家属说：“我们听您的！”

丁教授继续解释：“现在，透析治疗有血液透析和腹膜透析两种。一般地说，血液透析对清除小分子毒素更有效，而腹膜透析方法更简单，清除大分子毒素效果较好。小孩、心血管功能不稳定的老人、血管条件差且离医院较远的患者，做腹膜透析比较好。”

刘女士问：“您认为我做什么透析比较好？”

“腹膜透析吧。”丁教授一边说，一边起身。他站到了刘女士面前，向她演示腹膜透析的方法：开始要做个小手术，放一根管子到腹腔中，以后就通过这根透析管将腹膜透析液灌入腹腔，保留2小时左右，再把透析过的充满了毒素的废液排出体外。透析过程中可以自由活动，不必卧床，完全可以在家里自己做。

听了丁教授的详细解释，刘女士的紧张、恐惧心理慢慢消失，拿着透析单和家属一起离开了。

丁教授说，给患者多解释几句，可以帮助他们理解整个操作过程，消除思想顾虑。看似简简单单的一句话，充满了人情味，不仅赢得了无数患者和家属的信任，更突显了医者的仁爱之心。丁教授还说，看到这些备受尿毒症折磨的患者，常常让他有一种强烈的使命感，这种使命感使他更加热爱自己的事业，也更加精力充沛地投入事业之中。

在丁教授的带领下，中山医院肾内科创新完成了中心静脉长期导管置入术，解决了血液透析患者的长期血管通路难题；该科在慢性肾衰竭远期并发症的防治，尤其是心脑血管并发症、贫血等的防治方面，也很有建树；该科还应用连续性高容量血液滤过治疗急性呼吸衰竭和全身性炎症反应综合征，挽救了无数尿毒症患者的生命。

丁小强提醒：
眼睑水肿+脚肿，需“警惕”肾脏病

肾脏病起病隐匿，但如果出现以下异常，应尽快去医院检查尿常规、尿微量白蛋白和肾功能，以排除慢性肾脏病：晨起眼睑浮肿，感觉眼皮重，眼睛睁不开；下午脚肿，鞋子变紧；腰酸；乏力，抵抗力差，易感冒；胃口差；小便颜色变深，发红、发黑，有较多泡沫，夜尿增多、少尿；等等。

疗效为本：不遗余力解除患者痛苦

45岁的王女士患尿路感染多年，曾在多家医院诊治，吃药、打针不少，甚至服用了不少江湖郎中的“验方”，可还是经常复发。一个月前，她辗转来到丁教授门诊。通过询问病史和相关检查，考虑到尿路感染反复发作，丁教授决定对她采取“长程抑菌疗法”。

专家简介

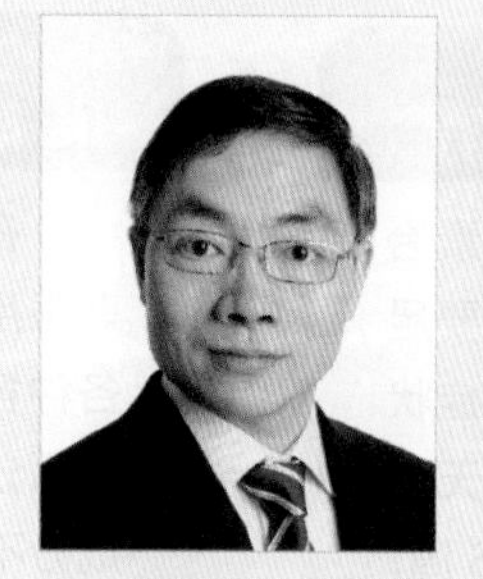

丁小强　复旦大学附属中山医院肾内科主任，上海市肾病与透析研究所所长，上海市肾脏疾病临床医学中心主任，上海市肾脏疾病与血液净化重点实验室主任，上海市血液透析质量控制中心主任，国际血液透析学会理事，中国医师协会肾脏内科医师分会副会长，上海市医学会肾脏病学分会前任主任委员，上海医师协会肾脏内科医师分会副会长。

特需门诊：周一、周四上午

王女士问："什么是长程抑菌疗法？"

丁教授笑着回答："长程抑菌疗法就是在每晚临睡前、排尿后服用一剂抗菌药，以达到抑制尿液中病原菌增殖和上行的目的。抑菌疗法的目的不是完全杀灭细菌，而是抑制细菌生长，使尿中细菌数控制在较低水平，不至于引起复发。"

"每晚只服一剂，够吗？"

丁教授继续解释："虽然血液中的抗菌药浓度不高，但夜晚入睡后尿液高度浓缩，在尿液中的抗菌药浓度已远远超过最低抑菌浓度，完全可以达到抑制病原菌的目的。"

听了丁教授的解释，半信半疑的王女士离开了诊室。今天，王女士是来复诊的。她说，自从服了丁教授开的药后，尿路感染就再也没有发过。感觉真是好呀！

"我的症状没有了，可以停药吗？"

"不能停。"

"那要用多长时间呢？"

"一般3～6个月。"

……

看到王女士不断地感谢和表扬自己，丁教授也很高兴。他说，得到患者的赞扬不是我们工作的目的，但我从心底感到高兴。医生的最大价值就在于，经过自己的治疗解除了患者的痛苦。

另一位患者陆阿婆，绝经10年，近年来，反复发作尿频、尿急和排尿不净感，尿常规检查显示白细胞增多，但中段尿培养多次均未检出致病菌，曾在当地用过多种抗生素治疗，效果不明显。丁教授建议她去妇科检查，并亲自给妇科主任打电话。丁教授说，陆阿婆是老年性阴道炎，经雌激素类软膏等局部治疗，尿频、尿急症状才会好转。

在诊病过程中，丁教授总是强调个性化治疗，目中所及不仅是疾病本身，更多的是患者的整体情况，因地、因时、因人施治。

"生活要有规律，每天参加一些体育锻炼，如打太极拳、慢跑、散步等，以增强身体免疫力。平时要多喝水，以增加尿量。每天至少喝水1000～2000毫升（2～4大杯），保持每天尿量在1500～2000毫升，以加强尿流对尿道的冲洗作用。"一上午，丁教授接诊中有3位尿路感染患者，这样的话，他也说了3次。

致力科普：让更多的肾脏免受"药害"

人到中年的黄先生因为肾虚、体虚，长期服用补肾壮阳的保健品和"中药"。近日，他参加单位体检，被发现有蛋白尿，便上网查阅。网上有文章说，尿蛋白偏高可能是肾脏受到了损害。这下，黄先生害怕了，他担心自己壮阳不成，反落下肾脏病根。于是，赶紧来看病。

丁教授问他，从哪里买的这些保健品和"中药"？什么名字？含哪些成分？黄先生完全搞不清楚。他说，这些保健品和"中药"，有朋友送的，也有自己花重金在网上买来的，大多只知道名字，不知道成分。

听完他的述说后，丁教授对他说："单凭一次尿蛋白阳性，不足以诊断肾损伤，我先给你开个24小时尿液检查报告单，待报告出来，你再来看一下。"同时叮嘱他赶紧停服这些保健品和"中药"："以后用药要三思，不要成分都没有搞清楚就乱吃。"

黄先生连连点头，直说："不敢吃，以后真的不敢乱吃了。"

丁教授说，近年来，由滥用药物和保健品引起的肾损害越来越多，已引起医学界的广泛重视。但是，大多数人对心、脑、肝等器官发生的疾病比较重视，而常常忽视肾脏疾病的早期迹象，以致医生在临床上见到一些非常年轻却需要终身透析治疗的尿毒症患者，令人十分痛心。

几年前，丁教授曾写过一篇《药物肾毒性，你躲得过、扛得住吗？》（发表于《大众医学》2009年10月）的科普文章，目的就是希望大家对"药源性肾损害"引起重视。他说，作为一名肾脏科医生，除了看病治病、救死扶伤外，还有义务和责任，把防治肾脏病的知识告诉更多的人。PM

丁小强提醒：
防止尿路感染复发，应接受正规抗菌治疗

正规的抗菌治疗包括：一是选择敏感的抗生素治疗，最好先进行细菌培养后服药。二是治疗时间要足够，一般治疗尿路感染的时间为10～14天，在症状消失、尿中白细胞正常、尿细菌培养阴性5～7天后停药。三是要坚持随访，应在停药后第1、2、4、6周，复查尿白细胞和尿细菌培养。

丁小强提醒：
防范肾损伤，不滥用保健品和"中药"

在我国，大多数老百姓认为中草药副作用小，长期服用十分安全。其实，中草药同西药一样，也会有各种各样的副作用，包括肾损害。至于保健品，也并非百分之百安全，临床上很多患者就是因为长期服用成分不明的保健品而致慢性肾功能衰竭的。因此，服用保健品和中药均应在医生指导下进行。

一周两天门诊，从早看诊到晚；每天早上查房；每周三天手术；周末经常参加学术会议……这是上海中医药大学附属曙光医院肛肠科杨巍主任的日常工作安排。杨巍擅长肛肠疑难病的诊治，从全国各地慕名而来、经他院医生介绍而来、多年一直经她调理身体的新老患者，让这位上海市名中医的工作充实又富挑战性。

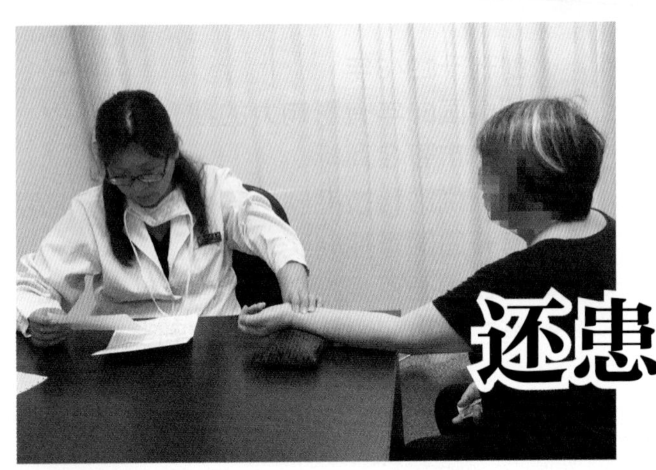

痔除瘘消 逐患者“通畅”人生路

本刊记者 寿延慧

手术时机：该等就等，当断则断

●病例 1

门诊中，前来请杨巍主刀手术的患者占大部分。杨巍的手术技术享有盛誉，很多他院医生不敢开、没把握的痔疮、肛瘘、肛裂病例，都会被推荐给她。可是，并非所有前来寻求手术治疗的患者都能得到“可以马上手术”的答复。

一位 17 岁男性患者的放射科检查报告显示：肛门右侧盲瘘，内口不明显。患者是学生，想在假期接受手术治疗。杨巍看过报告、经仔细专科检查后提出建议：“虽然现在也可以手术，但不是最佳时机。因为肛瘘内口不明显，炎症未局限，手术时为剔除瘘管，会扩大切除范围，这样损伤就会变大。最好等炎症局限、瘘管完全形成时再手术，那样所切组织少且彻底、保留功能多，成功率高。”

患者和他的父亲听到杨巍详细的解释，点头赞同，不过仍有顾虑。患者父亲问：“现在我儿子的肛门疼痛等不适感暂时不明显，如果在等待手术的过程中病情加重，会影响生活和学习吗？”

“我会给他开些中药消炎，让炎症缩小，也为之后的手术做准备，不会影响生活、学习，甚至运动。但要注意，须避开可能引起腹泻的因素，否则会加重炎症，引发肛瘘急性发作。孩子平时住校还是走读？”

“住校。”患者父亲疑惑为什么杨巍会这样问。

“那选择中药代煎吧，方便些。”原来如此，家属连连点头，感动于杨巍的细心。杨巍为患者开的内服方称“肛痈方”，是她结合临床研制而成的经验方，行效二十多年，适用于肛痈各期，起清热利湿、软坚散结的作用。除经典内服方外，杨巍另为患者开黄柏膏，共达消炎消肿之效。

●病例 2

一位 25 岁女性患者经杨巍检查后，被诊断为陈旧性肛裂，即肛裂后反复发作三至五个月以上，裂口周围慢性炎症伴发结缔组织外痔、肛乳头肥大。患者自述平时大便干涩、排便疼痛。杨巍判断其有手术指征，建议她早做手术，同时也为今后结婚生子做准备。不仅是果断的手术建议，还有为患者着想的长远打算，令原本犹豫不决的患者下定决心，早日解除隐患。

杨巍特别关照这位患者，要避开月经期，最好选择月经刚结束时手术，以便有较长的恢复时间；等待手术期间，应避免刺激性饮食，多喝水，适当吃粗粮，保持正常作息。

因患者太多，近几周手术日程已排满，患者需排队等候。不过，若有老人、小孩、孕妇、外地赶来做手术的患者，或只有在假期才有空接受手术的学生，杨巍会视情况特别照顾。

消痔有“十八般武艺”

痔疮是杨巍门诊中诊治最多的疾病之一。痔疮分外痔、内痔、混合痔，杨巍强调精准治疗，针对每位患者的不同情况采取不同方法，如手术治疗痔疮，就有 TST（选择性痔上黏膜吻合术）、RPH（痔疮自动套扎术）、超声多普勒引导下痔动脉结扎术、M-M 术等多种方法。上述每一种方法的适应证都不同，如：TST 适合分段的体积较大的内痔或脱垂明显的痔上黏膜的治疗；RPH 术后恢复快、患者痛苦少，适合各期内痔、混合痔（Ⅱ~Ⅲ期效果最好）的治疗，尤其适合年纪较大、有内科疾病、不能耐受疼痛者。

除手术外，杨巍也特别重视患者术后的恢复情况。她会亲自为患者换药，动作快而轻柔，患者痛苦少、恢复快。63岁的王阿姨患混合痔，经杨巍手术后1个多月，每次都到杨巍门诊来换药，如今已行动自如，还能爬山。

换药过程中，如果发现伤口不平整、肉芽生长高出皮肤、伤口假性愈合、伤口局部凹陷引流不畅等，杨巍会为患者修剪伤口、化腐清创，以利伤口愈合。60岁的李阿姨患混合痔，术后总觉得腹胀，甚至不敢吃饭，怕吃多了排便增多，伤口长不好。杨巍在检查时为李阿姨清创并换药，在之后的交流中，患者才得知杨巍已经为她修剪好了伤口，并将药方中的药膏换成药粉，以免伤口肉芽生长过快，影响预后。对于困扰李阿姨的腹胀问题，杨巍为其解难："千万不要节食，正常饮食即可。术后伤口恢复需要营养支持。腹胀可能是因为你吃了易胀气的食物造成的，如面食、奶制品等。我再给你开些中药和益生菌，帮助调理肠胃。"李阿姨这才不再担忧，拿着药粉向杨巍致谢。

保守治疗有担当

有想尽快手术的患者，自然也有不愿手术的患者。不手术，医生就要有方法控制症状，有心思体察周全，有担当暂压隐患。

68岁的李阿婆在老伴的陪伴下前来就诊。老伴告诉杨巍，李阿婆因为有老年痴呆症，记性不好，常去厕所排便，可多数时候并没有排出，而且大便多稀薄、不成形，伴有肛门下坠感。肛门镜检查时，李阿婆在检查床上不知所措，杨巍耐心指导："头朝着墙壁，腿微微曲起就好……放松，别紧张……好了，可以起来了。"李阿婆对老伴说："这位医生真好啊！"

杨巍认为患者大便习惯不好，频频如厕，致使肛垫组织下移，形成混合痔。但李阿婆的痔疮没有严重到需要手术的程度，首先要解决的是大便问题。她问患者："你愿意吃中药吗？会有些苦。"经过刚才的诊治，李阿婆已经对杨巍产生信任："我听医生的。"杨巍为李阿婆开了另一经验方——实秘方。临床上最常见的便秘证型属湿热蕴结型和气阴两虚型，杨巍总结多年临床经验，研制出清热祛湿通便的"实秘方"和益气养阴润肠的"虚秘方"，对于功能性便秘的治疗具有显著疗效，可改善大便性状、缓解排便不尽感、减轻排便费力感和排便梗阻感等。此外，杨巍还为李阿婆配了龙珠软膏，以清热解毒、消肿止痛、祛腐生肌。因龙珠软膏气香，涂后有清凉感，患者使用依从性较高，适合不常外用药的李阿婆。

对付疑难杂症有智慧

肛肠科的疑难杂症，除病例有"疑点"、手术有"难度"外，还有一类"杂症"，常常经过几次诊疗都不能完全确诊。就像这位42岁的男性患者，他一走进诊室就自述肛门不舒服，有明显的瘙痒和坠胀感，平时容易腹泻，看过很多医生都无济于事。杨巍为他进行指检、肛门镜检查，并结合中医四诊后，认为他的症状大于体征，为其开了一副中药煎服，以缓解坠胀感及腹泻症状，嘱其吃完中药后再来复查。此外，通过详问病史和检查发现，患者有前列腺增生和肾囊肿，杨巍建议他到泌尿科就诊，因为有时泌尿系统疾病的主要症状就是肛门坠胀。

另一位48岁的女性患者，自述肛门疼痛，但经检查后并无严重问题，只有轻微痔疮。杨巍初步为其诊断为功能性肛门直肠痛，可能是神经和肌肉痉挛所致，建议患者自煎肛痛方，一方两用，内服加坐浴，内外共调。同时，杨巍嘱咐患者用药后前来复查，届时视情况再定后续治疗策略。

点滴积累，收获信任

83岁的陈阿婆是杨巍的老患者，患有混合痔和便秘，长期在杨巍门诊接受中药调理。近期，她除有腹胀感外，睡眠也不佳。经中医四诊，杨巍为其开方：豆蔻、陈皮等开胃消食，火麻仁、桃仁等润肠通便，酸枣仁、合欢皮等宁心安神。杨巍提醒患者："每次排便，不必刻意。你现在情况很好，不用担心。"像这样特地到杨巍门诊开中药调理肠胃功能的患者不在少数，很多患者把亲戚朋友介绍来看诊，更有坚持十年中药调理的"老粉丝"。这份深厚的信任，是杨巍长期与患者的交流中不断累积的，在如今的医患关系形势下，弥足珍贵。PM

专家简介

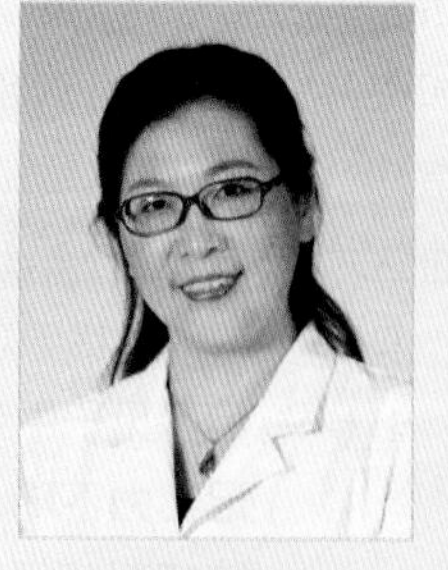

杨巍 上海中医药大学附属曙光医院肛肠科主任、主任医师、教授、博士生导师，肛肠病教研室、研究室主任，上海市名中医，中国女医师协会肛肠专业委员会主任委员，中国中医药研究促进会肛肠分会副会长，中国中西医结合学会大肠肛门病专业委员会副主任委员，中医药高等教育学会临床研究会肛肠分会副会长，上海市中西医结合学会大肠肛门病专业委员会副主任委员。

特需门诊：周一上午（东院），周一、周四下午（西院）
专家门诊：周二上午（东院）

明明血脂高 为何不需服“他汀”

上海长海医院内分泌科主任医师　黄 勤

生活实例

42岁的陈女士工作繁忙，常感乏力，一次体检时发现血脂明显升高，其中血胆固醇水平高达7.2毫摩/升。翌日，陈女士去社区卫生服务中心就诊，复查血脂仍然偏高。虽然她没有高脂血症家族史，无糖尿病及高血压，但鉴于她体型偏胖，医生还是为她处方了调脂药物阿托伐他汀片。两个月后，陈女士去医院复查，血胆固醇水平仍高于正常，为6.3毫摩/升，且丙氨酸氨基转移酶和血磷酸肌酸激酶水平轻度升高。

无奈，陈女士只好到某三甲医院内分泌科就诊。医生询问病史后，建议她检查甲状腺功能，结果她被确诊为甲状腺功能减退症（甲减）。医生为她处方了甲状腺素片，并嘱咐她立即停用阿托伐他汀片，仅服用甲状腺素片，同时进行保肝治疗。一个月后，陈女士再次复查，甲状腺功能和胆固醇水平均已恢复正常。

专家简介

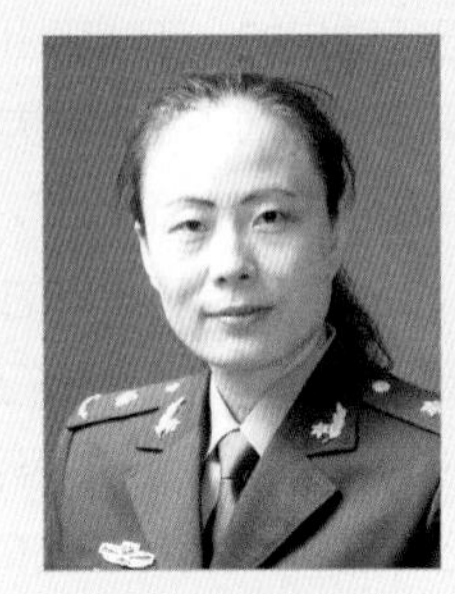

黄勤　上海长海医院内分泌科主任医师、教授、博士生导师，长期从事糖尿病、脂肪肝、高尿酸血症、痛风、甲状腺疾病的临床及发病机制研究。

门诊时间：周一、周三上午

近年来，中国成年人群中甲状腺功能减退症（简称甲减）患病率较前有所升高。据不完全统计，甲减患病率约0.9%，亚临床甲减约5.6%，相当于每15个成年人中有1个人甲状腺功能不足，而40岁以上女性中，甲减发病率高达10%。

甲减所致高血脂：无须使用“他汀”

甲状腺功能减退时，体内甲状腺激素水平不足，机体代谢率会出现不同程度的降低，包括血胆固醇在内的血脂代谢及排出均会低于正常个体，导致血胆固醇浓度升高。也就是说，甲减患者伴有的高脂血症多属于继发性血脂增高。这种继发于甲减的高脂血症，在甲状腺功能尚未恢复正常之前，即使服用降脂药物，也不能将血脂水平降至正常，还可能带来肝、肾副作用。陈女士就属于这种情况。

临床证实，继发于甲减的高脂血症患者，在补充甲状腺激素和清淡饮食后，随着甲状腺功能恢复正常，大多数的血脂水平会逐渐恢复正常。若甲状腺功能正常后血脂仍偏高，可在医生指导下服用降脂药物。

甲减服“他汀”：肝脏、肌肉易受损

他汀类药物是治疗高脂血症的常用降脂药物。十余年前发生的“拜斯亭事件”，使该类药物的副作用（如肝功能异常和横纹肌溶解等）受到了广泛关注和重视。因此，患者在服药期间应注意是否出现肌肉疼痛及肌张力改变等症状，长期服用时还应定期监测肝功能、磷酸肌酸激酶及其同工酶的变化等。

甲减患者因内脏黏液性水肿及自身免疫受损等因素，肝脏和肌肉等组织会出现可逆性损伤。若同时服用他汀类降脂药物，会进一步增加肝脏和肌肉受损风险。故发现高脂血症后，患者不要着急使用他汀类药物，更不要擅自增加他汀类药物的剂量，尤其是40岁以上的中年女性，若无高脂血症家族史、无糖尿病及高血压等代谢异常疾病，应按需检查甲状腺功能，以排除继发性高脂血症，确保服用他汀类药物的安全性。PM

甲减早期症状不明显，易延误诊断

甲状腺功能减退症（甲减）是临床常见疾病，可发生在各个年龄段，但多见于中老年女性。疲劳、怕冷、情绪低落或反应迟钝、皮肤干燥、记忆力下降、食欲减低、体重增加、颜面部浮肿等为常见症状。由于该病起病缓慢，且隐匿、症状多样又缺乏特异性，当临床症状不典型或以某一症状（如疲劳等）为突出表现时，极易被忽视，难以做到早发现、早诊断和早治疗。

口服、注射、外用青霉素：均须做皮试

浙江大学医学院附属第一医院副主任药师 姜赛平

青霉素是临床上非常重要和常用的抗生素，但存在过敏反应，故医生和患者均须谨慎使用。青霉素过敏反应发生率为0.7%～10%，其导致的过敏反应类型比较多，如荨麻疹、血管神经性水肿、脑水肿、喉头水肿、淋巴结肿大、短暂性蛋白尿、药物热等，最为严重的是过敏性休克，与年龄无关。统计显示，美国每年死于青霉素过敏的患者达500～1000人。我国人口为美国的数倍，假设青霉素使用率与美国相仿，若不采取有效预防措施，每年死于青霉素过敏的患者可能数以千计。

皮试：有助预测过敏反应发生风险

在临床上，人们通常将药物过敏反应分为：①即刻过敏反应，指给药数分钟至1小时内发生的过敏反应，主要由Ⅰ型变态反应所致，可造成严重威胁生命的过敏反应，如过敏性休克、喉头水肿和支气管哮喘等；②迟发过敏反应，发生于给药1小时后，大部分青霉素的过敏反应属于此类。

目前，预测青霉素即刻过敏反应最为快捷、准确的方法是青霉素皮试。研究证实，严谨、科学的青霉素皮试，对成人、儿童过敏性休克等即刻过敏反应有良好的预测作用，阴性预测值可达97%～99%（即皮试阴性患者仅1%～3%发生即刻过敏反应），有效降低了患者发生过敏性休克的风险。此外，青霉素皮试还可排除部分非真正的“青霉素过敏”，增加患者使用青霉素类药物的机会，减少副作用相对较多的氟喹诺酮类、糖肽类等药物的使用。

药典规定：使用青霉素必须做皮试

目前，《中华人民共和国药典临床用药须知》和阿莫西林等青霉素类药物口服制剂说明书均要求：使用青霉素类药物前须做青霉素皮肤试验，阳性反应者禁用。《抗菌药物临床应用指导原则》也特别指出，无论采用何种给药途径（口服、注射或外用），使用青霉素类药物前，医生必须详细询问患者有无青霉素类过敏史、其他药物过敏史，以及过敏性疾病史，并须做青霉素皮肤试验。

青霉素之所以不论口服、注射或外用均需要进行皮试，是因为青霉素类药物存在较高的交叉过敏反应。青霉素类药物均有共同的母核（6-APA），不同之处在于侧链结构。大部分过敏患者体内存在针对母核的特异性抗体，可以表现出青霉素完全交叉过敏反应。由于青霉素皮试液与其他青霉素类抗菌药物具有共同母核，所以，无论口服、注射和外用青霉素，均需要进行皮试，以预测青霉素过敏发生概率。

防范过敏：5点注意事项

防范青霉素过敏反应，患者应关注以下事项。

❶ 应到有抢救设备的正规医疗单位进行青霉素皮试，万一发生过敏反应，可以得到及时有效的抢救治疗。在注射过程中，若出现头晕、心慌、出汗、呼吸困难等不适，应立即告诉医生或护士。

❷ 不要在极度饥饿时进行青霉素皮试，以防空腹时机体对药物耐受性降低，诱发“晕针”等不良反应。

❸ 抗组胺药物可能影响青霉素皮试结果，皮试前应停用。

❹ 注射完青霉素后，至少在医院观察20分钟，无不适感才可离开。

❺ β受体阻滞剂和血管紧张素转换酶抑制剂（ACEI）等药物，可能影响对青霉素过敏反应的救治，应暂时停用，尤其存在严重过敏反应时。PM

停药三天以上，需重新做皮试

《中华人民共和国药典临床用药须知》规定，使用青霉素类药物，停药3天以上再次使用时应重新做皮试。这是因为，如果机体对青霉素过敏，可在接触青霉素类药物后5～8天内产生抗体，当再次接触时，抗原抗体结合，即可触发过敏反应，重者可发生过敏性休克，甚至死亡；少数使用者可在初次接触药物后立即发生。停药3天后再次使用前重新做皮试，就是为了预防再次接触青霉素时产生的过敏反应。

从容应对 化解“左旋多巴”并发症

上海长海医院神经外科教授 胡小吾

帕金森病是中枢神经系统退行性变性疾病，病理改变主要是中脑中的黑质神经元的变性和坏死。黑质是产生、分泌多巴胺的神经元，患了帕金森病后，脑内多巴胺物质减少，患者表现为肢体抖动、肌肉僵硬、面具脸、行走时肢体不自然摆动、动作缓慢、吞咽困难、声音嘶哑、身体平衡差、易跌倒等。治疗帕金森病的核心问题是怎样补充大脑内的多巴胺，人们一直在寻找能替代、补充多巴胺的物质。

血液和大脑之间存在血脑屏障，直接口服多巴胺或静脉应用多巴胺，血脑屏障可阻隔多巴胺进入大脑。20 世纪 60 年代，人们发现左旋多巴能透过血脑屏障，进入大脑后转变成多巴胺，可迅速缓解帕金森病病人的主要症状。迄今为止，左旋多巴仍然是治疗帕金森病名副其实的“金标准”。遗憾的是，左旋多巴也存在一些不良反应，如果处理不当，不仅会降低治疗效果，甚至可能带来比原有帕金森病症状更为棘手的并发症。

1.胃肠道不适

刚开始服用左旋多巴时，病人的恶心、呕吐、腹痛、食欲减退、口干、流涎、便秘等胃肠道反应比较多见，偶见溃疡、出血和穿孔。不过，有些复方左旋多巴制剂包含苄丝肼药物成分，以 1 比 4 合成，也就是我们常用的多巴丝肼，能防止或减轻这类副作用发生。胃肠道副作用常见于刚开始治疗的几周，治疗时间长了，机体往往会适应。左旋多巴是帕金森病的主打药物，故千万不要因为一些早期、短暂的副作用而放弃使用。

对策：为了防止上述不良反应，可在餐后从小剂量开始服用，慢慢增加服药次数和剂量，如先餐后每天 1 次，每次 62.5 毫克；如果没有不良反应，或适应后，可慢慢增加次数和每次服用剂量，如餐后每天 3 次，每次 125 毫克；再过渡到餐前半小时到 1 小时空腹服用。左旋多巴空腹服用吸收率高，效果较好，但有的病人空腹服用后，胃肠道反应较大，难以接受，可以在正餐前服用左旋多巴时吃些点心，半小时到 1 小时后再吃正餐。

2.低血压

左旋多巴对心血管系统有一定影响，病人可能出现直立性低血压、心悸、心动过速及高血压等，临床上以低血压较多见。长期大量服用左旋多巴的帕金森病病人，还可能出现头晕、黑蒙等症状。因此，帕金森病病人如果出现头晕等症状，应首先想到是不是低血压引起的，应测量血压，尤其是直立时的血压，分析低血压与服药时间的关系。

对策：如果确认是低血压引起的头晕，可适当减少左旋多巴剂量，或改用控释剂型，或在保持一天总量不变的情况下减少每次服药剂量、增加服药次数。严重低血压病人可口服升血压药物。原有高血压的病人，服用左旋多巴后应注意血压变化，必要时调整剂量或者更换降血压药物。

3.精神错乱

精神副作用可能与多巴胺作用于大脑边缘叶有关，包括错乱、激动、焦虑、欣快、失眠、噩梦、惊厥，妄想或幻觉、严重抑郁（包括自杀倾向）及躁狂。如果多巴胺剂量过大，还会出现多巴胺失调综合征，表现为难以自我控制的行为失常，如赌博、强迫性购物、性功能亢进、反复偷窃、嗜好捡垃圾等。

对策：相对来讲，左旋多巴引起的精神症状较轻。晚期帕金森病本身也常有精神症状，如抑郁、焦虑等。出现精神症状，可先减少或停服其他更容易引起精神症状的帕金森病药物，如抗胆碱药和金刚烷胺，再考虑减少甚至停用多巴胺受体激动剂，或将左旋多巴减少到最低有效剂量。必要时，医生会为病人加用抗精神病药物，如奥氮平、喹硫平、氯氮平。帕金森病患者伴发抑郁症，可同时使用左旋多巴与抗抑郁药。

专家简介

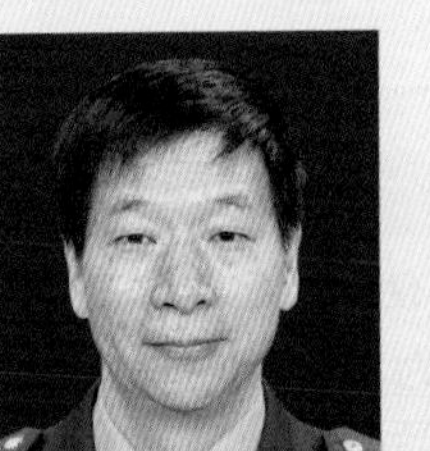

胡小吾 上海长海医院神经外科主任医师、教授，中华医学会神经外科学分会功能神经外科学组副组长，上海市医学会神经外科学分会功能神经外科学组副组长，中国抗衰老促进会神经系统疾病分会学术委员会常委，中国医师协会神经外科医师分会功能神经外科学术委员会委员、神经调控专业学术委员会委员。

专家门诊：周四全天

4.运动障碍

左旋多巴用于治疗帕金森病已有近 50 年的历史，至今仍是治疗帕金森病最有效的药物。左旋多巴刚被发明时，大家对帕金森病的治疗很乐观，认为已经找到彻底攻克帕金森病的方法。但在使用左旋多巴 4 ~ 5 年后，有效性降低，且随着时间的延长，作用时间越来越短，疗效越来越差。更为严重的是，左旋多巴引起的运动障碍并发症通常不可逆转，往往成为晚期帕金森病致残的主要原因。

● **症状波动：**这是最常见的一种临床现象，又称为“剂末现象”，发生在两次服药之间（多在前一次服药后 3.5 小时）。其特点是每次用药的有效作用时间缩短，症状随血药浓度发生规律性波动。随着治疗时间的延长，帕金森病症状恶化，“剂末现象”出现的时间越来越早。

● **异动症：**表现为不自主的乱动，头面部、四肢或躯干的不自主舞蹈样、投掷样运动，以及肌张力障碍样动作。异动症一般在用药 5 年后出现，与药物的剂量有关，年轻人为多。通常自病人受累最严重的一侧足部开始。

● **“开关现象”：**病人服用左旋多巴后期出现症状波动，在不可预料的“开”及“关”状态之间突然转换，如突然不能活动和突然行动自如。与左旋多巴服药时间无关，持续数分钟至 1 小时后缓解。一天中，这些现象可反复迅速交替出现多次，病人形容病情的变化就像是电源的开、关一样，所以，临床上形象地称之为“开关现象”。

● **“冻结现象”：**虽然病人平时都是按时按量服药，但仍然会突然僵住，完全不能活动，数分钟后缓解。

对策：①寻找最佳药物剂量。尽可能将左旋多巴剂量调整到可取得较好效果而又不引起异动的状态。②增加左旋多巴服药次数，减少每次用药剂量，保证每日用药总量不变。③改用控释剂型，适当增加剂量。④加用其他半衰期相对较长的药物，如多巴胺受体激动剂等，以提供相对持续的多巴胺能刺激，同时减少左旋多巴的用量。⑤加用儿茶酚 - 氧位 - 甲基转移酶抑制剂，以增加左旋多巴的生物利用度。⑥当运动障碍明显时，通过药物调整获益的空间很小，并发症会越来越重。此时，脑起搏器治疗可取得明显疗效。目前认为，脑起搏器是治疗运动障碍并发症最有效的方法。PM

异动症分为3种类型

①剂峰异动症：最常见，在左旋多巴血药浓度达到高峰时（服药后1～2小时）出现，表现为手足、躯体、舌的不自主运动，步态不稳，说话、吃饭、穿衣等困难。②双相异动症：除了有剂峰异动症的表现外，还会出现“关期”异动症，即剂末异动。③肌张力障碍：在左旋多巴疗效消退时出现，以小腿腓肠肌、足趾痛性痉挛为主，如痛性足痉挛等，与左旋多巴血药浓度偏低有关。

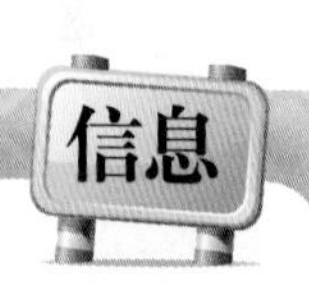

“沃森肿瘤智能联合会诊系统”在上海十院启用

近日，“沃森肿瘤智能联合会诊系统”(Watson)在同济大学附属第十人民医院全面启动。该院肿瘤科主任许青教授介绍，沃森肿瘤智能联合会诊系统能够为诊断明确的肿瘤患者快速制定以循证医学为基础的、个性化肿瘤治疗方案。医生输入患者年龄、性别、体重等基本情况和癌症分期、局部复发、化疗方案、病理分期、癌症转移、神经病变等情况，十多秒钟后，沃森系统会给出该患者可以采取的治疗方案，分别为推荐使用方案、可考虑使用方案和不推荐使用方案。结合沃森系统出具的诊断方案，医生可以为患者量身定制个性化的治疗方案。据悉，目前沃森系统给出的治疗方案覆盖乳腺癌、肺癌、直肠癌、结肠癌、胃癌、宫颈癌、卵巢癌、前列腺癌8个癌种，到2017年底将扩展到12~14个癌种。

健康生活　智能出行

对于天天打胰岛素的糖尿病患者来说，外出度假不是一件简单的事情，因为胰岛素很“娇嫩”，需要小心保存。一般地说，未开启的胰岛素应该在低温下保存，适宜温度是2℃~8℃。如果储存不当，会破坏胰岛素的降血糖作用，进而对患者的血糖控制造成不利影响。糖尿病患者外出时应该如何保存胰岛素呢？

多美达便携式冷藏盒的问世，为经常需要外出的糖尿病患者带来了福音。多美达便携式冷藏盒产品有家用、车载、数据线连接、移动电源和电池五种供电模式，确保产品不断电使用。在没有可接通电源情况下，冷藏盒自身的电池搭配移动电源，待机时间长达10小时以上，可以满足糖尿病患者外出携带胰岛素的冷藏需求，可以帮助更多的糖尿病患者像健康人一样安心出行。

绿谷制药核心业务实现“云管理”

近日，上海绿谷制药有限公司与甲骨文公司宣布在企业信息化上达成战略合作。绿谷制药将应用Oracle企业绩效管理云服务，实现多项核心业务的云管理，提升预算管理能效，增强企业核心竞争力。据悉，绿谷制药成立于2000年，由绿谷集团与中科院上海药物研究所共同投资创办，其在心血管疾病治疗领域的产品——丹参多酚酸盐已在临床广泛使用。此次合作开展后，绿谷制药将在企业的生产规划制定、财务管理、预算管理等核心业务实现全面信息化、标准化的云端管理，从而加速企业信息化建设进程，更好地为病患提供绿色精准的健康管理方案。

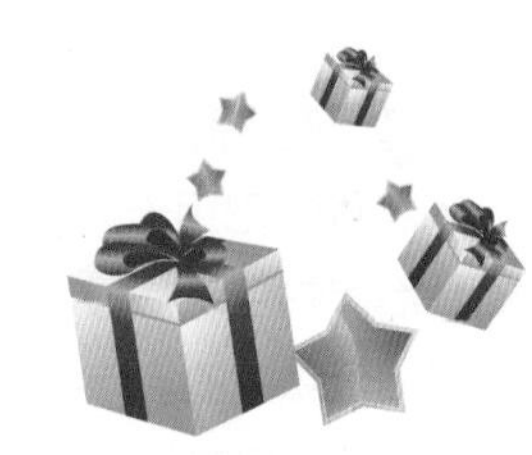

好消息！

2017“年度订阅奖”开奖啦！

为回馈订阅读者对本刊的支持，我们为订阅全年杂志的读者准备了两次“年度订阅奖”抽奖活动。第一批中奖名单已公布在今年第三期杂志上。恭喜以下50名幸运读者，获得第二批年度订阅奖！每位幸运读者将获得由《大众医学》为您精心挑选的5本健康图书（下列图书中随机赠送），本本都是“精华”，送您健康一整年！

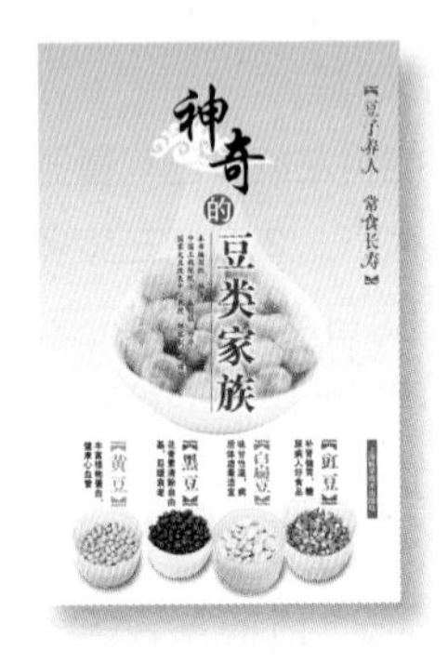

《神奇的豆类家族》

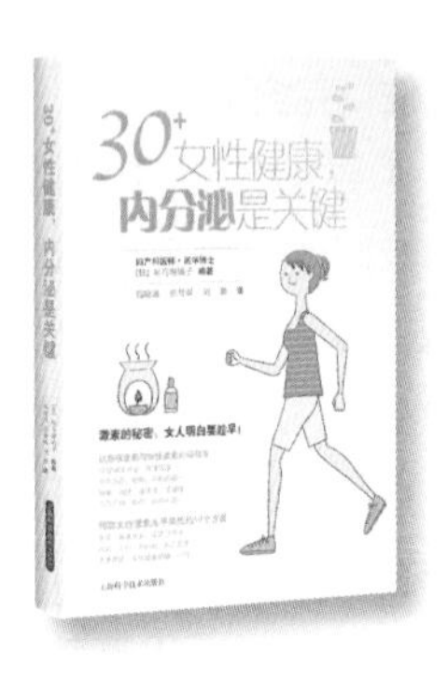

《30+女性健康，内分泌是关键》

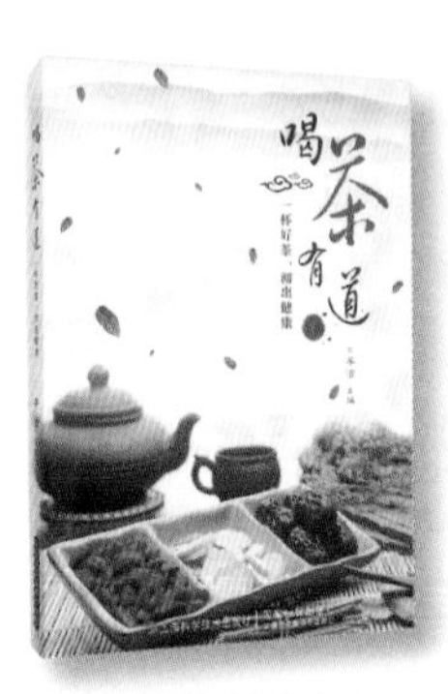

《喝茶有道》

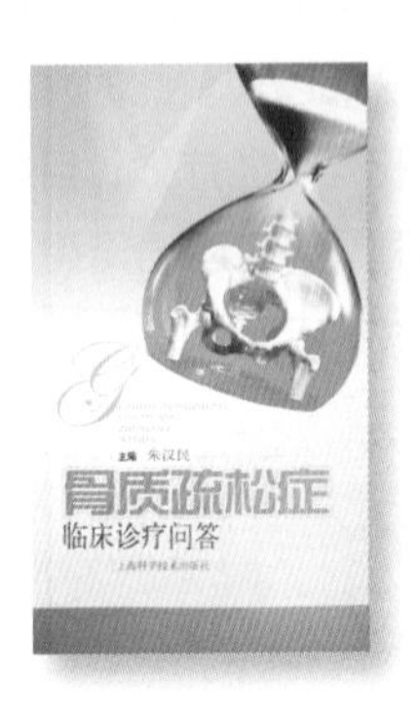

《骨质疏松症临床诊疗问答》

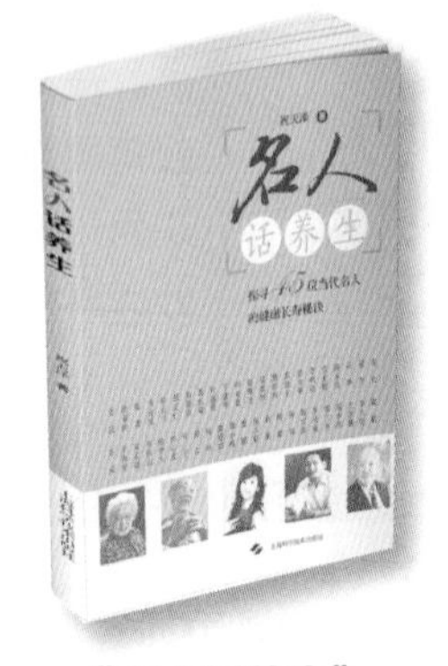

《名人话养生》

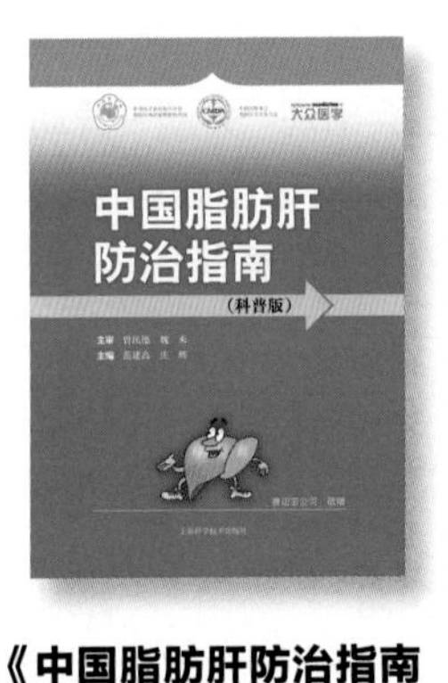

《中国脂肪肝防治指南（科普版）》

恭喜以下50名幸运读者！

每位读者将获得

由《大众医学》为您精心挑选的

5本健康图书（随机）

本本都是“精华”，送您健康一整年！

刘治本（内蒙古）杨元忠 冯玉胜（山西）张依兰 闫德稳（河北）刘绍祥（辽宁）周大伟（吉林）修国祥 凌明珠 付学礼（黑龙江）朱华岚 王静中 李永康 王承纶 张书训 吴芳娣 汪新民 施承嘉 谢心平 王振玮 陆豪 瞿红娣 生海燕 宋乐 龚尔贤 张婷婷 朱增元（上海）严伯荣 钱常武 任伟（江苏）许荣桂（山东）马德起（天津）江祖尧 卢奕春 姜锐 张滨 徐赛月 楼起桂（浙江）黄肇清 雷宗跃 杨铜钱（福建）吴越华（重庆）何文倩 焦振华（湖北）陈俊卿（河南）徐沛联 王小慧（广东）张伟建（广西）王幼琴（贵州）姜志明（四川）

敬告读者

每一个月，《大众医学》都会带给您权威、实用、最新的保健知识。出版前，每篇文章都经过严格审查和内容核实。我们刊出这些文章，并不是要取代看病就医，而是希望帮助大家开阔眼界，让自己更健康。

由于个体差异，文章所介绍的医疗、保健手段并不能适合每一位读者，尤其是在诊断或治疗疾病时。任何想法和尝试，您都应该和医生讨论，权衡利弊。

您可以通过以下方式，进一步了解有关专家信息：

1. 登陆《大众医学》网站www.popumed.com，打开“专家门诊”，在“看病找专家”中键入专家姓名，了解专家专长、联系办法等信息。

2. 发电子邮件至popularmedicine@sstp.cn或写信向编辑部咨询。

3. 通过114查询相关医疗机构电话，向挂号室或咨询服务台，了解专家近期门诊安排，就近就医。

敬告本刊作者

1. 本刊稿件一律不退，敬请自留底稿。从稿件投到本刊之日起，三个月后未得录用通知，方可另行处理。如需退稿（照片和插图），请注明。

2. 稿件从发表之日起，其专有出版权、汇编权和网络传播权即授予本刊，同时许可本刊转授第三方使用。本刊支付的稿费包含信息网络传播的使用费。

3. 根据需要，本刊刊登的稿件（文、图、照片等）将在本刊或主办本刊的上海科学技术出版社的网页或网站上传播宣传。

4. 本刊作者保证来稿中没有侵犯他人著作权或其他权利的内容，并将对此承担责任。

5. 对于上述合作条件若有异议，请在来稿时声明，否则将视作同意。

行踪隐匿的“肾脏杀手”

|作|者|简|介|

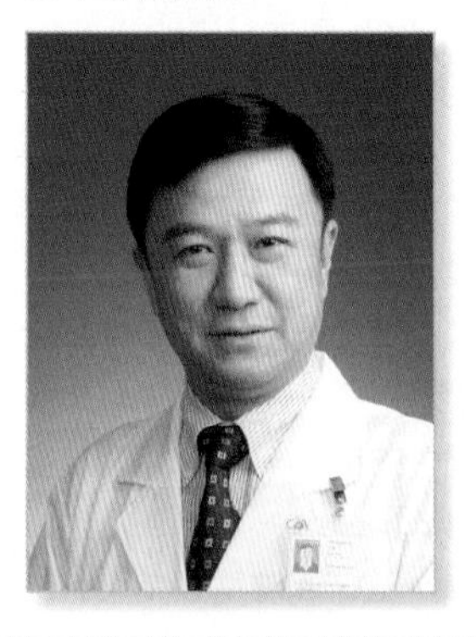

叶定伟，复旦大学附属肿瘤医院副院长、泌尿外科教授、主任医师、博士生导师，肿瘤医院泌尿男生殖系统肿瘤多学科综合诊治团队首席专家，复旦大学前列腺肿瘤诊治研究中心主任，上海市抗癌协会前列腺肿瘤诊治中心主任，复旦大学泌尿外科研究所副所长，上海市抗癌协会理事长。擅长前列腺、膀胱、肾脏、睾丸、肾上腺、阴茎、腹膜后等部位的良恶性肿瘤的诊治，尤其擅长前列腺癌、膀胱癌、肾脏肿瘤的早期诊断、根治性手术和综合治疗。

肾脏是人体泌尿系统的重要组成部分，承担着排泄人体代谢废物的重任，又兼具内分泌功能。肾功能一旦受损，人体健康就会遭受沉重打击。与人体其他器官一样，肾脏也面临着各种健康威胁，如感染、药物损害、毒物、肿瘤等。其中，有一个“行踪隐匿”的“肾脏杀手”特别值得关注。它会悄无声息地“袭击”人的肾脏，一点点蚕食肾脏的健康；如果它未能被及时发现并消除，还会偷偷侵犯其他脏器，甚至危及人的生命……这个“隐形杀手”就是肾癌，40~60岁人群最容易被这个“杀手”盯上。

肾癌是泌尿系统三大肿瘤之一，发病率仅次于前列腺癌和膀胱癌。然而，肾癌的死亡率却高居泌尿系统肿瘤之首。近年来，肾癌的发病率不断升高，已位列恶性肿瘤发病率前十位，占成人恶性肿瘤的2%~3%。与肾癌不断升高的发病率相反的是，肾癌的早期发现率却一直处于较低水平。统计数据显示，超过三成的肾癌患者在初诊时病情已经发展到了晚期，错过了手术根治的机会。这是因为肾癌早期无明显症状，要发现它并非易事。即便某些患者有一些症状，也会因为症状无特异性而被忽视。临床上，不少肾癌患者是在出现了肾癌“三联征”——血尿、疼痛和肿块等症状后前往医院就诊，才被确诊为肾癌。而此时，病情已是中晚期了。

肾癌还有一个“称呼”，叫“体检癌”。也就是说，通过健康体检能够早期发现肾癌。在临床上，超过60%的早期肾癌是通过体检发现的。肾脏超声检查可以发现隐藏在肾脏中直径仅0.5厘米的肿瘤。当B超发现肾脏肿块后，患者应进一步行CT或磁共振检查，明确肿块性质，及早接受治疗。

外科手术是治疗肾癌的主要方法。如果肿块直径小于4厘米、肿块局限在肾脏内且未发生远处转移，可以在完整切除肿瘤的同时，最大限度地保留健康肾脏组织，患者术后5年生存率可达到90%以上。局部晚期的肾癌患者，除了手术切除病灶外，还需要进行系统性治疗（如药物治疗等），以减少术后的复发风险。已经发生远处转移或失去手术机会的晚期肾癌患者，应尽可能切除原发肿瘤，再进行靶向治疗或者免疫治疗等，以延长生存时间，改善生活质量。

当然，抗击肿瘤最有效的方法莫过于“防癌于未然”。在我国，超过1/3的肾癌患者是肥胖患者，体质指数（BMI）每增加5千克/平方米，肾癌发病风险增加1.24倍。因此，无论是年轻人还是老年人，都应当保持适当体重。日常生活中，应减少高脂肪食物的摄入，多吃蔬果和粗加工的主食，坚持适当的体力活动，同时还应戒烟、戒酒。PM

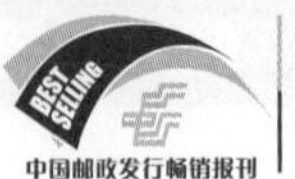

中国邮政发行畅销报刊

Contents 目录 2017年11月

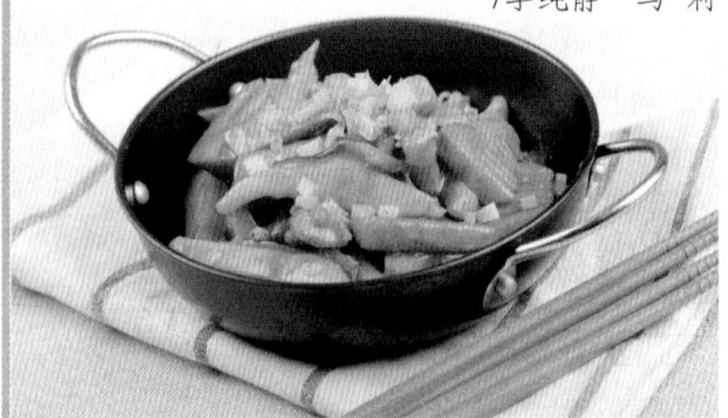

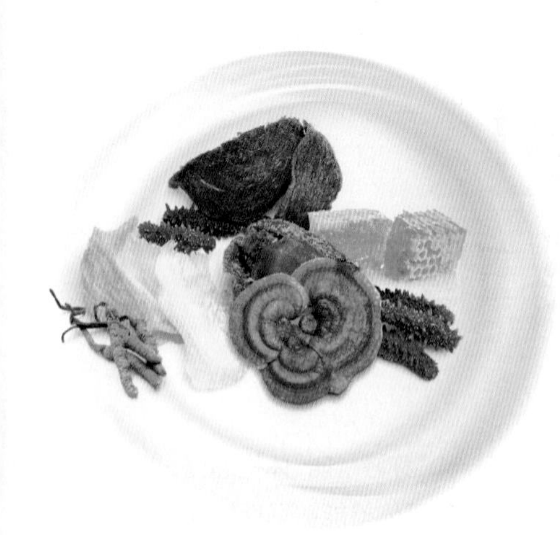

这些年被"神化"的保健品

近年来,国民养生保健热长盛不衰,不少保健品凭借其"神奇功效"和"普遍适用",风靡已久。这些保健品真有种种神效、几乎人人适用吗?人们在使用时存在哪些误区?本刊特邀中医、营养、食品安全等领域的权威专家对这些年来大众热捧的保健品进行详细分析、客观点评,希望可以帮助大家科学认识、理性对待、正确食用。

大众医学
微信二维码

本期部分图片由东方IC和达志图片提供 本期封面图片由东方IC提供

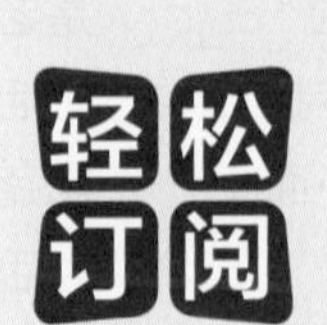

创刊于1948年 第三届中国政府出版奖期刊奖提名奖 新中国60年有影响力的期刊
上海市著名商标 全国优秀科技期刊一等奖 中国期刊方阵 中国百强报刊

大众医学®(月刊)

2017年第11期 da zhong yi xue

健康锦囊

《大众医学》健康锦囊(八十三)
必须了解的20个颈椎病防治小知识

名誉主编 胡锦华
主 编 温泽远
执行主编 贾永兴
编辑部主任 黄 薏
文字编辑 刘 利 熊 萍 王丽云 寿延慧 屈晓慧 秦静静
美术编辑 李成俭 陈 洁

主 管 上海世纪出版股份有限公司
主 办 上海世纪出版股份有限公司 科学技术出版社

编辑、出版 《大众医学》编辑部
编 辑 部 (021) 64845061
传 真 (021) 64845062
网 址 www.popumed.com
电子信箱 popularmedicine@sstp.cn
邮 购 部 (021) 64845191 (021) 64089888转81826

广告总代理
上海科学技术出版社广告部
上海高精广告有限公司
电话:021-64848170
传真:021-64848152
广告/整合营销总监 王 萱
副总监/新媒体营销 夏叶玲
业务经理 杨整毅 丁 炜 张 磊 林素萍

发行总经销
上海科学技术出版社发行部
电话:021-64848257 021-64848259
传真:021-64848256
发行总监 章志刚
发行副总监 潘 峥
业务经理 张志坚 仝 翀 马 骏

编辑部、邮购部、广告部、发行部地址
上海市徐汇区钦州南路71号(邮政编码200235)

发行范围 公开发行
国内发行 上海市报刊发行局、陕西省邮政报刊发行局、重庆市报刊发行局、深圳市报刊发行局
国内邮发代号 4-11
国内统一连续出版物号 CN31-1369/R
国际标准连续出版物号 ISSN 1000-8470
国内订购 全国各地邮局
国外发行 中国国际图书贸易总公司 (北京邮政399信箱)
国外发行代号 M158
印 刷 上海当纳利印刷有限公司
出版日期 11月1日
定 价 8.00元
广告经营许可证号 3100320080002
80页(附赠32开小册子16页)

杂志如有印订质量问题,请寄给编辑部调换

中国人需养成“两次刷牙”的好习惯

近日，中华口腔医学会等发布了第四次全国口腔健康流行病学调查结果。调查显示，与十年前相比，居民口腔健康素养水平和健康行为情况均有不同程度的改善。其中，居民口腔健康知识知晓率为60%，85%的人对口腔保健持积极态度。但是，国人每天两次刷牙、使用含氟牙膏等口腔健康行为仍有待于进一步形成。此次调查发现，我国5岁、12岁儿童每天两次刷牙率分别为24%、32%，成人每天两次刷牙率为36%；5岁、12岁儿童含氟牙膏使用率分别为42%、55%，成人含氟牙膏使用率为61%；各年龄组女性每天两次刷牙率均高于男性，城市高于农村。两次刷牙指每天早上起床、晚上睡前都要刷牙，是保护牙齿的重要手段，而使用含氟牙膏能增强牙釉质的抗酸能力，预防龋齿。

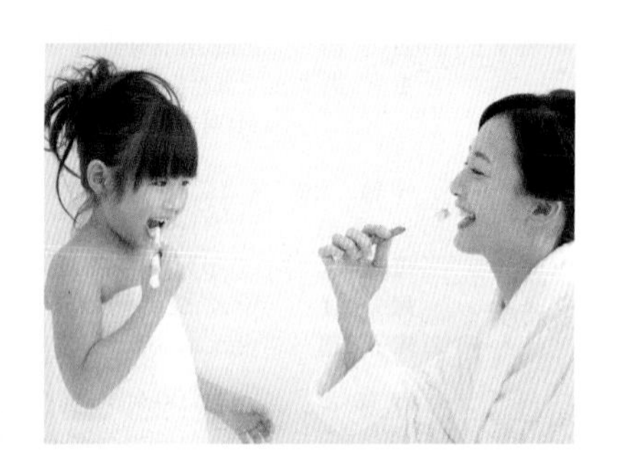

糖尿病患者应测量血压

近日，美国糖尿病学会发布声明，建议糖尿病患者要测血压、控制高血压。声明指出，过去二十年，糖尿病患者动脉粥样硬化的发病率和致死率均有下降，血压控制可能是其背后的原因。建议所有糖尿病患者在每次就诊时都应测量血压。血压高于140/90毫米汞柱者，必须多次测量，以确诊高血压。糖尿病患者平时还应在家中自测血压。合并高血压的糖尿病患者，应将血压降至140/90毫米汞柱以下或更低；更要注意保持健康的生活方式，包括控制体重、合理的膳食营养和增加体力活动等。

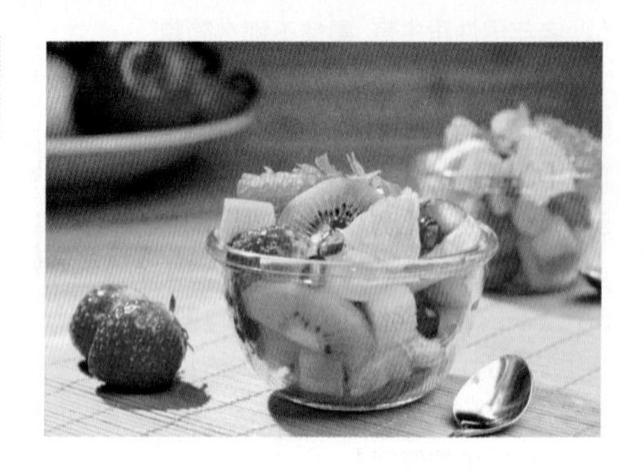

水果摄入不足，寿命缩短1.73岁

中国疾病预防控制中心对我国18万居民的监测数据进行了分析，结果显示，我国居民因水果摄入不足造成期望寿命减少1.73岁。水果摄入不足对寿命的影响仅次于高血压和吸烟，位列第三。既往研究结果显示，恶性肿瘤、循环系统疾病及呼吸系统疾病是我国居民主要死因，而水果摄入可降低脑卒中和冠心病的发病风险，以及心血管疾病和肿瘤带来的死亡风险。我国25岁以上成年人水果摄入量为每天113.3克，这与《中国居民膳食指南（2016）》推荐的每天摄入200~350克新鲜水果有较大差距，农村地区人群水果摄入量不到最低推荐量的50%。水果摄入量在性别间也存在差异，男性水果摄入量明显低于女性，水果摄入不足对男性期望寿命的影响为缩短1.8岁，对女性期望寿命的影响为缩短1.58岁。PM

5岁以上儿童仍“尿床”，家长莫忽视

不久前，中国儿童夜遗尿症专家协作组公布了针对10万余人的调查结果。调查显示，我国5岁儿童遗尿症患病率为15%，7岁儿童遗尿症患病率是8%，10岁儿童遗尿症患病率是4.8%。在各个年龄段尿床孩子中，每周尿床3次以上的占20%。调查显示，高达36%的家长曾因此责骂过孩子，有部分家长认为尿床是孩子“故意捣乱”。孩子5岁后仍然尿床，仅有18%的家长会带孩子就诊。专家指出，5岁以上孩子每周尿床超过两次，且持续超过三个月，很可能是儿童遗尿症。长期尿床会使孩子害羞、畏缩、自卑，如果父母采取打骂、威胁、惩罚的手段，会使孩子更加紧张、委屈和忧郁，加重尿床现象。专家建议，家长若发现孩子可能患有夜遗尿症，不要过度紧张，应及时带孩子接受规范诊治。

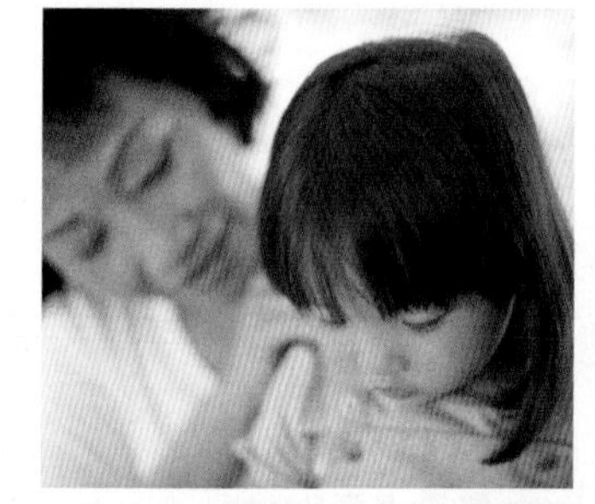

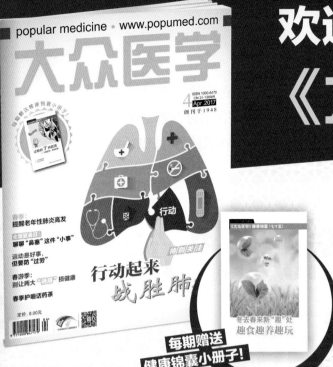

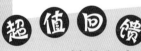

近年来，国民养生保健热长盛不衰，不少保健品凭借其“神奇功效”和“普遍适用”，风靡已久。这些保健品真有种种神效、几乎人人适用吗？人们在使用时存在哪些误区？本刊特邀中医、营养、食品安全等领域的权威专家对这些年来大众热捧的保健品进行详细分析、客观点评，希望可以帮助大家科学认识、理性对待、正确食用。

这些年被“神化”的保健品

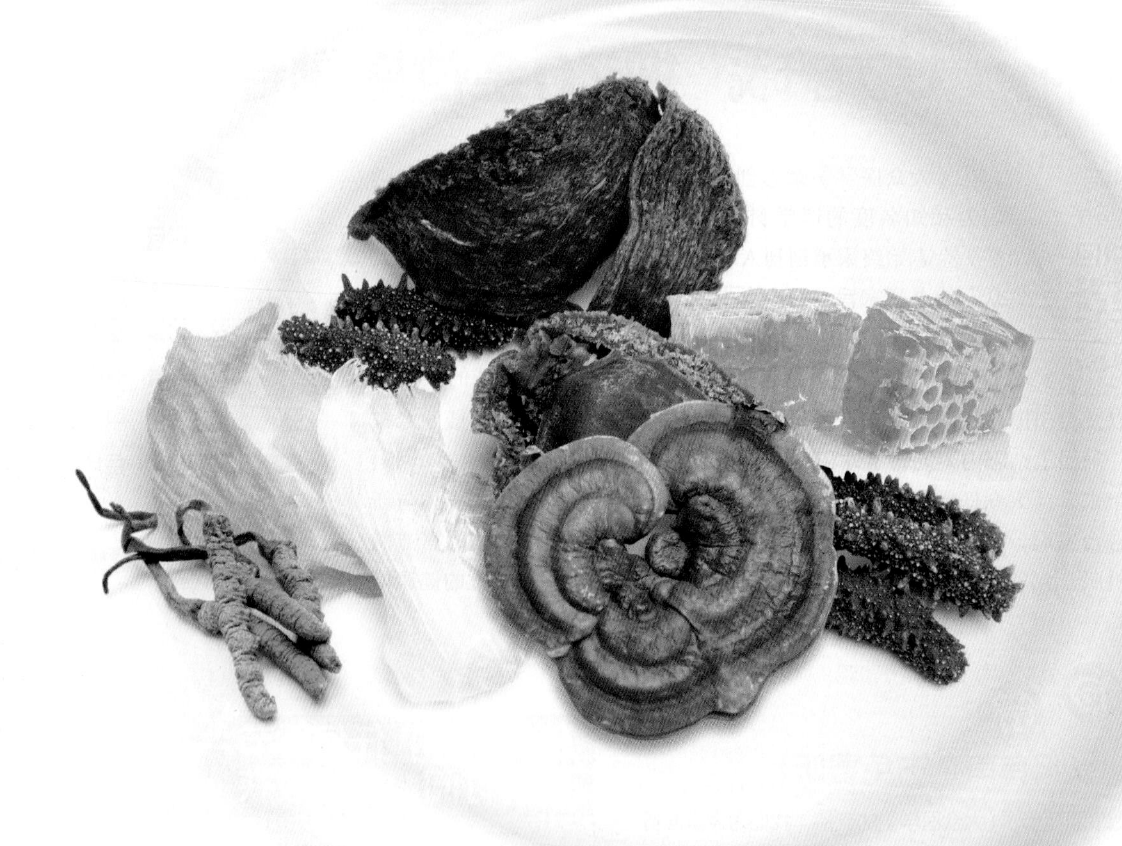

策划/本刊编辑部
执行/王丽云
支持专家/李其忠 陈德兴 朱凌云
郭红卫 马志英 翟凤英

被“神化”的保健品 1 灵芝

传说功效：灵芝为救命仙草，能治百病。

实际功效：灵芝功效以保健为主，长期服用才能起到益气补虚等功效。

救命仙草 纯属传说

李其忠

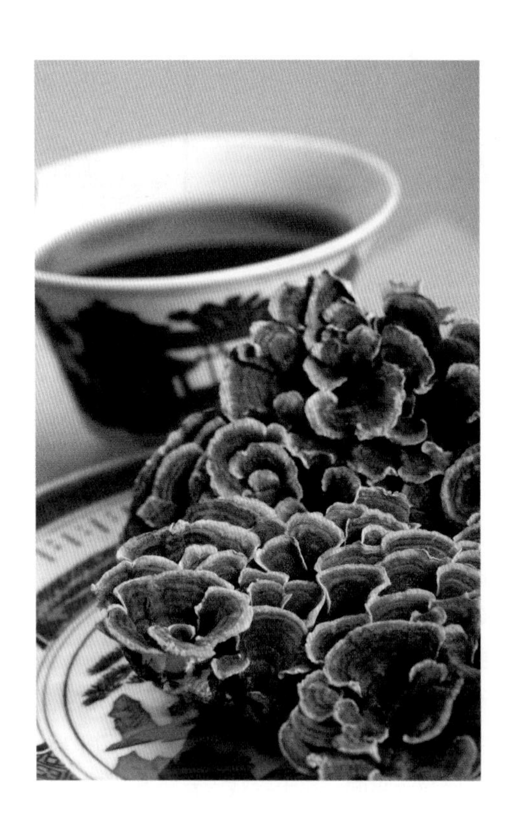

灵芝在古代带有神秘色彩，被认为是神仙之药。战国时代，《山海经》中就有炎帝之女瑶姬不幸夭折化为瑶草的故事，以至后人有“帝之季女，名曰瑶姬。精魂为草，实曰灵芝”之说。家喻户晓的神话故事《白蛇传》中，女主人公白娘子只身前往峨眉山盗仙草，历尽艰险，取回能“起死回生”的仙草灵芝，以救夫君许仙。

李时珍《本草纲目》则不信神说，指出：“芝乃腐朽余气所生，正如人生瘤赘，而古今皆以为瑞草，又云服食可仙，诚为迂谬……又方士以木积湿处，用药敷之，即生五色芝。”由此可见，古代已经有人工培植的灵芝。

野生灵芝有青芝、黄芝、白芝、赤芝、黑芝、紫芝之分。目前，人工培植并作为药用的灵芝多为赤芝。灵芝味甘性平，益气补虚，主治虚劳乏力、失眠多梦、肺虚咳喘等症。

古医籍记载较少，现代得以普及

由于野生灵芝较为稀有，故古代医籍中临证运用记载较少，含灵芝的方剂更不多见。古医籍中，灵芝多用于益精气、坚筋骨、好颜色、疗虚劳等保健功效，没有明确的主治病证记录。近年来，由于大量人工培植，使得灵芝价格低廉，民间及临床使用才得以普及。

灵芝孢子是灵芝的雌雄配子，为灵芝繁衍后代的种子。灵芝孢子个形微小，外壁坚硬，用现代高科技手段将其破壁为粉，即市售之灵芝破壁孢子粉，价格较贵，然其成分和药理作用与灵芝基本相同。

以保健为主，不能治百病

所谓“灵芝治百病”，只是人们的美好愿望。若用以益气补虚，无论是灵芝煎汤饮服还是孢子粉吞服，其药力远不如人参、党参、黄芪等补气药；若用于安神助眠，也需与茯神、枣仁、夜交藤等合用方可起效。由于灵芝作用和缓，且多无禁忌，也没有补气药容易上火、壅滞等不适反应，故用于保健的适用面较广。若用灵芝补益身体，需长期服用，才能起到补虚功效。

肿瘤患者手术后长期服用灵芝有助于康复，不能手术的晚期肿瘤患者服用灵芝有利于提高生活质量，但单味服用作用较弱，宜与人参、黄芪等配伍使用。理论上，灵芝有扶正抗癌功效，但单用灵芝或孢子粉抗癌，显然药轻病重，难以奏效。不少灵芝产品的宣传任意夸大其抗癌疗效，甚至有的广告词披着现代化外衣重复古代神话传说，显然是商业炒作，缺乏实事求是的科学态度。

专家简介

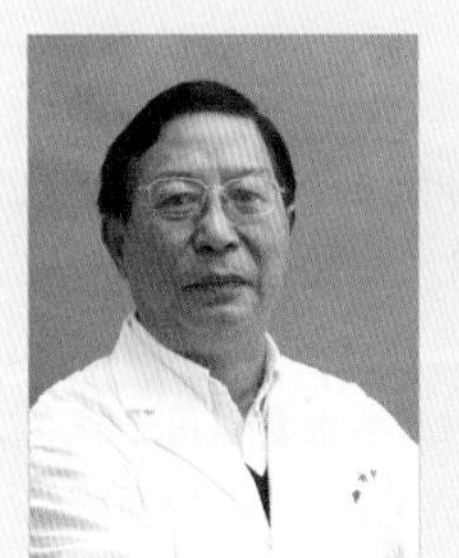

李其忠 上海中医药大学教授、博士生导师、学术委员会委员，曾任基础医学院院长。擅长治疗急慢性喘咳病证、肝胆脾胃疾病、心脑血管疾病、慢性虚损性病证等，近年来致力于中医养生文化研究及中医养生科普创作。

专家门诊：周一下午（上海市名老中医门诊部）

周六下午（岳阳医院青海路名医特诊部）

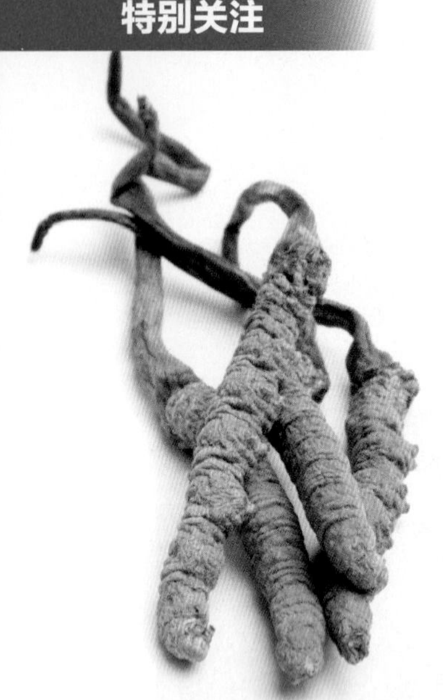

被“神化”的保健品 2 冬虫夏草

传说功效： 无论健康与否、体质怎样、病证如何，均可服用虫草，并获良效。

实际功效： 冬虫夏草主治肺系慢性疾病，尤其是虚寒型慢性支气管炎、哮喘、肺气肿；其次用于治疗肾虚所致腰膝酸软、阳痿遗精等。

虫草非神药 “性价比”较低

李其忠

冬虫夏草为麦角菌科植物冬虫夏草菌的子座及其寄生蝙蝠科昆虫虫草蝙蝠蛾等幼虫尸体的复合体。冬季，菌丝侵入虫草蝙蝠蛾等幼虫体内，不断繁殖而充满虫体；至夏季，菌丝长出子座，形似直立的小草。在青海、西藏、四川等地，夏至前后入山采集，子座露于雪面，易于寻找；若待雪化尽，杂草丛生，不但难以寻找，而且虫体枯萎，影响质量。冬虫夏草之名由此而来。

近年来，随着民众物质生活水平的大幅改善，服用虫草的人大量增加，将其作为高档补品送礼也十分普遍（所谓“买的不吃，吃的不买”）。同时，一些商家出于功利目的，将虫草的治病、保健功效无限放大，以致很多人认为，无论健康与否、体质怎样、病证如何，均可服用虫草，并获良效。由于野生虫草资源极其有限，导致虫草价格一路暴涨，被称为补品中的奢侈品。

实际上，虫草并非包治百病的神药，就虫草的功效与目前的价格而言，“性价比”较低。冬虫夏草味甘、性温，补肺益肾，主要用于治疗肺系慢性疾病，尤其是虚寒型慢性支气管炎、哮喘、肺气肿；其次用于治疗肾虚所致的腰膝酸软、阳痿遗精等。

产地不同，功效悬殊

虫草主产于青海与西藏，四川、云南、贵州、甘肃等地也有出产。产于青海、西藏的虫草质量上乘，其他产地的虫草品质较次。普通民众一般难以识别虫草的具体产地，而无良商家往往用四川、云南等地的虫草充当青海、西藏虫草。市场上尚有用产于山西等地的亚喷鼻棒虫草（假虫草）冒充冬虫夏草的现象。殊不知，前者虽有某些药用价值，但有毒，绝对不可以作为调补用品。在此提醒消费者，购买虫草应选购正规品牌，以免上当受骗。

用量太少，难以奏效

古代医籍中凡提及冬虫夏草的常用剂量，一般为每天一至三钱，折合3~9克，现代药典推荐的使用剂量亦为3~9克。因虫草价格昂贵，目前临床常用的治疗剂量为1~3克。近代海派中医名家丁甘仁先生医案中，有数例应用冬虫夏草治疗肺虚痨瘵的案例，用量也多为二至三钱。若以一千克3000条（较大虫草）计算，每3条为1克，也就是说，若作为临床治疗，每日至少需要虫草10条左右。

因价格昂贵，故无论用于保健，还是用于治病，目前人们服用虫草的剂量普遍太小。每天服用一两条，连最基本的有效剂量都不够，难以达到保健或治病的作用。笔者建议：若用于保健，宜每天服用2克左右，一年服用两三周即可；若用于治病，每天至少服用3克，煎汤服用或研粉吞服均可。另外，虫草也可浸酒饮服，还可作为药膳之用。

特别提醒

2016年2月，国家食品药品监督管理总局发布的《关于冬虫夏草类产品的消费提示》称：冬虫夏草属中药材，不属于药食两用物质。对冬虫夏草、冬虫夏草粉及纯粉片产品的监测检验发现，其砷含量为4.4~9.9毫克/千克。而保健食品国家安全标准中砷限量值为1.0毫克/千克，因此，长期食用冬虫夏草、冬虫夏草粉及纯粉片等产品会造成砷过量摄入，并可能在人体内蓄积，存在较高风险。

其后，国家食品药品监督管理总局发出《关于停止冬虫夏草用于保健食品试点工作的通知》，含冬虫夏草的保健食品相关申报审批工作按《保健食品注册与备案管理办法》有关规定执行，未经批准不得生产和销售。

被“神化”的保健品 3 阿胶

传说功效：常服阿胶能美容养颜、延缓衰老、治病强身。

实际功效：阿胶只是一款非常普通的补血药，并非人人都能服用。

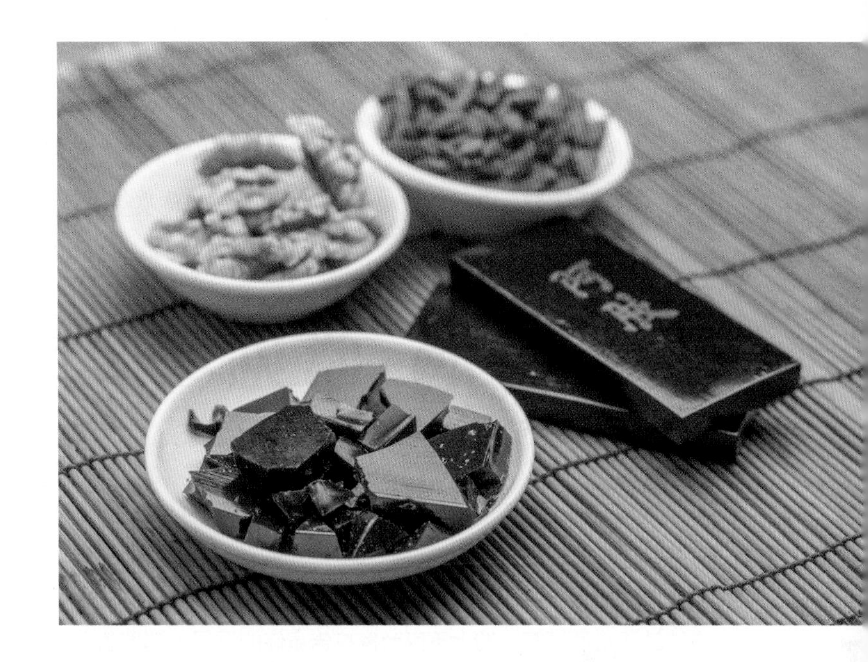

养生新贵 只是普通补血药

陈德兴

阿胶是一味传统的补血药，近年来身价百倍，被抬上了“国宝圣药”的神坛，成为养生界新贵。在“养生热”愈演愈烈的今天，声称能够美容养颜、延缓衰老的阿胶，不但深受广大女性消费者的喜爱，也被不少男性想当然地认为，吃点阿胶能“有病治病，无病强身”。

目前市场上热销的阿胶是由马科动物驴的皮经煎煮、浓缩制成的固体胶，国家药典明确其功能是补血滋阴、润燥、止血，临床可用于血虚萎黄、眩晕心悸、肌痿无力、心烦不眠、虚风内动、肺燥咳嗽、劳嗽咯血、吐血尿血、便血崩漏、妊娠胎漏等症。因此，阿胶远没有广告宣传中那么神奇，只是传统中药中一款非常普通的补血药而已。

既然是药，就是一把双刃剑，滥用就会出现副作用。虽然阿胶被列入药食两用的名单中，但也会有不良反应和禁忌证，并非人人都能服用。下列人群应慎用或不宜服用阿胶。

● **脾胃虚弱、消化不良者** 阿胶性滋腻，服后易影响脾胃的消化功能，产生食欲不振、脘腹胀满等症状，甚至导致恶心、呕吐。“碍胃”是阿胶的第一大副作用，脾胃虚弱、消化不良者不宜服用。用于治疗脾虚胃弱、消化不良者的膏方，也不宜使用过多阿胶。

● **湿邪过重、大便溏泻者** 阿胶补血滋阴，易助湿，体内湿邪过重的人（舌苔厚腻，无论白腻还是黄腻），不宜服用阿胶。《本草备要》指出“泻者忌用阿胶”，故湿壅脾虚、大便溏泻者也不宜服用阿胶。

● **小便赤黄、内热较重者** 虽然阿胶味甘、性平，但是平素易口舌生疮、小便黄赤、舌苔发黄者，或内热较重（如心火偏盛、肝火偏旺）者，或阴虚有火者，服用阿胶后可能会出现牙龈肿痛、大便干结、虚不受补的情况。阿胶越新，越易使人上火。

● **易过敏者、自身免疫性疾病患者** 阿胶是一类明胶蛋白，具有抗原性，患荨麻疹等皮肤过敏性疾病和长期处于高敏状态的人服用后，很容易发生过敏。患有红斑狼疮等自身免疫性疾病的人，须谨慎使用，不宜多用、久用。

● **血瘀者** 肤色晦暗、口唇黯淡、舌黯或有瘀点、舌下络脉紫黯或增粗、脉涩等血瘀病人不宜服用阿胶。

● **高血压、高脂血症、高尿酸血症、卒中患者** 高血压、高脂血症、脂肪肝、高尿酸血症、痛风、慢性肾病、卒中（中风）等患者，均应慎服或忌服阿胶，也不宜服用含阿胶的膏方，以免加重病情。

此外，感冒、咳嗽、腹泻或月经来潮时，应停服阿胶，等病情痊愈或经停后再继续服用。

专家简介

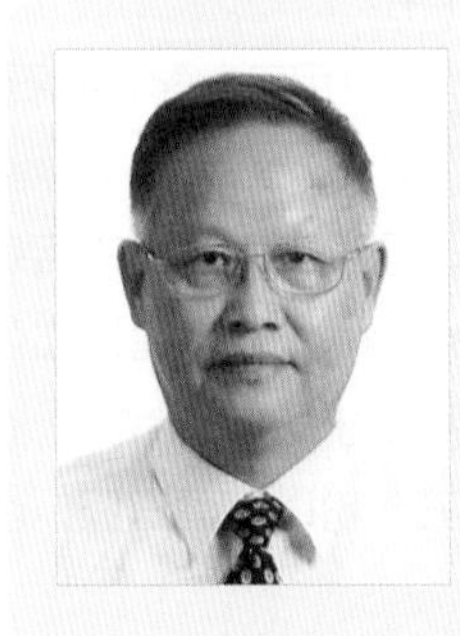

陈德兴 上海中医药大学教授、博士生导师，中华中医药学会方剂学分会顾问、药膳分会顾问，世界中医药学会联合会药膳食疗研究专业委员会副主任委员，上海市药膳协会副会长。长期从事临床中药学、中医方剂学、中成药学、食疗药膳、养生保健等的教学、临床、科研工作。

特需门诊：周四下午（龙华医院）

被“神化”的保健品④ 药酒

传说功效：家人朋友共饮“一杯酒”，治病养生全都有。

实际功效：选用药酒，应根据年龄、性别、体质等，因人、因时制宜。

饮药酒 常见三误区

陈德兴

随着秋冬进补季节的到来，中药药酒市场也开始红火起来。药酒这一古老独特的中医理念与应用方法，随着时代的发展而延绵数千年，如今已经被人们普遍接受，并已飞入寻常百姓家。但是，由于对药酒的中医理念与应用方法缺乏全面了解，加上不良商家广告宣传的误导，消费者稍不小心就容易陷入药酒的使用误区，直到出现不良反应才发现是误用药酒惹的祸。饮用药酒，尤其应注意避免以下三个误区。

误区1：治疗性药酒与滋补性药酒不分

药酒通常分为治疗性药酒和滋补养生性药酒两类。虽然两者都是在酿造过程中加入中药材，但前者以治病疗疾为目的，主要用于纠正病人的病理状态，服用对象明确，服用方法有严格规定。而滋补养生性药酒（或称保健酒）主要用于调节机体的生理功能，以补虚强壮、扶正祛邪、抗衰益寿、保健强身为主要目的，多用于调节机体的生理功能，以满足养生需求。把药品当作保健品，是引起不良反应的主要原因。

误区2：不分时令，空腹饮酒

饮用治疗性药酒，四季皆宜。但饮用滋补养生性药酒，则冬令时节为最佳时机。根据“天人相应”的观点，按四季“春生、夏长、秋收、冬藏”的特点，冬令时节是万物闭藏的季节，此时进补容易为人体所吸收和储藏。通常情况下，不应在吃饭时饮用治疗性药酒，以免影响药效的发挥。滋补养生性药酒可以在就餐时佐膳饮用，进餐时或餐后饮用养生药酒，可减少酒精对胃黏膜的刺激，并使药性被迅速吸收，较快地发挥滋补作用。不宜空腹饮用药酒，以防发生意外。

被“神化”的保健品⑤ 三七

传说功效：三七能补血活血、降“三高”、抗衰老、美容养颜、减肥减脂、预防癌症。

实际功效：三七可止血、活血、定痛，能治疗跌打损伤，防治心脑血管疾病，补益强身。

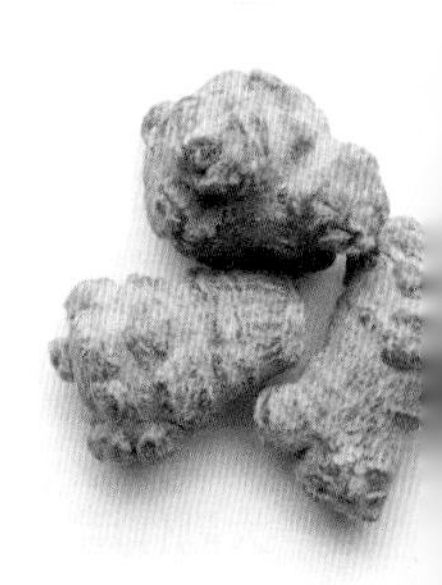

活血化瘀用三七

朱凌云

专家简介

朱凌云 上海中医药大学附属市中医医院中医内科主任医师、教授、硕士生导师，上海市医学会科普专科分会主任委员。擅长运用中医中药治疗胃炎、消化性溃疡、胃食管反流、肠易激综合征、溃疡性结肠炎等脾胃病。

专家门诊：周三下午（总院）

隔周六全天（石门路分院）

三七味甘、微苦，性温，有止血、散血、定痛的作用。

治疗吐血、鼻出血、便血等，可以单味三七粉吞服，也可用三七配花蕊石、血余炭共研末服用，以加强止血不留瘀作用。

所谓散血，就是我们日常所说的活血化瘀。目前，导致人类死亡的疾病中，心脑血管疾病约占40%。而心脑血管疾病多与血瘀有关，三七是活血化瘀药物中的上品，作用强、疗效好，可用于心脑血管疾病的预防和治疗。

三七还可主治跌打损伤所致瘀滞肿痛，可用单味三七粉以黄酒送服，也可与乳香、没药、冰片等活血行气药同用。

误区3：
不分体质，“千人一方”

有人会在聚餐时拿出补酒与亲朋好友分享，这是不对的。选用药酒应因人而异。随所用药物的不同，药酒具有不同的功能，如滋补养生性药酒有益气、补血、滋阴、温阳等不同功效。选用养生药酒，不但要熟悉药酒的种类和性质，还要考虑自己的身体状况，根据年龄、性别、体质偏颇等选择不同功能的药酒。如：气虚体质者宜选用人参酒、参苓白术酒等；血虚体质者宜选用养荣酒、十全大补酒等；阴虚体质者宜选用枸杞酒、何首乌回春酒、黄精酒等；阳虚体质者宜选用鹿茸酒、参茸酒、仙灵脾酒等。因此，拿出药酒与他人共享，或将药酒作为礼品赠予他人，都是不恰当的。

总之，只有因人、因时制宜，合理使用药酒，才能避免药酒的副作用，发挥药酒的优点和特长。

性温和活血化瘀的功效，既是三七的特点，又是其使用中的注意点：其一,三七性温，热性体质者要慎用，如确有必要使用，可同时吃点降火的药物或食物，缓解三七的温性；其二,三七有活血作用，妇女在经期和孕期要慎用三七，以免出现副作用；其三,三七的活血作用可用于治疗和预防心脑血管疾病，但如果经中医辨证、没有血瘀征象者，则不能服用。

三七另有“生活熟补”之说。也就是说：要取活血作用，当用生三七；要取补益强壮身体作用，当用熟三七。至于一些广告称，三七能降“三高”、抗衰老、美容养颜、减肥减脂、预防癌症，纯属夸大宣传。

需要注意的是，三七有胃肠刺激作用，肠胃不好者应减量服用，或增加服用次数、减少单次服用剂量，或在餐后服用。

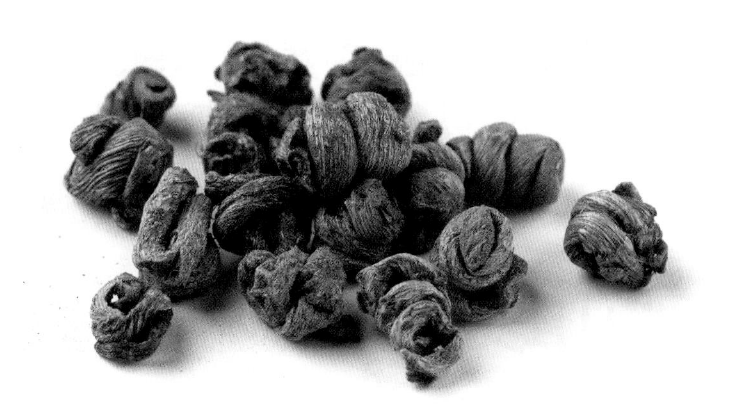

被“神化”的保健品 6 石斛

传说功效：常吃“仙草”石斛，可补肾、增强体质、提高免疫力。

实际功效：石斛可生津养胃、滋阴清热，功效偏于生津。

滋阴生津用石斛

朱凌云

石斛（烘干卷制的石斛称枫斗）味甘、性微寒，归胃、肺、肾经，有生津养胃、滋阴清热的功效，可用于治疗津亏阴虚所致的口干舌燥等症。比如：发热，热伤津液；生活不规律、熬夜、过度疲劳，耗伤阴津；过食干燥物品（如薏苡仁、炒货等），损伤津液；等等。

石斛生长缓慢，产量少，比较珍贵，故被视为“仙草”。很多人以为，常吃石斛可以补肾、增强体质、提高免疫力，常常用其炖汤喝或研粉吞服。其实，石斛的功效偏于生津，多用于津液不足之口干舌燥，少用于肾阴不足之腰膝酸痛、五心烦热等，并不是补肾要药，也难以达到强身健体之效。

中医所说的药性分五类：热、温、平、凉、寒。石斛性微寒，长期不当服用容易损伤脾胃。有些人将石斛研粉吞服，此方法虽简便，但更易伤肠胃。寒伤肠胃的表现多为腹泻，服用石斛后出现腹泻，就要慎重了。为了尽量减少副作用，可把石斛粉放入保温杯，沸水冲入，泡一小时左右，稀释后再饮用。

石斛若炖服，应小火慢炖1～2小时，然后喝汤。考虑到石斛的寒性，应分次服，避免过寒伤胃。石斛的有效成分不易被炖出，可以炖两次，炖第二次时，可以把石斛剪短一些，以便有效成分析出；为避免药材浪费，还可将炖过的石斛入口咀嚼，以嚼出其中的黏液。

被“神化”的保健品 7 燕窝、鱼翅、海参

传说功效：常吃燕窝、鱼翅、海参等“山珍海味”，能起到美容养颜、抗衰老、增强免疫力、强健骨骼等作用。

实际功效：燕窝、鱼翅、海参的营养价值并不比其他高蛋白质食物更“高贵”。

“山珍海味” 实质只是“高蛋白”

郭红卫

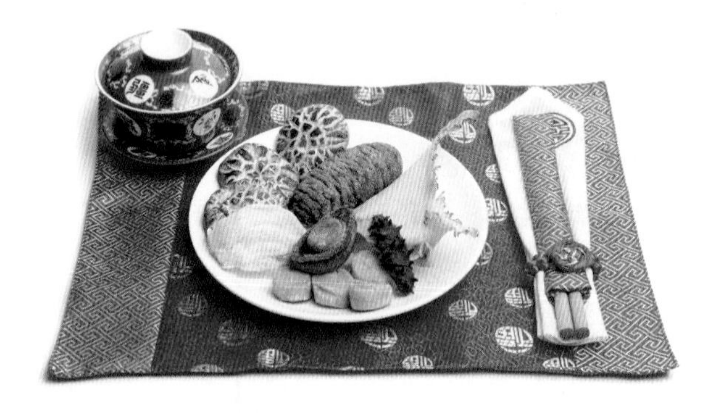

燕窝：主要成分是糖蛋白

燕窝多产于东南亚地区，是雨燕科金丝燕属的几种燕类用分泌的唾液与其绒羽混合物在悬崖峭壁上构建的窝巢。自古以来，燕窝在我国被誉为“山珍海味”之一，且被认为具有抗衰老的功效。随着经济水平的提高以及消费观念的转变，人们对身体健康和生活品质的要求越来越高，代表着“高端滋补、健康享受”的燕窝越来越受追捧。

研究者测定了燕窝的营养成分。结果发现，每100克干燕窝和炖煮燕窝中，蛋白质含量分别为59.80克和59.53克，氨基酸总量分别为49.68克和49.49克，其中必需氨基酸占氨基酸总量的49%以上，矿物质种类丰富。糖蛋白是燕窝的主要组成成分，也是重要活性成分之一。糖蛋白中最具价值的是唾液酸，即N-乙酰基神经氨酸，又名燕窝酸。干燕窝和炖煮燕窝中，唾液酸含量均接近10%。

中医认为，燕窝养阴润燥、补中益气、治虚损，适用于体质虚弱、营养不良、慢性支气管炎、支气管扩张、肺气肿、肺结核、咯血、吐血和胃痛病人食用。清代名医汪昂在其著作《本草备要》中记载，“燕窝甘淡平，大养肺阴，化痰止嗽。补而能清，为调理虚势之圣药。一切病之由于肺虚而不能肃清下行者，用此皆可治之”。

一些广告称，燕窝具有增强机体免疫力、抗氧化、抗衰老、强健骨骼等功效，但这些作用尚未在人体中得到证实，有夸大宣传之嫌。

鱼翅：营养价值类似肉冻、鱼冻

鱼翅是鲨鱼和许多软骨鱼类的背鳍、尾鳍和胸鳍处的细丝状软骨，其条细如丝、晶莹透白，是名贵的“海味八珍”之一。我国历来将其视为高贵食品。《本草纲目》记载：“（鲛鱼）背上有鬣，腹下有翅，味并肥美，南人珍之。”

从现代营养学的角度看，鱼翅并不含有任何人体容易缺乏或高价值的营养素。其主要成分是蛋白质，每100克鱼翅中含有80克蛋白质。其中，胶原蛋白占93%以上，主要氨基酸为脯氨酸，不含蛋氨酸、色氨酸等必需氨基酸。因其所含的必需氨基酸种类不全，故鱼翅中的胶原蛋白属于不完全蛋白质。所谓不完全蛋白质，就是人体利用率很低，营养价值也低。从营养学角度讲，鱼翅与肉冻、鱼冻差不多。

海参：营养优势不大

说到补品，海参肯定榜上有名，有“营养赛人参”的说法。干海参含蛋白质50%以上，但与鱼翅类似，海参的蛋白质大多也是胶原蛋白，属于不完全蛋白质，人体对其的吸收率比不上肉类中的蛋白质。从维生素、矿物质含量看，蔬菜、水果等常见食物中的含量更高。此外，海参中钠含量高而钾含量低，嘌呤含量也较高，高血压、痛风患者不适宜吃海参。

海参含有一些非营养素物质，如海参多糖、海参皂苷、硫酸软骨素等，对肿瘤患者、体质虚弱者等或可起到一定的有益健康的作用。

专家简介

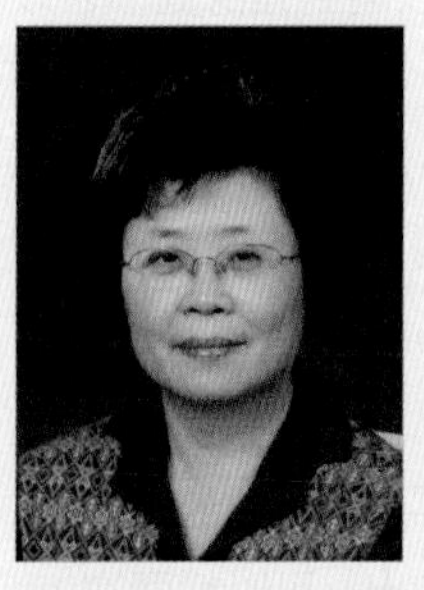

郭红卫 复旦大学公共卫生学院营养与食品卫生学教研室教授、博士生导师，上海市营养学会副理事长兼秘书长，中国营养学会秘书长、常务理事，中华预防医学会食品卫生专业委员会常务委员，上海市学生营养与健康促进会副会长，上海市微量元素学会理事。

被"神化"的保健品⑧ 酵素

传说功效：酵素具有排毒、减肥、焕发细胞活性、预防心血管疾病、抗衰老、抗癌等作用。

实际功效：酵素产品的主要成分是糖、氨基酸、维生素、纤维素等，酶（酵素）的成分极少，食用后起不到保健作用。

果蔬发酵产物 何来神奇功效

马志英

近年来，市场上各种酵素产品层出不穷，都宣称具有排毒、减肥、焕发细胞活性、预防心血管疾病、抗衰老、抗癌等神奇功效。除了买酵素产品外，在家自制水果酵素等也受到不少人的青睐，尤其是一些中青年女性。

专家简介

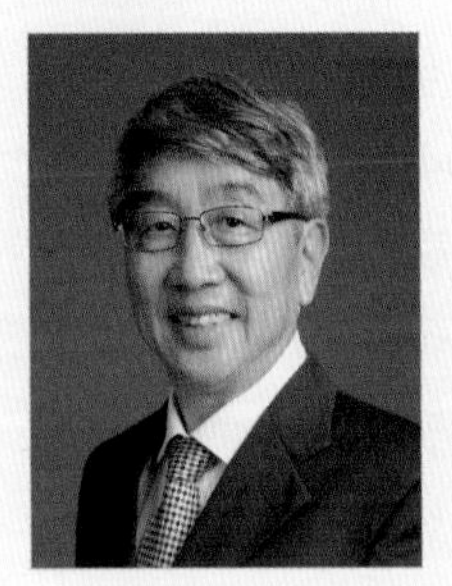

马志英 上海市食品研究所技术总监，教授级高级工程师，上海市食品学会食品安全专业委员会主任，上海市食品协会专家委员会主任。长期从事食品生化、食品工艺和食品安全领域的科研工作，主持完成十多项国家和省部级重大科研项目。

酵素=酶，酵素食品≠酶

"酵素"原是日语词汇，先被中国台湾地区引用，后来进入内地。其实，"酵素"在我国大陆学术研究或教科书中被称为"酶"。所谓酶，就是一类具有生物催化功能的有机物质，这些有机物绝大部分是蛋白质。天然食物中有酶，人体中也有酶，所有人体的消化和新陈代谢过程都离不开酶的帮助，酶对人体健康确实十分重要。

而市场上销售的所谓"酵素"，不是上述定义的酶，绝大部分是以果蔬为原料经微生物发酵后的一种产物。

酵素进入胃肠道就会失活

市场上销售的酵素食品是否有那些所谓的神奇功效呢？如果酵素食品具有保健功能，那么它就是保健食品了，必须经国家食品药品监督管理总局批准。购买酵素食品时，大家可以看看它是否有规范的保健食品标志和批准文号等，其产品标签中是否明确标注了功能成分（益生菌、花青素、番茄红素等）及其含量等。如果连这些起码的要求都没有达到，就别去相信它了。况且，规范的保健功能中，根本没有排毒、焕发细胞活性、抗衰老、抗癌等说法。

对大部分酵素产品的分析显示，其主要营养成分是糖、氨基酸、维生素、纤维素等，酶（酵素）的成分极少。即便有酶，一旦进入人体胃肠道，也会失活，被当作蛋白质分解，起不到什么特殊的作用。

自制酵素有风险

目前，酵素类产品没有国家质量安全标准，但生产企业必须严格执行相关法律法规等。如：水果酵素产品应符合国家标准《食品中真菌毒素限量》的规定，产品中的真菌毒素必须符合限量要求；如果酵素产品被宣传具有保健功能，就必须经国家食品药品监督管理总局批准。

在家自制酵素食品会有风险，一旦在制作过程中不注意卫生，就有可能被杂菌污染，包括各种真菌，有些真菌会产生有害的毒素。比如，在苹果、葡萄等多种水果及其制品中常见的展青霉素是一种遗传毒性化合物，具有潜在的细胞和动物毒性，存在致畸性、致癌性和免疫毒性。另外，自制酵素食品还会有亚硝酸盐和甲醇含量高的风险。

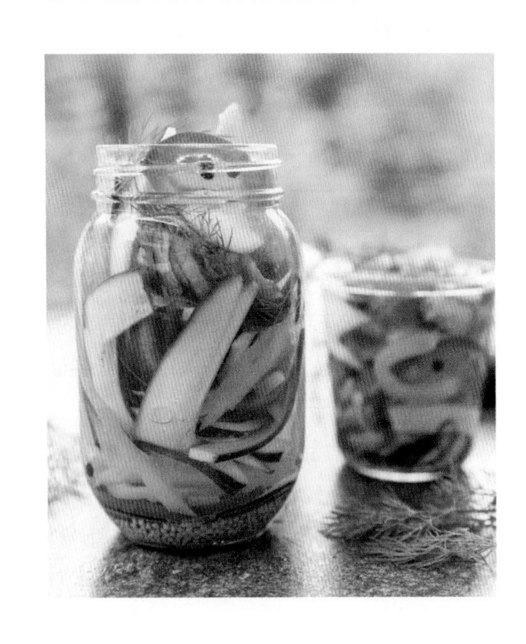

被"神化"的保健品⑨ 松花粉

传说功效：松花粉是天然的"可以吃的化妆品"，能增强皮肤弹性，使皮肤洁白美丽，使人返老还童，还能保护心脑血管、燃烧脂肪、减肥塑身。

实际功效：松花粉外用可治皮肤病，食用可增强免疫力。

外用治皮肤病 食用增免疫力

马志英

松花粉是一种传统食品，松花糕、松花团子外面裹的黄粉就是松花粉。原卫生部曾将松花粉作为新资源食品管理，2004 年将其改为普通食品管理。2014 年，国家卫计委又将松花粉纳入新增加的"按照传统既是食品又是中药材物质"名单，同时说明，松花粉是指马尾松、油松或同属数种植物的干燥花粉。

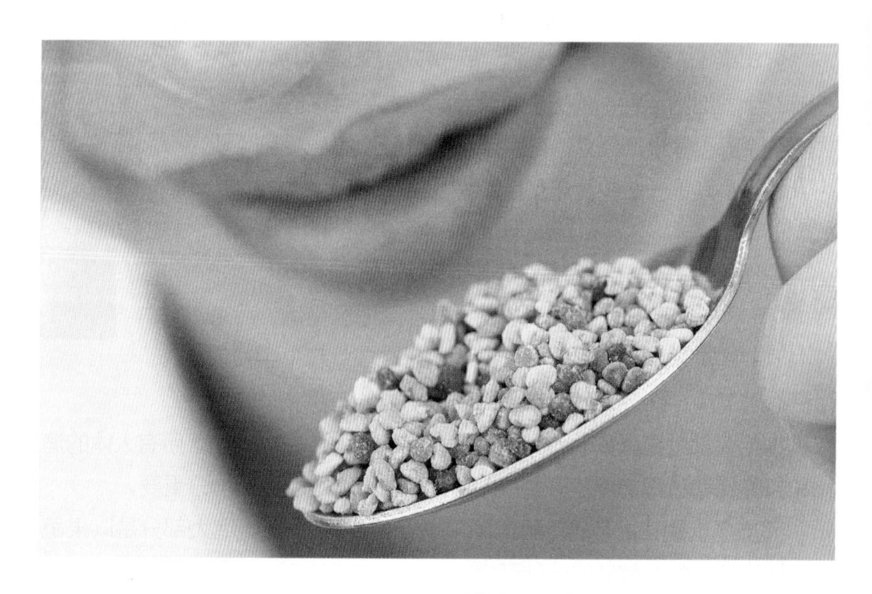

药用：外用可治疗皮肤病

根据《中国药典》的记载，松花粉作为药材，具有燥湿、收敛止血功效，可用于治疗湿疹、黄水疮、皮肤糜烂、脓水淋漓、外伤出血等，用法为"适量撒敷患处"。由此可见，松花粉主要是针对皮肤相关疾病的外用药材。

食用：保健功能主要是增强免疫力

作为食品，松花粉有 2 种类型，一种是普通食品，一种是保健食品。

如果作为普通食品，松花粉就是花粉食品的一种，与油菜花粉、玉米花粉、荞麦花粉类似，都含有多种维生素、蛋白质等营养物质。但是，松花粉被包含在坚实的壳壁内，营养成分不易被人体完全吸收，进行低温破壁粉碎后更有利于吸收。

取得国家食品药品监管总局批准的松花粉类保健品有七十多种，获得审批较多的保健功能是"增强免疫力"，其他的还有"对化学性肝损伤有辅助保护作用、缓解体力疲劳、辅助降血糖"等，功效成分大部分为粗多糖、不溶性膳食纤维、蛋白质等。由此可见，松花粉类保健食品适用于有化学性肝损伤风险者、免疫力低下者等。至于"返老还童、增加皮肤弹性、使皮肤洁白美丽、保护心脑血管、燃烧脂肪"等，都没有科学依据，是虚假宣传。

需要提醒的是，一般人不必去吃这些保健食品。因为松花粉是花粉类物质，对花粉过敏者不宜服用。每个人的体质不一样，若要吃松花粉，最好先少量食用，确定不会发生过敏反应后再正常食用。

虚假宣传曝光台

对松花粉的过度炒作宣传，常见的有：

❶ 松花粉能使人返老还童的原因，是其多样化的活性营养物质相互作用，使机体组织保持青春活力，从而增加寿命。

❷ 松花粉含有丰富的氨基酸和全部天然维生素，以及多种酶，有护肤与美容功效，是天然的"可以吃的化妆品"；能增强皮肤弹性，延缓皮肤衰老，阻断黄褐斑、蝴蝶斑的产生，去除青春痘，使皮肤洁白美丽。

❸ 松花粉富含纤维素，而且热量低，有养护心脑血管和减肥功效，其中的卵磷脂还能加速体内脂肪的燃烧，使肌肉结实、体态匀称。

被"神化"的保健品⑩大麦青汁

传说功效：大麦青汁、大麦若叶青汁可排毒、平衡酸碱体质、减肥。

实际功效：大麦青汁类产品只是普通食品，营养价值远逊于新鲜蔬菜。

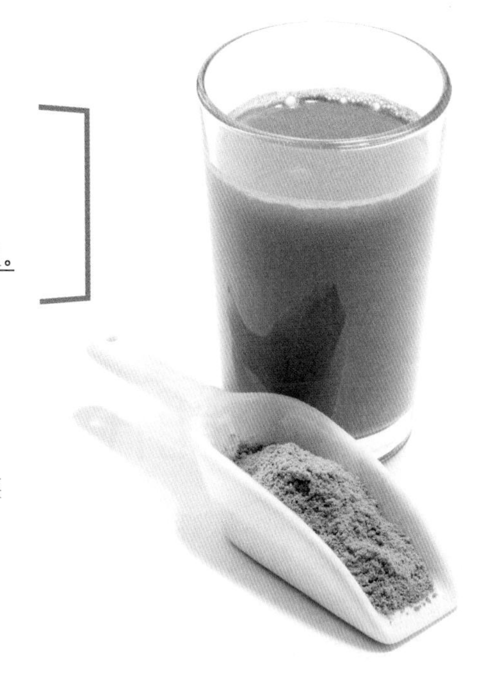

大麦青汁营养不及新鲜蔬菜

✍马志英

一种叫作"大麦青汁"和"大麦若叶青汁"的产品，近几年开始流行起来。目前，国内也有工厂生产这类产品，颇有超过"水果酵素"的势头。

所谓"大麦青汁"，就是把大麦幼苗打成汁或干燥成粉；"大麦若叶青汁"，则是把大麦幼苗、甘薯嫩叶、甘蓝嫩叶及青桔等植物原料榨汁或制成粉。卖家宣传其具有"排毒、平衡酸碱体质、减肥"等功效，因此受到部分年轻女性的追捧。

出于调查研究的需要，笔者特意购买了产自日本的"大麦若叶青汁"产品，拆开小包装袋，里面是绿色的粉末，用开水冲泡后，有一股草味扑鼻而来，入口滋味谈不上好喝。据产品宣传，其"排毒"的原理是：利用富含的纤维素排除肠道内毒素；利用叶绿素净化血液、消炎杀菌、排除重金属和药物毒素；利用SOD等活性酶排解农药、化学毒素；用钙、钾等大量矿物质碱性离子中和体内酸性毒素，改善酸性体质、亚健康状态；等等。

"排毒"概念，纯属炒作

"排毒"其实是一个商家炒作的概念。从我国保健食品的功能认定来讲，没有所谓的"排毒"功能。大麦苗被国家食品药品监管部门确定为普通食品，到目前为止，"大麦青汁"产品还没有被我国批准为保健食品。因此，有各种保健功能的宣传都是违规宣传，作为普通食品的大麦青汁不能宣称有保健功能。

膳食纤维对人体的确有益，但并不是"排除肠道内毒素"的原因。实际上，大麦幼苗、甘薯嫩叶等的纤维成分主要来自于这些植物的细胞壁，如果全部保留在成品中，是含有膳食纤维的。但是，从有些产品的制备方式来看，粉末大麦青汁是在榨汁、过滤、干燥过程中去除渣和水分后制成的，其中的纤维成分就很少了。即使是直接打成粉，按介绍的服用量（每天几克），其中的膳食纤维不过1克左右。成人每天宜摄入25克以上膳食纤维，与此相比，大麦青汁提供的1克膳食纤维是微不足道的。

"叶绿素排除重金属和药物毒素"的说法，也未见科学数据和证据认定。SOD是超氧化物歧化酶，只对超氧化物起作用，不可能清除农药和化学毒素。至于改善酸性体质的说法，更是伪科学概念。人体已有强大的血液、体液缓冲系统调节酸碱平衡，能让血液始终保持在弱碱性水平。摄入大麦青汁或其他任何食物，都不可能改变血液酸碱度。

吃大麦青汁，好处并不多

大麦青汁类产品采用绿色植物为原料，含有纤维素、维生素和矿物质等营养成分，只要吃的是规范的产品，应该没什么坏处。至于有多大好处，可仔细分析一下：按照某生产厂家的产品介绍，一小包（3克）大麦青汁粉相当于39克新鲜大麦草，推荐普通人一天吃2包。就算忽略加工后的营养损失，也就相当于吃了约80克的绿色蔬菜，与《中国居民膳食指南》推荐的每天摄入300～500克蔬菜的要求相比，只占1/5左右的需求量。

对于不爱吃蔬菜的人来说，喝青汁或许可以起到一点补充纤维素、维生素和矿物质的作用。日本蔬菜价格较高，日常膳食的蔬菜量不够，这种产品的开发或许有点道理。但青汁并不能完全代替蔬菜，因为其在制作过程中会损失一些维生素和纤维素，营养成分比不上直接压榨的菜汁，更不如新鲜蔬菜。对营养品质需求较高的老人、小孩和孕妇，尤其要注意这一点，还是直接吃新鲜绿色蔬菜更健康。

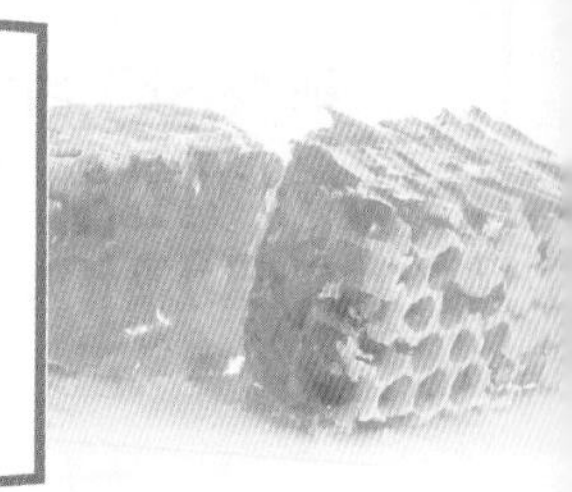

被“神化”的保健品 11 蜂胶

传说功效：蜂胶能增强免疫力、降压、降糖、降脂，适用于糖尿病、心血管疾病、胃肠疾病、高血压患者及各种亚健康人群。

实际功效：蜂胶对预防心脑血管疾病有辅助作用，但不能替代药物，也非人人皆宜。

不能代替药物 亦非人人皆宜

翟凤英

蜂胶是蜜蜂采集植物树脂后混入其上颚腺的分泌物、蜂蜡等经反复咀嚼代谢而成的一种胶状物质。市场上蜂胶产品琳琅满目，大多是“王婆卖瓜，自卖自夸”，往往宣称其产品可快速排毒、强身健体、增强免疫力，适用于糖尿病、心血管疾病、胃肠疾病、高血压患者及各种亚健康人群。

蜂胶含有黄酮类、酚酸酯类等成分，对心脑血管疾病有一定的预防作用，但并不能替代降压药、调脂药等药物。服用蜂胶应对症、控制剂量。而且，蜂胶并不是人人皆宜的滋补品，至少健康人不需要服用，否则无异于“无病吃药”。易过敏者、孕妇及婴幼儿更不宜服用蜂胶：过敏体质者食用后可能引起呼吸困难、盗汗、恶心等；孕妇食用后可能刺激子宫，干扰胎儿正常生长发育；婴幼儿服用后可能会影响正常生长发育。此外，由于蜂胶中的成分非常复杂，若长时间服用，日积月累造成的损害也不可忽视。

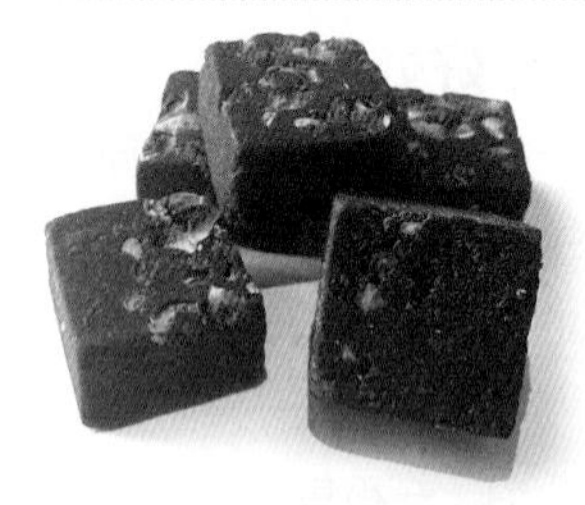

被“神化”的保健品 12 黑糖

传说功效：黑糖是补血佳品，能美容养颜、缓解痛经。

实际功效：黑糖与红糖一样，缓解痛经可选择，补血效果并不佳。

黑糖是红糖“前身” 实质差不多

翟凤英

近年来，“古色古香”、文艺味十足的黑糖成为不少时尚女性的新宠，似乎比常见的红糖更有“品味”。据说其遵古法而制，保留了更多营养物质，能活血散瘀、缓解痛经，日常饮用还能补血、养颜。因此，很多中青年女性平常总要备上几块黑糖，沸水冲泡代茶饮，特别是在月经期。

专家简介

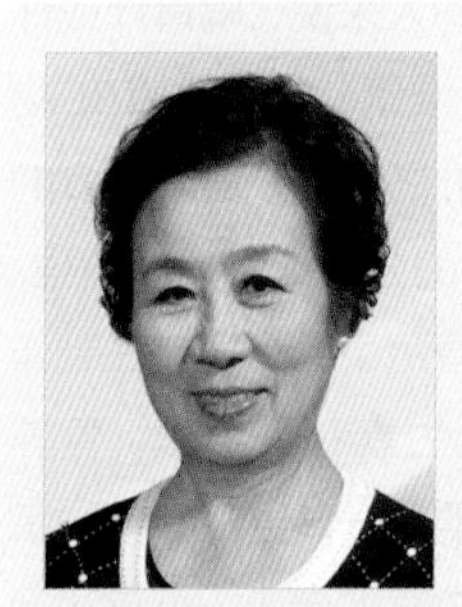

翟凤英 中国疾病预防控制中心营养与健康所研究员、博士生导师，中国营养学会原常务副理事长。率先建立并拓宽了公众营养事业，如营养调查、营养培训、营养监测、营养教育、营养改善、制订居民膳食指南、修订膳食营养素参考摄入量等。

黑糖、红糖，实质都是蔗糖

黑糖与红糖一样，都是用甘蔗粗加工而成的蔗糖，保留了较多铁、钙、钾、镁、烟酸、锌等维生素及矿物质，只是精炼程度、所含杂质、颜色深浅不同。每100克红糖含钙157毫克、钾240毫克、铁2.2毫克、硒4.2微克、热量389千卡（1千卡约为4.18千焦）。黑糖是蔗糖加工过程中的第一道产品，就像红糖的“前身”，精炼程度不高，所含杂质及保留的营养成分更多一些。

黑糖姜茶，并非适用于所有痛经

中医认为，红糖（黑糖）“温而补之，温而通之，温而散之”，也就是俗称的温补，能补脾缓肝、活血散瘀，加入同样性味辛温的生姜，可温经散寒、活血散瘀，对寒凝血瘀的痛经及经期不适有一定缓解作用。但是，黑糖（红

被“神化”的保健品⑬ 蓝莓和越橘类保健品

传说功效：蓝莓和越橘类保健品具有保护视力、强心、抗癌、软化血管、延缓衰老、防治心脏病、改善睡眠等功效。

实际功效：蓝莓和越橘类保健品可缓解视疲劳。

富含花青素、花色苷能缓解视疲劳

马志英

蓝莓和越橘类产品看起来都差不多，很容易混淆。这两种产品有什么区别？其实，蓝莓和越橘是同科、同属的植物，都归于越橘属，但是种不同。越橘属植物有400余种，主要分布于北美、北欧地区，我国北方也有。北美等地区将本土越橘品种人工培育后的簇生蓝果称为蓝莓（blueberry）；芬兰、瑞典为主的北欧地区生长的单生或对生的越橘黑果颜色比蓝莓深，呈黑紫色，被称为黑果越橘或越橘（Bilberry）。蓝莓果大，肉呈绿色；越橘果实较小，果肉呈红色或紫色。欧洲越橘中的花色苷、花青素含量比蓝莓高。

最突出优点：富含花青素、花色苷

蓝莓和越橘及其保健食品近年来已进入寻常百姓家，随之而来的是各种广告宣传：蓝莓是水果皇后和浆果之王；是联合国粮农组织认定的人类五大健康食品之一；具有防止脑神经老化、保护视力、强心、抗癌、软化血管、增强人体免疫力、防治心脏病等功能，对多种癌症（肺癌、食管癌等）有明显的抑制作用；具有延缓衰老、改善皮肤皱纹、祛斑的功效；可改善睡眠，保持大脑清醒，延缓记忆衰退；等等。

实际上，蓝莓和越橘的最突出优点就是富含花青素、花色苷，它们对眼睛有一定的保健功能，可缓解视疲劳等。因此，我国把越橘列入可用于保健食品的物品名单。目前，国内获批的以蓝莓和越橘为原料的保健食品也有不少，它们的原料有欧洲越橘提取物、越橘粉、蓝莓浓缩汁等。从产品说明书上可以看到，它们的功效成分或标志性成分都离不开原花青素、花青素、花色苷。花青素是一种类黄酮化合物，花色苷是花青素与糖以糖苷键结合而成的一类化合物。游离态的花青素在自然界中存在不多，植物中的花青素多以花色苷的形式存在。蓝莓和越橘中主要含花青素和花色苷；而原花青素是一种聚多酚类化合物，广泛存在于葡萄、苹果等植物的皮、壳、籽中。原花青素的抗氧化作用比花青素强。

主要保健功能：缓解视疲劳

这些保健食品的主要保健功能被国家监管部门认定为缓解视疲劳，而“强心、抗癌、软化血管、延缓衰老、防治心脏病”等过度宣传则缺乏严格的科学依据。以蓝莓和越橘为原料的保健食品，主要适宜人群为视力易疲劳者。需要注意的是，它们大多不适合少年儿童，不要为了改善视力而盲目给孩子吃这些保健食品。PM

糖）姜茶并不是治疗痛经的首选方法，也不能改善所有痛经症状，对子宫内膜异位症等所致的痛经就不适用。黑糖（红糖）所含葡萄糖释放热量快，吸收利用率高，可快速补充体力。有中气不足、食欲不振、营养不良等问题者，平日可适量饮用黑糖（红糖）水。

补血效果，远不及阿胶、当归

从中医角度分析，黑糖（红糖）的补血效果远比不上阿胶、当归等常用补血药。从现代营养学分析，虽然黑糖（红糖）中含有铁，但铁含量远低于肉类，铁吸收率也比不上肉类所含的血红素铁。

黑糖也是糖，不可多吃

黑糖（红糖）实质是糖，不可多吃。《中国居民膳食指南》规定：“控制添加糖的摄入量，每天不超过50克，最好控制在25克以下。”声称具有保健作用的黑糖，每块一般为30～50克，即使不考虑其他食物中的糖含量，每天冲饮一块黑糖，就已超过糖的推荐摄入量。

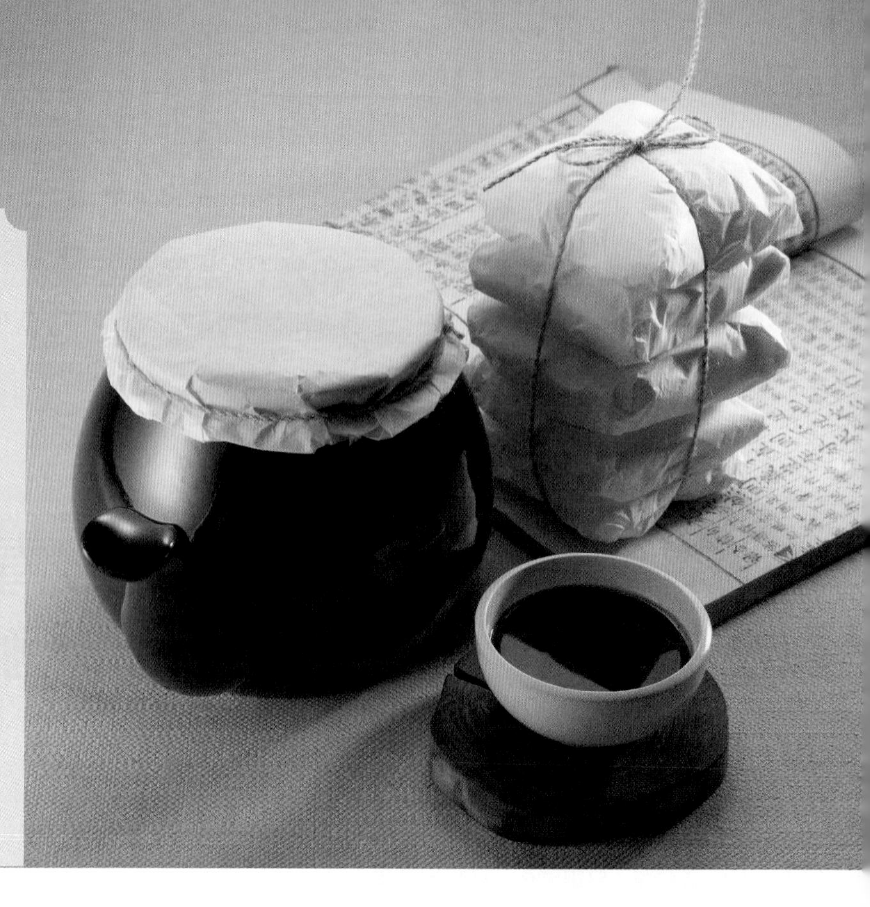

如今，膏方进补越来越热，大众对于膏方的疑问越来越多。很多人奇怪，膏方不是冬天的“专利”吗，为何其他季节也可服用膏方？小包装膏方看似便捷，但是否靠谱？为何很多年轻人逐渐加入膏方进补“大军”？

除了疑问，还有不少误解和顾虑。有人认为，“膏方是体弱者的专属品”“吃了膏方，就可以不吃药了”；有人想让孩子进补膏方，却有种种顾虑；有人认为清膏、素膏不如含名贵中药的膏方有用；还有人相信，网购膏方同样有效。本刊特邀上海中医药大学附属曙光医院的专家们为我们解析膏方进补中的种种疑惑，帮助大家消除误解和顾虑，不盲目、不偏信，真正从膏方进补中获得健康。

解析“膏方进补”八大疑惑

上海中医药大学附属曙光医院　蒋 健　窦丹波　赵 鋆　殷岫绮　高月求　张晓天

1 膏方是冬季的“专利”吗？

蒋 健

冬季虽是服用膏方的最佳季节，但事实上，膏方一年四季均可服用。《黄帝内经》云“春夏养阳，秋冬养阴”，顺应四季变化，皆宜调养。当然，需要根据气候特点等情况做相应调整。春夏之季，阳气升发，应当注重调肝疏肝、滋养心血、宁心安神；春夏气候温热，人体腠理疏松开泄，应慎用辛温燥烈之品，以免开泄太过，耗伤正气。秋冬之季，阳气潜藏，应当注重益气养阴、补肾填精。此外，还需根据患者所处地区、性别、年龄调整用药，如北方燥寒，宜加温热之药；南方湿热，可酌加甘寒燥湿之药；老年人、妇女、小儿均有不同的用药方法。

从“却病”角度来看，膏方是一种医生根据患者不同体质及证候开出的大型复方，可兼顾多方面的问题，较之普通汤药，具有全面调治的优点。因此，只要于病有利，一年四季均可服用膏方。

我曾接诊一位60多岁的帕金森病患者，主要表现为语言謇涩、缓慢、吐音不清，年初开始服用膏方。因诸症均有改善，家人希望他继续服用膏方，迄今总计三料，共服用八月。现患者言语功能明显改善，可单独行走，精神状态好转。所以，只要根据患者病情、证候、体质、年龄等特点综合处方，兼顾气候因素做出适当调整，不是冬天照样可以服用膏方。

专家简介

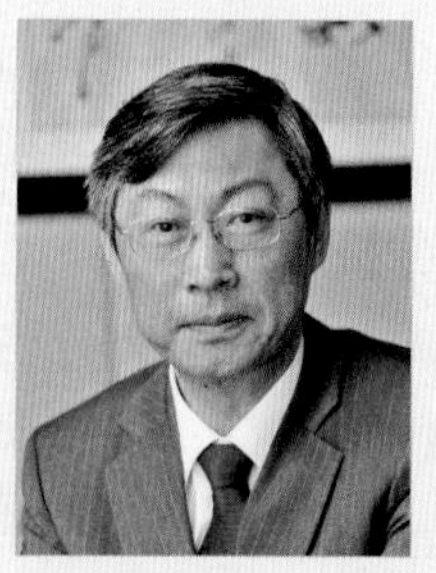

蒋 健　上海中医药大学附属曙光医院中医科主任医师、教授、博士生导师，第四届上海市名中医，中华中医药学会临床药理分会副主任委员，世界中医药学会联合会消化病专委会副会长。擅长胃肠肝胆胰等消化系统疾病、肿瘤、抑郁失眠、各类痛证、顽咳哮喘、尿路感染、亚健康，以及内、妇、皮肤等科疑难杂症的诊治。

特需门诊：周四上午（西院），周二、周三上午（东院）

膏方门诊：周日上午（东院）

2 吃一料膏方就能见效吗?

蒋 健

大部分患者完整服用一料膏方后即可见效，如能继续服用第二料，则能进一步巩固疗效。曾有一位因多次开腹手术致顽固性腹泻的患者，表现为腹泻日行十余次，甚至食后即泻，伴腹胀、腹痛、神疲乏力、纳呆、寐差，服用多种止泻药均不见效，遂求诊我处。我先后给予温中健脾、清利肠道等方药寒热并进调治 1 月余，他的腹泻次数逐渐减少，并于当年开始服用膏方。服完第一料膏方后，患者自觉整体状况显著改善，腹泻次数明显减少，纳开，寐安，精神状态转佳。因患者脾胃亏虚症情明显，为巩固疗效，我建议他继续服用第二料膏方。翌年随访时，患者自述症情显著改善，胃肠功能可较长时间维持在相对稳定的状态，几无食后即泻、纳食不馨、疲倦无力的情况发生。

判断膏方的疗效可从以下几方面着手：①不适症状程度减轻或发作频率、持续时间减少；②常见病（如感冒、咳嗽、急性胃肠炎等）或慢性病发作次数减少；③精神状态及体力明显好转；④机体免疫力提高。

需要指出的是，膏方并非万能，并不能代替药物治疗。某些中草药可能有一定的肝肾毒性，不宜长期服用；某些药物含动物蛋白质，部分特殊体质者易发生过敏反应；一些需要忌口的慢性病患者，在服用阿胶、鳖甲胶、龟版胶等滋腻胶类后，或可引起病情复发。因此，服用膏方前吃一段时间的“开路方”是有道理的。一方面，“开路方”犹如“清道夫”，可为我们的身体清理糟粕，有助于膏方吸收；另一方面，“开路方”有试探性的作用，且服且观察，为日后膏方的遣方用药做准备。

服用膏方过程中，如出现不适，停服后症状逐渐消失，再服又出现同样的不适，表示此料膏方不适合这位患者。患者应当咨询医生，辅助药物治疗，甚或停服膏方。

3 年轻人吃膏方是“凑热闹”吗?

窦丹波

现代社会竞争激烈，“亚健康”“慢性疲劳综合征”等状态在年轻人中十分常见，表现为长期、反复出现的一系列症状，如疲劳感、头晕、头痛、睡眠质量差、消化不良、怕冷怕热、“上火”、易感冒等，去医院检查往往无特殊异常发现。同时，由于作息不调，年轻人中胃病、颈椎病、腰椎病、睡眠障碍等较为常见，长期精神压力也使抑郁症高发。上述多种情况，均会严重影响年轻人的正常工作、生活，长此以往会导致其他疾病的发生。

从中医看来，此类症状属于广义的“虚劳”范畴，需要综合性的全身调治。膏方是一种适合的剂型，不仅能有效缓解疲劳，改善睡眠和消化功能，提升工作状态，还可以防止更严重的情况发生，起到“治未病”作用。近年来，越来越多的年轻人开始选择膏方治疗。年轻女性常见的冬季怕冷、月经不调、痛经等症状，也可以在膏方调理下得到改善。

总体而言，膏方是针对身体状态的，而非针对特殊年龄人群的，所以没有必然适合或不适合的年龄和性别。

膏方调理要避免一些误区。例如，有人热衷追求名贵滋补品。实际上，膏方只要对症就是佳品，而非越贵越好。现代人通常已摄入较多能量，很少有营养不足的问题。因此，他们的膏方不应是滋补药材的简单堆积，而应是辨证论治、配伍讲究的大复方。

服用膏方还得有讲究。有脾胃虚弱、寒湿困脾、肠胃湿热等情况，或近期有急性胃肠疾病史的患者，服用膏方前需由医师给予运脾健胃、理气化湿的中药调理（即“开路方”），为后续膏方的充分消化、吸收创造条件。服膏期间，忌生冷、油腻、辛辣、不易消化的食物，戒烟限酒，不宜饮浓茶。同时，还应注意调整日常饮食和起居，保证一定的运动量，避免长期熬夜等不规律作息，以保证膏方的疗效。

专家简介

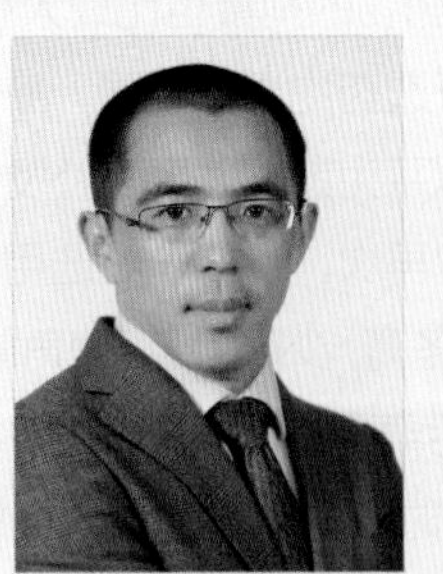

窦丹波 上海中医药大学附属曙光医院传统中医科主任、中医内科教研室主任、主任医师、教授，上海中医药大学中医国际标准化研究所副所长，中华中医药学会名医学术思想研究会常务委员。擅长脾胃病的中西医诊治及慢性病、大病后等虚损病症的中医调治。

特需门诊：周六上午（东院），周三上午（西院）

膏方门诊：周三下午（西院），周五上午（东院）

4 膏方是体弱者的“专属品”吗？

窦丹波

膏方，又称膏滋药、膏剂，是中医汤、丸、散、膏、丹五大剂型之一，历史悠久，内服、外敷等均有广泛运用。内服膏方既能治疗疾病，又能滋补身体，具有药物浓度高、药性稳定、体积小、便于携带、服用时无须煎煮、口味较好等特点，近年来越来越被大众所接受。

在中医理论中，膏方是一种具有营养滋补和疾病防治综合作用的成药，在大型复方汤剂的基础上，根据不同体质、不同临床表现确立不同处方，经浓煎后掺入辅料而制成的一种稠厚状半流质或冻状剂型。处方中的药物应尽可能选用地道药材，制作过程严格。可以说，只有经过精细加工的膏方，才是上品膏方。

传统观念认为，膏方多用于身体虚弱者的长期调治。事实上,膏方的治疗对象不仅仅是“体弱者”,还有“虚劳者”。“虚劳”的病因较多，有疾病因素、体质因素、劳作过度因素等，性质上也有气血阴阳、虚实寒热的不同，是一种全身性的综合状态，治疗上需缓缓图之，持续较长时间。

从处方而言，膏方遵从中医的整体观和辨证论治，因人而异地制定治则、治法。由于具体选药配伍不同，不同处方会有不同的功效，所以膏方不仅限于“补虚”，还有其他治疗功效。从这点而言，膏方也非常适合用作慢性疾病的维持治疗，不仅能缓解症状，还能防止复发。

人体体质的减弱，是病邪得以侵袭、疾病得以产生的主要原因。人的体质因年龄、性别、生活境遇、先天禀赋、后天调养等不同而各有差异，故选方用药也因人而异。例如：老年人脏气衰退，气血运行迟缓，膏方中多佐行气活血之品；妇女以肝为先天，易肝气郁滞，宜辅以疏肝解郁之药；小儿为纯阳之体，不能过早服用补品，如果确实需要，多以甘淡之品调养；中年人负担较重，又多被七情劳逸所伤，治疗时多需补泻兼施。除此以外，还有诸多个体差异，均需详细分析，根据具体情况，制订不同的治疗计划。

5 儿童可以服用膏方吗？

赵 鋆

《小儿药证直诀》中指出，小儿“脏腑娇嫩，易虚易实，易寒易热”，较成人更易得虚证，尤其是肺脾肾三系的虚证，一旦患病，正气易虚而邪气易盛。体弱小儿在冬令时节，运用膏方补虚疗疾、扶助体内正气，可减少来年生病次数或不生病，往往能达到事半功倍的效果。《黄帝内经》曰“虚则补之”，但凡虚证，都可以服用补益类膏方。对于儿童来讲，比较适合冬令膏方调理的病种包括哮喘、厌食、反复呼吸道感染、生长发育落后、汗证、遗尿和贫血。

小儿的生理、疾病特点有异于成人，膏方的用药和用量亦有特殊之处。首先，小儿膏方中的药味较成人少，一料膏方中的药物只需20~30味，每味药物的剂量也比成人少。其次，选方用药侧重于顾护脾胃，所选药物温而不燥，凉而不偏，补而不滞，滋而不腻，调补以平为期，慎用大补及血肉有情之品，以免诱发儿童性早熟。再次，收膏一般选用素膏或蜜膏，多用冰糖、饴糖、蜂蜜、二冬膏，少用阿胶、鹿角胶、龟版胶、鳖甲胶之类荤膏，如必须用荤膏，剂量也不大。为使膏方口味易被儿童接受，可在收膏时加入适量芝麻、核桃，既有调补之效，又增加膏方的香甜度。

儿童服用膏方时亦有注意事项：①儿童脾胃薄弱，易于生痰夹滞，影响膏方中滋补药物的吸收，故服用膏方前，最好先服用1~2周汤方，消除积食和痰湿，将脾胃的吸收功能调理到较佳状态。②服用膏方时，须忌生冷、油腻、辛辣、不易消化及有较强刺激性的食物。膏方中如有人参类补益药，应忌食生萝卜、茶叶、绿豆。③膏方应从冬至日起服用，一般服至立春结束，共计50天左右。④疾病发作期须暂停服用膏方。在膏方调理期间，如果出现感冒发热、呕吐、腹泻、咽喉疼痛、尿频尿痛等症状，应暂停服用膏方，先治疗这些疾病，待痊愈后再继续服用。

专家简介

赵鋆 上海中医药大学附属曙光医院儿科主任、主任医师，中医儿科教研室主任，世界中医药学会联合会儿科专业委员会常务理事，中国中西医结合学会、中华中医药学会儿科专业委员会委员，上海市中西医结合儿科专业委员会副主任委员。擅长中医治疗儿童哮喘、反复呼吸道感染、遗尿症、矮小症、厌食症等。

特需门诊：周六上午（西院）
专家门诊：周三、周四上午（东院），周六下午（西院）
膏方门诊：周三下午（东院）

6 女性是否更适合服用膏方?

殷岫绮

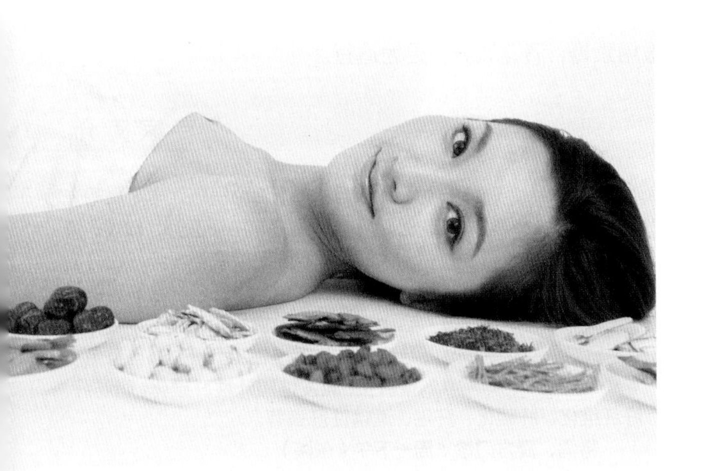

冬季，少女们容易出现手脚冰冷、月经紊乱，“熟女”们为脱发、黄褐斑所烦恼，更年期妇女为腰膝酸软、心情烦躁所苦。正所谓“春生夏长，秋收冬藏”，冬季是进行调养的好时机。而在众多的调养方法中，膏方又是一种调治疾病的独特方式。

《金匮要略》中将妇人病的病因归纳为“虚、积冷、结气”三类，其中“虚”居于首位，临床辨证中也确以虚证多见。疾病表现以虚证为主、罹患慢性疾病、处于亚健康状态的女性适宜用膏方调治，以补气养血、调理机体，通过合理的用药配伍达到祛病养生的目的。女性的许多疾病问题看似在表面，其实关键在内里，因女性有经、带、胎、产的生理特点，易出现气、血、阴、阳的偏盛或偏衰。阴阳气血的失衡会引起容颜、肌肤、毛发，甚至生殖功能的逐步衰退。

在各种疾病中，膏方调养对于由“虚”引起的月经病、更年期综合征、卵巢早衰、产后病等，子宫肌瘤、盆腔炎性后遗症、恶性肿瘤术后的慢性疾病，以及亚健康状态等最为适宜有效。

● 月经病

月经不调的病因很多，可由机体气血不足或气机紊乱所致，气血的化生是月经产生的重要物质基础，又与肝脾肾等脏器、冲任二脉息息相关。脏腑功能不足，冲任虚损，将导致胞宫失于荣濡，“不荣则痛”而致痛经。因此，膏方调治月经病时需要安五脏、调冲任、补气血，使气机顺畅，血海按时满溢，经事如常，则疾病向愈。

● 带下病

带下病多因脾肾亏虚、带脉失约、湿热之邪下注所致。中医认为,经络中“带脉”有约束作用,主管宗经,性生活过度、饮酒过多会使带脉失于约束，加之气血暗耗，不足以化生经水，就易产生带下病，即阴道疾病。此时若复加脾胃不和、肝气郁结、湿热侵袭等内外因，病情就会愈加严重。运用膏方大补脾胃之气，佐以疏肝之品，可使脾气健、湿气消，带下异常得以治愈。

● 妊娠病

妊娠病包含诸多病种，西医概念中的习惯性流产就是妊娠病中的“滑胎”一病，尤其适于用膏方预培其损。根据孕妇体质的不同，健脾益气，补肾填精，补益气血，“气以载胎，血以安胎”，最终使其机体气血充盈，足月娩出胎儿。

● 产后病

产后 1~2 周不适宜服用膏方，2 周后可根据产妇的体质适当进补。依照产后“多虚多瘀”的特点，膏方调治以健脾和胃、调和营卫、培补后天为主，使产妇气血充盈，有充足的乳汁进行哺乳。另外，也可根据产妇肾虚或百节空虚的表现，加以补肾、活血、通络药物，帮助产后恢复。

● 盆腔炎

盆腔炎多由湿热之因所引起，最初发病以实证为多，但疾病迁延、缠绵日久，易引起脏腑气血阴阳的虚损而变为虚证或虚实夹杂。因此，治疗需扶正与祛邪并重，亦可用膏方调理。

● 更年期综合征

“七七任脉虚，太冲脉衰少，天癸竭，地道不通”，更年期女性脏腑功能减退，因肝肾阴虚、阴阳失衡而易出现潮热汗出、心烦急躁等各种症状，以膏方滋补可以平调阴阳，帮助女性平稳度过更年期。

专家简介

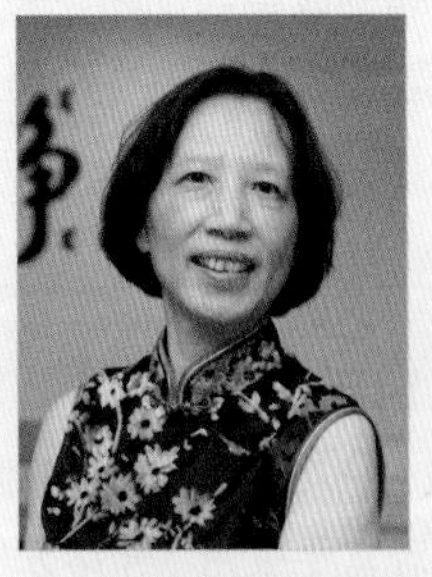

殷岫绮　上海中医药大学附属曙光医院妇科主任医师、教授，曙光临床医学院中医妇科教研室、曙光医院中医妇科研究室主任，上海中医药学会妇科分会副主任委员。擅长月经病、不孕症、盆腔炎、更年期综合征等妇科疾病的治疗，产后调理，以及月经病、孕前后、先兆流产等膏方调治。

特需门诊：周四上午、周四下午（西院），
周一上午、周六上午（东院）
膏方门诊：周一下午（东院），周二下午（西院）

7 什么是素膏、清膏？

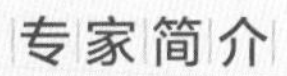
高月求

素膏是指在膏方处方中没有动物类中药（如胎盘、鹿鞭等），在制作过程中不加入动物胶（如阿胶、龟版胶等），只采用红糖、蜂蜜、白糖等收膏。清膏是指在膏方制作过程中经浓缩已达黏稠状态，不加入糖类（如蜂蜜、冰糖、白糖、红糖、饴糖等）、动物胶类收膏。

素膏和清膏适合以下人群服用：①素膏适宜素食者或有特殊饮食要求的患者；②清膏因制作时直接收膏，未加入糖类等，可满足糖耐量异常人群、代谢综合征和糖尿病患者的需求；③非酒精性脂肪肝、高脂血症、代谢综合征患者等需要减少脂肪及糖摄入量的患者，适宜服用素膏或清膏；④久病及脾胃虚弱之人，服用过多滋腻药物后会出现腹泻、纳差等消化不良状况，可服用素膏或清膏；⑤存在营养过剩者，服用素膏、清膏调养，更为适宜。

专家简介

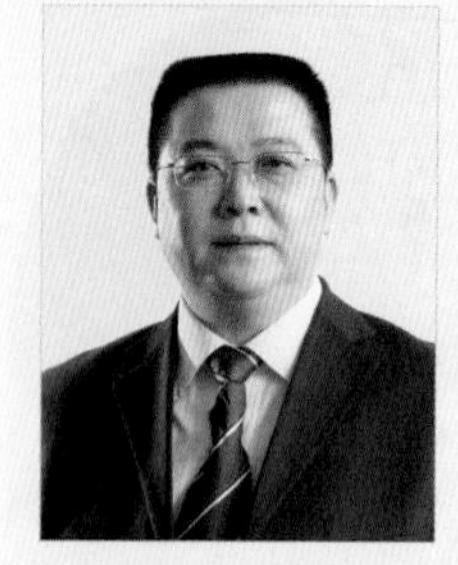

高月求　上海中医药大学附属曙光医院肝病科主任、主任医师、教授、博士生导师，中国民族医药学会肝病分会常务副会长，中华中医药学会肝胆病分会副主任委员。擅长采用中医、中西医结合疗法治疗慢性乙型肝炎、自身免疫性肝炎、原发性胆汁性肝硬化、脂肪肝、肝纤维化、肝硬化、肝癌、酒精性肝病等。

特需、膏方门诊：周一下午（东院）
专家、膏方门诊：周二、周五上午（东院），周三上午、周四下午（西院）

8 网购膏方行不行？小包装膏方靠不靠谱？

张晓天

网购膏方无论是有效性，还是安全性都难以保证，且每个人的体质不同，如果选错了膏方，如阳虚者服用过多滋阴药物、阴虚者服用过多温阳药物，不仅起不到调补效果，还可能影响身体健康。膏方并不是单一的补品，本质上还是药。中医讲求辨证施治，膏方更是如此。一料好的膏方需要中医师的望、闻、问、切四诊合参，悉心诊察后，以中医基础理论整体观为指导，既要针对多种慢性疾病为主要导向，又要根据个人体质特点、气血状态情况、寒热关系、虚实情况等综合考虑分析。虽然一些普适性的膏方会标明适用的体质，但最好经过中医师辨证后再用。此外，也不可多人共用一方，例如一家人吃同一料膏方。

小包装膏方是对传统膏方剂型包装的改革与创新，采用中药饮片反复煎煮，去渣取汁，再经蒸发浓缩，加蜂蜜制成的半流体剂型，以无菌、真空方式将膏方进行小包装密封。这种小包装膏方计量准确，每次一袋定量服用，便于保存及服用，也方便患者外出时携带和服用。PM

专家简介

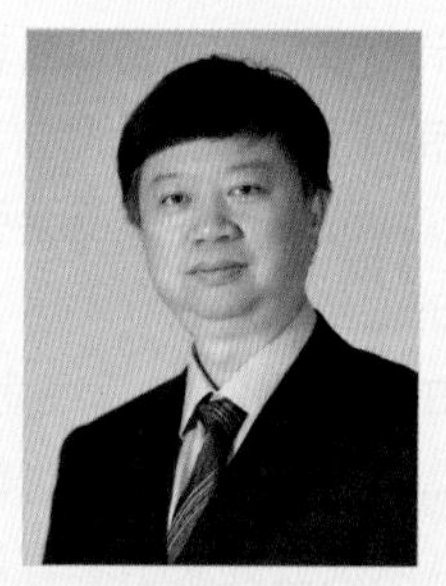

张晓天　上海中医药大学附属曙光医院治未病中心主任医师，中华中医药学会治未病分会及亚健康分会副主任委员、健康工作委员会副秘书长，上海市中医药学会亚健康分会主任委员。擅长中药治疗中风后遗症、高血压、动脉硬化等心脑血管疾病，各种慢性疾病，以及疲劳综合征等亚健康调理。

特需门诊：周一、周四上午（东院）
专家门诊：周三上午（东院），周四下午（西院）

特别提醒

提早预约，“量身定做”自己的膏方

由于膏方服用时间长，且应“一人一方”。想要服用膏方者最好先找到适合自己的专科医师，请医生判断自己的体质情况、是否适合服用膏方、是否需要服用“开路方”，然后预约开具膏方的时间。

上海中医药大学附属曙光医院作为上海市非物质文化遗产“海派膏方”民俗项目的保护单位，每年冬季会有150名左右的高级职称专家开设膏方门诊，涵盖内、外、妇、儿各个科室。目前，大家不仅可以在医院现场提前预约膏方门诊，还可通过网络轻松预约膏方门诊。

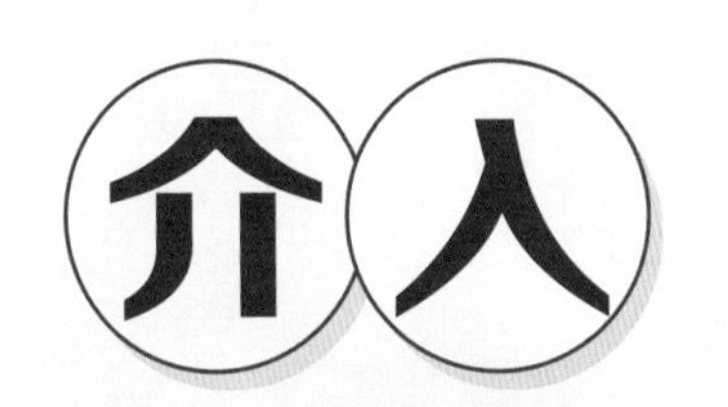

胰腺解剖位置较深，常规检查方法难以窥见其全貌，加之胰腺癌早期症状缺乏特异性，多数患者确诊时已到中晚期，预后极差。

2017年3月，李茂全教授领衔研究项目《晚期胰腺癌介入综合治疗的相关策略、机制及应用产品研发》，获得2016年度上海市科技进步一等奖。

介入 治疗晚期胰腺癌的“利器”

上海市第十人民医院介入血管外科教授　李茂全

胰腺癌预后很差，被称为“癌中之王”。依据分期不同，治疗方案也各不相同。对于早期胰腺癌，应争取手术切除，胰腺十二指肠切除术是主要手术方式；中晚期胰腺癌的传统治疗方法是静脉化疗和放疗。近年来，中晚期胰腺癌介入治疗应用范围日趋广泛。

从理论上来说，所有胰腺癌患者都可以进行介入治疗。介入治疗可以消融早期胰腺癌病灶，让它自己慢慢吸收；也可以用于手术切除困难者，不宜、不愿意接受手术或术后复发者，以及出现梗阻性黄疸、肝转移、剧烈腰背部疼痛还能耐受全身化疗者。

介入治疗胰腺癌主要解决两方面问题：一方面缓解胰腺癌患者的症状，另一方面摧毁胰腺癌病灶。

局部治疗：减轻症状

- **减轻疼痛**　不少患者形容胰腺癌所引起的疼痛简直“生不如死”，剧烈的疼痛让他们生活无法自理，身边的亲人也陪着一起受苦。介入治疗中的腹腔神经节阻滞术可以将神经节阻断，从而使患者感受不到疼痛，改善情绪状态，能够更有尊严地活下去。

- **解除梗阻**　胰头部肿瘤、肝门部淋巴结转移会引起梗阻性黄疸，通过在胆道内放置支架、引流管，可以解除梗阻问题，让胆汁流出。

- **胃肠减压**　胃肠道梗阻者可以通过植入支架，进行胃肠减压，解决进食问题。

多种方法：摧毁病灶

❶ 动脉内灌注化疗术

动脉内灌注化疗术是将化疗药物在一定时间内（一般 30 ~ 45 分钟），经插入到胰腺癌病灶主要供血动脉（如胃十二指肠动脉等）的导管或微导管灌注到肿瘤组织内的治疗方法。其优势在于肿瘤区域是全身药量最多、浓度最高的地方，随血液循环流至全身的药物也会对靶器官外可能存在的肿瘤细胞产生作用。这是一种微创、相对高效，同时兼顾局部和全身的治疗方法。

❷ 经皮 ^{125}I 粒子植入术

经皮 ^{125}I 粒子植入术是指在局麻下采用 CT 扫描等影像定位技术，采用直接穿刺的方法将 ^{125}I 粒子植入胰腺癌和转移病灶组织中，使肿瘤组织细胞发生坏死的治疗方法。

❸ 经皮射频 / 微波治疗术

经皮射频 / 微波消融治疗术是指在局麻下，采用 CT 扫描等影像定位技术，将不同数量热消融针直接穿刺到胰腺癌和转移病灶组织中，在一定功率和时间内，通过高热使肿瘤组织细胞发生凝固坏死的治疗方法。

❹ 联合治疗术

将上述三种介入治疗方法根据病灶特点有机组合、优化选择，使治疗效果最大化。

从临床治疗效果来看，介入治疗可以提高晚期胰腺癌患者的生活质量，延长生存期。PM

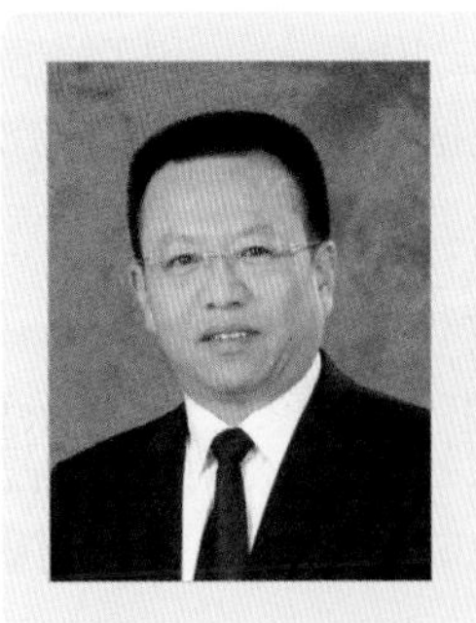

专家简介

李茂全　同济大学附属第十人民医院教授、博士生导师，中国糖尿病足细胞与介入治疗技术联盟理事长，中国肿瘤微创治疗技术创新战略联盟副主任委员，上海市介入治疗学组常务副组长。擅长恶性肿瘤、脑血管病、糖尿病足、外周血管病的介入治疗。

门诊时间：周三上午，周五上午（特需门诊）

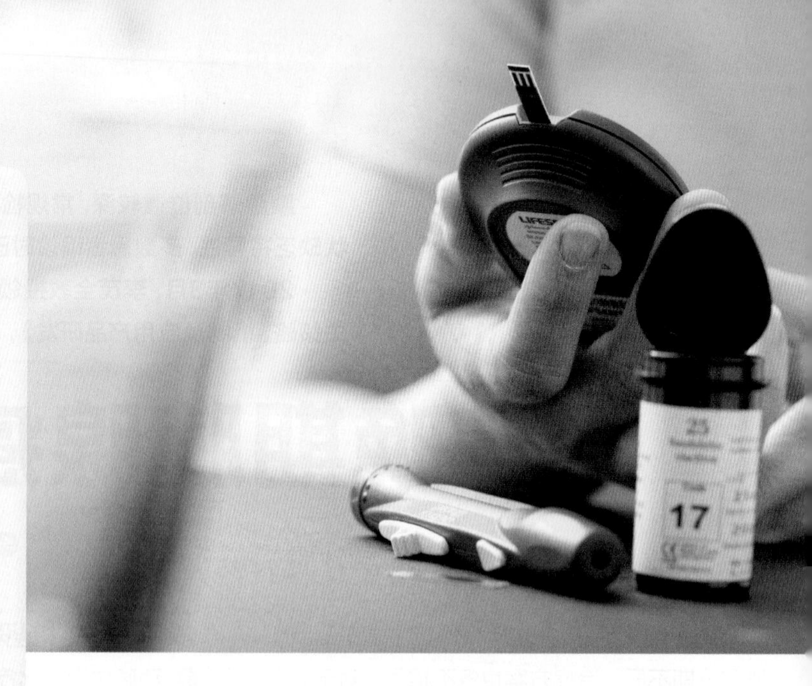

诊断糖尿病常犯的那些错

山东省济南医院糖尿病诊疗中心主任医师　王建华

我国糖尿病患病率为11.6%，其中约70%的患者并不知情。是哪些原因导致7成糖尿病患者未被诊断呢？有医生的因素，也有患者的因素。

我国糖尿病的诊断标准目前沿用的仍是1999年世界卫生组织（WHO）制定的标准：①如果患者具有“三多一少”（多饮、多食、多尿及消瘦）典型症状，只要空腹血糖≥7.0毫摩/升，或口服葡萄糖耐量试验（OGTT）餐后2小时血糖≥11.1毫摩/升，或随机血糖≥11.1毫摩/升，便可确诊为糖尿病；②如果患者没有“三多一少”典型症状，则需另日再测一次血糖，如果两次血糖检测结果均达到上述标准，也可以诊断为糖尿病。

美国糖尿病协会（ADA）于2010年首次正式批准将糖化血红蛋白（HbA1c）≥6.5%作为糖尿病的诊断标准，但由于我国HbA1c检测在基层尚未普及，检测方法及质控标准也不统一，因此这一诊断标准目前在中国仍未普及。

根据上述标准，诊断糖尿病并非难事。但就是这个看似很容易诊断的疾病，却时常被漏诊或误诊，还有很多患者从未就诊，错失早期治疗时机，最终导致各种严重并发症，令人痛心不已。为此，笔者就常见的漏诊、误诊原因加以归纳总结，希望可以帮助更多的糖尿病患者早日得到诊断和治疗。

错误1：

依靠“三多一少”症状来判断糖尿病

有些患者，甚至包括少数医生在内，认为“凡是糖尿病患者都有‘三多一少’症状”，若没有这些症状，就可以排除糖尿病。这样一来，许多症状很轻或没有症状的糖尿病患者就会被漏诊。这种情况在老年人中非常多见。

分析：通常情况下，只有当血糖明显升高（超过10毫摩/升）时，患者才会出现“三多一少”症状。而根据糖尿病诊断标准，只要空腹血糖≥7.0毫摩/升就可以诊断为糖尿病。空腹血糖在7.0~10毫摩/升的轻症糖尿病患者，如果单纯依赖“三多一少”症状来判断是否有糖尿病，十有八九会被漏诊。需要指出的是，“口渴、多饮、多尿”并非糖尿病的“专利”，其他内分泌疾病（如尿崩症）也可出现上述症状。因此，不能完全根据症状来诊断或排除糖尿病。

错误2：

对糖尿病临床表现多样化认识不足

许多糖尿病患者（尤其是老年患者）“三多一少”症状不明显，而是以各种并发症作为突出表现：有的因视物模糊就诊于眼科，有的因频繁尿路感染或蛋白尿就诊于肾内科，有的因手脚麻木或卒中就诊于神经科，有的因心动过速、体位性低血压、心绞痛就诊于心内科，有的因性功能障碍就诊于男科，还有的因恶心、呕吐、腹痛就诊于消化科。如果接诊医生对糖尿病症状多样化认识不足，势必造成诊断延误或漏诊。

分析：糖尿病是一种累及全身的慢性疾病，临床症状多样化是其一大特点。除了“三多一少”症状外，还要熟悉和了解糖尿病的其他症状，切不可头痛医头、脚痛医脚。当今医院分科越来越细，专科医生要具备一定的全科知识，不能仅仅满足于首发疾病的诊断，还要注意查找隐藏在背后的原发病，不放过任何蛛丝马迹。

错误3：

对餐后血糖检测重视不够

一提到血糖检测，人们往往习惯于空腹抽血化验，片面地认为，只要空腹血糖正常，就没有糖尿病。其实未必。根据国内外流行病学调查，只查空腹血糖会导致至少60%的糖尿病患者被漏诊。

分析：在2型糖尿病早期，尽管胰岛B细胞受损，但尚残留部分分泌胰岛素的功能，患者往往表现为空腹血糖正常、餐后血糖升高。当餐后血糖升高并超过11.1毫摩/升时，即可诊断为糖尿病。因此，诊断糖尿病不能光查空腹血糖，还应重视餐后2小时血糖的检查。空腹血糖大于5.6毫摩/升且肥胖的人，应进行口服葡萄糖耐量试验，以免漏诊。

错误4：

用尿糖检测结果诊断糖尿病

在许多人看来，糖尿病患者尿中必定含糖，否则就不是糖尿病。这种观点其实是不对的。

分析：在血糖水平正常的情况下，血液流经肾小球时滤出的葡萄糖可被肾小管全部重吸收，故尿糖检测呈阴性。当血糖升高到一定水平时，肾小球滤液里的葡萄糖不能完全被肾小管重吸收，剩余的部分随尿排出，于是尿糖检测呈阳性。在肾功能正常的情况下，血糖与尿糖具有一致性，即血糖越高，尿糖越高。医学上将能够出现尿糖的最低血糖值称为“肾糖阈”。正常成人的肾糖阈为10毫摩/升左右，老年人的肾糖阈要更高一些。也就是说，血糖浓度达到10毫摩/升时，尿糖才会呈阳性。而空腹血糖≥7.0毫摩/升就可以诊断为糖尿病。那些空腹血糖在7.0~10毫摩/升的早期轻症糖尿病患者，如果靠尿糖阳性来诊断，就会被漏诊。

此外，尿糖阳性也未必就是糖尿病。例如，某些肾小管疾病，由于肾小管对葡萄糖的重吸收障碍，尽管患者血糖正常，尿糖却呈阳性，我们称之为“肾性糖尿”；妇女在妊娠期间，肾糖阈往往降低，也可出现血糖正常而尿糖阳性的情况。

因此，不能靠尿糖阳性与否确诊或排除糖尿病，而应以空腹血糖、餐后两小时血糖或口服葡萄糖耐量试验检查结果作为糖尿病的诊断依据。

错误5：

用快速血糖仪的检测结果诊断糖尿病

血糖仪检测血糖具有便捷、快速的优点，非常适合院外血糖监测。但如果用血糖仪的检测结果来诊断糖尿病，就不妥了，因为血糖仪的检测结果与医院生化仪的检查结果存在一定的差异。

分析：诊断糖尿病应根据静脉血浆（血液去除红细胞等有形成分后剩余的部分为血浆）血糖的测定结果。而血糖仪测的是毛细血管全血血糖，它比静脉血浆血糖低10%~15%。因此，如果以快速血糖仪的检测结果来诊断糖尿病，很容易使空腹血糖轻度升高的早期糖尿病患者被漏诊。血糖仪只能作为糖尿病病情监测，而不能作为糖尿病的诊断依据。

错误6：

对糖尿病发病日渐年轻化认识不足

在不少人眼里，糖尿病是中老年人的“专利”，与年轻人关系不大。因此，对出现在儿童及年轻人身上的“蛛丝马迹”往往视而不见。

分析：随着生活水平的提高和生活方式的改变，糖尿病发病的年轻化趋势愈发明显。许多肥胖儿童，小小年纪就患上了2型糖尿病。对有糖尿病家族史、黑棘皮病的肥胖儿，家长或医生要格外警惕。一旦孩子出现不明原因的食量大增、体重锐减、口渴、多尿、疲乏无力、皮肤爱长疖肿或伤口不易愈合等，应及时检查，排除糖尿病。PM

专家提醒

根据血糖水平确诊糖尿病只是“定性诊断”，之后还要对糖尿病进行“分型诊断”。糖尿病大致分为四大类型：1型糖尿病、2型糖尿病、妊娠糖尿病、特殊类型糖尿病（旧称“继发性糖尿病”）。某些药物（如糖皮质激素、利尿剂）、慢性肝病及某些内分泌疾病（如皮质醇增多症、生长激素腺瘤、甲亢等）所致的糖尿病，都属于继发性糖尿病。

此外，虽然血糖是诊断糖尿病的金标准，但还要注意排除某些特殊情况。许多应激因素，如高热、严重感染、创伤、手术等，均可引起血糖升高。这种血糖升高往往是一过性的，随着应激因素的解除，患者血糖可随之恢复正常。在诊断糖尿病时，应将应激因素导致的一过性血糖升高排除在外。

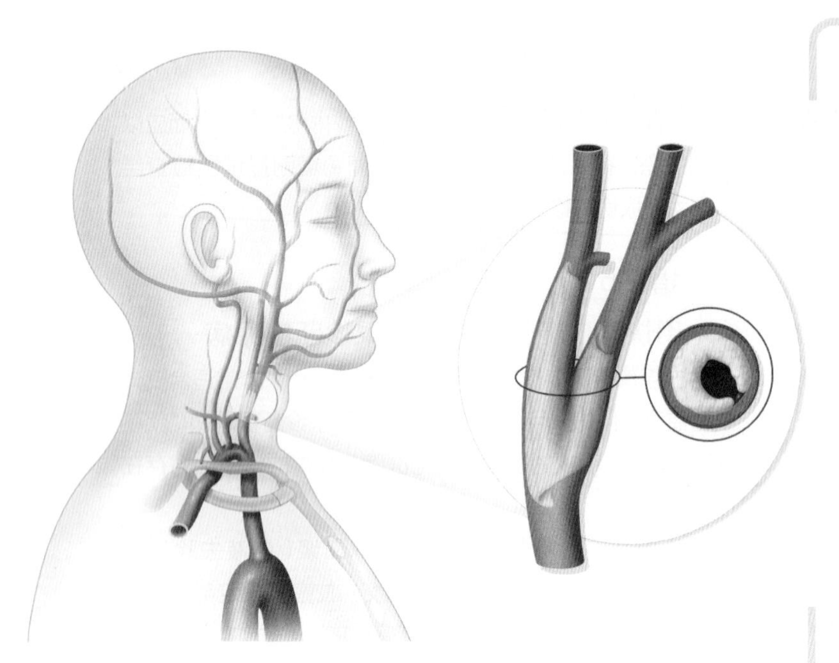

《2015年中国心血管病报告》显示，脑卒中是目前我国城乡居民疾病死亡构成比中的最主要原因，也是中国男性和女性的首位死因。农村脑卒中的死亡率为150.17/10万，城市脑卒中的死亡率为125.56/10万。

在脑卒中患者中，缺血性卒中占80%左右，25%~30%的缺血性脑卒中与颈动脉狭窄有密切关系。同时，我国脑卒中患者年轻化趋势明显，40~64岁的劳动力人群占近50%，脑卒中相关危险因素控制不佳。

中华医学会外科学分会血管外科学组新近发布了《颈动脉狭窄诊治指南（2017）》。笔者拟从五个方面介绍颈动脉狭窄的特点和危害，希望能帮助广大读者及早发现颈动脉狭窄，有效预防脑卒中。

解读《颈动脉狭窄诊治指南（2017）》

及早发现颈动脉狭窄 有效预防脑卒中

复旦大学附属中山医院血管外科教授　郭大乔

1 颈动脉狭窄患者，“脑梗”风险高

动脉粥样硬化斑块类似我们日常生活中所说的“水垢”，它的形成与诸多原因相关。随着年龄增长，血管逐渐老化。在吸烟、高血压、高脂血症、高血糖、运动量减少、情绪紧张等一系列因素的作用下，钙质和脂质沉积在血管内壁，久而久之，便形成“水垢”样的硬化斑块。斑块逐步增大并突入血管腔内，会造成管腔狭窄。据统计，90%以上的颈动脉狭窄是由动脉粥样硬化引起的。

颈动脉狭窄的最大危害是诱发脑卒中。主要原因有：血管腔狭窄引起脑供血不足；粥样硬化斑块在形成过程中，其表面的胆固醇结晶或其他粥样物质碎屑不稳定，脱落后形成栓子，造成远端颅内血管堵塞；斑块破裂并形成血栓，造成主干血管急性闭塞；动脉管壁结构遭到破坏，导致动脉夹层，引起血管狭窄或闭塞。

2 颈动脉狭窄症状隐匿，易被忽视

并非所有颈动脉狭窄患者都有不适症状。临床上根据患者有无症状，将颈动脉狭窄分为无症状性颈动脉狭窄和有症状性颈动脉狭窄。前者是指既往6个月内无颈动脉狭窄所致的短暂性脑缺血发作（TIA）、脑卒中或其他相关神经症状，仅有头晕或轻度头痛。后者是指既往6个月内有TIA、一过性黑曚、患侧颅内血管导致的轻度或非致残性卒中等临床症状中一项或多项。

颈动脉狭窄好发于中老年人，大部分患者在早期没有临床症状，不易被发现。一些患者可因脑部缺血而出现神经系统受损的症状，如突然发作的肢体麻木、感觉减退或感觉异常，上肢或下肢无力，面肌麻痹，视野缺损或单眼一过性黑朦，等等。如果缺血发生在语言中枢侧大脑半球，还可引起语言障碍。这些症状可仅持续数分钟，也可持续数小时，但一般会在 24 小时内完全消失，不遗留神经功能缺损的症状和体征，医学上称之为短暂性脑缺血发作（TIA）。严重者将发展为脑梗死，导致严重神经功能障碍，如偏瘫、失语、偏盲、感觉障碍等。反复脑梗死除引起偏瘫、失语外，还可导致脑血管性痴呆。

3 高危人群，及早筛查是关键

对具有脑卒中危险因素的高危人群而言，及早接受筛查，并实施积极的干预措施，有助于降低脑卒中风险。

“头颈一体化筛查”可有效识别潜在的脑卒中高危人群。目前临床常用的筛查方法是颈部血管超声。该检查不仅可以了解颈动脉狭窄或闭塞的部位和程度，还可以通过回声的高低、回声强弱的均匀程度来辅助判断颈动脉斑块的稳定性。超声检查属无创性检查，成本低、敏感性高、便捷、可重复性好。

磁共振成像血管造影（MRA）除可提供上述信息外，还可以检测斑块的性质，辅助判断斑块的稳定性。缺点是体内有金属植入物的患者不适用，扫描时间长，患者的不自主运动可引起伪影，老年或幼儿患者的耐受性相对较差。

计算机断层血管造影（CTA）也是目前常用的无创性诊断方式，既可以准确评估颈动脉狭窄的程度、斑块的性质，还可提供血管的解剖和形态学信息，对选择手术方案有一定的指导意义。

4 药物治疗是基础

有效控制血压、血糖、血脂是稳定颈动脉斑块的基础。患者宜使用他汀类药物进行调脂治疗，争取将低密度脂蛋白胆固醇水平控制在 100 毫克 / 分升以下。高甘油三酯血症患者可考虑使用烟酸类或贝特类调脂药。积极控制血糖，争取将非空腹血糖控制在 11.1 毫摩 / 升以下，治疗期间糖化血红蛋白应 <7%。积极控制血压，将血压控制在 140/90 毫米汞柱以下。服用抗血小板药物，如阿司匹林和氯吡格雷，均可降低心血管事件的发生率，两者联合使用时，应警惕出血风险。戒烟是预防和治疗颈动脉狭窄的重要措施之一，吸烟者应严格戒烟，不吸烟者应避免被动吸烟。

5 手术治疗有标准

一般地说，无症状性颈动脉狭窄、无创检查提示颈动脉狭窄≥ 70% 或血管造影发现颈动脉狭窄≥ 60%，以及有症状性颈动脉狭窄、无创检查提示颈动脉狭窄≥ 50% 者，需要手术干预。颈动脉狭窄超过 50% 的患者，应及时请血管外科专家评估是否需要手术干预。

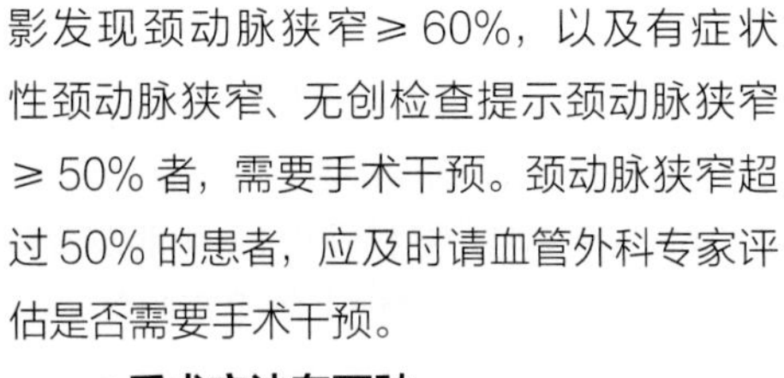

• 手术方法有两种

目前，颈动脉狭窄的手术治疗方法包括颈动脉内膜剥脱术（CEA）和颈动脉支架成形术（CAS）。两种手术方法均已非常成熟，根据患者的自身情况、结合斑块性质选择合适的方法，均可有效预防脑卒中的发生。无论哪一种手术，患者术后均需长期口服抗血小板药物，并定期去门诊随访。

CEA 是传统手术，一般在全身麻醉下进行。医生直接将血管切开，剥离附着在血管壁上的斑块。CAS 是微创手术，一般在局部麻醉下进行。医生先将导丝、导管输送到动脉狭窄部位，再将支架释放在狭窄处，扩张狭窄的血管，改善脑供血，同时稳定斑块，防止斑块脱落后栓塞远端分支动脉。

• 手术时机要把握

急性缺血性脑卒中患者，在发病 6 周后进行手术较为安全；近期出现颈动脉狭窄相关症状，影像学检查提示为不稳定斑块者，应争取尽早（2 周内）手术；TIA 或轻微脑卒中患者，如果没有早期血管重建术的禁忌证，可以在事件出现 2 周内进行手术；若是双侧颈动脉病变患者，根据临床情况，两侧手术间隔时间为 2 ~ 4 周，有症状侧和（或）狭窄严重侧优先手术。PM

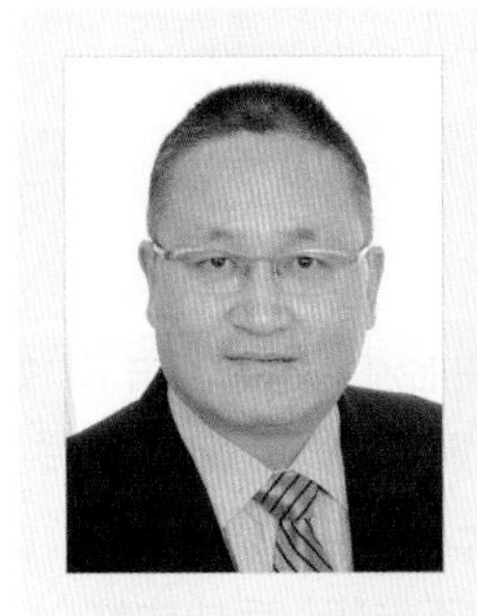

专家简介

郭大乔　复旦大学附属中山医院血管外科主任医师、教授、博士生导师，上海市中西医结合学会脉管病分会副主任委员，中国医师协会血管介入医师分会委员、外科医师分会血管外科专业委员会委员。长期从事血管外科疾病的临床诊治工作，在周围血管性疾病，尤其是颅外颈动脉硬化性疾病的发病机制和临床诊疗方面积累了大量临床经验。

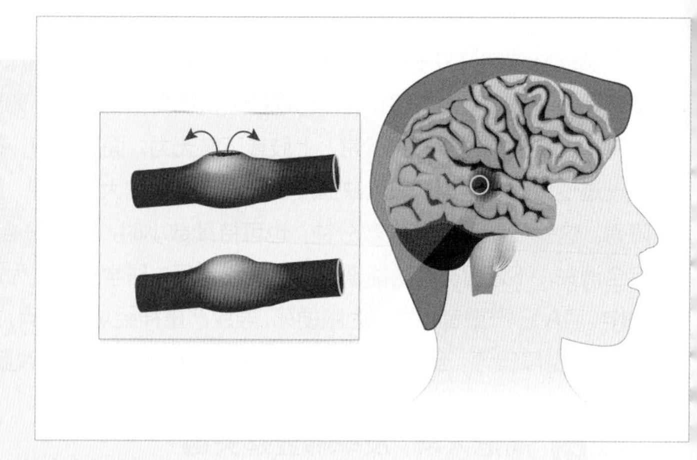

2017年9月初，网友@卡卡Prancil在微博上披露了自己因颅内动脉瘤破裂，突发脑出血，处于病危状态的经历。微博内容：9月1号晚上，和朋友聚餐吃饭，2号凌晨一点半睡觉。中午被楼上的噪声吵醒，心烦意乱，猛得一起床。那一瞬间，我感觉脖子剧烈疼痛。因为一直有点颈椎病，我以为是颈椎不好，结果不到3秒钟，我的后脑勺突然间像针扎一样一阵阵痛，伴随而来的是后脑内部一阵暖意。那个时候，痛感不是很明显，但是我突然感到身上开始出冷汗，一波一波地出，短短几秒，手臂上的汗竟然滴在地板上。我当时心里就想：完了，肯定脑内出问题了！所幸离医院不远，到医院后，断断续续吐了几次，已经说不出话了，迷迷糊糊的。CT扫描结果显示：脑内多处出血，医生猜测是脑动脉瘤破裂，直接下了病危通知书！

如此凶险的颅内动脉瘤到底是怎么形成的？该如何早期发现、避免破裂出血呢？

颅内动脉瘤：颅内的“定时炸弹”

上海交通大学医学院附属仁济医院
神经外科主任医师　万杰清

颅内动脉瘤不是肿瘤

颅内动脉瘤不是肿瘤，而是颅内动脉血管壁局部变薄后形成的囊性隆起，就像老旧自行车的内胎充气后的局部鼓包。在脑血管意外中，颅内动脉瘤破裂位居第三，仅次于动脉硬化性脑梗死和高血压性脑出血。任何年龄人群均可发病，尤其好发于40～60岁中老年女性。上海最新的动脉瘤流行病学调查显示，我国35～75岁人群未破裂动脉瘤的发病率约为7%。随着年龄的增长，颅内动脉瘤破裂出血的机会增加。

颅内动脉瘤病因未明

颅内动脉瘤的病因尚不清楚。多数学者认为，颅内动脉瘤是在颅内动脉管壁局部的先天性缺陷和血管腔内压力增高的基础上形成的。高血压、脑动脉硬化、血管炎与颅内动脉瘤的发生和发展有关。

剧烈头痛是首发症状

作为颅内动脉管壁上的异常膨出，颅内动脉瘤在血流的不断冲击下，如同一颗“定时炸弹”，多在精神紧张、情绪激动、过度劳累或用力等诱因下破裂，造成蛛网膜下腔出血，危及生命。患者的首发症状大多为突发剧烈头痛，这种头痛被患者形容为“生平最剧烈的头痛”。疼痛位于前额、后枕或整个头部，并可波及颈、肩、背、腰及双腿等部位（因颅内动脉瘤突然破裂，大量血液流入蛛网膜下腔，直接刺激脑膜所致）。有些患者还伴有面色苍白、全身出冷汗、恶心、呕吐等症状。半数以上患者可能出现不同程度的意识障碍，轻者为短暂性神志模糊，重者昏迷。部分患者还会出现进行性语言功能和肢体功能障碍。也有些患者仅出现枕颈部疼痛，易被误诊为感冒、风湿痛等，须引起注意。颅内动脉瘤首次破裂出血的死亡率约为30%，7%患者还未到医院就死亡，幸存患者若未及时治疗，会再次甚至多次出血。若再次出血，死亡率高达70%。

此外，10%颅内动脉瘤患者伴有动眼神经麻痹，其中，无头痛症状而单纯以眼睑下垂为首发症状者易被误诊，患者往往以眼科疾病就诊，脑血管造影可明确诊断。

血管造影检查是诊断“金标准”

疑似颅内动脉瘤破裂出血患者，首选头部CT检查以协助诊断。CT扫描不能确诊者，可行腰椎穿刺脑脊液检查。全脑血管造影检查是目前诊断颅内动脉瘤破裂的“金标准”。其中，CT血管成像（CTA）和MR血管成像（MRA）是无创性的脑血管显影方法，95%～98%动脉瘤患者可以通过CTA检查被确诊。这两项检查还可用于有动脉瘤家族史或破裂先兆者的筛查、动脉瘤患者的随访，以及急性期不能耐受数字减影血管造影（DSA）检查的患者。利用4D-CTA新技术还可评估动脉瘤的破裂风险。

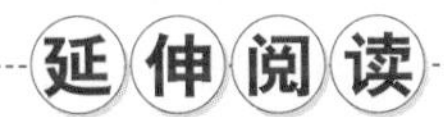

什么是蛛网膜下腔出血

人的脑膜由外向内依次是硬膜、蛛网膜和软膜，软膜与蛛网膜间的腔隙称为蛛网膜下腔。蛛网膜下腔内充满脑脊液，脑部大血管均在其中走行。当脑底或脑浅表部位的动脉瘤破裂后，血液直接流入蛛网膜下腔，就形成了蛛网膜下腔出血。

临床上将蛛网膜下腔出血的病情由轻到重分为五级：一级为轻微头痛；二级为出现剧烈头痛、部分脑神经麻痹、脖子发硬等；三级为出现轻度嗜睡、意识发生混乱；四级为出现昏迷、偏瘫；五级为出现深度昏迷，处于濒死状态。通常，前三级患者较易救治，第四和第五级患者抢救难度大。

蛛网膜下腔出血能否治愈取决于出血量和出血位置。出血量少者，可以恢复到正常人状态；出血量较大者，可能出现脑血管痉挛、脑积水等并发症，留下后遗症。

动脉瘤大小与出血的关系尚无定论

以往的国外指南指出，直径大于7毫米的动脉瘤更容易发生破裂出血，所以对于直径小于7毫米的颅内动脉瘤，可以继续观察，不一定需要治疗。但我国的实际情况却并非如此。在我们治疗的颅内动脉瘤破裂出血病例中，50%以上的动脉瘤直径在5毫米以下，甚至有30%为直径小于3毫米的微小动脉瘤。随着无创影像学技术的发展，临床上发现的颅内动脉瘤主要以直径小于5毫米的小动脉瘤为主。日本也有同样的发现。因此，动脉瘤大小与出血的关系尚无定论。

手术是治疗颅内动脉瘤的唯一方法

有些患者想通过吃药使颅内动脉瘤消失。殊不知，颅内动脉瘤一旦形成，绝大多数会永久存在。只有通过手术治疗，包括开颅动脉瘤夹闭术和血管内（介入）栓塞术，才能解除“危机”。

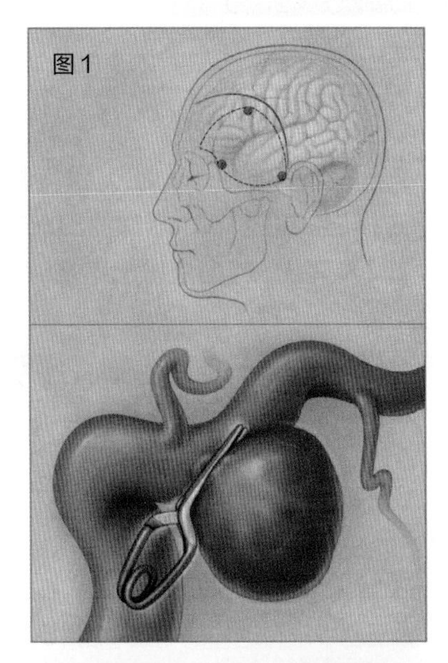

开颅动脉瘤夹闭术

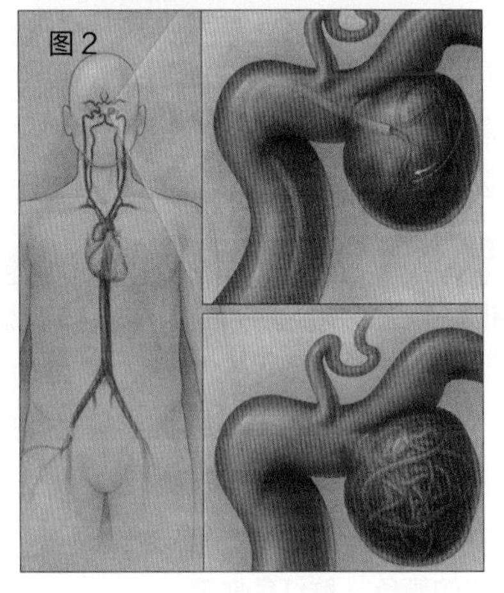

血管内（介入）栓塞术

开颅动脉瘤夹闭术需要在开颅后，在显微镜下找到动脉瘤，并用特制的钛合金动脉瘤夹将动脉瘤夹闭（图1）。血管内（介入）栓塞术需要在患者大腿根部穿刺股动脉，置入微导管，沿全身相通的血管进入颅内血管，最终到达动脉瘤腔内，再通过微导管向动脉瘤腔内填入特制的铂金微弹簧圈，闭塞动脉瘤腔（图2）。PM

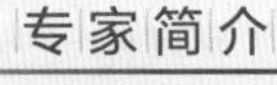

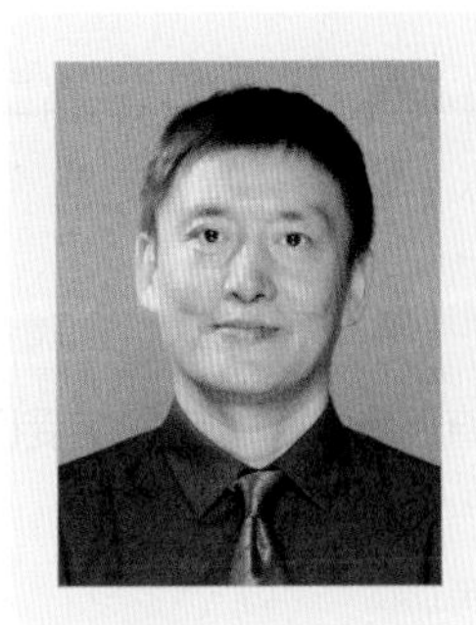

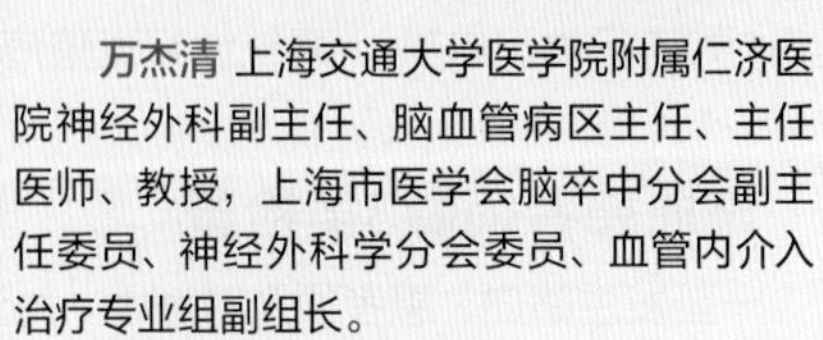

万杰清 上海交通大学医学院附属仁济医院神经外科副主任、脑血管病区主任、主任医师、教授，上海市医学会脑卒中分会副主任委员、神经外科学分会委员、血管内介入治疗专业组副组长。

专家门诊：周三上午

特需门诊：周四下午

咯血，俗称“咳血”，是指喉及喉部以下的呼吸器官（包括气管、支气管或肺组织）的出血，血液经口腔排出。口腔、鼻、咽部的出血不能称为咯血。轻度咯血可仅为痰中带血丝或痰中带血；大咯血时，血液从口、鼻涌出，若血液排出不及时，可阻塞呼吸道，造成窒息。

“吐血”“咯血”大不同

复旦大学附属中山医院急诊科副主任医师 闵珉

区分咯血和呕血很重要

影视剧中常有这样的场景：剧中人物在被打伤、中枪、中箭、中毒、急火攻心、病入膏肓时，会吐出一口鲜血。在临床上，这种情况须区分患者究竟是咯血还是呕血（消化道出血）。因出血都由口腔排出，所以两者可能会被混淆。很多患者就诊时，会将症状含糊地表述为“吐血”。实际上，分清咯血和呕血对诊断和治疗很重要。

	咯血	呕血
病因	患者一般多有肺部疾病（如支气管扩张、肺结核、肺癌、肺炎）或心脏病病史	患者多有胃或十二指肠溃疡、肝硬化、消化道肿瘤等消化道疾病病史
出血前症状	咯血前可有喉部发痒、咳嗽、胸闷不适等症状	呕血前可有腹痛、腹胀、恶心等症状
出血的颜色	鲜红色血液	暗红色或咖啡色（呕血量大或出血部位在食管时，血液也可为鲜红色）
血中内容物	咯血中可混有痰液和泡沫	呕血中可混有食物残渣及胃液

咯血病因不止呼吸系统疾病

咯血虽然是指喉及喉部以下的呼吸器官的出血，但咯血的病因不止呼吸系统疾病，也可由其他系统疾病和外伤等引起。咯血的常见病因如下。

- **气道疾病** 支气管炎、支气管扩张、支气管肿瘤、支气管内膜结核等。
- **肺实质病变** 肺结核、肺炎、肺脓肿、肺部肿瘤等。
- **循环系统疾病** 急性左心衰、二尖瓣狭窄、肺动脉高压、肺栓塞等。
- **外伤** 胸部外伤、肋骨骨折等。
- **其他** 血液系统疾病（如白血病、血友病、再生障碍性贫血）、急性传染病（如流行性出血热）、系统性红斑狼疮、气道异物等。

咯血患者须做3类检查

一旦发生咯血，患者须及时就医。为查明病因，患者在接受医生的病史询问后，还须遵医嘱配合相关检查。

❶ **体格检查** 如心肺听诊、血压测量等。

❷ **实验室检查** 如血常规、凝血功能、肝功能、肾功能、痰液检查等。

❸ **影像学检查** 胸部X线摄片或胸部CT检查可了解有无肺部病变；心脏超声检查可了解心脏的结构和功能；纤维支气管镜可协助明确出血部位，帮助病因诊断。咯血量大时，支气管动脉造影可协助明确具体的病变血管，同时可行支气管动脉栓塞术止血。

大咯血时要注意5点

24小时咯血量>500毫升，或一次咯血量>100毫升为大咯血。大咯血时，患者可出现面色苍白、出冷汗、血压下降等症状，若出血堵塞气道，则可能引起窒息。一旦发生大咯血，家属应尽快将患者送到附近医院。

❶ 多数患者对咯血有明显的恐惧心理，家人应设法减轻患者的惊慌情绪。情绪稳定可使心跳减慢，适当减少出血量。

❷ 患者发生大咯血时，家人不要过多搬动患者，使其尽量保持侧卧位，头偏向一侧，嘱其把血咳出，不要强行憋住，也不要咽下，以免血块堵塞气道。

❸ 咳嗽剧烈的大咯血患者，可适量使用镇咳药，但一定要慎重，禁用中枢镇咳药，以免过度抑制咳嗽反射，使血液淤积于气道，引起窒息。

❹ 可以口服三七粉、安络血片或云南白药止血。

❺ 一旦发生窒息，应立即将患者置于头低脚高位，面部偏向一侧，轻拍其背部，迅速排出气道和口咽部的血块。PM

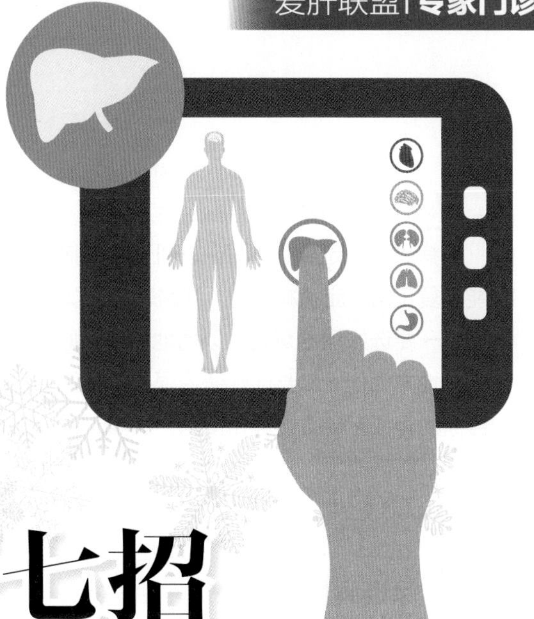

中医养生素有“春夏养阳，秋冬养阴”的原则，进入秋冬季节，应以滋润肺肾为先。但是，秋冬气候干燥，人们容易因肝火旺盛而心浮气躁。同时，天气慢慢转凉，气温常常会突然下降，人体免疫功能会进入一个相对抑制的阶段，抵抗力随之下降。此时，不少肝病患者的病情会复发或加重，特别是慢性乙型肝炎和肝硬化。因此，在秋冬季节，养肝护肝就显得尤为重要。

秋冬养肝护肝七招

上海中医药大学附属曙光医院肝硬化科主任医师　成 扬

1 未病先防，既病防变

《黄帝内经》指出：“圣人不治已病治未病，不治已乱治未乱，夫病已成而后药之，乱已成而后治之，譬犹渴而穿井，斗而铸锥，不亦晚乎？”张仲景《金匮要略》首篇指出：“夫治未病者，见肝之病，知肝传脾，当先实脾。”养护肝脏，必须做到未病先防、既病防变、防微杜渐。肝病患者在秋冬季更要注意定期检查，发现异常及时治疗，以免病情进一步发展。有乙肝等肝病家族史或曾接受过输血治疗者，也应定期体检，根据体检结果及医生建议采取相应的预防和治疗措施。

2 顺应四时阴阳

《黄帝内经》中说：“秋三月，此谓容平。天气以急，地气以明，早卧早起，与鸡俱兴……”“冬三月，此谓闭藏。水冰地坼，无扰乎阳，早卧晚起，必待日光……”秋冬日常生活要顺应阴阳变化：秋季，大自然阳气收敛，早睡早起可以避免阴寒之气的侵袭；冬季，大自然阳气闭藏于内，早睡晚起可以躲避寒凉之气的侵袭。肝病患者更该顺应大自然四季的阴阳变化，使机体的阴阳变化与大自然一致，这样才能保证肝脏气血运行正常，有利于肝脏调养。

3 饮食调理

● **营养均衡，饮食清淡** 营养均衡是健康的重要保证，食物中的蛋白质、碳水化合物、脂肪、维生素、矿物质等要保持相应的比例。饮食尽量清淡，少吃辛辣食品，多吃新鲜蔬菜、水果等。切记不要暴饮暴食或经常忍饥挨饿，否则会引起消化液分泌异常，导致肝脏功能失调。总的来说，养肝饮食以清淡为主，枸杞、阿胶、菊花、决明子等都是保肝护肝良品；而咸鱼、蛋糕、烤串、方便面、火腿肠等可能是肝脏的敌人，它们不仅会加重肝脏的代谢负担，还会损害肝脏的正常功能。

● **控制食量，多吃蔬菜** 每餐八分饱、晚餐要吃少、睡前不吃零食等，是养生保肝的不变准则。中医讲究“五色入五脏”，青色入肝，多吃些青色的食物对肝脏有好处。脾气较大的朋友，平时多吃绿色蔬菜，如青皮萝卜、芹菜、莴笋、菠菜等，能起到降肝火、疏肝气的作用。

● **适当吃酸味食物** “夫五味入胃，各归所喜，酸先入肝，苦先入心，甘先入脾，辛先入肺，咸先入肾。”“酸入肝”是指食用酸味食物或药物可以养肝。在日常饮食中，肝病患者可以适当食用酸味食品，如山楂、橘子等。山楂含有熊果酸，能减少脂肪在血管壁沉积，利于肝脏对脂肪的代谢。如：用山楂泡水喝，既开胃又消脂；炖肉时加入山楂，既调味，又能帮助消化。但是，牙齿不好、脾胃虚弱的老人要少吃酸味食物，肝气旺盛时也不可吃太多酸味食品，否则会导致肝气过盛，影响健康。

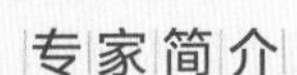

专家简介

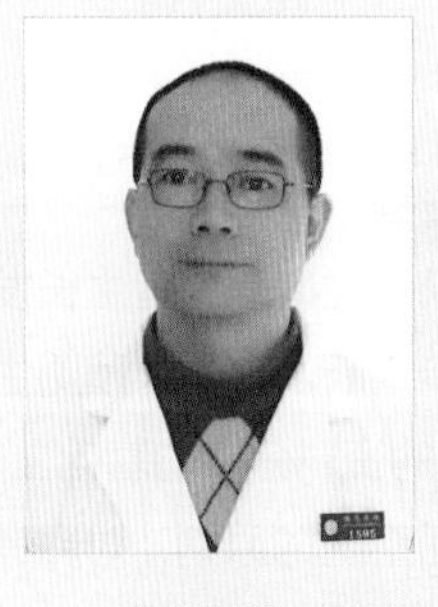

成 扬 上海中医药大学附属曙光医院肝硬化科主任医师，中国中西医结合学会肝病专业委员会委员，上海市中西医结合学会肝病专业委员会常委。擅长中西医结合诊治慢性乙肝、肝硬化、脂肪肝等，以及肝癌术后调理。

专家门诊：周三上午（西院），周日上午（东院）

4 动静结合

肝病患者一定要休息好，以利于肝细胞的再生。当肝功能恢复正常、症状减轻时，肝病患者可以进行一定量的运动。一要选好运动场地，以场地宽广、视野开阔、空气清新的地方为佳；二要选好锻炼项目，以锻炼体力和耐力为目标的有氧运动为好，如慢跑、快步走、骑自行车、打羽毛球、跳舞、跳绳、游泳、打太极拳等。运动宜每天 1 次，每次持续 30 分钟，以运动后微微出汗、不过度疲劳为宜。

5 保证睡眠充足

中医认为：子时（23 时至 1 时）人体气血流经胆经，胆经最旺盛，此时是一天中最黑暗的时辰，阳气开始生发，适合静卧熟睡；丑时（1 时至 3 时）人体气血流经肝经，肝经最旺盛，此时睡好能养肝。因此，晚上 11 时至凌晨 3 时应让身体得到充分休息，若睡眠质量不佳或时间不够，会影响肝脏修复功能。肝病患者晚上不宜从事太过耗损脑力的工作，11 时以前一定要入睡，使肝脏气血得到充分濡养。

6 保持乐观心态

肝主疏泄，喜条达而恶抑郁，具有调理人体气机的生理功能，生气发怒易导致肝脏功能失调。就像《黄帝内经》中所说："人或恚怒，气逆上而不下，即伤肝也。"易发怒的人容易使气血淤滞于肝脏而引发疾病。要想肝脏强健，首先要学会控制、调节自己的情绪，即使生气也不要超过 3 分钟，要尽力做到心平气和、乐观开朗，从而使肝火熄灭，肝气正常生发、顺调。

7 多远眺、常闭目

中医理论认为，肝主藏血。由于肝脏的经脉联系于目，人的视力又有赖于肝气疏泄和肝血滋养，故有"肝开窍于目""肝受血而能视之""久视伤血"之说。也就是说，人长时间用眼视物，不但会使双眼疲劳，视觉能力下降，而且会导致"肝血"损伤。这也提示我们，工作、学习间隙要多往远处眺望，多看绿色植物。经常闭目养神也是很好的养肝方法。PM

扫描二维码
关注"爱肝联盟"微信号

随着人们对美观和功能的更高追求，越来越多的人对口腔正畸治疗（俗称"箍牙"或"戴牙套"）产生了浓厚兴趣，但对它的认知尚有欠缺。口腔正畸治疗的最主要目的是让患者拥有更健康的牙列、更美观的颜面，它在本质上是一个整合了颅、颌、面部生长发育的综合学科，涉及牙颌面生长发育的长期追踪、错殆畸形的病因和诊断、治疗方案的设计和实施、远期效果的稳定和随访等。同时，作为一项医患合作的长期治疗项目，患者对正畸治疗每一个环节的充分认识和理解，以及治疗过程中的积极配合，是治疗成功的关键。

错殆畸形的发生与两大因素有关

牙颌面生长发育受遗传基因和后天环境因素的影响。遗传因素对错殆畸形的形成起决定性作用。例如，反殆（即"地包天"）具有显著的遗传性，直系和旁系亲属有类似"地包天"畸形的患者，即便去除不良口腔习惯后，其"地包天"面型仍有随着生长发育而进一步恶化的趋势。这类患者需要从乳牙列开始进行干预（如进行功能训练，必要时进行功能矫治），以最大限度抑制恒牙列反殆的形成。

不良的后天环境因素和口腔习惯也容易导致错殆畸形的产生。例如，姿势不当的奶瓶喂养容易引起下颌功能性位置异常，导致"地包天"；不均衡的饮食习惯使牙槽骨的生长发育得不到良好刺激，导致牙量和骨量不协调；不完善的口腔护理使乳牙列龋坏严重，引起恒牙胚发育异常，导致错殆畸形（如恒牙萌出间隙丧失或恒牙阻生）。因此，对颌面部生长发育的长期记录和及时诊治是防治错殆畸形的最有效途径。

正确诊断是正畸治疗的关键

对于常见的错殆畸形，医生可以通过询问患者生长发育情况、病史以及家族史，进行初步判断，并初步预测生长发育期患者牙颌面的生长。在全面的资料分析的基础上，基于建立健康、稳定、美观的口颌面系统的原则，对患者的错殆畸形进行详细诊断，这是正畸治疗的关键。

口腔正畸 知多少

上海交通大学医学院附属新华医院口腔科主任医师　吴建勇

治疗方案的设计与实施应个体化

对患者口腔基础情况（包括牙体是否健康、有无龋齿，牙周是否健康、有无过度松动和慢性牙周炎等）的了解是保证正畸治疗顺利开展的重要前提。所以，在进行正畸治疗前，医生往往要求患者先进行口腔基础健康的维护。

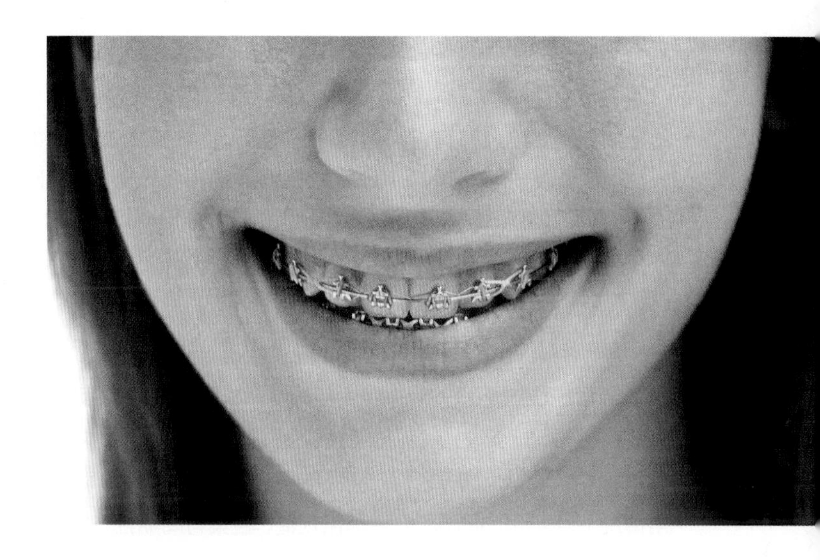

口腔正畸治疗的第一步是去除病因，其次是纠正错误。医生利用矫治器有序地控制牙齿移动，纠正排列紊乱的牙齿，恢复正常的咬合关系，解决颜貌的美观问题。很多患者对于正畸医生的治疗方案（尤其是拔牙方案的设计）持怀疑态度。其实，拔牙方案的设计通常是正畸医生基于牙量和骨量不协调、软组织不美观等实际情况，再结合患者的主观诉求，在大量数据分析支持下的慎重之选。拔牙的牙位和数量会因正畸医生的理念和治疗路径的不同而有所差异，但“条条大路通罗马”，只要把握正畸治疗的原则，在治疗过程中严格控制牙齿移动的每一步、监测软组织的改变，“殊途可以同归”。

正畸后，“保持”也很重要

“戴牙套”是一个主动治疗的过程，当口腔正畸治疗达到预期目的时，就意味着这个主动治疗过程结束了，继而要进行下一个很重要的被动治疗过程，即佩戴保持器。很多患者会忽视这一过程，导致错㿻畸形复发。

稳定性是评价口腔正畸治疗成功与否的指标之一，除合理的治疗以外，积极的保持是最后一个关键环节。牙齿移动到新的位置后，稳定下来需要一定的时间，并且会有移回到原来位置的倾向，这就需要借助保持器对治疗结果进行长期维持，以达到最大程度的稳定性。正畸医生常会提到一句话：“复发是绝对的，保持是相对的。”颌面部是功能与美观相结合的复合体，它随着年龄的增加和多种外界因素影响，会有一个动态变化的生理过程，正确认识并接受这一生理过程，对全面认识正畸治疗大有帮助。

患者的配合是治疗成功的关键

患者是口腔正畸治疗的主体，需要有强烈的主观愿望、合理的主观诉求、适当的口颌面基础条件，以及良好的理解力和配合程度。口腔正畸治疗是基于一定条件，对口腔进行纠正与改善的过程。由于个体颜面、口颌面结构差异，以及治疗手段的限制，口腔正畸治疗存在一定局限性。因此，患者正确认识每一种治疗手段的利与弊、建立合理的心理预期，有助于治疗的顺利开展。

此外，口腔正畸治疗的过程相对较长，患者在绝大多数时间内都是与矫治器“独处”，缺少医生的随时监管，这就需要患者具有较高的自我约束力和执行能力，遵照医嘱完成辅助治疗，并严格执行口腔卫生护理。PM

专家简介

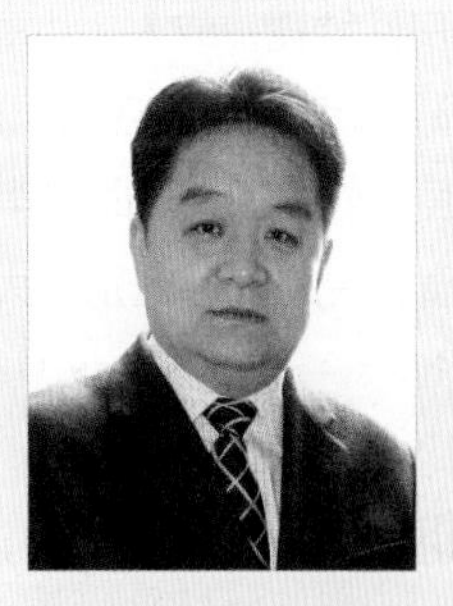

吴建勇 上海交通大学医学院附属新华医院口腔科主任、口腔正畸中心主任、主任医师、博士生导师，中华口腔医学会口腔正畸专业委员会常委，上海市口腔医学会口腔正畸专业委员会副主任委员。擅长应用非外科正畸手段矫正疑难的牙性及骨性前突牙颌畸形，口呼吸及各种口腔不良习惯引起的面部及牙颌畸形的防治，儿童青少年早期牙颌畸形的咬合诱导及骨性凸面畸形的功能矫形治疗等。

专家门诊：周二、三、五下午

声音嘶哑不缓解 小心声带长肿物

复旦大学附属中山医院耳鼻喉科　伍大权　刘丹政（副主任医师）

大多数人都有过声音嘶哑的经历，比如感冒或频繁发声后出现的声音嘶哑多由急性咽喉炎引起，通过多休息、少说话，一周左右即可消失。慢性咽喉炎患者一年四季都有不同程度的声嘶，且声嘶时好时坏，感冒或用声过度后加重，以后逐渐缓解，但不会完全消失。慢性咽喉炎导致的声嘶需要与声带肿物引起的声嘶相鉴别。若声音嘶哑持续两周以上不缓解或持续加重，就要当心是不是声带长肿物了。

声带病变会引起声音嘶哑

声音是通过声带的规律开合与振动产生的。首先，肺部气流推动闭合状态的声带振动，产生基音，然后咽腔、口腔、鼻腔、舌体、嘴唇等部位对基音进行“加工”，就形成了我们所熟悉的声音。声带是声音产生的关键，正常情况下，声带的振动和开合非常规律，且具有周期性。如果声带出现病变，声带振动或开合发生紊乱，就会出现不同程度的声音嘶哑。

经常发声者，声带易受损

声带小结、声带息肉、声带囊肿等病变多发生于特殊职业人群，如销售人员、歌唱家、教师、律师等。因职业关系，他们需要经常发声，声带长期超负荷工作，容易造成声带局部损伤。如果这种损伤长期存在，就可能慢慢长出声带小结或声带息肉。此外，性格急躁、容易激动、爱争论的人也容易长声带小结，女性比男性多见。这些病变引起的声音嘶哑往往不能自行缓解，需要通过手术才能解决。

乳头状瘤是常见的声带良性肿瘤

乳头状瘤是一种比较常见的声带良性肿瘤，成人、儿童均可发生，儿童更多见。小儿声带乳头状瘤发病较急，除声音嘶哑外，还可出现急性呼吸困难，且极易复发，需要反复多次手术，但很少发生恶变。成人声带乳头状瘤不易复发，但有一定的恶变概率。乳头状瘤发生的性别差别不大，与HPV（人乳头瘤病毒）感染有关。

“声嘶”可能是喉癌的早期表现

在所有引起声音嘶哑的病变中，声带恶性肿瘤（即“声带癌”）最严重。声带癌属于喉癌的一种，早期表现就是声嘶，且声嘶会持续加重，晚期甚至会出现呼吸和吞咽困难。喉癌多发生于年纪较大的男性，男女比例达8：1，与吸烟和酗酒密切相关。据统计，吸烟者患喉癌的风险是非吸烟者的3～39倍，如果再有其他因素（如刺激性烟雾、粉尘和废气，以及病毒感染等）反复刺激，喉癌的发生风险将大大增加。

还有一种声带病变叫“声带白斑”，这种病变虽然不是癌，但很容易恶变为喉癌，被称为癌前病变，需要引起重视、密切观察。

声带肿瘤多需手术治疗

凡是声嘶持续超过两周未好转，特别是长期吸烟、喝酒的人，以及从事需要经常发声职业者，一定要提高警惕，尽早去医院耳鼻喉科就诊。喉镜检查是简单直接的初步筛查方法，可基本判断肿物的良恶性。若高度怀疑为恶性，病理活检是确诊的最好方法。

声带肿瘤多数需要手术治疗。良性肿物可选择传统手术或激光切除。恶性肿瘤须综合考虑肿瘤分化程度、病期早晚、患者身体状况，以及对治疗后语言交流功能的需求，合理选择放疗、化疗、手术、激光等治疗方法。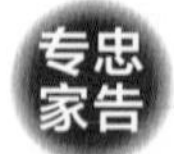

专家忠告 改变不良的生活习惯有助于预防声带病变，如戒除烟酒、远离刺激性气体、科学用嗓、避免用嗓过度等。

基因检测门槛放低 数据分析“迫在眉睫”

文/方 园

基因是DNA分子上的一个功能片段，是遗传信息的基本单位，是决定一切生物物种最基本的因子。现代医学研究证明，除外伤外，几乎所有疾病都与基因有关。就像血液分不同血型一样，人体中的正常基因也分为不同的基因型，不同的基因型对环境因素的敏感性不同，导致不同人群的健康危险因素各有不同。

基因检测助力精准医疗

国际医学领域一直在积极开展对基因的研究。国内经历了从紧急叫停到规范化发展的过程，如今也已取得了很大进展，基因检测技术正不断渗透到各个学科的临床应用中，在疾病的预防与治疗中发挥着越来越大的作用。

多年来一直从事基因技术改造的国内基因检测领域专家、深圳秒速科技有限公司总经理胡玉华介绍，如今基因检测的成本已显著降低。第一个人类基因组计划用了10年时间，有400多个科学团队参与，耗资27亿美元。而目前，基因检测已进入“one day”时代，只要花100美元、1天即可完成。基因检测技术已经能够从实验室走出来，进入医院、诊所，甚至普通家庭。

中国在基因检测领域的研发成果处于全球领军地位。通过荧光定量PCR、基因芯片、液态生物芯片与微流控技术等基因检测方法，国内的基因检测技术可以完成疾病预测、辅助临床诊断和治疗、遗传病筛查等多个领域的检测。基因检测既可以帮助人们预知自身的患病风险，使人们可以通过调整饮食与生活习惯避免疾病的发生，也可以通过基因检测的具体指标，指导医生进行个性化精准用药，把握最佳治疗时期。基因检测技术的应用，推动了精准医学的发展，也让医学各领域的进展达到了前所未有的高度。

数据分析比检测技术更重要

秒速科技团队在基因检测技术领域开展了诸多研发工作。除检测技术外，胡丽华领衔的秒速科技团队同样看重数据的积累与分析。如果将检测得出的基因组简单存储在生物技术信息中心，其实是一种浪费。基因检测领域的从业者要深度参与数据库的建设，从中挖掘相关数据的意义，用更大的数据量提高研究的统计力和概率的有效性，这是基因检测中最有价值和“爆发力”的地方。这个项目现在才刚刚起步。

基因检测数据分析软件是秒速团队结合大量数据分析与软硬件优化配置研发的解决方案，从ATCG序列到生物学表格，定制每一个流程的脚本，复杂度低、操作简单，可同时进行事前监控、事中分析与干预、事后监督与评价等全流程检测、记录、分析，弥补了基因检测领域分析系统的不足，可以辅助医疗行业从业者更准确地进行临床诊断，更好地指导治疗方案的制定，以便提早采取有效的干预措施，提高医疗诊断的精准程度，为医疗行业的发展指明了新的方向，也为未来基因检测领域巨型工程的研发创造条件。目前，这套基因检测数据分析软件已在全国多家三甲医院开展临床应用，在提高检测效率、提高准确率方面优势显著。

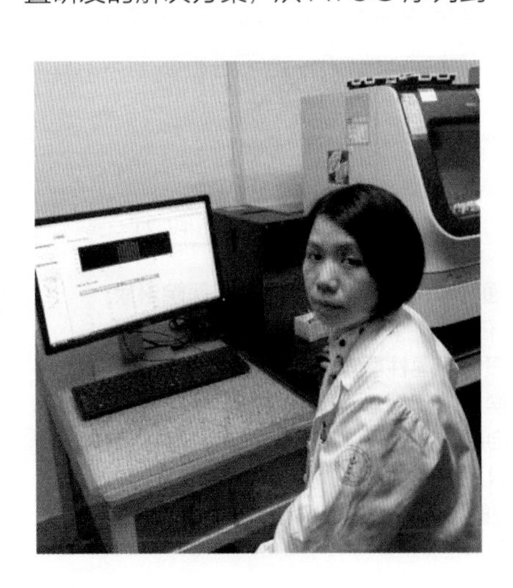

自基因测序仪问世至今，数据产出的速度已远远超出数据分析的速度。实验环节已经从原来的手工化到目前的半自动化，相信未来会逐步被全自动化所替代。但数据分析仍有较高门槛，需要不断对学术资源进行利用、发现和可靠性测试，需要一个沉淀的过程。

随着基因检测门槛和成本的不断降低，越来越多的人将享受到基因检测服务。可以预见，未来将有大量基因组数据被产出，而对这些数据背后的解读和分析需求将越来越迫切，软硬件系统的优化配置将是未来基因检测领域研发的大趋势。当基因检测技术真正全面应用到疾病的预防与临床精准治疗中时，将会创造一个全新的医疗模式。PM

生活实例

张教授今年85岁,长年旅居国外。他患前列腺增生20年,一直用药物治疗缓解症状。这一两年来,他发现服用药物后,尿频症状仍然很严重,于是就去医院就诊。但那里的医生告诉他,他的前列腺太大,只有手术才能解决问题,而他年事已高,手术风险大,医生就建议他放置导尿管或进行膀胱造瘘。今年张先生回国,经老友介绍来到我院就诊。我们给他做了术前评估,经直肠前列腺B超显示他的前列腺确实很大,根据大小估计重量达150克(正常前列腺在20克以下),尿道严重堵塞。我们建议他进行经尿道微创剜除手术,张先生欣然应允。手术后,困扰他多年的排尿问题终于解决。

巨大前列腺:微创手术也能治

上海交通大学医学院附属第九人民医院泌尿外科　谷 猛　王 忠(教授)

前列腺巨大是怎么回事

前列腺增生症是老年男子常见疾病之一，为前列腺的一种良性病变。成年男性前列腺重15~20克，一般45岁以后，前列腺体积及重量逐渐增加。前列腺增生症的早期症状为夜尿次数增多、排尿等待、排尿总时间延长等。如果增生的前列腺重量大于80克，称为巨大前列腺，可严重影响患者的排尿功能，必须采取手术治疗。

巨大前列腺，传统微创手术“无能为力”

经尿道电切术是治疗前列腺增生的一种常用微创手术方法。但是，这种微创手术处理巨大前列腺却极其困难，耗时长、出血多；即使勉强完成手术，也会给患者带来较大的创伤。

经尿道激光剜除术，巨大前列腺“微创治”

十年磨一剑，剜除前列腺。巨大前列腺曾是微创手术的禁区，必须做开放手术。经过不断的探索和对术式的改进，巨大前列腺如今也可进行微创手术，即经尿道钬激光前列腺剜除术。

经尿道激光剜除术，是根据前列腺的解剖特点，找到前列腺的包膜，沿着包膜整块剜除前列腺增生组织。相对于经尿道前列腺电切术，剜除术耗时更短，出血更少。形象地说，切除术就是经尿道把堵塞尿道的前列腺组织一小块一小块地切掉，要切“无数刀”；而剜除术相当于把增生的前列腺“连根拔起”。经尿道激光剜除术适合任何体积的前列腺增生，而对于巨大的前列腺增生，更加能够体现其耗时少、出血少的优势。PM

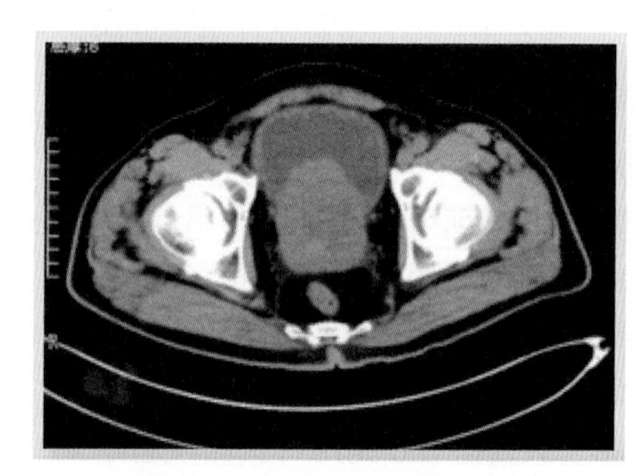

CT显示巨大前列腺增生并突入膀胱，前列腺最大直径8厘米，重量超过150克

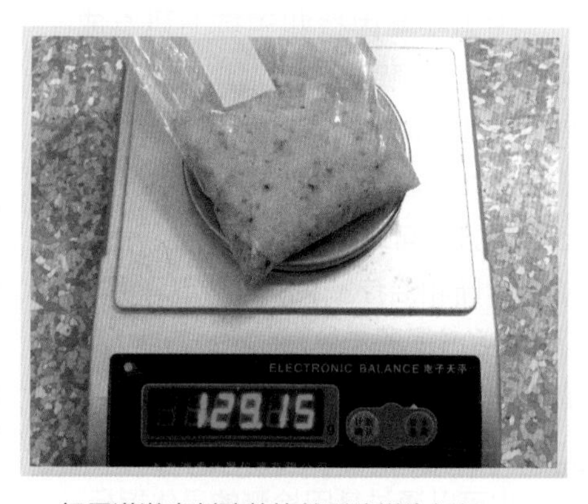

经尿道激光剜除整块前列腺增生组织，粉碎后经尿道取出

专家简介

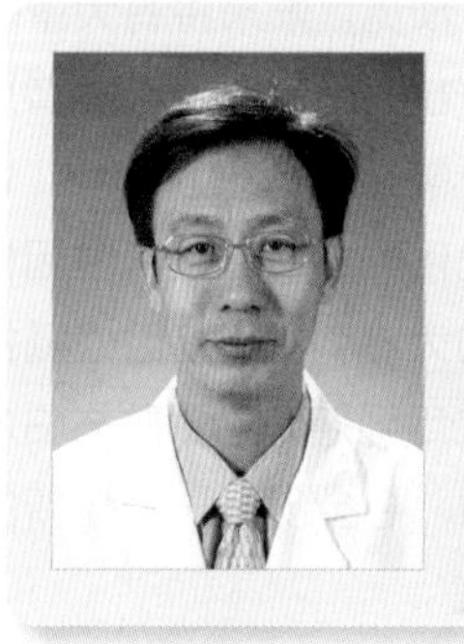

王 忠　上海交通大学医学院附属第九人民医院泌尿外科主任、教授、主任医师、博士生导师，中华医学会男科学分会副主任委员，中国性医学会副主任委员，上海市医学会泌尿外科学会前列腺学组副组长，上海市中西医结合泌尿男科学会副主任委员。擅长经尿道钬激光前列腺剜除术，前列腺癌根治术，尿道闭锁或狭窄、下裂等复杂泌尿生殖系统畸形的修复重建，等等。

风情小食，吃出老故事与细心思（十四）

芋艿排骨煲

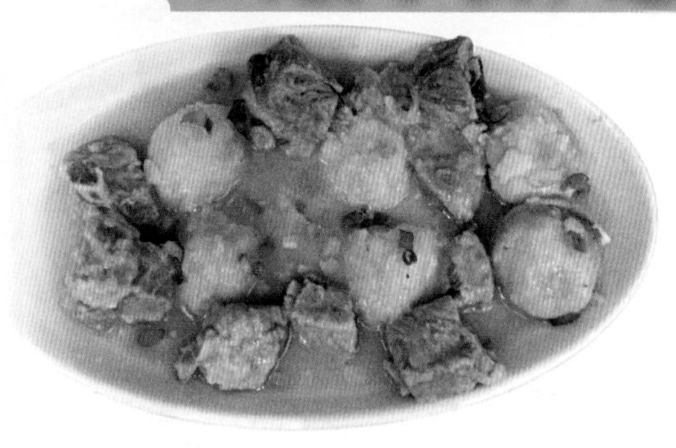

天津中医药大学第一附属医院营养科主任医师　李艳玲

老故事

清朝道光十九年，林则徐被任命为钦差大臣，至广州禁烟。西方国家的领事用西餐招待林则徐，饭后为他准备了一道冰淇淋。林则徐不知冰淇淋为何美食，看到有气冒出，以为是热的，便用嘴吹之，好让这道菜凉了再食。领事大笑，把林则徐气得吹胡子瞪眼。过了一段时间，林则徐宴请那些领事吃饭，餐桌上都是凉菜。之后，一道芋泥被端上餐桌，颜色灰白，表面闪着油光，看上去没有一丝热气。那些领事以为这也是一道凉菜，用汤匙舀了就往嘴巴里送，结果被烫得哇哇乱叫。林则徐不停地道歉，心里却暗笑。这道菜就是外冷里烫的“芋泥”。

细心思

芋头又称香芋、芋艿、毛芋，原产于中国，以及印度、马来西亚等热带地区。它口感细软，绵甜香糯，既是蔬菜，又是粮食，可蒸食，也可用来制作菜肴、点心，尤其在初冬之时，用芋头煲汤，口感香浓顺滑。

中医认为，芋头味甘性平，有小毒（生食），归肠、胃经，具有开胃生津、消炎镇痛、补气益肾等功效。从营养学角度来看，芋头属于薯类，富含淀粉、矿物质、维生素、膳食纤维，还含有一种黏液蛋白，被人体吸收后可以产生免疫球蛋白，提高机体抵抗力。由于芋头的淀粉颗粒小，仅为土豆淀粉的十分之一，故消化率可达98.8%。将芋头制成芋粉、芋泥馅，可以适当延长保存期限。芋头与排骨一起烹制，既能起到蛋白质互补作用，又集美味于一身，也方便家庭制作。不过，芋头切忌生食，以免黏液刺激咽喉。

自己做

● 原料

芋头380克（约6个），排骨350克（12块），葱、姜、大料、盐、糖、香葱适量。（以上原料为3人份）。

● 制法

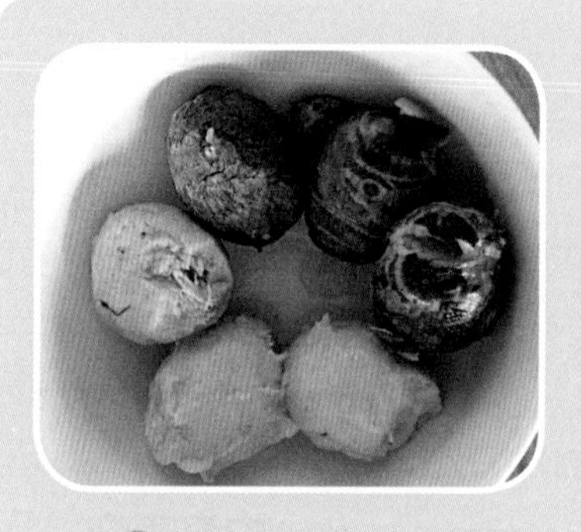

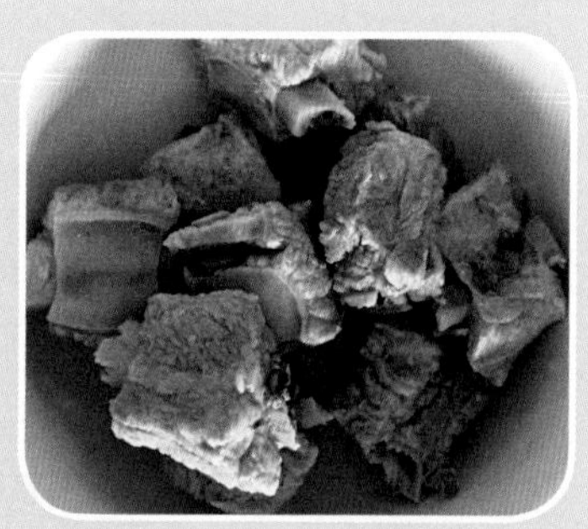

① 将芋头洗净，上锅蒸熟，剥皮备用。

② 排骨洗净，放入砂锅，加冷水至砂锅的一半，煮沸后关火，捞出排骨，血水弃之。

③ 加入半砂锅热水，放入葱、姜、大料，煮至七成熟，放入芋头，小火煮至汤浓稠，放盐、糖、香葱出锅。

● 营养

一人份芋艿排骨煲含能量427千卡（1787千焦），蛋白质22克（占总能量的21%），脂肪27克（占总能量的57%），碳水化合物24克（占总能量的22%）。一般人均可食用，但因芋头淀粉含量较高，一次摄入100克左右为宜，糖尿病患者应将其与粮食替换食用。

痛风或高尿酸血症患者食用时，可将排骨煮至七成熟后弃汤，再次加入热水、排骨、芋头同煮，可适当减少嘌呤摄入量。在吃热芋头时，要小口吃，以免烫伤。PM

近年来，爱美的女士会发现美容食品的名单上多了一个浪漫的名字——桃花泪，又名桃胶。据说其有美容养颜、润肠通便等诸多功效。很多饭店的菜单中出现了桃胶燕窝、木瓜炖桃胶、银耳炖桃胶等甜品，网络上也流传着桃胶能保健、降糖等说法。桃胶的真实功效究竟如何？关于它的各种说法是否可信？

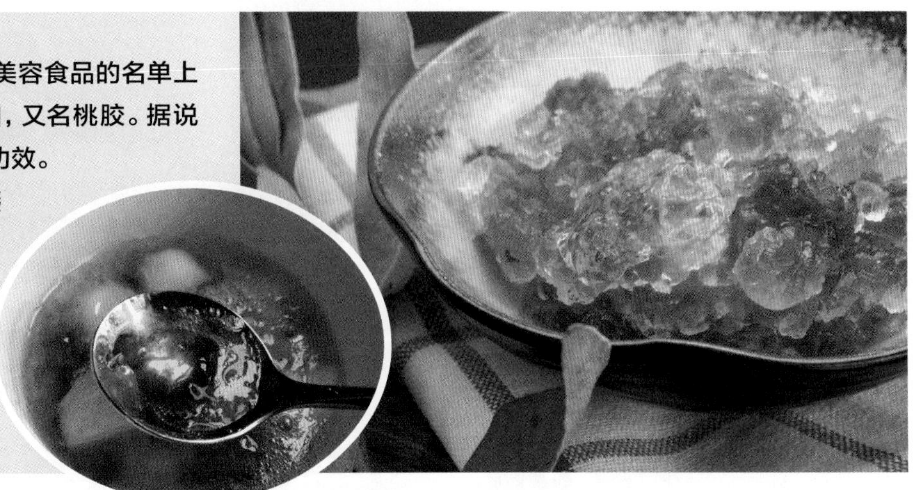

桃胶能否成为“新美容圣品”

江苏省中医院副主任医师　李烜

桃胶是一味中药

桃胶是桃树分泌的天然胶。据《唐本草》记载，桃胶“味甘、苦，性平，无毒”，入大肠、膀胱经。古籍中关于桃胶的记载很多，一般煎汤服用，或入丸、散，药用效果体现在很多方面。

● **促进伤口愈合，抗真菌感染**　桃树分泌桃胶的条件很特殊：桃树受到外力伤害，或被真菌感染，就会开始分泌桃胶。实际上，桃胶是桃树自我保护反应下的“产物”。根据中医“同气相求”的道理，桃胶对于促进伤口愈合和抗真菌感染有一定作用。桃胶的采摘季节为6～8月，此时降雨量大，气温升高，真菌感染较多，桃胶分泌量较大。

● **治疗痢疾、淋证**　古人用桃胶单味或组方治疗淋证及痢疾，在多本古籍中均有记载。如《唐本草》记载，桃胶“主下石淋，破血，中恶疰忤”；《本经逢原》记载，“桃树上胶，最通津液，能治血淋，石淋”等。

● **辅助降血糖**　很多古代文献均提到桃胶生津止渴的作用。糖尿病的中医病名为“消渴”，以养阴治疗为主，桃胶生津的特性对糖尿病有一定的治疗作用。现代文献中也有大量桃胶治疗糖尿病机制的详细研究和论述，其降血糖机制大致是：桃胶的主要成分是多糖、蛋白质等，桃胶多糖不能被人体肠道的主要消化酶消化，可延缓肠道内碳水化合物的消化和吸收，达到降血糖的目的。

辨真伪：桃胶真有那么神吗

● **美容养颜说**　网络上广泛流传着“桃胶曾是当年慈禧太后钦点御用的养颜补品”“桃胶与皂角米、银耳搭配烹煮成汤，长期食用具有降脂、养颜、嫩肤功效”等说法。桃胶由桃树的树皮分泌，又名桃树油。《本经逢原》记载“痘疮黑陷，必胜膏用之”。桃胶有一定润泽肌肤的作用，但并不像网络所流传的那般夸张。

● **润肠通便说**　桃胶是一种树脂，含有丰富的膳食纤维，可以促进肠道蠕动。《本经逢原》记载：“桃树上胶，最通津液。”从中医角度来看，桃胶有生津止渴、润肠通便的作用，对体内津液代谢异常所导致的便秘有一定的改善作用。

● **孕妇禁用说**　网传桃胶破血，孕妇食用后容易导致流产。从最早记载桃胶的《名医别录》、各朝代的古籍，到当代记载桃胶的文献，桃胶只在《唐本草》中有过“破血”的记录。桃胶可以治疗石淋，意味着具有消坚涤石的作用，但大多数文献记载更偏向于桃胶生津、养胃、止痢的功效，其破血能力并不像三棱、莪术等中药材那样峻猛。因此，孕妇在孕早期应慎用桃胶，进入孕中期后可适量食用，桃胶的润肠通便作用可以防止孕期便秘。

综上所述，桃胶可以被定义为一种药食同源的食品，适当食用对人体有一定的益处，但应适量食用，并根据自己的体质判断是否适用。PM

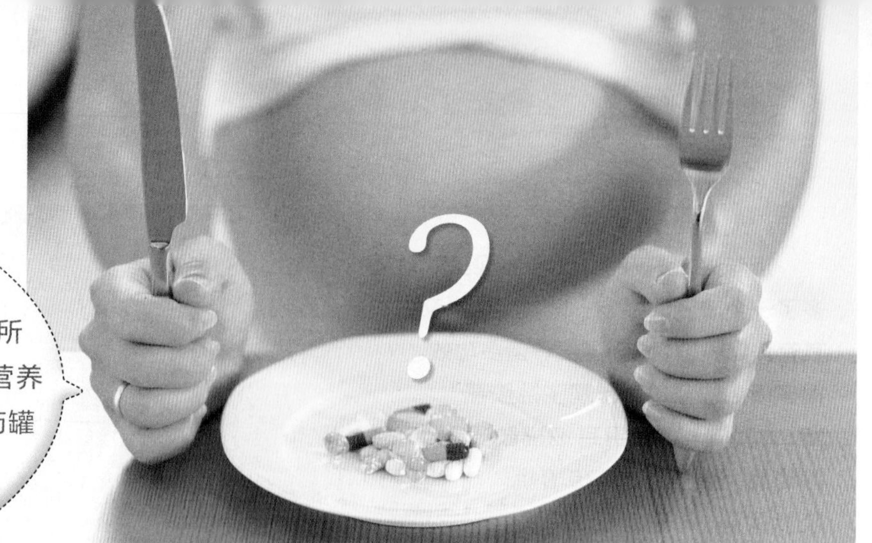

很多准妈妈担心，单纯依靠饮食无法完全满足胎儿生长发育所需的营养素，特别是某些“特殊”营养素，所以一怀孕，她们就变成了“药罐子”，多种维生素片、钙片、铁剂、碘油，一样都不能少。

孕期“特殊”营养素 食补还是药补

南京市妇幼保健院营养科副主任医师　戴永梅

钙：食物巧组合，钙剂来帮忙

孕早期，准妈妈对钙的需要量为每天800毫克，和普通人一样。孕中晚期，随着胎儿骨骼、牙齿的发育，准妈妈对钙的需求量上升，达到每天1000毫克。富含钙的食物很多，如牛奶、酸奶、豆制品、鱼虾、坚果等。通过饮食摄入充足的钙是可行的，但需要花些心思。

表格里的组合一中，50%以上的钙来自牛奶。牛奶不仅钙含量高、易于被人体吸收和利用，还含有优质蛋白质和其他营养成分。准妈妈在孕中晚期最好每天喝足500毫升牛奶。无法多喝牛奶的准妈妈，可以参照组合二，选择其他钙含量高的食物，如豆腐干、绿叶蔬菜、芝麻酱等。喝牛奶后出现腹泻、胀气等症状的准妈妈，可改喝低乳糖牛奶或酸奶。

如果准妈妈无法从饮食中摄取充足的钙，甚至出现腰酸背痛、腓肠肌痉挛（小腿抽筋），提示可能缺钙，可以额外补充钙剂。钙剂形式很多，元素钙含量，碳酸钙为39%，乳酸钙为13%，葡萄糖酸钙为9.3%，柠檬酸钙为21%。碳酸钙的钙含量较高，性价比较合理，每天可补充300～600毫克。但碳酸钙的吸收需要胃酸，部分人服用后容易出现便秘、嗳气等不良反应，所以缺乏胃酸、消化功能差的人可以考虑补充有机钙，如葡萄糖酸钙、柠檬酸钙等，缺点是价格较高，每片钙含量较低。

此外，准妈妈应尽量不要服用来源于动物骨骼、牡蛎壳、扇贝壳和珍珠等的钙剂，因草场和海水污染可能使钙原料中的铅等重金属含量升高，长期服用易引起体内重金属超标。

每日摄入1000毫克钙的食物组合表

组合一		组合二	
食物种类及数量	含钙量（毫克）	食物种类及数量	含钙量（毫克）
牛奶500克	540	牛奶300克	324
豆腐100克	127	豆腐干60克	185
虾皮5克	50	芝麻酱10克	117
蛋类50克	30	蛋类50克	30
绿叶蔬菜（如小白菜）200克	180	绿叶蔬菜（如小白菜）250克	270
鱼类（如鲫鱼）100克	79	鱼类（如鲫鱼）100克	79
合计	1005	合计	1005

碘：多食海产品即可补足碘

碘缺乏可引起甲状腺激素合成减少及甲状腺功能减退，影响母体及胎儿的新陈代谢，对胎儿的生长发育产生不良影响，增加克汀病的发生风险。孕期碘需求量比非孕时增加近1倍（孕前为每天120微克，孕后为每天230微克）。如每天食用6克碘盐，可达到推荐量的50%左右，即120微克。准妈妈每周应食用2～3次富含碘的海产品。100克海带（鲜）、2.5克紫菜（干）、0.7克裙带菜（干）、40克海鱼等均可补充110微克碘。如果准妈妈能够经常食用足够数量的海产品，基本上不会出现缺碘问题。需注意的是，碘摄入量不是越多越好。研究表明，过高或过低的碘摄入量都容易导致甲状腺功能异常。最好的方法是通过监测尿碘来判断碘摄入是否超标。

尿碘的评价标准

数值（微克/升）	评价标准
<150	缺乏
150～249	正常
250～499	超足量
≥500	过量

铁：选对食物可补铁，药补应遵医嘱

铁是血红蛋白的主要成分，在血液中负责携带氧气，供应全身细胞及器官组织，能带给宝宝红润的肌肤、健康的免疫系统，在宝宝的大脑和神经发育中担当重要角色。孕期血红蛋白合成增加，孕后期需要储备足量的铁，准妈妈对铁的需求量逐渐增加。孕中、孕晚期，铁的需求量比孕前分别增加4毫克、9毫克，达到24毫克、29毫克。

膳食中的铁分为血红素铁和非血红素铁。血红素铁主要来自动物血、肝脏及红肉，如牛肉、瘦猪肉、猪肝、鸭血，吸收率可达10%～20%；非血红素铁主要存在于植物中，如黑木耳、黄豆、红枣、菠菜等，吸收率仅为1%～2%。准妈妈应在饮食中增加造血所需的铁、蛋白质、叶酸等成分，特别是含血红素铁的食物，如猪肝，一周可食用1～2次。尽量不要喝浓茶、浓咖啡，以免影响铁的吸收；烹调前，可用汆烫的方法去除蔬菜中影响铁吸收的物质，如植酸、草酸等；烹调时应急火快炒，保留更多营养素。根据《中国食物成分表》计算，表格中食谱的铁含量达到35毫克，可以满足孕晚期对铁的需要量。

如果准妈妈出现缺铁性贫血，可在医生指导下适当补充铁剂。常见的铁剂有富马酸亚铁、硫酸亚铁。需注意的是，每天补充元素铁≥200毫克时，易出现恶心和上腹部不适等症状，准妈妈应在医师指导下适当服用，并定期复查血红蛋白及血清铁蛋白。

孕期补铁食谱举例

餐次	食谱
早餐	煮鸡蛋1个（50克） 红枣山药糯米粥（红枣20克，山药50克，糯米50克） 芝麻酱花卷（芝麻酱10克，花卷50克）
早加餐	低脂酸奶200克 樱桃100克
午餐	米饭100克 青椒炒猪肝（青椒100克，猪肝50克，花生油5克） 木耳炒白菜（白菜100克，水发木耳20克，花生油5克） 白菜肉圆汤（白菜100克，瘦肉25克，芝麻油2克）
午加餐	猕猴桃150克
晚餐	红豆米饭100克（红豆25克，大米75克） 干切牛肉（牛肉50克，花生油5克） 清炒苋菜（苋菜150克，花生油5克） 鲜蘑菇豆腐汤（蘑菇50克，豆腐50克，芝麻油2克）
晚加餐	牛奶200克

叶酸：孕前至少3个月，应开始服用叶酸补充剂

妊娠14～28天是胎儿神经管分化和闭合的关键时期，叶酸缺乏可增加胎儿发生神经管畸形的风险。女性服用叶酸4周后，体内叶酸缺乏的状况才能明显改善。与食物中的叶酸相比，叶酸补充剂中的叶酸能更好地被机体吸收利用，故育龄妇女至少应在孕前3个月即开始每日服用400微克叶酸。

孕期继续补充叶酸，可以预防高同型半胱氨酸血症，促进红细胞成熟和血红蛋白合成，足量补充叶酸还有预防早产的作用。孕期每日叶酸摄入量应达到600微克。准妈妈要多吃富含叶酸的食物，如绿叶蔬菜、蛋类、动物肝脏、坚果等。如果每天吃400克蔬菜，其中一半为绿叶蔬菜，就可以补充200微克叶酸，再额外补充400微克叶酸制剂，就能满足需要。PM

营养医师对于“美味与营养”的探索兴致无处不在，可以惊艳于旅途中的奢华酒店、穷街陋巷，也能于居家日常中挤得时间，复制回味。

食在旅途 家中回味

江苏省苏北人民医院营养科副主任医师 赵绮华

「为你守候煲仔饭」——一鼎一镬里的天长地久

广东人发明了各种类型的煲仔饭。我去广东时吃过一次，念念不忘。制作煲仔饭需在锅底抹一层油，放入大米，再加油，焖煮一段时间后铺上腊肉或其他腌制肉，有时会放些蔬菜，最后淋上耗油、白糖等调料，搅拌后便可食用。煲仔饭用油量较多，食材多为腌制肉，少有蔬菜。

改良：煲仔饭是要用心烹饪的。首先你得有一个瓦煲或铸铁煲，擦干内壁上的水，抹上油。将丝苗米淘洗干净，加开水，大火煮开，中火焖煮5分钟，加入青豆、胡萝卜丁、香河芋丁

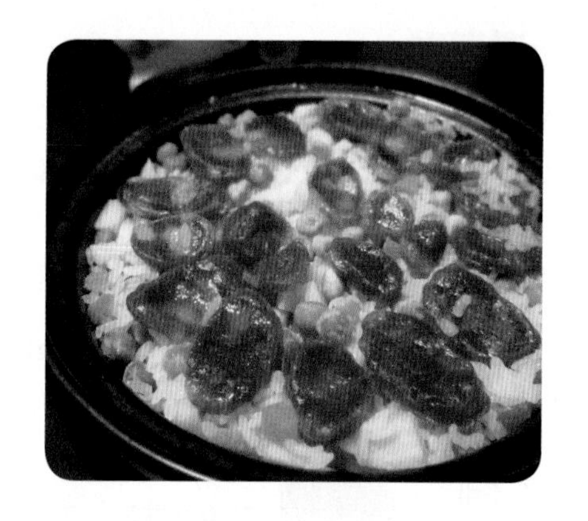

（香河县特产的芋艿，也可用扬州泰兴的软糯小芋头），表面铺上腊肠、腊肉，小火焖10分钟，揭开煲盖，沿内壁滴入植物油（橄榄油更好），确保四壁及煲底皆得滋润，再小火焖煮5分钟。若喜欢锅巴，要均匀转动煲壁。最后放入芦笋丁和青椒丁，焖2分钟，浇入酱汁（老抽、生抽、蚝油适量配比），拌匀可食。

点评：食材搭配适宜的煲仔饭可算是简餐里营养均衡的菜品，有豆类、薯类、蔬菜、腊味等。晶莹剔透的米饭吸取了腊肉的精华，浓郁鲜香，温润可口。偶尔改善一下口味未尝不可，但不宜常食，因为过多的油量及腌制红肉类都在营养“红灯榜”之列。

「凤爪的白描境界」——左手凤爪，右手鼠标

传统凤爪的制作需放油、糖、老抽、生抽等各种调料，出锅时放味精提味，是浓油赤酱又高糖的典型菜肴，香则香矣，不太健康。

改良：我观察到，女人与男人在吃上的最大差别，在于女人喜欢“自找麻烦”，专挑骨头上的肉吃，越细小，啃得越带劲。男人，大抵连吃虾都懒得吐壳。相比卤凤爪、红烧凤爪的红油酱彩，泡椒凤爪的“清纯”更令人难以抗拒。它没有一点可见的油花，保持着“玉手”的白嫩，带着泡椒与柠檬的芬芳。制作方法很简单：剪去鸡

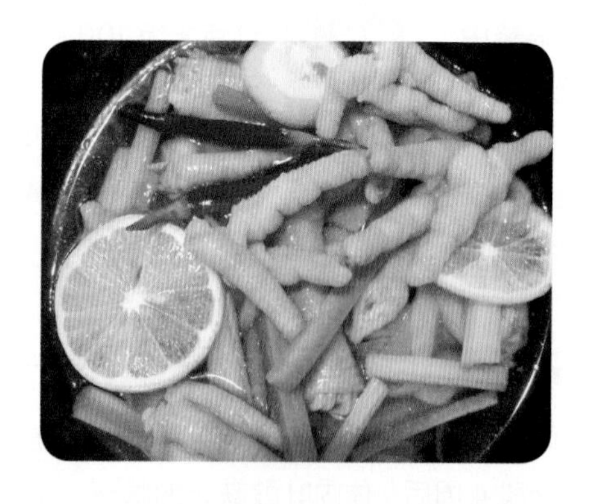

爪指甲，焯水，对半切开，白醋、料酒各倒入一匙，腌5分钟后用清水冲净，冷水下锅，放入姜片，大火烧开后转小火煮10分钟，捞出后用凉开水冲洗，放入碗中。碗中放入辣椒、泡椒、醋、盐、糖、西芹丝、胡萝卜丝、洋葱丝。切一只柠檬，一半挤汁，一半切片放入碗中。食料拌匀，倒入矿泉水，盖上保鲜膜，放入冰箱冷藏一天后即可食用。

点评：鸡爪可提供人体必需脂肪酸，促进脂溶性维生素吸收；所含蛋白质可提高人体免疫力，有利于生长发育。虽然市售袋装泡椒凤爪食用方便，但食品添加剂等隐患令人忧心，自制可兼得柠檬香及维生素C，无油、低盐、少糖，与一起泡下的胡萝卜、芹菜同食，风味更佳。

淮扬春回锅 —— 但凡中国人，谁还没吃过回锅肉

数年前，我到重庆开会，第一次惊艳于回锅肉的美味。据说最正宗的回锅肉要选猪后腿二刀肉。回锅肉重油浓色，肉多菜少，令人食欲大开，但不太符合现代营养学要求。

改良：以五花肉为上品。第一步，水煮，焯去血水、浮沫，使肉块灰白，断生即可。第二步，改刀，据说标准回锅肉片的大小以筷子夹起时轻颤微抖为佳。第三步，热锅倒油，油温四成时，将肉片放入。这道菜中，红油很关键，若能求得正宗麻辣兼香之红油最佳，也可用豆豉辣椒加上郫县豆瓣酱着色添味。回锅肉的配菜以蒜苗、蚕豆、青椒胜出，偶尔可用药芹和土豆，再削几枚蒜片。烹调关键在于不要有汤汁，要干煸，这样药芹滋润，土豆和蚕豆干香，蒜苗、青椒依然碧绿。

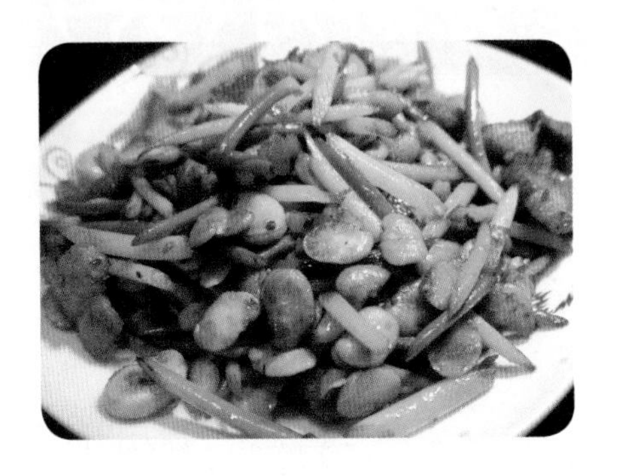

点评：淮扬风格的改良回锅肉融入了扬州当地的应季食材——春天最鲜美的蚕豆瓣和蒜苗，多素少荤，控油低盐，更贴近膳食指南的建议。蒜苗是春天的杀菌佳蔬。鲜蚕豆瓣含有胆石碱和磷脂，可健脑益智，还富含膳食纤维及钙、锌、锰等矿物质。

春天的菜垛子 —— 春在溪头荠菜花

野菜是现代人丰富餐桌上的一点调剂与念想，可炒食、凉拌、做馅，亦可熘、烩、烧、做汤、生食，还可垫成菜底。而最便捷的，莫过于焯拌。

改良：春天里，野菜香。南京、扬州一带，荠菜、马兰头、枸杞尖（枸杞的茎尖）、香椿芽，都是鲜物。将其择净、洗焯后，切成丁，混合香干丁、松子粒，加几粒鲜泡枸杞、一点盐、几滴麻油，码成小垛，餐桌立马变成“希望的田野”。

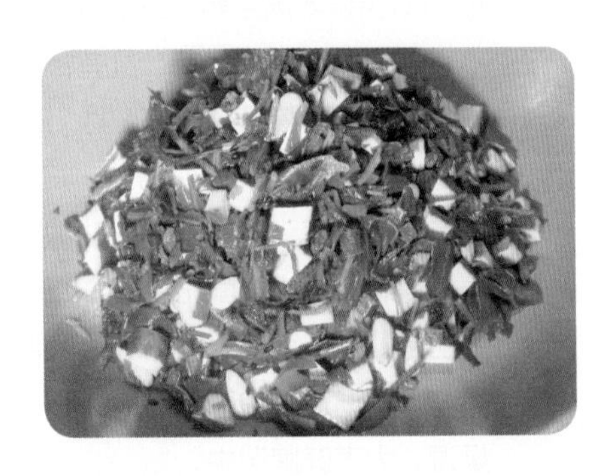

点评：野菜具有几项共同的特点：均含有65%～95%水分；绿色野菜的胡萝卜素、维生素C、核黄素含量丰富；钙、钾、镁等矿物质含量较高；膳食纤维含量丰富，可促进胃肠蠕动，减少便秘；含较多植物化学物等。荠菜有助于降低胆固醇、甘油三酯，马兰头能清热止血、抗菌消炎。烹调野菜时要注意取材新鲜，急火快烹后速食。苦味野菜不宜多食，以免损伤脾胃。工矿区废水边受污染的野菜不宜吃。

折中主义酸菜鱼 —— 你的麻辣，你掌控

市售酸菜鱼一般选用鲶鱼，口感肥嫩，但脂肪含量较高。酸菜鱼在装盘时会淋上热油，用油量也因此增加。

改良：鱼要鲜活，最好是野生的，大湖水库养殖的次之，再次是小水塘养殖的。最好选用黑鱼，片成鱼片，放入腌鱼料腌制。将酸菜焯水，鱼头、鱼骨焯水后炖汤，酸菜、青花椒与辣椒油炒后下入锅内，烧开，下鱼片，大火烧3～5分钟，淋上些许红油即可。

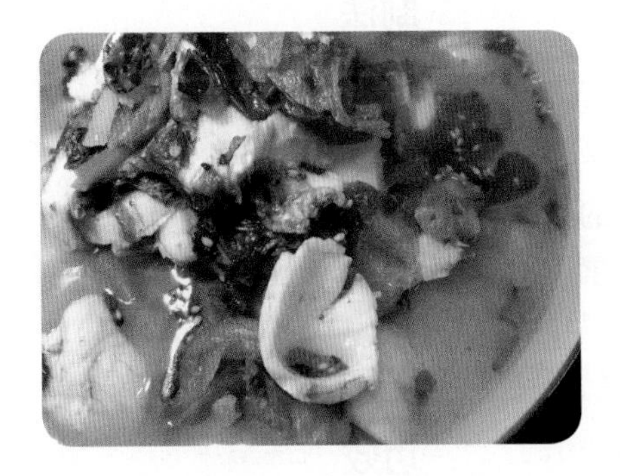

点评：改良方法省略了最后淋热油的步骤，虽然不够香浓，但每人每天只有25克的食用油推荐量，少吃一点总是好的。黑鱼是淡水鱼中的食肉鱼，蛋白质含量较高，脂肪含量较低，含钙量高于其他鱼，还含有多种维生素和矿物质。黑鱼的蛋白质组织结构松软，易被人体消化吸收，刺少肉厚，适合儿童、老年人、体弱者食用。酸菜和双椒的麻辣鲜香，使黑鱼在第一时间引得人食指大动。自己做的酸菜鱼最适口，你的麻辣由你掌控。PM

名方改良，老方新用（六）

广东省中医院临床营养科
何盈犀 郭丽娜（副主任医师）

当归茯苓炖瘦肉

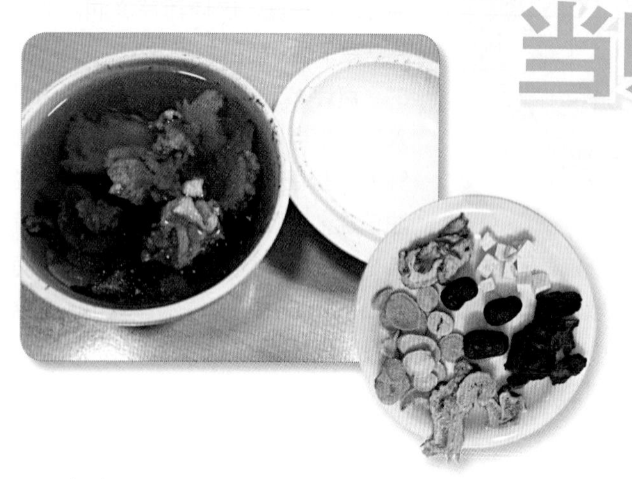

名方

当归芍药散（《金匮要略》）

改良

当归芍药散在很多中医古籍中均有记载，但组方不尽相同。本汤改良自张仲景《金匮要略》中的当归芍药散。

原方共六味药——当归、芍药、川芎、茯苓、泽泻、白术，有养血调肝、健脾利湿之功效，用于治疗妇人腹中绵绵作痛、头晕、舌淡苔白腻。如今此方的用途很广，适用于痛经、围产期保健、女性黄褐斑、慢性萎缩性胃炎等。中医讲究辨证论治，“同病异治、异病同治”可以解释为何当归芍药散从最初治疗女性腹痛到现在推广至胃炎、肾炎、黄褐斑等的运用。

黄褐斑是发生于面部的黄褐色斑块，与体内内分泌变化有关，如妊娠、服用避孕药、月经失调等都会引起体内激素水平的改变。此外，日晒、熬夜、精神紧张、劳累等也会诱发或加重黄褐斑。中医认为，“瘀”是黄褐斑的重要因素，与肝、脾、肾相关。黄褐斑见思虑多、喜叹气、胃纳一般、大便偏烂等肝郁、脾虚、湿盛、瘀血阻络症状，均可用此方进行调理。

原方以肝脾两虚、湿瘀兼见者服用为适宜。名老中医也有用此方作为痛经、黄褐斑等的调理，按当归1份、芍药4份、川芎2份、茯苓1份、泽泻1份、白术1份的比例，将各药材研磨成粉，用米汤或米酒、蜂蜜、酸奶等调配食用，每次5克，每日2次。

本汤所用药材按照原方比例，只是芍药、泽泻一般较少用于药膳，故去除泽泻，利水渗湿功效比原方稍弱；考虑到芍药是本汤主药，故稍减其药量。

当归乃血中之气药，具有补血活血、调经止痛、润肠通便之功效，临床多用于血虚、眩晕、月经不调、痹痛等病。根据不同部位，当归可分为归头、归身和归尾，归头止血为主，归身补血，归尾破血，全当归补血活血。川芎具有活血行气、祛风止痛之功效，常用于气滞血瘀型月经不调、头痛、跌打疼痛等，常与当归配伍使用，如芎归散用于心血管、妇科等疾病。芍药可分为白芍、赤芍两类，白芍养血柔肝、缓中止痛、敛阴，赤芍清热凉血、活血祛瘀。本汤选用白芍，取其柔肝养血之供。此外，茯苓健脾渗湿，白术健脾燥湿，大枣健脾调中。

原料

当归5克，白芍10克，川芎10克，茯苓5克，白术5克，大枣3枚，瘦肉150克。（2~3人份）

制法

将上述药材冲洗，装入煲汤袋中。瘦肉洗净，切小块，与煲汤袋一同放入大炖盅内，加水至九分满，文火炖1~1.5小时，加少量食盐调味，分3次温饮。

适宜人群

痛经，有黄褐斑者。

功效

养血调经，健脾利湿。PM

需注意，本汤含有当归、川芎等活血药物，孕妇及月经量大者忌用，或在妇产科中医师指导下运用。当归有润肠之效，腹胀、腹泻者不宜。

当心食物中的镉

上海市食品研究所
教授级高级工程师　马志英

镉的危害有多大

近年来，镉污染的危害引起了世界各国的重视。在联合国粮农组织和世界卫生组织确定最优先研究的 17 种食品污染物中，镉、砷和黄曲霉毒素是名列前三位的“毒王”。

新生儿体内几乎不含镉，人体中的镉几乎都是出生后从食物和环境中摄入的。镉主要通过消化道和呼吸道进入人体，人经口摄入会引起急性中毒，出现呕吐、腹痛等胃肠道症状。长期接触大剂量的镉，对人体的危害是多方面的。镉进入人体后，会有选择性地蓄积于肾脏、肝脏中，肾脏可蓄积吸收量的 1/3，是镉中毒的靶器官。慢性镉中毒的初期症状为倦怠无力、头痛、眩晕、鼻黏膜萎缩、咳嗽、胃痛和体重减轻；随着病情发展，患者会出现腰背及膝关节疼痛、周身骨骼疼痛、骨质疏松、活动时刺痛等症状，轻微外伤即可致骨折，牙齿上还会出现黄色的镉环；病情严重者可出现肺气肿、呼吸功能下降、肾功能减退、肾结石、蛋白尿、肝脏损害和贫血等。动物实验和人群流行病学调查还发现，镉可使温血动物和人的染色体发生畸变，导致畸形和癌症（主要是前列腺癌）。

食品中的镉限量是多少

2017 年最新制定的食品安全国家标准《食品中污染物限量》规定：镉限量值最高的是海产品中的双壳类、腹足类、头足类、棘皮类，为 2 毫克 / 千克；其次是畜禽肾脏，镉限量值为 1 毫克 / 千克；畜禽肝脏和香菇的镉限量值为 0.5 毫克 / 千克；稻谷、糙米、大米、叶菜类蔬菜的镉限量值为 0.2 毫克 / 千克；豆类蔬菜、块根和块茎蔬菜、茎类蔬菜（芹菜除外）、谷物（稻谷除外）的镉限量值为 0.1 毫克 / 千克；镉限量值最低的是新鲜蔬菜（上述蔬菜除外）和蛋等，为 0.05 毫克 / 千克。

哪些食物中镉含量高

多年来，国家和地方相关部门对我国食品中镉污染进行的风险监测发现，不同食品中镉含量差异十分显著：

- 贝壳类和软体类海产品、动物内脏的镉含量显著高于其他食品；
- 紫菜、海带、香菇、木耳、蘑菇等菌藻类的镉含量普遍高于其他食品；
- 大米、绿叶菜、猪肉、鱼虾等的镉含量平均值虽然较低，但都有高值出现。

我国种植、养殖行业还存在区域性镉污染现象。相关研究指出，辽宁、河北、江西和福建四省水产品中镉含量严重超标，超标严重的品种为海蟹、虾蛄、蛏子、海虾和乌贼。由此可见，镉污染主要存在于贝壳类和虾、蟹类水产品，主要原因是它们具有很强的富集镉的能力。

国人镉摄入量是否超标

每个人的镉摄入量，与摄入的食物品种和数量相关。1990 年以来，我国有关部门多次开展总膳食调查研究，其中包括膳食中镉摄入量的数据。有报告显示，我国成年男子平均膳食中镉摄入量为每天 22.2 微克。总体来说，我国人群镉摄入量是安全的。但沿海城市居民、爱吃海产品和动物内脏的人群，应高度警惕镉摄入量超标的风险。

“二少二不”，防范“镉超标”风险

- **少吃动物内脏**　畜禽类的内脏，如猪肝、猪腰、鸡肝、鸭肫、鹅肝等，在没有确定是否安全的情况下，应尽量少吃或不吃。以猪腰为例，按目前镉污染的高值水平，成人每周摄入量不宜超过 150 克，否则慢性镉中毒的风险就会增加。特别是婴幼儿和老年人，更要少吃。
- **少吃甲壳类、贝壳类和软体头足类海产品**　这些海产品有较强的富集镉的能力。尤其是扇贝、蛏子等贝壳类和乌贼等软体头足类海产品，每人每周的食用量不宜超过 150 克。
- **不偏食**　保持均衡饮食，食物种类要“优而杂”，避免长期食用某种或几种镉含量高的食物。以大米为主食者，不要长期只吃单一品种大米，可以搭配小麦和杂粮。蔬菜也是如此。监测发现，有些地区的香菇、蘑菇等食用菌存在镉超标问题，因此也不要盲目大量食用。
- **不吸烟**　大部分烟叶中的镉含量高，吸烟者镉摄入量大大高于不吸烟者。PM

11月意味着冬季开始，万物收藏，是进补的好时节。冬季前期，尤其是立冬时节，气温下降并不快，此时进补以温补为宜，不宜过于燥热。性味甘温，具有生津、润肺、祛燥功效的食物最适合此时食用，如鸡肉、牛奶、豆制品、虾、银耳、韭菜、大白菜、山药、板栗、核桃、桂圆等。

养生美膳（五）

润肺祛燥美膳

菜品制作/李纯静（营养师）
菜品设计、点评/上海中医药大学附属岳阳中西医结合医院营养科副主任医师　马莉

栗枣仁炖鸡

做法：将甜杏仁、核桃仁去皮，放入温油锅内炸至金黄色，捞出待凉后，将甜杏仁碾成末备用。将鸡肉洗净，切块。葱切段，姜切片。油锅内放入鸡肉块煸炒，加入料酒、姜片、葱段、味精、盐、白糖、酱油，煸炒至鸡肉上色，加入适量水、核桃仁、红枣（去核）烧沸，改文火，加盖炖约1小时，加入栗子，焖至鸡肉熟烂。将锅中栗子捞出，放入盘中，鸡肉放在栗子上，将调好味的汤浇在鸡肉上，撒上杏仁末即成。

点评：这道菜中的栗子、红枣、核桃仁、鸡肉均是性味甘温的食物。栗子益气补脾、厚肠胃、补肾强筋，红枣补中益气、养血安神，核桃仁补肾、温肺、润肠，杏仁润肺平喘、润肠通便，鸡肉温中益气、益五脏、健脾胃、强筋骨。五者合用，使这道菜肴具有养胃健脾、补肾强筋、润肠通便、益五脏等功效，尤其适合秋末冬初食用。

原料

栗子200克
红枣25克
甜杏仁15克
核桃仁15克
鸡肉500克
葱、姜适量

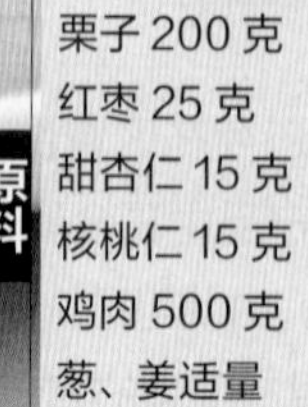

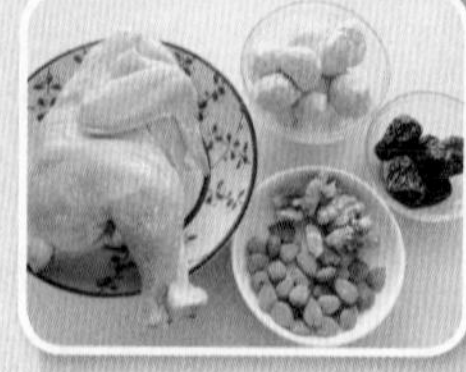

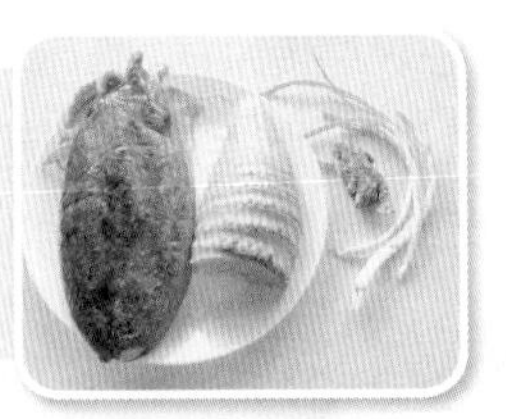
原料

墨鱼 750 克
冬笋 30 克
葱、姜适量

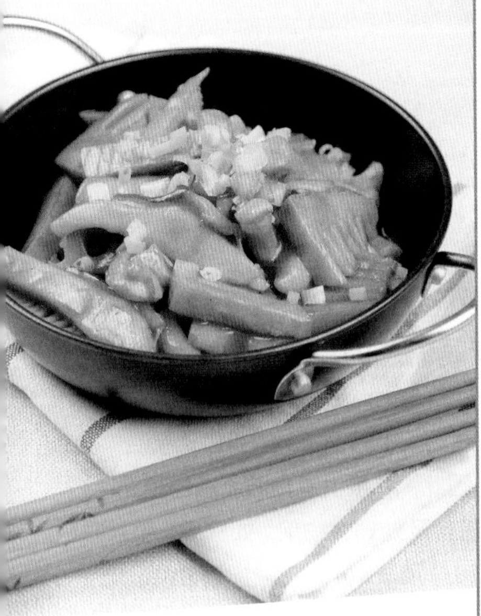

冬笋烧墨鱼

做法： 将墨鱼洗净，切片，放入开水中汆烫，捞出沥干水分。葱切段，姜切片。冬笋洗净沥干水分。油锅内放入葱段、姜片，煸出香味，放入墨鱼、冬笋、白糖、酱油、盐、适量水，烧开后改用小火，炖至肉熟烂、汤汁浓稠，拣出葱、姜后装盘，淋上香油即可。

点评： 五色入五脏，冬季可多食黑色食品以补肾。墨鱼属于黑色食品，味咸性平，入肝、肾经，具有滋阴、补脾益肾、养血、催乳等功效，适合冬季食用。墨鱼还具有通调月经、收敛止血等功效，被古人称为“血分药”，是调理女性贫血、血虚经闭的佳品。因此，这道菜尤为适合女性食用。

鲜奶玉露

做法： 粳米洗净，用水浸泡 1 小时后捞出，滤干水分，与生核桃仁、炸核桃仁、牛奶一起放入搅拌机内打成浆，过滤取汁。将滤汁倒入锅内，放入约 150 毫升清水，搅拌，煮沸，加入白砂糖，再次烧沸后即成。

点评： 牛奶味甘性平，具有补虚损、益肺胃、生津润肠的功效。核桃味甘性温，具有补肾养血、润肺纳气、润肠止带之功效。这道鲜奶玉露可空腹食用或早晚作为点心食用，营养丰富，鲜香可口。炸核桃仁有一股淡淡的香味，丰富了玉露的口感。从功效上而言，鲜奶玉露具有补脾肾、益肺祛燥、润肠强身的功效，可作为病后体虚、神经衰弱、慢性支气管炎、老年便秘患者之膳食，无病常饮亦能强身益寿。

原料

粳米 60 克
炸核桃仁 80 克
生核桃仁 45 克
牛奶 400 毫升
白砂糖 12 克

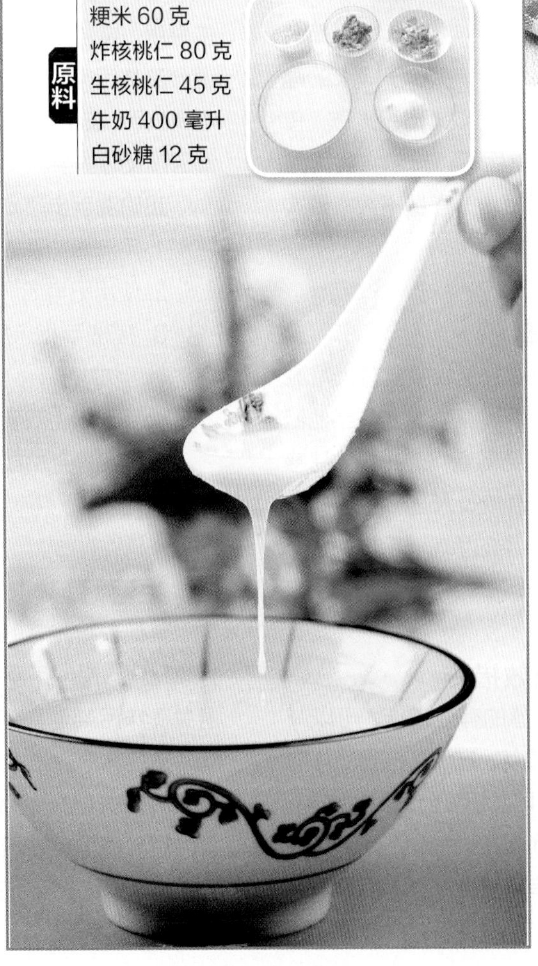

原料

猪肚 1 个
芡实 30 克
莲子 30 克
红枣 10 个

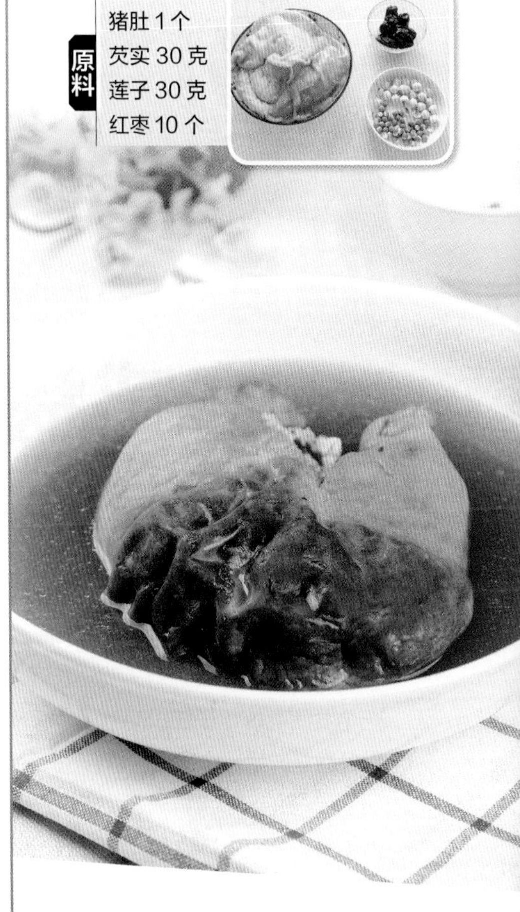

芡实猪肚汤

做法： 猪肚洗净，放入锅内，加适量清水，煮沸后捞起，用刀轻刮去油脂。芡实、红枣（去核）洗净，莲子（去心）用清水浸泡 1 小时后捞起，一起放入猪肚内。将猪肚放入锅内，加清水适量，武火煮沸后，文火煲 2 小时，调味即成。

点评： 芡实味甘性平，归脾、肾经，具有健脾补肾、养胃止泻的功效，恰好与深秋补脾胃、冬季补肾的养生理论相合，适宜秋末冬初食用。芡实配以莲子、红枣、猪肚，使这道汤健脾胃、宜心肾、补虚损的补益效果更加明显，尤其适合脾胃虚弱者食用。PM

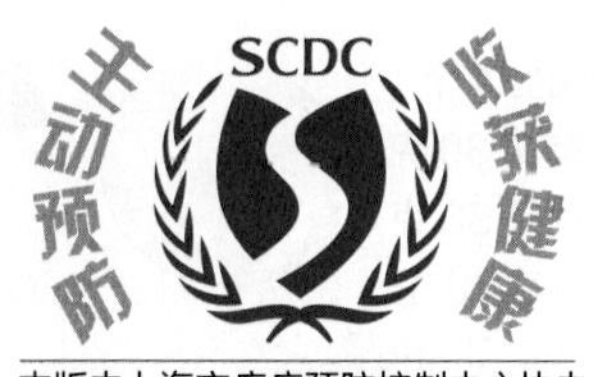

本版由上海市疾病预防控制中心协办

流行性感冒（简称流感）是由流感病毒引起的急性呼吸道传染病，临床表现为急性发热、头痛、肌痛、乏力、咽痛等。流感能加重已有疾病（如心肺疾患），引起继发性细菌性肺炎或病毒性肺炎，老年人、慢性病患者或休质虚弱者患流感后，容易出现严重并发症，病死率较高。

健康呼吸勤洗手 流感病毒远离我

✍上海市疾病预防控制中心传染病防治所　姜晨彦　潘 浩（主任技师）

流感病人是主要传染源

流感呈季节性流行：我国长江以北地区，每年只有冬季一个发病高峰；长江以南地区，每年有两个发病高峰，一个是冬春季，另一个是夏秋季。

流感的潜伏期一般为 1 ~ 3 天。病人从潜伏期末即有传染性，发病初期传染性最强。病毒大量存在于病人的唾液、鼻涕及痰液中，并随喷嚏、咳嗽等而被排出和扩散。传染期一般为 5 ~ 7 天，病人体温正常后不再排毒。病人是主要传染源，隐性感染者排毒时间短，排毒量不大，是次要传染源。

流感病毒主要经飞沫传播

流感病人和隐性感染者的呼吸道分泌物中含有大量流感病毒，一般每毫升分泌物含有 100 万个病毒颗粒。当他们打喷嚏、咳嗽和讲话的时候，流感病毒随着飞沫排出。易感者与其近距离接触、谈话时，很容易因直接吸入飞沫而被感染。流感病毒也可通过被唾液、鼻涕等污染的手帕、毛巾、餐具等间接接触传播。

接种疫苗：防控流感的有效措施

接种流感疫苗是预防和控制流感的有效措施，可以减少感染流感病毒的机会或减轻流感症状。在流感流行高峰前 1 ~ 2 个月接种流感疫苗，能更有效地发挥疫苗的保护作用。我国推荐接种时间为每年 9 ~ 11 月。由于每年的流感疫苗所含毒株成分因流行优势株不同而有所变化，所以每年都需要接种当年度的流感疫苗。

正确洗手：预防流感的重要措施

流感病人擤鼻涕、挖鼻孔时会将病毒沾在手上，健康人若与病人握手或在公共场所接触了病人触摸过的物品，手上就会带有流感病毒。因此，洗手也是预防流感的重要手段。接触眼、鼻、口前，进食及处理食物前，如厕后，手被呼吸道分泌物污染（如打喷嚏及咳嗽）后，触摸过公共设施（如电梯扶手、按钮，门把手等）后，为幼童或病人更换尿片后等，都应该及时洗手。

正确洗手步骤：

1. 用流水冲洗双手；
2. 使用肥皂或洗手液，用手擦出泡沫；
3. 搓洗手指、指甲四周、手掌、手背，至少 20 秒钟，搓洗时切勿冲水；
4. 用清水将双手彻底冲洗干净；
5. 用干净毛巾或擦手纸彻底擦干双手，或用烘手机将双手吹干。

生活好习惯：也可防流感

其他预防流感的措施有：保持良好的个人及环境卫生；打喷嚏或咳嗽时用手帕或纸巾掩住口鼻，避免飞沫污染他人；均衡饮食、适量运动、充足休息，避免过度疲劳；每天开窗通风数次（冬天要避免穿堂风），保持室内空气新鲜；在流感高发期，尽量不到人多拥挤、空气污浊的场所，必须去时，最好戴口罩。PM

关注上海市疾病预防控制中心，了解更多疾病防控信息。

岁月是把 杀“精”刀

同济大学附属第一妇婴保健院辅助生殖医学科　滕晓明（主任医师）范宇平

专家简介

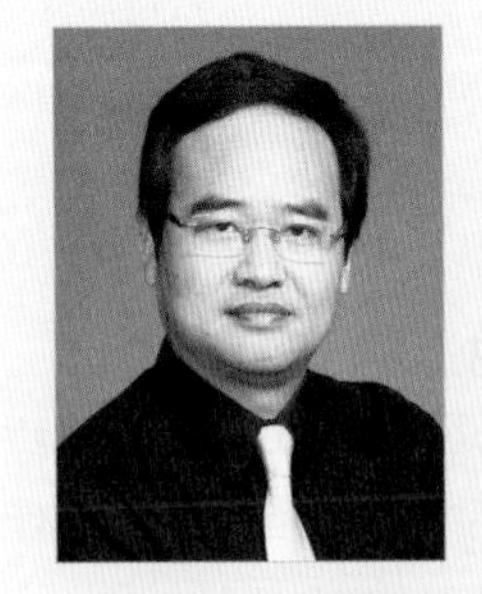

滕晓明　上海市第一妇婴保健院辅助生殖医学科主任、主任医师，中华医学会生殖医学分会委员，上海市医学会生殖医学分会副主任委员，中国性学会医学专业委员会常委。擅长辅助生殖技术和男性不育等的诊治，在男性不育特别是无精子症的治疗及胚胎培养、试管婴儿技术反复失败的处理方面积累了丰富经验。

专家门诊：周二全天（西院），周四、周五上午（东院）

说到生育，大家首先会关注女性年龄，男性年龄很容易被忽视。生活中，男性老来得子的例子的确不少，因此人们常常认为，男性的精子数量、质量与年龄无关。而实际上，与女性年龄超过 35 岁类似，男性年龄超过 40 岁也是影响生育的主要危险因素。

男性年龄影响生育能力

一直以来，年龄一直被确认是精子浓度、活力等参数的影响因素之一。大量研究表明，随着年龄增加，男性睾丸功能下降，精液参数及精子功能也会随之明显下降，导致妊娠等待时间明显延长。有研究发现，35~39岁的男性生育力略有下降；39岁以后，生育力每年下降21%~23%；当男性年龄超过45岁时，妊娠等待时间增加5倍。

虽然通过人类辅助生殖技术可以解决精液常规参数异常的问题，使女方受孕并生育子代，但男性年龄与辅助生殖的胚胎着床率、妊娠率、流产率及活产率有关。研究发现，当女性年龄、身体状况相同时，丈夫年龄越大，试管婴儿的成功率越低。

年龄对精子数量、活力的影响机制大致为：40岁以上男性可能出现雄激素水平下降，雄激素水平与生精功能及性功能都有密切联系，生精功能下降直接影响精子数量和浓度，而性生活质量和次数的下降可能直接影响女方受孕概率。

男性生育力相对女性可维持到较大年龄，但随着年龄增长，生育的遗传风险增高。许多研究结果表明，年龄是精子DNA碎片率升高的独立影响因素。

高龄男性生育影响子女健康

有研究指出，随着男性年龄的增长，不仅会影响配偶怀孕成功率，精子DNA的质量也会受到影响，从而影响后代健康。无论是自然生育还是试管婴儿，高龄男性的精子都更容易发生“遗传错误”。

研究发现：儿童自闭症发病率与父亲年龄有显著相关性，与20岁男性相比，40岁以上男性所生育子代的自闭症发病风险高3.3倍；子代精神分裂症的发病率也与父亲年龄有关，排除其他影响因素，50岁以上男性所生育子代发生精神分裂症的概率是青年男性所生育子代的1. 66倍；在排除出生时母亲年龄的因素后，随着父亲年龄的增加，子代发生唇腭裂、先天性心脏病、先天性髋关节脱位、气管食管瘘、食管闭锁、脊柱裂及四肢畸形等先天性疾病的比例也有一定程度升高。

早在1975年，就有研究认为：4种常染色体显性遗传病与子代父亲的年龄有关，分别是软骨发育不全、Apert综合征、Marfan综合征及骨化性肌炎。有上述疾病的子代出生时，父亲平均年龄比正常子代父亲平均年龄要大6.1岁，而这些疾病与母亲的年龄及胎次没有关系。软骨发育不全是由于纤维母细胞生长因子第三受体（FGFR3）基因突变引起，Apert 综合征是由于纤维母细胞生长因子第二受体（FGFR2）基因突变导致，这两个基因突变都与父亲高龄有显著关系。PM

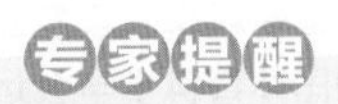

专家提醒

岁月是把杀“精”刀，刀刀催人老。与女性一样，男性生育也不能太晚。

必须纠正的 8个错误健身观念

上海体育学院体育教育训练学院教授　高炳宏

现在，健身运动非常“热门”，很多人也乐于参与，既提高了身体素质，也对心理健康有益。不过，很多人还对健身存在错误的观念，导致了错误的健身方式，最终反而损害身体健康。

1.错误观念：运动前要先拉伸、再热身

点评：运动前的准备活动对预防受伤非常重要。正确的准备活动方式是：先进行中低强度的慢跑、蹬自行车或游泳等运动来将身体预热，然后再进行动态拉伸。

2.错误观念：运动锻炼没感觉到痛就没效果

点评：在运动过程中有疼痛感，应立即停止所有的训练动作，因为疼痛是受伤的警报。此时应停下来休息，必要时应去看医生。当然，运动后可承受的肌肉延迟性酸痛是正常的生理反应。

3.错误观念：用跑步机或椭圆机比在地上跑安全

点评：在跑步机上和椭圆机（一种跑步器械）上运动不一定比户外跑步安全，因为不同的环境对正确动作的要求是不一样的，是否安全与跑步动作是否正确、体能状况和运动持续时间紧密相关。

4.错误观念：仰卧起坐可以减去肚子上的“肥肉”

点评：人体每消耗3500千卡的热量可减重0.45千克，光做仰卧起坐不能达到局部减肥的目的，仅可以起到锻炼腹部肌肉的作用。“减肚子”还是需要进行长时间有氧运动或高强度间歇运动等高耗能运动才能实现。

5.错误观念：女性做负重抗阻训练会变成“肌肉型”体形

点评：合理的负重抗阻训练会保持或提高身体的肌肉质量。女性体内的激素水平与男性不同，很难练成肌肉健硕的体形。

6.错误观念：运动时流的汗水与锻炼效果成正比

点评：流汗多少与运动强度、运动持续时间和人体基础代谢能力有关，不要误以为锻炼后体重猛减是取得了运动效果。其实，锻炼后体重减轻是告诉你要及时补水。还要切记，运动前、中、后均应少量多次补水，这对保持良好的运动状态有很大帮助。

7.错误观念：老人上了年纪不适合运动

点评：年龄越大，越需要运动。研究证明，运动可以预防高血压、糖尿病、关节炎和肌肉萎缩等多种疾病。当然，老年人最好在专业人员的指导下，进行中低强度的有氧、力量、平衡和柔韧性锻炼。

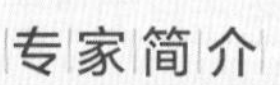

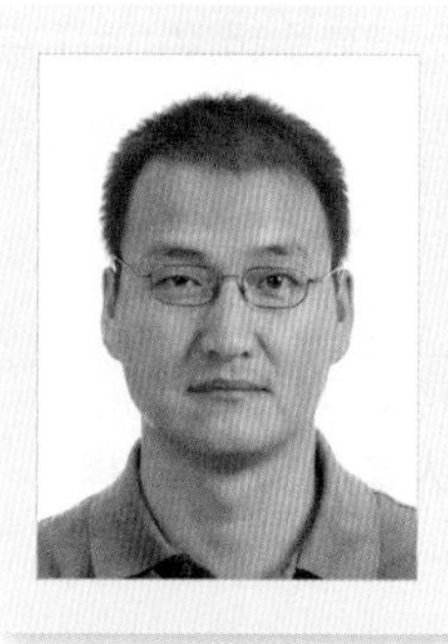

高炳宏　上海体育学院体育教育训练学院副院长、教授（研究员）、博士生导师，中国体育科学学会运动医学分会委员，中国体育科学学会运动生理生化分会委员，上海市体育科学学会理事。

8.错误观念：运动越多越好

点评：运动一定要讲究循序渐进的原则，运动过度反而不利于身体健康。要根据自己的运动水平、每周的训练频率和运动能力来合理安排每次运动的时间和强度。PM

闺蜜小聚，聊起了私密话题——避孕。她们中，有新婚不久、想好好享受两人世界的；有大宝 6 个月、想过两年再生二宝的；有已经生了两个宝宝不想再怀孕的。体外射精、杀精剂、安全期、避孕套、口服避孕药、宫内节育器、皮下埋植、绝育术、紧急避孕……哪种避孕方法才是适合的呢?

避孕方法大比拼

复旦大学附属妇产科医院计划生育科 钱金凤(副主任医师) 姚晓英(主任医师)

第一梯队：效果很好

● **皮下埋植避孕剂** 避孕失败率为 0.05%。通常埋植于左上臂内侧，有效期 3 ~ 5 年。皮下埋植避孕剂对乳汁的质和量影响小，哺乳期妈妈也可放心使用。

● **宫内节育器** 也就是平时说的“环”。千万不要以为“环”是奶奶、妈妈辈们年轻时候用的，现在已经不流行了。其实，它正风靡全世界呢! 为什么? 因为好处多! 通过简单的操作就可以放在子宫内，私密性好(你不说，没人知道)，避孕失败率低(0.2% ~ 0.8%)，一次放置，有效期达 5 年以上，取出后生育能力迅速恢复。较长时间内不考虑生育的女性都可选用。

● **绝育术** 最有效的避孕措施之一，失败率为 0.15% ~ 0.5%。因为可选择的高效避孕方法不少，所以现在接受绝育术的伴侣不多。但如果使用其他避孕方式都不适应，或已经生育了两个宝宝且没有再生育的打算，还是可以选择男性输精管结扎或女性输卵管结扎的。

● **复方短效口服避孕药** 这是适合健康育龄女性的避孕方式，每天一片，失败率为 0.3%。停药后生育能力快速恢复，停药即可怀孕，对宝宝无已知不良影响。除了避孕，口服复方短效避孕药还能调经，治疗痛经、痤疮、子宫内膜异位症、多囊卵巢综合征等，还可降低子宫内膜癌、卵巢癌等的发生风险。

第二梯队：效果不错

● **避孕套** 这是大家非常熟悉的避孕方法，科学使用避孕套，避孕失败率为 2%。为什么有很多人使用避孕套后还是避孕失败了呢? 问题出在使用方法上。借助避孕套避孕，必须每次性生活都使用(不能算着日子用)，而且必须全程用(不能等到要射精才用)，才能发挥最大作用。避孕套还有一个非常大的好处——预防性传播疾病。如果有多个性伴侣，或者性伴侣有多个性伴侣，或者你不清楚性伴侣是不是有多个性伴侣，请一定要记得使用避孕套，不管是不是同时还使用了其他避孕措施。

第三梯队：效果较差

● **安全期** 通过计算排卵日避开排卵时段进行性生活，是很多伴侣喜欢的方法。殊不知，安全期避孕最大的副作用是“意外妊娠”，因为环境、情绪、疾病、药物等都可导致排卵变化。“安全期”并不安全，失败率达 22%。

● **体外射精** 很多伴侣认为，既然精液没有进入女性体内，自然就不会怀孕。可惜，这只是“想起来很美”。因为在射精之前就会有少量精子进入阴道，避孕失败率高达 22%。长期使用这种方法，还可能会导致男性精神紧张、性功能障碍及女性性冷淡等。

● **杀精剂** 杀精剂是指性生活前 3 ~ 5 分钟置入女性阴道的化学避孕制剂，如避孕栓、胶冻、片剂或药膜等。其效果受性生活时间及阴道环境影响，失败率达 28%，使用不当还可能导致阴道炎等。PM

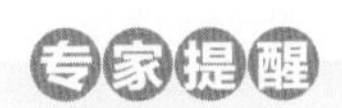

紧急避孕只是补救措施

紧急避孕其实不是常规避孕措施，应该只在“紧急”时用，如避孕套破裂或滑脱、复方短效口服避孕药漏服、宫内节育器脱落或遭受性暴力等。常用的紧急避孕药有左炔诺孕酮片(72 小时内服用)、米非司酮(120 小时内服用)，无保护性生活后尽快使用，可使妊娠危险降低约 75%。

除使用紧急避孕药外，需要长期避孕的女性，可在无保护性生活后 120 小时内放置含铜宫内节育器来紧急避孕，失败率小于 1%。

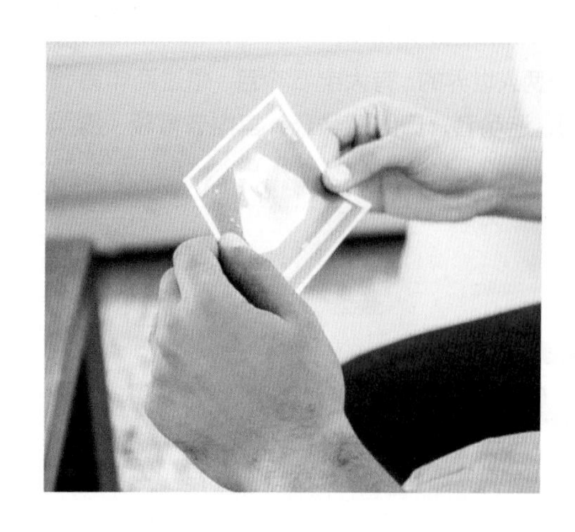

近年来，随着“老夫少妻”婚姻的增多，一些老年男性也有了生育的需求。那么，这种想法容易实现吗？

老年男性再生育 事情不那么简单

文/北京协和医院泌尿外科教授　李宏军

众所周知，随着年龄增大，女性生育能力逐渐降低，而且女性停经（平均年龄49岁）后就不再排卵，因而也就不再具有生育能力。但是，男性生育则不存在那么明显的年龄限制。由于精子的“中标”（受精）能力随年龄变化并不太大，精子的受精能力应该是没有年龄上限的。有种说法是，男性生育年龄可以一直维持到生命终结。理论上虽是如此，但实际上，老年男性再生育是否真的会一帆风顺呢？

生活实例

老年人再生育遭遇尴尬

来门诊咨询的孙先生已经60岁了。他事业成功，生活也美满，一年前再婚，现在的妻子还不到30岁。原来也没有打算再生育，但听人说老年男性也可以正常生育，他就打算试试，毕竟年轻的妻子也有要孩子的打算。为此，他还专门到医院检查了精液质量，结果完全正常。原以为只要不避孕，很快就能如愿。谁知尝试了半年多，不仅没有如愿让妻子怀孕，还频繁遭遇性方面的打击。比如，经常在妻子排卵期（可以增加怀孕概率）时不能正常过性生活，间断性地出现性交不射精的尴尬。

医生提示：老年男性生育，性能力是症结

男性生育需要具有良好的精子质量和性功能。老年男性虽然以往有过生育经历，但是不能保证生育能力永远那么旺盛。年龄的增长会让其生育潜能下降，包括精液质量和性能力下降。

事实上，随着年龄增长，男性身体各方面功能都会有所减退。男性制造精子的“工厂”（睾丸）也一样，睾丸不再像年轻时候那样有弹性，生产出的精液也会出现一些“品质”上的变化，例如有毛病（畸形）的精子多了，精子也疲累了（活动力降低），精液量少了，精液中有营养价值的东西（果糖等）少了，而一些代谢废物增加了（可能是由于排泄缓慢的缘故）。老年男性精液质量的下降，可能影响到生育功能。

另一方面，老年男性生育还与个人的性能力息息相关。我们调查发现，门诊男性不育患者不同程度的勃起功能障碍的发生率约70%，而老年男性在这方面的问题只会更突出。比如，因为紧张，老年男性可发生勃起功能障碍，无法完成正常性交；或者是在妻子排卵期需要性交时，却发生勃起功能问题，错失让妻子受孕的良机。

总之，精液量减少、勃起与射精能力的下降等问题，需要在再生育前加以解决，否则完全可能因此遭遇尴尬。

医生建议：老年男性再生育，要做2个功课

❶ 保护好生育潜能　平时注意饮食健康，尽量避免一切有害因素，尤其是有毒有害的食品。防止“病从口入”是希望生育的男性必须关注的，特别是老年男性。老年男性一定要注意锻炼身体，这样才能保证身体的健康和活力，也能起到维持性功能的作用。还要密切夫妻感情，维持一定频度的性活动，这样有利于性功能的维护，也可以在一定程度上预防妻子排卵期性交时遭遇尴尬。

❷ 接受必要的咨询检查和准备　老年男性做好生育前的咨询和检查十分必要，包括身心准备和必要的检查，例如精液分析、性激素检测、前列腺功能评估等。如果出现勃起困难、排卵期性交障碍，可以在医生指导下预先使用一些改善勃起功能的药物。必要时还可以储备精子，以备不时之需，因为老年男性最终有可能会选择辅助生殖技术助孕。PM

科研先行：创新男科治疗新手段

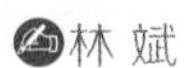林 斌

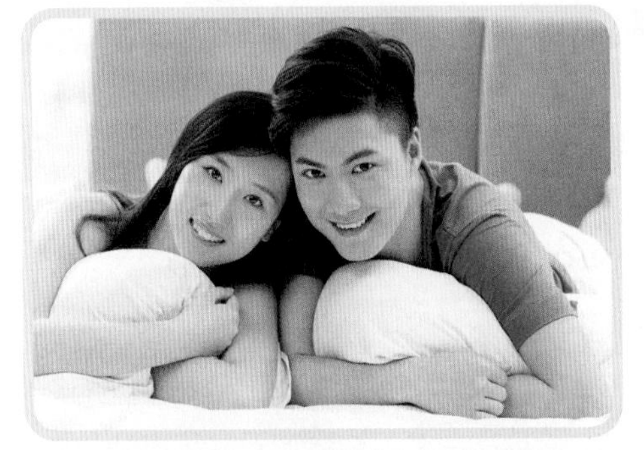

性功能是生活质量必要且重要的组成部分。男性性功能包括性欲、阴茎勃起、性交、性高潮、射精等，阴茎勃起是其中最重要的功能。正常的性心理反应、生理结构、内分泌、神经和血管功能是阴茎勃起的基础，其中任何一个环节的异常都将导致勃起功能障碍（ED)，严重影响男性生活质量。ED发病率较高，估计到2025年，全球将有3.22亿ED患者。国外研究显示，40~70岁男性ED患病率达52%。我国北京、重庆、广州的调研结果显示，40岁以上人群患病率为40.2%，对于思想相对保守的我国男性而言，ED对生活带来的负面影响更为严重。

近年来，磷酸二酯酶5抑制剂（PDE5I)的出现，提升了ED的治疗效果，为ED患者带来了福音，已成为目前治疗ED的一线药物。但ED的成因比较复杂，病因可分为心理性、器质性和混合性。目前认为，ED的器质性因素约占50%，另一半为心理性和混合性ED。许多器质性ED患者存在不同程度的心理障碍，部分患者单独应用药物治疗效果不佳，且药物治疗只能帮助患者完成性活动，并不能从根本上消除ED的成因。若能针对ED发生的病因进行干预，纠正其病理过程，即“治本”，才是最值得期待的。曾获新疆十大杰出青年、中国十大男性健康科普专家艾尔肯·阿西木医生提出“性心理自动化控制理论”，以及结合心理治疗、药物治疗、低强度体外冲击波和脉冲磁场疗法的男性性功能障碍整体疗法，可以帮助ED患者最大限度地恢复自主性功能。

心理治疗，应该放在更重要的位置

心理治疗在ED治疗中占有重要地位。艾尔肯·阿西木医生提出的“性心理自动化控制理论”基于三个基本概念（性刺激、性兴奋和性反应）和四条科学假说。他认为，性刺激决定性兴奋，性兴奋决定性反应，而在人的心理活动中，思想和情感活动的强度是相互抵制和相互补充的。在性生活中，自我否定与性生活失败是互为因果的。通过训练可以改变人类在性行为中对自身精神状态的掌控能力。通过这套理论，可以对患者性生活过程中的心理状态进行调整，在药物治疗的基础上，更好地巩固治疗效果。同时，他还开设了针对男性患者的“男性之谜”系列心理治疗课程，在药物治疗的同时，帮助广大男性患者突破意识壁垒，建立科学的两性观念，克服由非生理原因导致的性功能障碍，得到了患者的充分肯定。

自适应分析系统，使物理治疗更精准

低强度体外冲击波疗法通过诱导新生血管形成，改善阴茎海绵体动脉血流，从而改善ED患者的勃起功能。电磁刺激也是一种简单、无创的方法，可以诱发阴茎勃起。然而，如何根据患者的病情及各自的生理特点准确地控制治疗的次数和强度，并没有一个科学的判断标准，只能依靠医生的主观经验来判断，无法实现精准治疗，且有对患者造成伤害的潜在风险。有鉴于此，艾尔肯·阿西木带领团队以大量临床经验和检测数据为基础，研发了自适应分析系统，可根据患者的生理参数，即时计算出最佳的冲击波或电磁脉冲施加强度和频率，并通过自适应控制装置对发生器进行自动控制，实现了精准治疗，避免误操作可能对患者造成的伤害，提高了治疗的准确率和疗效，也促进了这两项男科治疗新技术的智能化和推广应用。

艾尔肯·阿西木认为，坚持整体治疗、“标本兼治”，可以实现ED疗效的最大化。临床观察证实，与单纯药物治疗相比，结合心理治疗、药物治疗、低强度体外冲击波和脉冲磁场疗法的男性性功能障碍整体疗法的患者满意度和治疗有效率均有显著提高。由此可见，通过去除或控制原发疾病，消除潜在危险因素，ED患者是可以彻底康复的。至少对于部分青壮年且没有其他严重全身疾病ED患者而言，彻底治愈疾病是完全有可能的。PM

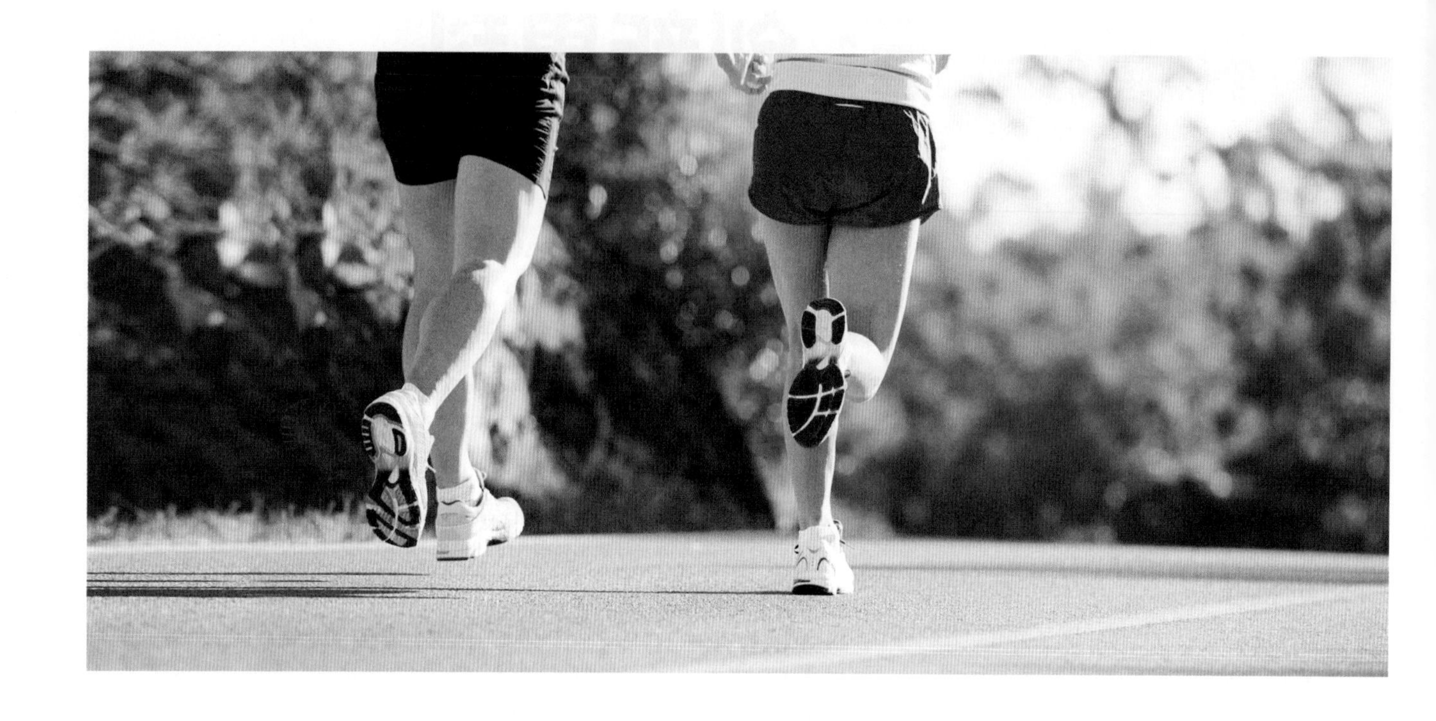

运动成瘾怎么办

✍扬州大学体育学院　叶 绿
华中师范大学体育学院　王 斌(教授)

对运动非常痴迷的人

李先生今年30出头，有一份稳定的工作。每天晚饭过后，他都要叫上“跑友圈”的朋友，开始短途马拉松跑步，每次跑8~10千米。即便是打雷下雨，他也会坚持跑步。如果哪天没有跑步，他就会坐卧不安、心情烦躁。有一次他感冒了，医生建议多休息，可他还是坚持出门跑步，妻子苦口婆心劝告也无济于事。对李先生而言，跑步成了他日常生活中不可缺少的项目，即便身体不适、天气恶劣的情况下，他也会准时运动，一不运动就感觉难受。

众所周知，适量运动有益于人体心脑血管系统、肌肉骨骼系统、呼吸系统等的健康，还能提升人的自尊心和自信心，缓解心理压力。不过，一些人在运动中会出现对运动过分“痴迷”的不良现象。像李先生这种情况，为了运动可以不顾一切，就属于运动成瘾，也称为运动依赖。

运动成瘾是怎么回事

运动成瘾者一般具有以下8个特征：①运动项目比较单一，每日运动有刻板的模式和固定的时间表；②为保证运动，会把体育活动放在优先于其他活动的突出地位，而且越来越严重；③对大运动量的承受能力日益增加；④规律性的运动一旦停止，会出现心境状态紊乱的表现；⑤一旦恢复运动，心境紊乱现象可减轻或消失；⑥主观意识到自己非运动不可；⑦不顾医务人员、家人、朋友的劝告，继续参加可能引起或加重身体不适的体育活动；⑧为提高运动成绩而减体重，并以节食的方式实现。

Tips

运动成瘾被认为是一种新的行为成瘾，但目前尚未被纳入各国的精神疾病诊断标准中，因此目前还不能将运动成瘾定义为一种精神障碍。

测一测，是不是运动成瘾

为有效识别运动成瘾者，国内外学者研制出了多个诊断量表。英国学者设计的运动成瘾量表（见下表），由 6 个问题组成，简单易懂。

小测试

运动成瘾测试

下列语句描述了个体在运动锻炼时的情况。请阅读它们，并根据您同意的程度，在相应数字上打“√”。

		非常不同意	不同意	不确定	同意	非常同意
1	运动成为你生活中最重要的事情	1	2	3	4	5
2	在你的运动量的问题上，你和家人、同伴之间出现意见冲突	1	2	3	4	5
3	你将运动作为改善心情的方法	1	2	3	4	5
4	随着时间的推移，你每天的运动量越来越大	1	2	3	4	5
5	假如你不得不中断一次运动，你一定会感到心情不好、焦躁	1	2	3	4	5
6	你有时主动降低运动量，但是一旦重新开始运动，又恢复到以前的运动量	1	2	3	4	5

评分说明：根据 6 道题的答案得分计算总分。大于或等于 24 分，可认定为有运动成瘾；13~23 分，可认定为有运动成瘾症状；12 分及以下，可认定为没有运动成瘾症状。得分越高，运动成瘾症状越严重。

为什么会运动成瘾

有学者从生理学、心理学等视角提出自己的解释。交感神经兴奋 - 复合胺假说认为，运动可唤醒身体交感神经系统释放儿茶酚胺、多巴胺等可致成瘾的神经活性物质。内啡肽假说认为，运动刺激脑下垂体分泌更多的 β- 内啡肽（一种类吗啡激素，它能与吗啡受体结合），使人产生兴奋或对痛觉有更高的耐受力，这种“愉快素”会强化个体对运动的依赖。细胞因子假说认为，运动过程中体内白介素 -6（IL-6）异常可能是运动成瘾的潜在机制。情绪调节模式认为，个体把运动作为避免或减少负性情绪的方法，长期的强化作用使其对体育活动产生精神依赖并难以摆脱，一旦停止运动，就会出现沮丧、抑郁、焦虑等戒断反应。此外，还有学者指出，为了改变体形而运动的人（尤其是女性），更有可能出现运动成瘾。有研究发现，主要是为了控制体重而参与运动，并希望通过展现身材来表现自我魅力的女性，一旦符合自己或社会期望的外表无法成功呈现，便会强迫自己过度参与运动。

克服运动成瘾的5个提示

“生命在于运动”的理念已被国人广泛接纳，一部分狂热的体育爱好者也会不由自主地成为运动成瘾患者。他们苛求高频率的运动，认为运动量越大越好，从而导致身体过度疲劳，发生运动损伤，甚至患上疾病，耽误正常的学习和工作。运动成瘾是当前我国全民健身运动背景下一个值得去防范的心理和行为问题，每位体育爱好者也应意识到运动成瘾的危害性。为控制运动成瘾，需注意以下几点：

1. 及时发现运动成瘾的早期信号，有意识地控制运动冲动；

2. 当运动成瘾程度很严重时，应寻求专业机构的治疗；

3. 选择多种形式的运动，不要过分依赖于一种形式；

4. 学会通过其他形式来调节负面情绪，如唱歌、冥想；

5. 努力培养对其他活动的兴趣，如阅读、书法等，合理地分配业余时间。PM

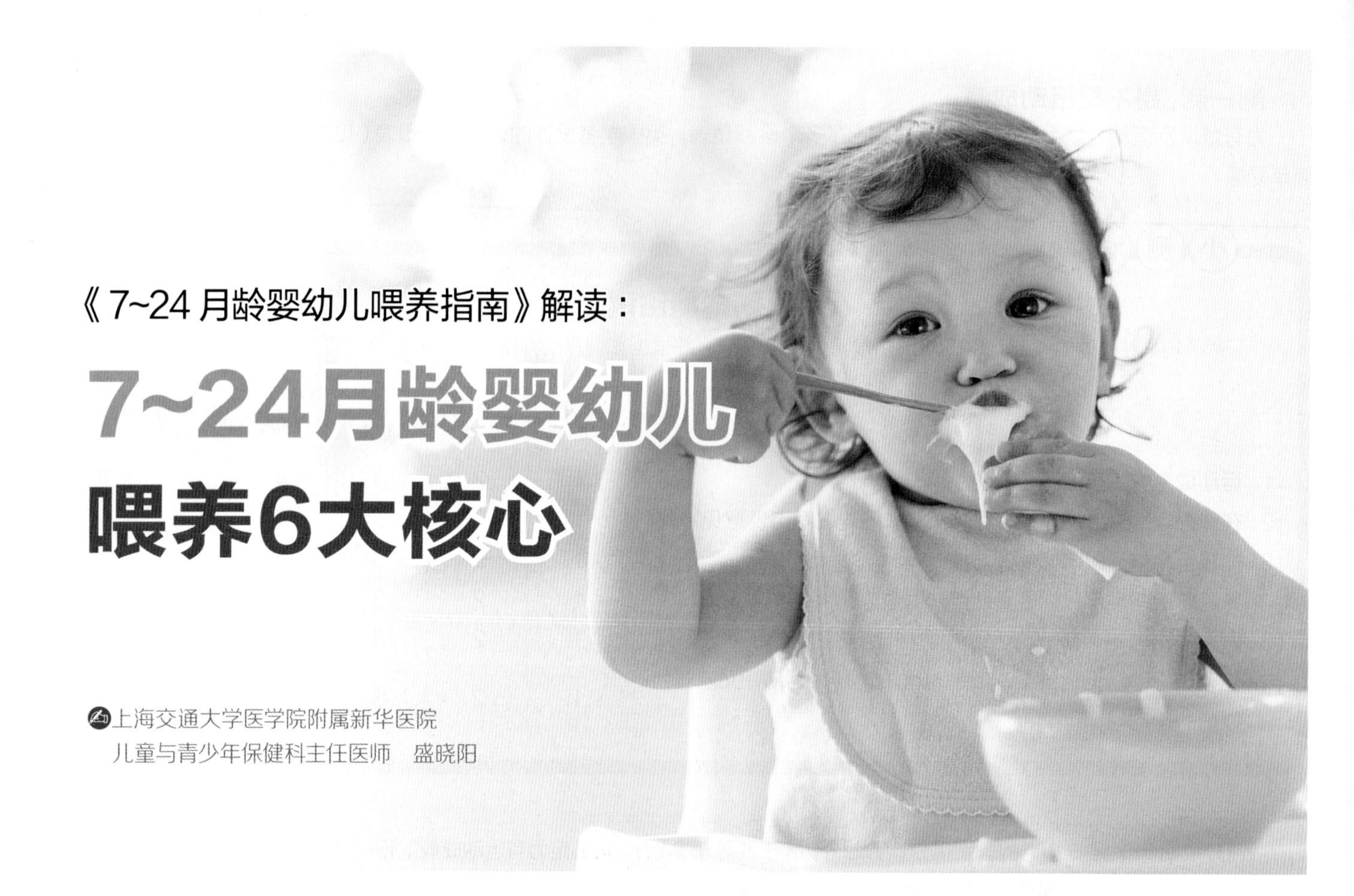

《7~24 月龄婴幼儿喂养指南》解读：

7~24月龄婴幼儿喂养6大核心

上海交通大学医学院附属新华医院
儿童与青少年保健科主任医师　盛晓阳

纯母乳喂养是6月龄内婴儿的最佳喂养方式。婴儿满6月龄后，需要在继续母乳喂养的基础上，引入其他营养丰富的食物，达到食物多样、营养平衡。与此同时，7~24月龄婴幼儿从完全被动、只能接受单一的母乳或母乳替代品喂养，到能主动进食多样化食物，其进食能力和进食行为发生着巨大变化，而且这一过程还涉及父母或喂养者的喂养行为。7~24月龄婴幼儿的喂养必须顺应其营养需求和生长发育状况，同时注重培养良好的饮食习惯。研究证实，这一时期良好的营养和饮食习惯不仅影响婴幼儿近期的生长发育，也是影响其远期健康的重要因素之一。针对7~24月龄婴幼儿的喂养需求和可能出现的问题，中国营养学会组织专家撰写了《7~24月龄婴幼儿喂养指南》（以下简称指南）。其核心推荐有6条。

核心推荐1：继续母乳喂养，满6月龄起添加辅食

在婴儿满 6 月龄后，母乳仍然可以提供部分能量、优质蛋白质和钙等重要营养素，以及各种免疫保护因子等；继续母乳喂养也仍然有助于促进母子间的亲密连接。因此，7~24 月龄婴幼儿应继续母乳喂养。

婴儿满 6 月龄时，胃肠道等消化器官发育已相对完善，可消化除母乳以外的多样化食物。同时，婴儿的口腔运动功能，味觉、嗅觉、触觉等感知觉，以及心理、认知和行为能力也已准备好接受新的食物。婴儿满 6 月龄后，纯母乳喂养已无法再提供足够的能量，以及铁、锌、维生素 A 等关键营养素。此时开始添加辅食，不仅能满足婴儿的营养需求，也能满足其心理需求，并促进其感知觉、心理及认知和行为能力的发展。如有特殊情况需要提前或推迟添加辅食，都应咨询医生，但一定不能早于满 4 月龄、迟于满 6 月龄。

核心推荐2：从富铁泥糊状食物开始，逐步添加达到食物多样

指南中特别强调，婴儿首先添加的应该是富铁的泥糊状食物，如婴儿营养米粉、肉泥等。婴幼儿生长快速，血容量增长快，对铁的需要量高。母乳中铁的吸收率虽然高，但铁含量相当有限。7~12 月龄母乳喂养的婴儿，

99%的铁必须来自辅食。除了铁，辅食还需要有足够的能量，其能量密度应高于母乳。因此，婴儿最先添加的辅食不应是稀粥、汤、果汁等，而应是勺子舀起后不会马上滴落的比较稠厚的食物，如按25克婴儿米粉加100~160毫升母乳的比例冲泡成的米糊。

世界卫生组织建议，适合婴幼儿的辅食应该满足以下条件：富含能量，以及蛋白质、铁、锌、钙、维生素A等各种营养素；未添加盐、糖，以及其他刺激性调味品；质地适合不同年龄的婴幼儿；婴幼儿喜欢；当地生产且价格合理，家庭可负担，如本地出产的肉、鱼、禽、蛋、新鲜蔬菜和水果等。婴幼儿辅食应保证安全、优质、新鲜，不必追求高价、稀有。为保证能量、铁及其他营养素的供给，必须保证婴幼儿摄入足够的动物性食物。世界卫生组织建议，7~24月龄婴幼儿应保证每天摄入一个鸡蛋和15~75克肉、禽、鱼。如果宝宝对鸡蛋过敏，可以折算成30克肉。牛肉和猪瘦肉中的铁、锌含量远高于鱼肉，因此更强调婴幼儿适量摄入牛肉和猪瘦肉。

婴儿添加辅食后，仍需保证一定的奶量。一般正常体重婴儿在刚开始添加辅食时，所需能量的1/3来自辅食，约200千卡（1千卡约4.182千焦）；到满1岁时，所需能量的1/2来自辅食，约400千卡。7~12月龄婴儿由母乳所提供的能量保持在400千卡左右，相当于每天600毫升。满1岁以后，奶量可降至500毫升，而辅食所提供的能量继续增加。

辅食添加应遵循由少到多、由稀到稠、由细到粗的原则，循序渐进地增加食物种类，并逐渐过渡到半固体或固体食物。每次只添加一种新食物，观察2~3天，注意宝宝有否呕吐、腹泻、皮疹等不良反应，待宝宝适应一种食物后再添加其他食物。

核心推荐3：提倡顺应喂养，鼓励但不强迫进食

添加辅食后，父母或喂养者应根据婴幼儿营养需求的变化，感知觉及认知、行为、运动能力的发展，提供多样化且与其发育水平相适应的食物。在喂养过程中，应及时感知婴幼儿所发出的饥饿或饱足的信号，并做出恰当回应。尊重婴幼儿对食物的选择，耐心鼓励和协助进食，但不强迫进食。帮助婴幼儿逐步达到与家人一致的规律进餐模式，并学会自己吃饭，遵守必要的进餐礼仪。婴幼儿进餐时，不能看电视、玩玩具，每次进餐时间不宜超过20分钟。在进餐过程中，喂养者与婴幼儿应有充分的交流，不以食物作为奖励或惩罚。父母或喂养者自身应保持良好的饮食习惯，成为婴幼儿的榜样。

核心推荐4：辅食不加调味品，尽量减少糖和盐的摄入

辅食应保持原味，不加盐、糖以及刺激性调味品，保持淡口味。淡口味食物有利于提高婴幼儿对不同天然食物口味的接受度，降低偏食、挑食的风险。淡口味食物也可减少婴幼儿盐和糖的摄入，降低将来发生肥胖、糖尿病、高血压、心血管疾病的风险。

专家简介

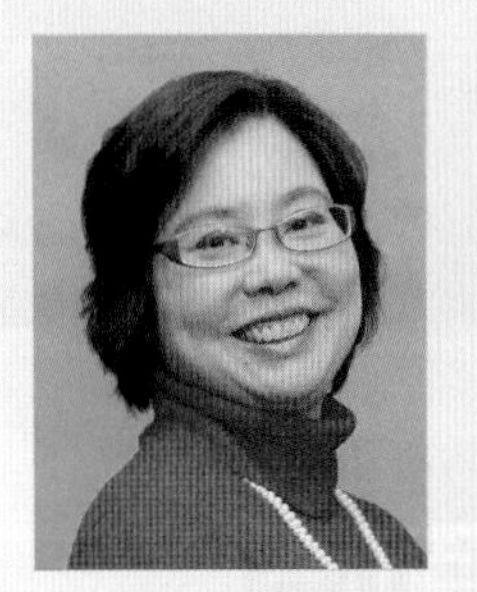

盛晓阳　上海交通大学医学院附属新华医院儿童与青少年保健科主任医师、博士生导师，中国营养学会妇幼营养分会副主任委员。致力于儿童营养和儿童保健的研究，擅长儿童营养不良、生长不良、微量营养素缺乏等的诊治。

专家门诊：周二上午，周三、周四上午（特需）

核心推荐5：注重饮食卫生和进食安全

世界卫生组织推荐食品安全五大要点：保持清洁、生熟分开、做熟、保持食物的安全温度、使用安全的水和原材料。研究表明，婴儿添加辅食后，腹泻风险增加，而辅食受到微生物污染是导致婴幼儿腹泻的重要原因。一些简单的防范措施，如将食物充分煮熟、冷藏保存、不能冷藏时在2小时内吃完等，可预防食物被污染并减少婴幼儿腹泻。洗手对减少食源性感染也非常重要。奶瓶比杯子等更容易受污染，可尽早让宝宝尝试用杯子喝奶或水。

此外，婴幼儿进食时一定要有成人看护，以防发生意外。花生、坚果、果冻等食物不适合婴幼儿食用。

核心推荐6：定期监测体格指标，追求健康生长

身长和体重是反映婴幼儿营养状况的直观指标。定期测量婴幼儿身长、体重等，可及时发现婴幼儿的喂养和营养问题。研究表明，7～24月龄婴幼儿期生长过快，尤其是体重增加过快，可能会增加儿童期及成人期肥胖的风险；而婴幼儿期生长过慢，表明存在某些重要营养素缺乏的风险，并同样可增加以后患糖尿病、高血压、心血管疾病的风险。每个婴幼儿的生长都有其自身规律，适度、平稳生长是最佳的生长模式。PM

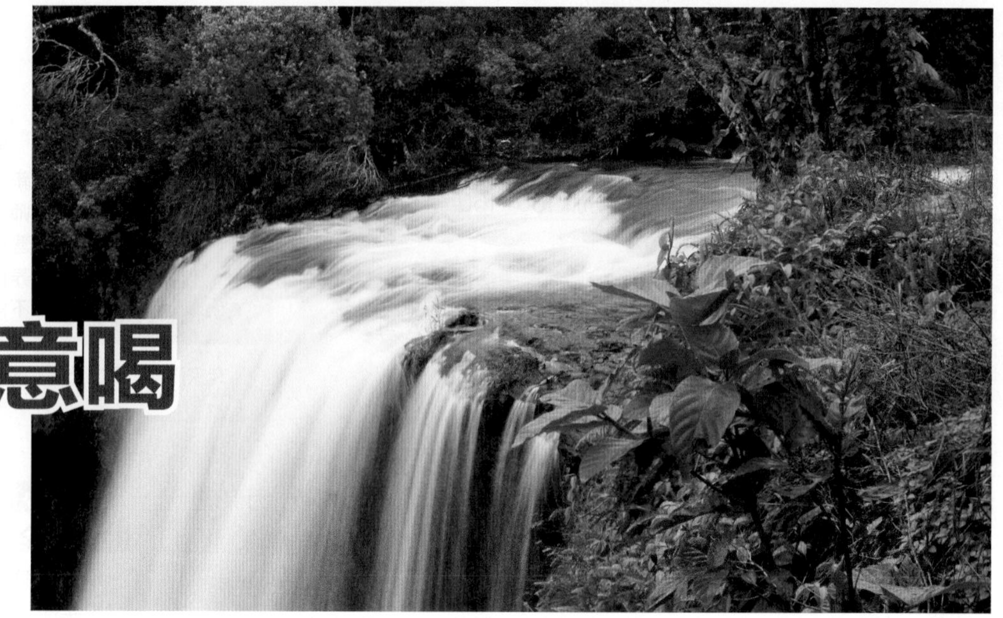

山泉水不能随意喝

✍上海市营养学会　蒋家騉

外出旅行，出汗不可避免。汗流浃背、口干舌燥时，应及时补充已损失的水分，满足人体的生理需要。

旅行途中，不少人自己带水，以便随时补水；也有人在旅游景点或沿途购买各种瓶装水和饮料；还有一些人，看到从山上流下的瀑布及清澈见底的溪水，会用双手掬水，有滋有味地品尝，甚至用杯子或瓶子装上山泉水一路享用。品尝山泉水时，大多数人的心情都会特别舒畅，但从安全卫生的角度来讲，是很不妥当的。

泉水是地下水通过地表裂隙自动流出的水。地下水常有好几层，从不同地方、不同地层流出的水，来源不同，水质有很大的差异。总的来说，泉水的来源有浅层地下水和深层地下水两类。

浅层地下水易受地表污染

浅层地下水，含水层的上面只有土壤覆盖，水质极易随外界环境诸因素的影响而波动。比如：大雨后，地面上的化肥、农药、细菌、病毒等各种污染物会被雨水带入浅表含水层;附近的江、河地面水也是浅层地下水的重要来源，而地面水的水质常受到生活污水或工业废水的污染……因此，来自浅层地下水的山泉水细菌总数、大肠菌群数及理化特征等卫生指标常不能达到饮用水卫生标准。

甘甜可口的深层水也许含重金属

深层地下水可以有好几层，每一层水的上面由于有岩石等不透水层的隔绝，故而受外界直接污染的机会较少，水质较稳定。但是，其水质与它所在的地层结构及组成有密切关系。山泉水会因其含有的化学成分不同而出现苦、涩、咸等味道，也可能“淡而无味”。如果地层中含有较多的铅、砷、汞、氟、放射性物质等成分，则流出的水必然会含有这些物质，尤其是含重金属的水在口中会有甜味，常被误认为“甘甜可口”的好水。

山泉水流经途中易被污染

虽然有的山泉水的水质在刚出地面时是良好的，但在泉水流经途中，附近居民可能会在其中进行洗漱、淘米、洗菜或洗涤衣物等，上游的游客也可能会在水中洗手汰脚、搓洗毛巾、清洗水果等，水中会有许多污染物及致病微生物。千万不要“眼不见为净”，以为清澈的水必是符合卫生标准的好水。再则，在旅途中，你的双手也未必是干净的，用这样的手捧水喝也会把手上的污物及细菌送入口中。

因此，对于流动的山泉水，只能欣赏和戏耍，但不要喝。一旦喝坏肚子或得了肝炎等疾病，就后悔莫及了。PM

温馨提示

别等口渴才喝水

如果人体失水 2%，就会感到口渴；失水 5%，则会烦躁不安；失水 10% 时，会出现眼眶凹陷、皮肤弹性减退等脱水症状；若失水达 15%，会昏迷不醒；失水 20%，可危及生命。所以，不应到了口渴时才喝水，更不应在很渴时才想到要喝水。

秋果止咳 小验方

上海市针灸经络研究所 李明哲

梨——润肺止咳

梨味甘性凉，其色白，入肺经，特别适合秋天食用，具有养阴生津、润肺止咳之效。

【川贝炖雪梨】

组方：取梨 1 个，冰糖一勺（5~10 克），川贝粉 3 克。

做法：1. 将梨洗净，切开去核掏空，制成一个梨盅。

2. 把川贝粉、冰糖放入梨盅，用牙签将柄部复原固定，放入炖盅。

3. 在炖盅内加入 150 毫升白开水。

4. 蒸锅上汽后放入炖盅，盖上锅盖，隔水蒸 30 分钟，当用筷子可轻松扎透梨肉时即可出锅，吃梨喝汤。

注意事项：1. 选梨 止咳效果以雪梨品质最优，香梨、鸭梨、砀山梨、贡梨也可。

2. 川贝母 可在药店直接购买 3 克一袋的川贝母粉，省去自己研磨的麻烦。千万不要误买浙贝母，浙贝母重在清热，对咳嗽痰多的症状没有明显疗效。

橘——化痰止咳

橘味甘酸，性温，入肺、胃经，具有开胃理气、止咳化痰的功效。橘成熟时剥取果皮，去掉橘皮内部白色部分后晒干，称为橘红。

【生姜橘红饮】

组方：生姜、饴糖各 60 克，橘红 15 克。

做法：1. 将生姜、橘红洗净，入炖盅。

2. 在炖盅内加入 500 毫升白开水。

3. 蒸锅上汽后放入炖盅，盖上锅盖，隔水蒸 30 分钟。

4. 当煎煮两药至半碗时，将饴糖烊化入内，分次取用。亦可多次炖煮代茶饮。

注意事项：1. 不可用鲜橘皮代替橘红，因其含挥发油较多，会刺激肠胃。陈皮也与橘红不同，它是整个橘皮入药，重在燥湿化痰和健脾。

2. 橘、生姜性温，多吃易“上火”，可出现口舌生疮、口干舌燥、咽喉干痛、大便秘结等症状，不宜多用。干咳及咳嗽痰黄者不适合用本验方。

柚子——清热止咳

柚子味甘酸，性凉，具有理气化痰、润肺清肠的功效。对慢性支气管炎、咳嗽痰多气喘者有较好效果。

【柚子百合饮】

组方：百合 100 克，柚子 150 克，白糖 100 克。

做法：1. 将百合洗净，剥开备用。

2. 将柚子剥去外皮，剥出柚肉备用。

3. 锅中注入 500 毫升清水，再放入柚肉、百合、白糖，小火煮 1~2 小时，全部变软即可。去渣留汁，温热时食用，可分多次食用。

注意事项：柚子性凉易滑肠，常腹泻及气虚体弱之人不宜多食。

柿子——收涩止咳

柿子味甘涩，性寒，有清热润肺、化痰镇咳之效。

【姜丝柿饼】

组方：柿饼 1 个，去皮生姜 5 克。

做法：1. 将柿饼切成两半，生姜切成细丝夹在柿饼内。

2. 将姜丝柿饼放于电饼铛内，以文火焙熟，温热时食用。若不喜欢吃姜，也可将姜丝取出，只吃柿饼。

注意事项：1. 柿子能妨碍人体对食物中铁质的吸收，所以贫血的人应少吃柿子。

2. 柿子不宜空腹食用，也不宜同蟹、鱼、虾等同食，以免形成胃柿石。PM

特别提醒：本文介绍的秋果止咳药膳，以预防和辅助治疗为主。若存在原发病或者咳嗽症状较重，应及时治疗，其次才是食疗辅助止咳。

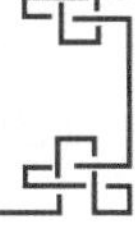

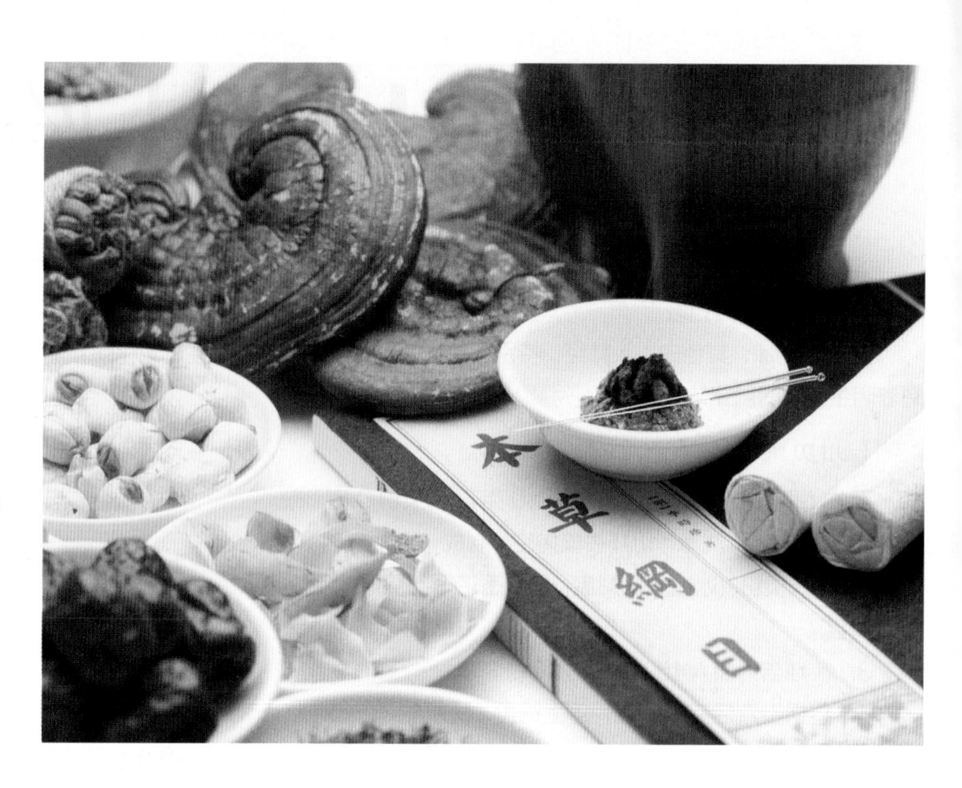

老年慎泻 少年慎补

上海中医药大学教授　李其忠

“老年慎泻，少年慎补”之语，出自明代医家吴有性所著的《温疫论·老少异治论》。年迈之人，生理功能日趋衰退，阳气不足、阴精亏耗等虚损之象较为普遍，抗病与康复能力较差，故治疗时应慎用泻法，即“老年慎泻”。因为泻下之药多偏寒凉，易伤阳气，且耗津液。反之，年轻之人，生理功能旺盛，气血方刚，生机勃发，虚证较少，故治疗时当慎用补法，即“少年慎补”。年龄不同，生理、病理特点有别，补泻之法的临床应用必须特别注意。当然，吴有性也指出“亦有年高禀厚，年少赋薄者”，则另当别论，当补则补，该泻则泻，辨证为据。

就临床而言，罹患同一疾病而老少治法有别者颇多，如同为便秘，年迈体虚之人，多与气虚失运或阴虚肠燥有关，故多用益气（黄芪、党参等）润肠（火麻仁、郁李仁等）以通便之法，而慎用生大黄、芒硝、芦荟等峻下之药，唯恐其伤正难复。再如，同为感冒，一般都以辛温或辛凉解表为主，而对于气血阴阳不足的老人，需配以黄芪等补气解表，或配以当归等养血解表，或配以玉竹等滋阴解表，或配以附子等温阳解表。

除了临床治疗，日常保健中与“老年慎泻”相悖的现象也时有可见。如当下不分体质，不分病证，中老年人普遍服用三七。殊不知，三七为活血化瘀、疗伤止痛之药，有其特定的适应证，不可作为普遍适用的保健品长期服用，因其还有破血、伤胃之弊。中老年人若偏于气虚乏力可经常服用平补的生晒参；偏于阳虚畏寒可经常服用温补的红参；偏于阴虚口渴可经常服用石斛等调补之品，或选购适合自身禀质特点、病证状况的中成药间断性服用。

同样，与“少年慎补”相悖的现象也不鲜见。如冬令进补期间，有些全无虚象，甚至体壮如牛的青壮年，经常服用高档补品，或要求配制调补膏方，认为服用补品一定有助健康，这正是认识上的一大误区。更有甚者，连婴幼儿、青少年也加入了“进补大军”，甫一出生，便不加分辨地补钙、补锌、补铁轮番上阵。高热量、高脂肪饮食之外，还额外服用各种保健产品，以致“肥胖儿”、性早熟屡见不鲜。

老少异治是中医治则因人制宜的重要内容之一。医生治病，既要重视人生的病，更要重视生病的人。PM

专家简介

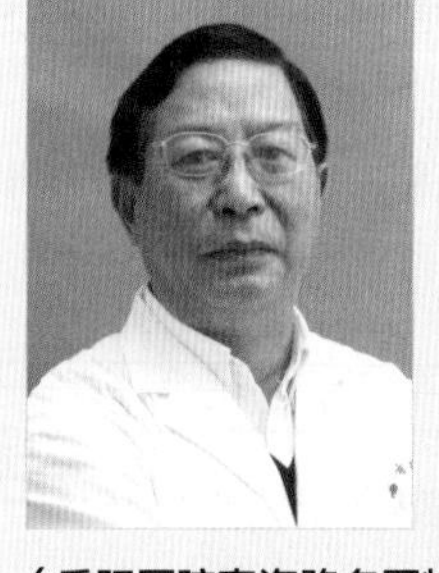

李其忠　上海中医药大学教授、博士生导师。擅长治疗肝胆脾胃疾病、急慢性喘咳病症及虚损性疾病。近年来致力于中医养生文化研究及中医养生科普创作。

专家门诊：周一下午（上海市中医医院石门一路专家门诊部），周六下午（岳阳医院青海路名医特诊部）

招聘启事

如果，你具有医学教育背景；
如果，你有激情、有活力；
如果，你喜欢读书，擅长写作；
如果，你想有机会与众多医学专家面对面交流；
如果，你想要成为一名传播健康的医疗媒体人；
欢迎加入我们!

在《大众医学》工作，你会发现：
平时看起来很严肃的医学专家，其实都很亲切；
你所从事的工作，时常会带给你幸福感，
很多老百姓因为读了你的文章，获得了健康；
更重要的是，
你的身边有一群团结友爱、互帮互助的小伙伴，
可以让你每天八小时都开开心心地度过!
只要你足够优秀、足够努力，
你也将获得有竞争力的薪酬待遇和足够大的发展空间!

因业务发展需要

《大众医学》杂志拟招聘文字编辑2名

职位要求

★ 临床医学、预防医学、中医学专业，本科以上学历。

★ 有较强的文字表达能力、敏锐的观察力和综合分析能力，擅长写作。

★ 有较强的社交能力、组织协调能力和团队合作精神。

★ 有临床工作经验或医疗相关媒体工作经验者优先。

职位描述

★ 主要从事《大众医学》杂志、新媒体、品牌图书、活动的策划和稿件采编等工作。

★ 工作性质：全职。

★ 工作地点：上海。

应聘方式

有意者请将个人简历、身份证、学历证书及曾公开发表过的文字作品等复印件发送电子邮件至《大众医学》编辑部。邮件主题请注明“应聘”字样。我们收到后会尽快回复，对合适的人员安排面试，谢绝来电、来访。

邮箱：popularmedicine@sstp.cn（也可发私信至大众医学官方微信平台报名）

信息

“中国宫颈癌预防控制科普项目”在沪启动

近日，中国宫颈癌预防控制科普项目启动会在上海举行。宫颈癌是严重威胁女性健康的常见恶性肿瘤。宫颈癌是我国15~44岁女性第三大高发癌症，每年新发病例10万人，死亡病例3万人。实际上，宫颈癌是可以通过有效措施预防和控制的，而加强宫颈癌科普宣传、提升公众认知、尽快采取行动，对于宫颈癌预防控制也是非常必要的。为此，中华预防医学会倡导发起了“中国宫颈癌预防控制科普项目”，并邀请知名艺人郭采洁担任宣教大使。

据悉，该项目组建了由多名院士领衔、16名权威专家组成的专家委员会，专业覆盖基础研究、肿瘤防治、妇幼保健、妇产科学、疫苗研究、预防接种等领域，力求全方位提供完善的健康教育、宣传活动等服务，为建立宫颈癌防治科学信息源提供权威保障。从2017年9月起，项目将通过官方网站“预防宫颈癌”、官方微信公众号“宫颈癌预防行动”、国内主流媒体、全国知名高等院校校园行活动等广泛宣传宫颈癌预防控制知识。

互联有道 健康无界

近日，由飞利浦联手上海电视台打造的大型纪实栏目《医道》100期暨“健康无界”新系列发布会在上海举行，各界嘉宾就健康中国、医疗行业痛点和解决方向、互联有道、健康无界等热点问题进行了思想碰撞。

《医道》讲述的就是如何借助互联科技，围绕“人”（包括患者和医护人员），构建无缝互联和整合的医疗系统，化繁为简，从而帮助医疗系统提高效率，以更低的成本提供更好的健康医疗关护。

与会专家认为，“看病难、看病贵”的矛盾在中国尤为突出，而数字化和互联，恰好命中医疗健康行业的痛点——界限和壁垒、分散和割裂。飞利浦倡导的“互联有道，健康无界”，将移动、云计算、大数据、无线传感器、人工智能等融合在一起，对健康医疗行业进行创造性的颠覆。飞利浦将首先专注于四个充满机会和潜力的领域：第一，连接医院和家庭，在最需要的时间和地点提供健康干预；第二，通过识别肉眼无法识别的病灶、融合纵横维度的图像，辅助医生更精准的诊断和个性化治疗，推动精准医学的发展；第三， 实现医疗系统的互联整合，推动多学科、跨科系协作，通过更好的流程规划，提高诊疗效率和水平；第四，获取大量的结构化数据，提供更好的数据洞察。

杜邦“特卫强40L”医疗包装材料全球首发

2017年是杜邦特卫强品牌诞生50周年。近日，杜邦公司在第十三届国际医疗器械设计与制造技术展览会上全球首发最新的40L医疗包装材料。这款针对医疗包装应用的全新规格材料，旨在为较轻重量和较低风险的医疗器械提供更经济有效的包装选择。据悉，特卫强 40L将首先在中国正式公开发售，并计划陆续在亚洲其他国家、欧洲及北美上市。作为医疗包装行业公认的典范，特卫强40L延续了该系列产品的诸多优点，如在严酷环境下仍能具备低掉屑、洁净剥离、透气性和优秀的微生物屏障等性能；在搬运、运输和贮存过程中，即使在高湿度或严寒环境下，也能提供良好的物理防护；适应各种主要的灭菌方式；等等。此外，这款新品更轻，透气性更好，在环氧乙烷（EO）和伽马辐射灭菌上表现卓越，物理强度和透气性能更好。

秋冬之时，人们经常会出现咽喉肿痛、耳鸣、目赤、牙龈肿痛、口腔溃疡、便秘、尿赤等“上火”症状。除了气候干燥之外，“上火”也与饮食偏于温补、情绪波动、劳累过度、消化不良等因素密切相关。“上火”表现虽相似，但治疗却大不相同，需分清虚实，辨明脏腑，灵活用药。

秋冬“上火”慎“清火”

上海中医药大学附属龙华医院中医预防保健科主任医师　方 泓

慎用“泻火药”

按脏腑开窍，中医将目赤肿痛、眼屎分泌增多、脾气急躁称为“肝火”；鼻干、气喘、咽痛、干咳、痰黄黏稠等称为“肺火”；口舌生疮、心烦梦多、小便黄、尿痛、口渴等称为“心火”；牙龈肿痛、口干、胃脘灼痛、吞酸嘈杂、口渴喜冷饮、大便秘结、舌红苔黄称为“胃火”。

一般来说，症状重、来势猛的属于实火；症状轻，时间长且反复发作的多为虚火。胃肠、心、肝胆多属实火，治宜清泄，常用菊花、黄连、黄芩、栀子等；肺肾阴虚，症见潮热盗汗、口干不欲饮，多属于虚火，治以养阴为主，配合泻虚热，可服用六味地黄丸、知柏地黄丸等。

秋季“上火”的治疗有补虚、泻实、清热、温阳，更有“引火归元”之法。切忌见火治火，一味清热泻火或养阴降火，需要辨证求因，灵活用药。如体质素虚，脏腑本寒，或因气虚、血虚而引起的虚热“上火”，应慎用清火、泻火药。即使证属实火，但因泻火药多苦寒性燥，易伤阴液，也不宜久用。

专家简介

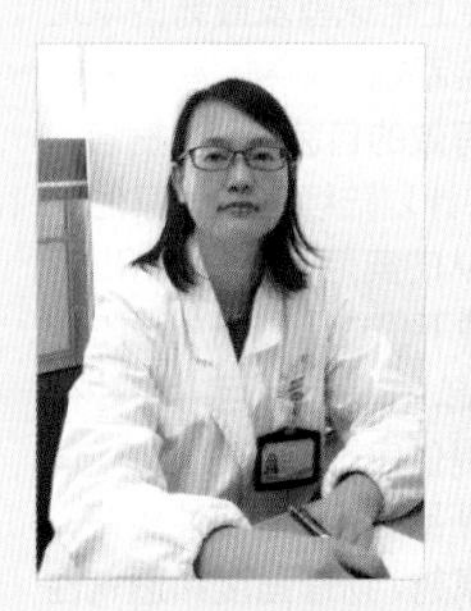

方 泓 上海中医药大学附属龙华医院中医预防保健科主任医师，世界中医药学联合会呼吸病专业委员会、中医治未病专业委员会理事，上海市中医药学会络病分会委员。擅长中医防治呼吸系统疾病，以及亚健康的中医调理。

专家门诊：周一下午

特需门诊：周三下午

两类人群易“上火”

按照中医体质学说，阴虚质与湿热质人群更易“上火”。阴虚质是体内津液精血等阴液亏少，以阴虚内热为主要特征的体质，多表现为形体瘦长，手足心热，平素容易口燥咽干，鼻微干，口渴喜冷饮，大便干燥，舌红少津少苔，性格急躁，外向好动，不耐热。

湿热质人群以湿热内蕴为主要特征，表现为油脂分泌旺盛，面部、鼻部或头发油腻，易生痤疮，口苦或口中有异味，皮肤易瘙痒，大便黏滞不爽，小便短赤，舌质偏红，苔黄腻。

中医认为，人体健康与自然六气密切相关，体质易感性决定了阴虚和湿热体质人群更易为燥邪所伤，损伤津液，需特别注意顾护阴精，润养五脏。

改善“上火”小验方

❶ **鼻腔干燥** 系燥热病邪犯肺，致肺阴不足，可用复方薄荷滴鼻液，1日3次。

❷ **咽喉干燥，声音嘶哑** 肺燥津伤所致，取乌梅、橄榄各3～5枚，加水煮开后当茶饮，可生津利咽。

❸ **眼干** 取决明子30克，玄参20克，麦冬20克，生地15克，水煎20分钟，取药液50毫升。待水温降至40℃时，用药液浸湿小毛巾，敷在眼部。每日2次，每次15分钟。

❹ **口干** 压揉承浆穴（位于下唇凹陷处），用示（食）指指腹用力压揉，口腔内会涌出分泌液，不仅可以缓解口干，还可以延缓衰老，使老人面色红润。PM

调理“强脊炎”推拿来帮忙

上海中医药大学附属岳阳中西医结合医院推拿科 单一鸣 孙武权（主任医师）

长期腰背痛 年轻人需警惕

强直性脊柱炎是以脊柱为主要病变部位的慢性病，多见于年轻人，并且男性多于女性，目前病因尚不明确，可能与遗传、感染、免疫、内分泌等因素相关。强直性脊柱炎起病比较隐匿，早期可无明显症状，往往容易忽视，错过最佳治疗时机。发展到后期骨性改变时，治疗就比较困难。因此，年轻人如果出现腰臀部疼痛，休息时加重，活动后减轻，并且夜间疼痛比较明显，症状持续时间超过 3 个月，就需要注意了。患者可至风湿免疫科就诊，进行骶髂关节影像学及 HLA-B27 抗原等检查，以明确诊断，及早治疗。除了药物以外，运动和推拿都可以舒筋通络、滑利关节，在减缓腰背疼痛、恢复活动功能方面有不错效果。下面为大家介绍一些常用的推拿手法，部分可能需要家人帮助，但操作也非常简单。

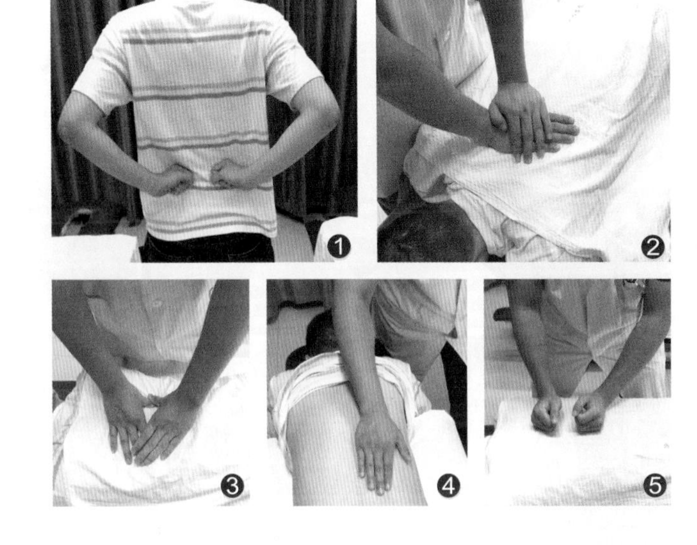

“强脊炎”推拿妙招

1. 自我按摩，双手握拳，按揉腰部，敲打臀部以松解肌肉（图 1）。

2. 由家人操作：①在患者脊柱两侧膀胱经处以按揉法或指压法往返治疗 5 分钟左右（图 2）。②弹拨脊柱两侧竖脊肌以达到松弛肌肉、解痉止痛的作用（图 3）。③涂以推拿介质，如麻油、红花油之后，以擦法擦患者膀胱经、腰骶部，以透热为度（图 4）。④手握空拳敲打脊柱两旁肌肉（图 5）。

专家简介

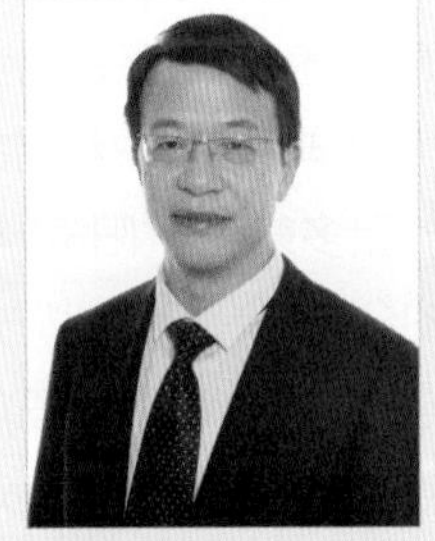

孙武权 上海中医药大学附属岳阳中西医结合医院推拿科主任、主任医师，上海市中医药研究院推拿研究所临床研究室主任，中华中医药学会推拿分会秘书长，世界中医药学会联合会小儿推拿专业委员会副会长，中国民族医药学会推拿分会副会长，上海市中医药学会推拿分会副主任委员，丁氏推拿流派主要传承人，海派儿科推拿讲师团团长。

专家门诊：周一上午

推拿注意事项

目前临床上根据影像学改变及临床症状，将“强脊炎”可分为隐匿期（早期）、进展期、强直期。隐匿期疾病难以发现，而强直期患者关节已部分或全部融合，所以对“强脊炎”患者来说，要早发现、早治疗。

推拿疗法对早期及进展期“强脊炎”患者可起到松解肌肉、活动关节的作用，从而改善脊柱关节活动度、延缓疾病发展；而对于强直期患者来说，推拿难以改变已经变形的脊柱，但是对于疼痛、僵硬等主观感受性症状会有所改善。需要注意的是，在进行自我按摩或请家人帮助推拿时，切忌使用蛮力，尤其对强直期的患者来说，过大力量可能造成脊柱及其周围肌肉损伤，从而使疼痛加重，所以推拿力量要柔和。

除了经常推拿之外，对于患者来说，自我锻炼是非常重要的。每天宜做适量的全身运动，如传统功法易筋经、八段锦等，也可练习广播体操、游泳等项目，长期坚持可以更好地改善症状，最大程度恢复身体功能。PM

扫描二维码获取“强脊炎”推拿视频

从“肾”论治慢性乙肝 “七分”黄疸独树一帜

上海中医药大学附属曙光医院终身教授　王灵台

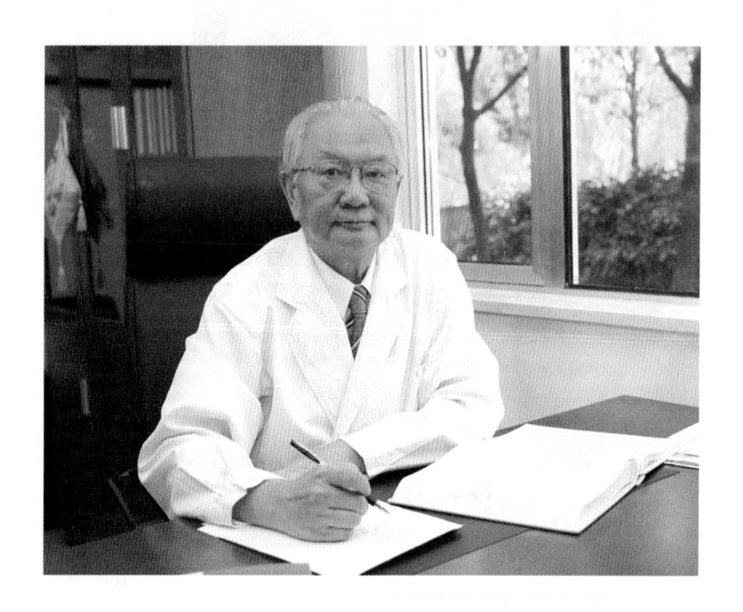

我出生于浙江鄞州的儒商之家，自幼对中华文化之博大精深颇有感悟。成年后喜爱京剧、书法、篆刻等，自幼便立下“不为良相，愿为良医”之志；于1959年考入上海医科大学（现复旦大学上海医学院）医疗系，1963年毕业后在复旦大学附属华山医院工作2年，后调至上海中医药大学附属曙光医院工作至今。我虽初学西医，半路皈依岐黄，但一贯主张“能为西医之已为，善为西医之所为，敢为西医之不为”，提倡“中医之未明处，西医助之；西医之未能处，中医补之”，从事中西医结合治疗慢性肝病达五十余载。

从“肾”治“肝”，另辟蹊径

在跟随上海市名老中医夏德馨教授临诊时，我从临床实践中深刻体会到，对慢性乙型肝炎的治疗，若拘泥于清热解毒等苦寒之法，难以取效，应当另辟蹊径，寻觅新法。

慢性乙型肝炎患者除有湿热症状外，尚有肾虚，间或有命门之火不足的表现。况且慢性乙型肝炎病情缠绵、病程较长，患者感染乙肝病毒旷日持久，必然暗耗肾精，即所谓“久病伤肾”之说。此外，本病多湿重热微，湿为阴邪，易伤阳气，轻则脾阳不运，重则脾阳不振，暂则脾病而已，久则肾阳亦虚，正所谓“湿久，脾阳消乏，肾阳亦惫”。因此，我认为慢性乙型肝炎的病机主要体现在肾精肾气亏损，或命门之火不足，湿热未尽，在全国率先提出以“补肾法为主治疗慢性乙型肝炎”的创新理论，获得同行广泛认可。

根据益肾温肾为主，清化湿热为辅的治则来选方用药，我拟定了补肾方治疗慢性乙型肝炎，并申报院内制剂——巴菟补肾益肝冲剂，选用甘温缓和的益肾温肾类中药，如巴戟天、仙灵脾、肉苁蓉、菟丝子等，温补命门而不热，补益肾精而不峻，在补肾同时又可充实肝体，改善肝脾功能，使“命门火旺，蒸糟粕而化精微”，从而达到治疗目的。经过长期的临床验证和实验研究，证实补肾为主、清化为辅是治疗慢性乙型肝炎的有效方法，为中医药治疗慢性乙型肝炎开辟了一条新途径。

“七分”黄疸，独树一帜

黄疸是临床常见病症，以目黄、身黄、小便黄为主症。中医学关于黄疸的论述由来已久，早在《黄帝内经》时期就对其进行了详细的论述，历代医家对黄疸的病因病机、证治方药的认识也不断深入。我翻阅大量医典医案，总结名家经验后认为，黄疸的病因不外“湿、热、毒、瘀、虚”五端，且多兼症。“阳黄”与“阴黄”不能函括黄疸病证的全部内容，需要更加细化的分类辨治。

2004年4月，我首次提出“介黄”之说，认为阳黄与阴黄不能包括黄疸病证的全部内容，临床所见“似阳似阴”“非阳非阴”的黄疸患者，从辨证角度难以截然分类。究其根源，可能包含阳黄、阴黄之病因病机，且按阳黄或阴黄论治亦难奏效，此乃阳黄与阴黄之间特殊的病理阶段，我将其命名为“介黄”。其本质是从阳黄到阴黄演变过程中的一个特殊的病理阶段，即具有阳黄与阴黄二者的病因病机和证候的多种特征，但又不能全部或完全归于阳黄或阴黄。经过数十年的临床总结和提炼，我提出了黄疸七分类的辨证论治方案，即阳黄、阴黄、介黄、恶（急）黄、稽黄、塞黄、虚黄7种分类。

黄疸的治疗应法取仲景，同时结合历代名家经验和论著，多法并用。外感伤寒之黄多热，内伤杂病之黄多湿；得之外感者，不可用补法；得之内伤者，不可用攻法。治则治法当取“盛则泻之，虚则补之，热则疾之，寒则留之”，切忌大汗大下、温补燥热、破气闭气，阴黄误用阳治或滥用苦寒之药。半阴半阳之证，必先退阴复阳，阴退乃从阳治。黄疸日久者需循扶正祛邪之则，诸症不离脾胃。同时要遵循关幼波老先生的经验，即“治黄必治血，血行黄易却，治黄需解毒，毒解黄易除，治黄要治痰，痰化黄易散”。黄疸均需从肝论治，注意肝脏的生理特性，以保护、促进肝脏功能为主，扶正祛邪当为治“黄”大法。此外，尤应注重药物的炮制及煎煮方法对临床疗效的影响。

专家简介

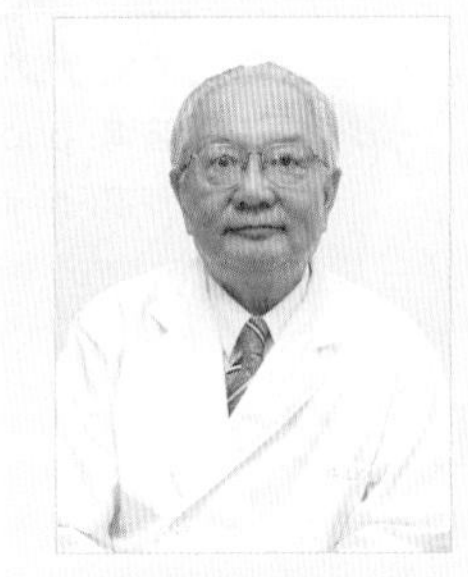

王灵台　上海中医药大学附属曙光医院终身教授、主任医师、博士生导师，上海市名中医，中国民族医药学会肝病分会会长，中华中医药学会肝胆病分会名誉副主任委员，上海市中医药学会肝病分会、感染病分会名誉主任委员。长期从事中西医结合防治慢性肝病临床和基础研究，在全国率先提出“从肾论治慢性乙型肝炎”学术思想。

外治论肝，舒肝消胀

慢性肝病的常见症状多为胁肋疼痛、腹痛腹胀，多因情志抑郁，或暴怒伤肝，而使肝失调达、疏泄不利；气郁日久，血流不畅，逐渐积滞而成瘀血，气血运行不畅，导致胁肋疼痛、腹痛腹胀。我在临床发现，理气、活血之法对病程短的急慢性肝病胁痛、腹胀者均有明显治疗效果。而病程超过半年以上的慢性肝病胁痛、腹胀者，则不宜应用理气活血之法，不仅止痛消胀效果欠佳，还可引起其他不良反应。因此，我认为慢性肝病患者胁痛、腹痛的基本病机是：“虚”以气虚为主，“实”为气滞血瘀，气虚不能行血，脉络瘀阻。治则当以益气通络、活血化瘀、行气止痛为治，不应再拘泥于理气、活血通络法。

在临床治疗中，得到“外治之理即内治之理，外治之药，亦即内治之药”的启示，我将传统经络学说和现代透皮吸收制剂的优势结合起来，将现代透皮给药与穴位功能结合起来，成功研制了治疗慢性肝病胁肋疼痛的中药穴位敷贴透皮剂“肝舒贴”，以及治疗肝硬化腹水的中药穴位敷贴透皮剂“消胀贴”，使中药之性达疾病之所而发挥最佳治疗作用。目前，肝舒贴和消胀贴已进行二次开发，广泛应用于慢性肝病伴胁痛、腹胀患者，具有显著疗效。

民族医药，协调发展

2015年11月，我当选为中国民族医药学会肝病分会会长。近两年来，在中国民族医药学会领导下，我与肝病分会同仁开展了民族医药论治慢性肝病的有益探索。

作为肝病分会会长，我重点开展了编撰民族医药防治慢性肝病知识手册，发掘防治肝病的民族特色药物和诊疗技术，系统挖掘近10年来具有确切疗效的防治肝病的民族特色医药和技术方法，共同解决民族医药整理和发掘中碰到的难题和瓶颈，促进中医药、民族医药防治慢性肝病的理论知识和学术经验的协同发展。PM

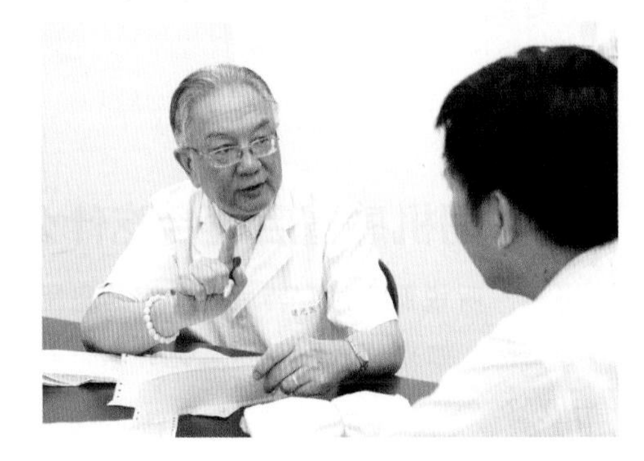

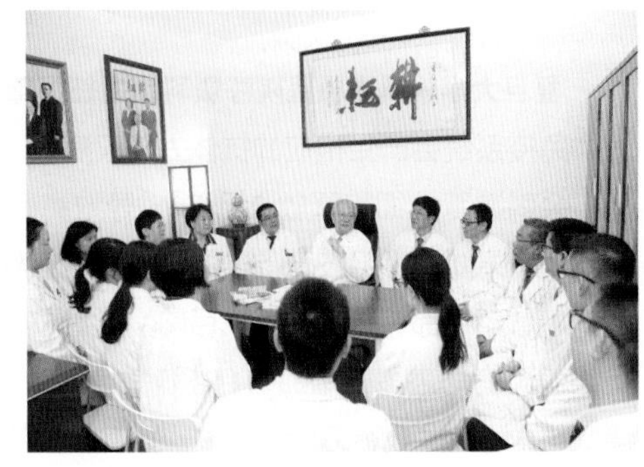

我从事中西医结合防治慢性肝病临床和基础研究工作五十余载，取得了一些成绩。回顾既往工作经历，撰以诗文而自勉。

悬壶半生暮回忆，俯仰无愧凭戒欺，
一心皈依岐黄门，自恃守中亦知西。
矢志之途尚依稀，路遥何惧重攀跻，
真如佛云有来世，续修正果再为医。

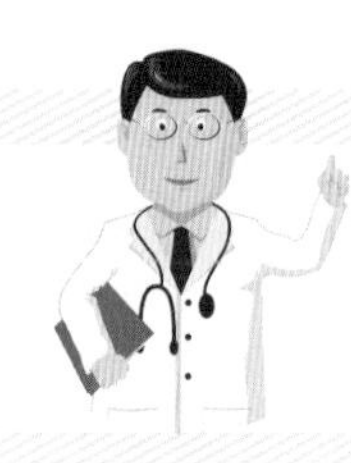

大众导医

网上咨询：popularmedicine@sstp.cn

专家门诊时间以当日挂牌为准

问：服用溴隐亭有副作用怎么办

我患有高泌乳素血症，刚开始服用溴隐亭治疗。服药后，经常觉得恶心、头疼，老想睡觉。我查看了药品说明书，这可能是药物的副作用，有没有方法可以避免或减轻副作用？如果经过治疗后成功怀孕了，还需要继续服药并监测血清泌乳素水平吗？

上海 张女士

复旦大学附属妇产科医院副主任医师史颖莉：刚开始服用溴隐亭时，会出现恶心、头痛、嗜睡及体位性低血压等副作用。可以从小剂量开始逐渐增加药物剂量，以减轻副作用。一般初始剂量为每日1.25毫克，随餐服用；一周后可增加至每日2.5毫克；剂量应缓慢增加，常用有效剂量为每日5~7.5毫克。治疗期间，应定期监测血清泌乳素水平，以不断调整剂量，直至血清泌乳素恢复正常、月经恢复，其后维持这个剂量。10%~18%的患者对溴隐亭不敏感或不耐受，可改用卡麦角林或二氢麦角隐亭。目前尚未明确妊娠期应用溴隐亭是否会对胎儿安全性产生影响，确认妊娠后宜尽快停药。若孕期无不适症状，无须测定血清泌乳素水平。

专家门诊：周一、周二、周四、周五全天（黄浦院区）

问：乙肝抗病毒治疗对男性生育有无影响

我和丈夫结婚多年，因为他是“乙肝大三阳”，一直服用抗病毒药物，所以我们一直没敢要孩子。现在，我们年龄越来越大，很想赶紧生个宝宝。请问，使用抗病毒药物对男性生育有影响吗？

安徽 葛女士

复旦大学附属华山医院感染病科主任医师尹有宽：首先，乙肝父婴传播的概率极低，几乎可以忽略不计。其次，男性乙肝患者服用抗病毒药物时，妻子怀孕，对胎儿影响较小，况且拉米夫定、替比夫定、替诺福韦酯这三种核苷（酸）类药物本来就可应用于妊娠期女性。至于抗病毒药物会不会影响精子，目前尚未发现拉米夫定、替比夫定、阿德福韦酯和恩替卡韦对男性精子有影响的证据，但干扰素有抑制增殖作用，会使精子数量减少、精液DNA碎片指数增加，导致配偶受孕成功率降低，甚至会引起胎儿畸形。因此，应用干扰素治疗的男性患者，必须停药6个月后再生育。

特需门诊：周一、周三上午，周二上午（东院）

问：司机感冒后适合吃什么药

听说服用感冒药后开车容易犯困，反应和判断能力会下降。如果感冒后不能避免开车，吃什么感冒药比较合适呢？

江苏 王先生

复旦大学附属中山医院呼吸科副主任医师陈智鸿：感冒时，人体免疫系统会产生相应的抗体去消灭病毒。抗体和病毒结合后，会刺激肥大细胞释放“组胺”，导致鼻黏膜细胞产生大量鼻涕。如果能阻止组胺刺激鼻黏膜，流涕症状就会减轻。因此，很多感冒药中都有抗组胺药。目前，抗组胺药有三代。第一代抗组胺药有马来酸氯苯那敏（俗称“扑尔敏”）、苯海拉明、赛庚啶、异丙嗪、酮替芬等。其中，扑尔敏和苯海拉明是感冒药最常含有的成分，广泛存在于常见感冒药中；如果感冒药通用名中有“扑”“敏”“苯”等字样，就表示含有这两种成分，如“美扑伪麻片”。该类药物对中枢神经有明显抑制作用，服用后常有嗜睡、眩晕、头痛、乏力、颤抖、耳鸣和幻觉等副作用，驾驶员服用后开车的反应和判断能力会下降。需要开车的人感冒后，白天可选择不含扑尔敏或苯海拉明的感冒药（如感冒药的日片），也可选择含有咖啡因成分的感冒药（对抗嗜睡作用）。

与第一代抗组胺药不同的是，第二代抗组胺药不会使人犯困，如氯雷他定、西替利嗪。它们通常不出现在常用感冒药的成分里。有时，医生会选择这两种药物中的一种，处方给只有流鼻涕症状的感冒患者。

专家门诊：周四上午，周五下午

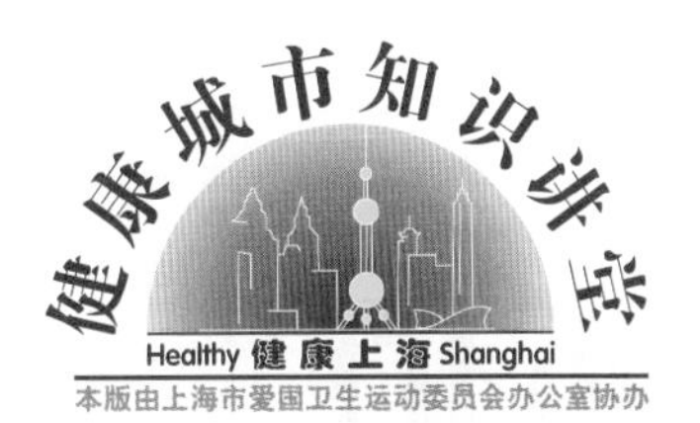
健康城市知识讲堂
Healthy 健康上海 Shanghai
本版由上海市爱国卫生运动委员会办公室协办

上海市普陀区曹杨街道杨桂园健康自我管理小组的成员叶国勇今年72岁，17岁时偶然吸烟，69岁时偶然戒烟。52年烟龄一朝终结，在他身上似乎很容易，用他的话说，这是偶然中的必然。

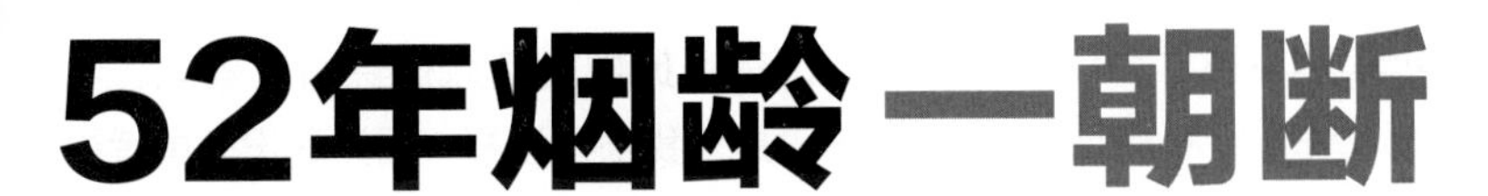

52年烟龄一朝断

本刊记者　王丽云

认为吸烟是享受，对戒烟劝说很反感

1962年，17岁的叶国勇到崇明参加农垦工作，生活清苦、枯燥，在同伴的影响下，偶然间开始吸烟。这一吸，就是52年，每天半包左右。几十年来，爱人、子女及关心他的亲朋好友常常劝他戒烟，令他十分反感。他认为，吸烟是一种享受，男人吸烟，才“爷们”，才有腔调、有风度。因此，他千方百计找不戒烟的理由。其实，咳嗽、痰多、面黄肌瘦、有气无力的他，心里也暗暗担心：怕体检、怕拍片子、怕生肺癌。

劝导小插曲，“推”他当上控烟志愿者

一次，朋友家的孩子双满月，在饭店宴请宾客。碰巧，邻桌也是生日宴，主角三十岁生日，一群年轻人聚在一起谈笑风生、“吞云吐雾”。虽然自己也是个老烟民，但叶国勇很注意吸烟场合，不影响他人是前提。两个月的婴儿在场，他绝不吸烟，也不想看到孩子受二手烟危害。于是，他起身到邻桌去道贺：“小伙子，祝你三十而立，生日快乐！祝愿各位健康、阳光、幸福！我有个不情之请，我们这里有刚刚双满月的婴儿，吸烟影响周围环境，将来你们结婚生子，也不希望孩子吸二手烟吧？”几位吸烟的年轻人听了这话，纷纷掐灭了手中的烟：“叔叔，您说得对，听您的！”

这本是桩小事，叶国勇并未放在心上，不料，却被社区健康自我管理小组的朋友知道了，认为此举甚好，所以“拉”他进了小组，并请他在不少控烟宣传活动中讲述这个故事和他的想法。结果，偶然间，他这杆“老烟枪”就当上了“控烟志愿者”。

悄悄戒烟“试试看”，从此香烟是“路人”

加入健康自我管理小组后，在各种控烟知识讲座和经验交流活动中，叶国勇逐渐认识到了吸烟的危害。正巧，有一天邻居来串门，聊天时提到：“72号的老李比你大几岁，以前一天两包烟，现在戒烟了！”叶国勇心想：坏了，这下老伴又要唠叨着让我戒烟了。后来，他再想想：“吸烟确实没好处，而且，我这控烟志愿者现在还吸烟，腰杆子挺不起来啊！但我又不敢拍着胸脯说戒烟，万一戒不掉怎么办呢？要不我先试试看。”

说试就试，第二天早饭后，当他习惯性点燃一支烟时，突然想起来自己要试着戒烟，马上就掐灭了。中午、晚上，同样如此。为了不吸烟，他想方设法找事做，让自己的双手忙起来：以前从不做家务，现在一钻进厨房就是小半天，择菜、剥豆、斩馅、包饺子、洗碗、擦地；积极参加社会活动，和朋友一起去看电影、到图书馆看书看报、和邻居下棋；加强锻炼，经常做做气功、打打拳……时光一天天流逝，叶国勇再也没碰烟，大家知道后，都称赞他是“控烟达人”。

继续做志愿者，愿帮他人少留遗憾

现在，3年过去了，戒烟后的叶国勇感觉身体比以前好多了，满面红光，做事不慌，浑身有力。他深切感受到，戒烟对健康、养老、家庭、社会都有好处。他说，自己有两个遗憾，一是吸烟太早，二是戒烟太晚。为了帮助像他这样的烟民少点遗憾，他愿意继续当控烟志愿者，继续讲述他的戒烟和控烟故事，如果此举能对他人有所触动，足矣！PM

网上咨询：有技巧才能“物超所值”

山东大学附属生殖医院生殖中心主任医师 高芹

“医生，我有子宫内膜异位症，刚被查出有一个5.1厘米×4.6厘米的巧克力囊肿，门诊医生建议我尽快备孕。请问，我应该先做手术，还是生了孩子后再做手术？”这是一位网友的线上咨询，对病情仅有零星描述，让我很难回答。

患者寻医问诊，需要的是个体化的治疗建议，而不是长篇大论。例如咨询怀孕、不孕问题时，医生在给出治疗建议时，需要考虑患者的年龄、有无不孕病史、月经情况、既往生育史、既往手术史、男方精液是否正常等多方面因素。也就是说，患者的病史很重要。

你不给我“详情”，我只能告诉你“假如”

这位网友的咨询，病史描述过于简单，医生很难给予个体化的治疗建议。如果一定要给予答复，只能是许多“假如”。

❶ 巧克力囊肿是子宫内膜异位症的一种病理表现。30% ~ 50% 的子宫内膜异位症与不孕症有关。假如你没有不孕病史，没有腹部手术及不良孕产史，月经规律，男方精液正常，我建议你先考虑怀孕。因为手术是创伤性的，可能影响卵巢功能。尽管手术医生会尽最大努力预防术后盆腔粘连，但仍有可能发生，进而影响输卵管功能，对以后怀孕造成不良影响。

❷ 假如你同意我以上的建议，决定先怀孕，请忽视“尽快怀孕”中的“尽快”二字。因为“尽快”易让你产生思想压力。在孕育生命的过程中，顺其自然就好。

❸ 假如你有不孕病史（规律性生活至少 12 个月，且未避孕），或有流产、盆腔手术史（如宫外孕），我建议你在决定手术前先行子宫输卵管造影，丈夫行精液检查，听听医生的建议，再决定下一步的治疗方案。

❹ 假如你不做手术，要知晓不手术的风险，如卵巢囊肿破裂造成的急腹症、囊肿性质不明带来的某些担忧等。

❺ 在普通人群中，规律性生活且未避孕，1 年累积妊娠率为 84%，2 年累积妊娠率为 92%。假如你经过 1 年“备孕”，仍没有如愿，就有不孕的潜在风险，应积极接受不孕症的相关检查。

我想，这么多、这么长的假设性回答，患者不会“点赞”，因为我没有根据她的特点提供治疗建议。可是，我别无选择，因为我没有患者更多的“详情”，只能假设所有“可能性”。当然，医生不可能对每一位“不明详情”的患者都做出如此多的假设性回答。所以，患者应将自身的详细病史告知医生。

这位患者可以这样提问：“我今年 27 岁，结婚 3 年，2 年没有避孕，也没有怀孕。我老公检查结果正常。我月经周期 30 ~ 35 天，经期 6 ~ 8 天，痛经较严重。我在当地医院检查发现患有子宫内膜异位症，刚被查出有一个 5.1 厘米 ×4.6 厘米的巧克力囊肿，门诊医生建议我尽快备孕。我应该先做手术，还是生了孩子后再做手术？”

网上咨询，怎样做到“物超所值”

网上咨询大都需要付费，对咨询时间、次数有所限制。怎样在有限的时间内说明自己的情况，提出自己的要求，以便医生在回答时有所侧重，是有技巧的。以不孕不育问题为例，患者咨询时需注意以下几方面。

❶ **备好相关资料** 咨询前，将相关检查病史材料、检测结果、以往诊治过程、咨询诉求等准备好，上传图文资料。

❷ **注重病史，突出重点** 包括现病史、既往史、婚育史、月经史、个人史、家族史。其中，现病史、月经史和既往史格外重要。此外，特异性病史（如结核病）对于病因诊断有提示作用。

❸ **注意细节描述** 例如，“不孕时间”可直接影响诊疗方案的选择，时间起点应从无保护性生活开始；“月经情况”应精确到天数；“盆腹腔疾病和手术史、宫外孕、流产史”提示盆腔感染可能等。

❺ **说出诉求** 对于咨询中迫切想要解决的问题，患者应明确提出，不要含糊。对于不明白的问题，可追问医生。PM

“宫寒”的困惑

上海市中医医院妇科副主任医师　钱 赟

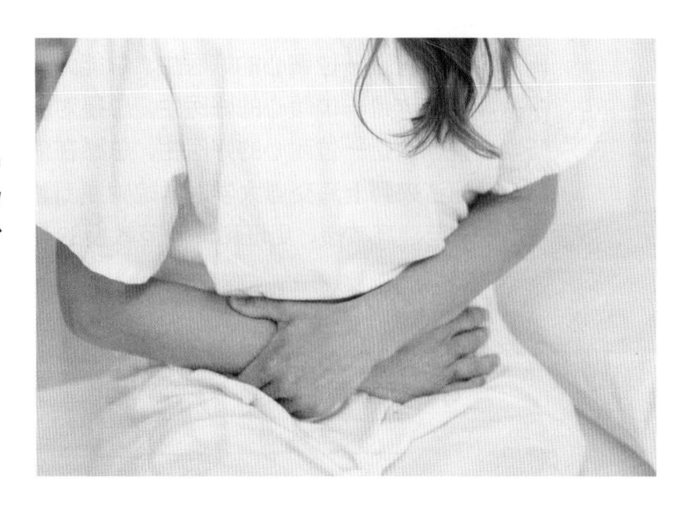

“医生，我总觉得手脚冰凉，是不是‘宫寒’？”

“医生，我每次来例假时小腹胀痛，是不是‘宫寒’？”

“医生，我备孕很久没怀上，广告说是因为‘宫寒’，要怎么治疗？”

“医生，我好像是‘宫寒’，韩剧里说的症状我都有，吃点什么能改善一下？”

门诊上诸如此类五花八门的问题，令人啼笑皆非。每到此时，我就觉得医生多在媒体“亮相”，为群众辟谣扫盲非常必要。近年来，“宫寒”频频出现于患者口中，俨然成了妇科疾病的“罪魁祸首”，然而，果真如此吗?

防“宫寒”不如防“湿热”

寒乃六邪（风、寒、暑、湿、燥、火）之一，与许多疾病密切相关，可以阻碍气血运行，导致血行不畅，表现在妇科疾病中可见月经色暗、量少、迟至，甚至闭经。另一方面，寒凝血瘀可阻碍阳气的运行，如阳气不能通达于手足肢体末节，无法温养这些部位，则表现出手脚冰凉、怕冷的现象。如阳气不能温养胞宫、血脉，则可致胞宫寒冷，排卵延迟，甚至不排卵，从而影响精卵结合，导致不孕。诸如此类，因寒致病的妇科疾病，虽可列举一二，但临床所见，更需慎防的却是“湿热”。

女子每逢经期、妊娠期、生产期、产后期、哺乳期等特殊时期，产道开放、防御力较差之时，更易感染邪毒，以“湿热”居多。用西医的讲法解释，就是容易感染细菌、病毒等。另外，妇产科手术损伤也是感染的重要途径，因此术前准备充分、消毒严格、患者体质强、术后护理合理、预防感染和抗感染治疗规范等，都十分重要。随着妇产科手术的增多，女子感染湿热邪毒的概率也大大增加，反观“宫寒”的致病率，与之相比则低很多。因此，“宫寒”虽然会表现为一系列妇科病症状，但绝不至于谈之色变，将其看作妇科疾病的“元凶”。

判断“宫寒”，不能以偏概全

透过现象看本质，体现在中医辨证上，就是要抓住主证，剔除“混淆视听”的表证。举例来说，一女性患者，因月经异常就诊，表现出一派寒象，如手足冰冷、面色青白等。但是详细询问得知，她喜欢喝冷饮，不畏寒而怕热，察其舌质暗红，脉象细数。究其本质，当属热邪致病，中医基础理论将此归纳为“阳盛则阴”“热胜则寒”。因此，如果仅仅根据体表的寒相，如手脚冰凉等，就判断为寒邪致病是不科学的，“宫寒”的判定依据也就成了无根之萍，缺乏真实性。针对“宫寒”进行的治疗，自然无法显效，严重的还会加重病情，甚至变生他病。

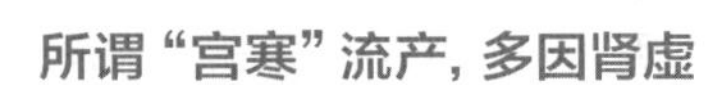

所谓“宫寒”流产，多因肾虚

近年来自然流产和反复流产率逐年上升，还有异位妊娠、生化妊娠、胚胎停育等不良妊娠所造成的流产也明显增多。很多患者来就诊，刚坐下没交谈几句，就归咎于自己“宫寒”。事实上，各种各样的流产在中医看来主要还是以“肾虚”为主证，且夹杂着各种兼证，如气滞血瘀、肝郁气滞、阴虚火旺、痰湿凝滞、湿热瘀结、阳虚水泛等，是个很复杂的病证群。现代妇产科研究结果提示，流产在很大程度上是由于精卵结合异常所造成的，其中精子质量占主导地位，卵子质量次之，提供孕育的母体也是不容忽视的因素之一，即我们常说的“母体因素”。母体因素可以是子宫因素、输卵管因素、卵巢因素、激素分泌异常等，均可导致母体不适合孕育胚胎以致流产，而常说的“宫寒”只是原因之一，并不是引起流产的主要因素。

小“宫寒”大学问，是否为“宫寒”还需由临床经验丰富的中医师来“明辨是非”“洞察本质”，切不可偏听偏信。唯有抓住主证，对症治疗，才有利于疾病康复。PM

听患者说，这是一位细心的好医生，总能为患者们想很多；

听家属说，这是一位暖心的好医生，总是对患者和家属解释很多；

听学生说，这是一位耐心的好医生，总愿在病历本上认真写很多……

近日，记者来到上海交通大学医学院附属新华医院特需门诊，探访这位患者、家属和学生眼中的“三好医生”——范建高教授，见证和体验范教授的“三心”与“三多”。

“三好医生”范建高

本刊记者　屈晓慧

细心，为患者想得多

“我先给你开些药吃上，你回去把工作交接好，再来安心住院。”

一位中年女性因“胃肠功能紊乱、慢性胃炎”前来就诊。范教授一边查看检查报告，一边详细询问病史。对这位主诉“胃痛”的患者，范教授的诊断貌似越来越“跑题”：“你的胃炎不是大毛病，我担心的是你的肝功能有问题，我怀疑是原发性胆汁性肝硬化，你可能需要住院。”听到“胃很痛却没有大问题，肝脏无不适却可能要住院”，这位患者面色凝重起来：“范医生，我之前刚请过病假，现在手头工作刚开始，又要住院……”范教授很细心，他知道患者的顾虑：“你的情况也不是非住院不可。这样吧，我先给你开些药，一个月以后你再来复查。如果胃不痛了，肝功能指标恢复正常了，那就没有问题；如果肝功能依然不好，你再来住院。这期间，你也能慢慢交接好工作，好吗？”范教授几句考虑周到的话顿时让这位患者愁眉舒展，她安心地点着头，满怀谢意地离开诊室。

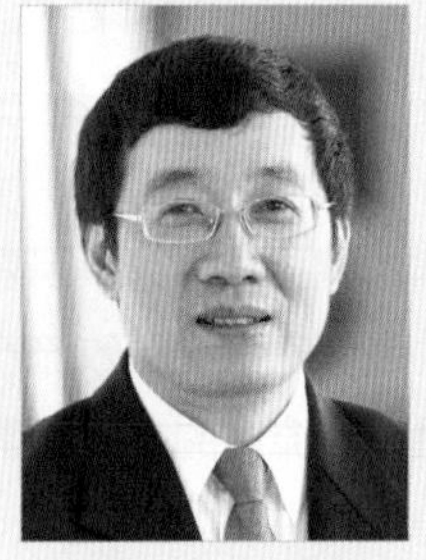

专家简介

范建高　上海交通大学医学院附属新华医院消化内科主任、主任医师、教授、博士生导师，上海市医学会内科学分会常委、肝病学分会名誉主任委员，中华医学会肝病学分会脂肪肝和酒精性肝病学组名誉组长，中国医师协会脂肪肝专家委员会主任委员。擅长肝胆疾病和炎症性肠病的诊治，尤其是不明原因肝炎和黄疸的诊断。

专家门诊：周三上午　特需门诊：周四下午

“老先生，牙掉了千万不能吞下去，你有食管静脉曲张，可别割破了血管！”

一位来自吉林的老大爷，瘦骨嶙峋，在老伴的陪同下，步伐缓慢地走进诊室。老大爷多病缠身：酒精性肝硬化致肝功能失代偿，出现双下肢水肿、皮肤色素沉着、食管静脉曲张、腹水；老慢支，咳嗽不止；肠穿孔两次手术后，腹部切口疝严重；糖尿病控制不佳；皮肤瘙痒；牙齿脱落……范教授心疼地看着老先生，仔细询问病史、进行体格检查后，总结了他目前的病情：“老先生，你这次来看消化科，我主要帮你解决大量腹水这一问题。根据你目前的状况，我采取保守疗法，给你开些利尿和提升白蛋白的药。”看着老大爷仅剩的两颗牙齿，范教授特别提醒他：“老先生，你一定要注意自己的牙齿，万一掉了，千万不能吞下去，因为你有食管静脉曲张，当心别割破了血管。一定要吃软的东西……”在范教授的反复叮嘱中，老大爷笑呵呵地答应着，一边感谢着范教授，一边和老伴相互挽着走出了诊室。

暖心，对患者解释得多

“我建议你，乙肝可以不在我这里治，但一定不能不治。”

56岁的马先生在儿子的陪同下，带着胃镜报告，从河南信阳赶来看范教授的门诊。他因胃痛、食欲差，在当地医院进行了胃镜检查，显示轻度胃炎、肠化生。马先生很担心“肠化生”会癌变，慕名来找范教授诊治。范教授告诉他，他的胃炎和肠化生不严重，可以吃些药，但他还患有慢性乙型肝炎，化验报告提示可能存在肝硬化，需要重视。马先生听到“肠化生”无大碍，便放松下来。儿子也说父亲患乙肝很多年了，并无明显异常。范教授皱起了眉头，语重心长地说道：“我建议你要重视乙肝的治疗。你先做些检查，我再根据检查结果确定是否需要抗病毒药物治疗。”马先生支支吾吾：“范医生，我这两天就要回信阳了……”范教授见马先生为难，便对他说：“我的建议是，你的乙肝可以不在上海治，但一定不能不治。我把要做的检查都写给你，你可以回信阳接受检查和治疗。”范教授温暖却坚定的语气说服了马先生，他决定尽快回老家治疗乙肝。

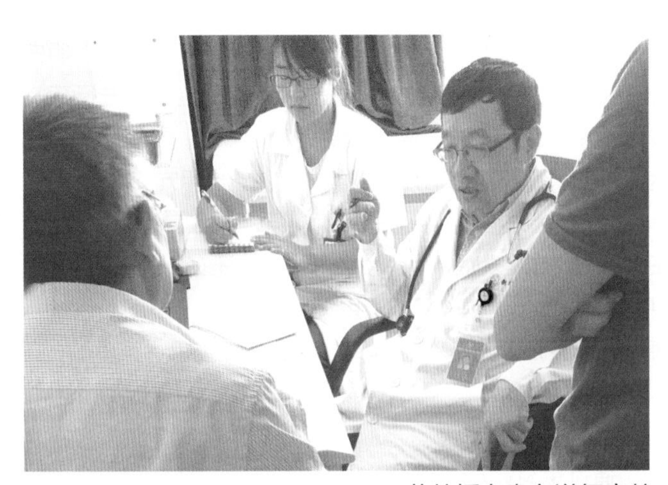

范教授向患者详细宣教

“你是典型的隐性肥胖，减肥是关键。”

一位母亲带着儿子来到范教授的诊室。让记者吃惊的是，这位看上去身材适中的年轻小伙子竟然是脂肪肝患者！小伙子175厘米的个头，体重最轻时是60千克。他四年前体检时发现脂肪肝，体重最重时达69千克，目前已减重至67千克，但B超提示中度脂肪肝，血脂和转氨酶指标“居高不下”。范教授告诉这位目测“不胖”的年轻人：“胖不胖，不能光看体重，还要看体脂。你需要做一个身体成分检测，我估计你属于隐性肥胖，需要减肥，并增加身体肌肉含量。”范教授询问了小伙子的运动和生活习惯等情况后，从运动、饮食和用药等方面对他进行了健康宣教。宣教内容全面具体、可操作性强，小伙子和母亲听得明白，一旁的记者也获益匪浅。

耐心，病历写得多

“做哪些检查、药怎么吃，我全都写上了，你可以加我微信，有问题再联系。”

患有自身免疫性肝炎和胆管炎的李女士这次是来复诊的，她已经做过多项检查，带来了一沓报告单。范教授认真对比检查结果后告诉她：“目前胆管炎已得到有效控制，但自身免疫性肝炎的指标提示，目前中等剂量的糖皮质激素治疗效果不佳，需要加用免疫抑制剂。这些药物都有副作用，我们要考虑很多方面因素，比如你的生育打算和体重等。现在还需要再做血常规和肾功能检查……”范教授一边说，一边耐心地书写医嘱。记者注意到，范教授的医嘱很工整、很详细，可谓“超长医嘱”。一旁的学生告诉记者，范教授对每位患者都是这样，不仅会对患者和家属解释很多，还会在病历本上写很多。最后，范教授拿出手机，对李女士说：“做哪些检查、药怎么吃，我全都写在病历本上了。你可以加我微信，有问题再联系。”记者很感慨：范教授的耐心，换来的是患者的安心。

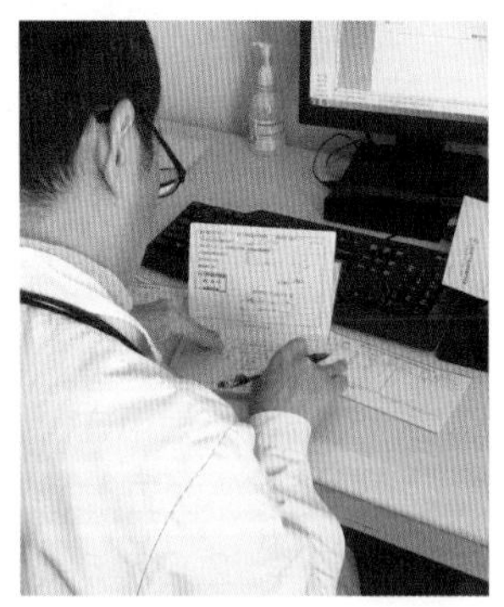

范教授耐心写医嘱

对范教授来说，这是一个繁忙充实的上午；对患者们来说，这是一次有质有量的门诊。临走前，患者和家属们总会面带笑容，反复地说“谢谢”。一旁的记者看着、听着，心中的敬佩感油然而生：患者和家属们的一声“谢谢”，承载的是一位医者对“生命所托、健康所系”使命的完美诠释。PM

这些年，哪里有脂肪肝的研讨和健康宣教，哪里就有范建高教授的身影和声音。范教授致力于脂肪肝研究和诊治二十余年，已跻身这一领域国际前沿，是我国脂肪肝防治领域当之无愧的“代言人”。他和庄辉院士共同主编了《中国脂肪肝防治指南（科普版）》一书，深受读者欢迎，并获得了华东地区优秀科技图书二等奖和上海市优秀科普图书三等奖；他联合国内外三百多名肝病学专家学者，创建了微信公众平台“爱肝联盟”，定期介绍肝脏疾病预防、诊治、随访和管理等方面的科普知识和专业进展，科研、科普“一手抓”，热心公益，甘于奉献，受到同行和广大肝病患者的一致赞誉。

扫描二维码，
关注“爱肝联盟”
公众号

《大众医学》助我和老伴找回健康

张润灵（湖 北）

工作辛苦，健康不佳

我和老伴都是1953年从中国人民大学毕业的。我当时被分配到冶金地质队工作。由于地质勘探工作艰苦、流动性大，我在湖北阳新工作时，感染了血吸虫病；在云南工作时，又被诊断为甲亢，当时体重只有40千克。我的老伴在工作时患上了风湿性关节炎，行动困难。2002年，她被确诊患糖尿病，健康状况一直很差。

我和老伴都在20世纪80年代退休，深感前半辈子只知工作，不顾健康，活得辛苦。幸而国家给予我们安定良好的退休待遇，于是我们下定决心要找回健康，过好下半辈子。

自学成才，找回健康

我们知道，想要找回健康，就要学习健康相关知识。我俩按各自兴趣，分别在老年大学里选学书法、保健按摩、绘画、烹饪、手工艺等课程，阅读养生保健类书籍、报刊。其中，最值得一提的就是我们退休后开始订阅的《大众医学》杂志。掐指一算，我们已订阅《大众医学》20多年，每期杂志都被我们完整无缺地保存在书柜中。我和老伴将感兴趣的文章编制目录，以便查阅。那时，阅读健康类报刊的亲友并不多，常有人前来借阅，我们时常将其作为健康礼物送给亲友，十多年来累计数百份。可以说，《大众医学》不仅让我和老伴受益良多，也惠及很多亲友。

以我和老伴退休前的健康状况，我们没想到现在都已活到九旬高寿。我们时常感叹，《大众医学》真是我们健康路上的良师益友！我工作时感染血吸虫病后，没有及时接受治疗，后来被确诊为肝硬化。一开始，我听到“肝硬化”三个字时，不知所措，幸好我在《大众医学》杂志中找到相关文章，明白了面对任何疾病，重要的是调整好心态。于是，我坚持遵医嘱进行药物治疗，也认真践行健康的生活方式，病情控制良好。

我的甲亢病程颇长，服用药物治疗十多年，后被查出甲亢变成了甲减，我又疑惑起来，便翻阅《大众医学》杂志找答案。原来，治疗甲亢的药物可能引起甲减，在药物减量或停药后，甲减就会消失。我还在《大众医学》杂志中找到几篇甲状腺相关文章，基本了解了甲状腺疾病的基础知识，也学习了甲状腺疾病患者的饮食注意点。20多年来，我定期复查甲状腺功能，遵医嘱调整用药剂量。

我的老伴自被确诊为糖尿病后，便对《大众医学》杂志中有关糖尿病的文章格外重视。通过学习《大众医学》刊登的糖尿病相关文章，我们知道“五驾马车”综合治疗的原理及重要性；老伴坚持执行、定期复查，从不随意乱减药。后来，老伴患泌尿系统疾病住院，医生建议她暂停降糖药，出院时老伴的血糖水平仍在正常范围内。我们与医生商量可否不服降糖药，尝试饮食和运动疗法。就这样，老伴严格控制每天摄入的饮食，如今已有15年没有服用降糖药了，连医院的内分泌科医生也称“这很罕见”。我们说，这全得益于认真学习《大众医学》，让我们有知识基础、有信心和决心实行并坚持。如今，《大众医学》杂志每期都有“糖尿病”专栏，及时刊登糖尿病治疗的新观点、新措施，让老伴和很多糖尿病患者不惧糖尿病，与其和平共处。

紧随时代，共同成长

我八十大寿时，子女给我买了台电脑，我便开始学习用电脑打字、上网。我每年将电子版文章发送到《大众医学》编辑部的邮箱中，《大众医学》先后刊登了我撰写的《与<大众医学>交往20年，受惠20年》《改善医患关系的好途径：和医生交朋友》《同心协力，共铸健康和谐晚年生活》等文。

近年，我又学会用QQ和微信与亲友联络，年近古稀的《大众医学》也有了网站、微信、微博等新媒体平台。我时常将《大众医学》新媒体平台中的文章线上分享给亲朋好友，让更多人学习科学、权威的健康知识，就像我和老伴这样。PM

让我快乐又有收获的文字

复旦大学附属华山医院内分泌科教授　沈稚舟

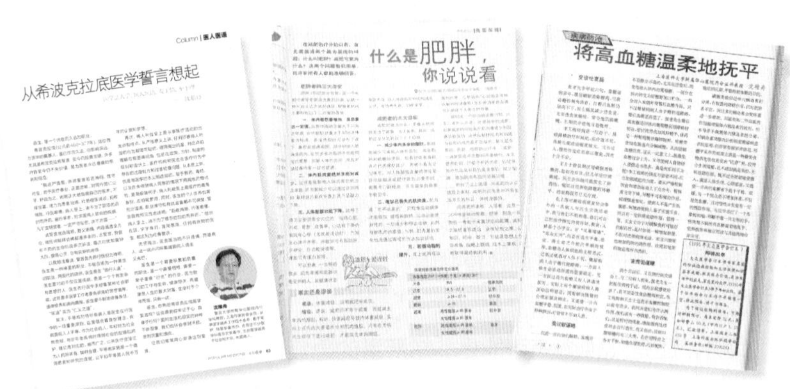
从希波克拉底医学誓言想起

什么是肥胖，你说说看

将高血糖温柔地抚平

沈教授发表于《大众医学》的科普佳作

我大概可算是一位“三栖”写作者。以医生为终生职业，我自然写过许多医学论著和著述类文字；又因自幼爱好文学，间或会留下些散文和诗歌作品，抒发我对生活的感语，也可视为一种艺术点缀。《大众医学》黄主编邀请我为庆祝该刊创办七十周年写篇回忆文章，不由令我想起曾发表过数百篇医学科普类作品，它们散落于诸多报刊中，犹如田间的小花。

我一直认为，作为一位科学工作者，宣传和写作科普作品应是不可或缺的职责和任务。这是一种有益于提高公众科学素养的文字，是一个“无声讲台”，与大众紧密相连，以朴素平实的形式将关爱和仁智送达，让生命在美丽和健康中舒展和绽放。

《大众医学》是一本严肃实用、影响力强大的医学科普期刊，许多民众将其当作健康顾问及良师益友。她也是众多医生的朋友，大家愿意将好作品拿出来，让其发表，从而起到良好的社会效益。我与《大众医学》相知相识大抵有三四十年之久，有幸认识几代主编和编辑。他们是我的真挚朋友，是我科普宣教“战线”的“战友”。我的许多文章刊发于《大众医学》，这些杂志至今仍在我藏书之列。空闲之时，我会泡上一杯茶茗，让茶香和书香共鸣，书房里洋溢着一种别样的情致。我会很熟练地从众多书橱中取下数册藏书浏览，如同会见老朋友。它们也争着与我亲切地交流，絮絮而谈。

我有若干篇作品因《大众医学》推荐而在全国医学科普比赛中获奖。我还记得十余年前，当时《大众医学》的王主任约我写过 12 篇《减肥进行时》，整年连载，以及黄主编向我约写《医人医语》杂感文章。那些文章由于选题好、切入面佳，我写作时文思汹涌，文辞仿佛从心底喷射而出，写得较为满意，也引起一些社会反响。

我要感谢《大众医学》杂志，为我提供一个写作平台，在我的写作生命中增加了亮色，让我收获诸多快乐。这几年我写得少了，在纵情山水、历史、人文中寻找健康的支点，想体会走出书斋院校后的感悟和生动。当然，我依然关注着《大众医学》的运行轨迹，为其成长而鼓舞。如有合适的选题，我还会重新操笔，用文字表达我这名医学科普“老兵”由衷的铿锵和婉约。

如果要我说些对《大众医学》的期望，我想大致有以下几点：

其一，在传播正确的医学知识同时，要敢于、擅于、及时向伪科学、假科学宣战。因为与无知相比，欺骗和误导离真理更远。

其二，在宣传具体、实用的科学知识同时，要适当组织宏观性、有逻辑性的正确医学思维方法，让读者有一定的鉴别能力。

其三，期刊应有更高的策划和构思，有相对固定的写作队伍，乃至签约作者，形成名编、名家、名专栏写作高地；发掘和培养新锐作者；在条件允许时，编辑医学科普名家选集，这是一种有益的总结和人才遴选示范。

最后，祝《大众医学》助医学更精准地走向大众。PM

专家简介

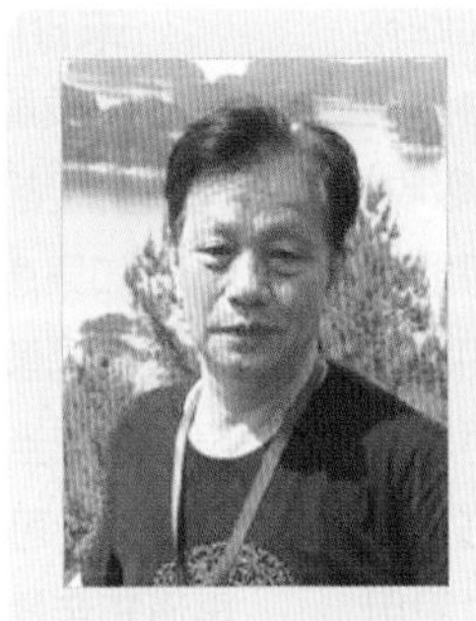

沈稚舟　复旦大学附属华山医院内分泌科主任医师、教授，糖尿病及内科研究室副主任，上海市医学会临床受体学会主任委员、糖尿病内分泌疾病专家会诊中心副主任，上海市中西医结合学会老年病分会副主任委员，上海健康教育所肥胖病防治教育专家委员会主任。

“胸痛”突发：口含两颗阿司匹林能救命吗

复旦大学附属中山医院心内科　梁义秀　宿燕岗(教授)

近日，微信朋友圈盛传：“心脏病发作在睡眠的时候，剧烈的胸痛足以把人从沉睡中痛醒。如果有上述状况发生的话，立刻口含两颗阿司匹林让它化开，然后喝一点水吞下。接着立刻联络急救中心，并告诉他们你已经服下两颗阿司匹林。坐在椅子或者沙发上静候救护车援助……”

可以肯定地说，此言并不准确。睡眠中的胸痛并不一定是心脏病发作；如果是心脏病发作，阿司匹林也并非是心脏病发作时的“急救药”。

胸痛：不一定是心脏病发作

睡眠中突发剧烈胸痛，首先需要区分是否为心脏病发作。通常所说的与胸痛相关的“心脏病发作”，最常见的是“急性心肌梗死”。心肌梗死是心脏的营养血管（冠状动脉）突然被血栓等阻塞，心肌因长时间缺乏足够的血氧供应而导致缺血和坏死。典型症状是突发剧烈而持久的胸骨后或心前区压榨样疼痛。如果胸痛的确是由急性心肌梗死引起，那么服用阿司匹林本身没有错。但在急性心肌梗死早期，建议服用的剂量为300毫克，而不是简单的“两片”。此外，“将阿司匹林含服送下”的服法也不准确，最好的办法是嚼碎服用，以求在最短时间促进药物的吸收。

然而，睡眠中突发的胸痛，还有可能是其他疾病。这些疾病发作时，服用阿司匹林往往无益，甚至是有害的。例如，有时剧烈胸痛可能是主动脉夹层导致，如果不进行恰当和及时的治疗，死亡率非常高，此时服用阿司匹林，不仅无益，还会增加出血风险。再举个例子，很多时候胃食管反流病也会导致胸部不适，尤其是夜晚平卧时，可能因反流导致胸痛症状。如果此时服用阿司匹林，可导致胃黏膜抗酸能力下降，导致“胸痛”更加严重，甚至诱发胃出血。

此外，还有几种胸痛可能是非常严重的急症，如气胸、肺栓塞等，随时可能危及生命。患者很难区分胸痛到底由什么疾病导致，贸然服用阿司匹林并不可取。

冠心病患者胸痛：硝酸甘油比阿司匹林更有用

如果胸痛确实是冠心病所致，与阿司匹林相比，硝酸甘油更适合作为应急药物。

在突发胸痛时含服硝酸甘油有两个作用：第一，帮助鉴别是否发生心肌梗死。出现胸痛时，患者立即舌下含服1片硝酸甘油，如果5～10分钟后症状没有缓解，可再含服1片；如果症状持续30分钟仍然没有缓解甚至加重，应考虑是否发生了急性心肌梗死。第二，缓解症状。硝酸甘油有扩张冠状动脉的作用，对心绞痛或心肌梗死都有益处。

需要注意的是，由于硝酸甘油有降低血压的作用，故含服硝酸甘油后应尽量躺下，以免部分特别敏感的患者因发生低血压而晕倒。含服硝酸甘油后短时间内，起床动作不宜过快，以免发生体位性低血压。如果患者已经存在低血压，应避免服用硝酸甘油。此外，硝酸甘油片剂不稳定，3个月就会失效，在天气炎热时失效更快。患者在使用家中备用的硝酸甘油时，应特别注意。

未明确病情前：切忌自行服用阿司匹林

突发胸痛该怎么办？最重要的是保持冷静，恐慌的心理对于求救和控制病情发展都是不利的。

如果患者有明确的冠心病病史，可以尝试服用硝酸甘油片缓解症状。如果服用硝酸甘油后，症状持续不缓解或加重，或者第一次出现胸痛，不知道原因，应当尽快拨打急救电话，向急救人员清楚说明自己的位置、症状和联系方式。可能的话，应打开房门，等待救援人员。切记应该先通知急救人员，再通知亲属，以免错过最佳救治时机。PM

临床上，慢性胃炎、糜烂性胃炎伴萎缩、胃溃疡等胃病是常见疾病，需要服用抗酸药物进行治疗。如果上述胃病患者同时又伴有腹胀、早饱、嗳气、食欲不振、恶心、呕吐等消化不良症状，可能还需要服用多酶片帮助消化，以增加食欲，促进营养吸收。那么，多酶片可以与抗酸药同服吗？

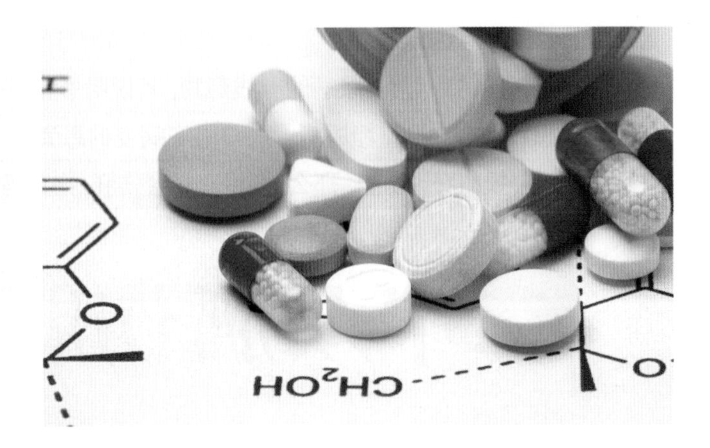

多酶片 可以与抗酸药合用吗

第二军医大学附属长海医院消化内科　唐欣颖　邹文斌

多酶片：助消化良药

多酶片是一种助消化的非处方药物（OTC），主要用于改善消化不良、病后消化功能减退及饮食过饱等。多酶片是双层糖衣片，外层为普通糖衣，内层为肠溶片，包裹胰酶、胃蛋白酶，进入胃内后不被胃酸溶解，直至进入小肠接触到碱性的肠液后才被溶解，在小肠直接起作用，能够消化蛋白质、脂肪和碳水化合物，促进肠道对食物的消化和吸收。

抗酸药：中和胃酸、保护胃黏膜

抗酸药主要用于治疗上消化道溃疡（胃和十二指肠）、出血，糜烂性胃炎和胃食管反流病，等等。抗酸药能直接中和过多的胃酸，提高胃内 pH 值，降低胃蛋白酶分解胃壁蛋白的能力，减弱或消除胃酸对胃及十二指肠溃疡面的腐蚀和刺激作用，有利于溃疡愈合；有些抗酸药，如氢氧化铝、三硅酸镁还能形成胶状保护膜，覆盖溃疡面和胃黏膜，起到保护胃黏膜的作用。

根据吸收过程，抗酸药可以分为吸收性和非吸收性抗酸药。吸收性抗酸药主要包括碳酸氢钠（小苏打），作用强、起效快而短暂，可以被肠道吸收，长期或大量服用容易引起碱血症，目前已很少用于治疗消化道疾病。非吸收性抗酸药主要包括铝碳酸镁、碳酸钙、氧化镁和氢氧化镁，临床上较常用；这类药物会在胃内停留较长时间，以便与胃黏膜充分接触，从而起到保护胃黏膜的作用。

两药合用：须间隔两小时

考虑到抗酸药可能降低多酶片的口服生物利用度，一些铝制剂还能吸附胃蛋白酶（如硫糖铝），从而影响其疗效，故两药合用时，间隔时间应大于 2 小时。

服药时，患者还须关注以下事项。

❶ **多酶片**　多酶片须整片服用，温水送服，最好与食物同时服用，使药物在小肠最适 pH 环境下发挥作用，获得最佳疗效。

注意事项：①不宜嚼碎服用，以免降低药效，甚至导致口腔溃疡；②不宜用热水送服，以免使蛋白酶失活，影响疗效；③不宜与酸性食物同服，如醋、酸菜、山楂、杨梅等；④不宜用茶水送服，茶水中含有大量鞣酸，可与多酶片中的蛋白质形成沉淀，使其降低或失去疗效。

❷ **抗酸药**　一般情况下，抗酸药的服药时间是每次饭后 1～2 小时和睡前，每日给药 3～4 次。由于胃排空减慢，药效可维持 3 小时之久。如果服药效果不明显，可增加服药次数，但不可增加每次服药的剂量。

注意事项：抗酸药可能导致腹泻、低磷血症、罕见骨质软化；心肾功能不全患者慎用；大剂量服用可能导致肠梗阻；长期服用可导致电解质变化，注意抽血监测生化电解质；碳酸钙慎用于肾结石患者。

需要强调的是，多酶片含胃蛋白酶不少于 48 单位，胰蛋白酶不少于 160 单位，这些蛋白酶不仅可以消化食物中的蛋白质，也可以消化已经破损的人体黏膜组织（主要成分也是蛋白质）。因此，消化道黏膜有较为严重损伤的患者，例如患有食管溃疡、腐蚀性食管炎、胃十二指肠溃疡等应慎用多酶片，以免刺激消化道管壁，加重溃疡病情。PM

二甲双胍是治疗2型糖尿病的一线药物，其说明书注明："该药禁用于严重肝、肾功能不全的患者和合并严重糖尿病肾病与眼底病变的患者。"于是，一些患者十分担心，害怕用药后会损伤肝肾功能。那么，二甲双胍会伤肝、伤肾吗?

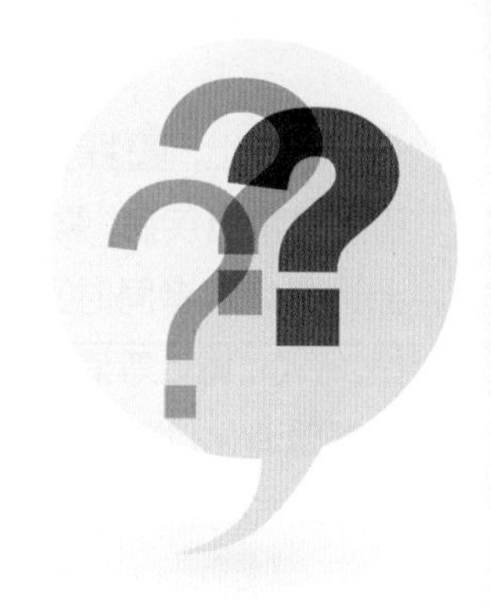

二甲双胍伤肝、伤肾吗

中国人民解放军306医院糖尿病中心　王玉珍　许樟荣（教授）

无肝毒性

二甲双胍不经过肝脏代谢，在体内不降解，故无肝毒性。严重肝功能不全是指某些疾病严重损伤肝细胞引起肝脏形态结构破坏，其分泌、合成、代谢、解毒、免疫功能等功能严重障碍，出现黄疸、出血倾向、严重感染、肝肾综合征、肝性脑病等临床表现的病理过程或临床综合征。严重肝功能不全患者应用二甲双胍可致乳酸酸中毒，可能是肝脏对乳酸代谢（糖异生）受限，造成乳酸堆积。临床上，绝大多数糖尿病患者即使肝脏有问题，也大多不是处于这种严重病变的状态，仅仅是脂肪肝或轻度转氨酶升高。

研究证实，二甲双胍除具有降血糖作用外，还有利于减轻脂肪肝。当患者因为脂肪肝等原因引起血清转氨酶轻度增高时，只要在正常上限3倍以内均可以正常应用二甲双胍，但需要监测肝功能变化。一般地说，丙氨酸氨基转移酶（ALT，原称谷丙转氨酶）和天门冬氨酸氨基转移酶（AST，原称谷草转氨酶）应小于40单位/升。如果这两种酶或其中之一的数值超过40单位/升，须引起注意。

如果转氨酶轻度升高（低于100单位/升），通常不需要停用二甲双胍。此时，需要找出转氨酶升高的原因，然后视情况而定。若患者肥胖、血脂高，判断其转氨酶升高是脂肪肝所致，可以继续使用二甲双胍，但需要复查肝功能。有些患者在继续服用二甲双胍过程中，转氨酶可恢复正常。如果在服用二甲双胍过程中，转氨酶持续上升，甚至急剧上升，必须停用二甲双胍，观察或进行保肝治疗。因为转氨酶持续上升有可能是慢性肝炎、肝硬化等其他肝病所引起的。

容易被肾脏清除

二甲双胍以原形从肾脏排除，口服后12～24小时内清除90%。可见，二甲双胍本身对肾脏没有伤害，不"伤肾"。严重肾功能不全是指因多种原因引起肾小球严重破坏，使身体在排泄代谢废物和调节水电解质、酸碱平衡等方面出现紊乱的临床综合征，分为急性肾功能不全和慢性肾功能不全，预后不佳，是威胁生命的主要病症之一。严重肾功能衰竭可致二甲双胍蓄积，且肾脏对乳酸代谢及氢离子排泄障碍，可造成血乳酸水平上升，甚至乳酸酸中毒。临床上，绝大多数糖尿病患者不是处于这种严重病变的状态，其肾脏问题大多数是微量白蛋白尿或临床蛋白尿，血肌酐水平正常。

以往认为，有蛋白尿的糖尿病患者应禁用或慎用二甲双胍。现在认为，即使有蛋白尿，只要肾功能正常，应用二甲双胍仍然是安全的。当然，用药期间定期检查肾脏功能还是必须的。一般地说，无肾病的糖尿病病人最好每半年检查一次肾功能；已经发生大量蛋白尿，但肾功能正常的糖尿病患者最好每3个月检查一次肾功能。

检查内容包括血肌酐、尿素氮等指标，最好是计算肾小球滤过率。肾小球滤过率的正常值为90毫升/分钟/1.73平方米以上。当肾小球滤过率为60毫升/分钟/1.73平方米以上时，不需要调整二甲双胍剂量；为45～59毫升/分钟/1.73平方米时，需要减少二甲双胍剂量；如果肾小球滤过率<45毫升/分钟/1.73平方米时，需要停用二甲双胍。PM

小贴士

造影检查前，需停用二甲双胍吗?

肾脏功能正常的糖尿病患者在造影前3天，应停用二甲双胍。造影后应多饮水，复查肾功能，若正常可继续用药。肾脏功能异常的糖尿病患者在造影前或需要进行全身麻醉前2天，应停用二甲双胍。造影或手术后3天复查肾功能，若正常，可以继续用药。

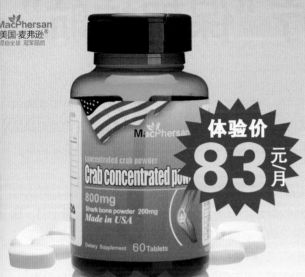

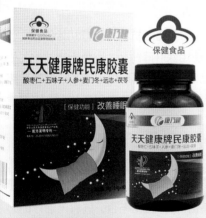

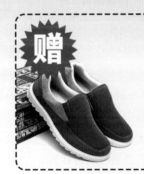

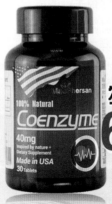

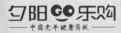

保肝降酶药：为抗病毒治疗“保驾护航”

复旦大学附属华山医院感染科教授　尹有宽

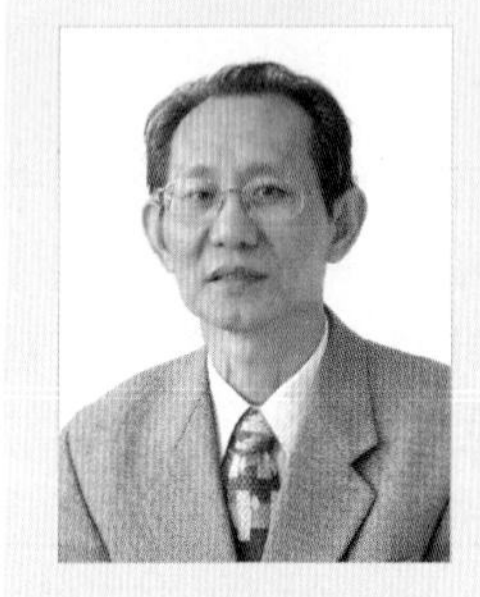

专家简介

尹有宽　复旦大学附属华山医院主任医师、教授，上海中西医结合学会肝病分会顾问。

门诊时间：每周一、二、三上午

转氨酶是细胞中的一种催化剂，在肝细胞中含量较高，血液中含量较低，肝脏受损时从肝细胞释放出来进入血液。大多数乙肝患者都特别重视血液中两种转氨酶——丙氨酸氨基转移酶（ALT，原称谷丙转氨酶）和天门冬氨酸氨基转移酶（AST，原称谷草转氨酶）的数值是否正常。一旦这两项指标偏高，他们就会到处求医，服用各种保肝降酶药，而忽视了最关键的抗病毒治疗。事实上，使用保肝降酶药只是乙肝综合治疗中的一部分，并不能取代抗病毒治疗。

保肝降酶药：使ALT达到“最佳”

乙肝病毒所致肝组织炎症、坏死及纤维化是乙肝进展的主要病理学基础，因而，抗病毒治疗是治疗慢性乙肝的关键。及时选择正确的抗病毒治疗，可以获得比较理想的疗效，有可能将乙肝“大三阳”转为乙肝“小三阳”，少数患者甚至会出现表面抗原阴转，产生表面抗体，获得临床治愈。在抗病毒治疗中是否需要使用保肝降酶药？在抗病毒治疗过程中，可依据病情不用、少量使用或静脉使用保肝降酶药，既能有效抗病毒又可延缓病情进展，但不可单纯使用保肝降酶药。

丙氨酸氨基转移酶（ALT）是肝组织损害的指标，也是清除乙肝病毒免疫反应的比较直观的指标。ALT正常时，一般不适合抗病毒治疗，除非ALT≥正常者上限2倍、肝脏有中等程度炎症或纤维化，但ALT在正常值上限3～5倍时，抗病毒疗效更佳。可以说，没有ALT升高，乙肝“大三阳”难以转为乙肝“小三阳”，因而把握好ALT幅度变化很重要。如ALT大于正常值上限5倍以上，应该给患者适当加用保肝降酶药；如ALT降至正常值上限3倍以下，应适当减少保肝降酶药用量。在抗病毒治疗过程中，保肝降酶药可以调节ALT水平，为抗病毒治疗“保驾护航”，提高抗病毒疗效。

我国《慢性乙型肝炎防治指南》认为：乙肝病毒（HBVDNA）阳性，同时ALT水平≥正常值上限2倍，可进行抗病毒治疗；使用干扰素，ALT不要超过正常上限10倍。如ALT偏低，疗效较差。

7种情况需要使用保肝降酶药

1. 丙氨酸氨基转移酶（ALT）明显升高者：抗病毒治疗初始阶段，当ALT在正常值上限3～5倍时，可不使用保肝降酶药，以免干扰清除乙肝病毒的免疫反应。当ALT显著增高（正常值上限5倍以上）或伴有总胆红素增高时，应该适当加用保肝降酶药，但当ALT有所下降时，可考虑减量或停用保肝降酶药。

2. 虽然抗病毒疗效明显，但ALT或AST继续升高，或持续波动，或肝脾B超检查提示病情不断进展，或肝脏瞬时弹性硬度继续上升者，应该使用保肝降酶药。

3. 有重度纤维化和肝硬化者，不论ALT正常与否，抗病毒治疗时必须使用保肝降酶药，以减少肝细胞进一步损害，减轻肝脏炎症，避免加重肝纤维化或使肝硬化恶化。

4. 乙肝病毒所致原发性肝癌有肝损害者，不但应进行抗病毒治疗，而

甲硝唑维B_6和甲硝唑是同样的药吗

复旦大学附属华山医院副主任药师　李中东

甲硝唑片和甲硝唑维B_6片的主要成分都是甲硝唑。甲硝唑维B_6片为复方制剂，每片含甲硝唑200毫克、维生素B_6 20毫克；甲硝唑片是单方制剂，每片只含甲硝唑200毫克。

甲硝唑维B_6片和甲硝唑片，药名虽然不同样，但适应证、疗效和用法是一样的，两药均可用于各种厌氧菌感染，如败血症、心内膜炎、脓胸、肺脓肿、腹腔感染、妇科感染、骨和关节感染、脑膜炎、脑脓肿、皮肤软组织感染、艰难梭菌引起的抗生素相关肠炎、幽门螺杆菌相关胃炎或消化性溃疡、牙周感染及细菌性阴道炎等，也可用于肠道及肠外阿米巴病、阴道滴虫病、贾第虫病等。

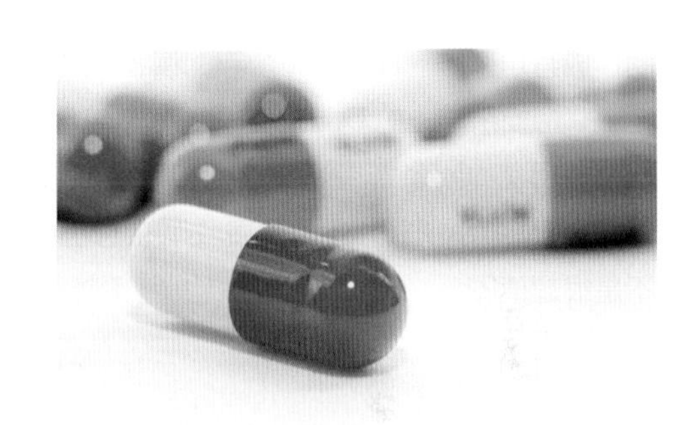

甲硝唑维B_6片和甲硝唑片的区别在于：甲硝唑维B_6片比甲硝唑片多了维生素B_6。之所以添加了维生素B_6，是为了减轻部分患者在服用甲硝唑后出现的下列两类不良反应。

❶ **胃肠道反应**　服用甲硝唑后，出现恶心、呕吐、腹泻、腹部胀满、食欲减退、味觉改变、口干、口腔金属味等胃肠道反应，可影响病人的进一步治疗。维生素B_6有止吐作用，可缓解甲硝唑引起的胃肠道不适。

❷ **神经系统症状**　部分患者服用甲硝唑剂量大，可出现中枢神经系统反应；长疗程用药的患者还可能产生持续周围神经炎等周围神经病变。周围神经炎常表现为手足震颤、步态不稳、肢端麻木和感觉异常，维生素B_6可治疗或预防该反应。

甲硝唑片用药时间较短、给药剂量不大，且没有出现不良反应，可以继续使用，不必刻意改用甲硝唑维B_6片。若疗程较长、给药剂量较大，或出现过不良反应，应改用甲硝唑维B_6片。PM

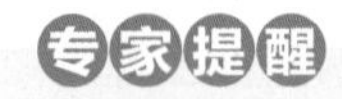

用药期间，患者不宜饮酒，以免出现腹部痉挛、恶心、呕吐、头痛、面部潮红等双硫仑样反应。

且还应使用保肝降酶药。接受化疗、放疗的患者，也需要加强降酶保肝治疗。

5. 慢性乙肝合并原发性胆汁性胆管炎，不但需要抗病毒治疗，且在使用优思弗同时，还需长期使用甘草酸类等保肝降酶药。

6. 通过足量、正规的抗病毒治疗，HBV DNA已检测不到，HBeAg滴度下降显著，而ALT、AST仍异常者，应寻找其他病因，如是否为乙肝合并脂肪肝，或其他非嗜肝病毒感染，并使用保肝降酶药治疗，或作其他相应处置。

7. 抗结核、抗癫痫等药物可导致药物性肝炎，乙肝患者联合使用抗结核、抗癫痫等药物时，需要进行保肝降酶治疗。

总之，在乙肝患者的治疗过程中，保肝降酶药起到的作用只是“保驾护航”，ALT明显升高或者肝组织明显炎症坏死者，在抗病毒治疗基础上，可适当加用保肝降酶药。不宜同时应用多种保肝降酶药，以免加重肝脏负担，以及避免因药物相互作用而引起的不良反应。PM

保肝降酶药主要分为以下几类：抗炎类药，如甘草酸制剂；肝细胞膜修复保护剂，如多烯磷脂酰胆碱；解毒类药，如谷胱甘肽；抗氧化类药，如水飞蓟制剂；利胆类药，如S-腺苷蛋氨酸。这些药均有不同程度的抗炎保肝、保护肝细胞膜和细胞器等作用。

2018 年《大众医学》杂志，您订阅了吗?

亲爱的读者朋友们，时光如白驹过隙，转眼又到了订阅季。今年有《大众医学》杂志的陪伴，您和您的家人一定都很健康吧! 由于近期纸价飞涨，成本大增，所以我们稍稍调整了明年杂志的定价。不过请大家放心，我们除了会一如既往地为大家提供精美的纸质期刊和健康锦囊小册子、举办两次订阅抽奖活动以外，还为大家准备了一份超值惊喜——每期附赠“精华版有声杂志”!

从 2018 年起，我们将从每期杂志中遴选 5 篇精华文章，制作成有声杂志。凡是订阅杂志的读者，只要用手机或平板电脑，扫描杂志上的专属二维码，就能收听!

每月花 10 元钱，除了能收到精美的纸质杂志和附赠的“健康锦囊”小册子，还能免费收听杂志上的精华内容，是不是很超值?

喜欢《大众医学》的朋友们，赶紧加入《大众医学》这个温馨的大家庭，学习知识、收获健康! 如果您没有空去邮局，我们也提供其他订阅方式供您选择。

1. 邮局订阅：各地邮政局，邮发代号：4-11

2. 上门收订：11185（中国邮政集团全国统一客户服务）

3. 本社邮购：

021-64845191 / 021-64089888-81826

4. 网上订阅：www.popumed.com(《大众医学》网站)

http://item.zazhipu.com/2000399.html(杂志铺网站)

5. 网上零售：shkxjscbs.tmall.com（上海科学技术出版社天猫旗舰店）

6. 微信订阅：关注大众医学官方微信，进入微商城购买

“年度订阅奖”奖品已陆续寄出

2017 年 10 月，我们公布了第二批“年度订阅奖”中奖名单，共有 50 位幸运读者获得了我们送出的健康大礼包。目前，我们的工作人员正在将奖品陆续寄出，请获奖的读者注意查收。若有疑问，可拨打本刊健康热线（021-64845061）咨询。明年，我们依然会为订阅全年杂志的读者准备两次抽奖活动，奖品将更加丰厚! 订阅了 2018 年全年杂志的读者，请把年度订阅收据的复印件寄给我们，也可以通过微信平台将订阅收据发过来，记得注明您的姓名、电话、地址和邮政编码，以便我们将您的信息纳入抽奖数据库。

《神奇的豆类家族》

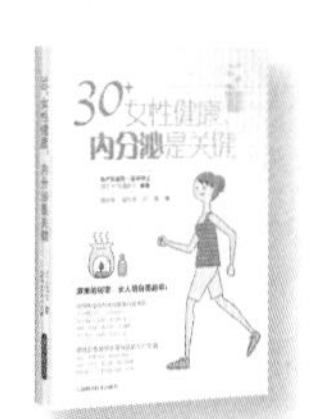

《30+ 女性健康，内分泌是关键》

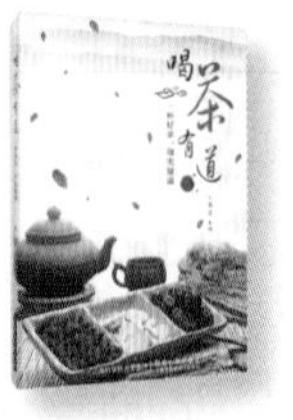

《喝茶有道》

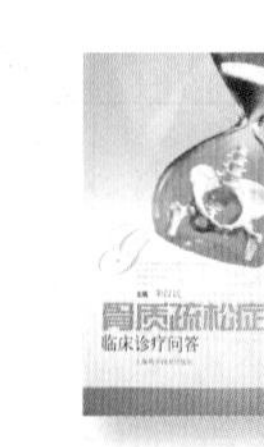

《骨质疏松症临床诊疗问答》

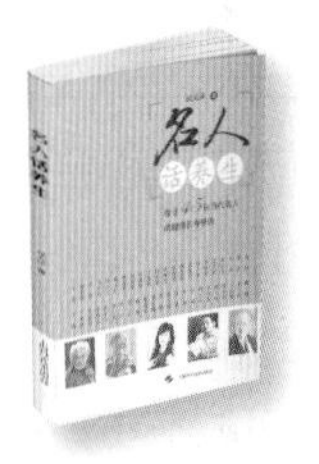

《名人话养生》

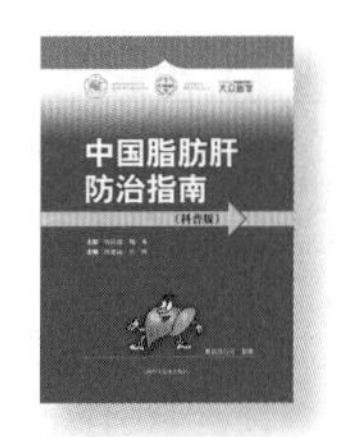

《中国脂肪肝防治指南（科普版）》

敬告读者

每一个月，《大众医学》都会带给您权威、实用、最新的保健知识。出版前，每篇文章都经过严格审查和内容核实。我们刊出这些文章，并不是要取代看病就医，而是希望帮助大家开阔眼界，让自己更健康。

由于个体差异，文章所介绍的医疗、保健手段并不能适合每一位读者，尤其是在诊断或治疗疾病时。任何想法和尝试，您都应该和医生讨论，权衡利弊。

您可以通过以下方式，进一步了解有关专家信息：

1. 登陆《大众医学》网站 www.popumed.com，打开“专家门诊”，在“看病找专家”中键入专家姓名，了解专家专长、联系办法等信息。

2. 发电子邮件至 popularmedicine@sstp.cn 或写信向编辑部咨询。

3. 通过 114 查询相关医疗机构电话，向挂号室或咨询服务台，了解专家近期门诊安排，就近就医。

敬告本刊作者

1. 本刊稿件一律不退，敬请自留底稿。从稿件投到本刊之日起，三个月后未得录用通知，方可另行处理。如需退稿（照片和插图），请注明。

2. 稿件从发表之日起，其专有出版权、汇编权和网络传播权即授予本刊，同时许可本刊转授第三方使用。本刊支付的稿费包含信息网络传播的使用费。

3. 根据需要，本刊刊登的稿件（文、图、照片等）将在本刊或主办本刊的上海科学技术出版社的网页或网站上传播宣传。

4. 本刊作者保证来稿中没有侵犯他人著作权或其他权利的内容，并将对此承担责任。

5. 对于上述合作条件若有异议，请在来稿时声明，否则将视作同意。

艾滋病防治期待新突破

作者简介

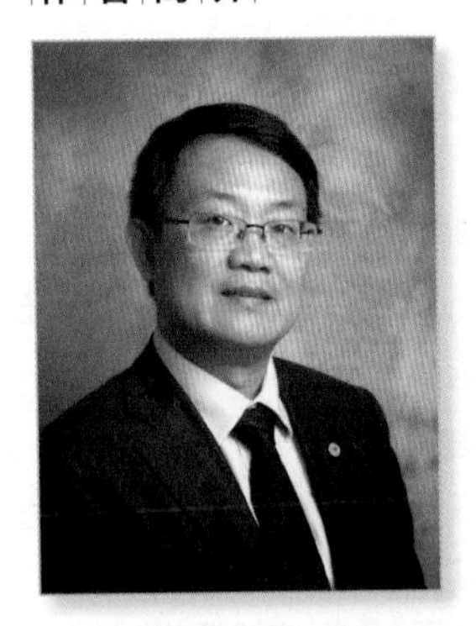

卢洪洲，上海市公共卫生临床中心党委书记，复旦大学附属华山医院院长助理、主任医师、教授，世界卫生组织临床专家组专家，国家卫生计生委疾病预防控制专家委员会委员，中国性病艾滋病防治协会学术委员会副主任委员，中华医学会热带病与寄生虫病学分会主任委员，中华医学会感染病学分会艾滋病专业学组副组长，上海市医学会感染病学分会候任主任委员。

12月1日是一年一度的“世界艾滋病日”。近年来，随着医学科技的进步，很多人对治愈艾滋病越来越乐观，“艾滋病疫苗即将面世”的报道也屡屡出现。实际情况如何？艾滋病防治有无新的突破？

事实上，艾滋病的治疗发展可分为几个阶段。1981-1987年为“不治阶段”，艾滋病被视为“世界瘟疫”；1987-1996年为“难治阶段”，1987年全球首个抗艾滋病药物问世，但很快出现耐药性；1996年至今为“可治阶段”，即使用抗反转录病毒疗法（英文简称ART）进行有效的长期抑制性治疗，延长感染者的生命，改善患者生活质量。目前，还可将三种主要药物合成一种片剂使用，毒副作用降低，药效更显著。这说明，艾滋病已经从绝症逐渐转变为一种可控可治的慢性疾病。那么，不久的将来，艾滋病是否有望完全治愈呢？

目前，ART疗法已能够把患者体内艾滋病病毒减少到无法检测的程度。无疑，ART疗法的发明对艾滋病治疗具有里程碑式意义。但是，ART疗法的局限是它无法完全清除病毒。病毒依然隐藏在一些储存库细胞内，一旦患者停止接受治疗，病毒就会重新复制。因此，艾滋病患者必须接受终身治疗。“艾滋病被彻底治愈、免于终身治疗”，目前来看为时尚早。

艾滋病的功能性治愈也是广受关注的话题。所谓功能性治愈，是指感染艾滋病病毒者体内的病毒被完全抑制，身体免疫功能正常，不再需要治疗，用常规方法在患者血液中检测不到病毒，就是达到“临床治愈”。从目前研究来看，功能性治愈也面临严峻挑战，还需要进一步研究和发展。

事实上，ART治疗目前还面临一大挑战，即耐药性的问题。在全球3670万艾滋病病毒感染者中，有1950万人获得了抗反转录病毒治疗。在这些人中，大多数人的治疗效果很好，但也有越来越多的人正在面临病毒耐药性增加带来的后果。世界卫生组织最新报告显示，在非洲、亚洲和拉丁美洲的11个国家中，有6个国家的艾滋病患者体内病毒耐药性程度有明显增加。当患者体内的艾滋病病毒显示出耐药性时，他们的治疗方案将开始失效，也可能将耐药性病毒传播给他人。因此，为了防止出现耐药性，必须确保开始进行治疗的患者有高度的依从性。当耐药性水平升高时，应采取替代性的二线或三线药物治疗，为那些已经开始治疗的患者提供更加有效的治疗。然而，替代治疗药物更加昂贵，许多中低等收入国家现在仍然难以获得这样的治疗方案。

今年，国外一家知名医药公司宣布了全球首次艾滋病疫苗人体临床试验结果，称志愿者对疫苗耐受性良好，并且100%产生了抗体。很多人觉得这就是艾滋病疫苗研究取得重要进展的证据。这是一种误解，所有疫苗注射人体后均会产生抗体，“100%产生抗体”并不能直接证明这是一款能预防艾滋病的疫苗。艾滋病病毒是个复杂的病毒，抗体的产生并不代表不会被感染、艾滋病的发展会被阻断。目前，艾滋病疫苗研制的各种思路还在同时推进，从基础研发直到最后与消费者见面需要多久，现在还未可知。

虽然我国乃至世界的艾滋病防治事业仍然任重而道远，消除艾滋病仍面临严峻挑战，但我们还是对战胜艾滋病充满信心。只要大家共同携手，艾滋病被彻底治愈、研制出预防艾滋病的疫苗，在未来是完全有可能实现的。PM

Contents 目录 2017年12月

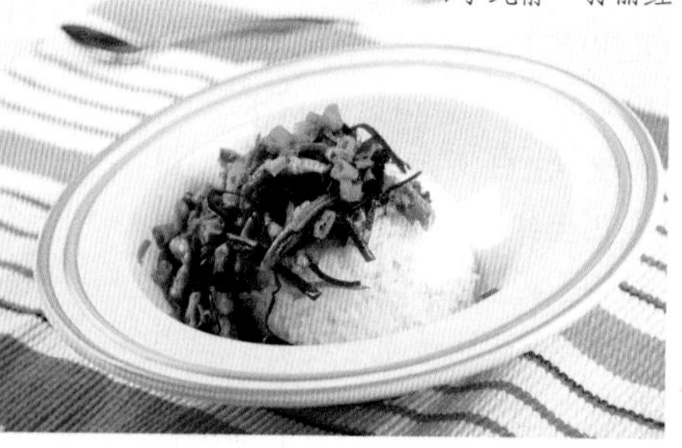

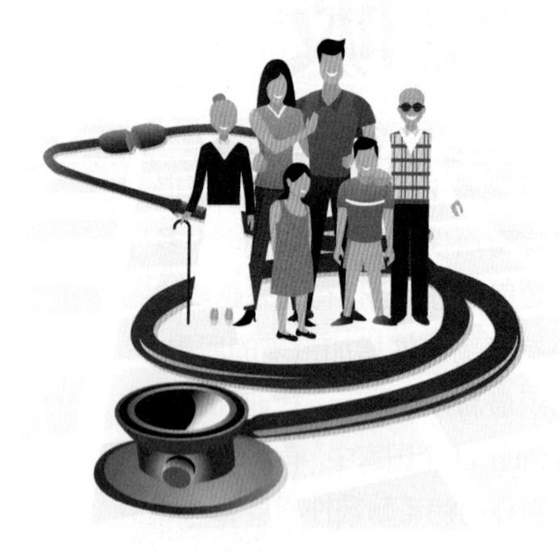

2017年公众关注的健康大事件

健康是人人追求的目标，同时，健康也是一种责任。追求健康，既是对自己负责，也是对家庭和社会负责。只有每个人都积极行动起来，从自身做起，带动身边的人，做健康中国人，才会更快地推动全社会形成健康生活方式的良好氛围，为建设“健康中国”贡献力量！

2017年，我国有哪些牵动亿万人的健康大事件发生？让我们一起来对提升公众健康素养和更新健康理念等具有重要影响力的健康大事件进行一次梳理吧。

本期部分图片由东方IC和达志图片提供 本期封面图片由东方IC提供

扫描二维码 关注大众医学

大众医学 微信二维码

创刊于1948年 第三届中国政府出版奖期刊奖提名奖 新中国60年有影响力的期刊
上海市著名商标 全国优秀科技期刊一等奖 中国期刊方阵 中国百强报刊

大众医学®（月刊）

2017年第12期 da zhong yi xue

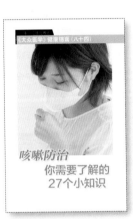

2018年，《大众医学》将继续提供科学、权威、丰富、实用的健康保健知识和医疗信息服务，是您提升自身和家庭健康水平的好帮手。快来订阅2018年《大众医学》杂志吧！祝大家新的一年更健康！

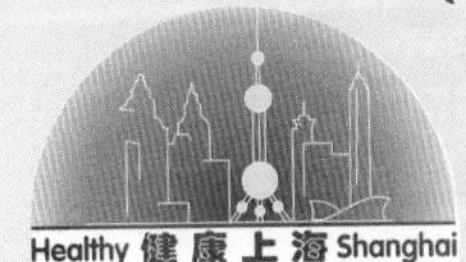

大众医学——Healthy 健康上海 Shanghai 指定杂志合作媒体

上海市建设健康城市2015-2017年行动计划实施期间，市爱卫会（健促委）将全面倡导“科学健身、控制烟害、食品安全、正确就医、清洁环境”五大市民行动，进一步加强健康支持性环境建设和市民健康自我管理小组建设。《大众医学》作为指定杂志合作媒体，邀您行动起来，与健康结伴。

主 管 上海世纪出版股份有限公司
主 办 上海世纪出版股份有限公司
科学技术出版社

编辑、出版 《大众医学》编辑部
编 辑 部 (021) 64845061
传 真 (021) 64845062
网 址 www.popumed.com
电子信箱 popularmedicine@sstp.cn

邮 购 部 (021) 64845191
(021) 64089888转81826

广告总代理
上海科学技术出版社广告部
上海高精广告有限公司
电话：021-64848170
传真：021-64848152
广告/整合营销总监 王 萱
副总监/新媒体营销 夏叶玲
业务经理 杨整毅 丁 炜 张 磊

发行总经销
上海科学技术出版社发行部
电话：021-64848257 021-64848259
传真：021-64848256
发行总监 章志刚
发行副总监 潘 峥
业务经理 张志坚 马 骏

编辑部、邮购部、广告部、发行部地址
上海市徐汇区钦州南路71号（邮政编码200235）

发行范围 公开发行
国内发行 上海市报刊发行局、陕西省邮政报刊发行局、重庆市报刊发行局、深圳市报刊发行局
国内邮发代号 4-11
国内统一连续出版物号 CN31-1369/R
国际标准连续出版物号 ISSN 1000-8470
国内订购 全国各地邮局
国外发行 中国国际图书贸易总公司
(北京邮政399信箱)
国外发行代号 M158
印 刷 上海当纳利印刷有限公司
出版日期 12月1日
定 价 8.00元
广告经营许可证号 3100320080002
80页(附赠32开小册子16页)

资讯 分享

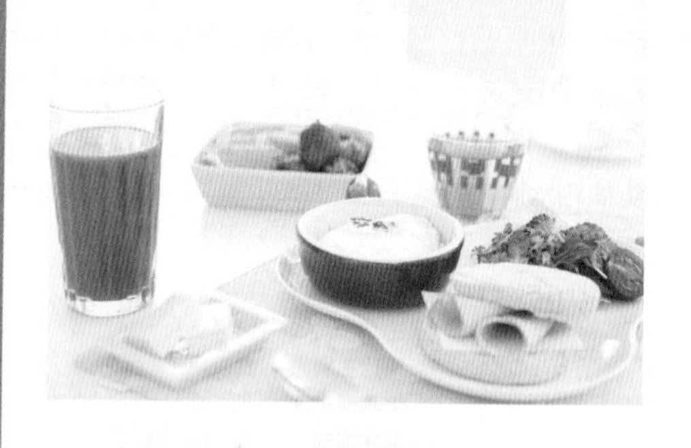

吃饱早饭，血管更健康

西班牙医学工作者对年龄在 40~54 岁的 4000 多人进行的调查研究发现，与每日吃饱早饭者相比，不吃早饭者出现动脉斑块的机会大大增加。具体地说，不吃早饭者出现腹主动脉斑块的风险为吃饱早饭者的 1.79 倍，出现颈动脉斑块的风险是后者的 1.76 倍，出现髂、股动脉斑块的风险是后者的 1.71 倍。吃少量早餐者，发生颈动脉斑块的机会也比吃饱早餐者有所升高。研究者指出，不吃早饭者，可能会因为饥饿等吃更多的零食，或在午餐和晚餐中进食过量、营养不均衡，从而影响心血管健康。而且吃早餐时，人们通常会选择粗粮（如燕麦片）、水果等营养价值较高的食物。研究者特别提醒人们：一日三餐中早餐是最重要的；吃好早饭，动脉更健康。

交通安全问题：男性、青壮年、行人最需警惕

12 月 2 日是“全国交通安全日”。中国疾病预防控制中心的最新研究结果显示，我国男性、青壮年人和行人是需要重点预防交通安全事故的人群。研究对 1990-2013 年间的相关数据进行了分析，结果发现：2013 年，我国因道路安全事故死亡人数 31 万人，其中 76% 为男性；15~49 岁者占 55%；步行者占 53%，而机动车和摩托车驾乘人员分别占 21% 和 18%，骑自行车者比例最低。研究指出，从 1990 年到 2013 年，我国公路里程增长了 3 倍多，机动车保有量从 1400 多万辆增加到 2.5 亿辆，这些因素都增加了交通安全事故发生的可能性。但研究显示，20 余年间，我国只有行人道路伤害死亡率稍有升高，而其他类型道路使用者交通安全死亡率均有微小下降。究其原因，禁止酒驾、必须用安全带和头盔等交通安全规定起到了积极作用。专家指出，不管是否属于“高危人群”，人人都要严格遵守交通规则，安全、文明出行。

患多囊卵巢综合征，糖尿病风险加倍

丹麦医学研究人员对近 2 万名女性进行了研究，结果发现，患多囊卵巢综合征女性发生 2 型糖尿病的风险是其他女性的两倍，而且被诊断为 2 型糖尿病的平均年龄明显较其他女性低。研究还发现，妊娠次数多的多囊卵巢综合征患者，发生 2 型糖尿病的风险会降低。专家指出，多囊卵巢综合征不仅影响生育，还会出现代谢综合征相关表现，如高血糖、高血脂、脂肪肝等。到目前为止，多囊卵巢综合征经过治疗只能控制，尚不能治愈，患者应接受个体化治疗，并定期随访血糖、胰岛素、血脂、血压以及性激素水平等。

儿童青少年肥胖人数，40 年增加 10 倍

世界卫生组织等机构最新发布的一项研究显示，过去 40 年中，世界各地 5~19 岁的肥胖儿童和青少年人数增加了 10 倍。研究对 1975-2016 年世界各地 5 岁以上儿童青少年的体重和身高测量数据的变化进行了分析。结果发现，1975 年，世界上儿童和青少年的肥胖率不到 1%（相当于 500 万名女孩和 600 万名男孩）；到 2016 年时，女孩的肥胖率增加到近 6%（5000 万人），男孩的肥胖率增加到近 8%（7400 万人）。综合起来，全球 5~19 岁年龄组的肥胖人数增加了 10 倍以上，即从 1975 年的 1100 万人增加到 2016 年的 1.24 亿人。另外，2016 年还有 2.13 亿儿童青少年超重，但没有达到肥胖的程度。研究指出，不健康食品的摄入可能是这一变化背后的原因。很多儿童青少年摄入越来越多的高热量食品，特别是高度加工的碳水化合物，由此导致体重增加。研究者建议，儿童和青少年一定要减少对过度加工、高热量和营养欠佳食品的摄入，还应该积极参与娱乐和体育活动，增加活动量，减少看电子屏幕和久坐的时间。PM

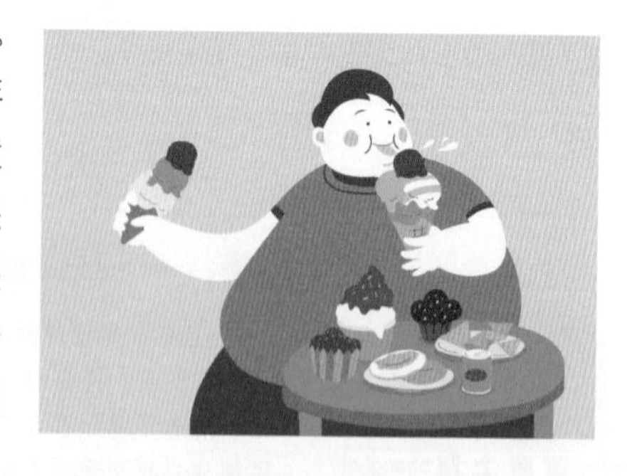

2017年10月4日上午，纪念上海市医学会百年华诞大型义诊活动在上海展览中心东一馆顺利举办。由上海市医学会组织的沪上百位知名医学专家参与了本次大型义诊活动，为广大市民的健康保驾护航。本次义诊活动共覆盖60个医学学科，获得沪上30余家三级医疗机构的大力支持。义诊活动形式丰富，包括专家坐诊咨询、科普讲座、急救操作演示、医疗检测、展板宣传等。

百位医学专家送健康

——上海市医学会举办大型义诊活动

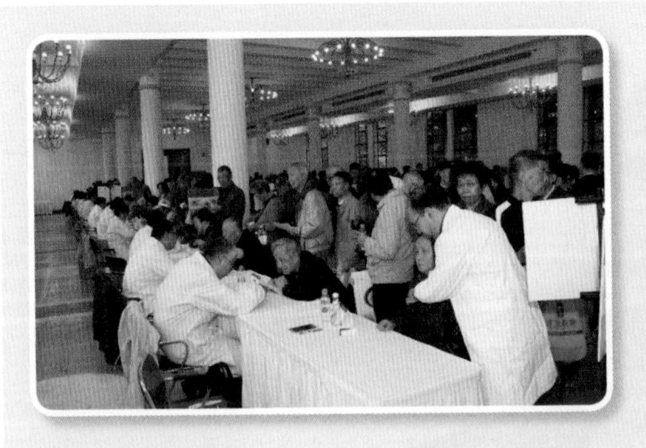

参与本次义诊的专家都是临床经验丰富、平时“一号难求”的知名专家。活动开始没多久，很多专家的咨询台前就排起了长队。从上午9时到12时，专家们始终热情、耐心地为市民提供咨询，为市民解惑答疑。专家们纷纷表示，能共同见证和参与纪念医学会百年华诞的大型义诊活动，服务广大市民，非常有意义。

除专家咨询外，主办方还分时段精心安排了血脂异常管理、甲状腺疾病、抗击骨质衰老、中医养生误区、肺部小结节5场科普讲座。在急救操作演示区域，设有心肺复苏、除颤模拟2个工作坊，开展家庭急救模拟演示，向广大市民普及家庭急救知识。此外，现场还设有免费的医疗检测区，包括视力、血压、骨密度等检测，深受广大市民欢迎。

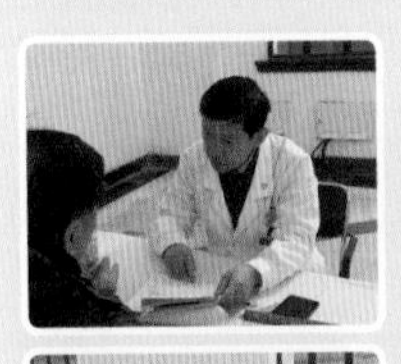

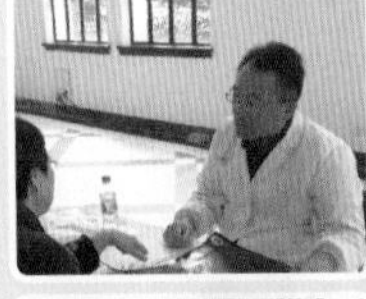

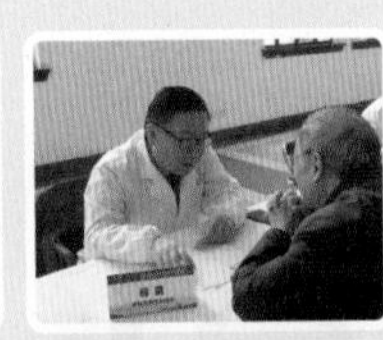

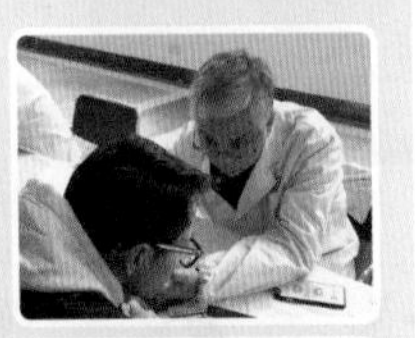

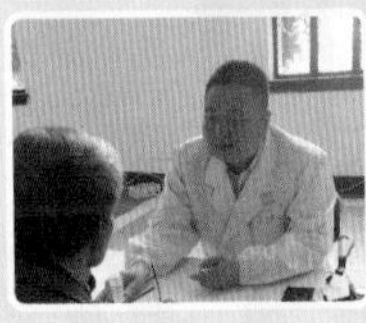

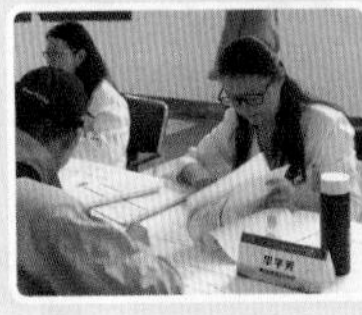

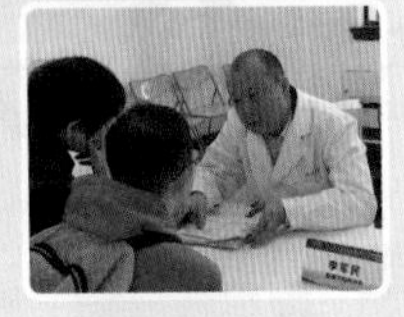

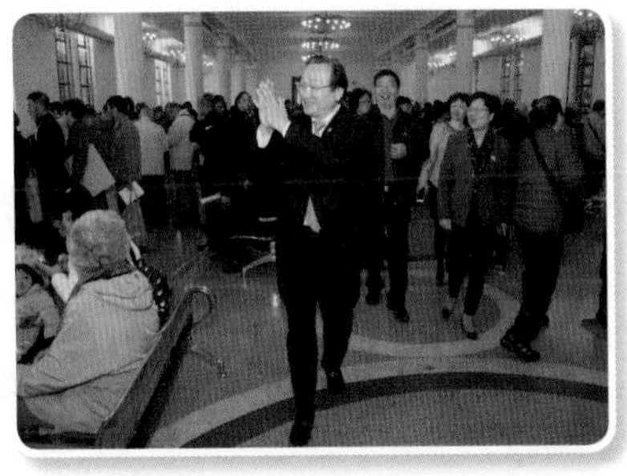

上海市医学会会长徐建光慰问义诊专家

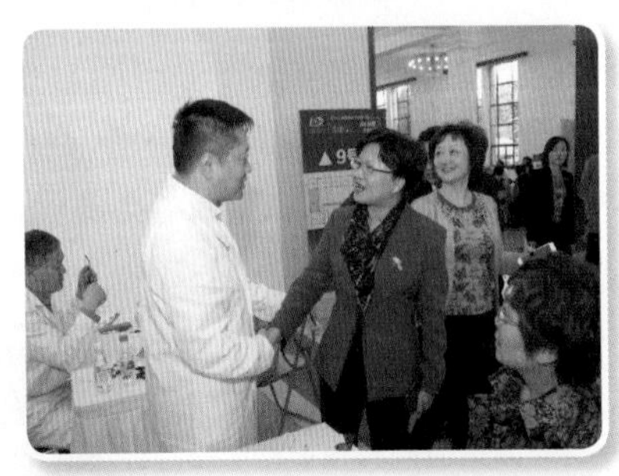

上海市卫生计生委党委书记黄红慰问义诊专家

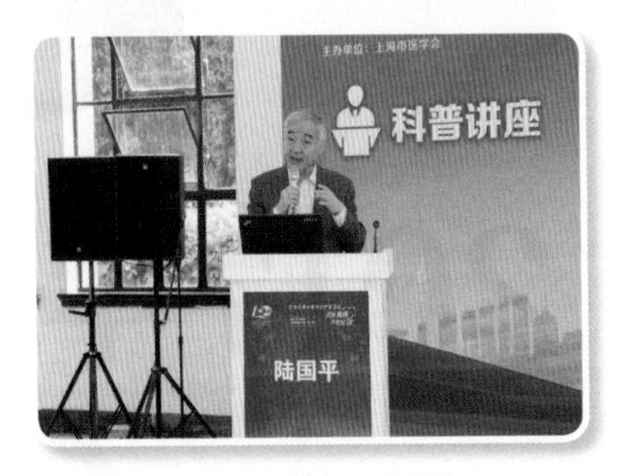

瑞金医院陆国平教授科普讲座

十年前，上海市医学会也曾在上海展览中心举办过纪念学会成立90周年大型义诊活动，引起社会广泛关注。2017年恰逢上海市医学会百年华诞，在同一地点举办盛大的义诊咨询活动具有特殊的纪念意义。一百年来，上海市医学会始终秉承为人民健康服务的宗旨，把促进医学卫生知识的普及和推广作为学会的重要工作常抓不懈。近年来，上海市医学会深入探索创新科普工作模式，着力打造“健康方向盘”系列科普活动、“架起彩虹桥”系列医教帮扶活动、“上海市青年医学科普能力大赛”3项科普品牌活动，取得了很好的社会效益。值此百年华诞之际，上海市医学会不忘初心，充分发挥专家资源优势，持续推进公益服务及科普宣传，积极为大众健康谋福利。PM

健康是人人追求的目标，同时，健康也是一种责任。追求健康，既是对自己负责，也是对家庭和社会负责。只有每个人都积极行动起来，从自身做起，带动身边的人，做健康中国人，才会更快地推动全社会形成健康生活方式的良好氛围，为建设“健康中国”贡献力量！

2017年，我国有哪些牵动亿万人的健康大事件发生？让我们一起来对提升公众健康素养和更新健康理念等具有重要影响力的健康大事件进行一次梳理吧。

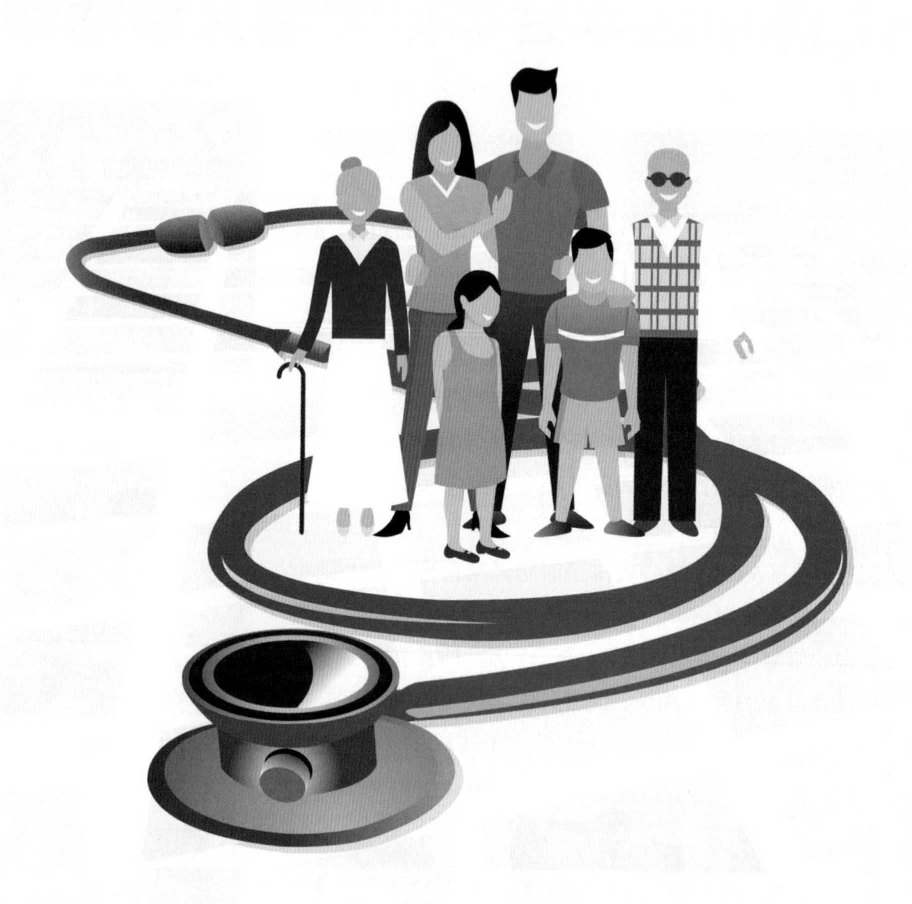

2017年公众关注的健康大事件

策划/本刊编辑部
执行/熊 萍
支持专家/陈万青 姜 垣 唐 琼 王陇德 潘志刚 白 璐 张 娜 马冠生 张怀琼 吴亚哲 陈伟伟

健康大事件

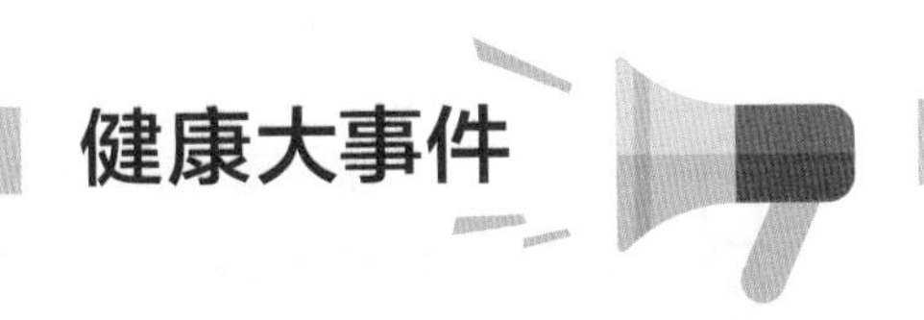

1 从中国癌症流行情况看癌症防治策略

- 2013 年全国癌症新发病例约为 368.2 万例，发病率为 270.59/10 万。
- 肺癌仍是我国发病率居第一位的恶性肿瘤，每年新发病例约 73 万人，占所有恶性肿瘤的 1/5。

2 北京、上海、深圳：共建共享无烟城市

- 《北京市控制吸烟条例》实施一年半后，北京市人群吸烟率下降 1.1 个百分点，有 20 万人在法律生效后戒烟。
- 《上海市公共场所控制吸烟条例》修正案实施后，各类场所违规吸烟发生率由 21.5% 下降为 14.9%。

3 “三减三健”，做健康中国人

- “三减三健”具体包括：减盐、减油、减糖、健康口腔、健康体重、健康骨骼。
- “三减三健”，六个要素相辅相成，互为补充，构筑了健康生活方式的重要内涵。

4 签约家庭医生，看病享受“私人定制”

- 享受基本医疗、公共卫生和约定的健康管理服务。
- 享受在就医、转诊、用药、医保等方面的便利和优惠。

5 全生命周期，自始至终防控肥胖

- 婴幼儿时期：6 月龄内婴儿应纯母乳喂养。
- 儿童、少年期：调整膳食结构，增加户外活动。
- 成年期：适当减少食物摄入量。
- 老年期：减重的同时，关注肌肉变化和骨骼健康。

6 《中医药法》：为中医药“传承创新”保驾护航

- 老百姓看中医、吃中药，更方便、更舒心；
- 更多具有特色和优势的中医诊所将为民服务；
- 有“技”无证的民间中医师有了合法“身份”；
- 中医经典名方或名老中医经验方将更好地造福百姓。

7 聚焦“红皮书”，解读心血管病防治3大热点

- 在我国，每 5 个成人中就有一人患心血管病，每年约 370 万人死于心血管病，占总死亡原因的 42% 以上。
- 我国心血管病的主要危险因素为吸烟、饮酒、超重和肥胖、血脂代谢异常、高血压、糖尿病等。其中，吸烟、超重和肥胖、高血压位居危险因素前三名。

健康大事件

在中国，每年新发癌症病例达368万（占全球新发病例的20%），死亡223万例。2017年2月，国家癌症中心发布了汇总全国347家癌症登记点的中国最新癌症数据（中国癌症统计一般滞后3年，最新公布的是2013年的发病和死亡数据）。癌症防治已成为我国的重要公共卫生问题。

从中国癌症流行情况看癌症防治策略

全国肿瘤防治研究办公室教授　陈万青

癌症是严重威胁人类健康和生命的慢性疾病，在我国已成为第一“杀手”，受到全社会高度关注。2017年国家癌症中心发布的中国最新癌症数据，给广大民众带来什么警示作用？未来，我们应该如何预防癌症？

解析：大数据下潜伏的健康隐患

❶ 新发癌症 368 万例，死亡 223 万例

2017 年中国癌症大数据报告结果显示，2013 年全国癌症新发病例约为 368.2 万例，发病率为 270.59/10 万；其中，城市地区发病率为 283.79/10 万，农村地区为 255.27/10 万。我国 2013 年癌症死亡病例约为 222.9 万例，死亡率为 163.83/10 万；其中，城市地区死亡率为 161.48/10 万，农村地区为 166.57/10 万。癌症正成为中国首要的死亡原因和一个重要的公共卫生问题。

数据解析： 当前，我国城乡不同地区肿瘤发病与死亡的差异逐渐减少，年龄调整（标化）后，发病率城市略高于农村，而死亡率农村略高于城市。究其原因，可能是由于癌症危险因素（如吸烟、慢性感染、不良饮食习惯以及空气污染等）的城乡差异在缩小，导致发病率日趋接近，同时与我国城镇化率逐年提高有关；另外，农村医疗资源相对匮乏，防癌意识相对薄弱，也会导致癌症死亡率偏高。

❷ 肺癌居我国癌症发病、死亡首位

肺癌仍是我国癌症发病居第一位的恶性肿瘤，每年新发病例约 73 万人，占所有恶性肿瘤的 1/5；其次为胃癌、肝癌、结直肠癌和乳腺癌。肺癌约占男性癌症发病的 1/4，居首位。就城乡区别而言，城市地区恶性肿瘤发病第一位是肺癌，其次为结直肠癌、胃癌、女性乳腺癌和肝癌；农村地区发病率第一位是肺癌，其次为胃癌、肝癌、食管癌和结直肠癌。肺癌在农村男性、女性中均为首位常见的癌症。

数据解析： 由于高吸烟率、严重空气污染及人口老龄化的影响，我国肺癌发病率和死亡率一直呈上升趋势。在过去几十年中，我国肺癌死亡率增长 465%，其癌症死因排名已从 20 世纪 70 年代的第 5 位上升至如今的第 1 位。2013 年，我国肺癌新发病例和死亡病例分别为 73.3 万例和 59.1 万例，发病率和死亡率分别为 53.86/10 万和 43.41/10 万，发病率和死亡率均较高。我国肺癌发病和死亡人数分别占全球的 35.78% 和 37.56%，已成为世界上肺癌发病和死亡人数最多的国家。

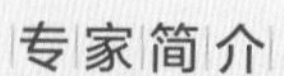

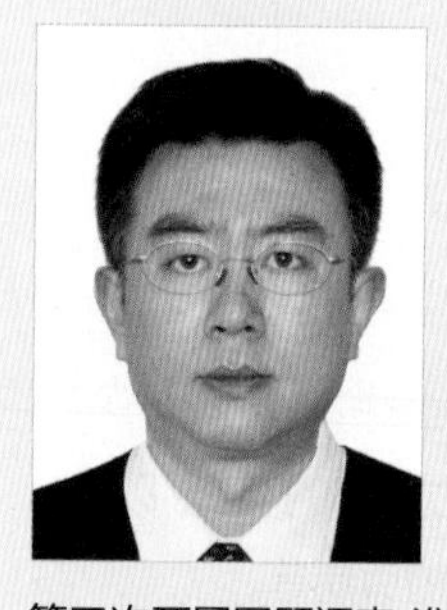

陈万青　全国肿瘤防治研究办公室教授，全国肿瘤登记中心副主任，中华预防医学会慢病预防与控制分会常委、肿瘤学组副组长，中华预防医学会肿瘤预防与控制专业委员会委员、副秘书长，中国控制吸烟协会控烟与肺癌防治控烟专业委员会副主任委员。负责多项全国肿瘤防治项目和全国肿瘤登记工作，如全国第三次死因回顾调查、淮河流域癌症早诊早治项目、肿瘤登记随访项目等。

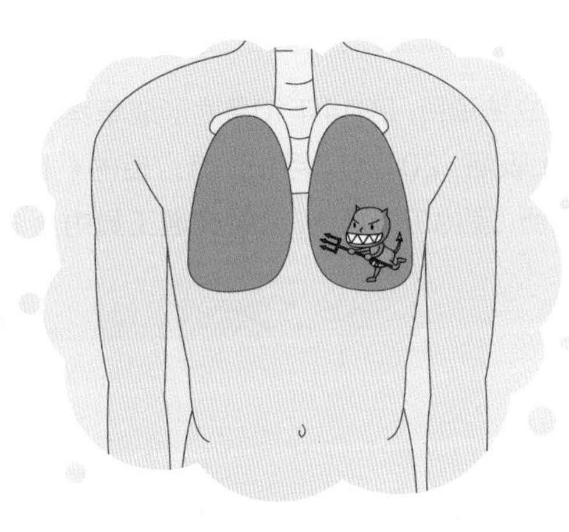

特别提醒

“老烟枪”们：最好每年做一次低剂量螺旋 CT 筛查

为了及早发现肺部病变，年龄为 50～74 岁，至少合并以下一项危险因素的高危人群应每年进行一次低剂量螺旋 CT 筛查：①吸烟≥20 包年（“20 包年”是指每天吸烟 1 包，烟龄 20 年；或每天吸烟 2 包，烟龄 10 年），其中也包括曾经吸烟但戒烟时间不足 15 年者；②被动吸烟者；③有职业暴露史（石棉、铍、铀、氡等接触者）；④有恶性肿瘤病史或肺癌家族史；⑤有慢性阻塞性肺疾病（COPD）或弥漫性肺纤维化病史。

❸ 乳腺癌发病率居女性首位

女性癌症发病率居第 1 位的是乳腺癌，其次是肺癌和结直肠癌。值得注意的是，甲状腺癌已成为城市女性发病率居第 4 位的恶性肿瘤。

数据解析：20 世纪 70 年代，上海市宫颈癌发病率居女性恶性肿瘤第一位。随着环境污染、饮食变化等影响，之后肺癌上升到第一位。2000 年以后，乳腺癌跃居女性恶性肿瘤发病第一位，每年每 10 万人中有 60 人被诊断为乳腺癌。此外，从甲状腺癌流行趋势来看，甲状腺癌的女性患者为男性患者的 2～5 倍，平均发病年龄为 40 岁。

❹ 癌症 5 年生存率为 30.9%

全国肿瘤登记中心对 17 个登记处 2003 年至 2005 年已确诊的恶性肿瘤开展随访信息收集，通过这些地区人口数据和寿命表计算 5 年相对生存率，结果显示：我国癌症患者 5 年相对生存率为 30.9%；男性为 26.6%，女性为 36.6%；城市为 39.5%，农村为 21.8%。我国主要癌症的 5 年生存率分别为：肺癌 16.1%、胃癌 27.4%、肝癌 10.1%、食管癌 20.9%、结直肠癌 47.2%、乳腺癌 73.0%。

数据解析：城乡癌症患者 5 年生存率差异显著，与农村地区癌症相关知识普及性差、医疗资源缺乏、中晚期病例比例偏高、诊治水平相对较低有关。食管癌生存率城市低于农村，可能与部分农村地区开展了食管癌早诊早治项目，从而提高早期癌的检出率有关。此外，由于癌症种类构成不同，与西方发达国家相比，我国癌症的整体生存率仍处于较低水平。在北美发达国家，预后较好的前列腺癌、乳腺癌等癌症较为多发，这部分患者的 5 年生存率均超过 90%。在我国，预后较差的肺癌、肝癌、食管癌、胃癌更为多见。同时，部分预后较好的癌症在我国常常较晚才被发现，再加上治疗水平参差不齐，以致疗效欠佳。

防治策略：改变生活习惯+积极治疗癌前病变

癌症病因复杂，与遗传因素、环境因素、个人生活习惯、感染、心理等各种因素相关，是多因素共同作用的结果。世界卫生组织（WHO）认为，通过改变生活习惯、积极治疗癌前病变等，可以预防 40% 的癌症。癌症的预防分为三级。

● **一级预防，即病因预防。**避免接触已知的癌症危险因素，改变不良生活习惯，注意个人卫生、平衡饮食、加强运动、控制吸烟、减少感染等，可以有效预防癌症的发生。

● **二级预防，即早诊早治。**肿瘤的发病具有一定的滞后效应，现在的危险因素可能会导致十至二十年后发病。如果在癌前病变阶段早发现、早治疗，便能避免发展成癌症，达到很好的治疗效果。

● **三级预防，即正确规范的临床诊疗。**规范治疗可以有效提高癌症患者的生活质量，改善生存状况，部分患者可以带瘤生存。

延伸阅读

人口老龄化，加重癌症负担

过去 10 年间，我国癌症发病率和死亡率均呈明显上升趋势，但去除年龄结构变化后，变化不大，说明癌症负担的加重主要受人口老龄化的影响。目前，我国主要癌症（如肺癌、肝癌、乳腺癌、甲状腺癌等）均呈逐年升高趋势。年龄调整后，结直肠癌、男性前列腺癌、女性乳腺癌、甲状腺癌、宫颈癌发病率仍呈上升趋势，食管癌、胃癌、肝癌发病率逐年下降，而肺癌的发病率和死亡率变化不大。

健康大事件

《公共场所控制吸烟条例》是国家卫生计生委的重点立法项目，2014年10月底形成草案送审稿上报国务院，该条例规定所有室内公共场所一律禁止吸烟。2017年3月1日，修订后的《上海市公共场所控制吸烟条例》正式实施，规定室内公共场所、室内工作场所、公共交通工具内全面禁烟，确保公众免受“二手烟”的危害，保护公众健康。

北京、上海、深圳 共建共享“无烟”城市

中国疾病控制中心控烟办公室研究员　姜垣
上海市卫生和计划生育委员会健康促进处处长　唐琼

世界卫生组织《烟草控制框架公约》在中国生效以后，北京、上海、深圳相继立法，规定室内公共场所、室内工作场所、公共交通工具内全面禁烟。那么，北京、上海、深圳相继颁布的《公共场所控制吸烟条例》会给这些城市的居民带来哪些好处？三个城市在制定控烟法规的过程中，是否一帆风顺？立法后，“控烟令”执法情况怎样呢？

专家简介

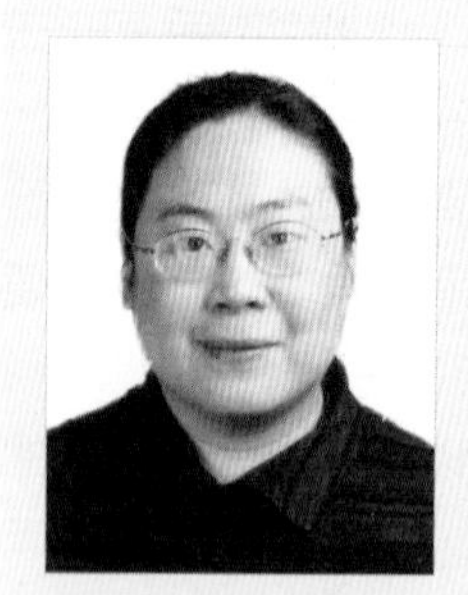

姜垣 中国疾病预防控制中心控烟办公室副主任，研究员。从2001年开始从事控烟工作，协助卫计委成功举办4次戒烟大赛活动，从2007年开始，协调中央补助地方控烟项目。在卫计委和北京市人民政府领导下，积极推动无烟奥运工作的实施。利用各种监测数据，监测中国履行世界卫生组织《烟草控制框架公约》状况。

专家简介

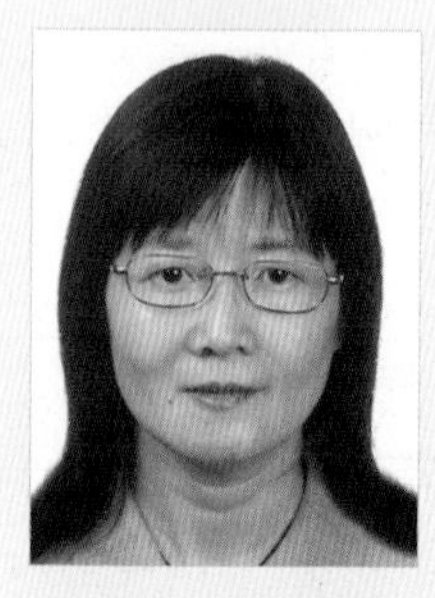

唐琼 上海市健康促进委员会（市爱国卫生运动委员会）办公室副主任，上海市卫生和计划生育委员会健康促进处处长，中国控烟协会理事，上海市健康教育协会副会长，上海市预防医学会常务理事。长期从事爱国卫生、健康促进和控烟管理工作，参与上海市建设健康城市行动计划的编制和组织实施，参与上海市现行控烟法规的修订完善和组织实施工作。

室内禁烟：降低室内“雾霾”的有效办法

烟草燃烧产生的细颗粒物（PM2.5，指空气中空气动力学当量直径≤2.5微米的颗粒物）是室内污染的主要来源，对健康危害很大。研究证实，在通风不好的室内有人吸两支烟之后，室内空气污染比室外高出20倍。而使用自然通风或安装通风设备只能除去大的烟尘颗粒，不能清除细颗粒物，更不能彻底清除二手烟中的各种有毒气体。也就是说，一旦室内烟草烟雾形成，很难加以清除，被动吸烟者不可避免地会受到毒害，甚至可能吸入比吸烟者还多的有害物质。

二手烟雾中含有两百多种已知的有毒或者致癌物质，包括甲醛、苯、氯乙烯、砷、氨和氢氰酸等，可以导致肺癌发生。研究显示，在不吸烟的女性中，因配偶吸烟而遭受二手烟暴露的女性是配偶不吸烟无二手烟暴露女性的1.27倍。多国开展的研究分析发现，在工作场所暴露于二手烟的不吸烟者，患肺癌的风险是无暴露者的1.22倍。可见，室内公共场所、室内工作场所、公共交通工具内全面禁烟是多么重要的一件事情。目前认为，消除室内吸烟是确保彻底防止接触烟草烟雾、降低室内“雾霾”的唯一有科学依据的解决办法。

控烟立法：一波三折

既然室内全面禁烟可以减少被动吸烟的危害，那就制定一部《公共场所控制吸烟条例》，不就什么事情都解决了？事情远没有那么简单。北京、上海、深圳这三个城市在制定控烟法规时均遇到了不小的阻力。

● 北京：严格控制、循序渐进

《北京市控制吸烟条例》生效前，北京约有419万吸烟者，餐厅等场所二手烟暴露率高达66%。北京是中国的首都，中央机构、国家单位、各级政府机构、公司等大量办公机构，在其中办公的近一半男性是吸烟者。2008年，首都机场响应北京市爱卫会的倡议，创建北京无烟奥运，关闭了三个航站楼的36个室内吸烟室，但不到半年，由于种种原因，吸烟室重新开启。在新的法律中能否网开一面，机场保留一些吸烟室？专属单间办公室内是否可以吸烟？北京控烟法规一审稿要求"室内公共场所全面禁烟"。一审后修改稿将之前的全部"室内区域"缩小为"共用工作场所"的室内区域。这一修改意味着，拥有专属单间办公室的人群，可以在其单间内吸烟，因此，被解读为给领导提供"特殊优待"。

其后，北京市十四届人大常委会十三次会议对《北京市控烟条例（草案）》进行了第二次审议。二审稿沿袭了一审稿中"公共场所、工作场所的室内区域以及公共交通工具内禁止吸烟"的规定，但同时新增例外情形，即宾馆、旅店等提供住宿的场所，具备独立排风系统的客房允许吸烟，机场隔离候机区也可设置具有独立排风系统的吸烟室。对于这几处例外，北京市人大法制委副主任委员李小娟解释称，北京控烟应遵循"严格控制、循序渐进"的工作思路，在保证他人健康权益不受侵害的前提下，对单独办公场所、宾馆客房、机场等特殊场所，在具备独立排风条件时，允许设立吸烟区，更符合北京市尚有大量吸烟人口的实际情况。

但二审之后，媒体、公共卫生学家，特别是控烟专家，都不认同这种做法，建议按照《公约》的要求，工作场所室内全面禁烟。三审时，北京通过了一个完美的、室内公共场所全面禁烟的法规。

● 上海：控烟力度稳中有升

2017年3月1日，《上海市公共场所控制吸烟条例》修正案正式生效，其制定经历和北京类似，最终在今年3月1日尘埃落定。其成熟的组织协调机制，畅通的受理转处流程，有利的社会共治环境，使上海控烟执法力度保持稳中有升。

● 深圳：控烟分步走

在北京控烟法规通过之前，2014年3月1日，《深圳经济特区控制吸烟条例》问世，采用了"分步走"的办法。当时，深圳给休闲娱乐场所留了个缓冲期。从2017年1月1日起，深圳歌舞娱乐场所和休闲服务场所两类"限制吸烟场所"也已全面禁烟。

控烟执法：彻底改变城市面貌

北京、上海、深圳三个城市都已经立法控烟，是否能够做到在室内公共场所全面禁烟？统计表明，在北京，餐厅二手烟暴露率从66%下降到33%，在一些禁烟场所还是有吸烟现象存在。深圳和上海存在同样的问题。全面控烟城市，并没有做到全面无烟，在执法中会遇到烟民的不理解、不支持、敷衍了事，甚至还会发生一些冲突。面对各种阻挠，执法人员没有气馁，仍然坚持公正执法，通过联动开展大型控烟督查活动，让吸烟者充分了解控烟条例内容，认真履行场所控烟职责；同时，充分调动市民和志愿者的力量，让全社会共同参与控烟，取得了丰硕的成果。

● 北京 2015年6月1日，北京市开始施行《北京市控制吸烟条例》。条例实施一年半后，调查显示，北京市人群吸烟率下降1.1个百分点，有20万人戒烟；条例实施两年后，支持全面控烟的比例进一步升高，即使是吸烟者也欢迎全面控烟的法规。控烟两年后，北京餐饮业营业额不降反升，这也为别的省份和城市立法控烟提供了有益的借鉴。

● 上海 2017年3月1日至9月底，上海市控烟执法共检查各类场所17.41万户（次），立案处罚并处罚款的场所有942户次、个人340名，罚款共计221.89万元。2017年4月份进行的专业监测显示：修正案实施后新纳入的法定禁烟场所较3月1日修正案生效实施前，其违规吸烟发生率下降41.3%。2017年9月，上海市健康促进委员会发布：《上海市公共场所控制吸烟条例》修正案实施前已为法定禁烟场所的违规吸烟发生率下降了44.7%；修正案实施后新纳入的法定禁烟场所违规吸烟发生率下降了41.3%；各类场所违规吸烟发生率由21.5%下降为14.9%，下降了30.7%。

● 深圳 《深圳经济特区控制吸烟条例》于2014年3月1日开始实施，亦取得了显著成效。

北京、上海、深圳已经开始全面控烟执法，这三个城市给全国人民树立了好榜样。我们期盼覆盖全国的、全面控烟的法规能够尽早出台。也希望吸烟者、不吸烟者都能知晓吸烟，特别是二手烟的危害，能够发自内心的遵守法规。实现无烟中国，健康中国才能早日实现。

健康大事件

2016年，“三减三健”被提出，作为“全民健康生活方式行动”第二阶段的重点专项行动。随后，“三减三健”被纳入了包括“健康中国2030”在内的党中央国务院相关文件，成为建设健康中国的重要内容。2017年4月，国家卫生计生委、国家体育总局、全国总工会、共青团中央、全国妇联等五部委联合下发《全民健康生活方式行动方案（2017–2025）》，其中对“三减三健”专项行动提出了具体要求。

“三减三健” 做健康中国人

中华预防医学会会长　王陇德

“三减三健”是为满足广大人民群众健康需求及解决现阶段我国居民主要健康问题提出的针对性措施，具体包括减盐、减油、减糖、健康口腔、健康体重、健康骨骼。

共同参与“三减”

1. 减盐　2012年，我国18岁及以上居民人均每日烹调盐摄入量为10.5克，远高于《中国居民膳食指南》食盐推荐量（<6克）。食盐摄入过多可使血压升高，发生心脑血管疾病的风险显著增加。

对策：每人每天食盐摄入量不应超过6克，2～3岁幼儿摄入量不应超过2克，4～6岁幼儿不应超过3克，7～10岁儿童不应超过4克，65岁以上老年人不应超过5克。

措施：①烹饪食品时应少放盐，少放5%～10%并不会影响菜的口味。可使用定量盐勺，以控制放盐量。②尝试用辣椒、大蒜、醋和胡椒等为食物提味，也可用无盐混合调味料，减少对咸味的关注。③少吃榨菜、咸菜和酱制食物，也可选择低盐榨菜。④熟食肉类或午餐肉、香肠和罐头食品的钠盐含量较高，应不吃或少吃。尽可能选择新鲜的肉类、海鲜和蛋类。⑤减盐需循序渐

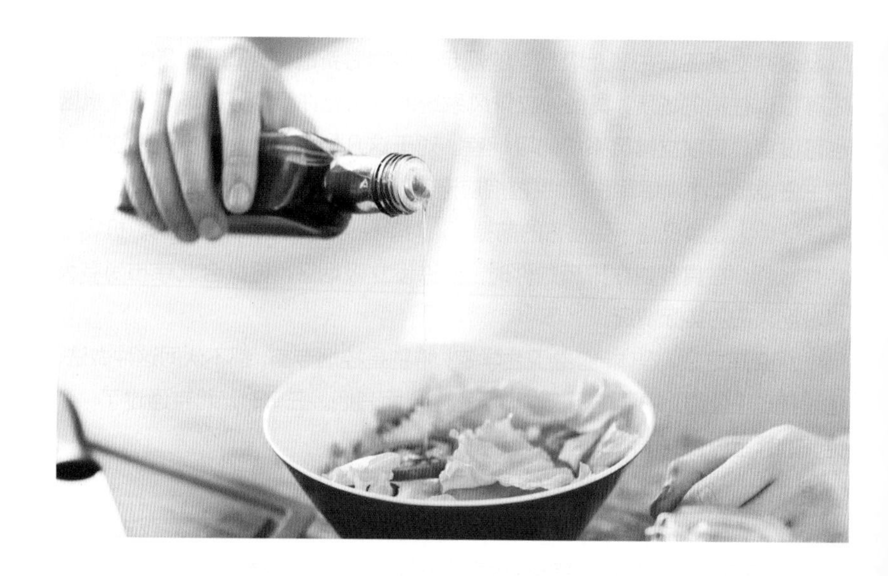

进，让味蕾感受和适应不同食物的自然风味，对咸味的需求会随着时间的推移逐渐降低。⑥购买食品时应阅读营养成分表，尽可能购买钠盐含量较低的包装食品和罐装食品，或选择标有“低盐”“少盐”“无盐”的食品。⑦尽可能减少外出就餐。在外就餐时，主动要求餐馆少放盐。

2. 减油　我国18岁及以上居民人均每日食用油摄入量为42.1克，远高于《中国居民膳食指南》食用油推荐量（25～30克）。烹调油摄入过多会增加糖尿病、高血压、血脂异常、动脉粥样硬化和冠心病等慢性病的发病风险。

对策：每人每天烹调用油量不应超过25～30克。

措施：①烹调食物时应尽可能采用蒸、煮、炖、焖、熘、拌、急火快炒等烹调方法，不用烹调油，或用很少量烹调油。②用油煎的方法代替油炸，可减少烹调油的摄入量。③使用控油壶也可减少烹调油的摄入。把全家每

天应该食用的烹调油倒入控油壶中，以控制用油量。④少吃或不吃油炸食品，如炸鸡腿、炸薯条、炸鸡翅、油条、油饼等。⑤尽量不用动物性脂肪，如猪油炒菜、做饭。⑥多种植物油搭配吃。⑦不喝菜汤。

3. 减糖 在食品烹调、制作过程中，人为添加的白砂糖、绵白糖、红糖、冰糖、麦芽糖等均是纯能量食物，不含其他营养成分，过多摄入会增加龋齿、肥胖、2 型糖尿病、心脑血管疾病等的发病风险。

对策： 每人每天添加糖摄入量不应超过 50 克，最好控制在 25 克以下。

措施： ①果汁饮料、碳酸饮料中含糖多，每 100 毫升含糖饮料中平均含添加糖 7 克。日常生活中应多喝白开水，不喝或少喝含糖饮料。② 减少吃高糖食物的次数。一些食品在加工时也会添加许多糖，如饼干、冰淇淋、巧克力、糖果、糕点、蜜饯、果酱等，应减少这些食物的摄入频率。③外出就餐时注意减少糖的摄入。餐馆里的很多菜肴均使用了较多的糖，因此，外出就餐时应适量选择含糖较少的菜肴。④烹调菜肴时应少放糖，或者尝试用辣椒、大蒜、醋和胡椒等为食物提味，以减少味蕾对甜味的关注。⑤婴幼儿食品无须添加糖。婴幼儿应以喝白开水为主，如喝果汁，请喝鲜榨汁，不要额外添加糖。

一起实现“三健”

1. 健康口腔 减少添加糖的摄入，对于保持口腔健康很有益处。口腔疾病与糖尿病、心脑血管疾病等慢性病关系密切。研究表明，长期慢性牙周炎是心脑血管病发生的独立危险因素。

对策： 口腔健康是指牙齿清洁、无龋齿、无痛感，牙龈颜色正常、无出血现象。

措施： ①每天早晨起床后、晚上睡觉前分别刷牙 1 次。睡前刷牙更重要。②成年人每年至少进行一次口腔检查，提倡使用牙线清洁牙间隙。③家长应帮助或监督 6 岁以下儿童刷牙。④使用含氟牙膏是安全、有效的防龋措施，提倡养成使用含氟牙膏刷牙的好习惯。⑤用餐、食用零食、饮用碳酸饮料后，应及时用清水漱口，清除食物残渣。⑥减少吃糖次数，少喝碳酸饮料。饼干、冰激凌、蛋糕、巧克力等含糖量高或黏度大的食物容易引起龋齿，应减少摄入频率。⑦儿童易患龋齿且进展较快，应每半年进行一次口腔检查。

2. 健康体重 体重是反映健康状态的一个重要指标。体重过高会增加肥胖、高血压、糖尿病、冠心病的发病风险，体重过低则易增加骨质疏松症的发病风险。

对策： 各个年龄段人群都应定期测量体质指数（BMI），维持健康体重。体质指数（BMI）= 体重（千克）/ 身高的平方（平方米）。18 岁及以上成年人：BMI < 18.5 为体重过低；18.5 ≤ BMI < 24 为体重正常；24 ≤ BMI < 28 为超重；BMI ≥ 28 为肥胖。

措施： ①食物多样化，鼓励摄入以复合碳水化合物、优质蛋白质为基础的低能量、低脂肪、低糖、低盐，并富含微量元素和维生素的膳食。坚持规律饮食，切忌暴饮暴食。②每周至少应进行 3 天中等强度身体活动，累计 150 分钟以上；坚持日常身体运动，平均每天步行 6000 步；尽量减少久坐时间，每小时起来动一动。③超重、肥胖者应长期坚持减重计划，速度不宜过快。④儿童、青少年应从小养成合理饮食、规律运动的习惯。因为儿童、青少年肥胖不仅会影响其身心健康，还会增加成年后患慢病的风险。儿童肥胖治疗的方法主要为饮食控制、行为修正和运动指导，饮食控制的目的在于降低能量摄入，但不宜过度节食。⑤老年人运动要量力而行，选择适宜活动，可每周坚持至少 3 次平衡能力锻炼和增强预防跌倒能力的活动，适量增加肌肉训练。

3. 健康骨骼 骨质疏松症是中老年人最常见的一种全身性骨骼疾病，严重的易导致骨折，从而影响生活质量。

对策： 婴幼儿和年轻人的生活方式与成年后骨质疏松症的发生有密切关系，因此，各个年龄阶段的人均应注重预防骨质疏松。

措施： ① 预防骨质疏松，应食用富含钙、低盐和适量蛋白质的饮食。②每天至少应该晒 20 分钟太阳，充足的阳光会促进维生素 D 的形成，维生素 D 对钙质吸收起到非常关键的作用。③适量运动能起到提高骨骼强度的作用。④老年人 90%以上的骨折由跌倒引起，故预防跌倒十分重要。⑤不吸烟，不过量饮酒。每日饮酒量应控制在啤酒 570 毫升、白酒 60 毫升、葡萄酒 240 毫升或开胃酒 120 毫升之内。⑥高危人群应尽早到正规医院检测骨质疏松。

“三减三健”，六个要素相辅相成，互为补充，构筑了健康生活方式的重要内涵。“三减三健”的具体落实是一个从社会到个人共同参与的过程。为此，我们倡导“每个人是自己健康第一责任人的理念”，鼓励全民参与，积极学习“三减三健”的核心信息，维护身体健康。

专家简介

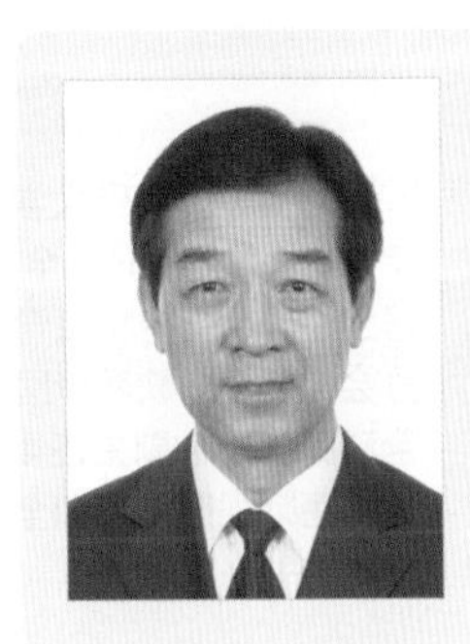

王陇德 中国工程院院士，中华预防医学会会长，国家卫生计生委脑卒中防治工程委员会副主任。

为贯彻落实国务院医改办等7部门《关于推进家庭医生签约服务的指导意见》有关精神，2017年5月10日，国家卫生计生委要求：以省（区、市）为单位在85%以上的地市开展家庭医生签约服务工作，签约服务人群覆盖率达到30%以上，老年人、孕产妇、儿童、残疾人，以及高血压、糖尿病、结核病等慢性疾病和严重精神障碍签约对象等重点人群签约服务覆盖率达到60%以上，力争实现全部建档立卡的农村贫困人口和计划生育特殊家庭的家庭医生签约服务全覆盖。

签约家庭医生 看病享受“私人定制”

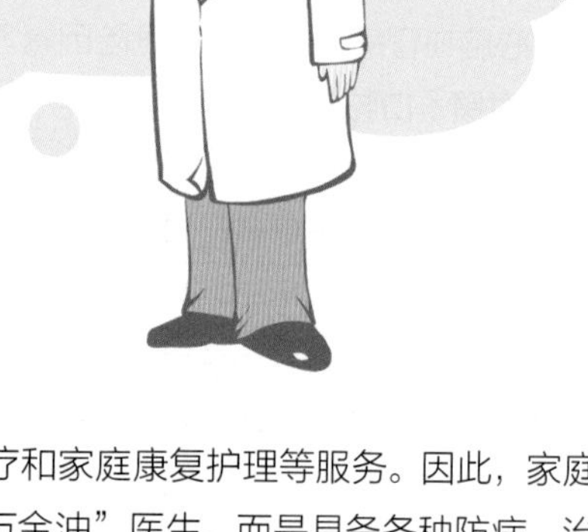

复旦大学附属中山医院全科医学科教授　潘志刚
上海市浦东新区潍坊社区卫生服务中心　白璐

家庭医生，又称全科医生，是受过专业训练、能够在社区为个人和家庭提供全面健康照顾的专业医生。与在大医院里工作的其他专科医生不同，在社区卫生服务中心工作的家庭医生能够为签约对象提供个性化的预防、保健、治疗、康复、健康教育服务和指导，使签约对象在家门口就能解决日常健康问题和保健需求、得到家庭治疗和家庭康复护理等服务。因此，家庭医生并非是仅仅会看简单小毛病的“万金油”医生，而是具备各种防病、治病能力的老百姓身边的“健康守门人”。

签约家庭医生好处多多

家庭医生是为签约对象提供签约服务的第一责任人。签约家庭医生后，签约对象可以获得许多好处，具体为：

- 可以获得正确的、与时俱进的健康科普知识，避免“伪健康信息”的干扰，提高自我管理和识别疾病的能力。
- 面对疾病或疾病预警时，签约对象能在家庭医生帮助下，降低对疾病的恐慌，并获得正确的就诊途径，避免盲目求医。
- 家庭医生对签约对象的个人及家庭情况比较了解，能更好地甄别引起签约对象发病的原因，避免过度诊疗。
- 签约家庭医生后，除签约对象本人外，签约对象家中所有家庭成员均可以享受家庭医生的健康照顾。

专家简介

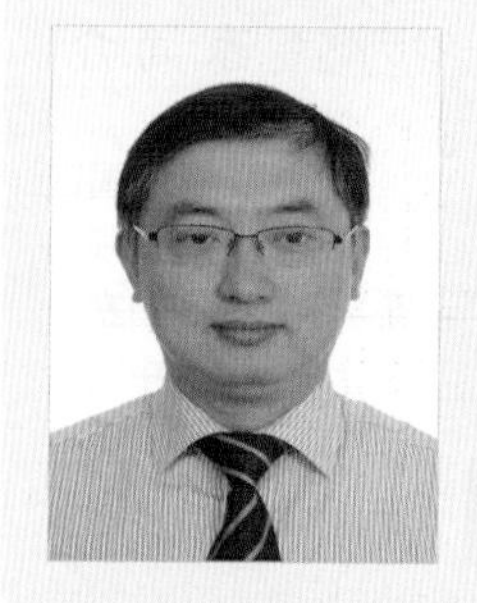

潘志刚 复旦大学附属中山医院全科医学科主任、全科基地主任、博士生导师，中华医学会全科医学分会常委，海峡两岸医药交流协会全科医学分会副主任委员，上海市住院医师规范化培训全科专家组成员兼秘书。

● 签约家庭医生的慢性病患者可以享受“慢性病长处方”“延伸处方”等诸多好处，减少慢性病患者就诊次数。

● 家庭医生掌握转诊通道及上级医院专家号源，签约对象可以享受“快速转诊”“在线预约专家门诊”等便利。

当然，不同地区，甚至不同社区卫生服务中心，还有不同的签约优惠细则。

人人均应签约家庭医生

签约家庭医生后有这么多好处，会不会有什么条件限制呢？哪些人或哪些家庭适合签约家庭医生？上海市相关政策规定：本地户籍或者常住人口均可签约家庭医生，没有任何限制。无论您是已经退休的老年人，或是高血压、糖尿病等慢性病患者，或是身体健康的年轻人，甚至是学龄儿童、婴幼儿，均可作为个人、家庭签约一名家庭医生。

对于老年人签约家庭医生，大家都能够理解，年纪大了，身体健康容易出问题，签约家庭医生有利于更好地维护身体健康。那么，为什么年轻人也要签约家庭医生？事实上，许多疾病并非老年人的专利。例如，不良生活习惯造成的高血压、糖尿病等。研究表明，高血压、糖尿病等“老年病”正在逐步向年轻化发展。另外，年轻人往往工作繁忙、精神压力大，孩子又小，家庭医生不仅可以对年轻人开展健康教育，降低疾病发生风险，还可以帮助年轻人照顾好孩子的身体健康，使孩子健康快乐地成长。

签约需要医患双方互相认可

签约家庭医生需要双方互相认可，两相情愿，然后在相应的平台上录入有关信息，完成签约。签约不要“急吼吼”。签约家庭医生不仅在“签”，更在于“约”。签约对象与家庭医生需要建立一种信任和依赖关系。通常，双方需要经过几次就诊和磨合，医生用自身的专业技能和人格魅力吸引签约对象，而签约对象也认同医生给予自己的诊疗处理意见，并信任医生，然后双方履行相关签约手续。这样的签约，才能保证签约的有效和长久。

签约具体流程常张贴在社区卫生服务中心的墙壁上或黑板报处，有意向的签约对象还可以当面或者电话咨询社区卫生中心有关人员。签约后，签约对象拥有一张自己的 NFC 卡。这个 NFC 卡一般会粘贴在签约对象的医保卡上，这是签约对象的身份证明，与签约有关的很多网上操作事项如“延伸处方”等，均需要刷 NFC 卡才能进行。

签约对象可以享受“私人定制”医疗服务

签约对象在签约家庭医生以后，将享受到家庭医生提供的基本医疗、公共卫生和约定的健康管理服务。

❶ **基本医疗服务**　涵盖常见病、多发病的中西医诊治，合理用药，就医路径指导和转诊预约等。

❷ **公共卫生服务**　涵盖国家基本公共卫生服务项目和规定的其他公共卫生服务。

❸ **健康管理服务**　主要是针对签约对象健康状况和需求，制订不同类型的个性化签约服务，包括健康评估、康复指导、家庭病床、家庭护理、中医药“治未病”服务、远程健康监测等。

对于已经患有慢性疾病的签约对象来说，签约前，医患双方是“松散型”的联系方式。也就是说，签约对象缺乏一个固定的医生对其进行长期的健康照顾和监督，有健康问题只能是随机遇到哪位医生就问哪位医生，常常缺乏系统性和连贯性。通过签约，医患双方建立了固定的健康照顾关系，责任清晰，互动顺畅，家庭医生会更加密切观察、了解签约对象的生活习惯、健康状况和疾病情况，并给出个性化的建议，包括生活方式的改变以及用药建议。

总之，签约家庭医生不仅能够使签约对象在签约后享受到家庭医生提供的基本医疗、公共卫生和约定的健康管理服务，还能使签约对象享受到在就医、转诊、用药、医保等方面的便利和优惠，是一件有利于维护签约对象身体健康的好事情。

延伸阅读

签约“家庭医生” 上海在行动

2011 年，上海启动家庭医生制度试点。当时试点的第一轮家庭医生制度，旨在引导签约对象认识、接触、接受家庭医生服务。

2015 年，上海开展“1+1+1”医疗机构组合签约试点。“1+1+1”签约的签约对象在选择社区卫生服务中心家庭医生签约的基础上，再选择一家区级医疗机构、一家市级医疗机构进行签约，形成“1+1+1”的签约医疗机构组合，优先满足本市 60 岁以上老年人、慢性病签约对象的签约需求。

2017 年，上海将社区卫生综合改革推广到全市所有社区。加强对签约对象的健康管理，落实国家要求的签约覆盖率 30%，重点人群（老年人、慢性病患者、儿童）签约覆盖率 60% 的目标。

肥胖是威胁人类健康最严重的慢性病之一。2017年5月22日，《中国肥胖预防与控制蓝皮书》在北京正式发布，为肥胖的预防和治疗从技术层面提供全面参考。《中国肥胖预防与控制蓝皮书》的制定与发表,将推动我国今后肥胖与慢性病防控领域工作的全面开展，将肥胖的预防和控制贯穿整个生命周期，由全社会的力量共同参与完成，有效地改善居民生活质量，降低肥胖造成的各种经济和社会负担。

全生命周期 自始至终防控肥胖

北京大学公共卫生学院　张 娜　马冠生(教授)

随着社会和经济的快速发展，我国居民的膳食结构、劳动工作和休息娱乐等生活方式发生了很大的变化，各年龄人群中超重、肥胖率也出现了上升趋势。肥胖一旦发生，逆转较为困难。因此，需要在全生命周期自始至终防控肥胖。由于不同生命周期人群的超重、肥胖原因和特点不完全相同，因此，各阶段肥胖防控的重点也有所不同，应该有针对性地采取措施预防肥胖，健康减重。

婴幼儿时期:6月龄内婴儿应纯母乳喂养

婴幼儿时期是生长发育的关键时期，超重肥胖不但关系到婴幼儿当下的体格发育和大脑发育，而且可能影响到成年后的健康。近期危害表现为体格和智力发育问题，患病率和死亡率增加；远期危害包括影响就业、工作及心理健康，增加患肥胖、心血管疾病、糖尿病、高血压等慢性病的风险。

孩子的出生体重、喂养方式、辅食添加时间和方式、饮食行为都是影响婴幼儿肥胖的因素，家长应从以下几方面着手。

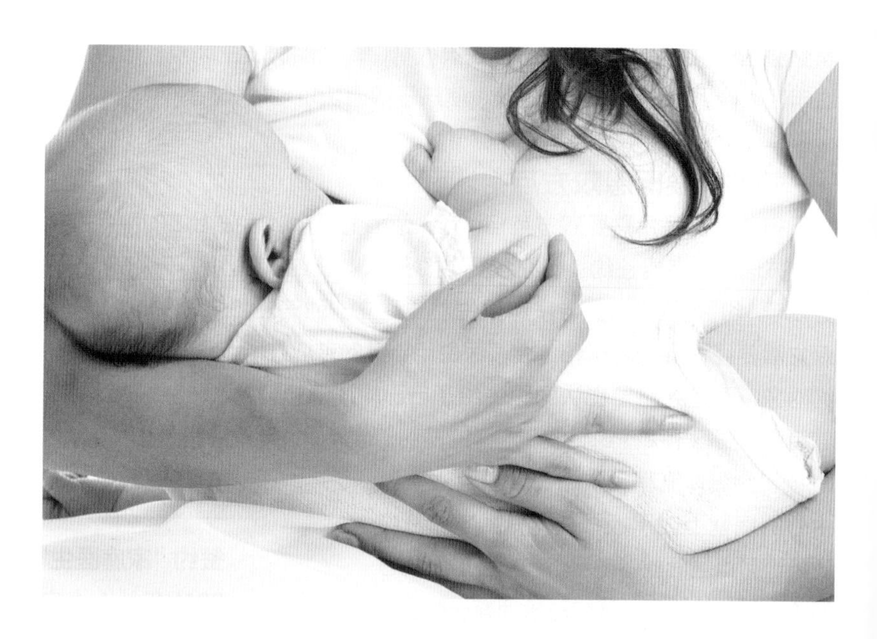

● 保证新生儿适宜出生体重，孕妇应合理膳食，保持体重适宜、合理、稳定地增长，减少妊娠并发症。

● 与混合喂养、人工喂养相比，母乳喂养的婴幼儿发生超重、肥胖的风险低。也就是说，母乳喂养对婴儿体重有积极控制作用，6 月龄内的婴儿应纯母乳喂养。

● 母乳喂养持续 6 个月以上，还有助于减少儿童期肥胖发生的风险。世界卫生组织建议母乳喂养到 2 岁，6 个月后需同时添加辅食。

● 过度喂养是导致婴幼儿肥胖的原因之一，故家长应增强合理喂养的意识，不过早、过多地给孩子添加辅食。

● 对于能自主进食的幼儿，家长应逐渐培养其正确的饮食行为，包括不挑食、不暴饮暴食及规律进食。

儿童、少年期：调整膳食结构+增加户外活动

儿童、少年期肥胖会对心血管系统、内分泌系统、呼吸系统、肝脏、骨骼、心理行为及认知等方面带来危害，还会增加成年期患慢性病的风险。儿童、少年期肥胖除了会带来健康危害之外，还将影响人口的身体素质，继而制约社会经济的发展和国家的长远发展。

● 儿童、少年在减重时，应及时调整膳食结构，保证富含优质蛋白质食物的摄入，控制高脂肪食物的摄入，减少在外就餐次数，养成健康的饮食行为。

● 儿童、少年应增加户外活动，注意运动强度、形式和部位的多样化，合理安排有氧运动和无氧运动、关节柔韧性活动、躯干和四肢大肌肉群的抗阻力训练、身体平衡和协调性练习等。

● 儿童、少年应每天至少进行 1 小时中等到高等强度的运动，以有氧运动为主，每次 10 分钟以上，每周至少进行 3 次高强度身体活动、3 次抗阻力和骨质增强型运动。

● 家长、学校和社会环境的作用也不容忽视。家长应该以身作则、言传身教；学校作为主战场，需要与家长联合引导、支持、监督和鼓励孩子养成健康的生活方式；政府和社区应提供儿童、青少年肥胖防控的有利政策和支持环境。

成年期：适当减少食物摄入量

成年期是肥胖相关疾病发生的关键时期和高发时期。超重、肥胖是 2 型糖尿病、高血压、心血管疾病等多种疾病的危险因素，严重威胁着我国居民的健康。研究显示，我国超重和肥胖成年人 2 型糖尿病、高血压、心血管疾病等慢性疾病的患病率均显著高于正常体重人群，同时，肥胖所导致的健康危害还造成我国主要劳动力和生产力水平的下降，制约着社会和经济的发展。成年期超重肥胖率的增加与“吃动不平衡”密切相关。

● 成年人在减重时，应调整膳食结构，适量控制精细加工的米面和畜肉类摄入，保证适量鱼虾等水产品、奶制品和新鲜蔬果的摄入。适当减少食物摄入量，每天可以减少 300 ~ 500 千卡能量的摄入。

● 增加身体活动。身体活动可以帮助减少身体脂肪，保持理想体重。超重或肥胖的人每天要进行累计 60 ~ 90 分钟中等强度的有氧运动，如骑自行车、游泳、慢跑等，每周 5 天；抗阻力肌肉力量锻炼隔天进行，如哑铃、弹力带、健身器械等，每次 10 ~ 20 分钟。

● 减重速度不宜太快，每月减 2 ~ 4 千克即可，稳定且持续地减重才有益健康。

老年期：减重同时，关注肌肉变化和骨骼健康

随着年龄的增长，老年人体内脂肪的含量和部位也会有所变化，主要表现为内脏脂肪和腹部脂肪增加，下肢脂肪减少。老年人是心血管疾病、2 型糖尿病、代谢综合征等多种慢性病的高危人群，而超重、肥胖会进一步提高老年人发生心血管疾病、2 型糖尿病、代谢综合征等慢性疾病的风险，并加重以上慢性病的发生、发展，甚至出现严重并发症，影响老年人的生活质量。同时，我国人口老龄化形式十分严峻，随着老年人超重和肥胖率的增加，其带来的慢性病负担会更进一步加重社会养老和卫生服务费用的负担。

● 超重和肥胖的老年人应适当增加身体活动量和适量控制能量的摄入，逐渐使体重降到正常范围之内，但不要在短时间内出现体重大幅度波动，原则上老年人的体质指数（BMI）不应低于 20.0 千克 / 平方米，体重过低也不利于老年人的健康。

● 老年人应适量摄入禽畜肉类，控制好烹调油、盐的适量食用，增加优质蛋白质，如瘦肉以及富含 n-3 系列多不饱和脂肪酸的海产品的摄入。

● 老年人在减重的同时，还应关注肌肉变化和骨骼健康，每天的膳食应保证摄入 300 克鲜牛奶，或相当量的奶制品，并摄入其他钙含量丰富的食物。

● 老年人应增加户外运动，可视自身条件，适量增加有氧运动、柔韧性运动、抗阻力运动和骨质增强型运动。

总之，肥胖是一种慢性病，是不健康生活方式导致的结局。因此，建立健康的行为和生活方式至关重要。要进行全生命周期、全人群的肥胖预防。

专家简介

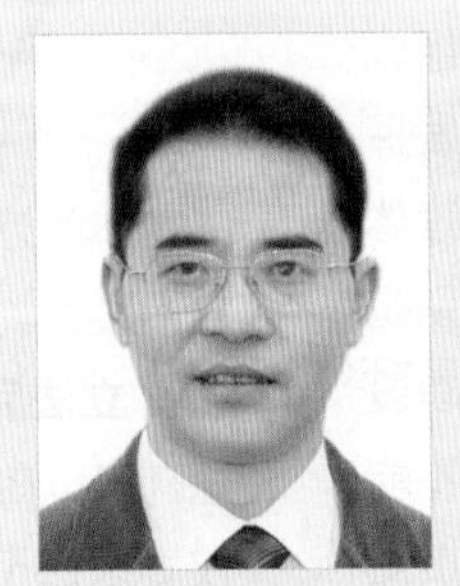

马冠生 北京大学公共卫生学院营养与食品卫生系主任、教授、博士生导师，国家食物与营养咨询委员会委员，国务院妇女儿童工作委员会妇女儿童问题专家，九三学社中央科普工作委员会委员，中国营养学会副理事长，中国科协首席科学传播专家。

2016年12月25日，中华人民共和国第十二届全国人民代表大会常务委员会第二十五次会议通过了《中华人民共和国中医药法》。2017年7月1日，《中医药法》正式开始施行。这是我国中医药事业发展的一个里程碑，是第一次落实我国宪法所确定的关于“国家发展医疗卫生事业，发展现代医药和我国传统医药”宗旨的国家法律，为坚持国家有关“中西医并重”的大政方针奠定了坚实的基础。

《中医药法》为中医药传承创新保驾护航

上海市卫生和计划生育委员会副主任、上海市中医药发展办公室主任　张怀琼

《中医药法》在按照中医药自身规律和发挥中医药优势的管理方面，制定了有利于中医药发展的制度，为更好地发挥中医药在基层医疗、维护人民健康方面的作用，以及人们更好地接受中医药服务，提供了帮助。

那么，《中医药法》的实施将对中医药事业发展以及广大从事中医药事业的中医师产生何种影响？又会给普通老百姓带来哪些好处和方便呢？

1.老百姓看中医、吃中药，更方便、更舒心

中医药作为我国医疗卫生的重要组成部分，在疾病预防、治疗和康复等方面发挥着越来越重要的作用。但是，中医药管理体系长期以来并不完善，从全国来看，特别是在地市以下卫生管理部门，大部分并没有设立相应的机构，以至于基层中医药工作不能很好地落到实处，部分地区的患者无法接受较好的中医药服务，或者中医药服务未被纳入基本医疗服务体系。也就是说，患者不仅看中医门诊难，有时吃中药还得自掏腰包。

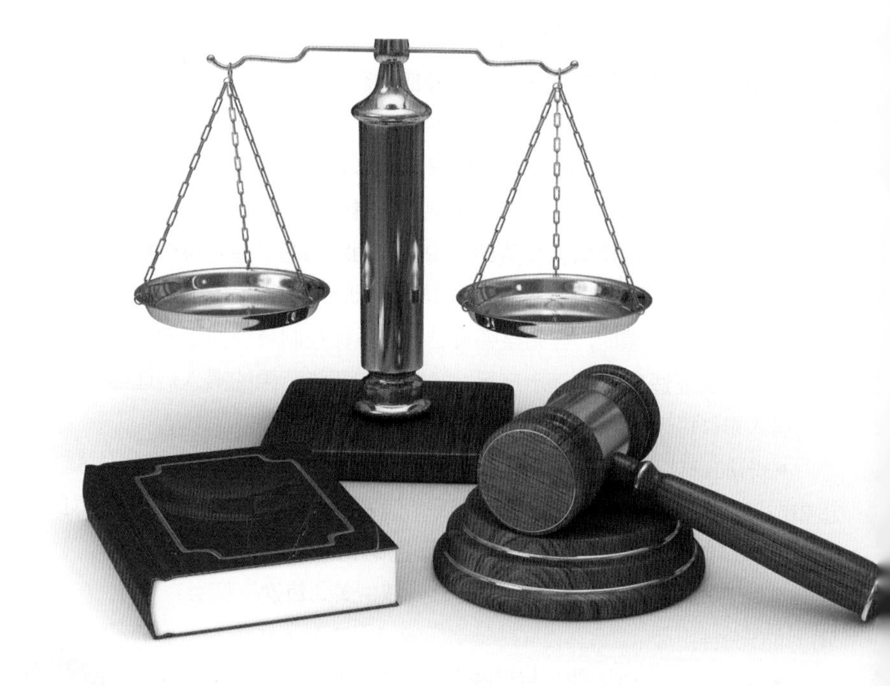

立法后：根据《中医药法》的要求，在加强中医药服务体系建设后，中医药可以在更广泛的领域为患者提供中医药服务。例如，在上海市，我们不仅要求每个地区建立中医院，还要求综合性医院、专科医院、妇幼保健院等医疗机构设立相应的中医临床学科，方便患者看中医、吃中药。同时，我

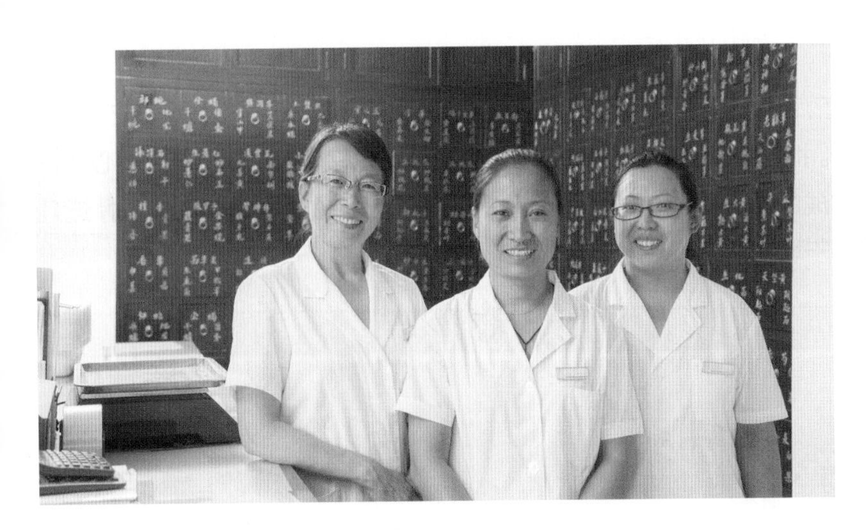

们还将进一步推进中医药的特色技术纳入基本公共卫生服务包，使老百姓在家门口就能享受到全方位和优质的中医药服务。

2.更多具有特色和优势的中医诊所将为民服务

中医药门诊、诊所和“坐堂医”是中医药服务的重要特点。长期以来，中医药门诊、诊所或一些具有独特和显著疗效的技术服务，其机构的设置均按照常规医疗机构的标准管理，因此，在这类机构的准入和为人们提供独具特色的服务方面，一直受到很大的限制。

立法后：《中医药法》对在中医理论指导下运用中药和针灸、拔罐、推拿等非药物疗法开展诊疗服务，以及中药调剂、汤剂煎煮等中医药服务的诊所，由原来机构设置审批登记管理改为备案管理。这一改变，不仅增加了中医药资源的供给，为上述诊所设立增加了备案管理的便捷程序，为开展中药和针灸、拔罐、推拿等特色诊疗服务扫清了障碍，也为满足人民群众多样化、多层次的中医药服务需求，使患者更好地获得一些具有独特疗效的中医药服务提供了必要条件。

3.有“技”无证的民间中医师有了合法“身份”

中医药人才培养除了经过中医药高等教育并参加国家医师资格考试取得中医医师执业行医资格外，还有一部分是经过“跟师”学习掌握了一套独特、极具疗效技术的中医人才。长期以来，这类人才在民间为患者提供了独具特色的中医诊疗服务，并取得很好的疗效，受到患者的欢迎。然而，由于现行医师管理制度，这类人才的“身份”未得到体制认可，给管理带来了困难，也在一定程度上为一些假中医或骗子提供了可乘之机，带来了安全隐患。

立法后：《中医药法》对这类人才的职业准入进行了改革，既体现了尊重各类中医药人才培养的特点和规律，又为各类人才的职业准入建立了相关制度，为更好地进行管理奠定了基础。这一创新改革，还为患者有效地甄别“假中医”或打着中医旗号的骗子提供了可靠依据，使患者可以放心地接受民间“中医药秘方”和“绝技”，从而避免受到假冒或打着中医旗号的“神医”“江湖郎中”的伤害。

4.中医经典名方或名老中医经验方将更好地造福百姓

《中医药法》在中医医院院内制剂的管理方面也做出了管理创新。在长期的临床实践中，有一大批经过长期临床使用、又有很好疗效的中医经典名方或者名老中医经验方，由于现行药品管理规定，不能作为中药新药或医院院内制剂使用。

立法后：《中医药法》对于按照“传统工艺配制”的院内制剂实行备案管理，为名老中医经验方以及一些临床长期使用有效的外用药作为院内制剂的使用提供了新的管理方案，使之焕发勃勃生机，造福更多人。这一改变既为名老中医经验方广泛用于临床提供了帮助，同时又考虑到现代人的疾病谱已发生变化，因此，在提取工艺等方面，《中医药法》制定了新准则，确定其不仅必须按照“传统工艺配制”，而且必须保证在配制过程中没有使组方中治疗疾病的物质发生变化，确保患者用药安全。在企业将来源于经典名方开发中成药的规定中，大大简化了生产这类中成药的审批程序，鼓励企业开发利用传统中药资源，维护人们健康，造福广大人民群众。

《中医药法》是中医药发展的最有力保障，可进一步奠定中医药在我国医疗卫生中的地位，更好地发挥中医药在“健康中国”建设中的积极作用，促进中医药的国际传播和应用，确保患者既可以得到简单、便捷、临床有效的中医药服务，又可以避免“假中医”“江湖骗子”的伤害，维护身体健康。

专家简介

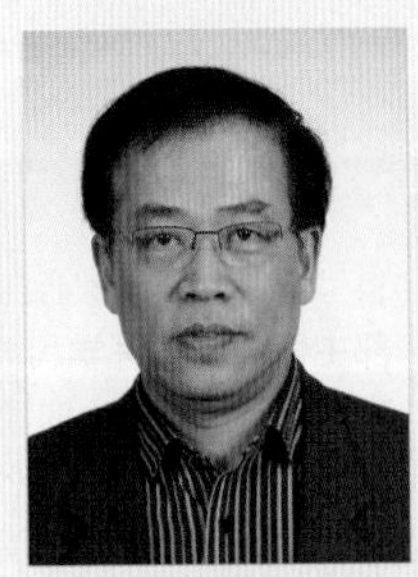

张怀琼 上海市卫生和计划生育委员会副主任，上海市中医药发展办公室主任。曾担任上海中医药大学科技处处长、学科建设办公室主任、产学研结合办公室主任、校长助理、上海市卫生和计划生育委员会中医传承发展处处长等职。

健康大事件

2017年2月，国家心血管病中心、中国心血管病报告编写组出版了被业内誉为“红皮书”的《中国心血管病报告2016》。报告显示：我国心血管病患病率及死亡率仍处于上升阶段；心血管病死亡率占居民疾病死亡构成的40%以上，高于肿瘤和其他疾病，居首位；特别是在农村，近几年来心血管病死亡率持续高于城市水平。

聚焦“红皮书” 解读心血管病防治3大热点

国家心血管病中心教授　吴亚哲　陈伟伟

心血管病是严重威胁国民特别是中老年人健康的常见病，具有患病率高、死亡率高、并发症多的特点，目前已成为人类死亡的头号杀手。最新报告显示：我国每年约370万人死于心血管病，占总死亡原因的42%以上；每5个成人中就有1人患心血管病；目前，我国心血管病患者已超过2.9亿人。

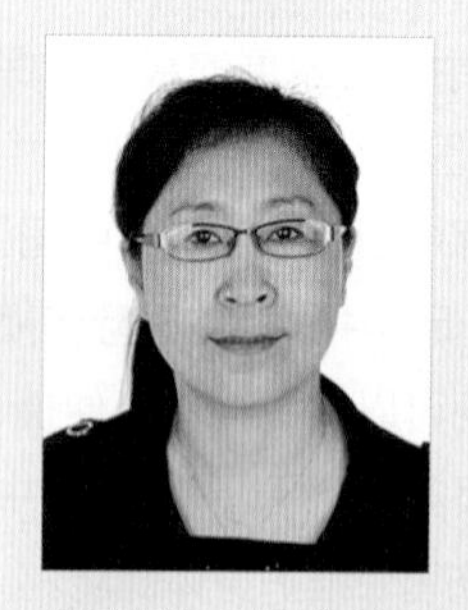

专家简介

吴亚哲　国家心血管病中心、中国医学科学院阜外医院主任医师、教授，全国基层心脑血管病综合风险管理项目专家委员会委员。长期从事心脑血管疾病的临床治疗、疾病管理及心血管病防治等工作，发表学术论文多篇，参与编写《中国心血管病报告2017》及宣讲推广《中国心血管病报告2016》的工作。

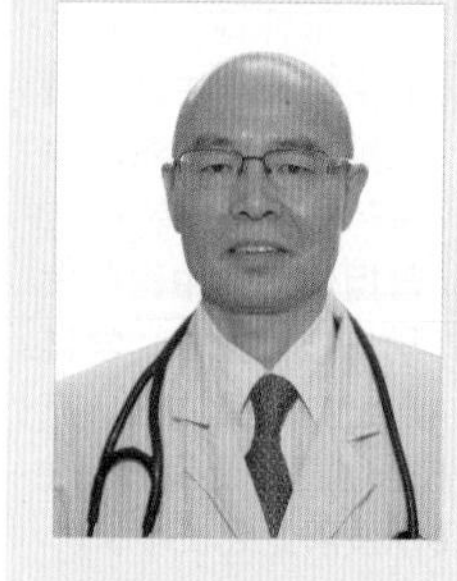

专家简介

陈伟伟　国家心血管病中心防治资讯部主任，中国医学科学院阜外医院教授、主任医师，国家心血管病专家委员会委员兼副秘书长，国家卫计委基本公共卫生服务项目和慢性病防治专家，中国高血压联盟常务理事，北京高血压防治协会副会长，中华预防医学会健康传播分会常委。

热点一：心血管病负担沉重

中国心血管病（CVD）患病率处于持续上升阶段，现患病人数2.9亿人，其中，脑卒中1300万人、冠心病1100万人、心力衰竭450万人、肺心病500万人、风心病250万人、先心病200万人。2015年，中国城乡居民死因构成比中，心血管病占首位，高于肿瘤和其他疾病。农村心血管病死亡率从2009年起超过并持续高于城市水平。2015年，农村心血管病死亡率为298.42/10万，城市心血管病死亡率为264.84/10万。

2015年，农村、城市心血管病分别占全部死因的45.01%和42.61%，每5例死亡中就有2例死于心血管病；2015年，中国城市和农村居民冠心病死亡率分别为110.67/10万和110.91/10万，农村地区冠心病死亡率略高于城市地区；2002～2015年，急性心肌梗死死亡率总体呈上升态势，农村地区尤甚，2012年开始大幅超过城市平均水平。

自1980年以来，中国医院心血管病和糖尿病患者出院人次不断增加，尤其是2000年以后，呈现加速上升趋势；相应地，心血管病住院总费用也在快速增加，2015年心血管病住院费用中，急性心肌梗死为153.40亿元，颅内出血为231.99亿元，脑梗死为524.26亿元，扣除物价影响因素，自2004年以来，年均增长速度分别为30.13%、18.06%

和23.47%。2015年，次均住院费用，急性心肌梗死为25 454元，颅内出血为17 128.3元，脑梗死为9174.2元。2004年至今，年均增长速度远高于国内生产总值增速。

由此可见，虽然经过多年努力，我国心血管病防治取得初步成效，脑卒中标化死亡率出现下降趋势，但随着社会经济的发展、居民生活方式的改变、心血管病危险因素普遍暴露、人口老龄化等因素影响，心血管病患病率及死亡率仍在持续增长，相关疾病负担日趋沉重。

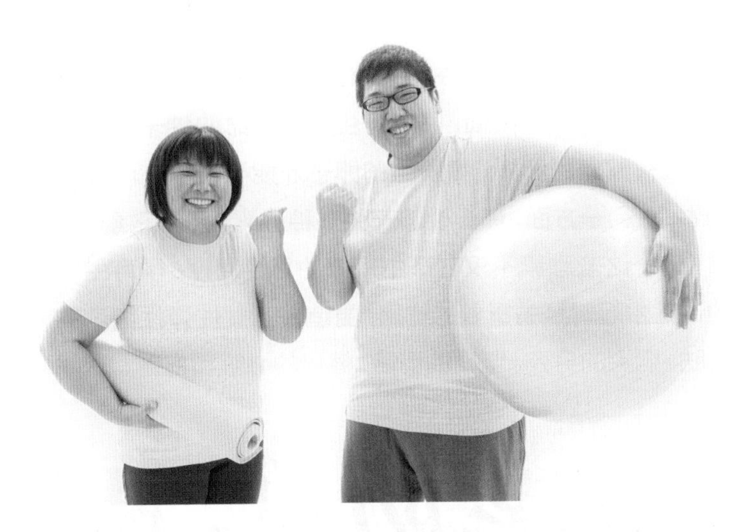

热点二：救治水平不断提升

虽然中国心血管病患病率处于持续上升阶段，但与此同时，我国急性心肌梗死和脑卒中等救治水平在不断提升，且冠状动脉旁路移植术（搭桥手术）质量明显提升。冠状动脉搭桥术（CABG）是在冠状动脉严重狭窄段的近端和远端之间建立一条通道，使血液绕过狭窄部位而到达远端提供血运的一种手术方式，是中国心血管外科最重要的术式之一，年手术量约4万例。由于人口老龄化，患病人数不断增多，手术量正以10%的速度逐年递增。自2004年连续十年的多中心数据监测发现，尽管接受冠状动脉搭桥术的患者年龄逐年上升，手术危险因素增加，但院内死亡率、并发症发生率逐渐降低，相关指标稳步改善。

热点三：防治迫在眉睫

报告显示，吸烟、饮酒、超重和肥胖、血脂代谢异常、高血压、糖尿病等为心血管病主要危险因素。其中，在可纠正的心血管危险因素中，吸烟（54.3%）、超重和肥胖（53.9%）以及高血压（51.2%）位居危险因素前三名。

❶ 戒烟 吸烟与心血管病的发病和死亡有明显关系。每天吸烟40支，高血压病患病率增加50%。天津市归因死亡监测显示：在18～69岁死亡男性中，22.57%是由吸烟引起的，吸烟者的心脏病死亡风险是不吸烟者的1.47倍，脑卒中死亡风险是不吸烟者的1.41倍，吸烟者平均寿命比不吸烟者短5年，且室内工作人员吸烟导致死亡的风险高于室外环境。中国烟草相关死亡研究显示：40～70岁女性吸烟者的死亡风险是非吸烟者的1.51倍，城市吸烟男性的缺血性脑卒中和缺血性心脏病的死亡风险是非吸烟男性的2倍多。

戒烟是最符合成本效益的预防心血管病的措施。戒烟可显著改善心血管疾病相关危险因素，使心血管明显获益。自发戒烟者戒烟10年后的吸烟归因风险几近消失。

❷ 防治超重和肥胖 超重和肥胖与相关疾病风险研究显示：体质指数（BMI）水平与高血压和糖尿病的发病率呈显著正相关，腰围也与糖尿病的发病率显著相关。与儿童青少年期和成年期均不肥胖者相比，儿童期和成年期均肥胖者，糖尿病患病风险增加3.5倍。2015年发表的前瞻性队列研究显示，超重组和肥胖组发生高血压的风险分别为体重正常组的1.60倍和2.88倍。超重和肥胖同时也是高血压患者总胆固醇、血糖异常的危险因素，与体重正常的高血压患者相比，超重和肥胖的高血压患者血糖异常的风险分别增加0.67倍和1.03倍，总胆固醇异常风险分别为0.58倍和0.67倍。还有研究显示，随着腰臀比的升高，总死亡和心血管病死亡的风险明显增加。

防治超重和肥胖可降低相关的高血压、高血糖和高血脂的发生。目前认为，防治肥胖最有效的方法是改变生活方式，即合理饮食和增加活动量。

❸ 控制高血压 高血压是我国心脑血管病最主要的危险因素，我国71%的脑卒中死亡和54%的心肌梗死死亡与高血压有关。

控制高血压刻不容缓。自2009年以来，政府已将高血压和糖尿病纳入社区基本公共卫生服务范畴，社区管理高血压患者8600万，占已知高血压患者的40%，规范管理率和血压控制率日益提升。从1969年开始，阜外医院在首钢集团率先开展以控制高血压为主的心血管病人群防治工作。通过25年的积极干预，使脑卒中标化发病率下降40%，脑卒中标化死亡率下降67%，被世界卫生组织誉为“首钢模式”加以宣传推广。

2017年6月，全国脑血管病防治办公室发布：我国脑卒中死亡率出现了拐点，脑卒中标化死亡率尤其是出血性脑卒中标化死亡率的下降，反映了我国高血压防控取得了一定效果。PM

卵巢是女性特有的生殖器官，在女性的一生中起着举足轻重的作用。一方面，卵巢产生孕育生命的种子——卵子，唯有健康的卵巢、高质量的卵子才能孕育出充满活力的生命；另一方面，卵巢能够产生多种激素，如雌激素、孕激素等，这些激素不仅在产生规律的月经周期、孕育生命的过程中起着至关重要的作用，更造就了女性弹性饱满的肌肤、婀娜的身姿、坚硬的骨骼、健康的心脏和血管。

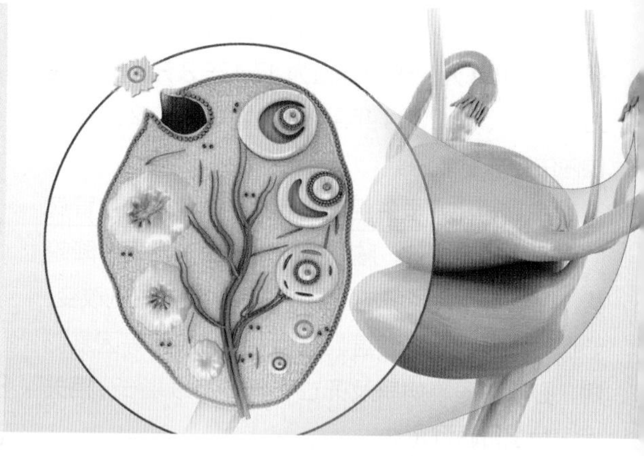

抗老防衰，从保护卵巢开始

华中科技大学同济医学院附属同济医院妇产科　王世宣（教授）　张金金

卵巢衰老速度远超其他器官

作为人体的一部分，卵巢的衰老速度远远超过机体其他器官。卵巢衰老是指女性卵巢功能随着年龄增长逐渐衰退的过程，受基因、遗传、环境等多种因素影响，以卵泡数量和卵子质量下降为基础，最终表现为绝经，并且影响全身多个器官，导致相关疾病发生。

按照衰老发生的时间，卵巢衰老可分为卵巢早衰和卵巢自然衰老；按照衰老原因，卵巢衰老包括年龄相关的卵巢自然衰老及多种致病因素导致的卵巢早衰，如疾病因素、医源性因素、自身免疫因素、遗传因素等。

卵巢衰老是绝经的“罪魁祸首”，绝经是卵巢衰老的终点事件。中国绝经女性人数逐年增加，从1982年的0.7亿人增至2008年的1.8亿人，预计2030年这个数目将超过2.7亿。目前，女性平均绝经年龄为51岁，随着寿命延长，越来越多的女性有近三分之一甚至一半的生命将在绝经后度过。许多女性在绝经后多年依然有绝经相关症状，如绝经后4~10年仍有潮热和情绪烦躁的表现。这些都会严重影响绝经后女性的生活质量、工作表现及人际关系等。

专家简介

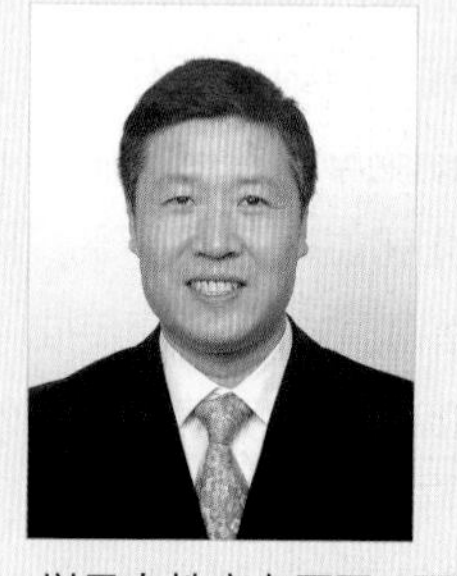

王世宣　华中科技大学同济医学院附属同济医院妇产科学系副主任、妇科主任、主任医师、教授、博士生导师，中华医学会妇科肿瘤学分会秘书长，中华医学会妇产科学分会绝经学组委员，中国国际医学交流促进会妇儿专业委员会副主任委员，湖北省医学会妇产科学分会主任委员。擅长妇科恶性肿瘤及妇科疾病的诊断和治疗；主要研究妇科恶性肿瘤的病因、早期诊断、预防和综合治疗，以及女性衰老原因、预警体系建立、精确干预等。

专家门诊：周二上午　特需门诊：周四上午

卵巢衰老是女性衰老的“起搏器”

一直以来，卵巢衰老被认为是自然的生理过程。其实，卵巢衰老是一种对身体产生重要影响的疾病状态。2015年，美国《科学》杂志将卵巢衰老比作女性机体衰老的起搏器，是机体多个器官衰老的始动因素，启动和控制了机体衰老的进程。

卵巢功能衰退，雌激素分泌缺乏，不但导致女性生殖能力、子代质量下降，引起绝经综合征，更可导致多个器官功能障碍。卵巢衰老与多种老年性疾病密切相关，如心血管疾病、骨质疏松症、老年性痴呆、肿瘤、肥胖等。研究表明，绝经后骨质疏松极易导致骨折，其发病率较绝经前显著增加，且危险性约为同龄男性的3倍。心血管疾病被称为“性别差异性”疾病，根本原因在于绝经后女性心血管疾病发生率骤增。

卵巢衰老5大症状

卵巢对女性如此重要，我们理当关注它，呵护它。女性朋友如果出现以下症状中的一种或多种，就需要警惕卵巢衰老的发生了。

❶ **月经改变**　出现月经周期缩短、月经

量减少、周期变得不规律，月经好几个月才来一次，甚至很长一段时间不来月经。从卵巢储备功能下降至功能衰竭，可有数年的过渡时期，不同个体的具体表现不尽相同，少数女性可出现无明显诱因的月经突然终止。

❷ 雌激素水平降低的表现 雌激素水平降低的表现多种多样，有潮热，出汗，生殖道干涩、灼热感，性欲减退，骨质疏松，骨痛，骨折，情绪和认知功能改变，心血管病症状和心律失常，等等。

❸ 生育力下降 生育力显著下降，自然流产和胎儿染色体畸变的风险增加。

❹ 乳房、生殖器改变 如乳房萎缩、阴毛和腋毛脱落、外阴及阴道萎缩等。

❺ 其他伴随症状 如肾上腺和甲状腺功能减退、复发性流产等。

当身体出现以上这些变化时，应及时去医院就诊，通过相关检查评估卵巢功能。

卵巢衰老有法可治

绝经综合征（更年期综合征）是女性因卵巢储备和功能进行性下降（卵巢衰老），在绝经前后出现性激素波动或减少所致的一系列躯体和精神心理症状。如果出现绝经综合征，可以通过养成健康的生活习惯（如戒烟少酒、调整心态、规律作息、规律锻炼、健康饮食等），服用一些中成药物，改善不适症状。

目前，公认的卵巢衰老的治疗方法为激素补充疗法，包括单纯雌激素治疗、雌孕激素序贯治疗和阴道局部雌激素疗法等，可以有效缓解绝经相关症状，为骨骼、心血管系统、神经系统提供保护作用。2013 年国际绝经协会已经明确指出，激素补充疗法是缓解围绝经期症状最有效的方法，适用于有绝经相关症状（如月经紊乱、潮热、出汗、情绪不稳定）、泌尿生殖道症状（阴道干涩、疼痛，性交困难，反复发作尿道炎和阴道炎），以及有骨质疏松发生风险或患骨质疏松症的患者。

需要注意的是，女性在进行激素补充治疗之前，要进行全面体检，排除阴道出血、子宫内膜病变、激素依赖性肿瘤、乳腺癌、血栓形成风险等禁忌证。治疗过程中，应在遵医嘱的同时，进行规律体检。

卵巢衰老能否预防、延缓或逆转

如何科学有效地延缓卵巢衰老，是近年来科学家们热烈探讨的问题。目前已有不少文献提示，“白藜芦醇”“西罗莫司”等可能具有改善卵巢功能、延缓卵巢衰老的作用。然而，这些研究仅局限于动物实验，它们对人体是否有效，还需要更多临床试验的支持。

2004 年，美国科学家 Tilly 打破常规传统观念，认为卵泡池中卵泡数目不是固定不变的，卵泡池可被更新，从而提出雌性生殖干细胞这一学说。其后，越来越多的科学家致力于卵巢生殖干细胞的研究。目前，我们已经从小鼠和人的卵巢中成功分离出卵巢生殖干细胞，这一研究进展将为延缓卵巢衰老带来希望。

近年来，越来越多的研究者提出这样一个观点：生活习惯和饮食决定了自然绝经的年龄。研究表明，吸烟及长期阳光照射可使绝经提前 1.5~2 年；而适度锻炼，可以推迟自然绝经的到来，在围绝经期可以改善相关症状，在绝经后能维持女性心血管健康、预防骨质疏松和心血管疾病的发生；多吃蔬菜水果、补充维生素 D、低脂肪和高蛋白质饮食，可以延缓卵巢衰老，推迟绝经的发生。俗话说，“吃饭要吃七分饱”，在营养均衡的前提下，保持适度的饥饿感对身体是有益处的，这也是我们现在常说的热量限制。热量限制是指在提供充分营养（如必需氨基酸、维生素等）、保证不发生营养不良的情况下，限制每日摄取的总热量。它是迄今为止最为有效的衰老干预方式，可以显著延长物种最大寿限，推迟和减少老年相关疾病的发生。我们的前期研究表明，热量限制可通过抑制卵巢中卵泡池消耗和卵泡闭锁，从而延缓卵巢的衰老。

另外有研究提示，适量饮用咖啡、茶和葡萄酒，也可以延缓卵巢衰老。茶和咖啡中含有的多酚类物质是一种强抗氧化剂，可以清除人体代谢产生的自由基；葡萄酒中含有的白藜芦醇可以抑制始基卵泡池的激活，减少卵泡闭锁。PM

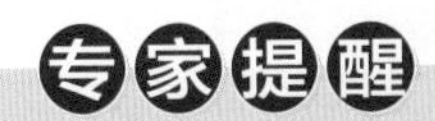

尽管卵巢衰老是女性一生中必经的过程，我们还是希望它能来得晚一些，再晚一些。延缓卵巢衰老，保持积极心态和健康情绪是最重要的。我们应该意识到并接受这一点：或早或晚、或快或慢，我们终将走向衰老。在卵巢开始出现衰老迹象的时候，不要惶恐和焦虑，要用一颗宽容积极的心去面对它，保持精神、心理的健康。

“上下联动”：为胸痛患者“保驾护航”

上海交通大学附属胸科医院心内科教授　方唯一

生活实例

半年前，家住上海虹桥地区的薛先生因感觉胸口不适前往虹桥街道社区卫生服务中心就诊。医生询问病史后，为他做了心电图检查。很快，与社区医院联网的胸科医院胸痛中心传来了心电图报告：急性前壁心肌梗死可能。看到报告，社区医院医生立即向薛先生说明情况，并启动了转诊工作。当救护车将患者送至胸科医院时，胸痛中心的医生已经做好了相应准备工作，很快将薛先生送至导管室。15 分钟后，医生为薛先生植入了两枚支架，打通了被堵塞的冠状动脉。回忆起当时的情景，薛先生至今依然心有余悸：“我当时只是觉得胸口有点不舒服，没想到竟然是急性心梗！我更没想到的是，当我还在救护车上的时候，胸科医院的医生已经知道了我的情况，并启动了手术前准备，在很短的时间内为我疏通了血管，挽救了我的生命。”

医生的话

从薛先生走进社区医院，到诊断、转院、接诊、手术，仅用了 96 分钟。他之所以能在短时间内得到快速、有效的救治，主要得益于胸科医院于 2016 年底启动的“胸科 – 社区”网络化联动模式。2016 年底，胸科医院和长宁区卫计委签订了“区域医疗协作共建协议”，与长宁区华阳路街道、新华街道、天山路街道、虹桥街道、江苏路街道社区卫生服务中心建立合作。经过半年多的紧密协作，“胸科 – 社区”网络化联动模式已初具规模，至今已有数十名像薛先生一样的急性心梗患者得到了及时、有效的救治。

社区医院：胸痛诊治的“首道防线”

目前，我国心血管疾病患者数量已高达 2.9 亿。急性心肌梗死（简称“心梗”）是导致心血管疾病患者死亡的主要原因。对急性心梗患者而言，时间就是心肌，时间就是生命，越早得到治疗，存活率越高，预后越好。但在我国，急性心梗的救治现状并不理想，很多患者因未及时发现、未得到及时诊断而错失最佳治疗机会。

为进一步规范急性胸痛疾病的诊治，提高救治成功率，缩短抢救时间，我国正在加速推进“胸痛中心”建设。2017 年欧洲心脏病学指南再次强调了缩短急性心梗患者“首次医疗接触时间（FMC）到血管开通时间”的重要性。想要缩短患者的 FMC 时间，社区医院的“健康守门人”作用不容忽视。

作为我国第一个获得国际认证的胸痛中心，胸科医院以贯彻落实“分级诊疗”为切入点，率先将胸痛中心建设从“以点带面”逐步向“网络联动”转型，将胸痛中心诊治阵地前移至社区。目前，胸科医院与社区医院之间建立了一套远程心电会诊机制，在社区医院就诊患者的心电图能实时传输至胸科医院胸痛中心，经专科医师诊断后，可立即启动高危患者转诊，使患者得到及时

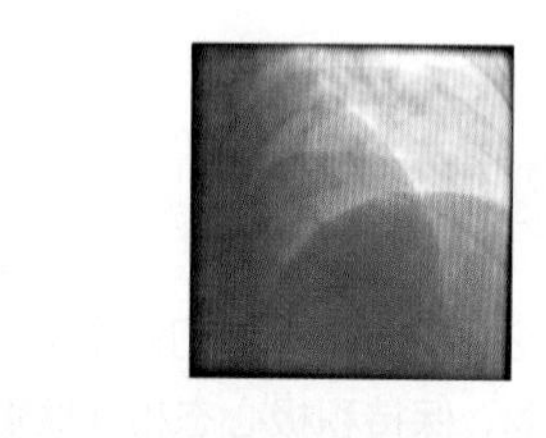

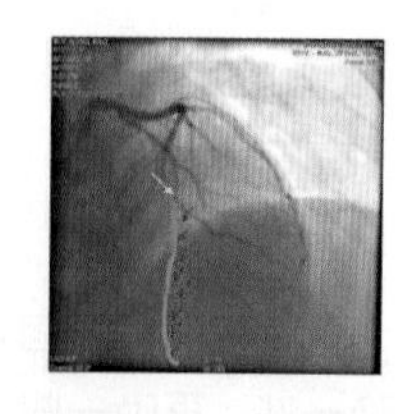

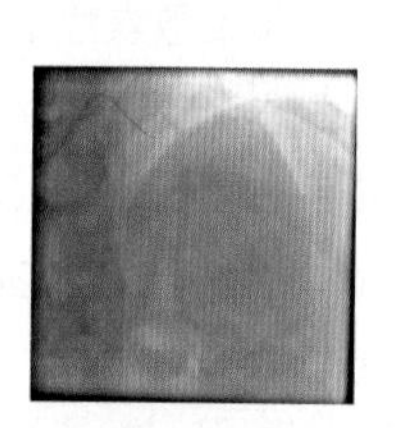

患者社区卫生中心就诊	→	心电图远程确诊	→	120 于社区卫生中心接诊	→	我院急诊复测心肌酶、药物负荷	→	进入导管室	→	血管开通
13：00		13：20		13：57		14：18		14：26		14：36

首次医疗接触时间（FMC）到血管开通时间：96分钟

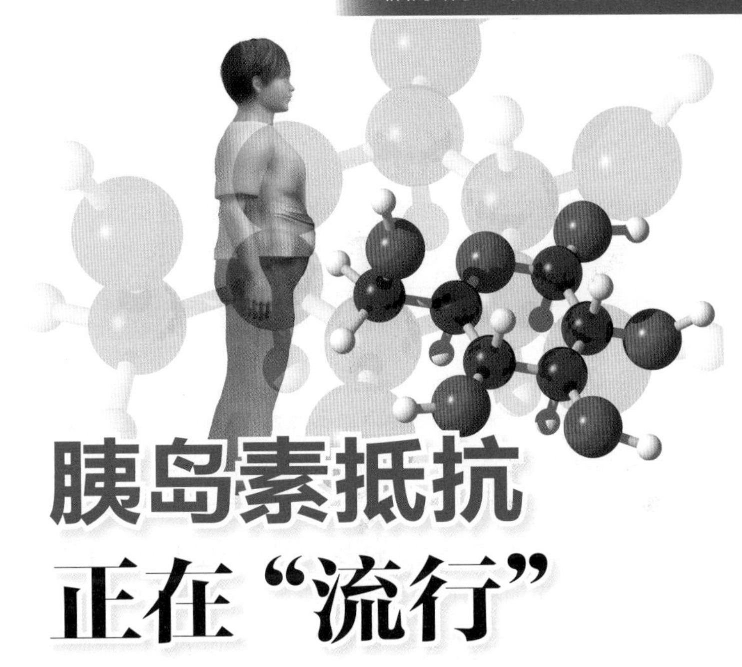

中华民族是一个重视饮食的民族，“民以食为天”的古训延续了几千年。现在人们富裕了，吃得更多、更好，但同时又产生了新的问题。近30年来，与饮食过剩有关的代谢性疾病的患病率逐年攀升，如肥胖、糖尿病、脂代谢异常等。目前，我国是世界第一糖尿病大国，血脂异常和与之密切相关的心脑血管疾病已成为中国人死亡的首位原因。随着这些疾病的发病率日益升高，人们对这些疾病越来越熟悉，“胰岛素抵抗”这个词也逐渐走入人们的生活。

胰岛素抵抗正在“流行”

华中科技大学同济医学院附属协和医院内分泌科副主任医师　曾天舒

什么是胰岛素抵抗

胰岛素抵抗并不是一种疾病，而是一种病理现象。胰岛素是人体分泌的一种调节代谢的激素。顾名思义，胰岛素抵抗就是身体对自身胰岛素代谢调节作用的敏感性下降了。最初，胰岛素调节糖代谢的能力被用来衡量身体对胰岛素的敏感性。随着研究的不断深入，我们发现，在胰岛素抵抗的状态下，胰岛素调节代谢的作用在很多方面受到了损害。

胰岛素抵抗有哪些表现

既然胰岛素抵抗是一种病理现象，而不是一种疾病。那么可想而知，它的临床表现就会千差万别，因为与胰岛素抵抗相关的不同疾病，会具有不同的临床表现。

与胰岛素抵抗关系密切的疾病主要包括2型糖尿病、高血压、高脂血症、动脉粥样硬化性疾病、痛风、高尿酸血症、非酒精性脂肪性肝病、肥胖等。这些疾病有各自的临床特点和相应的临床表现。

如果在青少年时期就出现明显的胰岛素抵抗，还会出现一种特殊的表现，那就是皮肤的黑棘皮变。这是一种出现在颈部、腋下和腹股沟区的一种以疣状增厚和色素加深为特点的皮肤病变。当然，黑棘皮病的病因有很多，胰岛素抵抗只是原因之一。

救治。而当患者在胸科医院的治疗基本完成后，又可再转入社区医院，由全科医生负责术后随访和康复工作，以进一步巩固治疗效果，改善患者的预后。

“上下联动”：显著提高胸痛救治效率

我国正在积极推行的“分级诊疗”政策明确提出“上下联动，急慢分治”的要求。在“胸科－社区”网络化联动模式中，胸科医院和社区医院有着明确分工，各司其职。作为三级甲等专科医院，胸科医院主要负责专科保障和快速救治；作为一级医院，社区医院负责高危患者的及时转诊和康复治疗。同时，社区医院的全科医生与胸科医院的专科医生也建立了实时沟通渠道，双方可以在微信群中进行实时互动和病例讨论；胸科医院还会定期举办专业论坛，定期派专科医生前往社区卫生服务中心参加门诊和查房带教，提升全科医生对胸痛相关疾病的诊治水平，将胸痛患者的“健康网”做实、做强。PM

专家简介

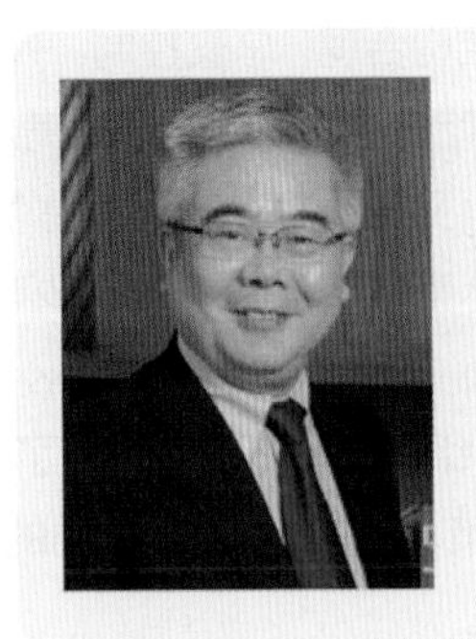

方唯一　上海交通大学附属胸科医院心血管内科主任、主任医师、博士生导师，上海市医学会心血管病专业委员会主任委员，中国胸痛中心认证委员会执行主任委员，中华医学会心血管病学分会常委。

特需门诊：周一、周二上午

另外，一种越来越常见的妇科疾病也被认为是胰岛素抵抗造成的，那就是多囊卵巢综合征，其最具特征性的表现是月经失调和不孕。月经失调的主要表现为月经量少、月经稀发，严重的甚至会发生闭经，也可以表现为子宫异常出血。同时，由于不排卵或稀发排卵，会导致患者怀孕困难、不孕。

怎样发现胰岛素抵抗

我们怎样才能知道自己是否存在胰岛素抵抗呢？目前，临床上还缺乏非常简便可靠的方法来测量身体对胰岛素的敏感性。在进行科学研究时，科学家会采用高胰岛素-正葡萄糖钳夹技术来测量胰岛素敏感性，这种方法耗时费力，花费也比较大，因此在临床实践中，医生更多的是依靠患者的临床表现和相关指标等来判断胰岛素抵抗与否，如是否有肥胖、高血糖、高甘油三酯血症、低HDL-C（高密度脂蛋白胆固醇）血症、高胰岛素血症等。

胰岛素抵抗是怎么形成的

最近30多年的研究表明，胰岛素抵抗形成的原因无外乎内因和外因。内因主要指遗传易感性，外因主要指后天在环境中获得的那些因素。从胰岛素抵抗及其相关疾病在最近几十年高发的现象不难看出这样一个事实：外因在胰岛素抵抗的发生、发展中起到了关键性的作用。

导致胰岛素抵抗的外因，核心是饮食量和结构的改变，以及缺乏运动等不良生活方式。这些不良生活方式导致的一个非常重要的表现就是肥胖，尤其是脂肪在腹部堆积，形成中心性肥胖（腹型肥胖）。在我国，不少人从整体来看并不算太胖，但有非常明显的腹型肥胖，这是中国人胰岛素抵抗相关代谢性疾病高发的重要原因。

如何改善胰岛素抵抗

了解了胰岛素抵抗形成的原因，就不难知道：要改善胰岛素抵抗，针对不良生活方式进行干预是必不可少的。这里就用得上大家耳熟能详的六个字：管住嘴，迈开腿！这六字箴言说起来容易，但要真正做起来，并不那么简单。

● **控制饮食** 首先，怎样管住嘴呢？一味少吃，算不算管住了嘴？忌口，算不算管住了嘴？这是医生经常被问到的问题。其实，管住嘴的前提，是要遵循基本的营养原则：平衡膳食、结构合理、总量控制。只要是天然的食物，不需要绝对忌口。在考虑吃什么、吃多少的时候，既要满足健康需求，保证必要的能量和各种营养素的摄入，又要根据自己的身体情况，考虑总热量及食物搭配。值得提醒的是，要尽量选择天然食物，少吃高糖、高脂、高盐的加工食品。已经有大量研究证明，摄入加工食品，即使在没有造成明显肥胖的情况下，也可导致明显的胰岛素抵抗、脂肪肝和高尿酸血症。此外，还要增加膳食纤维的摄入，国际上推荐的每日膳食纤维摄入量为30克左右，而目前我国居民的每日膳食纤维平均摄入量只有10克左右。

● **加强运动** 运动是改善胰岛素抵抗的另外一个重要方法。对于肥胖者来说，了解肌肉含量非常重要。我们在临床工作中发现，大量年轻人已经出现了肌肉含量过少的所谓“少肌型肥胖”。也就是说，体重超标不明显，但脂肪含量过多，肌肉含量过少。这类人，既要进行有氧运动，也要进行力量训练，以增加肌肉含量。需要提醒的是，胰岛素抵抗可能引起高血压、冠心病等动脉粥样硬化性疾病，因此在开始运动（尤其是剧烈运动）之前，最好到医院做一个较为全面的身体检查，了解一下自己的心肺功能状态，必要时可请有经验的运动治疗师制定合理的运动方案。

● **药物治疗** 如果生活方式干预不能有效地达到减轻体重、减少身体脂肪含量和改善胰岛素抵抗的效果，就要考虑药物治疗了。能够起到改善胰岛素抵抗作用的药物主要有两类：一类是通过减轻体重发挥作用，另一类是作用于能量代谢或者胰岛素作用的某些环节而发挥作用。现在临床上使用的具有改善胰岛素抵抗的药物，主要包括二甲双胍、格列酮类、奥利司他，以及胰高糖素样肽-1，这些药大部分都是降糖药。另外，常用的降压药中，血管紧张素转换酶抑制剂和血管紧张素-2受体拮抗剂，也有改善胰岛素敏感性的作用。以上药物都有各自的适应证和不良反应，应在医生的指导下使用，切不可自行服用。PM

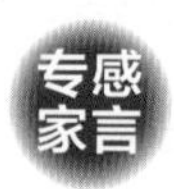

文明进步和经济发展给我们的生活带来了巨大便利，也带来了烦恼。对于胰岛素抵抗，我们了解得越来越多，也有应对之策。现在大家常常说的“不忘初心”“简单生活”，有助于避免或减轻胰岛素抵抗及其带来的负面影响。

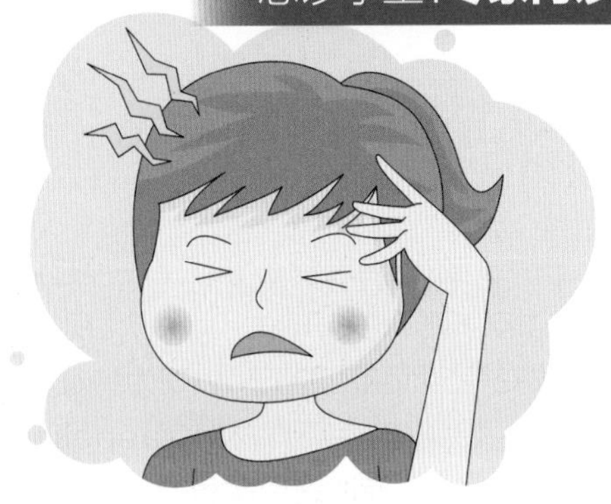

晕厥，通俗地说就是“晕倒”，它既不同于头昏，也不同于昏迷。晕厥是指一过性的短暂意识丧失，以发病迅速、持续时间短暂为特点。导致晕厥的病因较复杂，神经反射性晕厥最常见，其次为心源性晕厥，体位性低血压所致的晕厥多见于中老年人。

晕厥 并非晕倒那么简单

复旦大学附属中山医院急诊科副主任医师　陈 斌

神经反射性晕厥较常见

晕厥在一般人群中的发生率大约为30%，不少人有过晕厥或快要晕厥的经历。有一种晕厥是良性的、一过性的，休息一下会很快复原。这种晕厥属于神经反射性晕厥，是人体的神经反射系统对某些触发因素过度反应，导致血管调节异常，引起血管扩张和（或）心动过缓所致。

神经反射性晕厥发病前一般都有诱因，如不愉快的视觉、听觉、气味、疼痛等刺激；长时间站立，或处于拥挤、闷热的环境中；剧烈运动；用力咳嗽；等等。在意识丧失前，患者常有大汗、面色苍白、恶心、呕吐等晕厥先兆表现。

神经反射性晕厥发生后，患者到医院往往检查不出明显问题，也不需要接受治疗。有些人可能会反复发作，但无须过度担心，应放松心情，遇事不紧张，避免情绪激动。

心源性晕厥要当心

有些晕厥可能有猝死风险，如心源性晕厥。它是由于心律失常或器质性心脏病引起心输出量减少，致使脑血流减少导致的晕厥。心源性晕厥多见于心动过缓、心动过速、心瓣膜病、肥厚型心肌病、急性心梗等患者，病情严重者可能发生猝死。心源性晕厥可从以下三个方面加以辨别。

❶ 发作前多无明显诱因，多于平卧时或劳动中突然发生，可有心慌、胸痛、黑蒙等先兆。部分患者可有猝死家族史。

❷ 部分患者可通过心脏听诊和心电图检查明确诊断。

❸ 经以上评估不能明确诊断者，需要进一步进行超声心动图、动态心电图、直立倾斜试验、心脏电生理、冠脉造影等检查。

体位性低血压晕厥不忽视

体位性低血压晕厥为起立后突发短暂意识丧失。晕厥时血压降低，平卧后血压恢复正常。体位性低血压晕厥常发生在开始使用降压药物或调整降压药物剂量期间，或存在自主神经病变、帕金森病，或近期有导致脱水、失血的疾病等情况下。

怀疑体位性低血压晕厥者，需要去医院进行卧立位试验或直立倾斜试验，以明确诊断。

发生晕厥，该怎么办

首次晕厥或晕厥反复发作的患者应尽早就医，请医生评估危险性。医生通过详细询问病史、体格检查（如测量不同体位的血压）、心电图检查等，进行初步评估。若初步评估病因不明确，则须结合病史和体征，进行超声心动图、动态心电图、直立倾斜试验等心脏和神经反射方面的相关检查，协助病因诊断。

若考虑为神经反射性晕厥，那么控制情绪、避免诱因是预防晕厥的重要措施。若怀疑是心源性晕厥或其他器质性疾病，须留院接受进一步诊治。若诊断为体位性低血压晕厥，则应针对病因进行治疗，如调整降压药物、保持足够的水盐摄入、治疗自主神经病变等；同时应改变生活方式，如睡眠时床头抬高10度，睡醒或饭后不要立即站起，先静坐几分钟，做些轻微的四肢活动后，再缓慢起身，使用腹带或弹力袜，等等。

旁人晕厥，该做什么

当遇到有人晕厥或出现晕厥先兆表现时，应立即扶住患者，助其平卧，以防跌倒受伤。若患者意识不清，应及时解开其衣领、腰带，并使其头部稍偏向一侧，以防呕吐窒息。若见患者不能迅速清醒，须警惕是否为心源性晕厥，应判断患者是否有心搏骤停，必要时应立即进行心肺复苏，同时呼叫救护车。PM

阿尔茨海默病（AD）是一种起病隐匿、进行性发展的神经系统退行性疾病。以记忆力下降、失语、失用、失认、视空间功能损害、执行功能减退以及人格和行为改变等全面脑功能下降表现为特征，病因迄今未明。

1910年，克雷佩林（Kraepelin）首次用阿尔茨海默病（Alzheimer's Disease）描述这种疾病，并沿用至今，俗称老年痴呆症、老年失智症、脑退化症等。1994年，国际老年痴呆协会把每年的9月21日定为“世界阿尔茨海默病日”，每年的9月是阿尔茨海默病月。

《世界阿尔茨海默病流行病学报告》数据指出，截至2015年，全世界共有4 680万人罹患AD，每3秒钟就有1例新发病例。国际阿尔茨海默病联合会估计，到2030年，全球AD患者将增至7 562万人；到2050年，将达13 546万人。目前，我国有阿尔茨海默病患者950万人，到2050年，患者数将达到3000万人。我国阿尔茨海默病的患病率随着年龄增长呈显著升高趋势：75岁以上达8.26%，80岁以上高达11.4%。

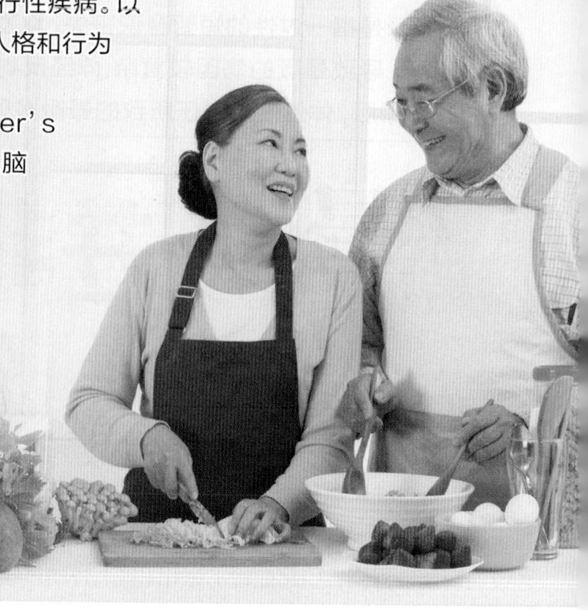

防老年痴呆 做健康老人

上海交通大学附属精神卫生中心教授 徐一峰
复旦大学附属华山医院老年科教授 黄延焱

老年痴呆患者面临“多重挑战”

● **关注少，漏诊多** 我国轻度痴呆症患者的就诊率为14%，中度痴呆症患者的就诊率为25%，重度痴呆症患者的就诊率为34%。值得关注的是，老年痴呆及病前改变越来越早地出现在老年前期，甚至中年期人群中。

● **歧视多，病耻感重** 调查显示，25%的患者因羞耻感和遭遇歧视而隐瞒或掩饰痴呆病史；40%的痴呆患者称在日常生活中会受到排斥；60%的痴呆患者表示，被诊断为痴呆后，最可能疏远或者失去朋友，其次是家人。

● **家庭及社会负担重** 老年痴呆患者的平均生存期为5.5年，在疾病的预防、治疗及护理方面需要大量投入。可以说，老年痴呆是继心血管病、脑血管病和癌症之后，危害老年人健康的“第四大杀手”。

早期发现痴呆“苗头”

随着人口老龄化程度加剧，我国目前痴呆患者人数已超过1000万，其高致死率和高致残率给家庭和社会带来沉重负担。同时，由于人们对老年痴呆认识不足，我国痴呆患者的就诊率较低、致残率高，痴呆患者也缺乏相应的干预和照护支持。实际上，认知障碍患者如果能被早期发现并有效干预，是可以延缓病情进展、降低致残率的。在老年痴呆的防治中，最重要的三个词是：时间、时间、时间。

不少老年人认为，年纪大了，记性差些是正常现象。殊不知，在“健忘”背后，可能隐藏着老年痴呆的“苗头”，应提高警惕。

正常健忘	不正常“健忘”
忘记把存折放在哪儿	忘记在哪个银行存钱
忘记昨天早餐吃了什么	忘记15分钟前吃过的东西
在陌生的地方迷路	从居委会回家会迷路
从超市出来找不到自行车	从超市出来忘记把车骑回家

生活方式干预：让大脑保持年轻状态

一项在芬兰开展的为期2年的多中心、随机双盲对照研究，共纳入1260例存在认知下降和AD风险的老年人（CAIDE痴呆风险评分>6分，年龄60~77岁），分为干预组（631人，干预措施包括饮食、运动、认知训练、血管风险监控）和对照组（629人，给予普通的健康护理）。研究结果提示：多途径生活方式干预可显著延缓认知能力下降或存在老年痴呆风险老年人的认知能力下降。

● **健康饮食** 适宜的热量摄入，增加n-3脂肪酸和抗氧化食物（如新鲜水果）的摄入，进食低生糖指数的碳水化合物。

● **多吃有益于大脑的健康蛋白质** 如牛肉、鸡肉、奶酪（低脂或脱脂更佳）、鸡蛋、鱼（凤尾鱼、大比目鱼、鲱鱼、三文鱼、鳟鱼、金枪鱼、白鲑鱼）、牛奶（低脂或脱脂）、坚果（杏仁、核桃、花生）、坚果酱（杏仁酱）、豆类及豆制品（豆腐、青豆）、酸奶（低脂或脱脂）等。

● **降低压力** 慢性压力会降低记忆能力，加速年龄相关的记忆丢失，增加疾病和过早老化风险。当感到压力较大时，可通过做瑜伽、步行、打太极拳、冥想等方式加以放松。此外，保持良好的社会交往和睡眠质量，也有助于舒缓情绪，减轻压力。

● **加强锻炼** 至少保证隔天进行30分钟的运动。运动方式包括有氧运动（快走、跑步、骑车、游泳、跳舞）、力量训练（负重、阻力训练）、平衡和稳定训练（单腿站立、跳舞、太极、普拉提、平衡球）。PM

▼ 测一测：你的记忆功能正常吗

姓名	很少		有时		经常
记得某个人的脸，但是想不起他的名字	1	2	3	4	5
同一个人的名字需要问两遍	1	2	3	4	5
脱离特定的环境时，无法介绍他人（例如，看电影时遇到同事）	1	2	3	4	5
有人喊你的名字，和你打招呼，你却不记得对方的名字	1	2	3	4	5
试图通过扫描脑中的姓氏，来回忆某个人的名字	1	2	3	4	5
找物品和地方有困难	**很少**		**有时**		**经常**
你经常使用的物品(眼镜、钥匙、手机)	1	2	3	4	5
停在大型停车场的汽车	1	2	3	4	5
收据、门票、文档	1	2	3	4	5
你曾经去过的一个商店、商场或朋友的家	1	2	3	4	5
你很少使用的物品(书、文件等)	1	2	3	4	5
舌尖现象	**很少**		**有时**		**经常**
努力回忆你刚看过的一部电影或一本书的名字	1	2	3	4	5 5
找不到正确表达某物的词	1	2	3	4	5
知道问题的答案，但就是想不起来是什么	1	2	3	4	5
忘记自己想说什么	1	2	3	4	5
因为忘记想表达的词，用其他词来代替	1	2	3	4	5
事情和计划	**很少**		**有时**		**经常**
忘记约会或要做的事	1	2	3	4	5
忘记你为什么走进一个房间	1	2	3	4	5
忘记带重要的物品(如礼物、文件等)	1	2	3	4	5
从市场回到家，忘记买计划买的东西	1	2	3	4	5
忘记给别人回电话	1	2	3	4	5
注意力	**很少**		**有时**		**经常**
记不住别人刚刚告诉你的事情	1	2	3	4	5
一段你已经读过的内容，需要重读	1	2	3	4	5
遵从说明书有困难	1	2	3	4	5
需要多次重复问同一个问题	1	2	3	4	5
忘记是否曾告诉某人某件事	1	2	3	4	5

把上述总分相加，即为主观记忆得分。

★如果每一记忆分类的总分小于或等于10分，或者测评总分小于或等于40分，为正常。

★若测评总分超过70分，应进一步检查记忆及认知功能。

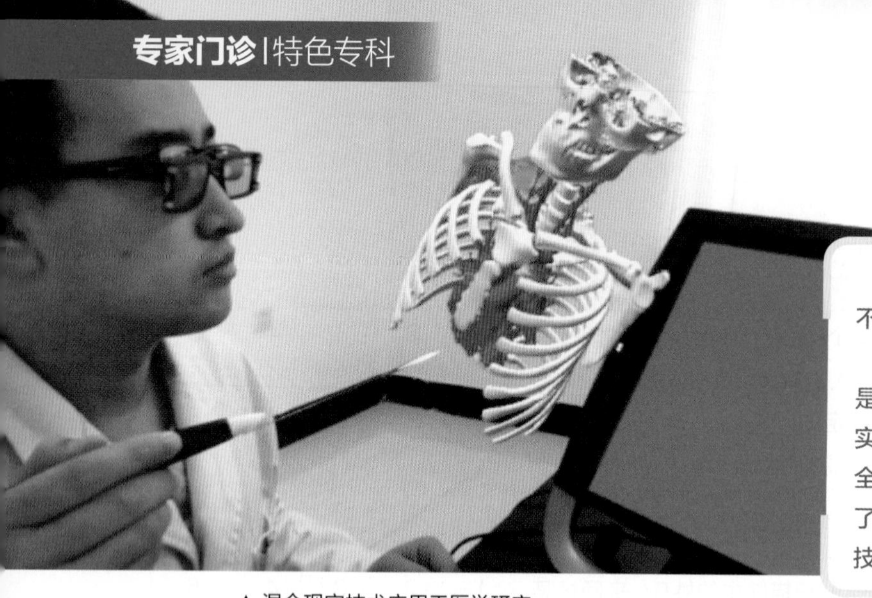
▲ 混合现实技术应用于医学研究

如果你听过VR（虚拟现实）、AR（增强现实），不知道你有没有听过MR（混合现实）？

“混合现实”一词出现在20世纪90年代，其定义是介于真实世界和数字世界之间的所有技术。混合现实技术是继虚拟现实技术、增强现实技术之后出现的全新数字全息影像技术。该技术最核心的特性是打破了数字虚拟世界与物理真实世界的界限，实现了数字技术从“量变”到“质变”的过程。

“如幻似真”的混合现实技术

华中科技大学同济医学院附属协和医院骨科主任医师　叶哲伟

“混合现实”的三大特征

虚拟与现实之间界限的打破，给医学应用带来了无限的创新可能。正因为体现了这样的特性，混合现实技术一出现就得到了国际上的广泛关注，人们纷纷期望这一技术在各自行业应用上带来巨大的创造力。哈佛大学医学院、梅奥医院等医学殿堂级机构也毫不吝啬地预测，混合现实将给医学带来巨大变革。

混合现实技术将计算机虚拟模型“引入”使用者所看到的真实世界中，把虚拟世界与现实世界融合到一起，以增强用户体验的真实感。与虚拟现实、增强现实相比，这是一种更偏实用性的技术。目前，混合现实技术在医学上的应用刚刚起步，但已经展现出诱人的前景。

混合现实系统具备三个主要特征：现实与虚拟世界结合、实时交互性和精确匹配性。混合现实技术是脱离屏幕状态下的虚拟世界与真实世界的融合，在虚拟世界、现实世界和用户之间搭起一个交互反馈的信息回路。该技术的出现将在医学教育培训、医学研究、医学沟通和临床治疗等方面带来颠覆性变化。

混合现实，让医患沟通“零距离”

医患沟通是医患双向的互动。医患沟通不畅是造成目前医患关系紧张的主要原因之一，其主要表现在两个方面：一是医生与患者之间缺乏有效沟通；二是医生与患者之间的医疗信息不对称。具有立体、逼真、动态等特点的混合现实技术可以很好地解决这些问题。手术前，医生可以通过混合现实技术将手术过程和治疗方案演示给患者及其家属看，有效解决医患信息不对称及医患信任危机等问题。

患者只要戴上虚拟现实眼镜，就能看到自己的病变部位，包括皮肤、肌肉、骨骼、血管、神经等所有组织，再听医生讲解，即可做到“心中有数”。在医生的解说下，患者及其家属还能360度全方位浏览自己骨折部位的3D数字“复制品”，对自己骨折的具体情况、手术方案有更深刻的了解，使医患沟通变得简单、准确、顺畅。

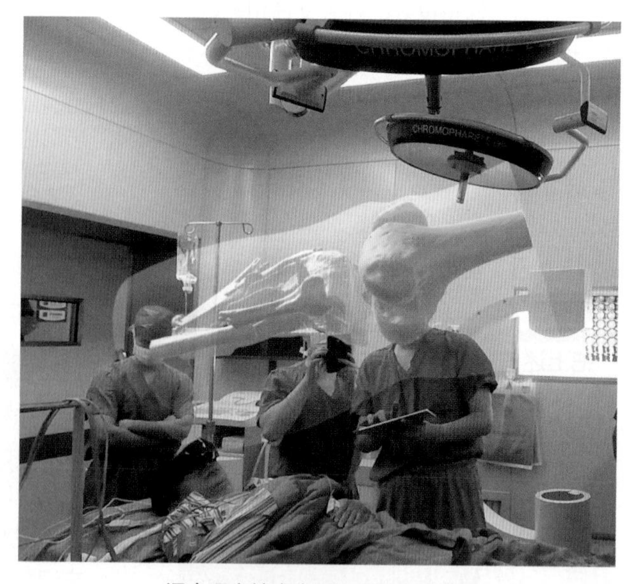
▲ 混合现实技术应用于术前医患沟通

混合现实，使手术方案制订更“精准”

目前，骨科医生主要依赖X线片、CT、磁共振等影像学检查，在大脑中进行再现和还原，从而确定手术方案。虽然CT三维重建可以重构骨折的三维信息，但对于复杂的骨折，以及骨折周边血管、神经结构关系的完整、精确还原往往很难做到。在手术过程中，则完全依赖主刀医生对解剖结构和各种变异的熟知，以及术中临场应变能力。

混合现实技术可以让医生之间的沟通变得更加便捷、直观。同一学科，甚至不同学科的医生，可通过对骨折细节信息的实时共享，为患者制定最佳治疗方案。基于混合现实的手术引导，也给骨科手术带来了极大便利。以前，医生无法在术中一边看人体组织的3D显示，一边将3D图像与患者真实的解剖部位相对应。混合现实技术可以在不扩大手术切口的情况下，使外科医生掌握病人身体内部的信息，并叠加显示在虚拟的物理空间上。术中，主刀医生和助手通过星图系统获取全息影像信息，将虚拟的3D数字模型与患者的病灶重叠在一起，在“透视眼”的帮助下，更精准地实施手术。比如颈椎骨折等高风险手术，基于混合现实技术的置钉技术，可以让医生在“透视”下实施椎弓根螺钉植入，使复杂、高风险的螺钉植入术变得准确、安全、简便，大幅提高手术精确性，并降低手术风险。

混合现实将患者信息（影像等）、医生的知识与经验（手术计划）、真实的患者（身体）、操作的手（医生的手、器械），通过医生的眼睛在同一空间中融合。可以说，混合现实技术将成为另一个医学创新的“智慧之眼”，将与其他数字化技术一起推进医学的创新。PM

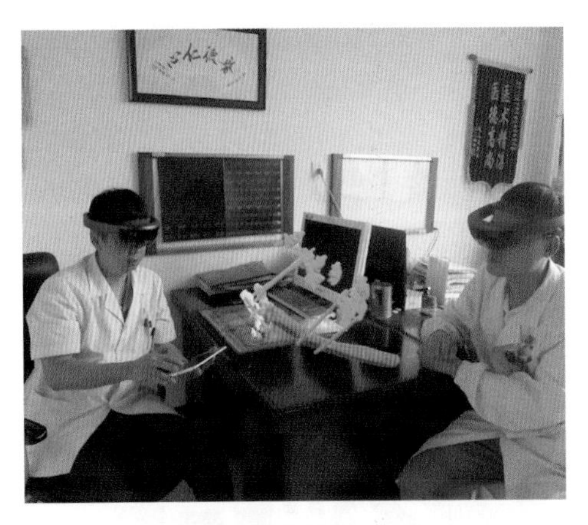

▲ 混合现实技术应用于术前讨论和手术方案的制订

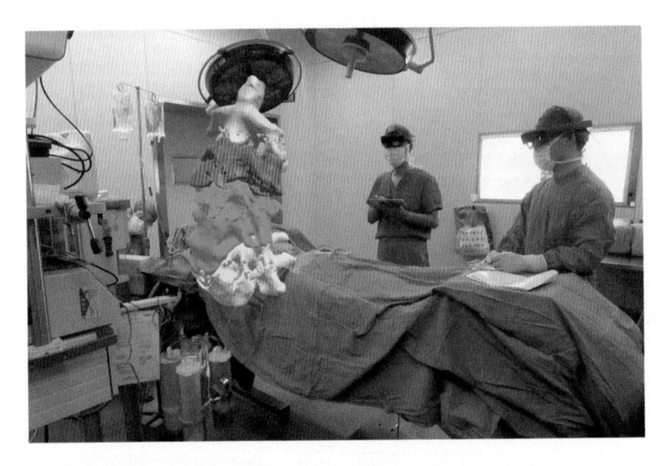

▲ 混合现实技术应用于颈椎骨折手术的术中引导

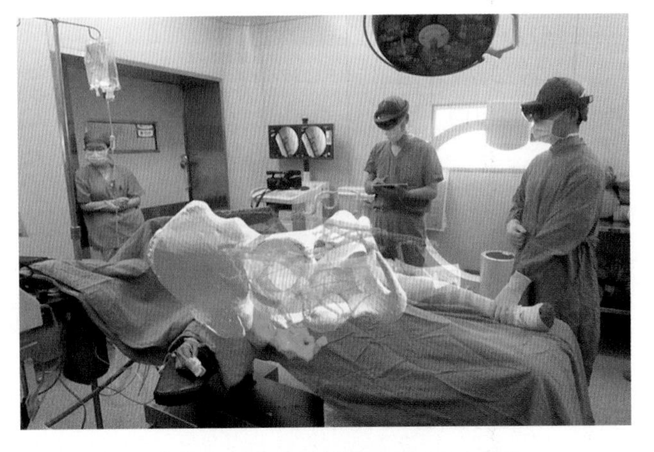

▲ 混合现实技术应用于髋部骨折手术术中引导

专家简介

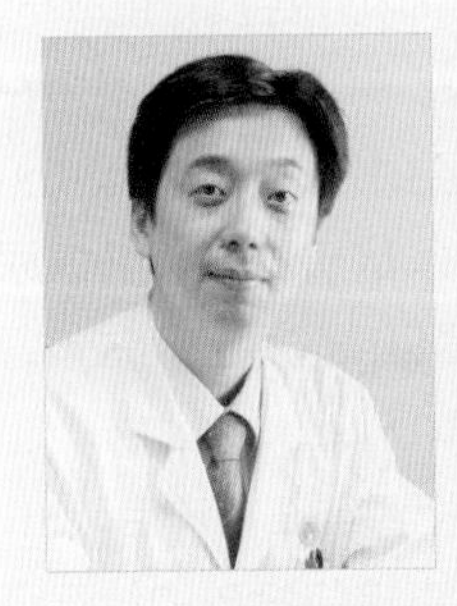

叶哲伟　华中科技大学同济医学院附属协和医院骨科医院教授、主任医师、博士生导师，中国研究型医院学会数字骨科学组副组长，国际矫形与创伤学会（SICOT）中国部创伤学会、肩肘外科学会委员，SICOT数字骨科学会湖北省分会主任委员，武汉市中西医结合学会外科专业委员会常委。主要研究方向为危急重症创伤、复杂骨与关节损伤、骨折的治疗及康复、脊柱脊髓损伤的基础和临床治疗，计算机手术导航、混合现实技术、数字骨科学。

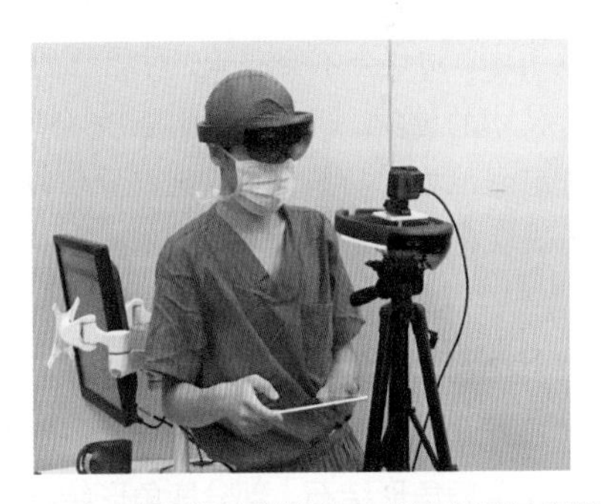

▲ 用全息摄影设备进行混合现实场景的摄制

（本文中的所有图片都不是电脑合成，而是用这种全息摄影设备拍摄）

肾脏和输尿管的结石被称为上尿路结石，膀胱和尿道的结石为下尿路结石，上尿路结石更常见。一般地说，最大径超过6毫米的上尿路结石难以自行排出，常会引起肾、输尿管梗阻、扩张、积水以及反复血尿、尿路感染等，时间久了会导致肾功能损害，因此需要积极治疗。直径2厘米以下的肾脏结石及1厘米以下的输尿管结石，若结石远端输尿管解剖功能正常，通常可以采取体外冲击波碎石的方法进行治疗，即将结石用冲击波粉碎后排出体外。但是，很多患者不仅结石比较大，情况也比较复杂，如合并梗阻、积水、感染等，则不宜选择体外冲击波治疗。这些情况下应该如何取石呢？

2种方法 对付复杂肾结石

上海交通大学附属第一人民医院泌尿外科
临床医学中心泌尿结石外科　鲁 军（教授）孙 丰

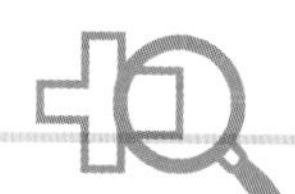

关于泌尿结石的事实

- 泌尿系结石是最常见的泌尿外科疾病之一。
- 我国泌尿系结石患病率为1%~5%，尤其在南方，患病率高达5%~10%。
- 近年来，我国泌尿系结石的发病率有增加趋势，是世界上三个主要的泌尿系结石流行区之一。

专家简介

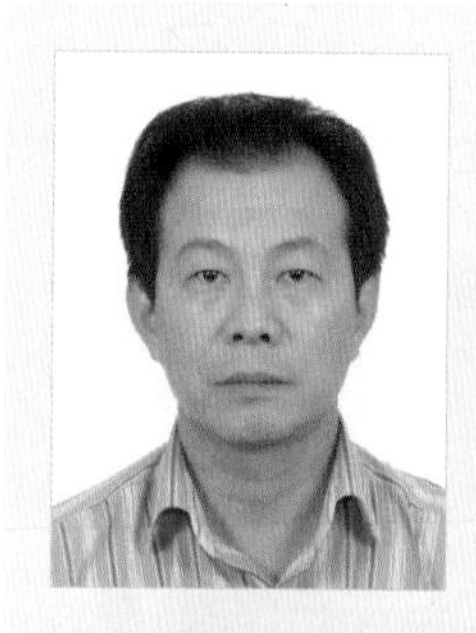

鲁 军　上海交通大学附属第一人民医院泌尿外科临床医学中心泌尿结石外科主任、主任医师、教授。擅长泌尿外科微创手术治疗复杂性肾脏及输尿管结石，对泌尿系肿瘤、男性不育、男性性功能障碍以及泌尿生殖系感染亦有丰富的诊疗经验。

特需门诊：周一、周四上午

方式1：借助经皮肾镜取石

结石充满左肾，必须做开放手术吗

张先生44岁，检查发现左侧肾脏患完全鹿角形结石，结石充满了整个左侧肾盂和几乎所有肾盏。他很担心：结石这么大，是不是要做开放手术？切口会不会很大？对肾脏的损伤会不会很大？医生告诉他，随着技术的进步，现在这种情况完全可以做微创手术，切口仅5~8毫米。考虑到他右肾功能良好，经皮肾镜取石术是最佳选择。结果手术顺利，一次就将结石完全取干净了。

用经皮肾镜在腰部打洞取石

鹿角形结石是指充满肾盂和至少一个肾盏的结石，分为部分鹿角形结石和完全鹿角形结石。部分鹿角形结石仅仅填充部分集合系统，完全鹿角形结石则填充整个肾集合系统或至少80%以上，治疗起来往往比较困难。过去治疗鹿角形结石，需要做开放手术，即在患者的腰部切20~30厘米的大切口，不仅损伤大，结石残留也多，伤口愈合慢，住院时间长，并发症多，甚至常常被迫行肾脏切除手术，对患者身心损害很大。目前，绝大多数鹿角形结石都可以采用合理次数的分期微创取石，即利用经皮肾镜取石。

经皮肾镜取石术，简单地说，就是在超声或X线引导下在腰部先打一个0.5~0.8厘米的小洞，建立一条从皮肤到肾脏集尿系统的微小通道，用肾镜或输尿管镜进入肾脏找到结石后，利用气压弹道、钬激光、超声等腔内碎石器械，把肾结石粉碎后取出，或利用负压吸引装置直接将打碎的结石吸出。在有经验医生的操作下，有时可以一次性将结石取净。

有必要担心出血风险吗

经皮肾镜手术时，需要在肾上打个洞，而肾是一个血管很丰富的器官。于是，很多患者听说要做经皮肾镜手术后，不由得会担心：手术会不会损伤肾脏呢？其实，不必过分担心。临床实践表明，在有经验的泌尿中心做经皮肾镜取石手术，发生肾脏血管损伤而且需要处理的概率为1%~3%。而且，大多数情况下，损伤血管并没有那么可怕。即使发生了血管损伤，也可及时采取介入栓塞止血（通过肾脏血管造影明确出血部位，将明胶或弹簧圈放到出血部位将其堵住）等方法止血，对肾脏功能几乎没有影响。

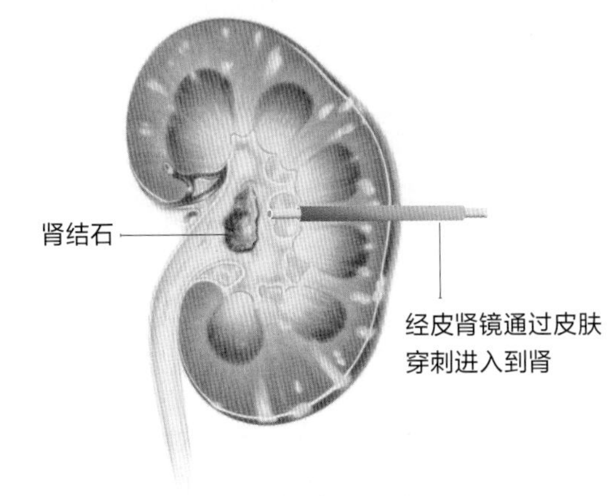

▲ 经皮肾镜取石术

方式2：借助输尿管软镜取石

只有一个正常肾，取石一定要“保险”

赵先生56岁，曾患右侧输尿管结石，导致右侧肾脏丧失功能。不幸的是，现在又发现左侧肾脏有鹿角形结石。患者仅有的一个肾脏显得特别珍贵——若不手术，这侧肾脏也将逐渐丧失功能，并逐渐发展为尿毒症。由于患者仅有一个肾脏，为了保险起见，我们采用输尿管软镜联合大功率钬激光碎石、取石，经过两次合理分期手术就顺利将结石全部取干净。

输尿管镜取石创伤小

输尿管镜取石时，输尿管镜由尿道经膀胱进入输尿管内，使用气压弹道、钬激光、超声等碎石设备将结石粉碎，利用套石网篮或取石钳把稍大的结石碎块取出，小于2~3毫米的碎屑会随着尿液自行排出。相比经皮肾镜取石术，输尿管镜经人体自然腔道，无须打洞，大大降低了术后出血的概率，多数患者在术后第一天即可出院。近几年来，随着钬激光功率的提高和软镜技术的快速发展，输尿管软镜碎石手术近乎无创，且住院时间短、患者恢复快。由于软性输尿管镜价格较贵、比较娇嫩而容易损坏，所以对操作者的技术水平要求很高。

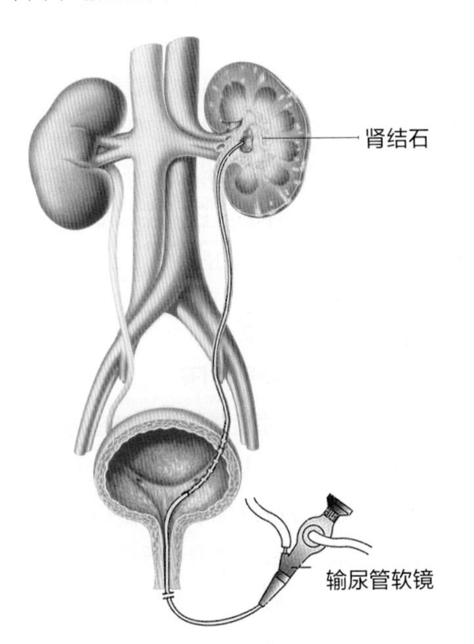

▲ 输尿管软镜取石术

病情复杂，要借助输尿管镜

小于2厘米的肾脏结石，或肾结石停留时间较长已经导致明显梗阻和肾积水，以及体外冲击波碎石失败、药物保守治疗无效的患者，原则上都可以选择微创输尿管软镜取石手术。手术经验和技术、设备均较完善的泌尿中心，对一些因主客观因素无法耐受经皮肾镜取石手术的复杂性结石（包括超过2厘米的结石、鹿角形结石等）患者，也可以采取合理、分期的输尿管软镜联合钬激光取石手术。患先天性马蹄肾畸形的结石患者，由于在先天畸形的肾脏上进行经皮肾镜取石术风险非常大，所以用输尿管软镜取石更安全。另外，有些结石患者过于肥胖，做经皮肾镜手术比较困难，也可以利用输尿管软镜取石。PM

特别提醒

随着内腔镜技术的提高和新型高效的碎石器械的出现，目前几乎所有无法自行排出或药物治疗无效的上尿路结石都可以通过微创方式治疗。目前常用的微创治疗方式包括：体外冲击波碎石、输尿管硬镜取石术、输尿管软镜取石术、经皮肾镜取石术等。具体选择哪一种治疗方式，要根据结石大小、数量、部位、肾脏的积水程度、肾功能情况、有无合并尿路感染以及泌尿系统有无解剖畸形等因素来决定。有时还需要考虑患者的经济条件、治疗意愿、医生所掌握的技术以及拥有的治疗设备等因素。

高血压，为何要看内分泌科

复旦大学附属中山医院内分泌科教授　高 鑫

医生手记

那天门诊，当我正在询问一位病人的病情时，诊室的门突然被推开，一位40多岁的妇女急切地问：“医生，高血压要看内分泌科吗？”我问她：“您是病人吗？”她赶忙把站在她身后的女孩拉到前面说：“我女儿有高血压，刚查出来的，血压最高210/120（毫米汞柱）。”这个女孩十七八岁的样子，瘦瘦高高的个头，神情有些慌张。直觉告诉我，这么年轻的患者应该不是普通高血压。于是我告诉她，可以看内分泌科。

这位姑娘姓刘，来自外省，是一名高二学生，在学校组织的体检中被发现患有高血压。女孩说，近一年多来，她曾发生过多次心慌、头痛、出汗，发作时面色发白，然后又满面通红。由于每次发作持续时间较短，能自行缓解，不影响学习，故并未引起注意。她母亲告诉我，孩子上高中后，瘦了5千克，家里其他人都没有高血压。我为她测量了血压，120/70毫米汞柱，正常；心率76次/分，也正常。“医生，我女儿没有高血压，是吗？”母亲急切地问。我告诉她，现在还不能确定，需要做一些检查。等做完各项检查后，再来复诊。一周以后，小刘姑娘在母亲陪同下来复诊。查阅检查报告后，我发现她的两项指标为正常值的5倍，腹部超声提示左侧肾上腺有一个核桃大小的肿瘤。于是，我将她收入了内分泌科病房。经过确诊试验，我们考虑小刘姑娘左侧肾上腺上的肿瘤是一种内分泌肿瘤，可以分泌强烈收缩血管的物质，从而引起严重高血压，手术切除是最佳治疗方案。于是，我们与泌尿外科、麻醉科进行多科会诊，确定了手术方案，最终为小刘成功地实施了手术。术后病理诊断为左肾上腺嗜铬细胞瘤。手术后，小刘姑娘一直在门诊随访，至今已两年，血压一直正常，心慌、头痛、多汗的症状再也没有发生过。

鲜为人知的内分泌性高血压

我国18岁以上居民高血压患病率为25.2%，其中大部分属于原发性高血压，5%~10%为继发性高血压。继发性高血压是有明确病因的高血压，当有效去除或控制病因后，高血压可明显缓解，部分继发性高血压可以被治愈。原发性高血压和继发性高血压的治疗方案和治疗效果有很大差异。最常见的继发性高血压是肾性高血压，如急、慢性肾小球肾炎等肾实质性病变、肾血管病变等。其次是内分泌性高血压，主要包括嗜铬细胞瘤、副神经节瘤、原发性醛固酮增多症、皮质醇增多症等，这些疾病可以发生在肾上腺皮质、髓质，部分可以发生在肾上腺以外。发生在垂体的肿瘤，如分泌促肾上腺皮质激素、生长激素、泌乳素的肿瘤，也可导致高血压。内分泌性高血压患者除血压升高外，往往还伴随其他症状。有的患者表现为面如满月、腹部皮肤出现紫纹；有的患者有乏力、手足发软，甚至间断瘫痪症状；垂体瘤患者则有相应的内分泌症状，或伴有头痛、视力减退、偏盲、头痛等表现。部分内分泌肿瘤引起的高血压以“忽高忽低”为特点，发作时血压可以高达200/130毫米汞柱以上，不发作时血压完全正常。小刘姑娘就属于阵发性高血压，在非发作期测定的血压是正常的，但不能说明没有高血压。

专家简介

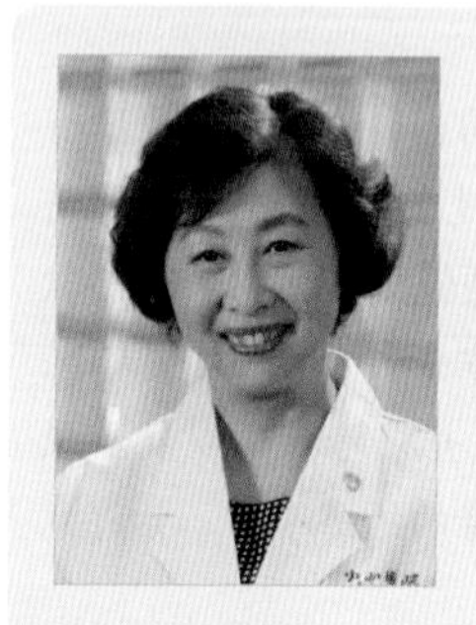

高 鑫 复旦大学附属中山医院内分泌科教授、博士生导师，复旦大学代谢疾病研究所所长，中华医学会内分泌学分会常委、中西医结合学组组长、肝病与代谢学组前任组长，中国医师协会内分泌代谢医师分会副会长，上海市医学会内分泌学专科分会前任主任委员，上海市药学会药物治疗专业委员会主任委员。

专家门诊：周三、周四上午

降压疗效不佳，警惕继发性高血压

由于引起继发性高血压，尤其是内分泌性高血压的疾病比较少见，公众认知度不高，以至于很多继发性高血压患者未能得到针对性治疗。常规降压治疗效果不好或伴有上述特殊表现的高血压患者，应去内分泌科就诊，确定是否患有内分泌性高血压。PM

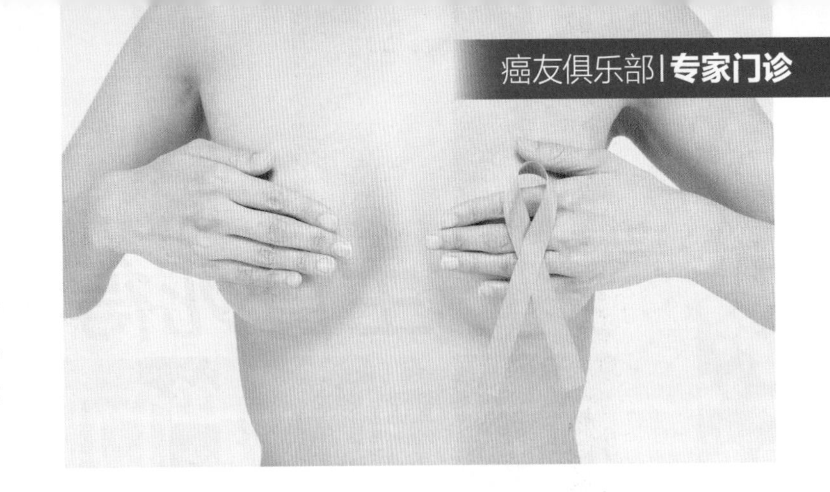

乳房，是女性的第二性征，也是哺育下一代的重要器官。有的女性为了获得满意的乳房外观，会选择隆乳，但又担心植入物导致患乳腺癌。隆乳植入物会增加乳腺癌发生率吗？隆乳后该如何筛查乳腺癌呢？

隆乳会否增加患乳腺癌风险

复旦大学附属肿瘤医院乳腺中心　司婧　吴炅（教授）

隆乳，患乳腺癌风险增加还是降低

20世纪90年代，《新英格兰医学杂志》等重量级期刊曾报道过隆乳与乳腺癌的相关性，但结论存在分歧：一部分研究认为，隆乳不是患乳腺癌的危险因素，隆乳人群与未隆乳人群相比，患乳腺癌风险低，且检出乳腺癌时肿瘤更小；另一部分研究则指出，尽管隆乳人群与未隆乳人群相比，乳腺癌发生率无显著增高，但隆乳人群中的乳腺癌患者，预后往往较差。21世纪发表的多项大型回顾性研究也未得出一致结论。

目前，大多数研究认为：隆乳不会增加患乳腺癌风险。美国的一项调查显示，接受假体隆乳者的乳腺癌发生率并未增高。加拿大一项研究显示，隆乳者乳腺癌发病率低于未隆乳者，假体置于腺体下者乳腺癌发病率低于假体置于肌肉下者。

隆乳手术不增加患乳腺癌风险的原因

有研究者对隆乳不增加患乳腺癌风险做出了解释，可能的原因有以下几点：首先，对于具有乳腺癌高危因素的人，整形外科医生会充分告知隆乳后可能存在的检出难度，因而，此类人群较少接受隆乳手术；其次，隆乳后乳腺微环境发生变化，假体会压迫乳腺组织，影响局部血供，使细胞增殖减缓；最后，隆乳者往往乳房较小，与乳房较大者相比，患乳腺癌的概率稍低。

植入物不同，乳腺癌筛查方法不同

鉴于我国乳腺癌发病率逐年增高，且隆乳手术可能延误乳腺癌的确诊，因此，隆乳术后的女性更需定期筛查乳腺癌。隆乳方法不同，筛查乳腺癌的方法也不同。

❶ 假体隆乳：磁共振＋超声＋体格检查

假体植入常用的填充材料是硅凝胶和生理盐水，适应人群很广。遗憾的是，乳腺X线摄片难以穿透硅胶或盐水假体（假体可屏蔽22%～83%的乳腺腺体组织），且假体包囊挛缩，可能使X线摄片的敏感性降低30%～50%。因此，假体隆乳术后的女性不宜应用乳腺X线摄片筛查乳腺癌。

乳腺超声及磁共振检查不受假体屏蔽的影响，能发挥更大作用，故假体隆乳术后的女性可考虑应用磁共振、超声定期进行筛查。此外，体格检查也是好的筛查方法。乳房假体对乳腺组织的长期压迫可使乳腺组织萎缩、变薄，有利于提高触诊敏感性，弥补乳腺X线摄片的不足。

❷ 脂肪移植：乳腺X线摄片＋超声＋体格检查

脂肪移植以自体脂肪细胞作为隆乳材料，从腰、腹、大腿等部位吸出多余脂肪，纯化后在乳房进行多点、多层面注射，适用人群多为供区脂肪较为丰富的女性。脂肪移植术后的女性应用乳腺X线摄片筛查；在脂肪移植部位可能出现一些钙化灶，应该由放射诊断科专家阅片，以做出鉴别诊断。此外，体格检查及经济简便、无放射性的乳腺超声检查，也是好的筛查方法。PM

特别提醒

追求美是每个人的权利，但切勿过分追求外形而忽视了其中可能暗藏的风险。接受过隆乳手术的女性在就诊时，应向医生说明隆乳手术史，以便医生在充分了解病史的情况下进行诊治。

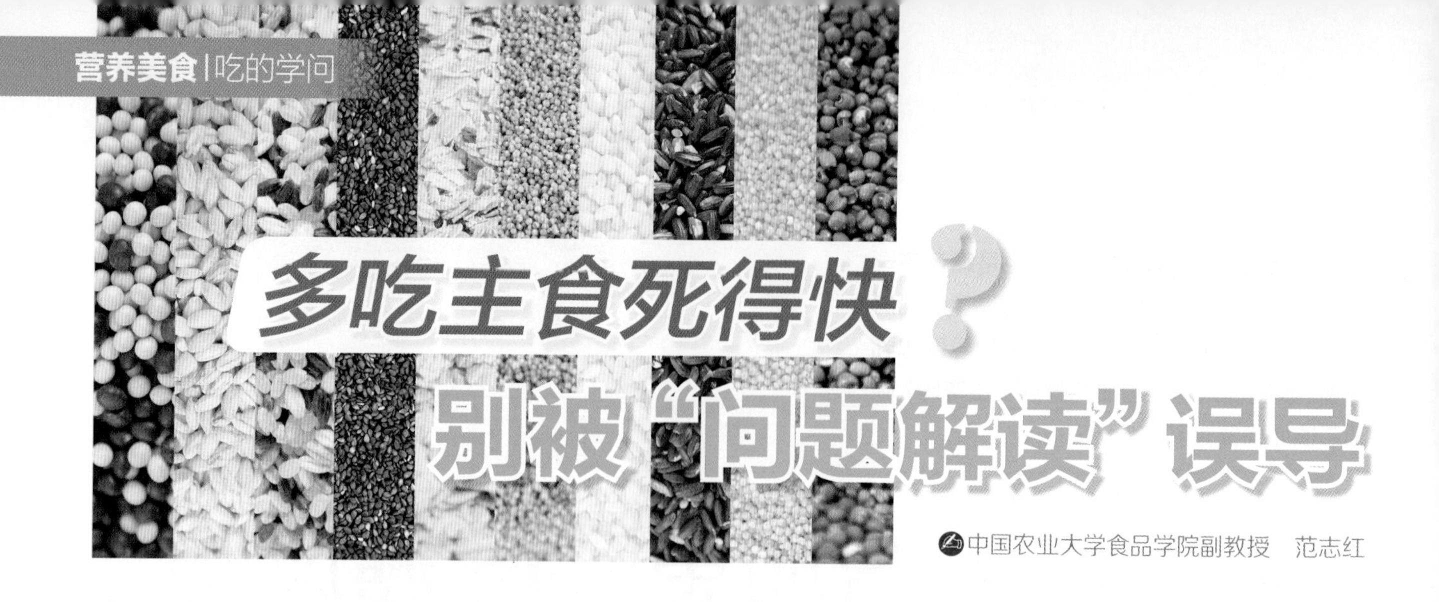

多吃主食死得快？别被"问题解读"误导

中国农业大学食品学院副教授 范志红

前不久，网络上疯传一则消息："多吃主食死得快！源于国外权威杂志《柳叶刀》的最新研究。"一些原来就提倡"低碳饮食""生酮饮食"的人以此为契机，向人们宣传"吃主食有害、吃脂肪有益"的理念，令大众惶惶不安。多吃饭、少吃油，真的死得快吗？

这项来自《柳叶刀》杂志的研究名为"The Prospective Urban Rural Epidemiology"，是一项大型流行病学研究，共纳入五大洲、18个国家、共计135 335名35~70岁受访者的膳食调查数据，平均随访时间为7.4年，研究生活方式行为与心血管风险因素、慢性非传染性疾病发病率之间的关联。研究结果一经发表，网络上就流传着耸人听闻的标题——多吃主食、少吃脂肪死得快，令很多人刚刚建立起来的健康饮食观再次被颠覆。实际上，这项大型研究并没有问题，只是网上流传的解读并不准确，误导了大众。仔细解读这项研究，其实可以给我国居民的膳食带来不少启示和思考。

启示一：体力活动不同，对膳食营养结构的需求不同

该研究中，南亚和东南亚共有4万多名受访者，中国有4万多名受访者。其中，81%的受访者是小学和中学文化水平，82%是中等体力和重体力劳动者。显然，该研究的主要研究对象是体力劳动者。体力活动较大的人，自然需要从膳食中获取较多的脂肪，而这样的膳食营养结构并不适合脑力劳动者，如办公室白领。所以，这项研究的结果更适合体力劳动者参考。

启示二：主食吃得"多"有程度之分

在讨论这一问题前，该研究中的一组数据可能存在问题。在这项研究中，中国受访者的平均碳水化合物、脂肪和蛋白质的供能比分别是67.0%、17.7%和15.3%。然而，根据2015年版的《中国居民营养与慢性病状况报告》，我国居民2012年平均碳水化合物、脂肪和蛋白质的供能比分别是55.0%、32.9%和12.1%，和这项研究的调查数据相去甚远。因此，该研究的调查结果并不能代表目前我国居民的实际膳食情况。

该研究将碳水化合物供能比从低到高分成5组，最高组的总死亡率、非心脑血管疾病死亡率、心脑血管疾病发病率、脑卒中发生风险最高。但是，这并不代表"多"吃碳水化合物不好。因为该研究中，碳水化合物摄入最高组的供能比高达77.2%，而我国绝大多数居民都在60%以下，平均为55%。按照这一标准，在这项研究中，心脑血管总死亡率、非心脑血管疾病死亡率、脑卒中发生风险均处于低水平。

此外，该研究结果显示，将碳水化合物供能比长期降低到40%以下，并未观察到任何健康益处。也就是说，降低碳水化合物摄入量并没有益处，所以没有给"低碳饮食""生酮饮食"（高脂肪、低碳水化合物饮食）提供任何支持证据。

启示三：碳水化合物的来源很重要

该研究并没有说明"碳水化合物"具体来源于哪类食物，是精白米面、添加糖，还是全谷类、薯类、杂豆类。也没有考虑这些食物的血糖生成指数和血糖负荷。我们都知道，燕麦、荞麦、全小麦、大麦等粮食具有较低的血糖生成指数，而红小豆、绿豆、芸豆、鹰嘴豆等杂豆类食物的血糖指数生成更低。碳水化合物来源不同，健康效应会有很大差异。

启示四：脂肪吃得少或多都不好

该研究发现，脂肪供能比最低组，总死亡率、非心脑血管疾病死亡率、脑卒中发生风险最高。脂肪供能比在 24%~35% 之间时，风险相对较低。

然而，脂肪供能比最低组的中位数是 10.6%，这意味着日常饮食不仅要告别炒菜油，连鱼、肉、蛋、奶、坚果都不能经常吃，食物多样化水平低，缺乏蛋白质、多种维生素和微量元素，死亡率自然是最高的。

目前我国居民平均膳食脂肪供能比为 32.9%，其中城市居民高达 36.1%，正好在这项研究的脂肪供能比最高组中。没有证据表明，脂肪供能比再往上升高可以带来额外益处。看看我国历年的营养调查数据就能发现，中国人发胖和“三高”发病率增高的历程，正是脂肪供能比不断上升、碳水化合物供能比不断下降的过程。此外，吃高脂肪的食物，很难控制总能量不变。因为很小体积的高脂肪食物就含有很高的能量，很容易因摄入过多导致发胖，就像吃一把花生很容易，可实际上你已经摄入很多高脂肪食物了。

启示五：脂肪酸摄入过少不利于健康长寿

该研究将各类脂肪酸按供能比高低分为 5 组，结果发现，饱和脂肪酸、单不饱和脂肪酸、多不饱和脂肪酸最低的一组，总死亡率、非心脑血管疾病死亡率和脑卒中风险均是最高的。所以，无论是饱和脂肪酸，还是不饱和脂肪酸，摄入过少都不利于健康长寿。

该研究中，不饱和脂肪酸的供能比为 4%（明显低于我国居民目前的摄入量）时，心脑血管疾病风险最低。这一研究结果打破了人们想象中“多吃植物油可以预防心脏病”的迷思，与《中国居民膳食指南》中“限制烹调油”的倡议不谋而合。虽然我国居民主要以植物油（富含多不饱和脂肪酸）为烹调油，通常摄入膳食饱和脂肪酸比例不过高，但对体力活动较少的人来说，也不能天天用猪油炒菜，或者吃大量红肉。

启示六：脂肪也分“好坏”

脂肪来源不同，健康效应也不同，例如，吃杏仁和吃油条、直接吃花生和吃花生油、直接吃瘦肉和用猪油炒菜，所获得的健康效应不可相提并论。来源是新鲜、天然、高纤维的食物，才能被称为“好脂肪”，也只有来源于高纤维的脂肪才比较容易控制摄入量。用摄入坚果油籽所带来的健康效果来证明多吃不饱和脂肪酸有益处，并不代表吃煎炸食品、用大量炒菜油也能得到同样多的益处。该研究的“讨论部分”也提到，摄入富含多不饱和脂肪酸的坚果、油籽类食物，按照地中海膳食模式来摄入橄榄油等富含单不饱和脂肪酸的食物，已被证明对预防心脑血管疾病有益。

启示七：不应被忽视的蛋白质食物

该研究将膳食中的蛋白质供能比从低到高分成 5 组，结果发现，蛋白质供能比最低组（中位数 10.8%）的总死亡率、非心脑血管疾病死亡率的比例都是最高的。蛋白质供能比在 15%~20% 之间时，风险相对较低。这说明，吃够蛋白质食物很重要。至少对体力活动较多的人来说，每天只吃白粥、米饭、馒头、面条加小菜，而较少摄入鱼、肉、蛋、奶、豆制品，并不利于健康长寿。所以，那些拼命运动、经常一天走几万步、经常参加马拉松，却只吃粮食加蔬菜、不愿多吃蛋白质的人，应该反思。老年人自以为的“饮食清淡”，即很少摄入鱼、肉、蛋、奶、豆制品，只吃白粥小菜、面条加少量咸卤，或馒头、稀饭加少量蔬菜的吃法，也只会造成体能差、体脂高，以及血糖、血压、血脂均居高不下的后果。PM

供国人参考的膳食建议

总结以上研究启示，目前我国居民的膳食还可以做以下改善及调整。

- 仍需控制炒菜油的摄入量，精制糖、甜食、饼干、点心类最好浅尝辄止。
- 对鱼、肉、蛋、奶等含脂肪的动物性食品不必恐惧。没必要摄入脱脂产品，只要总量不过多、炒菜时别放太多油即可。
- 日常饮食应多样化，用全谷杂豆类食物替代部分精白主食，经常吃坚果、油籽类食物，丰富食物营养来源。
- 不要以为顿顿吃大碗米饭、馒头、面条就是“清淡”，就可以获得健康，这样做只会导致多种营养素和植物化学物摄入不足，让疾病和死亡风险日益逼近。

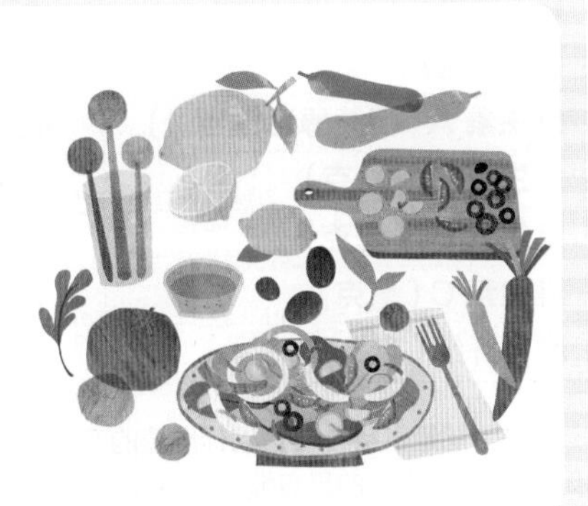

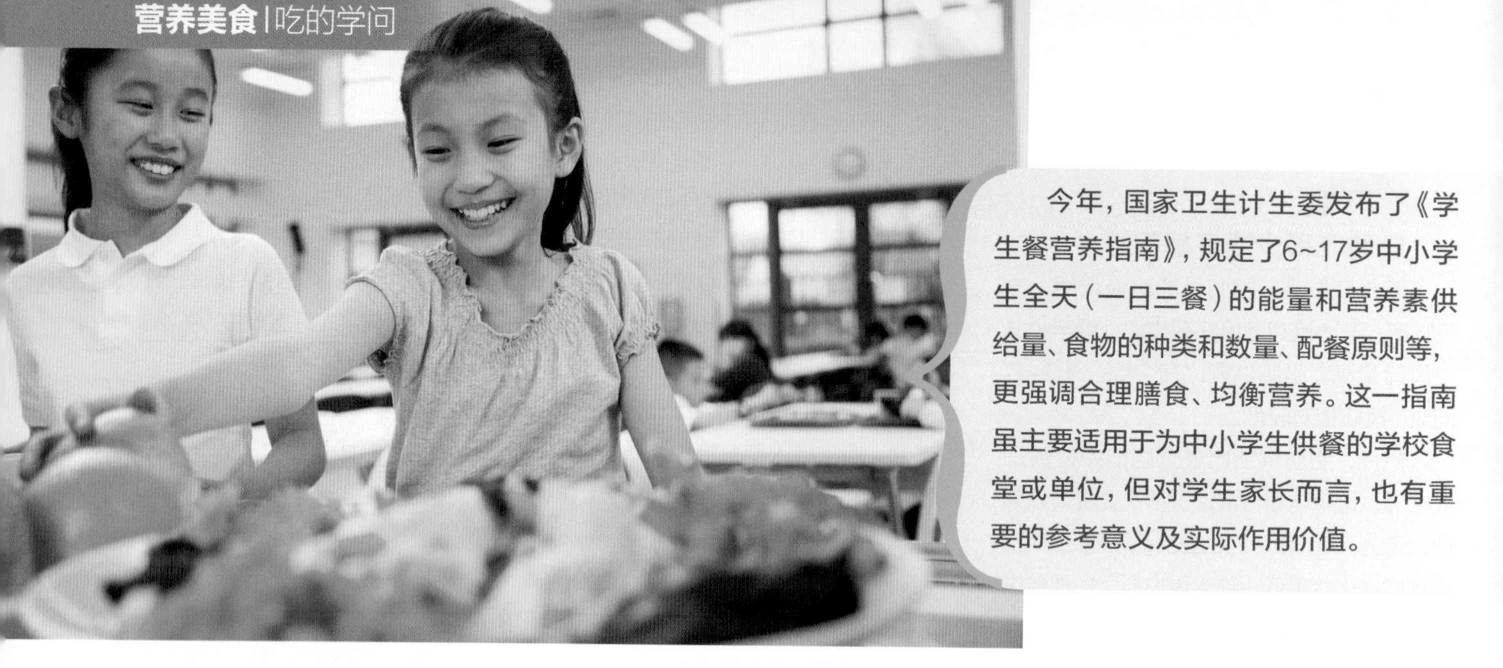

今年，国家卫生计生委发布了《学生餐营养指南》，规定了6~17岁中小学生全天（一日三餐）的能量和营养素供给量、食物的种类和数量、配餐原则等，更强调合理膳食、均衡营养。这一指南虽主要适用于为中小学生供餐的学校食堂或单位，但对学生家长而言，也有重要的参考意义及实际作用价值。

为孩子准备健康爱心餐 有“国标”了

广东省人民医院营养科主任医师 马文君

学生餐的营养标准

今年发布的《学生餐营养指南》明确了不同年龄段学生的每人每天能量和营养素供给量、食物种类和数量，并细化到一日三餐中，方便学校及家长参考。

表1 不同年龄段学生的每人每天能量和营养素供给量

能量及营养素（单位）	6～8岁		9～11岁		12～14岁		15～17岁	
	男	女	男	女	男	女	男	女
能量，千卡（兆焦耳）	1700（7.11）	1550（6.48）	2100（8.78）	1900（7.94）	2450（10.24）	2100（8.78）	2900（12.12）	2350（9.82）
蛋白质（克）	40	40	50	50	65	60	75	60
脂肪供能比（%E）	占总能量的 20%～30%							
碳水化合物供能比（%E）	占总能量的 50%～65%							
钙（毫克）	750		850		950		800	
铁（毫克）	12		14		18		18	
锌（毫克）	6.5		8.0		10.5	9.0	11.5	8.5
维生素A（视黄醇活性当量）	450		550		720	630	820	630
维生素 B_1（毫克）	0.9		1.1		1.4	1.2	1.6	1.3
维生素 B_2（毫克）	0.9		1.1		1.4	1.2	1.6	1.3
维生素C（毫克）	60		75		95		100	
膳食纤维（克）	20		20		20		25	

注：能量供给量应达到标准值的 90%～110%，蛋白质应达到标准值的 80%～120%；视黄醇活性当量（RAE，微克）指包括视黄醇和β－胡萝卜素在内的具有维生素A活性物质所相当的视黄醇量。

表2 不同年龄段学生的每人每天食物种类及数量

可食部分生重（克）	食物种类	6～8岁	9～11岁	12～14岁	15～17岁
谷薯类	谷薯类	250～300	300～350	350～400	350～400
蔬菜水果类	蔬菜类	300～350	350～400	400～450	450～500
	水果类	150～200	200～250	250～300	300～350
鱼禽肉蛋类	畜禽肉类	30～40	40～50	50～60	60～70
	鱼虾类	30～40	40～50	50～60	50～60
	蛋类	50	50	75	75
奶、大豆类及坚果	奶及奶制品	200	200	250	250
	大豆类制品及其制品坚果	30	35	40	50
植物油		25	25	30	30
盐		5	5	5	6

注：谷薯类包括各种米、面、杂粮、杂豆及薯类等；大豆包括黄豆、青豆和黑豆，大豆制品以干黄豆计。

表3 每餐能量占总能量的比例

餐次	早餐	午餐	晚餐
三餐能量比	25%～30%	35%～40%	30%～35%

中小学生常见的不良饮食习惯

目前，中小学生很容易养成这样的饮食习惯：早餐应付地吃几口，甚至不吃；课间饿了，买瓶饮料或吃点零食；到了中午，有的学生嫌学校饭菜不好吃，就叫外卖快餐食用；晚餐时到家，被家长用大鱼大肉“招呼”。久而久之,不健康的饮食习惯就养成了。

学生应均衡膳食、合理营养，既要避免盲目节食，也要避免暴饮暴食，更不应偏食、挑食。家长更应以身作则，及时发现并纠正孩子的不良饮食习惯，积极引导，调整他们的饮食结构，增加食物多样性；本着营养科学的搭配，经常鼓励孩子进食全谷物、薯类、杂豆类（最好占主食的三分之一），吃各种各样的新鲜蔬菜（深色蔬菜最好占一半以上）和水果（最好天天吃），鱼、禽、畜肉搭配吃，吃鸡蛋不要丢弃蛋黄，每天吃奶制品，经常吃豆制品，适量吃坚果，从小培养清淡的饮食习惯，少吃高盐、高糖和油炸食品等，逐渐提高孩子对食物的接受度。

按“国标”给孩子搭配健康爱心餐

从以上表格可以看出，不同年龄段学生的营养供给不仅强调能量和营养素，更强调膳食的种类和数量。总的来说，就是：早餐要吃好，午餐要吃饱，晚餐要适量。家长可以总结、调整适合自己孩子的健康爱心餐，注重食物品种多样化，结合当地食材、季节及饮食习惯进行配餐。

● 调配丰富三餐

家长每餐均应为孩子搭配谷薯类、果蔬类、鱼禽肉蛋类和奶豆类这四类食物中的至少三种，可以多学习食物互换原则，增加主食和菜肴的丰富性，例如:杂粮（荞麦、燕麦、小米、玉米等）或薯类（番薯、土豆等）和细粮互换，馒头和烙饼、面包互换；禽肉与畜肉互换，鱼与虾、蟹等互换，各种蛋类互换;黄豆与豆腐、豆腐干、腐竹互换;牛奶与羊奶、酸奶、奶粉或奶酪等互换;深绿色蔬菜与红色、橙色、紫色蔬菜互换，不同水果互换；等等。每周经常吃些菌类和坚果。调配丰富多彩的一日三餐，不仅应注重营养与口味相结合，还可结合学校或家庭的实际情况，例如，将不同品种的蛋白质食物分三餐提供（早餐吃鸡蛋，中午吃鱼，晚上吃红肉），或集中于某一餐提供（每餐吃两三样肉类），注意控制好总量。

● 注意营养素补充

家长应尤其注意为孩子补充含以下营养素的食物：富含钙的食物，如奶及奶制品、豆类、虾皮、海带、芝麻酱等；富含铁的食物，如动物肝脏、瘦肉、动物血等；富含维生素C的食物，如深绿色的新鲜蔬菜和水果；富含维生素A的食物，如动物肝脏、海产品、蛋类、深色蔬菜和水果等。如果日常食物提供的营养素不能满足学生生长发育的需求，可以适当使用微量营养素强化食品，如强化面粉或大米（强化维生素 B_1、维生素 B_2、烟酸、钙、铁等维生素和矿物质）、强化酱油（强化铁）、强化植物油（强化维生素A）等。

● **饮食清淡，控油限盐**

学生餐应清淡，烹调以蒸、炖、烩、炒为主，尽量减少煎、炸等可能产生有毒有害物质的烹调方式。每天学生的烹调油用量不超过30克（约3汤匙），食盐不超过6克（约1个啤酒瓶盖，包括酱油和其他食物所含的盐在内）。

● **多喝水，少喝含糖饮料**

学生每天应少量、多次、足量喝水，并尽量做到少喝或不喝含糖饮料。如果实在想喝，宜选择含糖量低的饮料。

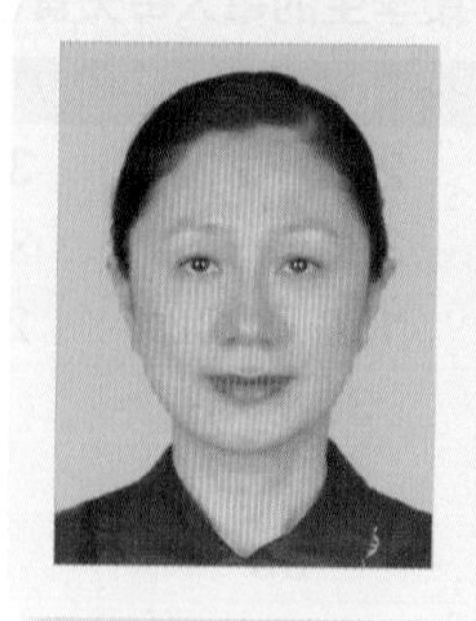

专家简介

马文君　广东省人民医院营养科主任、主任医师，广东省营养学会副理事长、临床营养专业委员会主任委员，广东省医学会肠外肠内营养学分会副主任委员，广东省抗癌协会肿瘤营养与支持治疗专业委员会副主任委员，广东省健康管理学会医学营养与健康促进专业委员会副主任委员。

专家门诊：周二上午

● **三餐饮食均衡**

家长应从小培养孩子看食物标签，督促其少吃高盐、高糖、高脂肪的快餐或零食。如果吃快餐，应尽量选择搭配蔬菜、水果的快餐。如果孩子吃了一顿煎炸食品较多的快餐，其他两餐要适当减少主食和动物性食品的摄入量，并多吃新鲜蔬菜和水果。

● **食品安全第一**

学生的餐食应保证安全，例如烹调好的食品不应存放过久，最好不吃冷荤凉菜（吃凉着的荤腥菜肴，易导致腹泻），等等。PM

实际操作　**一日食谱举例**

餐次（克）	6~8岁	9~11岁	12~14岁	15~17岁
早餐	牛奶200 鸡蛋1个（50） 花卷1个（面粉25~50） 番薯80 青瓜50 坚果10 （含油5）	牛奶200 鸡蛋1个（50） 土豆饼1个（土豆100、面粉25~50） 番茄100 坚果10 （含油5）	牛奶250 鸡蛋番茄捞面（鸡蛋75、面饼100、番茄50~100） 坚果15 （含油5）	牛奶250 鸡蛋青菜汤粉（鸡蛋75、米粉100、菜心50~100、虾皮2克） 坚果20 （含油5）
午餐	米饭（大米100） 鱼片（草鱼40） 素鸡40 青菜150 苹果150~200 （含油10）	米饭（大米125） 肉末豆腐（肉50、北豆腐75） 菜心150 梨200~250 （含油10）	米饭（大米125~150） 黄豆焖肉（黄豆25、肉50） 生菜150 橙250~300 （含油10）	米饭（大米125~150） 豆干65 肉丸（肉50） 苋菜200 哈密瓜300~350 （含油10）
晚餐	杂粮饭（大米70、糙米30） 木耳炒鸡肉（鸡肉40、木耳10） 菜花150 （含油10）	杂粮饭（大米75、荞麦50） 带鱼65 菠菜150 （含油10）	杂粮饭（大米50~75、小米50） 牛肉炖土豆（牛肉60、土豆100） 青瓜200 （含油15）	杂粮饭（大米75~100、红米50） 排骨炖冬菇（排骨140、冬菇10） 丝瓜200 （含油15）

注：50克黄豆=145克北豆腐=280克南豆腐=730毫升豆浆=110克豆干=350克内酯豆腐=80克豆腐丝=105克素鸡。

风情小食，吃出老故事与细心思（十五）

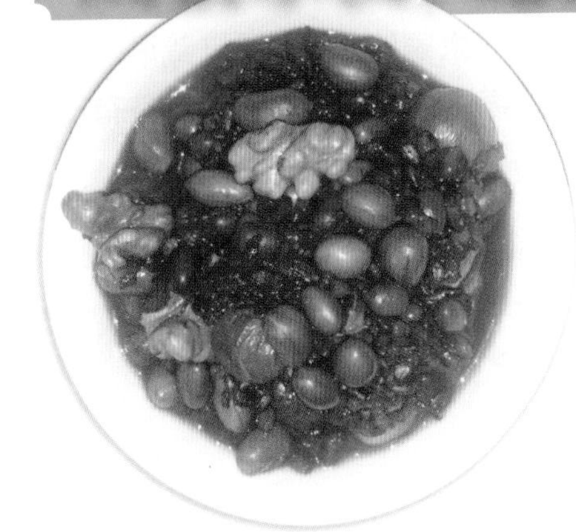

八宝粥

✍天津中医药大学第一附属医院
营养科　吴圣楠　李艳玲（主任医师）

老故事

八宝粥是一款我们常喝的养生粥。关于它的由来，有多种说法广为流传，并且都带着美好的寓意。

第一种说法：明太祖朱元璋小时候给财主放牛，有一天牛跌断了腿，财主就把朱元璋关进屋子里，不让他吃饭。正当朱元璋饥饿难耐时，忽然发现屋里有一鼠洞，扒开一看，原来是老鼠的粮仓，里面有米、豆、红枣。他把这些东西合在一起煮了一锅粥，不仅饱腹，还很美味。后来，朱元璋当了皇帝，想起此事，便叫御厨熬了一锅各种粮豆混在一起的粥，将其命名为“八宝粥”。从此，“八宝粥”便逐渐流传起来。

还有一种说法：西晋时有一人极为懒惰，一天到晚游手好闲，最后坐吃山空。他和妻子开始变卖地产、首饰，浑浑噩噩过了几年后，终于家里一穷二白、四面漏风，寒冬腊月断了炊。他们无计可施，将家里的米缸、面袋、坛坛罐罐搜出来的剩粒遗粉连同可食的残碎物一起熬了一碗“八宝粥”，度过了最艰难的一天。从此，夫妻二人幡然悔悟，痛改前非。当地人借此“八宝粥”的故事教育子女要勤劳节俭，不可坐吃山空。

细心思

八宝粥之所以得以广泛流传，除了老故事，还因为它含有丰富的食材。制作时食材经过浸泡、熬煮，口感软烂、易消化吸收，有和胃、补脾的作用。八宝粥中的谷类食品具有补中益气、养脾胃、和五脏、除烦止渴、益精等功效；豆类食品含有丰富的完全蛋白质；干果富含多不饱和脂肪酸，有助于保护心脑血管；黑米、花生、红枣、桂圆均为温性食物，可暖胃、御寒；粗粮的微量营养素含量丰富，例如铁有助于提高机体的御寒能力。在粥里加一小把葡萄干、枸杞子，不仅有保健功效，还可使粥更加香甜美味。

自己做

各地都有喝八宝粥的习俗，配方也各有不同。我们可以根据自己的口味、喜好及取材的方便性合理搭配，居家制作。

● **原料**

大米25克，黑米25克，大豆25克，红豆25克，核桃仁25克，花生25克，红枣15克，桂圆10克。（2人份）

● **制法**

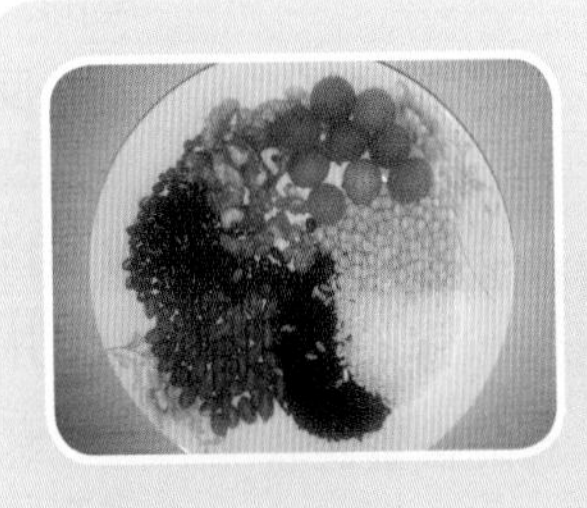

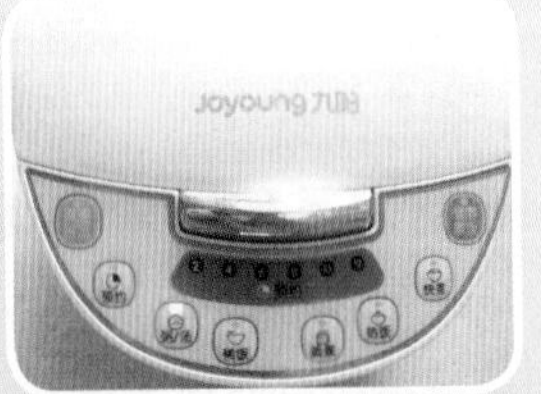

① 洗净上述食材，将不容易煮烂的材料提前浸泡一夜。

② 将准备好的食材放入电饭煲或锅中，倒入适量水，煮成粥即成。

● **营养**

每份八宝粥可提供1256千焦（300千卡）能量，13克蛋白质，8克脂肪，44克碳水化合物。八宝粥选材温和，适合多数人食用。只是需注意，糖尿病患者应注意控制食用量，肾功能不全患者在满足机体对蛋白质的基本需求时，应适当减少豆类摄入量。另外，八宝粥属于半流质食品，所提供的能量不如米饭、馒头等主食高，所以不宜顿顿食用。PM

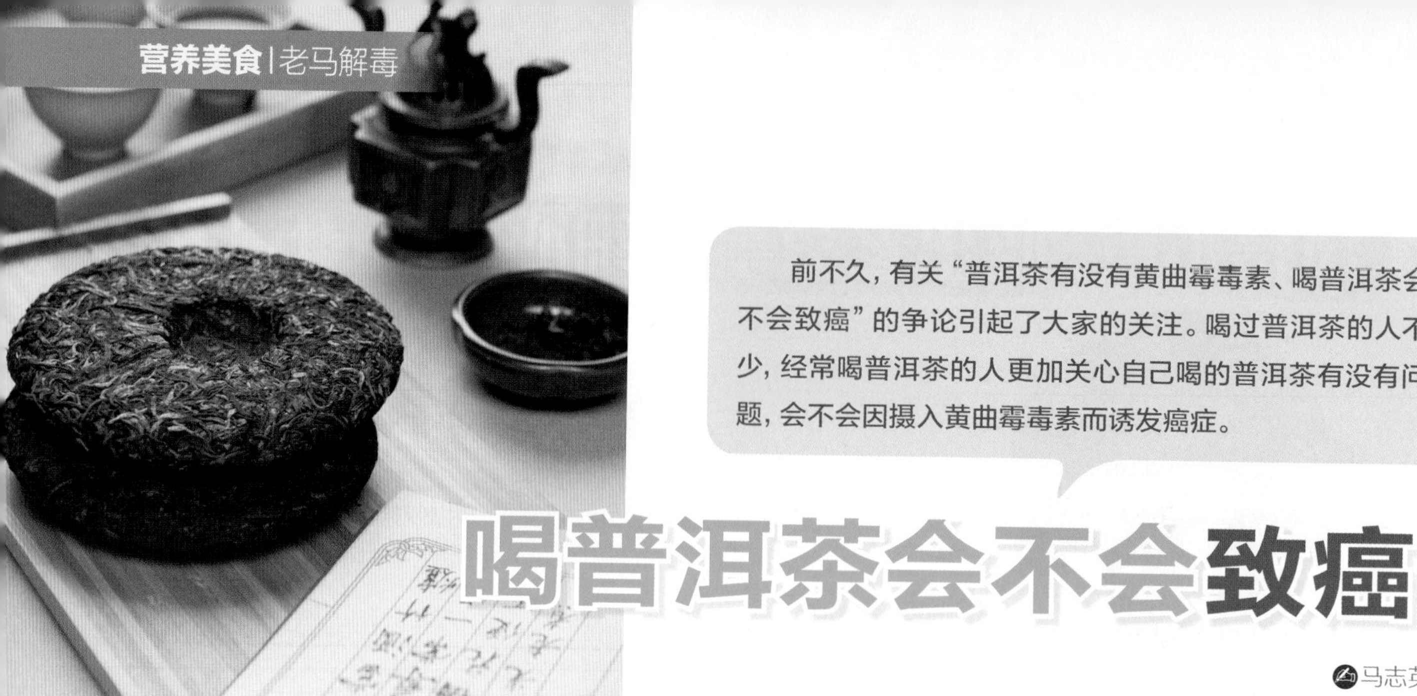

前不久，有关“普洱茶有没有黄曲霉毒素、喝普洱茶会不会致癌”的争论引起了大家的关注。喝过普洱茶的人不少，经常喝普洱茶的人更加关心自己喝的普洱茶有没有问题，会不会因摄入黄曲霉毒素而诱发癌症。

喝普洱茶会不会致癌

马志英

普洱茶有没有黄曲霉毒素

分析一下争论双方对普洱茶中是否含有黄曲霉毒素的依据，可以判断其结论是否合理。

正方：

普洱茶普遍含有黄曲霉毒素

正方认为：“市场上普洱茶普遍含有黄曲霉毒素和其他真菌毒素，有的含量还非常高。”依据是：在国际和国内的期刊论文中，查到普洱茶检出黄曲霉毒素的论文。其中，广州市疾病预防控制中心、南昌大学、深圳市疾病预防控制中心等相关人员发表的3篇论文中，分别报道了抽查广州市场、南昌市场和深圳市场上的湿仓普洱茶共计190份，140份检出黄曲霉毒素，占比73.7%，有的还检出伏马毒素和呕吐毒素；云南农业大学、中国农科院油料作物研究所等相关人员发表的4篇论文中，分别抽查了市场上的普洱茶共计185份，45份检出黄曲霉毒素，占比24.3%。依据这些检测结果，并以普洱茶生产、储存无法保证不会污染有害真菌为由，该方认为，市场上普洱茶普遍含有黄曲霉毒素和其他真菌毒素，有的含量还非常高。

反方：

普洱茶基本不会产生黄曲霉毒素

反方则认为：广州市疾病预防控制中心和南昌大学论文检测的都是湿仓普洱茶（有些茶商为了使茶品显得年代久远，利用高温、高湿的环境使茶叶快速陈化，缩短发酵时间，这就是湿仓普洱茶），它们基本上会有白霜，严重者会出现霉变；而干仓存储普洱茶是市场主流，基本不会产生黄曲霉毒素。而且，广州市疾病预防控制中心的研究人员也声明，他的实验只是针对保存差的、价格极低的普洱茶，不能代表市场上全部普洱茶。

反方拿出的依据是：“深圳市计量质量检测研究院食品检测所每年检测黄曲霉毒素的样品有约1.5万批次，2008年还承担了国家质检总局‘食品及原料中真菌毒素检测方法研究’项目，对茶叶中的真菌毒素进行了摸底调查，并未发现茶叶存在真菌毒素污染风险；在之后每年的国家风险监测和客户委托检验中，也并未发现茶叶中检出黄曲霉毒素B_1。”还有：“根据云南省产品质量监督检验研究院给出的数据，近五年来对普洱茶的检测中，从未检出过黄曲霉毒素。”此外，该方还举出我国历年出口到欧盟等国的普洱茶也没有检出过黄曲霉毒素的依据。反方还列举出不少文章，说明在普洱茶正常生产工艺和储存过程中不会产生黄曲霉毒素的理由，同时又指出，过去检测黄曲霉毒素有的采用酶联免疫法，容易产生假阳性。最近，云南农业大学会同吉林省产品质量监督检验院进行检测，用液相色谱－串联质谱法检测随机抽查的云南普洱茶样品10份，均未检出黄曲霉毒素；北京某检验机构在市场随机抽检23种生普洱和熟普洱，也没有发现黄曲霉毒素超标。

“茶院士”：

普洱茶中黄曲霉毒素检出率低且浓度不高

中国工程院院士陈宗懋的文章认为：“普洱茶原料不是黄曲霉菌的适生基质。当然，在一些极端的环境条件下或储藏条件不良时（如过分潮湿等），不能排除黄曲霉菌在普洱茶上生长和繁殖的可能。”对于普洱茶中黄曲霉毒素的含量问题，他查阅了近年来发表的资料：

“在国外，有印度、伊朗、奥地利、德国等国科学家共计分析了209个普洱茶样品，这些茶样主要产自我国。结果表明，阳性样品有23个，占样品的11%；其中，黄曲霉毒素B_1含量高于5微克/千克的茶样有9个，占样品的4.3%。”

“在国内，中国农业科学院油料作物研究所、云南农业大学、广东省疾病预防控制中心、云南大理质检中心、广东中山市质控中心、湖南农业大学等6个单位测定的452个普洱茶样品中，检出有黄曲霉毒素的样品有42个，占样品总数的9.3%；有17个茶样中的黄曲霉毒素含量高于5微克/千克，占样品总数的3.8%”。

所以，陈宗懋院士的结论是：“上述结果表明我国的普洱茶中黄曲霉毒素的检出率低且浓度不高。”

分析：可能10%的普洱茶有黄曲霉毒素，仍需大样本检测

“兼听则明”，综合上述争论分析：市场上的普洱茶不可能100%没有黄曲霉毒素，而所谓的100%检出黄曲霉毒素也是在某种特定的抽样条件下出现的。目前市场上的普洱茶究竟是否普遍含有黄曲霉毒素，没有数据支持。有些检测数据分析，黄曲霉毒素的检出率可能在10%左右。我国没有制定和颁布茶叶中黄曲霉毒素的允许残留标准，当前市场上普洱茶黄曲霉毒素污染的真实情况究竟如何，还需要进一步的客观数据来分析。检测的样本量应足够大，尤其是样本的抽取应有代表性，能真实反映我国普洱茶市场的实际状况。这种大范围的基础摸底检测，需要时间、人力、物力等，希望政府监管部门和有关机构能及时、权威地进行风险监测评估。

普洱茶中的黄曲霉毒素会不会致癌

这个问题与上述问题有关，应该进行科学的风险评估并结合流行病学调查后回答。风险评估的关键，还得看喝普洱茶时黄曲霉毒素进入人体的量是多少。这又与两个因素有关：一是普洱茶冲泡出的茶水中的黄曲霉毒素含量；二是一定时间内喝这些普洱茶的量。

茶学专家陈宗懋院士的评估方案是：普洱茶中的黄曲霉毒素B_1含量取我国检测中的最高值16.1微克/千克，普洱茶每天饮用量取世界最大饮茶量的2倍，为26克，黄曲霉毒素B_1在水中的溶解度为100毫克/升。以此计算得出，每天通过饮用普洱茶摄入的黄曲霉毒素的量是0.042～0.063微克，每1000万人中仅有3.2人会因饮用普洱茶而诱发原发性肝细胞癌（448人/14亿人口）。因此，因普洱茶中黄曲霉毒素引发的致癌风险极低。

有报道指出，其他专家也评估过致癌风险，设定条件是天天喝、长期喝黄曲霉毒素B_1含量为8.52微克/千克的普洱茶，假定有一半黄曲霉毒素会从茶叶溶出到茶汤里。评估结果是：每年增加的肝癌发病率为0.027/10万人（370人/13.7亿人口）。

以上理论评估结果都认为，普洱茶中黄曲霉毒素引发的致癌风险极低。当然，这些是部分专家的理论计算，还需结合流行病学调查进行更严谨科学的风险评估。

笔者认为，对于普洱茶安全风险的交流应该是件好事，可以促进生产厂商更重视质量安全、政府部门更完善风险监控和标准制定等、消费者更了解风险真实情况。

如何安全购茶、储茶和健康饮茶

消费者应从正规销售渠道购买品质正常、外观洁净的干仓普洱茶，不要选购那些已经有白霜、霉点、发潮的普洱茶。有异味、夹有非茶类杂物的普洱茶肯定是劣质茶。

普洱茶不必密封储存，但要放在通风、避光的环境中，不要放在高温、高湿的环境中，温度最好不超过30℃，湿度不超过70%。可用陶罐或纸箱单独存放，避免不同茶叶混放。不要经常翻动，以免污染杂菌。

根据风险分散和营养均衡的原理，大家可以考虑喝些不同品种的茶叶，各种茶都有各自的优缺点，营养保健作用和安全性也不相同，不必专喝一种茶。PM

专家简介

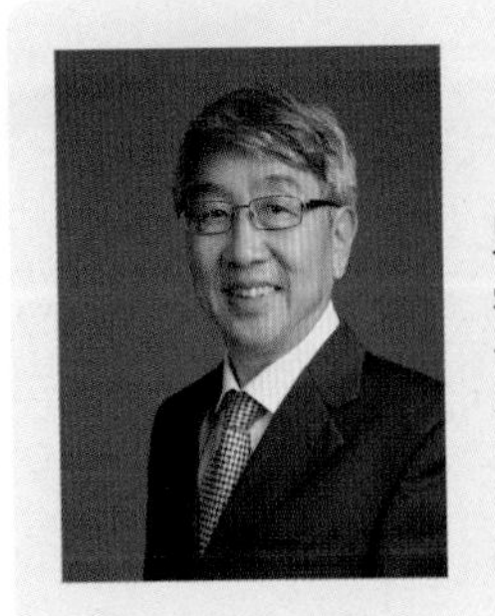

马志英 上海市食品研究所技术总监，教授级高级工程师，上海市食品学会食品安全专业委员会主任，上海市食品协会专家委员会主任。长期从事食品生化、食品工艺和食品安全领域的科研工作，主持完成十多项国家和省部级重大科研项目。

慢性肾小球肾炎简称慢性肾炎，以蛋白尿、血尿、高血压、水肿为主要临床表现，可有不同程度的肾功能减退。恰当的营养与配膳方案是慢性肾炎治疗的重要环节。

患者在平时的饮食中，应注意补充优质蛋白质，每日摄入足量新鲜蔬菜和水果，采用低钠饮食，慎食盐腌和含碱多的食物，味精也应适量食用。患者宜多食木耳、红枣、赤豆等食物，也可用中药进行药膳调理。

食养慢性病（六）慢性肾炎

菜品制作/李纯静（营养师）
菜品设计、点评/上海中医药大学副教授、高级营养师　孙丽红

鸡血藤炒牛肉丝

做法：鸡血藤煎取汁液待用，葱、姜洗净、切丝，牛里脊肉洗净、切丝，胡萝卜洗净、去皮、切丝，青椒洗净、切丝，木耳泡发、撕成碎块。锅中倒入油，放入葱、姜爆香，加入牛肉丝滑炒，加适量酱油，翻炒均匀，放入胡萝卜丝、木耳、青椒和鸡血藤汁，加少许白糖，加水翻炒均匀。

点评：慢性肾炎患者常见血尿和蛋白尿，患者易出现贫血、乏力等表现。鸡血藤是常用补血中药，具有补血、活血、通络作用，可用于血虚萎黄、风湿痹痛等症。牛肉补脾胃、益气血、强筋骨，常食对虚损、水肿、腰膝酸软等症有一定帮助。此外，牛肉含铁量丰富，人体吸收率高，尤其适合体虚、贫血、病后调养者食用。胡萝卜也是植物性食物中较好的补血食物，木耳可补气养血、降压，慢性肾炎见低蛋白、贫血者可常食。

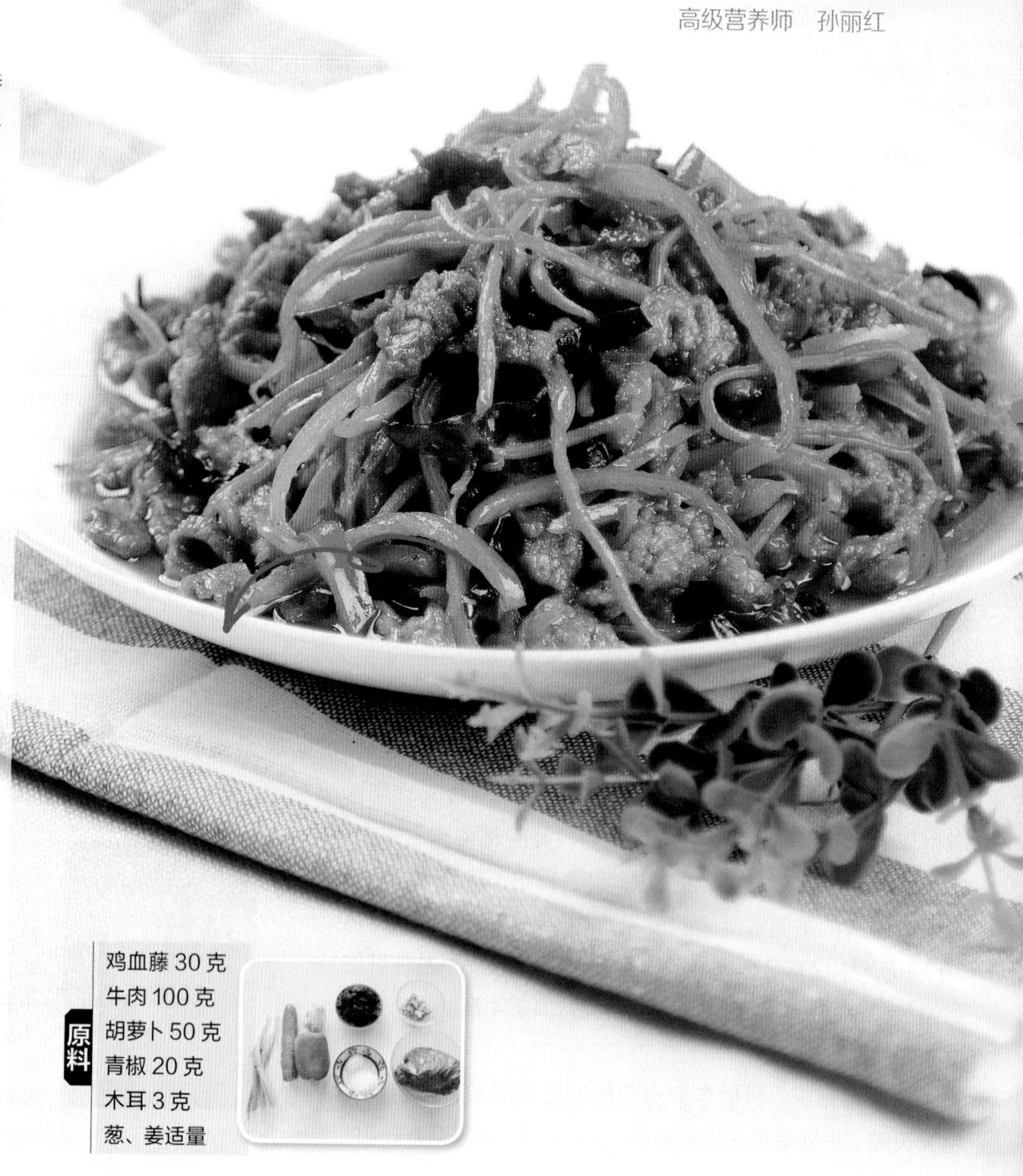

原料

鸡血藤 30克
牛肉 100克
胡萝卜 50克
青椒 20克
木耳 3克
葱、姜适量

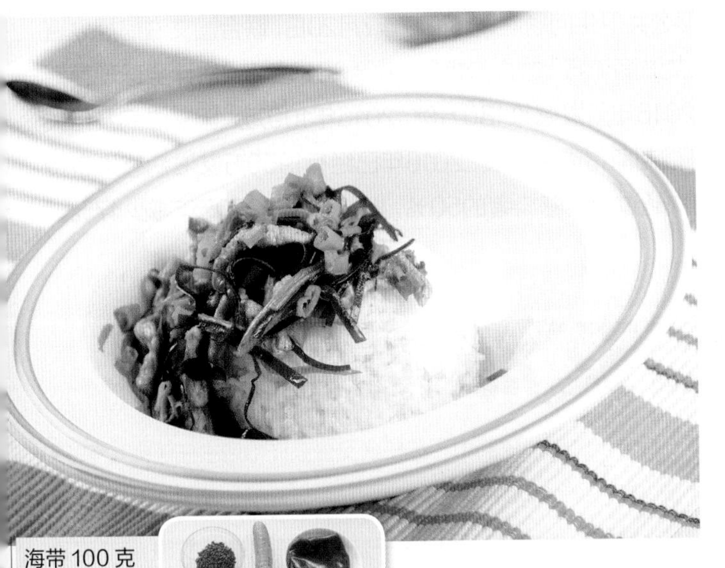

海带 100 克
决明子 20 克
瘦猪肉 50 克
粳米 100 克

▲ 海带决明盖浇饭

做法：鲜海带用清水浸泡半天，洗去咸水，切丝。决明子煎取汁液。瘦猪肉洗净，切丝，加适量料酒腌制。粳米洗净，加水煮成饭备用。油锅中放入海带丝、肉丝煸炒，加少许盐，将炒好的海带肉丝（连同汤汁）和决明子汁液一起淋在饭上。

点评：慢性肾炎可使肾脏组织受到损伤，令水、钠排泄受阻，导致水钠潴留、血压升高。中医认为，决明子可润肠通便、降压、降脂。海带具有软坚散结、清热行水的作用，可用于水肿、脚气等症。海带所富含的钾、钙可降低人体对胆固醇的吸收，具有降低血压的作用；表面附着的白霜，即甘露醇，也有降血压、利尿、消肿作用，尤其适合肾炎患者食用。

▼ 车前子炒卷心菜

做法：姜去皮、洗净、切丝，葱洗净、切段，卷心菜洗净、切片，车前子煎取汁液。锅中倒入植物油，放入卷心菜煸炒，加入车前子汁、葱段、姜丝及适量白糖、盐炒匀。

点评：卷心菜是家常食材，经常食用可利关节、壮筋骨、利五脏、清热，用于慢性肾炎内有热毒而见小便赤热、尿少者，有清热、利尿、止痛的作用。车前子是临床常用的利尿药，具有清热利尿、渗湿止泻、明目等功效，可用于小便不利、淋浊带下、水肿胀满等症，适用于慢性肾炎出现浮肿者。车前子既可作为食疗组方的一部分，也可直接泡水饮用。

原料
车前子 15 克
卷心菜 200 克
姜、葱适量

原料
桑白皮 10 克
赤豆 20 克
鲫鱼 1 条
（约 250 克）
姜适量

▲ 桑白皮赤豆鲫鱼汤

做法：鲫鱼去鳞，去内脏，洗净，用料酒腌制片刻。赤豆洗净，加水煮至六成熟。桑白皮用水浸泡 30 分钟左右。姜洗净，切片。葱洗净，切段。锅内倒入油，放入鲫鱼、赤豆、桑白皮、姜片、葱段，大火煲沸后转小火煲 2 小时。

点评：中医认为，桑白皮可泻肺平喘、行水消肿，用于治疗肺热喘咳、水肿、小便不利等症。赤豆鲫鱼汤是一道传统的利水消肿药膳。赤豆可利水消肿、解毒排脓，用于水肿胀满、脚气浮肿、尿赤、痈肿疮毒等症。鲫鱼具有益气健脾、利尿消肿、清热解毒之功，经方基础上加桑白皮，可增强利水消肿、祛水湿之力。此外，鲫鱼蛋白质含量丰富，可补充营养，增强慢性肾炎患者的体质。PM

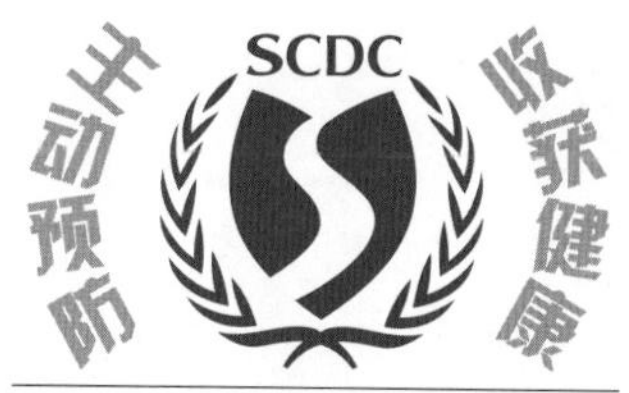

本版由上海市疾病预防控制中心协办

艾滋病是当前全球主要公共卫生问题之一。2017年7月20日，联合国艾滋病规划署发布的题为“2030年终止艾滋病流行”的报告指出：截至2016年底，估计全球现存活艾滋病感染者3670万例，2016年新发感染180万例，2016年100万人因艾滋病及相关疾病死亡；当前全球艾滋病控制取得重大进展，2016年已经有1950万艾滋病感染者接受抗病毒治疗，治疗人数首次超过存活感染者的50%，相关死亡较2005年减少47%。

防治结合 终结艾滋病流行

上海市疾病预防控制中心结核病艾滋病防治所主任医师　宁 镇

我国艾滋病流行特点：性传播是最主要途径

截至 2016 年底，我国报告现存活艾滋病病毒感染者和病人 66.4 万例，其中感染者 38.4 万例，病人 28.0 万例；报告死亡 20.9 万例；2016 年当年新感染者 12.4 万例，男女比为 3.6:1，异性性传播占 67.1%，男性同性传播占 27.6%，注射毒品传播占 3.8%，母婴传播占 0.8%。

目前，我国艾滋病流行的特点表现为：以性传播为最主要传播途径，男性同性性行为人群感染率持续升高，青年学生感染人数上升速度较快。男性同性性行为者、共用注射器吸毒者、多性伴或性乱等人群，是我国艾滋病感染的高危人群。

全球防治愿景：2030 年终结艾滋病流行

2015 年 9 月在联合国大会上通过的《2030 年可持续发展议程》中提出了“2030 年之前终结艾滋病流行”的愿景。实现这一宏大愿景意味着艾滋病不再是全球重大公共卫生威胁，意味着至 2030 年，全球艾滋病年新发感染将下降至 20 万例以下，无婴儿新发感染发生，艾滋病病毒感染者能够长期、健康地生活。

为实现这一愿景，联合国艾滋病规划署力图在 2020 年实现“90-90-90”艾滋病防治目标（3 个 90%），即到 2020 年，知晓自身感染状况的感染者和病人比例达 90% 以上，符合治疗条件的感染者和病人接受抗病毒治疗的比例达 90% 以上，接受抗病毒治疗的感染者和病人治疗成功率达 90% 以上。早发现、早治疗、有效治疗，是实现控制目标的三个路径。

至 2016 年底，全球“3 个 90%”的防治目标取得了长足进步，已经有 70% 的感染者知晓自己的感染状态，77% 的知晓自己感染状态的感染者已经接受艾滋病抗病毒治疗，治疗病人中 82% 已经达到病毒抑制。博茨瓦纳、柬埔寨、丹麦、冰岛、新加坡、瑞典和英国这七个国家已经在国家层面实现 3 个 90% 的防治目标。

防治结合，阻断艾滋病传播完全能实现

艾滋病的传播途径非常明确，目前经科学研究证实的传播方式包括无保护性传播、血液传播和母婴传播三种。采取针对性的防治措施，完全可以保护未感染者不感染艾滋病病毒。

首先，避免危险性行为（无保护性行为）和危险注射行为（如共用针具注射）的发生，提高安全套使用比例，能降低感染艾滋病的风险。

其次，对艾滋病孕产妇实施母婴阻断措施，如孕早期抗病毒治疗、剖宫产、非母乳喂养、新生儿预防性抗病毒治疗等，能大大降低母婴传播率。

科学研究已经证实，对艾滋病病毒感染者开展有效的抗病毒治疗本身就是一项重要的预防措施，即“治疗就是预防”。“3 个 90%”的策略，旨在通过尽最大可能发现感染者并给予有效抗病毒治疗，降低感染者的传染性，从而达到阻断艾滋病传播的目的。PM

关注上海市疾病预防控制中心，了解更多疾病防控信息。

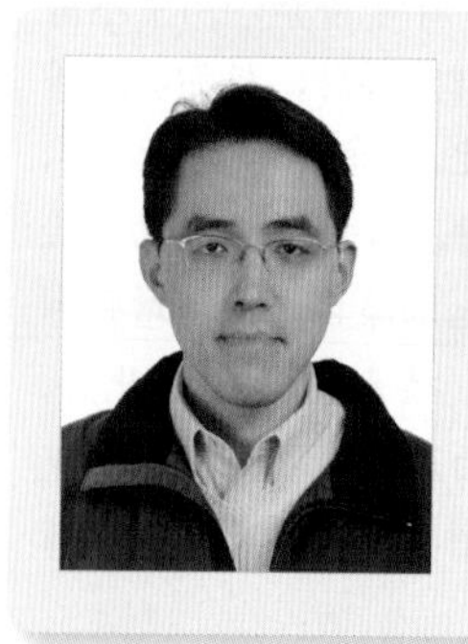

专家简介

宁镇　上海市疾病预防控制中心结核病艾滋病防治所主任医师，从事艾滋病性病防治工作二十余年，对艾滋病性病健康教育和行为干预工作有丰富经验。

被动流产 主动避孕

复旦大学附属妇产科医院计划生育科 王彩燕（副主任医师） 姚晓英（主任医师）

医生手记

一日，门诊来了一位“特殊”的病人小朱，她欲言又止，满面愁容。一问情况，原来，小朱已有一双儿女，两个多月前因意外妊娠在外院做了人工流产手术，没想到又怀孕了。小朱对即将到来的人工流产手术十分焦虑：“医生，我的手术是不是很危险？”

“你在短时间内反复流产，属于高危手术，风险确实比较大……”听完医生对手术风险的分析，小朱快要哭出来了，“我也避孕的，可怎么还是怀孕了呢？”

“你采用了什么避孕方法？”

“我吃药了，我每次性生活后都吃紧急避孕药。”

“这可不是个好的避孕方法……”

“原来如此！”小朱终于明白了。在医生的指导下，她选择了在人工流产手术的同时放置宫内节育器。

我国的人工流产现状不容乐观。据不完全统计，每年人工流产手术有千万人之多，不但数量多，而且高危手术多、重复流产多。在北京、上海等城市，重复流产率高达44%~55%。人工流产危害极大，不仅存在出血、损伤、穿孔、感染、漏吸、空吸、人流不全等手术风险，还可能发生子宫内膜异位症、宫颈或宫腔粘连、月经异常、继发不孕、异位妊娠、慢性盆腔炎等远期影响，对心理也会造成巨大伤害。

人工流产后应立即采取避孕措施

人工流产术后，排卵功能的恢复早于月经恢复。83%的女性在人工流产后的第1个周期即恢复排卵，多在术后月经来潮前两周左右就有排卵。因此，人工流产术后应该立即采取可靠的避孕措施。

这些方法不靠谱

首先，我们来看看小朱采用的“紧急避孕药避孕”。紧急避孕是指在没有防护的性生活后或避孕失败后使用的一种“紧急”补救措施，对已经着床的妊娠是无效的，也无法为服药以后的性行为提供避孕保护，若在同一周期内再次发生无保护性生活，妊娠风险会明显上升。因此，“每次性生活之后都吃紧急避孕药”，把紧急避孕药作为常规避孕方法的做法是极其不可取的。

同样不靠谱的避孕方法还有安全期避孕和体外射精，失败率分别高达25%、27%。

屏障避孕是避孕家族的一把双刃剑，安全套是唯一能预防包括艾滋病在内的大多数性传播疾病的避孕方法，但必须在性生活中全程使用，否则易导致避孕失败，并且可能影响性生活的满意度。

这些方法安全、有效又方便

除上述不靠谱的避孕方法外，有好几种安全、有效、使用方便的避孕方法可供选择。

- **短效复方口服避孕药** 短效复方口服避孕药失败率低、易于服用、周期控制好，是一种高效的避孕方法，在人工流产术后当日即可开始服用，不受感染、出血等术中情况影响。短效复方口服避孕药还有很多其他非避孕方面的好处，如调节月经周期、缓解痛经、治疗多囊卵巢综合征和子宫内膜异位症、预防盆腔炎性疾病、保护生育能力、降低卵巢癌和子宫内膜癌的风险等。不过，35岁以上、吸烟，以及患有高血压、深静脉血栓、乳腺癌、肝癌等疾病的女性不宜采用这种方法。

- **宫内节育器** 宫内节育器是一种高效、安全、长效、可逆的避孕方法，适用范围广，不受年龄、吸烟、高血压等内科疾病的限制，可在人工流产负压吸宫术后即时放置，一次放置长期有效，尤其适用于没有生育要求的女性。

- **皮下埋植** 皮下埋植是一种在手臂内侧皮下组织缓慢释放孕激素的避孕方法，避孕率和安全性很高，且具有可逆性，避孕有效期可持续3~5年。常见的副作用有不规则阴道出血等。PM

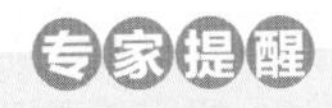

人工流产术后立即落实安全高效的避孕措施，可降低重复流产率。主动避孕，可最大限度地避免被动流产。

冬季，如何让孩子少生病

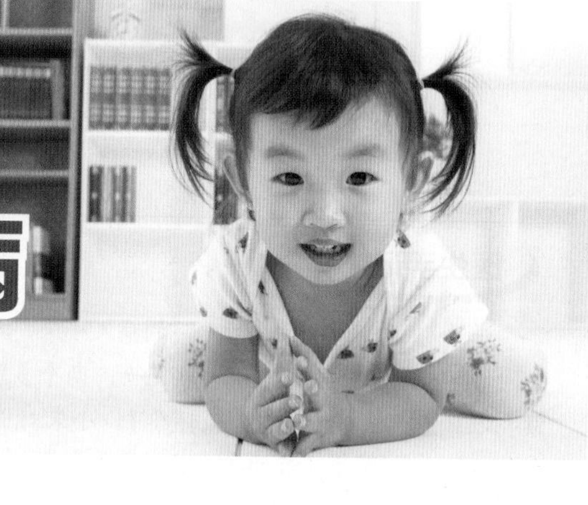

上海交通大学医学院附属新华医院儿童与青少年保健科主任医师　盛晓阳

每到秋冬季节，家长就开始担心孩子会生病，但无论多么小心，很多孩子总是免不了要感冒发热。其实，孩子秋冬季节容易生病有时真的不是家长关心、呵护不到位导致的，而是因为秋冬季节的干冷气候特别有利于某些病毒、细菌的生存和繁殖，如流行性感冒病毒、轮状病毒、肺炎链球菌、流感嗜血杆菌等。同时，秋冬季节气温低，人们大多生活在室内环境中，门窗紧闭，室内空气不流通，更有利于病毒、细菌的传播，导致孩子生病的概率大大增加。

那么，如何让孩子在秋冬季节少生病呢？

① 接种疫苗

接种疫苗是最有效的提高免疫力的方法。目前，对一些常见且比较严重的病毒、细菌感染，都有相应的疫苗，如流行性感冒病毒疫苗、轮状病毒疫苗、13 价肺炎疫苗、流感嗜血杆菌疫苗等。不过，这些疫苗还不属于国家计划免疫疫苗，需要自费接种，在经济条件许可的情况下，家长应尽量让孩子接种。

② 加强锻炼

运动可增强体质。孩子每天应有 2 小时以上的活动时间，并且最好是户外活动，即使在寒冷的秋冬季节也要坚持户外活动。孩子在户外尽情活动，不仅能亲近大自然，增强体质，还能提高对环境变化的适应能力。

③ 讲究卫生

良好的环境和个人卫生可以减少接触病毒、细菌的机会，也就能使孩子少生病。应注意保持居室内空气新鲜，经常开窗通风；二手烟对孩子的免疫力有很大的损害，应该坚决避免；尽量不去人多拥挤的场所；避免与感染性疾病患者接触；教会孩子正确的洗手方法，督促孩子经常洗手，以减少病毒、细菌的手 - 口传播等。

④ 吃好睡好

帮助孩子养成良好的生活习惯，保证饮食平衡、睡眠充足。任何营养素缺乏都会影响人体免疫力，充足、均衡的营养对提升孩子的免疫力很重要。母乳喂养是提高婴幼儿免疫力的最佳选择，母乳不仅营养丰富，还含有抗体、淋巴细胞等抗感染的生物活性成分，母乳中的乳铁蛋白、低聚寡糖、溶菌酶等成分还能促进孩子肠道及全身免疫功能的发育成熟。孩子添加辅食后，要注意营养均衡，多吃富含铁和锌的瘦肉、富含维生素 C 和胡萝卜素的新鲜绿色或橙色蔬菜、水果等。良好的睡眠可以让孩子保持好心情，也能让全身各系统（包括免疫系统）的功能得到更充分的发挥。PM

解疑释惑

营养品、补品能否增强孩子免疫力？

从中医角度来看，冬季进补是我国传统习俗之一，对慢性疾病的疗效也不错。但对大多数孩子，尤其是 3 岁以下的婴幼儿，冬季进补并无益处。这是因为：3 岁以下宝宝的胃肠道发育还很不完善，用于冬季滋补的膏方会进一步增加胃肠道负担；而用于清补、平补的中药则往往制成汤剂，味道偏苦，宝宝根本不爱喝，喝多了还会影响喝奶、吃饭；另外，中药成分复杂，对 3 岁以下宝宝的安全性还不是很确定。中医的精华是讲究“天人合一”。如果需要中药进补，一定要请有资质、有经验的中医医师辨证施治，而不是随便进补。

从西医角度来看，一些营养素对人体免疫力的影响比较大，如维生素 D、维生素 A、维生素 C、锌等，这些营养素缺乏与宝宝反复感染有确定的关系。儿童每天应补充维生素 D 400 IU（国际单位），必要时应该同时补充维生素 A。感冒时补充维生素 C、锌，可加快痊愈。

一位读者给《大众医学》杂志发的微信

我丈夫今年50岁，身体健康。但是，有一件事却不好意思提起，就是他经常不能勃起，或者勃起了也不能持久。我们夫妻关系很好，但这一问题影响到了正常夫妻生活。他去医院做了相关检查，医生没有发现明确问题。让他服用有助勃起的药物，他也拒绝了。他平时工作很忙、应酬多，压力比较大。请问，要治他的勃起问题，应该从哪儿着手呢？

找不到原因的ED怎么治

上海交通大学医学院附属新华医院泌尿外科主任医师　白强

正像这位读者的丈夫一样，很多男性发生勃起功能障碍（英文简称ED）后，往往找不到明确原因，因为检查后并没有发现器质性疾病。ED到底还与哪些因素有关呢？

年龄因素必须正视

调查显示，年龄与勃起功能障碍的关系最密切。勃起功能最强是在青春期，随后逐渐下降；而到了老年，很多人勃起功能下降即使达不到完全ED的程度，也会在勃起硬度上和性生活质量上大幅度下降。这是广泛存在于生物界的自然法则，而50岁中年人出现勃起问题的机会大大增加，这也是自然现象。

心理因素不可小视

ED与精神心理因素、压力大有密切关系。高强度的工作，无论脑力劳动还是体力劳动，时间久了都会对身体产生不良影响，进而影响勃起功能。研究显示，精神压抑者、易怒者、控制欲强者，ED发病率远高于普通人群。很多职业男性经常加班加点、睡眠不足、长期承受着很大压力，这使他们不能享受性生活的愉悦，有的人甚至失去了勃起功能。如果患有抑郁症、焦虑症等，问题会更加严重。调查发现，50%~90%的抑郁症患者对性活动的兴趣减低。

不良生活方式必须改变

有调查显示，ED患者中80%有吸烟史，20%从未吸烟。另一项研究显示，吸烟者发生ED是不吸烟者的1.5倍。很多人认为酒精可以“助性”，但它却可以降低性能力，长期饮酒者ED发生率远大于不饮酒者。更严重的是吸毒等违法行为，海洛因、大麻、鸦片等都可以损害性能力。有报道显示，男性吸毒者ED的患病率高达32%。

4条建议有助阴茎勃起功能

治疗ED，首先要明确病因。在排除器质性原因后，不妨从上述病因中找出自身的原因，并“对症处理”。中年男性如果能做到以下4条建议，将对保持良好的勃起功能大有裨益。

- **学会忙里偷闲**　要保证充分的休息，让身体弛张有度，在工作允许的范围内主动减轻压力。工作上要分清主次，次要的事情可以有计划地分期慢慢完成，对压力保持警戒。培养良好的心态，学会把各种造成烦恼和焦虑的压力“抛到脑后”。
- **锻炼身体、控制体重**　超重、肥胖不仅损害身体健康，也严重危害勃起功能。要学会控制能量摄入，重视身体锻炼，保持理想体重。
- **减少不良习惯**　熬夜、吸烟、饮酒等不良习惯一定要戒除。一开始目标不要定得太高，可以从容易戒除的不良习惯入手，循序渐进地去除不良习惯。这么做可增加戒除不良习惯的信心和决心。
- **适度追求性快乐**　性是夫妻和谐的重要因素，性生活不和谐更是夫妻婚姻破裂的第一大元凶。不要认为性仅仅有生育的作用，更不要鄙视追求性快乐。值得注意的是，夫妻间的感情问题也可能导致性功能问题。一旦出现勃起问题，应尽早就医。PM

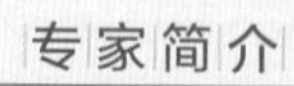

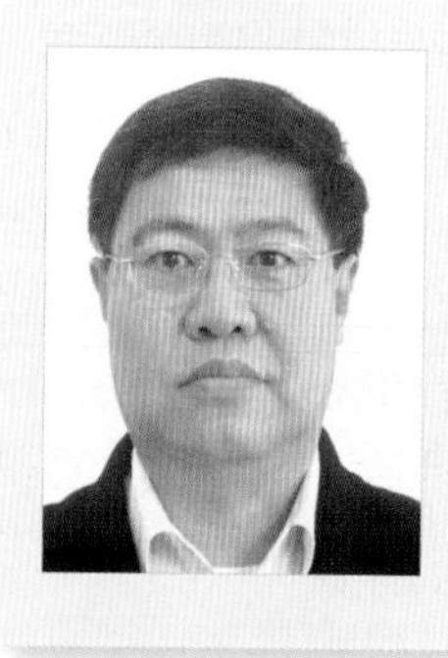

白强　上海交通大学医学院附属新华医院泌尿外科副主任、主任医师，上海市医学会男科学分会委员，上海市中西医结合学会男科学分会委员。擅长前列腺癌根治手术和放射性粒子植入、膀胱癌根治手术、肾癌保肾手术、勃起功能障碍的阴茎假体植入手术和不育症的中西医结合治疗。

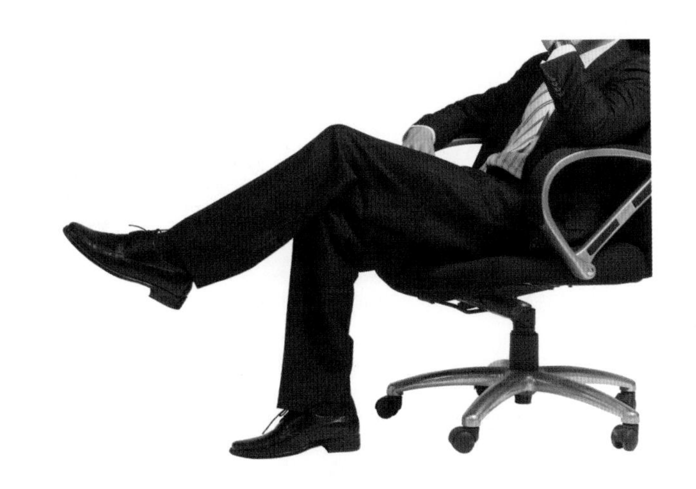

抖腿：习惯还是焦虑

江西师范大学心理学院　刘明矾（教授）　周丽

生活实例

小何有不由自主“抖腿”的习惯，他也不知道这习惯是怎么来的。平时单位开会时，他会抖腿；在外边听讲座时，有时也会这样……身边的同事好奇地问他：“你怎么那么喜欢抖腿？”前不久，在公司的半年度总结大会上，小何作为代表发言，坐在台下等候的他，又开始抖腿，但频率比平常更快，还伴有搓手掌、坐不住等情况，紧张的情绪导致他发言时断时续，最后草草收场……听说抖腿有可能是焦虑导致的，他决定去做心理咨询。

心理咨询师的话

日常生活中，像小何这样“爱抖腿”的人不在少数。抖腿往往发生在他们处于无聊、喜悦或紧张等情况时。在正式场合抖腿有伤大雅，有时还会招人反感。那么，抖腿是一种习惯，还是预示着抖腿者存在潜在的焦虑情绪呢？

抖腿是指在坐、卧状态下，双膝弯曲并上下、左右晃动的姿态，也包括跷起二郎腿上下晃动。抖腿可分为习惯性抖腿和焦虑性抖腿。前者如果不影响他人，不需要治疗。小何平日抖腿属于习惯性抖腿，往往自己意识不到，也不知何时开始。

焦虑性抖腿是指人处于紧张的环境中时，表现出对未来不确定事件的过度担忧，常伴随自主神经紊乱、肌肉紧张，以及运动性不安，会下意识产生抖腿动作。小何上台演讲前抖腿、搓手掌、坐不住，属于焦虑性抖腿。焦虑性抖腿是焦虑情绪下的肢体反应。

3个办法克服习惯性抖腿

当习惯性抖腿困扰自己及周边人时，这些方法可以助你克服。

❶ **离开当前位置**　抖腿者可以选择离别人远一些的位置进行工作和学习。

❷ **放松腿部肌肉**　每日对腿部肌肉进行牵拉放松，增加髋关节、踝关节活动范围，可在一定程度上减少抖腿现象。

❸ **站起来走走**　抖腿时，可以站起来走走，做小幅度的运动，或做些其他动作来代替抖腿的行为。

5个提醒应对焦虑性抖腿

❶ **学习自我放松**　如果抖腿只发生在某种压力情境下，应及时觉察当下是否处于焦虑情绪中，并通过自我放松法减少抖腿动作。找一个舒适的座椅，想象一个喜欢的场景，把手放在腹部，深深吸气，感受腹部的隆起，默数“1、2、3”；慢慢呼气，默数“1、2、3、4、5”。注意呼气的时间要比吸气长。反复练习，直到自己完全放松下来。焦虑减轻后，抖腿动作也会减少。

❷ **改变认知**　焦虑性抖腿可以通过改变认知获得改善。小何发现自己在公众场合发言前抖腿加重，可将台下观众想象成一群小朋友，从而减轻紧张感带来的抖腿动作。

❸ **从事喜爱的娱乐活动**　经常出现焦虑性抖腿的人，平时应多参加游泳、打羽毛球、摄影等活动，通过娱乐活动缓解焦虑情绪，减少抖腿动作的发生。

❹ **完善个性，接受不完美的自己**　焦虑性抖腿的人应注重良好性格的培养，对人对事不应过分追求完美。学会悦纳自己，容纳自己的小缺点，改善性格中的内向自卑和敏感多疑，从源头上防止焦虑性抖腿的产生。

❺ **问题严重及时就医**　焦虑性抖腿背后是焦虑心理在作怪。如果通过自我调整，焦虑情绪未得到改善，严重影响个人的工作和生活时，须及时就医。PM

人到中年 肌肉“攒”起来

上海体育学院体育教育训练学院教授 高炳宏

“存钱不如存肌肉”的道理

人进入中年以后，身体结构、功能及健康状况将发生退行性改变。随着年龄增长，体内骨骼肌逐渐出现质量下降、体积萎缩和功能衰退的现象，即骨骼肌衰老，这尤其对女性而言是最为不利的。有研究指出，通过力量训练可以有效地保持肌肉质量，减少骨量流失，从而降低骨质疏松症等疾病的发生率。所以，人到中年“存钱不如存肌肉”的说法是有一定道理的，的确能起到强身健体、预防疾病的作用，还可以提高现在和将来的生活质量，而健康和生活质量往往是用钱买不到的。

力量训练的4个收获

“存肌肉”的主要运动方式是力量训练。其实，力量训练可以让人得到多方面的收益。

❶ 延缓肌肉流失，强壮骨骼

研究表明，不经常参加体育锻炼的人在20~25岁肌肉力量达到最大，以后每十年将会损失10%左右的肌肉重量和肌肉力量。到了60岁以后，力量的损失会更加迅速。力量训练不但能增加肌肉质量，延缓肌肉流失，而且能增强骨密度，降低骨质疏松症的发生率。

❷ 预防肥胖

随着肌肉的流失，身体燃烧热量的效率会随之下降，其结果可能导致体脂增加，而增加肌肉重量能提高新陈代谢，增加能量消耗，预防肥胖。

❸ 预防和减少损伤

在运动以及日常生活中，强而有力的肌肉能够维持关节的稳定，预防关节损伤和肌肉拉伤。即使随着年龄的增长，肌肉力量较强者也可以保持较好的自理能力。

❹ 改善自我感觉

力量训练能提高身体基础代谢率，控制和预防肥胖，有利于保持体形、增强自信，提升自我感觉。

“存肌肉”越早越好、不分男女

中老年人应该及早加强身体锻炼，越早收益越多，因为年龄越大、运动越少，肌肉质量流失越厉害，并可由此引发高血压、糖尿病、卒中(中风)等疾病，最终使生活质量越来越差。

现有研究表明，在接受科学的力量训练后，不管是什么年龄和性别者，人体肌肉力量都会发生积极有益的变化。这说明男女性都应进行力量训练，且老年人也可进行适度的力量训练。

力量训练要讲究平衡

除了专业的健美运动员，一般人做力量训练，并不是为了追求肌肉的肥大，而是为了获得良好的身体功能和持续轻松的运动能力。经过锻炼，体脂率降低以后，肌肉强壮了是好事，但健身并不是为了“秀肌肉”。这个时候，更要注重平衡，要对称发展身体肌肉力量，不能“只练胸肌不练背”，和谐的身体肌肉才是美的。

力量训练和有氧运动怎么取舍

很多人会有疑惑：我应该多做力量训练，还是多做些有氧运动呢？我们应该知道：减肥不是减体重，而是减体脂。要想锻炼效果好，要根据自己的体脂含量决定有氧训练和力量训练的比重。体脂率高(身体脂肪偏多)时，要多做有氧运动，辅以力量训练；体脂率下降后，则以力量训练为主、有氧运动为辅。

专家简介

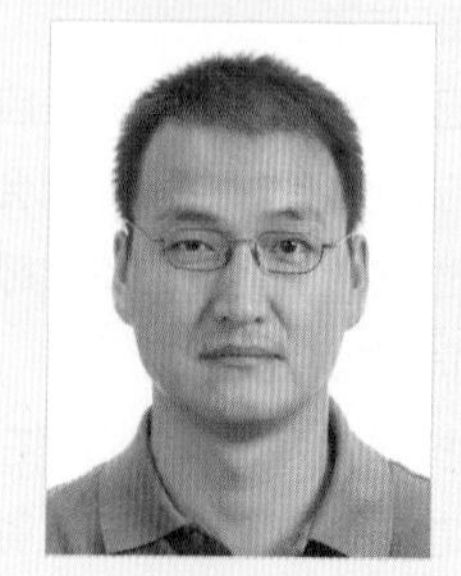

高炳宏 上海体育学院体育教育训练学院副院长、教授(研究员)、博士生导师，中国体育科学学会运动医学分会委员，中国体育科学学会运动生理生化分会委员，上海市体育科学学会理事。

4 种简单实用的“存肌肉”方式

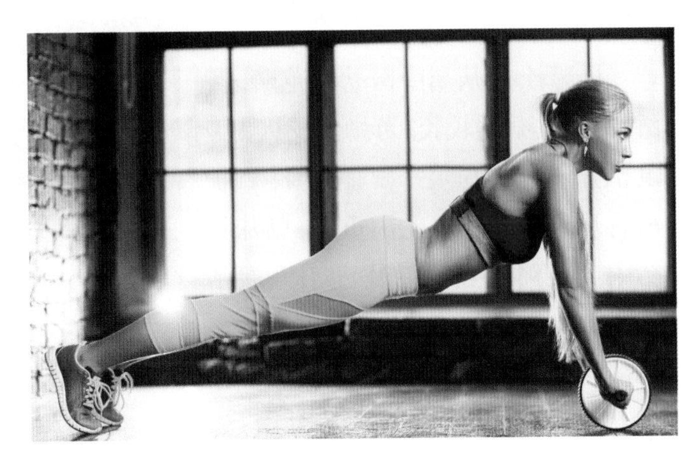

❶ 俯卧撑训练

俯卧撑在生活中最为常见，是简单易行又十分有效的力量训练手段。俯卧撑训练要由简单到复杂，不断变化提高，即从站立姿势推墙式的俯卧撑开始，逐步减小俯身角度，过渡到推茶几的俯卧撑，再到跪姿俯卧撑、标准俯卧撑、击掌俯卧撑等。俯卧撑训练的意义在于有效保持上肢肌肉力量。

❷ 深蹲训练

深蹲是必不可少的增强下肢力量的练习动作，可根据自身能力选择徒手深蹲、负重手持哑铃蹲、壶铃深蹲推举、负重杠铃颈后深蹲等。练习要循序渐进，10 秒内能够稳定完成 10 次自重深蹲后，可进行负重深蹲训练，能负重推起自己体重的 1.5 倍再进行增强式训练相对安全。深蹲是功能训练的王牌动作，是多关节大肌群参与训练的全身复合动作，坚持做还会起到减肥的作用。

❸ 引体向上训练

在引体向上训练过程中，双手握法不同，训练目的不同，如：双手正握上臂外展，以锻炼背阔肌为主；双手反握，则以训练肱二头肌为主。可借助调整身体倾斜角度、弹力带辅助等手段循序渐进训练。认真练习此动作，可以使人拥有倒三角形的健美体型，在攀岩、划船等休闲运动项目中表现得更出色。引体向上不仅可以锻炼背部肌肉，还可以拉伸脊柱，使脊柱尽力伸展，减少腰椎间盘的压力。

❹ 腹肌轮训练

腹肌轮是一种锻炼器械，中间一个轮子可自由转动，旁边两个把手。利用它可以很好地训练腹肌，但动作不正确很容易导致肩带肌群和腰部损伤，因此要掌握要领训练，循序渐进，由简单的站立对墙推训练开始，再进阶到跪地推等。PM

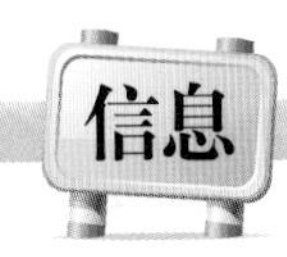

乳腺健康大型公益活动在沪举行

每年10月是“国际乳腺癌防治月”。2017年10月21日，由第十二届上海国际乳腺癌论坛、第二届上海乳腺癌康复论坛、中国抗癌协会康复会、上海市妇女联合会、上海女医师协会共同主办，上海罗氏制药有限公司支持的“悦享健康，家满幸福”大型乳腺健康公益宣教活动在上海举行。复旦大学附属肿瘤医院乳腺外科余科达教授、中国抗癌协会康复会主任委员史安利教授向大众普及宣传HER2阳性乳腺癌防治知识，并分享了抗HER2阳性乳腺癌靶向药物赫赛汀被纳入医保的喜讯。据悉，HER2阳性乳腺癌意味着肿瘤细胞恶性程度更高、疾病进展速度更快、更易发生转移和复发，且预后不佳。“悦享健康，家满幸福”项目旨在提高公众对于HER2阳性乳腺癌的正确认知，让更多乳腺癌患者获得美好生活。

仁济医院联手“滴滴出行”推出“健橙计划”保障司机健康

近日，上海交通大学医学院附属仁济医院和滴滴出行公司签订了针对司机人群健康的“健橙计划”（男性健康合作）协议。签约以后，仁济医院泌尿科将在仁济西院区为滴滴司机提供每周两个半天的男科门诊绿色通道服务，服务内容包括男性健康门诊、科普咨询义诊、健康宣教、男性健康多学科诊治、男性健康维护个性化定制等多项服务。同时，仁济医院和滴滴出行还将在本次合作的基础上，进一步拓展业务合作范围，打造多平台健康整合的发展模式。仁济医院泌尿科副主任、上海市男科学研究所常务副所长卢慕峻教授表示，男科疾病在中老年人群中很常见，包括前列腺炎、前列腺增生、勃起功能障碍、男性迟发性性腺功能减退症、男性不育等。男性健康与生活方式密切相关，由于久坐、缺乏运动、吸烟、肥胖、工作压力大等不良因素影响，男性司机是男科疾病的高发人群。司机朋友们要合理安排作息时间，长时间驾驶后要适时下车活动，同时应定期进行健康体检，及时发现健康隐患，早期进行有针对性的预防和诊治。

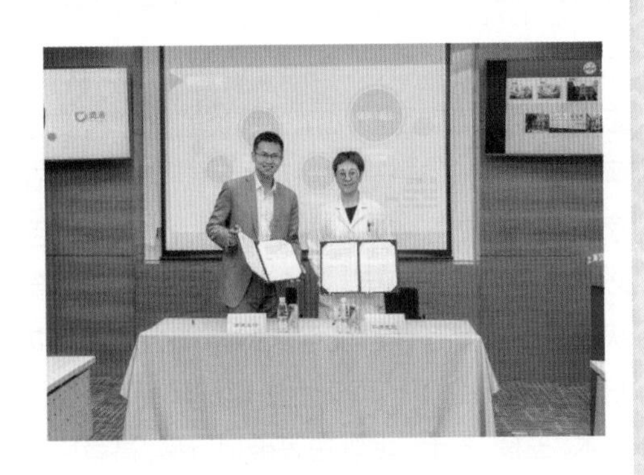

风湿性疾病属中医痹证范畴，多缠绵反复，病程较长。苏励教授认为，其治疗不能仅局限于痹证本身，顾护脾胃及预防外感也尤为重要。临床诊治中，他衷中参西，将中医整体观灵活运用于风湿病的治疗中，不仅注重人体脏腑经络的联系，也将先天禀赋、自然气候等多方面因素考虑其中，治疗效果显著，特别是在强直性脊柱炎和系统性红斑狼疮等难治性疾病的诊治方面，取得了令人瞩目的成绩。

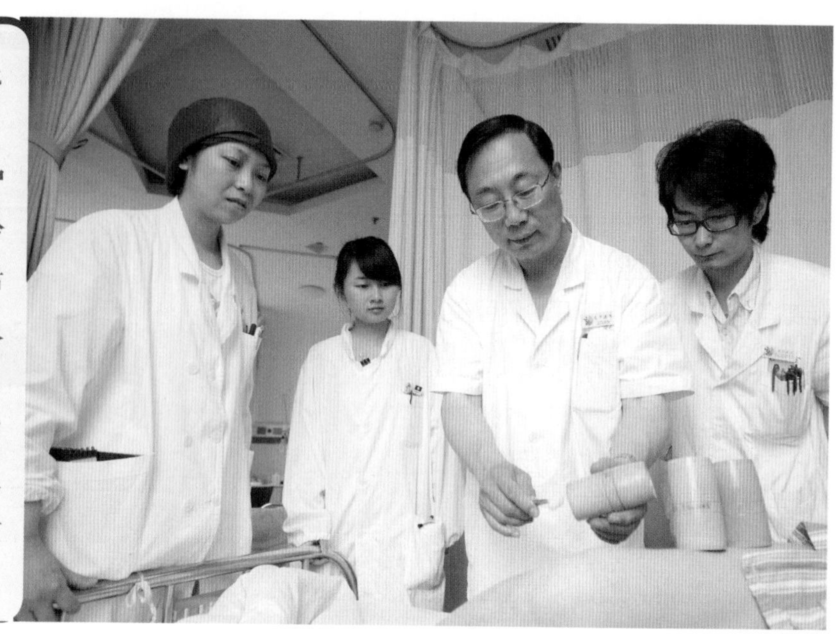

风湿病缠绵难愈 诊治需着眼整体

——访上海市名中医苏励

本刊记者/秦静静

痹证治疗尽早用活血化瘀药

对于痹证而言，血瘀是贯穿始终的一种病理状态。久病可见关节肿大畸形、疼痛固定不移、局部关节皮肤晦暗等瘀血痹阻之候。在临床实践中还发现，痹证早期，患者尚未发生关节肿胀畸形，中医辨证也未见明显瘀象时，一些反映瘀血状态的理化指标已经发生了明显变化，如纤维蛋白原、血黏度增高，血沉增快，等等。近年研究发现，血液的高凝状态和微循环障碍是类风湿关节炎的病理改变之一。这提示在痹证出现之前，或在疾病初期就有“瘀”的存在。因此，其治疗重在一个“通”字，应未病先防，尽早运用活血化瘀药，不必等瘀象显现时再用，逐瘀通络应贯穿痹证治疗始终。对症状较轻的患者可在辨证用药的基础上加用红花、延胡索、当归、川芎、鸡血藤等理气活血通络药物；对症状较重者，可用莪术、三棱、三七、地鳖虫等破血行瘀，甚者用水蛭、穿山甲、全蝎、蜈蚣等活血破瘀、搜风剔络之品。

治痹证当先保护脾胃

风湿病患者大多病程较长，久而可见气血亏虚、脾胃虚弱之证。加之疾病治疗一般需持续服药，有时长达十数年。这些治疗药物不论是西药，还是活血通络之类中药，皆极损伤脾胃。古训云：“胃气一败，百药难治。”故治痹证当先保护脾胃，脾胃是否强健，运化良好关乎风湿病长期治疗之成败。

具体临床实践中，尤需注意两点。一是胃以通为用，以降为和，在风湿病治疗中无论攻邪或扶正，应加入适量理气健脾、消导和中之品，如佛手、陈皮、神曲、鸡内金、路路通等。二是用药应辨病与辨证相结合，味单效兼为最佳。药味应尽量精简，以减轻脾胃负担。如清热解毒药虽多，而苏励教授常选用的白花蛇舌草、土茯苓、黄芩、忍冬藤等，不仅能清热解毒，也可调节免疫功能，抑制抗体形成。例如：黄芩可抗过敏，抑制关节炎症；土茯苓对细胞免疫有抑制作用，可用于系统性红斑狼疮、白塞综合征的口腔溃疡。苏励教授养阴多选生地黄、麦冬、南沙参等，也是因为以上药物除能养阴生津外，还兼具他效。例如：生地、南沙参可提高细胞免疫功能，麦冬可以对抗环磷酰胺引起的白细胞下降。活血类药物常选用莪术，因其既能活血化瘀，又可抗血管炎症，有免疫抑制作用。如此，可以达到一药多效、减少药味、保护脾胃之目的。

病情反复，预防外感是关键

类风湿关节炎、强直性脊柱炎、系统性红斑狼疮等风湿病患者通过恰当治疗，病情一般都会趋于缓解，且可保持长期稳定。如果反复发作，一个重要的原因是患者自生正气（抵抗力）不足，容易感受外邪侵袭，且反复发作，致疾病胶着难愈。最常见的是感冒等呼吸系统疾病，胃肠道炎症、尿路感染、皮肤感染等也是常见的诱发风湿病反复发作的因素。临床观察发现，如果患者反复感冒或感冒长期不愈，则所患风湿病也不会缓解稳定，甚至会加重、恶化。

治疗风湿病反复感染者，应从扶助正气、祛除邪气两方面着手。在还未受风、寒、暑、湿、燥、火等外邪时，治疗应注重扶助正气，可在方中加入益气养血、补益肝肾的药物，如玉屏风散加减。一旦感受外邪，祛邪要及时，例如，风湿病患者感冒后应立即治疗，不能像常人一样，等一两天看是否有自愈可能，且治疗不能因循常规。疾病之初，就可给予大剂量清热解毒药；在此基础上酌加治疗痹证及健脾的药物，即所谓“先安未受邪之地”，以防引动宿疾，损伤脾胃。如治疗及时、得法，外邪很快消散，则痹病不至复发。

近年来，儿童风湿病患者日趋增多，临床常见患儿病情反复发作。究其原因，多为外感引动宿疾。由于小儿抵御外邪能力较差，容易遭受邪气侵袭而患感冒等证，在治疗时应着重注意扶助正气，预防外感发生。加之小儿脾常不足，且饥饱不知节制，故处方可用玉屏风散加米仁、猪苓、芡实、鸡内金、陈皮等健脾助运之药。小儿脏器娇嫩，治疗须以扶正为主，稍加祛风通络药物即可。

内外合治“强脊炎”

强直性脊柱炎治疗分为发作期和缓解期。发作期治疗以活血止痛为主；缓解期则治以温补督脉、活血化瘀、通络止痛，酌加引经药，如白芥子、麻黄、桑枝等，以利邪从外出。强直性脊柱炎病位在脊柱，是中医督脉所在之地，而益肾壮督以膏方为最佳，既能治疗疾病，又可强健体质，增强抵抗力。在长期运用冬季膏方治疗取得良效的基础上，患者如果脾胃健运，夏季也可服用膏方以加强疗效。因为督脉“总督人体一身之阳气”，而夏季是自然界阳气最旺盛之时，此时服用膏方，可温补督脉，祛瘀化痰通络，事半功倍。在膏方中加入鹿角胶、鳖甲胶、阿胶等大补精血之品，既有“治风先治血，血行风自灭”之意，又有益肾壮督、消除因虚致痛之功。

除内服汤剂、膏方治疗外，中医外治法可使药物作用于腧穴，通过经络直达患处，起到提高疗效的作用。如外敷白芥子饼，取生白芥子(碾碎)、面粉各25克，红花(碾碎)20克，黄酒调糊，做成薄饼，纱布隔层，沿脊柱外敷，并用“神灯”（TDP型治疗器）或频谱仪照射，具有消除炎症、通络止痛作用，加强了内服药物的整体疗效，体现了中医内外合治、整体与局部相结合的治疗思想。

在中药内服外敷治疗时，如已经在服用西药，可继续服用。经中西医结合治疗后，大部分患者病情能得到有效控制，然后逐步减撤西药，以中医药维持治疗。

养阴清热解毒治疗系统性红斑狼疮

系统性红斑狼疮是较为常见的自身免疫性疾病，多脏器损害是该病特点。其病因可归纳为内外两个方面。内因多为素体虚弱，肝肾不足；外因多与感受邪毒有关。其中正虚以阴虚最为重要，邪毒以热毒最为关键，而劳累过度，外感六淫，阳光暴晒，喜、怒、忧、思、悲、恐、惊七情内伤均为该病的重要诱发因素。患者在出现面部和肢体红斑、灼热，发热，口舌生疮等热毒内盛症状的同时，大多伴有腰酸腿软、五心烦热、神疲乏力、口干、舌质红少苔等肝肾阴虚之象。故该病辨证属肝肾不足，气阴两虚为本，血热邪毒亢盛为标。临床治疗当滋补肝肾、益气养阴以治本，清热解毒凉血以治标。

狼疮性肾炎是系统性红斑狼疮多脏器损害最常见的一种表现，该病的主要特征是出现大量蛋白尿。对其治疗应从脾肾气虚、瘀血内阻着眼，治以健脾补肾、益气活血为主，兼以固摄精微。苏励教授常重用生黄芪为君药，因其不仅有炙黄芪益气固卫之功，还可托毒于外，利于邪毒排出；再辅以莪术、丹参活血，更能祛瘀生新。临床治疗亦收到了较为满意的效果。PM

专家简介

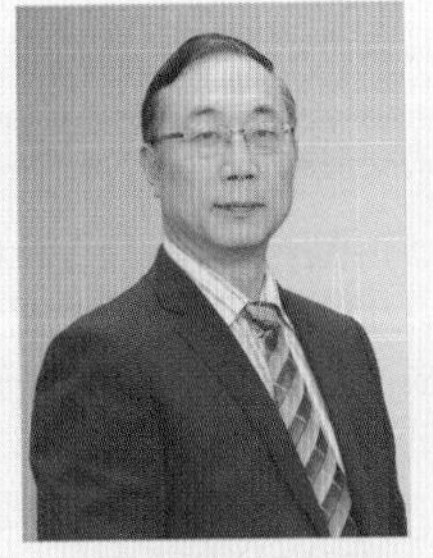

苏励 上海中医药大学附属龙华医院风湿科主任医师、博士生导师，上海市名中医，国家中医药管理局痹病学重点学科及风湿病重点专科负责人。擅长治疗系统性红斑狼疮、类风湿关节炎、强直性脊柱炎、干燥综合征等各类风湿性疾病。

专家门诊：周一下午（分院），周三、周五下午（总院）
特需门诊：周四上午（总院）

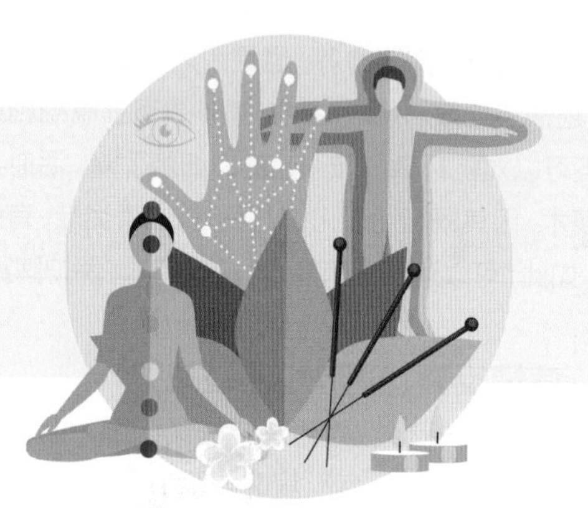

“肥人多气虚痰湿，瘦人多阴虚火旺”，是历代医家通过观察体型肥瘦以判断禀质分类及发病趋势的理论概括，具有一定临床指导意义。

肥人多气虚痰湿 瘦人多阴虚火旺

上海中医药大学教授　李其忠

肥胖之人，多属气虚痰湿体质

宋代医著《仁斋直指方》有“肥人多寒湿”之语，强调肥胖之人多气虚，气虚不运则生寒湿。元代医著《丹溪治法心要》首次提出“肥白人多痰湿”之论。清代叶天士《临证指南医案》指出：“夫肌肤柔白属气虚，外似丰溢，里真大怯，盖阳虚之体，惟多痰多湿。”提示肥胖之人，以气虚、阳虚为本，多痰、多湿为标。

就中医禀质分类而言，《黄帝内经》将肥胖之人分为膏型、脂型、肉型，多指形体肥胖、脂肪过剩、胖而无力之人。当今流行的中医体质九分法中，气虚体质及痰湿体质的体型特点多偏于肥胖。就临床观察而言，由于家族遗传因素或长期摄入过多，以致形体过于肥胖者，容易出现精神疲乏、少气懒言、昏昏欲睡、舌质淡胖、脉象沉细等气虚表现，也容易出现形体困重、胸闷痰多、大便黏滞、舌苔厚腻等痰湿之证。中老年肥胖之人，又容易出现高脂血症、冠心病、脑梗死等疾病。这些疾病的中医辨治，均认为与痰湿内盛、痰瘀阻脉有关。

适当加强运动，合理节制饮食，必要时药物干预，如服用健脾益气、祛湿化痰、降脂通脉类中药，均为防治“肥人气虚痰湿”的重要环节。

形瘦之人，多属阴虚火旺体质

相比于肥胖之人而言，形体偏瘦之人，正是阴虚禀质的形体特征，多与先天禀赋、家族遗传有关。阴虚禀质的人往往内火偏旺，容易出现咽干口燥、急躁易怒、失眠多梦等现象。就病理体态特征而言，如常见的糖尿病，古称“消渴”，常以多食、多饮、多尿、体重减少的“三多一少”为临床特征，中医辨证多以胃火亢盛、阴津亏虚为主。旧时十分常见的肺结核，古称“肺痨”，是以咳嗽、咯血、潮热、盗汗及身体逐渐消瘦等证为主的慢性消耗性疾病，中医辨证多以肺阴亏虚、阴虚火旺为主。再如，无论何种恶性肿瘤，虽有其各自的临床表现及生化指标与影像特征，然而进行性消瘦为其共有的临床特点，至中晚期，气阴亏虚、阴虚火旺又往往是其共有的病机特点。

改善脾胃功能，增加食物营养，保证睡眠时间，保持情志安泰，多食养阴生津的果蔬等，是改善阴虚禀质的重要措施。若因病而致形体消瘦，积极治疗原发性疾病才是其根本所在。

需要指出的是，“肥人多气虚痰湿，瘦人多阴虚火旺”，仅是禀质分类及疾病表现的一种体态特征倾向，不能将其绝对化。合理的禀质分类，有效的疾病治疗，还须望闻问切、四诊合参、辨体辨证、综合分析。PM

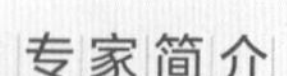

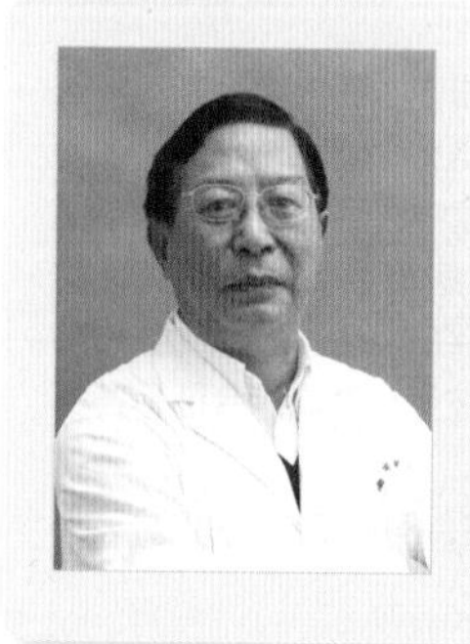

李其忠　上海中医药大学教授、博士生导师。擅长治疗肝胆脾胃疾病、急慢性喘咳病症及虚损性疾病。近年来致力于中医养生文化研究及中医养生科普创作。

专家门诊：周一下午（上海市中医医院石门一路专家门诊部），周六下午（岳阳医院青海路名医特诊部）

正值冬令进补时节，膏方因作用持久和缓、药性稳定、服用方便而广受欢迎，但其高昂的价格也令人望而却步。如何才能制作一款适合自己又经济实惠的膏方呢？下面就为大家介绍三个小膏方。它们功效不同，历史悠久，药味较少，采用蜂蜜收膏，制作简便，比较适合在家中自制，感兴趣的朋友不妨一试。

冬令进补 自制小膏方

上海中医药研究院针灸经络研究所 李明哲

明目延龄膏

药物组方：霜桑叶200克，菊花200克，桑葚120克，生地黄150克，蜂蜜800克。

功效主治：平肝明目，清热散风，降血压，且药性平和，清而不凉，滋而不腻。

对于年老体弱、肝肾不足的相关病证有良效，如视物不清或眼睛干涩疼痛等。

制作方法：可在药店或使用家用粉碎机将霜桑叶、菊花、生地黄打成粗粉，将桑葚打碎，放入大砂锅内，加水2000毫升，用大火煎煮；煎沸30分钟后，改小火煎煮60分钟，取药汁。药渣加水再煎，取汁，煎法同前；先后取3次药汁后按将药渣丢弃。混合3次药汁，文火熬煮60~90分钟使药汁浓稠，加入蜂蜜搅拌均匀，至再次沸腾时即可。待冷却至常温后，放入玻璃罐或瓷罐中，冷藏储存。

服用方法：取干净小勺，每次1~2勺，温水冲服，早晚各1次。膏滋入水即烊，冲调方便，回味甘甜。

蜂蜜地黄膏

药物组方：熟地黄150克，生地黄150克，天门冬100克，山茱萸80克，蜂蜜600克。

功效主治：润肺滋肾，养阴润燥。尤其适合肺肾阴虚的女性服用，对于缓解女性更年期症状也有一定作用，如干咳少痰、口干口渴、潮热盗汗、心烦多梦、腰酸痛、大便燥结等。

制作方法：可在药店或使用家用粉碎机将生地黄、熟地黄、天门冬打成粗粉，将山茱萸打碎，放入大砂锅内，加水1500毫升，用大火煎煮；煎沸30分钟后，改小火煎煮60分钟，取药汁；药渣加水再煎，取汁，煎法同前；先后取3次药汁后将药渣丢弃。混合3次药汁，文火熬煮60~90分钟使药汁浓稠，加入蜂蜜搅拌均匀，至再次沸腾时即可。待冷却至常温后，放入玻璃罐或瓷罐中，冷藏储存。

服用方法：取干净小勺，每次1~2勺，温水冲服，早晚各1次。

注意事项：脾虚大便次数多或大便不成形、胃寒胃痛食少、胸闷痰多者不宜服用。

青果膏

药物组方：橄榄（青果）300克，胖大海120克，黄芩80克，玄参100克，麦冬120克，诃子肉120克，蜂蜜1500克。

功效主治：清咽止渴，润肺生津。适用于各种咽喉疾病，尤其是长期用嗓过度者，如咽喉肿痛、失音声哑、口燥舌干等；同时对肺燥咳嗽也有一定作用。

制作方法：可在药店或使用家用粉碎机将上述诸药打成粗粉，放入大砂锅内，加水5000毫升，用大火煎煮；煎沸30分钟后，改小火煎煮60分钟，取药汁；药渣加水再煎，取汁，煎法同前；先后取2次药汁后将药渣丢弃。混合3次药汁，文火熬煮60~90分钟使药汁浓稠，加入蜂蜜搅拌均匀，至再次沸腾时即可。待冷却至常温后，放入玻璃罐或瓷罐中，冷藏储存。

服用方法：取干净小勺，每次1~2勺，温水冲服，早晚各1次。若治疗慢性咽炎，也可将膏滋直接置于口中，慢慢含化，以利于发挥药效。

注意事项：服药期间，忌食辛辣刺激之物。此外，感冒发热等表证初起者慎用。PM

您的孩子习惯性坐姿不端正、站姿歪歪扭扭吗？走路左右晃动吗？是否有头歪、驼背？时常颈、腰、背疼痛不适吗？如果孩子出现了上述问题，脊柱侧弯可能已经在您的孩子身上发生了。脊柱侧弯是一种复杂的三维畸形，是指脊柱的一个或数个节段在冠状面上偏离中线向侧方弯曲，形成带有弧度的脊柱畸形，通常伴有脊柱的旋转和矢状面上生理性前凸和后凸的增加或减少。简单地说，正常人的脊柱从背面看直立于正中，如果脊柱向左或右偏离中线，称之为脊柱侧弯。

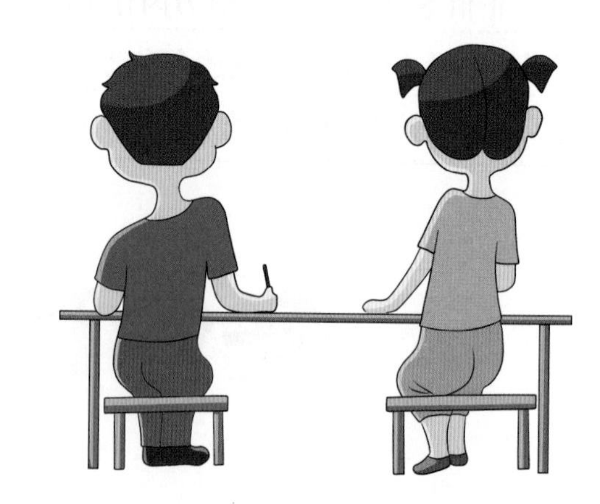

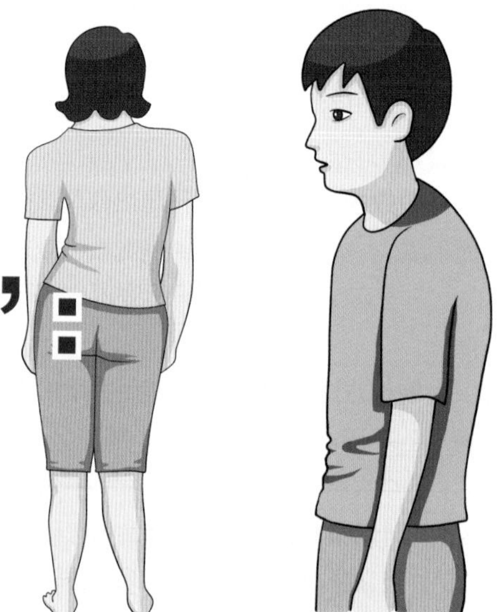

青少年脊柱侧弯体态表现

不容忽视的未来“脊梁”：青少年脊柱侧弯

上海中医药大学附属岳阳中西医结合医院推拿科主任医师　孙武权
上海市中医药研究院推拿研究所　孔令军

1. 脊柱侧弯的危害

脊柱作为人体的中轴，是胸腔和腹腔的重要组成部分。脊柱侧弯会给患者身体带来一系列的畸形，这些身体上的缺陷可逐渐导致患者出现孤僻、自闭、自卑等心理障碍。尤其是青少年，更容易对自身畸形感到担心和忧虑，逐渐无法融入正常的社会生活。

脊柱侧弯不仅会导致青少年身体畸形，更会影响其心肺功能的正常发育，可导致肺膨胀障碍，甚至局部肺不张，出现心悸、气短、胸闷等现象。严重脊柱侧弯可导致神经功能减退，甚至会出现瘫痪、大小便功能障碍等。

2. 如何发现脊柱侧弯

家长可以通过观察孩子身体的一系列变化做到脊柱侧弯的“早发现”。患儿主要变化如下（被检查者裸露腰背部）：① 两肩不平。自然站立，一肩高，一肩低（即“高低肩”）。② 肩胛骨一高一低（即“剃刀背”）。一侧肩胛骨隆起，或肩胛骨下角不在同一水平线上。③ 躯干两侧至肘部距离不等。双臂自然下垂，双臂与躯干形成的空隙不对称。④ 躯干一侧的腰部附近有皱纹形成。⑤ 一侧胸部塌陷，一侧背部隆起。青春期女性患者，如果乳房发育，可表现为双乳房大小不对称、高低不一致。⑥ 骨盆倾斜。裸露双下肢，双脚并拢直立，两侧臀线（臀部隆起与大腿之间的体表沟）不对称。

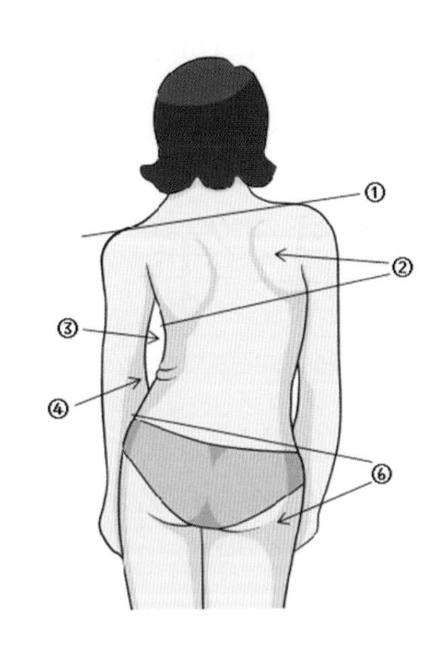

青少年脊柱侧弯早期体表变化
①“高低肩” ②“剃刀背” ③躯干两侧至肘部距离不等 ④躯干一侧的腰部附近有皱纹形成 ⑥骨盆倾斜，双侧臀线不对称

3. 脊柱侧弯的中医治疗

脊柱侧弯治疗的关键在于“早发现、早治疗”，防止畸形加重。脊柱侧弯的治疗方法很多，较常用的疗法包含推拿手法、电针治疗、表面电刺激、形体功能训练、支具治疗、手术治疗等。一般依据患者侧弯 Cobb 角的大小选择相应的治疗方案，Cobb 角 >40 度宜采用手术治疗；20 度 <Cobb 角 <40 度宜采用支具配合其他保守疗法。当然，医生还需要根据患者临床症状的差异决定最终治疗方案。

在脊柱侧弯的治疗中，传统中医推拿手法也具有较好的疗效。推拿手法通过改善患者侧弯脊柱两侧不平衡的肌肉（萎缩、痉挛）来防止躯体畸形的加重，正如《医宗金鉴·正骨心法要旨》所云：“若脊筋陇起，骨缝必错…… 当先柔筋，令其和软。”家庭简便操作：可以在患者脊柱两侧予按揉、弹拨等推拿手法，放松肌肉等软组织，同时注意触诊是否有结节、条索、硬块等肌肉异常，并对这些肌肉异常部位进行重点推拿治疗。此外，通过脊柱调整手法改善患者侧弯脊柱的三维畸形，对促进患者脊柱三维结构平衡的恢复也是十分重要的。基于中医的辨证论治原则，脊柱调整手法通常依据影像学和触诊结果，针对侧弯的部位，予不同的调整手法，如颈胸部侧弯予脊椎斜扳法、胸椎扳法，腰部侧弯则在摇动后予腰椎斜扳法。切记：脊柱调整手法需要专业医生的治疗，不宜自行在家中尝试操作。脊柱侧弯推拿手法治疗的最大优点在于，能依据具体情况进行个体化治疗，推拿的手法、力度可根据青少年患者的年龄、体质、病情进展、Cobb 角大小等因素来灵活掌握，而且可随病情转变及时调整。

同时，中医传统功法（太极拳、六字决、易筋经等）作为一种“身心”锻炼的疗法，不但在改善脊柱侧弯患者肌肉平衡方面具有一定疗效，而且在改善患者呼吸功能和心理问题方面也展现了较好的辅助治疗效果，适合脊柱侧弯患者的日常锻炼。

4. 脊柱侧弯的预防与日常运动

脊柱侧弯重在“早发现、早治疗”，以免侧弯畸形进一步发展，造成严重的身心疾患。婴幼儿应定期至儿保门诊检查；学龄前儿童应注意体态的变化，及“坐、立、行”等姿势的异常。青少年是脊柱侧弯的高发人群，家长和老师要大力加强对青少年日常生活习惯和体位姿势的监督。不良姿势可加重脊柱畸形，家长应监督孩子在坐位看书、写字时，保持身体端正，不前倾，少耸肩，不歪头，等等。书包以受力均匀的双肩背包为好，单肩挎或手提等形式都可使儿童单侧肌肉紧张，导致姿势异常，加重侧弯畸形。青少年应睡硬板床。另外，青少年身高增长较快，应及时调整课桌椅的高度，以适应身高变化。

此外，青少年体育运动应注意脊柱两侧平衡的锻炼，游泳、单双杠等都是比较适合的运动方法。如已有侧弯倾向，或有侧弯家族史的青少年应尽量避免单侧发力运动，如羽毛球、乒乓球、高尔夫等。脊柱侧弯患者在改善全身状况，并有足够运动量的同时，还要配合合理的营养，以增强肌肉力量。PM

专家简介

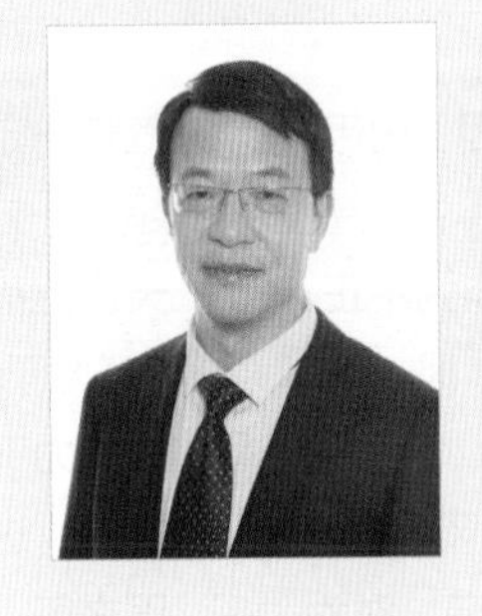

孙武权 上海中医药大学附属岳阳中西医结合医院推拿科主任、主任医师，上海市中医药研究院推拿研究所临床研究室主任，中华中医药学会推拿分会秘书长，世界中医药学会联合会小儿推拿专业委员会副会长，中国民族医药学会推拿分会副会长，上海市中医药学会推拿分会副主任委员，丁氏推拿流派主要传承人，海派儿科推拿讲师团团长。

专家门诊：周一上午

冬季是“寒邪”的主气。现代医学认为，冬季的低气温环境容易诱发冠心病、高血压、慢性支气管炎、哮喘、肺气肿、关节炎等疾病。例如，慢性支气管炎、哮喘患者到了冬季，病情容易逐渐加重或出现急性发作。那么，时至冬季，我们该如何顾护身体？

护阳防寒 迎健康丰年

首都医科大学附属北京中医医院主任医师 王国玮

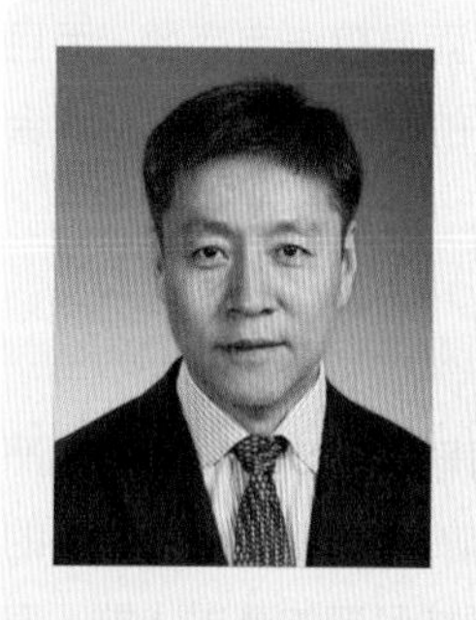

专家简介

王国玮 首都医科大学附属北京中医医院副院长、肝病科主任医师，中国中医药学会亚健康分会副主任委员，北京中医药学会师承工作委员会主任委员、肝病专业委员会副主任委员。擅长病毒性肝炎、肝硬化、脂肪肝、酒精性肝病等的诊治及亚健康调理。

敛阴护阳，养肾防寒

冬季的主气为寒，寒为阴邪，易伤人体阳气，故冬季养生仍以“秋冬养阴”为基本原则，顺应自然界收藏之势，敛阴护阳。冬季对应人体的肾。肾功能强健，就可调节机体适应严冬的变化，反之则会使人体新陈代谢失调而发病。因此，冬季养生很重要的一点是“养肾防寒”，即防外感“六淫”中的“寒邪”。

日常起居可以做到以下几点：①为使体内阳气不受干扰，冬季应早睡晚起，休息睡眠时间比其他季节稍长。②背是人体的“阳中之阳”，风寒邪气很容易通过背部侵入身体，从而引发疾病，出现背部酸疼等症状，所以应注意背部保暖。③每晚温水泡脚，可促进局部血液循环，消除疲劳，促进睡眠。

饮食补身，但忌乱补

冬季是闭藏之季，也是四季中以“补”为主的季节。每个人可根据自身体质选用一些能量、蛋白质含量较高的食物，如羊肉、狗肉、鱼、蛋、牛奶等。冬季对应肾脏，五味中肾对应咸味，所以冬季可适量多食咸味食品，如海带、紫菜、海蜇等。此外，还可多食桂圆、胡桃肉、木耳、山药、大枣、花生、黄豆，以及胡萝卜、韭菜、油菜、香菜、辣椒等蔬菜。切忌胡乱进补、滥补、偏补、长期大补。

验方推荐：养阴润肺“百花膏”

如果雨、雪未见，气候干燥，可能伤肺，而肺“喜润恶燥”，故人易出现咳嗽较多的情况，且反复出现。在药物治疗的同时，可选用一些验方配合治疗，如“百花膏”：取百合、款冬花各100克，用水煎煮后去渣，加入200克蜂蜜，熬成膏状，每日3次，每次1匙，有养阴润肺的作用。PM

小贴士

“六气”和“六淫”

中医认为，导致疾病的原因有四类——外因、内因、病理产物和其他病因。外因，即外感六淫——风、寒、暑、湿、燥、火。六淫（“淫”有太过、浸淫之意，引申为不正、异常）与六气既有联系，又有区别。正常情况下，风、寒、暑、湿、燥、火是自然界六种不同的气候变化，称为“六气”。六气的不断运动使一年四季气候产生变化，即春风、夏暑（火）、秋燥、冬寒、长夏湿。人体通过自身的调节，对六气有一定的适应能力，一般不会发病。但当气候变化异常，超过一定限度，如六气太过或不及，非其时而有其气（春天应温而反寒、秋天应凉而反热等），以及气候变化过于急骤（急骤冷、暴热等）时，机体不能适应，或当人体正气不足，抵抗力下降，风、寒、暑、湿、燥、火乘虚而入，人体就会发病。这种情况下的六气，便称为“六淫”。由于六淫是不正之气，故又被称为“六邪”。

碳酸饮料致骨折 是不是危言耸听

华中科技大学同济医学院附属协和医院营养科　石立雅

人体骨骼组织包括两大部分：一部分是由胶原等蛋白质形成的骨基质，另一部分是以钙、磷化合物为主的骨盐。体内骨骼中的钙和全身其他组织中的钙相互交换、沉积，保持动态平衡，维持正常生理功能。每天都会有一定数量的骨组织被溶解、释放到血液（骨吸收），同时又有新的骨组织形成，一旦骨吸收快于骨形成，就会出现骨丢失，发生骨软化、骨质疏松等问题。所以，单纯地认为饮用碳酸饮料会致骨折，可能证据不足；但结合每日饮用量和以下几个方面一起来看，青少年长期饮用碳酸饮料确实会影响钙的吸收，导致骨量减少。

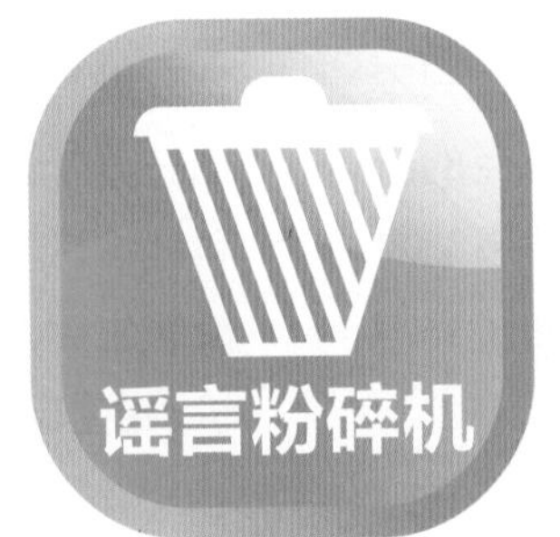

钙与磷

我国每日膳食中钙的适宜摄入量，成人平均为800毫克，其中50岁以上及11~17岁人群为1000毫克。磷的需要量在520~1200毫克/日，随年龄增加而下降，成人每日膳食中磷的适宜摄入量平均为700毫克。钙磷比例保持在1:1~2:1的范围对骨形成最有利。磷在食物中分布很广，瘦肉、蛋、鱼、动物肝、海带、花生、干豆类、粗杂粮等食物中含量都很高，一般不易缺乏。如果膳食中再额外增加大量含磷酸的碳酸饮料，又会怎么样呢？

碳酸饮料中钙的含量在1.99~2.44毫克/100克，磷的含量在13.6~45毫克/100克，每次饮用500毫升可乐最高可提供225毫克磷，占适宜摄入量的1/3以上。且其中的钙磷比为0.04:1~0.18:1。一些观察性研究发现，摄入碳酸饮料能使骨量减少、血液中钙的水平降低、尿钙排泄增多，可能导致骨质疏松症，增加骨折的风险。也有研究发现，青少年长期大量饮用碳酸饮料与骨折有很大关联。

钙与不平衡膳食

事实上，碳酸饮料中磷酸对人体骨量的影响不是主要因素，钙的长期摄入不足，蛋白质、能量摄入不平衡才是导致最终出现骨质疏松的原因。有研究报道，饮用碳酸饮料可能是不健康饮食和生活方式的一个指标。过度饮用碳酸饮料，导致水及奶类的摄入下降，影响机体对钙的补充，在低钙环境下，无论进食高蛋白质还是低蛋白质食物，均有可能引发骨量减少、骨组织微结构破坏，导致骨脆性增加，属于营养缺乏性骨质疏松。

青春发育期是人体骨骼生长的关键时期，在此期间摄入过多碳酸饮料，而矿物质和维生素等营养物质的补充减少，导致体内所需营养不均衡，将会影响骨骼正常发育。骨健康与超重、日照时间短、体力活动少、吸烟、酒精摄入等因素呈负相关，超重、不爱户外运动、爱抽烟喝酒的人群更容易发生骨质疏松。同时，饮料中含有的大量糖分也是引起肥胖的元凶。还有研究发现，摄入大量糖也会影响骨骼的矿物质平衡。

钙与咖啡因

有调查结果显示，饮用浓茶、咖啡、碳酸饮料与骨质疏松症发生的相关性有统计学意义。一项对489名年龄在65~77岁的绝经后妇女为期3年的队列研究发现，她们中每天摄入咖啡因大于300毫克的妇女比低于300毫克的妇女有更高的椎骨骨量丢失率。研究人员分析这可能是咖啡因抑制了磷酸二酯的活性，从而促进了骨吸收。同时，咖啡和浓茶中含有的咖啡因有轻度利尿作用，可促使尿钙排出，增加钙从骨中释出。

综上所述，摄入过多的碳酸饮料和咖啡，低钙、低蛋白质、低维生素饮食，以及吸烟、过量饮酒等，都可能是骨质疏松症的危险因素。然而值得我们庆幸的是，这些因素都可以得到控制和改善。合理的生活方式（尤其是饮食习惯）对预防低骨密度和骨折至关重要，在平衡膳食的前提下，偶尔摄入300毫升以下碳酸饮料不会对骨骼产生大的影响。PM

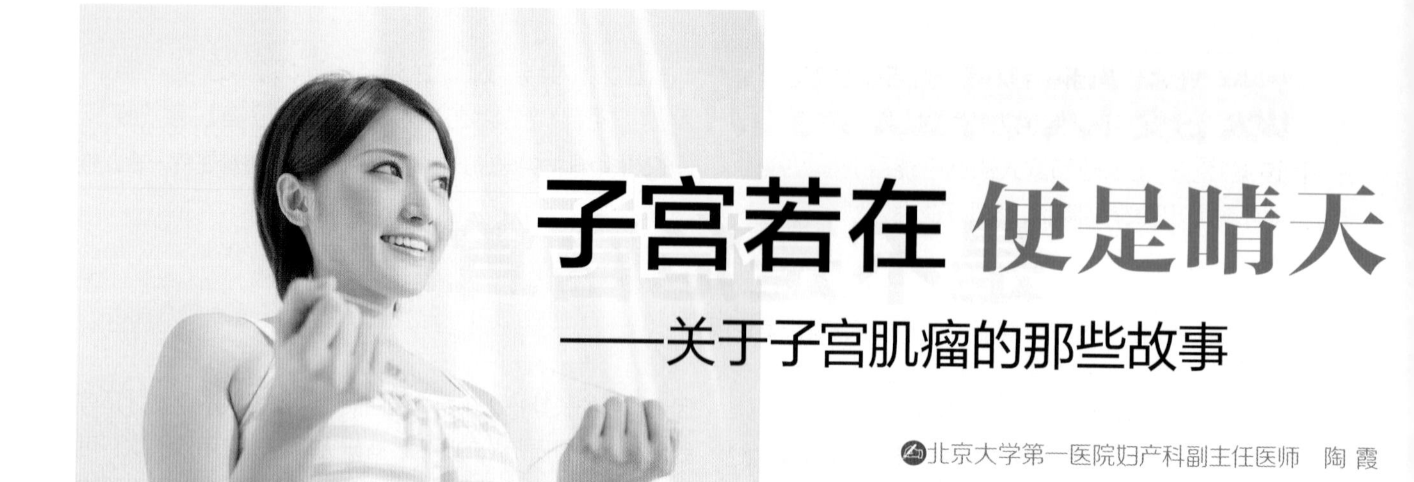

子宫若在 便是晴天

——关于子宫肌瘤的那些故事

北京大学第一医院妇产科副主任医师　陶霞

故事1

2017年6月13日，我为一位37岁的患者做了开腹子宫肌瘤剔除术，术前B超检查显示子宫肌瘤最大径有13厘米。患者躺在手术台上，小腹隆起，宫底平脐。做这个手术，就像做剖宫产手术，只不过取出来的不是胎儿，而是一个重达795克的肌瘤。术中快速冰冻病理检查结果显示，她患的是良性的“子宫平滑肌瘤”。手术结束，她的子宫得以保留。

她的故事要从之前的一个月说起。那是一个周一的上午，一位体型略胖、面色苍白的年轻女性来到诊室：“大夫，我有肌瘤，不想切子宫，这个手术您能做吗？”细细询问，我才知道，这位患者因为贫血一直就诊于外院血液科。近期，医生建议她到妇科就诊，这才发现她患有子宫肌瘤。纠正贫血后，外院医生建议她切除子宫，她抱着一丝侥幸来我院就诊，希望保留子宫，于是有了上面的故事。

故事2

2012年5月23日，病房迎来了一位年轻患者，她苍白的面容、羸弱的体态引起了大家的关注。这是一位巨大子宫肌瘤合并再生障碍性贫血的患者。当时，她34岁，患再生障碍性贫血10年，血常规检查提示红细胞、白细胞、血小板均明显减少。33岁时，患者体检发现子宫肌瘤，其后一年，肌瘤迅速增长至最大径13厘米。因为腹胀，患者饮食受到严重影响，强烈希望进行手术治疗。

患者子宫增大如孕18周，子宫肌瘤诊断明确，而且短期内增长迅速，应警惕恶变可能，具备手术指征。由于患者合并再生障碍性贫血，手术时间应尽量缩短，手术方式以开腹为宜。同时，患者尚未生育，要求保留生育功能。经过慎重考虑，我们最终决定尊重患者的意见，为她进行子宫肌瘤剔除术。

全院多个科室紧密协作，让这位患者的手术成功成为可能：血库在北京市血源极度紧张的情况下，积极联系相应血液制品，术前两次给患者输注血小板；手术安排在无菌级别最高的心外科手术室进行，以降低感染风险。5月29日，我们为患者进行了子宫肌瘤剔除手术，剔除的肌瘤重达690克。手术过程中，患者出血倾向明显，我们经仔细缝合，最终成功止血。术中冰冻快速病理检查结果为“子宫平滑肌瘤”，患者的子宫得以保留。其后，患者顺利度过恢复期，于6月5日出院。

故事3

2013年，一位患者因停经40多天进行B超检查，因发现怀孕而欣喜不已，但也为“同时”发现子宫大肌瘤而焦虑不安。正当她和家人纠结于能否继续妊娠时，腹痛和阴道出血突然降临，出现了先兆流产迹象。

卧床保胎无效后，她无奈地选择了人工流产手术。1个月后，她接受开腹手术剔除了子宫肌瘤。所幸，2015年，她顺利妊娠、分娩，终于弥补了当初的遗憾。

她们的故事各不相同，却又有着相似之处，那就是没有定期体检，出现症状后也没有引起足够重视，一直忍耐，以至于肌瘤不断长大。

子宫肌瘤是女性生殖器官中最常见的良性肿瘤，在生育年龄女性中发病率高达30%。子宫肌瘤的确切病因不明，可能与女性性激素相关。按生长部位，子宫肌瘤可分为宫体肌瘤（约占90%）、宫颈肌瘤（约占10%）；按子宫肌瘤与子宫肌壁的关系，又可分为肌壁间肌瘤、浆膜下肌瘤和黏膜下肌瘤。子宫肌瘤常见的变性有玻璃样变、囊性变、红色样变、肉瘤样变和钙化，恶变为肉瘤很少见，发病率仅为0.5%左右。

子宫肌瘤的治疗分为保守观察、药物和手术治疗。子宫肌瘤的手术指征为：①子宫增大（如孕10周以上），或单个肌瘤最大径超过5厘米，或因为肌瘤导致不孕；②月经过多，导致贫血；③特殊部位的肌瘤，如子宫黏膜下肌瘤、阔韧带肌瘤和宫颈肌瘤；④肌瘤压迫膀胱和直肠出现症状，如尿频、尿不尽感、便秘、排便不净感；⑤短期内生长迅速，不排除恶变可能。

接诊因子宫肌瘤需要手术的患者时，我都会和她们讨论三个问题，让她们参与诊疗决策：第一，为什么要做手术，手术指征是什么；第二，做什么手术，剔除肌瘤还是切除子宫；第三，怎么做，腹腔镜手术还是开腹手术。

为什么要做手术？在手术指征中，临床最常见的有肌瘤太大、肌瘤导致贫血、短期内增长迅速、不排除恶变可能等。

做什么手术？直接切除子宫还是只剔除肌瘤？应根据患者年龄、是否保留生育功能，并结合肌瘤大小、部位、数量等综合决策。切子宫毕竟是摘除人体器官，女性患者在心理上很难接受，而且切除子宫对卵巢的血液供应多少会有影响，所以能保留子宫的尽量保留。但如果只摘肌瘤，术后有可能复发，有二次手术的风险，或者有些肌瘤不排除恶变可能，应考虑子宫切除术。

手术怎么做？做腹腔镜手术还是开腹手术？腹腔镜手术，也就是俗称的“微创”手术，在腹部通过3~4个0.5~1.5厘米的小切口，在摄像头监视下，通过机械完成肌瘤剔除，随后将肌瘤粉碎后取出。腹腔镜手术的优点是创伤小、恢复快；缺点是“感觉”不到极小的肌瘤，不能保证完全剔除，肌瘤过大或数目过多时，微创手术也有困难。如果肌瘤恶变，粉碎肌瘤的过程容易导致播散种植，因此，怀疑肌瘤恶变时，不宜选择腹腔镜手术。开腹手术的优点是手感好，剔除相对干净，可以将肌瘤完整地取出，手术时间比腹腔镜手术短；缺点是创伤相对较大、恢复慢。

子宫是“孩子即将入住或曾经住过的房子”，轻易不舍得“拆掉”。对每一位女性来说，保留子宫的意义非比寻常，子宫若在，便是晴天。PM

延伸阅读

多数子宫肌瘤患者无症状，通常在盆腔检查或超声检查时被发现。随着经阴道超声的广泛开展和超声诊断分辨率的提高，子宫肌瘤的检出率也在提高。子宫肌瘤患者的症状与肌瘤的生长部位、生长速度、有无发生变性和并发症关系密切。常见症状有以下几方面。

❶ **月经量增多及经期延长** 子宫肌瘤使宫腔增大、子宫内膜面积增加，黏膜下肌瘤伴坏死、感染、出血等，都会引起月经量增多或经期延长。长期月经量增多可导致贫血、乏力和心悸等。

❷ **下腹部包块** 肌瘤增大，使子宫超过12周妊娠大小时，从下腹部可以触及包块，晨起膀胱充盈时较明显。

❸ **白带增多** 子宫肌瘤使宫腔增大、子宫内膜面积增加，内膜腺体分泌增加，可导致白带增多。黏膜下肌瘤伴坏死、感染时，可出现脓血性白带。

❹ **压迫症状** 子宫前壁下段肌瘤可压迫膀胱，引起尿频、尿不尽感；宫颈肌瘤可引起排尿困难和尿潴留；子宫后壁肌瘤可压迫直肠，引起便秘和排便不尽感；阔韧带肌瘤可压迫输尿管，引起输尿管扩张，甚至发生肾盂积水。

❺ **其他症状** 如下腹坠胀、腰背酸痛等，有时可以引起不孕和流产。肌瘤红色变性或浆膜下肌瘤扭转时，会发生急腹痛。

女性朋友们应定期体检，发现异常及时诊治，守护自身健康。

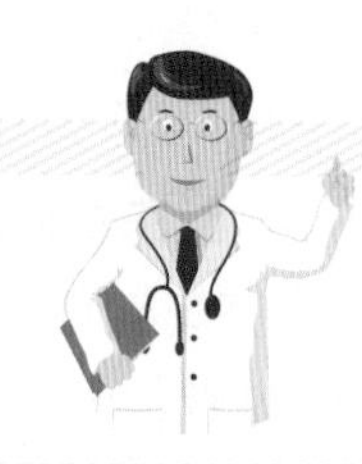

大众导医

网上咨询：popularmedicine@sstp.cn

专家门诊时间以当日挂牌为准

问：孩子坐飞机耳朵痛怎么办

最近带孩子长途旅行，飞行途中，孩子说耳朵闷、痛。其实我乘飞机时耳朵也会有点不舒服，但持续时间很短。有没有什么好方法可以帮助孩子很快消除耳朵不适呢？

江苏 张先生

上海交通大学医学院附属上海儿童医学中心耳鼻咽喉科主任医师陈洁：在乘飞机时，体外气压急剧变化，使中耳内外形成一定的压力差，会引起耳朵不适。主动做咀嚼、吞咽动作或打呵欠，不时吃点东西、喝点饮料，小一点的孩子可以捏着鼻子喝水、吹奏玩具、喝奶等，都能促进连通耳朵和鼻子的咽鼓管开放，调节中耳压力，缓解耳朵不适。

专家门诊：周一、周四上午

问：看3D电影为何会头晕

每次看完3D电影，我都会觉得眼睛酸痛、干涩，头晕，恶心，这是什么原因？怎样才能减轻这种不适？

北京 徐先生

北京协和医院眼科主任医师李莹：在3D电影上看到的立体影像，与我们平时所看的真实物体不一样。正常人双眼除了看正前方外，看任何东西的角度都是不同的，但成像的差距很小，因为图像经眼睛传到大脑后，大脑会利用这些差距，感受远近深度，从而产生立体感。3D电影是虚拟仿真的结果，这种立体感的获得，需要观看者的眼睛不断增加调节力才能完成。在黑暗的环境中，眼睛的调节能力会下降，而过度调节势必会导致眼睛疲劳、干涩、酸痛，甚至出现头晕、恶心的症状。看3D电影时，应选择稍微靠后的位置，可每隔15~20分钟摘掉眼镜闭眼休息一下；如果感觉眼睛不舒服或头晕、恶心，应立即停止观影；近视、远视、散光者一定要戴矫正眼镜看，双眼度数相差大于250度者，最好戴隐形眼镜；观影之前，应检查一下眼镜是否有问题、舒不舒服。另外，患有严重干眼症等眼疾者及8岁以下的孩子，不宜观看3D电影。

问：停服避孕药后很快怀孕，对孩子有影响吗

我一直采用短效口服避孕药避孕，最近打算要孩子，就停用了避孕药。没想到停药后十几天就怀孕了，孩子会不会受之前服用药物的影响？

福建 王女士

复旦大学附属妇产科医院副主任医师诸葛听：使用短效口服避孕药只保证服用周期内的避孕效果。国内外研究表明，停药后即可怀孕，停药后怀孕生产的宝宝，与没有服过避孕药的妇女所生的孩子相比，患病、畸形等风险无显著差异。

专家门诊：周一全天（杨浦院区）

问：髌骨不稳是怎么回事

我今年42岁，膝盖疼痛3年了，一直以为是关节老化的原因，就没当回事。最近，膝盖疼痛越来越严重，爬楼、弯腿、下蹲都成问题，经检查被诊断为髌骨不稳，需要手术治疗。什么是髌骨不稳？能治好吗？

上海 刘女士

同济大学附属同济医院关节外科副主任医师孙业青：髌骨不稳是膝关节疼痛的常见原因，是髌骨软骨软化或髌股关节骨关节炎形成的重要病因。主要表现为：①早期疼痛轻微，可因活动过多而加重，特别是上下楼、登高或长时间屈伸活动时更为明显，严重的上下楼及下蹲困难。②打“软腿”，即在走路、上下楼、下蹲时，膝关节出现瞬间软弱无力、不稳定感，有时甚至会摔倒。③髌骨脱位，部分年轻患者在活动、运动及外伤后会出现髌骨脱位，有的患者甚至会反复出现。④“卡壳”，即屈伸膝关节时出现瞬间卡住的现象，活动后会好转。髌骨不稳需要早期诊断及治疗，以减少软骨进一步损伤，减少关节炎的发生，减缓关节炎进一步发展。治疗方案需要根据具体情况而定，大部分患者经过适当治疗后症状可以得到改善。

专家门诊：周一下午、周四上午

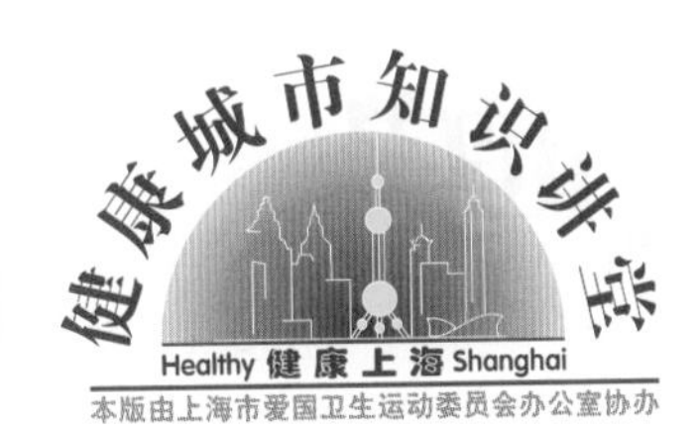
健康城市知识讲堂
Healthy 健康上海 Shanghai
本版由上海市爱国卫生运动委员会办公室协办

在上海市普陀区石泉路街道品尊国际居委会有两位志愿者，就像居委会正式工作人员一样，每天"打卡"上下班。68岁的杨丽莲就是其中一位，她集多重志愿者身份于一身，近几年令她深感重任在肩的就是"控烟志愿者"这一"头衔"。

点滴做起 营造社区无烟环境

本刊记者　王丽云

加入自管小组，成为控烟志愿者

曾做过出纳、工会工作的杨丽莲生性积极乐观、热情开朗，退休后做过7年居委会工作。搬到品尊国际社区后，作为一名老党员，她积极协助居委会工作，并第一批加入了2014年初成立的健康自我管理小组。在小组的日常活动和健康讲座中，杨丽莲学到了很多健康知识，深刻认识到吸烟、二手烟、被动吸烟贻害无穷。她说："吸烟对自己、对他人、对社会都没有好处，为了大家的健康，我想成为一名控烟志愿者。"

控烟，从劝家人戒烟开始

从自身、自家做起，控烟志愿者的行动才更有说服力。当时，杨丽莲的女婿有十年烟龄，家庭其他成员都深受二手烟之害，她决定先劝女婿戒烟。她把在健康讲座上学到的"吸烟有害健康"及"戒烟控烟方法"的相关资料收集起来，装订成一本"书"交给女婿。每当女婿吸烟时，她就苦口婆心地进行劝导。

担心自己的力量不够，也担心自己"唠叨"多了引起女婿的不满，杨丽莲就动员女儿和外孙女一起加入"联合战线"。"集体的力量"异常强大，特别是外孙女的加入，让她们把握住了"战斗"的"主动权"。小姑娘创作了各种戒烟标识和健康提示，贴在墙上、床头柜上，甚至是马桶上，提醒爸爸为了自己和家人的健康，少吸烟、早戒烟。在全家人的耐心、诚心劝说及持续监督、鼓励中，不到一年，杨丽莲的女婿就逐渐减少吸烟并最终成功戒烟。

劝阻吸烟，走出家庭和社区

作为一名控烟志愿者，劝导女婿戒烟的成功，更加增强了杨丽莲的信心。在她的宣传和影响下，妹夫和弟弟也相继戒烟，并深切地体会到"戒烟真好"。

几年来，杨丽莲和其他控烟志愿者一起，定期到小区和周边商场、餐厅等公共场所巡查，宣传控烟知识，张贴控烟标识，清理烟灰、烟蒂，看到有人吸烟就大胆上前劝阻。为了营造良好的控烟氛围，她们还常常将一些公共场所常设的烟灰缸换成糖果盘。

杨丽莲坦言，在劝阻别人吸烟的过程中，经常碰到别人不理解，时常遭受白眼；遇到素质比较低的人，还挨过骂，受过不少委屈。对此，她没有气馁，而是尽量克制自己，想方设法让自己的劝说使人更容易接受。每当想到自己的努力能为无烟环境和大众健康尽一份力，她就倍感自豪。

现在，杨丽莲感觉控烟工作越来越"好做"了，特别是今年3月1日《上海市公共场所控制吸烟条例》实施后，"无烟上海"逐渐深入人心，人们对烟草危害的认识更加深入，在公共场所吸烟的人越来越少了。PM

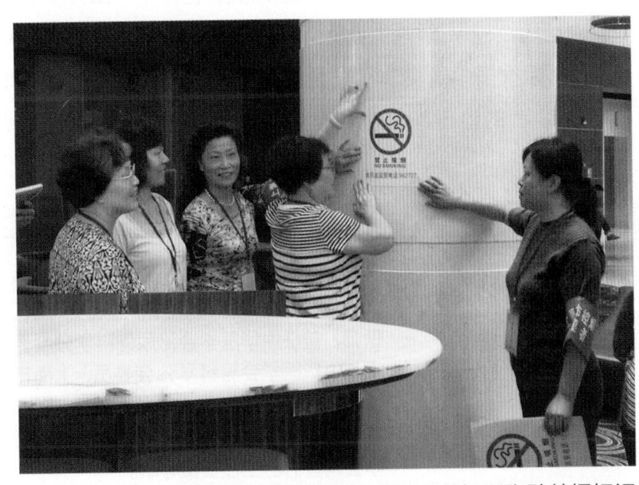

杨丽莲和志愿者们一起到公共场所张贴禁烟标识

医学科普需要患者“共鸣”

——一位老作者的感悟

上海交通大学医学院附属第九人民医院教授　姚德鸿

说起《大众医学》，很多读者知道这是一本“老牌”的医学科普杂志，1948 年就创刊了。根据我的了解，这本杂志在全球范围内也有相当的知名度。从一名医学工作者的角度看，这本杂志科学性强，杂志文章涉及的知识面广、实用性强，因此受到了广大读者的喜爱。而作为《大众医学》的作者，大约 40 年前，我就与这本杂志结缘了。

1978 年秋天，我根据临床工作中的见闻和感受，撰写了一篇科普文章——《男子的性功能障碍》。那个年代，媒体上涉及性方面的文章是很少的，所以，当我将这篇 5000 多字的文稿用挂号信邮寄给《大众医学》编辑部时，我还感觉有些惴惴不安。但出乎意料的是，我在数天后便接到了编辑部的回信，告诉我文章会在“适当的时候予以刊登”。果然，不久之后，在 1979 年 2 月份的《大众医学》上，我就看到了自己写的这篇文章。

令我感到欣慰的是，文章刊出以后，咨询信纷至沓来，说明性的问题虽然“不好说出口”，但很多人确实非常需要这方面的知识。在读者的这份热情的鼓舞下，我又为 1979 年 8 月号《大众医学》撰写了《再谈男子的性功能障碍》一文。这篇文章后来还被其他杂志转载，并多次被评为优秀科普作品。

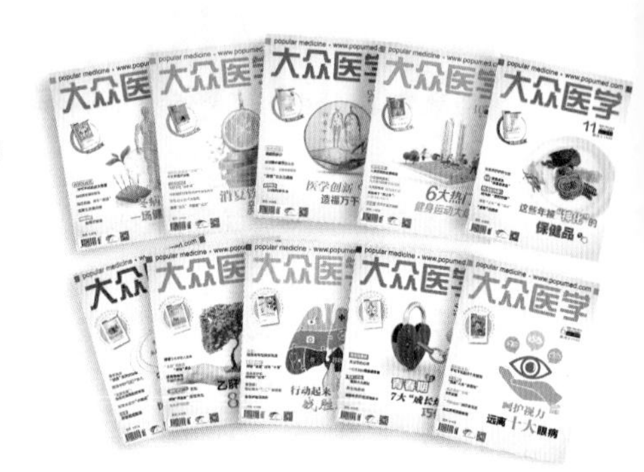

光阴荏苒，回想起来，那已经是大约 40 年前的事情了。这么多年里，我一直与《大众医学》杂志保持着良好的关系，并不时为杂志撰稿。时代在变化，我们医生为杂志撰写的文章也会有相应的变化。比如，现在是互联网时代了，网上流传着很多关于男科学方面的错误观点，为此，近期我特意为《大众医学》撰写了《“子肖前夫”真的有科学道理吗》《牛鞭治阳痿无效，换羊鞭会有效吗》等文章，澄清网友在认识上的误区。

我是泌尿外科与男科医生，因此绝大多数的选题，都取自泌尿科、男科和生殖医学科的专业内容。但是，医学科普毕竟不是简单地把医学知识介绍给读者，而是要让读者产生共鸣，让读者比较轻松地读完你的文章。为此，我总结出撰写医学科普稿件的 3 个原则。

第一个原则，根据病家或读者来信、来电和在诊室直接当面询问时所提的问题撰文。这样的问题往往有代表性，是患者所关心的，文章往往更贴近读者。第二个原则，从病家能理解与掌握的角度，介绍疾病诊疗方面的知识。因为毕竟大多数患者没有医学背景，一定要设身处地考虑患者的接受能力，尽量避开专业术语，用形象的语言说明问题。第三个原则，站在病家的立场上，推心置腹地针对某些医学问题，提出劝说与忠告。读者看文章，总是希望得到一些指点，虽然说每个人的情况各有不同，但在一定的范围内，我们医生写文章，还是要明确给患者一些建议的。

我深信“科学是愚昧的死敌”这句话，相信这是一个颠扑不破的真理。《大众医学》正是宣传医学科学的一本杂志，不仅让广大读者掌握医学知识、学会科学的思维方式，而且为医生提供了一个传播医学科学、普及医学知识的平台。这让我 40 多年来的写作热情一直居高不下。值此《大众医学》70 周年华诞即将到来之际，希望更多的医学工作者能为杂志创作出更多优秀的医学科普作品！PM

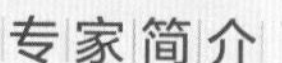

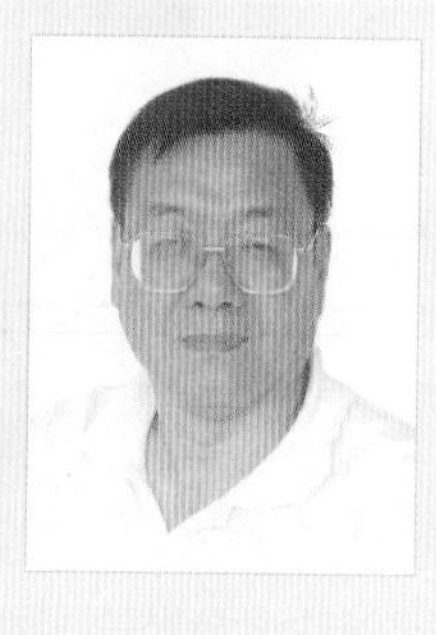

姚德鸿　上海交通大学医学院附属第九人民医院泌尿外科、男科学教授、主任医师，曾任中华医学会泌尿外科学分会委员、中华医学会男科学分会委员、上海市医学会泌尿外科学分会常务委员、上海市医学会男科学分会副主任委员、上海市医学会科普分会主任委员等职。

一篇科普文章 指引我20年康复路

周瑞海（河北）

20多年前，我被诊断出患有冠心病。根据自己的病情和医生的建议，我决定选一项运动帮助我康复。当时我每月都订阅《大众医学》杂志，便翻阅了以往收藏的杂志，看到一篇《步行锻炼　简便易行》的科普文章（1995年第11期），文中提出“走路是最好的锻炼方法”，指出“体胖者或有冠心病、高血压、糖尿病者，以趋（小跑步）为佳”。我觉得，步行正适合我的病情，决定试试。由此，我开始了冠心病康复的行走“长征”。

可是，断断续续走了一年多没见啥效果，我想打退堂鼓。老伴看出了我的心思，

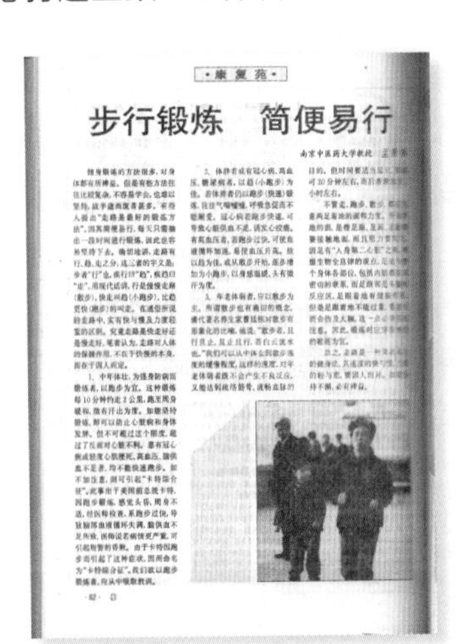
·康复苑·

步行锻炼　简便易行

南京中医药大学教授

她与我一起重新拜读了这篇科普文章，当看到“如能坚持不懈，必有裨益”之处，我脸红了。这次，我斩钉截铁地对老伴说：“不能打退堂鼓，要坚持！”同时我调整了饮食结构，开始健康的生活作息。

一晃两年多过去了，我的坚持收到了意想不到的效果。我去医院复查胆固醇、甘油三酯等多项指标，均在正常范围内，心绞痛、早搏也已多年没犯。在《大众医学》的指导下，我慢慢摸索出一些走路锻炼的体会，归纳为五个字。

一是“法”。大步快走，可以促进冠状动脉血液循环，减少胆固醇在血管壁上沉积的机会。快走时，我认真按文章中提到的要求：“注意两足着地的面和力度，即足跟、足跖、足趾都要接触地面，而且用力要均匀。因足有‘人身第二心脏之称’，根据生物全息律的观点，足底与整个身体各部位（包括内脏）都有密切的联系。”走路时，我抬头、挺胸、收腹，目平视，躯干自然伸直，身体重心稍向前移，上肢与下肢配合协调，步态均匀，两脚落地有节奏感，双臂自然甩动，走得全身出微汗，既舒服又愉快。走路时，我会把意念放在脚上，感觉脚跟到脚尖逐一踩到地面，这样做可以让我放松精神。

二是“合”。我将固定时间的“走”与日常生活中的“走”结合起来。平时外出时，我几乎不骑车、不乘电梯、不坐车，以走路代替。这样可使步行生活化、经常化、规律化。

三是“时”。每天清晨及黄昏，我都会行走40分钟左右。具体时间根据天气而定，如气温太高或太低，我会适当调整。

四是“量”。文中提到：“微有汗出为度，不可超过限量。”我在运动中会注意运动量，用“170-年龄”的公式计算目标心率，并做到运动后5分钟心率恢复到运动前水平。这样适量运动，感觉良好，食欲和睡眠也变好。

五是“持”。步行锻炼不是一朝一夕能奏效的，要靠日积月累。所以，步行运动必须细水长流，打“持久战”。如遇到不适合户外运动的天气，我会按《大众医学》1995年第7期刊登的《长寿从楼道起步》一文中的建议，进行适当的爬楼锻炼。

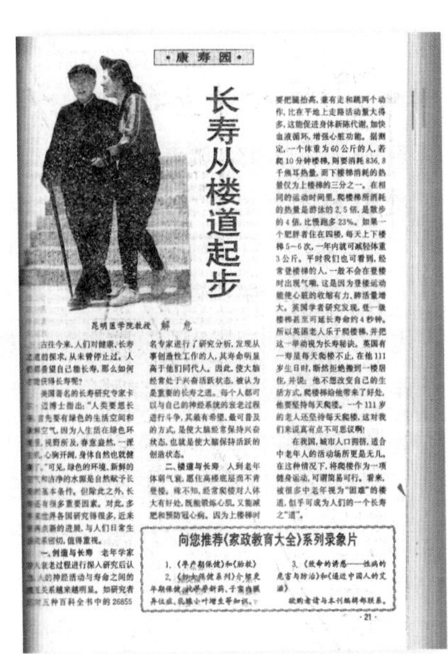
·康寿园·

长寿从楼道起步

昆明医学院教授　解危

名专家进行了研究分析，发现从事创造性工作的人，其寿命明显高于他们同代人。因此，使大脑经常处于兴奋活跃状态，被认为是重要的长寿之道。每个人都可以与自己的神经系统的衰老过程进行斗争，其最有希望、最可普及的方式，是使大脑经常保持兴奋状态，也就是使大脑保持活跃的创造状态。

二、楼道与长寿　人到老年体弱气衰，愿住高楼底层而不肯登楼。殊不知，经常爬楼对人体大有好处，既能锻炼心肌，又能减肥和预防冠心病。因为上楼梯时要把腿抬高，兼有走和跳两个动作，比在平地上走路活动量大得多，这能促进身体新陈代谢，加快血液循环，增强心脏功能。据测定，一个体重为60公斤的人，若爬10分钟楼梯，则要消耗836.8千焦耳热量，而下楼梯消耗的热量仅为上楼梯的三分之一。在相同的运动时间里，爬楼梯所消耗的热量是游泳的2.5倍，是散步的4倍，比慢跑多23%。如果一个肥胖者住在四楼，每天上下楼梯5～6次，一年内就可减轻体重3公斤。平时我们也可看到，经常登楼梯的人，一般不会在登楼时出现气喘，这是因为登楼运动能使心脏的收缩有力，肺活量增大。英国学者研究发现，登一级楼梯甚至可延长寿命约4秒钟。所以英国老人乐于爬楼梯，并把这一举动视为长寿秘诀。英国有一寿星每天爬楼不止，在他111岁生日时，断然拒绝搬到一楼居住，并说：他不想改变自己的生活方式，爬楼梯给他带来了好处，他要坚持每天爬楼。一个111岁的老人还坚持每天爬楼，这对我们来说真有点不可思议啊！

在我国，城市人口拥挤，适合中老年人的活动场所更是无几。在这种情况下，将爬楼作为一项健身运动，可谓简易可行。看来，被很多中老年视为“困难”的楼道，似乎可成为人们的一个长寿之“道”。

向您推荐《家政教育大全》系列录象片

·21·

在20多年的步行实践中，我深深体会到，那篇20多年前刊载在《大众医学》杂志上的科普文章是如此珍贵和实用。PM

服“他汀”4类人“肌肉”副作用大

复旦大学附属中山医院药剂科　李 静　吕迁洲(主任药师)

说到调脂药，大家最熟悉的应该是他汀类药物，它在调节血脂、防治动脉粥样硬化性心脑血管疾病方面具有重要作用。但是，“是药三分毒”，他汀类药物的“肌肉”副作用不容忽视，包括肌痛（肌肉疼痛或无力，不伴肌酸激酶升高）、肌炎（有肌肉症状，并伴肌酸激酶升高）和横纹肌溶解。横纹肌溶解有严重肌肉疼痛、肌肉坏死和肌红蛋白尿，可导致肾功能衰竭和死亡，肌酸激酶升高至少达正常值上限10倍，常达40倍。

4类人“肌肉”副作用大

当然，并非所有患者服用他汀类药物后都会出现相关肌病。目前认为，有4类人服用他汀类药物后，“肌肉”副作用较大。

❶ **高龄老人**　高龄老人常患多种慢性疾病，需服用多种药物，且大多有不同程度的肝肾功能减退，药物代谢清除减慢，易发生药物相互作用和不良反应。

❷ **女性**　女性身体脂肪含量比率相对较男性高，可影响脂溶性他汀类药物的体内分布和药物清除。而且，女性对他汀类药物相关肌肉不适或疼痛感觉更敏感。

❸ **体型瘦小、虚弱者**　低体重、虚弱者清除药物代谢能力较弱，易发生不良反应。肌力较弱时，他汀类药物可加重肌肉症状。

❹ **亚裔人群**　亚裔人群与白种人在肝脏代谢酶和药物转运蛋白方面存在遗传学差异，药物反应更强。研究发现，使用相同剂量的他汀类药物，中国人群与欧洲人群相比，可获得更强大的降低低密度脂蛋白胆固醇（LDL-C）作用。但使用高强度（每日剂量，降低LDL-C ≥ 50%）的他汀类药物，对中国人群来说，不仅降脂作用增加有限，还伴随更高的肌病风险。

需要注意的是，这4类人群在服用他汀类药物后，若出现肌肉症状或肌酸激酶升高，首先应排除创伤、剧烈运动、甲状腺疾病、感染、原发性肌病等原因，然后再考虑他汀类药物副作用。

若出现肌肉症状或肌酸激酶升高，怎么办？有肌肉症状又联合用药者，应减轻活动强度；肌肉症状轻或无症状者，同时肌酸激酶< 5倍正常值上限时，可继续服药或减量，并密切随访；肌酸激酶超过正常值上限5倍，应停药并复查，直至恢复正常；已发生横纹肌溶解者应及时停药，必要时住院治疗。

使用“他汀”5注意

❶ 使用他汀类药物前，应进行获益/风险评估，检测肌酸激酶，供出现肌肉症状时参照。

❷ 起始剂量不宜太大，亚裔人群不能盲从国外指南，需依据血脂基线水平，在医生指导下使用中等强度（每日剂量，降低LDL-C 30% ~ 50%）的他汀类药物。

❸ 晚上服用他汀类药物降脂效果更好。服药期间应避免大量饮酒和葡萄柚汁。不要随意增减药物剂量和品种，应根据疗效调整药物剂量，并密切关注有无肌痛、肌无力等症状。一旦发生肌肉症状，应及时去医院检测肌酸激酶。

❹ 计划进行剧烈持久耐力训练者和联合用药者，尤应注意肌病风险。

❺ 曾因服他汀类药物出现过肌病的患者，若需再次服用，可在医生指导下更改他汀类药物的种类或减少剂量，或间断使用长效他汀类药物，或联用其他调脂药。辅酶Q10可能改善肌肉症状，但确切疗效仍待验证。PM

小贴士

他汀类药物的强度分类

高强度：每日剂量，降低LDL-C ≥ 50%，如阿托伐他汀40 ~ 80毫克、瑞舒伐他汀20毫克。

中等强度：每日剂量，降低LDL-C 30% ~ 50%，如阿托伐他汀10 ~ 20毫克、瑞舒伐他汀5 ~ 10毫克、辛伐他汀20 ~ 40毫克、普伐他汀40 ~ 80毫克、洛伐他汀40毫克、氟伐他汀80毫克、匹伐他汀2 ~ 4毫克。

低强度：每日剂量，降低LDL-C<30%，如辛伐他汀10毫克、普伐他汀10 ~ 20毫克、洛伐他汀20毫克、氟伐他汀20 ~ 40毫克、匹伐他汀1毫克。

服“地平类”降压药 怎会头痛和水肿

上海交通大学附属瑞金医院副主任医师 陶 波

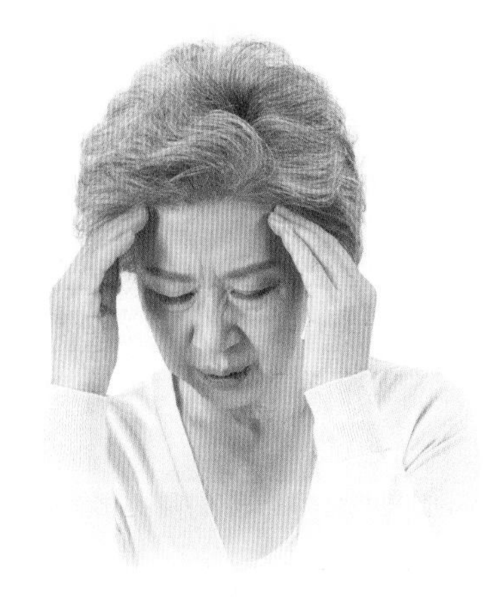

生活实例

最近，65岁的刘婆婆脚踝处出现了明显水肿。开始，刘婆婆认为是疲劳所致，可水肿不断加重，不得不在老伴陪伴下来到医院就诊。经过专家仔细询问病史，水肿原因查明了。原来，刘婆婆一直服用苯磺酸氨氯地平（络活喜）治疗高血压，水肿是苯磺酸氨氯地平引起的副作用。医生给刘婆婆加用血管紧张素转换酶抑制剂（ACEI）后，刘婆婆的水肿逐渐消退。

苯磺酸氨氯地平片（络活喜）是常用降压药，属于第三代二氢吡啶类钙离子拮抗剂（CCB，老百姓称“地平类”降压药）。苯磺酸氨氯地平片具有水、脂双溶解特性。口服后缓慢吸收，6～12小时达到血药高峰浓度；生物利用度较高，达64%～90%，而且不受进食影响。

同其他降压药一样，苯磺酸氨氯地平片及其他钙离子拮抗剂也有不良反应，最常见的是头痛和水肿，一些患者因此而停药。那么，是不是患者出现头痛、水肿后，就只能停药呢？

水肿：不经治疗很难消除

钙离子拮抗剂引起下肢水肿的原因主要是小动脉阻力下降，与静脉循环不匹配。研究证实，当动脉和静脉阻力的变化不相适应时，可使前毛细血管循环内静水压增高，液体进入组织间隙，导致水肿。钙离子拮抗剂引起的水肿多见于女性，与立位、年龄大、钙离子拮抗剂种类（贝尼地平较少水肿，因为该药同时扩张动脉和静脉，静水压增加不大）和剂量有关。水肿一旦出现，不经治疗很难消除。

处理办法：水肿最常发生的部位是双下肢，严重者水肿可波及全身，甚至导致心包积液、腹水、胸水。严重水肿大多是下肢水肿未引起注意而逐渐加重导致的。下肢水肿发生后，患者应及时就诊，在医生指导下尽快消除水肿。

❶ **联合用药** 2010年中国高血压防治指南指出：二氢吡啶类钙离子拮抗剂常见的不良反应为踝部水肿，但其水肿可被血管紧张素转换酶抑制剂（ACEI）或血管紧张素受体阻滞剂（ARB）抵消。也就是说，二氢吡啶类钙拮抗剂与ACEI或ARB联合用药，能明显减轻下肢水肿。

❷ **更换其他钙离子拮抗剂** 使用苯磺酸氨氯地平片后，若患者出现水肿，可在医生指导下更换其他钙离子拮抗剂，或减少用药剂量；使用利尿剂也可以减轻水肿，但可使血容量进一步下降，导致血压过低。

❸ **其他措施** 减少直立位时间，在医生指导下使用弹力袜。必要时停药，或在医生指导下换药。

头痛：可逐渐消失

钙离子拮抗剂导致的头痛，并不呈现剂量依赖性，少数患者，尤其是青年女性，在开始治疗的数天内可能出现头痛症状，通常在继续治疗后症状可减轻或消失。研究表明，头痛与血管扩张有关，一般患者均可耐受。

处理办法：无须特殊处理。平时，患者应注意调节情绪，避免不良刺激，保持心情愉快。

总之，高血压患者在使用钙离子拮抗剂期间，如果出现下肢水肿，一定要去医院检查，请医生帮助诊断。如果确诊水肿为药物所致，可在医生指导下调整治疗方案，切忌擅自停药，以免血压控制不佳。PM

小贴士

钙离子拮抗剂适用范围广泛

钙离子拮抗剂适用于各类无绝对禁忌证的高血压患者，老年人收缩期高血压、左心室肥厚、颈动脉或冠脉粥样硬化、稳定性心绞痛、变异型心绞痛、卒中病史、外周血管病和代谢综合征患者，可将其作为优先选择的药物。

免疫力是人体识别自己、排除异己以维持内环境稳定的一种特殊保护性生理功能。现代人，特别是“老慢支”等慢性疾病患者，往往希望通过服用各种增强免疫力的药物来增强免疫力，达到预防感染和减轻病情的目的。那么，人体的免疫力越强越好吗？“老慢支”患者该不该用增强免疫力药物呢？

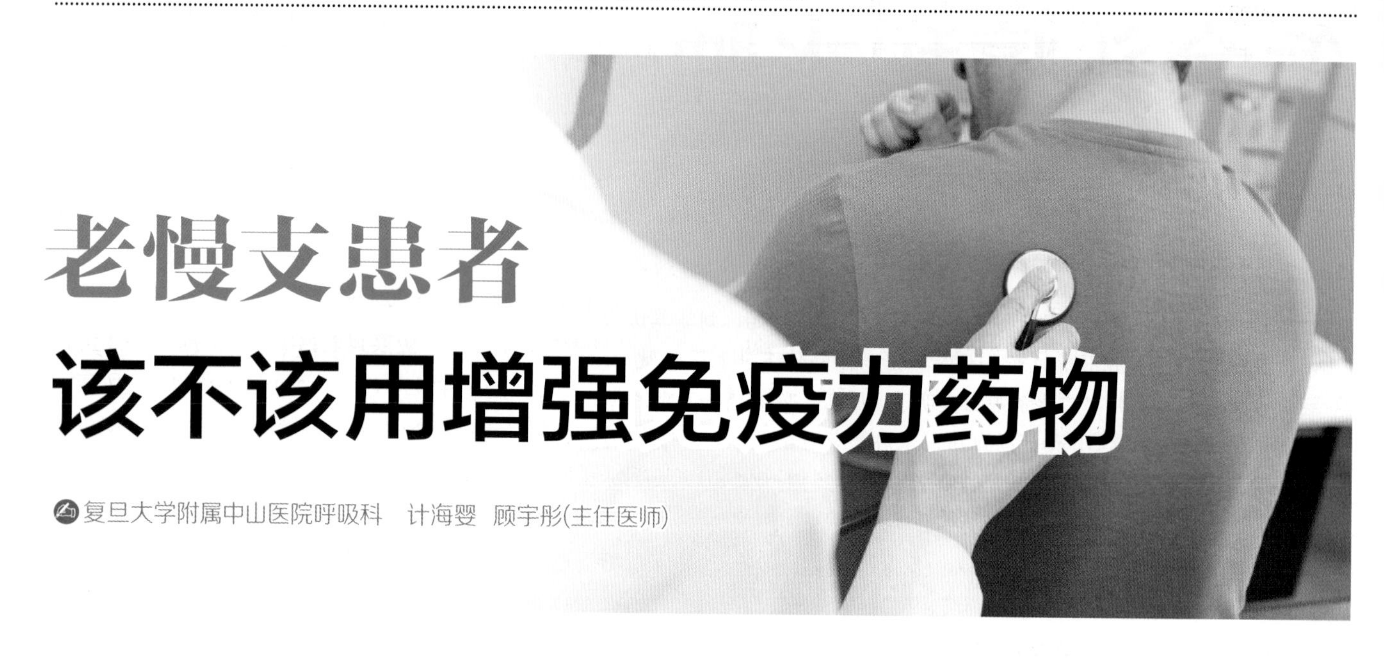

老慢支患者 该不该用增强免疫力药物

复旦大学附属中山医院呼吸科 计海婴 顾宇彤(主任医师)

健康免疫力：并非越强越好

免疫系统像一支部队，由胸腺、脾脏、骨髓、阑尾，以及全身的淋巴结等免疫器官和组织组成。各种免疫细胞就是这支部队中的“士兵”，有NK细胞、巨噬细胞、粒细胞、单核细胞、淋巴细胞等。免疫细胞产生的免疫分子有免疫球蛋白、补体、细胞因子，它们是免疫细胞发挥作用的武器。

人体通过皮肤黏膜、吞噬细胞和特异性免疫建立抗感染的三重防线，针对细菌、病毒、寄生虫等不同病原体。一般情况下，当免疫力比较低下的时候，人就容易患各种感染性疾病及肿瘤。但是，免疫系统除防御功能外，还有监视和自稳功能，如果这些功能异常增强，就可能出现超敏反应和自身免疫性疾病。所以说，健康的免疫力并非越强越好，而是应该在清除外源物质和降低自身损伤之间达到一种平衡状态。我们对于免疫力的要求应该是增强其调节能力。

慢阻肺患者：细胞免疫、体液免疫均低

慢性支气管炎是我国老年人的常见病、多发病，俗称“老慢支”，临床依据咳嗽、咯痰的临床症状及持续时间诊断。目前，西医通过对慢性支气管炎患者进行肺功能检查，将其中具有不可逆气流受限的称为慢性阻塞性肺疾病（简称慢阻肺，COPD）。慢阻肺患者的病情常因细菌和病毒感染出现急性加重，反复急性加重可加速肺功能恶化，严重影响生活质量，导致住院率及死亡率升高。这部分患者的适当使用免疫调节剂，以增强免疫调节能力，是十分重要的。

正常人的呼吸道具有完善的免疫防御功能，能够对吸入的空气进行过滤、加温和加湿。气管、支气管黏膜的黏液纤毛运动，像一条蠕动的毯子一样，可以把细菌、异物和过多的分泌物排除，起到净化作用。淋巴细胞还可分泌免疫球蛋白A（IgA），可以中和细菌毒素、干扰细菌移动，减少细菌黏附，提高呼吸道分泌物的黏弹性，触发巨噬细胞和T淋巴细胞的吞噬作用，杀灭病原微生物。

慢阻肺患者由于长期吸烟等高危因素损害呼吸道黏膜，出现气道重塑，改变了支气管的第一道防御屏障，黏液清除功能受损，黏液产生增多，纤毛运动能力下降。支气管黏膜局部产生IgA的能力下降，而且因为存在气道炎症，其中的中性粒细胞和细菌产物能够裂解IgA，导致IgA进一步减少。慢阻肺患者急性加重期可检测到T淋巴细胞各亚群数目异常及主要抗体水平下降，表明患者细胞免疫和体液免疫水平均低。而且，慢阻肺的患病群体多数为老年人，随着人体衰老，免疫活性细胞的各种功能发生很大改变，对抗原的精细识别能力下降，精确调控能力减弱，免疫应答紊乱低效，单核－吞噬细胞系统功能减退。因此，老年慢阻肺患者易反复发生各类病原体感染。

免疫调节剂：减少慢阻肺急性加重的武器

免疫调节剂主要针对体液和细胞免疫的特异性免疫应答，可以刺激机体的非特异性免疫应答，有效增强气道黏膜免疫，增加气道黏膜中 IgA 的浓度，预防慢阻肺急性加重。

慢阻肺患者常用的免疫调节剂包括以下几大类。

❶ **疫苗类** 包括肺炎链球菌疫苗及流感病毒疫苗。肺炎链球菌和流感病毒是导致慢阻肺急性加重的常见病原体，注射疫苗能够分别对相应的微生物形成特异性免疫，从而减少呼吸道感染，减少急性发作和住院的可能。

使用方法：肺炎链球菌疫苗有不同效价，针对不同的血清型，常用 7 价和 13 价疫苗，成人仅需每 5 年注射一次。流感病毒每年变化，疫苗生产方会针对最近的流感病毒调整配方，需要每年注射，以持续获得免疫力。注射疫苗通常选择秋冬季，避开感染发作期。

❷ **细菌裂解产物** 根据细菌的种类不同，有多种不同的细菌溶解产物药品。其中尤以泛福舒（通用名叫细菌溶解产物）最为常用，它是化脓性链球菌 A、卡他莫拉菌、流感嗜血杆菌、肺炎克雷白杆菌等 8 种呼吸道感染常见病原细菌的冻干溶解物。口服的细菌溶解产物被吸收入小肠，可刺激肠黏膜免疫系统，激活免疫细胞，如巨噬细胞、T 细胞、B 细胞，进而触发机体的非特异及特异性免疫反应，并促进一系列免疫细胞因子的释放，增强呼吸道局部免疫功能，加速机体对病原体的清除。泛福舒可显著降低慢阻肺急性发作的频率，减少抗生素和糖皮质激素的使用。

使用方法：每日空腹服 1 粒，连服 10 天后停 20 天，连续 3 个月。

❸ **微生物制剂** 包括卡介菌多糖核酸注射液、注射用母牛分枝杆菌、草分枝杆菌注射液。其中，卡介菌多糖核酸注射液是从卡介菌中提取的一种菌体脂多糖，去掉卡介菌的菌体蛋白质，不良反应明显降低。卡介菌的有效成分可以活化巨噬细胞，促进多种细胞因子的产生，增强自然杀伤细胞（NK 细胞）的活性，使用后患者的 CD4+T 细胞数明显增加、CD4+/CD8+ 比值升高。研究证实，卡介菌多糖核酸注射液可降低慢阻肺急性发作的频率，减轻发作的严重程度，缩短病程。

使用方法：隔日一次，每次 1 毫升肌内注射，18 次为一疗程。患急性感染性疾病时不宜使用。

❹ **免疫制剂** 胸腺肽 α1 是一种蛋白质和多肽激素，具有抗病毒和增强免疫的双重作用，可以提升 CD3+、CD4+ 水平及 CD4+/CD8+ 比值，血清 IgA、IgG、IGM 水平升高，具有强大的免疫调节活性。

使用方法：每周两次，每次 1.6 毫克，皮下注射，维持 4 周以上。

❺ **化学制剂** 匹多莫德是一种新型的人工合成的口服免疫刺激剂。它通过促进巨噬细胞及中性粒细胞的吞噬活性，提高其趋化性，并通过激活 NK 细胞刺激机体的非特异性免疫。慢阻肺急性加重患者加用匹多莫德后，可改善机体免疫功能，减少住院天数。

使用方法：每日一次，每次 800 毫克，疗程 60 天。

❻ **抗氧化剂** N-乙酰半胱氨酸（NAC）是一种经典化痰药物。但是，新近研究发现，它不仅具有黏液溶解作用，还具有较强的抗氧化作用和免疫调节作用，可通过消除上皮细胞表面的糖脂物质，从而影响细菌的黏附与侵袭，增加 COPD 患者的抗感染能力。

服用方法：剂量为 600 毫克，每天口服，可较长期服用。

❼ **中药及其有效成分** 许多中草药，如黄芪、人参、枸杞子、刺五加、冬虫夏草、灵芝等都具有一定的免疫调节作用。某些中药中提取的多糖，如黄芪多糖、刺五加多糖等具有增加抗体产生、促进细胞因子分泌、明显提高机体细胞免疫和体液免疫的功能。

服用方法：遵医嘱。

慢阻肺患者存在非特异性和获得性免疫功能受损，以致对各种病原体感染的易感性增加，而反复感染可能导致疾病进一步恶化。虽然及时有效的抗感染治疗可以缓解急性发作，但不能有效控制复发。因此，反复感染的慢阻肺患者，特别是 T 淋巴细胞亚群和免疫球蛋白异常、气道细菌定植负荷较高的患者，应用免疫调节剂可以增强机体免疫调节能力，达到预防感染、减少慢阻肺急性加重、延缓病程的目的。PM

专家简介

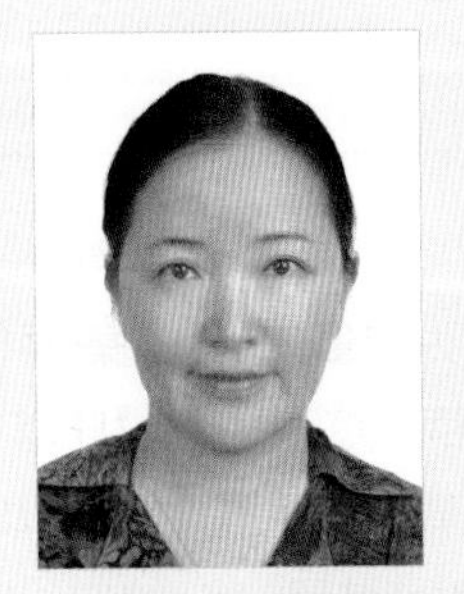

顾宇彤 复旦大学附属中山医院呼吸科主任医师、肺功能室副主任，中华医学会呼吸分会慢阻肺学组委员、肺功能学组委员兼秘书，上海市医学会呼吸病学分会慢阻肺学组副组长。擅长慢阻肺、哮喘、肺血管病、肺部感染、肺部肿瘤等常见病诊治，以及呼吸危重症抢救、肺功能临床应用。

特需门诊：周一全天

慢性阻塞性肺病专科门诊：周二下午、周三下午

吸入药物 “装置”别用错

北京大学人民医院药剂科主任药师　张海英

吸入疗法是指将药物制成气溶胶（包括液体和粉剂）的形式，通过吸入性药物装置使药物沉积在病灶处以治疗疾病的方法。目前，临床上常用的吸入性药物装置主要分为两大类：压力定量气雾剂和干粉吸入剂。只有正确使用药物吸入性装置，才能最大限度发挥吸入性药物的作用，减少药物不良反应的发生，帮助患者更好地控制慢性气道疾病。

遗憾的是，由于吸入性药物装置结构多样，精巧而又复杂，不同装置的使用方法亦不尽相同，故临床上一些患者常常因为不能够正确使用吸入药物装置，以致影响药物发挥治疗作用，甚至产生严重副作用。

压力定量气雾剂

使用压力定量气雾剂最常见的操作错误是将装置拿反，即将吸嘴放在上方，瓶身放在下方。此种吸入方式将导致患者不能正常吸入药物，无法产生治疗作用。正确的拿法是气雾剂瓶身在上，喷口在下。压力定量气雾剂的操作错误还包括：吸药前未取下喷口的盖子；使用前未摇匀气雾剂；喷药的同时没有吸气；吸气不够缓慢；吸完药物后未屏气。这些操作错误均可导致药物不能吸入肺部，或使吸入肺部的药量减少。研究表明，压力定量气雾剂吸入方法可对吸入肺部的药量造成影响。缓慢吸气，屏气 10 秒钟，吸入肺内的药量为 14.3 %（通常，吸一次的剂量为 100%。而采取上述吸入方法，吸入到肺部的量为这一剂量的 14.3%，剩余的药物会沉积在口咽部或是随着呼吸呼出体外）；缓慢吸气，屏气 4 秒钟，吸入肺内的药量为 6.5%；快速吸气，屏气 10 秒钟，吸入肺内的药量为 6.7%。

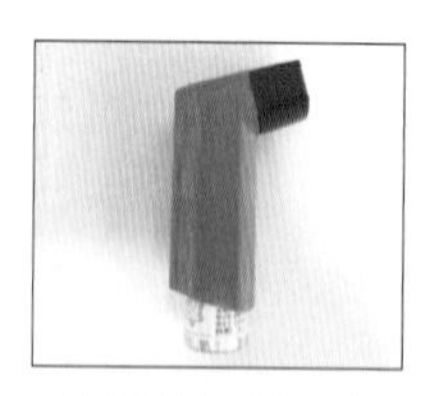

错误的装置拿法

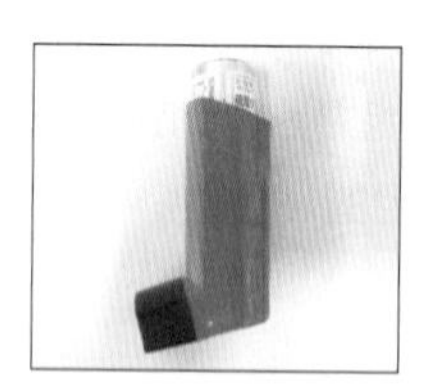

正确的装置拿法

小贴士

正确操作步骤：①打开喷口的盖，将气雾剂用力摇匀。②轻轻地呼气，直到不再有空气从肺内呼出。③将喷口放入口内，并合上嘴唇含着喷口。用口深深地、缓慢地吸气，同时按下药罐将药物释出，并继续深吸气。④屏息 10 秒，或在没有不适的感觉下尽量屏息久些，然后再缓慢呼气。

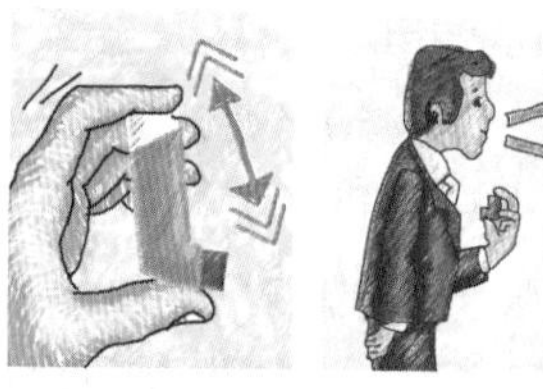

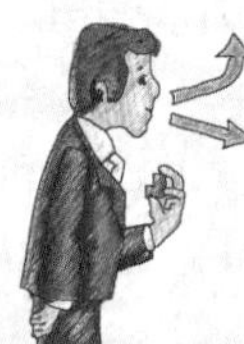

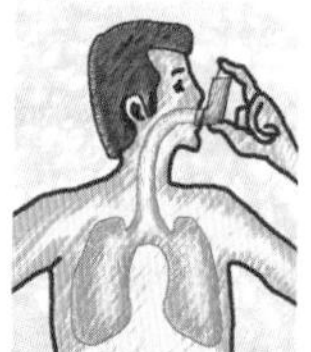

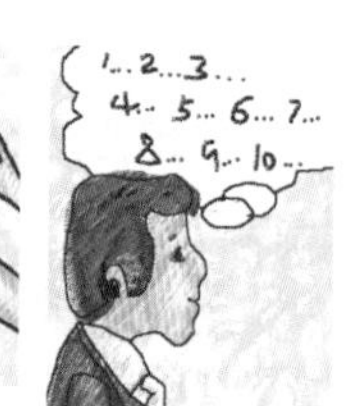

特别提醒

压力定量气雾剂的药罐内有压缩气体，即使是空罐也不可试图将它戳穿或烧掉。此类装置最好放在阴凉处保存，避免高温或接触火源。

干粉吸入剂

干粉吸入剂使用、携带方便，吸药操作较压力定量气雾剂更容易。常用的干粉吸入装置有都保和准纳器两种。

1. 都保　常见的操作错误主要是患者在上药时，未将都保瓶身保持垂直。都保为多剂量储存型干粉吸入剂装置，只有在保持瓶身垂直直立的状态下，才能确保每次上药剂量的一致性。其次，有患者在上药时只旋转一次瓶身，如此操作并未将一次剂量药粉填充好，只有经过两次旋转，听到“咔嗒”一声时，才说明上药完成。都保装置吸气部分结构复杂，装置的内在阻力高，要求患者理想吸气流速为 60 升 / 分。也就是说，患者需要用力吸气，才能保证药粉被吸入肺部，发挥作用。因此，使用都保装置的患者如果在吸药时不用力吸气，将无法获得应有的疗效。另外，患者在呼气时不能对着吸嘴呼气，以防干粉受潮。

小贴士

正确操作步骤：①旋松保护盖，并拔出。②握住瓶身，垂直竖立，将底座朝某一方向充分旋转后再转回，当听到“咔嗒”一声时，表示一次剂量的药粉已经装好。③呼气，不可对着吸嘴呼气。④将吸嘴置于齿间，用双唇包住吸嘴。⑤用力深吸气，然后将都保从口中拿出，继续屏气5～10秒。⑥将都保从嘴边拿开，然后呼气。⑦盖好保护瓶盖。

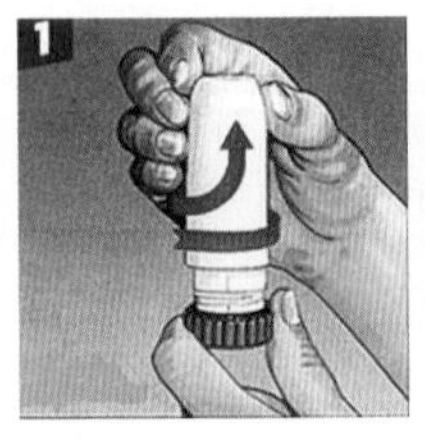
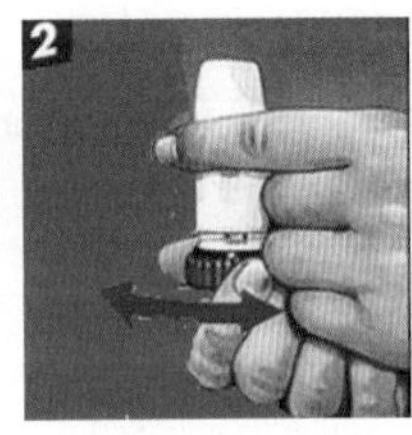
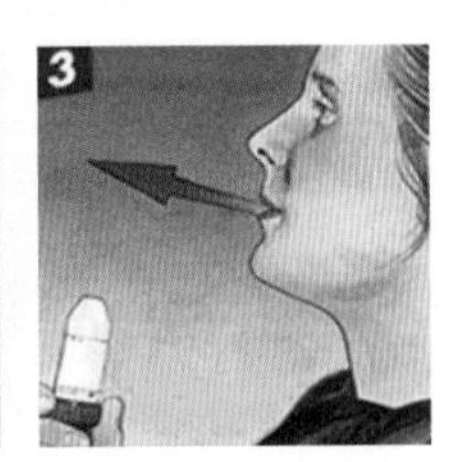
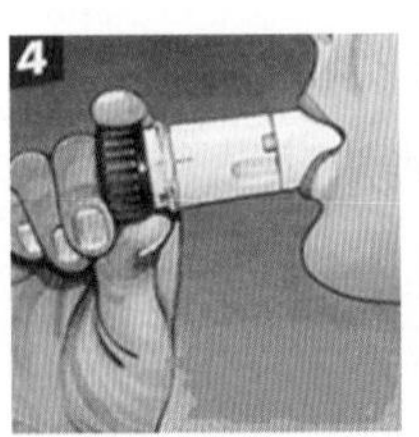
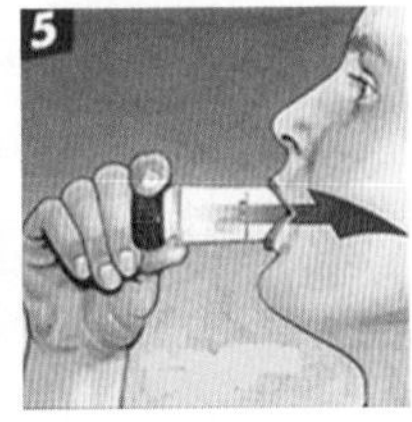
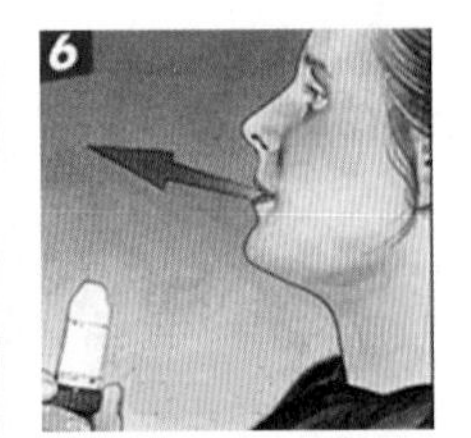

2. 准纳器　常见操作错误主要表现为：①患者打开准纳器后未推动滑动杆就开始吸药。事实上，如果不进行向外推动滑动杆这一操作，则表示未完成上药，患者吸不到药物。②由于准纳器中的药粉均是无味的，一些患者在吸入时没有特别的感觉，因此，就会认为没有吸到药物而频繁推动滑动杆，而每推动一次滑动杆，一个标准剂量药物就会准备好。若频繁推动滑动杆，会造成药物浪费。③患者在呼气时如果对着准纳器的吸嘴，易使准纳器内的干粉受潮结块，影响药物吸入。

小贴士

正确操作步骤：①打开：用一只手握住外壳，另一只手的大拇指放在手柄上，向外推动拇指直至完全打开。②推开：向外推动滑动杆发出“咔嗒”声，一个标准剂量的药物已备好以供吸入。尽量呼气，但切记不要将气呼入准纳器中。③吸入：将吸嘴放入口中，深深地平稳地吸入药物；将准纳器从口中拿出，继续屏气约10秒钟；缓慢恢复呼气。④关闭：关闭准纳器，将拇指放在手柄上，往后拉手柄，发出“咔嗒”声表示准纳器已关闭，滑动杆自动复位，准纳器又可用于下次吸药时使用。

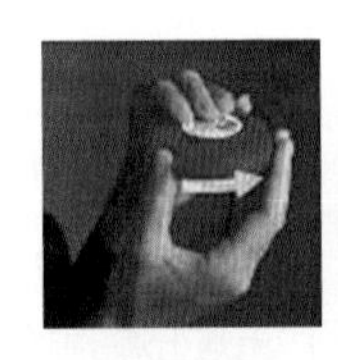
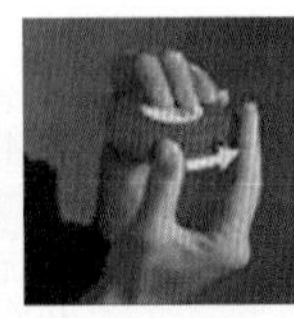
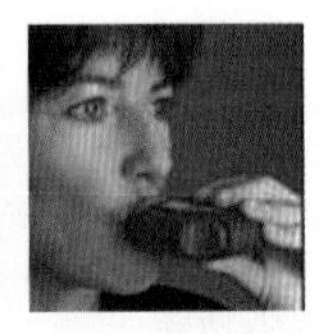

特别提醒

干粉吸入剂较易受潮湿环境影响，所以，贮存时应注意保持装置的干燥。每次吸完药物后，不要用水清洗干粉吸入剂的吸嘴，可以用干布擦拭清洁。

吸入疗法可治疗多种呼吸道疾病，包括哮喘、模型阻塞性肺病、阻塞性（痉挛性）支气管炎、慢性支气管炎、支气管扩张、黏稠物阻塞症、囊性肺纤维化症、顽固性鼻炎、多种咽喉炎等。《全球哮喘防治创议》（GINA）、《慢性阻塞性肺病全球倡议》（GOLD）等指南均把吸入疗法列为支气管哮喘及慢性阻塞性肺病（COPD）的首选疗法。

患者通过吸入性药物装置吸入的药物是通过口咽部随呼吸到达肺、支气管、细支气管而起作用的，所经过的途径均有不同程度的药物残留，特别是口咽部会有大量药物残留。因此，患者在采用吸入性药物治疗后要及时用清水深部漱口，并且漱口水要吐出。临床证实，长期吸入药物，特别是糖皮质激素，如不及时漱口，会造成口咽喉部真菌感染，如白色念珠菌感染，即通常所说的鹅口疮，还可引起声音嘶哑、舌体肥厚等不良反应。PM

专家简介

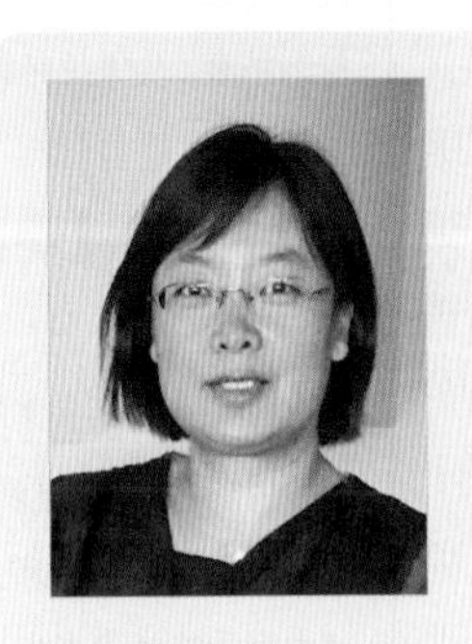

张海英　北京大学人民医院药剂科副主任、主任药师，中国研究型医院学会药物评价专业委员会委员，北京中西医结合学会第五届药学专业委员会常务委员，北京药学会第十六届药剂学专业委员会委员。

2017年总目录

【健康随笔】

【资讯分享】

【活动看板】

【特别关注】

【大众话题】

【名家谈健康】

【专家门诊】

指南解读

爱肝联盟

儿科医生说

心脑健康

2017年总目录

糖尿病之友

特色专科

癌友俱乐部

高教授诊室

急诊学堂

【营养美食】

新兴食尚

老马解毒

吃的学问

美食秀

美食DIY

【品质生活】

预防

2017年总目录

2017年总目录

养生古训

名中医经验谈

家庭推拿

中药园

验方DIY

【我与大众医学】

【好医生】

【健康卫士】

医患之声

大众导医

2017年总目录

健康城市

谣言粉碎机

【家庭药箱】

用药安全

用药宝典

自我药疗

警戒通报

慢性病用药

药物安全

家庭用药

【健康锦囊】

2017 年上海科普教育创新奖颁布，《大众医学》荣获两项大奖！

2017 年 11 月 4 日下午，2017 年上海科普教育创新奖颁奖典礼在上海市儿童艺术剧场隆重举行。上海科普教育创新奖是全国首个由社会力量出资的综合性科普奖项，也是上海成立最早、影响最大、范围最广的市级科普奖项之一。这个奖项的设立，一方面是为了调动广大科普工作者的积极性和创造性，成为加速上海科普事业发展的“助推器”；另一方面旨在发挥社会力量独特优势，为政府科普奖励提供候选与参考，成为政府科普奖励的“蓄水池”。

《大众医学》医学科普全媒体平台荣获 2017 年上海科普教育创新奖科普传媒奖二等奖。

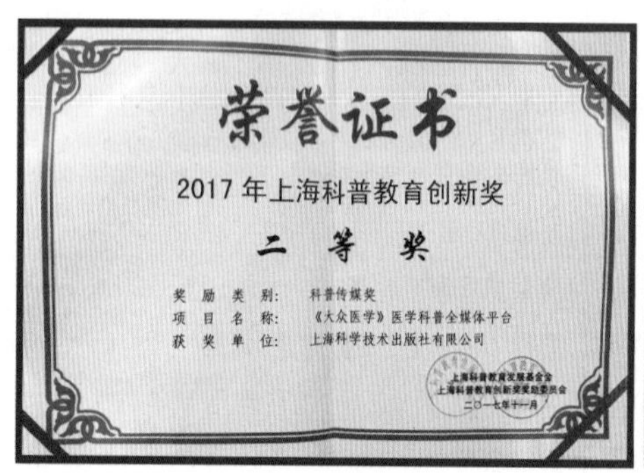
荣誉证书
2017 年上海科普教育创新奖
二 等 奖
奖励类别：科普传媒奖
项目名称：《大众医学》医学科普全媒体平台
获奖单位：上海科学技术出版社有限公司
上海科普教育发展基金会
上海科普教育创新奖奖励委员会
二〇一七年十一月

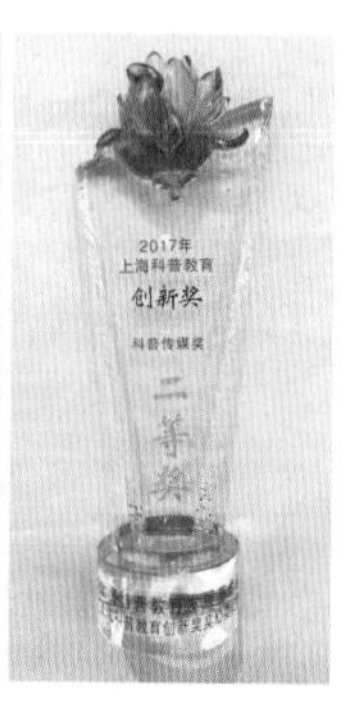

作为我国办刊历史最悠久的医学科普期刊，《大众医学》自 1948 年创刊以来，始终坚持“医学归于大众”的办刊宗旨，被誉为我国医学科普的干细胞。近年来，《大众医学》与时俱进、开拓创新，在办好纸质杂志的同时，全面推行融媒体战略，目前已经成为集纸质期刊、图书出版，官方网站、手机版 app、官方微博及微信公众平台等新媒体，以及线上线下活动于一体的医学科普全媒体平台。在读者眼中，《大众医学》是一本不可多得的求医问药、养生保健参考书。在作者眼中，《大众医学》权威、科学、实用，是医学科普界的一股清流，是医学科普的一块宝地。

由海军军医大学（原第二军医大学）附属长海医院血管外科景在平教授主编、《大众医学》编辑部编辑出版的《血管通——血管病防治保健必读》荣获 2017 年上海科普教育创新奖科普成果奖一等奖。

《血管通——血管病防治保健必读》是国内首部系统性介绍血管疾病防、诊、治、养知识的原创科普读物。《血管通》充分考虑广大老百姓的需求和认知程度，着重强调科普图书的“科普性”，大量采用故事、问答、示意图、漫画等读者喜闻乐见的形式，将深奥、枯燥的血管病防治知识用通俗易懂、图文并茂的形式“娓娓道来”，易学、易懂、易记。中国工程院陈左宁院士、黎介寿院士、夏照帆院士，中国科学院葛均波院士均对该书给予了高度评价。

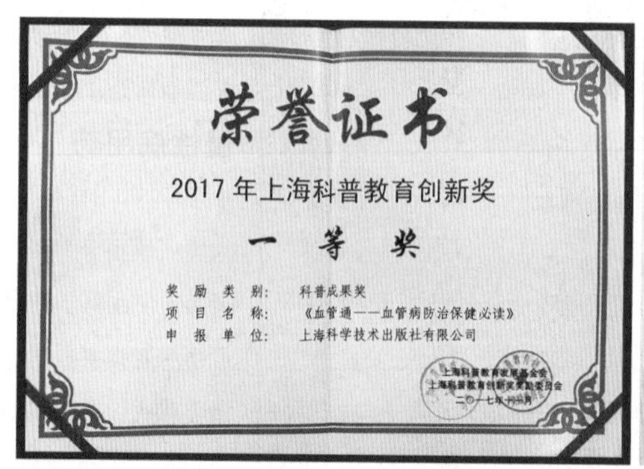
荣誉证书
2017 年上海科普教育创新奖
一 等 奖
奖励类别：科普成果奖
项目名称：《血管通——血管病防治保健必读》
申报单位：上海科学技术出版社有限公司
上海科普教育发展基金会
上海科普教育创新奖奖励委员会
二〇一七年十一月

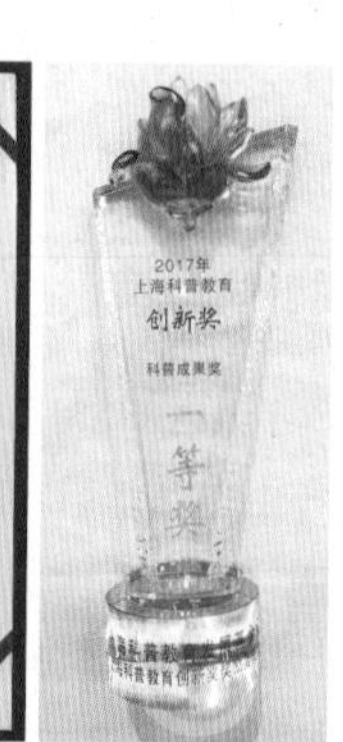

敬告读者

每一个月，《大众医学》都会带给您权威、实用、最新的保健知识。出版前，每篇文章都经过严格审查和内容核实。我们刊出这些文章，并不是要取代看病就医，而是希望帮助大家开阔眼界，让自己更健康。

由于个体差异，文章所介绍的医疗、保健手段并不能适合每一位读者，尤其是在诊断或治疗疾病时。任何想法和尝试，您都应该和医生讨论，权衡利弊。

您可以通过以下方式，进一步了解有关专家信息：

1. 登陆《大众医学》网站 www.popumed.com，打开“专家门诊”，在“看病找专家”中键入专家姓名，了解专家专长、联系办法等信息。

2. 发电子邮件至 popularmedicine@sstp.cn 或写信向编辑部咨询。

3. 通过 114 查询相关医疗机构电话，向挂号室或咨询服务台，了解专家近期门诊安排，就近就医。

敬告本刊作者

1. 本刊稿件一律不退，敬请自留底稿。从稿件投到本刊之日起，三个月后未得录用通知，方可另行处理。如需退稿（照片和插图），请注明。

2. 稿件从发表之日起，其专有出版权、汇编权和网络传播权即授予本刊，同时许可本刊转授第三方使用。本刊支付的稿费包含信息网络传播的使用费。

3. 根据需要，本刊刊登的稿件（文、图、照片等）将在本刊或主办本刊的上海科学技术出版社的网页或网站上传播宣传。

4. 本刊作者保证来稿中没有侵犯他人著作权或其他权利的内容，并将对此承担责任。

5. 对于上述合作条件若有异议，请在来稿时声明，否则将视作同意。